田维忠　杨永庆　楚丽雅　编著

护士执业资格考试考点精编

- ■ 依据最新护考大纲、
  参考第5版本科护理学专业系列教材精心编写内容

- ■ 探析近5年护考命题规律、
  渗透二十年护理学专业教学经验精当标识考点

- ■ 提炼潜在考点、解析预期难点、
  把握必需重点、规避可能盲点，高效复习，高分通关

- ■ 帮助考生切实掌握护士执业必需的专业知识
  和技能，救死扶伤，惠及病患

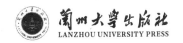

兰州大学出版社
LANZHOU UNIVERSITY PRESS

图书在版编目（ＣＩＰ）数据

护士执业资格考试考点精编 / 田维忠，杨永庆，楚
丽雅编著. -- 兰州：兰州大学出版社，2017.2
ISBN 978-7-311-05126-6

Ⅰ．①护… Ⅱ．①田… ②杨… ③楚… Ⅲ．①护士－
资格考试－自学参考资料 Ⅳ．①R192.6

中国版本图书馆CIP数据核字(2017)第031902号

策划编辑　梁建萍
责任编辑　郝可伟
封面设计　郇　海

书　　名　护士执业资格考试考点精编
作　　者　田维忠　杨永庆　楚丽雅　编著
出版发行　兰州大学出版社　（地址:兰州市天水南路222号　730000)
电　　话　0931-8912613(总编办公室)　0931-8617156(营销中心)
　　　　　0931-8914298(读者服务部)
网　　址　http://www.onbook.com.cn
电子信箱　press@lzu.edu.cn
印　　刷　兰州新华印刷厂
开　　本　880 mm×1230 mm　1/16
印　　张　37.25
字　　数　1151千
版　　次　2017年2月第1版
印　　次　2017年2月第1次印刷
书　　号　ISBN 978-7-311-05126-6
定　　价　68.00元

前　言

　　《护士执业资格考试办法》颁布之后，全国护士执业资格考试就成为护生就业前必须面对的重大挑战。全国护士执业资格考试主要考查考生是否具备执业所必需的护理专业知识与工作能力。最新《全国护士执业资格考试大纲》明确指出，全国护士执业资格考试重点考查的是护生在护理常见疾病患者时，能否正确运用所学知识和技能以正确的态度完成特定的护理任务，这些任务包括：照护患者、协助诊疗、沟通协调、评估评价、保证安全、健康指导、伦理法律活动等。因此，全国护士执业资格考试重点考查以下理论知识和专业技能：

　　（1）解剖、生理、病理、病理生理、药理、心理、免疫、微生物、营养、预防保健等必需的医学基础知识。

　　（2）基础护理知识与技能。

　　（3）常见疾病的临床表现、治疗原则和健康指导。

　　（4）健康评估知识与技能。

　　（5）按照护理程序进行专科护理的知识与技能。

　　（6）法规与护理管理知识。

　　（7）必需的护理伦理知识。

　　（8）必备的人际沟通技能。

　　基于以上认识，本书的重点章节依次为基础护理知识和技能、消化系统疾病病人的护理、循环系统疾病病人的护理、呼吸系统疾病病人的护理、肿瘤病人的护理、妊娠分娩及产褥期病人的护理、损伤与中毒病人的护理、生命发展保健、神经系统疾病病人的护理、泌尿系统疾病病人的护理。本书的难点章节主要包括循环系统疾病病人的护理、呼吸系统疾病病人的护理、小儿腹泻的护理、体液失衡病人的护理、神经系统疾病病人的护理、内分泌系统疾病病人的护理。考点的重要性依次为：护理措施、临床表现、用药护理、健康教育、饮食护理、治疗原则、体位安置、辅助检查、护理问题。

　　护士执业资格考试包括专业实务和实践能力两个科目。专业实务科目的考试内容主要包括：与健康和疾病相关的医学知识、基础护理和技能、与护理相关的社会人文知识，旨在考查护生运用与护理工作相关的医学知识有效而安全地完成护理工作的能力。实践能力科目的考试内容主要包括：疾病的临床表现、治疗原则、健康评估、护理程序及护理专业技术、健康教育等，旨在考查护生运用护理专业知识和技能完成护理任务的能力。以上两个科目全部采用选择题，题型采用 A_1、A_2、A_3、A_4 型试题，题量为每个科目120题，考试方式是人机对话，近几年的护士执业资格考试以 A_2 和 A_3、A_4 型题为主体，这三种题型均以简短的临床病例为背景，题干中包含护理工作任务，选项中体现知识和技能需求，考查考生在完成某项工作任务中必需的知识和技能。由此可见，护士执业资格考试越来越重视护理常规、基础知识和临床实践。通过对近几年护士执业资格考试真题的研究分析发现，其命题规律主要表现在以下十个方面：

（1）"最有效、最突出、最主要、最重要"等是常考点。

（2）"首选""方式""主要""属于""标志""目的"也是常考点。

（3）病因、治疗、药物、体位、概念均为必考点，药物的副作用也是常考点。

（4）主要的、特殊的辅助检查指标是常考点。

（5）影响因素、病理、机制、临床表现、部位、适应症、禁忌症、并发症是常考点。

（6）因果关系是重要考点。

（7）题干中有"错误""不属于""不包括""不正确""不妥""除外"时，必须看清题意，精心避错。

（8）顺序、时间、类型、数据、特征、特点是常考点。

（9）极端的知识是常考点。

（10）"三主征""三联征"是常考点。

护生在复习备考时有必要根据以上命题规律梳理、归纳知识点。

为了帮助广大考生在短期内提高复习效率，本书竭尽全力地落实考试大纲、总结提炼考点、体现命题规律，并对重要考点准确清晰地做了标识，同时根据教材补充了大量专科护理知识，全力规避知识盲点。在最后冲刺的60余天，希望本书能真正发挥事半功倍、举一反三的强大作用，帮助护生高分通过护士执业资格考试。此外，值得高度重视的是，2017年护士执业资格考试在全国范围内实行机考，要求考生必须具备更加全面、牢固的知识技能基础和丰富的做题经验。

尽管我们付出了千辛万苦，但因水平有限和时间紧迫，些许错误之处不可避免，欢迎广大考生和专业人士批评指正。

编　者

2017年2月

目　录

第一章　基础护理知识和技能

第一节　护理程序

一、护理程序的概念

护理程序是一种有计划、系统而科学的护理工作方法，目的是确认和解决服务对象对现存或潜在健康问题的反应。

护理程序的理论基础来源于与护理有关的各学科理论，如系统论、层次需要论、信息交流论和解决问题论等。系统论组成了护理程序的工作框架；层次需要论为估计患者健康状况、预见患者的需要提供了理论基础；信息交流论赋予了护士与患者交流的能力、技巧和知识，从而确保护理程序的最佳运行；解决问题论为确认患者健康问题、寻求解决问题的最佳方案及评价效果奠定了方法论基础。

护理程序不仅是一种科学的确认问题、解决问题的工作方法，而且是一个思想方法。

二、护理程序的步骤及方法

护理程序具体可分为五个步骤，即护理评估、护理诊断、护理计划、实施、评价。

（一）护理评估

评估是护理程序的开始，是护士通过与病人交谈、观察、护理体检等方法，有目的、有计划、系统地收集护理对象的资料，并对资料进行分析及判断的过程。评估的主要目的是明确护理对象所要解决的护理问题或护理需要。评估是一个动态的、循环的过程，贯穿于整个护理过程之中。评估是确立护理问题和提供有效护理措施的基础，也是评价护理效果的参考；评估也可以积累资料，供护理科研参考。

1.收集资料的内容

（1）一般资料：包括病人的姓名、性别、年龄、职业、民族、婚姻、文化程度、住址等以及此次住院的情况，如主诉、现病史、入院方式、医疗诊断及目前用药情况。

（2）过去的健康状况：既往史、家族史、婚育史、过敏史等。

（3）生活状况及自理程度：包括饮食型态、睡眠型态、排泄型态、健康感知与健康管理型态、活动与运动型态。

（4）护理体检：包括生命体征、身高、体重、各系统的生理功能及认知感受型态。

（5）心理、社会方面的资料：①自我感知与自我概念型态，如病人有无焦虑、恐惧、沮丧、愤怒等情绪反应；是否有犯罪感、无用感、无能为力、孤独无助感、自我否定等心理感受。②角色与关系型态，包括就业状态、经济状况、角色问题和社交状况。③应对与应激耐受型态，如病人近期有无重大生活事件，应对能力，应对方式，应对效果及支持系统等。④价值信仰型态，病人的人生观、价值观、以及宗教信仰等。

2.收集资料的目的

为正确确立护理诊断提供依据；为制订合理的护理计划提供依据；为评价护理效果提供依据；积累资料，供护理科研参考。

3.资料的类型

根据资料收集的来源不同，将收集的资料分为主观资料和客观资料。

（1）主观资料：主观资料即病人的主诉，包括对疾病的感觉，对所经历的以及看到的、听到的、想到的内容的描述，是通过与病人交谈获得的资料，也包括亲属的代诉。如恶心、眩晕、疼痛、麻木、瘙痒、乏力等为主观资料。

主观资料记录时，尽量用病人自己的语言，并加引号。

（2）客观资料：客观资料是护士通过观察、测量、体格检查或实验室检查等所获得的健康资料。如病人的身高、体重、血压、黄疸、发绀、呼吸困难、体温、坐立不安等都是客观资料。

客观资料记录时，应使用医学术语，所描述的词语应准确，应正确反映病人的问题，避免护士的主观判断和结论。

4.收集资料的方法

收集资料的方法主要有4种，即观察、护理体检、交谈（问病史）、查阅。

（1）观察：观察是护士在临床实践中，利用感官或借助简单诊疗器具，系统地、有目的地收集病人的健康资料的方法，包括视觉、触觉、听觉、嗅觉观察。

（2）护理体检：护理体检是护士通过视诊、触诊、叩诊、听诊和嗅诊等方法，对病人进行全面的体格检查。

（3）交谈：护士通过与病人交谈，可收集有关病人健康状况的信息，获得确立护理诊断所需的各种资料，同时取得病人的信任。因此，有效而切题的交谈是非常重要的。与病人交谈时要注意，病人叙述时，要注意倾听，不要随意打断或提出新话题，要有意识地引导病人抓住主题，对病人的陈述或提出的问题，应及时给予合理的解释和适当的反应。如点头、微笑等。

（4）查阅：包括查阅病人的医疗与护理病历、各种辅助检查结果等。

5.资料的整理与记录

收集的资料要及时记录。将收集的资料进行分类整理，并检查有无遗漏。

6.收集资料时的注意事项

（1）收集资料时分清主次顺序：一般应首先估计病人的主要健康问题以及与这些问题有关的多方面情况，然后再收集病人的一般健康状况。

（2）资料的来源：健康资料的主要来源是病人本人。但是也不要忽视其他资料来源（间接来源），如病人家庭成员、工作单位有关人员、医生、医疗病历等。

（3）资料必须客观：无论是通过交谈、观察，还是通过测量所收集的资料都必须是客观的，护士对这些资料的解释可以是进一步收集资料的依据，但决不可成为资料本身。

（二）护理诊断

护理诊断是关于个人、家庭或社区对现存或潜在的健康问题及生命过程的反应的一种临床判断，是护士为达到预期目标（结果），选择护理措施的基础。这些预期目标（结果）应能通过护理职能达到。

1.护理诊断的组成

护理诊断由名称、定义、诊断依据以及相关因素四部分组成。

（1）名称：对护理对象健康状况的概括性描述，即诊断名称。护理诊断可分为以下几种类型：

①现存的护理诊断：现存的护理诊断是指评估时护理对象正感觉到的不适或存在的反应（正经历着的问题），即病人已经表现出来的症状或体征。书写时，常将"现存的"省略。如"清理呼吸道无效""焦虑"等。

②潜在的护理诊断：潜在的护理诊断是指护理对象目前尚未发生的问题，但因为有危险因素存在，若不进行预防处理就一定会发生的问题。用"有……的危险"进行描述。如"有窒息的危险"即为潜在的护理诊断。

③健康的护理诊断：健康的护理诊断描述的是个人、家庭或社区人群具有的能进一步提高健康水平的临床判断。如"母乳喂养有效"等。

（2）定义：是对护理诊断名称的一种清晰的、正确的描述，以此与其他护理诊断相鉴别。一个诊断的成立必须符合其定义特征。

（3）诊断依据：诊断依据是做出护理诊断的临床判断标准。诊断依据常常是病人所具有的一组症状、体征和有关病史，也可能是危险因素。可分为：

①主要依据：主要依据是指在形成某一特定诊断时所具有的一组症状和体征及病史。主要依据是做出某一护理诊断所必须具备的护理依据，是护理诊断成立的必要条件。

②次要依据：次要依据是指在形成诊断时，多数情况下会出现的症状、体征及病史，对护理诊断起支持和辅助作用。

（4）相关因素：相关因素是指造成服务对象健康状况改变或引起问题产生的情况。

2.护理诊断的陈述方式

护理诊断包括三个部分：

（1）健康问题：健康问题即护理诊断的名称，是对个体健康现有的或潜在状况的描述。这些问题均反映健康状况的变化，但并不说明变化的程度。

（2）症状和体征：症状和体征是指与健康问题有关的症状和体征，临床症状或体征往往是健康问题存在的重要特征。如心肌梗死时心前区疼痛，是此人健康问题的重要特征。

（3）原因或有关因素：原因或有关因素是导致服务对象健康状况变化的因素。包括：直接因素、促发因素或危险因素。发病原因常指引起该问题的直接因素。

一个完整的护理诊断通常由三部分构成，即：①健康问题（Problem）；②症状和体征（Symptoms and Signs）；③原因或有关因素（Etiology）。又称为PES公式，例如：

营养失调（P）：肥胖（S）：与进食过多有关（E）。

排便异常（P）：便秘（S）：与生活方式改变有关（E）。

目前临床上趋向于将护理诊断简化为两部分，即：PE公式或SE公式，例如：

皮肤完整性受损（P）：与局部组织长期受压有关（E）。

焦虑（S）：与担心手术效果不理想有关（E）。

无论三部分陈述还是两部分陈述，原因的陈述是不可缺少的。原因的陈述常用"与……有关"来描述，准确表达健康问题与原因之间的关系。

3.护理诊断与合作性问题及医疗诊断的区别

（1）合作性问题——潜在并发症

合作性问题是由护士与医生共同合作才能解决的健康问题，多指因脏器的病理生理改变所致的潜在并发症。并非所有并发症都是合作性问题，能通过护理措施干预和处理者，属于护理诊断；不能通过护士预防或独立处理的并发症，则属于合作性问题。对合作性问题，护理措施的重点是监测，以及时发现服务对象身体并发症的发生和情况变化，并与医生合作共同处理。

合作性问题的陈述以固定的方式进行，即"潜在并发症：……"。

（2）护理诊断与医疗诊断的区别

①临床研究的对象不同：护理诊断是关于个人、家庭或社区对现存或潜在的健康问题及生命过程反应的一种临床判断；医疗诊断是对个体病理生理改变的一种临床判断。

②描述的内容不同：护理诊断描述的是个体对健康问题的反应，并随病人的反应变化而变化；医疗诊断在病程中保持不变。

③决策者不同：护理诊断的决策者是护士；医疗诊断的决策者是医生。

④职责范围不同：护理诊断在护理职责范围内完成；医疗诊断在医疗职责范围内完成。

⑤适应范围不同：护理诊断适应于个人、家庭或社区对现存或潜在的健康问题；医疗诊断适应于个体疾病。

4.书写护理诊断时应注意的问题

（1）护理诊断所列问题应准确、简单、易懂，应该规范陈述，为护理措施提供方向。

（2）一个诊断针对一个健康问题。

（3）护理诊断必须是根据所收集的资料经过整理后得出来的，是以所收集到的资料作为诊断依据。

不同的病人患有同样的病，不一定具有相同的护理诊断，要看病人的资料情况，要有足够的证据做出诊断。

（4）确定的问题必须是用护理措施能解决的问题，而不是与医疗范畴有关的问题。

（5）护理诊断不应有易引起法律纠纷的描述。如"皮肤完整性受损：与护士未及时给病人翻身有关"。

（6）护理诊断应该为护理措施提供方向，所以对原因或相关因素的陈述必须详细、具体、容易理解。如"睡眠状态紊乱：与住院有关"，此诊断没有为护理措施提供方向，若按如下陈述就比较好，"睡眠状态紊乱：与住院破坏家庭起居习惯有关"，它为护理提供了一定的信息。

（三）护理计划

护理计划是护士在评估及诊断的基础上，对病人的健康问题、护理目标及护士所采取的护理措施的一种书面说明，通过护理计划，可以使护理活动有组织、有系统地满足病人的具体需要。针对护理诊断，制定具体的护理措施。

护理计划是护士对病人进行护理活动的指南，是针对护理诊断找出一些措施来预防、减轻或解决有关护理问题。制订护理计划的目的是使病人得到个性化的护理，保持护理工作的连续性，促进医护人员的交流和有利于护理评价。

护理计划的制订包括四个步骤：①排列护理诊断的顺序；②确定预期目标；③制定护理措施；④护理计划成文。

1.排列护理诊断的顺序

护士应根据护理问题的轻重缓急，确定护理的重点，先后采取行动，做到有条不紊。

（1）排列顺序

①首优问题：首优问题是直接威胁护理对象的生命，需要立即采取行动予以解决的问题，如心输出量减少、气体交换受损、清理呼吸道无效、不能维持自主呼吸、严重体液不足、组织灌注量改变等问题。

②中优问题：中优问题是不直接威胁护理对象的生命，但能造成躯体或精神上损害的问题，如急性疼痛、组织或皮肤完整性受损、体温过高、睡眠型态紊乱、有感染（或受伤）的危险、焦虑、恐惧等问题。

③次优问题：次优问题是在护理过程中可稍后解决的问题，如社交孤立、角色冲突、家庭作用改变、精神困扰等问题。

（2）排序原则

①优先解决直接危及生命的问题、需要立即解决的问题。

②按马斯洛层次需要论，优先解决低层次需要，再解决高层次需要。对生理功能威胁最大的问题排在最前面。

马斯洛层次需要论，由低级到高级分为五个层次，依次为生理的需要、安全的需要、爱与归属感的需要、尊重的需要、自我实现的需要。生理需要是人类最基本的需要，也是最强有力的需要，是其他需要产生的基础。

③在不违反治疗、护理原则的基础上，可优先解决病人主观上认为重要的问题。

④一般优先解决现存的问题，但不要忽视潜在的问题。有时潜在的问题并非都不是首优的问题，甚至比现存的问题更重要。如大面积烧伤处于休克期的病人，有体液不足的危险，如果不及时预防，就会危及患者的生命，应列为首优问题。

2.确定预期目标

预期目标是最理想的护理效果。

（1）目标的分类

①远期目标：远期目标是需要较长时间才能实现的目标、范围广泛。可分为两类：一类是需要护士针对一个长期存在的问题采取连续行动才能达到的长期目标；另一类是需要一系列短期目标的实现才能达到的长期目标。

②近期目标：近期目标指较短时间就能实现的目标，适宜于住院时间较短、病情变化较快者。也可以是具体达到远期目标的台阶或需要解决的主要矛盾。一般少于7天。

（2）目标的陈述方式

预期目标的陈述由四部分组成：主语、谓语、行为标准、条件状语。其中主语指护理对象；谓语指护理对象能够完成的行为、此行为必须是能够观察、可测量的；行为标准指护理对象完成此行为的程度，包括时间、距离、速度、次数等；条件状语指护理对象完成此行为必须具备的条件，如在护士的指导下、借助支撑物等。

（3）护理目标陈述的注意事项

①目标陈述应是护理活动的结果，应以服务对象为中心，主语应该是病人或病人身体的一部分。

②目标陈述应简单明了、切实可行，属于护理工作范畴。

③目标应具有针对性，一个目标针对一个护理诊断。

④目标应有具体日期，并可观察和测量。

⑤目标应与医疗工作相协调。

3.制订护理措施

护理措施是护士为帮助病人达到预期目标所采取的具体方法、行为和手段，是确立护理诊断与目标后的具体实施方案。重点放在促进健康，维持功能正常，预防功能丧失，满足人的基本需要，预防、减低或限制不良反应。护理措施的类型有：

（1）依赖性的护理措施：即护士遵医嘱执行的具体措施。

（2）独立性的护理措施：这类护理措施完全由护士设计并实施，不需要医嘱，即护嘱。护士凭借自己的知识、经验、能力，根据护理诊断制定；是在职责范围内，独立思考，判断决定的措施。

（3）协作性的护理措施：即护士与其他医务人员之间合作完成的护理活动。

4.护理计划的书写

将护理诊断、护理目标、护理措施等按一定格式书写成文，即构成护理计划。

（四）护理实施

护理实施是为达到护理目标而将计划中各项措施付诸行动的过程。护理实施可解决护理问题，并验证护理措施是否切实可行。护理实施通常发生在护理计划之后，但对急诊病人或危重病人则应先采取紧急护理措施，再书写完整的护理计划。

护理实施由护理计划者执行或指定他人执行，患者积极参与。护理实施的质量与护士的知识、人际关系技巧和操作技术三方面的水平有关。护理实施过程中的情况应随时用文字记录下来。

在护理实施阶段，护理的重点是着手落实已制定的措施，执行医嘱、护嘱，以达到目标，解决问题。在实施中必须注意既要按护理操作常规规范化地实施每一项措施，又要注意根据每个病人的生理、心理特征个性化地实施护理。

在护理实施中需进行健康教育，以满足病人的学习需要。学习的内容包括获取知识、学习操作技术、改变个人心理和情感状态。

责任护士是实施护理计划的主要人员，还必须依靠各班辅助护士，并取得病人及家属的合作与支持，护理活动与医疗工作关系密切，虽然各有其内容，但总目标是一致的，因而在护理实施中医护人员应互通信息，密切配合。

在护理实施中，责任护士要把各种护理活动的结果及病人的反应进行完整、准确的文字记录，即护理病历中的护理病程记录，以反映护理效果，为护理评价做好准备。

（五）护理评价

护理评价是护理程序的最后一个步骤，是一个有计划的、系统的比较过程。通过护理评价，可以了解是否达到预期的护理目标。护理评价有利于修改护理计划，护理评价是贯穿于护理全过程的活动。

护理评价的方法是将护理效果与原定目标相比较，以鉴定护理效果，找出新的问题。护理效果的评价是护理评价中最重要的方面，确定病人健康状况是否达到预期目标。根据实现的程度护理目标一般分为：

1.目标完全实现

应终止计划措施。

2.目标部分实现

继续有效的护理措施。

3.目标未实现

要考虑下述问题：原始资料是否充足；护理问题是否确切；所定目标是否现实；所用护理措施是否有效等。须进一步收集资料，在新资料的基础上重新评估，修订计划，以期达到患者最佳身心状况。一般急性病人每3天评价一次，慢性康复病人酌情2~4周评价一次。

三、护理病历的书写

运用护理程序，护理病人要求有系统、完整、能反映护理全过程的记录，有关病人的资料、护理诊断、护理目标、护理计划及效果评价等构成护理病历。护理病历的书写要求详细记录、突出重点、主次分明、符合逻辑、文字清晰及正确应用医学术语。内容包括：

1.病人入院护理评估单

2.护理计划单

护理计划单是指护理诊断、护理目标、护理措施、护理评价的书面记录。

（1）护理诊断是患者存在的和潜在的健康问题。

（2）护理目标是制订计划的指南和评价的依据。

（3）护理措施是针对护理诊断所制定的具体方案。

（4）护理评价则是在实施护理过程中和护理后患者感觉及客观检查结果的记录。

3.护理病程记录

护理病程记录是对患者病情动态及病情恢复和进展情况的记录，包括评估资料的记录，护理措施、医嘱执行情况的记录以及病人对医疗和护理措施的反应记录。

病程记录频率取决于病人的状况，一般病人3~4天记录1次，危重病人每天记录，特殊情况随时记录。书写时可采用PIO格式进行记录。

P（problem）：病人的健康问题。

I（intervention）：针对病人的健康问题所采取的护理措施。

O（outcome）：护理后的效果。

4.住院病人护理评估单

5.病人出院护理评估单

病人出院护理评估单包括健康教育和护理小结两大部分。

第二节　医院和住院环境

一、概述

（一）医院的任务

医院的任务是"以医疗为中心，在提高医疗质量的基础上，保证教学和科研任务的完成，并不断提高教学质量和科研水平。同时做好扩大预防、指导基层和计划生育的技术工作"。

（二）医院的分类

1.按医院分级管理办法分类

根据医院的功能、任务、规模不同划分为一、二、三级，每一级又划分为甲、乙、丙等，三级医院增设特等，共分为三级十等。

（1）一级医院：一级医院是指直接向一定人口的社区提供医疗卫生服务的基层医院。如农村乡镇卫生院、城市街道卫生院等。

（2）二级医院：二级医院是指向多个社区提供医疗卫生服务并承担一定教学、科研任务的地方性医院。如一般市、县医院，省、直辖市的区级医院和一定规模的厂矿、企事业单位的职工医院。

（3）三级医院：三级医院是指向几个地区甚至全国范围提供医疗卫生服务的医院，指导一、二级医院业务工作与相互合作。如国家、省、市直属的市级大医院，医学院的附属医院。

2.按收治任务可分为综合性医院（分科相对齐全）、教学医院、专科医院（如结核病医院、传染病医院、精神病医院）、疗养院。

3.其他

二、门诊部

（一）门诊部的护理工作

1.预诊分诊

先预检分诊，再指导病人挂号就诊，通过分诊，组织就诊者分科挂号（急诊者除外），合理流向，防止传染病传播，缩短病人的候诊时间。

2.候诊护理

候诊室护士应按照门诊号顺序查对病人。

（1）根据病情测量体温、脉搏、呼吸、血压，遇有高热、剧痛、呼吸困难、出血、休克等病人，应立即安排提前就诊，或送急诊室处理。

（2）对一般候诊者，根据情况先提供必要的检验单，如血常规，粪、尿常规，胸部透视等检验单。

（3）严格隔离消毒。对传染病或疑似传染病病人，应分诊到隔离门诊并做好疫情报告。

（4）门诊结束后，回收门诊病案，整理、消毒环境。

3.做好保健护理门诊的工作

护士经培训可直接参与健康体检、疾病普查、预防接种、健康教育等保健工作。

（二）急诊的护理工作

1.预检分诊

遇有危重病人应立即通知值班医生和抢救室护士；遇有法律纠纷、交通事故、刑事案件等应立即通知医院的保卫部门或公安部门，并请家属或陪送者留下；遇有灾害性事件应立即通知护士长和有关科室。

2.急救工作

（1）急救物品准备：应做到"五定"，即定数量品种、定点安置、定人保管、定期消毒灭菌及定期检查维修，使急救物品完好率达到100%。

（2）遇有危重伤病员，而医生不在场时，对病情危及生命者，护士有责任先行采取必要的急救措施，如测血压、氧气吸入、吸痰、止血、建立静脉输液通道、人工呼吸、胸外心脏按压等。

（3）做好抢救记录：记录内容包括时间（病人和医生到达的时间、抢救措施落实的时间）、执行医嘱的内容和病情的动态变化。如因抢救患者而未能及时记录，有关医护人员应当在抢救结束后6小时内据实补记，并注明抢救完成时间和记录时间。

（4）严格执行查对制度：在抢救过程中，如为口头医嘱，护士必须向医生复述一遍，当双方确认无误后方可执行；抢救完毕，各种急救药品的空安瓿要经两人查对、记录后再弃去。

3.留观室

急诊科应设急诊观察室，有一定数量的观察床，主要收治一些暂时不能确诊需要进一步观察、治疗的病人。留观时间一般3～7天。

三、病区

（一）病区的设置和布置

每个病区一般设30～40张病床，每间病室设1～6张床。两床之间的距离不少于1米。

（二）病区的物理环境控制

1.安静

根据国际噪音标准规定，白天病区较理想的强度是35~40 dB。噪音强度在50~60 dB时，即能产生相当的干扰。个体长时间处于90 dB以上高音量环境中，能导致耳鸣、血压升高以及出现烦躁易怒、头痛、失眠等症状。当其强度超过120 dB时，可造成高频率的听力损害，甚至永久性失聪。控制噪音医护人员应做到"四轻"，即走路轻、说话轻、操作轻、关门轻。但不可耳语，以免引起患者怀疑、误会。

2.温度

病室适宜的温度一般为18~22 ℃；婴儿室、手术室、产房、儿科病室等，室温调至22~24 ℃为宜。病室温度过高时，病人感到烦躁、干扰呼吸、消化功能、影响人体散热；室温过低时，冷刺激使机体萎缩、肌肉紧张而产生不安，且易受凉。

3.湿度

相对湿度以50%~60%为宜。湿度过高，蒸发作用减弱，可抑制出汗，机体散热慢，病人感到湿闷不适，排尿量增加，加重了肾脏的负担；湿度过低，则空气干燥，人体水分蒸发快，易致呼吸道黏膜干燥、口干咽痛，影响气管切开、呼吸道感染者和急性喉炎患者的康复。

4.通风

病室空气流通可以调节室内温湿度，增加空气中的含氧量，降低二氧化碳浓度和微生物的密度，使患者感到舒适宜人。一般每次通风30分钟左右；病室应为无烟区。

5.阳光

病室阳光充足，但破伤风、子痫、癫痫患者病室光线宜暗，以免诱发抽搐。

6.安全

病区管理工作中应全力消除一切妨碍病人安全的因素。

7.装饰

一般多采用浅蓝、浅绿等冷色，能给人以沉静、富有生气的感受；病室一般不宜全部采用白色。

室温、湿度总结：

（1）温度：一般病室适宜温度为18~22 ℃；婴儿室、手术室、产房等室温22~24 ℃为宜；早产儿维持室温24~26 ℃。新生儿沐浴室温度26~28 ℃为宜。

（2）湿度：一般病房相对湿度为50%~60%；新生儿病室相对湿度为55%~65%；甲醛熏蒸时相对湿度为70%~80%。

（三）铺床法

1.备用床

（1）目的：保持病室整洁，准备接收新病员。

（2）操作要点：①携用物至床尾垫上，按先后顺序放置在护理车上，推至床旁。②移开床旁桌离床约20 cm，移床旁椅至床尾正中，距离床尾15 cm，将用物放椅上。③将床褥平铺于床垫上，注意床褥中线与床正中线对齐。④铺大单时先铺床头再铺床尾；先近侧再对侧。⑤套被套，盖被上缘距离床头15 cm。⑥套枕套，枕套开口处背向门。

（3）注意事项：①治疗或进餐时应暂停铺床。②操作中要遵循节力原则。铺床时，身体应靠近床边，上身保持直立，两腿前后分开稍屈膝以降低重心，有助于扩大支持面，增加身体稳定性，既省力，又能适应不同方向操作；操作中，使用肘部力量，动作尽量平稳、连续，避免过多的抬起、放下、停止等动作，以节省体力，缩短铺床时间。③各层床单应铺平拉紧，保持病房整洁、美观、舒适。

2.暂空床

（1）目的

保持病室整洁，为即将入院或暂离床活动的病员使用。

（2）操作方法

在备用床的基础上，将床头盖被向内反折1/4，再纵向呈扇形三折于背门一侧、开口向门，以方便患者上下床活动。床旁椅放在盖被折叠的对侧。注意被头对向床头，被套的中线与大单中线齐，被尾反折的棉被与床垫齐。

3.麻醉床

（1）目的

便于接收和护理麻醉后尚未清醒的病员，保持被褥不被污染，使病人安全、舒适。

（2）用物

①床上用物

同备用床，另加橡胶单、中单各2条。

②麻醉护理盘

a.治疗巾内：纱布数块、开口器、金属压舌板、舌钳、牙垫、通气导管、治疗碗、镊子、输氧、吸痰导管各1根。

b.治疗巾外：手电筒、心电图监护仪（血压计、听诊器）、治疗巾、胶布、护理记录单、笔、弯盘。

③其他

输液架、氧气筒、吸痰器。天冷时备热水袋及布套各两个。

（3）操作要点

①拆除原有被套、大单、枕套，备齐物品置床尾垫上，按先后顺序放置。

②铺好一侧大单。根据病情和手术部位的需要铺同侧橡胶单、中单，先铺中部，如需铺在床头，应对齐床中线，上端与床头平齐，下端压在中部橡胶单和中单上，边缘平整塞入床垫下。如需铺在床的中部，则橡胶单和中单的上缘应距床头45～50 cm；如铺在床尾，下端与床尾平齐。胸部手术者橡胶单及中单可铺在床头；非全麻手术患者和腹部手术者则铺在床中部；下肢手术者铺在床尾。

③转至对侧，按同法逐层铺好大单、橡胶单、中单。

④按备用床法套好被套，上端与床头平齐，两侧边缘及被尾均向内折，齐床垫，再将盖被纵向三折叠于一侧床边、开口向着门或三折叠于背门一侧，以便于患者术后被移至床上。

⑤套好枕套，将枕横立于床头，枕头开口背门，防病人躁动时撞伤头部。

⑥还原床旁桌，床旁椅放于接收病人（或盖被折叠）对侧的床尾。

⑦将麻醉护理盘放于床旁桌上，输液架放床尾，氧气、吸引器置于妥善处。

第三节　入院病人和出院病人的护理

一、入院病人的护理

（一）住院处的护理

1.办理入院手续

凭医生签发的住院证到住院处办理入院手续，应详细填写有关登记表格以便日后查询。住院处安排床位后，应电话通知病房值班护士，做好迎接新病人的准备。对急需手术的患者，可先手术，后补办入院手续。

2.卫生处置

住院处要根据病人的病情，妥善安排其理发、沐浴、更衣、剪指（趾）甲等必要的卫生处置，对危重、分娩、体质虚弱者可酌情免浴。传染病或疑似传染病病人则应送隔离室处置。

3.护送病人入病室

由住院处护理人员携病历护送病人至病房。能步行者可扶助步行，不能行走者视病情用轮椅或平车护送。如系重症患者在护送途中应注意保暖，不应中断输液或给氧。护送外伤者应注意使其处于卧位，保证安全。送至病房后，应向病区值班护士当面交代病人病情及物品。

（二）病人入病区后的初步护理

1.一般病人的入院初步护理

（1）准备病床单位及用物：接住院处通知后，值班护士应立即根据病情需要准备患者床单位，将备用床改为暂空床。危重者安置在重危病室，并在床上加铺橡胶单和中单；传染病病人应安置在隔离室以便抢救或隔离。

（2）迎接新病员：值班护士应诚挚热情地接待病人，并作自我介绍，将病人安排到指定的床位，使之感到宾至如归的温馨，方便且舒适，并通知负责医生诊查患者。

（3）填写住院病历和有关护理表格：①按入院病历排列顺序，夹在病历夹内。入院病历排列顺序是体温单、医嘱单、入院记录、病史及体格检查、病程记录、各种检验检查报告单、护理记录单、住院病历首页、门诊或急诊病历。在24小时内完成护理入院记录。②用蓝笔逐页填写住院病历眉栏及各种表格。③用红色水笔在体温单40～42℃横线之间相应时间栏内，纵行填写入院时间。

2.急症、重危病人的入院初步护理

（1）护士接到入院通知后，应立即通知医生，尽快准备抢救室的床单位，备齐急救药品、设备器材及用物。如为急诊手术病人应备好麻醉床。

（2）病人进入病室应立即测量体温、脉搏、呼吸、血压，积极配合医生进行抢救，并做好护理记录。

（3）在医生到位之前，护士应根据病情及时给氧、吸痰、止血，以赢得宝贵的抢救时间。

（4）昏迷病人或婴幼儿患者，须暂留陪送人员，以便询问了解病史。

（三）分级护理

1.特别护理

适用于病情危重、需随时观察者，以便进行抢救。如各种复杂的大手术后、严重创伤、脑外伤、器官移植、大面积烧伤、重症监护、病危等。应设专人负责24小时护理。

2.一级护理

适用于病情危重，需绝对卧床休息的病人。如各种大手术后、休克、昏迷、瘫痪、高热、大出血、肝肾衰竭和早产儿等。每小时巡视患者一次，观察病情及生命体征。

3.二级护理

适用于患者病情较重、生活不能自理。如大手术后病情稳定者、年老体弱、慢性病不宜多活动者以及幼儿等。每2小时巡视患者一次，观察病情。

4.三级护理

适用于病情较轻，生活基本能自理的病人，如一般慢性病、基本恢复期、手术前准备阶段等。每3小时巡视患者一次，观察病情。

二、出院病人的护理

（一）出院前的护理

1.医生开具出院医嘱，护士根据出院医嘱，通知病人及家属出院的日期。

2.停止病人的一切长期治疗护理医嘱，注销各种卡片，注明出院日期。

3.嘱病人到住院处结账后，将出院通知单送交病房护士，证明出院手续办齐，取出寄存的物品。

4.进行出院指导，交代康复期注意事项。

5.整理病历及有关医疗文件，以便及时归档。

（1）填写出院时间：用红色水笔在体温单40～42℃横线之间相应时间栏内，纵行填写出院时间。

（2）整理出院病历：出院病历的排列顺序是住院病历首页、出院（或死亡）记录、入院记录、病史及体格检查、病程记录、各种检验检查报告单、护理记录单、医嘱单、体温单。

（3）填写病人出院登记本。

（二）出院后的护理

1.整理床单位

出院病人用过的物品，都应进行彻底清洗消毒；传染病病人应按终末消毒法处理（先消毒、再清洗，最后再次消毒）。

（1）撤去床上被服送洗。

（2）被褥在日光下曝晒6小时。

（3）痰杯、面盆清洗、消毒。

（4）床、椅与地面以消毒液擦拭。

（5）病室开窗通风或紫外线照射消毒。

2.铺好备用床，准备迎接新病人。

三、运送病人法

（一）轮椅运送法

1.目的

运送不能行走的病人。

2.操作要点

（1）帮助病人坐轮椅：①将轮椅推至床旁，轮椅后背和床尾平齐，面向床头。翻起脚踏板，固定车闸；无车闸时，护士站在轮椅后面，固定轮椅。②扶病上轮椅。嘱病人扶着轮椅的扶手，尽量靠后坐，勿向前倾或自行下车，以免跌倒。翻转踏脚板，供病人踏脚。③在推轮椅行进的过程中要注意安全，随时观察病情。推车下坡时减慢速度，过门槛时翘起前轮，使病人的头、背后倾，并嘱其抓住扶手，以防发生意外。

（2）帮助病员下轮椅法：将轮椅推至床尾，轮椅后背和床尾平齐，面向床头，固定轮椅，翻起踏脚板，扶病人下轮椅。

（二）平车运送法

1.目的

为运送不能起床的病人去手术室、治疗室、进行特殊检查等。

2.操作方法

（1）挪运法：病情许可，能在床上配合动作者，可用此法。

①推平车紧靠床边与床平行，大轮靠近床头，固定车闸。

②护士在旁抵住平车，协助病人移向平车。移动顺序：按上半身、臀部、下肢顺序向平车挪动。使病人卧于舒适位置，回床时，顺序相反，先助其移动下肢，再移动上半身。

③盖好盖被。整理床单位，铺暂空床。

（2）单人搬运法：适用于体重较轻者或儿科病人，且病情许可。

①将平车推至床尾，大轮端（平车头端）靠近床尾，使平车与床成钝角，固定车闸。搬运者站在钝角内的床边。

②搬运者一臂自病人腋下伸至肩部外侧，一臂伸入病人股下，病人双臂交叉，依附于搬运者颈部并双手用力握住搬运者，将病人轻放于平车中央。

③盖好盖被。整理床单位，铺暂空床。

（3）二人、三人搬运法：用于不能自己活动、体重较重者。

平车放置同单人搬运法。甲、乙、丙三人站在病人同侧床旁。松开盖被，将病人上肢交叉置于胸前。

①二人搬运时，甲一手托住病人的头、颈、肩部，另一手托住病人的腰部；乙一手托住病人的臀部，另一手托住病人的腘窝处。

②三人搬运时，甲托住病人的头、颈、肩和背部；乙托住病人的腰、臀部；丙托住病人的腘窝和小

腿部之后，三人同时抬起病人，并使之身体稍向搬运者倾斜移至平车上，盖好被盖。

（4）四人搬运法：用于危重或颈椎、腰椎骨折病人。

①平车放置同挪动搬运法（推平车紧靠床边与床平行，大轮靠近床头），固定车闸。在病人腰、臀下铺大单或中单（布质应牢固）。

②甲站于床头，托住病人的头与肩部；乙立于床尾托住病人的两腿；丙和丁分别站在病床及平车的一侧，抓紧大单或中单四角。四人同时抬起病人，轻轻将病人放在平车中央，盖好盖被。整理床单位，铺暂空床。

（三）注意事项

1.搬运病人时要注意节力原则。多人搬运时，动作要协调一致。身体尽量靠近病人，同时两腿分开，以扩大支撑面。

2.病人头部应置于大轮端，以减轻转动过多或颠簸所引起的不适。

3.运送过程中护士应站在病人的头侧，以利于观察病情。注意观察病人的面色及脉搏的改变。

4.平车上、下坡时病人头应在高处，以免病人头低垂而不适，给病人以安全感。

5.骨折病人搬运时应在车上垫木板，并做好骨折部位的固定。脊柱损伤病人搬运时，病人脊柱纵轴应保持直线。

6.有引流管及输液管时，应固定妥当并保持畅通。

7.推车行进时，不可碰撞墙及门框，避免震动病人，损坏建筑物。

第四节　卧位和安全的护理

一、卧位的护理

（一）卧位的分类

1.主动卧位

主动卧位即病人在床上自己采取最舒适的卧位。

2.被动卧位

被动卧位是病人自身无能力变换卧位者，躺于他人安置的卧位。常见于昏迷、瘫痪、极度衰弱的病人，必须由护士帮助更换卧位。

3.被迫卧位

被迫卧位是病人意识清楚，自身有能力变换卧位者，由于疾病的影响或治疗的需要而被迫采取的卧位。如支气管哮喘发作时，因呼吸困难而采取端坐位。

（二）常用的几种卧位

1.仰卧位

（1）去枕仰卧位：病人去枕仰卧，头偏向一侧，两臂放于身体两侧，双腿伸直，将枕横立置于床头。

适用于：①昏迷或全麻未清醒的病人，可防止呕吐物流入气管引起窒息或吸入性肺炎等并发症；②脊椎麻醉或脊髓腔穿刺后6～8小时的病人，可预防脑压减低而引起的头痛。

（2）中凹卧位：抬高头胸部约10°～20°，抬高下肢约20°～30°，适用于休克病人。抬高头胸部，有利于呼吸；抬高下肢，有利于静脉血回流，增加心输出量。

（3）屈膝仰卧位：病人采取自然仰卧，头下垫一枕头，两臂放在身体两侧，双腿屈曲，使腹肌放松，适用于胸腹部检查或导尿、会阴冲洗的病人。

2.半坐卧位

病人卧床上，以髋关节为轴心，先摇床头支架与床的水平成30°～50°角再摇起膝下支架。放平时，先摇平膝下支架，再摇平床头支架。适用于以下情况：

（1）心肺疾患所引起的呼吸困难的病人。由于重力作用，可使静脉回流量减少，从而减轻肺部瘀血和心脏负担，改善呼吸困难；半坐卧位可使膈肌位置下降，有利于呼吸肌的活动，能增加肺活量，有利于气体交换。

（2）腹腔、盆腔手术后或有炎症的病人。可使腹腔渗出物流入盆腔，促使感染局限化；减少毒素的吸收，减轻中毒反应。

（3）腹部手术后的病人。能减轻腹部伤口缝合处的张力，避免疼痛，有利于伤口愈合。

（4）某些面部或颈部手术后病人。可减少出血。

（5）疾病恢复期体弱的病人。使病人逐渐适应体位变化，利于向站立位过渡。

3.端坐位

先摇床头支架与床的水平成70°～80°角，再摇起膝下支架15°～20°角。适用于急性肺水肿、心包积液、支气管哮喘急性发作时的病人。

4.俯卧位

病人俯卧，头转向一侧，两臂屈曲，放于头的两侧，两腿伸直，胸下、髋部及踝部各放一软枕。适用于：①腰背部检查或配合胰、胆管造影检查。②腰、背、臀部有伤口或脊椎手术后。③胃肠胀气所致腹痛。原因：可使腹腔容积增大，以缓解胃肠胀气。

5.头低脚高位

病人仰卧，头侧向一侧，将枕头横立于床头，以防碰伤头部，床尾垫高15～30 cm。适用于：①肺部分泌物的引流，使痰易于咳出。②十二指肠引流术，以利于胆汁流出。③妊娠时胎膜早破，防止脐带脱出。④跟骨或胫骨结节牵引时，以利用人体重力作为反牵引力。

6.头高脚低位

病人仰卧，枕头横立于床尾，床头垫高15～30 cm或视病情而定。适用于：①减轻颅内压，以预防脑水肿。②颅脑手术后的病人。③颈椎骨折病人进行颅骨牵引时，以利用人体重力作为反牵引力。

7.侧卧位

病人侧卧，两臂屈肘，一手放于胸前，一手放于枕旁，下腿稍伸直，上腿弯曲；必要时两膝之间、背后、胸腹前可放置一软枕。适用范围：①灌肠、肛门检查及配合胃镜、肠镜检查。②侧卧与平卧交替可预防褥疮。③臀部肌内注射（上腿伸直，下腿弯曲）。

8.膝胸卧位

适用于：①肛门、直肠、乙状镜检查及治疗。②矫正胎儿臀位及子宫后倾。③促进产后子宫复原。④法洛四联征患儿急性缺氧。

9.截石位

常用于会阴、肛门部位的检查、治疗或手术。如膀胱镜检查、妇科检查、产妇分娩、阴道灌洗上药等。

（三）更换卧位的方法

1.帮助病人移向床头法

（1）目的

协助长期卧床尤其是半卧位的病人，身体重心常常滑向床尾而不能自行移动的患者移向床头，使之保持舒适体位。

（2）操作方法

方法一：一人协助法。适用于体重较轻或疾病恢复期的患者。

①松开盖被，视病情放平床头支架或靠背架。

②将枕头横立于床头，避免撞伤病人。

③病人仰卧屈膝，双手握住床头竖栏，也可抓住床沿或搭在护士肩部。

④护士要应用节力原则双脚分开，一脚在前一脚在后，呈弓箭步；一手托在病人肩部，另一手托病人臀部，让病人两臂用力，双脚蹬床面，抬起身体；这时护士托住病人的重心顺势向床头移动。

⑤放回枕头，视病情支起靠背架，整理床单位。

方法二：两人协助法。使用于体重较重的患者。

①、②同方法一①、②。

③两位护士分别站在病床两侧，各自用一手托住病人肩部，一手托住病人臀部，用合力上移，或一人托住病人肩及腰部，另一人托住病人臀及腘窝部，同时抬起病人移向床头。其他同上法。

2.帮助病人翻身侧卧法

（1）目的

①帮助不能起床的患者更换卧位，使之舒适。②预防压疮、坠入性肺炎等并发症。③满足检查、治疗、护理需要。

（2）操作方法

方法一：一人协助法。适用于体重较轻的病人。

①核对病人，向病人解释操作的目的、方法及主要事项，以取得病人的合作。

②固定床轮。

③病人仰卧，双手放于腹部，两腿屈曲；各种导管安置妥当。

④护士两腿分开，以保持平衡。先将病人肩部、臀部移向护士侧床缘，再将病人双下肢移近并屈膝，使病人尽量靠近护士。护士一手托肩，一手托膝部，轻推病人转向护士对侧，背向护士。

⑤按侧卧位要求，分别在病人背部、胸部、两膝之间防止软垫，使其舒适。

⑥记录翻身时间及皮肤情况，做好交班。

方法二：两人协助法。适用于重症或体重较重的病人。

①～③同方法一①～③。

④两护士站在床的同一侧，一人托住病人颈肩部和腰部，另一人托住病人臀部和腘窝部，两人同时抬起病人移向近侧。两护士分别扶住病人肩、腰、臀及膝部，同时轻推病人转向护士对侧，背向护士。

⑤、⑥同方法一。

3.更换卧位的注意事项

（1）协助病人更换卧位时，应注意节力原则。翻身时护士应让病人尽量靠近护士。

（2）协助病人翻身时，不可拖拉，防止皮肤擦伤。

（3）为有特殊情况的病人更换卧位时，须注意：

①病人身上带有多种导管时，翻身前后应先将导管安置妥当，保持导管通畅。

②颈椎或颅骨牵引者，翻身时不可放松，并保持头、颈、躯干在同一水平。

③颅脑手术者，应取健侧卧位或平卧位。翻身时头部不可剧烈翻动，以免引起脑疝。

④一般手术者，翻身前应检查伤口敷料，如分泌物浸湿敷料，应先更换敷料后翻身；翻身后注意伤口不可受压。

二、病人的安全护理

对烦躁不安、小儿或高热、谵妄、麻醉后未清醒者、昏迷、危重病人等因意识不清或虚弱等，要防止发生坠床、撞伤、抓伤等意外，必须及时、正确地应用保护具，以确保安全。

1.床档的应用

保护病人，预防坠床。

2.约束带的应用

主要用于躁动或精神科病人。需限制病人肢体活动时使用约束带，常用于固定手腕和踝部，防止发生意外。

（1）宽绷带约束：常用于固定手腕和踝部。先用棉垫包裹局部，再将宽绷带打成双套结，套在棉垫外，稍拉紧带子并系于床沿上，松紧以局部不能脱出，又不影响血液循环为宜。

（2）肩部束带：需限制病人坐起时可用简式约束带固定。

（3）膝部约束带：常用于固定膝部，限制患者下肢活动。

（4）尼龙搭扣约束带：操作简便、安全，便于洗涤和消毒，可以反复使用，临床已广泛应用。可用于固定手腕、上臂、踝部、膝部。

3.支被架的使用

主要用于肢体瘫痪、极度衰弱的病人。防止盖被压迫肢体而造成不适和足下垂等，也可用于灼伤病人使用暴露疗法时有助于保暖。

4.注意事项

（1）严格掌握保护具的应用指征，并向病人及家属介绍使用保护具的必要性。

（2）制动性保护具只能短期使用，需定时松解约带束。一般每2小时松解1次，同时注意病人肢体应处于功能位。

（3）使用约束带时，局部必须垫棉垫，松紧适宜，并经常观察局部皮肤的颜色。每15～30分钟观察1次，必要时按摩局部，以促进血液循环。

（4）记录保护具的使用原因、使用时间、观察结果、所采取的护理措施、停止使用的时间等。

第五节　医院内感染的预防和控制

一、医院内感染

（一）医院内感染的定义

医院内感染是指病人入院48小时后在医院内获得并产生临床症状的感染。由于感染有一定的潜伏期，因此医院内感染也包括在医院内感染而在出院后才发病的病人。但不包括入院前已经开始或入院时已处于潜伏期的感染。

（二）医院内感染的分类

根据感染来源，医院内感染分为：

1.内源性感染（自身感染）

内源性感染指免疫机能低下病人、由病人自身正常菌群引起的感染。即病人在发生医院内感染之前已是病原携带者，当机体抵抗力降低时引起自身感染。

2.外源性感染（又称交叉感染）

外源性感染指病原菌来自于病人体外，通过直接或间接的途径，传播给病人所引起的感染。

二、清洁、消毒和灭菌

（一）概念

1.清洁

清洁是指用物理方法清除物体表面的一切污秽，如血迹、分泌物、油脂、污垢等。

2.消毒

消毒是指清除或杀灭除芽孢外所有的病原微生物，使之达到无害化的处理。

3.灭菌

灭菌是指杀灭所有微生物（包括致病菌和非致病菌，以及细菌的芽孢和真菌的孢子），使之达到无菌程度。经过灭菌的物品称"无菌物品"。

（二）物理消毒灭菌法

物理消毒灭菌法包括热力消毒灭菌、辐射消毒、空气净化、超声波消毒和微波消毒等。

1.热力消毒灭菌

高温能使微生物的蛋白质和酶变性或凝固，破坏微生物的蛋白质、核酸、细胞壁、细胞膜，使其新陈代谢受到障碍而死亡。在消毒中，热可分为湿热与干热两大类。

（1）干热消毒灭菌：干热是指相对湿度在20%以下的高热。干热消毒灭菌是由空气导热，传热效果较慢。

1）燃烧法：燃烧法是一种简单、迅速、彻底的灭菌方法，因对物品的破坏性大，故应用范围有限。

①烧灼法：一些耐高温的器械（金属、搪瓷类），在急用或无条件用其他方法消毒时可采用此法。金属器械放在火焰上烧灼20秒。若为搪瓷容器，可倒少量95%乙醇，慢慢转动容器，使乙醇分布均匀，点火燃烧至熄灭约1～2分钟。采集做细菌培养的标本时，在留取标本前后（即启盖后、闭盖前）都应将试管（瓶）口和盖子置于火焰上烧灼，来回旋转2～3次。

注意：燃烧过程不得添加乙醇，以免引起火焰上窜而致灼伤或火灾。锐利刀剪为保护刀锋，不宜用燃烧灭菌法。

②焚烧：某些特殊感染，如破伤风杆菌、气性坏疽杆菌、绿脓杆菌感染的敷料，以及其他已污染且无保留价值的物品，如污纸、垃圾等，应放入焚烧炉内焚烧，使之炭化。

2）干烤法：干烤灭菌所需的温度和时间应根据物品种类和烤箱的类型确定，一般160 ℃，2小时；170 ℃，1小时；180 ℃，0.5小时。适用于在高温下不变质、不损坏、不蒸发的物品，如玻璃器皿、金属、瓷器以及明胶海绵、液状石蜡、各种粉剂、软膏、油剂等。不适用于纤维织物、塑料制品等的灭菌。

（2）湿热消毒灭菌：湿热消毒灭菌是由空气和水蒸气导热，传热快，穿透力强，湿热灭菌法比干热灭菌法所需温度低、时间短。

1）煮沸法：将水煮沸至100 ℃，水沸开始计时，5～10分钟可杀灭繁殖体，15分钟可将多数细菌芽孢杀灭，但破伤风杆菌芽孢需60分钟才能杀灭。在水中加入1%～2%碳酸氢钠时，沸点可达105 ℃，能增强杀菌作用，还可去污防锈。在高原地区，海拔每增高300 m，需延长消毒时间2分钟。此法适用于不怕潮湿、耐高温的搪瓷、金属、玻璃、橡胶类物品的灭菌。不能用于外科手术器械的灭菌。

注意事项：①煮沸前物品刷洗干净，打开轴节或盖子，将其全部浸入水中。②大小相同的碗、盆等均不能重叠，放入物品不能超过容器的3/4，以确保物品各面与水接触。③锐利、细小、易损物品用纱布包裹，以免撞击或散落。④玻璃、金属、搪瓷类放入冷水或温水中煮；橡胶类则待水沸后放入。⑤消毒时间均从水沸后开始计时，若中途再加入物品，则重新计时，消毒后及时取出物品，保持其无菌状态。⑥经煮沸灭菌的物品，"无菌"有效期不超过4小时。

总结提示：①干烤法可用于凡士林等油类和滑石粉等粉剂的灭菌，压力蒸汽灭菌法则不能。②玻璃器皿可用干烤法、煮沸消毒法、压力蒸汽灭菌法，但不能用燃烧法。而这四种消毒法均可用于搪瓷类容器消毒，且燃烧法是在紧急情况下使用。③煮沸消毒时，橡胶类在水煮沸后放入，而玻璃类是在冷水或温水时放入。

2）高压蒸汽灭菌法：高压蒸汽灭菌法是临床应用最广、效果最可靠的首选灭菌方法。灭菌原理是利用高压和高热释放的潜热进行灭菌。适用于耐高温、高压，不怕潮湿的物品，如敷料、手术器械、药品、细菌培养基等。不能用于凡士林等油类和滑石粉等粉剂的灭菌。

①手提式高压蒸汽灭菌参数：压力103～137 kPa，温度121～126 ℃，保持20～30分钟。

②卧式高压蒸汽灭菌器：操作人员要经过专业培训，并持证上岗。

③预真空式高压蒸汽灭菌参数：压力205 kPa，温度132 ℃，维持4～5分钟。

④高压蒸汽灭菌法的注意事项：

a.无菌包不宜过大，大小不超过50 cm×30 cm×30 cm（卧式压力灭菌器物品包不大于25 cm×30 cm×30 cm），不宜过紧，要留有空间。消毒灭菌完毕，切忌突然打开盖子，以防冷空气大量进入，使蒸汽凝成水滴，导致物品受潮，玻璃类物品因骤然降温而发生爆炸。关闭贮槽或盒的通气孔，以保持物品的无菌状态。

b.布类物品应放在金属、搪瓷类物品上，否则蒸汽遇冷凝聚成水珠，使包布受潮。

c.经高压蒸汽灭菌的无菌包、无菌容器有效期以1周为宜。

d.高压蒸汽灭菌效果的监测：化学检测法是临床广泛使用的常规检测手段，利用化学指示卡或化学指示胶带颜色的改变来进行。生物指示剂监测是最可靠的监测方法。若全部菌片均无细菌生长则表示达到灭菌效果。

2.辐射消毒法

辐射消毒法主要是利用紫外线照射，使菌体蛋白发生光解、变性，菌体DNA失去转换能力、酶遭到破坏而致细菌死亡。紫外线通过空气时，可使空气中的氧气电离产生臭氧，加强了杀菌作用。紫外线穿透性差，对杆菌杀菌力强。

（1）日光曝晒法：将物品放在直射日光下，曝晒6小时，定时翻动，使物体各面均受日光照射。此法多用于被褥、床垫、毛毯、衣物、书籍等物品的消毒。

（2）紫外线灯管消毒法：紫外线灯管是一种人工制造的低压汞石英灯管，通电后，汞汽化电离，产生紫外线。紫外线杀菌能力与其波长有密切关系，最佳杀菌波长为250～270 nm。经5～7分钟后受紫外线照射的空气，才能使氧气产生臭氧。因此消毒时间应从灯亮5～7分钟后计时。主要用于空气、物品表面的消毒。

1）用于物品表面消毒时，有效照射距离为25～60 cm，时间为25～30分钟。

2）用于空气消毒时，有效距离不超过2 m。照射时间为30～60分钟，照射前清扫尘埃，照射时关闭门窗，停止人员走动。

3）注意事项：①注意眼睛、皮肤的保护，可戴墨镜，或用纱布遮盖双眼、用被单遮盖肢体，以免引起眼炎或皮肤红斑。②紫外线灯管要保持清洁透亮。关灯后应间隔3～4分钟后才能再次开启。一次可连续使用4小时。③若使用时间超过1000小时或紫外线灯管照射强度小于70 μW/cm² 应更换灯管。④一般每2周1次，用无水乙醇纱布拭擦灯管。

（3）臭氧灭菌灯（电子灭菌灯）消毒法：灭菌灯内装有1～4支臭氧发生管，在电场作用下，将空气中的氧气转换成高纯臭氧。臭氧主要依靠其强大的氧化作用而杀菌。使用灭菌灯时，关闭门窗，确保消毒效果。主要用于空气、医院污水、诊疗用水及物体表面的消毒。

臭氧对人有害，用于空气消毒时，人员须离开现场，消毒结束后20～30分钟方可进入。

（4）电离辐射灭菌法：又称"冷灭菌"。应用放射性同位素γ源或直线加速器发生的高能量电子束进行灭菌。适用于忌热物品的常温灭菌。如橡胶、塑料、（一次性应用的医疗器材，如一次性的注射器、输液输血器）、密封包装后需长期储存的器材、精密医疗器材和仪器，以及移植和埋植的组织和人工器官、节育用品等特别适用。

3.空气过滤除菌

使空气通过孔隙小于0.2 μm的高效过滤器，利用物理阻留、静电吸附等原理除去介质中的微生物。过滤除菌可除掉空气中0.5～5 μm的尘埃以达到洁净空气的作用。主要用于手术室、烧伤病房、器官移植病房等的除菌。

4.微波消毒灭菌法

主要用于食品、餐具的处理，化验单据、票证的消毒，医疗药品、耐热非金属材料及器械的消毒灭菌。微波不能透过金属，不能用于金属物品的消毒。

（三）化学消毒灭菌法

利用化学药物渗透细菌的体内，使菌体蛋白凝固变性、干扰细菌酶的活性，抑制细菌代谢和生长或损害细胞膜的结构，改变其渗透性，破坏其生理功能等，从而起到消毒灭菌作用。

凡不适于物理消毒灭菌而耐潮湿的物品，如锐利的金属、刀、剪、缝针和光学仪器（胃镜、膀胱镜等）及皮肤、黏膜、病人的分泌物、排泄物、病室空气等均可采用此法。根据不同物品的性能及各种微生物的特性，选择恰当的消毒液。

1.消毒剂的种类

（1）灭菌剂：灭菌剂可杀灭一切微生物，包括细菌芽孢，使其达到灭菌要求。如环氧乙烷、甲醛、戊二醛等。

（2）高效消毒剂：高效消毒剂可杀灭一切细菌繁殖体，并对细菌芽孢有显著杀灭作用。如过氧乙酸、含氯消毒剂（漂白粉、次氯酸钠、优氯净等）。高效消毒剂性质不稳定，需现用现配。

（3）中等水平消毒剂：中等水平消毒剂可杀灭细菌繁殖体、结核杆菌、病毒，不能杀灭芽孢。如碘伏、碘酒、乙醇、高锰酸钾等的除菌。

（4）低水平消毒剂：低水平消毒剂可杀灭细菌繁殖体、真菌，不能杀灭芽孢和病毒。低水平消毒剂性质稳定、能长期贮存，无异味，无刺激性。如酚类、季铵盐类（新洁尔灭、杜米芬、消毒净）、胍类（洗必泰）等。

2.常用化学消毒灭菌方法

（1）浸泡法：常用于耐湿、不耐热的物品，如锐利器械、精密仪器等的消毒。

注意：打开物品的轴节或套盖，管腔内要灌满消毒液。消毒液内一般不宜放置纱布、棉花等，以免吸附消毒剂而降低消毒效力。浸泡消毒后的物品使用前应先用无菌生理盐水冲洗。

（2）擦拭法：擦拭法是用消毒剂擦拭被污染的物体表面或皮肤、黏膜的消毒方法。

（3）熏蒸法：常用于手术室、换药室、病室的空气消毒和不耐热、不耐高温物品的消毒，如室内物品、精密贵重仪器和不能蒸、煮、浸泡的物品（血压计、听诊器以及传染病病人用过的票证等），均可用此法消毒。

1）空气熏蒸法消毒：常用的消毒剂有①纯乳酸：常用于手术室和病室空气消毒。每立方米0.12 mL，加等量水，时间30~120分钟；②食醋：常用于流感、流脑病室的空气消毒。每立方米5~10 mL，加热水1~2倍，时间30~120分钟；③2%过氧乙酸：每立方米8 mL，时间30~120分钟。

2）物品熏蒸法消毒：常用甲醛消毒箱进行。甲醛为灭菌剂。

①作用原理：菌体蛋白变性，酶活性消失。

②使用方法：消毒时，甲醛用量为100 g/L；灭菌时，甲醛用量为500 g/L。

③注意事项：a.穿透力弱，对人体有一定的毒性和刺激性；b.有致癌作用，不宜用于空气消毒。

（4）喷雾法：常用于空气、墙壁、地面等的消毒。

（5）环氧乙烷气体密闭消毒法：环氧乙烷为灭菌剂，穿透力强，特别适用于不耐高热和温热的物品，如精密器械、电子仪器、光学仪器、心肺机、起搏器、书籍、文件、一次性使用的诊疗用品等的消毒，无损害和腐蚀等副作用。

注意事项：①环氧乙烷易燃、易爆，对人体有一定的毒性。②消毒容器不能漏气。检测有无漏气，可用浸有硫代硫酸钠指示剂的滤纸片贴于可疑部位。如有漏气，滤纸片由白色变成粉红色。③本品液体对皮肤、眼及黏膜刺激性强，如有接触，立即用水冲洗。④环氧乙烷难以杀灭无机盐中的微生物，所以物品灭菌前不可用生理盐水冲洗。⑤不可用于食品类、油脂类的消毒。⑥大量物品需使用专业的灭菌容器，时间6小时，操作人员需专业培训上岗。

3.消毒剂浓度稀释配制计算法

消毒剂原液和加工剂型一般浓度较高，在实际应用中，必须根据消毒的对象和目的加以稀释，配制成适宜浓度使用，才能收到良好的消毒灭菌效果。

稀释配制计算公式：$C_1 \times V_1 = C_2 \times V_2$

C_1为稀释前溶液浓度　　　　C_2为稀释后溶液浓度

V_1为稀释前溶液体积　　　　V_2为稀释后溶液体积

例：欲配0.1%新洁尔溶液3000 mL，需用5%新洁尔灭溶液多少毫升？

解：代入公式：$5\% \times X = 0.1\% \times 3000$

$$X = 60 \text{ mL}$$

答：需用5%新洁尔灭60 mL。

4.常用的化学消毒剂

（1）戊二醛：戊二醛为灭菌剂。戊二醛与菌体蛋白质反应，使之失去活性。

1）使用方法：①2%溶液用于浸泡不耐热的医疗器械、精密仪器，如各种内镜等，消毒时间20~

45分钟，灭菌时间10小时。

2）注意事项：①对皮肤有刺激性，操作时防止溅入眼内。②对碳钢类制品如手术刀片等有腐蚀性，使用前应加入0.3%碳酸氢钠或0.5%亚硝酸钠以防锈。③灭菌后的物品在使用前应用无菌蒸馏水冲洗。④应现配现用。

（2）过氧乙酸：过氧乙酸为高效消毒剂。过氧乙酸能产生新生态氧，将菌体蛋白质氧化，使细菌死亡。

1）使用方法：①0.2%溶液用于手（皮肤）的消毒，浸泡1～2分钟；②0.2%～1%溶液用于物体浸泡消毒，时间30～60分钟；③0.5%溶液用于餐具消毒，浸泡30～60分钟；④0.2%～0.4%溶液用于环境喷洒（室内空气）消毒；⑤0.02%溶液用于黏膜冲洗。

2）注意事项：①浓溶液对皮肤、黏膜有刺激性及腐蚀性，应加强防护；②对金属有腐蚀性，对织物有漂白作用，消毒后要及时冲洗。不宜用金属器皿盛装。③存于阴凉处，防止高温引起爆炸。④易氧化分解，可降低浓度和杀菌力，故须现配现用。

（3）过氧化氢：过氧化氢为高效消毒剂。

1）使用方法：用于丙烯酸树脂制成的外科埋置物，不耐热的塑料制品、餐具、服装、饮水等消毒，以及漱口、外科冲洗伤口等。可用浸泡法和拭擦法，3%过氧化氢消毒时间为30分钟。

2）注意事项：①应现配现用；②对金属有腐蚀性，对有色织物有漂白作用；③对皮肤、黏膜有刺激性，操作时防止溅入眼内；④消毒被血渍或脓液污染的物品，应适当延长消毒的时间。

（4）含氯消毒剂：含氯消毒剂为中高效消毒剂。在水溶液中放出有效氯，破坏细菌酶的活性而致死。能杀灭各种致病菌、病毒、芽孢。常用于餐具、水、环境、疫源地等的消毒。

1）使用方法：

①浸泡或拭擦法：一般物品用含有效氯0.02%的溶液，浸泡10分钟；被肝炎病毒、结核杆菌污染的物品，用含有效氯0.2%的溶液，浸泡30分钟。

②喷洒法：一般物品用含有效氯0.05%的消毒液，时间30分钟以上；被肝炎病毒、结核杆菌污染的物品表面，用含有效氯0.2%的溶液，时间60分钟以上。

③干粉消毒法：排泄物5份加含氯剂1份搅拌，放置2～6小时。

2）注意事项：①有腐蚀及漂白作用，不宜用于金属制品、有色衣物及油漆家具的消毒；②应现配现用。

（5）碘酊：碘酊为中效消毒剂。

1）作用原理：使细菌蛋白氧化变性。

2）使用方法：2%溶液用于注射部位、手术、创伤周围的皮肤消毒。作用1分钟后再用75%乙醇脱碘。

3）注意事项：①刺激性强，不能用于黏膜消毒；②皮肤过敏者禁用；③对金属有腐蚀性，不能浸泡金属器械。

（6）碘伏：碘伏为中效消毒剂，主要用于皮肤、黏膜的消毒。

1）使用方法：

①浸泡法：0.05%～0.1%溶液；

②拭擦法：0.5%～2%溶液，用于外科手术及注射部位的皮肤消毒；

③冲洗法：0.05%溶液，用于阴道黏膜、创面的冲洗消毒。

2）注意事项：①应现配现用；②对二价金属有腐蚀性，不用于相应金属品的消毒。

（7）乙醇：乙醇为中效消毒剂。

1）作用原理：破坏细胞膜或使菌体蛋白凝固变性，但对肝炎病毒及芽孢无效。

2）使用方法：70%～75%溶液，多用于消毒皮肤。75%溶液用于浸泡消毒，时间5分钟以上；95%溶液，可用于燃烧灭菌。

3）注意事项：①易挥发，需加盖保存；②因对芽孢无效，不用于手术器械的消毒；③有刺激性，不宜用于黏膜及创面的消毒；④使用浓度不能超过80%，因乙醇杀菌需要一定量的水分，浓度过高或过低均有影响。

（8）苯扎溴铵（新洁尔灭）：苯扎溴铵为低效消毒剂。适用于皮肤、黏膜、环境、物体表面的消毒。

1）作用原理：破坏细菌的细胞膜，最终导致菌体自溶死亡，又可使菌体蛋白变性而沉淀。

2）使用方法：①0.01%～0.05%溶液，用于黏膜、创面的消毒；②0.1%～0.2%溶液用于消毒皮肤和金属器械，浸泡15～30分钟，金属消毒加入0.5%亚硝酸钠以防锈。

3）注意事项：①阴离子表面活性剂如肥皂、洗衣粉等可降低消毒效果；②有吸附作用，会降低药效，所以溶液内不可投入纱布、棉花等。

（9）氯己定（洗必泰）：氯己定为低效消毒剂。适用于外科洗手，皮肤、黏膜的消毒。

使用方法：①0.02%溶液浸泡3分钟，用于手的浸泡消毒；②0.05%水溶液，用于冲洗阴道、膀胱黏膜创面；③0.1%溶液，用于物体表面的消毒。

附：几种常用去污渍法

（1）陈旧血渍：浸入过氧化氢溶液中，然后洗净。

（2）龙胆紫污渍：酒精或草酸擦拭。

（3）凡士林或液状石蜡污渍：将污渍折夹在吸水纸中，然后用熨斗熨烙以吸污。

（4）墨水污渍：新鲜污渍用肥皂、清水洗，不能洗净时再用稀盐酸或草酸溶液洗，也可用氨水或双氧水褪色。

（5）铁锈污渍：浸入1%热草酸后用清水洗，也可用热醋酸浸洗。

（6）蛋白银污渍：可用盐酸及氨水擦洗。

（7）高锰酸钾污渍：可用1%维生素C溶液洗涤，或0.2%～0.5%过氧乙酸水溶液浸泡清洗。

三、无菌技术

（一）概念

无菌技术是指在执行医疗、护理技术过程中，防止一切微生物侵入机体和保持无菌物品及无菌区域不被污染的操作技术。

（二）无菌技术操作原则

1.环境清洁：进行无菌技术操作前半小时，停止卫生处理，减少人员走动，以降低室内空气中的尘埃。治疗室每日用紫外线灯照射消毒一次。

2.工作人员：无菌操作前，衣帽穿戴整洁，口罩遮住口鼻，修剪指甲、洗手。不能面对无菌区说话、咳嗽、打喷嚏。

3.物品管理：无菌物品必须存放于无菌包或无菌容器内，无菌包外注明物品名称，有效期以一周为宜，并按有效期先后顺序排放。无菌物品和非无菌物品应分别放置。无菌物品一经使用或过期、潮湿，应重新进行灭菌处理。

4.取无菌物：操作者身体应与无菌区保持一定距离（20 cm），取无菌物品时须用无菌持物钳（镊），不可触及无菌物品或跨越无菌区域，手臂应保持在腰部以上或操作台面以上。无菌物品取出后，不可过久暴露，若未使用，也不可放回无菌包或无菌容器内。疑有污染，不得使用。

5.一物一人。一套无菌物品，只供一个病人使用，以防交叉感染。

（三）几种无菌技术的基本操作法

1.无菌持物钳（镊）的使用法

（1）无菌持物钳（镊）应浸泡在盛有消毒溶液的无菌广口容器内，液面需超过轴节2～3 cm或镊子1/2处。容器底部应垫无菌纱布，容器口上加盖。每个容器内只能放一把无菌持物钳（镊）。

（2）取放无菌持物钳（镊）时，尖端闭合，不可触及容器口边缘及消毒溶液液面以上的容器内壁。手指不可触摸浸泡部位。使用时保持尖端向下，不可倒转向上，以免消毒液倒流污染尖端。用后立即放回容器内，并将轴节打开。取远处无菌物品时，无菌持物钳（镊）应连同容器移至无菌物品旁使用。

（3）无菌持物钳（镊）不能触碰未经灭菌的物品，不能夹取油纱布或用于换药、消毒皮肤。如被污染或可疑污染，应重新消毒灭菌。

（4）无菌持物钳（镊）及其浸泡容器，一般病房每周消毒灭菌1次，并更换消毒溶液及纱布；外科病室每周2次，手术室、门诊换药室、应每日灭菌1次；干燥存放应每4～6小时更换1次。

2.无菌容器的使用法

（1）无菌容器应定期灭菌，一般每周一次。一经打开，使用时间不超过24小时。

（2）无菌物品一经从容器中取出，虽未使用、也不可再放回无菌容器内。

（3）手持无菌容器盖的外面打开盖，手不可触及盖的内面。如放置在桌面上，盖的内面朝上。

3.无菌溶液的倒取法

（1）检查：取无菌溶液瓶，擦净灰尘，应首先核对标签、检查瓶盖有无松动，瓶壁有无裂痕，溶液有无沉淀、混浊、变色、絮状物，符合要求方可使用。

（2）揭去铝盖，常规消毒瓶塞，以瓶签侧面位置为起点旋转消毒后，用无菌持物钳将瓶塞边缘向上翻起，再次消毒。以无菌持物钳夹提瓶盖，用另一手食指和中指撑入橡胶塞盖内拉出。

（3）倒液：倒溶液时瓶签朝上，手握住溶液瓶签，先倒少量溶液于弯盘内，以冲洗瓶口，再由原处倒出溶液于无菌容器中。

（4）盖瓶塞：无菌溶液一次未用完时，按常规消毒瓶塞、盖好。注明开瓶时间，有效期不超过24小时。

（5）注意事项：

①倒溶液时，溶液瓶应与无菌容器保持一定距离，不可触及无菌容器，也不可将无菌敷料或非无菌物品堵塞瓶口倒液，或伸入无菌瓶内蘸取液体。

②翻转盖瓶塞时，手不可触及瓶塞盖住瓶口的部分。

③无菌液一经取出，虽未使用，也不能倒回瓶内，以免污染瓶内液体。

4.无菌包的使用法

（1）无菌包的包扎法：无菌包布应选择质厚、致密、未脱脂的棉布制成双层包布。将物品置于包布中间，内角盖过物品，并翻折一小角，而后折盖左右两角（角尖端向外翻折），盖上外角，系好带子，在包外注明物品名称和灭菌日期。

（2）无菌包的打开法：注意手不可触及包布内面。用无菌钳取出所需物品，放在已备好的无菌区域内。如包内物品一次未用完，则按原折痕包好，注明开包时间，有效期为24小时。如不慎污染或浸湿包内物品，则需要重新灭菌。

（3）无菌包应定期消毒，有效期为7～14天。

5.无菌盘的铺法

将无菌治疗巾铺在清洁、干燥的治疗盘内，使其内面为无菌区，放置无菌物品，以供治疗和护理操作使用。铺好的无菌盘有效期限为4小时。

（1）无菌治疗巾的折叠法：

①纵折法：治疗巾纵折两次，再横折两次，开口边向外；

②横折法：治疗巾横折后纵折，再重复一次。

（2）无菌治疗巾的铺法：手持治疗巾两开口外角呈双层展开，由远端向近端铺于治疗盘内。两手捏住治疗巾上层下边两外角，向上呈扇形折叠三层，内面开口边向外。

（3）取所需无菌物品放入无菌区内，覆盖上层无菌巾，使上、下层边缘对齐，多余部分向上反折。

总结：无菌持物钳浸泡保存，一般病房每周更换1次，外科病室每周2次，手术室、门诊换药室应每日灭菌1次；干燥存放应每4～6小时更换1次。无菌容器每周更换1次，当无菌容器、无菌包、无菌溶液打开后有效期为24小时。铺好的无菌盘有效期为4小时。一次性口罩使用不得超过4小时。

6.无菌手套的使用法

（1）戴无菌手套：洗净、擦干双手。核对手套号码及有效期。打开手套袋，取滑石粉涂抹双手，注意避开无菌区。手套可分别或同时取出。双手分别捏住袋口外层，打开，一手持手套反折部分（手套内面），取出；对准手五指戴上。将戴好手套的手指插入另一只手套的反折面（手套外面），取出，同法戴好。最后将两手套翻折面套在工作衣袖外面。

（2）脱手套：操作完毕，一手捏住另一手套的外口，将其翻转脱下；脱下手套的手，伸入另一手套的内口，将其翻转脱下。不可用力强拉手套边缘或手指部分。

（3）注意手套外面为无菌区，应保持其无菌。手套戴好后，双手置胸前，不可接触工作服，以免污染。未戴手套的手不可触及手套的外面，已戴手套的手不可接触未戴手套的手及手套的内面。发现手套破损或不慎被污染，应立即更换。

四、隔离技术

（一）概念

隔离是将传染病病人及带菌者和高度易感人群安置在指定的地点和特殊环境，暂时避免和周围人群接触。对病人及带菌者采取传染源隔离，防止传染病的蔓延；对高度易感人群采取保护性隔离，保护高度易感人群免受感染。

（二）传染病区的设置与划分

1.传染病区的设置要求

传染病区应与普通病区分开，并远离水源、食堂和其他公共场所。传染病区应设有多个出入口，以便工作人员和病人分道出进。

隔离单位的划分：①以病人为单位，每位病人有单独的生活环境和用具，与其他病人隔开，如综合性医院普通病区的隔离病人。②以病种为单位，同种传染病的病人，可住在同种病室，但应与其他病种的传染病病人相隔离。③凡未确诊、发生混合感染、危重病人及有强烈的传染性时，应住单间隔离。

2.清洁区与污染区的划分

（1）清洁区：凡未被病原微生物污染的区域称为清洁区。如更衣室、值班室、配膳室及库房等。

（2）半污染区：有可能被病原微生物污染的区域称为半污染区。如医护办公室、治疗室、化验室、病区内走廊及出院卫生处置室等。

（3）污染区：凡被病原微生物污染或被病人直接接触和间接接触的区域称为污染区，如病室、厕所、浴室等。污染区内的物品未经消毒不准带出。

（三）隔离消毒的原则

1.根据隔离种类，病室门口和病床要悬挂隔离标志。门口备有泡手的消毒液、浸有消毒液的鞋垫和挂隔离衣用的立柜或壁橱。

2.工作人员进入隔离区按规定戴工作帽、口罩及穿隔离衣。穿隔离衣前，备齐所用物品，不易消毒的物品应放入塑料袋内避污，穿隔离衣后，只能在规定范围内活动。

3.病室内每日须用紫外线行空气消毒一次，或用消毒液喷洒消毒。每日晨起后用1%氯胺溶液或其他消毒液擦拭病床及床旁桌椅。

4.污染物品不得放于清洁区，病室内污染物品必须先经过消毒再进行清洁处理。任何物品均不可放在地上，已经在地上或落地的物品视为污染，必须经过消毒再用。病人接触过的用物，须经严格消毒后方可递交，病人的信件、票证、书籍等须经熏蒸消毒处理后才能交家属带回。

5.病人的传染性分泌物经培养三次、结果为阴性或确已度过隔离期，经医生开医嘱解除隔离。解除隔离后病人经过沐浴更衣方可离开，病室所有用物必须终末消毒。

6.终末消毒应分类进行，将布类物品（被服）包好注明隔离用物送洗衣房先消毒后清洗；茶壶、脸盆、痰杯煮沸消毒；被褥、枕芯曝晒6小时或晾在阳台24小时；用通风或紫外线照射形式空气消毒，必要时以福尔马林熏蒸消毒，熏后通风，再以1%氯胺溶液擦拭床单位。体温计用消毒液浸泡，血压计及听诊器放熏蒸箱消毒。

（四）传染病隔离种类

1.严密隔离

适用于传染性强或传播途径不明的疾病，如鼠疫、霍乱等烈性传染病。禁止探视；不得随意开启门窗；物品一进病室即视为污染，均应严格消毒处理；病人出院或死亡后病室及其一切用物应严格消毒。

2.呼吸道隔离

适用于病原体经呼吸道传播的疾病，如麻疹、白喉、百日咳、流行性脑脊髓膜炎等。要求：同种病人可住一室，但相互间不得借用物品或传阅书籍；病人呼吸道分泌物经消毒后方可倒入专用下水道或焚烧，病室内空气每日消毒1次。

3.消化道隔离

适用于病原体通过污染食物、食具、手及水源，并经口引起传播的病症，如病毒性肝炎、伤寒、细菌性痢疾等。接触病人时应穿隔离衣，病人之间不得接触或交换用物、书报等。

4.接触隔离

适用于病原体经皮肤或黏膜进入体内的传染病，如破伤风、炭疽、狂犬病等。进行治疗护理时必须穿隔离衣，皮肤有破损者，避免伤口换药及护理，必要时戴手套。已被污染的用具和敷料应严格消毒或焚烧。

5.昆虫隔离

适用于病原体通过蚊、虱、蚤等昆虫传播的疾病，如流行性乙型脑炎、疟疾、斑疹伤寒等。

6.床边隔离

适用于普通病区发现的胃肠道传染病人，传染病区暂无床位收住，临时以病床为隔离区。床间相距不小于2米或用屏风隔开；要有专用隔离衣、洗手消毒液、听诊器、体温计。病人之间不得相互接触。

7.保护性隔离

亦可称为反向隔离。适用于抵抗力低下或易感染的病人，如大面积烧伤病人、早产婴儿、白血病病人及脏器移植病人等。病人住单间病室，家具及地面每日用来苏水擦拭或0.2%漂白粉澄清液做喷洒消毒。

8.血液、体液隔离

适用于病原体通过血液、体液（引流物、分泌物）等传播的疾病，如肝炎、艾滋病病毒等感染性疾病。要求：注射器、针头、输液器、侵入性导管等须严格按"一人一针一管一巾"的要求，进行各项检查、治疗及护理；若须回收用具应在病室内进行消毒处理，然后送到供应室交换。

（五）隔离技术操作法

1.工作帽的应用

戴工作帽可防止头发上的灰尘及微生物落下造成污染。护理传染病病人时，也可保护自己，工作帽应大小适宜，头发全部塞入帽内，不得外露。每周更换两次，手术室或严密隔离单位，应每次更换。

2.口罩的应用

戴口罩可防止飞沫污染无菌物品。先洗手，再戴口罩。口罩应盖住口鼻，系带应松紧适宜，不可用污染的手触及。不用时不宜挂于胸前，应将污染面向内折叠后，放入干净衣袋内。口罩一经潮湿，则病菌易于侵入，应及时更换。使用一次性口罩不得超过4小时。若接触严密隔离的病人，应每次更换。

3.洗手、刷手、消毒手

（1）洗手：按"六步洗手法"顺序揉搓双手，持续时间不少于15秒。

（2）刷手：传染病区的工作人员刷手，取无菌刷蘸肥皂乳（或肥皂块），按前臂、腕关节、手背、手掌、指缝、指甲处顺序仔细刷手，每只手30秒。用流水冲净，重复一遍，共刷2分钟。用流水冲洗时，腕部应低于肘部，使污水流向指尖。

（3）消毒手：消毒液泡手能有效地去除手上的微生物。常用的泡手消毒液有：过氧乙酸、碘伏、洗必泰等。

注意：传染病区的工作人员洗手的顺序是：从前臂到指尖，冲洗的时候腕部应低于肘部；而外科手术前洗手的顺序是：从指尖到手腕前臂、从手腕至肘部及肘上，冲洗的时候是肘部低于腕部。两种洗手的方式相反。

4.穿脱隔离衣

（1）目的

保护工作人员和病人；避免相互间交叉感染；避免无菌物品或无菌区域被污染。

（2）操作方法

1）穿隔离衣的方法：①戴好口罩及帽子，取下手表，卷袖过肘。②手持衣领取下隔离衣，清洁面朝自己；将衣领两端向外折齐，对齐肩缝，露出袖子内口。③右手持衣领，左手伸入袖内；右手将衣领向上拉，使左手套入后露出。④换左手持衣领，右手伸入袖内；举双手将袖抖上，注意勿触及面部。⑤两手持衣领，由领子中央顺着边缘向后将领扣扣好，再扎好袖口（此时手已污染），松开腰带活结。⑥将隔离衣一边约在腰下5 cm处渐向前拉，直到见边缘，则捏住；同法捏住另一侧边缘，注意手勿触及隔离衣内面。然后双手在背后将边缘对齐，向一侧折叠，一手按住折叠处，另一手将腰带拉至背后压住折叠处，将腰带在背后交叉，回到前面系好。

2）脱隔离衣的方法：①解开腰带，在前面打一活结。②解开两袖口，在肘部将部分衣袖向内塞入工作服袖内，便于消毒双手。③消毒清洗双手后，解开领扣，右手伸入左侧衣袖内，拉下袖子过手；用遮盖着的左手握住右手隔离衣袖外面，拉下右侧袖子过手，双手轮换拉下衣袖渐从袖管中退至衣肩。④用左手自衣内握住双肩肩缝撤右手，再用右手握住衣领外面反折，脱出左手。⑤左手握住领子，右手将隔离衣两边对齐折好，将隔离衣挂在衣架上。使用过的隔离衣，若挂在半污染区，隔离衣的清洁面向外，挂在污染区，则污染面朝外；不再穿的隔离衣脱下，清洁面向外，卷好投入污染袋中。

（3）注意事项

①隔离衣须全部覆盖工作衣，应每天更换1次。如有破洞、潮湿或接触不同病种病人，应即更换。

②手勿触及隔离衣内面，保持隔离衣内面及领部清洁。穿脱隔离衣时，避免污染衣领、面部、帽子和清洁面。

③穿隔离衣后，双臂保持在腰部以上，视线范围内；只限在规定区域内进行工作，不得进入清洁区及走廊，避免接触清洁物。洗手时，隔离衣不得污染洗手设备。

④挂隔离衣时，应注意污染区和半污染区的区别。使用过的隔离衣，若挂在半污染区，隔离衣的清洁面向外；挂在污染区，则污染面朝外。

⑤清洁隔离衣只使用一次时，脱隔离衣时应使清洁面朝外，衣领及衣边卷至中央，弃衣后消毒双手。

5.污物袋的使用及处理

凡被污染而无须回收的物品，可集中于不透水的塑料袋或双层布的污物袋中，封口或扎紧袋口，袋上应有"污染"标记，送指定地点焚烧处理。可再用的物品按上述袋装标记后，按先消毒后清洁的原则处理。

6.避污纸的使用及处理

使用避污纸时，要从上面抓取，不可掀页撕取。用后放进污物桶内，集中焚烧。

第六节　病人的清洁护理

一、口腔护理

口腔护理适用于高热、昏迷、禁食、鼻饲、口腔有疾患、大手术后及其他生活不能自理的病人。

（一）常用漱口溶液

1.朵贝氏液（复方硼酸溶液）

作用：抑菌、除口臭。

2.1%~3%过氧化氢溶液

作用：抗菌、防口臭。用于口腔感染有溃烂、坏死组织者。口腔偏酸时使用。

3.2%~3%硼酸溶液

作用：酸性防腐，有抑菌作用。

4.0.02%呋喃西林溶液

作用：清洁口腔，具有广谱抗菌作用。口腔pH为中性时适用。

5.1~4%碳酸氢钠溶液

作用：属碱性药，用于真菌感染。

6.0.1%醋酸溶液

作用：用于绿脓杆菌感染。口腔pH偏碱性时适用。

7.0.08%甲硝唑溶液

作用：用于厌氧菌感染。

8.0.9%氯化钠溶液

作用：清洁口腔，预防感染。

（二）主要操作步骤

1.协助病人侧卧或仰卧，头偏向一侧；嘱病人咬合上、下齿，用压舌板轻轻撑开一侧颊部，用弯钳夹紧含有漱口液的棉球，拧干后，先弧形擦洗一侧颊部，再沿牙缝纵向由上至下，由臼齿至门齿，擦洗左侧外面。同法擦洗右侧外面。

2.嘱病人张口，依次擦洗左侧上内侧、下内侧、咬合面。同法擦洗右侧。再擦洗上腭及舌面、舌下，勿触及咽部，以免引起恶心。每擦洗一个部位，更换1个湿棉球。

（三）注意事项

1.擦洗时动作要轻，以免损伤口腔黏膜。

2.昏迷病人禁忌漱口及注洗，擦洗时棉球不宜过湿，要夹紧，防止遗留在口腔。发现病人喉部痰多时，要及时吸出。使用开口器，应从臼齿处放入。

3.对长期应用抗生素者，应观察口腔黏膜有无霉菌感染。观察顺序为：唇、齿、颊、腭、舌、咽。

4.传染病病人用物须按消毒隔离原则处理。

5.对活动义齿应泡于冷水杯中加盖，每日更换一次清水。不可将其泡在热水或酒精内，以免义齿变色、变形和老化。

二、头发护理

（一）床上梳发

操作方法：取下发夹，将头发从中间分为两股，左手握住一股头发，由发梢梳至发根，长发或遇有发结时，可将头发绕在食指上，以免拉得太紧使病人感到疼痛，如头发已纠结成团，可用30%酒精湿润后再慢慢梳顺，一侧梳好再梳对侧。

（二）床上洗头

1.调节室温在24℃，水温调节在40~45℃。

2.移枕头于肩下，双耳塞棉球，用纱布盖病人双眼或嘱病人闭上双眼。防止污水溅入眼、耳内。

3.洗毕，取下纱布、棉球；及时擦干头发，必要时可用电吹风吹干头发，以免着凉。

4.洗发过程中注意观察病情，如发现面色、脉搏、呼吸异常应停止操作。

5.身体极度虚弱者不宜床上洗头，可用酒精擦洗头发。酒精可除去头屑和汗酸味，并有止痒和使病人舒适的作用。

（三）灭头虱、虮卵法

1.常用灭虱药液

（1）30%含酸百部酊：百部30 g浸泡于50%酒精（或65°白酒）100 mL中，再加入纯乙酸1 mL盖严，48小时即可。

（2）30%含酸百部煎剂：百部30 g，水500 mL煮30分钟，过滤挤出药液；药渣再加水500 mL煮30分钟，再过滤挤出药液。将两次药液混合并浓缩至100 mL，冷却后加入纯乙酸1 mL即可。如无乙酸，可用食用醋代替，1 mL纯乙酸相当于市售食醋30 mL。

2.操作方法

将头发分叉若干股，用纱布蘸药液，按顺序擦遍头发，并反复按揉10分钟，使之湿透全部头发。戴帽子包裹头发，24小时后取下帽子，用篦子篦去死虱和虮卵，并清洗头发。女性病人应将头发剪短后再行灭虱。

3.注意事项

剪下的头发，可用纸包好烧毁，以便彻底灭虱；更换床上被服、病人衣裤，按隔离原则进行消毒处理。

三、皮肤护理

（一）盆浴和淋浴

1.调节室温在22～24 ℃，水温保持在40～45 ℃，浴室不宜闩门，以便发生意外时及时入内。

2.注意事项

（1）沐浴应在进食1小时后进行，以免影响消化。

（2）防止病人跌倒、受凉；水温不宜太热，室温不宜太高，时间不宜过长，以免发生晕厥或烫伤等意外情况。

（3）怀孕7个月以上的孕妇禁用盆浴。衰弱、创伤和心脏病需卧床休息的患者，不宜盆浴和淋浴。

（4）传染病病人进行沐浴，应根据病种、病情按隔离原则进行。

（二）床上擦浴法

1.适用于病情较重、长期卧床、生活不能自理的病人。

2.调节室温在22～24 ℃，水温保持在50～52 ℃。

3.操作方法

（1）备齐用物携至床旁，做好解释，询问需要。必要时关门窗，以屏风遮挡病人。

（2）浴巾铺于颈前，松开领扣，先为病人洗脸、颈部，然后依次洗上肢、胸腹部、双下肢、双足，最后是会阴部。

（3）协助病人侧卧洗双手。脱衣服应先近侧后远侧、先健肢后患肢，在擦洗部位下面铺上大毛巾，按顺序先擦洗两上肢。

（4）换热水后擦洗胸腹部，协助病人侧卧，背向护士，依次擦洗颈、背臀部。

（5）协助穿衣服应先远侧后近侧、先患肢后健肢，脱下裤子，更换清水及毛巾后，再依次擦洗会阴部、臀部及两下肢至踝部。

（6）将病人两膝屈起，将浴巾铺于床尾，泡洗双脚，洗净擦干，协助穿裤。

（7）需要时修剪指甲、趾甲，梳头，更换床单，可用50%酒精按摩背部及受压部位，防止褥疮的发生，清理用物，归还原处。

4.注意事项

（1）动作要轻稳、敏捷，防止病人受凉。一般擦浴应在15～30分钟内完成。

（2）在擦洗过程中用力要适当，根据情况更换清水（水温要适宜），腋窝及腹股沟等皮肤皱折处应擦洗干净。

（3）注意观察病情及全身皮肤情况，如出现寒战、面色苍白、脉速等，应立即停止操作。

水温总结：床上洗头、盆浴、沐浴水温40～45 ℃；温水擦浴水温50～52 ℃；温水拭浴水温32～34 ℃；肛门坐浴水温40～45 ℃；热水袋温度为60～70 ℃，但昏迷、局部感觉障碍、小儿、老人水温应小于50 ℃。

四、压疮的预防及护理

压疮是指局部组织长期受压、血液循环障碍，持续缺血、缺氧、营养不良而致的组织溃烂坏死，又称为压力性溃疡。

（一）压疮发生的原因

1.压力因素

（1）垂直压力：垂直压力是造成压疮的最主要因素；

（2）摩擦力；

（3）剪切力：与体位的关系极为密切，如病人平卧或半卧位时抬高床头可使身体下滑，产生剪切力，使皮肤血液循环障碍，发生压疮。

2.皮肤经常受潮湿及摩擦等物理因素的刺激。

3.使用石膏绷带、夹板时，衬垫不当，松紧不适，致使局部组织血液循环障碍。

4.全身营养不良（导致压疮的内因）或局部组织供血不足和防病能力降低，都易导致褥疮的发生，如长期发热及恶病质等病人。

（二）压疮的易发部位

多发生于无肌肉包裹或肌肉层较薄、缺乏脂肪组织保护又经常受压的骨隆突处。

1.俯卧位 枕骨粗隆、肩胛部、脊椎体隆突处、肘部、足跟、最常发生于骶尾部。

2.侧卧位 耳郭、肩峰、肋骨、髋部、膝关节内外侧、内外踝等处。

3.俯卧位 面颊、耳郭、肩峰、髂前上棘、肋缘突出部、膝前部、足尖等处。

4.坐位 发生于坐骨结节处。

（三）压疮的预防

控制压疮发生的关键是预防，预防压疮发生的关键是祛除病因。措施落实即可避免褥疮的发生，减少病人的痛苦，提高疗效。因此要求做到"七勤"：即勤观察、勤翻身、勤擦洗、勤按摩、勤整理、勤更换、勤交班。

1.避免局部组织长期受压

（1）经常更换体位：应鼓励和协助长期卧床的病人常翻身，一般每2小时翻身一次，最长时间不超过4小时，必要时每小时翻身一次，建立床头翻身记录卡。翻身时尽量将病人身体抬起，避免拖、拉、推，以防擦伤皮肤。

（2）保护骨隆突处和支持身体空隙。病人体位安置妥当后，可在身体空隙处垫软枕或海绵垫，酌情在骨隆突处和易受压部位垫橡胶气圈、棉圈。水肿和肥胖者不宜使用气圈，因局部压力大，用气圈反而影响血液循环，妨碍汗液蒸发而刺激皮肤。有条件时，可使用喷气式气垫。

（3）使用石膏、夹板或其他矫正器械者，衬垫应松紧适度，尤其要注意骨骼突起部位的衬垫。

2.避免局部理化因素刺激，保持皮肤干燥。不可让病人直接卧于橡胶单上。

3.促进血液循环

经常进行温水擦浴，局部按摩，定时用50%酒精或红花油按摩全背或受压处，通经活络，促进血液循环，改善局部营养状况，增强皮肤抵抗力。

（1）手法按摩

①全背按摩：协助病人俯卧或侧卧，露出背部，先以热水进行擦洗，再将药液少许倒入手掌内按摩。从病人骶尾部开始，沿脊柱旁向上按摩（力量要足够刺激肌肉组织）。至肩部时回转向下至腰骶部止，如此反复有节奏地按摩数次。再用拇指指腹由骶尾部开始沿脊柱按摩至第7颈椎处。②局部按摩：蘸少许50%酒精，以手掌大小鱼际肌部紧贴皮肤，做压力均匀的向心方向按摩，由轻到重，由重到轻，每次3～5分钟。

（2）电动按摩器按摩

操作者持按摩器，根据不同部位，选择适用的按摩头，紧贴皮肤，进行按摩。

4.改善营养状况

根据病情给予高蛋白、高维生素膳食。适当补充矿物质，如口服硫酸锌，促进慢性溃疡的愈合。

不同浓度酒精的用途：50%酒精按摩预防压疮；30%酒精梳打结的头发；95%酒精用于燃烧法消毒；70%～80%酒精用于皮肤消毒；20%～30%酒精湿化氧吸入，用于急性肺水肿。

（四）压疮的分期及护理

根据压疮的发展过程、轻重程度可分为三期：

1.瘀血红润期

局部皮肤受压或受潮湿刺激后，出现红、肿、热、麻木或触痛，有的无肿热反应。但皮肤表面无破损，为可逆性病变。

此期应采取积极措施，祛除病因，防止局部继续受压，使之悬空。避免摩擦（按摩）、潮湿等刺激，保持局部干燥，增加翻身次数。

2.炎性浸润期

如果红肿部继续受压，血液循环得不到改善，受压表面皮肤颜色转为紫红，皮下产生硬结，表皮出现水疱，此时极易破溃，显露出潮湿红润的创面。

护理重点是保护皮肤，避免感染。除继续加强上述措施外，对未破的小水疱应减少摩擦，可用无菌纱布包扎，防止感染，让其自行吸收；大水疱用无菌注射器抽出水疱内液体（不剪去表皮）后，表面涂消毒液，并用无菌敷料包扎。

3.溃疡期

静脉血液回流受到严重障碍，局部瘀血致血栓形成，组织缺血、缺氧。轻者浅层组织感染，脓液流出，溃疡形成；重者坏死组织发黑，脓性分泌物增多，有臭味。感染向周围及深部扩展，可达骨骼，甚至引起败血症。

此时应清洁创面、祛腐生新、促其愈合。根据伤口情况给予相应处理。轻者，常用生理盐水、3%的过氧化氢等溶液冲洗创面，去除坏死组织，再外敷抗生素，并用无菌敷料包扎。对大面积、深达骨质的压疮，上述保守治疗不理想时，可采用外科治疗加速愈合，如手术修刮引流、清除坏死组织、植皮修补缺损等。

（五）晨晚间护理

根据病情需要，为危重、昏迷、瘫痪、高热、大手术后或年老体弱的病人，于清晨诊疗工作前或晚间入睡前所进行的生活护理，称为晨晚间护理。晨间护理主要使病人清洁舒适，预防压疮及肺炎等并发症，保持病室的整洁。晚间护理使病人清洁、舒适、易于入睡。

1.晨间护理

（1）目的：①使病人清洁舒适，预防压疮及肺炎等并发症，保持病室的整洁、美观。②观察和了解病情，为诊断、治疗和护理计划的制订提供依据。③进行心理护理及卫生宣传。

（2）操作方法：①备齐用物携至床旁，酌情关门窗，遮挡病人，协助排便，留取标本，更换引流瓶。②放平床上支架，进行口腔护理、洗脸、洗手，帮助病人梳头。③协助病人翻身，检查皮肤受压情况，擦洗背部后，用50%酒精或红花油按摩骨突处，为病人叩背，用空心掌从肩胛下角向上拍打，使黏性分泌物顺利排出。④整理病床，可酌情更换床单及衣裤，注意观察病情，了解夜间睡眠情况；整理床单位，协助进早餐，记录输入排出量。⑤整理病室，酌情开窗通风，保持病室空气清新。

2.晚间护理

（1）目的：使病人清洁、舒适、易于入睡。

（2）操作方法：①备齐用物携至床旁，协助病人漱口（口腔护理），洗脸，洗手。擦洗背臀，热水泡脚，为女病人清洁会阴部。②进行预防褥疮的护理，整理床单位，必要时协助排便，挂好蚊帐，将便器放于易取处，用物归位，做好护理记录。

第七节　生命体征的评估

一、体温的评估及护理

（一）正常体温的观察及生理性变化

1.体温的形成

体温是指身体内部胸腔、腹腔和中枢神经系统的温度。体温是物质代谢的产物。三大营养物质在氧化过程中释放的能量，其中50%以上的能量变为体热以维持体温，并以热能的形式不断散发于体外；其余不足50%的能量转移到三磷酸腺苷（ATP）的高能磷酸键中，供机体利用。

正常人体体温是相对恒定的，它通过大脑和丘脑下部的体温调节中枢和神经体液，使产热和散热保持动态平衡。在正常生理状态下，体温升高时，机体通过减少产热和增加散热来维持体温相对恒定；反之，当体温下降时，则产热增加而散热减少，使体温仍维持在正常水平。

2.产热与散热

（1）产热的过程：人体以化学方式产热。人体主要的产热部位是肝脏和骨骼肌，产热方式成年人以战栗产热为主，非战栗产热对新生儿尤为重要。

（2）散热的过程：人体以物理方式散热。散热的主要部位是皮肤。散热方式包括辐射、传导、对流、蒸发四种。辐射是人体经皮肤散热的主要方式。当环境温度高于人体温度时，蒸发是人体唯一的散热方式。临床上高热病人用酒精擦浴就是利用蒸发的原理来降温的；而冰帽、冰枕是利用传导散热的原理降温的。

3.正常体温

临床上所指的体温是指平均深部温度。一般以口腔、直肠和腋窝的体温为代表，其中直肠体温最接近深部体温，腋温更常用。正常值：腋温为36.5 ℃（范围36~37 ℃）；口腔舌下温度为37 ℃（范围36.3~37.2 ℃）；直肠温度37.5 ℃（范围36.5~37.7 ℃）。所谓正常体温不是一个具体的温度点，而是一个温度范围。

4.体温的生理性变化

体温并不是固定不变的，可随性别、年龄、昼夜、运动和情绪的变化等因素而有所波动。

（1）性别因素：一般女性体温较男性体温稍高，女性体温随月经周期呈规律性变化，在排卵前体温较低，排卵期最低，排卵后体温升高0.3~0.5 ℃，这种波动主要与孕激素分泌周期有关。

（2）年龄因素：新生儿体温易受外界温度的影响而发生变化。因为新生儿中枢神经系统发育尚未完善，皮肤汗腺发育又不完全，从而体温调节功能较差，容易波动。儿童代谢率高，体温可略高于成人。老年人由于代谢率低，故体温偏低。

（3）昼夜因素：一般清晨2~6时体温最低，下午2~6时体温最高，其变动范围在0.5~1 ℃之间。

（4）其他：情绪激动、精神紧张、外界气温的变化、进食均可使体温产生波动。

（二）异常体温的观察和护理

1.体温过高

体温升高，超过正常人体体温范围称发热。引起发热的主要原因是感染。

（1）发热程度的划分（以口腔温度为例）

①低热：体温37.3~38 ℃，如结核病、风湿热。

②中等热：体温38.1~39 ℃，如一般感染性疾病。

③高热：体温39.1~41 ℃，如急性感染性疾病。

④超高热：体温41 ℃以上，如中暑。

（2）发热的过程及表现

一般发热过程包括三个时期：

①体温上升期：其特点为产热大于散热。临床表现：病人自感畏寒、无汗、皮肤苍白，有时伴有寒战。由于皮肤血管收缩，皮温下降所致。

②高热持续期：其特点为产热和散热在较高水平趋于平衡，体温维持在较高状态。病人表现：颜面潮红、皮肤灼热，口唇干燥，呼吸和脉搏加快，此期可持续数小时、数天甚至数周。

③体温下降期（退热期）：其特点为散热大于产热，体温恢复至正常调节水平。病人表现为大量出汗和皮肤温度下降。如果体温突然下降，脉搏、呼吸增快，全身症状加重，则是病情恶化的表现。若是体温下降，症状减轻，则表示病情好转，趋向正常。

（4）热型

常见的热型有：

①稽留热：体温升高持续在39～40℃，持续数天或数周，24小时波动范围不超过1℃。常见于大叶性肺炎、伤寒等。

②弛张热：体温在39℃以上，24小时内体温差达1℃以上，最低体温仍超过正常。常见于风湿热、败血症、肝脓肿等。

③间歇热：发热期与无热期交替出现，发热时体温骤然上升达39℃以上，且伴畏寒，持续数小时或更长时间后下降至正常，退热时常伴大汗淋漓，经数小时或数日后又再次发热。常见于疟疾、肾盂肾炎、淋巴瘤等。

④不规则热：体温在一日内变化无规则，持续时间不定。常见于流行性感冒、肿瘤性发热、肺结核、支气管肺炎等。

（5）护理措施

①卧床休息。发热早期，应注意保暖。给病人营养丰富、易消化的流质或半流质饮食，鼓励少量多餐，多饮水。

②降温：较好的降温措施是物理降温。体温超过39℃，可用冰袋冷敷头部；体温超过39.5℃时，可用酒精擦浴、温水擦浴或做大动脉冷敷。物理降温半小时后观测体温，并做好记录及交班。降温时，年老体弱及患心血管病的病人，由于大量出汗、体液丧失，易出现虚脱或休克现象，表现为血压下降、脉搏细数、四肢厥冷等，应密切观察，加强护理。

③密切观察：高热病人应每隔4小时测量体温一次，注意观察病人的面色、脉搏、呼吸、血压及出汗等体征。小儿高热易出现惊厥，如有异常应及时报告医生。体温恢复正常3天后，可递减为每日测2次体温。

④注意口腔护理，保持皮肤清洁。

2.体温过低

体温在35.5℃以下称体温过低，常见于早产儿及全身衰竭的危重病人。若发现上述情况，除及时报告医生外，应设法维持室温在24～26℃，采取相应的保暖措施，如加盖棉被、足部放热水袋等，对老人、小儿及昏迷患者，应注意防烫伤，同时密切观察生命体征的变化。

（三）测量体温的方法

1.测量方法

（1）口腔测温：适用于成人、清醒、合作状态下、无口鼻疾患者。将口表水银端斜放于舌下热窝（舌系带两侧），嘱病人紧闭口唇，勿用牙咬，3分钟后取出。

（2）腋下测温：常用于昏迷、口鼻手术、不合作病人和肛门手术者、腹泻婴幼儿。轻揩干腋窝汗液，将体温计水银端放于腋窝深处紧贴皮肤，屈臂过胸，必要时托扶病人手臂，10分钟后取出。

（3）直肠测温：常用于不能用口腔或腋下测温者。嘱病人侧卧、屈膝仰卧或俯卧位，露出臀部，体温计水银端涂润滑油，将体温计轻轻插入肛门3～4cm，3分钟后取出。

2.注意事项

（1）婴幼儿、精神异常、昏迷、口鼻腔手术以及呼吸困难、不能合作的病人，不宜测口腔温度。消瘦者不能夹紧体温计、腋下多汗以及腋下有炎症、创伤或手术的病人不宜测腋窝温度。直肠或肛门手术、腹泻病人禁止测肛温；心肌梗死患者不宜测肛温，因肛表刺激肛门后，可使迷走神经兴奋，导致心动过缓。病人睡眠时应唤醒后再测温。

（2）病人进冷、热饮食，蒸汽吸入，面颊冷、热敷等，须隔30分钟，方可口腔测温；沐浴、酒精擦浴，应隔30分钟，方可腋下测量；灌肠、坐浴后30分钟，方可直肠测温。

（3）当病人不慎咬破体温计吞下水银时，应立即口服大量牛奶或蛋白，使汞和蛋白结合，以延缓汞的吸收，在不影响病情的情况下，可服大量精纤维食物（如韭菜）或吞服内装棉花的胶囊，使水银被包裹而减少吸收，并增进肠蠕动，加速汞的排出。

（4）新入院病人或手术后的患者，每天测体温4次，连续测量3天，3天后体温正常者改为每天测2次。

（四）体温计的消毒与检测

1.体温计的消毒

将使用过的体温计全部浸于消毒容器内，常用75%的乙醇消毒5分钟后取出，清水冲洗；或用离心机将体温计的水银甩至35 ℃以下，再放入另一盛有消毒液容器内，30分钟后取出，用冷开水冲洗，再用消毒纱布擦干，存放于清洁的容器内备用。

切忌将体温计放在40 ℃以上的温水中清洗，以免爆破。消毒液和冷开水须每日更换，体温计及盛放的容器应每周进行一次彻底清洁和消毒。

2.体温计的检测方法

将所有体温计的水银柱甩至35 ℃以下，于同一时间放入测试过的40 ℃温水内，3分钟后取出检视。若读数相差0.2 ℃以上或玻璃管有裂隙的体温计不再使用。

二、脉搏的评估及护理

（一）正常脉搏的观察及生理性变化

动脉有节律的搏动称为脉搏。由于心脏周期性活动，使动脉内压和容积发生节律性变化，这种变化以波浪形式沿动脉壁向外周传播形成脉搏。脉搏可随年龄、性别、情绪、运动等因素而变动。一般女性比男性稍快。幼儿比成人快，运动和情绪变化时可暂时增快，休息和睡眠时较慢。

1.脉率

即每分钟脉搏搏动的次数。成人在安静时，每分钟脉搏为60～100次。正常情况下，脉率和心率是一致的，当脉率微弱难以测得时，应测心率。

2.脉律

即脉搏的节律性。正常脉搏的节律是有规则、均匀的搏动，间隔时间相等，在一定程度上反映了心脏的功能。

3.脉搏的强弱

它取决于动脉的充盈程度、动脉管壁的弹性和脉压大小。正常时脉搏强弱一致。

4.动脉管壁的弹性

正常的动脉管壁光滑柔软，有一定的弹性。

（二）异常脉搏的观察

1.频率异常

（1）速脉：成人脉率每分钟超过100次，称为速脉。常见于发热、甲亢、心力衰竭、休克、大出血前期等病人。一般体温升高1 ℃，成人脉率约增加10次/分，儿童则增加15次/分。

（2）缓脉：成人脉率每分钟低于60次，称为缓脉。常见于颅内压增高、房室传导阻滞、甲状腺功能低下等病人。

2.节律异常

脉搏出现节律不均匀、不规则、间隔时间不等的变化即节律异常。

（1）间歇脉：在一系列正常、均匀的脉搏中，出现一次提前而较弱的搏动，其后有一较正常延长的间歇（即代偿性间歇），亦称过早搏动或期前收缩。如果每隔一个正常搏动出现一次过早搏动，称二联律。每隔两个正常搏动出现一次过早搏动，称三联搏。多见于心脏病病人或洋地黄中毒病人。

（2）脉搏短绌：即在同一单位时间内，脉率少于心率。见于心房纤维颤动的病人。若遇此病人，应同时测心率与脉率。

3.强弱的异常

（1）洪脉：当心输出量增加，动脉充盈度和脉压较大时，脉搏大面有力，称洪脉。见于高热、甲亢、主动脉关闭不全等病人。

（2）丝脉：当心输出量减少，动脉充盈度降低时，脉搏细弱无力，扪之如细丝，称丝脉。见于大出血、休克、心功能不全、主动脉狭窄等病人。

（3）交替脉：节律正常而一强一弱交替改变的脉搏称交替脉。见于高血压性心脏病、冠状动脉粥样硬化性心脏病、心肌炎等病人。

（4）奇脉：吸气时脉搏显著减弱，甚至呈消失现象，称奇脉。心包填塞时，吸气时胸腔负压增大使肺循环血容量增加，但因心脏舒张受限、体循环向右心室的回流量不能相应增加，使肺循环流入左心的血量减少，左心室搏出量则减少，使动脉搏动变弱甚至不能触及。见于心包积液和缩窄性心包炎病人。

（5）水冲脉：脉搏骤起骤降，急促有力。常见于主动脉关闭不全、甲亢、动脉导管未闭等病人。

（三）测量脉搏的方法

1.测量部位　凡身体浅表靠近骨骼的动脉，均可用于诊脉。常选择桡动脉。

2.活动或情绪激动时，应休息20分钟再测。

3.诊脉者以食、中、无名指（三指并拢），指端轻按于桡动脉处，一般病人计数半分钟，并将所测得数值乘2，即为每分钟的脉搏数。异常脉搏应测1分钟。当脉搏细弱而触不清时，可用听诊器听心率1分钟代替触诊。不可用拇指诊脉，以免拇指小动脉搏动与病人脉搏相混淆。

4.脉搏短绌的病人，应由两人同时测量，一人听心率，另一人测脉率，两人同时开始，由听心率者发出"起""停"口令，测1分钟。以分数式记录，记录方法为心率/脉率。

5.偏瘫病人测脉应选择健侧肢体。

三、呼吸的评估及护理

（一）正常呼吸的观察及生理性变化

呼吸是指机体与外界环境之间气体交换的过程。人的呼吸过程包括三个互相联系的环节：

（1）外呼吸：包括肺通气和肺换气。肺通气是指肺与外界进行的气体交换，肺泡是气体交换的场所；胸廓的节律性运动（呼吸肌的舒缩运动）是实现肺通气的原始动力；肺内外气体压力差是促进肺通气的直接动力。肺换气是指肺泡气与肺泡壁毛细血管内血液之间的气体交换，其交换的动力是两者之间存在的气体分压差，气体可从分压高处向分压低处扩散。

（2）气体在血液中的运输。

（3）内呼吸：指组织细胞与血液间的气体交换。

1.正常呼吸

成人在安静时16～20次/分，呼吸率与脉率之比约为1∶4。男性及儿童以腹式呼吸为主，女性以胸式呼吸为主。

2.生理性变化

呼吸可随年龄、运动、情绪等因素的影响而发生频率和深浅度的改变。年龄越小，呼吸越快；老年人稍慢；劳动和情绪激动时呼吸增快；休息和睡眠时较慢。此外，呼吸的频率和深浅度还可受意识控制。

3.呼吸的调节

呼吸的化学调节主要指动脉血或脑脊液中 O_2、CO_2、H^+ 对呼吸的作用。缺氧对呼吸的兴奋作用是通过外周化学感受器，尤其是颈动脉来实现的。CO_2 对中枢和外周化学感受器都有作用，但主要是通过中枢化学感受器来完成的。可见，CO_2 是维持和调节呼吸运动的主要化学因素。

（二）异常呼吸的观察及护理

1.频率异常

（1）呼吸增快：呼吸频率增快，超过24次/分，称呼吸增快或气促。见于高热、缺氧等病人。因血液中二氧化碳积聚，血氧不足，可刺激呼吸中枢，使呼吸加快。发热时体温每升高1℃，呼吸每分钟增加约3～4次。

（2）呼吸减慢：呼吸频率少于12次/分，称呼吸减慢。见于颅内压增高、安眠药中毒等。这是由于呼吸中枢受抑制所致。

2.节律异常

（1）潮式呼吸：又称陈—施氏呼吸，是一种周期性的呼吸异常。特点是开始时呼吸浅慢，以后逐渐加快加深，达高潮后，又逐渐变浅变慢，而后呼吸暂停数秒（约5～30秒）后，再次出现上述状态的呼吸，如此周而复始，其呼吸运动呈潮水涨落般的状态，故称潮式呼吸。

发生机理：由呼吸中枢兴奋性减弱所致。多见于中枢神经系统疾病，如脑炎、脑膜炎、脑溢血、巴比妥中毒、颅内压增高病人。

（2）间断呼吸：又称毕奥氏呼吸。其表现为呼吸和呼吸暂停现象交替出现。特点：有规律地呼吸几次后，突然暂停呼吸，周期长短不同，随后又开始呼吸。如此反复交替出现。

发生机理：同潮式呼吸，为呼吸中枢兴奋性显著降低的表现，但比潮式呼吸更为严重，多在呼吸停止前出现。见于颅内病变、呼吸中枢衰竭病人。

3.深浅度异常

（1）深度呼吸：又称库斯莫氏呼吸，是一种深而规则的大呼吸。见于尿毒症、糖尿病等引起的代谢性酸中毒病人。

（2）浮浅性呼吸：若呼吸浅而快，见于胸壁疾病或外伤；若呼吸表浅不规则，有时呈叹息样呼吸，见于濒死病人。

4.音响异常

（1）蝉鸣样呼吸：即吸气时有一种高音调的音响，多由于声带附近阻塞，使空气进入发生困难所致，常见于喉头水肿、痉挛、喉头有异物等病人。

（2）鼾声呼吸：由于气管或支气管有较多的分泌物蓄积，使呼气时发出粗糙的鼾声。多见于深昏迷病人。

5.呼吸困难

病人主观上感到空气不足，呼吸费力；客观上可见呼吸用力，张口抬肩，鼻翼扇动，辅助呼吸肌也参与呼吸运动，呼吸频率、深度节律也有改变，可发绀。根据表现临床上可分为：

（1）吸气性呼吸困难：吸气费力，吸气时间明显长于呼气时间，辅助呼吸肌收缩增强，出现三凹征（胸骨上窝、锁骨上窝、肋间隙四陷）。由上呼吸道部分梗阻所致，见于气管阻塞、气管异物、喉头水肿、喉头有异物者。

（2）呼气性呼吸困难：呼气费力，呼气时间明显长于吸气时间。由下呼吸道部分梗阻所致，多见于支气管哮喘、阻塞性肺气肿等病人。

（3）混合性呼吸困难：吸气和呼气均费力，呼吸的频率增加而表浅。多见于重症肺炎和肺水肿、胸膜炎、气胸、心功能不全等病人。

（三）测量呼吸的方法

1.因呼吸受意识的控制，在测量呼吸时，护士的手放在病人手腕诊脉部位似诊脉，眼睛观察病人胸部或腹部起伏，以转移其注意力，避免病人紧张而影响检查结果。

2.观察病人胸部或腹部起伏次数，一起一伏为一次，一般情况测半分钟，并将所测得数值乘2即为呼吸频率，呼吸异常者观察1分钟。测呼吸时应注意不应告诉患者。

3.危重病人呼吸微弱不易观察时，用少许棉花置于病人鼻孔前，观察棉花被吹动的次数，1分钟后记数。

4.在测量呼吸次数的同时，应注意观察呼吸的节律、深浅度及气味等变化。

四、血压的观察及测量

（一）正常血压的观察及生理性变化

血压是指在血管内流动的血液对血管壁的侧压力。临床上所谓的血压一般是指动脉血压。机体内各种不同的血管，其血压不同，动脉血压最高，其次为毛细血管压，静脉血压最低。

心脏收缩时，血液射入主动脉，对动脉管壁的最高侧压力，称为收缩压；当心脏舒张时，动脉管壁弹性回缩，压力降至最低位，称为舒张压。收缩压与舒张压之间的压力差称为脉压。平均动脉压为舒张压加1/3脉压。

1.血压正常值

血压通常以肱动脉血压为标准。正常成人安静时收缩压为12～18 kPa（90～140 mmHg），舒张压为8～12 kPa（60～90 mmHg），脉压为4～5.3 kPa（30～40 mmHg）。

1 mmHg=0.133 kPa；1 kPa=7.5 mmHg

2.生理性变化

（1）年龄和性别对血压的影响：动脉血压随年龄的增长而增高，新生儿血压最低，小儿血压比成人低。中年之前女性血压比男性偏低，中年以后差别较少。

（2）时间和睡眠对血压的影响：一天中傍晚血压最高，清晨血压最低。夜间睡眠时血压降低，过度劳累或睡眠不佳时，血压稍有升高。

（3）环境对血压的影响：受寒冷刺激血压可上升，在高温环境中血压可下降。

（4）精神状态对血压的影响：紧张、恐惧、兴奋及疼痛等精神状态的改变，易致收缩压升高，而舒张压无变化。此外，饮食、吸烟、饮酒等也会影响血压值。

（5）其他：一般右上肢血压高于左上肢，因右侧肱动脉来自主动脉弓的第一大分支无名动脉，左侧肱动脉来自动脉弓的第三大分支左锁骨下动脉，由于能量稍有消耗，故测得的压力稍低0.3～0.5 kPa（2～4 mmHg）。下肢血压比上肢高2.6～5.3 kPa（20～40 mmHg），因股动脉的管径较肱动脉粗，血流量多，故在正常情况下，下肢血压比上肢高。

（二）异常血压

1.高血压

成人收缩压≥140 mmHg和（或）舒张压≥90 mmHg，即称为高血压。

2.低血压

成人血压<90/60 mmHg（12.8～6.6 kPa）称为低血压。常见于大量失血、休克、急性能力衰竭等。

3.脉压的变化

脉压增大，见于主动脉瓣关闭不全、动脉导管未闭、主动脉硬化等；脉压减少，可见于心包积液、缩窄性心包炎等。

（三）测量血压的方法

1.操作要点

以水银血压计测量上肢肱动脉血压为例。

（1）测量前，嘱病人休息15分钟，以消除劳累或缓解紧张情绪，以免影响血压值。

（2）病人取坐位或仰卧位，露出上臂，将衣袖卷至肩部，袖口不可太紧，防止影响血流，必要时脱袖，伸直肘部，手掌向上。

（3）放平血压计，打开盒盖呈90°垂直位置，打开水银槽开关。取袖带，平整无折地缠于上臂（小儿袖带宽度是上臂直径的1/2～1/3），袖带下缘距肘窝2～3 cm，松紧以能放入一指为宜。过紧致血管在袖带未充气前已受压，测得的血压偏低；过松可使气袋呈气球状，导致有效测量面积变窄，测得的血压偏高。袖带过宽测得的血压偏低；袖带过窄测得的血压偏高。

（4）戴好听诊器，将听诊器胸件紧贴肱动脉搏动最强点（勿塞在袖带内），护士一手固定胸件，另一手关闭气门的螺旋帽，握住输气球向袖带内打气至肱动脉搏动音消失，再上升20～30 mmHg，然后以4 mmHg/s的速度慢慢松开气门，使汞柱缓缓下降，并注视汞柱所指的刻度，从听诊器中听到第一声搏动音，此时汞柱上所指刻度即为收缩压，随后搏动声继续存在并增大，当搏动音突然变弱或消失时，此时汞柱所指刻度为舒张压。WHO规定成人应以动脉搏动音消失作为判断舒张压的标准。

（5）测量完毕，排出带内余气，拧紧气门的螺旋帽，整理袖带，放回盒内，将血压计向水银槽倾斜45°角时关闭水银槽开关（防止水银倒流）。

（6）将测得的数值记录在体温单的血压一栏内，记录方法为分数式，即收缩压/舒张压。口述血压数值时，应先读收缩压，后读舒张压。

2.注意事项

（1）定期检查血压计。关紧活门充气，若水银不能上升至顶部，则表示水银量不足或漏气，该血压计不得使用。水银量不足，可使测得的血压偏低。

（2）测血压时，心脏、肱动脉和血压计"0"点应在同一水平位上。坐位时肱动脉平第4肋骨，仰卧位时肱动脉平腋中线水平。手臂高于心脏，可使测得的血压偏低；手臂低于心脏，可使测得的血压偏高。

总结：袖带过紧、过宽及手臂过高时，测得的血压偏低；袖带过松、过紧及手臂过低时，测得的血压偏低。

（3）需要密切观察血压的病人，应尽量做到"四定"，即定时间、定部位、定体位、定血压计，以确保所测血压的准确性。

（4）当发现血压异常或听不清时，应重测。先将袖带内气体驱尽，汞柱降至"0"点，稍待片刻，再测量。

（5）打气不可过猛、过高，以免水银溢出。若水银柱出现气泡，应及时调节、检修。

（6）偏瘫病人，应测量健侧血压。

（7）当变音和消失之间有差异时，两者读数都应该记录。

第八节　病人饮食的护理

一、医院饮食

医院饮食通常可分三大类，即基本饮食、治疗饮食、试验饮食。

（一）基本饮食

基本饮食包括普通饮食、软质流食、半流质饮食和流质饮食。

1.普通饮食

（1）适用范围：病情较轻、疾病恢复期，无发热、无消化道疾患，以及疾病不必限制饮食的病人。

（2）饮食原则：易消化、无刺激性的一般食物均可采用。但油煎、胀气食物及强烈调味品应限制。

（3）用法：每日3次，蛋白质约70～90 g，每日总热量9.5～11 MJ。

2.软质饮食

（1）适用范围：消化不良、低热、咀嚼不便、老幼病员和消化道术后恢复期阶段的病人。

（2）饮食原则：要求以软烂为主食，如软饭、面条、菜肉均应切碎煮烂，易于咀嚼消化。

（3）方法：每日3～4次，蛋白质约60～80 g，每日总热量8.5～9.5 MJ。

3.半流质饮食

（1）适用范围：中等发热、体弱、消化道疾患、口腔疾病、手术后和消化不良等病人。

（2）饮食原则：少食多餐，无刺激性，易于咀嚼及吞咽，纤维素含量少，营养丰富，呈半流质状，如粥、面条、馄饨、蒸鸡蛋、肉末、豆腐、碎菜叶等。

（3）方法：每日5～6次，蛋白质约50～70 g，每日总热量6.5～8.5 MJ。

4.流质饮食

（1）适用范围：病情严重、高热、吞咽困难、口腔疾患、各种大手术后和急性消化道疾患等病人。

（2）饮食原则：用液状食物。如乳类、豆浆、米汤、稀藕粉、肉汁、菜汁、果汁等。因所含热量及营养素不足，故只能短期使用。

（3）方法：每日6～7次，每2～3小时一次，每次约200～300 mL，蛋白质约40～50 g，每日总热量3.5～5 MJ。

（二）治疗饮食

1.高热量饮食

（1）适用范围：用于热量消耗较高的病人，如甲亢、高热、大面积烧伤、产妇、需增加体重者及恢复期病人。

（2）饮食原则：在基本饮食的基础上加餐两次。如普通膳食者三餐之间可加牛奶、豆浆、鸡蛋、藕粉、蛋糕等；如半流质或流质饮食，可加浓缩食品如奶油、巧克力等。每日供给总热量12.5 MJ左右。

2.高蛋白饮食

（1）适用范围：营养不良、严重贫血、大面积烧伤、肾病综合征、大手术后及癌症晚期等病人。

（2）饮食原则：在基本膳食基础上增加含蛋白质丰富的食物，如肉类、鱼类、蛋类、乳类、豆花等。蛋白质供应每日每千克体重1.5～2 g，但总量不超过120 g/d。总热量10.5～12.5 MJ。

3.低蛋白饮食

（1）适用范围：限制蛋白质摄入者，如急性肾炎尿毒症、肝性脑病等病人。

（2）饮食原则：应多补充蔬菜和含糖高的食物，维持正常热量，蛋白质摄入量低于40 g/d。病情需要时也可以低于20～30 g/d。

4.低脂肪饮食

（1）适用范围：肝、胆、胰疾患、高脂血症、动脉硬化，肥胖症和腹泻病人。

（2）饮食原则：脂肪摄入量应低于50 g/d。应控制动物脂肪的摄入，可用植物油，不食用油煎及含脂肪高的食物。脂肪摄入量低于50 g/d。肝、胆、胰疾患的病人在40 g/d以下。

5.低盐低钠饮食

（1）适用范围：心脏病，急、慢性肾炎，肝硬化有腹水，重度高血压但水肿较轻等病人。

（2）饮食原则：低盐膳食，每日可用食盐不超过2 g（含钠0.8 g）但不包括食物内自然存在的氯化钠。禁食一切腌制食品，如咸菜、咸肉、香肠、火腿、皮蛋等。

6.无盐饮食

（1）适用范围：按低盐膳食适用范围，但水肿较重者除外。

（2）饮食原则：无盐膳食，除食物内含钠量外，不放食盐烹调。低钠膳食，除无盐外，还须控制摄入食物中自然存在的含钠量（每天控制在0.5 g以下），对无盐和低钠饮食者，还应禁用含钠食物和药物，如发酵粉（油条、挂面）、汽水（含小苏打）和碳酸氢钠药物等。

7.低胆固醇饮食

（1）适用范围：高胆固醇血症、动脉粥样硬化、冠心病等病人。

（2）饮食原则：成人胆固醇摄入量低于300 g/d，禁用或少用胆固醇含量高的食物，如动物内脏、脑、蛋黄、鱼子、饱和脂肪酸等。

8.少渣饮食

选择纤维素少的食物，如蛋类、嫩豆腐等。主要用于伤寒、痢疾、腹泻、肠炎、食管胃底静脉曲张的病人。

9.高膳食纤维食物

如韭菜、芹菜、豆类、粗粮等。用于便秘、肥胖、高脂血症及糖尿病病人。

10.要素饮食

要素饮食又称要素膳，它是一种含有人体必需的各种营养素、不需消化或很少消化即可在小肠上端吸收的无渣膳食，通常状态为干粉状。应用时加水稀释即可，配制好的溶液，应放在4℃以下的冰箱中保存。配好的要素饮食应保证24小时内用完。当天使用时加热至37～42℃。

（1）适用范围：有超高代谢状态的病人，胃肠道瘘病人，手术前准备和术后营养不良病人，肠炎及其他腹泻病人，消化和吸收不良病人，肿瘤病人等。要素饮食不能用于婴幼儿和消化道出血者。

（2）饮食原则：口服温度一般为37℃；鼻饲及经造瘘口注入温度为41～42℃，滴速为40～60滴/分，最快不宜超过150 mL/h。注意无菌，一切用具均须经高压消毒后使用。

（三）试验膳食

1.潜血试验饮食

试验前3天禁食肉类、动物血、蛋黄、含铁剂药物及大量绿色蔬菜。可食牛奶、豆制品、菜花、冬瓜、白菜、土豆粉丝、马铃薯等。

2.甲状腺摄^{131}I试验饮食

适用于甲状腺摄^{131}I测定及^{131}I治疗甲亢的病人。检查或治疗前7～60天，禁食含碘高的食物。需禁食60天的食物（多数为菜类）包括：海带、海蜇、紫菜、海藻、淡菜、苔菜等含碘食物；需禁食14天的食物包括：海蜇、毛蚶、干贝、蛏子等；需要禁食7天的食物（多为鱼类，但不包括淡水鱼）包括：带鱼、鲳鱼、黄鱼、目鱼、虾等。

3.内生肌酐清除率试验饮食

该膳食用于测定肾小球滤过功能的病人。检查前3天均素食，禁食肉类、鱼类、鸡类等食物。试验期间不要饮茶和咖啡。

4.胆囊造影试验膳食

该饮食用于慢性胆囊炎、胆石症，怀疑有胆囊疾病者，配合检查胆囊及胆管功能。方法如下：

（1）造影前一天，午餐进高脂肪、高蛋白膳食，使胆囊收缩、胆汁排空，有助于造影剂进入胆囊。通常脂肪量不低于50 g，临床上常用50 g左右的油煎荷包蛋2只。

（2）造影前一晚，晚餐进无脂肪、低蛋白、高糖、清淡少渣饮食，目的是减少胆汁分泌。可选用粥、藕粉、面包、馒头、果酱、果汁等。晚饭后口服造影剂，禁食、禁烟至次日上午。

（3）造影当日禁食早餐，定时拍片，观察胆囊的显影情况。如果显影满意可让病人进食上述的高脂肪、高蛋白膳食，待30分钟后再拍片观察胆囊的收缩情况。

二、饮食护理

（一）护士在饮食管理中的作用

饮食护理贯穿于教与学的过程。护士要向病人讲解饮食与人体健康、疾病痊愈的关系。让病人理解治疗、试验饮食的必要性和重要性，使其能愉快地接受，并积极配合。

（二）影响消化吸收的几个因素

1.只要不违反医疗原则，尽量照顾病人的口味，调换食物的种类及烹调方法，做到食物多样化，色、香味俱全。

2.病人的情绪　强烈的情绪，如兴奋、忧虑、恐惧、疼痛等，可抑制消化机能。

3.进食时的环境　病室清洁，空气流通，湿度适宜，无臭味，食具清洁，均可提高病人的食欲和增强消化机能。

4.进食的规律　无规律的进食会使消化机能失调。

（三）病人的膳食管理

病人入院后，由医生开出膳食医嘱，护士填写病人入院膳食通知单送交营养室。当病人因病情需要更改膳食、术前需要禁食或出院不再需要膳食时，应由医生及时开出医嘱，护士按医嘱填写更改或停止膳食通知单送交营养室。护士还应根据膳食医嘱的开出和更改写在病区膳食单上，作为分发膳食的依据。对需禁食者应告知原因，以取得配合，在病床上挂标记并做交班。为了合理地安排病人进食，应根据病情做好以下工作。

1.进食前

（1）环境的准备：进餐前注意病室卫生，清除一切污物，停止一切不必要的治疗和检查，保持安静、清洁的环境，同时备好清洁的餐具，如安排在病区餐室进餐。要除去不良气味、不良的视觉映象，安排一个可以相互交流的轻松环境，使病人充分享受到集体进食的乐趣。

（2）病人的准备：对卧床病人按需要给予便器，用后撤去，协助洗手，扶助老弱病人坐起或用床上小桌。

（3）工作人员：衣帽应整洁，戴好口罩，操作前洗净双手。根据膳食单上的膳食种类配发，掌握当日需要禁食或限量以及延迟进食等要求，防止差错。检查探视者带来的食物是否符合该病人的治疗原则。

2.进食时

（1）护士应督促和协助配餐员，及时将热饭菜正确地送给每位病人，餐具要清洁，并放在病人易取到的位置。

（2）护士要巡视观察病人的进餐情况，鼓励病人进食，检查、督促治疗膳食和试验膳食的落实情况并观察效果，征求病人意见，与医生、营养室保持密切联系。

（3）对不能自行进食者应耐心喂食，注意速度适中，湿度适宜。

喂食方法：①用餐巾或病人的干毛巾围在病人颌下以保持衣被清洁。②协助病人取舒适的卧位，头偏向护士一侧。③喂食时要耐心，每匙量不可过多，待完全咽下后再喂第二口。

喂水方法：协助饮水或进流质膳食，可用饮水管让病人吸吮，采用一次塑料管为宜，若用玻璃吸管，使用后必须冲洗干净，防止细菌污染，以备再用。

3.进食后

协助病人漱口或做口腔护理，除去餐巾，清理餐具，整理床单位，根据需要做好记录。

（四）病人的膳食指导

1.定期进行营养饮食卫生的宣传指导，使病人了解良好的饮食习惯、合理的营养与人体健康的密切关系，改变不良的饮食习惯，维护合理营养。

2.安排食谱时可向病人介绍食物中所含的各种营养素及其含量，以及有关营养素的生理功能，并根据其生理状况和疾病治疗对营养的需求，共同制定食谱，选择食物。

3.出院时进行饮食指导，出院时应与病人共同制订康复饮食计划，根据合理营养的原则，要求经济、合理、有效地选择食物。

三、鼻饲法

将胃管经鼻腔插入胃内，经胃管灌注流质食物、药物及水分的方法称鼻饲法。

1.适应症

适用于昏迷、食管狭窄、食管气管瘘、口腔手术后的病人。牙关紧闭、拒绝进食的病人、冬眠治疗、早产儿和病情危重的婴幼儿以及其他手术不能由口腔进食的病人均可采用鼻饲法。

2.禁忌症

上消化道出血、食道静脉曲张或梗阻，以及鼻腔、食道手术后的病人禁用鼻饲法。

3.插胃管的方法

（1）插入胃管的长度：胃管全长120 cm，上面标有4个刻度：第一刻度45 cm，表示胃管达贲门；第二刻度55 cm，表示胃管进胃体；第三刻度65 cm，表示胃管进入幽门；第四刻度75 cm，表示胃管进入十二指肠。胃管插入胃内的长度，相当于从前额发际到剑突的距离或从鼻尖至耳垂再到剑突的距离，成人约45～55 cm。

（2）鉴别导管在胃内的方法：①将胃管插入一定深度后，可用无菌注射器接于导管末端回抽，看是否可抽出胃液。这是最常用的方法，也是最准确的方法。②将导管末端放入盛有凉开水或生理盐水的碗中，看有无气泡逸出。③用无菌注射器注入10~20 mL空气于胃管内，将听诊器放在病人上腹部，听有无气过水声。

4.操作方法（主要步骤）

（1）清洁鼻腔，润滑胃管。当导管插入14~16 cm处（咽喉部）时，嘱病人做吞咽动作，使环咽肌开放，导管可顺利地通过食管口。若病人出现恶心，应暂停片刻，嘱病人做深呼吸或吞咽动作，随后迅速地将管插入，以减轻不适。若插入不畅，应检查胃管是否盘在口中。插管过程中如发现呛咳、呼吸困难、发绀等情况，表示误入气管，应立即拔出，休息片刻后重新插入。

（2）昏迷病人，因吞咽和咳嗽反射消失，不能合作，为提高插管的成功率，在插管前应将病人头后仰，当插入14~16 cm（会厌部）时，以左手将病人头部托起向前屈，使下颌靠近胸骨柄，增大咽喉部通道的弧度，此时胃管可顺利地通过食管口。

（3）胃管插入50 cm左右时，将末端接注射器，能抽出胃液，证实胃管在胃内，用胶布固定于鼻翼及面颊部，注入少量温开水后，再缓慢注入流质饮食或药物。每次鼻饲量不超过200 mL，间隔时间不少于2小时，注完饮食后，再注入适量温开水冲洗胃管，避免食物存积管腔中变质，造成胃肠炎或堵塞管腔。

（4）将胃管末端反折，用纱布包好夹紧，固定于病人枕旁。鼻饲用物每餐清洗，每日消毒一次。需要时每餐记录饮食量。

（5）病人停止鼻饲或长期鼻饲需要换胃管时，应拔出胃管。拔管时，胃管末端用夹子夹紧，避免拔管时，由于大气压强的正压和存液本身重力向下的作用，使液体流入呼吸道。

5.注意事项

（1）胃管必须完好通畅。插管时，动作轻稳，当胃管通过食道的三个狭窄处（环状软骨水平处、平气管分叉处、食管通过膈肌处）时，尤应轻、慢，以免损伤食道黏膜。

（2）必须证实胃管在胃内，方可灌注食物。注入食物的温度以38~40 ℃为宜。每次鼻饲量不超过200 mL，间隔时间不少于2小时。

（3）通过鼻饲管给药时，应将药片研碎，溶解后再灌入。

（4）长期鼻饲者，应每日进行口腔护理2次，并定期更换胃管，普通胃管每周更换1次，硅胶胃管每月更换1次。方法是：晚上最后一次鼻饲后，拔出胃管，拔管应在呼气时拔出，第二天早晨再由另一侧鼻孔插入。

总结提示：一般情况下，插到体腔内的管道，如胃管、导尿管，每周更换一次；留在体腔外的管道，如一次性输液器、集尿袋、负压吸引器、胸腔闭式引流瓶等，每天更换一次。

第九节　冷热疗法

一、冷疗法

（一）冷的治疗作用

1.减轻局部充血或出血

冷可使毛细血管收缩，减轻局部充血、出血。常用于扁桃体手术后、牙科术后、鼻衄、局部软组织损伤的早期。

2.减轻疼痛

冷可抑制细胞活动，使神经末梢敏感性降低而减轻疼痛。临床上常用于牙痛、急性损伤初期、烫伤。

3.制止炎症扩散

冷可使皮肤血管收缩，减少局部血流，使细胞代谢降低，同时也降低了细菌的活力，抑制了炎症的扩散。用于炎症早期的病人。

4.降低体温

当冷直接作用于皮肤大血管处时，通过物理作用，可将体内的热传导散发于体外。常用于高热、中暑等。

（二）影响冷疗的因素

1.冷疗的部位和方法

部位方法不同，效果也不同。一般在皮肤较薄、血液循环良好的部位，如在颈部、腋下、腹股沟等，对冷热疗法效果都较好。

2.冷疗面积

用冷面积大小与冷的效果有关，如全身用冷，冷疗面积大，反应则强；局部用冷，冷疗面积小，反应则弱。但冷疗的面积越大，机体的耐受性越差，越容易引起不良反应。

3.冷疗时间

一般用冷时间为15～20分钟。时间过长或反复用冷可导致不良反应。

4.病情和个体差异

如中暑、高热病人可用冷疗降温；麻疹高热则不可用冷疗降温。

（三）用冷的禁忌

1.局部血液循环障碍　如大片组织受损、休克、微循环明显障碍、皮肤颜色青紫时，不宜用冷敷，以免加重微循环障碍，促进组织坏死。

2.慢性炎症或深部有化脓病灶不宜冷疗，以免使局部血流量减少，影响炎症吸收。

3.忌用冷的部位

（1）枕后、耳郭、阴囊处：冷疗易引起冻伤。

（2）心前区：用冷可引起反射性心率减慢，心房、心室纤颤及传导阻滞。

（3）腹部：用冷可引起腹泻。

（4）足底：用冷可引起反射性末梢血管收缩，影响散热或引起一过性的冠状动脉收缩。

（四）冷疗方法

1.局部用冷法

（1）冰袋、冰囊的应用

1）目的：多用于降温、减少出血及局部止痛。

2）注意事项：①将冰块装入冰袋或冰囊内约1/2满，驱出空气，夹紧袋口并倒提抖动，检查有无漏水，擦干后装入布套。高热病人降温，可放在前额、头顶、颈部、腋下、腹股沟等部位；扁桃体摘除术后，冰囊可放在颈前颌下。②观察局部血液循环情况：如出现苍白、青紫、麻木感等，须立即停止用冷。③用冷时间最长不超过30分钟，如需再用应间隔60分钟。④如为降温，冰袋使用后30分钟需测体温，当体温降至39 ℃以下时，应取下冰袋。

（2）冰帽或冰槽的应用

1）目的：头部降温，防治脑水肿。

采用以头部降温为主，以降低脑组织的代谢率，减少耗氧量，提高脑细胞对缺氧的耐受性，减慢或延缓损害的进展，有利于脑细胞的恢复。

2）注意事项：①将病人头部置于冰帽或冰槽内，两耳用不脱脂棉花塞住，防止水流入耳内。肩部垫一小枕有利于保持呼吸道通畅。耳郭皮肤与冰帽之间应加数层纱布，以防止冻伤。②观察体温，为病人测肛温，每30分钟测一次，使之保持在33 ℃左右，肛温不得低于30 ℃，否则会导致心房、心室纤颤或房室传导阻滞等。

（3）冷湿敷法：冷湿敷法多用于降温、止血、消炎、止痛。每3～5分钟更换一次，持续冷敷15～20分钟。

2.全身用冷法

多用于高热病人的降温，包括酒精擦浴、温水擦浴和冷水灌肠。

（1）**酒精擦浴**

1）原理：酒精是一种挥发性的液体，擦浴时在皮肤上迅速蒸发，吸收和带走机体大量的热，又因酒精具有促使皮肤血管扩张的作用，所以其散热效果较强。

2）操作方法（主要步骤）：①治疗碗内盛30 ℃，25%～35%酒精200～300 mL。关好门窗，调节室温至21～24 ℃。②病人头部放置冰袋，以助降温，并可防止擦浴时表皮血管收缩、血液集中到头部、引起充血。足底放置热水袋，使病人舒适、促进下肢血管扩张，加速全身血循环，有利于散热。③以离心方向边擦边按摩。顺序为双上肢、腰背部、双下肢。

3）注意事项：①擦浴中应注意观察病人情况，如有寒战、面色苍白、或脉搏、呼吸异常，**应立即停止操作**，并报告医生。②擦至颈部、腋窝、肘部、腹股沟、腘窝等大血管丰富处，**应稍用力擦拭**，停留时间稍长些，**以助散热**。一般擦浴时间为15～20分钟。擦浴后30分钟测量体温，降温后将体温记录在体温单上；**若体温低于39 ℃，取下头部冰袋**。③**禁忌拭擦**枕后、心前区、腹部、足底。④**新生儿、血液病病人、小儿传染病出现皮疹禁止使用**。⑤用冷时间最长不超过30分钟。

（2）**温水擦浴**：盆内盛32～34 ℃的水温2/3满。其余同酒精擦浴。

（3）冷水灌肠：体温超过40 ℃的中暑病人，经冷敷或擦浴后均不能降温时，可用4 ℃等渗盐水300 mL灌肠降温，其用物及操作方法同不保留灌肠法。

二、热疗法

（一）热疗的作用

1.促进炎症的消散或局限

在炎症早期用热可促进炎性渗出物的吸收和消散；在炎症后期用热可因白细胞释放蛋白溶解酶溶解坏死组织，有助于坏死组织的清除与组织修复。

2.解除疼痛

温热的**刺激能降低痛觉神经的兴奋性**，改善血循环，减轻炎性水肿及组织缺氧，加速致痛物质（组织胺等）的排出；又由于渗出物逐渐吸收，从而解除对局部神经末梢的压力。临床上常用于腰肌劳损、胃肠痉挛、肾绞痛等。

3.减轻深部组织充血

局部用**热刺激**神经末梢，引起反射性**血管扩张、体表血流增加**，相对减轻了深部组织的充血。

4.保暖

冬天常对危重、小儿、老年及末梢循环不良的病人进行保暖，以促进血循环，维持体温的相对恒定，使病人舒适。

（二）影响热疗的因素

1.用热方式

热疗的方式不同，热疗的效果也有所不同。如干热不如湿热疗效好。

2.热疗面积

面积大对热反应就较强，反之则较弱。

3.热疗时间

热效应与热疗的时间长短不成比例关系，热敷时间过长，不但会影响热疗作用，有时还可引起不良反应。

4.热疗温度

热疗的温度与体表温度相差愈大，则反应愈强。

5.个体差异

如老年人和婴儿对热特别敏感，而昏迷、瘫痪以及循环不良的病人对热反应迟钝或消失，故对此类病人用热时要加倍小心，以防烫伤。

（三）用热的禁忌

1.尚未明确诊断的急性腹部疾患

热疗虽能减轻疼痛，但易掩盖病情真相而贻误诊断和治疗。

2.面部危险三角区感染化脓

因该处血管丰富又无瓣膜，且与颅内海绵窦相通；热疗能使血管扩张，导致细菌和毒素进入血循环，使炎症扩散，造成严重的颅内感染和败血症。

3.各种脏器出血者

因用热可使局部血管扩张，增加脏器的血流量和血管的通透性，而加重出血。

4.软组织挫伤、扭伤或砸伤初期（48小时内）

因热疗促进血循环，增加皮下出血及疼痛。

5.皮肤湿疹、细菌性结合膜炎

因热敷后可使局部温度升高，有利于细菌繁殖和分泌物增多而加重病情。

（四）热疗方法

1.水袋热敷

（1）目的：解痉、镇痛、保暖。

（2）注意事项：①调节水温至60～70℃。昏迷、局部感觉障碍、麻醉未清醒、小儿、老年等病人，水温应调至50℃以内。②一般灌至热水袋容积的1/2～2/3满，如敷在炎症部位，只灌1/3满，以免压力过大引起疼痛。③发现局部皮肤潮红，应立即停止使用，并在局部涂凡士林，凡士林有止痛和限制渗出的作用。

2.红外线灯

（1）目的：消炎、镇痛、解痉，促进创面干燥结痂，保护肉芽和上皮再生，促进伤口愈合。一般用于软组织损伤和术后伤口感染等。

（2）注意事项：①调节照射剂量以温热感为宜。一般灯距为30～50 cm，每次照射20～30分钟。有保护罩的灯头，可以垂直照射。②照射完毕，应休息15分钟再离开治疗室，以防感冒。③面颈部及前胸部照射者，应注意保护病人的眼睛，一般戴有色的眼镜或用纱布遮盖。④根据治疗部位选择灯头，如手、足等小部位用250 W为宜；胸腹、腰背部等可用500～1000 W的大灯头。鹅颈灯为40～60 W。⑤照射过程中，要经常观察局部皮肤颜色，如皮肤出现桃红色的均匀红斑，为合适剂量。如果皮肤出现紫红色，应立即停止照射，并涂凡士林。

3.湿热敷法

（1）常用于消炎、消肿、解痉、镇痛。

（2）将敷布浸于热水中，用长钳拧敷布至不滴水为度，抖开敷布用手腕掌测试温度，如不烫手即可折好敷于患处。每3～5分钟更换1次敷布，热敷时间为15～20分钟。

（3）面部热敷的病人，敷后应休息15分钟方能外出，以防感冒。

（4）有伤口的部位做热敷时，应按无菌操作进行，敷后伤口按换药法处理。

4.热水坐浴

（1）目的：减轻盆腔、直肠器官的充血，达到镇痛、消肿和清洁目的。常用于会阴、肛门疾病及手术前后等病人。

（2）注意事项：①1：5000高锰酸钾溶液，以浴盆的1/2满为宜，温度调至40～45℃，每次坐浴15～20分钟。②阴道出血、月经期、妊娠末期、产后2周内、盆腔器官有急性炎症时不宜坐浴，以免引起感染。③会阴、肛门部有伤口的病人，应准备无菌盆及坐浴液，并于坐浴后按换药法处理伤口。

第十节　排泄护理

一、排尿的护理

（一）正常排尿的观察

成人每24小时尿量约为1000～2000 mL，平均1500 mL。每次尿量约为200～400 mL。夜尿量一般在250～500 mL，夜间尿量超过750 mL者称为夜尿增多。

正常尿液呈淡黄色、澄清、透明，相对密度为1.015～1.025，pH值为4.5～7，呈弱酸性，新鲜尿液有特殊气味，来源于尿内的挥发性酸。

（二）异常排尿的观察

1.量和次数的异常

（1）多尿：24小时尿量超过2500 mL者称多尿。常见于糖尿病、尿崩症病人。

（2）少尿：24小时尿量少于400 mL或每小时少于17 mL者为少尿。见于心脏、肾脏疾和发热、休克等病人。

（3）无尿：24小时尿量少于100 mL或12小时内无尿，称无尿或尿闭。见于肾炎晚期、急性肾衰竭的无尿期。

小儿尿量提示：

1.小儿每24小时正常尿量：婴儿期400～500 mL，幼儿期500～600 mL，学龄前期600～800 mL，学龄前800～1400 mL。

2.小儿异常尿量：婴、幼儿少于200 mL/d，学龄前儿童尿量少于300 mL/d，学龄期尿量少于400 mL/d，即为少尿；每天尿量少于50 mL为无尿。

（4）膀胱刺激征：表现为每次尿量少，且伴有尿频、尿急、尿痛及排尿不尽等症状。常见于膀胱炎病人。

2.性质的异常

（1）颜色异常：尿液红色称血尿，见于泌尿系统结石、结核，急性肾炎等；尿液黄褐色称胆红素尿，见于阻塞性黄疸；尿液乳白色称乳糜尿，见于丝虫病；尿液酱油色或浓茶色称血红蛋白尿，见于溶血病。

（2）气味异常：新鲜尿有氨臭味，提示泌尿道感染；尿液呈烂苹果味见于糖尿病伴酸中毒；尿液有大蒜臭味提示有机磷农药中毒。

（三）排尿异常的护理

1.尿潴留

尿液存留在膀胱内不能排出者称尿潴留。病人的膀胱高度膨胀至脐部，膀胱容量可增至3000～4000 mL。病人自觉下腹胀痛，排尿困难。查体见：耻骨上膨隆，可触及囊性包块，叩诊呈实音，有压痛。

（1）调整体位和姿势，提供排尿环境，以保护病人自尊。

（2）按摩、热敷下腹部，以便解除肌肉紧张，促进排尿。

（3）利用条件反射，诱导排尿，如听流水声或用温水冲洗会阴。

（4）上述处理无效时，可采用导尿术或耻骨上膀胱穿刺术。

2.尿失禁

膀胱内尿液不能受意识控制而随时流出者称尿失禁。

（1）摄入适当液体：在病情允许的情况下，指导病人每日白天摄入2000～3000 mL液体，以促进排尿反射，预防泌尿系统感染。入睡前可适当限制饮水量，以减少夜间尿量。

（2）保持病人会阴部清洁、干燥，做好皮肤护理。应用接尿装置，但此法不宜长期使用。

（3）训练膀胱功能，定时使用便器。指导病人进行收缩和放松会阴部肌肉的锻炼，每次10秒左右，连续10遍，每日5~10次，以加强尿道括约肌的作用，恢复控制排尿功能。每2~3小时送一次便器以训练有意识地排尿。

（4）排尿时采取正确体位，指导病人自己用手轻按膀胱，并向尿道方向压迫，将尿液排空。

（5）长期尿失禁病人，可留置导尿管，以持续导尿或定时放尿。

（四）导尿术

导尿术是用无菌导尿管自尿道插入膀胱引出尿液的方法。导尿可引起医源性感染，因此，在操作中应严格掌握无菌技术，熟悉男、女性尿道解剖特点。避免增加病人的痛苦。

1.女性导尿法

女性尿道短，长约3~5cm，富于扩张性，尿道外口在阴蒂下方，呈矢状裂，插导尿管时应正确辨认。步骤如下：

（1）清洁外阴，协助病人采取正确体位。病人取仰卧屈膝位，两腿自然分开。

（2）初步消毒外阴：顺序是由上至下、由外向内。阴阜→大阴唇→小阴唇→尿道口→肛门，每个棉球只用1次。

（3）再次消毒：原则为由上至下、由内向外再向内。即尿道口→小阴唇→尿道口。最后一个棉球消毒尿道口至肛门，每个棉球只用一次。

（4）嘱病人张口呼吸，左手固定小阴唇，右手另换一止血钳持导尿管，轻轻插入尿道4~6cm，见尿后再插入1~2cm。

（5）如需做尿培养，用无菌标本瓶或试管接取中段尿5mL，盖好瓶盖，置合适处。

2.男性导尿法

成人男性尿道全长约17~20cm，有两个弯曲（即活动的耻骨前弯和固定的耻骨下弯）、三个狭窄部（即尿道内口、膜部和尿道外口）。步骤如下：

（1）清洁外阴，协助病人采取正确体位。

（2）初步消毒外阴，顺序是由上至下、由外向内。阴阜→阴茎背侧→阴茎腹侧→阴囊。左手持无菌纱布包住阴茎，后推包皮充分暴露尿道口，自尿道口向外向后旋转擦拭尿道口、龟头及冠状沟。

（3）再次消毒尿道口。一手用无菌纱布包住阴茎并提起，使之与腹壁成60°角（使耻骨前弯消失，以利于插管）。嘱病人张口呼吸，另换一止血钳持导尿管轻轻插入尿道20~22cm，见尿后再插入1~2cm。若插导尿管遇到阻力，可稍待片刻，嘱病人做深呼吸，再缓缓地插入，切忌用力过大增加病人痛苦，甚至损伤尿道。

（4）如需做尿培养，用无菌标本瓶或试管接取中段尿5mL，盖好瓶盖，置合适处。

3.注意事项

（1）严格执行无菌技术及消毒制度，防止医源性感染。导尿管一经污染或拔出均不得再使用。

（2）插入、拔出导尿管时，动作要轻、慢、稳，切勿用力过重，以免损伤尿道黏膜。

（3）对膀胱高度膨胀且又极度虚弱的病人，第一次导尿量不可超过1000mL，以防大量放尿，导致腹腔内压突然降低，大量血液滞留于腹腔血管内，造成血压下降而虚脱；也可因膀胱突然减压，导致膀胱黏膜急剧充血，引起尿血。

（4）老年妇女由于会阴肌肉松弛，尿道口回缩，插导尿管时应正确辨认。

（5）为女性病人导尿时，如导尿管误入阴道，应立即拔出，另换无菌导尿管重新插管。

（五）导尿管留置术

1.目的

（1）用于抢救危重、休克病人时能准确记录尿量、测量尿相对密度，以及观察病情变化。

（2）盆腔内器官手术前留置导尿管，引流出尿液，以保持膀胱空虚，可避免术中误伤。

（3）某些泌尿系统疾病，手术后留置导尿管，可便于引流及冲洗，还可以减轻手术切口的张力。

（4）对于瘫痪、昏迷、会阴部有伤口的病人，可以留置导尿管，以保持会阴部清洁、干燥、预防压疮，对尿失禁病人还可进行膀胱训练。

2.操作注意事项

（1）使用双腔气囊导尿管时，插入导尿管后，见尿再插入5～7 cm。再向气囊内注入0.9%无菌氯化钠注射液5～10 mL，轻拉导尿管有阻力感，可证实导尿管已经固定。

（2）避免导管受压、扭曲、堵塞，保持引流通畅。

（3）防止逆行感染：保持尿道口清洁，每日用0.1%新洁尔灭溶液清洁尿道口2次，每日定时更换集尿袋1次，记录尿量，每周更换导尿管1次。无论何时，引流管及集尿袋均不可高于耻骨联合，切忌尿液逆流。

（4）鼓励病人多饮水，常更换卧位。若发现尿液混浊、沉淀或出现结晶，应及时进行膀胱冲洗。每周查尿常规1次。

（5）训练膀胱功能：可采用间歇性阻断引流，使膀胱定时充盈、排空，促进膀胱功能的恢复。一般每3～4小时开放一次。

（6）病人离床活动或做检查时，可携集尿袋前往。将导尿管固定于下腹部；保持集尿袋低于耻骨联合。

总结：每天做尿道口清洁护理和更换集尿袋，每周更换导尿管和尿常规检查。

二、排便的护理

（一）大肠的运动形式

1.袋状往返运动

袋状往返运动是空腹时最常见的运动形式。

2.分节运动或多袋推进运动

分节运动或多袋推进运动是进食后较多见的一种运动形式。

3.蠕动

蠕动是一种推进运动，对肠道排泄起重要作用，也是胃肠共有的运动形式。

4.集团蠕动

集团蠕动是一种推进很快、向前推进距离很长的强烈蠕动。

（二）粪便的观察

1.量与次数

正常人每日排便1～2次，平均量为150～200 g。

2.性状

正常人粪便为成形软便。直肠、肛门狭窄或部分肠梗阻时，粪便常呈扁条形或带状。

3.颜色

正常粪便因含胆色素，呈黄褐色。在病理情况下，如上消化道出血，粪便呈漆黑光亮的柏油样便；下消化道出血粪便呈暗红色；胆道完全阻塞时，因胆汁不能进入胆道，缺乏粪胆元，粪便呈陶土色；阿米巴痢疾或肠套叠时，可出现果酱样便；排便后有鲜血滴出，多见于肛裂或痔疮出血者。白色"米泔水"样便见于霍乱。

4.气味

消化不良者，大便呈酸臭味；柏油样便呈腥臭味；直肠溃疡或肠癌者，大便呈腐臭味。

发现上述异常情况及粪便内有寄生虫时，应立即留取标本送验，并报告医生。

（三）异常排便的护理

1.腹泻病人的护理

（1）卧床休息，减少肠蠕动，注意腹部保暖。

（2）鼓励饮水，给流质或无渣半流质饮食。腹泻严重者，应暂禁食。若出现脱水症状，应按医嘱给予补液，以防水、电解质紊乱。

（3）频繁腹泻者，应注意保护肛门周围皮肤，便后用软纸揩拭以减少机械刺激，用温水清洗，涂油膏于肛门周围，以保护局部皮肤。

（4）疑有传染性疾病，应做好床边隔离（按隔离病人护理）。

2.大便失禁病人的护理

应注意保持肛门周围皮肤清洁，发现有粪便污染，立即用温水清洗，并涂油膏于肛门周围皮肤，谨防压疮发生。教会病人进行肛门括约肌及盆底肌肉收缩运动，以利于肛门括约肌恢复控制能力。方法是：病人取坐位、立位或卧位，试做排尿（排便）动作，先收缩盆底肌肉，再缓缓放松，每次10秒左右，连续10遍，每日5～10次，以病人不感到疲劳为宜。

3.便秘病人的护理

（1）帮助病人养成良好的排便习惯，不随意使用泻剂或灌肠等方法。

（2）建立合理食谱，调整饮食习惯，在饮食中增加纤维量，适当摄取粗粮、新鲜水果和蔬菜，多饮水，每天摄水量应大于2000 mL。

（3）进行适量的全身运动以增加肠蠕动，鼓励病人参加力所能及的体力活动。如散步、做体操、打太极拳等。若病情许可，可指导病人加强腹部及骨盆底肌肉运动。

（4）腹部按摩：腹部可按升结肠、横结肠、降结肠的顺序做环行按摩，以刺激肠蠕动，增加腹压，使降结肠的内容物向下移动，促进排便。

（7）采用简易通便剂、灌肠或服泻药等方法。但简易通便剂如开塞露、甘油栓等不可长期使用。

（四）灌肠法

灌肠是将一定量的溶液通过肛管，由肛门经直肠灌入结肠，以帮助病人排便、排气。也可借输入的药物，达到确定诊断和进行治疗的目的。

1.大量不保留灌肠

（1）目的：①软化和清除粪便，排除肠内积气。②清洁肠道，为手术、检查和分娩做准备。③稀释和清除肠道内有害物质，减轻中毒。④为高热病人降温。

（2）常用溶液：生理盐水、0.1%～0.2%肥皂水。

（3）液量及温度：成人每次用量为500～1000 mL，老年人用量为500～800 mL，小儿用量为200～500 mL。液体温度为39～41 ℃，降温时温度为28～32 ℃，中暑病人可用4 ℃等渗冰盐水。

液体温度总结：鼻饲液温38～40 ℃；一般灌肠液温39～41 ℃；降温灌肠液温28～32 ℃，体温超过40 ℃的中暑病人用4 ℃的生理盐水灌肠。

（4）操作方法（主要步骤）：①备齐用物，协助病人取合适体位，多取左侧卧位，对不能控制排便的病人，取仰卧位。②挂灌肠筒于输液架上，液面距肛门40～60 cm。③右手持肛管轻轻插入直肠7～10 cm，固定肛管，使溶液缓缓流入。小儿插入深度为4～7 cm。④观察筒内液面下降情况和病人反应，如溶液流入受阻，可稍移动肛管或挤压肛管，必要时检查有无粪块阻塞；若病人有便意或腹胀，应将灌肠筒适当放低，减慢流速，并嘱病人张口或深呼吸，减轻腹压。⑤待溶液将流尽时，夹住橡胶管。协助病人取舒适卧位，尽可能保留5～10分钟后排便，以利粪便软化。

（5）注意事项：①掌握灌肠液的温度、浓度、流速、压力和液量，为伤寒病人灌肠时，溶液不得超过500 mL，压力要低，即液面距肛门不得超过30 cm。②降温灌肠，可用28～32 ℃等渗盐水，或用4 ℃等渗盐水，保留30分钟后再排出，排便后隔30分钟再测量体温并记录。灌肠后排便1次记为1/E，灌肠后未排便记为0/E。③灌肠过程中注意观察病人的反应，若出现面色苍白、出冷汗、剧烈腹痛、脉速、心慌气急，应立即停止灌肠，通知医生进行处理。④肝昏迷病人禁用肥皂水灌肠，以减少氨的产生和吸收；充血性心衰和水钠潴留的病人，禁用0.9%的氯化钠灌肠，以减少钠的吸收。⑤禁忌症：妊娠、急腹症、消化道出血和严重心血管疾病的病人。

2.清洁灌肠

清洁灌肠是反复多次进行大量不保留灌肠的方法。

（1）目的：彻底清除滞留在结肠内的粪便，为直肠、结肠检查和手术做准备。

（2）方法：反复多次进行大量不保留灌肠，第一次用肥皂水灌肠，排便后，再用生理盐水灌肠，至排出液清洁无粪块为止，注意灌肠时压力要低，液面距肛门不超过40 cm。每次灌肠后让病人休息片刻。灌肠应在检查或手术前1小时完成，禁用清水反复多次灌洗，以防水与电解质紊乱。

3.小量不保留灌肠

（1）目的

①软化粪便、解除便秘。常用于孕妇、危重患者、年老体弱患者、小儿等病人。

②排出肠道积气、减轻腹胀。用于腹部及盆腔手术后肠胀气的病人。

（2）常用溶液

①"1、2、3"溶液：即50%硫酸镁30 mL、甘油60 mL、温开水90 mL，温度为38 ℃。

②油剂：即甘油50 mL加等量温开水，多用于老年、体弱、小儿和孕妇。

（3）操作方法：开始准备工作同大量不保留灌肠。但液面距肛门小于30 cm。轻轻插入直肠内7～10 cm，将溶液缓缓注入，灌毕后嘱病人取舒适卧位，尽可能保留10～20分钟后排便。

4.保留灌肠

（1）常用溶液：药量一般不超过200 mL，温度39～41 ℃。①镇静、催眠：用10%水合氯醛，剂量遵医嘱。②肠道杀菌剂：用2%黄连素、0.5%～1%新霉素及其他抗生素等，剂量遵医嘱。

（2）操作方法：①保留灌肠前嘱病人排便或给予排便性灌肠一次，以减轻腹压及清洁肠道，便于药物吸收。②肠道病病人在晚间睡眠前灌入为宜，灌肠时臀部应抬高10 cm，利于药液保留，卧位根据病变部位而定，如慢性痢疾，病变多在乙状结肠和直肠，采用左侧卧位为宜，阿米巴痢疾病变多见于回盲部，应采取右侧卧位，以提高治疗效果。③其他操作同小量不保留灌肠，但插入肛管要深，约15～20 cm，溶液流速宜慢，压力要低（液面距肛门不超过30 cm），以便于药液保留。④嘱病人保留1小时以上，以利于药物吸收，并做好记录。肛门、直肠、结肠等手术后病人、排便失禁者均不宜做保留灌肠。

5.肛管排气法

目的是排除肠腔内积气，以减轻腹胀。

（1）润滑肛管前端后插入直肠15～18 cm。

（2）观察排气情况，如排气不畅，可帮助病人转换体位、按摩腹部，以助气体排出。

（3）保留肛管一般不超过20分钟。长时间留置肛管，会减少肛门括约肌的反应，甚至导致括约肌永久性松弛，必要时可隔2～3小时后重复插管排气。

灌肠法总结：					
	大量不保留灌肠	清洁灌肠	小量不保留灌肠	保留灌肠	肛管排气
卧位	左侧	左侧	左侧	左侧或右侧	左侧
插入深度	7～10 cm	7～10 cm	7～10 cm	10～15 cm	15～18 cm
液面高度	40～60 cm	＜40 cm	＜30 cm	＜30 cm	＜30 cm
保留时间	5～10分钟	术前1小时完成	10～20分钟	＞1小时	＜20分钟

第十一节　药物疗法和过敏试验法

一、给药的基本知识

（一）药物的领取与保管

1.领取

病区应备有一定基数的常用药物，由专人负责保管，填写领药本，定期到药房领取，以补充消耗。剧毒药和麻醉药（如吗啡、哌替啶）以及贵重药应凭医生处方领取补充。

2.保管

（1）病区的常备药除应由专人负责保管外，新领药物要认真核对，定期检查药物质量。贵重药、剧毒药应有明显标记，加锁保管，使用时及时登记，做好交班。

（2）药柜应放在光线明亮处但应避免阳光直射。要经常保持整齐、清洁。各种药品应分别定位放置，药瓶上按药物的分类贴有不同颜色的标签，内服药用蓝色边的瓶签，外用药用红色边的瓶签，剧毒药用黑色边的瓶签。药名中英文对照，字迹清晰，瓶签面需涂蜡加以保护。

（3）有时限的药物，应按有效时限排列使用，避免浪费。凡没有瓶签或瓶签模糊不清，有药物变色、混浊、发霉、沉淀或异味等现象均不能使用。

（4）各类药物根据不同性质，妥善保存：①容易氧化和遇光变质的药物，应装在有色密盖瓶中，放于阴冷处或用黑纸遮盖。如维生素C、盐酸肾上腺素、氨茶碱等。②容易挥发、潮解或风化的药物，须装瓶盖紧。如三溴片、甘草片、糖衣片、硫酸亚铁等。③容易燃烧的药物，如乙醚、酒精、环氧乙烷等应置远离明火处，以防燃烧。④易被破坏的药物，应按要求冷藏在2～10℃的冰箱内。如各种疫苗、抗毒血清、清蛋白、青霉素皮试液等。

（5）个人专用的特种药物，应注明床号、姓名并单独存放。

（二）给药途径

根据药物的性质、剂型、组织对药物的吸收情况及治疗需要而决定。给药途径有口服、舌下含化、吸入、外敷、直肠给药、注射（皮内注射、皮下注射、肌肉注射、静脉注射、动脉注射）等。机体对药物的吸收速度由快至慢的顺序为：静脉注射＞吸入＞舌下含化＞肌肉注射＞皮下注射＞直肠给药＞口服＞外敷。静脉注射发挥药效最快，其次是吸入给药。

（三）给药的原则

1.应根据医嘱给药。用药时应注意观察药物的疗效及病人病情变化。

2.严格执行查对制度，杜绝差错，做到"三查七对"。对有疑问的医嘱，应确认无误方可给药。

（1）三查：操作前、操作中、操作后查。

（2）七对：对床号、姓名、药名、浓度、剂量、方法、时间。

二、口服给药法

口服是一种最常用的给药方法。病危、昏迷或呕吐不止的病人不宜应用口服法。

（一）备药的注意事项

1.先配固体药，后配水剂及油剂。一个病人的药配好后，再配另一病人的。

2.摆固体药片、药粉、胶囊时应用药匙分发，同一病人的数种药片可放入同一个杯内，药粉或含化药须用纸包。

3.摆水剂用量杯计量，举量杯使所需刻度与视线平行，同时服用几种水剂时，须分别倒入几个杯内。更换药液品种应洗净量杯。

4.药液不足1 mL、油剂按滴计算，须用滴管测量，1 mL＝15滴，滴时须稍倾斜。为使病人得到准确的药量，避免药液蘸在杯内，应滴入已盛好冷开水的药杯。

（二）发药的注意事项

1.协助病人服药，确认病人服下后方可离开；对危重病人护士应予喂服；鼻饲病人应将药物研碎、溶解、再由胃管注入。若病人不在或因故不能当时服药，将药品带回保管，适时再发或进行交班。

2.刺激食欲的健胃药（如胃酶合剂或健胃消食片）宜在饭前服，因为刺激舌的味觉感受器，使胃液大量分泌，增进食欲。

3.对胃黏膜有刺激的药物或助消化药宜在饭后服用，使药物与食物充分混合，以减少对胃黏膜的刺激，利于消化。

4.磺胺类药物经肾脏排出，尿少时即析出结晶引起肾小管堵塞，服药后指导病人多饮水。

5.止咳合剂，服后则不宜立即饮水，以免冲淡药物降低药效。如同时服用多种药物，应最后服用止咳糖浆。

6.服用强心式类药物，如洋地黄、地高辛等，应先测脉率、心率并注意其节律变化，成人脉率低于60次/分（婴幼儿低于80次/分）或节律不齐时则不可继续服用。

7.对牙齿有腐蚀作用或使牙齿染色的药物，如酸类或铁剂，服用时避免与牙齿接触，可将药液由饮水管吸入，服后再漱口。

8.驱虫药宜在空腹或半空腹时服用。

（三）与用药有关的常用外文缩写

外文缩写	中文译意	外文缩写	中文译意
qm	每晨1次	biw	每周2次
qn	每晚1次	q2h	每2小时1次
qd	每日1次	q3h	每3小时1次
bid	每日2次	q4h	每4小时1次
tid	每日3次	q6h	每6小时1次
qid	每日4次	12n	中午12点
qod	隔日1次	12mn	午夜12点
ac	饭前	DC	停止
pc	饭后	ID	皮内注射
hs	临睡前	H	皮下注射
st	即刻	im	肌内注射
prn	需要时（长期）	iv	静脉注射
sos	必要时（限用1次，12小时内有效）	idrip/iv.gtt	静脉滴注

三、雾化吸入给药法

（一）超声波雾化吸入法

超声波雾化器是应用超声波声能，使药液变成细微的气雾，再由呼吸道吸入，达到治疗目的。因雾化器电子部分能产热，对雾化液有加温作用，使病人吸入温暖、舒适的气雾。

1.原理

超声波发生器输出高频电能，使水槽底部晶体换能器发出超声波声能，声能震动了雾化罐底部的透声膜，作用于雾化罐内的液体，破坏了药液的表面张力和惯性，使药液成为微细的雾滴，通过导管随病人吸气而进入呼吸道。

2.目的

（1）预防和控制呼吸道感染，以消除炎症和水肿，保持呼吸道畅通。常用于胸部手术前后、呼吸道感染等病人。

（2）解除支气管痉挛，使气道通畅，改善通气状况。常用于支气管哮喘等病人。

（3）湿化气道、稀释痰液，帮助祛痰，改善通气功能。常用于气管切开术后、痰液黏稠者。

（4）治疗肺癌，可间歇吸入抗癌药物以达到治疗效果。

3.常用药物及其作用

（1）抗生素：如卡那霉素、庆大霉素等。

（2）解除支气管痉挛：如氨茶碱、舒喘灵等。

（3）稀释痰液帮助祛痰：如 α-糜蛋白酶、易咳净（痰易净）等。

（4）减轻呼吸道黏膜水肿：如地塞米松等。

4.操作要点

（1）水槽内加冷蒸馏水250 mL，液面高度约3 cm，要浸没雾化罐底的透声膜。

（2）雾化罐内放入药液，稀释至30～50 mL，将罐盖旋紧，把雾化罐放入水槽内，将水槽盖盖紧。

（3）接通电源，先开电源开关，红色指示灯亮，预热3分钟，再开雾化开关，白色指示灯亮，此时药液成雾状喷出。根据需要调节雾量。

(4) 将"口含嘴"放入病人口中，嘱其紧闭口唇深吸气，以使药液达呼吸道深部，更好地发挥疗效。

(5) 在使用过程中，如发现水槽内水温超过50 ℃，可调换冷蒸馏水，换水时要关闭机器。

(6) 如发现雾化罐内液体过少，影响正常雾化，应继续增加药量，但不必关机，只要从盖上小孔向内注入即可。一般每次使用时间为15～20分钟。

(7) 治疗毕，先关雾化开关，再关电源开关，否则电子管（雾化器）易损坏。

5.注意事项

(1) 严格执行查对制度及消毒隔离制度。

(2) 水槽底部的晶体换能器和雾化罐底部的透声膜薄而质脆，易破碎，应轻按，不能用力过猛。

(3) 水槽和雾化罐切忌加温水或热水。

(4) 特殊情况需连续使用，中间须间歇30分钟。

(5) 每次使用完毕，将雾化罐和"口含嘴"浸泡于消毒溶液内1小时。

(二) 氧气雾化吸入法

氧气雾化吸入法是利用高速氧气气流，使药液形成雾状，再由呼吸道吸入，达到治疗的目的。

1.目的

同超声雾化吸入法。

2.用物

常用药物同超声雾化吸入法。

3.操作要点

(1) 嘱病人漱口以清洁口腔，取舒适体位，连接氧气装置与雾化器。

(2) 按医嘱抽药液，用蒸馏水稀释或溶解药物在5 mL以内，注入雾化器。氧气湿化瓶内不放水，以防液体进入雾化器内使药液稀释。调节氧流量达6～10 L/min。一般10～15分钟即可将5 mL药液雾化完毕。

(3) 在氧气雾化吸入过程中，注意严禁接触烟火及易燃品。

三、注射给药法

将一定量的无菌药液，经皮内、皮下、肌内、静脉途径注入体内，达到全身疗效的方法称注射法。

(一) 注射原则

1.严格遵守无菌操作原则

(1) 注射前必须洗手，戴口罩，衣帽整洁。

(2) 无菌注射器及针头必须用无菌镊子夹取，针筒内面、活塞、乳头及针梗与针尖均应保持无菌。

(3) 严密消毒：注射部位皮肤用棉签蘸2%碘酊，以注射点为中心，由内向外呈螺旋形涂擦2遍，直径应在5 cm以上，待干后用70%酒精以同法脱碘，酒精干后，方可注射。

(3) 勿于炎症部位进针：选择合适的注射部位，不能在有炎症、化脓感染或皮肤病的部位进针。

2.防差错

(1) 认真执行"三查七对"制度：做到注射前、中、后三看标签，仔细查对，以免遗漏或错误。

(2) 严格检查药物质量：严格检查药液有无变质、沉淀或混浊，药物是否已失效，安瓿或密封瓶有无裂痕等现象，有则不能应用。

(3) 给药途径准确无误：必须严格按医嘱准确按时给药。注射药液应现用现配，进针后注入药物前，都应抽动活塞，检查有无回血。皮下注射、肌肉注射不可将药液直接注入血管内，但静脉注射必须见回血后，方可注入药液。

(4) 同时注射几种药时，应注意药物的配伍禁忌。

3.防意外

(1) 防过敏：详细询问过敏史，尤其在做过敏试验时，要备有急救器材和药品，如氧气、盐酸肾上腺素、灭菌注射器等，以防万一。

（2）防空气栓塞：注射前必须排尽注射器内的空气，以免空气进入血管形成栓子。

（3）防断针：①注射前备有血管钳以保证急用。②注射器应完整无裂痕，空筒与活塞号码相一致，以防漏气。注射器乳头与针栓必须紧密衔接。③针头大小合适，针尖锐利无弯曲，尤其注意针梗与针栓衔接处有无弯曲。④不宜在硬结和疤痕处进针。⑤掌握正确的进针方法：如肌内注射时应以前臂带腕部力量垂直快速进针，并注意留针（针梗）于皮肤外1/3，以防不慎断针时增加处理的困难。

（4）防损伤神经和血管：选择合适的注射部位，避免损伤神经和血管。

4.掌握无痛注射要点

（1）针尖必须锋利（无钩、无锈、无弯曲）。

（2）注射部位选择正确。

（3）肌肉必须松弛：注意说明解释，分散病人的注意力，取得合作，使病人的肌肉松弛，易于进针。

（4）掌握"二快一慢"，即进针及拔针快、推药慢。①注射时做到二快一慢，且注药速度应均匀。②同时注射多种药物时，应先注射无刺激性的，再注射刺激性强的药物，并且针头宜粗长，进针要深，以减轻疼痛。

5.黏稠油剂注射时，可先加温（药液易被热破坏者除外），或将药瓶用双手对搓后再抽吸。如为混悬液，应先摇匀后再吸取，油剂及混悬剂使用时，应选用稍粗长针头注射。

（二）常用的注射法

1.皮内注射法（ID）

皮内注射法是将小量药液注入表皮与真皮之间的方法。

（1）部位

①各种药物过敏试验：取前臂内（掌）侧下段。

②预防接种：常选用上臂三角肌下缘部位注射，如卡介苗、百日咳疫苗等。

（2）操作要点及注意事项

①针头斜面向上，与皮肤呈5°角刺入，进针勿过深。注入药液0.1 mL，药量要准确。

②用75%乙醇溶液消毒，忌用碘酊消毒。拔针后，切勿按揉。

2.皮下注射法（IH）

皮下注射法是将小量药液注入皮下组织的方法。用于不能或不宜口服给药，而需在一定时间内发生药效时采用；预防接种或局麻给药。

（1）部位：常选用上臂三角肌下缘，也可选用腹部、后背、大腿前侧及外侧。

（2）注意事项：①进针角度30°～40°角，迅速刺入针梗的1/2～2/3，不宜大于45°，以免刺入肌层。抽吸无回血，即可缓慢推注药液。②对皮肤有刺激作用的药物应避免做皮下注射。③注射少于1 mL的药液，必须用1 mL注射器，以保证注入药液剂量准确。

3.肌内注射法（IM）

肌内注射法是将药液注入肌肉组织的方法。

（1）部位：以臀大肌为最常用，其次为臀中肌、臀小肌、股外侧肌及上臂三角肌。用于不宜或不能作静脉注射。

1）臀大肌注射定位法：

①十字法：以臀裂顶点向左侧或右侧画一水平线，然后从髂嵴最高点作一垂直线，将臀部分为4个象限，其外上象限并避开内角，即为注射区。

②连线法：取髂前上棘至尾骨作一连线，其外上1/3处为注射部位。

2）臀中肌、臀小肌注射定位法：①以食指尖和中指尖分别置于髂前上棘和髂嵴下缘处，在髂嵴、食指、中指之间构成一个三角形，其食指与中指间构成的内角为注射部位。②以髂前上棘外侧三横指处（以病人自体手指宽度为标准）。

3）股外侧肌注射：部位为大腿中段外侧，位于膝上10 cm，髋关节下10 cm处约7.5 cm宽。此区大血管、神经干很少通过，部位较广，适用于多次注射，尤其是2岁以下幼儿。

4）上臂三角肌注射法：为上臂外侧自肩峰下2～3指，此处肌肉分布较臀部少，只能做少剂量注射。

（2）体位：臀部肌内注射时，为使臀部肌肉松弛，减轻痛苦和不适，可取以下各种体位。

①侧卧位：上腿伸直并放松，下腿稍弯曲。

②俯卧位：足尖相对，足跟分开，并将头偏向一侧。

③仰卧位：臀中肌、臀小肌注射时采用，常用于危重和不能自行翻身的病人。

④坐位：坐位椅要稍高，便于操作。常用于门诊、急诊病人。

（3）注意事项：①进针角度为90°角，如执毛笔姿势，快速刺入肌肉内，深度为针梗的2/3。如抽无回血，再注入药物。②两种药液同时注射时，要注意配伍禁忌。③2岁以下婴幼儿不宜选用臀大肌注射，因幼儿在未能独自走路前，其臀部肌肉发育不好，有损伤坐骨神经的危险。应选用臀中肌、臀小肌处注射。

4.静脉注射法（IV）

静脉注射法是将药液注入静脉的方法。

（1）部位：常用的有肘窝的贵要静脉、正中静脉、头静脉，或手背、足背、踝部等处的浅静脉。小儿常选用头皮静脉。

（2）注意事项：①选择合适的静脉，在穿刺部位的上方（近心端）约6 cm处扎紧止血带，止血带末端向上，以15°～30°角刺入，证实针头已入静脉再缓慢注入药液。若局部出现肿胀疼痛，则提示针头滑出静脉，应拔除针头，更换部位，重新进行注射。②如需长期静脉给药，应有计划地由小到大、由远心端到近心端选择静脉。③对组织有强烈刺激的药物，穿刺成功后，先注入少量等渗盐水，证实针头确在血管内，再推注药物，以防药液外溢于组织内而发生坏死。

（3）静脉注射失败的常见原因：①针头未完全刺入静脉，针头斜面一半在静脉内，一半在静脉外，抽吸有回血，注射药物时部分药液溢出至皮下，使局部皮肤隆起并有疼痛感。②针头刺入较深，针尖斜面一半穿破对侧静脉壁，抽吸虽有回血，如只推注少量药物，局部可无隆起，但因部分药液溢出至深层组织，病人有疼痛感。③针头刺入过深，针尖穿透对侧静脉壁，抽吸无回血。④针头刺入静脉过少，抽吸虽有回血，但松解止血带时静脉回缩，致针头滑出血管，药液注入皮下。

5.股静脉注射法

（1）目的：常用于抢救危重病人时做加压输液、输血或采集血标本。

（2）定位方法：股三角区，在髂前上棘和耻骨结节之间画一连线，中点为股动脉，股动脉内侧0.5 cm处即为股静脉。

（2）注意事项：①针头和皮肤呈90°或45°，在股动脉内侧0.5 cm处刺入，抽出暗红色血提示已达股静脉，固定针头，根据需要采取血标本或注射药物。②抽血或注射毕，局部用无菌纱布加压止血3～5分钟，确认无出血，方可离开。③抽出为鲜红色血液，即提示穿入股动脉，应立即拔出针头，用纱布紧压穿刺处5～10分钟，直至无出血为止。

四、药物过敏试验法

（一）青霉素过敏试验

1.皮内试验方法

（1）皮内试验液的配制：皮内试验液以每毫升含青霉素100～500 U为标准（即皮试液浓度为100～500 U/mL）。具体配制如下：

以青霉素一瓶（80万U）为例，注入等渗盐水4 mL则每毫升含20万U。

取0.1 mL加等渗盐水至1 mL，每毫升含2万U。

取 0.1 mL 加等渗盐水至 1 mL，每毫升含 2000 U。

取 0.1 mL 加等渗盐水至 1 mL，每毫升含 200 U，即成青霉素皮试液。

每次配制时，均需将溶液混匀。

（2）试验方法：取青霉素皮试液 0.1 mL（含青霉素 20～50 U）做皮内注射，观察 20 分钟后，判断试验结果。

（3）结果判断：

①阴性：皮丘无改变，周围不红肿，无自觉症状。

②阳性：局部皮丘隆起，并出现红晕硬块，直径大于 1 cm，或红晕周围有伪足、痒感，最严重时可出现过敏性休克。

（4）注意事项：①试验前详细询问病人的用药史、过敏史和家族过敏史。有青霉素过敏史者，应禁止做过敏试验。②凡首次用药，停药 3 天后再用者，以及更换药物批号，均须按常规做过敏试验。③皮试液必须新鲜配制，皮试液浓度与注射剂量要准确；溶媒、注射器及针头应固定使用。④青霉素过敏试验或注射前均应做好急救的准备工作，备好盐酸肾上腺素和注射器等。⑤严密观察病人，首次注射后须观察 30 分钟以防迟缓反应的发生。注意局部和全身反应，倾听病人主诉。⑥试验结果阳性者禁止使用青霉素，同时报告医生，在医嘱单、病历、床头卡上醒目地注明青霉素过敏试验阳性反应，并告知病人及其家属。

2.青霉素过敏的原理

青霉素本身不具有抗原性，其降解产物青霉噻唑和青霉稀酸为半抗原，进入机体后与组织蛋白结合成完全抗原，刺激机体产生特异性抗体IgE，使机体呈致敏状态。具有过敏体质的人再次接受类似抗原刺激后，即与特异性抗体（IgE）结合，发生抗原抗体反应，导致细胞破裂，释放组胺、缓激肽、5-羟色胺等血管活性物质。这些物质作用于效应器官，引起多种损伤和表现。

3.临床表现

（1）过敏性休克：过敏性休克是青霉素过敏反应中最严重的类型。一般在做青霉素皮内试验或注射药物后数秒或数分钟内闪电式发生，也有的于半小时后出现，极少数病人发生在连续用药的过程中。

①呼吸道阻塞症状：由于喉头水肿、支气管痉挛、肺水肿引起胸闷、气促、哮喘与呼吸困难，伴濒死感。

②循环衰竭症状：面色苍白、出冷汗、发绀、脉搏细弱、血压下降。

③中枢神经系统症状：由于脑组织缺氧，病人表现烦躁不安、头晕、面及四肢麻木、意识丧失、抽搐，大小便失禁。

④皮肤过敏症状：瘙痒、荨麻疹及其他皮疹。

（2）血清病型反应：一般于用药后 7～12 天内发生，临床表现和血清病相似，有发热、关节肿痛、皮肤发痒、荨麻疹、全身淋巴结肿大、腹痛等。

（3）各器官或组织的过敏反应：

①皮肤过敏反应：主要有皮疹（荨麻疹），严重者可发生剥脱性皮炎。

②呼吸道过敏反应：可引起哮喘或促使原有的哮喘发作。

③消化系统过敏反应：可引起过敏性紫癜，以腹痛和便血为主要症状。

上述症状可单独出现，也可同时存在，常以呼吸道症状或皮肤瘙痒最早出现，故必须注意倾听病人的主诉。

4.过敏性休克的急救措施

（1）就地抢救：立即停药，使病人平卧，注意保暖，针刺人中，并通知医生。

（2）首选肾上腺素：立即皮下注射 0.1%盐酸肾上腺素 0.5～1 mL，病儿酌减，如症状不缓解，可每隔半小时皮下或静脉注射 0.5 mL，直至脱离险期，此药可收缩血管、增加外周阻力、兴奋心脏、增加心输出量、松弛支气管平滑肌，是抢救过敏性休克的首选药物。

（3）纠正缺氧改善呼吸：给予氧气吸入。

（4）抗过敏、抗休克：根据医嘱立即给地塞米松5～10 mg静脉注射或用氢化可的松200 mg加5%或10%葡萄糖液500 mL静脉滴注，根据病情给予升压药物，如多巴胺、间羟胺等。病人心搏骤停，立即行胸外心脏按压。

（5）纠正酸中毒和抗组胺类药物：按医嘱应用。

（6）密切观察，详细记录：密切观察病人体温、脉搏、呼吸、血压、尿量及其他临床变化。注意：病人未脱离危险期，不宜搬动。

（二）链霉素过敏试验

1.皮试液的配制

皮内试验液2500 U/mL的链霉素等渗盐水，皮内试验的剂量0.1 mL（250 U）。具体配制如下：

链霉素1瓶为1 g（100万U），用等渗盐水3.5 mL溶解为4 mL，每毫升含0.25 g（25万U）。

取0.1 mL加等渗盐水至1 mL，每毫升含2.5万U。

取0.1 mL加等渗盐水至1 mL，每毫升含2500 U，即成链霉素皮试液。

2.试验方法

取链霉素试验0.1 mL（含250 U）做皮内注射，观察20分钟后判断结果。

3.试验结果判断

同青霉素过敏试验。

4.过敏反应的临床表现

同青霉素过敏反应，但较少见。常伴有全身麻木、肌肉无力、抽搐、眩晕、耳鸣、耳聋等毒性反应。主要原因是：①链霉素与Ca^{2+}结合，致使血钙降低，病人表现为麻木、头晕、抽搐，最初仅口周麻木，严重者四肢、面部、头皮等全身麻木，甚至四肢抽动。②阻滞神经、肌肉接头作用：可发生呼吸抑制和四肢软弱。③对第八对脑神经的影响：引起眩晕、耳鸣、耳聋等，多呈进行性或永久性。

5.过敏反应的急救措施

（1）链霉素过敏反应的处理与青霉素大致相同。

（2）抽搐时予10%葡萄糖酸钙10 mL静脉缓慢推注，小儿酌情减量。

（3）肌肉无力、呼吸困难者按医嘱给予新斯的明0.5～1 mg皮下注射，必要时予0.25 mg静脉注射。

（三）破伤风抗毒素（TAT）过敏试验

TAT是一种免疫马血清，对人体是异种蛋白，具有抗原性，注射后也容易出现过敏反应。因此，在用药前须做过敏试验，曾用过破伤风抗毒素超过一周者，如再使用，还须重做皮内试验。

1.皮试液的配制

取每支1 mL含1500 IU的破伤风抗毒素药液0.1 mL，加等渗盐水稀释到1 mL（即150 IU/mL）。

2.试验方法

取破伤风抗毒素试验液0.1 mL（含15 IU）做皮内注射，观察20分钟后判断试验结果。

3.试验结果判断

（1）阴性：局部无红肿。

（2）阳性：局部反应为皮丘红肿、硬结大于1.5 cm、红晕超过4 cm，有时出现伪足、痒感。如果试验结果为阳性，通常采取脱敏注射。

4.脱敏注射法

（1）机理：以少量抗原，在一定时间内多次消耗体内的IgE抗体，导致全耗，从而达到脱敏目的。

（2）原则：少量多次、逐渐加量。

（3）方法：即给过敏者分4次、每隔20分钟肌内注射一次，每次注射后均须密切观察。小剂量并逐渐增加注射药液，直至完成总剂量注射（TAT 1500 U）。

表1-1　破伤风抗毒素脱敏注射法

次 数	抗毒血清	等渗盐水	注射法
1	0.1 mL	0.9 mL	肌内注射
2	0.2 mL	0.8 mL	肌内注射
3	0.3 mL	0.7 mL	肌内注射
4	余量	加至1 mL	肌内注射

5.过敏反应的急救措施

同青霉素过敏反应。如反应轻微，可待反应消退后，酌情将每次注射的剂量减少，同时增加注射次数，以顺利注入所需的全部药液。

（四）普鲁卡因过敏试验

首次使用普鲁卡因前，应做药物过敏试验。每毫升含2.5 mg，取0.25%普鲁卡因液0.1 mL（含普鲁卡因0.25 mg）做皮内注射，观察20分钟后判断试验结果。

试验结果判断：同青霉素。

（五）细胞色素C过敏试验

1.皮试液的配制

取细胞色素C（每支2 mL含15 mg）0.1 mL加等渗盐水至1 mL，每1 mL含0.75 mg。取细胞色素C试验液0.1 mL（含0.075 mg），做皮内注射，观察20分钟后，判断试验结果。局部发红、直径大于1 cm、有丘疹者阳性。

（六）碘过敏试验

临床上常用碘化物造影剂做肾脏、胆囊、膀胱、支气管、心血管、脑血管造影。此类药物可发生过敏反应，在造影前1～2天须先做过敏试验，阴性者，方可做碘造影检查。

1.试验方法

（1）口服法：口服5%～10%碘化钾5 mL，每日3次，共3天，观察结果。

（2）皮内注射法：取碘造影剂0.1 mL做皮内注射，观察20分钟后判断试验结果。

（3）静脉注射法：取碘造影剂（30%泛影葡胺）1 mL，于静脉内缓慢注射，观察5～10分钟后判断试验结果。

在静脉注射造影剂前，必须先行皮内注射法，结果阴性再行静脉注射法，结果也为阴性，方可进行碘剂造影。

2.试验结果判断

（1）口服：有口麻、头晕、心慌、恶心、呕吐、荨麻疹等症状为阳性。

（2）皮内注射：局部有红、肿、硬块，直径超过1 cm为阳性。

（3）静脉注射：过敏反应同青霉素。

（七）头孢菌素过敏试验

皮试浓度是500 μg/mL，皮内试验的量为0.1 mL（含50 μg）。

第十二节　静脉输液和输血法

一、静脉输液法

静脉输液法是一种经静脉输入大量无菌溶液或药物的治疗方法。静脉输液是利用液体静压的物理原理，将液体输入体内。

（一）目的

1.补充血容量，改善微循环，维持血压。常用于抢救严重烧伤、大出血、休克等。

2.补充水和电解质，以调节或维持酸碱平衡。常用于各种原因的脱水、酸碱电解质失调等病人。

3.输入药物，如输入抗生素，控制感染；输入脱水剂，降低颅内压等。

4.补充营养，维持热量，促进组织修复，获得正氮平衡。常用于慢性消耗性疾病、禁食等病人。

（二）常用溶液

1.晶体溶液

分子小，在血管内存留时间短，维持细胞内外水的平衡。可有效纠正体液及电解质紊乱。

（1）葡萄糖溶液：用5%～10%葡萄糖溶液，供给水分和热量。

（2）等渗电解质溶液：用0.9%氯化钠、5%葡萄糖氯化钠、复方氯化钠等溶液。供给水分、电解质。

（3）碱性液：纠正酸中毒，调节酸碱平衡。用5%碳酸氢钠、11.2%乳酸钠溶液等。

（4）高渗溶液：利尿、脱水。用20%甘露醇、25%山梨醇、50%葡萄糖注射液等。

2.胶体溶液

分子大，在血管内存留时间长，能有效地维持血浆胶体渗透压，增加血容量，改善微循环，提高血压。常用溶液有：

（1）右旋糖酐溶液：右旋糖酐为水溶性多糖类高分子聚合物。右旋糖酐-70有提高血浆渗透压和扩充血容量的作用；右旋糖酐-40（低右旋糖酐）的主要作用是降低血液黏度，减少红细胞聚集，改善血液循环和组织灌流量，防止血栓形成。

（2）代血浆：代血浆的作用与右旋糖酐-40相似，急性大出血时可与全血共用。如羟乙基淀粉（706代血浆）等。

（3）血液制品：血液制品能提高血浆胶体渗透压，扩大和增加循环血量，补充蛋白质和抗体。常用的有5%白蛋白和血浆蛋白等。

3.静脉营养液

常用的有复方氨基酸、脂肪乳等。

（三）常用静脉输液法

1.主要步骤

周围静脉输液法包括密闭式输液法、开放式输液法、静脉留置针输液法。周围静脉输液穿刺，进针角度为15°～30°角。静脉留置针输液完毕，抽好封管液，边推注边退针，直至针头完全退出为止，确保正压封管。常用的封管液有：①无菌生理盐水，每次5～10 mL，每隔6～8小时重复冲管一次。②稀释肝素溶液，每毫升生理盐水含肝素10～100 U，每次用量2～5 mL。

2.周围静脉输液注意事项

（1）严格执行"三查七对"制度，防止发生差错。在光线充足条件下检查药液的质量，如发现有絮状物、沉淀、变色等均不得输用。

（2）严格执行无菌操作，预防并发症。输液器及药液应绝对无菌，连续输液超过24小时应更换输液器。留置针一般保留3～5天，最多不超过7天。

（3）注意药物配伍禁忌，预防空气栓塞。如需输入对血管刺激性大的药物，宜充分稀释，待穿刺成功后再加药，输完应再输入一定量的0.9%氯化钠溶液，以保护静脉。

（4）注意保护血管：长期输液者，应从四肢静脉远端小静脉开始，手足交替。

（5）调节滴速：一般成人40～60滴/分，儿童20～40滴/分，对年老、体弱、婴幼儿、心肺疾患输入速度宜慢。一般溶液输入速度可稍快；而高渗盐水、含钾药液、升压药物等输入速度宜慢。

（6）需严格控制滴速的病人使用输液泵。用于重症监护病人，尤其是小儿监护病人，速率调节幅度为1 mL/h，速率控制范围为1～99 mL/h。

（7）输液速度的计算：临床常用的滴系数有10、15、20、50等。溶液每毫升的滴数（滴/毫升）称为该输液器的滴系数，15最常用。

每分钟滴速=液体的总量（毫升）×滴系数（滴/毫升）/输液所用时间（分钟）

输液所用时间（小时）=液体的总量（毫升）×滴系数（滴/毫升）/〔每分钟滴数（滴/分）×60（分钟）〕

3.颈外静脉穿刺插管输液法

穿刺部位在近锁骨中点上缘与下颌角连线的上1/3处，颈外静脉外侧缘。穿刺针与皮肤成45°角进针，进入皮肤后改为25°角，沿颈外静脉方向刺入。适用于：①需要长期输液，而周围静脉不易穿刺者。②周围循环衰竭的危重病人测量中心静脉压。③长期静脉内滴注高浓度的、刺激性强的药物，或采用静脉营养疗法的病人。

（四）输液常见故障及处理方法

1.溶液不滴

（1）针头滑出血管外，液体注入皮下组织。表现为局部肿胀、疼痛，应另选血管重新穿刺。

（2）针头斜面紧贴血管壁妨碍液体输入。表现为液体滴入不畅或不滴，应调整针头位置或适当变换肢体位置。

（3）针头阻塞：表现为药液不滴。轻轻挤压有阻力无回血，确定针头阻塞，应更换针头重新穿刺。轻轻挤压无阻力有回血，为压力过低。适当抬高输液架高度，升高输液瓶，加大压力。

（4）静脉痉挛。由于病人所穿刺肢体长时间暴露在寒冷环境中，或输入的药液温度过低，导致静脉痉挛。局部可行热敷、按摩，必要时注入少量0.25%盐酸普鲁卡因，以扩张血管。

2.输液过程中，如果茂菲氏滴管内液面自行下降，则应检查滴管上端橡胶管与茂菲氏滴管有无漏气或裂隙，必要时予以更换。

（五）输液反应及预防

1.发热反应

发热是常见的输液反应。

（1）原因：觉因输入致热物质，如致热原、死菌、游离的菌体蛋白等所致；输液器消毒不完善或再次被污染，有效期已过；输入的液体或药物制剂不纯、消毒不严密或已经过期、变质；输液过程中未严格遵守无菌操作原则等。

（2）症状：主要表现发冷、寒战、发热，并伴有恶心、呕吐、头痛、脉快、周身不适等症状。

（3）防治方法：反应轻者可减慢输液速度，注意保暖。重者须立即停止输液，高热者给予物理降温，必要时按医嘱给予抗过敏药物或激素治疗。保留剩余药液及输液器，以便查找原因。

2.循环负荷过重（急性肺水肿）

（1）原因：滴速过快，在短期内输入过多液体，使循环血容量急剧增加，心脏负担过重所致。

（2）症状：病人突然出现呼吸困难、胸闷、气短、咳粉红色泡沫样痰；严重时稀痰液可由口鼻涌出，肺部出现湿啰音，心率快。

（3）防治方法

①输液滴速不宜过快，输入液量不可过多。对心脏病病人、老年人和儿童尤须注意。

②当出现肺水肿症状时，应立即停止输液，并通知医生，进行紧急处理。①让病人取端坐位，两腿下垂，以减少静脉回流，减轻心脏负担。②高流量氧气吸入，并用20%～30%酒精湿化后吸入，以减低肺泡内泡沫表面的张力，使泡沫破裂消散，从而改善肺部气体交换，减轻缺氧症状。③必要时进行四肢轮扎止血带。须每隔5～10分钟轮流放松肢体，以有效地减少回心血量，待症状缓解后，止血带应逐渐解除。

3.静脉炎

（1）原因：由于长期输注浓度较高、刺激性较强的药物，或静脉内放置刺激性强的塑料管时间过长而引起局部静脉壁的化学炎性反应；也可因输液过程中无菌操作不严引起局部静脉感染。

（2）症状：沿静脉走向出现条索状红线，局部组织红、肿、灼热、疼痛，有时伴有畏寒、发热等全身症状。

（3）防治方法：预防感染，减少对血管壁的刺激为原则。①严格执行无菌技术操作，对血管有刺激性的药物，如红霉素、氢化可的松等，应充分稀释后应用，并防止药物溢出血管外。同时要经常更换注射部位，以保护静脉。②抬高患肢并制动，局部用95%酒精或50%硫酸镁进行热湿敷。③其他方法：如超短波理疗；遵医嘱给抗生素治疗等。

4.空气栓塞

（1）原因：输液管内空气未排尽，导管连接不紧，有漏缝；加压输液、输血无人在旁看守，均有发生空气栓塞的危险。

进入静脉的空气，首先被带到右心房，再进入右心室。如空气量少，则被右心室压入肺动脉，并分散到肺小动脉内，最后到毛细血管，因而损害较少，如空气量太，则空气在右心室内将阻塞肺动脉入口，使血液不能进入肺内进行气体交换，引起严重缺氧，而致病人死亡。

（2）症状：病人感觉胸部异常不适，濒死感，随即出现呼吸困难，严重发绀，心电图可表现心肌缺血和急性肺心病的改变。心前区听诊可闻及响亮的、持续的"水泡音"。

（3）防治方法：①输液时必须排尽空气，如需加压输液，护士应严密观察，不得离开病人，以防液体走空。②发生空气栓塞时，立即使病人取左侧卧位和头低足高位。因头低足高位在吸气时可增加胸内压力，以减少空气进入静脉；左侧卧位可使肺动脉的位置在右心室的下部，气泡则向上飘移至右心室尖部，避开肺动脉入口，并随心脏跳动，空气被混成泡沫，分次小量进肺动脉内，逐渐被吸收。③给予高流量氧气吸入。

5.输液微粒污染

输液微粒污染是指输液过程中，将液体中的非代谢性颗粒杂质带入人体，对人体造成严重危害的过程。这些微粒的直径多在1～15 μm，少数在50～300 μm。这些微粒除引起液体反应外，还可以阻塞血管，引起组织器官缺血坏死。

二、静脉输血法

静脉输血法是将血液通过静脉输入体内的方法，静脉输血法是急救和治疗的一项重要措施。

正常成人的血容量应占体重的8%。一般情况失血不超过人体血量的10%，对健康无明显影响，机体可以通过一系列调节机制，使血容量短期内得以恢复；失血20%对人体有明显影响，可能出现各种缺氧表现；失血超过30%可危及生命，导致血压下降，脏器供血不足，特别是脑细胞供血不足，出现功能降低至昏迷，必须立即输血。成分输血是目前临床上常用的输血方法。

（一）目的

1.补充血容量，增加心排量，提升血压，促进血液循环。常用于急性大出血、休克病人。

2.补充血红蛋白，促进携氧能力，纠正贫血。常用于严重贫血的病人。

3.补充抗体，增加机体抵抗力。常用于严重感染、烧伤的病人。

4.增加蛋白质，纠正低蛋白血症，改善营养，维持胶体渗透压，减少组织渗出和水肿，保证循环血量。常用于低蛋白血症的病人。

5.输入新鲜血，补充各种凝血因子，改善凝血作用，有助于止血。常用于凝血机制障碍的病人。

6.促进骨髓系统和网状内皮系统功能。常用于再生障碍性贫血、白血病等病人。

（二）静脉输血的原则

1.输血前必须做血型鉴定和交叉配血试验。

2.无论是输全血还是输成分血，均应选用同型血液。但在紧急情况下，如无同型血，可选用O型血输给病人。AB型血的病人除可接受O型血外，还可以接受其他异型血型（A型或B型）的血，但要求交叉配血试验主侧反应不凝集。但必须是少量、缓慢输血，一般最多不超过400 mL。

3.病人如果需要再输血，即使输入同一个人的血液，也必须重新做交叉配血试验。

（三）血液制品的种类

1.全血

（1）新鲜血：新鲜血指在4℃常用抗凝保养液中保持一周内的血液。新鲜血保留了血液中原有的各种成分，可补充各种血细胞、凝血因子和血小板。用于血液病病人。

（2）库血：库血是在4℃环境下，保存2~3周的血液。保存时间越长，血液成分变化越大（白细胞、血小板和凝血酶原等成分破坏较多），酸性也越大，且钾离子浓度也越高，故大量输血时要防止酸中毒和高钾血症。库血用于各种原因引起的大出血。

2.血浆

血浆是全血经分离后的液体部分，主要成分为血浆蛋白，不含血细胞，无凝集原。血浆可用于补充血容量、蛋白质和凝血因子，保存期长。常用的有：

（1）新鲜血浆：新鲜血浆含所有的凝血因子，用于凝血因子缺乏的病人。

（2）保存血浆：保存血浆除血浆蛋白外，其他成分逐渐破坏，一般可保存6个月。用于血容量和血浆蛋白较低的病人。

（3）冰冻血浆：普通血浆放在-20~-30℃低温下保存即冰冻血浆，保存期一般为1年，应用时放在37℃温水中融化，并于6小时内输完。

（4）干燥血浆：冰冻血浆放在真空装置下加以干燥而成，保存时间为5年，应用时可加适量等渗盐水或0.1%枸橼酸钠溶液溶解。

3.血细胞

（1）红细胞：红细胞是制造血浆的副产品，包括三种：

①浓缩红细胞：浓缩红细胞指新鲜全血分离血浆后剩余的部分，仍含有少量血浆。用于血容量正常而需补充红细胞的病人。

②洗涤红细胞：红细胞经生理盐水洗涤数次后，再加适量生理盐水即洗涤红细胞，含抗体少。用于器官移植术后、免疫性溶血性贫血的病人。

③红细胞悬液：提取血浆后的红细胞加入等量红细胞保养液制成。用于战地急救及中、小手术者。

（2）白细胞浓缩悬液：于4℃环境下保存，48小时内有效。适用于粒细胞缺乏症病人。

（3）血小板浓缩悬液：于22℃环境下保存，24小时内有效。适用于血小板减少性紫癜病人。

4.白蛋白液

从血浆中提取制成。临床上常用的是稀释成5%的白蛋白液，具有维持胶体渗透压、扩充血容量和增加血浆蛋白的作用。用于各种原因导致的低蛋白血症病人。

（四）输血的注意事项

1.输血时护士应以高度责任心，严格执行查对制度，严格无菌操作。每次只能为一位病人采集血标本。静脉输全血、红细胞、白细胞、血小板等血制品必须做血型鉴定和交叉配血试验；输入血浆前须做血型鉴定；输入白蛋白不需要做血型鉴定。

2.根据医嘱凭提血单取血，应与血库人员共同进行"三查八对"，"三查"即查对血液制品的有效期、血制品的质量、输血装置是否完好；"八对"即查对病人床号、姓名、住院号、血袋（瓶）号、血型、交叉配血试验结果、血制品的种类及剂量。切实检查血液质量。

正常库存血分为两层：上层为血浆，呈淡黄色半透明；下层为红细胞，呈均匀暗红色；两者界限清楚，且无凝块。如血浆呈紫红色混浊或血浆表面有泡沫，血浆与红细胞交界面界限不清，有明显血凝块，说明血液可能变质（溶血），不能输用。

3.血液从血库取出后，勿剧烈震荡，以免红细胞破裂引起溶血。库存血液不能加温，以免血浆蛋白凝固变性而引起反应。如为库存血，需在室温下放置15~20分钟再输，一般应在4小时内输完。

4.血液中不能随意加入其他药物，如钙剂、酸性或碱性药品、葡萄糖等，以防止血液凝集或溶解。

5.输血前、后及输两袋血液之间，应输入少量生理盐水，以免发生不良反应。

6.掌握输血速度，开始宜慢，每分钟应少于20滴，观察10～15分钟后若病人无不适，再根据病情调节滴速，一般成人40～60滴/分，儿童15～20滴/分。

7.输血过程中及输血后，应观察有无输血反应，如发生溶血反应，须立即停止输血，报告医生，并保留余血以备检查分析原因。

8.直接静脉输血时，多选粗大（肘正中）静脉；连续抽血时，不必拔出针头，只需更换注射器。在备好的注射器内加入一定量的抗凝剂，每50 mL血中加3.8%枸橼酸钠溶液5 mL。

（五）输血反应及处理

1.溶血反应

它是输血中最严重的一种反应。由于病人血浆中凝集素和输入血内的红细胞中凝集原发生凝集反应，而后凝集细胞又被吞噬细胞所吞噬而溶血，导致大量游离血红蛋白散布到血浆中，使机体发生一系列反应。通常输入10～15 mL血后即可出现。

（1）原因：输入异型血或输血前红细胞已变质溶解。

（2）临床表现：

①开始阶段：由于红细胞凝集成团，阻塞部分小血管，从而引出四肢麻木、头胀痛、胸闷、腰背剧痛、恶心、呕吐等。

②中间阶段：由于红细胞发生溶解，大量血红蛋白散布到血浆中，则出现黄疸和血红蛋白尿（酱油色）。同时伴有寒战、发热、呼吸困难、血压下降。

③最后阶段：由于大量的血红蛋白从血浆进入肾小管，遇酸性物质而变成结晶体，阻塞肾小管。临床出现急性肾衰竭症状，严重者可致死亡。

（3）防治方法：

①立即停止输血，给予氧气吸入，并通知医生。

②保护肾脏：可行双侧腰部封闭或肾区热敷，以解除肾血管痉挛。

③碱化尿液：口服或静脉注射碳酸氢钠，碱化尿液，增加血红蛋白的溶解度，以减少结晶，防止肾小管阻塞。

④密切观察病情，尤其血压、尿量。一旦出现尿少、尿闭，按急性肾衰竭处理。

2.发热反应

（1）原因：主要由致热原引起。如血制品、保养液或输液器等被致热原污染而引起。

（2）症状：多发生在输血后1～2小时内，患者有发冷或寒战，继而发热，体温可达40 ℃以上，伴有头痛、恶心、呕吐等。

（3）防治方法：①除去致热原，严格清洁和消毒采血、输血用具。②反应轻者减慢输血速度；严重者应立即停止输血。寒战时注意保暖，给热饮料，加盖被；高热时给物理降温，也可用解热镇痛药，如复方阿司匹林。反应严重者用肾上腺皮质激素，并严密观察病情。

3.过敏反应

（1）原因：①病人为过敏体质，平时对某些物质易过敏，血液中的异体蛋白质与过敏机体的组织细胞（蛋白质）结合，形成完全抗原而致敏。②输入血液中含有致敏物质，如供血者在献血前用过可致敏的药物或食物。③因多次输血，病人体内产生过敏性抗体，当再次输血时，这种抗体和抗原相互作用而发生过敏反应。

（2）症状：轻者为皮肤瘙痒，局部或全身出现荨麻疹。重者可出现血管神经性水肿（多见于颜面，如眼睑、口唇高度水肿），喉头水肿，支气管痉挛，严重者可发生过敏性休克。

（3）防治方法：①为防止过敏反应的发生，可在输血前给予口服抗组胺类药物预防。②不选用有过敏史的献血者。③献血者在采血前4小时内，不宜吃富含蛋白质和脂肪的食物，可饮糖水或仅用少量清淡饮食，以免血中含有致敏物质。④一旦发生严重过敏反应，应立即停止输血，根据医嘱皮下或静脉注射1：1000肾上腺素0.5～1 mL。⑤抗过敏治疗，可选用抗过敏药物如苯海拉明、氯苯那敏、氢化可的松和地塞米松等治疗。⑥有循环衰竭时用抗休克治疗。

（六）大量快速输血可能引起的并发症

大量输血是指24小时内紧急输入血量大于或相当于病人的血液总量。常见的有肺水肿、出血倾向、枸橼酸钠中毒反应和高钾血症。

1.心脏负荷过重

即肺水肿。发生的原因、临床表现及处理同静脉输液。须立即停止输血，并按肺水肿处理。

2.出血倾向

（1）原因：①库存血中的血小板基本已破坏，凝血因子不足，使凝血功能障碍导致出血。②大量输入时，则同时有大量的枸橼酸钠输入体内，枸橼酸钠可与钙结合，导致血钙下降、凝血功能障碍。

（2）临床表现：主要表现为皮肤出血。如皮肤、黏膜出现瘀点，静脉穿刺出现大块瘀斑等；手术伤口或切口处渗血、牙龈出血等。

（3）处理：大量输血时，每输入库存血3～5个单位，应补充一个单位的新鲜血液；输血在1000 mL以上时，可加用10%葡萄糖酸钙10 mL做静脉注射。

3.枸橼酸中毒反应

（1）原因及表现：大量输入时，则同时有大量的枸橼酸钠输入体内，枸橼酸钠可与钙结合，导致血钙下降、凝血功能障碍，毛细血管张力减低，手足抽搐等。

（2）处理：每输1000 mL血，常规加用10%葡萄糖酸钙10 mL做静脉注射，以补充钙离子，以防发生低血钙。

4.酸碱失衡

需大量输血者常有休克及代谢性酸中毒，大量输血可加重酸血症，可考虑每输血500 mL加入5%碳酸氢钠35～70 mL。

第十三节　标本采集

一、标本采集的原则

1.按医嘱采集标本。

2.凡采集细菌培养标本，须放入无菌容器内。采集时应严格执行无菌操作，不可混入防腐剂、消毒剂及其他药物，以免影响检验结果。培养标本应在病人使用抗菌药物之前采集，如已用药，应在血药浓度最低时采集，并在检验单上注明。

3.必须掌握正确的采集方法。如做妊娠试验要留晨尿，因晨尿内绒毛膜促性腺激素的含量高，容易获得阳性结果。

4.标本采集后，应及时送检，不应放置过久。

二、血液标本采集法

（一）静脉血标本的种类

1.全血标本

测定血液中某些物质的含量，如血糖、非蛋白氮、尿素氮等。抽取空腹静脉血，注入干燥试管，需抗凝。

2.血清标本

测定血清酶、脂类、电解质和肝功能等。抽取空腹静脉血，注入干燥试管，无须抗凝。

3.血培养标本

查找血液中的病原体，如伤寒杆菌培养等。

（二）静脉采血法

1.备齐用物，贴好标签，注明科别、病室、床号、姓名、住院号、检验目的、送检日期等。核对无误后按静脉穿刺法采取所需血量。真空采血管以颜色标识标本的种类：生化检测为红色或黄色，全血标本为紫色，凝血测定为蓝色。

2.全血、血浆标本：可将血液注入盛有抗凝剂的试管内，立即轻轻摇动，使血液和抗凝剂混匀，以防血液凝固。如需做二氧化碳结合力测定，抽取血液后，应立即注入有液状石蜡的抗凝试管中，注入时针头应插入液状石蜡油面以下，以隔绝空气、立即送验。

3.血培养标本　应防止污染。静脉采血后，将血液注入培养瓶内。

临床常用的培养瓶有两种：①密封瓶，瓶口除橡胶塞外另加铝盖密封。瓶内盛培养液约50 mL，经高压灭菌，使用时将铝盖剔去，用2%碘酒和70%酒精消毒瓶盖，更换针头将抽出的血液注入瓶内，摇匀后送检。②三角烧瓶，瓶口以棉花塞子及纸严密包封，使用时先将封瓶纸松开，取血后将棉塞取出迅速在酒精灯火焰上消毒瓶口，将血液注入瓶内，轻轻摇匀，再将棉塞经火焰消毒后盖好，扎紧封瓶纸送检。

一般血培养取血5 mL，亚急性细菌性心内膜炎病人，因血中细菌数目较少，为提高细菌培养阳性率，应取血10~15 mL。

4.血清标本　立即取下针头，将血液沿管壁缓慢注入干燥试管内，切勿将泡沫注入，避免震荡，以防红细胞破裂而造成溶血。

（三）采集静脉血标本的注意事项

1.根据不同的检验目的，计算所需的采血量，选择试管。

2.生化检查要求空腹8小时后，或晚餐后次日清晨空腹采血。需空腹抽血时，应事先通知病人禁食，避免因进食而影响检验结果。因清晨空腹时血液中的各种化学成分处于相对恒定状态。

3.采集血标本应严格执行无菌技术操作，严禁在输液、输血的针头处或同侧肢体抽取血标本，应在对侧肢体采血。

4.如同时抽取几个项目的血标本，应注意顺序：一般应先注入血培养瓶，其次注入抗凝管，最后注入干燥试管，动作要准确迅速。

5.取血后，应将注射器的活塞略向后抽，以免血液凝固而使注射器粘连并阻塞针头。

（四）动脉采血法（以做血气分析为例）

血标本必须隔绝空气。

用2 mL注射器，连接7号针头，吸1:500肝素生理盐水溶液1 mL，将活塞来回抽动，使内壁沾匀肝素，再推掉全部肝素溶液，将活塞推至空筒顶端后不再回拉，以保持注射器内无空气。抽血后应立即用橡皮泥或橡皮塞封闭针头（针头斜面埋入橡皮中即可），以隔绝空气，在手中搓动注射器，使血与肝素混合，立即送检。

三、尿标本采集法

（一）尿常规标本

1.用于检查尿液的色泽、透明度、相对密度、尿量、尿蛋白和尿糖定性、有无细胞和管型等。

2.留取清晨第一次尿液约100 mL于标本瓶内。因晨尿浓度较高，未受饮食的影响，故检验结果更准确。

3.留取尿标本时，不可将粪便混于尿液中，以防粪便中的微生物使尿液变质。

4.昏迷或尿潴留病人可导尿留取标本。女病人在月经期不宜留取尿标本。如会阴分泌物过多，应先清洁再留标本。

（二）尿培养标本

1.按导尿法清洁、消毒外阴部，再用0.1%新洁尔灭溶液消毒尿道口，嘱病人自行排尿，弃去前段尿液，留取中段尿约5 mL于无菌试管中，将无菌试管口及塞子再次消毒并盖紧。

2.严格无菌操作，以免污染尿液。采集中段尿时，必须在膀胱充盈情况下进行。

3.尿内勿混入消毒液，以免产生抑菌作用而影响检验结果。

（三）留12小时或24小时尿标本

主要用于各种**定量检查**，如**尿糖**、**尿蛋白定量**及尿液浓缩查结核杆菌等。嘱病人于**清晨7时**排空膀胱，**弃去尿液**，记录开始留尿时间，病人解第一次尿时即应加防腐剂，使之与尿液混合，防止尿变质；**至次晨7时排尽**最后一次尿，即24小时尿液全部送检。**留12小时尿标本**，**应从晚7时**开始**至次晨7时**止。方法同留24小时尿标本。

表1-2 常用的防腐剂

剂名	机理	应用举例
40%甲醛	固定有机成分，抑制细菌生长。	艾迪氏计数。每30 mL尿中加40%甲醛1滴。
0.1%～1%甲苯	保持尿液的化学成分不变，形成一薄膜覆盖尿液表面，防止细菌污染。	尿蛋白定量、尿糖定量及钾、钠、氯、肌酐、肌酸定量。每100 mL尿中加0.1%～1%甲苯10 mL。
浓盐酸	使尿液在酸性环境中，能防止尿中激素被氧化。	17-羟类固醇与17-酮类固醇等。24小时尿中加5～10 mL。

可以记成"**爱**（艾迪氏计数）**家辛酸**（盐酸）**的泪**（类固醇），**笨**（甲苯）**蛋**（蛋白质）**们是无法理解的**"。

四、粪便标本采集法

（一）粪便常规标本

嘱病人清晨留取标本，用检验匙在粪**便中央**或在**黏液**、**脓血**等异常部分取5 g大便，放入蜡纸盒中送检。

（二）粪便培养标本

嘱病人排便于便盆内，用消毒棉签采取粪便的异常部分于蜡纸盒内或试管内，也可用长棉签蘸等渗盐水，由肛门插入直肠4～5 cm处，轻轻转动，取出粪便少许，放入无菌培养试管中，盖好送检。

（三）检查寄生虫及虫卵标本

1.检查寄生虫卵的粪便标本

应从粪便几个不同的部分采集5～10 g。如**查血吸虫卵，则应采集带血及黏液部分送检**；查蛲虫卵，应在晚上睡觉前或早晨起床前，将透明胶带粘在肛门周围，取下透明胶带，将粘有虫卵的一面贴在载玻片上，或相互对合。

2.检查阿米巴原虫的粪便标本

收集标本前，应先将便器加温后再排便，便后连同便盆立即送检，**因阿米巴原虫排出体外后在低温环境中会失去活力，不易查到**。

3.检查寄生虫体的粪便标本

病人服驱虫药后，应将大便排于清洁便盆中留取全部粪便，检查蛔虫、钩虫、蛲虫的数目。

（四）隐血标本

嘱病人在检查**前3天内禁食肉类**、**肝类**、**血类**、**叶绿素**类饮食及含**铁**剂药物，避免出现假阳性。于第4天留取5 g粪便，置于蜡纸盒内，及时送检。

五、痰标本采集法

1.痰常规标本

嘱病人晨起用清水漱口清洁口腔，然后用力咳出气管深处的痰液，盛于蜡纸盒或广口瓶内，如查癌细胞，瓶内应放10%甲醛溶液或95%酒精溶液固定后立即送检。

2.痰培养标本

嘱病人先用朵贝尔溶液漱口，祛除口腔细菌，再用清水漱口，以清洁口腔。深吸气后用力咳出1～

2 口痰于培养皿或培养瓶中，及时送检。

3.24 小时痰标本

嘱病人早晨起床，在进食前漱口后，从晨7时开始至次日晨7时，将全部痰液留于容器中。

六、咽拭子标本采集法

点燃酒精灯，将拭子取出蘸无菌生理盐水，嘱病人发"啊"音，以轻快的动作，迅速擦拭两侧腭弓及咽、扁桃体的分泌物后，速将试管口在酒精灯火焰上消毒，将拭子插入试管中塞紧，并立即送检。取霉菌培养标本，须在口腔溃疡面上采取分泌物。

第十四节　病情观察和危重病人的抢救

一、病情观察和危重病人的支持性护理

（一）病情观察

1.一般情况的观察

（1）面容与表情：面容和表情可以反映病人的精神状态与病情的轻重缓急。

急性病容：表现为两颊潮红、呼吸急促、口唇干裂等，见于高热病人。

慢性病容：表现为消瘦无力、面色苍白、精神萎靡、双目无神等，见于肺结核、恶性肿瘤等慢性消耗性疾病病人。

重病面容：表现为面色苍白、出冷汗、口唇发绀等，见于休克病人。

苦笑面容：见于破伤风病人。

痛苦病容：某些疾病引起疼痛时，病人常呈双眉紧皱、闭目呻吟、辗转不安等。

希氏面容：见于濒死病人，即面肌瘦削、面色呈浅铅灰色、嘴微张、下颌下垂、眼眶凹陷、双眼半睁呆滞、瞳孔固定。

（2）姿势与体位：病人的姿势和体位常与疾病有关。多数病人可采取自动体位。极度衰竭或神志不清、意识丧失的病人，采取被动体位。胸膜炎或胸腔积液、急性肺水肿的病人呈被迫体位。又如急性阑尾炎、腹膜炎病人常取弯腰捧腹、双腿蜷曲的姿势，以减轻腹部肌肉紧张。

（3）皮肤与黏膜：某些疾病的病情变化可通过皮肤、黏膜反映出来。如休克病人皮肤潮湿、四肢发冷、面色苍白；巩膜和皮肤黄染时表示黄疸，常是肝胆疾病的症状；心肺功能不全的病人因缺氧而使皮肤、黏膜，特别是口唇及四肢末梢发绀；失水病人皮肤干燥、弹性降低。

（4）饮食与睡眠：观察病人的食欲、食量、饮水量、有无厌食和嗜食异物等情况。

2.神志的观察

临床上按意识障碍的严重程度分为：

（1）嗜睡：嗜睡是最轻的意识障碍。病人处于持续睡眠状态，能被轻度刺激和语言所唤醒，醒后能正确、简单而缓慢地回答问题。但刺激停止后又复入睡。

（2）意识模糊：其程度较嗜睡深。能唤醒，表现为思维和语言不连贯，表情淡漠，对时间、地点、人物的定向力完全或部分发生障碍。

谵妄是一种以兴奋性增高为主的高级神经中枢的急性失调状态。意识模糊伴知觉障碍和注意力丧失。表现为语无伦次、幻想、幻听、定向力丧失、躁动不安等。应注意床旁要设床档，防止坠床摔伤。

（3）昏睡：昏睡是中度意识障碍，病人处于熟睡状态，不易唤醒。强烈刺激（压迫眶上神经）或反复高声呼唤才能觉醒，醒后缺乏表情，答话含糊不清或答非所问，停止刺激即又进入熟睡状态。

（4）昏迷：昏迷是最严重的意识障碍，不能唤醒。按其程度可分为：

①浅昏迷：意识大部分丧失，无自主运动。对声、光刺激无反应，但对疼痛刺激（如压迫眶上缘）出现痛苦表情及躲避反应。角膜、瞳孔、吞咽、咳嗽等浅反射存在。呼吸、血压、脉搏等一般无明显改变。二便潴留或失禁。

②深昏迷：意识完全丧失，对任何强烈刺激均无反应，深浅反射均消失，四肢肌肉松软，大小便失禁，生命体征亦出现不同程度的障碍，呼吸不规则，血压下降。注意生命体征的观察监护。对持久昏迷气管切开者应保持呼吸道通畅。

3.瞳孔的观察

（1）正常瞳孔：在自然光线下为瞳孔直径为2.5~3.5 mm，两侧等大、等圆，边缘整齐，对光反应灵敏。

（2）异常瞳孔：瞳孔直径小于2 mm为瞳孔缩小；瞳孔直径小于1 mm称为针尖样瞳孔；瞳孔直径大于5 mm为瞳孔扩大，均属异常。双侧瞳孔扩大，常见于颅内压增高、颅内损伤、颠茄类药物（阿托品）中毒；双侧瞳孔缩小，常见于有机磷农药、吗啡、氯丙嗪等药物中毒；双侧瞳孔忽大忽小，可为脑疝的早期症状；一侧瞳孔扩大、固定表示同侧硬脑膜外血肿、硬脑膜下血肿所致的小脑幕裂孔疝的发生。危重病人瞳孔突然扩大，常是病情急剧变化的标志。

（3）瞳孔对光反应：以拇指和食指分开上下眼睑，露出眼球，用电筒光直接照射瞳孔，以观察瞳孔对光线的反应是灵敏、迟钝或消失。危重或昏迷病人，瞳孔对光反应迟钝或消失。

4.重点对象的观察

（1）新入院病人、危重病人的观察：危重病人由于病情危重，采取多种急救措施等，常会产生多种心理反应。危重病人的心理反应包括：紧张、焦虑、悲伤、抑郁、恐惧、猜疑、绝望等。护理时应尽可能多地采取"治疗性触摸"，鼓励患者家属及亲友探视患者，与患者沟通，向患者传递爱、关心与支持。

（2）老年病人的观察：在观察中应细致区别心理改变与病情变化的特点，认真倾听病人主诉，悉心观察，态度诚恳，以有效的护理使病人产生信任感，从而捕捉病人病情变化的信息。

老年病人由于疾病的症状表现不典型，更应密切观察病情变化，如有些老年人患肺炎时，一般状况差，血压低，而体温、血液白细胞计数不高，因此，不能以体温高低来判断疾病的轻重。久病卧床患者要注意局部皮肤护理，防止压疮发生。冬天取暖或热敷治疗时注意防止烫伤，起床活动时防止跌跤，预防坠床，以免造成骨折。

（3）小儿病人的观察：婴幼病人由于各器官发育不健全，防御机制弱，抵抗力低，易患感染性疾病。再者，幼儿表达能力差，啼哭是婴幼儿最好的表达方式。所以，当患儿啼哭不休时，应注意哭声有无异常改变，并认真查找原因。

（二）危重病人的支持性护理

1.长期卧床、大小便失禁的病人，应加强皮肤护理，预防发生压疮。做到"六勤一注意"，即：勤观察、勤翻身、勤擦洗、勤按摩、勤更换、勤整理、注意交接班。

2.病人突然发生心搏骤停或呼吸停止时，护士应当机立断采取必要的应急措施，如吸氧、胸外心脏按压或人工呼吸，切勿惊慌失措，离开病人去喊医生，应另请一人速去通知医生，待医生到场后，按医嘱配合医生进行抢救。抢救过程中的各项抢救措施及病情变化，均应详细记录在特别护理记录单上，以便进一步观察病情及抢救治疗后的效果。

3.保持呼吸道通畅：昏迷病人头应偏向一侧，及时用吸引器吸出呼吸道的分泌物，以防误吸；牙关紧闭或抽搐的病人，可用牙垫或压舌板（裹上纱布）放于上、下臼齿间，以防咬舌。

4.确保安全：对于谵妄、躁动不安、意识丧失的病人，应采取合理的保护具以防坠床或自行拔管。室内光线宜暗，工作人员动作要轻，以免刺激引起病人抽搐。

5.长期卧床病人，应指导并协助病人做肢体的被动或主动运动，以防肌肉萎缩、关节强直。注重口腔、眼部的护理等。

二、抢救室的管理与急救设备

（一）急救人员组织与管理

通常由科主任或主治医师负责组织抢救小组，制订抢救计划，指挥现场抢救行动。抢救现场应忙而不乱，切忌惊慌失措、大声呼叫，用物应及时处理，使之秩序井然，为抢救创造一个良好的工作环境。

（二）急救设备与管理

1.抢救室

抢救室要求宽敞、整洁、安静、光线充足。室内应备有"五机"（心电图机、洗胃机、呼吸机、除颤仪、吸引器）、"八包"（静脉切开包、气管切开包、心穿包、胸腔包和腹腔穿刺包、腰椎穿刺包、导尿包、缝合包）以及各种抢救药品及抢救床（最好为多功能床）。

2.急救车上放以下物品

（1）各种急救用药

常用急救药品有：

①心三联：盐酸利多卡因、硫酸阿托品、盐酸肾上腺素。

②呼二联：尼可刹米、洛贝林（山梗菜碱）。

③升压药：多巴胺、盐酸肾上腺素等。

④脱水利尿药：20%甘露醇、呋塞米。

⑤解毒药：阿托品、碘解磷定。

⑥抗心衰药：西地兰、毒毛花苷 K 等。

⑦抗心律失常药：利多卡因、维拉帕米等。

（2）无菌物品：各种无菌急救包；各种注射器；各种型号针头；橡胶手套、刀、剪、各种型号的导管及引流瓶、无菌敷料、无菌治疗巾等。

（3）其他用物：消毒皮肤用物，治疗盘、血压计、听诊器、开口器、压舌板、舌钳、手电筒、喉镜、止血带、绷带、夹板、宽胶布、玻璃接管、吸痰管、火柴、酒精灯、立灯、多头电插销盘、输液架及紫外线灯等。

（三）急救设备的管理

1.各种物品由专人负责保管。急救室应备有：吸氧设备（氧气筒给氧或中心给氧系统）、电动吸引器（或中央吸引装置）、电除颤器、心脏起搏器、呼吸机、简易呼吸器、心电图机、心电监护仪、电动洗胃机等。

2.各种物品须定点存放，不可擅自移换位置，以免紧急时不能迅速取用。

3.急救药品按其作用分类定位放置，标签和安瓿上的药品含量必须醒目，每日补足规定的备用量。

4.定期检查设备的性能，定期维修、保洁和消毒，保证应急使用时性能完好、实用。

5.重要物品和麻醉药品应清点交班。

6.抢救室护士应能熟练掌握各种设备、机器的使用、操作方法及排除简单故障。

严格执行物品"五定"制度，即定数量、定放置地点、定人管理、定期检查和消毒及定期维修。保证急救物品的完好率达到100%。

三、氧气吸入法

氧气吸入法是通过给病人吸入高于空气中氧浓度的氧气，来提高病人肺泡内的氧分压，达到改善组织缺氧目的的一种治疗方法。

（一）缺氧的分类

1.低张性缺氧

吸入气氧分压过低、外呼吸功能障碍、动静脉分流引起，动脉血氧分压降低、动脉血氧含量减少，组织供氧不足。常见于高山病（高原缺氧）、慢性阻塞性肺病等。

2.血液性缺氧

血红蛋白数量减少或质量改变，造成血氧含量降低或与血红蛋白结合的氧不易释放所致。常见于贫血、CO中毒等。

3.循环性缺氧

组织血流量减少使组织供氧量减少所致。常见于休克、心力衰竭等。

4.组织性缺氧

组织细胞利用氧异常所致。其原因为组织中毒、细胞损伤等。常见于氰化物中毒等。氧疗对低张性缺氧疗效最好，对组织性缺氧疗效较差。

（二）缺氧的程度

对缺氧程度的判断，主要根据 PaO_2 和 SaO_2，PaO_2 是反映缺氧的敏感指标。但不能正确地反映组织缺氧状态。混合静脉血氧分压（PvO_2）可反映组织缺氧状态，若低于 4.66 kPa（35 mmHg），可视为组织缺氧。

1.轻度缺氧

$PaO_2 > 6.67$ kPa（50 mmHg），$SaO_2 > 80\%$，无发绀，一般不需要氧疗。如有呼吸困难，可给予低流量、低浓度氧疗。

2.中度缺氧

PaO_2 为 4～6.67 kPa（30～50 mmHg），SaO_2 为 60%～80%，发绀明显，呼吸困难，神志正常或烦躁不安。需要氧疗。

3.重度缺氧

$PaO_2 < 4$ kPa（30 mmHg），$SaO_2 < 60\%$，显著发绀，三凹征明显，病人呈昏迷或半昏迷状态，是氧疗的绝对适应症。

（三）氧气吸入的适用范围

血气分析检查是用氧的指标，动脉血氧分压（PaO_2）正常值为 12.6～13.3 kPa（95～100 mmHg）。当病人 PaO_2 低于 6.6 kPa 时，则应给予吸氧。

（四）氧气筒和氧气表

1.氧气筒

2.氧气压力表　氧气压力表由以下几部分组成：

（1）压力表：从表上的指针能测知筒内氧气的压力，以 MPa 表示。如指针指在 120 刻度处，表示筒内压力为 12.2 MPa。压力越大，则说明氧气贮存量越多。

（2）减压器：减压器是一种弹簧自动减压装置，将来自氧气筒内的压力降低至 0.2～0.3 MPa，使流量平稳，保证安全，便于使用。

（3）流量表：用于测量每分钟氧气流出量，流量表内装有浮标，当氧气通过流量表时，即将浮标吹动，从浮标上端平面所指刻度，可测知每分钟氧气的流出量。

（4）湿化瓶：用于湿润氧气，以免呼吸道黏膜被干燥气体所刺激。瓶内装入 1/3 或 1/2 的冷开水或蒸馏水，通气管浸入水中，出气管和鼻导管相连。

（5）安全阀：由于氧气表的种类不同，安全阀有的在湿化瓶上端，有的在流量表的下端。当氧气流量过大、压力过高时，内部活塞即自行上推，使过多的氧气由四周小孔流出，以保证安全。

3.装表法　可简单归纳为一吹（尘）、二上（表）、三紧（拧紧）、四查（检查）。

（1）将氧气筒置于架上，用扳手将总开关逆时针旋转打开，使小量氧气从气门冲出，随即迅速顺时针旋转关好总开关，以达清洁该处的目的，避免灰尘吹入氧气表内。

（2）将表的旋紧螺帽与氧气筒的螺丝接头衔接，用手初步旋紧，然后将表稍向后倾，再用扳手旋紧，使氧气表直立，检查有无漏气。

（3）将湿化瓶接好。

（4）检查：旋开总开关，再开流量调节阀，检查氧气流出是否通畅，以及全套装置是否适用。最后关上流量调节阀。推至病室待用。

（五）供氧方法

1.鼻导管法

（1）单侧鼻导管法：将一细导管插入一侧鼻孔，达鼻咽部。此法节省氧气，但可刺激鼻腔黏膜，长时间应用，病人感觉不适。①备齐用物，将氧气筒推至床旁，使流量表开关向着便于操作的方向。将鼻导管与流量表出口的橡胶管连接，调节适宜氧流量，轻度缺氧1～2 L/min；中度缺氧2～4 L/min；重度缺氧4～6 L/min，小儿1～2 L/min。②用湿棉签清洁鼻腔，取鼻导管适量长度（鼻尖至耳垂的2/3），将鼻导管沾水，自鼻孔轻轻插至鼻咽部，胶布固定于鼻翼或鼻背及面颊部，打开小开关，先调节氧流量，后连接鼻导管，观察吸氧情况并记录吸氧时间。③停用氧气时，先拔出鼻导管，再关闭总开关，放完余氧，最后关闭流量开关。记录停氧时间。

（2）双侧导管法：擦净病人鼻腔，将特制双侧鼻导管连接橡胶管，调节氧流量，同上法将双侧鼻导管插入双鼻孔内，深约1 cm，用松紧带固定。双侧导管法适用于长期用氧的病人。

2.鼻塞法

鼻塞大小以恰能塞鼻孔为宜。此法可避免鼻导管对鼻黏膜的刺激，适用于长期吸氧的病人。

3.面罩法

面罩法适用于张口呼吸及病情较重的病人。氧流量需6～8 L/min。

4.头罩法

头罩法能根据病情调节氧浓度，长时间吸氧也不会发生中毒，主要用于患儿吸氧。

5.漏斗法

漏斗法适用于婴幼儿或气管切开的病人。

6.氧气枕法

氧气枕法适用于家庭氧疗、抢救危重病人或转移病人途中，可用氧气枕代替氧气装置。使用前先将枕内灌满氧气，接上湿化瓶、导管或漏斗，调节流量即可给氧。

7.氧气帐法

氧气帐法一般用于儿科抢救时，氧流量需10～12 L/min，吸入的氧浓度才能达到60%～70%左右。每次打开帐幕后，应将氧流速加大至12～14 L/min，持续3 min，以恢复帐内原来氧浓度。

（六）氧气成分、浓度及氧浓度和氧流量的换算法

1.氧气成分

一般常用99%氧气或5%二氧化碳和纯氧混合的气体。

2.氧气吸入浓度

（1）低于25%的氧浓度则和空气中氧含量相似，无治疗价值。

（2）高于60%的浓度，持续时间超过24小时，则发生氧中毒。病人表现为恶心、烦躁不安、面色苍白、干咳、胸痛、进行性呼吸困难等。

（3）对缺氧和二氧化碳潴留并存者，应以低流量、低浓度持续给氧为宜。慢性缺氧病人长期二氧化碳分压高，其呼吸主要靠缺氧刺激颈动脉体和主动脉弓化学感受器，反射性地引起呼吸。若高浓度给氧，则缺氧反射性刺激呼吸的作用消失，导致呼吸抑制，二氧化潴留更严重，可发生二氧化碳麻醉，甚至呼吸停止。故掌握吸氧浓度至关重要。

3.氧浓度和氧流量的换算法：

可用以下公式计算：

吸氧浓度%＝21＋4×氧流量（L/min）

（七）氧疗的副作用

1.氧中毒

一般情况下连续吸纯氧6小时后，即可出现恶心、烦躁不安、面色苍白、咳嗽、胸痛；吸氧24小时后，肺活量可减少；吸纯氧1～4天后可发生进行性呼吸困难。氧中毒的程度主要取决于吸入气的氧分压及吸入时间。

2.吸收性肺不张

呼吸空气时，肺内含有大量不被血液吸收的氮气，构成肺内气体的主要成分，当高浓度氧疗时，肺

泡气中的氮逐渐为氧所取代，PaO_2升高，PO_2增大，肺泡内的气体易被血液吸收而发生肺泡萎缩。故高浓度氧疗时可产生吸收性肺不张。

主要表现为烦躁不安、呼吸、心率加快，血压升高继而出现呼吸困难、发绀、昏迷。预防措施是鼓励患者做深呼吸、多咳嗽和经常改变卧位和姿势等。

3.晶状体后纤维组织增生

多见于新生儿，尤其是早产儿。由于视网膜血管收缩、视网膜纤维化，最后出现失明。因此应控制氧浓度和吸氧时间。

（八）注意事项

1.严格遵守操作规程，注意用氧安全，切实做好"四防"，即防震、防火、防热、防油。氧气筒内的氧气是以15.15 MPa灌入的，筒内压力很高。因此，在搬运时避免倾倒撞击，防止爆炸。氧气助燃，氧气筒应放在阴凉处，在筒的周围严禁烟火和易燃品，至少距明火5米，暖气1米。氧气表及螺旋口上勿涂油，也不可用带油的手拧螺旋，避免引起燃烧。

2.使用氧气时，应先调节流量，再连接鼻导管；停用氧时，应先拔鼻导管，再关氧气开关；中途改变氧流量时，应先将氧气管与吸氧管分开，调节好氧流量后再接上。以免关开倒置，大量气体冲入呼吸道损伤肺组织。

3.用氧过程中观察病人缺氧的症状，患者由烦躁不安变为安静、心率变慢、血压升高、呼吸平稳、皮肤红润温暖、发绀消失，说明缺氧症状改善。还可测定动脉血气分析判断疗效，选择适当的用氧浓度。

4.氧气筒内氧气不可用尽，压力降至0.5 MPa时，即不可再用，以防灰尘进入筒内，造成再次充气时发生爆炸的危险。

5.对未用和已用完的氧气筒应分别注明"满"或"空"的字样，便于及时储备，以应急需。

6.持续鼻导管给氧时，鼻导管应每日更换2次以上，双侧鼻孔交替插管。鼻塞给氧应每日更换鼻塞。面罩给氧应4～8小时更换一次面罩。

四、吸痰法

吸痰法适用于危重、年老、昏迷及麻醉后未清醒的病人。病人因咳嗽无力、咳嗽反射迟钝或会厌功能不全，导致不能将痰液咳出或将呕吐物误吸。

（一）电动吸引器吸痰法

1.构造及原理

主要由马达、偏心轮、气体过滤器、压力表及安全瓶和储液瓶组成。利用负压原理。

2.操作方法

（1）检查吸引器各部连接是否完善、有无漏气。接通电源，打开开关，检查吸引器性能，调节负压。一般吸痰负压成人40～53.3 kPa，小儿<40 kPa。将吸痰管置于水中，试验吸引力，并冲洗皮管。

（2）反折吸痰管末端，插入吸痰管，先吸净口咽部的分泌物，再吸气管内分泌物，自下而上边退边左右旋转导管，吸净气道分泌物，并注意观察病人的呼吸。

3.注意事项

（1）吸痰时负压调节应适宜，插管过程中，不可打开负压，且动作应轻柔，以免损伤呼吸道黏膜。

（2）吸痰前、后应增加氧气的吸入，每次吸痰时间应小于15秒，每两次抽吸间隔时间应大于3分钟，以免因吸痰造成病人缺氧。

（3）吸痰所用物品每日更换1～2次，吸痰管应每次更换。

（4）储液瓶内的吸出液应及时倾倒，不应超过瓶的2/3，以免痰液吸入马达，损坏机器。储液瓶洗净后，应盛少量的水，以防痰液黏附于瓶底，妨碍清洗。

（5）密切观察病情，如发现病人排痰不畅或喉头有痰鸣音，应及时吸痰。如果病人痰液黏稠，可协助病人变换体位，配合叩击、雾化吸入等方法，通过震动、稀释痰液，使之易于吸出。

（6）如为昏迷病人，可用压舌板或开口器先将口启开，再进行吸痰；如为气管插管或气管切开病人，需经气管插管或套管内吸痰；如经口腔吸痰有困难，可由鼻腔插入吸痰。

（二）注射器吸痰法

在无吸引器的情况下，可用20 mL或100 mL注射器，接头处连一橡皮导管，其尖端放入口腔、鼻腔或气管套管内，边抽动注射器活塞边使导管后退，吸出痰液或呕吐物。

五、洗胃法

（一）目的

1.解毒

清除胃内毒物或刺激物，避免毒物吸收。用于急性食物中毒或药物中毒。服毒后6小时内洗胃最有效。

2.减轻胃黏膜水肿

幽门梗阻病人，饭后常有潴留现象，引起上腹胀闷、恶心、呕吐等不适，通过胃灌洗，将胃内潴留食物洗出，以减轻胃黏膜水肿。

3.为手术或检查做准备

行胃切除、胃肠吻合等手术前，洗胃可减少术中并发症，便于手术操作。

（二）方法

1.口服催吐法

（1）适用于清醒又能主动合作的病人。

（2）备10000～20000 mL洗胃溶液，温度为25～38 ℃，每次饮用300～500 mL。

2.漏斗洗胃法

利用虹吸原理。

（1）病人取坐位或半坐卧位，中毒较重者取左侧卧位。昏迷病人取平卧位，头偏向一侧。先插入胃管并证实在胃内，再将漏斗放置低于胃部的位置，挤压橡胶球，抽尽胃内容物。

（2）再举漏斗高过头部约30～50 cm，将洗胃液缓慢倒300～500 mL于漏斗内，每次灌洗量不超过500 mL。

3.注洗器洗胃法

注洗器洗胃法是用胃管经鼻腔插入胃内，用注洗器冲洗的方法。适用于幽门梗阻、休克病人、小儿及胃手术前的洗胃。

4.电动吸引洗胃法

利用负压吸引原理，适用于抢救急性中毒。在抢救急性中毒时，能迅速而有效地清除胃内毒物，先按"手吸"键，吸出胃内容物；再按"自动"键开始对胃进行自动冲洗，待吸出液体澄清无味后，按"停机"键，机器停止工作。压力不宜过大，应保持在13.3 kPa左右，以免损伤胃黏膜。吸引器上连接的储液瓶容量应在5000 mL以上。

5.注意事项

（1）急性中毒者，应先迅速采用口服催吐法，必要时进行洗胃，中毒病人在6小时内洗胃效果最好，以减少毒物被吸收。

（2）当不明所服毒物时，应先抽取胃内容物送检。可选用温开水或等渗盐水洗胃，待毒物性质明确后，再采用对抗剂洗胃。

（3）在洗胃过程中，病人出现腹痛、流出血性灌洗液或出现休克症状时，应停止灌洗，并通知医生进行处理。

（4）若服强酸或强碱等腐蚀性药物，则禁忌洗胃，以免导致胃穿孔。可按医嘱给予药物或物理性对抗剂，如喝牛奶、豆浆、蛋清（用生鸡蛋清调水至200 mL）、米汤等，以保护胃黏膜。

（5）为幽门梗阻病人洗胃，宜在饭后4～6小时或空腹进行。应记录胃内潴留量，以了解梗阻情况，为静脉补液提供参考。如灌洗量为2000 mL，洗出量为2500 mL表示胃潴留量为500 mL。

（6）食管、贲门狭窄或梗阻，主动脉弓瘤，最近曾有上消化道出血，食道静脉曲张，胃癌、胃穿孔等病人均禁忌洗胃，昏迷病人洗胃宜谨慎。

（7）洗胃液每次灌入量以300～500 mL为宜，每次不超过500 mL。如灌入量过多，液体可从口鼻腔涌出，引起窒息；还可导致急性胃扩张，使胃内压升高，促进毒物进入肠道，反而增加了毒物的吸收；且胃突然扩张还可兴奋迷走神经，反射性地引起心搏骤停。

（8）解毒剂和禁忌药物：①1605、1059、4049（乐果）等禁用高锰酸钾洗胃，否则可氧化成毒性更强的物质。②敌百虫中毒禁用碱性液（碳酸氢钠）洗胃，以免产生毒性更强的敌敌畏。敌敌畏的灌洗溶液为2%～4%碳酸氢钠溶液。③巴比妥类药物采用硫酸钠导泻，禁用硫酸镁导泻。④磷化锌（灭鼠药）中毒内服硫酸铜，可使其成为无毒的磷化铜沉淀，阻止吸收，并促进其排出体外。磷化锌易溶于油类物质，如果中毒，忌用鸡蛋、牛奶、油类等脂肪性食物，以免促使磷的溶解吸收，加重中毒症状。

六、人工呼吸器的应用

（一）简易呼吸器

1.一般速率为16～20次/分，每次挤压能进入500～1000 mL气体。挤压与放松时间比为1:2。

2.操作中，应注意观察病人，如病人有自主呼吸，人工呼吸应与之同步，即在病人吸气时，顺势挤压呼吸气囊。达到一定潮气量时，完全放松气囊，使病人自行完成呼气动作。

（二）人工呼吸机

1.工作原理

利用机械动力建立肺泡与气道通口的压力差。

2.呼吸器与病人的连接

（1）面罩法：用于置有胃管的清醒合作的病人或急性呼吸停止的抢救。

（2）气管插管法：适用于神志不清的病人。但维持时间不宜过长，一般不超过72小时。

3.呼吸器参数的调节

（1）潮气量：即一次气体进入量。一般为10～15 mL/kg（600～800 mL）。

（2）呼吸频率：成人一般10～16次/分，小儿酌情增加。

（3）呼气压力：0.147～1.96 kPa，一般应<2.94 kPa。

（4）呼/吸时间比：即每次进气时间与呼气时间的比值。一般采用1:（1.5～2）。对阻塞性通气障碍者，呼气时间应延长，约为1:（2～3），如是限制性通气障碍，则应延长进气时间，约1:（1～1.5）。

（5）供氧浓度：以30%～40%为宜，一般<60%。

（6）每分通气量：8～10 L/min。

4.注意事项

（1）呼吸机工作后，应密切观察呼吸机的运转情况及病人病情变化，如病人两侧胸壁运动是否对称、呼吸音是否一致、机器与病人的呼吸是否同步等。检查呼吸机各管路连接是否紧密、有无脱落、有无漏气、各参数是否符合病人需要。

（2）观察各参数是否符合病人病情需要。①通气不足，可造成酸中毒。因CO_2潴留病人可出现烦躁不安、多汗、皮肤潮红、血压升高、脉搏加快。②通气过度，病人可出现昏迷、抽搐等碱中毒症状。③通气量适宜，病人安静、呼吸合拍，血压、脉搏正常。

（3）充分湿化气道，防止气道干燥，分泌物阻塞气道，诱发肺部感染；鼓励病人翻身、咳嗽，促进痰液排出；湿化罐内放蒸馏水，减少杂质。

（4）预防和控制感染：每日更换呼吸机各管道，更换螺纹管、呼吸机接口、雾化器等，并用消毒液浸泡消毒；病室空气用紫外线照射1～2次/分，25～30分钟/次；病室的地面、病床、床旁桌等，用消毒液拭擦，2次/天。

（5）呼吸机撤离的指征：神志清醒、呼吸困难的症状消失、缺氧完全纠正。血气分析正常或接近正觉。一般呼吸器应用越久，撤离的过程也越长。

第十五节　临终病人的护理

一、概述

（一）死亡的概念

1.死亡是指个体的生命功能的永久性终止。呼吸、心搏停止是传统判断死亡的标准。

2.当前医学界提出以脑死亡作为判断死亡的标准。判别"脑死亡"的4条标准：①不可逆的深度昏迷；②自发呼吸停止；③脑干反射消失；④脑电波（EFG）消失或平坦。

（二）死亡的分期与临床表现

1.濒死期（临终状态）

濒死期是生命活动的最后阶段，及时抢救生命可复苏。此期的主要特点是脑干以上部位的功能处于深度抑制状态或丧失，而脑干的功能依然存在。表现为意识模糊或丧失，各种深浅反射逐渐消失，肌张力丧失，心跳减弱，血压降低，呼吸变浅、弱，出现潮式或间歇呼吸。说话困难、听觉最后消失。各种反应消失，通常呼吸先停止，随后心搏停止。

此期要严密观察病情变化，配合抢救工作，多用语言和触觉与病人保持联系。通知病人家属及单位，允许家人陪伴，并做好安慰工作。

2.临床死亡期

临床死亡期又称为躯体死亡或个体死亡，是临床上判断死亡的标准。主要特征为心搏、呼吸完全停止，各种反射消失、瞳孔散大，延髓处于深度抑制状态。在一般条件下，持续时间为5～6分钟（即血液供应完全停止）。此期由于重要器官代谢过程尚未停止，若能得到及时有效的抢救治疗，生命有可能复苏。在低温条件下可延长1小时左右，超过这个时间，大脑将发生不可逆的变化。

3.生物学死亡期

生物学死亡期是死亡过程的最后阶段。从大脑皮质开始整个神经系统以及各器官的新陈代谢相继停止，并出现不可逆的变化，机体已不能复活。随着生物学死亡期的进展，相继出现早期尸体现象：

（1）尸冷：死亡后尸体温度逐渐下降，死亡后10小时内，尸温每小时下降1℃，以后每小时下降0.5℃，24小时左右与环境温度相同。体表温度经过6～8小时同室温接近。

（2）尸斑：死后由于血液循环停止及地心引力的作用，血液向身体的最低部位坠积，呈暗红色斑块或条纹，出现在尸体的最低部位，一般在死亡2～4小时后出现。因此死亡后应将病人转为仰卧位，以防面部颜色改变。

（3）尸僵：尸体肌肉僵硬。关节固定。一般在死亡后1～3小时出现，4～6小时扩展到全身，12～16小时最硬，24小时后尸僵开始减弱。

（4）尸体腐败：一般死亡24小时后发生（气温高时发生较早），主要是在酶的作用下，使组织发生分解、自溶。先出现在右下腹。

二、临终病人的心理变化及护理

美国医学博士罗斯认为临终病人的心理活动有五个发展阶段，即否认期、愤怒期、协议期、忧郁期及接受期。

1.否认期

否认期最早出现。当病人间接或直接听到自己可能会死亡时，他第一个反应就是否认："不可能""他们一定是搞错了"，以此来极力否认、拒绝接受。继而会四处求医、怀着侥幸心理、希望是误诊。有的病人到临终前一刻仍乐观地谈论未来的计划及病愈后的设想。

对此期病人，不可将病情全部揭穿。与病人交谈时，要认真倾听、表示热心、支持和理解，经常出现在病人的身边，让他感到没有被抛弃，而时刻受到人们的关怀。同时也要防备少数病人心理失衡，以扭曲方式对抗此期的负重感。

2.愤怒期

病人常迁怒于周围的人，向医护人员、家属、朋友等发泄愤怒。当病人经过短暂的否认而确定无望时，一种愤怒、妒忌、怨恨的情绪油然而起："为什么是我？这太不公平了"，于是把不满情绪发泄在接近他的医护人员及亲属身上。

对临终病人的这种"愤怒"，应该看成是正常的适应性反应，是一种求生无望的表现。作为医护人员要谅解、宽容、安抚、疏导病人，让其倾诉内心的忧虑和恐惧，这样对病人是有益的，切不可以"愤怒"回击"愤怒"，应理解其不合作的行为。

3.协议期

病人希望尽可能地延长生命。病人承认死亡的来临，为了延长生命，病人会提出种种"协议性"的要求，希望能缓解症状。此期病人变得非常和善、宽容，对病情抱有一线希望，能积极配合治疗。有些病人则对所做过的错事表示悔恨。

护士应看到这种情绪对病人是有益的，应主动关心病人，鼓励其说出内心的感受，尽可能满足病人的需要。即使难以实现，也要做出积极努力的姿态。指导病人更好地配合治疗，以减轻病人的痛苦。

4.忧郁期

尽管采取多方努力，但病情日益恶化，病人往往会产生很强烈的失落感。病人已充分认识到自己接近死亡，心情极度伤感、情感低落、沉默、抑郁和绝望。此时病人希望与亲朋好友见面，希望亲人、家属时刻陪伴在身旁，同时急于交代后事。

对这期病人，允许其哀伤、痛苦和诉说他的衷情，并耐心倾听。同时应观察病人有无自杀倾向，预防意外发生。尽量满足病人的合理要求，可以安排亲朋好友会面，让其家属陪伴在身旁等。

5.接受期

经历一段忧郁后，病人的心情得到了抒发，面临死亡已有准备，极度疲劳衰弱，常处于嗜睡状态，表情淡漠，却很平静。

护士应尊重病人的信仰，延长护理时间，让病人在平和、安逸的心境中走完人生之旅。

三、死亡后的护理

（一）尸体护理

确认病人死亡后，由医生开具死亡诊断书，护士应尽快进行尸体护理。护士必须把死亡看成人的死亡，对死者的护理仍然是对人的护理，是对人整体护理的继续和最后完成，要求护士以严肃认真的态度，及时进行尸体护理。

1.目的

使尸体清洁，维持良好的外观，易于辨认，以安慰亲人。

2.操作方法

（1）撤去治疗用物，平放尸体，仰卧，置枕于头下，以免面部瘀血或胃内容物流出。

（2）洗脸，闭合口、眼。不能闭合者，用湿毛巾敷或于上眼睑下垫少许棉花，使上眼睑下垂闭合。有假牙应戴上。夹棉球填塞鼻、口、耳，以免液体外溢，棉花不要外露。

（3）脱去衣裤，擦净尸体，用棉花堵塞肛门、阴道。

（4）穿殓衣，将第一张尸体识别卡系在尸体右手腕部。包裹尸体，将第二张尸体识别卡系在尸体腰间尸单或尸袍上，送太平间后把第三张尸体识别卡交给太平间工作人员，系在停尸屉外。

（5）整理病历，停止一切医嘱，在体温单上40～42℃之间写死亡时间，其余手续与出院相同。若系传染病病人，病故后其所住的病室及用物，须经终末消毒处理后方可再用。

3.注意事项

（1）病人经抢救无效，由医生证明，确已死亡，方可进行尸体护理。

（2）病人死亡后，应立即护理其尸体，以防僵硬。

（3）尸体识别卡要填写清楚，便于辨认。

（4）若系传染病病人，死后料理应按隔离技术进行。应用消毒液清洁尸体，孔道应用浸有1%氯胺溶液的棉签填塞。

第十六节　医疗和护理文件的书写

一、概述

（一）病案的书写要求

1.记录必须及时、准确、真实、完善，内容简明扼要，医学术语运用确切。

2.用红、蓝钢笔书写，眉栏、页码必须填写完整，记录者签上全名以明确职责。

3.文句通顺、字体清楚端正，不得涂改，剪贴，或滥用简化字。

（二）病案的排列和保管

1.住院、出院病人病案的排列

见前面相关章节。

2.病案的管理

病案由各级医务人员共同书写，要保持病案整洁、完整，防止破损和残缺，及时将化验单等检验报告单粘贴、归入病案。按规定，病人及家属有权复印体温单、医嘱单、护理记录单。要注意医疗文件的保密，住院期间由病房保管，病员及其家属未经医生同意不得翻阅。出院病人或死亡病人的病案应整理后交病案室保管，并按卫生行政部门所规定的保存期限保管。各种记录保存期限为：

（1）体温单、医嘱单、特别记录单作为病历的一部分随病历放置，病人出院后送病案室长期保存。

（2）门诊病历档案的保存时间自病人最后一次就诊之日起不少于15年。

（3）病区交班报告本由病室保存1年。医嘱本保存2年。

二、护理文件的书写

（一）体温单

测量体温、脉搏、呼吸和血压所获结果，按要求记录于体温单上。

1.体温单上各项目的记录法

（1）眉栏用蓝笔填写。

（2）用红笔在40～42℃横线之间相应的时间栏内，纵行填写入院、转入、手术、分娩、出院、死亡时间。所填写时间按24时制记录，且一律用中文写×时×分。

2.体温、脉搏、呼吸记录法

（1）体温曲线的绘制：体温按实际测量读数记录，不得折算，体温单内每小格为0.2℃，5小格为1℃。

①口腔温度以蓝点"●"表示。

②腋下温度以蓝叉"×"表示。

③直肠温度以蓝圈表示"○"表示。

各点、叉、圈之间以蓝线相连。

④物理降温如温水或酒精擦浴、大动脉冰敷后的体温，以红圈（"○"）表示，并用红色虚线与物理降温前的体温相连，下次测得的体温用蓝线仍与物理降温前体温相连。

⑤遇拒测、外出未能测体温时，则在体温单40～42℃横线之间用红钢笔在相应时间纵格内填写"拒测""外出"等。并且前后两次体温曲线应断开不连。

⑥当体温<35℃时，为体温不升，应在35℃线相应时间栏内用蓝笔画一蓝点"●"，于蓝点处向下画箭头"↓"，长度不超过两小格，再与相邻温度相连。

（2）脉搏、心率曲线的绘制：体温单内每小格为4次、5小格为20次。

①脉率以红点"●"表示，心率以红圈"○"表示。

②将实际测量的脉率或心率绘制于相应的时间栏内，相邻脉搏或心率用红线相连，相同两次脉率或心率间可不连线。

③当体温与脉搏重叠时，先画体温符号，再用红笔在体温外面画红圈"○"表示脉搏，如系肛温，则先以蓝圈表示体温，其内用红点"●"表示脉搏。

④脉搏短绌时，常同时绘制心率和脉率，在心率与脉率之间用红笔画线填满。

（3）呼吸曲线绘制

①呼吸以蓝点"●"表示。

②将实际测量的呼吸次数绘制于相应的时间栏内，相邻呼吸用蓝线相连，在相同两次呼吸间可不连线。

③当呼吸与脉搏重叠时，先画呼吸符号，再用红笔在呼吸外面红圈"○"表示脉搏。

3.底栏

（1）大便次数：每24小时记录前一日的大便次数，如无便记"0"；灌肠后的大便次数用"E"符号，以分数表示，如"3/E"表示灌肠后大便3次，"3/2E"表示灌肠两次后大便3次；"1²/E"表示自解一次、灌肠后又解两次；人工肛门或大便失禁写"※"。

（2）尿量

①记前一天24小时的尿液总量，从入院后第二天开始填写，每天记录1次。

②小便符号：导尿用"C"表示；小便失禁以"※"表示。如"1500/C"表示导尿病人排尿1500 mL。

（3）出入量

①记录的内容：

a.每日摄入量：包括每日饮水量、输液量、输血量、食物中的含水量等。

b.每日排出量：包括尿量、粪便量以及其他排出液，如胃肠减压吸出液、胸腹腔吸出液、痰液、呕吐液、伤口渗出液、胆汁引流液等。

②记录方法：

a.出入液量可先记录在出入液量记录单上，晨7时至晚7时，用蓝笔；晚7时至次晨7时，用红笔。

b.晚7时，作12小时的小结；次晨7时，作24小时总结，并记录在体温单相应栏内。12小时小结用蓝钢笔书写，24小时总结用红钢笔书写。

c.单位为"mL"，在相应栏内记录前一日24小时的统计数字。

（4）体重：单位为"kg"，住院期间每周至少记录1次。如因病情不能测量体重，应在相应栏内注明"卧"字。

4.页码

用蓝笔填写。

（二）医嘱单

医嘱是医生为病人制定的各种检查、治疗、护理等具体措施。由医生开写，医护人员共同执行。医嘱单是护士执行医嘱的依据。

1.医嘱的种类

（1）长期医嘱：自开写之日起，有效期在24小时以上，当医生注明停止时间后失效。如护理级别、饮食、药物等。

（2）临时医嘱：医嘱有效时间在24小时以内，只执行一次。应在短时间内执行，有的须立即执行。如会诊、检验、手术、转科等。

（3）备用医嘱：分长期备用医嘱（prn）和临时备用医嘱（sos）。①长期备用医嘱：有效期在24小时以上，需要时使用，医生注明停止时医嘱失效；有的长期备用医嘱必须注明每次用药的间隔时间，如哌替啶50 mg im q6h prn。②临时备用医嘱：必要时使用，仅在12小时内有效，只执行1次，过期尚未执行即失效。注销时由护士在医嘱后用红笔写"未用"。

2.医嘱的处理方法

处理原则：先急后缓，先执行后抄写。即先执行临时医嘱，再执行长期医嘱，最后转抄到医嘱记录单上，执行者签名。

（1）临时医嘱：医生直接写在临时医嘱单上。需立即执行的临时医嘱，护士执行后，必须注明执行时间，并签全名。

（2）长期医嘱：医生直接写在长期医嘱单上。护士执行长期医嘱后，应在长期医嘱执行单上注明执行时间，并签全名。

（3）备用医嘱：

①长期备用医嘱：医生直接写在长期医嘱单上，按长期医嘱处理。须注明每次用药的间隔时间。需要时，护士每次执行后在临时医嘱栏内记录，注明执行时间并签全名，供下一班参考。

②临时备用医嘱：医生直接写在临时医嘱单上，12小时内有效。执行后注明执行时间并签全名，过期未执行自动失效。注销时，护士在该医嘱后用红钢笔写"未用"两字，执行后按临时医嘱处理。

（4）停止医嘱：把相应执行单上的有关项目注销，同时注明停止日期和时间。在医嘱记录单长期医嘱栏内原医嘱后面的停止栏上写明停止日期和时间。

（5）手术、分娩、转科医嘱：将各执行单原有医嘱上画一红线，并写明日期。在临时医嘱栏内写明日期、时间、原因，并在其下画一红线，表示以前医嘱全部作废，并在红线下面用红笔写"术后医嘱""分娩医嘱""转科医嘱"等。

3.注意事项

（1）所有医嘱均由医生直接书写，并签名方有效。一般不执行口头医嘱，在紧急情况下可使用口头医嘱，但护士必须复通一遍，确认无误，方可执行，事后仍须由医生及时补写医嘱，执行护士也必须在医嘱单上签名。

（2）对有疑问的医嘱，必须核对清楚方可执行。凡需下一班执行的临时医嘱要交班，并在护士交班记录上注明。

（3）两项医嘱之间不得留有空格。写错或取消医嘱时，不能任意涂改，应在该医嘱后用红笔写"作废"二字。

（4）严格执行医嘱核对制度。医嘱须每日、每班核对，每周应进行总核对。

（三）特别护理记录

特别护理记录常用于危重、抢救、大手术后或特殊治疗须严密观察病情变化者。特别护理终止后将特别护理记录单按页数顺排，归入病案永久保存。

1.记录内容

包括生命体征、神志、瞳孔、出入液量、用药情况、病情动态变化、各种治疗护理措施及效果等。

2.记录方法

（1）用蓝笔填写眉栏各项及页数。

（2）上午7时至下午7时用蓝笔记录，下午7时至次晨7时用红笔记录。

（3）出入液量每12小时用蓝笔作一小结，每24小时用红笔作一总结，并记录于体温单上。

（4）如因抢救病人未能及时记录，应在抢救结束后6小时内，据实补记所有内容。

（四）病区值班报告

病区值班报告是值班（主班）护士对病区内病人，在本班的动态变化所做的书面交班记录。病区值班报告可以使接班护士简要地了解病人情况，需要注意和应该准备的事项，以便进行工作。病区值班报告保存一年。

1.书写要求

必须认真负责，在全面了解病人身心情况、掌握重点病情动态和治疗效果的基础上，于交班前书写。日班用蓝笔书写，晚、夜班用红笔书写。

2.书写顺序

先写离开病室的病人（出院、转出、死亡），再写进入病区的病人（新人、转人），最后写本班重点病人（危重、手术、分娩及有异常情况的病人）。同一栏内的内容，按床号先后顺序书写。

第十七节　职业损伤

一、概念

1.护理职业防护

护理职业防护是指在护理工作中采取多种有效措施，以保护护士免受职业损伤因素的侵袭，或将其危害降到最低程度。

2.护理职业暴露

护理职业暴露是指护士在工作过程中，接触有毒、有害物质或病原微生物，以及受到心理、社会因素的影响而可能损害健康或危及生命的一种状态。

3.护理职业风险

护理职业风险是指护士在工作过程中可能发生的一切不安全事件。

4.标准防护

标准防护是指假定所有人的血液、体液、分泌物等体内物质都有潜在的传染性，接触时均应采取防护措施，防止因职业感染传播疾病的策略。

二、职业损伤危险因素

1.生物因素

生物因素是影响护理职业安全中最常见的职业损伤危险因素，主要是指细菌、病毒、支原体等微生物，其中细菌和病毒多见。细菌以葡萄球菌、链球菌、肺炎球菌和大肠杆菌等常见，主要通过呼吸道、消化道、血液、皮肤等途径感染；病毒以肝炎病毒、艾滋病病毒（人类免疫缺陷病毒）、冠状病毒等常见，主要通过呼吸道和血液感染，其中最常见、最危险的是艾滋病病毒、乙肝病毒和丙肝病毒。

2.物理因素

（1）机械性损伤：常见的有跌倒、扭伤、撞伤等，特别是负重伤对护士造成的危害不容忽视。负重伤比较常见的是腰椎间盘突出症。引发主要原因包括工作强度大、外界温差的刺激和长期的积累损伤等。

（2）锐器损伤：锐器损伤是最常见的职业损伤因素之一，是导致血源性传播疾病的主要因素。

（3）放射性和温度性损伤。

（4）噪声：长期处于声音强度超过35 dB的环境中，可引起听力和神经系统的损害。

3.化学因素

（1）化学消毒剂：经常接触且容易对护士造成损伤的化学消毒剂有：甲醛、过氧乙酸、戊二醛、含氯消毒剂等。

（2）化疗药物：长期接触化疗药物，若防护不当，化疗药物可通过皮肤、消化道、呼吸道等途径入侵体内造成潜在的危害，可引起白细胞减少、流产率增高、严重者会出现癌变、畸变、基因突变及脏器损伤等。

（3）麻醉废气：吸入性麻醉药可污染手术室空气，若室内排污设备不完善，长期接触可导致麻醉废气在体内蓄积造成慢性氟化物中毒，导致遗传与生育等受影响。

4.心理、社会因素

心理、社会因素对护士的损伤不仅影响护士身心健康，而且会影响社会群体对护士职业的选择。

三、护理职业损伤的主要防护措施

1.洗手

无论是否戴手套，在接触血液、体液、分泌物、排泄物及污染物品后必须洗手；摘下手套及接触另一名病人前，必须洗手。常规洗手使用肥皂或洗手液（肥皂应保持干燥）。在感染或传染病流行期间，应使用消毒液洗手。

2.防护用物的使用

（1）护理可能产生血液、体液、分泌物及排泄物飞溅或飞沫时，应戴上口罩、防护镜和面罩。

（2）隔离衣污染后，应尽快脱下，立即洗手。避免把微生物带给其他病人或地方。

（3）戴手套：①有伤口时应戴手套操作，加强防护。②操作中，手套破损后应立即更换，脱手套后仍需立即彻底洗手。③接触黏膜和未被污染的皮肤时，应更换清洁的手套。④接触血液、体液、分泌物、排泄物及污染物品时，必须戴上清洁手套（不需消毒）。⑤手套使用后，应注意脱掉并洗手。

3.锐器伤的防护

（1）防护措施：①在进行侵袭性操作中，光线应充足；严格按规程操作，防止被医用锐器刺伤或划伤。②使用安瓿试剂时，先用砂轮划痕再垫棉球或纱布掰安瓿。③制定完善的手术器械摆放及传递规程。④手持针头或锐器时，勿将针尖或锐器面对他人。⑤禁止用手接触使用后的针头、刀片等锐器；禁止直接用手传递锐器。⑥禁止将使用后的针头重新套上针帽（抽动脉血进行血气分析应除外）；禁止用双手分离污染的针头和注射器，禁止用手折弯或弄直针头。⑦使用后的锐器不应与其他医疗垃圾混放，必须及时放入耐刺、防漏的锐器盒内，以防被刺。锐器盒要有明显的标志。⑧选择安全器材，如真空采血用品、自毁性注射器、带保护性针头护套的注射器及安全静脉留置针等。⑨一旦发生锐器伤，应立即做好局部处理；建立护士档案，定期体检，接种疫苗。建立损伤后登记上报制度、处理流程、监控系统，追踪伤者健康状况。

（2）紧急处理方法：①发生针刺伤时，立即用手从伤口的近心端向远心端挤压，挤出伤口的血液，禁止进行伤口局部挤压或按压，以免发生虹吸现象，将污染血液吸入血管，增加感染的机会。②用肥皂水彻底清洗伤口，并用流水反复冲洗；用等渗盐水冲洗黏膜。③用0.5%的碘伏或75%的酒精消毒伤口，并包扎。④向主管部门报告并及时填写锐器伤登记表。⑤根据锐器伤的具体情况进行评估，做相应处理。

4.化疗药物损伤的防护

（1）配制化疗药物的环境要求：设化疗药物配制间，操作台面覆以一次性防渗透防护垫，以吸附溅出的药液，减少药液污染台面。

（2）配制化疗药物的准备要求：配制前洗手，戴帽子、口罩、护眼镜，穿防渗透隔离衣，戴手套。轻弹安瓿，掰安瓿时应垫纱布，避免药粉、药液外溅。

（3）执行化疗药物操作要求：①溶媒应沿瓶壁缓慢注入瓶底，待药粉浸透后再摇晃，防止药粉溢出；②药液稀释后抽出瓶内气体，以防压力过高，药液从针眼溢出；③抽取药液后，不要将药液排于空气中；④抽取的药液以不超过注射器容量的3/4为宜；⑤操作结束后擦洗操作台面，脱去手套后彻底冲洗双手并进行淋浴；⑥静脉注射时戴手套，确保注射器及输液管接头处连接紧密，以防药液外漏；加药速度不宜过快，以防药液从管口溢出。

（4）化疗药物外漏和人员暴露时的处理要求：①若化疗药物外漏，应立即标明污染的范围，及时处理干净，避免他人接触；②在配制、使用化疗药物和处理污染物的过程中，药液飞溅到工作服或口罩上时，应立即更换；药液溅在皮肤上时，应立即用肥皂水和清水冲洗被污染的皮肤；眼睛被污染时，应立即用清水或生理盐水反复冲洗。

（5）污染废弃物的处理：①凡与化疗药物接触过的一次性注射器、废安瓿及药瓶、输液器等，放置在有特殊标记的防刺破、防漏的专用容器中，由专人封闭处理，避免污染空气。②所有被污染的废物、一次性防护衣、帽等须焚烧处理；非一次性物品，如隔离衣等，应与其他物品分开放置，高温处理。③

处理48小时内接受过化疗病人的分泌物、排泄物、血液等时，须穿隔离衣、戴手套；被化疗药物或病人体液污染的床单等应单独洗涤。④用清洁剂清洗病人使用过的洗手池、马桶。⑤混有化疗药的污水，应在医院污水处理系统中专门处理后再排入城市污水系统。

5.负重伤的护理

（1）加强体育锻炼，预防下肢静脉曲张；加强腰背部锻炼，改善局部血液循环，预防腰椎间盘突出症。

（2）保持正确的工作姿势，使用劳动保护用品。

（3）养成良好的生活习惯，避免过重工作负荷。

第十八节　水、电解质、酸碱代谢失调病人的护理

一、概述

1.体液的组成和分布

体液由水、电解质、低分子有机化合物及蛋白质等组成，广泛分布于组织细胞内外。体液总量随性别、年龄和胖瘦而异。因肌组织含水量较多（75%～80%），而脂肪组织含水量较少（10%～30%），故一般成年男性的体液量约占体重的60%，女性的体液量约占体重的50%。小儿的脂肪较少，故体液占体重的比例较高，婴幼儿的体液量可达体液的70%～80%。随年龄增长和体内脂肪组织的增多，体液量将有所下降，14岁以后，儿童体液量占体重的比例已近似于成人，而老年人的体液量约占体重的50%。体液包括细胞内液和细胞外液两部分。细胞内液大部分位于骨骼肌内。由于成年男性肌量较大，故其细胞内液约占体重的40%，女性的细胞内液约占体重的35%。男、女性的细胞外液均约占体重的20%。细胞外液包括血浆和组织间液两部分，其中血浆量约占体重的5%，组织间液占体重的15%。

细胞外液中主要的阳离子为Na^+，主要的阴离子为Cl^-、HCO_3^-和蛋白质。细胞内液中的主要阳离子为K^+和Mg^{2+}，主要阴离子为HPO_4^{2-}和蛋白质。细胞内、外液的渗透压相等，正常为290～310 mmol/L。

2.体液平衡和调节

（1）水平衡：人体内环境的稳定有赖于体内水分的恒定，正常人每日水的摄入和排出处于动态平衡之中。正常成人每日水的摄入量：饮水1600 mL，食物含水700 mL，代谢氧化生水200 mL，合计2500 mL；正常成人每日水的排出量：尿1500 mL，粪便200 mL，皮肤蒸发500 mL，呼吸蒸发300 mL，合计2500 mL。

（2）电解质平衡：维持体液电解质平衡的主要电解质为Na^+和K^+。钠主要来自食盐，通过小肠吸收，主要经尿液排出，其主要生理作用是维持细胞外液的渗透压和神经肌肉的兴奋性，正常血清钠的浓度为135～145 mmol/L。体内钾总量的98%在细胞内，2%在细胞外，正常血清钾的浓度为3.5～5.5 mmol/L，其主要生理作用是维持细胞的正常代谢、维持细胞内液的渗透压和酸碱平衡、增加神经肌肉的应激性、抑制心肌收缩能力。

体液容量及渗透压的稳定由神经-内分泌系统调节，通过肾素-血管紧张素-醛固酮系统来恢复和维持血容量，通过下丘脑-垂体-抗利尿激素系统来恢复和维持正常渗透压。

（3）酸碱平衡及调节：人体正常的生理和代谢活动需要一个酸碱适宜的体液环境，动脉血浆 pH 保持在7.40±0.05。人体主要通过体液中的缓冲系统和肺、肾来调节酸碱平衡。缓冲系统中以 HCO_3^-/H_2CO_3 最为重要，当其比值保持为20：1时，血浆 pH 维持于7.40。

二、水和钠代谢紊乱病人的护理

（一）概念与病理生理

1. 等渗性缺水

等渗性缺水又称急性缺水或混合性缺水。在外科病人中最常见。水和钠成比例丢失，血清钠仍在正常范围（135～145 mmol/L），细胞外液渗透压也维持在正常范围（280～310 mmol/L）。常造成细胞外液量迅速减少，包括循环血量减少，但最初细胞内液并不外移，细胞内液并不减少，持续较长一段时间

后，细胞内液也将逐渐外移，随细胞外液一起丧失，终致细胞内缺水。

2. 低渗性缺水

低渗性缺水又称继发性缺水或慢性缺水，水和钠同时缺失，但缺水少于缺钠，细胞外液低渗，血清钠<135 mmol/L，水向细胞内转移，导致细胞外液减少而细胞内液过多。早期由于细胞外液渗透压降低，引起抗利尿激素分泌减少，使水在肾小管的重吸收减少，尿量增多，以提高细胞外液渗透压，但这种变化使细胞外液量反而更加减少。循环血量明显减少时，机体将不再顾及渗透压的调节而尽量维持血容量。血容量不足，使肾脏入球小动脉内压力下降，刺激管壁的压力感受器，使肾小球旁细胞分泌肾素增加，引起醛固酮分泌增加，肾脏减少钠的排出，Cl^-和水的重吸收增加，故尿量减少，尿中氯化钠含量也明显降低。同时，血容量严重不足又刺激垂体后叶，使抗利尿激素分泌增加，水重吸收增加。当上述代偿功能不能维持血容量时，将出现休克。这种因大量缺钠造成的休克又称低钠性休克。

3. 高渗性缺水

高渗性缺水又称原发性缺水，水、钠同时缺失，但缺水多于缺钠，血清钠高于正常（>150 mmol/L），细胞外液高渗（细胞外液渗透压高于310 mmol/L），使视丘下部的口渴中枢受刺激感到口渴而饮水，增加体内水分。此外，细胞外液高渗可引起抗利尿激素分泌增加，导致尿量减少，从而降低细胞外液渗透压并恢复细胞外液容量。若继续缺水，循环血量显著减少，引起醛固酮分泌增加，使水和钠重吸收增强，从而维持血容量。严重缺水时，因细胞外液高渗，使细胞内液外移，结果是细胞内、外液量都减少，并且细胞内缺水超过细胞外缺水，脑细胞缺水可致脑功能障碍。需要说明的是，如治疗措施不当可改变脱水的性质。

4. 水中毒

水中毒又称稀释性低钠血症或水过多，是指入水量超过排水量，水潴留在体内引起血浆渗透压下降和循环血量增多。水中毒时，细胞外液量骤增，血清钠因被稀释而浓度降低，使渗透压下降，水向细胞内移动，结果是细胞内、外液的渗透压均降低且量增大。循环血量的增加抑制醛固酮分泌，使肾远曲小管和集合管对Na^+的重吸收减少，Na^+随尿排出增加，血清钠浓度会更低。

（二）病因

1. 等渗性缺水

主要病因：①消化液急性丧失，如大量呕吐、腹泻、肠瘘等；②体液丢失在感染区或软组织内，造成分布性失调，导致功能性细胞外液减少，如腹腔或腹膜后感染、肠梗阻、大面积烧伤等。

2. 低渗性缺水

常见原因：①胃肠消化液持续丧失，如反复呕吐、胃肠长期引流、慢性肠梗阻等；②大创面慢性渗液，如大面积烧伤时血浆渗出；③肾排出水、钠过多，如使用利尿酸等利尿剂，在上述过程中，未注意补充适量的钠盐，导致机体内相对缺钠多于缺水，产生低渗性缺水；④钠补充不足或长期限制钠的摄入。

3. 高渗性缺水

常见原因：①水分摄入不够，如食管癌病人吞咽困难，危重病人给水不足，静滴大量高渗盐水或管饲要素饮食，或水源断绝；②水分丧失过多，如高热大量出汗（汗液为低渗液，含氯化钠0.25%）、烧伤暴露疗法、尿崩症、利尿剂使用不当等。

4. 水中毒

常见原因：①肾功能不全，排尿能力下降；②抗利尿激素分泌过多；③机体摄入水过多或静脉补液过多。

（三）临床表现

1. 等渗性缺水

病人口渴不明显，有乏力、厌食、恶心、尿少等症状。常见体征有：唇舌干燥，眼球凹陷，皮肤干燥、松弛。在短期内体液丧失量达到体重的5%（即细胞外液的25%）时，则出现血容量不足症状：脉搏细速，肢端湿冷，血压不稳定或下降。当体液丧失量达体重的6%～7%（即细胞外液的30%～35%）

时，出现典型休克症状。等渗性缺水常伴代谢性酸中毒；若丧失大量胃液，可伴发代谢性碱中毒。

2. 低渗性缺水

根据缺钠程度，临床上将其分为三度：

（1）轻度缺钠：病人不口渴，常有头晕、疲乏、手足麻木等。血清 Na^+<135 mmol/L，每千克体重缺氯化钠0.5 g，尿 Na^+、Cl^-减少。

（2）中度缺钠：在上述症状基础上，还可出现恶心、呕吐、脉搏细速、血压下降或不稳定、脉压变小、视力模糊、站立性晕倒、唇舌干燥、眼球凹陷，皮肤干燥、松弛。尿少，尿中几乎不含 Na^+ 和 Cl^-。血清钠<130 mmol/L，每日每千克体重缺氯化钠0.5～0.75 g。

（3）重度缺钠：除上述症状加重外，还可出现神志不清，肌肉痉挛性抽痛，腱反射减弱或消失；甚至木僵、昏迷、休克。血清 Na^+<120 mmol/L，每千克体重缺氯化钠 0.75～1.25 g。

3. 高渗性缺水

口渴是高渗性缺水的最早表现。按缺水的程度将其分为三度：

（1）轻度缺水：除有口渴外，无其他症状。缺水量占体重的2%～4%。

（2）中度缺水：出现极度口渴、乏力、尿少、尿相对密度高；皮肤弹性降低，唇舌干燥，眼球下陷；常有烦躁。缺水量为体重的4%～6%。

（3）重度脱水：除上述症状外，还可出现躁狂、幻觉、谵妄、昏迷等脑功能障碍症状，血压下降，甚至休克，可出现脱水热。缺水量则在体重的6%以上。

4. 水中毒

（1）急性水中毒：引起脑细胞肿胀和脑组织水肿造成颅内压增高症（头痛、呕吐、昏迷、库欣反应等），严重者发生脑疝，造成呼吸、心搏骤停。

（2）慢性水中毒：症状常被原发疾病所掩盖，病人可有乏力、恶心、呕吐、嗜睡、体重增加等表现。

（四）辅助检查

1. 实验室检查

红细胞计数、血红蛋白和血细胞比容，三种缺水均有不同程度增高；水中毒时均降低。高渗性缺水、等渗性缺水的尿相对密度增高，低渗性缺水尿相对密度下降。

2. 血清电解质检查

低渗性缺水血清钠<135 mmol/L；高渗性缺水血清钠>150 mmol/L；水中毒血清钠<120 mmol/L。

3. 动脉血气分析

可判别是否有酸中毒或碱中毒。

（五）处理原则

1. 等渗性缺水

（1）积极处理原发病。

（2）以等渗盐水或平衡盐溶液尽快补充血容量，首选平衡盐溶液。

（3）注意纠正低钾血症，一般在每小时尿量达40 mL后方可补充10%氯化钾溶液。

2. 低渗性缺水

（1）积极处理原发病因。

（2）轻、中度缺钠，根据临床缺钠程度估计需要的液体量。

（3）重度缺钠伴休克者先补充血容量，然后静滴高渗盐水尽快纠正低血钠。

（4）补钠公式

需补充的钠量（mmol）＝［血清 Na^+ 的正常值（mmol/L）－血清 Na^+ 的测得值（mmol/L）］×体重（kg）×0.6（女性为0.5）

17 mmol Na^+=1 g 钠盐。当日补计算量的一半再加日需量4.5 g。

3．高渗性缺水

（1）尽早去除病因。

（2）鼓励病人多饮水，对不能口服者，静滴5%葡萄糖或0.45%氯化钠溶液，以补充已丧失的液体。

（3）补液公式：补水量（mL）＝［血清Na^+测得值（mmol/L）－血清Na^+正常值（mmol/L）］×体重（kg）×4。或按每丧失体重1%的液体，补液400～500 mL来计算。计算所得的补水量当日及次日各输一半，还应再补给日需量2000 mL。

（4）补水同时应该适当补钠，以纠正缺钠，若伴缺钾需在每小时尿量增至40 mL后补钾。

（5）经过补液，酸中毒仍未纠正，可补给碱性液。

4．水中毒

应立即停止水分摄入。对严重水中毒病人，除禁水外，还应使用渗透性利尿剂（20%甘露醇或25%山梨醇200 mL快速20分钟内静滴），也可静脉注射速尿、利尿酸等髓袢利尿剂以促进水排出。

（六）护理问题

1．体液不足　与呕吐、腹泻、禁食、胃肠减压等有关。

2．体液过多　与水分摄入过多、排出不足或脏器功能不全有关。

3．有皮肤完整性受损的危险　与水肿和微循环灌注不足有关。

4．有受伤的危险　与意识障碍、低血压有关。

（七）护理措施

1．维持充足的体液量

（1）去除病因：采取有效预防措施或遵医嘱积极处理原发疾病，以减少体液的丢失。

（2）实施液体疗法：对已经发生缺水的病人，依其生理状况和各项实验室检查结果，遵医嘱及时补充液体。补液时严格遵循定量、定性、定时的原则。①定量：包括生理需要量、已经损失量和继续损失量3部分。②定性：根据体液平衡失调的类型选择补充液体的种类。③定时：每日及单位时间内的补液量及速度取决于体液丧失的量、速度及脏器的功能状态。若各脏器代偿功能良好，应按照先快后慢的原则进行分配，即第一个8小时补充总量的1/2，剩余1/2总量在后16小时内均匀输入。

（3）准确记录24小时液体出入量：包括各次饮食、饮水量和静脉输液量、大小便量、呕吐和引流液等，可供临床医师参考，以及时调整补液方案。

（4）疗效观察：补液过程中，护士必须严密观察治疗效果、注意不良反应。

2．纠正体液量过多

水中毒病人应严格控制水的摄入量，每日限制摄水量在1000 mL以下；对重症水中毒病人，遵医嘱给予高渗溶液（如5%氯化钠溶液），以迅速改善体液的低渗状态和减轻脑细胞肿胀，但应注意观察病情的动态变化和尿量；对需透析治疗的病人予以透析护理。

3．维持皮肤和黏膜的完整性

加强病情观察，做好预防压疮的护理；做好口腔护理。

4．减少受伤的危险

（1）定时监测血压，告知血压偏低或不稳定者在改变体位时动作宜慢，以免因直立性低血压或眩晕而跌倒受伤。

（2）建立安全的活动模式。

（3）加强安全防护措施。

三、钾代谢紊乱病人的护理

（一）病因

1.低钾血症

血清钾浓度<3.5 mmol/L。常见原因有：

（1）钾摄入不足：长期禁食或进食不足，静脉补钾不够或未补钾，急性酒精中毒。

（2）钾丧失过多：频繁呕吐，长期胃肠道减压，胃肠道瘘；急性肾衰竭多尿期、应用排钾利尿剂、肾小管性酸中毒等。

（3）体内钾分布异常：钾由细胞外进入细胞内，如代谢性碱中毒、大量输入葡萄糖和胰岛素等。

2.高钾血症

血清钾浓度>5.5 mmol/L。常见原因有：

（1）钾排出减少：如急性肾衰竭少尿期、应用保钾利尿剂（螺内酯、氨苯蝶定）及盐皮质激素分泌不足等。

（2）体内钾分布异常：细胞内钾移出至细胞外，见于溶血、严重组织损伤（如挤压综合征、大面积烧伤）、代谢性酸中毒等。

（3）钾摄入过多：口服或静脉输入过多钾，使用含钾药物或输入大量保存较久的库存血。

（二）临床表现

1.低钾血症

（1）肌无力：肌无力为最早、最主要的症状，一般先出现四肢软弱无力，后延及躯干肌、呼吸肌。病人可出现吞咽困难；累及呼吸肌时可致呼吸困难或窒息；严重者出现软瘫、腱反射减弱或消失。

（2）消化道功能障碍：出现腹胀、恶心、呕吐、肠鸣音减弱或消失等肠麻痹症状。

（3）心脏功能异常：主要为传导阻滞和节律异常。表现为心动过速、血压下降、心室颤动和心脏停搏。

（4）代谢性碱中毒和反常酸性尿。

2.高钾血症

临床表现无特异性。可因神经肌肉应激性改变，病人由兴奋状态很快转入抑制状态，表现为神志淡漠、感觉异常、乏力、四肢软瘫、腹胀、腹泻等。严重的高钾血症者有微循环障碍的表现：皮肤苍白、湿冷、青紫及低血压等。也可有心动过缓、心律不齐。最严重时表现为心搏骤停，多发生于舒张期。

（三）辅助检查

1.低钾血症

（1）实验室检查：血清钾浓度<3.5 mmol/L。

（2）典型心电图改变：早期T波降低、变平或倒置，随后出现ST段降低、Q-T间期延长和U波。

2.高钾血症

（1）实验室检查：血清钾浓度>5.5 mmol/L。

（2）典型心电图改变：早期T波高而尖，Q-T间期延长，随后出现QRS波增宽，P-R间期延长。

（四）治疗原则

1.低钾血症

寻找和去除引起低血钾的原因，减少和停止钾的继续丧失；制订补钾计划，分次补钾，边治疗边观察，临床常用10%氯化钾经静脉补给。

2.高钾血症

（1）病因治疗：寻找和去除引起高血钾的原因，积极治疗原发病。

（2）禁钾：立即禁止一切含钾药物和溶液；避免进食含钾量高的食物。

（3）降低血清钾浓度：①通过输注高渗碱性溶液或葡萄糖及胰岛素，促进钾离子转入细胞内；②通过静脉推注呋塞米、口服阳离子交换树脂、血液透析或腹膜透析促进钾离子排泄。

（4）对抗心律失常：给予10%葡萄糖酸钙20 mL静脉缓慢推注，发挥钙对钾的对抗作用，以缓解钾离子对心肌的毒性作用。

（五）护理问题

1.活动无耐力　与肌无力有关。

2.有受伤害的危险　与软弱无力和意识障碍有关。

3.潜在并发症：心律失常、心搏骤停。

（六）护理措施

1.低钾血症

（1）恢复血清钾水平：①病情观察，监测病人的心率、心律、心电图及意识变化。②减少钾丢失，遵医嘱给予止吐、止泻等治疗。③遵医嘱补钾，其原则是：尽量口服补钾，遵医嘱予以10%氯化钾或枸橼酸钾溶液口服，鼓励病人多进食肉类、牛奶、香蕉、橘子汁、番茄汁等含钾丰富的食物；见尿补钾，每小时尿量大于40 mL或每日尿量大于500 mL方可补钾；控制补液中钾浓度，静脉补液中钾浓度不宜超过40 mmol/L（0.3%），禁止静脉直接推注氯化钾；速度勿快，补钾速度不宜超过20 mmol/h；总量限制，严密监测，一般每日补钾40～80 mmol，即每日补氯化钾约3～6 g。

（2）减少受伤的危险。

（3）健康教育：长时间禁食者、长期控制饮食摄入者或近期有呕吐、腹泻、胃肠道引流者，应及时补钾。

2.高钾血症

（1）恢复血清钾水平。

（2）并发症的预防和急救：①监测生命体征的同时，应严密监测病人的血钾、心率、心律、心电图。②一旦发生心律失常应立即通知医师，积极协助治疗；若出现心搏骤停，立即行心肺脑复苏。

（3）健康教育：告知肾功能减退及长期使用保钾利尿剂的病人，应限制含钾食物和药物的摄入，并定期复诊，监测血钾浓度。

四、酸碱中毒病人的护理

pH、HCO_3^-、PCO_2是反映机体酸碱平衡的3个基本指标。其中，HCO_3^-反映代谢性因素，HCO_3^-原发性减少或增加，可引起代谢性酸中毒或代谢性碱中毒；PCO_2反映呼吸性因素，PCO_2原发性增加或减少，可引起呼吸性酸中毒或呼吸性碱中毒。

（一）病因

1.代谢性酸中毒

代谢性酸中毒是临床上最常见的酸碱平衡失调。主要原因有：

（1）代谢产生的酸性物质过多：任何原因（如严重损伤、腹膜炎、休克、高热等）引起的缺氧或组织低灌注使细胞内无氧酵解增加而引起乳酸增加，产生乳酸性酸中毒。此外，代谢性酸中毒也见于糖尿病和长期不能进食者，体内脂肪分解过多引起的酮症酸中毒。

（2）H^+排出减少：肾小管功能障碍或应用肾毒性药物等使内生性H^+不能排出体外或HCO_3^-重吸收减少，引起酸中毒。

（3）碱性物质丢失过多：见于腹泻、肠梗阻、肠瘘、胆瘘、胰瘘等使碱性消化液大量丧失，造成HCO_3^-排出过多。

（4）酸性物质过多：过多输入酸性物质。

2.代谢性碱中毒

主要原因有：

（1）胃液丧失过多：胃液丧失过多是外科病人发生代谢性碱中毒最常见的原因，如幽门梗阻、长期胃肠减压等，可丢失大量的H^+、Cl^-及Na^+致碱中毒。

（2）碱性药物摄入过多：长期服用碱性药物或大量输注库存血（抗凝剂入血后可转化为HCO_3^-）。

（3）低钾血症。

（4）呋塞米、依他尼酸等利尿剂的应用。

3.呼吸性酸中毒

凡能引起肺泡通气不足的疾病均可致呼吸性酸中毒。

（1）呼吸中枢抑制：全身麻醉过深、镇静剂过量、颅内压增高、高位脊髓损伤等。

（2）胸廓活动受限：严重的胸壁损伤、胸腔积液、气胸等。

（3）呼吸道阻塞或肺部疾病：支气管异物、支气管或喉痉挛、慢性阻塞性肺部疾病、肺炎、肺水肿等。

（4）呼吸机管理不当。

4. 呼吸性碱中毒

凡能引起过度通气的因素均可致呼吸性碱中毒。常见原因有癔症、高热、疼痛、严重创伤或高热、肝衰竭、呼吸机辅助通气过度等。

（二）临床表现

1. 代谢性酸中毒

轻者常被原发病和水、电解质失衡症状所掩盖；重者可出现疲乏、眩晕、嗜睡、感觉迟钝或烦躁不安，甚至神志不清或昏迷。最具特征的突出症状是呼吸深而快，有时呼气中带有酮味（烂苹果气味），是脂肪分解、氧化不全的中间代谢产物——酮体的气味，由酮症酸中毒所致。病人面色潮红、心率增快、血压偏低；可出现对称性肌张力减弱、腱反射减弱或消失，并可伴有缺水症状；易发生心律不齐、急性肾功能不全和休克。

2. 代谢性碱中毒

轻者常无明显表现。较重的病人呼吸变慢变浅（减少 CO_2 的呼出，代偿碱中毒）或有谵妄、精神错乱、嗜睡等精神方面的异常。可有低血钾和缺水的表现。严重者可因脑或其他器官代谢障碍而出现昏迷。

3. 呼吸性酸中毒

可出现胸闷、气促、呼吸困难、发绀、头痛、躁动不安等表现。重者可伴血压下降、谵妄、昏迷等。严重脑缺氧可致脑水肿、脑疝，甚至呼吸骤停。可因严重酸中毒所致的高钾血症而出现心室纤颤。

4. 呼吸性碱中毒

多数病人有呼吸急促。可有眩晕、手足和口周麻木及针刺感、肌震颤、手足抽搐，常伴心率加快。

（三）辅助检查

1. 代谢性酸中毒

（1）动脉血气分析：

①失代偿期：血浆 pH<7.35，血浆 HCO_3^- 降低（正常值 22～27 mmol/L），PCO_2 正常（35～45 mmol/L）。

②代偿期：血浆 pH 可在正常范围，但血浆 HCO_3^-、碱剩余（BE）、PCO_2 均有一定程度降低。

（2）血清电解质：可伴有血清钾升高。

2. 代谢性碱中毒

（1）动脉血气分析：

①失代偿期：血浆 pH 和 HCO_3^- 明显增高，PCO_2 正常。

②代偿期：血浆 pH 可在正常范围，但血浆 HCO_3^-、碱剩余（BE）均有一定程度增高。

（2）血清电解质：可伴有血清钾、氯降低。

3. 呼吸性酸中毒

动脉血气分析：血浆 pH 降低、PCO_2 增高、血浆 HCO_3^- 可正常。

4. 呼吸性碱中毒

动脉血气分析：血浆 pH 增高、PCO_2 和血浆 HCO_3^- 下降。

（四）治疗原则

1. 代谢性酸中毒

积极处理原发病、消除病因，逐步纠正代谢性酸中毒。轻度代谢性酸中毒病人经消除病因和补液纠正缺水后，即可自行纠正。血浆 HCO_3^-<15 mmol/L 的病人在补液的同时需用碱剂治疗，常用 5% 碳酸氢钠溶液，首次可补给 100～250 mL，用后 2～4 小时复查动脉血气分析及血清电解质，根据测定结果决定后续治疗方案。由于代谢性酸中毒时血钙增多，故即使有低钙血症也可不出现手足抽搐，但酸中毒纠正后，血钙减少，便会出现手足抽搐，应及时静脉注射葡萄糖酸钙。

2. 代谢性碱中毒

关键在于积极治疗原发病，解除病因。碱中毒的纠正不宜过速。胃液丧失所致的代谢性碱中毒，可输入等渗盐水或葡萄糖盐水，以纠正低氯性碱中毒。代谢性碱中毒者多伴有低钾血症，在尿量超过 40 mL/h 后，给予氯化钾。严重代谢性碱中毒者（pH>7.65，血浆 HCO_3^- 为 45～50 mmol/L），可应用稀释的盐酸溶液或盐酸精氨酸溶液，以尽快排出过多的 HCO_3^-，每 4～6 小时重复监测血气分析及血电解质，根据监测结果调整治疗方案。

3. 呼吸性酸中毒

积极治疗原发病和改善通气功能，必要时行气管插管或气管切开辅助呼吸。

4. 呼吸性碱中毒

积极治疗原发病的同时对症治疗。

（五）护理问题

1. 口腔黏膜受损　与代谢性酸中毒致呼吸深快有关。

2. 有受伤害的危险　与代谢性碱中毒致意识障碍有关。

3. 潜在并发症：高钾血症、代谢性碱中毒；低钾血症、低钙血症。

4. 低效性呼吸型态　与呼吸道梗阻、呼吸机管理不当或呼吸过深过快有关。

（六）护理措施

1. 消除或控制导致酸碱代谢紊乱的危险因素，遵医嘱积极治疗原发病。

2. 遵医嘱用药并加强病情的观察。在纠正酸碱失衡时，应加强对病人生命体征、血电解质和血气分析指标动态变化趋势的监测；及时发现和处理相应的并发症。

3. 协助病人取适当的体位。

4. 保持呼吸道通畅，训练病人深呼吸及有效咳嗽排痰的方法和技巧。对于气道分泌物多者，给予雾化吸入；必要时行呼吸机辅助呼吸，并做好气道护理。

5. 改善和促进病人神志的恢复。

6. 加强安全防护。

第二章　呼吸系统疾病病人的护理

第一节　呼吸系统的解剖生理

一、呼吸系统的结构

呼吸系统由呼吸道、肺和胸膜组成，分为导气部和呼吸部。导气部从鼻腔开始直至肺内的终末细支气管，无气体交换功能，但具有保持气道通畅和净化空气的作用。呼吸部是从肺内的呼吸性细支气管开始直至终端的肺泡，具有气体交换的功能。

（一）呼吸道

呼吸道是气体进出肺的通道。呼吸道以环状软骨为界分为上呼吸道、下呼吸道。

1.上呼吸道

上呼吸道由鼻、咽、喉组成。咽是呼吸系统和消化系统的共同通道；喉是发音的主要器官，吞咽时，会厌覆盖喉口，以防止食物进入下呼吸道。

2.下呼吸道

下呼吸道由气管和支气管构成。气管在隆突处（位于胸骨角，胸骨角与第二肋软骨相连，为计数肋间的标志，也标志气管分叉、主动脉弓和第四胸椎水平）分为左、右两主支气管，在肺门处分为肺叶支气管进入肺内。右支气管较左支气管粗、短而陡直，因此异物吸入更易进入右肺，主支气管、叶支气管、终末气管为传导气道，呼吸性支气管、肺泡、肺泡囊为气体交换场所。临床上将直径小于2 mm的细支气管称为小气道，小气道管壁无环状软骨支撑，气流慢，易阻塞，是呼吸系统患病的常见部位，且不易早期发现和诊断，如COPD。

（二）肺和胸膜

1.肺

肺位于胸膜腔内纵隔的两侧，左、右各一。肺是进行气体交换的器官，肺泡是进行气体交换的场所。

2.胸膜

胸膜分为壁层和脏层，两层胸膜在肺根处相互移行，构成潜在的密闭腔隙，称为胸膜腔。正常胸膜腔内为负压，主要由肺的回缩力形成。腔内有少量浆液起润滑作用。

病变累及壁层胸膜时可引起胸痛，宜采取患侧卧位，以减少胸壁与肺的活动。如因胸部活动引起剧烈疼痛者，可在呼气末用15 cm宽胶布固定患侧胸廓（胶布长度超过前后正中线），以减低呼吸幅度，达到缓解疼痛的目的。

3.肺泡

肺泡上皮有 I 型细胞、II 型细胞和巨噬细胞，I 型细胞是气体交换的主要场所，II 型细胞分泌表面活性物质，其功能是降低肺泡表面张力，防止肺泡萎缩。

二、呼吸系统的生理功能

1.肺的呼吸功能

肺具有通气和换气功能。

（1）肺通气：肺通气是指肺与外环境之间的气体交换。呼吸运动是肺通气的原始动力；肺内压与大气压的压力差是肺通气的直接动力。

（2）肺换气：肺换气指肺泡与肺毛细血管血液之间的气体交换过程。肺换气主要受肺泡气与大气压气体分压差的影响，其次受呼吸膜的面积、厚度及通气血流比的影响。

2.呼吸系统的防御功能

婴幼儿体内的免疫球蛋白含量低，尤以分泌型IgA为低，且肺泡巨噬细胞功能不足，故易患呼吸道感染。

3.呼吸运动的调节

呼吸运动主要受化学因素如CO_2、H^+、缺氧等的调节。CO_2是调节呼吸运动最重要的化学因素，CO_2通过中枢和外周两种途径进行呼吸功能的调节，主要通过中枢途径进行调节；轻度缺氧对呼吸的刺激作用，则完全是通过外周途径完成，对COPD患者呼吸有重要影响。

三、小儿呼吸系统的解剖生理特点

1.解剖特点

呼吸系统疾病是小儿常见疾病，以急性上呼吸道感染、支气管炎、支气管肺炎为多见。这与小儿呼吸系统的解剖生理特点密切相关。

小儿鼻腔相对短小，无鼻毛，后鼻道狭窄，黏膜娇嫩，血管丰富，易于感染；炎症时易充血肿胀出现鼻塞，导致呼吸困难。鼻腔黏膜与鼻窦黏膜相连，且鼻窦口相对较大，故急性鼻炎时易导致鼻窦炎。咽鼓管较宽、短、直、呈水平位，故鼻咽炎时易侵及中耳而致中耳炎。喉部较长、狭窄、呈漏斗形，黏膜柔嫩、血管丰富、易发生炎症肿胀，导致声音嘶哑和吸气性呼吸困难，故喉炎时易发生梗阻而致窒息。气管及支气管管腔相对狭窄，缺乏弹力组织，纤毛运动差，易发生炎症，炎症时也易导致阻塞。肺组织尚未发育完善，弹力组织发育差，血管丰富、间质发育旺盛、肺泡数量较少，使其含血量相对多而含气量少、易于感染，并易引起间质性肺炎、肺不张及肺气肿等。

2.生理特点

（1）小儿呼吸频率较高，年龄越小呼吸频率越高。新生儿40～45次/分，1岁内30～40次/分，2～3岁25～30次/分。婴幼儿由于呼吸中枢发育不完善，易出现呼吸节律不齐，尤其新生儿最明显。

（2）婴幼儿呼吸肌发育差，呼吸时胸廓活动范围小而膈肌活动明显，因此呈腹式呼吸。

（3）小儿肺活量、潮气量、气体弥散量均较成人小，而呼吸道阻力较成人大，显示各项功能的储备能力较低，当患呼吸道疾病时，易发生呼吸衰竭。

3.免疫特点

小儿呼吸道的非特异性免疫功能及特异性免疫功能均较差。婴幼儿体内的免疫球蛋白含量低，尤其是分泌型IgA（SigA）更低，且肺泡巨噬细胞功能不足，故易患呼吸道感染。

四、呼吸系统疾病的主要症状和一些重要的护理措施

（一）咳嗽

咳嗽是呼吸系统疾病的主要症状之一。

1.咳嗽的性质、时间、音色

（1）咳嗽的性质：干咳或刺激性呛咳见于急性上呼吸道感染、急性支气管炎、呼吸道异物、慢性咽喉炎、肺结核和支气管肺癌早期等；咳嗽多痰见于慢性支气管炎、支气管扩张、肺脓肿、肺结核有空洞者。

（2）咳嗽的时间：晨间咳嗽多见于上呼吸道慢性炎症、慢性支气管炎、支气管扩张等。夜间咳嗽多见于肺结核、心力衰竭。

（3）咳嗽的音色：伴金属音的咳嗽，应警惕肺肿瘤。嘶哑性咳嗽见于声带炎症或为肿瘤压迫喉返神经所致。

2.痰量和性状

白色黏痰见于慢性支气管炎、支气管哮喘；黄色脓性痰提示合并感染；血性痰见于支气管扩张、肺结核、支气管肺癌等。若痰量减少，而全身中毒症状反而加重、体温升高，提示排痰不畅；痰有恶臭提

示厌氧菌感染。咳嗽同时咳大量泡沫痰，尤其是粉红色泡沫痰，应考虑急性肺水肿。

3.促进有效排痰

常用的胸部物理疗法有：

（1）深呼吸和有效咳嗽：适用于神志清醒、一般情况良好、能配合咳嗽的病人。其方法为：

①病人尽可能采取坐位，先行5～6次深呼吸，于深吸气末屏气，继而咳嗽数次使痰到咽部附近，再用力咳嗽将痰排出；也可以嘱病人取侧卧深屈膝位，以利于膈肌、腹肌收缩和增加腹压，咳出痰液。经常变换体位有利于痰液咳出。

②对胸痛不敢咳嗽的病人，应避免因咳嗽加重疼痛，如胸部有伤口用双手或枕头轻压伤口两侧，可避免咳嗽时胸部扩展牵拉伤口而引起疼痛。

（2）胸部叩击：适用于久病体弱、长期卧床、排痰无力者。每一肺叶叩击1～3分钟，每分钟120～180次，从肺底自下而上、由外向内进行，避开乳房、心脏和骨突部位。操作后应注意口腔护理，观察病情。叩击时发出一种空而深的拍击音则表明手法正确。

禁忌症：未经引流的气胸、肋骨骨折、有病理性骨折史、咯血、低血压、肺水肿等。

（3）吸入疗法：吸入疗法分湿化和雾化两种治疗方法，适用于痰液黏稠不易咳出者。临床上常在湿化的同时加入药物以雾化吸入的方式吸入，可在雾化液内加入痰溶解剂、抗生素、平喘药等，达到祛痰、消炎、止咳、平喘的作用。

注意事项：

①防止窒息：干结分泌物湿化后膨胀易阻塞支气管，治疗后要帮助病人翻身、拍背、及时吸痰，尤其是体弱、无力咳嗽者。

②避免湿化过度：湿化温度控制在35～37℃，湿化时间不宜过长，一般以10～20分钟为宜。

③避免降低吸入氧浓度：尤其是超声雾化吸入，因吸入气体湿度过高，降低了吸入氧的浓度，使病人感觉胸闷、气急加重。因此在行吸入治疗时，可适当提高吸氧浓度，以减轻缺氧。

（4）体位引流：适用于支气管扩张、肺脓肿、慢性支气管炎等痰液较多者。使病变部位处于高处，引流支气管开口向下，病变部位处于有效的引流。呼吸衰竭、有明显呼吸困难和发绀者、高龄、严重高血压、心功能Ⅲ、Ⅳ级、肺水肿病人或近期内有大咯血者禁忌体位引流。

（5）机械吸引：适用于意识不清、咳嗽反射减弱使排痰困难者。每次吸痰时间少于15秒，2次抽吸间隔时间大于3分钟。为防止吸痰引起低氧血症，应在吸痰前后适当提高吸氧的浓度。

（二）肺源性呼吸困难

常见肺源性呼吸困难有三种类型。

1.吸气性呼吸困难

由喉或大气管狭窄与阻塞所致。特点为吸气显著困难，吸气时间明显延长，严重者于吸气时出现胸骨上窝、锁骨上窝、腹上角及肋间隙明显凹陷，称"三凹征"。常伴有干咳及高调哮鸣音。见于喉水肿、痉挛、气管异物、肿瘤或受压等引起的上呼吸道机械性梗阻。

2.呼气性呼吸困难

因支气管、细支气管狭窄或肺泡弹性减退所致。特点为呼气费力、呼气时间延长，常伴有哮鸣音。多见于支气管哮喘、喘息型慢性支气管炎、COPD等。

3.混合性呼吸困难

由于肺部广泛病变使换气面积减少和通气障碍。特点为吸气和呼气均感费力，呼吸频率增快，呼吸变浅，常伴有呼吸音异常，可有病理性呼吸音。常见于重症肺炎、重症肺结核、大量胸腔积液和气胸等。

（三）咯血

1.咯血量

咯血量差异甚大。一般将24小时内咯血量<100 mL的称小量咯血、100～500 mL的称中等量咯血、>500 mL或1次>300 mL者称大量咯血。咯血量不一定与疾病的严重程度一致，但临床上可作为判定咯血严重程度和预后的重要依据。大量咯血多见于肺结核、支气管扩张；肺癌多表现为持续痰中带血。

2.咯血的特点

咯出的血多为鲜红色，含有泡沫或痰液，不易凝固，呈碱性。

咯血时应注意有无表情恐怖、面色晦暗、胸闷气促、张口瞪目、两手乱抓、大汗淋漓等窒息表现。咯血最重要的致死原因是窒息和失血性休克，病人死于窒息多于失血性休克。

3.主要护理措施

（1）休息：小量咯血者应静卧（患侧卧位、利于健侧通气）休息。大量咯血者需绝对卧床休息，保持病室安静，避免不必要的交谈，避免搬动病人，以利于止血后恢复。

（2）心理护理：守护并安慰病人，消除紧张情绪，往往能使小量咯血自行停止。必要时遵医嘱使用小量镇静剂、止咳剂。但年老体弱、肺功能不全者要慎用强镇咳药可待因，以免抑制咳嗽反射和呼吸中枢，使血块不能咳出而发生窒息。禁用吗啡、哌替啶。向病人解释咯血时绝对不能屏气，有血尽量轻轻咯出，以免诱发喉头痉挛，导致窒息。

（3）大咯血的处理：

①观察病情：观察病人有无窒息先兆，如有无表情恐怖、面色晦暗、胸闷气促、张口瞪目、两手乱抓、大汗淋漓等窒息表现。一旦发生，立即置病人于头低足高位，脸侧向一边，避免血液吸入引起窒息。清除呼吸道内积血是首要措施。

②禁食：大量咯血者暂禁食，咯血停止后，宜进少量温凉的流质饮食。多饮水、多食含纤维素食物，以保持大便通畅，避免排便时腹压增大而引起再度咯血。

③根据医嘱酌情给予输血，补充血容量。但速度不宜过快，以免肺循环压力增高，再次引起血管破裂而咯血。

④止血药物：常用药物为垂体后叶素，10 U加入20～30 mL生理盐水或25%葡萄糖溶液20～40 mL，在15～20分钟内缓慢静脉推注，然后以10～20 U垂体后叶素加入5%葡萄糖溶液500 mL静脉滴注维持治疗。垂体后叶素的作用是收缩小动脉和毛细血管，降低肺循环血压，有助于破裂血管凝血和止血。但此药同时也能引起子宫、肠道平滑肌收缩和冠状动脉收缩，故对高血压病人、冠心病病人及孕妇忌用。主要的副作用有恶心、便意、心悸、面色苍白等不良反应，使用过程中须注意密切观察。

⑤止血后及时为病人漱口，擦净血迹，保持口腔清洁、舒适，防止口腔异味刺激，引起再度咯血。

第二节　急性感染性喉炎病人的护理

急性感染性喉炎为咽喉部黏膜急性弥漫性炎症，以犬吠样咳嗽、声音嘶哑、喉鸣和吸气性呼吸困难为特征，多发于冬、春季节，婴幼儿多见。

（一）临床表现

急性感染性喉炎起病急，症状重，可有发热、犬吠样咳嗽、声音嘶哑、吸气性喉鸣和三凹征，白天症状轻，入睡后加重。严重者迅速出现烦躁不安、吸气性呼吸困难、青紫、心率加快等缺氧症状。临床上按吸气性呼吸困难的轻重，将喉梗阻分为4度。

Ⅰ度：仅于活动后出现吸气性喉鸣和呼吸困难，呼吸音及心率无改变。

Ⅱ度：安静时有喉鸣和吸气性呼吸困难，可闻喉传导音或管状呼吸音，心率加快。

Ⅲ度：喉鸣，吸气性呼吸困难、烦躁不安，口唇及指（趾）端发绀、双眼圆睁、惊恐万状，头面出汗，呼吸音明显减弱，心音低钝，心率快。

Ⅳ度：渐显衰竭，昏睡状态。由于无力呼吸，三凹征可不明显，呼吸音几乎消失，仅有气管传导音，心音低钝，心律不齐。

（二）治疗原则及护理措施

1.保持呼吸道通畅

肾上腺皮质激素雾化吸入、消除黏膜水肿，可减轻喉头水肿，缓解症状。

2.控制感染

选择敏感抗生素。

3.对症治疗

缺氧者予以吸氧，烦躁不安者可用异丙嗪镇静，除镇静外还有减轻喉头水肿的作用。痰多者可选用祛痰剂。

经上述处理后仍缺氧严重或有Ⅲ度以上喉梗阻者，应立即进行气管切开术。

第三节　急性支气管炎病人的护理

急性支气管炎是支气管黏膜的急性炎症，气管常同时受累，以咳嗽、啰音及呼吸音改变和伴有发热为主要表现。该病常继发于上呼吸道感染后，亦常为肺炎的早期表现，或为一些急性呼吸道传染病常见并发症。

一、病因

1.凡能引起上呼吸道感染的病毒和细菌皆可引起支气管炎，多数是病毒感染继发细菌感染。过度劳累和受凉是常见诱因。

2.致病菌较常见的有肺炎链球菌、溶血链球菌、葡萄球菌和流感杆菌等。免疫功能失调、营养不良、佝偻病、鼻窦炎等患儿常易反复发作。

二、临床表现

1.大多数先有上呼吸道感染症状。咳嗽初为干咳，以后有痰。常于晨间或兴奋时加重，婴幼儿全身症状较明显。

2.肺部呼吸音粗糙，可闻及不固定的干、湿性啰音。

3.重者还可有发热、精神不振、食欲不佳或腹泻等。一般无气促和发绀。

4.哮喘性支气管炎（婴幼儿）与特异性素质有关，泛指一组以喘息为突出表现的婴幼儿急性支气管炎。临床表现特点为：①多见于3岁以下，有湿疹或其他过敏史的体胖患儿。②常继发于上呼吸道感染之后，有低度或中度发热，伴咳喘，一般无中毒症状。③有类似哮喘的临床表现，如呼气性呼吸困难，叩诊两肺过清音，听诊两肺布满哮鸣音等。④有反复发作倾向，随年龄增长而发作渐少。

三、护理问题

1.体温过高　与细菌或病毒感染有关。

2.清理呼吸道无效　与呼吸道分泌物过多、痰液黏稠有关。

四、治疗原则及护理措施

1.主要是控制感染和对症治疗。尽量不用镇咳剂或镇静剂，以免抑制咳嗽反射，影响痰液咳出；喘息严重者可加入泼尼松。

2.促进排痰，保持呼吸道通畅。①卧位时头胸部稍抬高，经常变换体位，定时为患儿拍背，使呼吸道分泌物易于排除。②促进炎症消散。常用祛痰剂，咳重而痰液黏稠者，可用雾化吸入。

3.鼓励患儿多饮水，以防止痰液黏稠不易咳出。

4.密切观察体温变化，体温超过38.5℃时采取物理降温或遵医嘱给予药物降温，以防发生惊厥。

第四节　肺炎病人的护理

肺炎是指肺实质（包括终末气道、肺泡腔和肺间质等）的炎症。

一、病因与分类

（一）病因

1.感染

细菌性肺炎、病毒性肺炎、支原体肺炎、真菌性肺炎和其他病原体肺炎多为感染所致。以细菌性肺炎最常见，最常见的病原菌是肺炎链球菌，其次为葡萄球菌。

2.理化因素

包括毒气、化学物质和放射线等。

3.免疫和变态反应

包括过敏性、风湿性疾病等。

（二）按解剖学分类

1.大叶性肺炎

炎症起于肺泡，通过肺泡间孔向其他肺泡蔓延，以致一个肺段或肺叶发生炎症。大叶性肺炎又称肺泡性肺炎。致病菌多为肺炎链球菌。

2.小叶性肺炎

病原体经支气管入侵播散引起细支气管、终末细支气管及肺泡的炎症称小叶性肺炎，又称支气管肺炎。小叶性肺炎是以细支气管为中心的化脓性炎症，常继发于其他疾病，儿童、年老体弱者多见。

3.间质性肺炎

间质性肺炎即肺间质的炎症，可由支原体、衣原体、病毒、细菌等引起。

（三）按发生肺炎时机体的免疫状态分类

1.社区获得性肺炎（又称院外感染）

社区获得性肺炎是指居民中发生的肺炎，传播途径为吸入飞沫、空气或血源传播，以肺炎球菌感染最多见。

2.医院获得性感染（院内感染）

医院获得性感染是指病人在入院时既不存在、也不处于潜伏期，而在入院48小时后在医院发生的感染，或原有感染但在住院期间发生新的感染。致病菌以革兰氏阴性杆菌最多见。

二、肺炎球菌肺炎

肺炎球菌肺炎指由肺炎链球菌引起的肺叶或肺段的肺实质的炎症。该菌所致的肺炎传统上称为大叶性肺炎。冬季与初春多发。多见于既往健康的青壮年男性。

肺炎球菌为革兰氏阳性菌，不产生毒素，有荚膜，荚膜对组织的侵袭作用是该菌的主要致病因素。病变以纤维素渗出为主，按发展过程分为充血期、红肝变期、灰肝变期、溶解消散期四期。因病变开始于肺的外周，故叶间分界清楚，易累及胸膜，引起渗出性胸膜炎。

病变不累及支气管，消散后肺组织结构无破坏，不留纤维斑痕。

（一）临床表现

1.诱因

可有上呼吸道感染、受凉、劳累等病史。

2.典型表现

"五联征"，即起病急、寒战、高热（稽留热）、咳嗽、咳铁锈色痰（最特征的表现，见于红色肝变期，为渗出的红细胞崩解释放含铁血黄色所致）或伴有胸痛（病变波及壁层胸膜）。

3.休克型肺炎

属于感染性休克，多见于发病的早期（24～72小时内），主要表现为血压突然下降，低于80/60mmHg、四肢厥冷、发绀、意识模糊等。

4.体征

急性发热面容、口周单纯疱疹、呼吸增快。肺实变时有典型的体征：患侧呼吸运动减弱，语颤增强，叩诊浊音，听诊出现异常的支气管呼吸音。

（二）辅助检查

1.血象

白细胞计数升高，以中性粒细胞增高为主，并有核左移或中毒颗粒。但病情危重或年老体弱者白细胞可不升高，甚至下降。

2.痰涂片

革兰氏染色阳性及荚膜染色阳性。

3.痰培养

可以确定病原体。

4.X射线检查

渗出期可见受累的肺段或肺叶呈实变阴影，可见大片均匀致密的阴影，阴影中可有"支气管充气"征。

（三）护理问题

1.体温过高　与感染有关。

2.气体交换受损　与肺部感染引起呼吸面积减少有关。

3.疼痛　与胸膜炎症有关。

（四）治疗原则及护理措施

1.抗生素治疗　首选青霉素，疗程一般为5～7天，或在热退后3天即可停药。

2.高热时应予以物理降温，以逐渐降温为宜，尽量不用退热药。寒战时应注意保暖，适当增加被褥。高热持续不退者，应遵医嘱给予解热镇痛药物。退热时要注意补充液体，以防虚脱。

3.给予高热量、高蛋白、维生素丰富、易消化的流质或半流质饮食。鼓励病人多饮水，每日摄水量应在1500～2000 mL。高热、暂不能进食者则需静脉补液，但须注意控制滴速，以免引起肺水肿。

4.急性期要强调卧床休息的重要性，尤其对于体温尚未恢复正常的病人。气急者可给予半卧位。胸痛时患侧卧位，以限制患侧活动，减轻疼痛，同时有利于健侧通气。休克中毒性肺炎病人应平卧位，有利于脑的供血。

5.注意病人呼吸频率、节律、深度和型态的改变，气急发绀者用鼻导管或鼻塞法给氧，流量一般为2～4 L/min，以迅速提高血氧饱和度，纠正组织缺氧，改善呼吸困难。

6.密切观察意识、生命体征及尿量变化。疾病早期尤其要注意血压的监测，出现下列情况应考虑中毒性肺炎的可能：①出现精神症状；②体温不升或过高；③心率＞140次/分；④血压逐渐下降或降至正常以下；⑤脉搏细数、四肢厥冷、冷汗、面色苍白等；⑥白细胞过高或过低。

7.休克型肺炎的观察与护理

（1）将病人安置在监护室，抬高头胸部和下肢约30°，取仰卧位，以利于呼吸和静脉血的回流，增加心输出量。尽量减少搬动，注意保暖，禁用热水袋，以防烫伤。

（2）迅速采用鼻导管吸氧，流量为4～6 L/min。如病人发绀明显或发生抽搐需适当加大吸氧浓度，以改善组织器官的缺氧状态。给氧前应注意清除气道内分泌物，保证呼吸道通畅，达到有效吸氧。

（3）迅速建立两条静脉输液通道，遵医嘱给予扩容、纠正酸中毒、应用血管活性药物和糖皮质激素等抗休克治疗及应用抗生素进行抗感染治疗，以恢复正常组织灌注，改善微循环功能。①扩充血容量：扩充血容量是抗休克的最基本措施。一般先输低分子右旋糖酐或5%葡萄糖盐水，以迅速扩充血容量、降低血黏稠度、疏通微循环、防止DIC的发生。扩充血容量治疗要求达到比较理想的效果：收缩压大于90 mmHg（12.0 kPa），脉压大于30 mmHg（4.0 kPa）；中心静脉压不超过10 cmH$_2$O；每小时尿量多于30 mL；脉率每分钟少于100次；病人口唇红润、肢端温暖。如血容量已经补足而尿量24小时仍少于400 mL，或每小时尿量少于17 mL，应考虑有肾功能不全。②纠正酸中毒，使用血管活性药物等。

（4）体温骤降到常温以下常提示休克先兆；观察中毒性肺炎的病情变化最重要的是脉搏和血压。

第五节　小儿肺炎的护理

肺炎是由不同病原体或其他因素所致的肺部炎症。本病为婴幼儿的常见病，一年四季均可发生，以冬、春季气温骤变时多见。在婴幼儿期以肺炎链球菌引起的支气管肺炎最为多见，多见于3岁以下的婴幼儿。主要的病理生理改变为缺氧和二氧化碳潴留。

一、分类

1.按病因分类

病毒性肺炎、细菌性肺炎、支原体肺炎、衣原体肺炎、真菌性肺炎及吸入性肺炎等。病毒以呼吸道合胞病毒最多见，其次是腺病毒、流感病毒、副流感病毒等；细菌以肺炎链球菌多见。

2.按病理分类

支气管肺炎、大叶性肺炎、间质性肺炎等。

3.按病程分类

急性肺炎（<1个月）、迁延性肺炎（1~3个月）及慢性肺炎>（3个月）。

4.按病情分类

轻症肺炎（仅表现为呼吸系统症状和肺部体征）、重症肺炎（除呼吸系统外，表现常有循环系统、神经系统和消化系统受累的表现）。

二、临床表现

与成人肺炎相比，小儿肺炎全身症状相对较重，呼吸系统症状较轻。

1.轻度肺炎

以呼吸系统症状为主，大多数起病急。主要表现为发热、咳嗽和气促。肺部可听到固定的细湿啰音，以脊柱两旁底为多（肺炎特征临床表现），深吸期末更加明显。肺部X射线检查有斑片状阴影等。

新生儿、小婴儿症状常不典型，全身症状重，可有精神萎靡、反应迟钝、不吃、不哭、不热；呼吸系统的症状轻，肺部体征不明显。

2.重症肺炎

除呼吸系统表现外，常有循环系统、神经系统和消化系统受累的表现。

（1）循环系统表现：病情严重者常出现心力衰竭。表现为心率突然增快，>180次/分；呼吸突然加快，>60次/分；极度烦躁不安，明显发绀，面色苍白；心音低钝、有奔马律，颈静脉怒张；肝脏迅速增大；少尿或无尿，下肢水肿。重症肺炎发生心力衰竭的主要原因是肺动脉高压和中毒性心肌炎。

（2）神经系统表现：中毒性脑病，表现为烦躁或嗜睡。若出现凝视、昏睡、昏迷或反复惊厥、呼吸不规则、瞳孔对光反射异常、前囟膨隆等，提示发生了脑水肿。

（3）消化系统表现：食欲减退、呛奶，常有呕吐、腹泻、腹胀等；重者可发生消化道出血（呕吐咖啡渣样物或出现黑便）及中毒性肠麻痹，出现严重腹胀、肠鸣音消失、呼吸困难加重。

3.并发症

如在肺炎的治疗过程中，中毒症状、呼吸困难突然加重，发热持续不退或退而复升（并发症的典型表现），应考虑并发脓胸、脓气胸、肺大泡等。

三、几种不同病原体所致肺炎的特点

1.呼吸道合胞病毒肺炎

2岁以内，尤以2~6个月婴儿多见。病变特点为广泛毛细支气管炎症，导致气道狭窄引起喘憋、低氧血症。咳嗽与喘憋同时发生为本病特点。临床表现分为两种类型：

（1）喘憋性肺炎：起病急骤，喘憋明显，很快出现呼气性呼吸困难，呼吸浅而快，有鼻扇、三凹征和发绀，肺部体征出现早，以喘鸣为主。

（2）毛细支气管炎：有喘憋的表现，但全身中毒症状不严重。肺部X射线以肺间质病变为主，常伴

有肺气肿和支气管周围炎。

> **总结提示**：呼气性呼吸困难见于：COPD、支气管哮喘和喘憋性肺炎。

2.腺病毒肺炎

多见于6个月到2岁婴幼儿；起病急骤、全身中毒症状明显；高热39℃以上，呈稽留热或弛张热；咳嗽频繁剧烈，可出现喘憋、呼吸困难、发绀等，肺部体征出现较晚；胸片改变出现较肺部体征为早，为大小不等片状阴影或融合成大病灶，肺气肿多见，病灶吸收需数周至数月。

3.支原体肺炎

学龄期儿童多见，临床特点是症状与体征不成比例；刺激性干咳为突出的表现，常有发热，热程1～3周。肺部体征常不明显。中毒症状一般不重。血清冷凝试验阳性。治疗首选大环内酯类抗生素，如红霉素。

4.金黄色葡萄球菌肺炎

多见于新生儿及婴幼儿。起病急、病情重、发展快。多呈弛张热，婴儿可呈稽留热。中毒症状明显，面色苍白，咳嗽，咳脓性痰，呻吟，呼吸困难。皮肤出现猩红热样或荨麻疹皮疹。肺部体征出现早，双肺可闻中、细湿啰音，易并发脓胸、脓气胸。常有循环系统、神经系统和消化系统功能障碍。

四、辅助检查

1.白细胞总数在病毒感染时正常或偏少；细菌感染时增多。

2.X射线检查是各型肺炎首选的检查。早期两肺纹理增粗，以后出现大小不等的斑片状阴影，可伴有肺气肿或肺不张改变。

3.病原学检查　鼻咽分泌物可做病毒分离，细菌培养可确定病原。50%～70%的支原体肺炎患者血清冷凝试验阳性。

五、护理问题

1.体温升高　与肺部感染有关。

2.气体交换受损　与肺部炎症造成的通气和换气障碍有关。

3.清理呼吸道低效　与呼吸道分泌物增多及呼吸道排痰功能差有关。

4.潜在并发症：心力衰竭等。

六、治疗原则及护理措施

1.控制感染　主要是选择有效抗生素，使用原则为早期、联合、足量、足疗程。用药时间应持续到体温正常后5～7天，临床症状基本消失后3天；支原体肺炎至少用药2～3周；金黄色葡萄球菌肺炎一般于体温正常后继续用药2周，总疗程6周。

2.按医嘱给氧　凡有缺氧症状，如呼吸困难、口唇发绀、烦躁、面色灰白等情况应立即给氧。婴幼儿可用面罩法，年长儿可用鼻导管法。一般采用鼻导管给氧，流量为0.5～1 L/min，浓度不超过40%，氧气应湿化，以免损伤呼吸道。缺氧明显者可用面罩给氧，流量为2～4 L/min，浓度不超过60%。如出现呼吸衰竭，则使用人工呼吸器。

小儿氧疗时，应该严格控制给氧流量和浓度，以免引起晶状体后纤维组织增生导致失明。

3.体温升高的护理　体温超过38.5℃时采取物理降温或按医嘱给予药物降温，以防发生惊厥。较小的婴儿，由于对体温调节能力不强，体温易受环境因素影响，故首先应解开过厚衣被散热。应密切观察患儿体温，警惕高热惊厥的发生。

4.室温维持在18～20℃，湿度以50%～60%为宜。取半卧位或高枕卧位，避免患儿哭闹，以减少氧的消耗。并经常变换患儿体位，以改善肺部瘀血。

5.给予足量的维生素和蛋白质，少量多餐；鼓励患儿多饮水，防止痰液黏稠不易咳出。指导并鼓励患儿有效咳嗽，定时翻身拍背，以利于呼吸道通畅，易于排痰。

6.密切观察病情

（1）若患儿出现心率突然增快、>180次/分；呼吸突然加快、>60次/分；极度烦躁不安，明显发绀，面色苍白；心音低钝、有奔马律，颈静脉怒张；肝脏迅速增大；少尿或无尿等，考虑肺炎合并心衰。一旦发生应及时报告医生，给予半卧位，立即给予吸氧并减慢输液速度，滴速应控制在每小时 5 mL/kg。洋地黄制剂常用毒毛花苷K。

若患儿突然咳粉红色泡沫痰，应考虑急性肺水肿，立即嘱患儿端坐位，双腿下垂，吸入20%～30%乙醇湿化的氧，间断吸入，每次吸入不超过20分钟。

（2）若患儿出现烦躁或嗜睡、凝视、昏睡、昏迷或反复惊厥、呼吸不规则等，应考虑脑水肿、中毒性脑病的可能，应立即报告医生并配合抢救。

7.教育家长保持患儿安静，以免增加心脏负担诱发心衰。严密监测呼吸频率和心率。

8.加强锻炼，提高机体抵抗力，积极防治上呼吸道感染，是预防的关键。

第六节 支气管扩张病人的护理

支气管扩张是支气管慢性异常扩张的疾病。由于支气管及其周围组织慢性炎症及支气管阻塞，导致支气管组织结构较严重的病理性破坏而引起支气管管腔的扩张和变形。临床特点为慢性咳嗽、咳大量脓痰和（或）反复咯血。

一、病因与发病机制

支气管、肺组织的感染和支气管阻塞是支气管扩张最常见的原因。多见于下叶，尤其是左下叶。以婴幼儿麻疹、百日咳、支气管肺炎造成支气管、肺组织的感染最常见。

二、临床表现

（一）症状

多数病人12岁前发病，呈慢性经过。大多数病人童年有婴幼儿麻疹、百日咳或支气管肺炎迁延不愈病史，以后常有反复发作的下呼吸道感染。典型表现有：

1. 慢性咳嗽、咳大量脓痰

痰液静置后可见分三层现象，上层为泡沫，中层为黏液，下层为脓性物和坏死组织。病人咳痰量与体位改变有关，如晨起或晚上临睡时咳嗽、痰量增多。当合并厌氧菌感染时痰液及呼气会有臭味。病情严重程度可用痰量估计：

轻度：<10 mL/d；

中度：10～150 mL/d；

重度：>150 mL/d。

2. 反复咯血

反复咯血为本病特点。多为中等量或大量咯血。一般将24小时内咯血量<100 mL称小量咯血；100～500 mL的称中等量咯血；>500 mL或一次咯血量>300 mL称大量咯血。咯血量不一定与疾病的严重程度一致。但在临床上，咯血量可作为判定咯血严重程度和预后的重要依据。

干性支气管扩张：以反复咯血为唯一症状，咳嗽、咳痰不明显。多见于结核性支气管扩张，这与支气管扩张多位于引流良好的部位、不易感染有关。

3. 反复肺部感染

特点是同一部位反复发生肺炎并迁延不愈。

4. 慢性感染中毒症状

如食欲下降、消瘦、贫血，儿童可影响其生长发育。

（二）体征

病变典型时可在下胸部、背部的病变部位闻及固定的、持久的、局限性湿性啰音。部分慢性患者可有杵状指。

（三）实验室及其他检查

1.X射线检查

典型者可见多个不规则的蜂窝状透亮阴影或沿支气管的卷发状阴影。

2.支气管碘油造影

支气管碘油造影是诊断支气管扩张的主要依据，但目前已被高分辨率CT检查（HRCT）替代。支气管碘油造影可明确扩张的部位、形态、范围和病变的严重程度。

3.胸部CT检查

显示管壁增厚的柱状扩张，或成串成簇的囊样改变。

三、护理问题

1.清理呼吸道无效　与大量脓痰滞留呼吸道有关。

2.有窒息的危险　与大量咯血有关。

3.焦虑/恐惧　与疾病迁延、个体健康受到威胁有关。

四、治疗原则及护理措施

促进痰液引流，防治呼吸道反复感染。

1.一般护理

给予高热量、高蛋白、高维生素饮食，多饮水，每天1500 mL以上。注意防寒保暖、口腔卫生，防止异物误入气管等，以防诱发呼吸道感染。

2.体位引流

体位引流和抗生素治疗同样重要。

（1）体位引流宜在饭前、晚上睡前进行；如需在餐后进行，应在餐后1～2小时进行。

（2）根据病变位置选择不同体位，原则上抬高患肺位置，引流支气管口向下。总体应采取头低足高位。有头部外伤、胸部创伤、咯血者，不宜采取头低足高位。高血压、心力衰竭、高龄及危重病人禁止体位引流。

（3）每次引流15～30分钟，保持口腔清洁。并嘱病人间歇做深呼吸后用力咳嗽，同时用手轻拍病人背部以提高引流效果，引流后应漱口以减少呼吸道感染的机会。

（4）引流过程中注意观察病人反应，如出现咯血、头晕、发绀、呼吸困难、出汗、疲劳等情况应及时停止。

3.咯血的护理

反复咯血是支气管扩张病人的特点，大咯血有潜在窒息的危险，因此预防窒息是支气管扩张病人很重要的护理措施。

窒息的判断：病人出现咯血不畅、烦躁不安或神色紧张，咽喉部有明显的痰鸣音，或喷射性大咯血突然终止是窒息的先兆。若出现表情恐惧、张口瞪目、两手乱抓、大汗淋漓，提示发生了窒息。一旦发生窒息立即采取头低足高位、头偏向一侧、清理呼吸道积血、保持呼吸道通畅是最关键的措施。并给予高浓度吸氧和止血药。

4.选用有效的抗生素，控制感染

痰液黏稠时可加用超声雾化吸入，帮助稀释痰液。祛痰药常用盐酸氨溴索（沐舒坦）、溴己新。

总结提示：上消化道出血、咯血时，不宜取头低足高位；而一旦发生窒息立即取头低足高位。

第七节　慢性阻塞性肺病(COPD)病人的护理

慢性阻塞性肺病是一种以气流受限为特征的肺部疾病，气流受限不完全可逆，呈进行性发展。

COPD与慢性支气管炎和肺气肿关系密切。病变以直径＜2 mm，无环状软骨支撑的细小气道为主。由于气道慢性炎症造成气体排出受阻，使肺泡过度膨胀和肺泡壁弹性减弱或破坏，融合成肺大泡所致。

外观灰白，血液减少，弹力纤维网破坏。

COPD 以慢性咳嗽、咳痰或伴有喘息及反复发作为临床特征。咳嗽、咳痰或伴气喘，每年持续至少3个月，连续2年或以上，并排除其他心肺疾病者，可做出诊断。长期反复发作可发展为阻塞性肺气肿和肺源性心脏病。

一、病因和发病机制

1.大气污染　吸入大气中的刺激性烟雾、气体，可损伤支气管黏膜，引起纤毛清除功能降低，黏液分泌增加，致气道防御功能下降，为细菌侵入创造条件。

2.吸烟是最重要的发病因素。吸烟者患 COPD 是非吸烟者的2倍。

3.感染是COPD诱发加重的主要因素。主要病原体是细菌和病毒。常见的细菌为肺炎链球菌、流感嗜血杆菌等。

4．遗传因素

（1）先天性：机体内蛋白溶解酶和蛋白抑制酶失衡。主要为α_1-抗胰蛋白酶缺乏。

（2）后天性：肺组织中的弹性蛋白酶来自巨噬细胞和中性粒细胞，能够分解弹力纤维，引起肺气肿。

国内以慢性炎症引起中性粒细胞释放蛋白分解酶相对增多而致肺气肿较多见。

5.气候　如冷空气刺激、气候突然变化，使呼吸道黏膜防御能力减弱，容易继发感染。

6.职业粉尘和化学物质　如烟雾、工业废气。

二、临床表现

（一）症状

起病缓慢，病程长。

1.慢支症状　即慢性咳嗽、咳痰。早期在气候寒冷或突变时发生咳嗽且轻微，病重则四季均咳嗽。晨间咳嗽为主，咳痰以夜间或清晨较多，一般为白色黏液或浆液性泡沫痰；当合并细菌感染时，痰量增多，可有黄色脓性痰，偶尔带血丝。

2.阻塞性肺气肿的症状　进行性加重的呼气性呼吸困难是COPD的标志性症状。

3.全身症状　疲劳、食欲不振、和体重减轻。

（二）体征

早期无明显体征，典型体征即肺气肿体征。视诊：桶状胸，两侧呼吸活动减弱，辅助呼吸肌活动增加。触诊：两侧语颤减弱或消失。叩诊：呈过清音，心浊音界缩小，肝上界下移。听诊：两侧呼吸音减弱，呼气延长，心音遥远。如出现剑突下心尖冲动，提示并发肺源性心脏病。

（三）临床分期

1.急性加重期　指在疾病过程中，短期内咳、痰、喘明显加重，痰量增多，呈黄色脓性痰，可伴有发热等。多数由感染而诱发加重。

2.稳定期

3.并发症　自发性气胸、肺部急性感染、慢性肺源性心脏病（最多见）、呼吸衰竭等。自发性气胸往往发生在体位突然改变或剧烈咳嗽时，主要表现为突然呼吸困难、胸痛及发绀加重。查体：患侧呼吸运动及呼吸音减弱，叩诊鼓音，X射线检查可以确诊。

（四）实验室及其他检查

1.血常规

急性发作期可有血白细胞计数和中性粒细胞增多。喘息型病人可有嗜酸性粒细胞增高。

2.X射线检查

典型X射线改变为胸廓前后径增大，肋骨水平，肋间隙增宽，膈肌低平，两肺野透亮度增高，肺纹理变细、减少，心脏悬垂狭长。

3.呼吸功能检查

呼吸功能检查是判断气流受限的主要客观指标。通气功能障碍最典型的改变是用力呼气流速的持续减低。

（1）第一秒用力呼气量占肺活量的百分比（FEV1/FVC）是评价气流受限的敏感指标，但不是肺功能改变的最早指标，肺功能改变的最早指标是肺的闭合容积增大、顺应性降低。

第一秒用力呼气量占预计值百分比（FEV1%预计值）是评估COPD严重程度的良好指标。

吸入支气管扩张药后FEV1/FVC＜70%及FEV1%预计值＜80%，可确定气流不完全可逆受限。

（2）残气量占肺总量的百分比（RV/TLC）＞40%为诊断肺气肿的重要指标。

三、治疗原则

（一）稳定期治疗

1.戒烟，加强锻炼，增强体质，加强环境卫生，避免诱发因素。

2.对症治疗　予祛痰、镇咳和解痉、平喘药物等。对年老体弱及多痰者，不应使用强镇咳剂，如可待因。

3.长期家庭氧疗　氧疗是纠正COPD缺氧最直接和最有效的方法。

（1）适应症：①PaO_2≤55 mmHg或SaO_2≤88%；②PaO_2为55～60 mmHg或SaO_2＜89%，并有肺动脉高压、心力衰竭、水肿或红细胞增多。

（2）疗法：一般采用鼻导管持续低浓度、低流量吸氧，氧疗时间每日＞15小时，尤其夜间不能间断，以提高氧分压。氧流量1～2 L/min，氧浓度25%～29%，维持PaO_2 60 mmHg以上。持续低流量吸氧的理由是患者的呼吸主要是靠缺氧对外周化学感受器的刺激作用维持的，这样给氧既改善了缺氧又不至于CO_2潴留加重呼吸抑制。

当吸入氧浓度过高时，随缺氧的短暂改善，解除了缺氧对呼吸中枢的兴奋作用，结果是呼吸抑制，引起二氧化碳潴留加重，甚至诱发肺性脑病。肺性脑病的表现为神志恍惚、谵妄、躁动、抽搐、生理反射迟钝等。

（3）氧疗有效的指标：病人的呼吸频率减慢、呼吸困难减轻、发绀减轻、心率减慢、活动耐受力增加。

（二）急性加重期治疗

控制感染、对症治疗、合理氧疗等。

四、护理问题

1.气体交换受损　与呼吸道阻塞、肺组织弹性降低等有关。

2.活动无耐力　与肺功能降低引起缺氧有关。

3.潜在并发症：自发性气胸、呼吸衰竭等。

五、护理措施

1.对痰液较多或年老体弱、无力咳痰者，以祛痰为主，痰液黏稠者给予超声雾化吸入。注意雾化后和协助病人翻身后，要进行背部叩击，甚至吸痰，以利于分泌物排出。

叩击的手法：患者取坐位或侧卧位，操作者将手固定成背隆掌空状，即手背隆起、手掌中空、手指弯曲，有节奏地从肺底自上面下、由外向内叩击胸背。

2.卧位休息　病人取半卧位，使膈肌下降，增加肺通气，减轻呼吸困难。

3.应给予高热量、高蛋白、高维生素的饮食，避免摄入产气食物，以防腹胀、使膈肌上升而影响肺部换气功能。呼吸困难伴有便秘者，应鼓励多饮水，多食含纤维素高的蔬菜和水果，保持大便通畅。

4.协助病人进行呼吸功能锻炼，改变呼吸状态

（1）腹式呼吸锻炼：作用是降低呼吸的阻力，使肺泡通气量增加，以提高呼吸效率。主要方法：用鼻吸气，经口呼气，呼吸要缓慢而均匀，呼气时勿用力；吸气时腹肌松弛、腹部隆起，呼气时腹肌收缩、腹壁下陷；呼与吸的时间比为2：1～3：1。每日2次，每次10～15分钟。

（2）缩唇呼吸锻炼：作用是提高气道内压，防止呼气时小气道过早地关闭，以利于肺泡气排出。病

人应将缩唇呼气融入腹式呼吸之中。

六、健康指导

1.COPD是不可逆转的病，治疗的目的在于改善呼吸功能，提高工作、生活能力。

2.戒烟：吸烟是COPD的主要病因，应教育病人及家属认识到戒烟的重要性。

3.对于长期接受家庭氧疗的病人，首先向病人说明长期家庭氧疗的必要性及给病人带来的好处，取得病人的积极配合，同时指导病人，长期家庭氧疗每天吸氧的时间必须超过15小时，否则疗效将会受到影响。

4.教育患者坚持呼吸锻炼技术，生活中要注意防寒保暖，避免感染。

5.向病人及家属宣传营养治疗的意义和原则。说明营养不良，维生素A、维生素C缺乏，可使呼吸道防御能力降低，促进疾病的发生和发展。

第八节　支气管哮喘病人的护理

支气管哮喘简称哮喘，是一种由嗜酸性粒细胞、肥大细胞和T淋巴细胞等多种炎症细胞参与的气道慢性炎症。这种炎症不是感染所致，而是过敏。对于易感者，这种炎症可导致气道高反应性和不同程度的广泛可逆性气道阻塞症状。典型表现为突然的、反复发作的喘息，伴有哮鸣音的呼气性呼吸困难，胸闷和咳嗽等症状。症状多在夜间或凌晨出现，多数病人可自行缓解或经治疗缓解。

一、病因与发病机制

（一）病因

1.遗传因素

哮喘是多基因遗传性疾病。

2.诱发因素

吸入变应原、感染、食物、药物、气候改变、精神因素及内分泌因素如月经、妊娠和其他如运动。

（二）发病机制

1.变态反应

哮喘反应为Ⅰ型变态反应。根据变应原吸入后哮喘发生的时间，可分为速发型哮喘反应、迟发型哮喘反应和双相型哮喘反应。

2.气道炎症

目前认为哮喘的本质是气道慢性炎症。有肥大细胞、嗜酸性粒细胞和T淋巴细胞等多种炎症细胞在气道的浸润和聚集。

3.气道高反应性（AHR）

气道高反应性是指气道对不同刺激的平滑肌收缩反应增高，气道高反应性是哮喘发生、发展的一个重要因素，气道高反应性为支气管哮喘病人的共同病理生理特征。

4．神经机制

支气管受复杂的自主神经支配，这些神经有肾上腺素能神经、胆碱能神经和非肾上腺素能非胆碱能（NANC）神经系统。哮喘病人表现为迷走神经张力亢进，β-肾上腺素受体功能低下，或对α-肾腺素能神经的反应性增高。

二、临床表现

（一）症状

1.诱因：常因接触变应原等刺激物或治疗不当所致。先兆症状有鼻眼发痒、流涕、打喷嚏、胸闷、咳嗽。

2.发作时的典型表现为反复发作的伴有哮鸣音的呼气性呼吸困难、胸闷或咳嗽。

3.发作与缓解特点：症状在夜间或凌晨发作和（或）加重是哮喘的特征之一。严重的哮喘发作持续

24小时以上，经治疗不易缓解者，称哮喘持续状态。

（二）体征

胸部过度充气，广泛哮鸣音、呼气音延长。但哮喘非常严重时哮鸣音可不出现，称为寂静胸。可有发绀、心率加快、奇脉、颈静脉怒张等。

总结提示：

1.支气管哮喘和COPD的鉴别：二者都有呼气性呼吸困难，但支气管哮喘为发作性的，发作时FEV_1/FVC降低；而COPD为进行性加重的呼气性呼吸困难，且FEV1/FVC<70%。

2.支气管哮喘与心源性哮喘的鉴别：心源性哮喘患者往往有心血管病史，常咳粉红色泡沫痰，两肺可闻及广泛的湿性啰音和哮鸣音，心尖部可闻及奔马律，X射线见肺瘀血征、心影增大等。

如一时难以鉴别，可采用$β_2$-肾上腺素受体激动剂雾化剂或氨茶碱静注，症状缓解后再进一步检查。禁用肾上腺素或吗啡，以免造成危险。

三、实验室检查

1.血常规检查

发作时可有嗜酸性粒细胞增高，但多不明显。合并感染时白细胞总数和中性粒细胞增高。

2.痰液检查

涂片可见较多嗜酸性粒细胞、嗜酸粒细胞退化形成的尖棱结晶（嗜酸性蛋白结晶）、黏液栓和透明的哮喘珠。

3.肺功能检查

在哮喘发作时有关呼气流速的全部指标均显著下降，如第一秒用力呼气量（FEV_1）、第一秒用力呼气量占用力肺活量的比值（FEV_1/FVC）、呼气峰流速值（PEFR）等均显著减少，可有残气容量增加，残气量占肺总量百分比增高。

4.血气分析

哮喘发作时可有不同程度的PaO_2降低，由于过度通气可使$PaCO_2$下降，pH值上升，轻度哮喘表现为呼吸性碱中毒，重度哮喘表现为呼吸性酸中毒。

5.胸片

发作时可有双肺透亮度增加。

6.变应原检测

外源性血清特异性IgE升高。

（四）并发症

1. 发作时

自发性气胸、纵隔气肿、肺不张。

2. 长期反复发作和感染

慢性支气管肺炎、肺气肿、支气管扩张、肺纤维化、间质性肺炎、肺心病等。

四、护理问题

1.气体交换受损　与支气管痉挛、气道炎症、气道阻力增加有关。

2.清理呼吸道无效　与支气管黏膜水肿、分泌物增多、痰液黏稠、无效咳嗽有关。

3.知识缺乏　缺乏正确使用定量吸入器用药的相关知识。

五、治疗原则及护理措施

1.脱离变应原是最有效的方法。

（1）应避免环境中的过敏源，不宜在室内放置花草及用羽毛枕头，避免各种呼吸道的刺激因素。

（2）避免食用诱发哮喘发作的食物，如牛奶、鱼虾、蛋等，避免刺激性食物和饮酒。

2.鼓励多饮水，每日进液量应在2500 mL以上，以稀释痰液，有助于痰液排出。

3.哮喘急性发作时，取端坐位，并较舒适地伏在床旁小桌上休息，以减轻体力消耗。

4.缓解哮喘发作的药物

（1）β₂-肾上腺素受体激动剂：主要是通过舒张支气管平滑肌，改善气道阻塞。β₂-肾上腺素受体激动剂是控制哮喘急性发作的首选药物。如沙丁胺醇、布地奈德、福莫特罗等。首选吸入法给药。有短效、长效、缓释型和控制型制剂（必须整片吞服）。

按需用药，不可长期规律用药。注意滴速，可有心悸、血压升高、骨骼肌震颤等副作用。肾功能不全、高血压、甲亢及妊娠初3个月禁用。冠心病、老年病人和低血钾者应加强心率、心律的监测。

（2）茶碱类：具有扩张支气管作用，可通过抑制磷酸二酯酶，提高平滑肌细胞内cAMP浓度，拮抗腺苷受体，刺激肾上腺素分泌，增强气道纤毛清除功能等。小于气道扩张作用的低血浓度茶碱具有明显的抗感染、免疫调节和降低气道高反应性等作用，是目前治疗哮喘的有效药物。①静脉注射浓度不宜过高，速度不宜过快，注射时间应在10分钟以上。②不良反应：有胃肠道反应，心动过速、心律失常、血压下降等心血管症状及中枢兴奋作用，甚至引起抽搐直至死亡。不宜肌肉注射，药量一般不超过1g/d，氨茶碱安全血药浓度为6~15μg/l。急性心肌梗死、低血压的患者禁用。

（3）抗胆碱药：异丙托溴铵雾化剂具有松弛支气管平滑肌、减少分泌物的作用等，尤其适用于夜间哮喘、痰多的病人。

（4）糖皮质激素：主要通过多环节阻止气道炎症的发展及降低气道高反应性，是当前防治哮喘最有效的抗感染平喘药物。可采用吸入、口服和静脉用药。吸入倍氯米松是目前终身抗感染治疗的最常用药。吸入制剂通常须规律吸入一周以上方可起效。吸入后应注意漱口，以防口腔真菌感染。

（5）色苷酸钠：抑制IgE介导的肥大细胞释放炎症介质。主要用于预防变应原和运动诱发的哮喘。孕妇慎用。

（6）其他药物：酮替芬、白细胞三烯拮抗剂和半胱氨酰白三烯受体拮抗剂等。

5.痰液黏稠不易咳出者，可给予雾化吸入。但在哮喘发作时不宜用超声雾化吸入，以免雾液刺激使支气管痉挛而加重哮喘症状。

6.氧疗　哮喘发作时，PaO₂可有不同程度的下降，按医嘱给予吸氧2~4 L/min，伴有高碳酸血症时应低流量（1~2 L/min）、低浓度吸氧。吸氧时应注意呼吸道的湿化和通畅，避免气道干燥和寒冷气流的刺激而导致气道痉挛。

7.哮喘病人健康教育　避免接触一切可能的过敏源和激发因素；尽量不用可能诱发哮喘的药物，如阿司匹林、吲哚美辛、普萘洛尔等。教育患者遵医嘱使用支气管解痉药和抗炎药。并向其说明每一种药物的名称、用法、使用时的注意事项和不良反应及其预防的方法。

8.避免精神刺激和剧烈运动，避免持续喊叫等过度换气动作。保持室内空气新鲜，不放花草，不饲养猫、狗、鸟等动物。指导缓解期病人有计划地进行体育锻炼和耐寒锻炼，避免接触刺激性气体及预防呼吸道感染，避免冷空气刺激。

第九节　慢性肺源性心脏病病人的护理

慢性肺源性心脏病（简称肺心病）是由肺组织、肺动脉血管或胸廓慢性病变引起的肺组织结构和功能异常，肺血管阻力增加，肺动脉压力增高所致右心扩张、肥大，或伴有右心衰竭的心脏病。

一、病因、发病机制和病理

支气管、肺疾病约占80%~90%，COPD是最常见的病因。缺氧引起肺动脉痉挛是形成肺动脉高压的主要原因，肺动脉高压（右心后负荷加重）的形成是最主要的发病机制（环节）。

二、临床表现

（一）肺、心功能代偿期

1.原发病表现

以COPD的症状和体征最常见。

2.肺动脉高压和右心室肥大

肺动脉瓣区第二心音亢进提示肺动脉压升高；三尖瓣区闻及收缩期杂音和剑突下心脏搏动提示右心室肥大。

（二）肺、心功能失代偿期

多数因呼吸道感染而诱发加重，以呼吸衰竭为主，伴或不伴有心力衰竭。

1.呼吸衰竭

（1）症状：呼吸困难加重，夜间尤甚。常有头痛、白天嗜睡、夜间兴奋；严重时出现神志恍惚、谵妄、躁动、抽搐等肺性脑病的表现。

（2）体征：明显发绀；皮肤潮红、温暖、多汗、球结膜充血水肿、视神经盘水肿等颅内压增高的表现，这都与 CO_2 扩血管作用有关。

2.心力衰竭

（1）症状：以右心衰竭为主。食欲减退、消化不良、水肿（为静脉压升高所致，与体位有关，身体低垂部位出现得早且重）、少尿等。

（2）体征：发绀更加明显，心率加快，这与缺氧有关；颈静脉怒张（右心衰竭的典型体征）、肝大且有压痛、肝颈静脉回流征阳性。严重者可有腹水。

（三）并发症

1.肺性脑病　因呼吸功能不全导致缺氧、CO_2 潴留而引起的神经、精神障碍称为肺性脑病。它是一种临床综合征，轻者表现为头痛、神志恍惚、白天嗜睡、夜间失眠、兴奋；中度出现谵妄、躁动、肌肉抽搐；重型患者呈昏迷状态，是肺心病最常见的并发症，也是肺心病死亡的首要原因。

2.酸碱平衡失调、电解质紊乱　可发生各种类型的酸碱平衡失调及电解质紊乱，以呼吸性酸中毒最常见。也可发生代谢性酸中毒，有低钾、低氯时常伴代谢性碱中毒，低镁、低钙血症。

3.心律失常　失代偿期病人常有各种心律失常，其中以房性心动过速最具有特征。

4.休克、消化道出血、弥漫性血管内凝血。

三、实验室检查及其他检查

1.血液检查

红细胞和血红蛋白升高，血液黏稠度增加。

2.动脉血气分析

失代偿期动脉血氧分压降低，或伴动脉血二氧化碳潴留，以呼吸性酸中毒最常见。

3.心电图检查

主要表现为右心室肥大（如电轴右偏、$R_{V_1}+S_V \geq 1.05\,mV$）、肺型 P 波和右心房扩大。可作为诊断肺心病的参考条件。

4.X射线检查

在原有肺、胸疾病特征的基础上，出现肺动脉高压症。如右下肺动脉干扩张，横径≥15 mm；肺动脉段突出或其高度≥3 mm；右心室肥大征等皆为诊断肺心病的主要依据。

四、治疗原则

（一）急性加重期

以治肺为主、治心为辅的原则。积极控制感染、通畅呼吸道、改善呼吸功能是治疗和护理的关键措施。

1.控制感染　院外感染以革兰氏阳性菌为主，院内感染以革兰氏阴性菌为主。

2.通畅呼吸道，改善呼吸功能。

3.控制心力衰竭　肺心病病人一般在积极控制感染、改善呼吸功能后心力衰竭症状可缓解。如未缓解，可适当选用利尿、强心或扩血管药物。

（1）利尿剂：使用原则是缓慢、小量、间歇用药。一般用药不超过4天，以免导致血液浓缩、痰液黏稠、加重气道阻塞及低血钾。利尿剂尽可能在白天给药，以免因频繁排尿而影响病人夜间睡眠。用药期间应注意监测血钾。

（2）强心药：由于肺心病病人长期处于缺氧状态，对洋地黄类药物耐受性很低，故疗效差、易中毒。用药前应注意纠正缺氧和低血钾；宜选用剂量小、速效的药物。一般为常用剂量的1/2或2/3。

应用指征：①感染已控制、呼吸功能已改善，利尿剂未能控制的反复浮肿的心力衰竭病人；②以右心衰竭为主要表现而无明显感染者；③有急性左心衰竭者。

4.控制心律失常　经抗感染、纠正缺氧等治疗后，心律失常一般可消失。如不消失，可谨慎使用抗心律失常药。

（二）缓解期治疗

积极治疗原发病，避免诱因，减少急性发作；提高机体抵抗力；坚持呼吸功能锻炼和家庭氧疗。

五、护理问题

1.气体交换受损　与低氧血症、CO_2潴留、肺血管阻力升高有关。

2.清理呼吸道无效　与呼吸道感染、痰液过多而黏稠有关。

3.活动无耐力　与心肺功能低下有关。

4.潜在并发症：肺性脑病。

六、护理措施

1.给予高蛋白、高维生素、清淡、易消化和富含纤维的饮食。少量多餐，防止便秘。有水肿者，限制钠盐摄入（<3 g/d）；每日进水量限制在1～1.5 L。避免高热量饮食，以免引起痰液黏稠。

2.休息卧床休息，减少机体耗氧量，从而减慢心率和减轻呼吸困难，有利于肺、心功能的改善。

3.病情观察　应密切观察病人的情绪、神志的变化，病人烦躁不安、昼睡夜醒时，应警惕呼吸衰竭、肺性脑病的发生。监测血压、脉搏、呼吸、心率、心律、尿量及意识，记录24小时出入液量。观察有无尿少、下肢水肿、食欲不振、腹胀、腹痛等右心衰竭的表现。

4.合理氧疗　根据缺氧和二氧化碳潴留程度，一般持续低流量（1～2 L/min）、低浓度（25%～29%）、24小时不间断地吸氧。

5.用药护理　①慎用安眠镇静药，以免诱发或加重肺性脑病，禁用麻醉剂。如果必须使用，则可给予小量地西泮、水合氯醛。②使用洋地黄类药物前必须监测心率，注意纠正缺氧和低血钾。

6.心力衰竭的护理　根据病情限制输液量、控制输液速度。输液量每天不超过1 L，速度不超过30滴/分。

7.鼓励病人坚持腹式呼吸、缩唇呼气等呼吸功能锻炼，进行呼吸操和有氧运动，用冷水洗脸、洗鼻等，提高机体的耐受力。

七、健康指导

1.帮助病人及家属认识肺心病的病因，向病人宣传及时控制呼吸道感染、增强体质、改善心肺功能、防止肺心病进一步发展的重要性。教会病人呼吸训练、呼吸体操等方法，嘱家属督促其长期坚持。用力活动应在呼气阶段进行。鼓励病人戒烟，指导其戒烟方法。

2.积极防治呼吸道慢性疾患，避免吸入尘埃、刺激性气体，避免进入空气污浊的公共场所及接触上呼吸道感染者。指导病人适当休息、增加营养，注意保暖，保证足够的热量和蛋白质的供应。

3.定期门诊随访。病人如感到呼吸困难加重、咳嗽剧烈、咳痰、尿量减少、水肿明显或家属发现病人神志淡漠、嗜睡或兴奋躁动、口唇发绀，提示病情变化或加重，需及时就医诊治。

4.病人烦躁不安、昼睡夜醒时，应警惕呼吸衰竭的发生。慎用镇静催眠药，以免诱发肺性脑病。

第十节　呼吸衰竭病人的护理

呼吸衰竭是指各种原因引起的肺通气和（或）肺换气功能严重障碍，以致在静息状态下亦不易维持足够的气体交换，导致缺氧伴（或不伴）二氧化碳潴留，从而引起一系列生理功能和代谢紊乱的临床综合征。

动脉血气分析的诊断标准：在海平面正常大气压、静息状态、呼吸空气的条件下，动脉血氧分压低于60 mmHg，伴或不伴有二氧化碳分压高于50 mmHg，无心内解剖分流和原发于心排血量降低因素，即为呼吸衰竭。

一、分类

（一）按动脉血气分

1. Ⅰ型呼吸衰竭　仅有缺氧，$PaO_2<60$ mmHg，无CO_2潴留，CO_2分压降低或正常。见于换气功能障碍。如严重肺部感染性疾病。

2. Ⅱ型呼吸衰竭　既有缺氧，又有CO_2潴留，$PaO_2<60$ mmHg和$PaCO_2>50$ mmHg，系肺泡通气不足所致。如COPD。

（二）按病程分

急性呼吸衰竭和慢性呼吸衰竭。

二、病因

1. 呼吸系统疾病

以支气管-肺疾病为最多见，如慢性阻塞性肺炎、重症肺结核等。

2. 神经系统及呼吸肌病变

脑血管意外、脑炎、多发性神经炎等。

3. 中毒或意外

如药物中毒、电击等。

三、临床表现

除引起呼吸衰竭的原发疾病症状、体征外，主要是缺氧、二氧化碳潴留所致的呼吸困难和多脏器功能紊乱的表现。

1. 呼吸困难是呼吸衰竭最早出现的症状。主要表现为呼吸频率、节律和幅度发生改变。中枢性疾病或中枢抑制药所致的呼吸衰竭，表现为呼吸节律改变，如陈-施呼吸、比奥呼吸等。

2. 发绀是缺氧的典型表现。当动脉血氧饱和度低于90%时，可在血流量较大的口唇、指甲出现发绀；发绀的程度与还原血红蛋白含量有关，红细胞增多者发绀明显，而贫血病人则不明显。严重休克等原因引起末梢循环障碍的病人，即使动脉血氧分压尚正常，也可以出现发绀，称外周性发绀。而真正由于动脉血氧饱和度降低引起的发绀，称为中心性发绀。

3. 精神、神经症状　急性呼吸衰竭症状比慢性呼吸衰竭明显。慢性呼吸衰竭早期出现兴奋症状，如失眠、烦躁、躁动、昼睡夜醒等。但此时切忌用镇静或催眠药，以免诱发肺性脑病。肺性脑病表现为表情淡漠、神志恍惚、肌肉震颤、间歇抽搐、嗜睡甚至昏迷。

4. 血液循环系统　早期心率增快、血压升高；严重缺氧、酸中毒时，可引起周围循环衰竭、血压下降、心律失常，甚至心搏骤停。二氧化碳潴留使血管扩张引起球结膜充血、体表静脉充盈、皮肤潮红、温暖多汗。慢性缺氧和二氧化碳潴留可引起肺动脉高压而致右心衰竭。

5. 消化和泌尿系统症状。

四、辅助检查

（一）动脉血气分析

血气分析时采集的血标本应加入抗凝剂，并且要隔绝空气。可判断呼吸衰竭的性质、程度和血液的酸碱度；可以指导氧疗及机械通气各种参数的调节。

1. pH正常值为7.35～7.45，其意义是：

（1）pH在正常范围时：①无酸碱失衡；②有酸碱失衡，但处于代偿期。

（2）pH在异常范围时：表示有酸碱失衡，且处于失代偿期。①pH<7.35，失代偿期酸中毒；②

pH＞7.45，失代偿期碱中毒。

2.PaO₂ 判断呼吸衰竭的主要依据，＜60 mmHg诊断呼吸衰竭。PaO₂是反映缺氧的敏感指标，也是确定氧疗的指标。当PaO₂＜50 mmHg时给予吸氧。

3.PaCO₂ 正常值为35～45 mmHg。PaCO₂是判断呼吸性酸碱失衡的指标，也是判断Ⅱ型呼吸衰竭的指标。呼吸性酸中毒时PaCO₂升高；呼吸性碱中毒时PaCO₂降低。

4.HCO₃⁻ 正常值为22～27 mmol/L，HCO₃⁻是判断代谢性酸碱失衡的指标。代谢性酸中毒时HCO₃⁻降低；代谢性碱中毒时HCO₃⁻升高。

（二）实验室检查

1.肺功能检查有助于判断原发疾病的种类和严重程度。

2.胸部影像学检查有助于分析引起呼吸衰竭的原因。

五、治疗原则

1.及时清理痰液，保持通畅的气道

氧疗和改善通气之前，必须采取各种措施，保持气道通畅是最重要、最基本的治疗措施。人工气道的建立一般有三种方法，即简便人工气道、气管插管及气管切开。气管内导管是重建呼吸道最可靠的方法。

2.氧疗

氧疗的原则是保证PaO₂迅速提高到60 mmHg，尽量降低吸氧浓度。

（1）Ⅰ型呼吸衰竭：高浓度（＞35%）吸氧，但氧浓度控制在50%以内。

（2）Ⅱ型呼吸衰竭：低浓度（＜35%）持续给氧。既纠正缺氧，又防止CO₂潴留加重，以免缺氧纠正过快，引起呼吸中枢抑制。COPD引起的呼吸衰竭病人长期低流量吸氧（1～2 L/min），尤其是在夜间，能降低肺循环阻力和肺动脉压，增强心肌收缩力，从而提高病人的活动耐力，延长生存时间。对于伴有高碳酸血症的急性呼吸衰竭，往往需要机械通气治疗。

3.增加通气量，减少二氧化碳潴留

（1）呼吸兴奋剂：主要用于以中枢抑制、通气不足为主所致的呼吸衰竭；不宜用于以换气障碍为主所致的呼吸衰竭。最常用的为尼可刹米，其次为洛贝林、多沙普仑、阿米三嗪等。

（2）机械通气：对于严重呼吸衰竭病人，机械通气是抢救生命的主要治疗措施。

4.纠正酸碱平衡失调和电解质紊乱

5.抗感染治疗

六、常见护理问题

1.潜在并发症：重要器官缺氧性损伤。

2.清理呼吸道无效 与呼吸道感染、分泌物增多或黏稠、咳嗽无力等有关。

七、护理措施

1.改善呼吸，保持气道通畅

（1）休息与体位：协助病人取半卧位，以利于增加通气量。

（2）清除呼吸道分泌物：要鼓励病人多饮水和用力咳嗽排痰；对咳嗽无力者应定时帮助翻身、拍背，边拍边鼓励排痰。可遵医嘱给予口服祛痰剂，无效时采用雾化吸入的方法以湿化气道。对昏迷病人则定时使用无菌多孔导管吸痰，以保持呼吸道通畅。

（3）缓解支气管痉挛

（4）控制感染、建立人工气道

2.合理给氧

给氧过程中，若呼吸频率正常、心率减慢、发绀减轻、尿量增多、神志清醒、皮肤转暖，提示组织缺氧改善，氧疗有效。当病人发绀消失、神志清楚、精神好转、PaO₂＞60 mmHg（8.0 kPa）、PaCO₂＜50 mmHg（6.7 kPa）时，可考虑终止氧疗。若用氧过程中呼吸过缓或意识障碍加重，应警惕二氧化碳潴留加重。停止吸氧前必须间断吸氧，以后逐渐停止氧疗。教会病人和家属有效咳嗽、咳痰、体位引流、拍背等技术和家庭氧疗方法。

3.加强病情观察

应密切观察病人的情绪、神志的变化。病人烦躁不安、昼睡夜醒时，应警惕呼吸衰竭、肺性脑病。慎用安眠镇静药，以免诱发或加重肺性脑病，禁用麻醉剂和对呼吸有抑制作用的药物如吗啡、可待因等。如果必须使用，则可给予小量地西泮或水合氯醛。

4.用药护理

（1）遵医嘱使用抗生素控制呼吸道感染。呼吸道感染是呼吸衰竭最常见的诱因，建立人工气道进行机械通气和免疫功能低下的病人可因反复感染而加重病情。

（2）呼吸兴奋剂：主要用于呼吸中枢抑制、通气不足所致的呼吸衰竭；外周原因所致者，如换气功能不足，不宜使用。必须在保持呼吸道通畅的前提下使用。应用呼吸兴奋剂后，若出现颜面潮红、面部肌肉颤动、烦躁不安等表现，表示过量，应减慢滴速或停药。

第十一节　急性呼吸窘迫综合征病人的护理

急性呼吸窘迫综合征（ARDS）是指原心肺功能正常、由于严重的感染、休克、创伤、DIC等肺内外严重疾病而引起肺毛细血管炎症性损伤和（或）通透性增加，继发急性高通透性肺水肿和进行性缺氧性呼吸衰竭。急性肺损伤（ALI）是ARDS的早期表现，和ARDS具有性质相同的病理生理改变，严重的ALI被定义为ARDS。

一、病因

ARDS的病因尚未阐明，多种危险因素可诱发ALI/ARDS。

1.肺内因素是指对肺的直接损伤，包括：①化学性因素，如吸入有毒气体、烟尘、胃内容物，氧中毒；②物理性因素，如肺钝挫伤、放射性肺损伤等；③生物性因素，如重症肺炎。

2.肺外因素包括休克、脓毒症、神经系统病变、DIC、尿毒症、糖尿病酮症酸中毒、严重的非胸部创伤、大面积烧伤、大量输血、重症胰腺炎、药物和麻醉品中毒等。

二、病理生理

ARDS的病理生理基础是由多因素导致的急性、进行性缺氧性呼吸衰竭。

1.气体交换障碍

肺毛细血管内皮细胞和肺泡上皮细胞损害，肺毛细血管通透性增加，大量的富含蛋白的液体从肺毛细血管渗出，肺间质和肺泡水肿，影响气体弥散；富含蛋白的液体降解肺表面活性物质，发生广泛微小肺不张，以及肺毛细血管微栓塞形成、通气血流比失调及肺内分流明显增加。正常肺内分流低于心输出量的5%，而在ARDS可以高达25%，导致严重的低氧血症。

2.肺容量降低

其最为重要的是功能残气量的显著降低。严重ARDS患者，可能仅有20%～30%的肺泡能够参与通气。故将有ARDS的肺称为"婴儿肺"。主要由于肺水肿导致水肿液充满肺泡，能参与通气的肺泡明显减少；肺泡表面活性物质减少，导致肺表面张力明显增加，引起肺泡塌陷。

3.肺顺应性降低

在发生ARDS时普遍存在，是ARDS的重要力学特征。主要由于肺间质和肺泡水肿及小气道和肺泡塌陷所致。表现为需要较高气道压力才能维持正常气量。

4.呼吸功增加

低氧血症、死腔通气和气道阻力增加是ARDS呼吸功增加的主要因素，正常呼吸功所需氧耗量很小。ARDS时呼吸功的氧耗可占总氧耗的50%，从而可能影响其他器官系统的氧供。

5.肺循环动力学改变

虽然肺血管阻力只是轻度增加，ARDS时肺动脉高压常见。尤其在ARDS的晚期，纤维化导致肺血管床闭塞使肺动脉高压持续并恶化。

三、病理

ARDS的主要病理改变是肺毛细血管内皮损伤和功能障碍，导致富含蛋白的液体渗出、间质的广泛性充血水肿和肺泡内透明膜形成。病理过程可分成三阶段：渗出期、增生期、纤维化期。

四、临床表现

除原发病表现外，主要表现为严重低氧血症和急性进行性呼吸窘迫。

1.急性起病

原先心肺功能相对正常，有致ARDS相关的肺内或肺外因素。常在原发病起病后5天内发生，约半数发生于24小时内。

2.呼吸加快和呼吸窘迫

这是ARDS的主要的、特征性的临床表现；最早出现的症状是呼吸加快（呼吸频率大于20次/分，可达30～50次/分，甚至达60次/分以上），并呈进行性加重的呼吸困难、发绀，常伴有焦虑、烦躁、出汗等。

3.肺部体检

早期可无异常阳性体征，随后在双肺可有少量细湿啰音；后期可闻及水泡音，可有管状呼吸音。

五、辅助检查

1.动脉血气分析

PaO_2（≤60 mmHg）与氧合指数（PaO_2/FiO_2≤200 mmHg，FiO_2为吸入氧的分数值，氧合指数正常为400～500 mmHg）是反映低氧血症程度的主要指标，据此将ARDS分为早期的ALI和后期的ARDS。氧合指数降低是ARDS诊断的必备条件。血气分析还可了解血氧饱和度（SaO_2）、肺泡-动脉氧分压差（$P_{(A-a)}O_2$）、肺内分流率（QS/QT）等，是ARDS诊断和判断病情严重程度的主要方法。连续监测血氧饱和度（SaO_2）可动态观察病情变化。

2.胸部X射线检查

早期胸片可无异常，或轻度间质改变，表现为边缘模糊的肺纹理增多。继之出现斑片状阴影，以至融合为大片实变阴影并见支气管充气征。与心源性肺水肿相比，ARDS患者胸片中斑片状阴影多分布于外周，而且密度较低。后期可出现肺间质纤维化。

3.床边肺功能监测

ARDS的床边肺功能检查表现为肺顺应性降低，死腔（无效腔）通气量比例增加（VD/VT增加），若>0.6为机械通气指标之一。此外，肺顺应性降低对病情的严重程度及疗效有判定价值。

六、治疗原则

ARDS是一种急性重危病，早期诊断和治疗对改善预后十分重要。治疗主要措施包括：积极控制原发病、改善肺氧合功能、纠正缺氧、生命支持、防治并发症。

1.积极控制原发疾病是首要的原则和基础。

2.纠正缺氧/氧疗　迅速纠正缺氧是抢救最重要的措施。早期患者首先使用鼻导管或面罩高浓度（FiO_2>0.6）给氧，使PaO_2达到60～80 mmHg或SaO_2>90%。如血氧分压不能改善，PaO_2<60 mmHg，则建议行机械通气。

3.机械通气　需要尽早应用。机械通气是呼吸支持的最主要手段，机械通气治疗ARDS的主要作用有：①能减轻呼吸做功，使呼吸窘迫改善；②PEEP（呼气末正压通气）或CPAP（持续性气道正压通气）可使呼气末肺容量增加，闭陷的小气道和肺泡再开放；③肺泡内正压可减轻肺泡水肿的形成，从而改善弥散功能和通气/血流比例，减少肺内分流，达到改善氧合功能和肺顺应性的目的。

多数患者需要行气管插管或切开做机械通气，更有效地改善缺氧，缓解呼吸困难。

目前，ARDS的机械通气推荐采用肺保护性通气策略：①合适水平的PEEP可使萎陷的小气道和肺泡再开放，达到改善氧合和肺顺应性的目的。从低水平开始，先用5 cmH_2O，逐渐增加到合适水平（能防止肺泡塌陷的最低PEEP），一般设在8～18 cmH$_2$O。对血容量不足的患者，应补充足够的血容量，但不能过量。②小潮气量通气（6～8 mL/kg，以防止肺泡过度扩张），允许高碳酸血症（为保证小潮气量，可允许一定程度的CO$_2$潴留和呼吸性酸中毒，pH7.25～7.30）。

4.液体管理　ARDS的液体疗法应量入为出，以晶体液为主，实施限制性的液体管理，以最低有效血管内血容量来维持有效循环功能，避免过多的液体输入加重肺水肿，出入液体量宜轻度负平衡（入量≤出量）。由于ARDS肺毛细血管通透性增加，可致大量胶体渗出至肺间质，故一般认为在ARDS的早期不宜输胶体液，除非有低蛋白血症。对于创伤出血多者，最好输新鲜血。

5.其他治疗

七、护理问题

1.气体交换受损　与肺毛细血管损伤、肺水肿、肺泡内透明膜形成致换气功能障碍有关。

2.潜在并发症：多器官功能衰竭。

八、护理措施

1.一般护理

（1）安置病人于呼吸监护病室实施特别监护。保持病室空气清新，并防止病人受凉。

（2）心理护理。

（3）通过鼻饲或静脉高营养，及时补充热量和高蛋白、高脂肪。

（4）遵医嘱输液，维持适当的体液平衡，严格控制输液速度，防止因输液不当而诱发或加重肺水肿。

（5）加强皮肤和口腔护理，防止继发感染。

2.给氧护理

迅速纠正低氧血症是抢救ARDS最重要的措施。遵医嘱给予高浓度（>50%）、高流量（4～6 L/min）氧以提高氧分压，在给氧过程中氧气应充分湿化，防止气道黏膜干裂受损。给氧时，应记录吸氧方式、吸氧浓度和时间，并观察氧疗效果和副反应，防止发生氧中毒。

3.病情观察

观察生命体征和意识状态，尤其是呼吸困难和发绀的病情变化；注意每小时尿量变化，准确记录24小时出入量。遵医嘱及时送检血气分析和生化检测标本。

4.做好人工气道和机械通气的常规护理。

5.加强心理护理，缓解病人的紧张和焦虑。

第十二节　血气胸病人的护理

一、气胸

胸膜腔内积气称为气胸。根据胸膜腔内压力情况将气胸分为闭合性、开放性和张力性三类。

（一）病因和病理

1.闭合性气胸　多并发于肋骨骨折，由于肋骨断端刺破肺，空气进入胸膜腔所致。胸内压仍低于大气压。气胸形成后，随着胸膜腔内积气增加，肺裂口缩小、封闭，患侧肺部分萎陷、有效气体交换面积减少，影响肺的通气和换气功能。

2.开放性气胸　胸膜腔积气而且气体经体表伤口随呼吸自由进出胸膜腔。当体表伤口大于气管口径时，空气入量多，胸内压几乎等于大气压，伤侧肺完全萎陷，纵隔向健侧移位，出现纵隔扑动，影响静脉血液回流，最终引起呼吸和循环障碍。

3.张力性气胸　由于气管、支气管或肺损伤裂口与胸膜腔相通，且形成活瓣，进入胸膜腔的空气不断增多，压力逐渐升高，导致胸膜腔内压力超过大气压，张力性气胸又称高压性气胸。患侧肺严重萎陷，纵隔明显向健侧移位，健侧肺受压，腔静脉回流受阻，产生呼吸、循环功能的严重障碍。高压气体经支气管、气管周围疏松结缔组织或壁胸膜裂伤处，进入纵隔及面、颈、胸部皮下形成纵隔气肿、皮下气肿。

（二）临床表现

1.闭合性气胸 胸膜腔少量积气，肺萎陷30%以下者，多无明显症状。大量积气（肺萎陷在50%以上）常有明显的呼吸困难，气管向健侧移位，伤侧胸部叩诊呈鼓音，呼吸音减弱或消失。

2.开放性气胸 病人常有明显的呼吸困难、鼻翼扇动、口唇发绀，甚至休克。胸壁伤口处能听到空气出入胸膜腔的吹风声（胸部吸吮伤口）。伤侧胸部叩诊呈鼓音，听诊呼吸音减弱或消失。

3.张力性气胸 病人表现为严重或极度呼吸困难、发绀、大汗淋漓、昏迷、休克，甚至窒息。查体可见伤侧胸部饱满，气管向健侧移位，常触及皮下气肿，叩诊呈高度鼓音，呼吸音消失。患侧胸部饱满，叩诊呈高调鼓音；呼吸幅度减低，呼吸音消失；气管移向健侧，颈静脉怒张，多有皮下气肿。

（三）辅助检查

1.胸部X射线检查

X射线检查是诊断气胸的重要方法，可显示肺萎陷的程度、肺内病变情况以及有无纵隔移位等。气胸的典型表现为肺向肺门萎陷，呈圆球形阴影，气体带聚集于胸腔外侧或肺尖，局部透亮度增加，无肺纹理。闭合性气胸时，可显示不同程度的胸膜腔积气征象；开放性气胸时，可见大量积气征象，纵隔内器官移向健侧；张力性气胸时，可见胸膜腔内大量积气。

2.诊断性穿刺

张力性气胸者胸膜腔穿刺有高压气体向外冲出，外推针筒芯。

3.肺功能检查

急性气胸肺萎陷大于20%时，肺容量和肺活量减低，通气/血流比例失调，产生缺氧。

（四）处理原则

以抢救生命为首要原则。处理包括封闭胸壁开放性伤口，通过胸腔穿刺抽吸或胸腔闭式引流排出胸腔内的积气、积液，防治感染。

1.闭合性气胸

少量积气的病人，无须特殊处理，但应观察其发展变化。中量或大量气胸者应行胸膜腔穿刺，抽净气体，或行闭式胸腔引流术，促使肺尽早膨胀；应用抗生素防治感染。

2.开放性气胸

（1）紧急封闭伤口：紧急处理的原则是将开放性气胸转变为闭合性气胸，立即封闭伤口，阻止气体继续进入胸腔。紧急时利用手边任何物品，如纱布、棉垫或围巾、衣服、塑料袋或手掌在病人深呼气末紧密盖住伤口，加压包扎固定。

（2）安全转运：在转运过程中如病人呼吸困难加重或有张力性气胸表现，需暂时打开敷料，放出高压气体后再封闭伤口。

（3）住院处理：送达医院后，及时清创缝合胸壁伤口并行胸腔穿刺抽气减压，必要时行闭式胸腔引流。

（4）预防和处理并发症：采取吸氧、补充血容量、应用抗生素预防感染等治疗措施。

（5）手术：如有胸内器官损伤或进行性出血，需开胸探查。

3.张力性气胸

张力性气胸可迅速危及生命，需紧急抢救，并应用抗生素。①迅速排气减压：入院前或院内需迅速用粗针头，在伤侧锁骨中线第2肋间刺入胸膜腔排气减压。在转送过程中于插入针头的接头处，绑缚一个橡胶手指套，将指套顶端剪1cm开口（单向活瓣装置），可起到活瓣作用。紧急情况下可在针柄部外接柔软的小口塑料袋、气球等，使胸膜腔内气体易于排出，外界气体不能进入胸腔。②安置胸膜腔闭式引流：闭式引流装置的排气孔外接可调节恒定负压的吸引装置，可加快气体排出，促使肺复张。③必要时开胸探查。

（五）护理问题

1.气体交换障碍　与胸部损伤、疼痛、胸廓活动受限或肺萎陷有关。

2.急性疼痛　与组织损伤有关。

3.潜在并发症：胸腔或肺部感染。

（六）护理措施

1.非手术治疗护理/术前护理

（1）现场急救：病人若出现危及生命的征象，护士应协同医师施以急救。

（2）保持呼吸道通畅：①呼吸困难和发绀者，及时给予吸氧，协助和鼓励病人有效咳嗽、排痰，及时清理口腔、呼吸道内的呕吐物、分泌物、血液及痰液等，保持呼吸道通畅，预防窒息。②痰液黏稠不易咳出者，应用祛痰药物、超声雾化吸入，以稀释痰液利于排出，必要时鼻导管吸痰。③不能有效排痰或呼吸衰竭者，实施气管插管或气管切开给氧、吸痰或呼吸机辅助呼吸。④病情稳定者取半卧位，以使膈肌下降，有利于呼吸。

（3）缓解疼痛：①因疼痛不敢咳嗽、咳痰时，协助或指导病人及其家属用双手按压患侧胸壁，以减轻伤口震动产生疼痛；②必要时遵医嘱给予镇痛药。

（4）动态观察病情变化：如出现血压下降、呼吸困难、脉搏细弱等休克症状，应立即通知医师进行抢救。

（5）预防感染：对开放性损伤者，遵医嘱注射破伤风抗毒素及合理使用抗生素。

（6）术前护理：①输液管理；②术前准备。

2.术后护理

（1）病情观察：病人术后安返病房，妥善安放、固定各种管路并保持通畅。密切观察其生命体征的变化，给予心电监测，并详细记录。

（2）呼吸道管理：

①协助病人有效咳嗽排痰：卧床期间，定时协助病人翻身、坐起、叩背、咳嗽；指导、鼓励病人做深呼吸运动，促使肺扩张，预防肺不张或肺部感染。

②气管插管或气管切开的护理：做好呼吸道护理，包括气道湿化、吸痰及保持呼吸道通畅等。

（3）胸腔闭式引流的护理：

①保持管道密闭性：使用前、使用过程中检查整个引流装置是否密闭，保持管道连接处衔接牢固；保持引流瓶直立，长管没入水中3～4 cm；胸壁伤口引流管周围用油纱布包盖严密；更换引流瓶或搬动病人、送检时，需双钳夹闭引流管（止血钳双向夹闭引流管），防止空气进入，放松止血钳时，先将引流瓶安置低于胸壁引流口平面的位置；妥善固定引流管，防止滑脱。若引流管连接处滑脱或引流瓶损坏，应立即双钳夹闭胸壁引流管，并更换引流装置；若引流管从胸腔滑脱，立即用手捏闭伤口处皮肤，消毒处理后，以凡士林纱布封闭伤口，并协助医师进一步处理。若引流瓶意外打破，应立即将胸侧引流管折曲夹闭。

②严格无菌技术操作，防止逆行感染：引流装置应保持无菌；保持胸壁引流口处敷料清洁干燥；引流管长度约100 cm，引流瓶低于胸壁引流伤口60～100 cm，依靠重力引流，以防瓶内液体流入胸膜腔；每周更换引流瓶一次，每日更换引流液，更换时严格遵守无菌原则；胸腔闭式引流的护理由护士完成。

③观察引流，保持通畅：观察并记录引流液的量、颜色和性质，定时挤压引流管，防止引流管阻塞、扭曲、受压；病人可取半卧位（最常采用），鼓励病人咳嗽、深呼吸（以利于胸腔内液体和气体的排出）及经常变换体位（有助于引流）；密切注意水封瓶内长玻璃管中水柱波动情况，一般水柱上下波动的范围约为4～6 cm。若水柱波动幅度过大，提示可能存在肺不张；若水柱无波动，提示引流管不通畅或肺已经完全扩张。

④拔管护理：

拔管指征：一般引流2～3天后（48～72小时），临床观察无气体排出或引流量明显减少且颜色变浅，24小时引流液<50 mL，脓液<10 mL；X射线胸片示肺膨胀良好无漏气；病人无呼吸困难，听诊呼吸音恢复正常。

拔管方法：嘱病人先深吸气，在吸气末迅速（深吸气后屏气）拔管，并立即用凡士林纱布加厚敷料封闭胸壁伤口。

拔管后24小时内，应注意观察病人有无胸闷、呼吸困难、切口漏气、渗液、出血、皮下气肿等，如发现异常及时通知医师处理。

引流气体时，一般选在锁骨中线第2肋间或腋中线第3肋间插管；引流液体时，选在腋中线和腋后线之间的第6～8肋间。

（4）并发症观察与护理：

①切口感染。

②肺部感染及胸腔内感染：应密切观察体温变化及痰液性状，如出现畏寒、高热或咳脓痰等感染征象，及时通知医师并配合处理。

（5）基础护理

（七）健康教育

1.有效咳嗽、咳痰

给病人讲解腹式呼吸和有效咳嗽、咳痰的意义并给予指导，出院后仍应坚持腹式呼吸和有效咳嗽。

2.功能锻炼

锻炼应早期进行并循序渐进，但在气胸痊愈的1个月内，不宜参加剧烈的体育活动，如打球、跑步、举重等。

3.定期复诊

肋骨骨折病人术后3个月复查X射线胸片，以了解骨折愈合情况。

二、血 胸

胸膜腔积血，称为血胸。胸部损伤中，70%有不同程度的血胸。血胸与气胸可同时存在，称为血气胸。

（一）病因病理

多由胸部损伤所致，骨折断端或利器损伤胸部均可能刺破肺、心脏、血管而导致胸膜腔积血。胸膜腔内血液多来自肺、肋间或胸廓内血管（最常见原因，可致进行性血胸）、心脏和胸内大血管损伤（出血量多而急，往往来不及救治，短时间内因失血性休克死亡）。血胸一方面造成血容量减少，另一方面使肺受压萎陷，对呼吸和循环功能均造成危害。

（二）临床表现

临床表现根据出血量、出血速度、胸腔内器官损伤情况和病人体质而有所不同。少量血胸（成人积血量≤0.5 L），可无明显症状及体征。中量血胸（0.5～1 L）和大量血胸（>1.0 L），尤其急性失血时，可出现面色苍白、脉搏细速、血压下降、肢端湿冷等低血容量性休克症状，以及呼吸急促、肋间隙饱满、气管向健侧移位、伤侧胸部叩诊浊音、呼吸音减弱等胸膜腔积液体征。

（三）辅助检查

1.胸部X射线检查

小量血胸者，仅显示肋膈角消失；大量血胸时，显示胸膜腔有大片密度增高阴影，纵隔移向健侧；血气胸时见气液平面。

2.胸膜腔穿刺

可抽出不凝固血液。穿刺多在腋后线第8、9肋间，以抽尽积血为原则。

3.胸部B超

可明确积液位置和量。

4.血常规

血红蛋白和血细胞比容下降；继发感染者，白细胞计数、中性粒细胞比例增高。积血涂片和细菌培养可发现致病菌。

（四）处理原则

1.非进行性小量血胸

不必穿刺抽吸，可自行吸收。

2.中、大量血胸

早期行胸膜腔穿刺抽吸。

3.进行性血胸

开胸探查。

4.凝固性血胸

手术清除积血和血凝块。出现下列征象提示胸腔内进行性出血（活动性出血），应及时开胸探查：①脉搏持续增快、血压降低，或虽经补充血容量血压仍不稳定。②闭式胸腔引流血液每小时超过200 mL，连续3小时，引流出的血液很快凝固。③血红蛋白、红细胞计数和红细胞比容进行性降低。④胸部X射线检查显示胸腔阴影继续增大。

（五）护理问题

1.外周组织灌注无效　与失血引起的血容量不足有关。

2.气体交换障碍　与肺组织受压有关。

3.潜在并发症：感染。

（六）护理措施

1.术前护理

（1）现场急救：胸部有较大异物者，不宜立即拔除，以免出血不止。

（2）动态观察病情变化：①严密观察生命体征，尤其注意呼吸型态、频率及呼吸音变化，有无缺氧征象，如有异常，立即报告医师予以处理；②观察胸腔引流液的量、色、质和性状。

（3）维持有效循环血量和组织灌注量：建立静脉通路，积极抗休克。

2.术后护理

（1）血流动力学监测：监测血压、脉搏、呼吸、体温及引流变化，若发现活动性出血的征象，应立即报告医师并协助处理。病情危重者，可监测中心静脉压。

（2）维持呼吸功能：①密切观察呼吸型态、频率及呼吸音变化；②根据病情给予吸氧，观察血氧饱和度变化；③若生命体征平稳，可取半卧位，以利于呼吸；④协助病人叩背、咳痰，教会其深呼吸和有效咳嗽的方法，以清除呼吸道分泌物。

（3）预防并发症

（七）健康教育

1.休息与营养

指导病人合理休息，加强营养。

2.呼吸与咳嗽

指导病人腹式呼吸及有效咳嗽的方法，教会其咳嗽时用双手按压患侧胸壁，以免切口疼痛。

3.自我保健

定时复诊，出现呼吸困难、高热时随时就诊。

第三章 循环系统疾病病人的护理

第一节 循环系统解剖生理

一、解剖生理

1.心脏

心脏是一个由肌肉构成的圆锥形中空器官，分四个腔室，即左心房、左心室、右心房、右心室。左右心房之间、左右心室之间各有肌性的房间隔和室间隔相隔，左右心之间互不相通。左房、室间通过二尖瓣相通，右房、室间通过三尖瓣相通。心瓣膜具有防止心房和心室在收缩或舒张时出现血液反流的功能。

心脏壁分三层，由外到内依次为心外膜、肌层、心内膜。心外膜即心包的脏层，紧贴于心脏表面，与心包壁层形成心包腔，腔内有少量浆液，起润滑作用。

冠状动脉是营养心脏的血管，起源于主动脉根部（主动脉狭窄出现心绞痛症状的病理基础），有左、右两支，围绕在心脏的表面并穿透到心肌内。左冠状动脉又分为前降支和回旋支，前降支主要负责左心房、左心室前壁、侧壁及室间隔前2/3部位的血液供应；右冠状动脉主要供给右心房、右心室、左心室后壁、室间隔后1/3部位的心肌和窦房结、房室交界处的供血。

心脏在心内传导系统的作用下，进行着有节律的收缩和舒张活动，具有驱动血液流动的泵血功能。心脏传导系统包括窦房结（自律性最高，是心脏的正常起搏点）、结间束、房室结（传导速度最慢，称为房-室延搁，避免心房和心室同时收缩）、希氏束、左右束支及其分支和浦肯野氏纤维（传导速度最快，使心室肌细胞同步收缩），负责心脏正常冲动的形成和传导。

正常人心室除极始于室间隔中部，自左向右除极；随后左、右心室游离壁从心内膜向心外膜方向除极；左心室基底部和右心室肺动脉圆锥是心室最后除极的部位。

2.血管

循环系统的血管分为动脉、静脉和毛细血管。动脉的主要功能是输送血液到组织器官，动脉血管舒缩可改变外周阻力，又称为"阻力血管"；静脉的主要功能是汇集从毛细血管来的血液，将血液送回心脏，容量大，机体的血液约有60%～70%存在于静脉中，静脉因此又称为"容量血管"；毛细血管是血液与组织液进行交换的管道，又称为"功能血管"。

3.调节循环系统的神经

调节循环系统的神经是交感神经和副交感神经。交感神经兴奋时，心率加快，心肌收缩力增强，外周血管收缩，血管阻力增加，血压升高。副交感神经兴奋时，心率减慢，心肌收缩力减弱，外周血营扩张，血管阻力减小，血压下降。

二、小儿循环系统的解剖、生理特点

1.心脏

原始心脏于胚胎第2周开始形成，第8周房、室中隔形成，具有四腔的心脏。所以，胚胎发育2～8周为心脏形成的关键时期，先天性心脏畸形的形成主要在这一时期。新生儿心脏位置较高，多呈横位，心尖部主要为右心室，心尖冲动在胸骨左侧第四肋间隙锁骨中线外1cm；2岁以后心脏由横位逐渐转为斜位，心尖冲动位置也逐渐下降至第五肋间隙左锁骨中线上，心尖部主要为左心室；7岁后心尖部位置逐渐移至锁骨中线内0.5～1cm。

2.心率

小儿心率较快，随年龄增长而逐渐减慢。各年龄正常值范围：新生儿平均120～140次/分；1岁以内110～130次/分；2～3岁100～120次/分；4～7岁80～100次/分；8～14岁70～90次/分。体温每升高1℃，心率增加10～15次/分。

3.血压

婴儿动脉血压较低，新生儿收缩压平均60～70 mmHg（8.0～9.3 kPa），1岁以内小儿收缩压为70～80 mmHg（9.33～10.67 kPa）。1岁后收缩压推算公式：收缩压=年龄×0.27+10.67 kPa（年龄×2+80 mmHg），舒张压=收缩压×2/3；收缩压高于或低于此标准20 mmHg可考虑高血压或低血压。小儿测血压时袖带的宽度应为上臂长度的2/3。

三、循环系统疾病常见的症状及一些重要的护理检查

（一）常见症状

1.心源性呼吸困难

心源性呼吸困难最常见的病因是左心衰竭，常见表现形式有以下几种：

（1）劳力性呼吸困难：劳力性呼吸困难是最早出现的，也是病情最轻的一种。其特点是在体力劳动时发生或加重，休息后缓解或消失。

（2）夜间阵发性呼吸困难：夜间阵发性呼吸困难是左心衰竭最典型的表现形式。常发生在夜间，于睡眠中突然憋醒，并被迫坐起或下床，呼吸深快，重者可有哮鸣音，称为"心源性哮喘"。大多经端坐休息、开窗通风后症状才逐渐缓解。

（3）端坐呼吸：端坐呼吸常为严重心力衰竭的表现之一。病人平卧时有呼吸困难，常被迫采取端坐位。

（4）急性肺水肿：急性肺水肿是左心衰竭呼吸困难最严重的形式。

2.心源性水肿

心源性水肿最常见的病因为右心衰竭或全心衰竭。其特点是早期出现在身体低垂部位，水肿常在下午出现或加重，休息一夜后减轻或消失，尿量减少，近期体重增加。每天入液量应控制在前1天尿量加500 mL左右。

3.心悸

心悸是指病人自觉心跳或心慌伴心前区不适。告诫病人保持镇静。左侧卧位时病人常能感到心脏的搏动，应避免。可采取高枕位、半卧位或其他舒适体位。

4.心源性晕厥

由于心排血量突然减少、中断或严重低血压而引起一过性脑缺血、缺氧，表现为突发的短暂的意识丧失。由于心排血量突然下降而产生的晕厥，称阿-斯综合征。

（二）心脏的听诊

1.心脏瓣膜听诊区

二尖瓣区：心尖部；

肺动脉瓣区：胸骨左缘第2肋间；

主动脉瓣区：胸骨右缘第2肋间及胸骨左缘第3、4肋间（第二听诊区）；

三尖瓣区：胸骨下端偏左或偏右处。

2.听诊顺序

逆时钟方向依次听诊。二尖瓣区（心前心尖瓣）→肺动脉瓣区→主动脉瓣区（主脉瓣第二听诊区）→三尖瓣区。

（三）心电图

1.正常心电图各波段的生理意义

（1）P波：它是左右心房的除极波，反映兴奋在心房传导过程中的电位变化。历时0.08～0.11 s。

（2）QRS波群（简称QRS波）：它反映左、右心室除极过程的电位变化。QRS波历时0.06～0.10 s，代表左、右心室肌兴奋扩布所需的时间。

（3）T波：它反映两心室复极过程的电位变化。历时0.05～0.25 s，在以R波为主的导联中，T波不应低于R波的1/10。

（4）PR间期：指从P波起点至QRS波起点之间的时间。历时0.12～0.20 s。它反映从心房开始兴奋到心室开始兴奋所需要的时间，又称房室传导时间。

（5）QT间期：指从QRS波起点至T波终点之间的时间。它反映从心室开始兴奋去极到完全复极到静息状态的时间。

（6）ST段：指从QRS波终点至T波开始之间的线段。它反映心室肌细胞全部处于去极化状态，它们之间没有电位差，相当于平台期。

2.常规心电图导联

（1）标准导联：亦称双极肢体导联，反映两个肢体之间的电位差。

Ⅰ导联：是将正极（探测电极）接在左上肢（黄），负极接在右上肢（红）；

Ⅱ导联：是将正极接在左下肢（蓝或绿），负极接在右上肢；

Ⅲ导联：是将正极接在左下肢，负极接在左上肢。

（2）肢体导联电极安放

aVR导联：正极接在右上肢，负极接在左上肢+左下肢（中心电端）；

aVL导联：正极接在左上肢，负极接在右上肢+左下肢；

aVF导联：正极接在左下肢，负极接在右上肢+左上肢。

（3）胸导联电极安放

V1：胸骨右缘第4肋间隙，负极接在中心电端；

V2：胸骨左缘第4肋间隙，负极接在中心电端；

V3：V2与V4连线的中点，负极接在中心电端；

V4：左锁骨中线与第5肋间隙交界处，负极接在中心电端；

V5：左腋前线与V4同一水平，负极接在中心电端；

V6：左腋中线与V4同一水平，负极接在中心电端。

3.心电图的测量方法：

（1）按走纸速度25 mm/s，电位定标为1 mV；

（2）纵向一小格代表电压0.1 mV，大格=0.1×5=0.5 mV；

（3）横向一小格代表时间0.04 s，大格=0.04×5=0.2 s。

第二节　心功能不全病人的护理

心力衰竭（心功能不全）是指心血管疾病发展至一定的严重程度，心肌收缩力减弱或舒张功能障碍，心排血量减少，不能满足机体组织细胞代谢需要，同时静脉血回流受阻，静脉系统瘀血，引发血流动力学、神经体液的变化，从而出现一系列的症状和体征。心力衰竭程度的判定：

心功能一级：有心脏血管疾病，但一般体力劳动不受限制（无症状）。能胜任一般日常劳动。不限制病人一般的体力活动，但要避免剧烈运动和重体力劳动。

心功能二级（心力衰竭Ⅰ度）：体力劳动轻度受限制，日常体力活动即可引起心悸、气短等症状。可从事轻体力劳动或家务劳动，强调多休息。

心功能三级（心力衰竭Ⅱ度）：体力劳动明显受限制，休息时无任何不适，但稍事活动即有心功能不全表现。严格限制一般的体力劳动，病人日常生活可以自理或在他人协助下自理。

心功能四级（心力衰竭Ⅲ度）：体力劳动严重受限制，即使在卧床休息时，亦有心功能不全症状。

病人应**绝对卧床休息**，生活由他人照顾。

当病情好转后，鼓励病人**不要延长卧床**时间，应尽早做适量的活动，**以免**长期卧床导致的下肢**静脉血栓形成**、肺栓塞、便秘、虚弱、体位性低血压的发生。因此**病人长期卧床期间应**进行主动或被动**运动**，如**四肢的伸屈运动**、**翻身**、**每天温水泡足及局部按摩**，以促进血液循环。

一、慢性心力衰竭

慢性心力衰竭又称慢性充血性心力衰竭，是大多数心血管疾病的主要并发症，也是心脏病死亡的主要原因。慢性心功能不全（心力衰竭）的**基本病因是原发性心肌损害和心室负荷过重**。

（一）病因

1.诱因

感染是最常见、最重要的诱因。**呼吸道感染**最为常见。其次为心律失常，以房颤多见。

2.基本病因

（1）原发性心肌损害：如冠心病、**心肌缺血（最常见）**；代谢障碍性疾病，以糖尿病、心肌病最常见。

（2）心脏负荷过重

①心室后负荷（压力负荷）过重：常见**高血压**、主动脉瓣狭窄、肺动脉高压。

②心室前负荷（容量负荷）过重：可见**二尖瓣**关闭不全、**主动脉瓣**关闭不全；**室间隔缺损**、**动脉导管未闭**。

（3）心室舒张充盈受限：见于**缩窄性心包炎**、肥厚性心肌病或高血压、冠心病等。

（二）临床表现

1.左心衰竭

主要为**肺瘀血**的表现，主要特征有：

（1）呼吸困难：呼吸困难是左心衰竭**最基本**的症状。**最早**出现的是劳力性呼吸困难；**最典型**的是夜间阵发性呼吸困难；**最严重**的是急性肺水肿，晚期可有端坐呼吸。

（2）咳嗽和咯血：咳嗽多发生**在夜间**，痰液特点为**白色泡沫痰**。当发生急性肺水肿时咳大量的**粉红色泡沫痰**，为肺泡和支气管瘀血、血管破裂所致。

（3）低排血量症状：疲乏无力、嗜睡、失眠、眩晕、心悸等。

（4）体征：心脏向左下扩大、心尖区可有舒张期奔马律，**两肺底部可听到**散在**湿性啰音**，发生肺水肿时两肺满布湿啰音并伴有哮鸣音。**交替脉是左心衰竭的重要体征**。

2.右心衰竭

主要表现为**体循环瘀血**，其症状为多脏器慢性瘀血而发生的功能改变。如恶心、呕吐、尿少、腹胀等。**消化道症状是右心衰竭最常见**的症状。体征：

（1）颈静脉怒张和肝颈静脉回流征阳性：颈静脉怒张是**右心衰竭的主要体征**，为上腔静脉瘀血所致。压迫腹部或肝脏，静脉怒张更加明显，称为**肝颈静脉回流征阳性**，是右心衰竭**更加典型**的体征。

（2）肝脏肿大和压痛：为下腔静脉瘀血所致。

（3）水肿：其特点是早期在身体**下垂部位**出现，呈**凹陷性水肿**，为**静脉压升高**所致，与体位有关。**严重者出现全身水肿**，并伴胸、腹水及阴囊水肿，**尿量减少**，近期体重增加。

（4）发绀：发绀是**还原血红蛋白增加**所致。

（5）心脏体征：心脏向右侧或向两侧扩大，胸骨左缘第3～4肋间舒张期奔马律。

3.全心衰竭

在左心衰竭的基础上，出现右心衰竭时肺瘀血的临床表现减轻，如呼吸困难减轻、两肺底湿性**啰音减少**，但**缺氧、发绀加重**。

（三）辅助检查

1.X射线检查

心影大小及外形可为病因诊断提供依据，根据心脏扩大的程度和动态改变还可间接反映心功能状态。有无肺瘀血及其程度直接反映心功能状态。肺小叶间隔内积液可表现为Kerley B线，是在肺野外侧清晰可见的水平线状影，是慢性肺瘀血的特征性表现。

2.超声心动图

（1）超声心动图比X射线检查更能准确地提供各心腔大小变化及心瓣膜结构情况。

（2）评估心脏功能：射血分数可反映心脏收缩功能，正常左心室射血分数＞50%，左心室射血分数≤40%可诊断心力衰竭。

3.有创性血流动力学检查

计算心脏指数及肺小动脉楔压，直接反映左心功能。

4.放射性核素检查

计算射血分数和左心室最大充盈速率，反映心功能。

（四）常见护理问题

1.气体交换受损　与左心衰竭致肺瘀血有关。

2.体液过多　与右心衰竭致体循环瘀血、钠水潴留、低蛋白血症有关。

3.活动无耐力　与心排血量减少有关。

4.潜在并发症：洋地黄中毒。

（五）治疗原则及护理措施

1.病因治疗

基本病因治疗和消除诱因。注意保暖，避免着凉，预防呼吸道感染。

2.减轻心脏负荷

（1）休息：休息是最基本的措施。限制体力劳动、避免精神紧张，以减轻心脏负担。按心功能分级安排活动量。

（2）控制钠盐摄入：减轻右心前负荷，控制在＜5 g/d为宜。

（3）利尿剂的应用：利尿剂是治疗心力衰竭中最常用的药物。通过排钠排水减轻右心前负荷。常用利尿剂有：

①噻嗪类利尿药：以氢氯噻嗪为代表，作用于远曲小管，抑制钠的重吸收。主要不良反应是引起低血钾，长期用药应注意检测血钾浓度。氢氯噻嗪还能抑制尿酸的排泄，引起高尿酸血症，大剂量长期使用可影响胆固醇及糖代谢，应加强监测。低血钾的表现为乏力、腹胀、肠鸣音减弱、腱反射减弱或消失、心电图U波增高等。

②保钾利尿药：如螺内酯（醛固酮受体阻断剂）、氨苯蝶啶，利尿作用弱，具有潴留钾作用。能引起高血钾，故肾功能不全和高血钾患者禁用。觉与排钾利尿药合用，既增强利尿作用，又减少了不良反应。近年来研究表明小剂量螺内酯具有阻断醛固酮效应，对抑制心血管的重构、改善慢性心力衰竭的远期预后有很好的作用。

利尿药应选择在早晨或日间给药，避免夜间排尿太多影响休息。

（4）补液以"量出为入"为原则，控制输液量和速度，并向病人及家属解释其重要性，以防病人及家属随意调快滴速，诱发急性肺水肿。

（5）血管扩张剂的应用：扩张小动脉减轻心脏的后负荷，扩张小静脉减轻心脏前负荷。①扩张小静脉制剂：以硝酸酯制剂为主，如硝酸甘油等。②扩张小动脉制剂：如血管紧张素转化酶抑制药卡托普利、贝那普利；α_1受体阻断药哌唑嗪；直接舒张血管的双肼屈嗪等。

血管紧张素转换酶抑制剂卡托普利，最常见的不良反应为干咳，停药后即可消失，其他副作用有体位性低血压、皮炎、蛋白尿、咳嗽、间质性肺炎、高钾血症等。注意高血钾、妊娠、肾动脉狭窄病人禁用。

血管扩张剂容易引起血压下降甚至休克，在应用时需密切观察血压和心率，尤其静脉给药时需注意滴速和调整剂量使血压维持在安全范围，以免发生低血压。

3.正性肌力药物

主要用于治疗以收缩功能减弱为特征的心力衰竭，尤其是伴有快速心律失常的病人作用最佳。常用洋地黄类药物。

（1）洋地黄类药物：洋地黄类药物是临床最常用的强心药，具有正性肌力和减慢心率作用，在增加心肌收缩力的同时不增加心脏耗氧量。

1）适应症：主要用于充血性心力衰竭，尤其对伴有心房颤动和心室率增快的心力衰竭有效。

2）禁忌症：严重房室传导阻滞、肥厚性心肌病、急性心肌梗死24小时内不宜使用。洋地黄中毒或过量者为绝对禁忌症。

3）常用洋地黄制剂：地高辛为口服制剂，每次0.25 mg，1次/日，适用于中度心力衰竭患者的维持治疗；西地兰（毛花苷C、毛花苷丙）为静脉注射制剂，每次0.2～0.4 mg，稀释后静脉注射，适用于急性心力衰竭或慢性心力衰竭加重时，尤其适用于心力衰竭伴快速房颤的患者；毛花苷K，每次0.25 mg，稀释后静脉注射，适用于急性心力衰竭的患者。

4）易致洋地黄中毒的诱因：低钾血症，严重的肝、肾疾病，原发性的心肌疾病，缺氧、高钙血症等均会改变心脏对药物的敏感性，易引起洋地黄中毒。故洋地黄不宜与钙剂合用，如果要用至少应间隔4小时。

5）洋地黄中毒的表现：

①胃肠道反应：最早出现食欲不振，继之可出现恶心、呕吐，偶有消化道出血。

②神经系统症状：头痛、乏力、失眠、抑郁、眩晕及幻觉等。

③视觉异常：视觉异常是洋地黄中毒特有的不良反应，如黄视、绿视、红视或视力模糊、闪光等。

④心脏方面的表现：最严重的不良反应。可诱发心律失常和加重心力衰竭。常见的心律失常为室性期前收缩、呈二联、三联律。

6）洋地黄中毒的处理：①停用洋地黄。②如血钾低应补充钾盐（伴房室传导阻滞者禁用），可口服或静脉补充氯化钾，同时停用排钾利尿剂。③纠正心律失常，如为血钾不低的室性期前收缩、二联律、三联律、阵发性室性心动过速首选苯妥英钠；如为室性心动过速或心室颤动则首选利多卡因；如为心率缓慢可用阿托品静脉注射或临时起搏。一般禁用电复律，因易致心室颤动。使用地高辛特异性抗体。

7）洋地黄中毒的预防：①病人用药前，应听1分钟心率。脉搏＜60次/分钟（婴幼儿＜80次/分钟）、室性二联律、黄视、绿视，房颤患者心律突然变得规则或心电图呈鱼钩样改变均为中毒的先兆，应暂停服药并通知医生。②严格按医嘱给药。洋地黄不宜与奎尼丁、普罗帕酮、维拉帕米、胺碘酮及钙剂合用，以免增加毒性。③存在上述诱发因素时，应慎用洋地黄类药物。

（2）β受体兴奋剂：常用多巴酚丁胺，适用于急性心肌梗死伴心功能不全的患者。只能短期静脉使用。

（3）磷酸二酯酶抑制剂：如氨力农、米力农等，具有正性肌力和扩张外周血管的作用，宜短期使用。

4.β受体阻滞剂

β受体阻滞剂可以对抗代偿机制中交感神经兴奋性增强这一效应，从而延缓病情进展，减少复发和降低猝死率，提高其运动耐量。常用药物有卡维地洛、美托洛尔、比索洛尔等。但是β受体阻滞剂有负性肌力作用，应用时应慎重。β受体阻滞剂的禁忌症有：支气管痉挛性疾病、心动过缓、二度及二度以上的房室传导阻滞等。

5.一般护理

（1）给予低热量、低盐、产气少且含维生素丰富的易消化饮食。

（2）保持大便通畅：饮食中需含粗纤维丰富的食物，适量饮蜂蜜水，腹部按摩，必要时给缓泻剂或开塞露。但不能使用大剂量液体灌肠，以防增加心脏负担。

（3）病人取半卧位或端坐位，使膈肌下移，以利于呼吸。病情许可的情况下鼓励病人多翻身、咳嗽，尽量做缓慢深呼吸。

（4）吸氧：给予持续氧气吸入，一般为2～4 L/min。肺心病所致心力衰竭者应为1～2 L/min持续给氧，以增加血氧饱和度，改善呼吸困难。

二、急性心力衰竭

急性心力衰竭是指由于急性心脏病变引起心排血量显著、急剧降低导致的组织器官灌注不足和急性瘀血综合征。临床上最常见的是急性左心衰竭引起的急性肺水肿。病人常突发呼吸窘迫，端坐呼吸，咳白色或粉红色泡沫样痰，极度烦躁，发绀等。

（一）病因

心脏解剖或功能的突发异常，使心排血量急剧降低和肺静脉压突然升高均可发生急性左心衰竭。如急性广泛性前壁心肌梗死、严重的心律失常、输液过多过快等。

（二）临床表现

1.急性肺水肿

病人常突然感到极度呼吸困难、迫坐呼吸，恐惧表情，烦躁不安，频频咳嗽，咳大粉红色泡沫状痰液，严重时可有大量泡沫样液体由鼻涌出，面色苍白，口唇青紫，大汗淋漓，四肢湿冷，两肺满布湿啰音和哮鸣音，心脏听诊可有舒张期奔马律，脉搏增快，可呈交替脉。

2．心源性休克

血压下降，严重者可出现心源性休克。

（三）治疗原则

1.采用坐位，两腿下垂，减少静脉回流。

2.立即吸氧：高流量（6～8 L/min），并通过20%～30%的乙醇湿化，以降低肺泡内泡沫的表面张力，使泡沫消散，增加气体交换面积。

3.皮下注射吗啡5～10 mg，必要时每隔15 min重复1次，共2～3次。伴有颅内出血、慢性肺部疾病、低血压或休克及神志障碍者禁用吗啡。

4.快速利尿：注射呋塞米20～40 mg。呋塞米兼有扩张静脉的作用，减轻心脏前负荷。

5.使用扩张血管剂：低血压或休克时，可用硝普钠和多巴胺联合静滴。使用硝普钠应严密监测血压并现配现用，避光输注，持续用药时间不能超过24小时。

6.西地兰0.4 mg缓慢静脉注射。严重二尖瓣狭窄病人禁用，急性心肌梗死病人24小时内一般不宜使用。

7.其他治疗：如氨茶碱静注、四肢轮流结扎止血带、积极治疗原发心脏病、去除诱发因素。

6.控制输液量和速度，并向病人及家属解释其重要性，一般为每分钟20～30滴。

第三节　心律失常病人的护理

心律失常的临床表现缺乏特异性，通常有心悸、心慌等。心电图是诊断心律失常最常用的方法。

一、窦性心律失常

心电图有窦性P波：窦性P波是指P波在Ⅱ、aVF导联直立，在aVR导联倒置，P-R间期0.12 s～0.2 s。

（一）窦性心动过速

多数属于生理现象，正常人过度吸烟、饮酒、喝浓茶、剧烈运动或情绪激动等均可诱发。也可见于发热、甲亢、贫血、休克、心力衰竭、心肌缺血及使用肾上腺素、阿托品等。心率100～150次/分。

心电图特征：窦性P波，频率大于100次/分，P-P间期小于0.6 s。

一般不需要治疗。必要时给予β受体阻滞剂。

（二）窦性心动过缓

多见于健康的青年人、运动员、睡眠状态、颅内高压或使用β受体阻滞剂者。多为迷走神经张力增高所致。

心电图特征：窦性P波、频率小于60次/分、P-P间期大于1 s。

无症状不需要治疗；出现症状者给予阿托品，长期不能缓解者可装心脏起搏器。

（三）窦性心律不齐

心电图特征：窦性P波、P-P或R-R间期长短不一、相差大于0.12 s。

二、期前收缩

简称早搏，是窦房结以外的异位起搏点提前发出激动所致。期前收缩是临床上最常见的心律失常。尤其是室性期前收缩。

每分钟超过5次者，称为频发性期前收缩；频发期前收缩可呈二联律或三联律。每个窦性搏动后出现一个期前收缩为二联律；每两个窦性搏动后出现一个期前收缩为三联律。每一个窦性搏动后出现两个期前收缩为成对期前收缩。

（一）病因

可发生于正常人、过度吸烟、饮酒、喝浓茶、情绪激动、发热等均可诱发。也可见于多种心脏病，如冠心病、急性心肌炎、心肌病和甲亢性心脏病等。洋地黄类、锑剂、奎尼丁、氯仿等毒性作用，低血钾、心脏手术或心导管检查等均可引起。

（二）心电图特点

1.房性早搏

（1）提前出现的P波，形态与窦性心律的P波不同。

（2）P-R间期＞0.12 s，QRS波群形态正常，与窦性心律相同。

（3）期前收缩后有不完全代偿间歇。

2.室性早搏

（1）有提早出现的QRS波群，其形态异常、QRS时限＞0.12 s。

（2）T波与QRS波群主波方面相反，S—T段随T波方向移位，其前无相关的P波。

（3）期前收缩后有完全性代偿间歇。

（三）治疗原则

1.积极治疗病因和诱因。

2.偶发的期前收缩，不需特殊治疗。但如为频发性、多源性、成联律、R-on-T的期前收缩，要及时处理。

3.症状明显者、成联律的期前收缩需应用抗心律失常药物治疗。如频发的房性、交界性期前收缩赏选用维拉帕米、β受体阻滞剂；室性期前收缩赏选用利多卡因等；洋地黄中毒引起的室性期前收缩，应立即停用洋地黄，并给予钾盐和苯妥英钠治疗。

三、阵发性心动过速

阵发性心动过速是一种阵发性快速而整齐的心律。其特征是突然发作和突然停止。可分为室上性阵发性心动过速（包括房性、结性）和室性阵发性心动过速。

（一）病因

1.室上性阵发性心动过速：大多发生在无明显器质性心脏病的病人，也可见于风湿性心脏病、冠心病、甲状腺功能亢进、预激综合征、洋地黄中毒等病人。

2.室性阵发性心动过速：大多见于有器质性心脏病的病人，最常见的为冠心病、急性心肌梗塞，其他如心肌病、心肌炎、风湿性心脏病、洋地黄中毒、电解质紊乱、奎尼丁或胺碘酮中毒，亦有个别为病因不明的室性心动过速。

（二）临床表现

1.室上性阵发性心动过速：突发突止、心率150～250次/分，持续数秒、数日；心悸；当心率＞200次/分或有心脏病基础时，可有乏力、头晕、心绞痛、呼吸困难或昏厥。听诊：心律规则，第一心音强度一致。

2.室性阵发性心动过速：阵发性室性心动过速是室颤的先兆，属于严重的心律失常。严重性取决于心脏基本情况和发作的持续时间。可出现呼吸困难、心绞痛、低血压、少尿和昏厥。

听诊：心律基本规则或轻度不规则，S1强度不一致，心率140～220次/分。

（三）心电图

1.室上性阵发性心动过速

（1）心率150～250次/分，节律规则。QRS波群形态与时限正常。

（2）P波形态异常；P—R间期＞0.12 s；P波与QRS波群保持固定关系。

2.室性阵发性心动过速

（1）3个或3个以上的室性期前收缩连续出现。QRS宽大畸形，时间≥0.12 s，频率规则或略不规则。

（2）P波与QRS无固定关系，呈房室分离，P波频率较慢，埋于QRS内，故不易发现。

（3）心室夺获和心室融合波是诊断室速的最重要依据。

（四）治疗原则

1.室上性阵发性心动过速

（1）刺激迷走神经是简单有效的方法。如诱导恶心、压迫眼球、将面部浸于冰水内、按压颈动脉窦（不能两侧同时按压）。

（2）药物：首选的药物为腺苷，腺苷无效时改用维拉帕米（异搏定）。

（3）以上方法无效则用同步直流电复律术。

（4）长期频繁发作，且症状较重，口服药物预防效果不佳者，行导管消融术以求根治。

2.室性阵发性心动过速：应进行紧急处理。

首选药物为利多卡因（静注），也可选用普罗帕酮、胺碘酮等。如病人已发生低血压、心绞痛、休克、脑部血流灌注不足等危急表现，应迅速施行同步直流电复律术（洋地黄中毒和低血钾者禁用）。

对洋地黄中毒所致的室性阵发性心动过速首选苯妥英钠静注，给予钾盐有助于控制发作。

四、心房扑动与心房颤动

心房扑动与心房颤动是发生于心房内的、冲动频率较房性心动过速更快的心律失常。

当心房异位起搏点的频率达250～350次/分，心房收缩快而协调为心房扑动。若频率＞350次/分且不规则，则为心房颤动。两者均可有阵发性和慢性持续型两种类型。

（一）病因

心房扑动与颤动的病因基本相同，大多见于有器质性心脏病的病人。最常见的心脏病为风湿性心脏病、二尖瓣狭窄，其次是冠心病、甲亢性心脏病、心肌病、心肌炎、缩窄性心包炎、病态窦房结综合征等。

（二）临床表现

1.心房扑动

心室率不快者可无明显症状，心室率快者可有心悸、胸闷，甚至诱发心力衰竭、心绞痛、低血压，甚至休克等。体检时心律可规则或不规则，颈静脉搏动次数常为心室率的倍数。

2.心房颤动

症状取决于心室率快慢，心室率不快时可无症状。因此，房颤病人应密切观察心室率。当心室率＞150次/分时，可有心悸、气促、乏力和心前区不适感，甚至发生晕厥、急性肺水肿、心绞痛或心源性休克等。

房颤时易形成左房附壁血栓，脱落时常发生体循环动脉栓塞，尤以脑栓塞的发生率、致死率和残疾率最高。

心脏听诊时第一心音强弱不等、心律绝对不齐，脉搏短绌。

（三）心电图

1.心房扑动

（1）P波消失，代以形态、间距及振幅绝对规则，呈锯齿样的心房扑动波（F波）。频率每分钟250～350次。

（2）最常见的房室传导比例为2：1，产生每分钟150次左右快而规则的心室律，有时房室传导比例不恒定，引起不规则的心室律。

（3）QRS波群形态多与窦性心律相同，也可有心室内差异性传导。

2.心房颤动

（1）P波消失，代之大小形态各不规律的f波。

（2）f波频率为350～600次/分。

（3）QRS波群形态正常，R-R间期不等，心室律绝对不齐。

（四）治疗原则

1.心房扑动

主要针对原发病治疗。单纯控制心室率首选维拉帕米。最有效的方法是同步直流电复律术。

2.心房颤动

急性期首选同步直流电复律术。对持续心房颤动者，可应用ß受体阻滞剂或钙通道阻滞剂控制心室率，洋地黄已不作为首选药物。在房颤合并心力衰竭时首选地高辛。

如有复律适应症，可采用胺碘酮做药物复律，或同步直流电复律术。

五、心室扑动与心室颤动

心室扑动与心室颤动是最严重的心律失常。心室扑动时心室有快而微弱无效的收缩；心室颤动时则心室内各部分肌纤维发生更快而不协调的乱颤，两者对血流动力学的影响均等于心室停搏。

（一）病因

心室扑动与颤动常为器质性心脏病及其他疾病病人临终前发生的心律失常，临床上多见于急性心肌梗死、心肌病、严重低血钾、洋地黄中毒以及胺碘酮中毒、奎尼丁中毒等。

（二）临床表现

心室扑动与颤动其症状无差别。①病人迅速出现意识丧失、抽搐；②颈动脉、股动脉搏动消失；③呼吸断续或停止；④心音消失、脉搏消失、血压测不出。

（三）心电图

1.心室扑动

心电图呈幅度大而规则的正弦波图形，其频率为150～300次/分，难以区分QRS-T波群。

2.心室颤动

心电图表现为形态、频率及振幅均极不规则的波动，其频率在150～500次/分，QRS-T波群完全消失。

（四）治疗原则

争分夺秒进行抢救，4 min内恢复有效心脏收缩。

1.人工呼吸、胸外心脏按压。

2.利多卡因锁骨下静脉注射100 mg；肾上腺素是心肺复苏的首选药物。

3.非同步直流电复律是最有效的方法。应立即做非同步直流电复律，双向波电除颤可选择150～200 J，单向波电除颤应选择360 J。

六、房室传导阻滞

（一）病因

常见于器质性心脏病。也可见于正常人迷走神经张力增高时。

（二）临床表现

根据有无QRS波的脱落及脱落的状况，可分为三种情况。

1.Ⅰ度　症状不明显。心电图：每个P波后都有一个QRS波（无QRS波脱落），P-R间期延长，≥0.21 s。

2.Ⅱ度　QRS波部分脱落，可有头晕、心悸、乏力及活动后气急，听诊有心音脱漏。

心电图：

①莫氏Ⅰ型：文氏现象，即P-R间期逐渐延长，直至P波后脱漏一次QPS波群，周而复始；

②莫氏Ⅱ型：P-R间期恒定，每隔1个或数个P波后有一次QRS波群脱落。

3.Ⅲ度　属于严重的心律失常。常有心悸、心跳缓慢感、眩晕、乏力、气急、昏厥，有时出现阿-斯综合征。

听诊：心率每30～40次/分、规则，第一心音强弱不等；脉压增大。

心电图：心房与心室活动各自独立、互不相干；房率快于室率；P波频率60～100次/分，QRS波频率30～40次/分，QRS波正常或宽大畸形。

（三）治疗原则

房室传导阻滞首先是病因治疗。Ⅰ度和文氏现象一般不需特殊治疗；莫氏Ⅱ型和Ⅲ度提高心室率改善症状：使用阿托品、异丙肾上腺素、氢化可的松。

上述治疗无效时，可安装人工心脏起搏器，根据病情需要安装永久性或临时性起搏器。

七、心律失常病人的护理

（一）护理问题

1.活动无耐力　与心排血量减少有关。

2.潜在并发症：猝死。

3.有受伤的危险　与心律失常引起头晕、晕厥有关。

4.其他　如焦虑等。

（二）护理措施

1.休息与活动

影响心排血功能的心律失常应卧床休息。

2.饮食护理

宜选择低脂、易消化、营养丰富的饮食，不宜饱食，少量多餐；避免吸烟和刺激性饮食。

3.心电监护的护理

心电图是最常用的诊断方法，症状无特异性。注意有无引起猝死的危险征兆，如频发、多源性、成对或呈R-on-T现象的室性早搏、二度Ⅱ型房室传导阻滞等。若随时有猝死危险的心律失常，如阵发性室性心动过速、Ⅲ度房室传导阻滞、心室颤动等，应立即报告医师，协助采取积极的处理措施。

5.心脏电复律的护理

电复律是治疗心律失常最有效的方法。除室颤、室扑、持续性室性心动过速选择非同步电除颤，其余的心律失常均选择同步直流电复律。洋地黄中毒或低血钾患者禁用。

电复律前排空大小便、禁食4小时；电复律后绝对卧床24小时，清醒后24小时内避免进食，持续心电监护24小时，注意心率、心律变化。

6.心脏起搏器安置术后护理

（1）术后可心电监护24小时，注意起搏器频率和心率是否一致，检查起搏器的工作情况。

（2）术后绝对卧床休息1～3天，取平卧位或半卧位，不要压迫置入侧。指导病人6周内限制体力劳动，植入侧手臂、肩部应避免过度活动，以防电极移位或脱落。避免剧烈活动，装有起搏器的一侧上肢，1个月内应避免做过度用力或幅度较大的动作。

（3）指导患者定期门诊复查，患者应该在3～6个月就到医院检查和进行参数调整。教会病人数脉搏，出现异常应及时就诊。病人**每天自测脉搏2次**，出现脉率比设置频率低10%时应就医。

（4）嘱病人避开强磁场和高电压，如核磁、激光、理疗、电灼设备、变电站等，**但家庭生活用电一般不影响起搏器工作**。嘱病人一旦接触某一环节或电器后出现不适，应立刻离开现场。如果打手机，最好用安装起搏器的对侧耳朵接听。

第四节 先天性心脏病病人的护理

先天性心脏病是胎儿时期心脏血管发育异常而导致的畸形。先天性心脏病是小儿最常见的心脏病，发病率占活产婴儿的5%～8%左右。

一、病因

1.遗传因素：特别是染色体畸形。

2.环境因素：主要是宫内病毒感染。

二、分类

根据血流动力学改变，将先天性心脏病分为三类：

1.左向右分流型（潜在青紫型）

常见的有室间隔缺损、房间隔缺损、动脉导管未闭。

2.右向左分流型（青紫型）

这是先天性心脏病最严重的一组。常见的有法洛四联征、大血管错位。

3.无分流型（无青紫型）

常见的有肺动脉狭窄、主动脉缩窄、右位心。

三、临床表现

（一）左向右分流型

1.共同特点

（1）症状：体循环血量减少、生长发育迟缓；肺循环充血瘀血，容易并发呼吸道感染、充血性心力衰竭等。当分流量大或病程长时，出现持续性肺动脉高压，可产生右向左分流，呈现持续性青紫，称为艾森门综合征。一旦发生禁止手术。

（2）体征：胸骨左缘有心脏杂音。当哭闹、活动过度、患肺炎或心力衰竭时可出现暂时性发绀。

（3）常见并发症：肺炎（最常见）、心力衰竭、亚急性细菌性心内膜炎等。

（4）X射线检查：肺野充血模糊、肺动脉段凸出、肺门血管影增粗，可有肺门"舞蹈"。

2.各病特点

（1）房间隔缺损（ASD）：

①心脏听诊：胸骨左缘第2～3肋间有收缩期杂音；肺动脉瓣区第二心音亢进，并呈固定分裂。

②X射线检查：右房、右室增大明显，左心室一般不大，主动脉弓影缩小。

（2）室间隔缺损（VSD）是最常见的先天性心脏病。①心脏听诊：胸骨左缘第3～4肋间有收缩期杂音。②X射线检查：右房一般不大；主动脉弓影缩小。

（3）动脉导管未闭：正常动脉导管在生后大约15小时，即发生功能上的关闭，到出生1年后，在解剖上应完全关闭，若持续开放，血流从主动脉弓降段经导管分流至肺动脉进入左心。①症状、体征：脉压差增大，周围血管征阳性、有水冲脉。肺动脉高压时，产生差异性青紫。②心脏听诊：胸骨左缘第2肋间有响亮的连续性机器样杂音，占据整个收缩期和舒张期。③X射线检查：左房、左室增大明显；主动脉弓影增大。

（二）右向左分流型

法洛四联征由肺动脉狭窄、室间隔缺损、主动脉骑跨、右心室肥大四种畸形组成。其中最重要的是肺动脉狭窄。

1.特点

肺循环缺血，全身严重的缺氧，呈**持续性青紫**。血液黏稠、容易并发脑血栓等。

2.临床表现

（1）**青紫**：青紫是**主要表现和突出体征**，多于出生后3～6个月逐渐出现，见于毛细血管丰富的部位。青紫持续6个月以上者，可出现杵状指。

（2）**喜蹲踞现象**：即患儿活动后，常主动蹲踞片刻。蹲踞时下肢屈曲，使静脉回心血量减少，减轻心脏负荷；同时下肢静脉受压，体循环阻力增大，使右向左分流减少，缺氧症状暂时得到缓解。

（3）脑缺氧发作：表现为呼吸急促、烦躁不安、发绀加重，重者发生晕厥、抽搐、意识丧失，甚至死亡。哭闹、排便、感染、贫血或睡眠苏醒后均可诱发。脑缺氧发作一旦发生，**立即给予膝胸卧位**。

（4）心脏听诊：胸骨左缘第2～4肋间有收缩期杂音。

（5）辅助检查：

①X射线检查：肺野缺血、**透亮度增加、肺纹理减少**、心影呈靴形，即心尖上翘、**心腰凹陷**。

②心电图：心电轴右偏，右心室肥大。

3.常见并发症

最常见的是脑栓塞，与血液黏稠有关。

四、预防及治疗原则

1.内科治疗

主要是对症治疗、预防并发症。

2.外科治疗

手术根治：房间隔缺损、室间隔缺损3～5岁时进行。动脉导管未闭生后**一周内使用吲哚美辛可促进其关闭**。介入治疗是**首选方法**，**1～6岁**时进行。法洛四联征手术年龄以5～9岁为宜。

五、护理问题

1.**活动无耐力**　与心排出量减少、氧供给不足有关。

2.潜在并发症：**反复呼吸道感染**、心力衰竭、感染性心内膜炎、脑血栓等。

3.营养失调，低于机体需要量　与喂养困难、食欲低下有关。

4.**焦虑**　**与对手术担忧有关**。

六、护理措施

1.**休息是恢复心脏功能的重要条件**。因休息可减少组织对氧的需求，减少心脏负担。饮食应清淡、易消化，以少量多餐为宜。注意控制水及钠盐摄入，注意营养搭配，供给充足能量、蛋白质和维生素，保证营养需要。多食含纤维素丰富的食物，保持大便通畅、防止便秘。

2.病儿突然烦躁、哭闹、呼吸加快、拒奶，听诊或数脉发现心律不齐、期前收缩、心率加快，要立即报告医生，遵医嘱对症处理。预防感染。

3.重症患儿应绝对卧床休息，减少刺激，**避免引起情绪激动和哭闹，以免加重心脏负担**。教育家长管理好患儿，保持患儿安静、避免哭闹的重要性。

4.**应用洋地黄类药物前数脉搏1分钟，年长儿小于60～70次/分，婴幼儿小于80～90次/分，应停药**并通知医生；洋地黄类药物应避免与其他药物合用，如果要**与钙剂合用，应间隔4小时**以上。如果使用**维生素C**，则应**间隔30分钟**以上，以免影响洋地黄类药物的疗效。

5.法洛四联征患儿在游戏或走路中出现蹲踞时，**不要强行拉起**，应让患儿自然蹲踞和起立。患儿出现**缺氧发作**时应立即置患儿于**膝胸卧位**，并给氧。遵医嘱给予**普萘洛尔**，可使心率减慢、心肌收缩力减弱，心输出量减少，心肌耗氧量降低。必要时皮下注射吗啡。

6.预防并发症的护理

（1）防止心力衰竭：半卧位，少量多餐。严格控制输液量及速度，如出现心率加快、呼吸困难、面色苍白、烦躁不安、肝脏短时间内肿大，应立即给患儿吸氧，通知医师，并按心力衰竭护理。

（2）预防感染性心内膜炎：让患儿少去公共场所，减少交叉感染的机会。小手术如拔牙、摘除扁桃体，应给予抗生素预防感染，防止感染性心内膜炎发生；发生感染应积极治疗。

（3）法洛四联征者，注意供给充足液体，防止因血液浓缩、血液黏稠度增加导致血栓栓塞。夏天发热、出汗、吐泻时应多饮水，必要时可静脉输液。

7.预防本病的重点是加强孕期保健，特别是妊娠早期积极预防风疹、流感等病毒性疾病，避免服用某些药物和接触大剂量放射线等。

第五节　原发性高血压病人的护理

一、概述

（一）概念

原发性高血压系指病因未明的、以体循环动脉血压升高为主要表现的临床综合征。诊断标准是在非药物状态下，收缩压≥140 mmHg和（或）舒张压≥90 mmHg。高血压按发病原因可分为继发性高血压和原发性高血压。高血压按血压的水平可分为一级高血压、二级高血压和三级高血压。

（二）病因和发病机制

尚未完全阐明，可能与遗传、肥胖、摄盐过多、精神紧张、情绪创伤等因素有关。在发病机制中以高级神经中枢功能失调为最重要。最基本的病理变化是全身细小动脉的痉挛硬化。病变的严重程度与心、脑、肾的损害程度呈正相关。现在认为血管内皮功能障碍是高血压最早、最重要的血管损害。

表3-1　血压水平的定义和分类

类别	收缩压（mmHg）	舒张压（mmHg）
理想血压	<120	<80
正常血压	<130	<85
正常高值	130～139	85～89
Ⅰ级高血压（轻度）	140～159	90～99
Ⅱ级高血压（中度）	160～179	100～109
Ⅲ级高血压（重度）	≥180	≥110
单纯收缩期高血压	≥140	<90

当病人的收缩压和舒张压分属于不同级别时，以较高的分级为标准，只要有其一达到就可以诊断。

表3-2　高血压患者心血管危险分层标准

危险因素或病史	1级	2级	3级
1.无其他危险因素	低危	中危	高危
2.1～2个危险因素	中危	中危	极高危
3.≥3个危险因素或有靶器官损害	高危	高危	极高危
4.有并发症或糖尿病	极高危	极高危	极高危

原发性高血压主要危险因素包括吸烟、高胆固醇血症、糖尿病，男性年龄≥55岁、女性≥65岁，家族早发冠心病史男性年龄<55岁，女性<65岁。次要危险因素有高密度脂蛋白下降、低密度脂蛋白升高、肥胖、糖耐量异常、缺乏体力劳动及其他。

二、临床表现

（一）一般表现

早期多无症状。一般可有头痛、头晕、心悸、耳鸣、失眠、疲劳等症状。

（二）并发症

心、脑、肾、眼底血管损伤。

1.脑血管意外

脑出血是最严重的并发症，也是最常见的死亡原因。

2.心力衰竭

心力衰竭是最常见的并发症。由于左心室后负荷加重、心肌肥厚及心腔扩大，可引起心力衰竭。长期高血压有利于动脉粥样硬化的形成而发生冠心病。

3.肾衰竭

由于肾入球动脉的玻璃样变及肌型小动脉硬化，管壁增厚，管腔狭窄，导致病区的肾小球缺血纤维化、硬化和肾小管损害，最终导致原发性肾衰竭。

4.眼底

视网膜中央动脉发生细动脉硬化，晚期可有视神经盘水肿，视网膜渗出和出血。可反映高血压的严重程度。

5.恶性高血压

特点为发病急骤，多见于中青年，血压显著升高，舒张压持续≥130 mmHg，头痛、视力模糊、眼底出血、渗出或视神经盘水肿，肾脏损害突出，持续性蛋白尿、血尿、管型尿。病情进展迅速，预后很差，常死于肾衰竭、脑卒中或心力衰竭。主要病理变化是肾小动脉纤维素样坏死。

6.高血压危象

在高血压早期和晚期均可发生。诱因的作用下，如紧张、疲劳、寒冷、突然停服降压药等，小动脉发生强烈痉挛，血压急剧升高，影响重要脏器血液供应而产生危急症状。病人出现血压显著升高，以收缩压长高为主，表现为头痛、眩晕、烦躁、心悸、气急、恶心、呕吐、视力模糊等症状。

7.高血压脑病

诱因作用下，血压过高突破了脑血流自身调节范围，导致脑组织血流灌注过多引起脑水肿。病人表现为严重头痛、呕吐、意识障碍、视神经盘水肿、抽搐甚至昏迷等。

8.老年人高血压

年龄超过60岁而达高血压诊断标准者即为老年人高血压。半数以上以收缩压升高为主，即单纯收缩期高血压。

三、治疗原则

使血压下降、接近或达到正常范围，预防或延缓并发症的发生，是原发性高血压治疗的目的。

一般主张血压控制目标值至少<140/90 mmHg。若合并糖尿病或肾脏病变，血压控制目标值<130/80 mmHg，当尿蛋白大于1 g/d时，应使血压<125/75 mmHg。老年人高血压血压控制目标水平，收缩压140～150 mmHg，舒张压<90 mmHg但不低于60～70 mmHg。原发性高血压诊断一旦确立，通常需要终身治疗。

（一）非药物治疗

1.减轻体重，尽量将体重指数控制在<25。

2.限制钠盐摄入，每日食盐量不超过6 g。

3.补充钙和钾盐。

4.减少脂肪摄入，脂肪量应控制在膳食总热量的25%以下。

5.戒烟、限酒，每天饮酒量不超过50 g乙醇的量。

6.低、中度等张运动，选择慢跑或散步，每周3～5次，每次可进行20～60分钟。

（二）降压药物治疗

凡血压在2级或2级以上的病人，高血压合并糖尿病，或有心、脑、肾损害和并发症的病人，血压持续升高6个月以上，非药物治疗仍不能有效控制血压者，必须使用降压药物治疗。

1.利尿药　噻嗪类使用最多，常用的有氢氯噻嗪。降压作用主要通过排钠、减少血容量、减低外周阻力。适用于轻中度高血压。主要不良反应是低血钾、高血脂和高尿酸血症。保钾利尿药可引起高血钾。

2.β受体阻断药　常用的有美托洛尔、阿替洛尔等。适用于各种程度的高血压，尤其是心率较快的中青年患者或合并心绞痛者。心动过缓、支气管哮喘、慢性阻塞性肺疾病的患者禁用。

3.钙通道阻滞剂　常用的有硝苯地平、维拉帕米，主要不良反应有面色潮红。长期使用硝苯地平可出现胫前水肿，与钠水潴留无关，主要是扩血管作用所致。

4.血管紧张素转化酶抑制药　常用卡托普利，主要不良反应有干咳、味觉异常、皮疹等。

5.血管紧张素Ⅱ受体阻断剂　常用氯沙坦，作用与卡托普利相似，但不良反应较少，较少引起干咳。

（三）高血压危重症的治疗

采取控制性降压，避免短时间内血压骤然下降，在24小时内降压20%～25%，高血压急症病人，可在24～48小时内将血压缓慢降至160/100 mmHg。一般情况下首选硝普钠，迅速降低血压后，高血压脑病时脱水可用甘露醇，有烦躁、抽搐者可用安定、巴比妥类肌注。

1.硝普钠可扩张动脉和静脉，降低心脏前、后负荷。可用于各种高血压急症。不宜长期、大量使用，以免引起硫氰酸中毒。

2.硝酸甘油可扩张静脉，选择性扩张冠状动脉和大动脉。主要用于急性心力衰竭和急性冠脉综合征时高血压急症。主要不良反应有心动过速、面色潮红、头痛等。

3.尼卡地平作用快，持续时间短。在降压的同时能改善脑血流量，主要用于高血压急症、急性脑血管病时高血压急症。不良反应有心动过速、面色潮红等。

4.地尔硫卓具有降压、改善冠状动脉血流量和控制快速室上性心律失常的作用。主要用于高血压急症、急性冠脉综合征。

5.拉贝洛尔起效快、作用持续时间长，主要用于妊娠或肾衰竭时高血压急症。不良反应有头晕、直立性低血压、房室传导阻滞等。

三、护理问题

1.疼痛：头痛　与血压升高有关。

2.有受伤的危险　头晕、视力模糊、意识改变或体位性低血压有关。

3.潜在并发症：高血压急症。

四、护理措施

1.高血压初期可不限制一般的体力劳动，避免重体力劳动，保证足够的睡眠。劳逸结合，避免静养。但血压较高、症状较多或有并发症的病人应卧床休息。高血压脑血管意外的病人应取半卧位，避免活动，稳定情绪，遵医嘱给予镇静剂，血压增高时遵医嘱静脉点滴硝普钠治疗。

2.合理饮食，给予低盐、低脂、低胆固醇、低热量饮食，限烟、酒。预防便秘，保持大便通畅。

3.避免诱因，减少压力，保持情绪稳定，调整生活节奏。创造安静、舒适的休养环境。避免用过热的水洗澡或蒸气浴，防止周围血管扩张导致晕厥。避免突然改变体位，禁止长时间站立。

4.一旦发生高血压急症，应立即就诊。①应绝对卧床休息，抬高床头，避免一切不良刺激和不必要的活动，协助生活护理。必要时使用镇静剂。②保持呼吸道通畅，吸氧4～5 L/min。③立即建立静脉通道，遵医嘱准确给药，以达到快速降压和脱水降颅内压的目的。调整给药速度，严密监测血压，脱水剂滴速宜快等。

5.一般从小剂量开始联合用药，遵医嘱调整剂量，不可自行增减或突然撤换药物，多数病人需长期服用维持量。注意降压不可过快、过低，某些降压药物有体位性低血压反应，指导病人改变体位时动作宜缓慢，当出现头晕、眼花、恶心、眩晕时，应立即平卧，以增加回心血量、改善脑部血液供应。

6.电解质紊乱是长期使用利尿药最容易出现的不良反应，特别是低血钾或高血钾均可导致严重后果，应注意监测血钾。

7.教会病人及家属测量血压的方法并做好记录，监测服药与血压的关系。血压的测量应在静息的情况下进行。测量血压前应休息5～10分钟，测量前30分钟内不要吸烟，避免喝浓茶、咖啡及其他刺激性饮料。服完短效降压药后2～6小时测血压，因为短效制剂通常在服药后2小时达到最大效应，中效和长效制剂的降压高峰分别在服药后2～4小时、3～6小时，此时监测效果更好，反映的情况也最真实。

第六节 冠状动脉粥样硬化性心脏病病人的护理

冠状动脉粥样硬化性心脏病是指冠状动脉粥样硬化，使血管腔狭窄、阻塞，导致心肌缺血、缺氧，甚至坏死而引起的心脏病。

目前认为发病主要与血脂异常（高密度脂蛋白降低或低密度脂蛋白升高）、高血压、吸烟、糖尿病、肥胖、缺少活动、家族史等因素有关。

临床可分为隐匿型冠心病、心绞痛型冠心病、心肌梗死型冠心病、缺血性心肌病型冠心病和猝死型冠心病五型。

心绞痛病人的护理

心绞痛是一种由于冠状动脉供血不足，导致心肌急剧的、暂时的缺血与缺氧所引起的，以发作性胸痛或胸部不适为主要表现的临床综合征。最基本的病因是冠状动脉粥样硬化引起血管腔狭窄和（或）痉挛。心肌在缺血、缺氧的情况下产生的代谢产物，刺激心脏内的传入神经末梢而产生心绞痛。

一、临床表现

（一）症状

阵发性胸痛或心前区不适是典型的心绞痛特点。

1.诱因

体力劳动、情绪激动、饱餐、寒冷。

2.部位

胸骨体上、中段后方，或心前区，范围手掌大小；常放射至左肩、沿左肩前内侧直至小指无名指。

3.性质

多为压迫性、发闷和紧缩性，时有濒死感。

4.持续时间

常持续1～5分钟，可自行缓解，一般不超过15分钟。

5.缓解因素

休息或舌下含硝酸甘油后数分内可缓解。

（二）体征

发作时呈焦虑状态，面色苍白，出汗、血压增高，心率增快。也可以有心尖部暂时性收缩期杂音，出现交替脉。

二、辅助检查

1.心电图检查是发现心肌缺血、诊断心绞痛最常用的检查方法。发作时可出现暂时性ST段压低＞0.1 mV，有时出现T波倒置。变异型心绞痛发作时可出现相关导联ST段抬高，发作后ST段改变恢复。

2.冠状动脉造影为有创伤性检查方法，具有确诊价值。管腔面积缩小75%以上才有一定意义。

3.运动负荷试验是诊断冠心病最常用的非创伤性检查方法。运动中出现典型心绞痛，心电图有ST段压低＞0.1 mV，持续2分钟，即为运动负荷试验阳性。

三、护理问题

1.疼痛：胸痛 与心肌缺血、缺氧有关。

2.活动无耐力 与心肌氧的供需失调有关。

3.潜在并发症：心肌梗死。

四、治疗原则及护理措施

1.心绞痛发作时，应立即就地停止活动，终止心绞痛发作首选硝酸甘油。舌下含服硝酸甘油，嚼碎后舌下含服，以利于药物迅速溶解而吸收。服药后1～2分钟开始起效，作用持续30分钟左右。主要副作用有头胀、面红、心悸、偶有血压下降。首次用药应平卧，以防低血压的发生。必要时吸氧，青光眼忌用。

2.预防发作

（1）尽量避免已确知的诱发因素，防止意外。避免过劳、情绪激动及用力排便，避免寒冷刺激，戒烟、酒；保持心态平和，改变急躁易怒、争强好胜的性格，洗澡时应有人在场，水温勿过冷或过热，时间不宜过长，以防发生意外。

（2）常用药物

①硝酸酯制剂：二硝酸异山梨醇（消心痛）、硝酸甘油。

②β受体阻滞剂：美托洛尔（倍他乐克）、阿替洛尔。有低血压、支气管哮喘、心动缓慢、Ⅱ度以上房室传导阻滞者不宜使用。

③钙拮抗剂：硝苯吡啶、异搏定和硫氮䓬酮。

④抗血小板聚集药物：潘生丁、阿司匹林。可降低血管病性死亡和发生心肌梗死的危险率。

3.给予低热量、低脂肪、低胆固醇、少糖、少盐、适量蛋白质和丰富维生素饮食，宜少量多餐，不宜过饱，不饮浓茶、咖啡，避免辛辣刺激食物。

4.嘱病人随身携带硝酸甘油，注意药物有效期一般为6个月，药物应避光保存。含服时有舌头发麻、头胀等感觉，为药物有效。必要时在体力劳动前舌下含服硝酸甘油预防发作。

5.适当锻炼，避免竞赛性运动。定期复诊，积极治疗高血压、糖尿病、高脂血症。

6.介入治疗或外科治疗。

心肌梗死病人的护理

心肌梗死是指因冠状动脉供血急剧减少或中断，使相应的心肌严重而持久地缺血达20～30分钟。

心肌梗死的基本病因是冠状动脉粥样硬化。大多数是在冠状动脉粥样硬化的基础上发生了复合性病变，如粥样斑块溃破、出血、管腔内血栓形成，使血管腔阻塞。往往发生于饱餐（尤其是进食大量脂肪）后，安静睡眠时或用力大便后。

左冠状动脉前降支阻塞较常见，主要产生心室前壁、室间隔前部及部分侧壁的心肌梗死；右侧冠状动脉阻塞常常产生左室膈面、后壁、室间隔后半部及右心室的心肌梗死。

一、临床表现

与梗死的大小、部位、侧支循环情况密切相关。

1.先兆症状

心绞痛发作较以往频繁，程度较重，持续时间较长（与心绞痛的主要区别），硝酸甘油疗效较差。

2.主要症状

（1）疼痛：疼痛为最早、最突出的症状。多发生于清晨，疼痛部位和性质与心绞痛相同，多无明显诱因，程度严重，可持续数小时或数天，休息和含硝酸甘油多不能缓解。常伴烦躁不安、出汗、恐惧或有濒死感。

（2）发热：一般在38℃左右；一般在疼痛发生后24～48小时出现，由坏死物质吸收引起。

（3）心律失常：心律失常是急性心肌梗死病人死亡的主要原因。多发生在起病1～2周内，尤其24小时内最多见，以室性心律失常最多见，尤其是室性期前收缩。室颤是病变早期、特别是入院前主要的死亡原因。频发的、成对的、R-on-T现象的室性期前收缩以及短阵室性心动过速常为心室颤动的先兆。

前壁心肌梗死易发生快速室性心律失常，尤其是室性期前收缩。下壁心肌梗死易发生房室传导阻滞。

（4）休克：主要为心源性休克。心肌广泛坏死（40%以上）、心排血量急剧下降所致。

（5）心力衰竭：主要为急性左心衰竭。为梗死后心脏舒缩力显著减弱或不协调所致。右心室心肌梗死病人发病开始即可出现右心衰竭表现。

（6）胃肠道症状

3.体征

心浊音界可正常或轻中度增大，心率多增快，心尖部出现粗糙的收缩期杂音或伴有中晚期喀喇，二尖瓣乳头肌功能失调或断裂所致。几乎所有病人血压都降低。

4.并发症

乳头肌功能失调或断裂、心脏破裂、栓塞、心室壁瘤、心肌梗死后综合征等。

二、辅助检查

1.心电图

心电图是心肌梗死最有意义的辅助检查。

（1）特征性改变：在面向梗死区的导联上，急性期可见异常深而宽的Q波（反映心肌坏死，也可见于陈旧性梗死），ST段呈弓背向上明显抬高（反映心肌损伤）及T波倒置（反映心肌缺血）。在背向心肌梗死的导联上，则出现R波增高、S-T段压低、T波直立并增高。

（2）动态性演变：抬高的ST段可在数日至2周内逐渐回到基线水平；T波倒置加深呈冠状，此后逐渐变浅、平坦，部分可恢复直立；Q波大多永久存在。

（3）心肌梗死定位：V1～V3提示前间隔梗死；V1～V5提示广泛前壁梗死；Ⅱ、Ⅲ、aVF导联提示下壁梗死；Ⅰ、aVL导联提示高侧壁梗死。

2.实验室检查

（1）血液检查：发病24小时后白细胞总数增高，红细胞沉降率增快，可持续1～3周。

（2）血清心肌酶：

①血清肌酸激酶（CK）：血清肌酸激酶是出现最早、恢复最早的酶。肌酸激酶的同工酶（CK-MB）诊断的特异性较高。可在起病后4 h以内升高，16～24 h达高峰，3～4天恢复正常。其增高的程度能较准确地反映梗死的范围，高峰出现时间是否提前有助于判断溶栓是否成功。

②天门冬氨酸氨基转移酶（AST）：在起病6～12 h内升高，24～48 h达高峰，3～6天后恢复正常。

③乳酸脱氢酶（LDH）：起病8～10 h后升高，2～3天达到高峰，1～2周后恢复正常。

（3）血心肌坏死标记物增高：

①肌红蛋白：出现最早、特异性差。起病2 h内升高，12 h达到高峰，24～48 h恢复正常。

②心肌肌钙蛋白I（cTnI）或T（cTnT）：起病3～4 h升高，cTnI于11～24 h达高峰，7～10天降至正常，cTnT于24～48 h达高峰，10～14天降至正常。心肌肌钙蛋白I（cTnI）或T（cTnT）是反映急性心肌梗死最敏感、最特异性的生化指标。

三、护理问题

1.疼痛：胸痛　与心肌缺血、缺氧有关。

2.活动无耐力　与心肌氧的供需失调有关。

3.潜在并发症：心律失常、心力衰竭。

四、治疗原则及护理措施

1.一般护理

（1）饮食：起病后4小时内禁食，4～12小时内给予流质饮食，随后过渡到低脂、低热量、低胆固醇清淡饮食，宜少量多餐。避免饱餐，戒烟、酒。

（2）防止便秘：向病人强调预防便秘的重要性，因为用力排便能增加腹压，加重心脏的负担和耗氧量。故给予纤维素丰富的食物，注意饮水，遵医嘱长期口服缓泻剂，保持大便通畅，必要时应用润滑剂、低压灌肠等。

（3）休息：发病12小时内绝对卧床休息，限制探视。若无并发症，24小时内应鼓励病人床上活动肢体，第三天可床边活动，第四天起逐渐增加活动，一周内可达到每日三次步行100～150米。

（4）监护急性期（24～48小时内尤其要密切观察）进行心电图、血压、呼吸监测，防止并发症的发生。

（5）吸氧：急性期持续吸氧，氧流量为4～6 L/min，以增加心肌氧供应量，减轻疼痛。

2.解除疼痛

卧床休息、限制探视、避免不良刺激、保证睡眠。遵医嘱给予吗啡或哌替啶止痛，注意有无呼吸抑制，随时监测血压的变化。或静脉滴注硝酸甘油。

3.再灌注心肌

溶解血栓是急性心肌梗死早期最重要的治疗措施。应在发病12小时内，最好在3～6 h内使用溶栓治疗。

（1）溶解血栓的方法：

①尿激酶：在30分钟内静脉滴注150万U～200万U；

②链激酶：在1小时内静脉滴注150万U；

③重组组织型纤溶酶原激活剂（rt-PA）：在90分钟内静脉给药100 mg，即先静脉注射15 mg，继而在30分钟内静脉滴注50 mg，随后60分钟内静脉滴注35 mg。另外，在用rt-PA前后均需静脉滴注肝素。

（2）禁忌症：①有出血性、缺血性脑血管疾病，近1个月有过内脏出血或创伤史；②近3周来有外科手术史；③近2周内有在不能压迫部位的大血管穿刺术；④未控制高血压（＞180/110 mmHg）。

（3）血栓溶解的指标：①抬高的S-T段2小时内回落＞50%；②2小时内胸痛消失；③2小时内出现再灌注心律失常；④血清CK-MB酶峰提前出现（14小时内）。但是单有"②"或"③"不能判断为再通。

4.消除心律失常

室性心律失常首选利多卡因，发生室颤时，立即非同步直流电除颤。出现下列情况均应及时治疗：如频发、多源性、成对或呈R-on-T现象的室性期前收缩、阵发性室上性心动过速等。对房室传导阻滞等缓慢型心律失常，可给阿托品。

5.控制休克

可采用升压药、血管扩张剂，补充血容量和纠正酸中毒等。

6.治疗心力衰竭

24小时内尽量避免使用洋地黄类药物，因易发生洋地黄中毒。

7.PTC术后护理

防止出血和血栓形成，停用肝素4小时后，复查全血凝固时间，凝血时间在正常范围内，拔除动脉鞘管，压迫止血，加压包扎，病人继续卧床24小时，术肢制动。

8.抗凝药护理

应用阿司匹林或氯吡格雷等药物，抗血小板凝集。应用抗凝药物如阿司匹林、肝素，使用过程中应严密观察有无出血倾向。应用溶栓治疗时应严密监测出凝血时间和纤溶酶原，防止出血。

9.二级预防

对已经患有冠心病、心肌梗死病人预防再梗死，防止发生心血管事件的措施属于二级预防。二级预防的措施有：①应用阿司匹林或氯吡格雷等药物，抗血小板集聚；②应用硝酸酯类、β受体阻断药等，抗心绞痛治疗；③预防心律失常，减轻心脏负担；④控制血压在140/90 mmHg以下，合并糖尿病或慢性肾功能不全应控制在130/80 mmHg以下，戒烟、控制血脂；⑤控制饮食，治疗糖尿病，糖化血红蛋白应低于7%，体重指数应控制在标准体重之内；⑥对病人及家属要普及冠心病相关知识教育，鼓励病人有计划、适当地运动。

第七节　心脏瓣膜病病人的护理

心脏瓣膜病是由于炎症、退行性变、缺血坏死、黏液样变性等引起的心瓣膜结构（腱索、乳头肌）病变，导致瓣膜狭窄和关闭不全。

心脏瓣膜病是我国最常见的心脏病。在我国感染为最常见的因素，与甲族乙型溶血性链球菌感染有关，最常受累者为二尖瓣，其次为主动脉瓣，后者常与二尖瓣病损同时存在，称联合瓣膜病。多发生于20～40岁青壮年，女性多于男性。

一、临床类型与表现

（一）二尖瓣狭窄

以左心房、右心室受累为主，使右心的后负荷增加。

1.病理解剖与病理生理

正常成人二尖瓣口面积为4～6 cm²，本病的病理生理演变分三个阶段，即左心房代偿期、左心房失代偿期和右心受累期。

2.临床表现

（1）症状：一般在二尖瓣中度狭窄（瓣口面积<1.5 cm²）才出现症状。左心衰竭的表现出现较早，疾病进一步发展可合并右心衰竭。①劳力性呼吸困难：为左心房失代偿期的表现。主要由肺瘀血所致，为二尖瓣狭窄最常见的早期的症状。②咳嗽、咯血：可反复痰中带血。大咯血常为支气管黏膜下曲张的静脉破裂。③声音嘶哑、右心衰竭表现等。

（2）体征　视诊："二尖瓣面容"。触诊：心尖区可有舒张期细震颤。叩诊：胸骨左缘第Ⅲ肋间（心腰部）向左扩大。听诊：①心尖部拍击性S1亢进、P2亢进与分裂；②舒张早期二尖瓣开放拍击音，开瓣音提示瓣膜有较好的活动性和弹性。③心尖部舒张中、晚期隆隆性杂音是最有特征性的体征。

3.辅助检查

（1）X射线检查：心影呈梨形。

（2）心电图："二尖瓣型P波"，P波增宽>0.12 s，并伴有切迹。

（3）超声心动图检查：诊断二尖瓣狭窄的可靠方法。

（二）二尖瓣关闭不全

严重二尖瓣关闭不全的突出症状是疲乏无力，肺瘀血的症状出现较晚。突出的体征是心尖部可闻及全收缩期粗糙的高调一贯型吹风样杂音。并发症中感染性心内膜炎发生率较二尖瓣狭窄高。脉冲多普勒超声和彩色多普勒血流显像可明确诊断。

（三）主动脉瓣狭窄

成人主动脉瓣口面积为≥3.0 cm²。

1.病理解剖和病理生理

主动脉瓣口面积减小→左室收缩压明显升高→左心室进行性向心性肥厚→左心衰竭。

2.临床表现

（1）症状出现较晚。劳力性呼吸困难（肺瘀血所致）、心绞痛和晕厥（颈动脉供血不足所致）为典型主动脉狭窄常见的三联征。

（2）体征：主动脉第一听诊区（胸骨右缘第二肋间）可触及收缩期震颤，闻及粗糙而响亮的喷射性收缩期吹风样杂音，向颈部、胸骨左下缘和心尖区传导。

3.辅助检查：超声心动图可明确诊断。

（四）主动脉瓣关闭不全

1.病理解剖与病理生理

主动脉瓣关闭不全→左心室舒张末容量增加→左心室扩张，离心性肥厚→左心衰竭，外周动脉供血不足。

2.临床表现

病变严重可出现劳力性呼吸困难等左心衰竭的表现。胸骨左缘第3、4肋间可闻及舒张期高调叹气样杂音，向心尖部传导。脉压增大而产生周围血管征，包括水冲脉、毛细血管搏动、股动脉枪击音。

二、并发症

1.充血性心力衰竭是最常见的并发症，也是病人就诊和死亡的主要原因。主动脉关闭不全以左心衰竭为主要并发症，急性肺水肿为重度二尖瓣狭窄的严重并发症。

2.心律失常以心房颤动最常见。

3.栓塞多见于二尖瓣狭窄伴有房颤的患者。以脑栓塞最常见。

4.亚急性感染性心内膜炎：主动脉关闭不全者发生率较高，致病菌多为草绿色链球菌。

5.肺部感染、急性肺水肿等。

三、治疗原则

解决瓣膜病变的根本方法是手术治疗，包括瓣膜分离术、瓣膜修复术、瓣膜置换术等。但在风湿性心脏病的整个病程中，积极预防和控制风湿活动、减轻症状、改善心功能仍是内科治疗的主要原则。

四、护理问题

1.体液过多 与风湿活动、并发症有关。

2.潜在并发症：心力衰竭、心绞痛、感染性心内膜炎。

3.有感染危险 与机体抵抗力下降有关。

五、护理措施

1.减轻心脏负担，增强活动耐力。应避免剧烈活动和过度疲劳，有风湿活动、并发症、心力衰竭时应卧床休息。发生心力衰竭时置病人于半卧位，给予给氧、给予低热量、易消化饮食，少量多餐，适量补充营养。

2.预防和控制感染 关键在于积极防治链球菌感染，如上呼吸道感染、咽炎、扁桃体炎等，一旦发生感染应及时用青霉素等药物控制。经常有风湿活动的病人，可长期甚至终身肌注苄星青霉素（长效青霉素），120万U，1次/月。

3.并发症的预防及护理 风湿性心脏病病人在施行拔牙、内镜检查、导尿术、分娩、人工流产等手术操作前，应告诉有关医生自己的详细病史，便于医生预防性使用抗生素，以免发生感染性心内膜炎。扁桃体炎反复发作的病人，建议其在风湿活动控制后2～4个月做扁桃体摘除术。

第八节 感染性心内膜炎病人的护理

感染性心内膜炎为微生物感染心脏内膜面，伴赘生物形成。赘生物为大小不等、形态不一的血小板和纤维素团块，其内含大量微生物和少量炎症细胞。根据病程分为急性和亚急性。

一、病因和发病机制

急性者：主要由金黄色葡萄球菌引起。主要累及正常心瓣膜，主动脉瓣常受累。特点是：中毒症状明显；病情发展迅速，数天或数周引起瓣膜损害；迁移性感染多见。

亚急性者：草绿色链球菌为最常见的致病菌。亚急性者主要发生于器质性心脏病，以心瓣膜病最多见，尤其是二尖瓣和主动脉瓣受累；其次为先天性心血管病。因此心脏病患者在实施口腔、上呼吸道等部位小手术时，应给予针对草绿色链球菌的抗生素预防其发生；泌尿系统、生殖系统、消化系统手术或操作时，应给予针对肠球菌的抗生素预防其发生。术前一天开始肌注青霉素、链霉素至术后3天。

亚急性细菌性心内膜炎的特点是：中毒症状轻；病程长，迁移性感染少见；容易侵犯患病的心瓣膜，易形成心内膜赘生物，脱落可引起周围动脉栓塞，脑栓塞最多见。

二、临床表现

（一）症状

1.发热

发热是感染性心内膜炎最常见的症状。一般<39 ℃，午后和晚上高。与感染赘生物脱落引起的菌血症或败血症有关。

2.非特异性症状

脾大、贫血、杵状指等。贫血较为常见，尤其多见于亚急性感染性心内膜炎，伴苍白无力和出汗。主要由感染骨髓抑制所致。

3.动脉栓塞

开始抗生素治疗前2周内发生率最高，以脑栓塞的发生率最高，其次是肺栓塞。在有左向右分流的先天性心脏病或右心内膜炎时，肺循环栓塞常见。

（二）体征

1.心脏杂音

几乎所有患者均可闻及心脏杂音，可由基础心脏病（或）心内膜炎所致的瓣膜损害所致。急性者要比亚急性者更易出现杂音强度和性质的变化，或出现新的杂音，尤以主动脉瓣关闭不全多见。

2.周围体征

多为非特异性。包括：①瘀点；②指（趾）甲下线状出血；③Roth斑，为视网膜的卵圆形出血斑，其中心呈白色，多见于亚急性感染；④Osler结节，为指（趾）垫出现的豌豆大的红色或紫色痛性结节，较常见于亚急性者；⑤Janeway损害，为手掌和足底处直径1～4 mm出血红斑，主要见于急性患者。引起这些周围体征的原因可能是微血管炎或微血栓。

（三）并发症

1.①心力衰竭为最常见的并发症，也是常见的死亡原因。主要由瓣膜关闭不全所致，主动脉瓣受损者最常发生，其次为二尖瓣和三尖瓣。②心肌脓肿常于急性患者，可发生于心脏任何部位，以瓣周组织特别是主动脉瓣环多见，可致房室和室内的传导阻滞，心肌脓肿偶可穿破。③急性心肌梗死大多由冠状动脉栓塞引起，以主动脉瓣感染时多见，少见原因为冠状动脉血栓形成或细菌性动脉瘤。④化脓性心包炎不多见，主要发生于急性患者。⑤心肌炎。

2.细菌性动脉瘤多见于亚急性感染性心内膜炎；转移性脓肿多见于急性感染性心内膜炎。

3.约1/3患者有神经系统受累的表现：①脑栓塞占其中1/2，大脑中动脉及其分支最常受累；②脑细菌性动脉瘤，除非破裂出血，多无症状；③脑出血，由脑栓塞或细菌性动脉瘤破裂所致；④中毒性脑病，可有脑膜刺激征；⑤脑脓肿；⑥化脓性脑膜炎，不常见。后三种情况主要见于急性患者，尤其是金黄色葡萄球菌性心内膜炎。

4.大多数患者有肾损害。包括：①肾动脉栓塞和肾梗死，多见于急性患者；②免疫复合物所致继发性肾小球肾炎，可导致肾衰竭，常见于亚急性患者；③肾脓肿，不多见。

三、辅助检查

1.常有显微镜下血尿和轻度蛋白尿，肉眼血尿提示肾梗死。

2.亚急性者正常色素型正常细胞性贫血常见，白细胞计数正常或轻度升高，分类计数轻度左移。血沉几乎均升高。

3.血培养是诊断菌血症和感染性心内膜炎最有价值的方法。近期未接受抗生素治疗的病人阳性率高达95%以上。

正确采集血标本的方法是：未使用抗生素的亚急性感染性心内膜炎病人应在第一天每隔1小时采血1次，共3次。如次日未见细菌生长，重复采血3次后，开始使用抗生素治疗。已使用抗生素的病人，应停药2～7天后采血。

急性感染性心内膜炎的病人在入院后3小时内，每隔1小时采血1次，共3次后开始治疗。

本病的菌血症为持续性，无须在体温升高时采血，每次采静脉血10~20 mL，做需氧培养和厌氧培养，至少培养3周。

4.超声心动图有助于发现赘生物、瓣周并发症等支持心内膜炎的诊断，经食管超声可检出<5 mm的赘生物，敏感性高达95%以上。

四、护理问题

1.体温过高　与感染有关。

2.潜在并发症：栓塞、心力衰竭。

五、治疗原则及护理措施

1.抗微生物治疗是治疗本病最重要的措施，根据药敏试验选择抗微生物药。用药原则：①早期用药；②大剂量和长疗程用药；③静脉用药为主。一般首选大剂量青霉素，需要达到体外有效杀菌浓度的4~8倍，疗程至少6~8周。有严重心脏并发症或抗生素治疗无效的病人，考虑手术治疗。

2.给予高热量、高蛋白、高维生素、易消化的软食。

3.在施行拔牙、内镜检查、导尿术、分娩、人工流产等手术操作前，应告诉有关医生自己的详细病史，便于医生预防性使用抗生素，以免发生感染性心内膜炎。

第九节　心肌疾病病人的护理

心肌疾病是指除外心脏瓣膜病、冠心病、高血压心脏病、肺源性心脏病和先天性心脏病，以心肌病变为主要表现，并伴有心肌功能障碍的一组心肌疾病。包括：

1.原发性心肌病（简称心肌病）：病因未明的心肌病。根据病理生理、病因学和发病因素把心肌疾病分为四种病态：

（1）扩张型心肌病：左心室或双心室扩张，有收缩障碍。

（2）肥厚型心肌病：左心室或双心室肥厚，通常伴有非对称性中膈肥厚。

（3）限制型心肌病：收缩正常，心壁不厚，单心室或双心室舒张功能低下及扩张容积缩小。

（4）致心律失常型右室心肌病：右心室进行性纤维脂肪变。

2.特异性心肌病（又称继发性心肌病）：病因明确或与系统疾病相关的心肌疾病。

一、扩张型心肌病

扩张型心肌病是原发性心肌病最常见的类型，主要特征是单侧或双侧心腔扩大（腔大壁薄）和心肌收缩功能减退，伴或不伴有充血性心力衰竭。本病常伴有心律失常、血栓栓塞和猝死，病死率较高，也是导致心力衰竭最常见的病因。其发病原因目前尚不明确，但与柯萨奇病毒感染有关。主要表现为心力衰竭的症状和各种心律失常，部分病人可发生栓塞或猝死，心脏扩大为主要体征。

辅助检查：①X射线检查见心影明显增大，心胸比>0.5，肺瘀血。②心电图可见各种心律失常。③超声心动图是首选检查，心腔显著扩大，室间隔和心室壁薄，心室壁搏动弱，二尖瓣开放幅度小。

目前尚无特殊治疗，治疗原则是针对充血性心力衰竭和各种心律失常，心脏移植可以彻底治愈。

1.扩张型心肌病应用洋地黄时应警惕发生中毒，可选用β受体阻滞剂。严格控制输液滴速，防止发生急性肺水肿。

2.室性心律失常及猝死是扩张性心肌病的常见症状，预防猝死主要是控制室性心律失常的透发因素。

3.改善心肌代谢，常用辅酶Q；可给予阿司匹林预防栓塞。

二、肥厚型心肌病

肥厚型心肌病是以心室非对称性肥厚、并累及室间隔，使心室腔变小为特征（壁厚腔小），以左心室血液充盈受阻、舒张期顺应性下降为基本病态的心肌病。本病主要死亡的原因是心源性猝死，亦为青年猝死的常见原因。本病有明显家族史，约有1/2病人有家族史，青年发病率高。本病为常染色体显性遗传性疾病。

肥厚型心肌病主要的病理改变是心肌显著肥厚、心腔缩小，以左心室为多见，常伴有二尖瓣瓣叶增厚。

1.症状

绝大多数病人可有劳力性呼吸困难，伴有流出道狭窄的病人，可出现胸痛、黑蒙，在起立或运动时可出现眩晕，甚至意识丧失。室性心律失常、左心室流出道压力阶差过大，常是引起猝死的主要危险因素。

流出道有梗阻的病人，可在胸骨左缘第3～4肋间听到较粗糙的喷射性收缩期杂音。凡能影响心肌收缩力、改变左心室容量及射血速度的因素，都使杂音的响度有明显的改变。使用β受体阻滞剂、下蹲位、举腿或体力运动，使心肌收缩力下降或使左心室容量增加，均可使杂音减轻；相反，含服硝酸甘油或做Valsalva动作，会使左心容量减少或增加心肌收缩力，均可使杂音增强。

总结提示：肥厚性心肌病与主动脉狭窄的临床症状相似，但心脏听诊有所区别。主动脉狭窄，胸骨右缘第2肋间可闻及收缩期喷射性杂音；肥厚性心肌病，胸骨左缘第3、4肋间可闻及收缩期喷射性杂音；主动脉关闭不全，胸骨左缘第3、4肋间可闻及舒张期叹气样杂音。

2.辅助检查

（1）超声心动图是其主要诊断手段。可示室间隔的非对称性肥厚，舒张期室间隔的厚度与后壁之比≥1.3，间隔运动低下。

（2）心电图最常见的表现为左心室肥大，ST段改变，胸前导联出现巨大倒置T波。在Ⅰ、aVL或Ⅱ、Ⅲ、aVF、V5、V6可出现深而不宽的病理性Q波，在V1可见R波增高，R/S比增大。

3.护理问题

（1）潜在并发症：心力衰竭、心律失常、猝死。

（2）疼痛：胸痛　与肥厚心肌耗氧增加有关。

（3）有受伤危险　与肥厚性心肌病所致头晕及晕厥有关。

4.治疗原则及护理措施

（1）最常用β受体阻滞剂、钙通道阻滞剂治疗，以减慢心率、降低心肌收缩力、减轻流出道梗阻，常用药物有美托洛尔、维拉帕米。

（2）避免诱因，防止诱发心绞痛、避免劳累、提取重物、突然起立或屏气、情绪激动、饱餐、寒冷刺激等。疼痛时立即停止活动、卧床休息。

（3）梗阻性肥厚型心肌病病人避免使用洋地黄及减轻心脏负担的药物，禁用硝酸酯类药物。

（4）手术治疗：切除最肥厚的心肌是目前有效治疗的标准方案。

第十节　心包疾病病人的护理

一、急性心包炎

急性心包炎是心包脏层与壁层间的急性炎症，可由细菌、病毒、自身免疫、理化等因素引起。根据病理变化，可分为纤维蛋白性心包炎和渗出性心包炎两种。纤维蛋白性心包炎主要的病理变化是急性期心包脏层、壁层上有纤维蛋白、白细胞和少量内皮细胞的渗出，无明显的液体积聚；如果渗出的液体多则称为渗出性心包炎。

（一）临床表现

1.纤维蛋白性心包炎

（1）症状：心前区疼痛是渗出性心包炎的主要症状。疼痛常位于心前区或胸骨后，性质尖锐，与呼吸运动有关，常因咳嗽、变换体位或吞咽动作而加重。

（2）体征：心包摩擦音是纤维蛋白性心包炎的典型体征。胸骨左缘第3、4肋间、坐位时身体前倾、深吸气最为明显。心前区听到心包摩擦音就可以诊断心包炎。

2.渗出性心包炎

（1）症状：呼吸困难是最突出的症状。可能与支气管、肺受压及肺瘀血有关。

（2）体征：心浊音界向两侧扩大，心尖冲动弱，心音低而遥远。在左肩胛骨下叩诊时出现浊音和听诊时闻及左肺受压引起的支气管呼吸音→心包积液征（Ewar征）。大量渗液可有静脉回流，出现体循环瘀血的表现，如脉压变小、颈静脉怒张、肝大、腹水等。

总结提示：（1）纤维蛋白性心包炎与心肌梗死都有心前区的疼痛，但心肌梗死的疼痛与呼吸无关。（2）渗出性心包炎与胸膜炎都有摩擦音，但心包摩擦音与呼吸无关，屏气后消失的是胸膜摩擦音。

3.心脏压塞

急性心脏压塞表现为心动过速、血压下降、脉压变小和静脉压明显上升，如心排血量显著下降可引起急性循环衰竭、休克。如出现亚急性或慢性心脏压塞，表现为体循环静脉瘀血、颈静脉怒张、静脉压升高、奇脉等。奇脉是大量心包积液病人触诊时，桡动脉搏动呈吸气性显著减弱，呼气时又复原的现象。发生心包填塞时，首先行心包穿刺，缓解心脏压塞症状。

总结提示：奇脉多见于右心衰竭、缩窄性心包炎和心包积液。

（二）辅助检查

1.X射线检查：心脏阴影向两侧增大、心脏搏动减弱或消失、肺部无明显充血而心影显著增大（呈三角烧瓶状）是心包积液的X射线表现特征。可与心力衰竭相区别，但是成人积液少于250 mL、儿童积液少于150 mL时，X射线难以检出。

2.急性心包炎心电图见ST段抬高，弓背向下型。数日后，T波低平及倒置。QRS低电压，无病理性Q波，无QT间期延长。窦性心动过速。

3.超声心动图是简单易行、迅速、可靠的方法。可见液性暗区。

（三）治疗原则

对因对症治疗，心包积液中大量、将要发生心包压塞的病人，行心包穿刺引流等。复发性心包炎可应用秋水仙碱治疗，至少1年，缓慢减量停药。

二、缩窄性心包炎

急性心包炎以后，可在心包上留下疤痕粘连和钙质沉着。少数患者由于形成坚厚的疤痕组织，心包失去伸缩性，明显地影响心脏的收缩和舒张功能，称为缩窄性心包炎。缩窄性心包炎常继发于急性心包炎，病因以结核性心包炎为最常见。

（一）症状

劳力性呼吸困难常为缩窄性心包炎的最早期症状，主要与心排血量减少有关。后期可因大量的胸腔积液、腹水将膈抬高和肺部充血，以致休息时也发生呼吸困难，甚至出现端坐呼吸。大量腹水和肿大的肝脏压迫腹内脏器，产生腹部膨胀感。

（二）体征

1.心脏本身的表现：心浊音界正常或稍增大。心尖冲动减弱或消失，心音轻而远，这些表现与心脏活动受限制和心排血量减少有关。心率常较快。

2.心脏受压的表现：颈静脉怒张、肝大、腹水、胸腔积液、下肢水肿，可见Kussmaul征，即吸气时颈静脉更明显扩张。这些与心脏舒张受阻，使心排血量减少，导致肾脏对水和钠的潴留，从而使血容量增加，以及静脉回流受阻使静脉压升高有关。缩窄性心包炎的腹水较皮下水肿出现得早，且多属大量，这与心力衰竭中所见相反。

总结提示：Kussmaul征见于缩窄性心包炎而Kussmaul呼吸见于酸中毒。

（三）治疗原则

1.外科治疗 应尽早施行心包剥离术。

2.内科辅助治疗

三、心包疾病病人的护理问题及护理措施

（一）护理问题

1. 气体交换受损　与肺瘀血、肺或支气管受压有关。

2. 疼痛：胸痛　与心包炎症有关。

3. 活动无耐力　与心排血量减少有关。

（二）护理措施

1. 给予高热量、高蛋白、高维生素、易消化的饮食，限制钠盐的摄入。

2. 对于呼吸困难的病人要根据病人情况协助病人采取半卧位或前倾位。有胸痛的病人，不要用力咳嗽、深吸气或突然改变体位。

3. 心包穿刺术的护理：解除病人的心理顾虑，争取病人及家属的理解并配合。必要时术前给予镇静剂，建立静脉通道，备阿托品以备术中发生迷走神经反射时使用。①术前需行超声心动图检查，确定积液的量和穿刺的部位。②择期手术者术前应禁食4～6小时，协助病人取坐位或半卧位。③手术中嘱病人勿剧烈咳嗽或深呼吸，抽液速度要缓慢，第一次抽液量不超过100 mL，以后每次抽液量不超过300 mL，以防右心室急性扩张，若抽出液为鲜血，应立即停止抽液，观察有无心脏压塞征象。④术后心包引流时，当心包引流液小于25 mL/d时可拔管。

第十一节　周围血管疾病病人的护理

一、原发性下肢静脉曲张病人的护理

下肢静脉曲张是指下肢表浅静脉因血液回流障碍而引起的静脉扩张、迂曲为主要表现的一种疾病，晚期常并发小腿慢性溃疡。

（一）病因

引起原发性下肢静脉曲张的主要原因是静脉壁薄弱、瓣膜功能不全和浅静脉内压力持续增高。

1. 先天因素

静脉瓣膜缺陷和静脉壁薄弱是全身支持组织薄弱的一种表现，与遗传因素有关。

2. 后天因素

下肢静脉瓣膜承受过度的压力和循环血量超负荷是造成下肢静脉曲张的后天因素。如长期站立、重体力劳动、习惯性便秘、慢性咳嗽、妊娠、便秘等可增加血柱重力，使静脉瓣膜承受过度的压力，逐渐松弛，不能紧密关闭。循环血量经常超负荷，亦可造成静脉压力升高。离心愈远的静脉承受的静脉压愈高，因此静脉曲张在小腿多见。

（二）临床表现

原发性下肢静脉曲张以大隐静脉曲张为多见，左下肢多见。

1. 症状

患肢小腿感觉沉重、酸胀、乏力。

2. 体征

下肢浅静脉扩张、伸长和迂曲。后期交通静脉瓣膜破坏后可出现踝部轻度肿胀和足靴区皮肤营养不良，如皮肤干燥、皮肤萎缩、脱屑、瘙痒、色素沉着、皮肤和皮下组织硬结、湿疹，轻微损伤即可造成经久不愈的慢性溃疡。

（三）辅助检查

为确定深静脉是否通畅和了解浅静脉及交通支瓣膜功能状态，通常进行以下检查。

1. 深静脉通畅试验（Perthes试验）

用止血带阻断大腿浅静脉主干，嘱病人连续用力踢腿或做下蹲活动10余次。随着小腿肌泵收缩迫使浅静脉血向深静脉回流而排空。若在活动后浅静脉曲张更为明显、张力增高，甚至出现下肢胀痛，提

示深静脉不通畅，此浅静脉曲张为继发性，应禁忌手术。

2.大隐静脉及交通支瓣膜功能试验（Trendelenburg试验）

病人平卧，抬高患肢，使曲张静脉血液排空，在大腿根部扎止血带以阻断大隐静脉，然后病人站立，10 s内放开止血带，如出现自上而下的静脉逆向充盈，提示大隐静脉瓣膜功能不全。应用同样的原理，在腘窝部扎止血带，可以检测小隐静脉瓣膜的功能。如放开止血带前，止血带下方的静脉在30 s内已充盈，则表明有交通静脉瓣膜关闭不全。

3.交通静脉瓣膜功能试验（Pratt试验）

病人仰卧，抬高受检下肢，在大腿根部扎止血带。然后从足趾向上至腘窝缚缠第一根弹力绷带，再自止血带处向下，缚缠第二根弹力绷带。让病人站立，在向下解开第一根弹力绷带的同时，向下缠第二根弹力绷带，如果在两根绷带之间的间隙内出现曲张静脉，提示该处有功能不全的交通静脉。

4.下肢静脉造影

静脉造影是确诊下肢静脉疾病最可靠和最有效的方法。能够观察到深静脉是否通畅、静脉的形态改变、瓣膜的位置和形态。诊断下肢大隐静脉曲张最可靠的依据是静脉造影检查。

5.超声多普勒检查

超声多普勒检查能确定静脉反流的部位、程度，观察瓣膜关闭活动及有无逆向血流。

（四）治疗原则

1.非手术治疗

适用于：①病变局限、症状较轻、不愿手术病人；②妊娠期发病；③症状虽然明显，但因年老体弱或重要器官功能障碍而不能耐受手术者。主要是用弹力绷带包扎或穿弹力袜，使曲张静脉处于萎瘪状态。弹力袜的压力差应远侧高而近侧低，以利于浅静脉血液回流。同时注意休息，避免久站久坐，间歇性抬高患肢。

2.硬化剂注射和压迫疗法

将硬化剂注入曲张静脉内，产生化学性炎症反应，进而使曲张静脉闭塞。常用的硬化剂有5%鱼肝油酸钠、3%14-羟基硫酸钠等。将硬化剂注入曲张静脉后局部加压包扎3~6周。适用于：①病变范围小且局限者；②曲张静脉轻而局限，深浅静脉瓣膜功能良好者；③术后残留的曲张静脉；④术后复发者。

3.手术治疗

手术是治疗下肢静脉曲张的根本方法，适用于深静脉通畅、无手术禁忌症者。常用的手术方式为大隐静脉或小隐静脉高位结扎和曲张静脉剥脱术。对合并小腿慢性溃疡者，应在控制局部感染后及时手术。

（五）护理问题

1.活动无耐力　与下肢静脉回流障碍有关。

2.皮肤完整性受损　与皮肤营养障碍、慢性溃疡有关。

3.潜在并发症：深静脉血栓形成、小腿曲张静脉破裂出血。

（六）护理措施

1.非手术治疗护理/术前护理

（1）促进下肢静脉回流，改善活动能力：

①穿弹力袜或使用弹力绷带：指导病人行走时穿弹力袜或使用弹力绷带，以促进静脉回流。穿弹力袜时应抬高患肢，排空曲张静脉内的血液后再穿。弹力绷带应自下而上包扎，包扎不应妨碍关节活动，并注意保持合适的松紧度，以能扪及足背动脉搏动和保持足部正常皮肤温度为宜。

②体位：采取良好坐姿，坐时双膝勿交叉过久，以免压迫腘窝，影响静脉血的回流。休息或卧床时，抬高患肢30°~40°，以利于静脉回流。

③避免引起腹内压及静脉压增高的因素：保持大便通畅，避免长时间站立，肥胖者应有计划地减轻

体重。

（2）预防或处理创面感染：①观察患肢情况；②下肢皮肤护理。

（3）并发症的护理：

①小腿慢性溃疡和湿疹：平卧时抬高患肢，保持局部清洁卫生，可用等渗盐水或1：5000呋喃西林液湿敷创面，同时全身应用抗生素。

②出血：立即加压包扎，必要时手术止血。

③血栓性静脉炎：应局部热敷、理疗、抗凝治疗并应用抗生素，禁止局部按摩。

2.术后护理

（1）病情观察：观察病人有无伤口及皮下渗血、伤后感染等情况，发现异常及时通知医师。

（2）早期活动：卧床期间指导病人做足部伸屈和旋转运动；术后24小时可鼓励病人下地行走，促进下肢静脉回流，避免深静脉血栓形成。当下肢深静脉血栓形成时，预防肺栓塞应注意：非手术治疗者，从发病之日起应严格卧床2周，严禁按摩患肢，禁止施行对患肢有压迫的检查。

（3）保护患肢：活动时，避免外伤引起曲张静脉破裂出血。

（4）应用弹力绷带：手术后弹力绷带一般需维持2周方可拆除。

（七）健康教育

1.去除影响下肢静脉回流的因素

避免使用过紧的腰带和紧身衣物；避免肥胖；平时注意保持良好的坐姿，避免久站久坐；坐时避免双膝交叉过久。

2.休息与活动

休息时适当抬高患肢；指导病人进行适当体育锻炼，增强血管壁弹性。

3.弹力治疗

非手术病人坚持长期使用弹力袜或弹力绷带；手术后应继续用弹力绷带或穿弹力袜1～3个月。

二、血栓闭塞性脉管炎病人的护理

血栓闭塞性脉管炎简称脉管炎，又称Buerger病，是一种慢性、炎症性、节段性、周期性发作的血管闭塞性疾病。主要累及四肢的中、小动脉和静脉。我国北方发病率较高，好发于男性青壮年。

（一）病因病理

确切病因尚不清楚，一般认为与以下因素有关：

1.外来因素

主要有吸烟、寒冷潮湿的生活环境、慢性损伤和感染。吸烟是参与本病发生和发展的重要环节。

2.内在因素

主要有自身免疫功能紊乱、性激素和前列腺素失调及遗传因素。免疫功能紊乱可能是本病发病的重要因素。

本病的病理变化通常始于动脉，然后累及静脉，由远端向近端发展。病变呈节段性分布，两段之间血管相对正常。后期炎症消退，血栓机化，新生毛细血管形成。

（二）临床表现

起病隐匿，进展缓慢，常呈周期性发作。根据病程和缺血程度分为三期：

1.局部缺血期

此期以血管痉挛为主，表现为患肢供血不足。①肢端苍白、发凉、怕冷，小腿部酸痛和足趾麻木。②间歇性跛行是血栓闭塞性脉管炎早期最主要的临床表现，表现在行走一段距离后患肢疼痛，肌肉抽搐，病人常因疼痛而被迫停止行走，休息几分钟后疼痛可缓解，但恢复行走后又可发生疼痛。③患肢在发病前或发病过程中出现反复发作的游走性浅静脉炎，表现为浅小静脉条索状炎性栓塞，局部皮肤红肿、压痛、条索状硬块，约2周左右逐渐消失，后又在另一处发生。④此期患肢足背、胫后动脉搏动明显减弱。

2.营养障碍期

此期除血管痉挛继续加重外，还有明显的血管壁增厚及血栓形成。①静息痛（休息痛）：足趾可出现持续性疼痛，夜间尤甚，剧痛常使其夜不能寐、彻夜不眠，为减轻疼痛，病人常喜屈膝抱足而坐或将患肢垂于床沿，以增加血供缓解疼痛，这种现象称为静息痛。②患肢皮温明显下降，肢端苍白、潮红或发绀。③伴有营养障碍的表现：皮肤干燥、脱屑、脱毛及肌萎缩。④患肢足背、胫后动脉搏动消失。

3.组织坏死期

此期患肢动脉完全闭塞，侧支循环不能提供肢体存活所需的血供。①患肢肢端发黑、干瘪、溃疡或坏疽。②大多为干性坏疽，先见于第一趾尖端，若继发细菌感染，坏疽即转为湿性。③严重者出现全身中毒症状。

急性动脉栓塞的五大典型表现：疼痛、感觉异常、麻痹、动脉搏动减弱或消失、苍白，即"5P"表现。

（三）辅助检查

根据临床表现，常可做出正确诊断，但要明确闭塞部位、性质、程度尚需进一步检查。

1.一般检查

（1）测定皮肤温度：如双侧肢体对应部位皮肤温度相差2℃以上，提示皮温降低侧动脉血流减少。

（2）测定跛行距离和跛行时间。

（3）肢体抬高试验（Buerger试验）：病人平卧，患肢抬高70°～80°，持续60秒后，若出现麻木、疼痛、足部尤其是足趾、足掌部皮肤呈苍白或蜡黄色为阳性，提示动脉供血不足。再让病人坐起，患肢自然下垂于床沿以下，正常人皮肤色泽可在10秒内恢复正常。若超过45秒且皮肤色泽不均匀，进一步提示患肢有动脉供血障碍，有严重供血不足。

（4）解张试验：通过蛛网膜下腔或硬膜外腔阻滞麻醉，对比阻滞前后下肢的温度变化。阻滞麻醉后皮肤温度升高明显，为动脉痉挛因素；若无明显改变，提示病变动脉已严重狭窄或完全闭塞。

2.特殊检查

（1）肢体血流图：电阻抗和光电血流检测显示峰值降低、降支下降速度减慢。前者提示血流量减少，后者说明流出道阻力增加，其改变与病变程度成正比。

（2）超声多普勒检查可评价缺血程度，检查动静脉是否狭窄或者闭塞，还能测定血流方向、流速和阻力。踝/肱指数，即踝压（踝部胫前或胫后动脉收缩压）与同侧肱动脉压之比，正常值＞1.0，若0.5＜踝/肱指数＜1，应视为缺血性疾病；踝/肱指数＜0.5，表示严重缺血。

（3）动脉造影可确定患肢动脉闭塞的部位、范围、程度及侧支循环的情况。患肢中小动脉多阶段狭窄或闭塞是血栓闭塞性脉管炎的典型X射线征象。动脉滋养血管显影，形如细弹簧状，沿闭塞动脉延伸，是重要的侧支动脉，也是本病的特殊征象。

（四）治疗原则

应着重于防止病变进展，改善和增进下肢血液循环。同时促进侧支循环建立及防治局部感染，尽可能保全肢体，减少伤残程度。

1.非手术治疗

（1）一般治疗：严格戒烟，防止受冷、受潮和外伤；肢体保暖但不应使用热疗，以免组织需氧量增加而加重症状；早期病人适当功能锻炼，促进侧支循环建立。疼痛严重者，可用止痛剂和镇静剂，慎用易成瘾的止痛药物。

（2）药物治疗：

①中医中药：主要有活血化瘀、消炎止痛类药物。

②血管扩张剂和抑制血小板聚集的药物：前列腺素E_1（具有舒张血管和抑制血小板聚集作用，对缓解缺血性疼痛、改善患肢血供有一定效果）、妥拉唑啉、低分子右旋糖酐（能降低血液黏度、对抗血小板聚集，因而在防止血栓繁衍和改善微循环中能起一定作用）。

③抗生素：溃疡并发感染者，应用广谱抗生素，或根据细菌培养及药物敏感试验，选用有效抗生

素。

（3）高压氧疗法：能提高机体血氧含量，改善组织的缺血引起的不良后果。

2.手术治疗

目的是增加肢体血液供应和重建动脉血流通路，改善肢体缺血情况。常用手术包括：腰交感神经节切除术（适用于腘动脉远侧动脉狭窄的患者）、旁路转流术、血栓内膜剥脱术、动静脉转流术、截肢术。

（五）护理问题

1.慢性疼痛　与患肢缺血、组织坏死有关。

2.组织完整性受损　与肢端坏疽、脱落有关。

3.潜在并发症：出血、栓塞。

4.焦虑　与患肢剧烈疼痛、久治不愈、对治疗失去信心有关。

（六）护理措施

1.一般护理

（1）绝对戒烟：告知病人吸烟的危害，消除烟碱对血管的收缩作用。

（2）防止外伤，注意保暖，但不能用热水袋、热垫或热水给患肢直接加温，因热疗使组织耗氧量增加，加重局部缺血缺氧。

（3）保持足部清洁、干燥，每天用温水洗脚，应先用手试水温，勿用足趾试水温，以免烫伤。告诉病人有足癣时要及时治疗。

（4）已发生坏疽的部位，保持干燥，每天用70%乙醇消毒包扎，同时应用抗生素防治感染。已发生感染的创面，可遵医嘱选用有效抗生素湿敷。

（5）体位：病人睡觉或休息时应取头高脚低位。告知病人避免长时间维持同一姿势不变，以免影响血液循环。坐时应避免将一腿搁在另一腿膝盖上，防止腘动脉、腘静脉受压，阻碍血流。

（6）减轻焦虑：医护人员应以极大的同情心关心、体贴病人，给病人以心理支持，帮助其树立战胜疾病的信心，积极配合治疗和护理。

2.有效镇痛

早期病人可遵医嘱应用血管扩张药物、中医中药等治疗，应用低分子右旋糖酐，以减小血液黏稠度和改善微循环。中、晚期病人应遵医嘱应用麻醉性镇痛药物，必要时可用连续硬膜外阻滞止痛。

3.术前准备

做好手术前的皮肤准备，如需植皮，注意供皮区的皮肤准备。

4.术后护理

（1）体位：静脉血管重建术后，抬高患肢30°，并卧床制动1周。动脉血管重建术后，平放患肢，并卧床制动2周。对卧床制动者，应鼓励病人做足背伸屈活动，以利于静脉血回流。

（2）病情观察：①密切观察生命体征的变化及切口、穿刺点渗血或血肿情况。②对血管重建术后及动脉血栓内膜剥除术后，需观察患肢远端的皮肤温度、色泽、感觉及脉搏强度来判断血管通畅度。若动脉重建术后出现肢体肿胀、皮肤颜色发紫、皮温降低，应考虑重建部位的血管发生痉挛或继发性血栓形成，应及时报告医师，协助处理或做好再次手术的准备。

（3）预防感染：密切观察病人体温变化和伤口情况，如体温增高和伤口有红、肿、热、痛，应及时报告医师，遵医嘱合理使用抗生素。

（4）并发症的观察和护理。

（七）健康教育

1.保护肢体

切勿赤足行走，避免外伤；注意肢体保暖；宜穿宽松的棉质鞋袜且勤更换。

2.饮食指导

规律饮食；戒烟、酒；多食水果、蔬菜，保持大便通畅。

3.功能锻炼

促进侧支循环，提高活动耐力。①步行：鼓励病人每天走路，以出现疼痛时的行走时间和行走距离作为活动量的指标，以不出现疼痛为度。②指导病人进行 Buerger 运动，以促进侧支循环的建立。方法：病人平卧位，抬高患肢45°，维持2~3 min，然后双足自然下垂床边2~5 min，同时进行足背屈、跖屈和旋转运动。再将患肢平放休息2 min。如此反复运动5~6次，每日3~4次。

若有以下情况不宜运动：腿部发生溃疡及坏死时，运动将增加组织缺氧；动脉和静脉血栓形成时，运动可致血栓脱落造成栓塞。

4.自我保健

遵医嘱服药、定期门诊复查。

第十二节　心搏骤停病人的护理

心搏骤停（SCA）一般是指患者在心脏相对正常或无全身性严重致命性疾病情况下，在未能估计到的时间内，心搏突然停止，从而导致有效心泵功能和有效循环突然中止，为心脏急症中最严重的情况。若不及时处理，会造成脑及全身器官组织的不可逆性损害而导致死亡。

一、成人心搏骤停

（一）病因

一般将其分为两大类，即由心脏本身的病变引起的所谓心源性心搏骤停和由其他因素和病变引起的非心源性心搏骤停。

1.心源性心搏骤停

心血管疾病是心搏骤停最常见且最重要的原因，其中最常见的是冠心病，约占80%。肺心病患者出现心室颤动、心搏骤停以致突然死亡最常见的原因是急性严重心肌缺氧等。

2.非心源性心搏骤停

（1）严重电解质紊乱和酸碱平衡失调：严重的钾代谢紊乱易导致心律失常的发生，进而引起心搏骤停；当血清钾≥6.5 mmol/L时，可抑制心肌收缩力和心脏自律性，引起心室内传导阻滞，心室自主心律或缓慢的心室颤动而发生心搏骤停；严重低血钾可引起多源性室性期前收缩、反复发作的短阵性心动过速、尖端扭转型室性心动过速、心室扑动和颤动。血钠过低和血钙过低可加重高血钾的影响。酸中毒时细胞内钾外移，使血钾增高，也可发生心搏骤停。严重的高钙血症也可导致房室和室内传导阻滞、室性心律失常以致发生室颤。严重的高镁血症也可引起心搏骤停。低镁血症可以加重低血钾症的影响。

（2）其他因素：①各类急性中毒、药物过量。②严重创伤、窒息、脑卒中等致呼吸衰竭甚至呼吸停止。③各种原因的休克、药物过敏反应等。④手术、治疗操作和麻醉意外等。⑤突发意外事件如创伤、电击、溺水等。

导致心搏骤停的病理生理机制最常见的为室性快速性心律失常（室颤和室速）。

（二）临床表现

心搏骤停是临床死亡的标志，其临床表现以神经系统和循环系统的症状最为明显。症状和体征依次出现如下：

1.心音消失。

2.大动脉（成人以颈动脉、股动脉，幼儿以肱动脉为准）搏动消失，血压测不出。

3.意识突然丧失或伴有全身抽搐。心搏骤停30 s则陷入昏迷状态。

4.呼吸停止或呈叹息样呼吸，多发生在心脏停搏后20~30 s。

5.瞳孔散大，多在心脏停搏后30~60 s内出现。

6.皮肤苍白或发绀。

7.心电图表现　心搏骤停时，心脏虽丧失了泵血功能，但并非心电和心脏活动完全停止，心电图表现可分下列四种类型：

（1）心室颤动（VF）：心室肌发生极不规则的快速而又不协调的颤动。心电图上QRS波群消失，代之以不规则的连续的室颤波。在心搏骤停早期最常见，约占80%，复苏成功率最高。心搏骤停的四种类型中以心室颤动或扑动最为常见。

（2）快速性室性心动过速（VT）：快速性室性心动过速为心搏骤停相对少见的病因，但从复苏的效果和存活率的角度是最好的，常继发于冠状动脉病、心肌病、低钾血症和洋地黄中毒。

（3）无脉电活动（PEA）：通常是可复性的，如果能发现并及时、正确地处理，是可治的。

（4）心脏停搏：心室完全丧失了收缩活动，呈静止状态，心电图呈直线，无心室波或仅可见心房波，多在心搏骤停3～5 min时出现。复苏成功率较低。

心搏骤停发生后，由于脑细胞对缺氧十分敏感，大部分患者将在4～6 min内开始发生不可逆的脑损害，随后经数分钟过渡到生物学死亡。

（三）诊断

对心搏骤停的诊断必须迅速和准确，最好能在30 s内明确诊断，心搏骤停的诊断主要依据是临床体征：

1.原来清醒的病人神志突然丧失，呼之不应。

2.大动脉（颈动脉或股动脉）搏动消失为金标准；听诊心音消失为银标准。

3.呼吸断续或停止。

4.瞳孔散大。

如果10 s不能确定有无脉搏，即进行胸外按压。切忌对怀疑心搏骤停的病人进行反复的血压测量和心音听诊，或等待ECG描记而延误抢救时机。瞳孔散大虽是心搏骤停的重要指征，但反应滞后且易受药物等因素的影响，所以临床上不应等待瞳孔发生变化时才确诊心搏骤停。

（四）治疗原则

心搏、呼吸停止后，血液循环终止，各组织器官缺血、缺氧。一旦确定心搏骤停，立即就地进行抢救。

（五）护理措施

病人一旦出现意识丧失，呼吸、大动脉搏动消失，应迅速呼救或通知急救中心，立即实施抢救。

1.判断意识与反应

判断在心肺复苏中极其重要，只有在准确地判断心搏、呼吸骤停后，才能进行心肺复苏。判断过程要求在10 s内完成。如果病人对刺激无任何反应、大动脉搏动消失，即可判断心脏停搏。

在事发地点，目击者或急救人员在病人身旁快速采取以下方法判断有无意识：①轻拍或摇动病人，并大声呼叫："您怎么了"；②如认识，可直呼其名；③仍无反应，立即用手指甲掐压人中穴、合谷穴约5 s。如果病人有头颈部创伤或怀疑有颈部损伤，只有在绝对必要时才能摇动病人且不可用力过重；掐压时间应在10 s内，病人一旦出现眼球活动、四肢活动或疼痛反应，应立即停止掐压穴位。

2.摆好复苏体位

应使病人仰卧在坚硬、平坦的地面上，使其置于水平位。若在床上，必须抽去枕头，垫木板。如病人俯卧，应同时转动头、躯干和下肢，将其扳成仰卧位；对怀疑有颈部损伤者应平移并保持头、胸及足趾在同一水平，以防引起瘫痪。

3.基础生命支持（BLS）：CAB三部曲（人工胸外按压、开通气道和人工呼吸）。

C：人工循环

检查有无大动脉搏动：在开放气道的情况下进行，一手置于病人前额，使其头部保持后仰。另一手的示指、中指指尖先触及气管正中部位，男性可先触及喉结。然后向旁滑移2～3 cm，在气管旁软组织深处轻轻触及颈动脉搏动，未触及搏动表明心搏已停止。

建立人工循环时通常采用胸外心脏按压法，按压的正确部位是胸骨中下1/3交界处（或胸骨下段，胸骨中下半部，剑突以上4～5 cm处）。急救者跪于病人的一侧，以一手掌根部置于按压部位，掌根与病人胸骨长轴重叠，然后将定位之手放下，将掌根重叠于另一手背上，手指脱离胸壁。抢救者双臂应绷直，双肩在病人胸骨上方正中，垂直向下用力按压。按压应平稳、有规律、不间断进行。不能冲击式地猛压。胸外心脏按压的频率一般成人为100次/分钟，按压深度为4～5 cm，使胸骨下陷至少5 cm。按压和松开的时间比为1：1（大致相等）。放松时双手不要离开胸壁。无论是单人心肺复苏还是双人心肺复苏，胸外心脏按压与人工呼吸之比均为30：2，交替进行。每行5个30：2的按压/通气周期（约2分钟），再评价呼吸循环体征，如仍无呼吸循环征象，继续心肺复苏。如自主循环和呼吸恢复，应将患者置于恢复体位。

胸外心脏按压的禁忌症：①重度二尖瓣狭窄和心脏瓣膜置换术后；②心包压塞；③严重张力性气胸；④胸廓或脊柱严重畸形；⑤晚期妊娠或有大量腹水者。

胸外心脏按压的并发症：①肋骨骨折；②气胸、血胸；③心脏压塞；④肺挫伤；⑤腹腔内脏损伤（肝脾撕裂伤）；⑥脂肪栓塞。

A：气道通畅

抢救心搏、呼吸停止的病人时，应开放气道、清除病人口鼻咽腔异物。保持呼吸道通畅是施行人工呼吸的首要条件。

心搏、呼吸停止后，意识丧失，全身肌肉（包括舌肌）松弛，舌根后坠，造成呼吸道阻塞。由于舌附于下颌，若将下颌向上抬，并向前移，舌将离开咽喉部，气道即可开放。打通气道的方法有以下两种：

（1）仰头举颌（颏）法：解除舌后坠效果最佳。如果没有头或颈部损伤的证据/表现，医务人员开放气道时，应用仰头举颏法。术者一手置于病人前额，向后加压使病人头后仰。另一手的食指、中指置于病人下颌骨近下颏或下颌角处，抬起病人下颌，但应避免压迫病人颈前部颌下软组织，以防压迫病人气道，不要使病人颈部过度伸展，且抬高程度以病人唇齿未完全闭合为限。

（2）托颌法：如病人有颈部损伤，不能使病人头部后仰，以免进一步加重病人颈椎损伤，此时采用托颌法开放气道较安全。抢救者位于病人头侧，双肘支持在病人仰卧平面上，双手置于病人头部两侧下颌角，用力向前上托起病人下颌，并使病人头向后仰，使病人口微张。因此法易使抢救者操作疲劳，也不易与人工呼吸相配合，故在一般情况下不予应用。

开放气道后，先将耳贴近病人口鼻，头部侧向病人胸部，眼睛观察其胸部有无起伏，面部感觉病人气道有无气体排出；耳听病人呼吸道有无气流呼出的声音。若无上述体征，可确定为呼吸停止，应立即气管插管（建立人工通气的最好方法）；若时间或条件不允许，选择快捷有效的口对口人工呼吸。判断和评价时间不得超过10 s。若判断为无呼吸或呼吸异常，应立即实施人工呼吸。在不能确定通气是否异常时，也应立即进行人工呼吸。

B：人工呼吸

所有人工呼吸均应持续吹气2 s以上，保证有足够量的气体进入并使胸部起伏。但过度通气可能有害，应避免。

（1）口对口人工呼吸法：口对口人工呼吸法是最简易、有效、及时的人工呼吸法。①抢救者一面用仰头举颌法保持病人气道通畅。②同时用放在病人前额上的拇指和食指夹住病人鼻翼使其紧闭，从而防止空气从鼻孔逸出。③抢救开始时先缓慢吹气两口，以扩张萎陷的肺脏，并检验开放气道的效果。④深吸一口气，并用自己的双唇包绕封住病人的嘴外部，形成不透气的密闭状态，再用力吹气。为了减少胃肠胀气发生，对大多数成年人2 s以上给予10 mL/kg（700～1000 mL）潮气量，可提供足够的氧气。⑤吹气完毕，立即与病人口部脱离，轻轻抬头吸入新鲜空气，以便下一次人工呼吸。同时放松捏鼻的手，以便病人从鼻孔呼气。通气频率为10～12次/分。

（2）口对鼻及口对气孔通气：在病人嘴巴无法通气（如口腔严重损伤）、嘴巴无法张开、病人在水中或施救者嘴巴无法包紧病人嘴巴时，要求进行口对鼻通气。吹气的频率、持续时间和潮气量，与对口呼吸相同。

（3）呼吸囊（简易呼吸器）应用：单人使用气囊面罩通气时应同时抬高病人下巴开放气道，使面罩与病人面部完全吻合并压紧不致漏气。2位训练有素的施救者使用气囊面罩通气是最有效的通气方式，一人开放病人气道并压紧使之不漏气，另一人挤压气囊，两人都应该注意病人胸廓抬高情况。气囊面罩装置可以在未能进行气管插管时产生加压通气，每次压入500～1000 mL气体，起到辅助呼吸的作用。因此也可引起胃扩张和相应并发症。用气囊面罩通气时，每次应吹气1 s以上并应有足够潮气量产生明显的胸廓上抬（大约6～7 mL/kg或500～1000 mL）。

4.高级生命支持（ACLS）

高级生命支持是指在基本生命支持的初级CPR的基础上，随之运用辅助设备及特殊技术巩固或建立、维持有效的通气和血液循环。通过心电监测及时识别及纠正心律失常，通过电击除颤或临时起搏以及有针对性地使用各种抢救药物等多种措施将初级CPR恢复的自主循环改变为有效循环。ACLS是心肺复苏术三阶段ABCD法中的第二个ABCD。ACLS是心肺复苏存活生命链中的重要一环，应尽早实施。如条件允许，BLS可与ACLS同步进行或结合进行。

（1）建立静脉通路：迅速建立至少两条静脉通路，以维持有效循环和使用各类抢救药物。药物治疗是ACLS中极为重要的一节，心肺复苏常用的药物如下：

①肾上腺素：肾上腺素为救治心搏骤停的首选药物。肾上腺素具有α-肾上腺素能受体激动剂的特性，增加全身循环阻力，升高收缩压和舒张压，增加冠状动脉灌注和心脏血流量。静脉给药安全、可靠，为首选给药途径（周围静脉只有肘前静脉或颈外静脉可选）。

②利多卡因：利多卡因是抗室性心律失常最常用的药物之一。利多卡因是治疗和预防心室颤动的首选药物。

③碳酸氢钠：仅在某些特殊情况下（如心搏骤停前已存在肯定的代谢性酸中毒、高钾血症、三环类抗抑郁药及巴比妥酸盐过量或中毒等）使用碳酸氢钠可能有益。无论如何，碳酸氢钠的治疗应根据血气分析或实验室检查结果得到的碳酸氢盐浓度和计算碱剩余来进行。

④阿托品：阿托品可提高窦房结和房室结的自律性和传导性，抑制腺体分泌，有助于改善通气。阿托品用于逆转胆碱能性心动过缓，能使血管阻力降低、血压下降。阿托品可治疗窦性心动过缓，对发生在交界区的房室传导阻滞或室性心脏停搏可能有效。治疗心脏停搏和缓慢性无脉的电活动，即给予1.0 mg静注；若疑为持续性心脏停搏，应在3～5 min内重复给药；仍为缓慢心律失常，可每间隔3～5 min静注一次0.5～1.0 mg，至总量0.04 mg/kg。

（2）有条件时，ACLS与BLS应同时进行，其中包括呼吸、循环支持、心电监护、电除颤（非同步直流电复律是治疗室颤的有效方法，常用胸外电除颤）。

5.记录

及时记录病人的情况和抢救过程。

6.复苏后的处理

（1）设专人监护，密切观察心率、心律的变化。心率应维持在80～120次/分，心动过缓或过速，心律不齐均易再次导致心脏停搏或心功能不全，应及时采取防治措施。

（2）降低颅内压，预防脑水肿：心搏骤停引起脑损害的基本病理是脑缺氧、脑缺血和脑水肿，即心搏、呼吸停止后，最容易出现的继发性病理改变是脑水肿。初期复苏成功后，最重要的是恢复脑功能。脑复苏的重点是防止和减轻脑水肿，降低大脑耗氧量和促进脑细胞功能恢复。可置冰袋、冰帽于头部、腹股沟等大血管处，保持体温在32～35 ℃，遵医嘱给予脱水剂、细胞活化剂，保护脑组织。病人头部及上身抬高10°～30°。脱水、减轻脑细胞内水肿是降低颅内压的有效方法之一。近来最常用的脱水药为20%甘露醇，首次剂量可按1.5～2.0 g/kg于15～30 min内快速滴入。甘露醇可每6～8 h一次，并可间断静注呋塞米20～40 mg，以增强脱水效果。疗程在5～7 d内终止，同时应保持适当的血容量和电解质平衡。

（3）严密监测血压，血压应维持在（80～90）/（50～60）mmHg，若血压测不到应通知医师。

（4）复苏后呼吸功能不健全，可表现为呼吸不规则、表浅，潮式呼吸，间断呼吸等，应鼓励病人咳嗽排痰，必要时行气管插管，使用人工呼吸机或做气管切开术。

（5）记录24小时尿量，以判断病情。

（6）遵守无菌操作，尽早拔除插管，合理使用抗生素。

二、小儿心跳、呼吸骤停

1.复苏程序同成人。

2.气管插管型号的选择　2岁以上使用气管导管，小儿气管插管内径公式为〔年龄（岁）/4〕+4。

3.人工循环

年长儿心率<30次/分，婴幼儿<80次/分，新生儿<100次/分，即应开始实施心肺复苏。胸外按压部位为两乳头连线中点。年长儿同成人采用双掌法，幼儿可用单掌法；婴儿可用双拇指重叠环抱按压法（即双手拇指重叠放在按压部位，其余手指及手掌环抱患儿胸廓），新生儿也可采用环抱法或单手示指、中指按压法。按压频率：新生儿120次/分，婴幼儿及儿童至少100次/分。按压深度为胸腔前后径1/3～1/2，以产生大动脉搏动为准。按压通气比：新生儿为3:1；小于8岁儿童双人操作为15:2、单人操作为30:2；大于8岁儿童同成人，无论单、双人操作均为30:2。

第四章 消化系统疾病病人的护理

第一节 消化系统解剖生理

一、食管的解剖生理

食管为一长约25～30 cm的长管状肌性器官，入口处距门齿约15 cm。根据美国癌症联合会2009年11月出版的食管分段方法，将食管分为以下4段：

（1）颈段：从食管入口至胸骨切迹，主要由甲状腺下动脉分支供血；

（2）上胸段：胸骨切迹至奇静脉弓下缘水平，主要由来自主动脉弓发出的支气管动脉的食管分支供血；

（3）中胸段：奇静脉弓下缘至下肺静脉水平，胸中段食管癌较多见，病变部位由其上缘确定；

（4）下胸段：下肺静脉至贲门入口。

胸中、下段食管接受胸主动脉起始部食管固有动脉及肋间动脉分支供血。食管有3处生理狭窄：第一处在环状软骨下缘平面（食管入口处）；第二处在主动脉弓水平位，有主动脉和左支气管横跨食管；第三处在食管下端（食管穿过横膈裂孔处）。这3处狭窄常是肿瘤、憩室、瘢痕性狭窄等病变所在的区域。

食管壁由管腔向外依次为黏膜（对机械性刺激敏感）、黏膜下层、肌层和外膜层，但无浆膜层（是术后易发生吻合口瘘的因素之一）。食管的血液供应来自不同的动脉，呈节段性，特别是主动脉弓以上部位血液供应差，故食管手术后愈合能力较差。

胸导管起于腹主动脉右侧的乳糜池，向上经主动脉裂孔进入胸腔的后纵隔，位于椎骨和食管之间。胸导管主要接受膈以下所有器官和组织的淋巴液。胸导管较粗，接受乳糜液，破裂时将损失血液中大量的血浆蛋白等营养物质。食管的横纹肌由喉返神经支配，平滑肌由迷走神经和交感神经支配。

二、腹壁的解剖生理

1.腹股沟管结构是腹股沟斜疝的必经之路，成人的腹股沟管长4～5 cm，由深向浅斜行，管内男性有精索穿行，女性有子宫圆韧带穿行。腹股沟管由两口四壁组成：内口即深环，是腹横筋膜的卵圆形裂隙，腹股沟斜疝病人疝块还纳后，使肿物不再出现的压迫部位是腹股沟韧带中点上方1.5～2 cm处；外口即浅环，是腹外斜肌腱膜的三角形裂隙，位于耻骨结节外上一示指。前壁为皮肤、皮下组织和腹外斜肌腱膜＋外1/3腹内斜肌；后壁为腹膜和腹横筋膜，内侧1/3尚有腹股沟镰（联合腱）；上壁为腹内斜肌、腹横肌的弓状下缘；下壁为腹股沟韧带和陷窝韧带。

2.直疝三角区（Hesselbach三角）：外侧边是腹壁下动脉，内侧边是腹直肌外缘，底边是腹股沟韧带。它与腹股沟管的深环之间有腹壁下动脉和凹间韧带相隔。

3.股管是一漏斗形间隙，是股疝的通道。由两口四壁组成：上口即股环，被一层隔膜覆盖。前缘为腹股沟韧带，后缘为耻骨梳韧带，内缘为陷窝韧带，外缘为股静脉。下口为卵圆窝，位于腹股沟韧带内下方，大隐静脉在此穿过后进入股静脉。

三、胃、十二指肠的解剖生理

胃位于腹腔左上方，上连食管，入口为贲门（是胃唯一的相对固定点），出口为幽门，连接十二指肠。胃壁由内向外分为黏膜层、黏膜下层、肌层和浆膜层（腹膜脏层）。黏膜层含大量的腺体：①胃腺分布在胃底、胃体，主细胞分泌胃蛋白酶原和凝乳酶原；壁细胞分泌盐酸和抗贫血因子；黏液细胞分泌碱性因子，有保护黏膜、对抗胃酸腐蚀的作用。②贲门腺分布于贲门部，主要分泌黏液。③幽门腺分布于胃窦和幽门区，除含有主细胞和分泌黏蛋白原的细胞外，还有分泌胃泌素的G细胞、分泌生长抑素的D细胞及内分泌细胞等。胃底部尚有功能不明的嗜银细胞。黏膜下层有丰富的血管、淋巴管及神经丛。胃周共有16组淋巴结。胃的淋巴液最后经胃周淋巴结汇入腹腔淋巴结，可经乳糜池和胸导管进入左颈静脉。胃由交感神经和副交感神经支配，交感神经主要抑制胃的分泌和运动，并传出痛觉；副交感神经来自左、右迷走神经，主要促进胃的分泌和运动。

胃的主要生理功能是运动和分泌。胃的运动有紧张性收缩（慢缩）和蠕动两种方式。混合性食物从进食至胃完全排空约需4～6小时。胃腺分泌胃液，正常成人每日分泌量约1500～2500 mL。胃液的主要成分为胃酸、胃酶、电解质、黏液和水。

十二指肠位于幽门和空肠之间，呈"C"形，长约25 cm，分为球部、降部、横部和升部。其中升部与空肠相接，形成十二指肠空肠曲，由Treitz韧带固定于腹后壁，此韧带是十二指肠与空肠分界的解剖标志。十二指肠的血液供应来自胰十二指肠上、下动脉。十二指肠接受胃内食糜及胆汁、胰液。十二指肠黏膜内有Brunner腺，能分泌碱性十二指肠液，内含多种消化酶。十二指肠黏膜内的内分泌细胞分泌胃泌素、抑胃肽、胆囊收缩素、促胰液素等肠道激素。

四、小肠的解剖生理概要

小肠始于幽门，下接盲肠，全长约3～5 m，包括十二指肠、空肠、回肠。小肠壁由内至外分为黏膜、黏膜下层、肌层和浆膜层。小肠上2/5段称空肠，位于上腹部；小肠的下3/5段称回肠，主要位于左下腹和盆腔；小肠通过扇形的小肠系膜固定于腹后壁，活动度较大。

小肠的动脉来自肠系膜上动脉；小肠的静脉汇集成肠系膜上静脉，与脾静脉汇合成门静脉干。小肠的淋巴：空肠黏膜下散在孤立淋巴小结，回肠黏膜下有许多淋巴集结。小肠接受交感和副交感神经的双重支配。

小肠的生理：消化与吸收食物的主要部位。分泌含多种消化酶的碱性肠液；分泌多种胃肠激素。小肠有10 m^{2}的吸收面积，成人每天经小肠重吸收的液体量约8000 mL。

五、结肠、直肠、肛管的解剖和生理

结肠的解剖：结肠介于小肠与直肠之间，包括盲肠、横结肠、降结肠和乙状结肠。正常成人的结肠全长约150 cm，有结肠带、结肠袋及肠脂垂3个解剖标志。

结肠的生理功能：主要功能是吸收水分及部分电解质和葡萄糖（右半结肠），并为食物残渣提供暂时的储存和转运场所，吸收部位主要发生在结肠上段；分泌碱性黏液以润滑、保护肠黏膜（左半结肠）；结肠内的大量细菌能分解和发酵食物残渣和膳食纤维，并利用肠内物质合成人体所需的维生素K、维生素B复合物和产生短链脂肪酸等，供人体代谢利用。大肠在空腹时最常见的运动形式是袋状往返运动，但在餐后或副交感神经兴奋时的运动形式是分节推进和多袋推进运动。

直肠上续乙状结肠，下接肛管，全长15 cm，直肠下部扩大形成直肠壶腹，是粪便排出前暂存的部位。直肠以腹膜反折为界，分为上、下两段，上段直肠的前面和两侧有腹膜覆盖，前面腹膜反折成直肠膀胱陷凹或直肠子宫陷凹（Douglas腔），半卧位时为腹膜腔最低位。在直肠与肛管交界处由肛瓣边缘和肛柱下端共同形成一条锯齿状的环形线，称为齿状线。

肛垫是直肠下端的唇状肉赘，为位于齿状线至齿状线上1.5 cm左右的环状海绵样组织带，富含血管、结缔组织、弹性纤维及与平滑肌相混合的纤维肌性组织（Treitz肌）。肛垫如同一个胶垫协助括约肌封闭肛门。

肛管直肠环：由肛管外括约肌深部、耻骨直肠肌、肛管内括约肌和直肠纵肌纤维共同组成，若手术过程中不慎完全切断可致大便失禁。

直肠的主要生理功能是排便，还可吸收少量水、盐、葡萄糖和一部分药物，并分泌黏液以协助排便。直肠下段是排便反射的始发部位，若全部切除直肠，可因排便反射丧失而出现大便失禁。肛管的功能是排便。

六、阑尾的解剖生理概要

阑尾位于右髂窝部,起于盲肠根部、三条结肠带的会合点。绝大多数属于腹膜内位器官,阑尾系膜短于阑尾,因此阑尾蜷曲,外形呈蚯蚓状,其体表投影在脐与右髂前上棘连线中外约1/3交界处,称为麦氏(McBurney)点,是阑尾手术切口的标记点。

阑尾动脉是肠系膜上动脉所属回结肠动脉分支,属于无侧支终末动脉,当血运障碍时易致阑尾坏死;阑尾静脉与阑尾动脉伴行,经回结肠静脉最终回流入门静脉,阑尾炎时菌栓脱落可引起门静脉炎和细菌性肝脓肿。

阑尾的神经由交感神经纤维经腹腔丛和内脏小神经传入,其传入的脊髓节段在第10、11胸节,所以当急性阑尾炎发病开始时,常表现为脐周的牵涉痛。

阑尾黏膜由结肠上皮构成。阑尾的黏膜和黏膜下层中含有丰富的淋巴组织。阑尾是一个淋巴器官,参与B淋巴细胞的产生和成熟。阑尾的淋巴组织在出生后就开始出现,12~20岁时达高峰期,有200多个淋巴滤泡。但30岁后明显减少。切除成年人的阑尾,无损于机体的免疫功能。阑尾黏膜深部有嗜银细胞,是发生阑尾类癌的组织学基础。

七、肝脏的解剖生理

肝脏是人体最大的实质性腺体,重约1200~1500 g,占体重的2%。肝外形呈不规则的楔形,其上界相当于右锁骨中线第5~6肋间水平,下界与右肋缘平行。肝有双重血供:肝动脉占25%~30%,门静脉占70%~75%。肝的显微结构为肝小叶,肝小叶是肝结构和功能的基本单位。

肝有以下生理功能:分泌胆汁(每日持续分泌600~1000 mL胆汁,帮助消化脂肪和吸收脂溶性维生素A、D、E、K)、代谢功能、生物转化功能、凝血功能、解毒功能、吞噬或免疫功能、储备与再生功能。

八、胆道系统的解剖生理概要

胆道分肝内和肝外两部分。

1.肝内胆道包括肝内左右胆管、肝叶胆管、肝段胆管。

2.肝外胆道包括肝外左右肝管、肝总管、胆囊、胆囊管、胆总管。左、右肝管分别自肝左、右叶引出,二者在肝门稍下方汇合成肝总管,肝总管沿肝十二指肠韧带右前缘下行,与胆囊管汇合后,移行为胆总管,胆囊管大多数在肝总管右侧呈30°角与肝总管汇合。胆囊呈梨形,附着于肝的脏面胆囊窝处,可储存胆汁约50 mL,其颈部呈袋状扩大,称Hartmann袋,又称胆囊壶腹,结石常嵌顿于此处。胆囊管内可见螺旋状黏膜皱襞,称为Heister瓣,可防止胆囊管扭曲,也可调节胆汁从胆囊管进出胆囊时的流动方向。胆总管长度为7~9 cm,直径0.5~0.8 cm(超过12 mm为胆总管扩张),可分为十二指肠上段、十二指肠后段、胰腺段(胰头部实质内或背侧沟内)、十二指肠壁内段等4部分。胆总管的血液供应主要来自胃、十二指肠动脉的分支。解剖学上将胆囊管、肝总管及肝脏下缘三者构成的三角区域称为胆囊三角,又叫Calot三角,其内常有发自肝右动脉的胆囊动脉和可能存在的副右肝管穿行其间,术中易引起出血或误伤。

3.胆汁由肝细胞和毛细胆管分泌,成人每日分泌胆汁800~1200 mL。

4.胆汁的分泌受神经内分泌的调节。

5.胆汁的作用是乳化脂肪、促进消化吸收,刺激胰脂肪酶分泌并激活、中和胃酸等。

6.胆汁的代谢

(1)胆固醇的溶解:胆汁中胆盐、卵磷脂及胆固醇比例失调,胆固醇易析出形成结石。

(2)胆盐的肠肝循环:约95%的胆盐在末段回肠被主动吸收,经门静脉系统回输入肝。

(3)胆汁中的胆红素:可溶性的结合性胆红素,被肝细胞排泄入胆汁中,使胆汁呈黄色。

7.胆管的功能:输送胆汁至胆囊和十二指肠;胆管梗阻使胆道内压超过30 cm H_2O 时,肝将停止分泌胆汁,胆汁可反流入血,发生梗阻性黄疸。

8.胆囊的功能:浓缩和储存胆汁;排出胆汁;分泌功能。

九、胰腺的解剖生理

胰腺是人体第二大腺体，属于腹膜后器官，斜向左上方紧贴于第1～2腰椎前面，分为头、颈、体、尾四部。胰管是胰腺的输出管道，主胰管与胆总管汇合成壶腹，共同开口于十二指肠乳头。这一共同通路和开口是胰腺疾病和胆道疾病相互关联的解剖学基础。十二指肠乳头内有Oddi括约肌。胰腺具有外分泌和内分泌功能，外分泌产生胰液，主要成分为水、碳酸氢钠和消化酶（以胰酶、脂肪酶和胰蛋白酶为主）。

十、小儿消化系统的解剖生理特点

1.4～6个月唾液腺才发育完善，分泌唾液量明显增加，因口腔较浅，吞咽不及而常出现生理性流涎现象。

2.婴儿胃呈水平位，贲门括约肌发育差，幽门括约肌发育良好，婴儿常发生胃肠逆向蠕动，若哺乳时咽入空气，极易发生溢乳。新生儿胃容量为30～60 mL。胃排空时间因食物种类不同而异：水1.5～2小时，母乳2～3小时，牛乳3～4小时。

3.小儿肠系膜相对较长且活动度大，易发生肠套叠和肠扭转。肠乳糖酶活性低，易发生乳糖吸收不良。母乳喂养儿肠道以双歧杆菌为主，人工喂养儿肠道则以大肠埃希菌为主。

4.婴幼儿正常肝脏可在右肋下触及1～2 cm，6岁后肋下即触不到。

5.3个月以下小儿唾液淀粉酶产生较少，3～4个月后增加，故不宜过早喂淀粉类食物。

6.正常婴儿粪便：新生儿生后12小时内开始排便，3～4天排完。粪便呈墨绿色，质黏稠，无臭味，持续2～3天，渐过渡为黄糊状粪便。

（1）人乳喂养儿粪便：金黄色，均匀糊状，偶有细小乳凝块，不臭，有酸味，每天2～4次。

（2）牛、羊乳喂养儿粪便：淡黄色，较稠，含乳凝块较多，多成形，为碱性或中性，量多、较臭，每天1～2次；添加淀粉或糖类食物可使粪便变软。

（3）混合喂养儿粪便：比较软、黄。添加谷类、蛋、肉及蔬菜等辅食后，粪便性状均接近成人。

第二节　口腔炎病人的护理

口腔炎是指口腔黏膜的炎症，本病多见于婴幼儿，可单独发生，亦可继发于全身性疾病如急性感染、腹泻、营养不良和维生素B、维生素C缺乏等。

一、病因

1.疱疹性口腔炎为单纯疱疹病毒感染。

2.溃疡性口腔炎为链球菌、金黄色葡萄球菌、肺炎链球菌等感染。多见于婴幼儿，常发生于急性感染、长期腹泻等机体抵抗力下降时，口腔不洁有利于细菌繁殖而致病。

3.鹅口疮为白色念珠菌感染。多见于新生儿和营养不良、腹泻、长期使用广谱抗生素或激素的患儿；新生儿多由产道感染或使用不洁奶具、哺乳时乳头不洁所致。

二、临床表现

1.疱疹性口腔炎

1～3岁的婴幼儿多见，传染性强。牙龈、颊黏膜、舌、唇等处出现散在或成簇的小水疱，破溃形成溃疡，溃疡面覆盖黄白色纤维素样渗出物，周围绕以红晕。局部疼痛、出现流涎、烦躁、拒食、颌下淋巴结常肿大。本病应与由柯萨奇病毒引起的疱疹性咽峡炎相鉴别。疱疹性咽峡炎常发生于夏秋季，疱疹主要在咽部和软腭，不累及牙龈、颊黏膜，颌下淋巴结不肿大。

2.溃疡性口腔炎

初起时口腔黏膜充血、水肿，继而形成大小不等的糜烂面或浅溃疡，表面有炎症渗出物形成灰白色假膜，易拭去，拭去假膜则见渗血现象。表现为患儿哭闹、流涎、烦躁、拒食，常有发热。

3.鹅口疮

口腔黏膜出现白色乳凝块样物，不易拭去，强行拭去可见充血性创面。患处不红、不痛、不流涎。

三、治疗原则

清洗口腔及局部涂药（针对病原体选药），严重者全身用药。

四、护理问题

1.口腔黏膜受损　与口腔不洁、抵抗力降低及病原菌感染有关。

2.疼痛　与口腔黏膜压炎症损伤有关。

五、护理措施

1.多饮水，以清洁口腔，保持口腔清洁。

2.药物清洗口腔

溃疡性口腔炎可用3%过氧化氢溶液或0.1%依沙吖啶（利凡诺）溶液清洗溃疡面。鹅口疮应用2%的碳酸氢钠溶液清洗，以餐后1小时左右为宜。

3.按医嘱局部涂药

疱疹性口腔炎及溃疡性口腔炎患处涂2.5%～5%金霉素鱼肝油或1%复方甲紫溶液；鹅口疮用制霉菌素涂患处。涂药前先清洗口腔，涂药后嘱患儿闭口10分钟再去除棉球或纱布，涂药后嘱患儿不可立即漱口、饮水或进食。涂药时应用棉签在溃疡面上滚动式涂药，不可摩擦。

4.防止继发感染、交互感染

护理人员及时洗手，患儿的食具、玩具、毛巾等都要及时消毒。鹅口疮患儿使用过的奶瓶及奶头应放于5%碳酸氢钠溶液中浸泡30分钟后洗净再煮沸消毒。疱疹性口腔炎具有较强的传染性，应注意隔离，以防传染。

5.减轻口疼

以微凉流质或半流质为宜，避免酸、辣、咸、热、粗、硬等食物刺激。因疼痛影响进食者，可按医嘱在进食前局部涂2%利多卡因。

第三节　慢性胃炎病人的护理

慢性胃炎系胃黏膜的慢性炎症性病变，以淋巴细胞和浆细胞的浸润为主，故又称慢性非糜烂性胃炎。在慢性胃炎的病程中，炎细胞浸润仅在胃小凹和黏膜固有层的表层，腺体没被损害，称为慢性浅表性胃炎。如累及腺体并发生萎缩、消失、胃黏膜变薄，称为慢性萎缩性胃炎。

一、病因和发病机制

1.幽门螺杆菌（Hp）感染是慢性浅表性胃炎的主要病因。病变以胃窦部为主。

2.自身免疫低下→壁细胞损伤→自身抗原、免疫系统产生抗壁细胞抗体和内因子抗体→壁细胞数减少→胃酸分泌减少→维生素B_{12}吸收不良→恶性贫血。病变以胃体和胃底部为主。

3.幽门括约肌松弛→十二指肠液（胆汁、胰酶）反流→削弱胃黏膜屏障→胃液、胃蛋白酶损害。

4.其他因素。

二、临床表现

缺乏特异性表现，多数为无规律性上腹部隐痛或不适，进食后上腹部饱胀不适或嗳气、反酸、食欲减退等。自身免疫性胃炎可伴有维生素B_{12}缺乏和贫血、舌炎。

三、辅助检查

1.纤维胃镜及活组织检查是诊断慢性胃炎最可靠的方法，可取活检进一步证实胃炎类型，同时可检测幽门螺杆菌。浅表性胃炎可见黏膜红白相间或花斑状，以红为主，黏膜粗糙不平，未见腺体萎缩。萎缩性胃炎可见黏膜苍白或灰白色、红白相间，以白为主，黏膜皱襞变细而平坦，黏膜薄而透，见黏膜下血管，腺体缩小或干枯。胃镜检查术前禁食8小时，术后禁食4小时。

2.胃液分析及血清学检查

四、治疗原则

1.检测出HP，应给予灭菌治疗。常用三联疗法，1～2周为1疗程。国内常以7天为1疗程。

2.未能检出Hp的胃炎，应分析可能的病因。

五、护理措施

1.慢性胃炎急性发作，或伴有消化道出血时应卧床休息。腹部保暖，可以缓解腹部不适。

2.急性发作期病人可给予无渣、半流质的温热饮食，如有少量出血可给予牛奶、米汤等，以中和胃酸，利于黏膜恢复。剧烈呕吐、呕血的病人应禁食。恢复期病人应以富有营养、易于消化的饮食为主，以少量多餐为基本原则。养成细嚼慢咽的习惯。控制饮食中的粗纤维含量，进餐定时定量，避免吃生硬、煎炸、油腻等不易消化和辛辣等刺激性食物，忌暴饮暴食、饮烈性酒、吸烟及餐后从事重体力劳动，以消除可能的致病因素。

3.用药护理

（1）硫糖铝在餐前1小时与睡前服用效果最好，服药时将药片嚼碎或研成粉末服用。如病人需同时使用抑酸药，抑酸药应在硫糖铝服前半小时或服后1小时给予。

（2）糖皮质激素、非甾体类抗炎药（阿司匹林、吲哚美辛）会破坏胃黏膜屏障功能，胃炎病人应慎用。

（3）甲氧氯普胺（胃复安）及多潘立酮等具有刺激胃窦蠕动、促进胃排空作用的药物应在饭前1小时服用，不宜与阿托品等解痉剂合用。

（4）铋剂应在餐前半小时服下；胶体次枸橼酸铋能使齿龈变黑，应用吸管吸入；铋剂可能引起便秘、使大便和舌苔呈灰黑色、口中带氨味等，停药后自行消失，应予以说明。

（5）服用阿莫西林和甲硝唑可引起较明显的全身乏力，恶心、呕吐和腹泻等胃肠道反应，应在餐后半小时服用。甲硝唑还可引起口腔金属味、舌炎和排尿困难等不良反应。

第四节　消化性溃疡病人的护理

消化性溃疡主要是指发生在胃和十二指肠黏膜的慢性溃疡（局限性圆形或椭圆形的全层黏膜缺损）。消化性溃疡是一种常见病，可发生在任何年龄，男性多于女性，十二指肠溃疡（DU）较胃溃疡（GU）多见。DU好发于青壮年，好发于十二指肠球部；GU发病年龄比DU平均晚10年，多见于胃角和胃窦小弯。秋冬和冬春之交是好发季节。

一、病因和发病机理

消化性溃疡的病因较为复杂，是多因素综合作用的结果。其中最为重要的是幽门螺杆菌感染、胃酸分泌异常、胃黏膜防御机制的破坏。概括起来，溃疡发生的基本原理是胃、十二指肠局部黏膜损害因素和黏膜保护因素之间失去平衡。胃溃疡的发生与胃黏膜保护因素削弱关系较大。十二指肠溃疡与损害因素增强关系较密切。

损伤黏膜的侵袭力有：胃酸、胃蛋白酶、微生物、胆盐、胰酶、药物、乙醇等。黏膜防卫因子有：黏膜屏障、黏液—碳酸氢盐屏障、黏膜血流量、细胞更新、前列腺素和表皮生长因子。当侵袭力过强或防卫过低时，黏膜在胃酸、胃蛋白酶的作用下产生溃疡。

研究发现，胃溃疡和十二指肠溃疡的发病与遗传因素有关。

1.幽门螺杆菌感染是消化性溃疡的主要诱因。幽门螺杆菌感染破坏了胃、十二指肠的黏膜屏障，幽门螺杆菌分泌的空泡毒素蛋白和细胞毒素相关基因蛋白可造成胃、十二指肠黏膜上皮细胞受损和炎症反应，损害了黏膜的防御修复机制。胃窦部幽门螺杆菌感染还可刺激局部胃泌素的释放，进一步加重胃黏膜的损害。

2.消化性溃疡的最终形成是胃酸—胃蛋白酶自身消化所致。无酸即无溃疡。胃蛋白酶的活性取决于胃液pH值，当胃液pH值≥4时，胃蛋白酶失活。因此，胃酸的存在是溃疡发生的决定因素，胃酸的作用占主导地位。在胃酸过多的情况下，激活胃蛋白酶，可使胃、十二指肠黏膜发生"自身消化"。

3.非甾体抗炎药（NSAID）是消化性溃疡另一重要诱因。如阿司匹林、吲哚美辛、布洛芬等，损害作用包括局部作用和系统作用两方面。NSAID除具有直接损伤胃黏膜的作用外，还能抑制前列腺素和依前列醇的合成，重从而损伤黏膜的保护作用。另外，肾上腺糖皮质激素也与溃疡的形成和再活动有关。

二、病理改变

溃疡大多为单发，也可多个，呈圆形或椭圆形。DU多发生在球部前壁，后壁较少见，一般直径＜10 mm；GU多发生在胃小弯处，尤其是胃窦部小弯侧。直径一般比DU大。此外，应激性溃疡病变主要发生于胃的各部位，部分病例累及十二指肠。在胃镜下可见黏膜呈点状苍白区，继而水肿、充血糜烂，直至浅表溃疡；重者侵及黏膜下层。本病最明显的症状是呕血和柏油样便，可出现大量出血导致休克。

总结提示：十二指肠溃疡好发于球部，胃溃疡好发于胃小弯，胃癌好发于胃窦部。

三、临床表现

（一）症状

1.上腹部疼痛是消化性溃疡突出的症状，多为隐痛、胀痛或烧灼痛。上腹痛的三大特点：慢性病程、周期性发作、节律性上腹痛。

十二指肠溃疡病人的疼痛特点是进餐后3～4 h，空腹痛或午夜痛，频食；典型的疼痛节律为疼痛—进餐—缓解。

胃溃疡疼痛的部位在剑突下正中，疼痛常在进餐后0.5～1 h，饱餐后痛，畏食；疼痛节律为进餐—疼痛—缓解。

2.全身症状：可有失眠、多汗、脉缓等自主神经功能紊乱的表现。

（二）体征

发作期若无并发症，可仅有剑突下固定而局限压痛点，压痛较轻。缓解期无明显体征。

（三）并发症

1.出血是消化性溃疡最常见的并发症，DU比GU容易发生。十二指肠溃疡出血好发于球部后壁，胃溃疡出血多见于幽门部附近。溃疡是上消化道出血最常见的原因，常因服用NSAID而诱发。10%～25%的病人出血是溃疡的首发症状。可表现为呕血和黑便，出血量大时甚至可排鲜血便，大便隐血试验阳性。

2.急性穿孔是胃、十二指肠溃疡常见的严重并发症。表现为突然上腹部剧痛，大汗淋漓，并出现板状腹、压痛、反跳痛、肠鸣音消失、肝浊音界消失等体征；X射线→膈下游离气体→确诊。

3.幽门梗阻时食后6小时以上呕吐，呕吐严重且呕吐量大，呕吐物含隔夜食物并有腐臭味，不含胆汁，大量呕吐后疼痛可暂时缓解。长时间呕吐可导致低钾低氯性碱中毒。

4.GU1%可癌变，DU则少见癌变。胃溃疡病史长，年龄在45岁以上，症状顽固，疼痛的节律改变，大便潜血试验持续阳性者，应怀疑癌变。

四、辅助检查

1.纤维胃镜检查是确诊胃、十二指肠溃疡的首选检查方法。

2.X射线胃肠钡餐检查是最常用于诊断消化性溃疡的辅助检查方法，直接征象可见龛影。对大多数病人具有确诊价值。

3.粪便隐血试验阳性提示溃疡有活动性，持续阳性，提示有癌变可能。

4.幽门螺杆菌检查的结果可作为选择根除幽门螺杆菌治疗方案的依据。其中^{13}C或^{14}C尿素呼气试验检测幽门螺杆菌感染的敏感性和特异性均较高，可作为根除治疗后复查的首选方法。

5.胃液分析对溃疡的诊断和鉴别诊断意义不大，主要用于胃泌素瘤的辅助诊断。

五、治疗原则

消除病因，控制症状，促进溃疡愈合，预防复发和避免并发症。

1.根除幽门螺杆菌的治疗

奥美拉唑或胶体次枸橼酸铋和两种抗菌药（如克拉霉素、阿莫西林、甲硝唑等）三联治疗。

2.抑制胃酸分泌药物

目前临床上常用的抑制胃酸分泌的药物有组胺 H_2 受体拮抗剂（H_2RA）和质子泵抑制药（PPI）。

（1）H_2RA：H_2RA 主要通过竞争性结合 H_2 受体，使壁细胞分泌胃酸减少，可抑制基础和刺激的胃酸分泌。常用药物有西咪替丁、雷尼替丁、法莫替丁等。H_2RA 宜在餐中或餐后立即给药或把一天的剂量在夜间睡前服用。如需同时服用抗酸药，两药应间隔1小时以上。

（2）PPI：PPI作用于壁细胞 H^+-K^+-ATP酶，使其不可逆地失去活性，导致壁细胞内的 H^+ 不能转移至胃腔中而抑制胃酸分泌。PPI还有抑制幽门螺杆菌的作用。PPI是目前作用最强的胃酸分泌抑制药。常用的药物有奥美拉唑、兰索拉唑等。奥美拉唑（洛赛克）可引起头晕，应嘱病人在服药期间避免开车和需要注意力高度集中的工作。

3.保护胃黏膜药物

保护胃黏膜药物主要有三种，即硫糖铝、枸橼酸铋钾和前列腺素类保护药物米索前列醇。米索前列醇主要不良反应为腹泻，因可引起子宫收缩，故孕妇忌用。枸橼酸铋钾主要不良反应有舌苔发黑、便秘、黑便等。

硫糖铝和枸橼酸铋钾能黏附覆盖在溃疡面上形成保护膜，还可促进内源性PE合成和刺激表皮生长因子分泌，使上皮重建和增加黏液/碳酸氢盐分泌。枸橼酸铋钾还有抑制幽门螺杆菌的作用。

4.抗酸剂

抗酸剂能降低胃液的酸度，常用的药物有氢氧化铝、碳酸氢钠、铝碳酸镁等。餐后1小时、睡前或胃部不适时服用，避免与牛奶及酸性食物同时服用。

5.手术治疗

（1）手术适应症：

①胃溃疡：内科治疗3个月以上仍不愈合的顽固性溃疡，或愈合后短期内又复发者；发生急性大出血、瘢痕性幽门梗阻、溃疡穿孔及溃疡穿透至胃壁外者；溃疡巨大（直径>2.5 cm）或高位溃疡；胃、十二指肠复合性溃疡；胃溃疡癌变或不能排除癌变者。

②十二指肠溃疡：发生穿孔、内科无法控制的出血、瘢痕性幽门梗阻；正规内科治疗无效的顽固性溃疡。

（2）手术方式：

①胃大部切除术：毕（Billroth）Ⅰ式胃大部切除术（在胃大部切除后，将残胃直接与十二指肠吻合，多用于治疗胃溃疡）。毕（Billroth）Ⅱ式胃大部切除术（在胃大部切除后，将残胃与近端空肠吻合，适用于各种情况的胃、十二指肠溃疡，特别适用于十二指肠溃疡）。胃大部切除后胃空肠 Roux-en-Y 吻合术，此法切除胃的远侧 2/3～3/4，包括胃体大部、整个胃窦部、幽门和十二指肠球部。胃大部切除术治疗溃疡的主要理论依据是：切除了大部分胃体，使分泌胃酸和胃蛋白酶的腺体大为减少；切除了整个胃窦部黏膜，消除了由胃泌素引起的胃酸分泌；切除了十二指肠球部、胃小弯附近及胃窦部等溃疡病的好发部位。

②胃迷走神经切断术。

六、护理问题

1.疼痛：腹痛　与胃酸刺激溃疡面，引起化学炎症反应有关。

2.营养失调：低于机体需要量　与疼痛致摄入量减少及消化吸收障碍有关。

3.焦虑　与疾病反复发作、病程迁延有关。

4.潜在并发症：出血、十二指肠残端破裂、吻合口瘘、术后梗阻、倾倒综合征、胃排空障碍、胃小弯坏死和穿孔、腹泻等。

七、护理措施

（一）非手术治疗病人的护理

1.休息与活动

溃疡活动期且症状较重者应卧床休息1～2周，避免过度劳累和不良的精神刺激。

2.饮食护理

（1）饮食原则：营养丰富、易消化、刺激性少的食物。

（2）进餐方式：定时定量，使胃酸分泌有规律；少量多餐（5～6次/日），避免胃窦扩张刺激，减少胃酸的分泌；细嚼慢咽，可减少机械性刺激，咀嚼可增加唾液分泌，可稀释和综合胃酸。

（3）食物选择：选择营养丰富、易消化、低脂、适量蛋白质和面食为主及刺激性小的食物。蛋白质类食物具有中和胃酸的作用，可适量摄取脱脂牛奶，宜安排在两餐之间饮用，生乳和豆浆虽一时稀释胃酸，但其所含钙和蛋白质能刺激胃酸分泌故不宜多饮。脂肪到达十二指肠时能刺激小肠黏膜分泌肠抑胃蛋白酶，抑制胃酸分泌，但同时使胃排空减慢、胃窦部扩张，致胃酸分泌增多，故应摄取适量的脂肪。因此高营养的鸡汤、鱼汤和红烧肉、猪蹄等都不宜多吃。

（4）小量出血可给温凉流质饮食。对急性大出血病人应禁食，止血后应给予营养丰富、易消化的半流食、软食。恶心、呕吐剧烈者暂禁食。症状缓解后及时恢复正常饮食，主食以面食为主，因面食较柔软、含碱、易消化，不习惯于面食可以软饭、米粥代替。

3.嘱病人慎用或勿用致溃疡的药物，如阿司匹林、咖啡因、糖皮质激素、吲哚美辛等。

4.按医嘱正确服药，学会观察药效和不良反应，不擅自停药和减量，防止溃疡复发。

（二）手术治疗病人的护理

1.术前护理

（1）心理护理

（2）饮食护理：给予高蛋白、高热量、丰富维生素、易消化的饮食；术前1日进流质饮食，术前12小时禁食、禁饮。

（3）术日晨留置胃管，以防止麻醉及手术过程中呕吐、误吸，便于术中操作，减少手术时腹腔污染。

2.术后护理

（1）病情观察：监测生命体征，每30分钟一次，病情平稳后延长间隔时间。保持胃管引流通畅，观察并记录引流液的颜色、性质和量。

（2）合理安置体位：血压平稳后取低半卧位，禁食、胃肠减压、输液及应用抗生素。

（3）引流管护理：妥善固定；保持引流通畅；观察并记录引流液的性质、色、量；维持适当压力；术后胃肠减压量减少，肠蠕动恢复、肛门排气后，可拔除胃管。

（4）禁食、输液护理

（5）鼓励早期活动

（6）饮食护理：拔胃管后当日可饮少量水或米汤；如无不适，第2日进半量流质饮食，每次50～80 mL；第3日进全量流质饮食，每次100～150 mL；进食后无不适，第4日可进半流质饮食。食物宜温、软、易于消化、少量多餐，开始时每日5～6餐，逐渐减少进餐次数而增加每次进餐量，逐步恢复正常饮食。

（三）胃大部分切除术后并发症的观察和处理

1.术后胃出血

（1）表现：术后短期内从胃管引流出大量新鲜血液，24小时后仍未停止，甚至出现呕血和黑便。

（2）处理：术后严密观察病人的生命体征，加强对胃肠减压引流液量和色的观察；若术后短期内从胃管引流出大量新鲜血液，持续不止，需及时报告医师处理；遵医嘱应用止血药物和输新鲜血；或用冰生理盐水洗胃；若经非手术治疗不能有效止血或出血量≥500 mL/h，积极完善术前准备。

2.十二指肠残端破裂是毕Ⅱ式胃大部切除术后近期严重并发症。

（1）表现：多发生于术后24～48小时。突发性上腹部剧痛、发热和腹膜刺激征等急性弥漫性腹膜炎的表现；白细胞计数增加；腹腔穿刺可抽得胆汁样液体。

（2）处理：需立刻准备进行手术治疗。术后持续负压吸引，积极纠正体液失衡，营养支持，全身应用广谱抗生素，用氧化锌软膏保护引流管周围皮肤。

3.胃肠吻合口破裂或吻合口瘘是胃大部切除术后的早期严重并发症之一。

（1）表现：多发生于术后5～7天（术后1周内），高热、脉速等全身中毒症状；腹膜炎症状和体征；腹腔引流管引流出含肠内容物的浑浊液体；如发生较晚，多形成局部脓肿或外瘘。

（2）处理：出现弥漫性腹膜炎者须立即做好急诊手术准备；形成吻合口瘘者按肠瘘处理；若经久不愈，须再次手术。

4.胃排空障碍（胃瘫）常发生在术后4～10日。

（1）表现：上腹饱胀、钝痛；呕吐，呕吐物含胆汁、胃内容物；X射线造影检查有助于明确诊断。

（2）处理：一般均能经非手术治疗治愈。

5.术后梗阻

（1）急性完全性输入襻梗阻：突起上腹部剧烈疼痛、频繁呕吐，量少，多不含胆汁，呕吐后症状不缓解；上腹有压痛性肿块；出现烦躁、脉速、血压下降等休克表现。属闭祥性肠梗阻，易发生肠绞窄，需立刻准备，紧急手术。

（2）慢性不完全性输入襻梗阻：进食后出现上腹胀痛或绞痛，随即突然喷射性呕吐出大量不含食物的胆汁，呕吐后症状缓解。非手术治疗处理（包括禁食、胃肠减压、营养支持等）；如症状在数周或数月内不能缓解，亦需手术处理。

（3）输出襻梗阻：表现为上腹饱胀，呕吐食物和胆汁。处理：若非手术治疗无效，应手术解除梗阻。

（4）吻合口梗阻：表现为进食后出现上腹饱胀感，溢出性呕吐，呕吐物含或不含胆汁（一般不含胆汁）；X射线钡餐检查可见造影剂完全停留在胃内。处理：若经非手术治疗仍无改善，应手术解除梗阻。

6.倾倒综合征

（1）定义：系胃大部切除术后，胃失去对胃排空的控制，导致胃排空过快所产生的一系列综合征。

（2）分类：早期倾倒综合征；晚期倾倒综合征。

（3）早期倾倒综合征：多因餐后大量高渗性食物快速进入十二指肠或空场，致肠道内分泌细胞大量分泌肠源性血管活性物质（5-羟色胺、血管活性肽、神经紧张素等），加上渗透压作用使细胞外液大量移入肠腔，循环血量骤然减少，从而引起一系列血管舒缩功能的紊乱和胃肠道症状。多发生在进食后半小时内，以循环系统症状（心悸、心动过速、出汗、全身无力、头晕、面色苍白等）和胃肠道症状（腹部饱胀不适或绞痛、恶心、呕吐和腹泻等）为主要表现。主要护理措施：通过对饮食加以调整，少食多餐；避免过甜、过咸、过浓的流质饮食；宜进低碳水化合物（低糖）高蛋白饮食；用餐时限制饮水、喝汤。进餐后平卧20分钟。多数病人经调整饮食后，症状可减轻或消失。极少数症状严重而持久的病人需手术治疗。

（4）晚期倾倒综合征（低血糖综合征）：主要因进食后，胃排空过快，含糖食物迅速进入空肠后被过快吸收使血糖急速升高，刺激胰岛素大量释放，而当血糖下降后，胰岛素并未相应减少，继之发生反应性低血糖。表现为餐后2～4小时出现心慌、出冷汗、面色苍白、手颤、无力甚至虚脱等。处理：出现症状时稍进饮食，尤其是糖类即可缓解；饮食中减少碳水化合物含量，增加蛋白质比例，少量多餐可防止其发生。

八、健康教育

1.遵医嘱指导病人用药，避免服用对胃黏膜有害的药物，如阿司匹林、吲哚美辛、皮质类固醇等药物。

2.胃大部切除术后一年内胃容量受限，饮食应定时、定量、少量多餐、营养丰富，逐步过渡为正常饮食。避免进食过冷、过硬、过烫、过辣及油炸食物。

3.注意休息，避免过劳，保持心情愉快。

九、胃、十二指肠溃疡急性穿孔

（一）病因病理

急性穿孔是胃、十二指肠溃疡常见的并发症，以中老年多见。穿孔的部位觉在十二指肠球部前壁和胃小弯。急性穿孔是活动期胃、十二指肠溃疡向深部侵蚀、穿破浆膜的结果。急性穿孔引起化学性腹膜炎和腹腔内大量液体渗出；细菌繁殖后逐渐转变为化脓性腹膜炎。

（二）临床表现

1.症状

穿孔多突然发生于夜间空腹或饱食后。主要表现为突发性上腹部刀割样剧痛，并迅速波及全腹，但以上腹部为重。当腹腔内大量渗出液稀释漏出的消化液时，腹痛略有减轻，继发细菌感染后腹痛可再次加重。有面色苍白、出冷汗、脉搏细速、血压下降、四肢厥冷等表现。常伴恶心、呕吐。病情严重者可发生脓毒血症。

2.体征

呈急性面容，表情痛苦，蜷曲位、不愿移动；腹部呈舟状，腹式呼吸减弱或消失；全腹有明显的压痛和反跳痛，以上腹部为明显，腹肌紧张呈"木板样"强直；肝浊音界缩小或消失，可有移动性浊音；肠鸣音减弱或消失。

（三）辅助检查

1.X射线检查

约80%病人的立位腹部X射线检查可见膈下新月状游离气体影。

2.实验室检查

血白细胞计数及中性粒细胞比例增高；血清淀粉酶轻度升高。

3.诊断性腹腔穿刺

穿刺抽出液可含胆汁或食物残渣。

（四）治疗原则

1.非手术治疗适应症

一般情况良好、症状及体征较轻的空腹状态下溃疡穿孔；穿孔超过24小时、腹膜炎已局限；胃、十二指肠造影证实穿孔已封闭；无出血、幽门梗阻及癌变等并发症者。若经非手术治疗6～8小时后病情不见好转反而加重者，应立即改为手术治疗。

2.非手术治疗措施

禁食、持续胃肠减压；输液和营养支持；控制感染；应用抑酸药物。

3.手术治疗

单纯穿孔缝合术；彻底性溃疡切除手术。穿孔在6～8 h以内，腹腔污染轻，全身情况较好者可行胃大部切除术。对生命垂危不能耐受大手术者，或穿孔时间超过8 h，腹腔感染严重者可行穿孔修补术。

（五）护理问题

1.急性疼痛

与胃十二指肠溃疡穿孔后消化液对腹膜的强烈刺激有关。

2.体液不足

与溃疡急性穿孔后消化液的大量丢失有关。

（六）护理措施

1.非手术治疗护理/术前护理

（1）体位：伴有休克者仰卧双凹位，体征平稳后改为半卧位。

（2）禁食、胃肠减压

（3）静脉输液

（4）预防和控制感染

（5）观察病情变化：若病情不见好转反而加重者，应做好急诊手术准备。

2.术后护理

十、胃、十二指肠溃疡大出血

（一）病因与病理

系溃疡基底血管受侵蚀并导致破裂的结果。出血多来自胃、十二指肠动脉或胰、十二指肠上动脉及其分支，部分病例可发生再次出血。出血的部位多位于十二指肠球部后壁和胃小弯侧后壁。

（二）临床表现

1.症状

多数病人有典型的溃疡病史，出血前有明显症状，出血后疼痛减轻。呕血和黑便是主要症状；短期内失血量超过400 mL时可出现循环系统代偿征象；当失血量超过800 mL时可出现休克症状。

2.体征

腹部稍胀；上腹部可有轻度压痛；肠鸣音亢进。

（三）辅助检查

1.胃十二指肠纤维内镜检查可明确出血的原因和部位；出血24小时内其阳性率可达70%～80%。早期行纤维胃镜或电子胃镜可以确诊。

2.血管造影可明确病因与出血部位。并可采取栓塞治疗或动脉注射垂体加压素等介入性止血措施。

3.血常规检查见红细胞计数、血红蛋白值、血细胞比容均呈进行性下降。

4.腹腔穿刺可抽到不凝固血液。

（四）治疗原则

治疗原则是止血、补充血容量和防止复发。

1.非手术治疗

（1）补充血容量。

（2）禁食、留置胃管：用生理盐水冲洗胃腔，清除血凝块；可经胃管注入含去甲肾上腺素的冰生理盐水。

（3）应用止血、制酸等药物。

（4）纤维胃镜下止血：胃镜下施行电凝、激光灼凝、注射或喷撒药物、钛夹夹闭血管等局部止血措施。

2.手术治疗

（1）手术指征：严重大出血，短期内出现休克，或较短时间内需要输入较大量血液方能维持血压和血细胞比容者；年龄在60岁以上伴血管硬化症者；近期发生过类似的大出血或合并溃疡穿孔或幽门梗阻者；正在进行药物治疗的胃、十二指肠溃疡病人；纤维胃镜检查发现动脉搏动性出血或溃疡底部血管显露。

（2）手术方式：胃大部切除术；溃疡底部贯穿缝扎术；在贯穿缝扎处理溃疡出血后做迷走神经干切断加胃窦切除或幽门成形术。

（五）护理问题

1.焦虑、恐惧　与突发胃、十二指肠溃疡大出血有关。

2.体液不足　与胃、十二指肠溃疡大出血致血容量降低有关。

（六）护理措施

1.非手术治疗护理/术前护理

（1）缓解焦虑与恐惧。

（2）体位：平卧位。

（3）补充血容量。

（4）应用止血措施。

（5）饮食：暂禁食，出血停止后逐渐恢复饮食。

（6）病情观察。

（7）术前准备。

2.术后护理

十一、胃、十二指肠溃疡瘢痕性幽门梗阻

（一）病因与病理

多见于十二指肠溃疡、幽门附近的胃溃疡在愈合过程中发生的瘢痕性挛缩。

初期，胃蠕动增强，胃壁肌层代偿性增厚。后期，胃代偿功能减退，胃高度扩张，蠕动减弱甚至消失。胃内容物潴留引起呕吐而致脱水、低钾低氯性碱中毒。出现贫血和营养障碍。

（二）临床表现

1.症状

进食后上腹饱胀不适；呕吐反复发作是最为突出的症状，常定时发生在夜间或下午，呕吐量大，一次量可达1000～2000 mL，多为宿食，且有酸臭味，不含胆汁；脸色苍白，消瘦，皮肤干燥、弹性消失。多有不同程度的营养不良、消瘦、水、电解质和酸碱紊乱，可发生低氯低钾性碱中毒。

2.体征

上腹部可见上腹膨隆、胃型和胃蠕动波；用手轻拍上腹部可闻及振水音。

（三）辅助检查

1.纤维胃镜检查

可见胃内大量潴留的胃液和食物残渣。

2.X射线钡餐检查

可见胃扩大，24小时后仍有钡剂存留。

（四）治疗原则

瘢痕性幽门梗阻是手术治疗的绝对适应症。

（五）护理问题

1.体液不足　与大量呕吐、胃肠减压引起水、电解质的丢失有关。

2.营养失调：低于机体需要量　与幽门梗阻致摄入不足、禁食有关。

（六）护理措施

1.术前护理

（1）营养支持：非完全性梗阻者可予无渣半流质饮食；完全梗阻者手术前禁食，静脉补充营养。

（2）静脉输液：纠正脱水和低钾低氯性碱中毒。

（3）洗胃：完全梗阻者术前3日，每晚用300～500 mL温生理盐水洗胃。

2.术后护理

第五节　溃疡性结肠炎病人的护理

一、病因病理

溃疡性结肠炎是一种原因不明的直肠和结肠慢性非特异性炎症。发病原因可能与遗传、感染、精神因素和免疫机制异常有关。

病变位于大肠，呈连续弥漫性分布。多数在直肠和乙状结肠。结肠病变一般限于黏膜及黏膜下层，很少深入基层，所以并发结肠穿孔、瘘管或肛周脓肿少见。本病多见于中青年，男女均见。

二、临床表现

主要有腹痛、腹泻（为主要症状）、黏液脓血便等症状，症状缓解和加重交替进行，持续数年。黏液脓血便是本病活动期的重要表现，大便次数和便血的程度反映病情的严重程度。有疼痛—便意—便后缓解的规律，常有里急后重感，为直肠炎症刺激所致。

三、并发症

对于重型病人应警惕中毒性巨结肠的发生。中毒性巨结肠是急性暴发型溃疡性结肠炎最常见的并发症。一般以横结肠为最严重。常因低钾、钡剂灌肠、使用抗胆碱药或阿片类制剂而诱发。主要表现为病情急剧恶化，毒血症明显，有脱水与水、电解质紊乱，出现鼓肠、腹部压痛、肠鸣音消失。预后差，易引起急性肠穿孔。

四、辅助检查

1.血液检查

红细胞沉降率增快、C反应蛋白增高是活动期的标志。

2.结肠镜检查

全结肠镜或乙状结肠镜检查对本病诊断、确定病变范围有重要价值。检查前一天晚餐后禁食。

五、治疗原则

控制急性发作、缓解病情、减少复发、防止并发症。

1.药物治疗

（1）首选药物是柳氮磺吡啶，其分解产物5-氨基水杨酸是主要治疗成分。饭后服用，坚持长期用药。

（2）肾上腺糖皮质激素适用于暴发型或重型病人。

2.手术治疗

对药物治疗无效、有严重并发症者，应及时采用手术疗法。

六、护理措施

1.饮食护理

给予足够热量、富营养而少纤维素、易消化的少渣饮食，少量多餐，禁食生冷食物及含纤维素多的蔬菜水果，忌食牛乳及乳制品。急性发作期病人应进食无渣流食或半流食，严重者禁食。

2.用药护理

告知病人饭后服用柳氮磺吡啶，可减少恶心、呕吐、食欲缺乏等药物不良反应和坚持用药的重要性；药物保留灌肠时宜在晚睡前执行，先嘱病人排净大便，取左侧卧位，尽量抬高臀部，行低压保留灌肠。

第六节　肝硬化病人的护理

肝硬化是一种以肝组织弥漫性纤维化、假小叶形成和再生结节为特征的慢性肝病。以肝功能损害和门静脉高压为主要表现，晚期出现严重并发症。发病高峰年龄在35～48岁，男性多于女性。

一、病因和发病机理

引起肝硬化的原因很多，在国内以病毒性肝炎最为常见，以乙型肝炎最常见。国外为酒精中毒所致肝硬化多见。假小叶形成是肝硬化的特征性病理变化。

二、临床表现

（一）肝功能代偿期

症状轻、无特异性，常以乏力、食欲减退出现较早且较突出，腹胀、恶心、上腹隐痛、轻度腹泻等，多呈间歇性，因劳累出现，经休息或治疗后缓解。体征：营养状态一般、肝轻度肿大、质地较硬、可有轻压痛；脾轻、中度大。肝功能：正常或轻度异常。

（二）肝功能失代偿期

主要为肝功能减退和门静脉高压所致的全身多系统症状和体征。

1.肝功能减退的表现

（1）全身表现：病人一般情况及营养状况差，消瘦，乏力，精神不振，皮肤干而粗糙，面色灰暗黝黑（肝病病容），常有不规则低热、夜盲及水肿等。

（2）消化道症状：食欲减退，甚至厌食；进食后上腹饱胀不适明显、恶心、呕吐；对脂肪和蛋白质耐受性差，进油腻肉食易引起腹泻；患者因腹水和胃肠积气终日腹胀难受。半数以上患者有轻度黄疸，少数有中、重度黄疸，提示肝细胞有进行性或广泛坏死。

（3）出血倾向和贫血：轻者可有鼻出血、牙龈出血、皮肤紫癜，重者胃肠道出血引起黑便。与肝合成凝血因子减少、脾功能亢进等有关。

病人常有不同程度的贫血，系营养不良、肠道吸收障碍、胃肠失血和脾功能亢进等因素所致。

（4）内分泌失调：由于肝脏对雌激素灭活能力减退，使雌激素在体内蓄积，通过负反馈抑制垂体前叶分泌功能，致雄激素、肾上腺皮质激素减少。雌激素增多，男性病人表现为乳房发育、毛发脱落、性欲减退、睾丸萎缩等；女性病人有月经失调、闭经、不孕等；病人面部、颈、上胸、肩背和上肢等上腔静脉回流区，出现蜘蛛痣；在手掌大鱼际、小鱼际等部位有充血发红，称为肝掌。

肾上腺皮质功能减退：面部和其他暴露部位的皮肤色素沉着形成肝病病容。

醛固酮增多和抗利尿激素增多：由于肝功能减退致继发性醛固酮增多和抗利尿激素增多，对腹水的形成和加重起重要作用。

2.门静脉高压的表现

门静脉高压症的三大临床表现是脾大、侧支循环的建立和开放、腹水。

（1）脾大：脾大是门静脉高压的最早期表现，晚期可伴脾功能亢进，全血细胞减少。

（2）当门静脉压力大于200 mmHg时，侧支循环建立和开放：

①食管下段和胃底静脉曲张是门静脉高压的最典型表现（是诊断门脉高压最有价值的表现）。可因门脉压力显著增高、粗糙食物、剧烈咳嗽或呕吐等致曲张静脉破裂发生上消化道大出血，可使用双气囊三腔管压迫止血。

②腹壁和脐周静脉曲张：以脐为中心向上及向下延伸（与正常血流方向一致），严重者可呈水母头状。

③痔静脉曲张，形成内痔，破裂时可引起便血。

（3）腹水是肝硬化最突出的表现。腹壁紧张发亮，膨隆呈蛙腹，叩诊有移动性浊音，腹水至少达1000 mL才出现。

肝硬化腹水：一般为漏出液，合并原发性腹膜炎时可呈渗出液，腹水为血性时应高度怀疑癌变。

腹水形成的主要原因：

①门静脉高压。

②低蛋白血症：白蛋白＜30 g/L，血浆胶体渗透压降低，致使血液成分外渗。

③淋巴液生产过多：肝静脉汇流受阻，使肝淋巴液生成增多，超过胸导管的引流能力，致使淋巴液渗出致腹腔。

④继发醛固酮增多，使钠的重吸收增加。

⑤抗利尿激素分泌增加使水的重吸收增加。

3.并发症的表现

（1）上消化道出血是最常见的并发症，多突然发生大量呕血或黑便。食管胃底静脉曲张破裂可导致休克或诱发肝性脑病。

（2）肝性脑病是晚期肝硬化最严重的并发症，也是最常见的死亡原因。

（3）肝硬化病人抵抗力较低易并发细菌感染，如肺炎、自发性腹膜炎（多为革兰氏阴性杆菌感染）等。

（4）功能性肾衰竭：肝硬化失代偿期大量腹水时，由于有效循环血容量不足等原因，可发生功能性肾衰竭，又称肝肾综合征。临床表现为自发性少尿或无尿、氮质血症、稀释性低钠血症和低尿钠。

（5）肝肺综合征是指严重的肝病、肺血管扩张和低氧血症组成的三联征。

（6）原发性肝癌：病人短期内出现肝迅速增大、持续性肝区疼痛或腹水呈血性应考虑并发原发性肝癌，需做进一步检查。大结节性或大小结节混合性肝硬化易并发原发性肝癌。

（7）体液平衡失调：低钠血症、低钾低氯血症和代谢性碱中毒。

三、辅助检查

1.血常规

失代偿期有轻重不等的贫血。

2.尿常规

代偿期正常；失代偿期可有蛋白尿、血尿和管型尿，有黄疸时胆红素增加，尿胆原增加。

3.肝功能

失代偿期可有以下指标异常：

（1）血清胆红素：结合胆红素和总胆红素增高，持续增高→预后不良。

（2）血清蛋白质：白蛋白量反映肝脏的储备功能，血浆白蛋白降低、球蛋白升高，白/球蛋白比例降低或倒置是慢性肝病的表现。

（3）血清凝血酶原时间：血清凝血酶原时间是反映肝脏储备功能的重要预后指标，失代偿期可有凝血酶原时间延长。

（4）血清酶学检查：肝细胞受损时 ALT（GPT）升高，肝细胞坏死严重时 AST（GOT）明显升高，一般在肝硬化活动时升高。

（5）反映肝纤维化的指标：血清Ⅲ型胶原肽（PⅢP）、透明质酸等增加。

4.免疫功能

血清 IgG、IgA 均增高，T 细胞数减少。

5.腹水检查

腹水一般为漏出液，如并发自发性腹膜炎，则为渗出液。

6.影像学检查

B超检查可显示脾静脉和门静脉增宽、肝脾大小和质地的改变以及腹水情况。X射线吞钡检查对诊断食管及胃底静脉曲张有价值。食管静脉曲张时，X射线显示虫蚀样或蚯蚓状充盈缺损；胃底静脉曲张时，可见菊花样充盈缺损。可疑癌变时做CT检查。

四、治疗原则

1.代偿期

针对病因和一般情况进行治疗，缓解和延长代偿期。应遵医嘱用药，不宜滥用护肝药，避免使用对肝脏有损害的药物。

2.失代偿期

主要是对症治疗、改善肝功能和处理并发症。

（1）腹水的治疗：以利尿剂的使用最为广泛。①食盐限制在 1~2 g/d，进水量限制在 1000 mL/d 左右。②增加钠、水的排泄：利尿主要使用螺内酯，无效时加用氢氯噻嗪。利尿剂无效可应用导泻药。必要时穿刺放腹水，同时静脉滴注白蛋白。每次放腹水 4000~6000 mL，亦可一次放 10000 mL。快速利尿、大量放腹水易于诱发肝性脑病。术前应排空膀胱，术后应立即缚紧腹带，防止腹穿后腹压突然降低。③腹水浓缩回输：对顽固性腹水是一种较好的治疗方法。

（2）手术：为降低门脉压力及消除脾功能亢进，常行各种分流、断流和脾切除术等。

（3）食管胃底曲张静脉破裂出血的治疗

①非手术治疗：其适应证包括有黄疸、大量腹水、肝功能严重受损（C级）的病人发生大出血；上消化道大出血病因尚不明确者，诊断明确前先行非手术治疗；作为手术前的准备工作。其治疗措施包

括补充血容量、药物止血、内镜治疗、三腔二囊管压迫止血等。

②手术治疗：其适应症包括无黄疸和明显腹水（肝功能A、B级）病人发生大出血；经非手术治疗24～48小时无效者。手术方式主要有分流术和断流术。分流手术的降压效果明显、止血效果好，但手术难度较大，容易发生血管吻合口并发症和肝性脑病，也不利于控制腹水。断流术的即刻止血效果好、手术操作简单，但门脉降压效果不确切、复发出血率高。

五、护理问题

1.营养失调：低于机体需要量　与肝功能减退、门静脉高压引起食欲减退、消化和吸收障碍有关。

2.体液过多　与肝功能减退、门静脉高压引起钠水潴留有关。

3.潜在并发症：上消化道出血、肝性脑病。

六、护理措施

1.休息和体位

代偿期病人可参加轻体力工作，减少活动量；失代偿期病人应多卧床休息，卧床时尽量取平卧位，以增加肝、肾血流量。大量腹水者可取半卧位，以使膈下降，有利于呼吸运动，减轻呼吸困难和心悸。

2.饮食护理

肝硬化病人饮食原则为高热量、高蛋白、高维生素、易消化饮食，并随病情变化及时调整。

（1）蛋白质：肝功能显著损害或有肝性脑病先兆者、血氨偏高者应限制或禁食蛋白质。待病情好转后再逐渐增加蛋白质的摄入量，并应选择植物蛋白，如豆制品，因其含蛋氨酸、芳香氨基酸和产氨氨基酸较少。

（2）维生素：多食新鲜蔬菜和水果，如西红柿、柑橘等富含维生素C，日常食用可保证维生素需求。

（3）限制水钠、避免损伤曲张的静脉：有腹水时应给予低盐或无盐饮食、限制水的摄入。病人戒烟、酒，避免进食刺激性强、粗纤维多和粗糙尖锐的食物，以免划破曲张的静脉。

3.维持体液平衡

准确记录每日出入液量，定期测量腹围和体重，以观察腹水消长情况。使用利尿剂时，剂量不宜过大，利尿速度不宜过猛，每天体重减轻不超过0.5 kg、每周体重减轻以不超过2 kg为宜。

4.食管胃底曲张静脉破裂急性出血期的护理

（1）一般护理：绝对卧床休息；稳定病人情绪，必要时遵医嘱给予镇静剂；及时清理口腔内血迹和呕吐物。

（2）恢复血容量：迅速建立静脉通路，输液输血恢复血容量。但宜输新鲜血。

（3）止血：①用冰盐水或冰盐水加血管收缩素（如肾上腺素）做胃内局部灌洗；②遵医嘱应用止血药，并观察其效果。

（4）严密观察病情：监测血压、脉搏、每小时尿量及中心静脉压的变化，注意有无体液失衡。

（5）放置三腔管并做好护理

1）原理：利用充气的气囊分别压迫胃底和食管下段的曲张静脉，以达止血目的。该管有三腔，一通圆形气囊，充气后压迫胃底；二通椭圆形气囊，充气后压迫食管下段；三通胃腔，经此腔可行吸引、冲洗和注入止血药物。

2）准备：①置管前先检查三腔管有无老化、漏气；②解释放置三腔管的目的、意义、方法、注意事项；③先向气囊充气，一般胃气囊充气量为150～200 mL、食管气囊为100～150 mL。观察气囊充盈后，是否膨胀均匀、弹性良好，有无漏气，然后抽空气囊，并分别做好标记备用。

3）用法：先向气囊充气，将充气囊置于水下，证实无漏气后，即抽空气囊，涂上液状石蜡，并认真做好病人思想工作，从病人鼻孔缓慢地把三腔管插入胃内，边插边让病人做吞咽动作，直至管已插入50～60 cm，抽得胃内容物为止。先向胃气囊充气后，用钳夹住其管口，以免空气逸出。然后将管向外拉提，感到管子不能再被拉出并有轻度弹力时，即利用滑车装置，在管端悬以重量约0.5 kg的重物，做牵引压迫。接着观察止血效果，如仍有出血，再向食管气囊注气充盈。放置三腔管后，应抽除胃内容物，并用生理盐水反复灌洗，观察胃内有无鲜血吸出。如无鲜血，同时血压、脉搏渐趋稳定，说明出血已基本控制。

4）置管后护理：①病人应侧卧或头部侧转，及时清理口腔、鼻咽腔分泌物，以免发生吸入性肺炎；还要严密观察，慎防气囊上滑，床边备剪刀，若气囊破裂或漏气后上升阻塞呼吸道引起呼吸困难甚至窒息，应立即剪断三腔管；②用液状石蜡润滑鼻腔，保持黏膜湿润；观察调整牵引绳松紧度，防止鼻黏膜和口部长期受压发生糜烂、坏死；③食管或胃底黏膜因受压迫太久可发生溃烂、坏死，因此每隔12小时应将气囊放空10～20分钟；如有出血即充气压迫；④拔管时间：三腔管一般放置24小时，不宜超过3日；如出血停止，可先排空食管气囊，后排空胃气囊，再观察12～24小时，如确已止血，可考虑拔管；若气囊压迫48小时后，胃管内仍有新鲜血液抽出，说明压迫无效，应做好手术止血的准备；⑤拔管方法：先放松牵引，彻底抽出气囊内的液体，继续观察24小时；若无出血，让病人吞服液状石蜡30～50 mL，缓慢轻巧地拔出三腔管。

5.分流术前病人的特殊准备

（1）术前2～3天口服肠道不吸收抗生素（新霉素或链霉素）以减少肠道氨的产生，预防术后肝性脑病的发生。

（2）术前1日晚清洁灌肠，避免术后因肠胀气而致血管吻合口受压。

（3）脾-肾分流术前要明确肾功能是否正常。

6.术后护理

（1）严密观察病情：密切观察病人的神志、血压、脉搏及胃肠减压引流液和腹腔引流液的性状与量，若引流出新鲜血液量较多，应考虑是否发生内出血。

（2）保护肝脏：缺氧可加重肝功能损害。因此术后应予以吸氧，禁用或少用吗啡、巴比妥类、盐酸氯丙嗪等有损肝脏的药物。

（3）卧位和活动：分流术后48小时内，病人取平卧位或15°低坡卧位，2～3日后改半卧位；避免过多活动，翻身时动作要轻柔；手术后不宜过早下床活动，一般需要卧床1周，以防血管吻合口破裂出血。

（4）饮食：指导病人从流质开始逐步过渡到正常饮食，保证热量供给。分流术后病人应限制蛋白质和肉类的摄入，忌食粗糙和过热的食物，禁烟、酒。

（5）观察和预防并发症

1）肝性脑病：①若发现病人有神志淡漠、嗜睡、谵妄，应立即通知医生；②遵医嘱测定血氨浓度，对症使用谷氨酸钾、钠，降低血氨浓度；③限制蛋白质的摄入，减少血氨的产生；④忌用肥皂水灌肠，减少血氨的吸收。

2）静脉血栓形成：脾切除后，血小板迅速增高，可诱发静脉血栓形成。术后2周内每日或隔日复查一次血小板，若超过600×10⁹/L，立即通知医师，协助抗凝治疗。应注意使用抗凝药物前后凝血时间的变化。脾切除后不宜再使用维生素K和其他止血药物。

第七节　肝性脑病病人的护理

肝性脑病（HE）又称肝昏迷，是严重肝病引起的、以代谢紊乱为基础的中枢神经系统功能失调的综合病症，主要临床表现为意识障碍、行为失常和昏迷等。

一、病因和发病机制

各型肝硬化，特别是肝炎后肝硬化是引起肝性脑病最常见的原因。其发病机制尚未完全明了，认为肝性脑病产生是由于肝细胞功能衰竭和门-体静脉分流术及自然形成的侧支分流，有以下学说：

1.氨中毒学说

氨中毒是肝性脑病的重要发病机制。血氨增高的诱因有：

（1）摄入过多的含氮食物（高蛋白饮食）或药物、或上消化道出血（每100 mL血液含20 g蛋白质）时，肠内产氨增多。

（2）大量排钾利尿、放腹水：排钾利尿可导致低钾性碱中毒，促使血氨进入血脑屏障对脑细胞产生毒害。大量放腹水可引起有效循环血量减少，可导致肾前性氮质血症，使血氨增高。

（3）便秘：增加肠道氨的吸收。

（4）感染：增加组织分解代谢从而增加产氨。

（5）低血糖：低血糖时能量减少，脑内去氨活动停滞，氨的毒性增加。

（6）其他：镇静、催眠、麻醉药可直接抑制大脑和呼吸中枢，造成缺氧进而加重肝损害。加重肝损害的药物有乙醇、抗结核药等。

氨对脑的毒性作用主要是干扰脑的能量代谢，引起高能磷酸化合物浓度降低，使大脑细胞能量不足，不能维持正常功能。

2.假神经递质学说

食物中的芳香族氨基酸如酪氨酸、苯丙氨酸等→酪胺、苯乙胺。酪胺、苯乙胺正常在肝内分解清除，肝衰竭时清除障碍，进入脑转化成β-羟酪胺和苯乙醇胺。β-羟酪胺和苯乙醇胺的结构与去甲肾上腺素（兴奋性神经递质）相似，但不能传递神经冲动形成假神经递质，假神经递质取代了神经中正常递质时，发生传导障碍导致意识障碍与昏迷。

3.氨基酸代谢不平衡学说

肝硬化失代偿期，芳香族氨基酸（如苯丙氨酸、酪氨酸、色氨酸）增多；支链氨基酸（如缬氨酸、亮氨酸、异亮氨酸）减少。

正常人支链氨基酸不在肝脏代谢，在胰岛素的作用下进入骨骼肌代谢，肝衰竭，对胰岛素灭活障碍，使支链氨基酸大量进入肌肉分解，支链氨基酸减少。拮抗芳香族氨基酸竞争进入血脑的作用减弱，进入脑中芳香族氨基酸增多→假神经递质增多。

二、临床表现

急性肝性脑病常见于急性重症肝炎、肝癌所致的急性肝衰竭，除原有肝病特征外，主要是脑病表现，即精神错乱和运动异常，肝性脑病患者的运动异常以扑翼震颤最具特征。慢性肝性脑病多是门体分流性脑病，表现为反复发作性木僵和昏迷。临床上根据意识障碍程度、神经系统表现和脑电图改变分为四期：

Ⅰ期（前驱期）：有轻度的性格改变和行为异常。表现为欣快激动或淡漠寡言，衣冠不整，随地便溺，对答尚准确，但吐词不清且较缓慢。病人可有扑翼（击）样震颤，此期病理反射多阴性，脑电图多正常。

Ⅱ期（昏迷前期）：原有Ⅰ期症状加重，睡眠障碍、意识错乱、行为失常是突出的表现。病人不能完成简单的计算，常有睡眠时间的倒错。甚至有幻觉、恐惧、躁狂等。脑电图有特征性改变。

Ⅲ期（昏睡期）：以昏睡和精神错乱为主。大部分时间呈昏睡状态，但可以唤醒。扑翼样震颤仍可引出，肌张力增加、腱反射亢进，锥体束征呈阳性，脑电图有异常波形。

Ⅳ期（昏迷期）：神志完全丧失，不能唤醒。脑电图明显异常。扑翼震颤无法引出。

三、辅助检查

1.血氨　40～70 μg/dl，慢性肝性脑病血氨多↑，急性多正常。

2.脑电图检查　脑电图典型的改变为节律变慢，4～7次/秒的q波或三相波，也有1～3次/秒的d波。

3.诱发电位　SEP（躯体感觉诱发电位）价值较大。

4.心理智能测验　对于诊断早期肝性脑病包括亚临床肝性脑病最有用，常用数字连接试验和符号连接试验。

四、护理问题

1.意识障碍　与血氨升高、干扰脑细胞能量代谢和神经传导有关。

2.营养失调：低于机体需要量 与肝功能减退、门静脉高压引起食欲减退、消化和吸收障碍，限制蛋白质摄入有关。

3.体液过多 与肝功能减退、门静脉高压引起钠水潴留有关。

4.活动无耐力 与肝功能减退、营养摄入不足有关。

五、治疗原则及护理措施

尚无特效疗法，常采用综合治疗措施。

1.避免诱发和加重肝性脑病的因素

保持大便通畅，禁用肥皂水灌肠。禁用麻醉药，慎用镇静剂。如有烦躁不安或抽搐，可注射地西泮5~10 mg。忌用水合氯醛、吗啡、硫苯妥钠等药物。应避免使用快速和大量排钾利尿剂和大量放腹水。预防感染，积极控制上消化道出血，及时清除肠道内积存血液、食物或其他含氮物质。避免发生低血糖。

2.合理饮食、加强护理

昏迷病人应暂禁蛋白质，以减少氨的生成。保证足够热量，以碳水化合物为主，以减少蛋白质的分解。清醒后可逐渐恢复，从小量开始，每天20 g，每隔2天增加10 g，逐渐达到50 g左右，但需密切注意病人对蛋白质的耐受力，反复尝试，掌握较适当的蛋白质量。

病人恢复蛋白质饮食以植物蛋白为好，因为植物蛋白含蛋氨酸、芳香族氨基酸较少，含非吸收性纤维素较多，有利于氨的排除，也可少量选用酸牛奶等含必需氨基酸的蛋白质。

注意：脂肪可延缓胃的排空，尽量少用。不宜使用维生素 B_6，因其可使多巴在周围神经处转为多巴胺，影响多巴进入脑组织，减少中枢神经系统的正常传导递质。

总结提示：代偿期肝硬化患者选用高热量、高蛋白、高维生素、易消化饮食；肝性脑病患者选用高热量、低脂肪、低盐饮食，忌蛋白质饮食。

3.减少肠内毒物的生成和吸收

（1）限制蛋白质摄入，减少氨的生成。

（2）灌肠或导泻、酸化肠腔，减少氨的吸收。清除肠内积食、积血或其他含氮物，可用生理盐水或弱酸性溶液灌肠（忌用肥皂水），以减少氨的吸收。或口服33%硫酸镁导泻。对急性门体分流性脑病昏迷病人以66.7%乳果糖500 mL灌肠作为首选治疗。

（3）口服抗生素：抑制肠道细菌生长，减少氨的生成和吸收。如新霉素、甲硝唑等。新霉素可出现听力和肾脏损害，故服用新霉素不宜超过6个月，做好听力和肾功能监测。对有肾功能损害或耳聋者忌用新霉素。需长期治疗者，乳果糖常为首选药物。

（4）口服乳果糖：乳果糖在结肠分解产生乳酸和醋酸，降低肠腔 pH 值，减少氨的形成和吸收。

4.促进有毒物质的代谢清除，纠正氨基酸代谢紊乱

目前最有效的降氨药物是L-鸟氨酸、L-门冬氨酸。

（1）降氨药物：谷氨酸钾或谷氨酸钠与游离的氨结合形成谷氨酰胺，从而降低血氨；精氨酸、L-鸟氨酸、L-门冬氨酸促进氨向尿素的转化，使血氨降低。

谷氨酸钾：一般根据病人血钠、血钾情况混合使用。尿少、尿闭时慎用谷氨酸钾，以防血钾过高。

谷氨酸钠：严重水肿、腹水、心力衰竭、脑水肿时慎用谷氨酸钠。该药显碱性，碱中毒时慎用。

精氨酸：常用于血 pH 值偏高病人的降氨治疗，精氨酸系酸性溶液，适宜于碱中毒的患者。不宜与碱性溶液配伍。该药滴速不宜过快，否则可出现流涎、呕吐、面色潮红等反应。

（2）纠正氨基酸代谢紊乱药物：口服或静脉输注以支链氨基酸为主的氨基酸混合液，可纠正氨基酸代谢不平衡，抑制脑内假性神经递质的形成。

（3）人工肝：用活性炭、树脂等进行血液灌流可清除血氨，对于肝性脑病有一定疗效。

5.对症治疗

（1）纠正水、电解质和酸碱失衡：每日液体总入量以不超过2500 mL为宜。肝硬化腹水病人一般以

尿量加 1000 mL 为标准控制入液量，以免血液稀释、血钠过低而加重昏迷。注意纠正低钾和碱中毒，及时补充氯化钾或静滴精氨酸溶液。显著腹水者钠盐应限制在 250 mg/d。

（2）保护脑细胞功能：可用冰帽降低颅内温度。

（3）保持呼吸道通畅：昏迷病人取仰卧位，头略偏向一侧以防舌后坠阻塞呼吸道。深昏迷者，应做气管切开排痰、给氧。

（4）防治脑水肿：静滴高渗葡萄糖、甘露醇等脱水剂。正确记录出入液量，禁止大量输液。大量输注葡萄糖的过程中，必须警惕低血钾、心力衰竭和脑水肿。

6.病情观察

注意早期征象：如欣快或冷漠、行为异常，有无扑翼样震颤等。加强对病人血压、脉搏、呼吸、体温、瞳孔等生命体征的监测并做记录。定期抽血复查肝、肾功能及电解质的变化。对意识障碍者，应加强巡视，注意安全，昏迷病人按昏迷病人护理。对烦躁病人注意保护、可加床档，必要时使用约束带，以免病人坠床。

7.肝移植

肝移植是治疗各种终末期肝病的有效方法，严重肝性脑病在肝移植术后能得到显著的改善。

第八节　急性胰腺炎病人的护理

急性胰腺炎是指胰腺分泌的消化酶引起胰腺组织自身消化的化学性炎症。临床主要表现为急性上腹痛、恶心、呕吐、血和尿淀粉酶增高，重症者伴腹膜炎、休克等并发症。本病可见于任何年龄，但以青壮年居多。

一、病因与发病机制

胆道疾病是急性胰腺炎最常见的原因，尤其是胆石症。酗酒和暴饮暴食使胰液分泌过度旺盛，酗酒使十二指肠乳头水肿和 Oddi 括约肌痉挛等。因此，酗酒和暴饮暴食是急性胰腺炎发生的重要诱因。西方国家急性胰腺炎最常见的致病因素是过量饮酒。

二、临床表现

因病理变化的性质与程度不同，临床表现轻重各异。水肿型多见，病人症状相对较轻，且往往呈自限经过；出血坏死型则起病急骤、症状严重、变化迅速，常伴有休克及多种并发症。

（一）主要症状

1.腹痛

腹痛为本病的主要表现和首发症状，常在暴饮暴食或酗酒后突然发生。

（1）性质：起病急，呈持续性剧痛。一般胃肠解痉药无效。

（2）部位：常位于上腹中部、偏左或偏右，向腰背部放射。

（3）缓解或加重因素：病人常取弯腰抱膝位以减轻疼痛，进食可加重。

（4）持续时间：水肿型腹痛一般经 3～5 天即可缓解，出血坏死型者病情发展较快，剧痛持续时间较长，并发腹膜炎时可出现全腹痛。

2.恶心、呕吐及腹胀

起病后出现频繁、剧烈的恶心、呕吐，吐出食物和胆汁，吐后腹痛不能缓解为特点，常同时伴有腹胀，出血坏死型者常有明显腹胀。

3.发热

多数病人有中度发热，一般持续 3～5 天。出现高热或持续不退者主要见于出血坏死型或继发感染的病人。

4.体液失衡

胰腺炎病人大多有不同程度的脱水，呕吐频繁、剧烈者可有代谢性碱中毒，出血坏死型者多有明显的脱水和代谢性酸中毒，常伴血钾、血镁、血钙降低。低钙血症引起手足抽搐，为预后不良的表现。部分病人伴有血糖升高，可发生酮症酸中毒、高渗性昏迷。

5.低血压和休克

仅见于出血坏死型胰腺炎的病人。属于低血容量性休克。发生机制主要是胰腺坏死后释放心肌抑制因子，使心肌收缩功能减退、心排出量减少；胰蛋白酶激活各种血管活性物质如缓激肽扩张外周血管导致有效循环血容量不足等。

（二）体征

1.水肿型胰腺炎

腹部体征较少，上腹部有压痛，多无腹肌紧张及反跳痛，可有腹胀和肠鸣音减弱。

2.出血坏死型胰腺炎

常有急性病容，辗转不安、脉速、呼吸急促、血压降低。上腹部压痛明显，并发腹膜炎时，出现全腹压痛、反跳痛、肌紧张。伴麻痹性肠梗阻时可有明显腹胀、肠鸣音减弱或消失。少数患者因胰酶及坏死组织液穿过筋膜与肌层渗入腹壁下，在左腰部皮肤上可出现青紫色斑，称Grey－Turner征。在脐周围部出现青紫色斑，称Cullen征。胰头水肿压迫胆总管可产生黄疸。

三、辅助检查

1.白细胞计数：常有白细胞数量增多，中性粒细胞核左移。

2.淀粉酶测定是最有意义的实验室检查。血清淀粉酶一般在起病后2～12小时开始上升，24小时达高峰，48小时后开始下降，持续3～5天，一般超过正常值（40～80 U/dl）的3倍，即可诊断本病。但淀粉酶的升高程度与病变的严重程度常不一致，如出血坏死型胰腺炎由于胰腺细胞广泛破坏，淀粉酶可正常或低于正常。

尿淀粉酶24小时后开始升高，1～2周降至正常。腹水中淀粉酶明显增高，有诊断意义。若明显高于血清淀粉酶，表示胰腺炎严重。

3.血清正铁血清蛋白 出血坏死型胰腺炎起病72 h内血清正铁血清蛋白常为阳性。

4.其他生化检查 可有血钙降低，血钙降低的程度与疾病的严重程度成正比。若低于1.75 mmol/L则预后不良。空腹血糖高于11.2 mmol/L反映胰腺坏死。

四、治疗原则

减轻腹痛、减少胰腺分泌、防治并发症。

1.抑制或减少胰腺分泌

（1）禁食：禁食可减少胃酸与食物刺激胰液分泌，以减轻腹痛和腹胀。多数病人需绝对禁食1～3天，同时限制饮水，若口渴可含漱或湿润口唇。禁食期间应每日静脉输液2000～3000 mL，同时补充电解质，做好口腔护理。

（2）胃肠减压：明显腹胀和经禁食腹痛仍无缓解者，应进行胃肠减压。以减轻腹痛和腹胀，从而减少胰液分泌、缓解疼痛。

（3）药物：

①抗胆碱药：抑制胃液、胰液分泌。但有肠麻痹、明显腹胀者不宜使用。

②H₂受体阻滞剂：抑制胃液分泌，从而减少对胰腺的刺激使胰液减少。

③生长抑素类似物：奥曲肽能抑制胰酶和胰液分泌，主要用于重症胰腺炎。

2.解痉、镇痛

选用阿托品、止痛剂。疼痛严重、止痛效果不佳者，根据医嘱可配合使用哌替啶以缓解疼痛。腹胀或肠麻痹药时，不宜使用阿托品。禁用吗啡，以防引起Oddi括约肌痉挛而加重疼痛。

3.抗感染，抗休克，纠正水、电解质平衡紊乱

4.抑制胰酶活性

抑肽酶仅用于重症胰腺炎的早期。

5.手术治疗

适用于出血坏死性胰腺炎、胆源性胰腺炎、急性胰腺炎非手术治疗无效者。

五、护理问题

1.疼痛：腹痛　与胰腺及周围组织炎症、水肿或出血坏死有关。

2.潜在并发症：血容量不足、急性肾衰竭。

3.恐惧　与腹痛剧烈及病情进展急骤有关。

六、护理措施

1.休息

指导和协助病人取舒适体位，屈膝侧卧位有助于缓解腹疼，避免衣服过紧，对剧痛在床上辗转不安者可加床档，防止坠床。

2.饮食护理

禁食数天，腹痛基本缓解后，先给少量低糖类流食，如米汤、果汁等，每日6餐，每次约100 mL。若无不适，再给低蛋白不含脂肪的食品，以减少对胰腺刺激，如小豆汤、龙须面和少量鸡蛋清，每次200 mL，每日6餐，从而逐渐恢复饮食。

避免进刺激性强、产气多、高脂肪和高蛋白质食物，严格禁酒。在恢复饮食过程中应观察病人腹痛是否重新出现或加重，如有上述情况应考虑继续禁食。

3.观察和判断病情

如腹痛严重伴腹肌紧张、血压下降甚至休克、血淀粉酶持续升高或急剧下降，应考虑为出血坏死型胰腺炎。

4.维持体液平衡

禁食病人每天的液体入量常需3000 mL以上。

第九节　上消化道大量出血病人的护理

上消化道出血系指Treitz（屈氏）韧带以上的消化道，包括食道、胃、十二指肠或胰、胆等病变引起的出血，以及胃空肠吻合术后的空肠病变所致出血。

大量出血一般指在短期内（数小时）失血量>1000 mL或循环容量的20%，临床表现为呕血和（或）黑便，常伴有血容量减少引起急性周围循环衰竭，重者不及时抢救可危及生命。

一、病因

上消化道疾病及全身性疾病均可引起，临床上最常见的病因是消化性溃疡，其次是食管胃底静脉曲张破裂、急性胃黏膜损害和胃癌。

二、临床表现

1.呕血与黑粪是上消化道出血的特征性表现。

呕血的颜色取决于出血量和速度，大量而快速，在胃停留时短，呈鲜红色或血块；黑便主要与血红蛋白铁经肠内硫化物作用形成黑色的硫化亚铁有关。

上消化道出血量>5 mL/d→大便隐血试验阳性；出血量30～50 mL/d→柏油样便；出血量50～100 mL/d→黑便；胃内积血250～300 mL→呕血。

2.失血性周围循环衰竭

急性周围循环衰竭的程度与出血量、出血速度有关，尤其是出血的速度。一次出血量在400 mL以下时，一般无全身症状；出血量为400～500 mL，可出现全身症状，如头昏、心悸、乏力等；短期内出血量>1000 mL，可出现周围循环衰竭表现。

3.发热

一般不超过38.5 ℃，可持续3～4天。

4.氮质血症

血尿素氮常升高，为肠性氮质血症，其原因主要是大量血液进入肠道内，血液中蛋白质被消化吸收所致。一般于一次出血后数小时 BUN 开始上升，约24～48小时达高峰，一般不超过14.3 mmol/L（40 mg/dl），3～4天后降至正常。

若 BUN 增高持续超过3～4天，无明显脱水或肾功能不全表现，则提示有继续出血或再出血。

三、辅助检查

1.实验室检查 出血24小时内网织红细胞可增高，出血2～5小时白细胞计数也可暂时增高。

2.胃镜是上消化道出血病因诊断的首选检查。一般在出血后24～48小时内紧急检查。

3.X射线钡剂检查 出血期间禁用。应在出血已停止及病情基本稳定数天后进行。主要用于经胃镜检查原因不明或怀疑病变在十二指肠降段以下小肠段，有特殊的诊断价值。

四、护理问题

1.潜在并发症：血容量不足。

2.活动无耐力 与失血性周围循环衰竭有关。

3.有受伤的危险：创伤、窒息、误吸 与气囊压迫食管胃底黏膜、阻塞气道、血液或分泌物返流入气管有关。

4.恐惧 与消化道出血对生命威胁有关。

五、治疗原则及护理措施

（一）一般急救措施

1.活动性大出血期间应禁食。如为消化性溃疡出血，可在止血后24小时给予温流质饮食；食管-胃底静脉曲张破裂出血者，一般出血停止48～72小时后可先给半量冷流质饮食。对少量出血、无呕吐、无明显活动性出血病人，可选用温凉、清淡无刺激性流食。

2.大出血时，绝对卧床休息，取平卧位，并抬高下肢，以保证脑的供血。呕吐时头偏向一侧，防止吸入性窒息。必要时给氧，氧流量为4～6 L/min。

3.上消化道出血伴休克时，首要的措施是迅速建立有效的静脉通路、补充血容量。肝硬化宜输新鲜血，因库血含氨、K^+高，易诱发肝昏迷。

（二）止血措施

1.药物止血治疗

（1）去甲肾上腺素：8 mg加入1000 mL水中分次口服，或经胃管滴注入胃，适用于消化性溃疡。

（2）抑制胃酸分泌药：血小板聚集及血浆凝血功能所诱导的止血作用需在 pH>6.0 时才能有效发挥。相反，新形成的凝血块在 pH<5.0 的胃液中会迅速被消化。因此抑制胃酸分泌提高胃内 pH 在理论上有止血作用。临床上对消化性溃疡和急性胃黏膜损害所引起的出血，常规给 H_2 拮抗剂或质子泵抑制剂，后者保持胃内持续高 pH 优于前者，急性出血期静脉给药，如西咪替丁（泰胃美）200～400 mg q6h。雷尼替丁 50 mg q6h；法莫替丁 20 mg q12h；奥美拉唑 40 mg q12h，静注或静滴。

（3）血管加压素：血管加压素通过对内脏血管的收缩作用，减少门静脉流量，降低门静脉及其侧支循环的压力，从而控制食道胃底静脉曲张出血。目前主张同时使用硝酸甘油，以减少其不良反应，且有协同降低门静脉压作用，微泵注射，根据血压调整剂量；也可舌下含服，30分钟一次，冠心病、高血压、孕妇等禁用。

（4）生长抑素：人工合成制剂奥曲肽0.1 mg加入葡萄糖水中静注，继而25～50 μg/h的速度持续静滴，可减少内脏血流量，可用于食道-胃底静脉曲张出血。

2.气囊压迫止血

气囊压迫止血只用于胃底-静脉曲张破裂所致出血者。止血效果肯定，是简单有效的止血方法。由于不能长期压迫，停用后再出血率高，目前不作首选，用于暂时止血，以争取时间准备其他更有效的措施。先向胃囊充气150～200 mL，至囊内压50 mmHg；如仍有出血，再向食管囊充气100 mL，至囊内压至40 mmHg。当胃囊充气不足或破裂时，食管气囊可向上移动，阻塞于喉部而引起窒息，一旦发生应立即放出食管囊内气体，拔出管道。

三腔二囊管持续压迫12～24小时应放气15～20分钟，再注气加压。间断应用气囊压迫3～4天为限。出血停止后放气观察24小时，未再出血即可拔管。拔管前口服液状石蜡20～30 mL，润滑黏膜和管、囊外壁，抽尽囊内气体，以缓慢、轻巧的动作拔管。

3.内镜治疗

（直视下止血）常用方法有：

（1）对出血灶喷洒去甲肾上腺素、凝血酶等止血药。

（2）注射硬化剂至曲张的静脉，或用皮圈套扎曲张静脉，或两种方法同用，可止血或防再出血，这是目前治疗食道-胃底静脉破裂出血的重要手段。一般经药物（必要时气囊压迫）大出血基本控制，病人基本情况稳定才可进行。

（3）糜烂性胃炎、溃疡出血不止者，可做高频电凝、激光或微波止血。

（三）严密观察病情，并做好记录

1.出现下列情况应考虑继续出血或再出血：

（1）反复呕血，甚至呕吐物由咖啡色转为鲜红色。

（2）黑粪次数增多，粪质稀薄，黑粪变暗红，伴肠鸣音亢进。

（3）经足量扩容，休克表现（急性周围循环衰竭）未见好转或再度恶化。

（4）血RBC、Hb浓度、血细胞比容继续下降，而网织红细胞持续增高。

（5）在补液与尿量足够情况下，BUN持续或再次增高。

（6）门静脉高压病人原有脾脏增大，在出血后常暂时缩小，如见脾脏恢复肿大亦提示出血未止。

2.周围循环状况的观察

关键是动态观察病人心率、血压。可采用改变体位测量心率、血压并观察症状和体征来估计出血量：先测平卧时的血压与心率，然后测由平卧改为半卧位时的心率与血压，如改为半卧位即出现心率增快10次/分以上、血压下降幅度大于15～20 mmHg、头晕、出汗甚至晕厥，则表示出血量大，血容量已经明显不足。如病人烦躁、面色苍白、皮肤湿冷、四肢冰凉提示微循环血液灌注不足；而皮肤逐渐转暖、出汗停止则提示血液灌注好转。

（四）手术治疗

上消化道大出血内科治疗无效时，应考虑手术治疗。

第十节 慢性便秘病人的护理

一、概念、病因、表现

便秘是指便次太少或排便困难、不畅，粪便干结、太硬、量少。便秘是一种常见症状，严重时影响生活质量。肠易激综合征为常见便秘原因。主要表现为排便次数<3次/周，或排便困难，排便时间可长达30分钟以上，而每日排便多次，但排出困难，粪便硬结如羊粪状，且数量很少。

二、护理措施

1.鼓励病人多饮开水，每天清晨可饮一杯温开水或盐水。少饮浓茶或含咖啡因的饮料，如可乐等。多食含粗纤维丰富的食物，含纤维最多的是麦麸，除此之外还有芹菜、豆角、白菜等。适当摄入植物脂肪，如香油、豆油等。

2.养成每天定时排便的习惯，即使病人无便意，也应坚持定时去蹲坐10～20分钟。但要注意在训练前，宜先洗肠，即用生理盐水灌肠，2次/天，共3天。清肠后可给轻矿物油，或乳果糖，使便次至少达到1次/天。

3.进行适当的腹部按摩，顺结肠走行方向（顺时针）做环形按摩，刺激肠蠕动，帮助排便。

4.指导病人正确使用缓泻剂，润滑性缓泻剂，如液状石蜡可软化粪便，但要注意吸入肺内可引起脂性肺炎，故不宜临睡前服用，以餐间服用较合适。告知病人不宜长期使用缓泻剂，以免使肠道失去自行排便的功能。必要时可给予灌肠。

第十一节　小儿腹泻的护理

小儿腹泻是由多病原、多因素引起的以腹泻症状为主的一组疾病。发病年龄多在6个月~2岁。一年四季均可发病，夏、秋季发病率最高。

一、病因

1.易感因素（内因）

婴儿消化系统发育不完善，胃肠道防御功能较差，易发生消化功能紊乱及肠道感染导致腹泻。

2.感染因素

秋、冬季节婴幼儿腹泻80%以上是病毒感染所致，病毒以轮状病毒（秋季腹泻）最多见；细菌以致病性大肠埃希菌最常见。肠道外感染，如肺炎等疾病由于发热及病原体毒素作用也可导致腹泻。

3.非感染因素

主要是喂养不当、气候变化、腹部受凉等所致。

二、分型

1.根据病程　可分为急性腹泻（病程在<2周）、迁延性腹泻（病程在2周~2个月）和慢性腹泻（病程在>2个月）。

2.根据病情　分为轻型腹泻、重型腹泻。是否有水、电解质和酸碱平衡紊乱是区分轻、重型腹泻的重要指标。

三、临床表现

（一）轻型腹泻

以胃肠道症状为主。大便每日次数在10次以内，每次量不多，稀薄带水，常见奶瓣和泡沫。患儿大多数体温正常，无明显脱水征及全身中毒症状。

（二）重型腹泻

多由肠道感染引起。除胃肠道症状外，还有明显的脱水、电解质和酸碱平衡紊乱及全身中毒症状。

1.胃肠道症状　呕吐、腹泻频繁，每日大便10至数十次，每次量多，呈蛋花汤样。

2.水、电解质和酸碱平衡紊乱表现　主要表现为脱水、代谢性酸中毒、低血钾、低血钙等。

（1）脱水：①由于吐泻丢失体液和摄入量不足，使体液总量减少，导致不同程度的脱水。②由于水和电解质丢失的比例不同，导致不同性质的脱水。脱水分为等渗性、低渗性和高渗性三种，等渗性脱水临床最多见。

表4-1　不同程度脱水的临床表现

	轻度	中度	重度
精神状态	无明显改变	烦躁或萎靡	昏睡或昏迷
皮肤及黏膜	皮肤弹性稍差	皮肤弹性差	皮肤弹性极差
	口腔黏膜稍干燥	口腔黏膜干燥	口腔黏膜极干燥
眼窝及前囟凹陷	轻度	明显	极明显或深凹陷
眼泪	有	少	无
尿量	略减少	明显减少	少尿或无尿
周围循环衰竭	无	无	有
酸中毒	无	有	严重
失水占体重百分比	3%~5% （50 mL/kg）	5%~10% （50~100 mL/kg）	10%以上 （100~120 mL/kg）

表4-2 不同性质脱水的临床表现

	低渗性	等渗性	高渗性
原因及诱因	以失盐为主，补充非电解质过多，常见于病程较长、营养不良和重度脱水者	水与电解质丢失大致相同，常见于病程较短、营养状况比较好者	以失水为主，补充高钠液体过多，入水量少，高热、大量出汗等
血钠浓度（提示脱水性质）	<130 mmol/L	130～150 mmol/L	>150 mmol/L
口渴	不明显	不明显	极明显
皮肤弹性	极差	稍差	尚可
血压	很低，易发生休克	低	正常或稍低
神志	嗜睡或昏迷	精神萎靡	烦躁易激惹

（2）代谢性酸中毒：口唇樱桃红色、呼吸深快、精神萎靡或烦躁不安、嗜睡甚至昏迷。

（3）低钾血症：血 [K$^+$] 低于3.5 mmol/L，主要引起神经、肌肉兴奋性降低。表现为精神萎靡、反应低下、肌肉无力。腱反射减弱或消失（最早出现的临床表现）、腹胀、肠鸣音减弱甚至肠麻痹、心率增快、心音低钝、心电图显示ST段下降、T波低平（高血钾时T波高尖）、出现U波等。在补液过程中或脱水酸中毒纠正后、容易出现。

（4）低钙和低镁血症：常在脱水和酸中毒被纠正后出现。低钙血症表现为抽搐或惊厥等，较常见。低镁血症表现为震颤、手足搐搦或惊厥。

（三）几种特殊微生物所致的腹泻

1.轮状病毒肠炎

又称秋季腹泻。秋、冬季多发，6～24个月婴幼儿多见。常伴发热和上呼吸道感染症状、病初即出现呕吐，大便每日10次以上、量多，呈黄色水样或蛋花汤样，无腥臭味。常伴脱水、酸中毒症状。本病为自限性疾病。

2.致病性和产毒性大肠埃希菌肠炎

多见于气温较高的夏季，可伴有发热、脱水、电解质紊乱和酸中毒。大便呈黄色水样或蛋花汤样。

提示：致病性和产毒性大肠埃希菌肠炎大便与轮状病毒性肠炎相似，但常发生在夏季。

3.侵袭性大肠埃希菌肠炎

多见于气温较高的夏季，有呕吐、里急后重及全身中毒症状、休克。大便呈黏液、脓血便、有腥臭味，大便检查可见大量脓细胞、白细胞和红细胞。

4.出血性大肠埃希菌肠炎

见于气温较高的夏季，伴发热和腹痛。大便呈黄色水样便或血水样便，有特殊臭味。大便检查有大量红细胞、常无白细胞。

总结提示：侵袭性大肠埃希菌肠炎与出血性大肠埃希菌肠炎相比较，大便都有臭味；但大便检查可见红、白细胞和脓细胞，出血性埃希菌肠炎大便检查常无白细胞。

5.真菌性肠炎

病原体是白色念珠菌，与患儿免疫力低下或长期使用抗生素有关。主要症状为大便稀黄、泡沫较多，有时可见豆腐渣样细块，常伴有鹅口疮。大便检查可见真菌孢子和假菌丝。

6.金黄色葡萄球菌性肠炎

多继发于使用大量抗生素后，有全身中毒症状等，典型大便为暗绿色、含多量黏液，少数为血便。大便检查可见大量脓细胞和成簇的革兰氏阳性球菌，凝固酶试验阳性。

7.生理性腹泻

6个月以内婴儿多见。生后不久即腹泻，外观虚胖，常有湿疹，除大便次数多之外，无其他症状，不影响生长发育。添加辅食后，大便逐渐转为正常。不需要特殊治疗。

四、治疗原则

小儿体液的特点是年龄越小，体液总量所占比例越大，尤其是间质液所占比例较大。细胞内液和血浆液量相对稳定。如新生儿体液总量占体重的78%，间质液占37%；1岁时体液占体重的70%。体液的电解质组成与成人相似，水的需要量大，易出现脱水；体液的调节能力较差，在病理情况下，如呕吐、腹泻，就容易发生脱水。

（一）调整饮食

强调继续饮食，满足生理需要。

（二）纠正水、电解质和酸碱紊乱

1.口服补液

口服ORS液，传统配方为氯化钠3.5 g，枸橼酸钠2.5 g，氯化钾1.5 g，葡萄糖20 g，加温开水1000 mL配制成张力2/3张的液体。2002年推出低渗配方：氯化钠2.6 g，枸橼酸钠2.9 g，氯化钾1.5 g，葡萄糖13.5 g，加温开水1000 mL配制成张力1/2张的液体，适用于轻、中度脱水而无严重呕吐者。

正确配制口服补液盐，超过24小时未饮用完者应弃去；2岁以下患儿1~2分钟喂5 mL，4~6小时服完。服用期间应让患儿照常饮水，防止高钠血症的发生；如患儿出现眼睑水肿，应停止服用，改为口服白开水。

2.静脉补液

适用于中度以上脱水、呕吐和腹胀明显的患儿。

（1）常用液体的种类、成分及配制

1）非电解质溶液：葡萄糖溶液，主要是供给水分和部分能量。5%葡萄糖溶液为等渗液，10%葡萄糖溶液为高渗液。临床视为无张力液。

2）电解质溶液：主要用于补充损失的液体、电解质和纠正酸碱失衡。一般不用5%糖盐水。

①0.9%氯化钠溶液（生理盐水）为等渗液。输入过多可使血氯升高，故临床常以2份生理盐水和1份1.4%碳酸氢钠混合，使其Na^+与Cl^-之比为3：2，与血浆中钠氯之比相近。

②碳酸氢钠溶液是治疗代谢性酸中毒的首选药物。1.4%碳酸氢钠为等渗液；市售5%碳酸氢钠为高渗液，临床一般用10%葡萄糖按3.5倍稀释为等渗液使用。

③乳酸钠溶液用于纠正酸中毒，缺氧、休克及新生儿不宜用。1.87%乳酸钠为等渗液；11.2%乳酸钠为高渗液。

④氯化钾溶液：常用的有10%氯化钾、15%氯化钾溶液，均不能直接应用，须稀释成0.15%~0.3%溶液静脉点滴（新生儿0.15%~0.2%）。含钾液不能静脉推注。

⑤混合溶液：

1：1溶液：即1份生理盐水和1份5%~10%葡萄糖液配制而成，为1/2张液。用于轻、中度等渗性脱水。

2：3：1溶液：即2份生理盐水、3份5%~10%葡萄糖液和1份1.4%碳酸氢钠（或1.87%乳酸钠）溶液组成，为1/2张液。用于轻、中度等渗性脱水。

2：1溶液：即2份生理盐水和1份1.4%碳酸氢钠（或1.87%乳酸钠）溶液组成，为等张液。用于低渗性脱水或重度脱水。

4：3：2溶液：即4份生理盐水、3份5%~10%葡萄糖液和2份1.4%碳酸氢钠（或1.87%乳酸钠）溶液组成，为2/3张液。用于重度脱水或低渗性脱水。

1：2溶液：即1份生理盐水和2份5%~10%葡萄糖液溶液组成，为1/3张液。用于高渗性脱水。

（2）静脉补液的方法：

1）补液原则：先快后慢、先浓后淡、先盐后糖、见尿补钾、见酸补碱、见惊补钙。

2）补液的总量：按脱水程度而定，是累积损失量、继续损失量及生理需要量三部分的总和。在禁食情况下，入院第一天应供给液体总量为：轻度脱水 90～120 mL/kg；中度脱水 120～150 mL/kg；重度脱水 150～180 mL/kg。

3）补液的方法（第一天）

①补累积损失量：有"三定"。

一定输液量（定量）：累积损失量按脱水程度计算，轻度脱水补 50 mL/kg；中度脱水补 50～100 mL/kg；重度脱水补 100～120 mL/kg。

二定输液种类（定性）：根据脱水性质而定，低渗性脱水补等张～2/3 张溶液；等渗性脱水补 2/3～1/2 张溶液；高渗性脱水补 1/3～1/5 张溶液。如临床判断脱水性质有困难，可先按等渗性脱水处理。

三定输液速度（定速）：要根据脱水的程度和性质确定。累积损失量应于 8～12 小时补足，滴速为 8～10 mL/（kg·h）。重度脱水伴有周围循环衰竭时，应首先迅速滴入或直接静脉推注等张含钠液（2:1 液），20 mL/kg，总量不超过 300 mL，半小时到 1 小时内输入，以迅速扩充血容量，纠正休克，然后再继续输液。

②补继续损失量：根据实际损失量补充，禁食者一般按每日 10～30 mL/kg 计算。一般用 1/3～1/2 张溶液。

③补生理需要量：主要供给基础代谢所需的水，按每日 60～80 mL/kg 补充。一般用 1/5～1/4 张溶液。继续损失量及生理需要量在余下的 12～16 小时内均匀滴入。滴速为 5 mL/（kg·h）。

4）入院第二天及以后的补液：经第一天补液后，脱水和电解质紊乱已基本纠正，第二天以后主要是补充继续损失量和生理需要量，继续补钾，供给生理需要量。

（三）抗感染治疗

1.合理使用抗生素。水样便，一般不用抗生素；黏液脓血便应诊断病原选用抗生素；金黄色葡萄球菌、真菌性肠炎应停用原用的抗生素。早期不宜用止泻剂。微生态制剂如果是活菌制剂、服用时应与口服抗生素间隔至少 1 小时以上。

2.肠黏膜保护剂：具有吸附病原体和病毒、保护肠黏膜的作用，如蒙脱石粉。

五、护理问题

1.腹泻 与喂养不当、胃肠道功能紊乱有关。

2.体液不足 与腹泻、呕吐导致体液丢失过多和摄入不足有关。

3.有皮肤完整性受损的危险 与大便次数增多刺激臀部皮肤有关。

4.营养失调：低于机体需要量 与呕吐、腹泻丢失营养过多及摄入减少有关。

5.潜在并发症：水、电解质及酸碱平衡紊乱。

6.体温过高 与肠道感染有关。

六、护理措施

1.观察补液效果

准确记录第一次排尿时间，若补液合理，3～4 小时应排尿，表明血容量恢复；若 24 小时患儿皮肤弹性、前囟、眼窝凹陷恢复，说明脱水纠正；若仅是尿量多而脱水未纠正，可能输入液体中葡萄糖比例过高；若补液后患儿出现眼睑水肿，可能是电解质溶液比例过高。补液过程中若突然抽搐应考虑低血钙，若突然出现腹胀、腱反射减弱或消失应考虑低血钾。准确记录 24 小时出入量。

2.合理喂养，调整饮食

母乳喂养患儿继续母乳喂养、缩短每次哺乳时间、少量多次喂哺，暂停辅食；人工喂养儿可喂稀释的生奶或米汤、脱脂奶等。重型腹泻呕吐严重者禁食 4～6 小时（不禁水），好转后逐渐恢复正常进食。病毒性肠炎患儿有双糖酶（主要是乳糖酶）缺乏，应暂停乳类喂养，改为豆浆、去乳糖配方奶或发酵乳等，以减轻腹泻，缩短病程。饮食调整的原则为<u>由少到多、由稀到稠、逐渐过渡到正常饮食</u>。

3.预防皮肤受损的护理

每次便后用温水清洗臀部，蘸干，涂油，保持会阴部及肛周皮肤干燥，预防臀红。<u>臀部皮肤溃破或</u>糜烂时禁用肥皂水，清洗时用手蘸水冲洗，避免用小毛巾直接擦洗。涂抹油类或药膏时，应使棉签贴在皮肤上轻轻滚动，<u>不可上下涂刷</u>，以免加剧疼痛和导致脱皮。<u>切忌用塑料布包裹臀部</u>。

4.臀红的护理法

（1）<u>保持臀部及会阴部皮肤的清洁、干燥、舒适</u>，防止感染，使臀部痊愈。

（2）局部用红外线灯或鹅颈灯照射臀部，灯泡25～40 W，<u>灯泡距臀部患处35～45 cm，照射15～20分钟</u>。

原理：照射产生热作用，加速渗出物吸收，并有抗感染和抑制细菌的作用。

（3）将蘸有油类或药膏的棉签贴在皮肤上轻轻滚动，均匀涂药。

5.调整电解质紊乱的护理

（1）若补液中出现低血钾，<u>静脉补钾浓度不得超过0.3%（新生儿不得超过0.2%）</u>；按每日3～4 mmol/kg补充；<u>速度不宜过快，每日补钾总量静脉滴注时间不应短于6～8小时</u>，<u>切记含钾溶液不能静脉推注</u>，以免抑制心脏引起心搏骤停，故<u>尿量要在30 mL/h以上时补钾</u>，或治疗前6小时内排过尿。治疗低血钾须持续给钾4～6天或更长。

（2）若补液中出现抽搐，<u>可静脉缓慢注射钙剂（10%葡萄糖酸钙加2倍水稀释），时间不得少于10分钟</u>。

第十二节　腹外疝病人的护理

一、病因

<u>腹外疝是由腹腔内某一脏器或组织连同腹膜壁层，经腹壁薄弱点或孔隙向体表突出所形成的包块</u>，是外科最常见的疾病之一。其中以腹股沟疝发生率最高。

<u>腹壁强度降低和腹内压增高是腹外疝发病的两大因素</u>。

1.腹壁强度降低属于解剖结构原因，是<u>疝发生的基础</u>，有先天性结构缺陷和发育异常及后天性腹壁肌肉功能丧失和缺陷两种情况。

（1）先天性因素：某些脏器或组织穿过腹壁的部位是先天形成的腹壁薄弱点，如精索或子宫圆韧带穿过腹股沟管、股动静脉穿过股管、脐血管穿过脐环等处。

（2）后天性因素：腹壁手术切口愈合不良、腹壁神经损伤、引流口愈合不良、外伤、感染所致的腹壁缺损，年老体弱或过度肥胖造成腹壁肌肉萎缩等，均可导致腹壁强度降低。

2.腹内压增高既可引起腹壁解剖结构的病理性变化，又可使腹腔内器官经腹壁薄弱区域或缺损处突出而形成疝。常见原因有：<u>慢性咳嗽、慢性便秘、晚期妊娠、腹水、腹内肿瘤、排尿困难（良性前列腺增生、膀胱结石）、举重、反复呕吐、婴儿经常啼哭</u>等。

二、病理解剖

典型的腹外疝由疝环、疝囊、疝内容物和疝外被盖四部分组成。

1.<u>疝环是疝内容物突出体表的门户</u>，为腹壁薄弱或缺损处。临床上常以疝环作为命名依据。

2.<u>疝囊是腹膜壁层经疝环而突出的囊袋结构</u>，可分为疝囊颈、疝囊体、疝囊底三部。疝囊颈指疝囊与腹腔相连接的狭窄部，其位置相当于疝环，是高位结扎疝囊的标志。

3.<u>疝内容物指从腹腔突出而进入疝囊的脏器或组织</u>。以小肠最为多见，其次是大网膜。

4.疝外被盖指疝囊以外的腹壁各层组织。

三、临床分类

按疝内容物的病理变化和临床表现，腹外疝可分为：

1.易复性疝

当病人站立、行走、奔跑、劳动以及咳嗽、排便等腹内压升高时疝块突出；平卧、休息或用手向腹腔推送时疝内容物可回纳入腹腔。

2.难复性疝

疝内容物不能或不能完全回纳入腹腔者，称为难复性疝，内容物多为大网膜。如盲肠、乙状结肠、膀胱等腹内脏器下移构成疝囊壁的一部分，称为滑动性疝（多见于右侧），也属于难复性疝，手术中易误伤此腹内脏器。

3.嵌顿性疝

疝环较狭小面腹内压骤然增高，疝内容物可强行扩张疝囊颈而进入疝囊，随后因疝囊颈弹性收缩，将疝内容物卡住而不能回纳腹腔者，称为嵌顿性疝。疝发生嵌顿后，疝内容物可发生静脉回流受阻，若内容物为小肠可导致肠壁瘀血和水肿，肠壁颜色由正常的淡红色转为暗红色，疝囊内可有淡黄色渗液积聚；肠管受压情况加重，更难回纳。肠管嵌顿后，可导致急性机械肠梗阻。此时若能及时解除嵌顿，病变肠管可恢复正常。

4.绞窄性疝

嵌顿如不及时解除，使疝内容物（肠管及其系膜）受压情况不断加重，使动脉血流减少，最终导致完全阻断，发生严重血运障碍甚至坏死者，称为绞窄性疝。此时肠系膜动脉搏动消失，肠管壁逐渐失去光泽、弹性和蠕动能力，坏死变黑。疝囊内渗液变为淡红色或暗红色血水。晚期肠管壁发生溃烂、穿孔，肠内容物外溢，先是疝囊内感染，之后可引起疝外被盖各层组织的急性炎症，感染延及腹膜则引起急性弥漫性腹膜炎。嵌顿性疝和绞窄性疝实际上是一个病理过程的两个阶段，临床上很难截然区分。其肠壁血运障碍是区别嵌顿性疝的主要表现。

四、腹股沟疝

凡腹腔内脏器或组织经腹股沟区的薄弱或缺损处向体表突出形成的疝，称为腹股沟疝。腹股沟疝分为腹股沟斜疝和腹股沟直疝两种，其中以腹股沟斜疝最多见，约占全部腹外疝的75%～90%。

疝囊经过腹壁下动脉外侧的腹股沟管深环（腹环、内环）突出，向内、向下、向前斜行经腹股沟管，再穿出腹股沟管浅环（皮下环、外环），并可进入阴囊，称为腹股沟斜疝。疝囊经过腹壁下动脉内侧直疝三角区（Hesselbach 三角）直接由后向前突出，不经内环，也不进入阴囊，称为腹股沟直疝。

（一）腹股沟斜疝

多见于儿童与青壮年男性。

1.易复性斜疝主要表现为在腹股沟区出现可复性疝块，呈带蒂柄的梨形或椭圆形，并可进入阴囊或大阴唇，偶有胀痛。疝块常在病人站立、劳动、行走、跑步、剧咳或婴儿啼哭时出现，当病人平卧或用手向腹腔推送时，疝块消失。疝块还纳后，用手指通过阴囊皮肤伸入外环，可感外环松弛扩大，嘱病人咳嗽，指尖有明显冲击感。将疝块回纳腹腔后，用拇指压迫腹股沟管内环处，让病人站立并咳嗽，腹压增高而疝块不再出现，松开手指后疝块又可出现。疝内容物如为肠袢则肿块柔软、表面光滑，叩诊呈鼓音。做阴囊透光试验为阴性，可与鞘膜积液鉴别。

2.难复性斜疝，除胀痛稍重外，主要特点是疝块不能完全还纳。滑动性斜疝多见于右侧腹股沟区，除了疝块不能还纳外，尚有"消化不良"和便秘等症状。

3.嵌顿性斜疝，常发生在强力劳动或用力排便等腹内压骤增时，常表现为疝块突然增大，伴有明显疼痛，平卧或用手推送肿块不能使之回纳。肿块紧张发硬，且有明显触痛。嵌顿的内容物如为肠袢，不但局部疼痛明显，还可伴有阵发性腹部绞痛、恶心、呕吐、腹胀、肛门停止排气排便等机械性肠梗阻的临床表现。

4.如嵌顿时间过久，疝内容物可发生缺血坏死，嵌顿性疝发展为绞窄性疝，疝块除了有红、肿、热、痛等急性炎症的表现外，常伴有急性腹膜炎的体征，严重者可并发脓毒症，甚至感染性休克。但在肠袢坏死穿孔时，可因疝内压力骤降而使疼痛暂时有所缓解，因此疼痛减轻但肿块仍存在者，不可当作是病情好转。

（二）腹股沟直疝

常见于年老体弱者，当病人站立或腹内压增高时，在腹股沟内侧、耻骨结节上外方出现一半球形肿块，也不降入阴囊，不伴疼痛或其他症状。平卧后因疝囊颈宽大，疝块多能自行还纳腹腔而消失，极少发生嵌顿。

表4-3　腹股沟斜疝与腹股沟直疝的鉴别

项　目	斜　疝	直　疝
好发年龄	儿童与青壮年	老年
突出途径	由腹股沟管突出，可进入阴囊	经直疝三角突出，不进入阴囊
疝块外形	椭圆形或梨形，上部呈蒂柄状	半球形，基底较宽
回纳疝块后压住内环	疝块不再突出	疝块仍可突出
精索与疝囊的关系	精索在疝囊内后方	精索在疝囊前外方
疝囊颈与腹壁下动脉的关系	疝囊颈在腹壁下动脉外侧	疝囊颈在腹壁下动脉内侧
嵌顿机会	较多	极少

（三）辅助检查

1. 透光试验

腹股沟斜疝透光试验阴性，此检查方法可与鞘膜积液鉴别。

2. 实验室检查

疝内容物继发感染时，血常规检查示白细胞计数和中性粒细胞比例升高；粪便检查显示隐血试验阳性或见白细胞。

3. X射线检查

疝嵌顿或绞窄时X射线检查可见肠梗阻征象。

五、股疝

腹内脏器或组织通过股环（疝环）、经股管向卵圆窝突出的疝，称为股疝。股疝多见于40岁以上的经产妇女，由于女性骨盆较宽、联合肌腱和陷窝韧带薄弱，以致股管口宽大松弛，当腹内压增高时易发生股疝。

股疝的典型表现是病人站立或咳嗽时，在腹股沟韧带内侧下方卵圆窝处，有一半球形的肿块。疝块一般不大，症状较轻，常不被病人注意，肥胖者更易忽视。因股疝疝环狭小，周围韧带多较坚韧，疝块沿股管垂直面下，在卵圆窝处即向前上方转折形成锐角，因此股疝是最易发生嵌顿的腹外疝。股疝发生嵌顿后，除了局部有明显疼痛外，如嵌顿疝内容物为肠管，病人常伴有急性肠梗阻表现，部分病人以急性腹痛或急性肠梗阻来医院就诊，应予以注意。股疝最易嵌顿，确诊后及时手术，一般采用疝囊高位结扎加修补术。修补方法常用的是McVay法。

六、切口疝

腹腔内器官或组织自腹部手术切口突出的疝，称为切口疝。

1. 病因

（1）腹部纵行切口；

（2）切口感染所致腹壁组织破坏（最常见）；

（3）手术因素；

（4）腹内压升高；

（5）切口愈合不良。

2.临床表现及诊断

主要症状是腹壁切口瘢痕处有肿块出现。肿块通常在站立位或用力时更为明显，平卧休息则缩小或消失。多数切口疝无完整疝囊，故疝内容物常可以与腹膜外腹壁组织粘连而成为难复性疝，但因其疝环较宽大，极少发生嵌顿。

七、腹外疝的治疗原则

除少数特殊情况外，均应尽早施行手术治疗。

1.非手术治疗

（1）棉线束带法或绷带压深环法：婴儿在长大过程中，腹肌逐渐强壮，部分病人有自愈可能，一般主张在一岁以下的婴儿，可暂不手术，先用棉线束带或绷带压迫腹股沟管内环，以防疝的突出。

（2）医用疝带的使用：年老体弱或伴其他严重疾病不宜手术者，可配用医用疝带。长期使用疝带可使疝囊颈因摩擦而肥厚，增加疝嵌顿的发病率，并可使疝内容物与疝囊发生粘连，易形成难复性疝。

（3）嵌顿性疝的处理：嵌顿性疝原则上应紧急手术，以防止肠管坏死，并解除伴发的肠梗阻。在下列情况下可先试行手法复位：①嵌顿时间在3～4 h内，局部压痛不明显，也无腹部压痛、反跳痛及腹肌紧张等腹膜刺激征者；②年老体弱或伴有其他较严重疾病不能耐受手术，且估计疝内容物尚未绞窄坏死者。手法复位有挤破肠管、把已坏死的肠管送回腹腔的可能，因此手法复位后24 h内，严密观察腹部体征，一旦出现腹膜炎或肠梗阻的表现，立即手术探查。

（4）绞窄性疝的内容物已坏死，更需手术治疗。

2.手术治疗

手术修补是治疗腹股沟疝的最有效方法，手术的方式有：

（1）传统疝手术包括疝囊高位结扎术和疝修补术。①疝囊高位结扎术：在疝囊颈以上结扎疝囊，同时切除多余的疝囊。仅适用于婴幼儿及绞窄性斜疝因肠管坏死而局部有严重感染者。②疝修补术：有加强腹股沟前壁的Ferguson法，加强腹股沟后壁的Bassini法、Halsted法、McVay法、Shouldice法。

（2）无张力疝修补术目前最常用。系利用人工合成网片材料，在无张力的情况下进行疝修补术。该方法最大的优点是材料易于获得、创伤小、术后下床早、恢复快，但都有潜在的排异和感染的危险。

（3）经腹腔镜疝修补术

八、腹外疝的护理问题

1.急性疼痛　与疝块突出、嵌顿或绞窄相关。

2.知识缺乏　缺乏腹外疝成因、预防腹内压升高及促进术后康复的有关知识。

3.潜在并发症：术后阴囊水肿、切口感染。

九、腹外疝的护理措施

1.术前护理

（1）心理护理

（2）卧床休息：疝块较大者应减少活动，多卧床休息，要离床活动时，应使用疝带压住疝环口，避免腹腔内容物脱出而造成疝嵌顿。

（3）消除腹内压增高的因素：术前有咳嗽、便秘、排尿困难等引起腹内压增高的因素，除紧急手术外，均应做相应处理，待症状控制后再手术。吸烟者术前两周开始戒烟。注意保暖，防止受凉感冒，鼓励病人多饮水，多吃富含粗纤维的食物，以保持大便通畅。

（4）备皮：严格备皮是防止切口感染、避免疝复发的重要措施。术前嘱患者沐浴，按规定范围严格备皮，对阴囊皮肤的准备更要仔细，既要剃尽阴毛又要防止剃伤皮肤。

（5）灌肠与排尿：术前晚灌肠通便，清除肠内积粪，防止术后腹胀及排便困难。进手术室前，嘱病人排尽尿液或留置尿管，以防术中误伤膀胱。

（6）急诊手术前护理：嵌顿性及绞窄性腹外疝多伴有急性肠梗阻，往往有脱水、酸中毒和全身中毒症状，甚至发生感染性休克。应遵医嘱对腹胀、呕吐者进行禁食、胃肠减压；术前有体液失衡者应予以纠正；病情严重者需抗感染、备血等处理。

2.术后护理

（1）体位与活动：术后当日取平卧位，膝下垫一软枕，使膝、髋关节微屈，以降低腹股沟区切口的张力和减少腹腔内压力，利于切口愈合和减轻切口疼痛，次日改为半卧位，并开始适当卧床活动，传统疝修补术后3～5 d考虑离床活动。年老体弱、复发性疝、绞窄性疝、巨大疝的手术卧床时间可适当延长。采用无张力疝修补术后的病人，术后6～8 h即可下床轻微活动，如短距离行走、下床排便、排尿等，但年老体弱、复发性疝、绞窄性疝、巨大疝等病人可适当推迟下床活动时间；术后72 h可恢复正常活动，但避免剧烈活动。

（2）饮食：一般术后6～12 h，无恶心、呕吐，病人可进流质饮食，次日逐步改为半流质饮食、软食、普食；行肠切除吻合术后应禁食，待肠道功能恢复后方可进食。

（3）病情观察：注意观察生命体征的变化，密切观察切口有无出血、感染及阴囊有无肿大、血肿的征象，及其他并发症的出现。

（4）减轻或有效缓解疼痛：术后平卧3日，髋关节微屈，以松弛腹股沟切口的张力，利于切口愈合和减轻疼痛，必要时根据医嘱应用止痛剂。

（5）并发症的预防和护理：

①防止腹内压升高：术后应注意保暖，以防受凉引起咳嗽。如有咳嗽应及时用药物治疗，指导病人在咳嗽等增加腹压的动作时用手掌按压、保护切口，以免缝线撕脱造成手术失败。保持大便通畅，必要时给予通便药物。术后因麻醉或手术刺激引起尿潴留者，可肌内注射氨甲酰胆碱0.25 mg，以促进膀胱平滑肌的收缩，必要时需导尿。

②预防阴囊水肿：因阴囊比较松弛、位置低，渗血、渗液易积聚于阴囊，应密切观察阴囊肿胀情况。为避免阴囊内积血和促进淋巴回流，术后可用阴囊托或丁字带将阴囊托起，腹沟手术区用沙袋压迫12～24 h，以防发生阴囊水肿。

③预防切口感染：切口感染是疝复发的主要原因之一。一般疝修补术为无菌手术，不易发生感染，而绞窄性疝行肠切除、肠吻合术，切口易发生感染。应注意保持敷料清洁、干燥，避免大、小便污染。如发现敷料脱落或污染，应及时更换，嵌顿性或绞窄性疝术后应用抗生素。

十、健康教育

1.出院后逐渐增加活动量，3个月内应避免重体力劳动或提举重物，采用无张力疝修补术的病人，术后2周即可参加一定的体力劳动或活动。

2.避免腹内压增高　生活要有规律，避免过度紧张和疲劳。多吃营养丰富、富含粗纤维的食物，保持大便通畅。预防和及时治疗使腹内压增高的各种疾病，如有咳嗽、便秘、排尿困难等症状，应及时治疗，以防疝复发。

3.定期随访，若疝复发，应及时诊治。

第十三节　肠梗阻病人的护理

一、病因与分类

肠梗阻是指肠内容物因各种原因不能正常运行、顺利通过肠道。肠梗阻是外科常见的急腹症。

1.根据肠梗阻发生的基本原因可分为三类

（1）机械性肠梗阻是最常见的类型。导致肠腔狭小的原因有：①肠腔堵塞，如寄生虫、粪石、异物、大胆石等；②肠管受压，如粘连带压迫、肠管扭转、嵌顿疝等；③肠壁病变，如肿瘤、炎症性狭窄、肠套叠、先天性肠道闭锁等。

（2）动力性肠梗阻：由于神经反射或毒素刺激引起肠壁肌功能紊乱，使肠蠕动丧失或肠管痉挛，致肠内容物不能正常运行而引起，但无器质性的肠腔狭窄。其中，麻痹性肠梗阻较常见，见于急性弥漫性腹膜炎、腹部大手术、腹膜后血肿或感染后等；痉挛性肠梗阻则甚少，如肠道功能紊乱或慢性铅中毒引起肠痉挛。

（3）血运性肠梗阻：由于肠系膜血管栓塞、血栓形成或肠受压，使肠管血运障碍，继而发生肠麻痹，使肠内容物不能运行。

2.根据肠壁有无血运障碍，肠梗阻又分为单纯性和绞窄性二类。

（1）单纯性肠梗阻：只是肠内容物通过受阻，而无肠管血运障碍。

（2）绞窄性肠梗阻：指肠梗阻并伴有肠壁血运障碍，可因肠系膜血管受压、血栓形成或栓塞等引起。

其他分类方法：根据梗阻的部位高低可分为高位（如空肠上段）肠梗阻和低位（如回肠末段和结肠）肠梗阻；根据梗阻的程度可分为完全性肠梗阻和不完全性肠梗阻；根据梗阻的发展过程分为急性肠梗阻和慢性肠梗阻。

二、临床表现

1.症状

痛、吐、胀、闭。

（1）疼痛：单纯性机械性肠梗阻表现为阵发性腹部绞痛；如为绞窄性肠梗阻，腹痛间歇期缩短，呈持续性剧烈腹痛；麻痹性肠梗阻腹痛特点为全腹持续性胀痛。

（2）呕吐：

①肠梗阻早期：反射性，呕吐物以胃液及食物为主；

②高位肠梗阻：呕吐早且频繁，主要为胃及十二指肠内容物；

③低位肠梗阻：呕吐出现较迟而少，呕吐物可呈粪样；

④麻痹性肠梗阻：呕吐呈溢出性；

⑤绞窄性肠梗阻：呕吐物为血性或棕褐色液体。

（3）腹胀：高位肠梗阻腹胀轻，低位肠梗阻腹胀明显。麻痹性肠梗阻表现为显著的均匀性腹胀。闭袢性肠梗阻腹胀多不对称。

（4）肛门停止排气、排便：见于急性完全性肠梗阻，多不排气、不排便。绞窄性肠梗阻可排出血性黏液样便。不完全性肠梗阻可有多次少量排便、排气。

2.体征

（1）腹部体征：

①视诊：单纯性机械性肠梗阻时腹部膨隆，常可见肠型及蠕动波，腹痛发作时更明显。肠扭转时因扭转肠袢存在而腹胀多不对称，而麻痹性肠梗阻者见均匀性腹胀。

②触诊：单纯性肠梗阻腹壁软，可有轻度压痛，无腹膜刺激征；绞窄性肠梗阻常有固定性压痛和腹膜刺激征；有时可触及压痛性的肠袢包块。

③叩诊：绞窄性肠梗阻时，因坏死渗出增多，可有移动性浊音。

④听诊：机械性肠梗阻时肠鸣音亢进，有气过水声或金属音。麻痹性肠梗阻时肠鸣音减弱或消失。

（2）全身：单纯性肠梗阻早期，病人全身情况多无明显改变。肠梗阻晚期或绞窄性肠梗阻病人，可有口唇干燥、眼窝内陷、皮肤弹性消失、尿少或无尿等明显缺水征，以及脉搏细速、血压下降、面色苍白、四肢发冷等中毒和休克征象，代谢性酸中毒，但十二指肠第一段梗阻时可发生低氯低钾性碱中毒。

三、辅助检查

1.实验室检查

（1）血常规：肠梗阻病人出现脱水、血液浓缩时可出现血红蛋白、血细胞比容及尿相对密度升高。而绞窄性肠梗阻多有白细胞计数及中性粒细胞比例的升高。

（2）血气分析及血生化检查：血气分析、血清电解质、血尿素氮及肌酐检查可出现异常。

（3）其他：呕吐物和粪便检查见大量红细胞或隐血试验阳性时提示肠管有血运障碍。肠梗阻的诊断中最重要的是确定肠壁血运有无障碍。

2. X 射线检查对诊断肠梗阻有很大价值。肠梗阻发生 4~6 h 后，腹部立位或侧卧透视或摄片可见多个气液平面及胀气肠袢，空肠梗阻时，空肠黏膜的环状皱襞可显示鱼肋骨刺状改变。绞窄性肠梗阻时可见孤立、突出胀大的肠袢。

四、治疗原则

治疗原则是解除梗阻、矫正全身生理紊乱。

1. 基础治疗

包括禁食禁饮、胃肠减压；纠正水、电解质及酸碱平衡失调；防治感染和中毒；酌情给予解痉剂、镇静剂等对症治疗措施，并密切观察病情变化。

2. 解除梗阻

（1）非手术治疗：中医中药；口服或胃肠道灌注生植物油；针刺疗法；腹部按摩；低压空气或钡剂灌肠。

（2）手术治疗：粘连松解术、肠切开取异物、肠扭转复位术；肠切除肠吻合术；短路手术；肠造口或肠外置术。

五、常见肠梗阻

1. 粘连性肠梗阻

粘连性肠梗阻是肠粘连或腹腔内粘连带所引起的肠梗阻，是最常见的肠梗阻，多发生在以往有过腹部手术、损伤、出血、异物或炎症史的患者，临床上以手术后所致的粘连性肠梗阻为最多；肠道功能紊乱、饮食不当、剧烈活动、体位突然改变等是该病的诱因。其临床表现主要是小肠机械性肠梗阻的表现，及时、正确治疗腹腔炎症对防止粘连的发生有重要意义。此外，术后早期活动和促进肠蠕动及早恢复，有利于防止粘连的形成。一般选用非手术治疗。如经非手术治疗不见好转甚至病情加重，或怀疑为绞窄性肠梗阻，反复频繁发作的粘连性肠梗阻应考虑手术治疗。

2. 肠扭转

肠扭转是一段肠袢沿其系膜长轴旋转而造成的闭袢型肠梗阻，同时肠系膜血管受压，也是绞窄性肠梗阻。常见的肠扭转有部分小肠、全部小肠和乙状结肠扭转。肠扭转是一种严重的机械性肠梗阻，常可在短时间内发生肠绞窄、坏死，死亡率为 15%~40%。一般应及时手术治疗，根据病情手术方式有扭转复位术、肠切除术等。小肠扭转多见于青壮年，常在饱餐后剧烈运动时（健康教育：避免暴饮暴食、饭后忌剧烈活动）而发病，表现为突发脐周剧烈绞痛，常牵涉至腰背部，频繁呕吐，腹胀不对称，病人早期即可发生休克。腹部 X 射线检查可见空肠和回肠换位或"假肿瘤征"等影像特点。

3. 肠套叠

肠套叠是指一段肠管套入其相连的肠管腔内。肠套叠 80% 发生在 2 岁以下的儿童，最多见的回肠末端套入结肠的是回盲型。表现为突然发作的剧烈的阵发性腹痛，病儿哭闹不安、面色苍白、出汗，伴有呕吐和果酱样血便。腹部检查时可扪及腊肠形肿块。X 射线透视下空气灌肠、钡剂灌肠、腹部 B 超监视下水压灌肠可明确诊断。肠套叠早期可用空气（或氧气、钡剂）灌肠复位，疗效可达 90% 以上。如果复位不成功，或病期已超过 48 小时，或怀疑有肠坏死、肠穿孔，或空气灌肠复位后出现腹膜刺激征及全身情况恶化，都应及时行手术治疗。

六、护理问题

1. 急性疼痛　与肠蠕动增强或肠壁缺血有关。

2. 体液不足　与频繁呕吐、腹腔及肠腔积液、胃肠减压等有关。

3. 潜在并发症：术后肠粘连、腹腔感染、肠瘘、吸入性肺炎等。

七、护理措施

（一）非手术治疗护理/术前护理

1. 缓解疼痛、腹胀

（1）胃肠减压：有效的胃肠减压对单纯性肠梗阻和麻痹性肠梗阻可达到解除梗阻的目的。多采用鼻胃管减压。胃肠减压期间应保持减压管通畅和减压装置有效的负压，注意引流液的色、质、量，并正确记录。向减压管内注入生植物油或中药等，可润滑肠管或是刺激肠蠕动恢复，胃管中注入中药或液状石蜡后夹管1～2 h。

（2）安置体位：取低半卧位，减轻腹肌紧张，有利于病人的呼吸。

（3）应用解痉剂：在确定无肠绞窄后，可应用阿托品、654-2等抗胆碱类药物，以解除胃肠道平滑肌的痉挛，抑制胃肠道腺体的分泌。

（4）按摩或针刺疗法

2.维持体液平衡与营养平衡

（1）合理补液并记录出入量：根据病人的脱水情况和有关的血生化指标合理安排输液计划。输液期间严密观察病情变化，准确记录液体出入量。

（2）营养支持：肠梗阻病人应禁食，给予胃肠外营养；梗阻解除后逐步恢复饮食（若梗阻缓解，肠功能恢复，可逐步进流质饮食，忌食产气的甜食和生奶等。）

3.呕吐护理

呕吐时坐起或头偏向一侧，及时清理口腔内呕吐物，以免误吸引起吸入性肺炎或窒息；呕吐后给予漱口；观察和记录呕吐物的颜色、性状和量。

4.严密观察病情变化，及早发现绞窄性肠梗阻

注意观察病人神志、精神状态、生命体征、症状、体征（呕吐、排气、排便、腹痛、腹胀、腹膜刺激征、肠蠕动情况），观察期间慎用或禁用止痛药，以免掩盖病情。出现下列情况应考虑绞窄性肠梗阻，及时报告医师：①腹痛发作急骤，起始即为持续性剧烈疼痛，或持续性疼痛伴有阵发性加重。②呕吐出现早、剧烈而频繁。③腹胀不均匀，腹部有局限性隆起或触痛性肿块（胀大的肠袢）。④呕吐物、胃肠减压抽出液、肛门排出物为血性，或腹腔穿刺抽出血性液体。⑤出现腹膜刺激征，肠鸣音可不亢进或由亢进转为减弱甚至消失。⑥体温升高、脉率增快、白细胞计数增高。⑦病情发展迅速，早期出现休克，抗休克治疗无效。⑧经积极的非手术治疗而症状、体征无明显改善。⑨腹部X射线见孤立、突出胀大的肠袢，不因时间而改变位置，或有假肿瘤状阴影；或肠间隙增宽，提示有腹腔积液。

5.术前准备

慢性不完全性肠梗阻需做肠切除手术者应按要求做肠道准备。急诊手术者紧急做好备皮、配血、输液等术前准备。

（二）术后护理

1.体位

全麻术后暂时予以平卧位，头偏向一侧；血压平稳后给予半卧位。

2.饮食

术后暂禁食，禁食期间给予静脉补液，待肠蠕动恢复、肛门排气后可开始进少量流质，若无不适，逐步过渡到恢复饮食。

3.术后并发症的观察和护理

（1）肠粘连：鼓励病人术后早期活动，若病情平稳，术后24小时即可开始床上活动，3日后下床活动，促进肠蠕动恢复，防止肠粘连；密切观察有无肠梗阻症状和体征。

（2）腹腔内感染及肠瘘：术后加强腹腔引流管的护理；观察有否感染的发生，感染者给予全身营养支持和抗感染治疗，局部双套管负压引流，必要时再次手术处理。

第十四节　急性阑尾炎病人的护理

一、病因及发病机制

急性阑尾炎多发生于20～30岁，男性发病率高于女性。

1.阑尾管腔阻塞是最常见的病因，主要是管壁内丰富淋巴滤泡的明显增生（约占60%），多见于年轻人。35%的病人由粪石阻塞引起。

2.细菌入侵：多为肠道内各种革兰氏阴性杆菌和厌氧菌。

二、病理

1.急性单纯性阑尾炎为轻型阑尾炎或病变早期。病变多局限于黏膜和黏膜下层。临床症状和体征均较轻。轻度腹痛或隐痛。体温可达37.5 ℃～38 ℃。

2.急性化脓性阑尾炎也称急性蜂窝织炎性阑尾炎，阑尾肿胀明显，浆膜高度充血，表面覆以纤维素性（脓性）渗出物。阑尾周围的腹腔内有稀薄脓液，形成局限性腹膜炎。临床症状和体征较重。呈阵发性胀痛或剧痛。体温可达38.5～39 ℃。

3.坏疽性及穿孔性阑尾炎最严重。多在阑尾根部和尖端穿孔，如未被包裹，感染继续扩散，可引起急性弥漫性腹膜炎。坏疽性阑尾炎呈持续性剧烈腹痛；穿孔性阑尾炎因阑尾腔压力骤降，腹痛可暂时减轻，但不久腹痛又会加重。体温可达39～40 ℃。

4.急性阑尾炎化脓坏疽或穿孔：如果此过程进展较慢，大网膜可移至右下腹，将阑尾包裹并形成粘连，形成炎性肿块或阑尾周围脓肿。

三、临床表现

（一）症状

1.腹痛

典型表现为转移性右下腹痛，70%～80%的病人有此症状。疼痛多开始于上腹或脐周，位置不固定，初为持续性钝痛，经过数小时（6～8小时）后，疼痛转移并固定于右下腹，多为持续性疼痛，说明炎症累及腹膜。疼痛属于躯体感觉性疼痛（敏感、定位准确）。

2.胃肠道症状

轻度厌食、恶心或呕吐；可发生腹泻；弥漫性腹膜炎可发生麻痹性肠梗阻致腹胀。盆腔位阑尾炎时炎症刺激直肠和膀胱，可引起里急后重和排尿疼痛等症状。

3.全身表现

体温多在38 ℃左右，阑尾坏疽穿孔时寒战、高热（39～40 ℃）；发生门静脉炎时可出现寒战、高热和轻度黄疸。

（二）体征

1.右下腹固定性压痛是最常见的重要体征，是诊断早期阑尾炎的重要依据。压痛点通常位于麦氏点。

2.腹膜刺激征包括腹肌紧张（说明壁层腹膜受炎症刺激）、压痛、反跳痛和肠鸣音减弱或消失等。提示出现化脓、坏疽或穿孔。阑尾穿孔时，腹痛和压痛的范围可波及全腹，但仍以麦氏点压痛最明显。

3.右下腹包块：多为阑尾周围脓肿的表现。

4.特殊体征

（1）结肠充气试验（Rovsing征）：病人仰卧位，检查者一手掌压迫病人左下腹，另一手掌按压病人近侧结肠，病人结肠内气体被逆向传至盲肠和阑尾，引起右下腹疼痛者为阳性。

（2）腰大肌试验（Psoas征）：病人左侧卧位，将右下肢向后过伸，引起右下腹疼痛者为阳性，常提示炎症阑尾贴近腰大肌，多见于盲肠后位阑尾炎。

（3）闭孔内肌试验（Obturator征）：病人仰卧位，将右髋和右膝均屈曲90°，然后被动向内旋转，引起右下腹疼痛者为阳性，提示阑尾位置较低，靠近闭孔内肌。

（4）直肠指诊：阑尾位于盆腔或炎症已波及盆腔时，直肠右前壁有触痛。当直肠膀胱陷窝处积脓时，直肠前壁不仅有触痛且有饱满感或波动感。

四、辅助检查

1.实验室检查

白细胞计数可升高到$10 \times 10^9/L \sim 20 \times 10^9/L$，发生核左移，中性粒细胞比例增高。盲肠后位阑尾炎若累及输尿管，尿中可出现少量红细胞和白细胞。

2.影像学检查

腹部X射线平片 、B超检查、CT检查。

3.腹腔镜检查

可用于急性阑尾炎的诊断，确诊后可同时在腹腔镜下做阑尾切除术。

五、处理原则

1.非手术治疗

适用于：早期单纯性阑尾炎；急性阑尾炎诊断尚未确定；病程已超过72小时、炎性肿块和（或）阑尾周围脓肿已形成者。治疗措施包括禁食、补液、有效抗生素治疗。若病情有发展趋势，应改为手术治疗。

2.手术治疗

绝大多数急性阑尾炎确诊后，应及早施行阑尾切除术。

（1）急性单纯性阑尾炎：行阑尾切除术或腹腔镜阑尾切除术。

（2）急性化脓性或坏疽性阑尾炎：行阑尾切除术。

（3）穿孔性阑尾炎：阑尾切除术+腹腔冲洗+腹腔引流。

（4）阑尾周围脓肿：非手术治疗，先用抗生素控制症状，3个月后行阑尾切除术。

六、护理问题

1.急性疼痛　与阑尾炎症刺激壁腹膜或手术创伤有关。

2.潜在并发症：腹腔脓肿、门静脉炎、出血、切口感染、阑尾残株炎及粘连性肠梗阻等。

七、护理措施

（一）非手术治疗的护理/术前护理

1.心理护理

2.定时测量生命体征，观察腹部症状和体征。

3.半卧位（腹腔渗出液最易积于盆腔）或斜坡卧位，可放松腹肌，减轻腹壁张力，缓解腹痛。

4.禁食，必要时胃肠减压，禁服泻药、禁灌肠。

5.遵医嘱及时应用有效的抗生素。

6.对诊断明确疼痛剧烈的病人可遵医嘱给予解痉药或止痛药，以缓解疼痛。

7.急诊手术前准备：备皮、配血、输液等。

（二）术后护理

1.密切监测病情变化。

2.体位

麻醉清醒、血压、脉搏平稳者，改为半卧位。

3.腹腔引流管的护理

妥善固定引流管；防止扭曲、受压，挤压引流管，保持通畅；观察并记录引流液的颜色、性状及量。一般在1周左右拔除。

4.饮食

肛门排气后恢复饮食。

5.抗生素的应用

应用有效抗菌药物。

6.活动

术后早期在床上翻身、活动肢体，待麻醉反应消失后即下床活动。

7.并发症的观察和护理

（1）切口感染是阑尾切除术后最常见的并发症，多见于化脓性或穿孔性阑尾炎。表现为术后3～5

日体温升高、切口处出现红肿、压痛或波动感。处理原则：一经确诊可穿刺抽出脓液或拆除缝线及放置引流，排出脓液。定期换药，促进伤口愈合。

（2）粘连性肠梗阻较常见，与局部炎性渗出、手术损伤和术后长期卧床等因素有关。早期手术、术后早期下床活动可以有效预防该并发症，病情严重者需手术治疗。

（3）腹腔内出血常发生在术后24小时内，多因阑尾系膜结扎线松脱而引起。临床表现为腹痛、腹胀和失血性休克等。一旦发生出血，应立即输血、补液，必要时再次手术止血。

（4）腹腔感染或脓肿多发生于化脓性或坏疽性阑尾炎术后，尤其是阑尾穿孔伴腹膜炎的病人，炎性渗出物积聚于膈下、盆腔、肠间隙并形成脓肿。表现为术后5～7日体温持续升高，或下降后又升高，并有腹痛、腹胀、腹部压痛及全身中毒症状；腹腔脓肿者合并有腹部包块及直肠膀胱刺激症状，应及时和医生取得联系进行处理，可按腹膜炎和腹腔脓肿相应的治疗和护理原则处理。

八、健康教育

1.指导手术后病人应摄入营养丰富、易消化的食物，注意饮食卫生，避免腹部受凉，防止发生胃肠功能紊乱。

2.鼓励病人早期床上或下床活动，促进肠蠕动恢复，防止发生肠粘连。

3.阑尾周围脓肿病人出院3个月后可行阑尾切除术。

第十五节　痔病人的护理

痔是直肠末端黏膜下、肛管皮肤下静脉丛瘀血、扩张、屈曲所形成的柔软静脉团。

一、病因

1.肛垫下移学说

肛垫是由静脉丛、结缔组织、平滑肌纤维构成的复合体，起完善肛门闭合的作用。若存在便秘、排尿困难、妊娠、盆腔肿瘤等引起腹内压增高的因素，则肛垫内的正常纤维弹力结构破坏伴肛垫内静脉曲张和慢性炎症纤维化，肛垫出现病理学肥大并向远侧移位后形成痔。

2.静脉曲张学说

直肠上静脉丛位于门静脉系统的最低位，静脉腔内无静脉瓣，静脉回流困难，而且直肠上、下静脉丛壁薄、位置表浅，末端直肠黏膜下组织松弛，对静脉丛支持不力，腹内压增高的因素（久坐久立、用力排便、妊娠、腹水、盆腔巨大肿瘤）的作用下容易造成静脉瘀血、扩张而形成痔。

此外，长期饮酒和进食大量刺激性食物可使局部充血；肛周感染可引起静脉周围炎使肛垫肥厚；营养不良可使局部组织萎缩无力。以上因素都可诱发痔的发生。

二、临床表现

可分为内痔、外痔和混合痔三类。

1.内痔是肥大、移位的肛垫，位于齿线以上。好发于直肠下端、直肠上动脉的分支处，即左侧、右前方或右后方等三处（截石位的3、7、11点）。主要表现为排便时无痛性出血和痔块脱出。根据病程分为四度：

Ⅰ度：排便时出血，痔块不脱出肛门。（无痛性、间歇性便后出血是内痔早期的典型症状。）

Ⅱ度：便血加重，严重时呈喷射状，排便时痔块脱出肛门，排便后自行回纳。

Ⅲ度：便血量常减少，痔块脱出于肛门，需用手辅助才可回纳。

Ⅳ度：痔块长期脱出于肛门外，不能回纳或回纳后又立即脱出。当脱出的痔块被痉挛的括约肌嵌顿时，疼痛明显。肛门镜检查可见暗红色、质软的半球形肿物。

2.外痔位于齿线以下，由直肠下静脉丛扩大曲张形成，表面覆盖皮肤。分为血栓性外痔（最常见）、结缔组织性外痔（皮赘）、静脉曲张性外痔。外痔在肛缘呈局限性隆起，常无明显症状。如因过度用力排便，使静脉破裂出血，在皮下凝结成血块，成为血栓性外痔，出现肛门剧痛，排便、咳嗽时加剧。肛周皮下可见暗紫色椭圆形肿物（硬结）、边界清楚、表面皮肤水肿、质硬、压痛明显。

3.混合痔因直肠上、下静脉丛互相吻合沟通，由齿状线上、下静脉丛同时扩大曲张而形成。临床上兼有内、外痔的特征。严重时可呈环状脱出肛门外，似梅花状，又称环状痔。

三、辅助检查

1.直肠指诊：主要目的是除外直肠癌及息肉等其他病变。

2.肛门镜检查可确诊，可在齿线上部见内痔呈暗红色结节向肛门镜内突出，并可了解其数目、大小和部位，还可观察到直肠黏膜有无充血、水肿、溃疡、肿块等，以排除其他直肠疾患。

四、治疗原则

无症状的痔无须治疗；有症状的痔无须根治，以保守治疗为主。

1.非手术治疗

（1）一般治疗：适用于Ⅰ度内痔，保持大便通畅，调节饮食；坚强体育锻炼，便后坐浴使肛门部清洁，肛门内塞入消炎止痛的痔疮栓治疗，一般多能自愈。

（2）注射疗法：常用于Ⅱ、Ⅲ度内痔的治疗。方法为将硬化剂注射在痔核上方黏膜下静脉周围，使其产生化学性炎症，造成供应痔核的血管纤维化闭塞，常用药物有5%鱼肝油酸钠、5%石炭酸甘油等。注射后病人可能有疼痛或出血，如症状严重，应及时复诊。

（3）胶圈套扎疗法：可用于治疗Ⅱ、Ⅲ度内痔。用直径2～3 mm的胶圈套在痔核的根部，使痔核缺血坏死后脱落，以后创面愈合。

（4）红外线凝固疗法。

（5）多普勒超声引导下痔动脉结扎术。

（6）其他：包括冷冻疗法、枯痔丁疗法等。

2.手术治疗　主要适用于Ⅱ～Ⅳ度内痔或发生血栓、嵌顿等并发症的痔及以外痔为主的混合痔等。手术方法包括痔单纯切除术、吻合器痔上黏膜环切术、激光切除痔核和血栓性外痔剥离术。

五、护理问题

1.急性疼痛　与血栓形成、痔块嵌顿等、术后创伤有关。

2.便秘　与不良饮食、排便习惯等有关。

3.潜在并发症：贫血、肛门狭窄、尿潴留、创面出血、切口感染等。

六、护理措施

1.非手术治疗病人的护理/术前护理

（1）饮食：鼓励病人多饮水、多吃蔬菜、水果和粗粮及富含维生素的饮食，以利通便。避免饮酒、少食辛辣刺激性食物，少吃高热量零食。

（2）保持大便通畅：保持心情愉快及规律的生活起居，养成每日定时排便的习惯，并避免排便时间过长。习惯性便秘患者，通过增加粗纤维食物，每日服用蜂蜜，多能自行缓解。对症状顽固者，可服用液状石蜡等润肠通便药。亦可使用开塞露20 mL，或肥皂水500～100 mL灌肠通便。切忌久站、久坐、久蹲。

（3）坚持保健运动：对长期站立或坐位工作的人，提倡做保健运动。年老体弱者更应适当活动，以促进盆腔静脉回流，增强肠蠕动和肛门括约肌的舒缩功能。

（4）直肠肛管检查体位：直肠肛管的检查体位有四种。①左侧卧位：适用于年老体弱者。②膝胸位：适用于较短时间的检查。③截石位：常用于手术治疗。④蹲位：适用于检查内痔脱出或直肠脱垂。

（5）局部热敷或肛门热水坐浴是清洁肛门、改善血液循环、促进炎症吸收的有效方法，并有缓解括约肌痉挛、减轻疼痛的作用。1∶5000高锰酸钾溶液3000 mL坐浴，控制温度在43～46 ℃，每日2～3次，每次20～30分钟。对直肠肛管炎症性疾病，或术后病人可用0.02%高锰酸钾或0.1%苯扎溴铵坐浴。女性月经期（抵抗力低、宜口开）不宜采取热水坐浴，以防逆行感染。

（6）痔块脱出时应及时回纳，嵌顿性痔应尽早行手法复位；血栓性外痔者局部应用抗生素软膏。

2.手术治疗病人的护理

（1）手术前护理：心理护理、肠道准备、会阴部备皮、及时纠正贫血、药敏试验等。① 术前1日进少渣饮食。② 每晚坐浴，清洁肛门、会阴部。③ 手术前排空大便，必要时，手术前晚和手术日晨清洁灌肠。

（2）手术后护理：

①活动：术后24小时内可在床上适当活动四肢、翻身等，不宜过早下床，24小时后可适当下床活动。避免久站久坐。

②饮食：术后1～2日应以无渣或少渣流质、半流质饮食为主，如藕粉、莲子羹、稀粥、面条等。

③控制排便：术后3日尽量避免解大便，促进伤口愈合，可于术后48小时内口服阿片酊以减少肠蠕动，控制排便。之后应保持大便通畅。如有便秘，可口服液状石蜡或其他缓泻剂，但切忌灌肠。

④疼痛护理：肛管手术后因括约肌痉挛，或肛管内敷料填塞过多而加剧伤口疼痛。术后1～2天内应适当给予止痛剂。检查发现肛管内敷料填塞过紧时，应予以松解。如无出血危险，可用热水坐浴、局部热敷，或涂敷消炎止痛软膏，以缓解括约肌痉挛。

⑤并发症的观察与护理：尿潴留（术后病人因精神紧张、手术、麻醉、切口疼痛，或不习惯床上排尿可引起尿潴留。术后24 h内，每4～6 h嘱病人排尿1次。术后8 h仍未排尿且感下腹胀满、隆起时，可经过止痛、热敷、按摩等诱导排尿处理，多能自行排尿。若经上述方法处理，仍不能自行排尿，应在严格无菌操作下导尿）、创面出血、切口感染（直肠部位由于易受粪便、尿液等的污染，术后易发生切口感染。应注意术前改善全身营养状况；术后2日内控制好排便；保持肛门周围皮肤清洁，便后用1∶5000高锰酸钾溶液坐浴；切口定时换药，充分引流）、肛门狭窄。

七、健康教育

1.多饮水，多吃蔬菜、水果等粗纤维食物，避免长期大量饮酒及辛辣、刺激的食物。

2.保持大便通畅，养成每日定时排便、便后清洗肛门的卫生习惯。

3.每天坚持适量的体育活动。

第十六节　直肠肛管周围脓肿病人的护理

直肠肛管周围脓肿指直肠肛管周围间隙内或其周围软组织内的急性化脓性感染，并发展成为脓肿。脓肿破溃或切开后常形成肛瘘。脓肿是直肠肛管周围炎症的急性期表现，而肛瘘则为慢性期表现。

一、病因

多继发于肛窦炎、肛腺感染。常见的致病菌为大肠埃希菌。

二、临床表现

1.肛门周围脓肿

以肛周皮下脓肿最常见，位置表浅，全身感染症状不明显。疼痛（为持续性跳痛，可因排便、局部受压、摩擦或咳嗽而加剧）、肿胀、局部压痛为主要表现。脓肿形成后可有波动感，穿刺可抽出脓液。切开引流最可能的并发症为肛瘘。

2.坐骨直肠窝/间隙脓肿

全身感染症状明显，发病初期即可出现寒战、发热、乏力等全身表现，发热为最常见的临床症状。早期局部症状不明显，之后出现持续性胀痛并逐步发展为明显持续性跳痛；感染初期无明显局部体征，以后出现患处红肿，双臀不对称。直肠指诊，患侧有深压痛、波动感。

3.骨盆直肠窝/间隙脓肿

少见，但很重要。位置较深，空间较大，因此全身性感染症状更为明显而局部症状不明显，早期即有全身中毒症状。局部表现为直肠坠胀感，里急后重，排便不适，常伴排尿困难。直肠指检可在直肠壁上触及肿块，有压痛和波动感。诊断主要靠穿刺抽得脓液。

三、辅助检查

1.实验室检查

有全身感染者血常规可见白细胞计数和中性粒细胞比例增高，严重者可出现核左移及中毒颗粒。

2.直肠超声（B超）及MRI检查

直肠超声可协助诊断，B超有助于深部脓肿的诊断，MRI检查可明确与括约肌的关系及有无多发性脓肿。

3.局部穿刺抽脓（诊断性穿刺）

有确诊价值，且可将抽出的脓液行细菌培养检查。

四、治疗原则

1.非手术治疗

脓肿未形成时可应用抗生素控制感染；热水坐浴；局部理疗；口服缓泻剂或液状石蜡促进排便，减轻排便时的疼痛。

2.手术治疗

脓肿形成后应及早行手术切开引流。

五、护理问题

1.急性疼痛　与肛周炎症及手术有关。

2.便秘　与疼痛惧怕排便有关。

3.体温升高　与脓肿继发全身感染有关。

六、护理措施

1.有效缓解疼痛

采取舒适的体位，避免局部受压；采用热水坐浴。

2.保持大便通畅

告知病人多饮水，忌食辛辣、刺激的食物，多食新鲜蔬菜、水果（如香蕉）、蜂蜜等促进排便的食物。必要时予以缓泻剂（麻仁丸或液状石蜡）。

3.控制感染

（1）应用抗菌药物：遵医嘱全身应用抗生素，有条件时穿刺抽取脓液，并根据药物敏感试验结果选择合适的抗生素治疗。

（2）脓肿切开引流的护理：密切观察引流液颜色、量及性状并记录；予以甲硝唑或中成药液等定时冲洗脓腔、保持引流通畅；当脓液变稀、引流量少于50 mL/d时，可考虑拔管。

4.对症处理

第十七节　肛瘘病人的护理

肛瘘是肛管或直肠下段与肛门皮肤之间相通的肉芽肿性瘘管。多见于青壮年男性。

一、病因和分类

多数为直肠肛管周围脓肿切开或自行破溃后处理不当而形成的后遗症。典型的肛瘘由内口、外口及其之间的瘘管所组成，内口位于齿状线附近的肛管或直肠下段。

根据瘘管的位置分为：位于外括约肌深部以下的低位肛瘘；位于外括约肌深部以上的高位肛瘘。根据瘘口和瘘管的数目可分为：由一个外口和一个内口构成的单纯性瘘管；由一个内口和多个外口以及由多个瘘管分支构成的复杂性肛瘘。

二、临床表现

1.症状

（1）肛门部潮湿、瘙痒，甚至湿疹。

（2）瘘口：较大的高位肛瘘外口可排出粪便及气体。

（3）分泌物：肛瘘的外口经常流脓。

（4）有时外口暂时闭合，管内脓液积聚，再次形成脓肿，出现直肠肛管周围脓肿症状，脓肿破溃或切开引流后，症状缓解。上述症状反复发作。

2.体征

在肛门周围发现外瘘口呈红色乳头状隆起，挤压可排出少量脓液或脓血性分泌物。直肠指诊：在内口处有轻压痛，瘘管位置表浅时可触及硬结样内口及条索样瘘管。

三、辅助检查

1.内镜检查

肛门镜检查有时可发现内口。

2.特殊检查

若无法判断内口位置，可将白色纱布条填入肛管及直肠下端，并从外口注入亚甲蓝（美蓝）溶液，根据白色纱布条染色的部位确定内口位置。

3.实验室检查

当发生直肠肛管周围脓肿时，血常规可出现白细胞计数及中性粒细胞比例的增高。

4.影像学检查

（1）碘油瘘管造影：可明确瘘管分布。

（2）MRI：可清晰显示瘘管位置及与括约肌之间的关系。

四、治疗原则

肛瘘极少自愈，不治疗会反复发作直肠肛管周围脓肿，故须及时治疗以避免反复发作。

1.堵塞法

适用于单纯性肛瘘。瘘管用1%甲硝唑、生理盐水冲洗后，自外口注入生物蛋白胶。

2.手术治疗

手术应避免损伤肛门括约肌，以防肛门失禁，避免瘘的复发。常用的手术方式有：

（1）瘘管切开术：适用于低位肛瘘。

（2）肛瘘切除术：适用于低位单纯性肛瘘。

（3）挂线治疗：适用于距肛缘3～5 cm内，有内、外口的低位单纯性肛瘘、高位单纯性肛瘘或作为复杂性肛瘘切开、切除的辅助治疗。

五、护理问题

1.急性疼痛　与肛周炎症及手术有关。

2.皮肤完整性受损　与肛周脓肿破出皮肤、皮肤瘙痒、手术治疗等有关。

3.潜在并发症：肛门狭窄、肛门松弛。

六、护理措施

1.挂线疗法的护理

（1）加强肛周皮肤护理：保持肛周皮肤清洁干燥，嘱咐病人局部皮肤瘙痒时不可搔抓，避免皮肤损伤感染；术后每次便后高锰酸钾或中成药坐浴，创面换药至药线脱落后1周。

（2）饮食护理：术前1日晚餐进半流质饮食，术晨可进流质饮食，术后予清淡、易消化食物。

（3）温水坐浴：术后第2日每日早晚及便后采用高锰酸钾或中成药坐浴。

（4）定期门诊随访/健康教育：嘱病人每5～7天至门诊收紧药线，直到药线脱落。脱线后局部可涂生机散或抗生素软膏，以促进伤口愈合；扩肛（术后5～10日内可用示指扩肛，每日1次，以防肛门狭窄）或肛门括约肌松弛者，术后3日起可指导病人进行提肛运动。

2.围手术期护理

同痔的围手术期护理。

第十八节　细菌性肝脓肿病人的护理

细菌性肝脓肿是指化脓性细菌引起的肝内化脓性感染。男性多见，中年病人占70%。

一、病因

1.常见致病菌

在成人为大肠杆菌、变形杆菌和绿脓杆菌；在儿童为金黄色葡萄球菌和厌氧链球菌。最常见的致病菌是大肠埃希菌和金黄色葡萄球菌。

2.细菌入侵途径

肝脏有肝动脉和门静脉双重血液供应，又通过胆道与肠道相通，因而易受细菌感染。

（1）胆道系统：胆道系统是最主要的入侵途径和最常见的病因。近年来胆囊炎、胆道结石、胆道蛔虫病和癌性胆道梗阻成为细菌性肝脓肿最主要的致病原因（细菌沿胆管上行感染肝）。胆道疾病所致肝脓肿常为多发性，以左外叶最多见。

（2）肝动脉：体内任何部位的化脓性病变（痈、肺炎、中耳炎等），细菌随肝动脉入侵在肝内形成多发性脓肿，多见于右肝或累及全肝。

（3）门静脉系统：腹腔感染（化脓性或坏疽性阑尾炎、化脓性盆腔炎）、肠道感染（菌痢、溃疡性结肠炎）、痔核感染等可经门静脉系统入肝。此途径感染已少见。

（4）淋巴系统：肝毗邻部位化脓性感染，如胆囊炎、膈下脓肿、肾周脓肿、化脓性腹膜炎等，细菌可经淋巴系统入侵肝脏而引起肝脓肿。

（5）直接侵入：肝开放伤时细菌直接经伤口入侵。

（6）隐匿性感染：见于伴有免疫功能低下和全身代谢性疾病，如伴有糖尿病。

二、临床表现

1.症状

（1）寒战和高热（最常见的早期症状，体温可达39～40℃，多为弛张热）。

（2）肝区疼痛（由于肝脏肿大、肝被膜急性膨胀、炎性渗出物的局部刺激，肝区持续性钝痛或胀痛）。

（3）消化道及全身症状（乏力、食欲不振、恶心、呕吐）。

2.体征

最常见的体征为肝区压痛、肝大伴触痛、右下胸部和肝区叩击痛。

三、辅助检查

1.实验室检查

血常规（白细胞计数增高，中性粒细胞高达90%以上）和肝功能检查。

2.影像学检查

包括X射线检查及X射线钡餐造影、B超（首选方法），能分辨肝内直径1～2 cm的液性暗区，并明确其部位、大小；CT、MRI、放射性核素扫描。

3.诊断性肝穿刺

必要时在B超定位下或肝区压痛最剧烈处行诊断性穿刺。

四、处理原则

早期诊断，积极治疗，包括处理原发病、防治并发症。

1.非手术治疗

（1）全身支持治疗。

（2）应用抗生素（大剂量、联合应用抗菌药物）。

（3）积极处理原发病灶。

（4）经皮肝穿刺抽脓或脓肿置管引流术。

2.手术治疗

（1）脓肿切开引流术：适用于脓肿较大有穿破可能或已并发腹膜炎、脓胸及胆源性肝脓肿或慢性肝脓肿者。在使用抗生素治疗同时行脓肿切开引流术，放置2条引流管以便术后冲洗。

（2）肝叶切除术：适用于慢性厚壁肝脓肿切开引流术后长期不愈，或肝内胆管结石合并左外叶多发性肝脓肿致肝叶严重破坏者。

五、护理问题

1.体温过高　与肝脓肿及其产生的毒素吸收有关。

2.营养失调：低于机体需要量　与进食减少、感染、高热引起分解代谢增加有关。

3.体液不足　与高热致大量出汗、食欲下降、进食减少等有关。

4.潜在并发症：腹膜炎、膈下脓肿、胸腔内感染、休克。

六、护理措施

（一）非手术治疗护理/术前护理

1.高热护理

保持病室内温度（18～22 ℃）和湿度（50%～70%）；保持舒适（当体温高于39.5 ℃时，首先给予物理降温，如无效则遵医嘱给予药物降温）；加强观察；增加摄水量（除须控制入水量者外，高热病人每日至少摄入2000 mL液体，以防缺水）。

2.应用抗菌药物的护理。

3.营养支持

鼓励病人多食高蛋白、高热量、富含维生素和膳食纤维的食物；保证足够的液体摄入量。贫血、低蛋白血症者应输入血液制品；进食较差、营养不良者，提供肠内、外营养支持。

4.病情观察

加强生命体征、腹部及胸部症状与体征的观察，特别注意有无脓肿破溃引起的腹膜炎、膈下脓肿、胸腔内感染、心包填塞等严重并发症。肝脓肿若继发脓毒血症、急性化脓性胆管炎、心包填塞或出现中毒性休克征象时，可危及生命，应立即通知医师并协助抢救。

5.经皮肝穿刺抽脓或脓肿置管引流术的护理

（1）穿刺后护理：①严密监测生命体征、腹痛与腹部体征；②位置较高的肝脓肿穿刺后注意呼吸、胸痛和胸部体征，以防发生气胸、脓胸等并发症可能；③观察发热、肝区疼痛等肝脓肿症状及其改善情况；④适时复查B超了解脓肿好转情况。

（2）引流管护理：①妥善固定引流管；②取半卧位，以利于引流和呼吸；③冲洗脓腔：严格无菌原则，每天用生理盐水或含甲硝唑的盐水多次或持续冲洗脓腔，注意出入量，观察和记录脓腔引流液的颜色、性状和量；④防止感染：每天更换引流袋并严格执行无菌操作；⑤拔管：当脓腔引流液少于10 mL/d时，可逐步退出并拔除引流管，改为凡士林纱条引流，适时换药，直至脓腔闭合。

（二）术后护理

注意观察术后有无腹腔创面出血、胆汁漏；右肝后叶、膈顶部脓肿引流时，观察有无损伤膈肌误入胸腔；术后早期一般不冲洗以免脓液流入腹腔，术后1周左右开始冲洗脓腔。

第十九节　胆道感染病人的护理

一、急性胆囊炎病人的护理

急性胆囊炎是胆囊发生的急性化学性和/或细菌性炎症。约95%的患者合并胆囊结石，称结石性胆囊炎，5%的患者未合并胆囊结石，称非结石性胆囊炎。

（一）病因及病理生理

1.急性结石性胆囊炎

主要病因为胆囊管梗阻（80%有胆囊结石，结石阻塞或嵌顿于胆囊管或胆囊颈）、细菌感染（通过胆道逆行进入胆囊，或经血液循环或淋巴途径进入，主要是革兰氏阴性杆菌）。病理过程：急性单纯性胆囊炎→急性化脓性胆囊炎→急性坏疽性胆囊炎和（或）并发胆囊坏疽穿孔。胆囊坏疽穿孔是急性胆囊炎最严重的并发症，胆囊穿孔多发生在底部和颈部。

2.急性非结石性胆囊炎

胆囊内胆汁淤滞和缺血可能是发病原因，导致细菌的繁殖且供血减少，多见于严重创伤、烧伤、长期胃肠外营养、大手术后病人。急性非结石性胆囊炎更易出现胆囊坏疽、穿孔。

（二）临床表现

1.症状

（1）腹痛：右上腹阵发性绞痛或胀痛，常在饱餐、进油腻食物后或夜间发作，可放射至右肩、肩胛、右肩背部。

（2）消化道症状：恶心、呕吐等。

（3）发热：出现寒战、高热时警惕出现胆囊化脓、坏疽、穿孔或合并急性胆管炎。

2.体征

（1）腹部压痛：右上腹可有不同程度和不同范围的压痛、反跳痛和肌紧张。右上腹压痛或叩痛，炎症波及浆膜时可出现反跳痛和肌紧张。

（2）墨菲征（Murphy征）阳性：检查者站在病人右侧，将左手平放于病人的右肋部，拇指置于病人右腹直肌外缘与肋弓交界处，嘱病人缓慢深吸气，使肝脏下移，若因拇指触及肿大胆囊发生疼痛而屏气，称为Murphy征阳性，为急性胆囊炎的典型体征。

（3）黄疸：10%～25%的病人可出现轻度黄疸，多见于胆囊炎反复发作合并Mirizzi综合征的病人。

（4）其他：若胆囊病变发展较慢，大网膜可粘连包裹胆囊，形成边界不清、固定的压痛性包块；如病变发展快，胆囊发生坏死、穿孔，可出现弥漫性腹膜炎表现。

（三）辅助检查

1.实验室检查

85%的病人有白细胞的轻度升高（12×10^9～15×10^9）及中性粒细胞比例增高。

2.B超是首选检查，可见胆囊增大、胆囊壁增厚，并可探及胆囊内结石影。对急性胆囊炎的诊断准确率为85%～95%。作胆囊超声检查时，前一天要少吃油腻食物，检查前8小时（即前一天晚餐后）不应再进食。如胆囊不显示需要复查，须禁食脂肪食物24～48小时。

3.CT、MRI可协助诊断。

（四）治疗原则

急性单纯性胆囊炎，对症支持后择期手术；急性化脓性胆囊炎、急性坏疽性胆囊炎和（或）并发胆囊穿孔及胆囊周围脓肿，尽早手术。

手术方法：

（1）胆囊切除术：炎症较轻者可行腹腔镜胆囊切除术（即LC），急性化脓性、坏疽穿孔性胆囊炎可采用开腹胆囊切除术（即OC）或小切口胆囊切除术（即MC）。

（2）胆囊造口术：对高危病人或局部粘连解剖不清者，先行胆囊造瘘术减压引流，3个月后再行胆囊切除术。

（五）护理问题

1.急性疼痛　与结石突然嵌顿，胆汁排空受阻致胆囊强烈收缩或继发感染有关。

2.营养失调，低于机体需要量　与不能进食和手术前、后禁食有关。

3.潜在并发症：胆囊穿孔、出血、胆瘘等。

（六）护理措施

1.术前护理

（1）病情观察：严密监测生命体征，观察腹部体征变化。出现寒战、高热、腹痛加重、腹痛范围扩大等，应及时报告医师。

（2）缓解疼痛：卧床休息、舒适体位；指导其进行有节律的深呼吸。对诊断明确且疼痛剧烈者，给予消炎利胆、解痉镇痛药物。

（3）控制感染：遵医嘱合理运用抗生素，有效、联合用药。

（4）改善和维持营养状况：病情轻者可予清淡饮食；病情严重者需禁食和（或）胃肠减压。拟急诊手术的病人应禁食、输液。

2.术后护理（参见胆囊结石病人的护理）

（七）健康教育

1.合理作息

避免过度劳累和精神高度紧张。

2.合理饮食

进食低脂饮食，忌油腻食物；少食多餐，避免暴饮暴食。

3.定期复查

非手术治疗或行胆囊造口术的病人，遵医嘱服用消炎利胆药物，按时复查，以确定是否行胆囊切除术。出现腹痛、发热和黄疸等症状时，及时就诊。

二、慢性胆囊炎病人的护理

1.临床特点

症状不典型，多数病人有胆绞痛病史。

2.辅助检查

超声检查是首选。B超检查显示胆囊壁增厚、胆囊腔缩小或萎缩，排空功能减退或消失，常伴胆囊结石。

3.处理原则

（1）手术治疗：胆囊切除术。

（2）非手术治疗：调整饮食，消炎利胆。

三、急性梗阻性化脓性胆管炎病人的护理

急性梗阻性化脓性胆管炎（AOSC）又称为急性重症胆管炎（ACST），系急性胆管完全梗阻使胆汁淤滞、胆管内压力迅速增高所致的胆管急性化脓性细菌感染。

（一）病因病理

1.胆道梗阻

最常见的梗阻因素是胆总管结石/胆管结石。其次为胆道蛔虫、胆道狭窄等。

2.细菌感染

致病菌主要是肠道细菌（革兰氏阴性杆菌），其中以大肠杆菌、变形杆菌、克雷白杆菌等多见，常合并厌氧菌感染。

急性梗阻性化脓性胆管炎（AOSC）是急性胆管炎的严重阶段。AOSC的基本病理改变是胆管完全梗阻和胆管内化脓性感染，引起全身化脓性感染和多器官功能损害，甚至引起全身炎症反应、血流动力学改变和多器官功能衰竭。

（二）临床表现

病人多有胆道疾病史或胆道手术史，发病急，病情进展迅速。除有急性胆管炎的Charcot三联征外，可较快出现休克、中枢神经系统受抑制的表现，称为Reynolds五联征。

1.症状

（1）腹痛：表现为突发剑突下或右上腹持续性疼痛、阵发性加重，并向右肩胛下及腰背放射。肝外梗阻者疼痛明显，肝内梗阻者较轻。

（2）寒战、高热：体温持续升高达39～40 ℃或更高，呈弛张热。

（3）黄疸：多数病人可出现明显黄疸。肝外梗阻者黄疸明显，肝内梗阻者黄疸较轻。

（4）神经系统症状：主要有神志淡漠、嗜睡、神志不清，甚至昏迷。合并休克者可表现为烦躁不安、谵妄等。

（5）感染性休克。

2．体征

剑突下及右上腹部有不同范围和不同程度的压痛或腹膜刺激征；可有肝大及肝区叩击痛；肝外梗阻可扪及肿大的胆囊。

（三）辅助检查

1.实验室检查

（1）白细胞计数升高，可达$20×10^9/L$，中性粒细胞比例升高，胞质内可出现中毒颗粒。

（2）血小板计数降低。

（3）肝功能：凝血酶原时间延长，肝、肾功能受损。

（4）动脉血气分析：PaO_2下降、氧饱和度降低、代谢性酸中毒、低钠血症等。

2.影像学检查

超声检查是AOSC的主要辅助诊断方法，以B超为主，可床旁检查，能及时了解胆道梗阻的部位和病变性质，以及肝内、外胆管扩张等情况。病情稳定时，可行PTC、ERCP等检查进一步明确诊断。PTC术后平卧4～6小时，每小时监测血压、脉搏一次至平稳。

（四）治疗原则

紧急手术解除胆道梗阻并引流，及早而有效地降低胆管内压力。

1.非手术治疗

非手术治疗既是治疗的手段，又可作为术前准备。包括抗休克、抗感染、纠正体液失衡、对症治疗、其他（禁食、胃肠减压、应用激素等）。

2.手术治疗

主要目的是解除梗阻、降低胆道压力、挽救病人生命。手术应力求简单有效。常采用胆总管切开减压、T管引流术。拔除T管的时间最短为术后14天。

（五）护理问题

1.体液不足　与呕吐、禁食、胃肠减压和感染性休克有关。

2.体温过高　与胆管梗阻并继发感染有关。

3.低效性呼吸型态　与感染中毒有关。

4.营养失调：低于机体需要量　与长时间的发热、肝功能损害及禁饮食有关。

5.潜在并发症：胆道出血、胆瘘、多器官功能障碍或衰竭等。

（六）护理措施

1.术前护理

（1）病情观察：①观察神志、生命体征、腹部体征及皮肤、黏膜情况，监测血常规、电解质、血气分析等结果的变化；②警惕MODS发生。

（2）维持体液平衡：①严密监测体温和血压等生命体征，记录24小时出入量，必要时测CVP和每小时尿量，为补液提供可靠依据；②补液扩容；③纠正体液失衡。

（3）维持正常体温：可采用物理降温、药物降温和控制感染。

（4）维持有效气体交换：加强病情观察（特别是呼吸功能监测）；改善缺氧状况（非休克病人采取

半卧位，休克病人采取仰卧中凹位；吸氧）。禁食，胃肠减压；解痉止痛。

（5）营养支持。

（6）完善术前检查及准备。

2.术后护理（参见胆管结石病人的护理）

（七）健康教育

1.合理饮食

选择低脂肪、高蛋白、高维生素、易消化的食物，避免肥胖；定时进餐，可减少胆汁在胆囊中贮存的时间并促进胆汁酸循环，预防结石的形成。

2.自我检测

出现腹痛、发热、黄疸时及时到医院诊治。

3.T管护理

病人带T管出院时，应告知病人留置T管引流的目的，指导其进行自我护理。①妥善固定引流管和放置引流袋，防止扭曲或受压。②避免举重物或过度活动，以防管道脱出或胆汁逆流。③沐浴时应采取淋浴的方式，并用塑料薄膜覆盖引流伤口处。④引流管伤口每日换药一次，敷料被渗湿时，应及时更换，以防感染，伤口周围皮肤涂氧化锌软膏保护。⑤每日同一时间更换引流袋，并记录引流液的量、颜色及性状。若引流管脱出、引流液异常或身体不适及时就诊。

第二十节　胆石症病人的护理

一、胆石的分类

（一）按结石化学成分分类

1.胆固醇结石

以胆固醇为主要成分，呈圆形、椭圆形（单发者）或多面体（多发者），表面多平滑，白黄、灰黄或黄色，质硬，剖面呈放射状线纹，X射线平片上不显影。此种结石多在胆囊内。

2.胆色素结石

以胆色素为主要成分。①黑色胆色素结石：无胆汁酸、无细菌、质硬，几乎均在胆囊。②棕色胆色素结石：有胆汁酸、有细菌、质软易碎，主要在肝内外胆管内。

3.混合型结石

由胆固醇、胆色素和钙盐等混合而成。因含钙质较多，在X射线平片上有时显影（即称阳性结石）。多在胆囊内，亦可见于胆管中。

（二）按结石所在部位分类

1.胆囊结石；

2.肝外胆管结石；

3.肝内胆管结石。

二、胆囊结石病人的护理

（一）病因

由综合性因素所致：①胆汁的成分和理化性质改变，此为其基本因素。正常胆囊胆汁中胆盐、卵磷脂、胆固醇按比例共存于一稳定的胶态离子团中。一般胆固醇与胆盐之比为 $1:20\sim1:30$，如脂类代谢异常（某些代谢原因造成胆盐、卵磷脂减少）或胆固醇量增加而呈过饱和，当其比例低于 $1:13$ 时，胆固醇便沉淀析出，经聚合形成结石。②胆囊结石病人的胆汁中可能存在一种促成核因子，可分泌大量的黏液糖蛋白促使成核和结石形成。③胆囊收缩排空能力减低，导致胆囊内胆汁淤滞也有利于结石形成。

（二）临床表现

1.症状

约30%的病人可无症状，称为无症状结石（静止性结石），仅在体检或手术时发现。当结石嵌顿时，则可出现明显的症状和体征。胆囊结石的典型症状为胆绞痛，其他常表现为急性或慢性胆囊炎。

（1）胆绞痛：典型症状，当饱餐、进油腻食物后胆囊收缩，或在夜间发作（睡眠时体位改变），结石移位并嵌顿于胆囊壶腹部或颈部，胆囊排空胆汁受阻，胆囊内压升高，胆囊强力收缩而发生绞痛。表现为上腹部或右上腹剧烈阵发性绞痛，或持续性疼痛阵发性加剧，可向右肩胛部或背部放射。

（2）上腹隐痛：多数病人仅在进食过多、进食油腻食物、工作紧张或疲劳时感觉上腹部或右上腹隐痛，或饱胀不适、嗳气、呃逆等，常被误认为是"胃病"。

2.体征

（1）腹部体征：可在右上腹触及肿大的胆囊。若合并感染，右上腹则有明显压痛、反跳痛或肌紧张。

（2）黄疸：多见于胆囊炎症反复发作合并Mirizzi综合征的病人。Mirizzi综合征是特殊类型的胆囊结石，其解剖因素是胆囊管与肝总管伴行过长或者胆囊管与肝总管汇合位置过低，持续嵌顿于胆囊颈部的结石或胆囊管结石压迫肝总管，引起肝总管狭窄，反复的炎症发作导致胆囊肝总管瘘管，胆囊管消失，结石部分或全部堵塞肝总管。临床特点是反复发作的胆囊炎、胆管炎及梗阻性黄疸。解剖学变异，尤其是胆囊管与肝总管平行是发生本病的重要条件。

（三）辅助检查

1.B超是首选检查，诊断胆囊结石的准确率接近100%。超声检查发现胆囊内有强回声团、随体位改变而移动、其后有声影即可确诊为胆囊结石。

2.CT、MRI可协助诊断，但不作为常规。

3.实验室检查　合并胆囊炎时可有白细胞计数及中性粒细胞比例增高。

（四）处理原则

1.手术治疗

胆囊切除术是最佳治疗方式。病情复杂或没有腹腔镜条件时选择开腹胆囊切除术（OC）；对于有症状和/或并发症的胆囊结石患者首选腹腔镜胆囊切除术（LC）、小切口胆囊切除术（OM）。手术时机最好在急性发作后缓解期。

2.非手术治疗

对合并严重心血管疾病不能耐受手术的老年人采用非手术治疗。

（五）护理问题

1.急性疼痛　与胆囊结石突然嵌顿、胆汁排空受阻致胆囊强烈收缩有关。

2.知识缺乏　缺乏胆石症和腹腔镜手术的相关知识。

3.潜在并发症：胆瘘。

（六）护理措施

1.术前护理

（1）疼痛护理：对诊断明确且剧烈疼痛者，遵医嘱予消炎利胆、解痉镇痛药物。

（2）合理饮食：进食低脂饮食，以防诱发急性胆囊炎而影响手术治疗。

（3）LC术前的特殊护理：

①皮肤准备：嘱咐病人用肥皂水清洗脐部，脐部污垢可用松节油或液状石蜡清洗。

②呼吸道准备：因注入腹腔内CO_2弥散入血可致高碳酸血症及呼吸抑制，故术前病人应进行呼吸功能锻炼，避免感冒，戒烟，以减少呼吸道分泌物。

2.术后护理

（1）体位

（2）LC术后的特殊护理：

①饮食指导：术后禁食6小时。术后24小时内以无脂流质、半流质饮食为主，逐渐过渡到低脂饮食。

②高碳酸血症（表现为呼吸浅慢、$PaCO_2$升高）的护理：术后常规低流量吸氧，鼓励病人深呼吸，有效咳嗽，促进机体内CO_2排出。

③肩背部酸痛的护理：腹腔内CO_2聚集在膈下产生碳酸，刺激膈肌及胆囊床创面，引起术后不同程度的腰背部、肩部不适或疼痛等。一般无须特殊处理。

（3）并发症观察与护理

胆瘘：观察生命体征、腹部体征及引流液情况。若病人有发热、腹胀和腹痛等腹膜炎表现，或腹腔引流液呈黄绿色胆汁样，常提示发生胆瘘。一旦发现，及时报告医师并协助处理。

（七）健康教育

1.合理饮食

少量多餐，进食低脂、高维生素、富含膳食纤维饮食；少吃含脂肪多的食品（花生、核桃、芝麻等）。

2.疾病指导

告知病人胆囊切除后出现消化不良、脂肪性腹泻等原因，解除其焦虑情绪；若出现黄疸、陶土样大便等情况应及时就诊。

3.定期复查

中年以上未行手术治疗的胆囊结石病人应定期复查或尽早手术治疗，以防结石及炎症长期刺激诱发胆囊癌。

三、胆管结石病人的护理

（一）病因

1.肝外胆管结石

（1）原发性结石：与胆汁淤滞、胆道感染、胆道异物、胆管解剖变异等因素有关。

（2）继发性结石：胆囊结石或肝内胆管结石排入胆总管内引起，胆固醇结石多见。

2.肝内胆管结石

病因复杂，主要与胆道感染、胆道寄生虫、胆汁瘀滞、胆道解剖变异、营养不良等有关。由于胆管解剖位置的原因，左侧结石比右侧结石多见。

结石主要导致肝胆管梗阻、胆管炎、胆源性胰腺炎、肝胆管癌。

（二）临床表现

1.肝外胆管结石

平时无症状或仅有上腹不适。当结石阻塞胆管并继发感染时，可表现为典型的Charcot三联征：

（1）腹痛：在剑突下或右上腹，呈阵发性绞痛或持续性疼痛阵发性加剧，可向右肩背部放射，这是由于结石嵌顿于胆总管下端或壶腹部，引起胆总管平滑肌及Oddi括约肌痉挛所致。

（2）寒战高热：多发生在剧烈腹痛后，体温可达39～40℃，呈弛张热。

（3）黄疸：多呈间歇性和波动性变化，可有尿色变黄、大便颜色变浅和皮肤瘙痒等症状。

2.肝内胆管结石

可多年无症状或仅有上腹部和胸背部胀痛不适；伴发胆管炎时表现为寒战高热和腹痛，可出现黄疸；可有肝大、肝区压痛和叩击痛等体征。

（三）辅助检查

1.实验室检查

血常规检查（白细胞计数及中性粒细胞升高，说明合并感染）；肝功能检查（直接胆红素升高明显，血清转氨酶、碱性磷酸酶升高提示肝细胞损害）。

2.影像学检查

B超为首选，发现结石并明确其大小和部位，近段胆管扩张；CT、MRI或MRCP等可显示梗阻部位、程度及结石大小、数量等；PTC、ERCP 为有创性检查，仅用于诊断困难及准备手术的病人。

（四）处理原则

以手术治疗为主。手术治疗原则：取尽结石，解除胆道梗阻；去除感染病灶；通畅引流胆汁，预防结石复发。

1.肝外胆管结石手术方式

（1）胆总管切开取石、T 管引流术（放置 T 管的目的：引流胆汁和减压；引流残余结石；支撑胆道）为首选方法；

（2）胆肠吻合术，常用胆总管空肠 Roux-en-Y 吻合术；

（3）Oddi 括约肌切开成形术；

（4）微创外科治疗。

2.肝内胆管结石手术方式

（1）肝切除术：最常用、最有效的手术方法；

（2）胆管切开取石术；

（3）胆肠吻合术，多采用肝管空肠 Roux-en-Y 吻合术；

（4）肝移植术。

（五）护理问题

1.急性疼痛　与结石嵌顿致胆道梗阻、感染及 Oddi 括约肌痉挛有关。

2.体温过高　与胆管结石梗阻导致急性胆管炎有关。

3.营养失调：低于机体需要量　与疾病消耗、摄入不足及手术创伤等有关。

4.有皮肤完整性受损的危险　与胆汁酸盐淤积于皮下、刺激感觉神经末梢有关。

5.潜在并发症：出血、胆瘘、感染等。

（六）护理措施

1.术前护理

（1）病情观察：出现寒战高热、腹痛、黄疸等情况应考虑发生急性胆管炎，及时报告医师。

（2）缓解疼痛：对诊断明确且剧烈疼痛者，可给予消炎利胆、解痉镇痛、镇静药物，常用哌替啶 50 mg、阿托品 0.5 mg 肌内注射。胆绞痛时禁用吗啡，以免引起胆道下端括约肌/Oddi 括约肌痉挛。

（3）降低体温：物理降温。

（4）营养支持：饮食原则为低脂、高蛋白、高碳水化合物（高糖）、高维生素饮食；禁食、不能经口进食或进食不足者，通过肠外营养途径给予补充。

（5）纠正凝血功能障碍：肝功能受损者给予维生素 K_1 10 mg 肌内注射，每日 2 次，纠正凝血功能，预防术后出血。

（6）保护皮肤完整性

（7）心理护理：鼓励患者说出自己的想法，消除其焦虑、恐惧；为患者提供其想知道的有关术后信息。

2.术后护理

（1）病情观察：①监测生命体征，尤其是心率和心律的变化；②观察腹部体征及各种引流情况；③评估有无出血及胆汁渗漏（包括量、速度）、有无休克征象，胆道手术后易发生出血，出血量小时，表现为大便隐血或柏油样便；量大时，可致出血性休克；若有发热和严重腹痛，可能为胆汁渗漏引起的胆汁性腹膜炎。④术前有黄疸者，观察和记录大便颜色（了解胆汁是否流入十二指肠）并监测血清胆红素变化。

（2）营养支持：①术后禁食期间通过肠外营养途径补充足够的热量、氨基酸、维生素、水、电解质等；②胃管拔除后，根据病人胃肠功能恢复情况，由无脂流质饮食逐渐过渡至低脂饮食。

（3）T 管引流的护理

①妥善固定：术后除用缝线将 T 管固定于腹壁外，还应用胶布将其固定于腹壁皮肤。但不可固定于

床上，以防因翻身、活动、搬动时受到牵拉而脱出。对躁动不安的病人应有专人守护或适当加以约束，避免将T管拔出。

②加强观察：观察、记录T管引流出胆汁的颜色、量和性状。正常成人每日分泌胆汁800～1200 mL，呈黄绿色、清亮、无沉渣、有一定黏性。胆汁引流一般每天约300～700 mL。术后24小时内引流量较少，常呈淡红色血性或褐色、深绿色，有时可含有少量细小结石和絮状物；以后引流量逐渐增加，呈淡黄色、渐加深呈橘黄色，清亮；随胆道末端通畅引流量逐渐减少。若胆汁突然减少甚至无胆汁流出，则可能有受压、扭曲、折叠、阻塞或脱出，应立即检查，并通知医师及时处理。颜色过浅，过于稀薄，表示肝功能不佳。如引流胆汁过多，提示胆道下端可能梗阻；引流量过少，可能为T管阻塞或肝衰竭所致；如胆汁混浊，应考虑结石残留或胆管炎症未被控制。

③保持引流通畅：防止扭曲、折叠、受压、定时挤压；必要时用生理盐水低压冲洗或用50 mL注射器负压抽吸。在改变体位或活动时注意引流管的水平高度不要超过腹部切口高度，以免引流液反流。如观察到胆汁引流量突然减少，应注意是否有胆红素沉淀阻塞或蛔虫堵塞，是否管道扭曲、压迫。如有阻塞，可用手由近向远挤压引流管或少量无菌生理盐水缓慢冲洗，切忌用力推注。

④保持清洁、预防感染：每日更换一次外接的连接管和引流瓶。长期置管者，每周更换无菌引流袋1～2次。引流管周围皮肤每日用75%乙醇消毒，管周垫无菌纱布，防止胆汁浸润皮肤引起红肿、糜烂。行T管造影后，应立即接好引流袋进行引流，以减少造影剂对胆道的刺激和继发胆道感染，造影后常规应用抗生素2～3天。

⑤拔管：术后12～14日，无特殊情况即可拔管。拔管指征：病人无腹痛、发热，黄疸已消退，大便颜色正常；血常规、血清黄疸指数正常；胆汁引流量减少至200 mL，引流液呈黄色、清亮、无沉渣（透明金黄色），就可考虑拔管。但拔管前需进行夹管试验（先在饭前、饭后各夹管1小时，拔管前1～2日全日夹管，若无腹痛、发热、黄疸等症状，说明胆总管通畅，可予拔管）。成功后经T管做胆道造影或胆道镜证实胆管无狭窄、结石、异物，造影后持续引流24小时以上。如胆道通畅无结石或其他病变，再次夹闭T管24～48小时，病人如无不适可予拔管。拔管后，残留窦道用凡士林纱布堵塞，1～2日内可自行闭合。若胆道造影发现有结石残留，则需保留T管6周以上，再取石或做其他处理。拔管后1周内，警惕有无胆汁外漏甚至发生腹膜炎等情况，观察病人体温、有无黄疸和腹痛再次发作，以便及时处理。

（4）并发症的观察与护理

1）出血：可能发生在腹腔或胆管内。①严密观察生命体征及腹部体征、腹腔引流管及T管引流情况、有无黑便或血便：腹腔引流管引流出血性液体超过100 mL/h、持续3小时以上并伴有心率增快、血压波动时，提示腹腔内出血；T管引流出血性胆汁或鲜血，粪便呈柏油样，伴心率增快、血压下降等休克表现时，提示胆管内出血。及时报告医师。②改善和纠正凝血功能：遵医嘱肌内注射维生素K_1 10 mg，每日2次。

2）胆瘘：胆管损伤、胆总管下端梗阻、T管脱出所致。病人若出现发热、腹胀和腹痛等腹膜炎表现，或腹腔引流管引流出黄绿色胆汁样液体，提示发生胆瘘。护理措施：

①引流胆汁：将漏出的胆汁充分引流至体外是治疗胆瘘最重要的原则。体位：半卧位。

②维持水、电解质平衡：长期大量胆瘘者应补液并维持水、电解质平衡。

③防止胆汁刺激和损伤皮肤：及时更换引流管周围被胆汁浸湿的敷料，给予氧化锌软膏涂覆瘘口周围皮肤。

（七）健康教育

1.饮食指导

注意饮食卫生，定期驱除肠道蛔虫。

2.定期复查

非手术治疗病人定期复查，出现腹痛、黄疸、发热、厌油等症状时，及时就诊。

3.带T管出院病人的指导

（1）穿宽松柔软的衣服，以防管道受压。

（2）保护管道、避免感染：淋浴时用塑料薄膜覆盖引流管处。

（3）避免提举重物或过度活动，以免牵拉T管导致脱出。

（4）若出现引流异常或管道脱出，应及时就诊。

（5）保持置管皮肤及伤口清洁干燥。

第二十一节　胆道蛔虫病病人的护理

胆道蛔虫病指肠道蛔虫上行钻入胆道后所引起的一系列临床症状，是常见的外科急腹症。以青少年和儿童多见，农村发病率高于城市。

一、病因和病理

蛔虫寄生于小肠的中下段，喜碱厌酸，有钻孔习性。当其寄生环境改变时，如胃肠道功能紊乱、饥饿、发热、驱虫不当等，蛔虫可上行至十二指肠，如有Oddi括约肌功能失调，蛔虫即可钻入胆道。蛔虫钻入胆道机械刺激引起Oddi括约肌强烈痉挛诱发胆绞痛，亦可诱发急性胰腺炎；虫体带入的细菌可引起胆道感染，甚至引起急性梗阻性化脓性胆管炎、肝脓肿等。蛔虫可经胆囊管钻入胆囊，引起胆囊穿孔。

二、临床表现

临床表现为突发性剑突下钻顶样剧烈绞痛，可向右肩背部放射，疼痛发作时患者辗转不安、呻吟不止、大汗淋漓，可伴有恶心、呕吐或吐出蛔虫。疼痛可突然缓解，间歇期宛如正常人。体征为剑突下方或偏右有轻度深压痛，即"症征不符"，此为本病的临床特点。

若合并胆道系统感染、胰腺炎，则出现相应的症状和体征。

三、辅助检查

1.B超为首选检查，可见胆管内有平行强光带，偶见活虫体蠕动。

2.ERCP可用于检查胆总管下段的蛔虫，并可钳取出虫体。

3.上消化道钡餐常可见到十二指肠乳头有蛔虫影。

4.血常规检查可见白细胞计数和嗜酸性粒细胞比例升高。

四、治疗原则

以非手术治疗为主，一般不采取胆囊切除术治疗，仅在非手术治疗无效或出现严重并发症时才考虑手术治疗。

1.非手术治疗

（1）解痉止痛：剧痛时可注射阿托品、654-2等抗胆碱药，必要时加用哌替啶。

（2）利胆驱虫：发作时可用食醋、乌梅汤等不利于蛔虫活动的酸性方法使虫静止而止痛，经胃管注入氧气也可驱除蛔虫并镇痛。症状缓解后可行驱蛔治疗，驱虫最好在缓解期进行，选用左旋咪唑等，服用驱虫药应于清晨空腹或晚上睡前服用。

（3）抗感染：选择对肠道细菌和厌氧菌敏感的抗生素。

（4）ERCP取虫。

2.手术治疗

经积极非手术治疗未能缓解或出现并发症时可行胆总管探查、取虫和T管引流术。术后驱虫治疗，防止胆道蛔虫复发。

五、护理问题

1.疼痛　与蛔虫刺激导致Oddi括约肌强烈痉挛有关。

2.知识缺乏　缺乏饮食卫生保健知识。

六、护理措施

1.减轻或控制疼痛

根据疼痛的程度，采取非药物或药物的方法止痛。

（1）卧床休息：协助病人卧床休息和采取舒适体位，指导病人进行有节律的深呼吸，达到放松和减轻疼痛的目的。

（2）解痉止痛：遵医嘱口服或注射解痉或止痛药物，以缓解疼痛。

2.对症处理

七、健康教育

1.养成良好的饮食及卫生习惯

不喝生水，蔬菜要洗净煮熟，水果应洗净或削皮后吃，饭前便后要洗手。

2.正确服用驱虫药

应于清晨空腹或晚上临睡前服用，服药后注意观察大便中是否有蛔虫卵排出。

八、影像学检查及护理

1.超声检查

B超为诊断胆道疾病的首选方法；超声内镜（EUS）不受胃肠道气体影响，准确率高，并可进行活检。

护理要点：①超声检查应在钡餐造影和内镜检查之前或钡餐检查3日之后进行，以免影响检查效果；②由于进饮食后胆囊排空及肠内积气，影响观察，故在检查胆囊前应空腹8小时以上，前一天晚餐宜进清淡素食；③肠道气体过多者，事先可服缓泻剂或灌肠排便后再检查，以减少气体干扰；④小儿或不合作者可给予安眠药后在睡眠状态下检查；⑤检查时常规取仰卧位，左侧卧位有利于显示胆囊颈及肝外胆管，半卧位用于胆囊位置较高者。

2.X射线检查

（1）经皮肝穿刺胆管造影（PTC）：使用带塑料管外鞘的穿刺针或Chiba细穿刺针，自右腋中线或前侧径路，在X射线电视或B超监视引导下，穿刺入肝内胆管，直接注入造影剂即可清晰显示肝内外胆管病变部位、程度、范围和性质，有助于对胆道疾病，特别是梗阻性黄疸的诊断和鉴别诊断。结果不受肝功能和血胆红素浓度的影响。

PTC是损伤性检查技术，有可能发生胆汁漏、出血、胆道感染等并发症。

经皮肝穿刺置管引流（PTCD）：对严重梗阻性黄疸病人施行PTC后，再置管于肝胆管内引流减压，既可防止PTC漏胆汁导致腹膜炎的危险，又可暂时缓解梗阻性黄疸、改善肝功能，为择期手术做好术前准备。此外，对胆管炎病人，还可通过引流导管进行冲洗和滴注抗生素进行治疗。如做PTCD有引流导管，需接床旁无菌瓶，引流管须妥善固定，保持通畅，必要时用生理盐水冲洗。

护理要点：

（1）检查前准备：术前1日晚口服缓泻剂或灌肠，术前禁食4～6h；检查开始前做碘过敏试验并排空膀胱。

（2）检查后护理：平卧4～6h，24h内卧床休息；禁食2h；严密观察生命体征、腹部体征；保持引流管道的通畅；遵医嘱应用抗生素及止血药。

（2）内镜逆行胰胆管造影（ERCP）：应用纤维十二指肠镜通过十二指肠乳头插管至胆管或胰管内，进行逆行直接造影，可了解十二指肠乳头情况，清晰显示胆、胰管系统，鉴别肝内外胆管梗阻的部位和病变范围。本检查可诱发急性胰腺炎、胆管炎、肠穿孔等并发症。急性胰腺炎、碘过敏者禁忌做ERCP。

护理要点：

（1）检查前准备：禁食6～8h；检查开始前15～20min肌内注射地西泮5～10mg、山莨菪碱10mg及哌替啶50mg。

（2）检查后护理：观察病人体温、腹部体征及有无消化道出血的症状；至少禁食2h，监测血清淀粉酶；鼻胆管引流者观察引流液的颜色、量和性状；遵医嘱预防性应用抗生素。

3.胆道镜检查

（1）术中胆道镜：了解胆管内病变以决定是否探查胆道。

（2）术后胆道镜：检查后观察有无发热、恶心、呕吐、腹泻和胆道出血等；检查后观察有无腹膜炎体征，及时发现和处理。

4.磁共振胰胆管造影（MRCP）

无创、胆道成像完整，可替代PTC和ERCP。

5.胆管造影

可了解胆道有无残余结石、异物及通畅情况；可了解胆总管与肠吻合口是否通畅。

第二十二节　急腹症病人的护理

外科急腹症是指以急性腹痛为主要表现，需要早期诊断和紧急处理的腹部外科疾病。其临床特点是起病急、病情重、变化快、病因复杂，一旦诊断延误，治疗方法不当，将会给患者带来严重危害甚至死亡。

一、病因及腹痛的分类

部分外科、妇产科疾病常成为急腹症的病因，但也有少部分急腹症是由内科疾病导致。

（一）病因

1.感染性疾病

（1）外科疾病：急性胆囊炎、急性胆管炎、急性胰腺炎、急性阑尾炎、急性腹膜炎；胃与十二指肠溃疡穿孔、胃癌穿孔及肠穿孔、肝破裂等。

（2）妇产科疾病：急性盆腔炎。

（3）内科疾病：急性胃炎、急性肠炎、大叶性肺炎等。

2.出血性疾病

（1）外科疾病：肝脾破裂、肝癌破裂、腹腔内动脉瘤破裂等。

（2）妇产科疾病：异位妊娠破裂、巧克力囊肿破裂等。

3.空腔脏器梗阻

常见于外科疾病：急性肠梗阻、胆道蛔虫症、胆结石、肾与输尿管结石、绞窄性疝等。

4.缺血性疾病

（1）外科疾病：肠扭转、肠系膜动脉栓塞、肠系膜静脉血栓形成等。

（2）妇产科疾病：卵巢囊肿蒂扭转。

（二）分类

根据腹痛的产生机制与特点可将腹痛分为三种基本类型。

1.内脏性腹痛

内脏性腹痛是由内脏神经感觉纤维传入引起的疼痛。特点：①内脏感觉纤维分布稀少，纤维较细，兴奋的刺激阈较高，传导速度慢，支配的范围又不明显。②痛感弥散、定位不准确，通常比较广泛或接近腹中线。③痛觉迟钝、对刺、割、灼等刺激不敏感，一般只对较强的张力（牵拉、膨胀、痉挛）和缺血、炎症等刺激较敏感。常表现为深部的钝痛、灼痛或抽缩感。④疼痛过程缓慢、持续，常伴有焦虑、不安、恐怖等情绪或精神反应。

2.躯体性疼痛

在腹部即为腹壁痛。急腹症的腹壁痛主要是壁腹膜受腹腔病变（血液、尿液、消化液、感染等）刺激所致，是由躯体神经痛觉纤维传入的。其特点是对各种疼痛刺激表现出迅速而敏感的反应，能准确反映病变刺激的部位，常引起反射性腹肌紧张（腹膜刺激征表现）。

3.牵涉痛（放射痛）

牵涉痛指某个内脏的病变产生的痛觉信号被定位于远离该内脏的身体其他部位。如急性胆囊炎出现右上腹或剑突下疼痛的同时常伴有右肩背部疼痛等；急性胰腺炎的上腹痛同时可伴有左肩至背部疼痛等。

（三）不同类型外科急腹症的特点

1.炎症性病变

（1）一般起病缓慢，腹痛由轻至重，呈持续性。

（2）体温升高，血白细胞及中性粒细胞增高。

（3）有固定的压痛点，可伴有反跳痛和肌紧张。

2.穿孔性病变

（1）腹痛突然，呈刀割样持续性剧痛。

（2）迅速出现腹膜刺激征，容易波及全腹，但病变处最为显著。

（3）有气腹表现，如肝浊音界缩小或消失、X射线见膈下游离气体。

（4）有移动性浊音，肠鸣音消失。依据病史，选择诊断性腹腔穿刺等有助于诊断。

3.出血性病变

（1）多在外伤后迅速发生，见于肝癌破裂出血。

（2）以失血表现为主，常导致失血性休克，可有不同程度的腹膜刺激征。

（3）腹腔积血在500 mL以上时可叩出移动性浊音。

（4）腹腔穿刺可抽出不凝固性血液，必要时给予腹腔灌洗（用于外伤出血）等检查将有助于诊断。

4.梗阻性病变

（1）起病较急，以阵发性绞痛为主。

（2）发病初期多无腹膜刺激征。

（3）结合其他伴随症状（如呕吐、大便改变、黄疸、血尿等）和体征以及有关辅助检查，将有助于对肠绞痛、胆绞痛、肾绞痛的病情诊断和估计。

5.绞窄性病变

（1）病情发展迅速，常呈持续性腹痛阵发性加重或持续性剧痛。

（2）容易出现腹膜刺激征或休克。

（3）可有黏液血便或腹部局限性固定性浊音等特征表现。

（4）根据病史、腹痛部位、化验及其他辅助检查可明确诊断。

二、临床表现

（一）腹痛症状

腹痛是急腹症的主要临床症状，常伴有恶心、呕吐、腹胀等消化道症状或发热。

1.外科腹痛的特点

（1）一般先有腹痛，然后出现发热等伴随症状。

（2）腹痛或压痛部位较固定，程度重。

（3）常出现腹膜刺激征，甚至休克。

（4）可伴有腹部肿块或其他外科特征体征及辅助检查表现。

（1）胃、十二指肠穿孔：常有胃、十二指肠溃疡病史，突发上腹部刀割样剧烈疼痛且拒按，腹部呈舟状。80%的腹部立位平片中可见膈下游离气体，有助于诊断。

（2）胆道系统结石或感染：如急性胆囊炎常有右上腹剧烈绞痛，可伴有恶心、呕吐等消化道症状，部分病人还有畏寒、发热等全身症状。体征有右上腹压痛，Murphy征阳性。B超常可发现胆囊结石。

（3）急性胰腺炎：常表现为上腹部持续性疼痛，程度较剧烈，伴左肩或左侧腰背部束带状疼痛；病人在早期即伴有恶心、呕吐和腹胀。急性出血坏死性胰腺炎病人可伴有休克症状。多合并胆囊结石，常见诱因为暴饮暴食、酗酒。血尿淀粉酶增高，往往超过正常值的3倍。B超或CT见胰腺肿胀或坏死。

（4）肠梗阻、肠扭转和肠系膜血管栓塞：肠梗阻、肠扭转时多为中上腹部疼痛，呈阵发性绞痛，随病情进展可表现为持续性疼痛、阵发性加剧，伴呕吐、腹胀和肛门停止排便、排气等症状。腹部可察及胃肠型及蠕动波。听诊肠鸣音亢进，可闻及气过水声或金属音。部分病人还可表现为脱水、电解质紊乱、酸碱失衡。肠系膜血管栓塞或绞窄性肠梗阻时呈持续性胀痛，呕吐物、肛门排出物和腹腔穿刺液呈血性液体。

（5）急性阑尾炎：常有转移性右下腹痛，右下腹有局限而固定的压痛，以麦氏点最重，可伴呕吐和不同程度的发热。

（6）内脏破裂出血：突发性上腹部剧痛，腹腔穿刺抽出不凝固的血液。

（7）肾或输尿管结石：上腹部或腰部钝痛或绞痛，可沿输尿管向下腹部、腹股沟区或会阴部放射，可伴呕吐和血尿。

2．内科腹痛的特点

某些内科疾病如肺炎、胸膜炎、心肌梗死等可导致上腹部牵涉性痛；急性胃肠炎、铅中毒、糖尿病酮症、尿毒症、腹型癫痫、腹型过敏性紫癜等可致疼挛性腹痛。①常伴有发热、咳嗽、胸闷、胸痛、气促、心悸、心律失常、呕吐、腹泻等症状。但一般先出现发热或呕吐，然后才腹痛，或呕吐、腹痛同时发生。②腹痛或压痛部位不固定，程度均较轻，无明显的腹肌紧张。③查体以及实验室检查、X射线、心电图等检查可明确疾病诊断。

3．妇科腹痛的特点

（1）以下腹部或盆腔内疼痛为主。

（2）常伴有白带增多、阴道流血，或有停经史、月经不规则，或与月经周期有关。

（3）妇科检查可明确疾病的诊断。

（二）伴随症状

1．呕吐：腹痛初起反射性呕吐，呕吐次数少，机械性肠梗阻呕吐可频繁而剧烈；腹膜炎致肠麻痹，其呕吐呈溢出性，血性或咖啡色呕吐物常提示发生肠绞窄。

2．腹胀。

3．排便改变：肛门停止排便、排气是肠梗阻的典型症状之一；腹腔脏器炎症伴有大便次数增多或里急后重感，应考虑盆腔脓肿形成；果酱样血便或黏液血便是肠套叠等肠管绞窄的特征。

4．发热。

5．黄疸：可能系肝胆疾病或继发肝胆病变。

6．血尿或尿频、尿急、尿痛：应考虑泌尿系统损伤、结石或感染等。

（三）体征

1．观察腹部形态及腹式呼吸运动

观察有无肠型、肠或胃蠕动波，有无局限性隆起或腹股沟肿块等。

2．有无腹部压痛

压痛部位常是病变器官所在处。如有腹膜刺激征，应了解其部位、范围及程度；弥漫性腹膜炎压痛和腹紧张的显著处也常为原发病灶处。

3．腹部包块

若触及腹部包块，应注意其部位、大小、形状、质地、压痛情况、活动度等，并结合其症状和检查，以区别炎性包块、肿瘤、肠套叠或肠扭转、尿潴留等。

4．肝浊音界

胃肠穿孔或肠胀气时肝浊音界缩小或消失；炎性肿块、扭转的肠袢可呈局限性浊音区；腹膜炎渗液或腹腔内出血可有移动性浊音。

5．肠鸣音

有亢进、气过水声、金属高调音是机械性肠梗阻的特征；腹膜炎发生时肠鸣音减弱或消失。

6.直肠指检

直肠指检是判断急腹症病因及其病情变化的简易而有效的方法。

三、辅助检查

1.实验室检查包括三大常规检查、生化和血黏度检查。

2.影像学检查包括X射线、B超、CT和MRI检查。

3.内窥镜检查包括胃镜、肠镜、腹腔镜等。

4.诊断性穿刺包括腹腔穿刺、阴道后穹隆穿刺（异位妊娠时可抽得不凝血液）。

诊断性腹腔穿刺或灌洗：对于腹膜炎、内出血、腹腔脓肿及某些腹部肿块可行诊断性穿刺。在任何一侧下腹部、脐与髂前上棘连线的中外1/3交界处做穿刺，抽得不凝血提示腹腔内出血；胃肠道穿孔时可抽得黄绿色混浊液体；胆汁样液多来自胆道或十二指肠；洗肉水样液见于绞窄性肠梗阻、急性胰腺炎和肠系膜血管血栓形成和栓塞。

诊断性腹腔灌洗对外伤性或非外伤性急腹症的早期诊断有很大价值，有下列情况之一即为阳性：①有胆汁或细菌存在；②呈血性或红细胞计数>100×10^9/L；③白细胞计数>0.5×10^9/L。但由于腹腔灌洗敏感性强，有时虽结果阳性，但却不一定需要手术干预。

四、救治原则

处理应以及时、准确、有效为原则。

1.初步急救

急性腹痛病人就诊时，若存在危及生命的紧急情况，如创伤、出血、毒血症、缺氧、休克、水电解质及酸碱平衡紊乱等，必须先抢救再诊断，边治疗边诊断。若同一患者存在多种疾病，或者存在多发性损伤，应按轻重缓急进行处理。首先处理最能威胁病人生命的疾病。若存在两种或多种情况，可以分组同时进行处理。

2.严密观察病情变化

有助于尽早做出诊断。观察过程中必须严格交接班，使动态观察得到保证而不致中断，同时给予对症支持治疗和护理。老年病人，由于机体的反应能力低下，患急腹症时其症状、体征较轻，体温及白细胞改变不明显。

观察期间，要禁饮食、禁用止痛剂，常需胃肠减压（有胃肠梗阻者）。有时病人疼痛剧烈，可先试用阿托品等抗胆碱制剂，严禁使用哌替啶（杜冷丁）等麻醉剂。若怀疑是粪便造成的肠梗阻，可试行低压灌肠；如怀疑是肿瘤、乙状结肠扭转等原因造成的低位肠梗阻，可行钡剂灌肠检查；一般情况下禁止灌肠检查或治疗，禁止服用泻药。

3.对症及支持治疗

4.急诊剖腹探查术的适应症

（1）突然剧烈腹痛持续数小时不见减轻，病情进行性加重者。

（2）腹膜刺激征明显而范围继续扩大，病因不明可剖腹探查。

（3）腹内脏器大出血，虽不清楚出血原因，须探查。

五、护理问题

1.焦虑或恐惧　与突然发病、剧烈疼痛、紧急手术等有关。

2.不舒适：腹痛、腹胀、恶心等　与腹腔炎症、穿孔、出血、梗阻或绞窄等病变有关。

3.体温过高　与腹腔器官炎症或继发感染有关。

4.体液不足　与禁饮食和发热、呕吐、胃肠减压等有关。

5.营养失调：低于机体需要量　与禁饮食和发热、呕吐、出血等有关。

6.潜在并发症：低血容量性或感染性休克，与腹腔感染、穿孔、出血、梗阻或绞窄等病变加重有关；腹腔脓肿，与机体抵抗力较低、炎症渗出有关。

7.有胃肠减压管引流异常的危险　与胃管脱出、堵塞等因素有关。

六、护理措施

1.严密观察病情

定时观察生命体征、腹部症状和体征、伴随症状以及呼吸、心血管、妇科等其他系统的相关表现，动态观察实验室检查结果。详细记录24小时液体出入量，注意有无脱水等体液紊乱或休克表现。观察有无腹腔脓肿形成。

2.体位

一般情况良好者或病情允许时，宜取半卧位；有大出血休克体征者取平卧位。

3.饮食

根据病情及医嘱，做好相应的饮食护理。一般病人入院后都暂禁饮食。对诊断不明确或病情较重者必须严格禁饮食。

4.胃肠减压

根据病情或医嘱决定是否施行胃肠减压。但对急性肠梗阻和胃肠道穿孔或破裂者必须做胃肠减压，并保持有效引流，及时观察与记录引流情况。

5.四禁

外科急腹症病人在没有明确诊断前，应严格执行四禁，即：禁用吗啡类止痛剂、禁饮食、禁服泻药、禁止灌肠（以免造成感染扩散或某种情况的加重）。

6.输液或输血

立即建立通畅的静脉输液通道，必要时输血或血浆等，以防治休克，纠正水、电解质、酸碱平衡紊乱，纠正营养失调。

7.抗感染

很多急腹症的病因都与感染有关。或者可引起、加重腹腔感染。遵医嘱给予抗生素及甲硝唑，注意给药浓度、时间、途径及配伍禁忌等。

8.疼痛护理

应采取适当措施，如安慰病人，给予舒适的体位，促使腹肌放松，以有助于减轻对疼痛的敏感性。但在病情观察期间应慎用止痛剂；对诊断明确的单纯性胆绞痛、肾绞痛等可给予解痉剂和镇痛剂；凡诊断不明或治疗方案未确定的急腹症病人应禁用吗啡、哌替啶类麻醉性镇痛药，以免掩盖病情。对已决定手术的病人，可以适当使用镇痛药，以减轻其痛苦。

9.必要的术前准备

病情观察期间或非手术治疗，发现下列情况应考虑手术处理：全身情况不良或发生休克；腹膜刺激征明显；有明显内出血表现；经非手术治疗6~8小时，病情未缓解或趋恶化者。及时做好药物过敏试验、配血、备皮、有关常规实验室检查或器官功能检查等，以备应急手术。注意：禁止灌肠、禁服泻药，以免造成感染扩散或病情加重。

10.心理护理

应安慰、关心病人。适当地向病人和家属说明病情变化以及有关治疗方法、护理措施的意义，使之配合。

第五章 血液系统疾病病人的护理

第一节 血液及造血系统的解剖生理

血液及造血系统由血液及造血器官组成。血液由血细胞及血浆组成；造血器官有骨髓、胸腺、肝、脾和淋巴结。

一、血细胞的生成及造血器官

血细胞起源于卵黄囊的中胚层造血干细胞（又称多能干细胞），具有不断自我更新与多向分化增殖的能力。干细胞分裂增殖时，一方面仍保持干细胞的特性，另一方面则向各系细胞分化成定向造血干细胞，即造血祖细胞。造血祖细胞在不同集落刺激因子的作用下，最终分别增殖分化成淋巴细胞、浆细胞、红细胞、血小板、单核细胞及各种粒细胞。

1.胎儿期造血

首先在卵黄囊，然后在肝脏，最后在骨髓、胸腺、淋巴结处，可分为三个阶段。

（1）胚胎第三周开始在卵黄囊血岛形成原始血细胞，至第九周胚胎形成后造血明显减少，造血干细胞随血流移居肝和脾，最终种植于红骨髓内。

（2）肝（脾）造血期：从胚胎6～8周开始肝出现造血，胚胎24周前，胎肝是胎儿时期主要的造血部位。第5个月达高峰期，以后逐渐减退。胚胎第8周起，脾参与造血，为时较短。

（3）骨髓造血期：胚胎第6周开始出现骨髓，但到胚胎4个月时才开始造血活动。胚胎24周后骨髓为造血的主要器官，直至生后2～3周成为唯一的造血场所。

胸腺自胎儿期至出生后均为生产淋巴细胞的重要器官。淋巴结自胚胎第4个月开始有造淋巴细胞的功能。

2.生后造血

分为骨髓造血和骨髓外造血。

（1）骨髓造血：骨髓是生后主要的造血器官。小儿5岁内所有的骨髓均为红骨髓，全部参与造血。5～7岁时长骨骨干开始以脂肪组织（黄髓）逐渐替代造血组织，18岁时红骨髓仅限于扁骨（如髂骨、胸骨、肋骨、脊椎骨、颅骨）及长骨近端骨骺处。但黄髓仍有潜在的造血功能，当需要增加造血时，它可转变为红髓而恢复造血功能。

（2）骨髓外造血：在正常情况下，骨髓外造血极少，淋巴结和脾脏有造淋巴细胞的功能。出生后，尤其是婴儿期发生严重感染或溶血性贫血等，造血需要增加时，肝、脾和淋巴结恢复到胎儿时期的造血状态，出现肝、脾和淋巴结的肿大，外周血中可出现有核红细胞或幼稚中性粒细胞，称为骨髓外造血。但如果成年人出现髓外造血，则是造血功能紊乱的表现。

二、血液的组成及血细胞的生理功能

（一）血液的组成

血液由血浆和血细胞组成。血液占体重的6%～8%；血浆占血液的50%～55%，其中水占99%，其余为溶质物质；血细胞占血液的45%～55%，血细胞包括红细胞、白细胞、血小板。

（二）血细胞的生理特性及功能

1.红细胞

红细胞是血液中数量最多的血细胞，呈双凹圆碟形。成熟的红细胞是体内唯一的无核、也无细胞器

的细胞。

红细胞的数量：男性$4.5×10^{12}/L$～$5.5×10^{12}/L$，血红蛋白含量120～150 g/L；女性$3.5×10^{12}/L$～$4.5×10^{12}/L$，血红蛋白含量110～140 g/L。红细胞具有悬浮稳定性、可塑性、变形性、渗透脆性。

红细胞的主要功能是运输O_2和CO_2，其运输O_2的功能是靠细胞内的血红蛋白来实现的。

2.白细胞

白细胞是血液中数量最少、分类最多的血细胞。白细胞的正常值：总数$4.0×10^9/L$～$10.0×10^9/L$。中性粒细胞占50%～70%，吞噬细菌与破坏细胞；嗜酸性粒细胞占1%～4%，抑制组胺释放，参与过敏反应和寄生虫病；嗜碱性粒细胞占0%～1%，释放组胺与肝素；淋巴细胞占20%～40%，参与特异性免疫，其中T淋巴细胞参与细胞免疫，B淋巴细胞参与体液免疫；单核细胞占1%～7%，吞噬细菌与衰老的红细胞。

3.血小板

血液中血小板的正常值为$100×10^9/L$～$300×10^9/L$。血小板有黏附、聚集、释放反应、收缩、吸附、修复的生理特性。

血小板的生理功能：①参与生理止血；②促进凝血；③维持毛细血管壁正常通透性。

三、小儿血液的特点

1.由于胎儿期体内处于相对缺氧状态，故红细胞数和血红蛋白量较高。生后红细胞数和血红蛋白量逐渐降低，至生后2～3个月时红细胞数降至$3.0×10^{12}/L$，血红蛋白量降至110 g/L左右，出现轻度贫血，称"生理性贫血"。3个月以后，红细胞数和血红蛋白量又缓缓增加逐渐恢复正常。

2.出生时白细胞总数为$15×10^9/L$～$20×10^9/L$，生后6～12小时达$21×10^9/L$～$28×10^9/L$，婴儿期白细胞数维持在$10×10^9/L$左右，8岁以后接近成人水平。

3.中性粒细胞与淋巴细胞数量的两个交叉：4～6天和4～6岁。出生时中性粒细胞占65%，淋巴细胞占30%。以后中性粒细胞逐渐下降，生后4～6天时两者约相等；之后中性粒细胞比例再逐渐上升，生后4～6岁时两者约相等；6岁后逐渐与成人相似。

第二节 缺铁性贫血病人的护理

一、贫血概述

贫血是指外周血液在单位体积中的血红蛋白浓度、红细胞计数和（或）红细胞压积低于正常最低值，其中以血红蛋白浓度最为重要。贫血是一个症状，而不是一个独立的疾病。

（一）我国贫血的诊断标准

1.成年人

男性Hb<120 g/L，女性Hb<110 g/L，妊娠Hb<100 g/L。

2.小儿

新生儿Hb<145 g/L，6个月～6岁Hb<110 g/L，6～14岁Hb<120 g/L。6个月至2岁时多见。

（二）小儿贫血的分度

根据外周血中血红蛋白量分四度。

轻度：Hb120～90 g/L；中度：Hb90～60 g/L；重度：Hb60～30 g/L；极重度：Hb<30 g/L。

（三）贫血的分类

1.根据贫血的形态学分类

（1）大细胞性贫血：主要有巨幼红细胞性贫血、甲状腺功能减退症贫血。

（2）正常细胞性贫血：主要有再生障碍性贫血、急性失血性贫血及溶血性贫血等。

（3）小细胞性贫血：常见于缺铁性贫血、地中海贫血、铁粒幼红细胞性贫血等。

2.根据贫血的病因分类

（1）红细胞及血红蛋白生成不足：

①造血物质缺乏：缺乏铁、维生素B₁₂、叶酸等，是小儿贫血最常见的原因。

②造血功能障碍：如再生障碍性贫血。

（2）红细胞破坏过多（溶血性贫血）：如遗传性球形红细胞增多症、地中海贫血等。

（3）红细胞丢失过多（失血性贫血）：见于急慢性失血性贫血。慢性失血是成人缺铁性贫血的主要病因。

二、缺铁性贫血概述及铁的代谢特点

（一）概述

缺铁性贫血是体内用来制造血红蛋白的贮存铁耗尽，血红蛋白合成不足，红细胞生成障碍引起的一种小细胞、低色素性贫血。缺铁性贫血是贫血中最常见的类型，各年龄组均可发病，以6个月至2岁的婴幼儿多见。铁的储存不足是缺铁最根本的原因。

（二）铁的代谢特点

1.铁的分布

67%组成血红蛋白，贮存铁约占29%，组织铁约占4%。

2.铁的来源和吸收

主要来自衰老和破坏的红细胞。其次来源于食物，含铁量较丰富的食物有肉类、肝、蛋黄、豆类、紫菜、香菇及海带等。乳类、谷物中含铁量低。

铁吸收的主要部位在十二指肠和空肠上段，以二价铁的形式吸收。

3.铁的转运和利用

吸收入血的Fe^{2+}与血浆中转铁蛋白结合，形成复合物进入红细胞内后二者分离。在红细胞内Fe^{2+}与原卟啉生成血红素（又称铁原卟啉），再与珠蛋白结合生成血红蛋白。当铁缺乏时，红细胞内游离的原卟啉增加，与Zn^{2+}形成锌原卟啉，因此游离锌原卟啉增多是红细胞内缺铁的表现。

4.铁的贮存及排泄

铁在血液中主要以铁蛋白的形式贮存，在骨髓主要以含铁血黄素形式贮存。当机体内铁需要量增加时，铁蛋白可解离后为机体所利用。故机体最早的缺铁表现是贮存铁减少。随后红细胞内缺铁，最后才是血红蛋白减少。

三、缺铁性贫血的病因和发病机制

1.需铁量增加而摄入不足

铁摄入不足是小儿缺铁的主要原因。

2.铁吸收不良

胃酸缺乏、小肠黏膜病变、肠功能紊乱、服用抗酸药以及H₂受体拮抗剂等均可影响铁的吸收。

3.铁损失过多

慢性失血是成人缺铁性贫血最多见、最重要的原因。

四、缺铁性贫血的临床表现

1.一般贫血的表现

疲乏无力为贫血最常见和出现最早的症状。皮肤、黏膜苍白是贫血最突出的体征，以口唇、甲床最为明显。

2.造血器官代偿性表现

肝、脾、淋巴结增大。

3.含铁酶及铁依赖酶的活性降低的表现

（1）营养缺乏：儿童生长发育迟滞，智力低下；体力下降；易感染。

（2）黏膜损害：口腔炎、舌炎、萎缩性胃炎，皮肤干燥、毛发干枯脱落、指甲扁平、薄脆易裂和反甲，严重者甚至出现吞咽困难等。

（3）神经、精神系统异常：烦躁易怒，注意力不集中，异食癖。

五、缺铁性贫血的辅助检查

1.血象

典型血象为小细胞低色素性贫血。红细胞数和血红蛋白量均减少，以血红蛋白减少为主。血涂片可见红细胞大小不等，以小细胞居多，中央淡染区扩大。

2.骨髓象

红细胞系增生活跃，以中、晚幼红细胞为主。富含骨髓小粒的涂片铁染色缺乏，可染铁是诊断缺铁的敏感而可靠的指标。

髓穿刺时，侧卧位或俯卧位，选髂后上棘为穿刺点；仰卧位，选髂前上棘、胸骨为穿刺点。

3.生化检查

血清铁蛋白测定为直接准确反映体内贮存铁多少较敏感的指标。低于14μg/L，可作为缺铁依据。

4.血清铁（SI）和血清总铁结合力（TIBC）

缺铁性贫血时，SI降低，TIBC增高。

提示：铁代谢检查中只有总铁结合力和红细胞游离锌原卟啉增多，其他指标全部降低。

六、缺铁性贫血的治疗原则

1.病因治疗是最根本、最有效的治疗。治疗本病的特效药物是铁剂。

2.补充铁剂以口服二价铁作为首选。

七、缺铁性贫血的护理问题

1.营养失调：低于机体需要量　与铁摄入不足、吸收不良、需要量增加或丢失过多有关。

2.活动无耐力　与贫血引起全身组织缺氧有关。

八、缺铁性贫血的护理措施

1.提倡母乳喂养。及时添加含铁丰富的饮食是预防的关键，合理喂养，纠正不良饮食习惯。早产儿2个月开始给予铁剂预防，足月儿从4个月开始补铁。

2.休息与适当活动：休息可减少氧的消耗。活动量以不感到疲劳、不加重症状为度。自测脉搏大于100次/分停止活动。

3.用药护理

（1）口服铁剂时应注意：餐后服用（小儿应在两餐之间），若有胃部的刺激反应可从小剂量开始服用。可同时服维生素C或稀盐酸。忌与牛奶、茶、咖啡、钙盐、镁盐同时服；应避免同时服用抗酸药及H₂受体拮抗剂等。口服液体铁剂时须使用吸管，避免牙齿染黑。服用铁剂期间，大便呈黑色。注射铁剂剂量要准确，宜深部肌肉注射。

（2）铁剂治疗疗效判断：最可靠的指标是网织红细胞升高，网织红细胞是反映骨髓造血功能的敏感指标。口服铁剂后5～10天网织红细胞升高，2周后血红蛋白开始升高，一般2个月左右恢复正常。待血红蛋白正常后，再服药4～6个月，以补足体内贮存铁。

第三节　营养性巨幼细胞贫血病人的护理

营养性巨幼红细胞性贫血是由于缺乏维生素B₁₂和（或）叶酸所引起的一种大细胞性贫血，多见于2岁以下婴幼儿。

一、临床表现

本病多见于6个月～2岁以下的婴儿，临床主要表现为贫血及消化道功能紊乱。

1.一般表现

虚胖或颜面水肿，头发稀疏、细黄，面色苍黄或蜡黄，口唇、指甲等处苍白，常伴肝、脾肿大。

2.消化道表现

舌炎和舌体疼痛，舌乳头萎缩而光滑呈"鲜牛肉状"或"镜面舌"，食欲减退及腹胀、腹泻等。

3.神经精神系统表现

叶酸缺乏患儿出现烦躁、易怒、妄想等精神症状，这是本病特有的表现。维生素B₁₂缺乏，尤其是恶性贫血病人，出现表情呆滞、手足麻木、肢体或全身震颤等神经系统的症状，常有倒退现象。

二、辅助检查

1.血红细胞数减少比血红蛋白量减少更为明显。血涂片可见红细胞大小不等，以大细胞多见，中央淡染区不明显。白细胞总数减少，中性粒细胞变大，有分叶过多现象。

2.骨髓增生明显活跃，以红细胞系统增生为主，各期幼红细胞增生，出现巨幼变，表现为细胞变大、核染色质疏松、细胞核发育晚于细胞质，称为"幼核老质"现象。

3.血清维生素 B₁₂ 和（或）血清叶酸降低：血清叶酸浓度<6.81 nmol/L，血清维生素 B₁₂<74 pmol/L 时确诊。

三、常用护理诊断

1.营养失调：低于机体需要量

与叶酸、维生素 B₁₂ 摄入不足、吸收不良及需要增加有关。

2.活动无耐力

与贫血引起组织缺氧有关。

四、治疗原则及护理措施

1.一般护理

（1）一般不需要卧床休息。注意营养，及时添加辅食。

（2）维生素 B₁₂ 和（或）叶酸缺乏者，应多吃绿叶蔬菜、水果、谷类和动物肝、肾等。婴幼儿和妊娠哺乳的妇女要特别补充叶酸。

2.去除病因，补充维生素 B₁₂ 和叶酸。对于维生素 B₁₂ 吸收障碍所致者，应给予长期肌肉注射维生素 B₁₂ 的治疗，每月1 mg；当有神经系统受累的表现时，应按每日1 mg 剂量连续肌注至少2周。叶酸治疗口服剂量为每次5 mg，每日3次。

3.用药护理　维生素C能促进叶酸利用，同时口服可提高疗效。注意单纯维生素B₁₂缺乏时不宜加用叶酸。恶性贫血病人终身性维生素B₁₂注射维持治疗。

一般情况下，有效治疗后1～2天，病人食欲开始好转，2～4天后网织红细胞升高，一周左右达高峰并开始出现血红蛋白上升，4～6周后血红蛋白恢复正常，半年到一年后神经系统症状得到改善。

4.因使用抗叶酸代谢药物而致病者，可用四氢叶酸钙治疗。

第四节　再生障碍性贫血病人的护理

再生障碍性贫血简称再障，是由多种原因引起骨髓造血组织显著减少，导致骨髓造血功能衰竭，以外周血全血细胞减少为特征的疾病。临床主要表现为进行性贫血、出血、感染。各年龄组均可发病，以青壮年多见，男性略多于女性。

一、病因和发病机制

1.原发性再障

原因不明。

2.继发性再障

查出原因者为继发性再障。引起继发性再障的主要原因为化学因素，其中药物因素居再障病因的首位。引起再障的药物最多见的为氯霉素。其次是物理因素，如X射线、γ射线等。另外，各型肝炎均能损伤骨髓造血功能，EB病毒、流感病毒、风疹病毒等也可以引起再障。

二、临床表现

主要表现为进行性贫血、出血、感染，肝、脾、淋巴结多无肿大。贫血的主要原因是红细胞生成减少。出血的主要原因是血小板减少；感染的主要原因是粒细胞数量减少。

1.急性再障（重症再障Ⅰ型）

起病急，发展快，早期主要表现为出血与感染，随着病程的延长出现进行性贫血。重型再障病人约有1/2～1/3在数月至1年内死亡。颅内出血和败血症是急性再障病人的主要死亡原因。

2.慢性再障

较多见。起病缓慢，病程长，贫血为首发和主要表现，感染、出血较轻，以皮肤、黏膜出血为主，感染以呼吸道为主。经恰当治疗病情可缓解或治愈，预后相对较好。少数病例病情恶化，表现同急性再障，预后极差，称重症再障Ⅱ型。

三、辅助检查

1.血象呈正细胞性贫血，全血细胞减少，网织红细胞绝对值低于正常（<1%）。

2.骨髓象是确诊的依据。

（1）急性型骨髓增生低下或极度低下。粒系、红系、巨核系三系造血细胞数量明显减少。尤其是巨核细胞和幼红细胞的减少；非造血细胞增多，尤其淋巴细胞增多。

（2）慢性型骨髓增生减低或有灶性增生，但共同特点是巨核细胞明显减少。

四、治疗原则及护理措施

1.病因治疗

去除病因是纠正贫血、防止复发的关键环节。禁用对骨髓有抑制的药物。

2.支持疗法

输血是主要的支持疗法。其次是止血、预防和控制感染。

3.急性和重型再障的治疗

（1）骨髓移植适用于对40岁以下，无感染及其他并发症、有合适供体的患者。

（2）免疫抑制剂是治疗重型再障的首选药物，如抗胸腺细胞球蛋白和抗淋巴细胞球蛋白。

（3）造血细胞因子主要用于重型再障。一般在免疫抑制剂治疗的同时或以后使用，有促血象恢复的作用。

4.慢性再障的治疗

（1）雄激素为治疗慢性再障的首选药，如丙酸睾酮。作用机制可能是刺激肾脏产生红细胞生成素和直接刺激骨髓红细胞生成作用。

（2）使用改善微循环药物及必要时行脾切除等。

五、护理问题

1.有感染的危险　与粒细胞减少有关。

2.活动无耐力　与贫血所致组织缺氧有关。

3.潜在并发症：脑出血　与血小板过低有关。

4.自我形象紊乱　与雄激素的不良反应有关。

六、护理措施

1.急性型再障病人应卧床休息，可减少内脏出血；慢性型轻、中度贫血者应适当休息，避免劳累，减低氧耗；病情稳定后，与病人及家属共同制订日常活动计划，指导病人适度活动。一般重度贫血以上（血红蛋白<6 g/L）应以卧床休息为主。高热病人禁用酒精擦浴或加用地塞米松降温。

2.血小板低于20×10⁹/L的病人应卧床休息，禁止头部剧烈活动，以防颅内出血。注意观察有无脑出血的先兆，如头痛、呕吐、烦躁不安等。若出现颅内出血，应置病人于平卧位，头部置冰袋或冰帽，高流量吸氧，保持呼吸道畅通，迅速建立静脉通道，按医嘱用药等。

3.保持皮肤清洁，避免碰撞和搔抓，禁用手指挖鼻孔，勿用牙签剔牙，以免引起出血。

4.进行各种护理操作时动作要轻柔，进行各种注射时，应延长按压针眼的时间。避免进行直肠操作，如灌肠等。

5.采取积极的措施，预防感染。严格执行无菌操作，当白细胞≤1×10^9/L，粒细胞绝对值≤0.5×10^9/L时，采取保护性隔离。

6.遵医嘱输血或输红细胞，给予促进骨髓造血功能的药物，改善缺氧，提高活动耐力。应向病人说明雄激素治疗显效较慢，治疗2～3个月网织红细胞计数升高，半年无网织红细胞计数及血红蛋白上升才视为无效，需坚持完成疗程。

7.丙酸睾酮的用药护理　①该药为油剂，需要深层注射，发现硬结要及时处理；②男性化，如毛须增多、声音变粗、痤疮、女性闭经等；③肝功能受损，应定期检查肝功能。

第五节　血友病病人的护理

血友病是一组因遗传性凝血活酶（凝血因子）生成障碍引起的出血性疾病。包括血友病A（Ⅷ缺乏）、血友病B（Ⅸ缺乏）及遗传性FⅪ缺乏症。其中以血友病A最为常见。

一、病因及遗传规律

血友病A、B均属X连锁隐性遗传性疾病。男女均可发病，但绝大部分病人为男性，女性传递致病基因。血友病常见的遗传方式有两种：①血友病病人与正常女性结婚，其女儿100%为携带者，儿子均为正常人；②正常男性与携带者女性结婚，其儿子有50%概率为血友病病人，女儿有50%概率为携带者。遗传性FⅪ缺乏症为常染色体隐性遗传性疾病。

二、临床表现

主要表现为以阳性家族史、幼年发病、自发性关节和组织出血（生来即有，伴随终生）及出血引起的畸形。颅内出血较少，但常危及生命，是最常见的致死原因之一。

三、护理问题

1.组织完整性受损　与凝血因子缺乏有关。

2.疼痛：肌肉、关节疼痛　与深部组织血肿或关节腔积血有关。

3.有失用综合征的危险　与反复多次关节腔出血有关。

四、治疗原则

无根治方法。最有效的治疗是终身替代治疗，补充凝血因子是目前防治血友病最重要的措施，治疗的关键是预防出血。替代治疗的目的是将病人缺乏的凝血因子提高到止血水平，以防止或治疗出血。其原则是尽早、足量和维持足够时间。

五、护理措施

1.防治外伤，预防出血。尽量口服用药，不用或少用注射给药。

2.用药护理　输注凝血因子，应在凝血因子取回后立即输注；使用冷凝沉淀物时，应在37℃温水中10分钟内融化，并尽快输入。遵医嘱给药，禁止使用阿司匹林、双嘧达莫、保泰松、潘生丁和前列腺素E等药物，以防加重出血。

3.关节出血控制后，指导病人进行主动或被动的关节活动。目的是防治关节挛缩、强直、肌肉萎缩和功能丧失。但应避免剧烈的接触性运动，如篮球、足球、拳击等，以降低外伤和出血的危险。

第六节　特发性血小板减少性紫癜病人的护理

特发性血小板减少性紫癜（ITP）是一种主要与自身免疫有关的出血综合征。也称自身免疫性血小板减少，是血小板免疫性破坏，导致外周血中血小板减少的出血性疾病。病因不清，可能与感染因素、免疫因素、脾脏功能、雌激素水平升高等有关。

一、临床表现

1. 急性型

见于儿童。起病前1~3周多有呼吸道感染或其他病毒感染史。起病急，常有畏寒、发热，但脾不大。皮肤、黏膜出血广泛而严重，全身皮肤紫癜、瘀斑或有血肿形成，以下肢多见，鼻出血、牙龈出血、口腔黏膜出血常见，损伤或注射部位可渗血不止或形成大片瘀斑。当血小板低于$20×10^9$/L时，可有内脏出血。颅内出血是致死的主要原因。

急性型多为自限性，一般病程4~6周，很少复发。

2. 慢性型

见于青中年女性。起病缓慢，出血症状轻。反复发生皮肤瘀点、瘀斑，鼻出血、牙龈出血可持续数周或数月，严重出血少见。反复发作或病期较长者可有贫血和轻度脾大。女性病人常以月经过多为主要表现，甚至是唯一的症状。

二、辅助检查

1. 血象

血小板计数减少，血小板功能一般正常。急性型发作期血小板常$<20×10^9$/L，慢性型常为$30×10^9$/L~$80×10^9$/L。

2. 骨髓象

巨核细胞增加或正常，骨髓巨核细胞发育成熟障碍，形成血小板的巨核细胞减少。有血小板形成的巨核细胞显著减少$<30%$。

三、治疗原则

1. 一般治疗　避免使用降低血小板数量及功能的药物。

2. 肾上腺糖皮质激素是首选药物，常用泼尼松。该药可减少血小板抗体生成；抑制血小板与血小板抗体的结合，并降低毛细血管通透性。

3. 脾脏切除主要用于：①糖皮质激素治疗6个月以上无效者；②糖皮质激素治疗有效，但维持量必须>30 mg/d。切除脾脏的机制：减少血小板的破坏及抗体的生成。

4. 免疫抑制　经以上治疗无效时，可加用免疫抑制剂。

5. 输血和输血小板适用于危重出血者和血小板低于$20×10^9$/L、脾切除术前准备或其他手术及严重并发症等。血小板输注速度越快越好。

四、护理问题

1. 潜在并发症：脑出血　与血小板减少有关。

2. 有感染的危险　与长期使用肾上腺糖皮质激素有关。

3. 组织完整性受损：皮肤、黏膜出血　与血小板减少有关。

4. 焦虑　与反复发作血小板减少有关。

五、护理措施

（一）消除危险因素，减少或预防出血

1. 病情观察

皮肤、黏膜出血注意观察出血部位、范围，内脏出血应了解出血量及出血是否停止。

2. 休息与活动

血小板计数在$30×10^9$/L以上者，如出血不重，可适当活动，避免外伤；血小板在$30×10^9$/L以下者，即使不出血也应减少活动，出血严重者应卧床休息，保持心情平静。

3. 避免外伤

避免造成身体损伤的一切因素，如剪短指甲以防止抓伤皮肤。禁用牙签剔牙或用硬毛牙刷刷牙，避免扑打、拳击等。衣着应宽松。感染时使用抗生素。

4.饮食

根据病情可选用含高蛋白、高维生素、少渣流食、半流食或普食。

（二）预防脑出血

血小板计数<20×10⁹/L应警惕脑出血的发生，保持大便通畅，因便秘、剧烈咳嗽时会引起血压升高，诱发脑出血，故便秘时要用泻药或开塞露，剧咳者可用抗生素及镇咳药积极治疗。

（三）用药护理

1.糖皮质激素长期大量应用引起的不良反应：①皮质功能亢进综合征，满月脸、水牛背、高血压、多毛、糖尿病、皮肤变薄等；②诱发或加重感染，应防寒保暖，用药期间不要与感染性病人接触，进行自我保护以防感染；③诱发或加重溃疡病和糖尿病；④诱发高血压和动脉硬化；⑤骨质疏松、肌肉萎缩、伤口愈合延缓；⑥诱发精神病和癫痫。

2.常用免疫抑制剂有硫唑嘌呤、环磷酰胺、长春新碱等。用药期间注意观察其副作用，如可能引起骨髓造血功能抑制、末梢神经炎、出血性膀胱炎等。

3.避免使用可能引起血小板减少或抑制其功能的药物，如阿司匹林、潘生丁、消炎痛、保泰松、右旋糖酐等。

第七节　过敏性紫癜病人的护理

过敏性紫癜是一种常见的血管的变态反应性疾病。主要表现为皮肤紫癜、黏膜出血、腹痛、便血、皮疹、关节疼及血尿，多为自限性疾病。多见于儿童及青少年，春、秋季多发。主要死亡原因是肾衰竭、肠套叠及肠梗阻。

一、病因

1.感染

感染为最常见的原因。细菌：如溶血性链球菌引起的呼吸道感染、扁桃体炎、猩红热及其他局灶性感染。病毒：如麻疹、水痘、风疹等。其他：如寄生虫感染等。

2.食物

系人体对异性蛋白过敏所致，如鱼、虾、蟹、蛋、鸡、牛奶及其他类食物。

3.药物

抗生素类如青霉素（包括半合成青霉素如氨苄西林等）、链霉素、金霉素、氯霉素及近年来广泛使用的一些头孢菌素类抗生素等。解热镇痛药如水杨酸类、保泰松、吲哚美辛及奎宁类等。其他如磺胺类、阿托品、异烟肼及噻嗪类利尿药等。

4.其他

花粉、尘埃、菌苗或疫苗接种、虫咬、受凉及寒冷刺激等。

二、临床表现

多见于学龄儿童及青年，病前1～3周常有上呼吸道感染史。

1.单纯型（紫癜型）

单纯型最常见。以反复皮肤紫癜为主要表现。常为首发症状，呈紫红色，高出皮面，压之不褪色，多见于下肢及臀部，呈对称性、分批出现。可伴有皮肤水肿、荨麻疹。

2.腹型

常在皮疹未出现前，突发腹痛、恶心、呕吐及便血，伴肠鸣音增强及腹部压痛，严重者为血水样大便。幼儿可因肠壁水肿、蠕动增强等而导致肠套叠、肠梗阻。

3.关节型

关节疼痛及肿胀。多发生在大关节，反复发作，呈游走性，一般数月内消退，不留后遗症。

总结提示：风湿热和过敏性紫癜关节型的鉴别：两者均有关节肿疼，呈游走性，好发于大关节。但风湿热的皮肤表现为环形红斑，抗"O"升高；而过敏性紫癜关节型皮肤表现为紫癜，束臂试验阳性。

4.肾型

肾型为最严重的类型且预后较差。在紫癜发生后1周出现血尿、蛋白尿及管型，伴血压增高及水肿。

5.混合型

具备2种以上类型特点者。

三、治疗原则

1.消除致病因素：防治感染，驱除肠道寄生虫，避免可能致敏的食物及药物等。

2.一般治疗：使用抗组胺药、糖皮质激素等。

3.对症治疗

四、护理问题

1.组织完整性受损　与血管壁通透性和脆性增加有关。

2.疼痛：腹痛、关节痛　与过敏性紫癜累及胃肠道及关节有关。

3.潜在并发症：肾功能损害。

五、护理措施

1.避免诱因。

2.饮食的护理　忌食辛辣、刺激性食物，过敏源不清楚的病人不吃过去未吃过的食物。腹型紫癜病人应给予禁蛋白、无渣流食。

3.有腹痛的病人禁止热敷，观察大便的颜色、性质。

第八节　弥散性血管内凝血病人的护理

弥散性血管内凝血（DIC）是一种发生在许多疾病基础上，由致病因素激活凝血及纤溶系统，导致全身微血栓形成，凝血因子大量消耗并继发纤溶亢进，引起全身出血及微循环衰竭的临床综合征。基本病理变化是微血栓形成。按病程发展分为高凝期、消耗性低凝期、继发性纤维溶亢进期3个阶段。

一、病因

1.感染性疾病

最多见，G杆菌为主。

2.恶性肿瘤

次之，如急性白血病等。

3.病理产科

如胎盘早早剥、羊水栓塞等。

4.组织损伤

如大面积烧伤等。

二、临床表现

除原发病的症状、体征外，DIC常见的临床表现主要为出血、低血压、多脏器功能障碍、休克和贫血。其中最常见者为出血，多为突然发生自发性、持续性、多发性出血。可遍及全身，多见于皮肤、黏膜、伤口及穿刺部位的出血。休克或微循环衰竭为一过性或持续性血压下降。

三、辅助检查

1.消耗性凝血障碍方面的监测

指血小板及凝血因子消耗性减少的相关检查及结果。DIC时，血小板计数减少；凝血酶原时间延长，纤维蛋白原定量减少；活化部分凝血活酶时间延长。

2.继发性纤溶亢进方面的监测

DIC时，纤溶酶及纤溶酶原激活物的活性增高；纤维蛋白（原）的降解产物（FDP）明显增多；血浆鱼精蛋白副凝试验（3P试验）阳性；D-二聚体定量增高或定性阳性。

四、治疗原则

1.治疗基础疾病、消除诱因。

2.抗凝治疗：原则上早期使用肝素。

3.其他治疗。

五、护理问题

1.有受伤的危险：出血　与DIC所致凝血因子被消耗、继发性纤溶亢进、应用肝素等有关。

2.潜在并发症：休克、多发性微血管栓塞。

六、护理措施

1.出血的观察

持续、多部位的出血或渗血。特别是手术伤口、穿刺点和注射部位的持续性渗血，是发生DIC的特征；出血加重多提示病情进展或恶化。

2.实验室检查指标的监测

这是DIC救治的重要环节。

3.用药护理

应用抗凝药物应注意其不良反应及其预防和处理。如肝素的主要不良反应是出血，若肝素过量而致出血，可用鱼精蛋白静注，鱼精蛋白1 mg可中和肝素1 mg（肝素剂量1 mg=128 U）。

4.病情观察

严密观察病情变化，及时发现休克或重要器官功能衰竭。

第六章　泌尿生殖系统疾病病人的护理

第一节　泌尿系统的解剖生理及相关症状体征的特点

一、肾

肾为实质性器官，左右各一，位于腹膜后脊柱两侧的脂肪囊内。每个肾由约100万个肾单位组成，每个肾单位由肾小体及与之相连的肾小管组成，是肾脏的基本功能单位。

1.肾小体

肾小体是由肾小球及肾小囊构成的球状结构。肾小球是一团毛细血管网丛。肾小囊由内、外两层构成，内层为肾小囊的脏层，紧紧包在肾小球毛细血管及球内血管系膜区的周围，在脏层和毛细血管内皮区间有共同的基膜；外层称为壁层，是肾小囊的外壁，壁层与近端小管曲部的管壁相连接。内、外两层之间为一囊腔，与近端肾小管的管腔相连通，原尿经肾小球滤过后经该囊腔进入肾小管。肾单位中滤过膜是最为重要的结构，可分为3层：肾小球毛细血管的内皮细胞层、基底膜和伸出许多足突的上皮细胞层（肾小囊的脏层）。上述任何一种屏障损伤均可引起蛋白尿。肾小球具有滤过功能，正常成人安静时的双肾血流量约为1 L/min。

2.肾小管

肾小管分为近端小管、细段和远端小管三部分，近端小管、远端小管又分为曲部和直部两段。近端小管、远端小管的直部和细段组成U字形的肾小管髓祥。

肾小管的主要功能：

（1）重吸收功能：近曲小管的重吸收量最大，原尿滤液中绝大部分的葡萄糖、氨基酸、蛋白质、维生素、钾、钙、钠、水、无机磷等都在近曲小管重吸收。

（2）分泌和排泄功能：肾小管上皮细胞将本身产生的或血液内的物质分泌或排泄到尿液中；排出代谢产物和进入人体内的某些物质。

（3）浓缩和稀释功能：正常人在机体缺水时，组织渗透压升高，通过渗透压感受器促进抗利尿激素的分泌，使远端小管和集合管对水的重吸收增加，尿相对密度上升，尿液浓缩；反之，尿相对密度降低，尿液稀释而排出机体多余的水分。

3.肾小球旁器

肾小球旁器位于皮质肾单位，由球旁细胞、致密斑和球外系膜细胞三者组成。肾素绝大部分由球旁细胞分泌，可以感受肾入球小动脉内压力和血容量的变化，当全身有效循环血量减少时，入球小动脉内压力下降，肾素分泌增加。肾素可使肝脏产生的血管紧张素原转变为血管紧张素Ⅰ，血管紧张素Ⅰ再经血管紧张素转换酶的作用，生成血管紧张素Ⅱ及血管紧张素Ⅲ，它们均可通过收缩血管和增加细胞外液量两种作用而使血压升高。血管紧张素Ⅱ的缩血管作用较强，血管紧张素Ⅲ的容量效应较强。

4.肾的皮质和髓质

肾的皮质和髓质内含有大量的肾单位和许多集合小管，构成肾的实质部分。肾皮质可产生1羟化酶，使25羟维生素D₃转化为1，25二羟维生素D₃，从而调节钙、磷代谢。肾脏髓质中的间质细胞可分泌前列腺素。肾素、前列腺素、激肽释放酶三类激素共同调节肾的血液循环和肾小球滤过。当机体组织缺氧时，肾脏产生红细胞生成激素（EPO）增多，刺激骨髓红系增殖、分化，使红细胞数目增多和血红蛋白合成增多。

二、输尿管

输尿管是一对细长的肌性管道，起于肾盂，止于并开口于膀胱，全长25～30 cm。有三个生理狭窄：输尿管起始部、跨越髂血管处、膀胱壁内段，这三处狭窄是结石易滞留处。

三、膀胱和尿道

膀胱是贮存尿液的肌性囊状器官，成人一般容量300～500 mL。尿道是膀胱通到体外的排尿管道。男性尿道，成人平均长18 cm，有尿道内口、尿道膜部、尿道外口等三处狭窄，这三处狭窄是结石最易滞留处。女性尿道宽、短、直，后方邻近肛门，故易患尿路逆行感染。

排尿是一种反射动作，副交感神经兴奋时，可促进排尿；交感神经兴奋时，可阻止排尿。

四、相关症状、体征的特点

1.排尿异常

排尿异常是指排出的尿在数量和性质上的异常。

（1）尿量异常

正常人1000～2000 mL/d，平均约1500 mL。尿量＞2500 mL/d称多尿；尿量＜400 mL/d称少尿；尿量＜100 mL/d称无尿。夜间成人排尿超过2次或夜间尿量＞750 mL称为夜间尿量增多。

（2）蛋白尿

尿蛋白＞150 mg/d，尿蛋白定性阳性，称为蛋白尿。若尿蛋白＞3.5 g/d，称为大量蛋白尿。

（3）血尿

①镜下血尿：新鲜尿沉渣每高倍视野红细胞＞3个（＞3个/HP），或1小时尿红细胞计数＞10万/mL，或12小时计数＞50万/mL。

②肉眼血尿：尿外观呈血样或洗肉水样、酱油样或有血凝块。出血量＞1 mL/L时出现肉眼血尿。全程血尿见于排尿的全过程，提示出血部位在膀胱或其以上部位，可见于肾、输尿管、膀胱病变。

（4）白细胞尿、脓尿和菌尿

新鲜尿沉渣每高倍视野白细胞＞5个（＞5个/HP），或1小时白细胞数＞40万/mL，或12小时计数＞100万/mL，称白细胞尿。

有大量变性白细胞时，称脓尿，主要见于泌尿系统炎症，如肾盂肾炎、尿路感染、膀胱炎、肾结核及急性肾炎等。

清洁阴（外）部后无菌技术下采集中段尿标本，如涂片每个高倍视野均可见细菌，或尿培养菌落计数＞10^5/mL，称菌尿，可诊断为泌尿系统感染，采用抗生素前阳性率可达90%。

（5）管型尿

尿中管型是由蛋白质、细胞或细胞碎片在肾小管（远曲段内）凝固而形成的。

正常人尿中偶见透明及颗粒管型，若12小时尿沉渣计数管型＞5000个/mL，或出现其他类型，称管型尿。

红细胞管型多见于急性肾小球肾炎；白细胞管型多见于活动性肾盂肾炎；蜡样管型多见于慢性肾衰竭；上皮细胞管型主要见于肾病综合征。

2.肾性水肿的特点

肾性水肿是肾小球疾病最常见的临床表现。多始于皮下组织疏松处，多表现为早晨起床时眼睑或颜面水肿，至下午逐渐出现双下肢水肿。以晨起为重。根据发生机制的不同可分为：

（1）肾病性水肿：主要是肾小球滤过膜通透性增大，大量蛋白尿引起低蛋白血症，导致血浆胶体渗透压降低所致。多为凹性。

（2）肾炎性水肿：主要是肾小球滤过率降低、钠、水潴留所致。为非凹性。多伴有血压增高、蛋白尿及血尿。

3.尿路刺激征

多见于尿路感染。由于膀胱三角区和膀胱颈受刺激所致，主要表现为尿频、尿急、尿痛。

4.小儿泌尿系统的解剖、生理特点

（1）膀胱：婴儿膀胱位置较高，充盈时可进入腹腔，故腹部触诊时易触到充盈的膀胱。随着年龄增长膀胱逐渐降入盆腔内。

（2）尿道：小儿易患尿路感染。其解剖原因：①女婴尿道较短，仅1~3 cm，外口暴露，靠近肛门，易受污染引起上行性尿路感染。②男婴常有包茎，易发生污垢积聚，亦可引起上行性尿路感染。

（3）小儿正常尿量

婴儿：400~500 mL/d；幼儿：500~600 mL/d；学龄前儿童：600~800 mL/d；学龄儿童：800~1400 mL/d。

（4）小儿少尿与无尿的标准

①少尿：婴幼儿<200 mL/d；学龄前儿童<300 mL/d；学龄儿童<400 mL/d。

②无尿：小儿尿量<50 mL/d。

第二节 肾小球肾炎病人的护理

一、急性肾小球肾炎

急性肾小球肾炎，简称急性肾炎，是一组起病急，以血尿、水肿和高血压为主要表现，可伴有一过性肾损害的肾脏疾病。本病为毛细血管内增生性肾炎，以肾小球内皮细胞及系膜细胞增生为主，肾小管病变不明显。本病常有前驱感染，多见于链球菌感染后。

（一）病因与发病机制

本病常发生于A族乙型溶血性链球菌引起的一组免疫复合物性的肾小球肾炎。

（二）临床表现

本病好发于儿童，男性居多。前驱感染后常有1~3周的潜伏期，相当于机体产生初次免疫应答所需的时间。典型者呈急性肾炎综合征的表现：

1.血尿

几乎所有病人均有肾小球源性血尿，即全程血尿，无痛性血尿，尿中无凝血，可见红细胞管型，变形红细胞为主。多为镜下血尿，约40%出现肉眼血尿，且常为首发症状。尿液呈洗肉水样，一般于数天内消失，镜下血尿持续时间较长，通常3~6个月。可伴有轻、中度蛋白尿。

2.水肿

水肿是最常见的症状，最初累及眼睑、颜面，呈非凹陷性水肿；少数病人出现全身性水肿、胸水、腹水等。主要与钠、水潴留有关。

3.高血压

一过性轻、中度高血压与钠、水潴留有关，经利尿后血压恢复正常。少数出现高血压脑病、急性左心衰竭等。

4.肾功能异常

起病早期可因肾小球滤过率下降，钠、水潴留而尿量减少，甚至少尿。可出现一过性轻度氮质血症。一般于1~2周后尿量增加，肾功能于利尿后数日恢复正常，极少数出现急性肾衰竭。

（三）并发症

2周内小儿容易发生严重并发症。

1.严重循环充血

与钠、水潴留有关。轻者仅有轻度呼吸困难，肝大；严重者表现明显气急、端坐呼吸、咳嗽、咳痰甚至咳粉红色泡沫痰，两肺布满湿性啰音等。

2.高血压脑病

与脑血管病变引起脑缺氧水肿有关。血压骤然升高，临床上出现头痛、烦躁不安、恶心、呕吐、一过性失明，严重者突然出现惊厥和昏迷。

3.急性肾衰竭

一般持续3～5天，在尿量逐渐增多后，病情好转。如果肾功能持续不好转或进行性恶化，应警惕急进性肾小球肾炎。

（四）辅助检查

1．尿液检查：均有镜下血尿，呈多形性红细胞，尿沉渣中有红细胞管型是急性肾小球肾炎的重要特点。尿蛋白多为+～++。

2.发病早期血清总补体及C3明显下降，于8周内恢复正常，对本病诊断意义很大。血清抗链球菌溶血素"0"滴度可增高。

3.肾功能检查：可有肾小球滤过率降低，血BUN、血肌酐升高。

（五）护理问题

1.体液过多　与肾小球滤过率下降导致钠、水潴留有关。

2.有皮肤、黏膜完整性受损的危险　与皮肤水肿、营养不良有关。

3.潜在并发症：急性心力衰竭、高血压脑病、急性肾衰竭。

（六）治疗原则及护理措施

本病为自限性疾病，无须特殊治疗，主要以休息、对症处理为主，不宜用激素及细胞毒药物。

1.一般护理

（1）休息：急性期限制活动，通常需要卧床休息4～6周，尤以2周内最关键。在水肿消退、血压下降、肉眼血尿消失后可下床散步，并逐渐增加活动量。3个月内应避免剧烈活动。小儿血沉正常可上学，但应避免剧烈活动。待阿迪计数正常后可恢复正常活动。

（2）饮食护理：高糖、高维生素、适量脂肪的低盐饮食，一般不必严格控制蛋白质，以免影响生长发育。但当出现氮质血症时，应限制蛋白质的摄入，以优质动物蛋白为主，如牛奶、鸡蛋、鱼等含必需氨基酸丰富的蛋白质。

（3）给予利尿药，限制钠盐及水的摄入：急性期低盐饮食，一般氯化钠摄入量每天1～2 g，水肿消退后过渡到正常饮食。严重少尿或循环充血要限水（入量为前一天排出液量加500 mL），一般不严格限制。肾功能正常时，给予正常量的蛋白质摄入。

2.控制感染灶　有上呼吸道或皮肤感染者，首选青霉素或头孢菌素。对于反复发作的慢性扁桃体炎，待肾炎病情稳定后，可做扁桃体摘除，手术前、后两周应注射青霉素。

3.预防链球菌感染是防止复发的关键。一般不主张预防性使用抗生素，一旦感染则应及时彻底治疗。

4.观察病情　每周测体重2次，水肿严重者每天测1次，准确记录24小时出入量；每天测血压2次，定时巡视病房，观察病人有无剧烈头痛、呕吐、眼花、视物不清等症状，发现问题及时通知医生。

5.透析治疗　对于少数发生急性肾衰竭者，应予血液透析或腹膜透析治疗至肾功能恢复。本病具有自限性，肾功能多可自行恢复，一般不需长期维持透析。

二、慢性肾小球肾炎

慢性肾小球肾炎简称慢性肾炎，系指蛋白尿、血尿、高血压、水肿为基本临床表现，起病方式各有不同，病情迁延、病变缓慢进展，可有不同程度的肾功能减退，最终将发展为慢性肾衰竭的一组肾小球病。多见于成年人。以青、中年男性居多。

（一）病因与发病机制

仅少数病人是由急性肾炎发展而来，绝大多数病人的病因不明，起病即属慢性肾炎，与急性肾炎无关。发病的起始因素为免疫介导炎症。

（二）临床表现

临床表现呈多样性，主要表现为血尿、蛋白尿，可伴有水肿、高血压、肾功能不全，病程迁延，肾功能逐步恶化进入尿毒症期。

1.蛋白尿是本病必有的表现。（多为轻度尿异常）尿蛋白常在1～3 g/d。肾小管损害明显者，夜尿增多。

2.血尿多为镜下血尿，红细胞可上升，可见红细胞管型。也可见肉眼血尿。

3.水肿可有可无，一般不严重，多为眼睑肿和/或下肢轻、中度可凹性水肿。

4.高血压：多数病人可有不同程度的高血压。

5.肾功能呈慢性进行性损害，慢性肾功能不全为其终末并发症。已有肾功能不全者当遇应激状态时（如感染、劳累、血压增高、应用肾毒性药物等）肾功能可急剧恶化，如能及时去除这些诱因，肾功能可有一定程度的恢复。

（三）辅助检查

1.尿液检查

尿蛋白多为+～+++，有肉眼血尿或镜下血尿及红细胞管型。24小时尿蛋白定量常在1～3 g。

2.肾功能检查

晚期内生肌酐清除率明显下降。

3.肾组织活检

可确定慢性肾炎的病理类型。

（四）治疗原则

应以防止或延缓肾功能进行性恶化，改善或缓解临床症状及防治严重合并症为主要目的，而不以消除尿蛋白及尿红细胞为目标，因此，一般不宜给激素及细胞毒性药物，可综合治药。

1.积极控制高血压

力争把血压控制在理想水平，尿蛋白＞1 g/d者，血压最好控制在125/75 mmHg以下；尿蛋白＜1 g/d者，血压最好控制在130/80 mmHg以下。选择能延缓肾功能恶化、具有肾保护作用的降压药物。血管紧张素转化酶抑制剂能直接降低肾小球内高压，从而减少尿蛋白滤过。常用卡托普利或ARB，本类药除降压外，还能减轻尿蛋白、延缓肾损害。

2.限制食物中蛋白质及磷的摄入量

肾功能不全氮质血症者应予优质低蛋白、低磷饮食，并辅以α-酮酸和氨基酸来治疗，低蛋白、低磷饮食可减轻肾小球内高压、高灌注及高滤过状态，延缓肾小球的硬化。

3.应用抗血小板药

大剂量双嘧达莫、小剂量阿司亚林有抗血小板聚集作用。

4.避免加重肾损害因素

感染、劳累、妊娠及应用肾毒性药物（如氨基甙类）均可损伤肾脏导致肾功能恶化，应予以避免。

（五）护理问题

1.体液过多　与肾小球滤过率下降导致钠、水潴留有关。

2.有营养失调的危险：低于机体需要量　与低蛋白饮食，长期蛋白尿致蛋白质丢失过多有关。

3.潜在并发症：慢性肾衰竭。

（六）护理措施

1.饮食：对有氮质血症的病人，应限制蛋白摄入，宜给予优质的动物蛋白，使之既能保证身体所需的营养，又可减少蛋白质代谢的产物，起到保护肾功能的作用。有水肿、高血压者，盐的摄入量应＜3 g/d。饮食应注意易消化、热量充足、富含维生素的食物。勿食过咸的食物。

2.应避免体力劳动，注意休息，减轻肾脏负担，减轻蛋白尿及水肿。

3.严格记录24小时出入量，尤其尿液的变化情况。

4.病情观察：观察病人的生命体征的变化，尤其血压变化的情况。观察尿液量、色等情况。观察水肿的分布、部位、特点等，观察全身水肿的征象。定期测量体重。

（七）健康教育

1.勿使用对肾功能有害的药物，如氨基糖苷类抗生素、抗真菌药等。

2.指导病人养成良好的生活习惯。注意个人卫生，预防感染，以免复发。

3.定期门诊随访，讲明定期复查的必要性。

4.女性病人不宜怀孕。

第三节　肾病综合征病人的护理

肾病综合征（NS）是由多种肾脏疾病引起的具有以下共同临床表现的一组综合征：①大量蛋白尿（尿蛋白定量＞3.5 g/d）；②低蛋白血症（血浆清蛋白＜30 g/L）；③水肿；④高脂血症；其中①②是诊断必需的。原发性肾病综合征的发病机制为免疫介导性炎症所致的肾损害。

一、临床表现

1.大量蛋白尿是最根本的病理生理改变。也是导致其他三大特征的根本原因。典型病例可有大量选择性蛋白尿（尿蛋白＞3.5 g/d）。其发生机制为肾小球滤过膜通透性增加。

2.低蛋白血症：血浆清蛋白低于30 g/L，主要为大量清蛋白自尿中丢失所致。

3.水肿是最突出的体征和最常见的症状，且较重。晨起眼睑、头枕部及腰骶部水肿较明显。水肿常随体位而移动，为凹性水肿。其发生与低蛋白血症所致血浆胶体渗透压明显下降有关。

4.高脂血症：肾病综合征常伴有高脂血症。其中以高胆固醇血症最为常见；其发生与肝脏代偿性地增加脂蛋白合成以及脂蛋白分解减少有关。

5.并发症

（1）感染为肾病综合征常见的主要并发症，也是导致本病复发和疗效不佳的主要原因，其发生与蛋白质营养不良、免疫功能紊乱及应用肾上腺糖皮质激素治疗有关。感染部位以呼吸道、泌尿道、皮肤最多见。

（2）血栓、栓塞：由于有效血容量减少，血液浓缩及高脂血症使血液黏稠度增加，血液呈高凝状态，易发生血管内血栓形成和栓塞，其中肾静脉血栓最为多见。

（3）急性肾衰竭、长期高脂血症易引起动脉硬化、冠心病等心血管并发症。

二、护理问题

1.体液过多　与低蛋白血症有关。

2.营养失调　低于机体需要量。

3.有感染的危险　与低蛋白血症和长期激素治疗致机体抵抗力下降有关。

4.有皮肤、黏膜完整性受损的危险　与皮肤水肿、营养不良有关。

三、治疗原则及护理措施

1.药物治疗

（1）减少尿蛋白：血管紧张素转化酶抑制剂能直接降低肾小球内高压，从而减少尿蛋白滤过，常用卡托普利。

（2）肾上腺糖皮质激素为首选药。该药可能是通过抑制免疫、抑制炎症、抑制醛固酮和抗利尿激素分泌而发挥治疗作用。最常用泼尼松（强的松），总疗程为8周至12个月不等。激素疗效不佳者加用免疫抑制剂如环磷酰胺等。

用药原则：①起始用量要足。②减撤药要慢。③维持用药要久，服半年至1年或更久。不可擅自减量或停用激素。

中程疗法总疗程是6个月，长程疗法总疗程是9个月。用药期间要观察不良反应，不良反应主要有诱发加重感染、溃疡、高血压、糖尿病及消化道出血，还能引起低血钾、骨质疏松等。使用激素期间应注意预防感染，调节饮食，预防肥胖。增加富含钾、钙和维生素D食物的摄入。

（3）免疫抑制剂：环磷酰胺最常用。若非激素禁忌，一般不首选及单独应用细胞毒药物。不良反应有骨髓抑制、出血性膀胱炎及脱发等。

2.并发症的防治

（1）感染：一般不主张常规使用抗生素，但一旦发生感染，应选择敏感、强效及无肾毒性的抗生素进行治疗。

（2）血栓与栓塞：当血浆白蛋白低于20 g/L时，提示存在高凝状态。应开始预防性抗凝治疗。应给予抗凝、血小板解聚药，一旦出现血栓或栓塞，应及早予溶栓。

（3）急性肾衰竭：利尿无效且达透析指征应进行透析治疗。

3.饮食与活动

给予高热量、低脂、高维生素、富含可溶性纤维的饮食，如多食燕麦、豆类等。肾功能良好者给予正常量的优质蛋白质，肾功能减退者给予优质低蛋白。少食富含饱和脂肪酸的动物脂肪，多食含不饱和脂肪酸的植物油，以控制高脂血症。水肿时应低盐，食盐＜3 g/d。高度水肿而尿量少者应严格控制入量，每天入量少于1000 mL。

一般水肿不必严格限制活动；严重水肿或体腔积液、严重高血压者应绝对卧床休息，全身水肿、出现呼吸困难时取半卧位。但应保持肢体床上活动，以防静脉血栓形成。病情缓解后患儿虽可上学，但不能参加剧烈活动；预防接种要待停药1年后方可进行。

总结提示：1.在基础护理学的病人饮食护理中，低盐饮食是指成人摄入量＜2 g/d；肝硬化腹水时，食盐量＜2 g/d；急慢性肾小球肾炎发生水肿时，食盐量应＜3 g/d；心力衰竭时，食盐量＜5 g/d；高血压时，食盐量＜6 g/d。

2.每天液体摄入量的限制：心力衰竭1500 mL，肾衰竭500 mL，肝硬化腹水1000 mL，再加上前1天的尿量。

第四节　尿路感染病人的护理

尿路感染为肾盂、肾盏及输尿管的感染，又称肾盂肾炎。以女性多见。致病菌以大肠杆菌多见，约70%以上。上行感染是最常见的感染途径。尿路梗阻是慢性肾盂肾炎最主要的易感因素。

（一）临床表现

1.急性膀胱炎

以尿路刺激症状为主，主要表现为尿急、尿频、尿痛，伴耻骨上不适。一般无全身感染表现。

2.急性肾盂肾炎

起病急，常有寒战高热、全身不适、乏力、食欲减退、恶心、呕吐等全身症状。泌尿系统症状有尿急、尿频、尿痛及下腹部不适，可有腰痛、肾区叩击痛，肋脊角有压痛。

3.慢性肾盂肾炎

肾盂肾炎多次发作或迁延不愈超过半年者，并有以下改变一项者：①肾盂造影中见到肾盂肾盏变形、缩窄；②肾外形凹凸不平，两肾大小不等；③肾小管功能有持续性损害，如尿浓缩功能减退，夜尿增多等。

（二）辅助检查

1.尿常规和尿细胞计数

尿白细胞明显增多，白细胞最常见＞5个/Hp，若见白细胞或脓细胞管型，对肾盂肾炎有诊断价值。

2.尿细菌学检查

尿细菌定量培养是诊断尿路感染的主要依据。菌落计数≥10^5/mL为有意义；10^4～10^5/mL为可疑阳性，需复查；＜10^4/mL则可能是污染。无症状者需二次培养均≥10^5/mL，且同一菌种，才确定为真性菌尿。膀胱穿刺定性培养有细菌生长最可靠，不会有假阳性。

尿涂片镜检细菌是一种快速诊断有意义细菌尿的方法。

（三）护理问题

1.排尿异常：尿急、尿频、尿痛　与泌尿系感染有关。

2.体温升高　与急性肾盂肾炎有关。

（四）治疗原则护理措施

1.药物治疗

一般首选对革兰氏阴性杆菌有效的药物，如喹诺酮类、氨基糖苷类。

（1）急性膀胱炎：抗生素治疗可采取单剂量（一次性服用较大剂量）疗法和3日疗法。

（2）急性肾盂肾炎：抗生素疗程通常用药10～14天或症状完全消失、尿检阴性后再用3～5天。停药后应每周复查尿常规和菌培1次，共2～3周均阴性为治愈。若尿菌阳性，应再用抗菌药一个疗程。愈后不主张长期应用抗菌药，以免诱发耐药。

（3）碱化尿液：口服碳酸氢钠碱化尿液，可增强上述抗生素疗效，又可减轻尿路刺激症状。

（4）慢性肾盂肾炎：最重要的是寻找病因或易感因素，并设法纠正。

（5）无症状性细菌尿：①非妊娠期或老年人无症状细菌尿，一般无须治疗；②妊娠期或学龄前儿童的无症状细菌尿，必须治疗，应选用肾毒性小的药物，如头孢菌素类。

2.一般护理

（1）多饮水，勤排尿是最简便、有效的防治尿路感染的措施。保持尿量在2500 mL以上，以冲洗细菌和炎症物质，减少炎症对膀胱和尿道的刺激。保持外阴的清洁卫生。

（2）休息：急性发作期的第1周应卧床休息，慢性肾盂肾炎病人不宜从事重体力劳动。肾区疼痛者，可卧床休息，采取屈曲位。

（3）正确留取中段尿标本：用肥皂水清洗外阴，不宜使用消毒剂；做中段尿培养，应在用抗生素前或停药5天后；不宜多饮水，保证尿液在膀胱内停留6～8小时。指导病人排尿应留取中间一段置于无菌容器内，于1小时内做菌落计数与培养。

第五节　慢性肾衰竭病人的护理

慢性肾衰竭（CRF）是由于各种慢性肾脏疾病进行性发展，造成肾实质广泛性损害，使肾脏不能维持其基本功能时，由于肾功能缓慢进行性减退，最终出现以代谢产物潴留、水电解质紊乱、酸碱失衡和全身各系统症状为主要表现的临床综合征。

一、病因与发病机制

我国最常见的病因依次是：原发性慢性肾炎（最常见）、糖尿病肾病、高血压肾病等。在发达国家糖尿病肾病和高血压肾病为主要原因。

二、临床分期

根据肾功能受损的不同程度，将慢性肾衰竭进行分期：

1.肾功能不全代偿期

受损肾单位未超过50%，肾小球滤过率（GFR）为50%～80%；内生肌酐清除率为50～80 mL/min；血肌酐为133～177 μmol/L；除夜尿增多外，无任何临床症状。

2.肾功能不全失代偿期

又称为氮质血症期。受损肾单位超过50%，肾小球滤过率（GFR）为25%～50%；内生肌酐清除率为25～50 mL/min；血肌酐为186～442 μmol/L；血尿素氮＞7.1 mmol/L；患者有乏力、食欲不振、轻度贫血等症状。

3.肾衰竭期

肾小球滤过率（GFR）为10%～25%；内生肌酐清除率为10～25 mL/min；血肌酐为451～707 μmol/L；血尿素氮为179～286 mmol/L；患者出现贫血、消化道症状明显，夜尿增多，可有轻度水肿、水电解质失衡、酸碱紊乱等多系统、多种临床表现。

4.尿毒症期

肾小球滤过率<10%；内生肌酐清除率<10 mL/min；血肌酐>707 μmol/L；血尿素氮>286 mmol/L；患者有明显贫血、酸中毒及严重的全身各系统症状。

三、慢性肾功能不全肾损害加重的诱因

慢性肾功能不全肾损害加重的主要诱因是血容量不足，如出血或液体入量不足及丢失过多；饮食不当、过多劳累、各种感染、高血压、尿路梗阻及肾毒性药物如氨基糖苷类抗生素等的应用。

四、临床表现

1.胃肠道表现

胃肠道表现是最早、最常见、最明显的症状。食欲不振最早，口腔氨臭味为突出体征。

2.心血管系统症状

以高血压最常见。

（1）高血压：主要与钠、水潴留有关，部分也与肾素活性增高有关。

（2）心力衰竭：急性左心衰竭常见，是尿毒症病人最常见的死亡原因。主要与水钠潴留、高血压、尿毒症性心肌病有关。

（3）尿毒症性心包炎：占60%，心包摩擦音是病情危重的表现。多与尿毒症毒素沉积有关。

（4）动脉粥样硬化：冠心病是主要死因之一。

3.血液系统症状

（1）贫血：又称为肾性贫血，为尿毒症病人必有症状。贫血为正常色素性正细胞性贫血，贫血程度与尿毒症程度相平行。贫血主要与肾脏产生红细胞生成素减少有关。

（2）出血倾向：出血倾向与外周血小板破坏增多、血小板聚集和黏附能力下降等有关。

4.呼吸系统表现

酸中毒时呼吸深长。

5.神经、肌肉系统表现

晚期病人常有周围神经病变，病人可出现肢体麻木、深腱反射消失、肌无力等。一般感觉障碍比运动障碍明显。

6.皮肤症状

皮肤瘙痒常见。与贫血、尿素霜的沉积等有关。

7.肾性骨营养不良症

缺乏活性维生素D、继发性甲状旁腺亢进所致。病人可有骨酸痛、行走困难等。

8.内分泌失调

女性病人月经失调甚至闭经，男性病人常有阳痿现象。

9.易于并发感染

与免疫功能低下、白细胞功能异常有关。感染是尿毒症病人的主要死亡原因之一。以肺部和尿路感染常见，血透病人易发生动静脉瘘感染、肝炎病毒感染等。

10.水、电解质和酸碱平衡失调

（1）高血钠、高血钾或低血钠、低血钾。

（2）水肿或脱水：容易水肿、脱水为尿毒症常见特点。

（3）低钙血症、高磷血症为尿毒症的特征性电解质紊乱。高磷低钙刺激甲状旁腺激素分泌增多，导致骨质脱钙，因此早期血钙正常。

（4）代谢性酸中毒：酸中毒是尿毒症最常见的死因之一。

11.泌尿系统症状

早期为多尿、夜尿增多、水肿；晚期少尿，甚至无尿，水肿。

四、辅助检查

1.血常规

红细胞数目下降，血红蛋白含量降低，白细胞可升高或降低。

2.尿液检查

夜尿增多，尿渗透压下降。尿蛋白+～+++，晚期可阴性。沉渣中有颗粒管型、蜡样管型对诊断有意义，尿相对密度测定是判断肾功能最简单的方法。尿相对密度固定是肾功能不全的标志。尿相对密度低，严重者尿相对密度固定在1.010～1.012。尿中可有红细胞、白细胞，若数量增多表示病情活动或感染。

3.肾功能检查

血肌酐、尿素增高。内生肌酐清除率降低，是肾衰竭的敏感指标。

4.B超或X射线平片

显示双肾缩小。

五、护理问题

1.营养失调：低于机体需要量　与长期限制蛋白质摄入、消化吸收功能紊乱有关。

2.潜在并发症：水电解质、酸碱失衡。

3.有皮肤完整性受损的危险　与体液过多致皮肤水肿、瘙痒等有关。

4.有感染的危险　与机体免疫功能低下、白细胞功能异常、透析等有关。

六、治疗原则及护理措施

根治病因、消除诱因、调整饮食、纠正水电解质酸碱失衡，解除或减轻尿毒症症状。

1.治疗原发病和纠正使肾衰竭恶化的可逆因素，如水电解质紊乱、感染、尿路梗阻、心力衰竭，是防止肾功能进一步恶化、促进肾功能恢复的关键。

2.延缓慢性肾衰竭的发展

应在慢性肾衰竭的早期进行。

（1）饮食护理：合理饮食是重要措施。给予优质低蛋白、低磷、高钙、高维生素、高热量饮食，适当限制钠、钾。除限制磷的摄入外，还可以应用钙结合剂口服，以碳酸钙较好。对明显低钙血症者，可口服骨化三醇。①限制蛋白饮食：当内生肌酐清除率＜50 mL/min时开始限制蛋白质的摄入。优质低蛋白饮食，限制植物蛋白摄入。以动物蛋白为主（60%），植物蛋白（如花生、黄豆等）减至最低量。最好采用麦淀粉做主食。②高热量：摄入足量的碳水化合物和脂肪，以供机体足够热量，以减少体内蛋白质分解供能。高维生素：维生素B、维生素C、活性维生素D_3和叶酸。③严格控制入液量：准确记录24小时出入量，入液量一般为500 mL加前一日的尿量，已进行透析的病人，同样应强调量出为入的原则。摄水量＜1500 mL/d，食盐量＜2 g/d。但尿量＞1000 mL/d而无水肿则不限水。④改善病人食欲：慢性肾衰竭病人胃肠道症状明显，口腔常用尿素味，应加强口腔护理。可给予硬的糖果、口香糖来刺激食欲，减轻恶心、呕吐。

（2）必需氨基酸的应用：必须加用必需氨基酸（EAA）及其α-酮酸混合制剂，才能使病人长期维持较好营养。

（3）控制全身性和/或肾小球内高压力：高血压会促使肾小球硬化，必须控制。首选ACE-Ⅰ或ATⅡ受体拮抗剂。

（4）尿毒症期病人应卧床休息以减轻肾脏负担。对病情较重、心力衰竭者，应绝对卧床休息。

（5）预防感染，避免使用有肾毒性的药物。

（6）禁输库存血，因库存血含钾量较高。观察血钾检验报告和心电图变化，及时与医生取得联系。

3. 并发症治疗

（1）当血钾浓度＞6.5 mmol/L时，须紧急处理。首先用10%葡萄糖酸钙20 mL稀释后缓慢推注；最有效的治疗方法是透析。

（2）贫血：红细胞生成素是治疗肾性贫血的特效药物。

（3）抗感染治疗。

（4）纠正水电解质酸碱失衡。

（5）尿毒症性肺炎和心包炎：透析疗效较好。

4. 透析疗法

透析疗法是慢性肾衰竭晚期有效治疗方法之一，指征为：

（1）肌酐清除率＜10 mL/min、BUN＞28.6 mmol/L、血肌酐＞707 μmol/L。

（2）血钾＞6.0 mmol/L。

（3）有血容量过多的症状，如严重高血压、心力衰竭、肺水肿等。

（4）严重酸中毒，经补碱不能纠正或明显少尿，无法补碱者，CO_2CP＜13 mmol/L。

（5）无尿或少尿48 h以上。

（6）出现心包炎症状和体征。

> 总结提示：急性肾小球肾炎、慢性肾小球肾炎、肾病综合征、肾盂肾炎、慢性肾衰竭的比较。
>
> 1. 急性肾小球肾炎：链球菌感染后1～3周+血尿、高血压、水肿+抗"O"增高+血清C3下降，并于8周内恢复。治疗原则是：休息+对症。
>
> 2. 慢性肾小球肾炎：凡蛋白尿持续1年以上+血尿、高血压、水肿+肾功能不全。治疗原则是：防止和延缓肾功能进行性恶化、控制血压、改善症状及防止严重并发症。
>
> 3. 肾病综合征：大量蛋白尿（尿蛋白＞3.5 g/d）+低蛋白血症（血浆清蛋白＜30 g/d）+高血脂、水肿。治疗原则：首选糖皮质激素，强的松最常用。
>
> 4. 肾盂肾炎：发热、血尿、脓尿+腰疼、肋脊角压痛和（或）肾叩击痛+膀胱刺激征+尿液检查（白细胞管型、中段尿细菌学检查）。治疗原则：抗菌治疗+多饮水、勤排尿。
>
> 5. 慢性肾衰竭：慢性肾小球肾炎病史+贫血、水电解质紊乱等全身多系统表现+肾小球滤过率下降、血肌酐升高、血尿素氮升高。治疗原则：积极防治各种加重慢性肾衰竭进展的危险因素，保护肾功能，减少并发症。

第六节　急性肾衰竭病人的护理

急性肾衰竭是指各种病因引起的肾功能在短时间内（数小时至数天）内急剧下降而出现的临床综合征。广义急性肾衰竭包括：①肾前性；②肾性；③肾后性。狭义急性肾衰竭是指由肾小管损伤引起的急性肾小管坏死（ATN）。

一、病因

1. 肾前性急性肾衰竭

肾脏血液灌注急剧减少，肾脏本身无器质性病变。常见原因：

（1）急性血容量不足：消化道失液、大出血（引起休克和血容量不足）、皮肤大量失液、第三间隙失液（大面积烧伤、腹膜炎、坏死性胰腺炎）、过度利尿。

（2）心血管疾病：主要有充血性心力衰竭、急性心肌梗死、心包填塞、严重心律失常等，引起心排血量减少，导致肾灌注不足。

（3）肾血管阻力增加：肝肾综合征、大手术后及麻醉时、前列腺素抑制剂引起前列腺素分泌减少。

（4）末梢血管扩张或感染中毒。

2.肾性急性肾衰竭

（1）急性肾小管坏死（ATN）：见于各种休克、急性溶血综合征、妊娠期高血压疾病。肾小管变性及坏死是常见急性肾衰竭的原因。

（2）急性肾毒性物质：抗生素（磺胺药、氨基糖苷类抗生素、多黏菌素B、万古霉素、多种头孢菌素等）、含碘造影剂、重金属盐类（汞、镉、砷）、工业毒物、生物毒（如鱼胆毒、蛇毒、蜂毒、斑蝥毒等）、环孢霉素A、抗肿瘤药顺铂、大量静滴甘露醇等。内源性毒物包括含有血红蛋白的产物、尿酸和副蛋白。

（3）肾小球疾病。

（4）急性间质性肾炎。

（5）肾血管性疾患。

3.肾后性急性肾衰竭

（1）输尿管结石。

（2）膀胱颈梗阻、尿道梗阻。

（3）前列腺增生肥大和肿瘤。

（4）膀胱肿瘤。

（5）妇科疾病。

（6）神经源性膀胱炎。

二、临床表现

（一）少尿或无尿期

一般持续1～2周（平均5～6天，最长一个月），越长越重。

1.少尿或无尿

每日尿量持续少于400 mL为少尿，少于100 mL为无尿。尿色深而混浊，尿内有蛋白、红细胞、白细胞、上皮细胞及其碎片和颗粒管型。尿相对密度常为1.010～1.015，早期则可达1.018。

2.进行性氮质血症

血肌酐绝对值每日升高44.2 μmol/L，或在24～72小时内血肌酐相对值增加25%～100%。在创伤、高热等情况下，血尿素氮、肌酐、钾和有机磷的浓度增长较迅速。

3.水、电解质和酸碱平衡失调

（1）水中毒，严重者可导致急性心力衰竭、肺水肿、脑水肿。

（2）高钾血症为最严重的并发症，可诱发各种心律失常，重者心室颤动、心搏骤停，是起病第一周死亡最常见的原因。

（3）高镁血症。

（4）高磷血症和低钙血症。

（5）低钠血症。

（6）低氯血症。

（7）代谢性酸中毒。

4.其他表现

消化系统症状常出现最早，常有厌食、恶心、呕吐，严重者消化道出血。

（二）多尿期

多尿期指尿量从少尿逐渐增加以至超过正常量的时期。一般持续1～3周。第一周为早期多尿期，少尿期某一24 h内尿量增加400 mL为多尿期开始，经5～7日达到多尿高峰，甚至每日尿量可达3000～5000 mL或更多，是肾功能开始恢复的标志，仍可有高钾血症；尿毒症并未改善时有加剧。第二周为后期多尿，尿素氮开始下降，病情好转，正式进入多尿期，易发生低钾血症，此期也易发生感染、心血管并发症和上消化道出血等。

（三）恢复期

病人尿量正常，病情稳定，各项实验室检查指标平稳。

三、辅助检查

1.血液检查

（1）轻至中度贫血，白细胞增多，血小板减少。

（2）血尿素氮和肌酐：无并发症时，每日血尿素氮约上升3.6～7.1 mmol/L、血肌酐约上升44.2～88.4 μmol/L；在高分解状态时，每日血肌酐可升高176.8 μmol/L或以上。

（3）电解质：血清钾＞5.5 mmol/L。血清钠正常或偏低，血清钙降低、血清磷升高。

（4）血pH值低于7.35。

2.尿液检查

（1）尿量：少尿型，每日尿量在400 mL以下；非少尿型尿量正常或增多。

（2）尿常规：外观混浊、尿色深、有时呈酱油色；尿相对密度低且固定，在1.015以下；尿呈酸性；尿蛋白＋～＋＋＋；尿沉渣镜检可见肾小管上皮细胞、上皮细胞管型、颗粒管型及少许红细胞、白细胞等。

（3）尿渗透浓度与血渗透浓度之比：低于1∶1。

（4）尿肌酐与血肌酐之比：常低于10。

（5）尿钠：增高，多在40～60 mmol/L。

（6）钠滤过排泄分数：大于1。

（7）肾衰竭指数：常大于2。

四、治疗原则

1.积极治疗原发病、去除病因

2.少尿期　保持液体平衡，一般采用"量出为入"的原则。要供给基础热量；予以高糖、适量脂肪及限制蛋白质饮食；注重钾平衡、纠正酸中毒、积极控制感染。

3.多尿期　最初1～2天仍按少尿期的治疗原则处理。尿量明显增多后注重水及电解质的监测，尤其是钾的平衡。

4.恢复期的治疗　除继续病因治疗外，一般无须特殊治疗，注重营养，避免使用损害肾脏的药物。

五、护理问题

1.体液过多　与急性肾衰竭致肾小球滤过功能受损、水分控制不严有关。

2.营养失调：低于机体需要量　与营养的摄入不足及透析等原因有关。

3.有感染的危险　与限制蛋白质摄入、机体抵抗力低下及透析有关。

4.潜在并发症：高钾血症、代谢性酸中毒、高血压脑病、急性左心衰竭、心律失常、DIC、多脏器功能衰竭。

六、护理措施

1.一般护理

（1）安置病人绝对卧床休息，以减轻肾脏负担，注意活动下肢，防止静脉血栓形成；床铺、衣裤干燥平整、柔软，防止皮肤破损；操作尽量集中进行，避免影响病人的休息。

（2）体贴、关心病人，解释本病的有关知识，指导病人避免和消除精神紧张、恐惧、焦虑等不良心理反应，以免加重病情、加速肾功能的衰退。

2.饮食护理

（1）限制蛋白质摄入，降低血尿素氮，减轻尿毒症症状，可给予高生物效价优质蛋白质（如瘦肉、鱼、禽、蛋、奶类）饮食，每日每千克体重0.8 g；接受透析的病人给予高蛋白饮食，蛋白质摄入量为每日每千克体重1.0～1.2 g。

（2）保证热量供给：低蛋白饮食的病人需注意提供足够的热量，以减少体内蛋白质的消耗，保持机体的正氮平衡。热量供给一般为每日每千克体重135～145 kJ，主要由碳水化合物和脂肪供给。为摄入足够的热量，可食用植物油和糖，并注意供给富含维生素C、维生素B族和叶酸的食物。必要时静脉补充营养物质。

（3）维持水平衡：少尿期应严格计算24小时的出入液量，按照"量出为入"的原则补充入液量。24小时的补液量应为显性失液量及不显性失液量之和减去内生水量。显性失液量即前一日的尿量、粪、呕吐、出汗、引流液、透析超滤量等。不显性失液量是指从皮肤蒸发丢失的水分（约300～400 mL）和从呼气中丢失的水分（约400～500 mL）。

（4）减少钾的摄入：尽量避免食用含钾多的食物，如白菜、萝卜、榨菜、橘子、香蕉、桃、梨、葡萄、西瓜等。

3.病情观察

对急性肾衰竭病人应进行临床监护，监测的内容包括：①严格记录24小时的液体出入量。②定期测量病人的生命体征、意识变化。③观察水肿的情况，定期测量病人的体重、腹围，观察病人有无出现胸腔积液、腹腔积液等全身严重水肿的征象及水中毒或稀释性低钠血症的症状。④观察病人有无出现呼吸道、泌尿道、皮肤、胆道、血液等部位感染征象。⑤配合医师做好肾功能各项指标和血钠、血钾、血钙、血磷、血pH等变化的观察，并进行心电监护以及早发现高钾血症。⑥监测重要器官的功能情况，如有无上消化道出血、心力衰竭、肺梗死、高血压脑病等表现。

4.用药护理

遵医嘱对心力衰竭病人使用利尿剂和血管扩张剂，观察利尿、降压效果及副作用。发生高钾血症时，配合医师进行紧急处理：①立即建立静脉输液管道。②静脉滴注5%碳酸氢钠100～200 mL，尤其适用于伴代谢性酸中毒者；或缓慢静脉注射10%葡萄糖酸钙10 mL，以拮抗钾离子对心肌及其他组织的毒性作用；或静滴25%葡萄糖300 mL＋胰岛素15 IU，以促进糖原合成，使钾离子转入细胞内。③钠型离子交换树脂20～30 g加入25%山梨醇100～200 mL作高位保留灌肠。

5.防止感染

常见呼吸道、尿路、血液、胆道、皮肤等部位感染，且金黄色葡萄球菌、肠球菌等引起的医院内感染日渐增多，故应采取切实措施，在护理的各个环节预防感染的发生。①尽量将病人安置在单人房间，做好病室的清洁消毒，减少探视人员和时间。②注意无菌操作，透析的各个环节应严格执行无菌操作，置管处每日严格按无菌原则进行换药。需留置尿管的病人应加强消毒、定期更换尿管和进行尿液检查。③协助卧床病人定期翻身，防止压疮和肺部感染的发生；协助做好口腔护理，保持口腔清洁、舒适，以促进食欲，饭后漱口。

七、健康教育

1.向病人及家属讲述急性肾衰竭的临床过程和早期透析治疗的重要性，以减轻其不安和恐惧的心理，指导病人保持乐观情绪，配合治疗和护理。

2.告知病人与家属有关的家庭护理知识：①恢复期病人应加强营养，注意合理膳食，勿食过咸和含钾高的食物，适当锻炼，增强体质；②注意个人清洁卫生，注意保暖，防止受凉、受潮，注意预防呼吸道、皮肤感染；③避免妊娠、手术、外伤等；④定期门诊随访，监测肾功能、尿量等；⑤不使用对肾功能有害的药物，尽量避免行大剂量造影剂的X射线检查。

第七节 尿石症病人的护理

一、概述

尿路结石又称尿石症，是泌尿外科最常见疾病之一，以25～40岁多见。按尿路结石所在的部位基本分为上尿路结石（肾和输尿管结石）和下尿路结石（膀胱结石、尿道结石）。

（一）病因

尿路结石的病因极为复杂。上尿路结石以草酸钙结石多见，膀胱结石及尿道结石以磷酸镁铵结石多见。

1.流行病学因素

包括年龄、性别、种族、职业、饮食成分和结构（营养状况好、动物蛋白摄入过多时易形成肾结石，营养状况差、动物蛋白摄入过少时易形成膀胱结石）、水摄入量、地理环境和气候、代谢和遗传性疾病等。

2.尿液因素

（1）尿液中形成结石的物质增加：尿液中钙、草酸或尿酸量增加。

（2）尿pH改变：磷酸钙及磷酸镁铵结石易在碱性尿中形成，尿酸结石和胱氨酸结石易在酸性尿中形成。

（3）尿液浓缩：尿量减少致尿液浓缩时，尿中盐类和有机物质的浓度增高。

（4）抑制晶体形成的物质不足：尿液中枸橼酸、焦磷酸盐、酸性黏多糖、肾钙素、某些微量元素等可抑制晶体形成和聚集，这些物质含量减少时可导致结石形成。

3.泌尿系统局部因素

包括尿液梗阻、尿路感染、尿路异物。

（二）病理

尿路结石通常在肾和膀胱内形成，在排出过程中可停留在输尿管和尿道。如肾结石可至肾盂和肾盏中，输尿管结石常停留或嵌顿于生理狭窄处，即肾盂输尿管连接处、输尿管跨越髂血管处及输尿管膀胱连接处，以输尿管下1/3处最多见；尿道结石常停留在前尿道膨大部位。结石引起损伤、梗阻、感染，梗阻与感染也可使结石增大，三者互为因果，加重泌尿系统损害。

（三）尿路结石的成分及性质

最常见的是草酸钙结石，呈棕褐色，多为桑葚状，X射线片可显影。其次为磷酸钙、磷酸镁铵结石，它们与尿路感染和梗阻有关，易碎，表面粗糙，不规则，常呈鹿角形，灰白色、黄色或棕色，尿路平片可见多层现象。尿路结石呈黄褐色，X射线片可见多层现象。尿酸结石呈黄褐色，X射线片不显影。胱氨酸结石是罕见的家族性遗传性疾病所致，质韧，光滑，呈蜡样，淡黄色至黄棕色，X射线平片亦不显影。通常尿路结石以多种盐类混合而成。

二、上尿路结石

（一）临床表现

多见于男性青壮年，好发于21～50岁。以单侧多见，双侧占10%。主要表现为与活动有关的肾区疼痛和血尿。

1.疼痛

结石大、移动小的肾盂、肾盏结石可引起上腹和腰部钝痛（腰腹部疼痛）。结石活动或引起输尿管完全梗阻时，刺激括约肌痉挛，引起肾绞痛。典型的绞痛位于腰部或上腹部，沿输尿管向下腹和会阴部放射，可至大腿内侧。疼痛性质为刀割样阵发性绞痛，程度剧烈，病人辗转不安，面色苍白、出冷汗，甚至休克；伴随症状为恶心、呕吐。疼痛时间持续几分钟至数小时不等。可伴明显肾区叩击痛。结石位于输尿管膀胱壁段和输尿管口处或结石伴感染时可有尿频、尿急、尿痛症状。

2.血尿

病人活动或绞痛后出现肉眼血尿或镜下血尿，以镜下血尿常见。

3.并发症

（1）继发急性肾盂肾炎或肾积脓：发热、畏寒、脓尿、肾区压痛。

（2）继发肾积水：上腹部触到增大的肾脏。结石引起梗阻所致肾积水时可出现少尿、无尿等急性肾衰竭的表现。

（3）双侧上尿路完全性梗阻：可导致无尿、尿毒症。

（二）辅助检查

1.实验室检查

尿常规检查可见肉眼血尿或镜下血尿，合并感染时有脓尿；必要时测定血、尿的血钙、磷、尿酸、草酸等。

2.影像学检查

（1）泌尿系统X射线平片（KUB）：能发现95%以上的尿路结石，但结石过小、含钙少、尿酸结石及基质结石往往不能显示。

（2）排泄性尿路造影：可显示结石的具体部位及其所致的尿路形态和肾脏的结构和功能的改变。

（3）逆行肾盂造影：常用于其他方法不能确定结石的部位或结石以下尿路系统病情不明时。

（4）B超：能显示结石的特殊声影，可发现平片不能显示的小结石和透X射线结石。

（5）放射性核素肾显像：评价治疗前肾功能的受损情况和治疗后肾功能的恢复情况，确定双侧尿路梗阻患者的双肾功能。

3.内镜检查

通常用于泌尿系统平片未显示的结石，排泄性尿路造影有充盈缺损而不能确诊时，可明确诊断和进行治疗。

（三）治疗原则

1.病因治疗

治疗甲状旁腺功能亢进、尿路梗阻等原发病。

2.非手术治疗

适用于结石直径<0.6 cm、表面光滑、无尿路梗阻、无感染，纯尿酸或胱氨酸结石的病人。措施：大量饮水、应用调节尿pH与代谢的药物、中药和针灸、控制感染、解痉止痛等。

3.体外冲击波碎石

肾、输尿管上段≤2.5 cm的结石，肾功能正常者，碎石的成功率可达90%左右。必要时可重复治疗，两次治疗间隔时间不少于7日（10～14天以上为宜），推荐碎石次数不超过3～5次。

（1）适应症：适用于上尿路结石，且结石以下输尿管通畅、肾功能良好、未发生感染者。

（2）禁忌症：结石远端尿路梗阻、妊娠、出血性疾病、严重心脑血管病、安置心脏起搏器者、血肌酐≥265 μmol/L、急性尿路感染等。因过于肥胖不能聚焦、肾位置过高、骨关节严重畸形致结石难以定位等，不适宜采用此法。

4.内镜取石或碎石术

（1）经皮肾镜取石或碎石术：适用于>2.5 cm的肾盂结石、部分肾盏结石及鹿角形结石。

（2）输尿管镜取石或碎石术：适用于中、下段输尿管结石，用体外冲击波碎石困难者，或体外冲击波碎石治疗后"石街"的处理。

（3）腹腔镜输尿管取石：适用于直径>2 cm的输尿管结石，或经体外冲击波碎石、输尿管镜手术失败者。

5.开放手术

适用于结石远端存在梗阻、部分泌尿系统畸形、结石嵌顿紧密、其他治疗无效、肾积水感染严重或病肾功能丧失的尿石症病人。手术方式有输尿管切开取石术、肾盂切开或肾窦内肾盂切开取石术、肾部分切除术、肾切除术。

6.双侧上尿路结石的治疗

原则上首先处理梗阻较重、肾功能易于恢复及较易处理结石的一侧。双侧输尿管结石一般先处理梗阻严重侧。一侧肾结石并对侧输尿管结石，先处理输尿管结石。双侧肾结石，应先处理易于取出结石且安全的一侧。

（四）护理问题

1.急性疼痛　与结石刺激引起的炎症、损伤及平滑肌痉挛有关。

2.潜在并发症：感染、"石街"形成。

3.知识缺乏　缺乏预防尿石症的知识。

（五）护理措施

1.非手术治疗的护理

（1）肾疼痛处理：卧床休息、做深呼吸、肌肉放松以减轻疼痛，遵医嘱应用解痉止痛药物（最主要的止痛方法），并观察疼痛的缓解情况。局部热敷。

（2）鼓励病人大量饮水、多活动：大量饮水，且饮水量3000 mL以上，睡前应饮250 mL，以增加尿量，保持每日尿量在2000 mL以上，降低尿中形成结石物质的浓度，减少晶体沉积，是预防结石形成和增大最有效的方法，有利于结石排出。在不增加病人心肺负荷体力能承受的情况下，可适当做一些跳跃式运动，增强病人代谢，增加结石排出的体位优势。

（3）病情观察：观察尿液的颜色与性状、监测体温、尿中白细胞数，及早发现感染征象；观察结石排出情况。

2.体外冲击波碎石（ESWL）的护理

（1）术前护理：

①心理护理：向病人及家属解释ESWL的方法、碎石效果及配合要求，解除其顾虑；嘱病人术中配合体位固定，不随意变换体位，以确保碎石定位的准确性。

②术前3日忌进食产气食物，术前1日口服缓泻药，术晨禁饮食。术晨行KUB平片复查，了解结石是否移位或排出。

（2）术后护理：

①一般护理：鼓励病人多饮水。

②采取有效运动和体位：结石位于中肾盏、肾盂、输尿管上段者，碎石后取头高脚低位，上半身抬高；结石位于肾下盏者取头低位；肾结石碎石后，一般取健侧卧位，同时叩击患侧肾区，利于碎石由肾盏排入肾盂、输尿管；巨大肾结石碎石后宜取患侧卧位48～72小时，以利于结石随尿液缓慢排出。

③观察碎石排出情况：收集结石碎渣，碎石后复查腹部平片。

④并发症的观察与护理：

血尿：多有暂时性肉眼血尿，无须特殊处理。

发热：遵医嘱应用抗生素，高热者采用降温措施。

疼痛：结石碎片或颗粒排出可引起肾绞痛，应给予解痉止痛等处理。

"石街"形成：体外冲击波碎石后碎石过多地积聚于输尿管内，可引起"石街"。可行输尿管镜取石或碎石。

3.内镜碎石术的护理

（1）术前护理：

①心理护理：解释内镜碎石术的方法与优点、术中配合及注意事项。解除病人的顾虑。

②术前准备：协助做好术前检查；体位训练：截石位或俯卧位；备皮、配血，肠道清洁。

（2）术后护理：

①病情观察：观察病人生命体征，尿液颜色和性状。

②肾造瘘管护理：妥善固定；保持引流通畅；观察记录引流液的量、颜色和性状，并做好记录；术后3～5日若引流尿液转清、体温正常，则可考虑拔管。

③双"J"管护理：尽早取半卧位，多饮水、勤排尿；鼓励病人早期下床活动，但避免活动不当（如剧烈活动、过度弯腰、突然下蹲等）引起双"J"管滑脱或上下移位；留置4～6周，在膀胱镜下取出。

④并发症的观察与护理：

出血：若术后短时间内造瘘管引出大量鲜红色血性液，须警惕为出血。除应用止血药、抗感染等处理外，可再次夹闭造瘘管1～3小时不等，使肾盂内压力增高，达到压迫性止血的目的。

感染：术后应密切观察病人体温变化；遵医嘱应用抗生素，嘱病人多饮水；保持各引流管通畅，留置导尿管者做好尿道口与会阴清洁。

4.开放性手术护理

（1）手术前护理：按医嘱给抗生素控制感染，鼓励病人多饮水，起到内冲洗作用；心理支持；皮肤准备；女病人需给予会阴冲洗，以保持会阴部清洁；手术当天送病人至手术室前1小时，需先送病人至X射线检查室，再照一张泌尿系统平片，确定结石的位置是否有移动，作为选择切开部位的参考。

（2）手术后护理：

①维持呼吸道的通畅：肾脏和输尿管上部手术，通常是由第十二肋缘下切口，手术切口正好在横膈下方，当深呼吸时会引起疼痛，以至于影响呼吸状况，导致肺扩张不全或其他的呼吸道合并症。

②观察尿液排出情况：每小时尿量至少应维持50 mL。如果病人的摄入量充足而每小时尿量仅20～30 mL（各引流管引流通畅），需立即通知医师；注意尿液的颜色，手术后12小时尿液大都带有血色，若为鲜红而浓的血尿，是出血的征象，需通知医师处理。

③保持伤口敷料的干燥与无菌，尿液浸湿敷料时应及时更换。

④维持引流管通畅：施行肾脏及上段输尿管切开取石术，必须安放肾周引流管，以引流肾脏内及其周围的渗出液；根据各种手术方式不同置各种不同的引流管，例如：肾造瘘管、输尿管支架引流管、膀胱造瘘管可能直接插入手术部位引流尿液，以利于伤口的愈合。肾盂造瘘者，不常规冲洗，以免引起感染，必须冲洗时，应严格无菌操作，低压冲洗，冲洗量不超过5～10 mL，并在医生指导下进行。

⑤术后肠蠕动恢复后，可进普食，结石病人每天应饮水2500～3000 mL。尿内沉淀物过多，按医嘱口服药物，调整尿的酸碱性，防止结石复发。

⑥合并症的预防与护理

出血：肾实质切开取石者，因肾实质质脆含丰富的血管，应绝对卧床2周，减轻肾的损伤，防止继发出血，密切观察敷料及引流管，若有鲜红色引流液且量较多伴有血凝块形成，应注意血压、脉搏的变化，如发现异常，及时通知医生；若发现膀胱大出血，要及时尽量将血块吸出，并行持续膀胱冲洗；血块堵塞导尿管后可致尿潴留，膀胱壁静脉受压而回流障碍，会加重出血。用肾上腺素1 mg加入200 mL冲洗液中注入膀胱，或用冰盐水冲洗膀胱可帮助止血。

腹胀：肾、输尿管术后，大多数病人出现腹胀，病人发生腹胀时，应禁食24～48小时。必要时可行胃肠减压，给予促进肠蠕动的药物，以减轻腹胀现象。

（四）健康教育

1.尿石症的预防

（1）药物预防：根据结石成分，血、尿钙、磷、尿酸、胱氨酸和尿pH，应用药物降低有害成分、碱化或酸化尿液，预防结石复发。维生素B_6有助于减少尿中草酸含量，氧化镁可增加尿中草酸溶解度。枸橼酸钾、碳酸氢钠等可使尿pH保持在6.5以上，对尿酸和胱氨酸结石有预防意义。口服别嘌呤醇可降低血和尿的尿酸含量，对含钙结石有抑制作用。口服氯化铵使尿液酸化，有利于防止磷酸钙及磷酸镁铵结石的生长。

（2）特殊性预防：伴甲状旁腺功能亢进者，必须摘除腺瘤或增生组织。鼓励长期卧床者功能锻炼，防止骨脱钙，减少尿钙含量。尽早解除尿路梗阻、感染、异物等因素。

（3）饮水防石：大量饮水，每日饮水量3000 mL以上，睡前应饮250 mL，以增加尿量，保持每日尿量在2000 mL以上。

2.饮食指导

（1）含钙结石：适当减少牛奶、奶制品、豆制品、巧克力、坚果等含钙量高的食物。

（2）草酸盐结石：限制浓茶、菠菜、番茄、芦笋、花生等食物。

（3）尿酸结石：不宜食用含嘌呤高的食物，如动物内脏、豆制品、啤酒；避免大量摄入动物蛋白、精制糖和动物脂肪。

3.复查

定期行X射线或B超检查，观察有无残余结石或结石复发。若出现腰痛、血尿等症状，及时就诊。

三、膀胱结石

（一）临床表现

主要是膀胱刺激症状，如尿频、尿急和排尿终末疼痛。典型症状为排尿突然中断并感疼痛，疼痛放射至阴茎头部和远端尿道，小儿常搓拉阴茎、跑跳或改变排尿姿势使疼痛缓解以继续排尿（改变体位、尿可继续排出）。常有终末血尿，合并感染时可出现脓尿。

（二）辅助检查

B超能发现膀胱区的强光团及声影；膀胱区X射线平片能显示绝大多数结石；膀胱镜检查能直接见到结石。

（三）治疗原则

1.经尿道膀胱镜取石或碎石。大多数结石应用碎石钳机械碎石，并将碎石取出，适用于结石<3 cm者。较大的结石需采用超声、液电、激光或气压弹道碎石。

2.耻骨上膀胱切开取石术为传统的开放手术方式。小儿及膀胱感染严重者，应做耻骨上膀胱造瘘，以加强尿液引流。

四、尿道结石

（一）临床表现与辅助检查

尿道结石多见于男性，多位于前尿道。

典型症状：排尿困难、点滴状排尿及尿痛。前尿道结石可沿尿道扪及，后尿道结石经直肠指检可触及。

B超、X射线检查有助于明确诊断。

（二）治疗原则

前尿道结石：局麻下压迫结石近端尿道以阻止结石后退。向尿道内注入无菌液状石蜡，轻轻向尿道远端推挤，然后将结石钩出或取出。

后尿道结石：用尿道探条将结石推入膀胱，再按膀胱结石处理。

第八节　泌尿系统损伤病人的护理

泌尿系统损伤以男性尿道损伤最多见，输尿管损伤最少见。

一、肾损伤

（一）病因病理

1.按暴力方式可分为开放性损伤和闭合性损伤：

（1）开放性损伤：因弹片、枪弹、刀刃等锐器所致损伤，常伴有胸部、腹部等其他脏器的严重复合性损伤。

（2）闭合性损伤：因直接暴力（由于腹部或背腰部受到撞击、跌打、挤压或肋骨骨折等）或间接暴力（如对冲伤、突然暴力扭转、坠跌等）所致。临床上多见的是闭合性肾损伤。直接暴力时，上腹部或腰背部受到外力撞击或挤压是肾损伤最常见的原因。

2.按损伤的程度可分为以下病理类型：

（1）肾挫伤：最常见，是肾实质的轻微伤，损伤仅限于部分肾实质，形成肾瘀斑或包膜下血肿，肾被膜及肾盂肾盏黏膜完整，伤及集合系统时可有少量血尿，一般症状轻微，可自愈。

（2）肾部分裂伤：较常见，是肾实质与被膜（可伴有肾周血肿）或肾实质与肾盂肾盏破裂，常有明显的肉眼血尿，多可经积极非手术治疗而愈合。如病情恶化，仍需手术治疗。

（3）肾全层裂伤：少见，其肾实质、肾被膜、肾盂肾盏黏膜均破裂，常引起广泛的肾周血肿、严重的血尿（或无血尿）和尿外渗，常伴有失血性休克，需紧急手术治疗。

（4）肾蒂裂伤：罕见，是肾蒂血管撕裂或断裂，可引起大出血、休克，需立即救治。

（二）临床表现

肾损伤的临床表现与损伤程度有关，但可不相同。

1.血尿

血尿是最常见的症状，肾挫伤常为镜下血尿或轻微短暂的肉眼血尿，重度损伤则为肉眼血尿。但血尿与损伤的程度可不成正比。如血块堵塞输尿管或输尿管断裂、肾盂断裂或肾蒂血管损伤时，血尿往往不明显，甚至无血尿。

2.疼痛

肾被膜下血肿或肾周软组织积血或尿外渗时，可引起伤侧腰、腹部钝痛或胀痛；血块梗阻输尿管时，则出现肾绞痛；如果血液、尿液进入腹腔或合并腹内器官损伤，还可出现腹膜刺激症状等。

3.腰腹部肿块

当肾周围血肿和尿外渗时，则引起腰腹部肿胀或肿块，该区有明显触痛和肌紧张。

4.并发症

（1）休克：肾损伤严重或合并其他实质性器官伤时，常发生创伤性或失血性休克。

（2）感染与发热：当尿外渗继发肾周感染或腹膜炎时，可出现全身感染中毒症状。

（三）辅助检查

1.实验室检查

血尿是诊断肾损伤的重要依据。尿常规可见多量红细胞；有活动性出血时，血红蛋白与血细胞比容持续降低；继发感染时周围血白细胞增多。肾组织损伤可释放大量乳酸脱氢酶，尿中含量可增高。

2.影像学检查

（1）B超、CT可了解肾损伤的部位和程度、其他器官及对侧肾情况。

（2）CT可清晰显示肾皮质损伤、尿外渗和血肿范围，显示无活力的肾组织，为首选检查。

（3）X射线尿路平片（KUB）检查，可见肾影增大、腰大肌阴影模糊或消失、脊柱弯向伤侧。

（4）排泄性尿路造影（IVU）可了解肾损伤的范围、程度和双侧肾功能。

（四）治疗原则

轻微肾挫伤经短期休息可以康复，多数肾挫裂伤可采取非手术治疗而治愈，仅少数需手术治疗。

1.紧急处理

大出血、休克的病人需迅速实施抢救，以维持生命体征的稳定。密切观察生命体征，予以输血、复苏，尽快进行必要的检查，确定肾损伤的范围、程度及有无其他器官合并损伤，同时做好急诊手术探查的准备。

2.非手术治疗

非手术治疗适用于肾挫伤、轻型肾裂伤及无其他脏器合并损伤的病人。主要措施包括：①绝对卧床休息2～4周，过早下地活动可能再度出血；②早期合理应用广谱抗生素；③补充血容量，给予输液、输血等支持治疗；④合理运用止痛、镇静和止血药物。

3.手术治疗

手术指征：①积极抗休克治疗未见好转；②经非手术治疗48小时，血尿逐渐加重或腰部肿块增大，血红蛋白和红细胞比容进一步下降；③开放性损伤或合并有腹内脏器损伤；④继发严重感染者。手术方式为先手术探查肾受伤情况，控制肾损伤出血，然后根据探查的结果，酌情选用不同的手术方式，包括肾修补术、肾部分切除术、肾切除术（肾广泛裂伤无法修补或肾蒂血管损伤不能缝合而对侧肾功能正常者）。选用肾切除术应慎重，必须是在确定对侧肾功能正常的基础上才能手术切除病变肾。

清创引流术：适用于开放性肾损伤、伤口漏尿并严重污染及伤后时间较久，有严重尿外渗或并发感染者。

（五）护理问题

1.焦虑与恐惧　与外伤打击、害怕手术和担心预后不良等有关。

2.组织灌流量改变　与肾裂伤、肾蒂裂伤或其他脏器损伤引起的大出血有关。

3.潜在并发症：感染。

（六）护理措施

1.非手术治疗的护理/术前护理

（1）心理护理。

（2）休息：绝对卧床休息2～4周，即使血尿消失，仍需继续卧床休息至预定时间。

（3）病情观察：①生命体征；②尿液颜色（若血尿颜色逐渐加深，说明出血加重）；③腰、腹部肿块范围，疼痛的部位及程度；④血红蛋白和血细胞比容，血白细胞计数；⑤体温和白细胞计数，以判断有无继发感染；⑥观察疼痛的部位和程度。

（4）维持体液平衡、保证组织有效灌流量。

（5）感染的预防与护理。

（6）术前准备：有手术指征者，在抗休克治疗的同时，紧急做好各项术前准备。

2.术后护理

（1）肾部分切除术后，病人绝对卧床休息1～2周，以防继发性出血。

（2）严密观察病情，及早发现出血、感染等并发症。

（七）健康教育

1.非手术治疗、病情稳定后的病人，出院后3个月内不宜从事重体力劳动或剧烈运动。

2.行肾切除术后的病人须注意保护健肾，防止外伤，不使用对肾功能有损害的药物，如氨基糖苷类抗生素等。

二、膀胱损伤

（一）病因病理

膀胱充盈时壁紧张而薄，高出耻骨联合伸展至下腹部，易遭受损伤。膀胱损伤主要受外力打击撞击或锐器引起。

1.根据损伤的机理，可分为：

（1）开放性损伤：由弹片或锐器所致，多见于战伤，常合并其他脏器损伤。

（2）闭合性损伤：是因膀胱在充盈时下腹遭暴力撞击、挤压或骨盆骨折引起膀胱破裂。

（3）医源性损伤：常见于盆腔手术或经尿道做膀胱镜检查或治疗时误伤。

2.根据损伤的病理，可分为：

（1）膀胱挫伤：仅伤及膀胱黏膜或肌层，膀胱壁未穿透，局部出血或形成血肿，无尿外渗，可发生血尿。

（2）膀胱破裂：

①腹膜内型：其破裂口多在腹膜包裹的膀胱顶部和后壁，尿液可流入腹腔内，引起急性腹膜炎。

②腹膜外型：其破裂口多位于腹膜反折以下的膀胱颈及前壁部位，尿液渗入膀胱周围组织和耻骨后间隙内，可导致严重的蜂窝组织炎。

（二）临床表现

1.腹痛和腹膜刺激征

腹膜外型破裂时，表现为下腹部疼痛及压痛，可有压痛和腹肌紧张，直肠指诊有触痛及饱满感。腹膜内型破裂时，尿液流入腹腔，表现为急性腹膜炎症状，并有移动性浊音。

2.排尿困难和血尿

膀胱破裂后尿外渗至膀胱周围或流入腹腔，血块阻塞尿道，故有时虽有尿意，但无尿排出或仅有少量血尿。膀胱挫伤有多量血尿。

3.并发症

（1）休克：多为骨盆骨折等引起大出血所致；膀胱破裂引起尿外渗或腹膜炎常发生感染性休克。

（2）尿瘘：开放性损伤可有体表伤口漏尿；如与直肠、阴道相通，则经肛门、阴道漏尿。闭合性损伤在尿外渗感染后破溃，可形成尿瘘。

（三）辅助检查

1.导尿试验　经导尿管注入无菌生理盐水200 mL至膀胱，片刻后吸出。若引流出的液体量明显少于或多于注入量，提示膀胱破裂。

2.腹部X射线可发现骨盆骨折或其他骨折。

3.膀胱造影是诊断膀胱破裂的主要手段。自导尿管注入15%泛影葡胺300 mL后摄片，可发现造影剂漏至膀胱外。

（四）治疗原则

尿流改道；充分引流外渗的尿液；尽早闭合膀胱壁的破损。

1.紧急处理　对严重损伤导致出血者应积极抗休克；应尽早应用广谱抗生素预防感染。

2.非手术治疗　适用于膀胱轻度损伤（膀胱挫伤或早期较小的膀胱破裂，膀胱造影仅见少量尿液外渗、症状较轻）者，留置尿管持续通畅引流7～10天；合理应用抗生素预防感染。

3.手术治疗　严重膀胱破裂伴有出血、尿外渗，病情严重者，应尽早施行手术。

4.并发症的处理　盆腔血肿应尽量避免切开，以免引发再次大出血。

（五）护理问题

1.焦虑与恐惧　与外伤打击、害怕手术和担心预后不良等有关。

2.组织灌流量改变　与膀胱破裂、骨盆骨折损伤血管引起出血、尿外渗或腹膜炎有关。

3.潜在并发症：感染、休克。

（六）护理措施

1.非手术治疗的护理/术前护理

（1）心理护理。

（2）维持体液平衡、保证组织有效灌流量：①密切观察病情，定时测量病人的呼吸、脉搏、血压，准确记录其尿量。②遵医嘱及时输液，必要时输血。

（3）感染的预防与护理：①保持伤口清洁、干燥，敷料浸湿时应及时更换。②尿管护理：尿管留置7～10天后拔除。③遵医嘱应用抗生素，鼓励病人多饮水。④早期发现感染征象。

（4）术前准备：有手术指征者，抗休克治疗的同时，紧急做好各项术前准备。

2.术后护理

（1）严密观察病情。

（2）耻骨上膀胱造瘘的护理：

①保持引流管通畅：注意有无血块堵塞、导管扭曲、受压、脱落等情况，以免影响尿液引流；正确固定造瘘管。

②冲洗导管：术后如出血量多需冲洗，可采用连续滴入、间断开放法冲洗导管，冲洗速度为每分钟60滴，每隔30分钟开放导管1次，待血色变淡时，可改为间断冲洗或每日2次；每次冲洗量不宜超过100 mL，膀胱部分切除术者每次冲洗量应少于50 mL。

③选择冲洗液：一般选用无菌生理盐水、0.02%呋喃西林；感染较重者可用0.2%～0.5%新霉素溶液；铜绿假单胞菌感染者应用2.2%苯氧乙醇或0.25%～0.5%醋酸液交替冲洗。

④保护造瘘口周围的皮肤。

⑤拔管时间：一般留置12天。长期留置者应每隔4～6更换造瘘管。在无菌条件下膀胱造瘘管一般留置10天左右拔除。

三、尿道损伤

尿道损伤多发生于男性。前尿道损伤多发生在球部，而后尿道损伤多在膜部。

（一）病因

1.按尿道损伤是否与体表相通分类

（1）开放性损伤：因弹片、锐器伤所致。

（2）闭合性损伤：常因外来暴力所致，多为挫伤或撕裂伤。会阴部骑跨伤时将尿道挤向耻骨联合下方可引起尿道球部损伤，是最多见的尿道损伤。骨盆骨折（后尿道损伤最常见的原因）引起尿生殖膈移位，产生剪力，使膜部尿道撕裂或撕断，骨折及骨盆血管丛损伤引起大出血，在前列腺和膀胱周围形成大血肿；后尿道断裂后，尿液自前列腺尖端处外渗到耻骨后间隙和膀胱周围。经尿道器械操作不当可引起球膜部交界处尿道损伤。

2.按尿道损伤程度分类

（1）尿道挫伤：尿道黏膜或部分尿道海绵体损伤，但阴茎筋膜完整，仅有水肿和出血，可以自愈。

（2）尿道裂伤：尿道壁部分断裂，引起尿道周围血肿和尿外渗，愈合后可引起瘢痕性尿道狭窄。

（3）尿道断裂：尿道完全离断，断端退缩、分离，血肿和尿外渗明显，发生尿潴留。

（二）临床表现

尿道损伤最主要的临床表现是尿道出血、排尿困难及尿潴留。

1.休克

当骨盆骨折所致后尿道损伤或合并其他内脏损伤时，常发生创伤性或失血性休克。

2.疼痛

前尿道损伤表现为排尿痛、会阴部疼痛。后尿道损伤表现为下腹痛、局部肌紧张及压痛。

3.尿道出血

前尿道破裂时可见尿道外口流鲜血，后尿道破裂时可无尿道口流血或仅少量血液流出。严重出血时可发生休克。

4.排尿困难或尿潴留

尿道挫裂伤后，因局部水肿或疼痛性括约肌痉挛，发生排尿困难。尿道断裂时，则可发生尿潴留。

5.血肿及尿外渗

球部尿道损伤时，血液及尿液可渗入会阴浅筋膜和腹壁浅筋膜，使会阴、阴茎、阴囊和下腹壁肿胀、瘀血；膜部尿道损伤后，血液及尿液沿前列腺尖处外渗至耻骨后间隙和膀胱周围。如果处理不当或不及时，可发生广泛的组织坏死、感染和脓毒症。

（三）辅助检查

1.试插导尿管

导尿可以检查尿道是否连续、完整。在严格无菌操作下轻缓插入导尿管，若能顺利进入膀胱，说明尿道连续而完整。若一次插入困难，不应勉强反复试插，以免加重局部损伤和导致感染。后尿道损伤伴骨盆骨折时一般不宜导尿。

2.直肠指检

若是膜部尿道损伤断裂可触及前列腺指尖浮动。

3.X射线检查

（1）骨盆前后位片显示骨盆骨折。

（2）尿道造影：必要时从尿道口注入造影剂10～20 mL可显示尿道损伤部位及程度，后尿道损伤可见后尿道有造影剂外渗。

（四）治疗原则

1.紧急处理

损伤严重伴出血休克者，需采取输血、输液等抗休克措施。骨盆骨折病人须平卧，勿随意搬动，以免加重损伤。尿潴留不宜导尿或未能立即手术者，可行耻骨上膀胱穿刺。

2.非手术治疗

适用于尿道挫伤及轻度裂伤者。闭合性损伤者应首先在严格无菌操作下试插导尿管，如试插成功，应留置导尿管1～2周作为支架，以利于尿道的愈合。至3～4周时行尿道扩张术。应用抗生素预防感染，并鼓励患者多饮水。

3.手术治疗

试插导尿管不成功者考虑手术治疗。

（五）护理问题

1.恐惧与焦虑　与外伤打击、害怕手术和担心预后有关。

2.组织灌流量改变　与创伤、骨盆骨折引起的大出血有关。

3.排尿困难　与尿道损伤引起的局部水肿或尿道括约肌痉挛、尿道狭窄有关。

4.潜在并发症：感染。

（六）护理措施

1.非手术治疗的护理/术前护理

（1）心理护理。

（2）维持体液平衡、保证组织有效灌流量。①密切观察病情，定时测量病人的呼吸、脉搏、血压，准确记录其尿量；②遵医嘱及时输液，必要时输血。

（3）感染的预防与护理：嘱病人勿用力排尿；保持伤口清洁、干燥，敷料浸湿时应及时更换；遵医嘱应用抗生素，鼓励病人多饮水；早期发现感染征象。

（4）密切观察病情。

（5）骨盆骨折者须卧硬板床，勿随意搬动，以免加重损伤。

（6）术前准备：有手术指征者，抗休克治疗的同时，紧急做好各项术前准备。

2.术后护理

（1）引流管护理：

①尿管：术后常规留置导尿管2～3周。护理要点：妥善固定；有效牵引；引流通畅；预防感染。拔管：尿道引流术后尿管留置时间一般为4～6周。

②膀胱造瘘管：按引流管护理常规做好相应的护理；膀胱造瘘管留置10天左右拔除。

（2）尿外渗区切开引流的护理：保持引流通畅；定时更换伤口浸湿敷料；抬高阴囊，利于外渗尿液的吸收，促进肿胀消退。

（七）健康教育

1.定期行尿道扩张术：避免尿道狭窄。

2.自我观察：若发现有排尿不畅、尿线变细、滴沥、尿液混浊等症状，可能为尿道狭窄，应及时来医院诊治。

第九节　前列腺增生病人的护理

良性前列腺增生简称前列腺增生症，是泌尿外科的常见病，是引起老年男性排尿障碍原因中最为常见的一种良性疾病，发病年龄大都在50岁以后。

一、病因

尚未完全明确，目前认为高龄和有功能的睾丸是前列腺增生的两个重要因素。随着年龄的增长，出现睾酮、双氢睾酮及雌激素水平的改变和失去平衡，这是前列腺增生的重要因素。

二、病理

增大的前列腺体使尿道弯曲、伸长、受压，成为引起排尿困难或梗阻的机械性因素。长期膀胱出口梗阻，可致膀胱内高压；若逼尿肌失代偿可出现残余尿，严重时出现充溢性尿失禁，亦可发生尿液的膀胱输尿管反流，最终引起肾积水和肾功能损害。

前列腺增生发生在前列腺尿道周围的移行带，手术主要切除增生的移行带。而前列腺癌多起源于外周带。

三、临床表现

1. 症状

（1）尿频、尿急：早期最常见的症状是尿频（最初症状、首发表现），且逐渐加重，尤其是夜尿次数增多，与前列腺充血、膀胱内残余尿量增多有关。

（2）进行性排尿困难是该病的典型临床表现，主要表现为排尿迟缓、断续、尿细而无力、射程变短、终末滴沥、排尿时间延长等。

（3）尿失禁：晚期前列腺增生症常致膀胱代偿功能衰竭而扩大，膀胱残余尿量不断增加。当膀胱内积存大量残余尿时，由于膀胱过度膨胀，膀胱内压力增高至超过尿道阻力后尿液可随时自行溢出，称充盈性尿失禁。

（4）急性尿潴留：在排尿困难的基础上，如有气候变化（受凉）、劳累、饮酒、便秘、久坐等因素，使前列腺突然充血、水肿导致急性尿潴留。

2. 体征

直肠指诊是诊断前列腺增生症的重要步骤，简单易行，可触及增大的前列腺，表面光滑、质韧、有弹性、边缘清楚、中央沟变浅或消失。

四、辅助检查

1. B超可测量前列腺的大小、内部结构、是否突入膀胱和膀胱残余尿量（检查前需自行排空膀胱）。正常人残尿应为$0\sim10$ mL，如果残余尿>50 mL应手术治疗。

2. 尿流率检查可确定前列腺增生病人排尿的梗阻程度，如最大尿流率<15 mL/s表示排尿不畅；如<10 mL/s则提示梗阻严重，常为手术指征之一。

3. 血清前列腺特异抗原（PSA）有助于排除前列腺癌。

五、治疗原则

1. 等待观察

若病人无明显症状或症状较轻，一般无须治疗。

2. 药物治疗

药物治疗适用于有轻临床症状、残余尿<50 mL的病人。常用药物包括α受体阻滞剂（特拉唑嗪、哌唑嗪）、5α还原酶抑制剂（保列治、爱普列特）和植物类药等。

3. 手术治疗

前列腺增生梗阻严重、最大尿流率<15 mL/s，残余尿量>50 mL、症状明显而药物治疗效果不好，身体状况能耐受手术者，应考虑手术治疗。非开放手术：经尿道前列腺电切除术（TURP）临床常用，是国际上治疗前列腺增生的金标准；开放手术：耻骨上经膀胱前列腺切除术。

六、护理问题

1. 排尿障碍　与膀胱出口梗阻有关。

2. 急性疼痛　与逼尿肌功能不稳定、导尿管刺激、膀胱痉挛有关。

3. 潜在并发症：TUR综合征、出血、尿失禁。

七、护理措施

(一)非手术治疗的护理/术前护理

1.心理护理

2.急性尿潴留的预防与护理

(1)预防:避免因受凉、过度劳累、饮酒、便秘引起的尿潴留。鼓励病人多饮水、勤排尿、不憋尿;冬天注意保暖;多摄入粗纤维食物,忌食辛辣食物,以防便秘。

(2)护理:首先安慰病人,嘱其不要多饮水。同时应及时施行导尿术留置导尿管引流尿液、恢复膀胱功能、预防肾功能损害。若普通导尿管不能插入,可选择尖端细而稍弯的前列腺导尿管;如无法插入尿管,紧急行耻骨上膀胱穿刺,然后配合医生施行耻骨上膀胱造瘘术。在导尿管或膀胱造瘘管留置期间,应嘱病人多饮水,并做好相应护理工作。

3.药物治疗的护理

注意药效及副作用。α受体阻滞剂:副作用主要有头晕、直立性低血压等。睡前服用,用药后要卧床休息,防跌倒;定时测血压;5α还原酶抑制剂起效缓慢,需坚持长期服药。

4.其他

安全护理,如夜尿次数较多者需防跌倒。

(二)手术治疗的护理

1.术前准备

协助评估其对手术的耐受力;慢性尿潴留者,应先留置尿管引流尿液,改善肾功能;尿路感染者,应用抗生素控制炎症;术前指导病人有效咳嗽、排痰的方法;术前晚灌肠,防止术后便秘。

2.术后护理

(1)观察病情:密切观察病人的意识及生命体征变化。

(2)饮食:术后6小时无恶心、呕吐,可进流食;宜进食易消化、富含营养与纤维的食物,以防便秘。

(3)观察及防止手术后出血是手术后护理的重点。手术后,利用三腔大气囊导尿管控制出血,将30~50 mL生理盐水注入囊内,稍牵引尿管并将尿管固定在大腿内侧,将水囊放在前列腺窝及膀胱颈起到局部压迫止血的目的。

(4)膀胱冲洗的护理:术后生理盐水持续冲洗膀胱3~7日,防止血凝块形成致尿管堵塞。冲洗液温度控制在25~30 ℃,可有效预防膀胱痉挛;注意冲洗速度(尿色深则快、尿色浅则慢);确保膀胱冲洗及引流通畅(血凝块堵塞管道的处理方法:挤捏尿管、加快冲洗速度、施行高压冲洗、调整尿管位置,无效后可用注射器取无菌生理盐水进行反复抽吸冲洗);观察、记录引流液的颜色与量;准确记录尿量、冲洗量和排出量,尿量为排出量减去冲洗量。

(5)膀胱痉挛的护理:安慰病人,采取镇痛措施。

(6)并发症的观察与护理:

①TUR综合征:TUR综合征为因术中大量冲洗液被吸收而出现的稀释性低钠血症。表现:烦躁、恶心、呕吐、抽搐、昏迷,严重者出现肺水肿、脑水肿、心力衰竭等。术后加强病情观察,一旦出现,立即吸氧,遵医嘱给予利尿剂、脱水剂、减慢输液速度、静脉点滴3%氯化钠纠正低血钠等。

②尿失禁:术前、后指导病人做肛提肌训练与膀胱训练(防治术后尿失禁的有效方法)。

③出血:术后逐渐离床活动;保持排便通畅,预防大便干结;术后早期禁止灌肠或肛管排气。

(7)引流管护理:

①气囊导尿管:妥善固定——纱布条缠绕尿管+牵拉固定;保持尿管引流通畅;保持会阴部清洁。

②各导管的拔管时间:TUR综合征术后5~7日尿液清澈即可拔除导尿管;耻骨后引流管术后3~4日,待引流量很少时拔除;耻骨上前列腺切除术后7~10日拔除导尿管;膀胱造瘘管通常留置10~14日后拔除。

八、健康教育

1.生活指导

术后1～2个月内避免久坐、提重物，避免剧烈活动，如跑步、骑自行车、性生活等。

2.康复指导

若有溢尿现象，指导病人继续做肛提肌训练（吸气时缩肛、呼气时放松肛门括约肌），以尽快恢复尿道括约肌功能。

3.自我观察

术后若尿线逐渐变细，甚至出现排尿困难，应及时到医院检查和处理。附睾炎常在术后1～4周发生，出院后若出现阴囊肿大、疼痛、发热等症状应及时去医院就诊。

4.定期复查尿流动力学、前列腺B超、尿流率及残余尿量。

5.性生活指导

前列腺经尿道切除术后1个月、经膀胱切除术后2个月可恢复性生活。

第十节　急性乳腺炎病人的护理

急性乳腺炎是指乳腺的急性化脓性感染。多发生于产后哺乳期妇女，以初产妇多见，好发于产后3～4周。致病菌多为金黄色葡萄球菌。

一、病因

除病人产后全身抗感染能力下降外，尚与下列因素有关：

1.乳汁淤积是最常见的原因。乳汁淤积有利于入侵细菌的生长繁殖。

（1）乳头发育不良：乳头过小或凹陷，影响乳汁排出，妨碍正常哺乳。

（2）乳汁分泌过多或婴儿吸乳过少使乳汁不能完全排空。

（3）乳管不通畅影响乳汁排出。

2.乳头破损或皲裂是细菌沿淋巴管入侵感染的主要原因。6个月以后的婴儿多已长牙，吸吮乳汁时可引起乳头破损；婴儿患口腔炎或含乳头睡眠，易致细菌直接侵入乳管。

二、病理

感染早期呈蜂窝织炎，数天后可形成脓肿。脓肿可以是单房，也可因同时存在数个炎性病灶而呈多房性。表浅脓肿可向外破溃，亦可穿破乳腺管自乳头排出脓液；深部脓肿除可逐渐向外破溃外，也可向深部穿透至乳房与胸肌前的疏松组织中，形成乳房后脓肿。感染严重者可并发脓毒症。

三、临床表现

1.局部表现

初期患侧乳房胀痛，局部红肿，可触及发热、压痛明显的炎性肿块。多在数天后形成脓肿，脓肿可以是单方或多方性。脓肿形成后肿块可有波动感。深部脓肿的波动感不明显，但乳房肿胀明显，有局部深压痛。患侧腋窝淋巴结可肿大、疼痛，检查有压痛。

2.全身表现

随着炎症的发展，可出现寒战、高热，脉搏加快、食欲不振等感染中毒症状。严重感染者可并发脓毒症。

四、辅助检查

1.实验室检查

血常规检查可见白细胞计数及中性粒细胞比例升高。

2.影像学检查

B超检查可帮助确诊、定位。

3.诊断性穿刺

在波动最明显处或触诊不清时于压痛最明显处穿刺，抽出脓液表示脓肿已形成，脓液应做细菌培养及药物敏感试验。

五、治疗原则

控制感染，排空乳汁。脓肿形成之前，主要以抗菌药物等治疗为主。脓肿形成后，主要治疗措施是及时做脓肿切开引流。

1.非手术治疗

（1）局部处理：①患侧乳房停止哺乳，排空乳汁。②患乳热敷、理疗（有利于早期炎症消散）或以鱼石脂软膏或金黄散等药物外敷。③局部水肿明显者，可用25%硫酸镁溶液湿热敷。

（2）控制感染：①抗生素应用原则为早期、足量。可选用β-内酰胺类抗生素治疗，如青霉素或苯唑西林钠（新青霉素Ⅱ）；若病人对青霉素过敏，则应用红霉素或根据细菌培养结果选用有效抗生素。抗生素可被分泌至乳汁，故四环素、氨基糖苷类、磺胺药和甲硝唑等药物应避免使用，以免影响婴儿。②中药治疗：清热解毒。③断乳：感染严重或脓肿切开后并发乳瘘者应终止乳汁分泌，可口服溴隐亭1.25 mg，每日2次，服用7~14天；或己烯雌酚1~2 mg，每日3次，共2~3 d；或肌肉注射苯甲酸雌二醇，每次2 mg，每日1次，至乳汁停止分泌为止。

2.手术治疗

脓肿形成后，应及时做脓肿切开引流。脓肿切开引流时应注意：①为避免损伤乳管而形成乳瘘，手术切口多选择以乳头为中心的放射状切口；乳晕下脓肿应沿乳晕边缘做弧形切口；深部脓肿或乳房后脓肿可沿乳房下缘做弧形切口，经乳房后间隙引流。②切开后分离脓肿的多房间隔膜，以利引流。③脓腔较大时，可在脓腔的最低部位另加切口做对口引流。

六、护理问题

1.急性疼痛　与乳腺炎症、肿胀、乳汁淤积有关。

2.体温过高　与乳腺炎症有关。

七、护理措施

1．非手术治疗护理或术前护理

（1）缓解疼痛：防止乳汁淤积（患侧乳房应停止哺乳，并用吸乳器吸空乳汁）；局部托起（托起乳房：用宽松的胸罩托起两侧乳房，以减轻疼痛和肿胀）；热敷、药物外敷或理疗。

（2）控制体温和感染：控制感染、遵医嘱早期、足量应用抗菌药物；病情观察；降温：对高热者给予物理或药物降温。

2.术后护理

脓肿切开引流后，应保持引流通畅，注意观察引流脓液量、颜色及气味的变化，及时更换切口敷料。鼓励病人进食高热量、高蛋白质、高维生素饮食，提高病人抗感染和修复能力。

八、健康教育

预防关键在于避免乳汁淤积（预防的关键），防止乳头损伤，并保持其清洁。

1.保持乳头和乳晕清洁

孕妇经常用肥皂及温水清洗两侧乳头；妊娠后期每天清洗一次；产后每次哺乳前、后均需清洁乳头，以保持局部干燥和洁净。

2.纠正乳头内陷

乳头内陷者于分娩前3~4个月开始每天挤捏、提拉乳头。也可用吸乳器吸引，使乳头外突。个别需手术矫正。

3.养成良好的哺乳习惯

定时哺乳，每次哺乳时让婴儿吸净乳汁，如吸不净应及时用吸乳器或手法按摩排空乳汁（每次哺乳后应将剩余乳汁吸空）；发现乳汁淤积，应及早按摩、理疗，防止炎症发生。纠正婴儿含乳头睡眠的不良习惯；注意婴儿口腔卫生，预防或及时治疗婴儿口腔炎症。

4.及时处理乳头破损

暂停哺乳，用吸乳器吸出乳汁哺育婴儿；局部用温水清洗后涂以抗生素软膏，待愈合后再行哺乳。症状严重时应及时就诊。

第十一节 外阴炎病人的护理

一、临床表现

外阴炎主要是指外阴部皮肤、黏膜的炎症，部位以大阴唇、小阴唇最多见。表现为外阴皮肤瘙痒、疼痛、红肿、烧灼感，性交、排尿、排便后加重。重者溃疡或湿疹，慢性病人外阴皮肤或黏膜增厚、粗糙、皲裂。

二、治疗原则及护理措施

1.坐浴方法及注意事项 ①局部使用1:5000的高锰酸钾溶液坐浴，坐浴时溶液肉眼为淡玫瑰色，水温在40℃左右，每次20分钟左右，每日2次。高锰酸钾用于治疗外阴炎，主要是通过其氧化菌体的活性基团，发挥杀菌作用；若有溃疡可用抗生素软膏涂抹。②坐浴时应将会阴部全部浸没在浸泡液中，月经期间禁止坐浴。

2.保持外阴清洁、干燥，穿纯棉内裤并经常更换；不饮酒，限制辛辣饮食的摄入；局部严谨搔抓，勿用刺激性药物或肥皂擦洗。

第十二节 阴道炎病人的护理

外阴及阴道炎症是妇科最常见的疾病，各年龄组均可发生。正常女性阴道菌群中，乳酸杆菌为阴道的优势菌，它与其他阴道寄生菌处在平衡状态。

在维持阴道生态平衡中，雌激素、乳酸杆菌及阴道pH值起重要作用。生理状况下，雌激素使阴道上皮增生变厚并增加细胞内糖原，阴道上皮细胞分解糖原为单糖，阴道乳酸杆菌将单糖转化为乳酸，维持阴道正常的酸性环境，pH≤4.5，抑制其他病原体生长，称阴道自净作用。当某些因素，如月经前后雌激素水平降低，导致阴道pH上升，有利于厌氧菌的生长。

一、滴虫阴道炎

滴虫阴道炎由阴道毛滴虫引起，是常见的阴道炎。阴道毛滴虫适宜在温度25～40℃，pH值5.2～6.6的潮湿环境中生长，在pH值5以下或7.5以上的环境中则不能生长。主要经性交直接传播。也可经公共浴池、浴盆、毛巾、坐便器等间接传播。

1.临床表现

主要症状是阴道分泌物增多、外阴瘙痒。分泌物典型特点：稀薄脓性、黄绿色、泡沫状、有臭味。生理盐水悬滴法是最简单的检查方法。若在阴道分泌物中找到滴虫即可确诊。

2.治疗原则

（1）全身用药：口服甲硝唑或替硝唑，连续7天。

（2）局部用药：1%乳酸或0.1%～0.5%醋酸溶液阴道灌洗后，再放入甲硝唑泡腾片。连续7天。

3.护理问题

（1）舒适的改变：与外阴瘙痒、灼痛及白带增加有关。

（2）知识缺乏：缺乏阴道炎感染途径的认识及预防知识。

（3）睡眠形态改变：与局部不适有关。

4.护理措施

（1）保持会阴部清洁干燥、勤换内裤。避免不洁的性生活，避免进食刺激性食物。

（2）指导性伴侣同时治疗，如口服甲硝唑、替硝唑。治疗期间禁止性生活。

（3）告知病人甲硝唑用药期间及停药24小时内、或替硝唑用药期间及停药72小时内禁止饮酒。因为甲硝唑抑制乙醇在体内氧化而产生有毒的中间代谢产物。

（4）哺乳期妇女在用药期间及停药后6小时内不宜哺乳。

（5）妊娠期滴虫阴道炎，在应用甲硝唑时，最好取得患者及其家属的知情同意。妊娠20周前禁用此药。

（6）告知病人滴虫性阴道炎易于月经后复发，应在每月月经干净后复查、连续3次阴性者为治愈。

（7）告知病人复查白带前24~48小时禁止阴道用药和同房，以免影响检查结果。

（8）内裤及洗涤用的毛巾应煮沸5~10分钟以消灭病原体，以免交叉感染。

二、念珠菌阴道炎

念珠菌阴道炎中80%~90%的病原体为白假丝酵母菌病。常见发病诱因有妊娠、糖尿病、大量应用雌激素、免疫抑制剂及广谱抗生素。主要途径是内源性传染。

1.临床表现

主要表现为外阴瘙痒、灼痛、白带呈白色凝乳状或豆腐渣样。灼痛严重时坐卧不宁，异常痛苦，还可伴有尿频、尿痛及性交痛。阴道检查：阴道黏膜上附有白色片状物。

2.辅助检查

若在分泌物中找到白假丝酵母菌即可确诊。

（1）悬滴法：可用10%的氢氧化钾溶液湿片法。阳性率为60%。

（2）革兰氏染色法为首选检查方法。阳性率为80%。

3.治疗原则

（1）消除诱因：积极治疗糖尿病、及时停用雌激素、广谱抗生素及类固醇激素等。

（2）局部用药：首选2%~4%碳酸氢钠溶液坐浴或冲洗阴道后放置咪康唑、克霉唑或制霉菌素栓剂。宜在晚上睡前放置。

4.护理问题

（1）舒适的改变：与外阴瘙痒、灼痛及白带增加有关。

（2）知识缺乏：缺乏阴道炎感染途径的认识及预防知识。

（3）睡眠形态改变：与局部不适有关。

（4）焦虑：与治疗效果不佳、反复发作、孕妇担心对胎儿有影响有关。

5.护理措施

（1）一般护理同滴虫性阴道炎。

（2）对有症状的性伴侣，应进行假丝酵母菌检查及治疗，以防女性重复感染。妊娠合并感染者，为避免胎儿感染，应坚持局部用药至妊娠8个月。

（3）假丝酵母菌病易于月经前复发，经过治疗后应在月经前复查。

（4）积极治疗糖尿病、及时停用雌激素、避免滥用广谱抗生素及类固醇激素等。

三、细菌性阴道病

细菌性阴道病为阴道内正常菌群失调所致的一种混合感染，但临床及病理特征无炎症改变，正常阴道内以产生过氧化氢的乳酸杆菌占优势。

阴道内产生过氧化氢的乳酸杆菌减少，而其他细菌如加德纳菌、各种厌氧菌等大量繁殖，破坏了正常阴道菌群之间的相互平衡，引起阴道疾病。

1.临床表现

主要表现为阴道分泌物增多、有鱼腥臭味，可伴有轻度外阴瘙痒或烧灼感。检查：阴道黏膜无充血等炎症表现。

分泌物特点：灰白色、均匀一致、稀薄的白带常黏附于阴道壁，但黏度很低，容易将其从阴道壁拭去。

2.辅助检查

下列4项中有3项阳性即可临床诊断。

（1）白色、匀质、稀薄分泌物，常黏附于阴道壁。

（2）阴道pH值大于4.5。

（3）氨试验阳性。将阴道分泌物涂抹在玻片上，滴入1～2滴KOH产生烂鱼腥臭味。

（4）线索细胞阳性。

3.治疗原则及护理措施

与滴虫性阴道炎相似。

四、老年性阴道炎

老年性阴道炎常见于绝经后的老年妇女，因卵巢功能衰退、雌激素水平降低，阴道壁萎缩，黏膜变薄，上皮细胞内糖原含量减少、阴道内pH值上升，局部抵抗力降低，致病菌容易入侵繁殖引起炎症。

1.主要症状为阴道分泌物增多及外阴瘙痒、灼烧感，阴道分泌物稀薄、呈淡黄色，感染严重者呈脓血性白带。检查：阴道呈老年性改变。

2.治疗原则为抑制细菌生长，补充雌激素，增强阴道抵抗力。针对病因，补充雌激素是老年性阴道炎的主要治疗方法。

（1）增加阴道酸度：用1%乳酸或0.1%～0.5%醋酸溶液阴道灌洗后，再放入甲硝唑泡腾片。

（2）雌激素替代疗法：乳癌、子宫内膜癌者禁用。

五、婴幼儿外阴阴道炎

婴幼儿外阴阴道炎是由大肠埃希杆菌及葡萄球菌、链球菌、淋球菌、滴虫等病原体通过患病母亲或保育员的手、衣物、浴盆、毛巾等引起的炎症，多与外阴炎同时存在。常见于5岁以下的幼女。

主要原因：①婴幼儿外阴未发育，不能遮盖尿道口及阴道前庭。②缺乏雌激素，阴道上皮较薄，细菌极易侵入。

主要表现为外阴疼痒，患儿烦躁不安、哭闹不止或手抓外阴部，阴道分泌物增多，呈脓性。

针对病原体选择相应的口服抗生素治疗，可用吸管将抗生素溶液滴入阴道。避免穿开裆裤，减少污染机会；专盆专用，便后清洗外阴。

第十三节　宫颈炎和盆腔炎病人的护理

一、宫颈炎

宫颈炎是常见的女性下生殖道炎症。慢性宫颈炎是最常见的妇科疾病。多见于分娩、流产或手术损伤宫颈后，病原体侵入而引起感染。主要病理变化有宫颈炎、宫颈肥大、宫颈息肉、宫颈腺囊肿、宫颈管炎五种，以宫颈糜烂最常见。

1.宫颈糜烂的分度

根据糜烂面积的大小可分为三度：

轻度：指糜烂面小于整个宫颈面积的1/3。

中度：指糜烂面占整个宫颈面积的1/3～2/3。

重度：指糜烂面占整个宫颈面积的2/3以上。

2.临床特点

（1）急性宫颈炎：常由淋球菌、沙眼衣原体引起。主要临床表现为大量脓性白带、腰酸、下腹坠痛等；查体见宫颈充血肿大，有脓性分泌物流出。

（2）慢性宫颈炎：主要特点是白带增多，可呈乳白色黏液状，有时呈淡黄色脓性，伴有息肉形成时有血性白带或性交后出血。当炎症沿宫骶韧带扩散到盆腔时，腰骶部可有疼痛、盆腔部下坠痛等。查体见宫颈糜烂、肥大。

3.辅助检查

（1）分泌物检查。

（2）聚合酶链反应（PCR）：此方法灵敏度高，特异性强，是检测和确诊淋病奈氏菌感染的主要方法。

4.治疗原则

（1）急性宫颈炎：针对病原菌全身使用抗生素治疗，同时禁止性生活。

（2）慢性宫颈炎：以局部治疗为主。物理治疗是最常用的有效方法。

5.护理问题

（1）组织完整性受损 与宫颈糜烂有关。

（2）焦虑 与血性白带及性交后出血，担心癌变有关。

（3）疼痛 与局部炎症刺激有关。

6.物理治疗术前、后护理

（1）术前：①治疗前做宫颈防癌涂片或做TCT检查排除恶性病变方可治疗；②无同房史，无急性生殖器官炎症；③月经干净后3～7天，术前测血压、体温，指导病人术前排空膀胱。

（2）术后：保持外阴清洁，每日清洗外阴2次；术后10天左右为局部脱痂期，应避免剧烈活动及搬运重物，以免引起出血量增多；禁止同房和盆浴2个月，并于术后2周、4周、2个月复查；宫颈息肉手术摘除术后做病理切片。

二、盆腔炎

女性内生殖器及其周围的结缔组织、盆腔腹膜发生炎症时称盆腔炎。盆腔炎大多发生在性活跃期、有月经的妇女。炎症可局限于一个部位，也可同时累及几个部位，最常见的是输卵管炎及输卵管卵巢炎，单纯的子宫内膜炎或卵巢炎较少见。

盆腔炎有急性和慢性两类。急性盆腔炎常见于产后或流产后感染、宫腔内手术操作后感染、经期卫生不良、感染性传播疾病、邻近器官炎症直接蔓延、宫内节育器等。若在急性期未能得到彻底治愈，则转为慢性盆腔炎，往往经久不愈，并可反复发作，不仅严重影响妇女健康、生活及工作，也会造成家庭与社会的负担。盆腔炎往往是需氧菌及厌氧菌的混合感染，约2/3的病例合并有厌氧菌感染。

（一）临床表现

1.急性盆腔炎的临床表现

（1）症状：下腹痛伴发热，若病情严重可有寒战、高热、头痛等。若有腹膜炎，则出现消化系统症状，如恶心、呕吐、腹胀、腹泻等。若在腹膜外可致腹泻、里急后重感和排便困难。

（2）体征：患者呈急性病容，体温升高，心率加快，腹胀，下腹部有压痛、反跳痛及肌紧张，肠鸣音减弱或消失。

（3）盆腔检查：宫颈充血、水肿、举痛明显或摇摆痛。宫体稍大，有压痛，活动受限；子宫两侧压痛明显。

2.慢性盆腔炎的临床表现

（1）症状：下腹部坠胀、疼痛及腰骶部酸痛。常在劳累、性交后及月经前、后加剧。常有经量增多；可伴有不孕。全身炎症症状多不明显，有时仅有低热，易感疲倦。

（2）体征：子宫常呈后倾后屈，活动受限或粘连固定。子宫一侧或两侧触到呈索条状增粗的输卵管，并有轻度压痛。子宫一侧或两侧有片状增厚、压痛，宫骶韧带常增粗、变硬，有触痛。

（二）治疗原则

1.急性盆腔炎的治疗

（1）支持疗法：取半卧位休息，半卧位有利于脓液积聚于直肠子宫陷窝而使炎症局限。给予高热量、高蛋白、高维生素流食或半流食。高热时采用物理降温。尽量避免不必要的妇科检查以免引起炎症扩散，若有腹胀应行胃肠减压。

（2）抗生素药物治疗：应选择广谱抗生素以及联合用药。如二、三代头孢菌素，喹诺酮类（氧氟沙星）或氧氟沙星与甲硝唑联合用药。

（3）禁止经期性生活、热敷、按摩腹部及阴道灌洗及不必要的妇科检查，防止炎症扩散。

2.慢性盆腔炎的治疗

慢性盆腔炎单一疗法效果较差，采用综合治疗为宜。指导病人养成良好的卫生习惯，经期不要盆浴、游泳、性交、过度劳累等，注意性生活卫生，减少疾病的发生。

第十四节　功能失调性子宫出血病人的护理

功能失调性子宫出血简称功血，是由调节生殖器官的神经内分泌机制失常引起的异常子宫出血，无全身及内外生殖器官的器质性病变存在。

主要病因是下丘脑-垂体-卵巢轴调节失衡。可分为无排卵性功血和排卵性功血。无排卵性功血多见于青春期和更年期妇女。排卵性功血多见于生育期妇女。常见有两种类型：黄体功能不足与子宫内膜不规则脱落。

一、临床表现

1.无排卵性功血

最常见的症状是子宫不规则出血，特点是月经周期紊乱，经期长短不一，出血量多少不等。经期无下腹疼痛和其他不适。

2.排卵性功血

（1）黄体功能不足：月经周期缩短；月经频发。不易受孕或孕早期流产。基础体温呈双相，但体温上升缓慢，高温相持续时间短。

（2）子宫内膜不规则脱落：月经周期正常，但经期延长，且出血量多。子宫内膜病理检查：月经期第五、六天仍能见呈分泌反应的子宫内膜，即残留的分泌期子宫内膜与出血期及新增生期的内膜并存。基础体温呈双相，但体温下降缓慢，高温相持续时间长。

二、辅助检查

1.诊断性刮宫：通过诊断性刮宫达到止血及明确子宫内膜病理学诊断的目的。刮宫的时间：①检测有无排卵时，应于月经前3～7天或月经来潮前6小时（不超过12小时）内诊断性刮宫；②确定功血的类型时，应在月经期第5～6天诊断性刮宫。不规则出血者可随时进行刮宫。

2.基础体温测定是测定有无排卵最简单易行的方法。基础体温呈单相型，提示无排卵。

3.宫颈黏液结晶检查：经前仍为植物羊齿状结晶，提示无排卵。

三、治疗原则

1.无排卵性功血

以药物治疗为主，首选性激素。

（1）药物治疗：青春期以止血和调整周期为主，促使卵巢恢复功能和排卵；更年期以止血后调整周期、减少经量、防止子宫内膜病变为主。①止血：大量雌激素适用于急性大出血。雄激素适用于绝经过渡期功血。按时按量，不得随意漏服或停药。大量雌激素睡前给药；雄激素用量不宜过大，以防男性化，青春期妇女避免使用。②调整月经周期：青春期常用雌激素、孕激素序贯疗法；更年期常用雌激素、孕激素联合应用或口服避孕药。③促进排卵：一般不提倡使用促排卵药物。

（2）刮宫术：主要用于已婚病人，用于大出血及有子宫内膜癌高风险的病人。目的是止血和明确子宫内膜诊断。无性生活史者应经病人或其家属知情同意后才能进行。

2.排卵性功血

促进卵泡发育，调整下丘脑-垂体-卵巢轴的功能。

第十五节　痛经病人的护理

痛经是指在行经前后或月经期出现下腹疼痛、坠胀，伴腰酸或其他不适，程度较重以致影响生活和工作质量者为痛经。

痛经分为原发性和继发性两类，原发性痛经指生殖器官无器质性病变的痛经，多见于青少年。继发性痛经指由于盆腔器质性疾病所引起的痛经，最常见的病因为子宫内膜异位症。

原发性痛经的发生主要与月经时子宫内膜合成和释放前列腺素（PG）增加有关，也受精神、神经因素影响。

一、临床表现

1.原发性痛经多发生于青春期，初潮1～2年内。

2.主要表现为阵发性、痉挛性下腹疼痛，多自月经来潮后开始，最早出现在经前12小时；行经第1天疼痛最剧，2～3天后缓解。

3.有时痛经伴发恶心、呕吐、腹泻、头晕、乏力等症状，严重时面色发白、出冷汗，与临床应用PG时引起胃肠道和心血管系统平滑肌过强收缩的副反应相似。

4.妇科检查无器质性病变。

二、治疗原则

1.一般治疗

以精神治疗为主，避免精神刺激或过度劳累。

2.病因治疗

口服避孕药抑制子宫内膜生长，减少子宫内膜前列腺素的含量。

3.对症治疗

遵医嘱给予止痛药、镇静剂；腹部热敷或进食热饮。

第十六节　围绝经期综合征病人的护理

围绝经期是指妇女从性成熟逐渐进入老年期的过渡时期，包括绝经前期、绝经期及绝经后期。多发生在45～55岁妇女。绝经是指月经完全停止1年以上。

围绝经期的最早变化是卵巢功能衰退，然后才表现为下丘脑-垂体功能退化。

一、临床表现

1.月经改变

主要症状为月经紊乱、闭经。主要表现为月经频发、月经稀发、不规则子宫出血和闭经。

2.全身症状

（1）阵发性潮热为典型症状，是雌激素降低的特征性症状。面部和颈胸部皮肤阵阵发红，伴出汗。

（2）精神过敏、情绪不稳定：主要为激动、易怒、抑郁、多疑等。

3.泌尿、生殖道的改变

常有尿失禁，反复发作尿路感染；外阴及阴道萎缩。

4.心血管系统的变化

绝经后妇女冠心病、高血压等发生率高。

5.代谢障碍

如骨质疏松易发生骨折等。

二、治疗原则

治疗的目的是缓解近期症状，并能尽早发现和有效预防骨质疏松、动脉硬化等老年性疾病。

三、护理措施

1.健康教育

对更年期妇女进行饮食和运动的指导。适当地增加钙质和维生素D摄取，减少因雌激素降低而致的骨质疏松。

2.心理护理

帮助病人理解更年期是正常生理过程，使她们掌握必要的保健知识，以乐观、积极的态度对待老年的到来，消除无谓的恐惧和焦虑。

3.指导用药

帮助病人了解用药目的、药物剂量、适应症、禁忌症等。

第十七节　子宫内膜异位症病人的护理

当具有生长功能的子宫内膜组织出现在子宫腔被覆黏膜以外的身体其他部位时，称为子宫内膜异位症。子宫内膜出现和生长在子宫肌层，称为子宫腺肌病。

一、病理

主要病理变化为异位的子宫内膜随卵巢激素的变化而发生周期性出血，伴有周围纤维组织增生和粘连形成，这种异位的内膜没有一个自然引流的通路，因此在局部形成一个内容为经血的大小不等紫褐色斑点和囊性肿物。卵巢最多见（又称卵巢巧克力囊肿）。

二、临床表现

主要表现为痛经和持续下腹痛，疼痛是本病的主要症状。继发性痛经、进行性加重是子宫内膜异位症的典型表现。

三、辅助检查

腹腔镜检查是诊断子宫内膜异位症的最佳方法。

四、治疗原则

1.药物治疗

（1）采用性激素抑制治疗，使病人假孕或假绝经。

（2）抑制疼痛的对症治疗。

2.手术治疗

腹腔镜手术为首选的手术方法。

第十八节　子宫脱垂病人的护理

子宫从正常位置沿阴道下降，宫颈外口达坐骨棘水平以下，甚至子宫全部脱出于阴道口以外，称子宫脱垂。子宫脱垂常伴发阴道前壁和后壁脱垂，临床以阴道前壁脱垂为多见。

分娩损伤是最主要的原因。其次是产褥期过早地进行体力劳动。

一、临床分度

根据病人平卧用力向下屏气时，子宫下降的程度将子宫脱垂分为3度：

Ⅰ度：轻型为宫颈外口距处女膜缘＜4 cm，未达处女膜缘；重型为宫颈外口已达处女膜缘，未超出该缘，检查时在阴道口可见到宫颈。

Ⅱ度：轻型为宫颈已脱出阴道口，宫体仍在阴道内；重型为宫颈及部分宫体已脱出于阴道口。

Ⅲ度：宫颈及宫体全部脱出至阴道口外。

二、临床表现

Ⅰ度：患者多无自觉症状。

Ⅱ度、Ⅲ度：患者常有程度不等的腰骶部痛或下坠感。Ⅱ度患者在行走、劳动、下蹲或排便等导致腹压增加时，有块状物自阴道口脱出，开始块状物经平卧休息可变小或消失。Ⅲ度脱垂者，即使休息后，块状物也不能自行回缩，通常需用手推送才能将其还纳至阴道内。Ⅲ度子宫脱垂患者多伴有重度阴道前壁脱垂，容易出现尿潴留，还可发生张力性尿失禁。

三、护理问题

1.焦虑 与长期子宫脱垂影响正常工作、生活及对手术效果不能预知有关。

2.慢性疼痛 与宫颈和阴道溃疡及子宫下垂牵拉韧带有关。

3.有感染的危险 与脱出物长期摩擦有糜烂、溃疡有关。

四、治疗原则

（一）保守治疗

适用于Ⅰ度轻型子宫脱垂或需要生育的病人。

1.避免过重的体力劳动；加强盆底肌肉组织的锻炼；积极治疗使腹压增加的慢性病，如咳嗽、便秘等。

2.运用子宫托治疗：子宫托应每天早上放入阴道，睡前取出消毒后备用，月经期和妊娠期停止使用。上托后应于第1、3、6个月时到医院复查1次，以后每3～4个月到医院检查1次。

（二）手术治疗

适用于保守治疗无效或Ⅱ度、Ⅲ度患者。

五、护理措施

1.保持外阴清洁、干燥，局部脱出组织每日用1∶5000的高锰酸钾坐浴。禁止用酸性或碱性等刺激性药液。

2.鼓励患者多饮水，指导病人练习床上仰卧位排尿等。

3.及时就医并将脱出物还纳，避免长时间摩擦。不能还纳者需卧床休息。

4.疾病护理

（1）手术前护理：

①阴道准备：术前5日开始，Ⅰ度脱垂病人用1∶5000的高锰酸钾坐浴，每日2次；Ⅱ、Ⅲ度脱垂者阴道冲洗后局部涂抹40%紫草油或含抗生素的软膏。术晨用消毒液消毒阴道及宫颈。

②胃肠道准备：术前遵医嘱给予无渣半流食1～2天，给予肠道抗生素口服。

③皮肤准备：常在术前一日进行。其范围上至耻骨联合上10 cm，下包括外阴、肛门周围、臀部及大腿内侧上1/3处。

（2）术后护理：①术后卧床7～10天，保留尿管10～14天，按保留尿管常规护理；②遵医嘱使用抗生素，同时注意观察阴道出血、阴道分泌物及伤口情况，防止感染。③流食或无渣半流食1～2天，后改为普食。④子宫脱垂病人手术后宜采取平卧位，可降低外阴、阴道张力，促进切口愈合。⑤术后休息3个月，避免重体力劳动半年，禁止性生活及盆浴。

第七章　内分泌、营养及代谢疾病病人的护理

第一节　内分泌系统的解剖生理

内分泌系统由人体内分泌腺及具有内分泌功能的脏器、组织及细胞组成。内分泌腺是散布在人体内部无导管的特殊腺体，有下丘脑、垂体、甲状腺、甲状旁腺、肾上腺、性腺等，这些腺体所分泌的活性物质，称为激素，直接进入血液或淋巴。

内分泌系统是在神经支配和物质代谢反馈调节基础上释放激素，调节人体代谢过程、脏器功能、生长发育、生殖、衰老等生理活动和生命现象，维持人体内环境的稳定。

一、下丘脑

下丘脑是人体最重要的神经内分泌器官，是神经系统与内分泌系统联系的枢纽，位于间脑的最下部分，下方与垂体柄相连。下丘脑的神经内分泌细胞，具有神经和内分泌两种特性，能将传入的神经信号转变成神经激素性信使，再作用于垂体，对整个内分泌系统起调节作用。下丘脑分泌的释放激素有：促甲状腺激素释放激素（TRH）、促性腺激素释放激素（GnRH）、促肾上腺皮质激素释放激素（CRH）、生长激素释放激素（GHRH）、泌乳素释放因子（PRF）、黑色素细胞刺激素释放因子（MRF）等。下丘脑分泌的释放抑制激素有：生长激素释放抑制激素（GHRIH）、泌乳素释放抑制因子（PIF）、黑色素细胞刺激素释放抑制因子（MIF）等。

二、垂体

垂体是人体内分泌系统中主要的中枢性内分泌腺，位于颅底蝶鞍内，外面覆有坚韧的硬脑膜，顶部以硬脑膜内层形成的鞍隔与颅腔分开。垂体分前、后两叶。腺垂体（前叶）分泌促甲状腺激素（TSH）、促肾上腺皮质激素（ACTH）、黄体生成激素（LH）、尿促卵泡素（FSH）、生长激素（GH）、泌乳素（PRL）、黑色素细胞刺激素（MSH）；神经垂体（后叶）分泌抗利尿激素（ADH）、催产素（OXT）。

三、甲状腺

甲状腺为人体内最大的内分泌腺体，位于甲状软骨下方、气管两侧，分左、右两叶，中间以峡部相连。甲状腺腺体被结缔组织分割成许多小叶，每个小叶均由许多滤泡构成，滤泡是甲状腺结构和分泌的功能单位，产生并分泌甲状腺素T_3、T_4。甲状腺素对热能代谢起促进作用，小剂量可促进酶及蛋白质合成，并加强热能的产生；大剂量则抑制蛋白质合成，使血浆、肝及肌肉中游离氨基酸增高。甲状腺滤泡旁C细胞分泌降钙素（CT），抑制骨钙的再吸收。

四、甲状旁腺

甲状旁腺呈扁椭圆形，棕黄色，形状大小似黄豆，一般有上、下两对，一般附着于甲状腺侧叶后面的纤维囊上，也可埋于甲状腺组织内。甲状旁腺含颗粒的主细胞等分泌甲状旁腺激素（PTH），PTH的主要靶器官是骨和肾，PTH对肠道也有间接作用，PTH的生理功能是调节体内钙的代谢并维持钙和磷的平衡。

五、肾上腺

肾上腺有左、右两个，分别位于肾脏上方，形如鸡冠，分为皮质和髓质两部分，生理作用各异。皮质分泌以醛固酮为主的盐类皮质激素、以皮质醇等为主的糖类皮质激素及脱氢表雄酮等性激素。髓质分泌肾上腺素和去甲肾上腺素。

六、胰岛

人体的胰岛约有100万～120万个，分散在胰腺腺泡之间。目前发现人胰岛至少有五种分泌不同激素的细胞，其中A细胞约占25%，分泌胰高血糖素；B细胞占60%以上，为胰岛的主要细胞，分泌胰岛素；D细胞主要分泌生长激素释放抑制激素。

第二节 单纯性甲状腺肿病人的护理

单纯性甲状腺肿是由多种原因引起的非炎症性或非肿瘤性甲状腺肿大，不伴有甲状腺功能减退或亢进表现。

一、病因

1.碘缺乏是地方性甲状腺肿的主要原因。

2.甲状腺激素合成或分泌障碍。

3.甲状腺激素需要量增加。

二、临床表现

甲状腺轻度至中度肿大，表面光滑、软、无压痛，可有一个或多个结节；若结节增大，可出现压迫症状，如：咳嗽、气促、吞咽困难、声音嘶哑；胸骨后甲状腺肿可出现面色青紫、浮肿、颈部和胸部浅表静脉扩张。

三、辅助检查

1.甲状腺功能检查

T_4、T_3正常，T_4/T_3比值增高。血清TSH一般正常。

2.摄^{131}I率

摄^{131}I率增高，但高峰不前移，可被T_3抑制。但当甲状腺有自主功能时，可不被T_3抑制。

3.放射线核素扫描

弥漫性甲状腺肿大，核素分布均匀，但也可呈现有或无功能性结节图像。

四、治疗原则和护理措施

1.病因治疗

缺碘者补碘；成人结节性甲状腺肿病人，应避免大剂量碘治疗，以免诱发碘甲亢。指导病人补充碘盐，是预防地方性甲状腺肿最有效的措施。指导病人多食海带、紫菜等含碘高的食物。避免摄入大量阻碍甲状腺素合成的食物和药物，食物有：卷心菜、花生、菠菜、萝卜等，药物有：硫氰酸盐、保泰松、碳酸锂等。

2.甲状腺素（TH）治疗

对于20岁以下的弥漫性单纯性甲状腺肿患者，给予小剂量甲状腺素，以补充内源性TH不足，抑制TSH分泌，缓解甲状腺的增生和肿大。临床上常用优甲乐、干甲状腺素。

3.手术治疗

单纯性甲状腺肿一般不宜手术治疗。手术适用于出现压迫症状或药物治疗无改善者。

第三节 甲状腺功能亢进症病人的护理

甲状腺功能亢进症简称甲亢，是指由多种原因导致甲状腺功能增强，分泌甲状腺激素（TH）过多所致的临床综合征。在各种病因所致的甲亢中，以Graves病最多见。特征是甲状腺肿大、眼征、基础代谢率增加和自主神经功能失常。女性多见，以20～50岁为多。

一、病因及发病机制

目前公认本病的发生与遗传和自身免疫有关。本病属器官特异性自身免疫。

Graves病有一定的遗传倾向，以遗传易感为背景，在感染、精神创伤等因素作用下，诱发机体的免疫功能异常，机体不能控制针对自身的免疫反应，产生异质性免疫球蛋白——自身抗体，出现一系列的免疫损伤。其中甲状腺刺激免疫球蛋白可直接作用于甲状腺细胞膜上的TSH受体，刺激甲状腺细胞增生、分泌亢进，这是本病的主要原因。

二、临床表现

典型表现为高代谢症状和体征、甲状腺肿大、眼征。

（一）T_3、T_4过多综合征

1.高代谢综合征

产热与散热明显增加，出现怕热、多汗、低热、多食善饥、体重下降等。

2.精神神经系统

神经过敏、多言好动、易激怒、失眠、双手震颤等。

3.心血管系统

心率加快，在休息和睡眠时心率仍快，为本病的特征之一。脉压增大，出现周围血管体征。心律失常以房颤最多见。重则出现甲亢性心脏病。

4.运动系统

呈慢性甲亢性肌病，出现低钾性、周期性瘫痪，多见于青年男性。

5.消化系统

食欲亢进、大便频繁、甚至慢性腹泻。

6.其他

在女性出现月经失调、闭经、不孕等；男性可有阳痿、乳腺增生等。

（二）甲状腺肿大

呈弥漫性、对称性肿大，质软、无压痛。可扪及震颤及血管杂音（本病重要体征）。甲状腺肿大的程度与病情轻重无明显关系。

（三）眼征

突眼是甲状腺功能亢进症最具特征的临床表现。可分单纯性突眼（又称良性突眼）和浸润性突眼（又称恶性突眼）。突眼程度与病情程度不成正比。

1.非浸润性突眼（良性突眼）是交感神经兴奋性增加，眼外肌群及上睑肌张力增高所致，随着治疗可恢复。突度≤18 mm，可无自觉症状。眼裂增大、瞬目减少、目光炯炯有神。

2.浸润性突眼（恶性突眼）：由于自身免疫反应导致眼球后组织水肿。突眼度≥18 mm，病人主诉怕光、复视、视力减退；睑角膜外露，易受外界刺激，引起充血、水肿、感染，重则失明。

（四）甲状腺危象的表现

体温≥39℃；心率≥140次/分；恶心、厌食、呕吐、腹泻、大汗、休克；神情焦虑、烦躁、嗜睡或谵妄，甚至昏迷；可合并心力衰竭、肺水肿。

诱因包括：应激、感染、^{131}I治疗反应、手术准备不充分等。

三、辅助检查

1.血清总T_4（TT_4）、总T_3（TT_3）测定

血清总T_4（TT_4）、总T_3（TT_3）甲亢时升高，与病情成正比。

①血清总T_4（TT_4）：是判定甲状腺功能最基本的筛选指标。

②血清总T_3（TT_3）：为疾病早期变化指标，是治疗中疗效观察及停药后复发的敏感指标，也是诊断T_3型甲亢的特异指标。为判断本病较敏感的指标。

（2）血清游离T_4（FT_4）、游离T_3（FT_3）测定：血清游离T_4（FT_4）、游离T_3（FT_3）为甲状腺素的活性形式。直接反映甲状腺功能状况，是诊断甲亢的首选指标。较TT_4、TT_3更具敏感性和特异性。

2.促甲状腺激素（TSH）的测定

TSH是反映下丘脑-垂体-甲状腺轴功能最敏感的指标，甲状腺功能改变时，TSH的波动较T_3、T_4更迅速和显著。甲亢时下降。TSH灵敏度高，广泛用于甲亢和甲状腺功能减退症的诊断及治疗监测。

3.促甲状腺激素释放激素（TRH）兴奋试验

甲亢时血清T_4、T_3增高，反馈抑制TSH，故TSH不受TRH兴奋，TSH无升高反应。静脉注射TRH 400μg后TSH升高者，可排除本病；如TSH不增高，则支持甲亢的诊断。可用于老人及心脏病患者。

4.甲状腺摄^{131}I率

诊断甲亢符合率达90%，但没有观察疗效的意义。不能反映病情严重程度与治疗中的病情变化，但可用于鉴别不同类型的甲亢。

5．TSH受体刺激抗体（TSAb）测定

本病病人血中TSAb阳性检出率可达80%～95%，对本病有早期诊断意义，可判断病情活动、复发，还可作为治疗停药的重要指标。

6.基础代谢率（BMR）

基础代谢率（%）=[（脉率+脉压）－111]×100%，正常为-10%～+15%。测定应在禁食12小时、睡眠8小时以上、静卧空腹状态下进行。基础代谢率是评价疾病严重程度的重要指标。轻度：+20%～+30%；中度：+30%～+60%；重度：+60%以上。基础代谢率控制在20%以下，能够有效预防甲状腺危象。

四、治疗原则

1.一般治疗

避免刺激，适当休息和各种支持治疗。

2.抗甲状腺药物（ATD）治疗

（1）适应症：①病情轻、甲状腺轻度至中度肿大者。②20岁以下，或孕妇或合并严重心、肝、肾疾病等不宜手术者。③术前准备。④甲状腺次全切除手术复发而不适宜^{131}I治疗者。⑤作为放射性^{131}I治疗前、后的辅助治疗。

（2）常用药物：硫脲类和咪唑类两类。硫脲类有甲硫氧嘧啶（MTU）、丙硫氧嘧啶（PTU）等；咪唑类药物有甲疏咪唑及卡比马唑等。严重病例或甲状腺危象时首选丙硫氧嘧啶（PTU）。

药物通过抑制过氧化物酶，使甲状腺素合成减少。用药后需经数1～2个月方可见效，至症状缓解、甲状腺功能恢复正常时开始减量。至最小维持量，继续服用1.5～2年，无反复可考虑停药，T_3抑制试验和TRH兴奋试验正常后停药则更稳妥。丙硫氧嘧啶还能抑制T_4转化为T_3。

（3）辅助药物：

①β受体阻滞剂：抗甲状腺药物并不能迅速控制病人的症状，尤其是交感神经兴奋性增高的表现。

②复方碘溶液：仅用在术前准备和甲状腺危象。

3.放射性^{131}I治疗

主要治疗依据是^{131}I被甲状腺组织摄取后释放β射线，破坏甲状腺组织细胞，使甲状腺素分泌减少。

（1）适应症：①中度甲亢，年龄在25岁以上者。②不能使用抗甲状腺药物，或长期治疗无效，或治疗后复发者。③合并心、肝、肾等疾病不适合手术或术后复发，或不愿手术治疗者。

（2）禁忌症：①妊娠及哺乳期妇女。②年龄在25岁以下者。③严重心、肝、肾衰竭或活动性肺结核者。④外周血白细胞少于$3×10^9$/L或中性粒细胞少于$1.5×10^9$/L。⑤重度浸润性突眼征。⑥甲状腺危象。

4.甲状腺危象的防治

去除诱因，积极治疗甲亢是预防甲亢危象的关键。

（1）抑制TH合成：首选丙硫氧嘧啶（PTU），首次剂量600 mg，口服或胃管注入，继而口服PTU 200 mg，3次/日。症状缓解后减为一般治疗。

（2）抑制TH释放：服PTU后1～2小时再服用复方碘溶液（负反馈），一般使用3～7天停药。

5.对妊娠期甲亢病人，指导其避免对自己及胎儿造成影响的因素，药物首选PTU，禁用^{131}I治疗，慎用普萘洛尔，产后如需继续服药，则不宜哺乳。

6.手术治疗

甲状腺次全切除术治愈率可达70%以上，但可引起多种并发症。

五、护理问题

1.营养失调：低于机体需要量　与代谢率增高导致代谢需求大于摄取量。

2.活动无耐力　与蛋白质分解增强，甲亢性心脏病、肌无力有关。

3.潜在并发症：甲亢危象。

六、护理措施

1.饮食护理

应补充足够的营养，给予高热量、高蛋白、高维生素及矿物质丰富的饮食（限制碘摄入）。给予充足的水分，2000～3000 mL/d，以补充出汗、腹泻等丢失的水分。但心脏病应避免大量饮水。注意禁忌摄入刺激性食物及饮料，如浓茶、咖啡等，以免引起病人精神兴奋。忌食生冷食物，减少食物中粗纤维的摄入，以减少排便次数。少食卷心菜如甘蓝等致甲状腺肿食物及含碘丰富的食物。

2.活动与休息

安静、避免嘈杂。室温凉爽而恒定；适当活动，以不感到疲劳为度。

3.药物治疗的护理

指导病人遵医嘱用药，不可擅自停药或自行减量。并注意观察药物的疗效及不良反应，高热、咽痛时要警惕粒细胞缺乏，定期复查血常规。

4.放射性^{131}I治疗的护理

（1）在治疗前和治疗后一个月内避免服用含碘的药物和食物。服药后第一周避免用手按压甲状腺，避免精神刺激和感染。

（2）主要并发症有永久性甲状腺功能减退、放射性甲状腺炎、突眼恶化及个别因术前准备不充分而诱发甲状腺危象，故应密切观察病情。

（3）病人的排泄物、衣服、被褥、用具等须待放射作用消失后，再做清洁处理，以免污染环境。

5.甲状腺危象的护理

防治感染和充分的术前准备是防治甲状腺危象发生的关键。一旦发生，主要抢救措施有：

（1）迅速建立静脉通路，给予氧气吸入，有高热时应进行物理降温，禁用阿司匹林。

（2）遵医嘱使用药物。

（3）保证病室环境安静、凉爽，密切观察生命体征和意识状态并记录。

6.浸润性突眼的护理

（1）保护眼睛，防治结膜炎、角膜炎等。外出戴深色眼镜，减少光线和灰尘的刺激。睡前涂抗生素眼膏，眼睑不能闭合者覆盖纱布或眼罩。眼睛勿向上凝视，以免加剧眼球突出和诱发斜视。

（2）按医嘱使用药物，如糖皮质激素、免疫抑制剂等。

（3）指导病人减轻眼部症状。高枕卧位和限制钠盐摄入可减轻球后水肿，改善眼部症状。适量使用利尿剂也可减轻球后水肿。

（4）控制甲亢首选药物治疗，因手术和^{131}I治疗可能加重浸润性突眼。

7.病情观察

每隔1～2个月做甲状腺功能测定，每天清晨自测脉搏、定期测量体重。脉搏减慢、体重增加是治疗有效的指标。若出现高热、恶心、呕吐、腹泻、突眼加重等，应警惕甲状腺危象的可能，及时就诊。

第四节　甲状腺功能减退症病人的护理

甲状腺功能减退症（简称甲减）是由多种病因所致的TH合成、分泌或生物效应不足所致的一组常见的内分泌疾病。其病理特征是黏多糖在组织和皮肤堆积，表现为黏液性水肿。按起病年龄分3型：起病于胎儿或新生儿者，称呆小病；起病于儿童者，称幼年型甲减；起病于成年者，称成年型甲减。前两型常伴有智力障碍，同时伴黏液性水肿和生长发育障碍。临床上以原发性甲状腺功能低下最多见，主要原因是甲状腺本身疾病。大多数为后天甲状腺组织破坏，如慢性淋巴细胞性甲状腺炎（桥本病）、甲状腺大部分切除、甲亢^{131}I治疗后等。

（一）临床表现

一般表现为畏寒、少汗、乏力、少言、体温偏低、心动过缓、食欲减退而体重无明显减轻；神经精神系统可表现为记忆力减退、智力低下、反应迟钝、嗜睡等。黏液性水肿的表现有表情淡漠、眼睑水肿、面色苍白、唇厚舌大，皮肤干燥、增厚、粗糙、脱屑，毛发脱落、眉毛稀疏（外1/3脱落）。

病情严重者可以发生黏液性水肿昏迷，很少见，常为寒冷、感染、镇静麻醉剂等诱发，多见于老年人。表现为严重嗜睡、低体温（体温<35℃）、厌食、呼吸减慢、心动过缓、血压下降、四肢肌肉松弛，甚至发生昏迷、休克、心肾功能不全而危及生命。

（二）辅助检查

1.血清TSH升高。

2.血TT$_4$或FT$_4$降低早于TT$_3$或FT$_3$。

3.甲状腺^{131}I摄率降低。

（三）治疗原则

对症治疗和甲状腺素替代治疗，永久性甲减者需终身服用药物。药物常用左甲状腺素口服，初始剂量为每日25～50μg，长期维持量约每日75～150μg。目标是用最小剂量纠正甲减而不产生明显不良反应，使TSH值恒定在正常范围。

（四）护理问题

1.便秘　与代谢率降低及体力活动减少引起的肠蠕动减慢有关。

2.体温过低　与代谢率降低有关。

3.潜在并发症：黏液性水肿。

4.社交障碍　与精神情绪改变有关。

（五）护理措施

1.给予高蛋白、高维生素、低钠、低脂肪、高纤维素饮食。

2.补充足够水分，保持大便通畅。

3.黏液性水肿昏迷时，建立静脉通道，遵医嘱静脉注射左甲状腺素、静脉点滴氢化可的松，同时每日静脉点滴5%～10%葡萄糖。注意保暖，保持呼吸道通畅，及时吸氧等。

第五节　库欣综合征病人的护理

库欣综合征是多种病因造成肾上腺分泌过多糖皮质激素（主要是皮质醇）所致病症的总称。其中最多见者为垂体ACTH分泌亢进引起的临床类型——库欣病。

一、病因

1.库欣病

垂体分泌ACTH过多，导致双侧肾上腺增生，分泌大量皮质醇，此类型最多见。垂体多有微腺瘤，少数为大腺瘤。

2.异位ACTH综合征

最常见的是肺癌。

3.原发性肾上腺皮质肿瘤等

二、临床表现

向心性肥胖、满月脸、多血质、紫纹等。

1.代谢紊乱

满月脸、多血质、向心性肥胖（皮质醇使四肢脂肪分解增强，躯干脂肪合成增加所致）。

2.蛋白质代谢障碍

分解增强、合成减少。皮肤紫纹、肌肉萎缩无力。

3.糖代谢障碍

皮质醇拮抗胰岛素，抑制糖利用、促进糖异生，使血糖升高。

4.电解质紊乱

皮质醇有保钠、排钾、排钙的作用，导致水肿、低血钾、高血压、骨质疏松。肾上腺皮质癌和异位ACTH综合征可有明显低钾低氯性碱中毒。

5.感染

皮质醇有抗免疫的作用，因此容易导致感染。

6.其他

皮肤色素沉着、痤疮等。心血管病变以高血压最多见；肾上腺皮质腺癌患者，雄激素分泌过多，女性患者可有显著男性化。

三、辅助检查

1.血浆皮质醇水平增高且昼夜节律性消失。正常成年人在早晨8～10时血浆皮质醇浓度最高，午夜时最低。患者血浆皮质醇浓度早晨明显升高，而晚上不明显低于清晨。

2.小剂量地塞米松抑制试验　尿17-羟皮质类固醇不能被抑制到对照值的50%以下。

四、治疗原则

主要治疗措施为手术、放射、药物三种治疗。药物治疗主要使用阻止肾上腺皮质激素合成的药物，如双氯苯二氯乙烷、美替拉酮、氨鲁米特、酮康唑等。

五、护理问题

1.身体意像紊乱　与库欣综合征引起身体外观改变有关。

2.体液过多　与皮质醇增多引起钠、水潴留有关。

3.有感染的危险　与皮质醇增多导致机体抵抗力降低有关。

4.有受伤的危险　与皮质醇增多导致骨质疏松有关。

六、护理措施

1.饮食护理

给予高蛋白、高维生素、低碳水化合物、低脂、低盐、高钾、高钙食物。鼓励病人食用柑橘、枇杷、香蕉、南瓜等含钾高的水果。避免刺激性食物，禁烟、酒。

2.病情观察

主要观察有无低血钾的表现。

3.感染、外伤的预防和护理。

第六节　糖尿病病人的护理

糖尿病是由不同原因引起的胰岛素分泌绝对不足或相对不足以及靶细胞对胰岛素敏感性降低，致使体内三大物质代谢异常，以慢性高血糖为突出表现的内分泌代谢性疾病。多见于中老年人。

一、临床类型

1型糖尿病：胰岛素分泌绝对不足，与自身免疫和环境因素（病毒感染）有关。年轻人多见，易发生酮症酸中毒，需要胰岛素终身治疗。起病急，症状重，消瘦明显。并发肾病是主要死亡原因。

2型糖尿病：胰岛素相对不足或抵抗，主要与遗传有关，肥胖是主要诱因。多见于40岁以上的成人，尤其是肥胖者。主要死亡原因是心血管疾病。

二、临床表现

本病为慢性进行性疾病，早期可无症状。当疾病逐渐进展时，可出现"三多一少"，即多尿、多饮、多食、体重减轻的典型症状。

1.多尿、烦渴、多饮

血糖升高，大量葡萄糖从肾脏排出致渗透性利尿→多尿→丢失大量水分而出现口渴、多饮。

2.多食

胰岛素不足，使体内葡萄糖不能充分利用而自尿中丢失。

3.消瘦、体重减轻

葡萄糖不能充分利用，蛋白质和脂肪消耗增多所致。

三、并发症

（一）急性并发症

1.酮症酸中毒（DKA）

糖尿病时脂肪动员和分解加速，大量脂肪酸在肝经β氧化产生大量酮体。酮体包括乙酰乙酸、β-羟丁酸、丙酮。血酮增高称酮血症。尿酮增多称酮尿。酮症酸中毒可致代谢性酸中毒。酮症酸中毒是糖尿病急症死亡的主要原因。

（1）常见的诱因：感染（以呼吸道、泌尿道感染最多见）、胰岛素治疗中断或剂量不足、饮食不当、妊娠和分娩、创伤、手术、麻醉、精神紧张或严重刺激引起的应激状态等。有时亦可无明显的诱因。

（2）临床表现：早期酮症阶段为原来糖尿病症状加重；酸中毒出现时表现为厌食、恶心、呕吐、头痛、嗜睡、呼吸深大（Kussmaul呼吸）、呼气中有烂苹果味；后期则出现尿少、皮肤干燥、血压下降、休克、昏迷，以至死亡。尿糖、尿酮强阳性。血糖升高，一般为16.7~33.3 mmol/L，血酮增高；血pH降低。

2.高渗性昏迷

多见于50~70岁老年人，多数发病前并无糖尿病病史或仅为轻症。病人有严重高血糖、脱水及血渗透压增高而无显著的酮症酸中毒。血糖达到或超过33.3 mmol/L，尿酮阴性或弱阳性，一般无明显酸中毒。

3.感染

以皮肤、泌尿系统感染多见。疖、痈等皮肤化脓性感染多见，可致败血症或脓毒败血病。肾盂肾炎和膀胱炎为泌尿系统最常见的感染，尤其多见于女性。

（二）慢性并发症

1.心血管病变

心血管病变是糖尿病最严重且突出的并发症。

基本病理改变：动脉粥样硬化和微血管改变。其中冠心病、脑血管意外是2型糖尿病患者的主要死亡原因。

2.糖尿病微血管病变

微循环障碍、微血管瘤形成和微血管基膜增厚是糖尿病微血管病变的典型改变。

（1）糖尿病肾病：肾衰竭是1型糖尿病患者慢性并发症的首位死因。根据病情发展分为5期，Ⅰ、Ⅱ期仅肾本身的病理改变，Ⅲ期开始出现微量白蛋白尿，Ⅳ期尿蛋白逐渐增加，可伴有水肿和高血压，Ⅴ期出现明显的尿毒症症状。

（2）糖尿病视网膜病变是最常见的糖尿病微血管病变，糖尿病性视网膜病变是糖尿病病人失明的主要原因。

3.神经病变

以周围神经病变为常见，后期累及运动神经。自主神经损害也较常见，并可较早出现，临床表现为瞳孔改变，胃肠道功能紊乱以及尿潴留、尿失禁、阳痿等。

4.糖尿病足

WHO将糖尿病足定义为与下肢远端神经异常和不同程度的周围血管病变相关的足部（踝关节或踝关节以下的部位）感染、溃疡和（或）深层组织破坏。足部溃疡多见，溃疡较深，无痛，不易愈合。糖尿病足是截肢、致残的主要原因，花费巨大。

6.感染

四、辅助检查

1.尿糖测定　尿糖阳性是发现和诊断糖尿病的重要线索。

2.血糖升高是诊断糖尿病的主要依据，必要时可做葡萄糖耐量试验（OGTT）。血糖也是监测病情变化和治疗效果的主要指标。通常用静脉血浆葡萄糖测定。

葡萄糖耐量试验：用于血糖高于正常范围而又未到达诊断标准的可疑患者。试验方法：试验当日0时起禁食；清晨口服葡萄糖（成人75 g，儿童1.75 g/kg），最大量不超过75 g；口服前（0分钟）及口服后60分钟、120分钟及180分钟，分别测血糖。结果：正常人0分钟血糖小于6 mmol/L，口服葡萄糖60分钟低于10 mmol/L，120分钟低于7.8 mmol/L。糖尿病患者120分钟大于11.1 mmol/L。

3.糖尿病的诊断标准

有糖尿病症状加任意时间血浆葡萄糖≥11.1 mmol/L（200 mg/mL）或空腹血糖≥7.0 mmol/L，或OGTT≥11.1 mmol/L（200 mg/mL）即可确诊糖尿病。

4.糖化血红蛋白及果糖胺测定

（1）糖化血红蛋白是血红蛋白糖化后的产物，其量与血糖浓度呈正相关。糖化血红蛋白可反映近4～12周内的血糖平均水平。

（2）果糖胺是血浆白蛋白非酶糖化后的产物，可反映近2～3周内的血糖平均水平。

五、治疗原则

通过控制饮食、运动疗法、使用降糖药物和胰岛素，达到控制高血糖、纠正代谢紊乱、消除糖尿病症状、防止和延缓并发症发生的目的。

（一）饮食治疗

计划饮食是糖尿病治疗的关键与根本措施，为各型糖尿病的终身治疗。

（二）运动锻炼

原则强调因人而异、循序渐进、相对定时、定量、适可而止。运动量的简单计算方法：脉率=170-年龄。

（三）药物治疗

1.磺脲类药物直接刺激胰岛分泌胰岛素，使血糖降低。用于饮食控制无效的轻、中度2型糖尿病患者。主要药物有：甲苯磺丁脲、格列苯脲（优降糖）、格列齐特（达美康）、糖舒平。磺脲类应餐前半小时服，主要副作用是低血糖和胃肠道反应。

2.双胍类药物对胰岛无刺激作用。主要通过促进外周组织对葡萄糖的摄取和利用，抑制糖异生及肝糖原分解而起降糖作用。对正常人无明显降血糖作用。最适合超重的2型糖尿病患者。主要药物有：二甲双胍、丁福明。

双胍类在餐时或餐后立即服，主要不良反应有胃肠道反应、口中金属味等。因双胍类促进无氧糖酵解可诱发乳酸性酸中毒。2型糖尿病患者单用此药一般不引起低血糖。

3.阿卡波糖抑制小肠α葡萄糖苷酶活性，减慢葡萄糖吸收，降低餐后血糖。是餐后血糖升高为主的

2型糖尿病病人首选。主要药物有：阿卡波糖（拜唐苹）、伏格列波糖（倍欣）。

阿卡波糖应与第一口饭同时嚼服。常见不良反应为胃肠道反应。

4.胰岛素治疗　胰岛素是治疗1型糖尿病的关键。

（1）适应症：①1型糖尿病病人。②2型经饮食和口服降糖药未良好控制者。③并发急性症时，如酮症酸中毒、高渗性昏迷。④合并消耗性疾病、严重心脑、肾并发症。⑤糖尿病妊娠分娩，或需行大手术。

一般初始先用速效制剂，小剂量开始逐渐加量。根据血糖、尿糖监测结果，每3～4天调整一次用量，达到空腹5～6.7 mmol/L、餐后血糖小于8.3 mmol/L或尿糖不超过"++"为宜。但老年人应适当放宽。

（四）并发症处理

1.糖尿病酮症酸中毒（DKA）治疗：输液+小量胰岛素治疗。

（1）输液是抢救DKA的首要措施。①儿童：补液先给生理盐水20 mL/kg，快速静脉滴入，以扩充血容量，以后根据血钠决定给予1/2张或1/3张不含糖的液体，要求在8小时输入总液体量的一半。②成人：常用生理盐水，先在2小时内输入1000～2000 mL以补充血容量，改善周围循环和肾功能。以后根据血压、心率、尿量、末梢循环情况、中心静脉压等决定输液量和速度。2～6小时输入1000～2000 mL。第一个24小时输液总量为4000～5000 mL，严重失水可达6000～8000 mL。

（2）胰岛素治疗：小量胰岛素持续静脉输入是关键措施，4～6 U/h。先不用葡萄糖液，待血糖降至13.9 mmol/L时，改输5%葡萄糖液并加入速效的胰岛素，并按每2～4 g葡萄糖加入1 U短效胰岛素。酮体消失后改为皮下注射胰岛素。同时应注意监测血钾，防止低血钾的发生。

（3）纠正电解质及酸碱平衡失调：补钾、纠正酸中毒。只有pH<7.2时，才用碱性液纠正酸中毒。

（4）处理诱因和防治并发症。密切观察观察病情变化，检测血气、电解质以及血糖、尿糖和尿酮体的变化。

2.高渗性昏迷

治疗原则同DKA。本病失水比DKA更严重，输液要更为积极小心。当血糖下降至16.7 mmol/L时，改输5%葡萄糖液并加入速效的胰岛素。补钾要更及时，一般不需要补碱。

3.糖尿肾病

尽早使用血管紧张素转化酶抑制药（ACEI），如卡托普利，同时应减少蛋白质摄入量，对肾功能不全的防治均有利。

六、护理问题

1.营养失调：低于机体需要量或高于机体需要量。

2.潜在并发症：糖尿病足、低血糖、酮症酸中毒。

3.有体液不足的危险　与血糖升高、尿渗透压升高有关。

七、护理措施

1.饮食管理

饮食管理是最基本的治疗措施，目的在于减轻胰岛负担，降低血糖。以控制总热量为原则，实行低糖、低脂（以不饱和脂肪酸为主）、适量蛋白质、高维生素、高纤维素饮食。强调定时定量。热量计算：按理想体重计算每日总热量。过重或肥胖者相应减少10%～20%。

（1）体重的计算

年龄大于40岁的标准体重（kg）=身高（cm）-100

年龄小于40岁的标准体重（kg）=身高（cm）-105

超过标准体重20%以上为肥胖，低于20%以上为消瘦。

（2）总热量的计算：儿童每日所需热量为1000+［年龄（岁）×80-100］；成人根据体重和工作性质来计算

休息时	轻体力劳动	中体力劳动	重体力劳动	单位
105～125.5	125.5～146	146～167	167	kJ
25～30	30～35	35～40	40	kcal

（3）食物中营养成分分配：1型病人碳水化合物占50%、蛋白质占20%、脂肪占30%；2型病人碳水化合物占55%～60%、蛋白质占15%、脂肪<30%。

（4）热量分布：早、中、晚按1/5、2/5、2/5或1/3、1/3、1/3。

2.适当运动

（1）锻炼方式：步行、慢跑、骑自行车、健身操、太极拳、游泳及家务劳动等需氧运动，对糖尿病病人均适合。

（2）活动时间为20～40分钟，可逐步延长至1 h或更久，每日一次。活动时间以进餐1小时后，2～3小时内为宜，活动要适量，运动量的简单计算方法：脉率=170-年龄。

（3）注意事项：①运动前评估糖尿病的控制情况，如血糖＞13.3 mmol/L或尿酮阳性者不宜做上述活动。②运动应尽量避免恶劣天气，天气炎热应保证水的摄入，寒冷天气注意保暖。病人进行体育锻炼时不宜空腹，随身携带糖果，防止低血糖。③运动时随身携带糖尿病卡，以备急需。

3.胰岛素的用药护理

（1）低血糖反应：低血糖反应是最常见的不良反应，多见于1型糖尿病病人。表现为头昏、心悸、多汗、饥饿甚至昏迷。对低血糖反应者，及时检测血糖，一旦发生低血糖，轻者进食糖类食物如糖果、饼干、含糖饮料等，严重时静脉推注50%葡萄糖20～30 mL。①胰岛素贮存：胰岛素不宜冷冻，正在使用的胰岛素在常温下（不超过28 ℃）可使用28天，避免剧烈晃动；未开封的胰岛素放在冰箱4～8 ℃冷藏保存。②我国常用制剂有每毫升含40 U或100 U两种规格，使用时注意注射器与胰岛素浓度含量匹配，一般用1 mL注射器抽取药液以保证准确的剂量。③普通胰岛素于饭前30分钟、睡前皮下注射，鱼精蛋白锌胰岛素（不能静脉用药）在早餐前1 h皮下注射。早餐前用量占30%～40%、中餐前20%～30%、晚餐前30%、临睡前10%。④长、短效胰岛素混合使用时，应先抽短效胰岛素，再抽长效胰岛素，然后混匀，不可反向操作，以免将长效胰岛素混入短效内，影响短效胰岛素速效性的发挥。

（2）胰岛素过敏：主要表现为注射局部瘙痒、荨麻疹，全身性皮疹少见。

（3）注射部位皮下脂肪萎缩或增生，可致胰岛素吸收不良，但临床少见。应经常更换注射部位，避免一个月内在同一部位注射两次，以防止注射部位脂肪组织萎缩硬化。

（4）胰岛素常采用皮下注射法，宜选择皮肤疏松部位，如上臂的前外侧和内侧、大腿内侧等部位。若病人自己注射，以大腿内侧和腹部最方便。

（5）采取强化治疗后，有时早晨空腹时血糖仍然较高，其原因有：①夜间胰岛素作用不足；②黎明现象，即夜间血糖控制良好，也无低血糖发生，仅于黎明时一段短时间内出现高血糖，其机制可能为皮质醇等胰岛素对抗激素分泌增多所致；③Somogyi效应，即在黎明前曾有低血糖，但症状轻微或短暂而被发现，继而发生低血糖后的反应性高血糖。

出现这些现象时，最主要的护理措施是加强夜间血糖监测，及时调整胰岛素用量或用药的时间。

4.糖尿病足护理

（1）足部保暖、按摩足部、预防足部外伤等。

（2）促进血液循环：每晚用50～60 ℃温水洗足。

（3）保护足部：

①鞋袜选择：不宜穿袜口弹性过紧的袜子，选择软底宽头的鞋子。

②保持足部清洁：勤换鞋袜、勤洗脚，保持趾间干燥。

③剪甲：修剪趾甲略呈弧形，与脚趾等缘，不要修剪过短以免伤及甲沟。

第七节　痛风病人的护理

痛风是一种长期嘌呤代谢紊乱和尿酸排泄障碍所致血尿酸增高的一组异质性疾病。

一、临床表现

（一）无症状期

仅有高尿酸血症。

（二）急性关节炎期

1.急性关节炎为痛风的首发症状；多在午夜或清晨突然起病、多呈剧痛。单侧踇趾及第1跖趾关节最常见。

2.多于春、秋季发病，受惊、劳累、饮酒、进食高嘌呤类食物，创伤、手术及服用影响尿酸排泄的药物等等均可诱发急性痛风性关节炎的发作。

3.初次发作常呈自限性。此时受累关节局部皮肤出现脱屑和瘙痒，此为本病特有的表现。

（三）痛风石及慢性关节炎期

痛风石是痛风的特征性表现，觉见于耳轮、跖趾、指间和掌指关节，觉有多关节受累，且多见于远端。

（四）痛风性肾病

尿酸盐结晶可沉积于肾间质，阻塞肾集合管并引起炎症而导致肾病。

二、辅助检查

1.血尿酸增高

男性>420 μmol/L，女性>350 μmol/L，则可以诊断为高尿酸血症。

2.滑囊液检查或痛风石内容物检查

偏振显微镜下可见针形尿酸盐结晶，是确诊本病的依据。

3.X射线检查

特征性改变为穿凿样、虫蚀样圆形或弧形的骨质透亮缺损。

三、治疗原则

（一）一般治疗

1.控制总热量，适当运动，防止超重。

2.限制饮酒和高嘌呤性食物，如心、肝、肾等动物内脏摄入。慎用抑制尿酸排泄的药物，如氢氯噻嗪等利尿药。

3.增加碱性食物的摄入、多饮水，以增加尿酸的排泄。

（二）高尿酸血症的治疗

应用促尿酸排泄或抑制尿酸合成的药物。应用排尿酸药物，用药期间应多饮水，并服用碳酸氢钠碱化尿液，以增加尿酸排泄。别嘌呤醇（别嘌醇）为黄嘌呤氧化酶抑制剂，能通过对此酶的抑制，减少尿酸合成。

（三）急性关节炎期的治疗

1.秋水仙碱是治疗急性痛风性关节炎的首选药。秋水仙碱使用越早疗效越好。

2.非甾体类抗炎药：常用吲哚美辛。禁止同时服用两种或多种非甾体类抗炎药，否则加重不良反应。活动性溃疡、消化道出血病人禁用。

3.肾上腺糖皮质激素：用于不能使用秋水仙碱、非甾体类抗炎药或治疗无效的患者。

四、护理问题

1.疼痛：关节痛　与尿酸盐结晶沉积在关节引起炎症反应有关。

2.躯体活动障碍　与关节受累、关节畸形有关。

五、护理措施

1.休息与体位

急性关节炎期应绝对卧床休息、抬高患肢，避免关节负重。待关节疼痛缓解72小时后，逐渐恢复活动。

2.局部护理

发病24小时内可使用冰敷或25%的硫酸镁湿热敷，减少局部炎性渗出。24小时后可使用热敷，促进局部组织渗出物的吸收。

3.饮食护理

饮食宜清淡、易消化，忌辛辣和刺激性食物。

避免进食高嘌呤食物，如动物内脏、鱼虾类、河蟹、肉类、菠菜、蘑菇、黄豆、扁豆、豌豆、浓茶、酒等。

指导病人进食碱性食物，如牛奶、鸡蛋、马铃薯、各类蔬菜、柑橘等。多饮水，每天饮水2000 mL以上，最好使用矿泉水，碱化尿液、促进尿酸排泄。

第八节　营养不良病人的护理

营养不良是缺乏能量和（或）蛋白质的一种慢性营养缺乏症。多见于3岁以下小儿。喂养不当是最常见的原因。主要表现为体重减轻、皮下脂肪减少和皮下水肿。

一、临床表现

最初表现为体重不增，继之体重下降，皮下脂肪逐渐减少至消失，逐渐消瘦。皮下脂肪消减顺序：最先是腹部，以后躯干、臀部、四肢相继消减，最后是面部。皮下脂肪层厚度是判断营养不良程度的重要指标之一，测量小儿皮下脂肪厚度常选用腹部。体格生长速度减慢，直至停顿；智力及体格发育均落后；长期营养不良者身高也低于正常同龄儿童。血清蛋白降低导致血浆胶体渗透压降低时，出现营养不良性水肿。

根据婴幼儿营养不良的程度，临床上分为三度：

表7-1　婴幼儿营养不良的临床特点

	Ⅰ度（轻）	Ⅱ度（中）	Ⅲ度（重）
体重低于正常均值	15%～25%	25%～40%	≥40%
腹部皮下脂肪厚度	0.8～0.4 cm	＜0.4 cm	消失
消瘦	不明显	明显	皮包骨样
皮肤	尚正常	稍苍白、干燥	明显苍白、干皱、无弹性
肌张力	基本正常	肌张力明显降低	肌肉萎缩，肌张力低下
精神状态	稍不活泼	萎靡或烦躁不安	呆滞、反应低下

重度营养不良儿可在夜间或凌晨并发自发性低血糖，表现为面色灰白、神志不清、脉搏减慢、呼吸暂停、体温偏低，但一般无抽搐。若不及时诊治，可因呼吸麻痹而死亡。

二、辅助检查

血清白蛋白浓度降低为最重要、最具特征的改变，但不够敏感；胰岛素样生长因子Ⅰ水平反应灵敏，且不受肝功能的影响，是早期诊断营养不良的可靠指标。

三、并发症

1.营养性贫血

缺铁性贫血最为常见。

2.多种维生素和微量元素缺乏

常见维生素A缺乏。

3.感染

慢性腹泻多见。

4.自发性低血糖

最严重的并发症，主要的死亡原因。

四、护理问题

1.营养失调：低于机体需要量　与能量和（或）蛋白质摄入不足和（或）需要量增加、消耗过多有关。

2.有感染的危险　与机体抵抗力低下有关。

3.潜在并发症：低血糖。

五、护理措施

1.消除营养不足的相关因素。

2.调整饮食：根据病情轻重及患儿消化功能调整饮食，遵循由少到多、由稀到稠、循序渐进直至恢复正常。

（1）轻度患儿：可以较早添加蛋白质和热量较高的食物。开始每日可供给热量250~330 kJ/kg（60~80 kcal/kg），以后逐渐递增。

（2）中、重度患儿：应由低到高，逐渐增加。供给热量从每日165~230 kJ/kg（45~55 kcal/kg），逐步少量增加。中、重度患儿营养不良，输液时速度宜慢，补液量不宜过多。

选择食物的原则：一是适合患儿的消化能力，轻度营养不良患儿，可从牛奶开始，逐渐过渡到带肉末的辅食。中、重度营养不良患儿可先给稀释或脱脂奶，再给牛奶，然后才给肉末。二是符合营养需要，即高热量、高蛋白、高维生素的饮食，还要根据病情适当补充铁剂。

3.促进消化，增进食欲。给予蛋白同化类固醇制剂如苯丙酸诺龙肌注，以促进蛋白质的合成和增进食欲。

4.密切观察病情，特别在夜间或清晨时，易发生低血糖（尤其是重度营养不良）而出现头晕、出冷汗、面色苍白、神志不清、脉弱、血压下降等，应立即按医嘱静脉输入10%葡萄糖溶液。

第九节　小儿维生素D缺乏性佝偻病病人的护理

维生素D缺乏性佝偻病是由于维生素D不足导致体内钙、磷代谢失常的一种慢性营养缺乏病。多见于2岁以下的婴幼儿。

一、病因与发病机制

1.日光照射不足是主要原因。体内维生素D的主要来源为皮肤内7-脱氢胆固醇经紫外线照射生成。

2.维生素D摄入不足。

3.食物中钙、磷比例不当，影响钙的吸收。

4.生长过快（早产儿>正常新生儿），对维生素D需要量增多。

维生素D缺乏→肠道吸收钙磷减少→血钙↓→甲状旁腺素分泌↑→骨盐溶解↑，释放骨钙入血→骨样组织钙化不良，骨骼病变；成骨细胞代偿性增生→局部骨样组织堆积；血钙正常或偏低。

二、临床表现

（一）初期

非特异性神经精神症状为主要临床表现，无明显的骨骼改变。多于小儿出生后3个月左右起病。易激惹、烦躁、睡眠不安、易惊、夜啼、多汗、枕秃等，骨骼改变轻。

（二）活动期

主要是骨骼改变和运动功能发育迟缓。

1.骨骼改变

（1）头部：颅骨软化（见于3~6个月患儿）、方颅（见于8~9个月以上患儿），前囟宽大、闭合延迟，出牙延迟，牙釉质缺乏。

（2）胸部：见于1岁左右患儿，肋骨串珠（以第7~10肋最明显）、鸡胸或漏斗胸、肋膈沟。严重者有脊柱后凸或侧弯畸形。

（3）四肢："手镯""足镯"（见于6个月以上患儿），1~2岁开始行走后，形成"O"形腿或"X"形腿。

2.血生化检查

25-（OH）D下降是早期最可靠的诊断指标。活动期患儿血钙正常或稍低，血磷减低；碱性磷酸酶增高。

3.X射线检查

活动期患儿长骨干骺端膨大、钙化带模糊或消失，干骺端呈毛刷样、杯口状改变、骨骺软骨盘增宽；骨干弯曲，骨质疏松，有时可见骨折。

（三）恢复期

杯口状改变逐渐消失，骨密度逐渐恢复正常。

（四）后遗症期

多见于2岁以后的儿童。临床症状消失，血生化及骨骼X射线检查正常。遗留不同程度的骨骼畸形。

三、预防及治疗原则

目的在于控制活动期，防止骨骼畸形。

1.活动期

给予含维生素D丰富的食品；多晒太阳，多到户外活动；正确使用维生素D制剂。治疗应以口服维生素D为主，剂量为每日50~100μg（2000~4000 IU），连用1个月改为预防量（400 U/d）至2岁。

2.恢复期

口服预防量（400 U/d）维生素D，户外活动。

3.后遗症期

矫正骨骼畸形，严重畸形者外科手术矫形。

四、护理问题

1.营养失调：低于机体需要量　与日光照射不足和维生素D摄入不足有关。

2.有感染的危险　与免疫功能低下有关。

3.潜在并发症：维生素D中毒。

五、护理措施

1.补充维生素D　按时添加辅食，给予富含维生素D及矿物质的食物；接受日光照射，平均每日户外活动应在1小时以上，多晒太阳是最简单、有效的方法。

2.按医嘱给予维生素D，同时补充钙剂，注意大剂量使用维生素D前2~3天需加服钙剂。

3.预防骨骼畸形　尽量减少负重，避免过早、过久的坐、站、行，护理动作要轻柔。

4.预防

预防佝偻病应强调定期户外活动、直接接受太阳照射。关键在于日光浴与适量维生素D的补充。生后2周开始补充维生素D预防量400 U/d至2岁，一般不加服钙剂，但乳类摄入不足和营养欠佳时可补充微量元素和钙剂。早产儿、低体重儿、双胎儿生后1周开始补充维生素D 800 U/d，3个月后改为预防量400 U/d。

第十节　维生素D缺乏性手足搐搦症病人的护理

维生素D缺乏性手足搐搦症，大多数见于婴儿期，冬、春季发病较多。本病主要是由于维生素D缺乏，血钙低而甲状旁腺代偿不足则低血钙不能恢复，导致神经肌肉兴奋性增高，出现惊厥、喉痉挛或手足搐搦等表现。多见于6个月以内的婴幼儿。

一、病因

1.直接原因是血清离子钙降低。当血清总钙浓度低于1.75 mmol/L（7.0 mg/dl）或离子钙浓度低于1.0 mmol/L（4 mg/dl）即可出现症状。

2.根本原因是维生素D的缺乏。

二、临床表现

典型表现为惊厥、喉痉挛和手足抽搐，并有不同程度的活动期佝偻病的表现。

（一）典型发作

1.惊厥　多见于婴儿，是最常见的发作形式。无热惊厥，突然发生四肢及面肌抽动，两眼上翻、神志不清。发作停止后，意识恢复、醒后活泼如常。

2.手足搐搦　多见于较大的婴儿、年长儿，突发手足痉挛呈弓状，为本病特有的发作形式。①"助产士手"：双手腕部屈曲，手指伸直，拇指内收朝向掌心，强直痉挛。②"芭蕾舞足"：足部踝关节伸直，足趾向下弯曲。

3.喉痉挛　本病最危险的发作形式，多见于2岁以下的婴幼儿。①表现为声嘶、犬吠样咳嗽、呼吸困难、发绀、肺部呼吸音弱或消失等。②有时可突然发生窒息导致死亡。

（二）隐匿型

没有典型发作的症状时，可通过刺激神经肌肉引起下列体征：

1.面神经征　以手指或叩诊锤轻击患儿颧弓与口角间的颊黏膜，可引起眼睑和口角抽动者为阳性。

2.腓反射　用叩诊锤骤击膝下外侧腓神经处，可引起足向外侧收缩者为阳性。

3.陶瑟征　以血压计袖带包裹上臂打气后，使血压维持在收缩压与舒张压之间，5分钟之内该手出现痉挛状者为阳性。

三、治疗原则

发作时首先应用镇静剂控制惊厥与喉痉挛，同时补钙，使血清钙浓度迅速上升至正常。然后给予维生素D，使钙磷代谢恢复正常。

四、护理问题

1.有窒息的危险　与惊厥、喉痉挛有关。

2.营养失调：低于机体需要量　与维生素D缺乏有关。

五、护理措施

1.惊厥与喉痉挛的护理：发作时不要搬运，应就地抢救。立即松解患儿衣服领口，让患儿去枕仰卧位，头偏向一侧，以防衣服对颈、胸部的束缚影响呼吸及呕吐物误吸发生窒息。将舌轻轻向外牵拉，防止舌后坠阻塞呼吸道引起呼吸不畅，及时清除呼吸道分泌物及口腔呕吐物。对已经出牙的小儿，应在上、下门牙间放置牙垫，避免舌被咬伤。

2.按医嘱应用抗惊厥药物，同时给予钙剂。常用的抗惊厥药物有苯巴比妥（肌内注射）、10%水合氯醛溶液（保留灌肠）、地西泮（静脉或肌内注射），注意静脉注射每分钟不可超过1 mg，以免抑制呼吸。可用10%葡萄糖酸钙5～10 mL加10%葡萄糖液10～20 mL缓慢静脉注射或静脉滴注，时间不得少于10分钟，并防止外漏。病床两侧加床档，防止坠床，惊厥停止后口服钙剂。

3.指导家长出院后补充维生素D和钙剂，平时注意多晒太阳，防止本病再发。预防维生素D缺乏是减少本症发生的关键，预防血钙浓度降低是防止本症发生的主要环节。

第八章　神经系统疾病病人的护理

第一节　神经系统解剖生理及主要症状的护理

一、神经系统的解剖要点

1.神经系统的构成

神经系统分为中枢神经系统和周围神经系统。中枢神经系统包括脑和脊髓，分别位于颅腔和椎管内。周围神经系统包括脑神经、脊神经和内脏神经三部分。根据周围神经的分布可以分为躯体神经和内脏神经，躯体神经分布于体表、骨关节和骨骼肌，内脏神经分布于内脏、心血管、平滑肌和腺体。

2.脑的解剖要点

脑可分为端脑、间脑、小脑和脑干四部分，脑干自上而下依次为中脑、脑桥和延髓。大脑皮质的不同部位有不同的功能定位。颅腔被小脑幕分成幕上腔和幕下腔，幕上腔又被大脑镰分隔成左、右两分腔，分别容纳左、右大脑半球。中脑在小脑幕切迹裂孔中通过，其外侧与大脑颞叶的钩回、海马回相邻。动眼神经从中脑腹侧的大脑脚内侧发出，通过小脑幕切迹走行在海绵窦的外侧壁直至眶上裂。幕下腔容纳脑桥、延髓和小脑。颅腔与脊髓腔相连处的出口称为枕骨大孔，延髓下端通过此孔与脊髓相连，小脑扁桃体位于延髓下端的背面，其下缘与枕骨大孔后缘相对。小儿出生时大脑的质量约为370克，占体重的10%～12%。出生时各种活动主要靠皮质下中枢调节。小儿的脑耗氧量，在基础代谢状态下占总耗氧的50%，而成人则为20%，小儿耐受缺氧的能力较成人更差。

3.脊髓的解剖要点

脊髓位于椎管内，下端在成人平第一腰椎，胎儿时脊髓末端在第2腰椎下缘，新生儿时脊髓末端达第3、4腰椎下缘（新生儿腰椎穿刺时，应以第4、5腰椎间隙进针为宜）。脊髓两侧连有由神经纤维组成的神经根，前根由运动纤维组成，后根由感觉纤维组成，前根和后根在椎间孔处合成脊神经，脊神经共有31对，与每一对脊神经相连的一段脊髓称为一个脊椎节段。

4.脑脊液

脑和脊髓的表面有三层被膜，由外向内依次为硬脑（脊）膜、蛛网膜与软脑（脊）膜。蛛网膜与软脑（脊）膜之间的腔隙称为蛛网膜下腔，内含脑脊液。脑脊液是无色透明的液体，由各脑室的脉络丛产生，流动于脑室和蛛网膜下腔中，最后经矢状窦旁的蛛网膜颗粒将脑脊液回渗到上矢状窦，回流至静脉系统。脑脊液处于不断产生和回流的相对平衡状态，具有运输营养物质、带走代谢产物、调节中枢神经系统的酸碱平衡、缓冲脑和脊髓内的压力、保护和支持脑和脊髓的作用。

二、头皮的解剖

头皮可分为以下5层：

（1）皮肤：较其他部位厚而致密，毛囊、皮脂腺、汗腺丰富，血管和淋巴管很丰富，外伤后出血多。

（2）皮下组织：与皮肤层和帽状腱膜层均有短纤维紧密相连，是结合成头皮的关键，富含血管神经。

（3）帽状腱膜：为覆盖于颅顶上部的大片腱膜结构，前连于额肌，后连于枕肌，且坚韧有张力。

（4）帽状腱膜下层：由纤细而疏松的结缔组织构成。

（5）骨膜：紧贴颅骨外板，可自颅骨表面剥离。

三、颅骨的解剖

颅骨分为颅盖和颅底两部分，为构成颅腔的坚强支架。颅盖的骨质坚实，由内、外骨板和板障构成，内、外骨板表面有骨膜覆盖，内骨膜也是硬脑膜外层。在颅骨的穹隆部，内骨膜与颅骨板结合不紧密，故颅顶部骨折时易形成硬脑膜外血肿。颅底的骨面凹凸不平，厚薄不均，有两侧对称、大小不等的骨孔和裂隙，脑神经和血管由此出入颅腔。颅底被蝶骨嵴和岩骨嵴分为颅前窝、颅中窝和颅后窝，颅骨的气窦（额窦、筛窦、蝶窦及乳突气房等）均贴近颅底，颅底部的硬脑膜与颅骨贴附紧密。当颅底骨折越过气窦时，相邻硬脑膜常被撕裂，形成脑脊液漏，可导致颅内感染。

四、神经系统的生理要点

神经系统在人体功能调节中起主导作用。神经调节的基本方式是反射。反射的结构基础为反射弧，包括感受器、传入神经、神经中枢、传出神经和效应器等五部分。反馈调节分为负反馈和正反馈，负反馈指调节结果反过来使调节原因或调节过程减弱的调节方式，如内环境稳态的维持、降压反射等。正反馈指调节结果反过来使调节原因或调节过程加强的调节方式。

五、小儿神经系统的解剖、生理特点

1.大脑及脊髓

（1）3岁时脑细胞的分化基本完成，8岁时已与成人无明显区别。

（2）脑神经髓鞘生后3个月形成，外周神经髓鞘3岁后形成，故婴幼儿在接受外来刺激时易于泛化，遭受刺激时易发生昏睡或惊厥。

（3）出生时脊髓的末端位于第2腰椎水平，4岁时脊髓末端位于第1～2腰椎间隙。给婴幼儿做腰椎穿刺时位置要低，常以第4～5腰椎间隙为宜，4岁以后同成人。

2.神经反射

吸吮反射是小儿生后形成的第一个条件反射。

（1）出生时即存在，终身永不消失的反射：角膜反射、结膜反射、瞳孔反射、咽反射及吞咽反射等，这些反射减弱或消失提示神经系统有病变。

（2）出生时已存在以后逐渐消失的反射：觅食反射、握持反射、拥抱反射等，于生后3～4个月消失；颈肢反射于生后5～6个月消失，若这些反射生后缺乏或短期存在后又消失或到消失时间仍存在则为异常。

（3）出生时不存在，以后逐渐出现并永不消失的反射：腹壁反射、提睾反射及各种腱反射等，若这些反射该出现时引不出或减弱则为异常。

3.病理反射

2岁内引出踝阵挛、巴宾斯基征阳性为生理现象，若单侧出现或2岁后仍出现则为病理反射。布鲁金斯基征、凯尔尼格征在新生儿可为弱阳性。

六、意识障碍

意识障碍是指人对外界环境刺激缺乏反应的一种精神状态。

（一）意识障碍的程度

1.嗜睡

嗜睡是最轻的意识障碍。呼之能应、应答正确。

2.昏睡

较嗜睡重，持续处于睡眠状态，强刺激方能唤醒，应答不切题。

3.浅昏迷

不能唤醒。对针刺和压眶有痛苦表情及躲避反应，无语言应答，各种反射及生命体征无明显改变。

4.深昏迷

不能唤醒。对任何刺激无反应，各种反应均消失，生命体征常有改变。

（二）护理措施

1.日常生活护理

卧气垫床或按摩床，保持床单整洁、干燥，减少皮肤的机械性刺激，定时给予翻身、拍背、按摩骨

突受压处，预防压疮；做好大小便的护理，保持外阴皮肤清洁，预防尿路感染；注意口腔卫生，不能自口进食者应每天口腔护理2～3次，防止口腔感染；谵妄、躁动者加床档，必要时做适当的约束，防止坠床和自伤、伤人；慎用热水袋，防止烫伤。肢体保暖需用热水袋时，水温不宜超过50℃，防止烫伤。

2.饮食护理

给予高维生素、高热量饮食，补充足够的水分；遵医嘱鼻饲流质饮食者应定时喂食，保证足够的营养供给；喂食前后抬高床头防止食物反流。

3.保持呼吸道通畅

平卧头侧位或侧卧位，开放气道，取下活动性义齿，及时清除口鼻分泌物和吸痰，防止舌根后坠、窒息、误吸或肺部感染。

4.病情监测

严密监测并记录生命体征及意识、瞳孔变化，观察有无恶心、呕吐及呕吐物的性状与量，准确记录出入水量，预防消化道出血和脑疝发生。

七、头痛

（一）分类

表8-1　头痛的分类

名称	病因	主要临床表现
偏头痛	颅内外血管收缩与舒张功能障碍引起	多为一侧颞部搏动性头痛，常反复发作
高颅压性头痛	占位性病变引起颅内压增高，刺激、挤压疼痛敏感结构	持续性胀痛、阵发性加剧、喷射状呕吐、视力障碍
颅外因素性头痛	眼源性、耳源性、鼻源性	可急性发作，也可为慢性持续性头痛
神经性头痛	精神因素	持续性胀痛、闷痛、无固定部位
引流性头痛	头部外伤、脑脊液外流或腰椎穿刺以后引起颅内压降低	整个头部持续性胀痛，摇头震荡时加剧，平卧后好转

（二）护理措施

1.颅内压高者保持大便通畅，便秘者禁止灌肠；出现脑疝先兆时，遵医嘱用甘露醇降低颅内压。

2.脑梗病人头部禁用冷敷及冰袋；脑出血病人可头部降温。

八、运动障碍

（一）瘫痪按受累部位可分为上运动神经元性瘫痪和下运动神经元性瘫痪

表8-2　上、下运动神经元性瘫痪的鉴别

体征	上运动神经元性瘫痪	下运动神经元性瘫痪
瘫痪分布	以整个肢体为主（单瘫、偏瘫、截瘫）	以肌群为主
肌张力	增高	减低
腱反射	增强	减低或消失
病理反射	有	无
肌萎缩	无或轻度	明显
肌束颤动	无	有

（二）瘫痪类型

1.单瘫　多为一个上肢或一个下肢。病变部位在大脑半球、脊髓前角细胞、周围神经或肌肉等。

2.偏瘫　一侧面部和肢体瘫痪。多见于一侧大脑半球病变。多见于内囊出血、大脑半球肿瘤、脑梗死等。

3.交叉性瘫痪　指病变侧脑神经麻痹和对侧肢体瘫痪。

中脑病变时表现病灶侧动眼神经麻痹，对侧肢体瘫痪；脑桥病变时表现病灶侧展神经、面神经麻痹和对侧肢体瘫痪；延脑病变时表现病灶侧舌下神经麻痹和对侧肢体瘫痪。常见于脑肿瘤、炎症和血管性病变。

4.截瘫　双下肢瘫痪称截瘫，多见于脊髓胸腰段的炎症、外伤、肿瘤等引起的脊髓横贯性损害。颈段脊髓横贯性损害，表现为双侧上、下肢均瘫→四肢瘫。

（三）瘫痪程度

0级　完全瘫痪。

1级　可看到肌肉收缩，但无肢体运动。

2级　肢体能在床上移动，但不能对抗地心引力，不能抬起。

3级　肢体可脱离床面，但不能对抗阻力。

4级　能对抗阻力的运动，但肌力较弱。

5级　正常肌力。

（四）护理措施

1.运动障碍的病人要防止跌倒，确保安全。床铺要有保护性床档。

2.告知病人及家属早期康复锻炼的重要性，指导病人急性期床上的患肢体位摆放、翻身、床上的上下移动；鼓励病人使用健侧肢体从事自我照顾的活动，并协助患肢进行主动或被动运动。

一般认为，脑血栓病人的瘫痪肢体在发病1周后就应进行康复功能锻炼。缺血性脑卒中病人只要意识清楚、生命体征平稳、病情不再发展后48 h即可进行康复锻炼；多数脑出血康复锻炼可在病后10～14天开始；其他疾病所致运动障碍的康复锻炼应尽早进行，只要不妨碍治疗，康复锻炼开展得越早，功能康复的可能性就越大，预后也就越好。

3.重视患侧刺激和保护：家具的布置应尽可能地使患侧接受更多的刺激，家属与病人交谈时也应握住患侧手，避免偏瘫病人的头转向健侧，以致忽略患侧身体和患侧空间。避免患肢的损伤，尽量不在患肢静脉输液，慎用热水袋热敷。

4.正确变换体位：正确的体位摆放可以减轻患肢的痉挛、水肿，增加舒适感。

（1）床上卧位：床应放平，床头不宜过高，尽量避免半卧位，仰卧时身体与床边保持平行，而不是斜卧。

（2）定时翻身：翻身主要是躯干的旋转，能刺激全身的反应与活动，是抑制痉挛和减少患侧受压最具治疗意义的活动。偏瘫、截瘫病人每2～3小时翻身1次。

①患侧卧位是所有体位中最重要的体位。应给予正确引导，肩关节向前伸展并外旋，肘关节伸展，前臂旋前，手掌向上放在最高处，患腿伸展、膝关节轻度屈曲等。

②仰卧位：因为受颈牵张性反射和迷路反射的影响，异常反射活动增强，应尽可能少用。

③健侧卧位：应注意患侧肢体的摆放。

（3）避免不舒适的体位：不应在足部放置坚硬的物体以试图避免足跖屈畸形，因硬物压在足底部可增加不必要的伸肌模式的反射活动。

（4）鼓励病人尽早坐起：坐位时其上肢应始终放置于前面桌子上，可在臂下垫一软枕以帮助上举；轮椅活动时，应在轮椅上放一桌板，保证手不悬垂在一边。

第二节　脑血管疾病病人的护理

一、短暂性脑缺血发作

短暂性脑缺血发作（TIA）是指颈动脉或椎-基底动脉系统短暂性供血不足，导致脑供血突然出现一过性局灶性神经功能障碍，症状通常在几分钟内达到高峰，持续5～30分钟后完全恢复。最长不超过24小时，但可反复发作。

多数认为TIA为一种多病因的综合征，高血压、动脉硬化、心脏疾病是本病的主要发病因素，尤其是动脉粥样硬化。

（一）临床特点

1.TIA好发于中年后，男性多于女性。

2.发作突然、历时短暂，一般为5～20分钟，最长不超过24小时。可出现偏身感觉障碍、偏瘫或单瘫、单眼失明、眩晕、眼颤、恶心、呕吐等。

3.症状完全恢复，不留后遗症。

4.反复刻板发作，可表现为颈内动脉系统或椎-基底动脉系统缺血的症状。

（二）临床分类

临床上常将TIA分为颈动脉系统TIA和椎-基底动脉系统TIA两类。

1.颈动脉系统TIA　常见症状为对侧单肢无力或不完全性偏瘫，对侧感觉异常或减退，短暂的单眼失明是颈内动脉分支眼动脉缺血的特征性症状。

2.椎-基底动脉系统TIA　以阵发性眩晕最常见。一般不伴有明显的耳鸣。一侧颅神经麻痹、对侧肢体瘫痪或感觉障碍为椎-基底动脉TIA的典型表现。

（三）治疗原则

抗凝治疗为主，同时应用血管扩张剂。常用药物有：①阿司匹林；②噻氯匹定，疗效显著，作用持久，优于阿司匹林；③氯吡格雷，不良反应少，与阿司匹林合用效果更好。

（四）护理问题

有受伤的危险：与突发眩晕、平衡失调及一过性失明等有关。

（五）护理措施

1.安全指导

发作时病人因一过性失明或眩晕，容易跌倒和受伤，应指导病人合理休息和运动，并采取适当的防护措施。发作时卧床休息，注意枕头不宜太高，以免影响脑部供血；仰卧或头部转动时应缓慢、动作轻柔，转动幅度不要太大，防止因颈部活动过度或过急导致发作而跌倒。

2.运动指导

应鼓励病人增加及保持适当的体育运动，如散步、慢跑等。

3.用药指导

指导病人遵医嘱正确服药，不能随意更改、终止或自行购药。

二、脑血栓形成

脑血栓形成是脑血管病中最常见的病变。最常见的病因是脑动脉粥样硬化，脑动脉粥样硬化常伴有高血压，二者互相影响，使病变加重。其次为脑动脉炎。高血压、高脂血症、糖尿病是加速脑血管硬化进展的重要因素。

（一）临床表现

1.好发于中年以后，多见于50岁以上的动脉粥样硬化者，多伴有高血压、冠心病或糖尿病。起病较缓，常在安静或休息状态下发病。

2.常在发病后10多小时或1～2日内达到高峰，多数病人无意识障碍及生命体征的改变。

3.主要表现为相应脑动脉供血区的局灶性症状和体征，常见为各种类型的失语、偏瘫。

4.无明显意识障碍、头痛及呕吐，脑膜刺激征（-）。

（二）辅助检查

脑脊液正常，发病当天多无改变，但可除外脑出血。24小时后CT可见相应部位低密度梗死灶。

（三）治疗原则与护理措施

以抗凝为主，同时应用血管扩张剂、血液扩充剂以改善微循环。

1.早期（<6小时）溶栓治疗，尽快恢复脑缺血区的血液供应是急性期的主要治疗措施。常用药物是尿激酶。长期服用微量阿司匹林（75～150 mg），饭后服用，防止血栓形成。

2.调整血压　血压维持在比发病前稍高的水平，除非血压过高（收缩压大于220 mmHg），一般不用降压药。

3.防治脑水肿　急性脑血栓形成病人1周内死亡的常见原因是脑水肿和颅内压增高，应尽早防治。常用药物为甘露醇和地塞米松。甘露醇用量不宜过大，时间不宜过长，以防止脱水过度、电解质紊乱和肾脏损害。

4.改善脑的血液循环　应用血管扩张剂或活血化瘀中药、高压氧舱治疗。对重症脑血栓急性期，生命体征不稳定时，不宜口服倍他司丁和桂利嗪，因为倍他司丁和桂利嗪虽然有扩血管作用，但不利于脑缺血的改善。

5.脑血栓病人采取平卧位，以便使较多血液供给脑部；头部禁止使用冰袋及冷敷，以免脑血管收缩、血液减慢而使脑血流量减少。脑血栓病人的瘫痪肢体在发病1周后就应进行康复功能锻炼。

三、脑栓塞

通常有颅外其他部位病变，如风湿性心脏病、心肌梗死、骨折、人工气胸等均可形成栓子。心源性为最常见的原因，大多数病人有风湿性心脏病二尖瓣狭窄合并心房颤动。

任何年龄均可发病，以中青年人多见。起病急骤是本病的主要特征，症状在数秒、数分内达到高峰。常在活动中突然发病（为脑血管疾病中起病最快的一种）。症状与脑血栓相似。

治疗原则与脑血栓形成基本相同。急性期病人绝对卧床休息，取平卧位，避免搬动，以使有较多血液供给脑组织。头部禁用冰袋或冷敷，以免血管收缩、血流缓慢而使脑血流量减少。

告知病人康复训练应在病情稳定、心功能良好、无出血倾向时及早进行，给病人及家属讲解早期活动的必要性及重要性，并指导功能训练。教会病人及家属保持关节功能位置。

四、脑出血

脑出血（ICH）是指原发性非外伤性脑实质内出血。豆纹动脉自大脑中动脉近端呈直角分支，受高压血流冲击最大，是脑出血的最好发部位。故出血多在基底节、内囊和丘脑附近。脑水肿、颅内压增高和脑疝形成是导致病人死亡的主要原因。高血压合并小动脉硬化是脑出血最常见的病因。

（一）临床表现

1.好发于50～70岁的中老年高血压患者，多在白天体力劳动或激动时突然发病。

2.病人先有进行性加重的头痛、头晕、呕吐，迅速出现意识障碍、颜面潮红、呼吸深沉而有鼾声、脉搏缓慢有力、血压升高（180 mmHg以上）、全身大汗、大小便失禁。同时可有上消化道出血（胃应激性溃疡）。

3.昏迷深而持续时间较长，可有脑膜刺激征。

4.腰穿脑脊液可呈血性。

5.影像学检查：CT显示高密度出血灶。

6.不同部位临床表现特点：

（1）壳核出血（内囊出血）：最常见。病人常有头和眼转向出血病灶侧，呈双眼"凝视病灶"状。同时可有典型的"三偏"症状，即出血灶对侧偏瘫、偏身感觉障碍和对侧同向偏盲。

（2）脑干出血：绝大多数为脑桥出血。其临床特点为"凝视瘫肢"状和针尖样瞳孔。

小量出血可无意识障碍，表现为交叉性瘫痪，头和眼转向非出血侧，呈"凝视瘫肢"状（小量）；大量出血常破入第四脑室，病人迅即进入昏迷，双侧瞳孔缩小呈针尖样、呕吐咖啡样胃内容物、中枢性高热、中枢性呼吸障碍，病情常迅速恶化，多数在24～48小时内死亡。

7.主要并发症：上消化道出血、肺部感染、呼吸道梗阻、心肌损害和心律失常。

（二）治疗原则

以降低颅内压和控制血压为主要措施，同时应用止血药。降低颅内压首先20%甘露醇快速滴入。

（三）护理问题

1.急性意识障碍：与脑出血、脑水肿所致大脑功能受损有关。

2.潜在并发症：脑疝、上消化道出血。

（四）护理措施

1.急性期应绝对卧床休息2～4周，尤其是发病后24～48小时内避免搬动，在变换体位时尽量减小头部的摆动幅度，以防加重脑出血。病人取侧卧位，有利于唾液和呼吸道分泌物的自然流出，有面神经瘫痪的病人，可取面瘫侧朝上侧卧位。头部抬高15°～30°角，以利颅内血液回流，减轻脑水肿。头部置冰袋可防止继续脑出血。

2.急性脑出血病人在发病24小时内禁食。此后如生命体征平稳、无颅内压增高及严重上消化道出血，可开始流质饮食，昏迷者可鼻饲。入液量应适当控制，一般每日不超过2000 mL。注意口腔卫生，防止感染。进食时病人取坐位或高侧卧位（健侧在下），进食应缓慢，食物送至口腔健侧近舌根处，利于吞咽。水、汤容易误吸，吞咽困难者不能用吸管喝水。

3.保持大便通畅，防止用力排便而导致颅内压增高，必要时按医嘱给予缓泻剂，禁止大量不保留灌肠。对尿失禁或尿潴留病人应及时留置导尿，并做好相应的护理。

4.促进病人肢体功能的恢复：每2～3小时翻身1次，瘫痪肢体应保持功能位置。

5.病情观察：应严密观察病人有无剧烈头痛、喷射性呕吐、躁动不安、血压升高、脉搏减慢、一侧瞳孔散大、意识障碍加重等脑疝的先兆表现，一旦出现，应立即报告医生。意识障碍呈进行性加重，常提示颅内有进行性出血。并应注意观察有无上消化道出血的相关表现。

6.迅速出现的持续高热，常为脑出血累及下丘脑体温调节中枢所致，应给予物理降温（头部置冰袋或冰帽），同时降低脑组织耗氧量，增加脑组织对缺氧的耐受性，防止脑水肿加重。

五、蛛网膜下腔出血（SAH）

蛛网膜下腔出血是指由各种原因所致出血，血液直接流入蛛网膜下腔的总称。临床上分为自发性和外伤性，自发性又分为原发性和继发性。先天性动脉瘤破裂最常见，其次是脑血管畸形和高血压动脉硬化。

临床表现：青、中年多发，多于活动或激动时发病。发病急骤，剧烈头痛（最常见的症状）、频繁呕吐及脑膜刺激征阳性（最具特征性的体征）。

脑脊液呈均匀血性、最具有诊断价值，腰椎穿刺是最有价值的检查。CT是诊断SAH的首选方法，CT显示蛛网膜下腔高密度影。脑血管造影具有定位意义，宜在发病3天内或3周后进行。

治疗原则：制止继续出血，防治血管痉挛，防止复发。发病6～12小时内手术。

护理措施与脑出血相似。蛛网膜下腔出血的病人应绝对卧床休息4～6周。限制每日液体摄入量，一般禁食病人以尿量加500 mL液体为宜；遵医嘱使用脱水剂，以减轻脑水肿，降低颅内压，缓解头痛。避免精神紧张、情绪波动、用力排便、屏气、剧烈咳嗽及血压过高等，以防蛛网膜下腔再出血。

第三节 三叉神经痛病人的护理

三叉神经痛是指原因未明的三叉神经分布区出现反复发作的、短暂的、难以忍受的剧痛，又称原发性三叉神经痛。主要病理变化是三叉神经的脱髓鞘改变。病理变化主要集中在病变压迫所造成的压痕周围。

多发生于中老年人。疼痛限于三叉神经一支或两支分布区，以第二、三支最多见，大多为单侧。通常无预兆，开始和停止都很突然，间歇期完全正常。发作为电击样、针刺样、刀割样或撕裂样的剧烈疼痛，为时短暂，每次数秒至1～2分钟。疼痛以面颊、上下颌及舌部最为明显；口角、鼻翼、颊部和舌部为敏感区，轻触即可诱发，称为"扳机点"。神经系统检查一般无阳性体征。

药物治疗为原发性三叉神经痛的首选治疗方法。首选卡马西平。服用卡马西平期间不要独自外出，不能开车和高空作业。药物治疗无效者可用无水酒精、甘油封闭周围分支或半月神经节，使之破坏，注射区面部感觉缺失，但可获得止痛效果。经皮半月神经节射频电凝疗法疗效肯定，复发率最低，很少发生严重并发症。

第四节 急性脱髓鞘多发性神经炎病人的护理

急性炎症性脱髓鞘性多发性神经病又称吉兰-巴雷综合征（GBS），是以周围神经和神经根的脱髓鞘及小血管周围淋巴细胞及巨噬细胞的炎性反应为病理特点的自身免疫性疾病。主要侵犯脊神经根、脊神经和脑神经，主要病变是周围神经广泛的炎症节段性脱髓鞘。疾病于夏、秋季多发。临床特征主要为急性弛缓性肢体瘫痪及脑脊液蛋白细胞分离现象。病人大多数在6个月至1年基本痊愈。

病因尚不清楚。多数认为是由免疫介导的迟发型变态反应，感染是启动免疫反应的首要因素，最常见的为空肠弯曲菌感染。常见的诱发因素有劳累、雨淋、游泳等。

一、临床表现

病前多有胃肠道、上呼吸道感染史或疫苗接种史。

1.瘫痪

首发症状为四肢对称性肌无力、弛缓性瘫痪，瘫痪可始于下肢。从下肢开始，并逐渐加重和向上发展至四肢，一般下肢重于上肢，近端重于远端。表现为双侧对称性的下运动神经元性瘫痪。急性呼吸衰竭是本病死亡的主要原因。

2.感觉障碍

可无或轻微，起病时肢体远端感觉异常。

3.脑神经损害

半数以上病人有脑神经损害，以双侧周围性面瘫最常见。儿童舌咽神经和迷走神经麻痹多见。

4.自主神经障碍

自主神经系统受损是病情危重的标志。心脏损害最常见也最严重。

5.脑脊液改变

在发病后3周最明显。无色透明、细胞数目正常而蛋白质明显升高，即脑脊液蛋白-细胞分离现象，是急性脱髓鞘性多发性神经炎最重要的特征性检查结果。

二、治疗原则

加强护理，保持呼吸道通畅，抢救呼吸肌麻痹是治疗重症GBS的关键。并适当应用抗生素预防呼吸道感染。

第五节 帕金森病病人的护理

帕金森病（PD）又名震颤麻痹，是中老年人常见的黑质和黑质纹状体通路变性的慢性疾病，以黑质多巴胺（DA）能神经元变性和形成路易小体为特征。临床上以静止性震颤、运动迟缓、肌强直和姿势步态异常为主要表现。呈慢性进行性发展，且不能自动缓解。

黑质多巴胺能神经元变性、缺失，纹状体内多巴胺含量显著降低，造成乙酰胆碱的兴奋性相对增强，从而出现帕金森病症状。

一、临床表现

本病好发50岁以上的中老年，起病隐袭，缓慢发展，逐渐加剧。

1.震颤：常为首发症状，典型表现是静止性震颤，拇指与屈曲的示指间呈"搓丸样"动作，安静或休息时出现或明显，随意运动时减轻或停止，紧张时加剧，入睡后消失。

2.肌强直：表现为屈肌和伸肌同时受累。如"铅管样强直"，部分患者因伴有震颤呈"齿轮样强直"。与锥体束损害时出现"折刀样强直"。

3.运动迟缓：表现为随意动作减少，包括始动困难和运动迟缓，动作缓慢笨拙；面部表情肌活动减少，常常双眼凝视，瞬目减少，呈现"面具脸"；手指做精细动作如扣钮、系鞋带等困难；书写时字越写越小，呈现"写字过小征"。

4.姿势步态异常：站立时呈屈曲体姿，走路时启动困难，呈小步态，步伐逐渐变小变慢，迈步后即以极小的步伐向前冲去，越走越快，不能及时停步或转弯，称"慌张步态"。

二、治疗原则

药物治疗是目前治疗的主要方法，其目的是恢复纹状体DA和ACh两大递质系统的平衡，包括应用抗胆碱能药和多种改善DA递质功能药物。抗胆碱药适用于早期轻症的病人，对于震颤突出且年龄较轻的患者疗效较好，常用盐酸苯海索；多巴胺替代药对肌肉强直及运动迟缓疗效较好，而对肌肉震颤疗效较差，常用左旋多巴。

应遵循的原则是：从小剂量开始，缓慢递增，尽量以较小剂量取得较满意疗效。

三、护理措施

1.饮食护理

以高热量、高维生素、低脂、适量优质蛋白质饮食为宜，并及时补充水分，蛋白不宜盲目给予过多，以免降低左旋多巴类药物的疗效。

2.用药护理

左旋多巴早期会有胃肠道症状，选择在进食时服药或减少药物剂量，可减少不良反应的发生。服药期间尽量避免服用维生素B，以免降低药物的疗效。左旋多巴宜与卡比多巴合用，以提高疗效。

3.注重运动护理

运动能避免肌肉萎缩及保持关节活动度，运动技巧能改善行走能力及减轻颤抖。鼓励病人尽量参与各种形式的活动，注意保持身体和各关节的活动强度与最大活动范围，做到每周至少3次，每次至少30分钟；对坐起有困难者，应协助病人反复练习起坐动作；对起步较困难或步行时突然僵住不能动的病人，指导病人思想要尽量放松，尽量跨大步，向前走时脚尽量抬高，双臂尽量摆动，眼睛注视前方，不要注视地面等。

第六节　癫痫病人的护理

癫痫是一组由大脑神经元异常放电所引起的以短暂中枢神经系统功能失常为特征的临床综合征，具有突然发生和反复发作的特点。根据有无明确的病因将癫痫分为原发性癫痫和继发性癫痫。

1.原发性癫痫又称为特发性癫痫，是指病因未明，未能确定脑内器质性病变者，主要由遗传因素所致，药物治疗疗效较好。

2.继发性癫痫又称为症状性癫痫，占癫痫的大多数，由脑内器质性病变和代谢性疾病所致，药物疗效较差。

一、临床表现

癫痫的临床表现极多，但均有短暂性、刻板性、间歇性、反复发作的特点。

（一）部分性发作

最常见类型。

1.简单部分性发作（局限性发作）　多为症状性癫痫，病灶在对侧脑部，发作时程短暂，一般不超过1分钟。以发作性、一侧肢体肌肉的感觉障碍或节律性抽搐为特征，可出现简单的幻觉，但无意识障碍。

2.复杂部分性发作（精神运动性发作）　主要特征为有意识障碍，常出现精神症状及自动症，病灶多位于颞叶，又称为颞叶癫痫。精神运动性兴奋表现为无理吵闹、唱歌、脱衣裸体等。

（二）全面性发作

特征是发作时伴有意识障碍或以意识障碍为首发症状，异常放电源于两侧大脑半球。

1.单纯失神发作（小发作）　多见于儿童，表现为突然发生和突然停止的意识障碍。如突然动作中断、停止当时活动、呼之不应、两眼瞪视不动等，持续时间短，一般不会跌倒。持续3~15秒后立即清醒、发作后仍继续原有的动作。对发作无记忆。

2.全面强直性阵挛性发作 也称癫痫大发作，以意识丧失和全身抽搐为特征。病人突然意识丧失、跌倒在地、全身骨骼肌呈持续性收缩，表现为眼球上翻，喉痉挛，发出尖叫、口先强张而后突闭、颈部和躯干先屈曲后反张、上肢屈曲、双拇指对掌握拳、下肢伸直、呼吸暂停、瞳孔散大及对光反射消失等。

3.其他类型

（三）癫痫持续状态

癫痫持续状态是指一次癫痫发作持续30分钟以上，或连续多次发作、发作期间意识或神经功能未能恢复至正常水平。

二、辅助检查

发作时有特异性的脑电图改变，对本病诊断有重要价值。病史是诊断癫痫的主要依据。

三、治疗原则

癫痫发作时预防外伤及其并发症为原则，而不是立即给药。

出现发作先兆时立即就地平躺，头下放软物，不可强行按压肢体，以防受伤；上下磨牙间放牙垫，头偏向一侧，保持呼吸道通畅。

癫痫持续状态时，首选地西泮静脉注射。大发作首选苯妥英钠；小发作首选乙虎胺；精神运动性发作首选卡马西平。

四、护理问题

1.有窒息的危险 与癫痫发作时意识障碍、喉痉挛、口腔支气管分泌物增多有关。

2.有受伤的危险 与癫痫发作时突然意识丧失或精神失常有关。

3.知识缺乏 缺乏长期正确服药的知识。

五、护理措施

（一）发作的护理

1.发现发作先兆时，迅速将病人就地平放，避免摔伤。解松领扣和裤带，摘下眼镜、假牙，将手边的柔软物垫在病人头下，移去病人身边的危险物品，以免碰撞。

2.将病人的头放低，偏向一侧，使唾液和呼吸道分泌物由口角流出，床边备吸引器，并及时吸除痰液，不可强行喂食。

3.用牙垫或厚纱布包裹的压舌板垫在上下磨牙间，以防咬伤舌头及颊部，但不可强行硬塞。抽搐发作时，切不可用力按压肢体，以免造成骨折、肌肉撕裂及关节脱位。发作后病人可有短期的意识模糊，意识完全恢复前禁止口服药物及饮食，禁用口表测量体温。

4.对精神运动兴奋性发作的病人，防止自伤、伤人或走失。

（二）用药护理

1.服药原则与注意事项 应坚持单药治疗；药物一般从小剂量开始，逐渐加量，以尽可能控制发作，又不致引起毒性反应的最小有效剂量为宜；宜在饭后服用，减轻胃肠道反应。

2.停药 长期用药者，在完全控制发作后应再持续服药3~5年，然后再考虑停药。病人应在医生指导下服药和停药。停药前应有一个缓慢减量的过程，一般不少于1.5年。不宜随便减量或停药。

3.抗癫痫药物多有胃肠道反应，宜分次餐后口服。

3.多数抗癫痫药物均对肝、肾功能有损害，应定期抽血做肝、肾功能检查，必要时做血药浓度的测定，以防药物毒、副作用。

（三）癫痫持续状态病人的护理

1.设专人守护，床旁加床档以保护病人免受外伤。

2.立即按医嘱缓慢静注地西泮，同时给苯妥英钠等抗癫痫药。

3.用药过程中应密切观察病人呼吸、心律、血压的变化，如出现呼吸变浅、昏迷加深、血压下降，应暂停注射。

4.注意保持呼吸道通畅，给予吸氧，备好气管切开包。保持病室环境安静，避免外界的各种刺激。

六、健康教育

1.教育病人及家属，出现发作先兆时立即就地平躺，头下放软物，不可强行按压肢体，以防受伤；头偏向一侧，保持呼吸道通畅。

2.注意劳逸结合、情绪稳定，养成良好的生活习惯，承担力所能及的社会工作，参加有益的社交活动。

3.禁止从事有危险的作业，如攀高、游泳、驾驶、带电作业等。

4.原发性癫痫且有家族史的女性病人，婚后不宜生育；父母双方均有癫痫或一方有癫痫，另一方有家族史者不宜结婚。服用抗癫痫药物可能导致胎儿畸形。

第七节 化脓性脑膜炎病人的护理

化脓性脑膜炎是由化脓菌感染引起的脑膜炎症。多见于婴幼儿，其临床表现以发热、呕吐、头痛、烦躁、惊厥、脑膜刺激征及脑脊液改变为主要特征。

常见的致病菌：新生儿及2个月以下的小婴儿主要大肠埃希菌及金黄色葡萄球菌；出生2个月至儿童时期以流感嗜血杆菌、脑膜炎双球菌和肺炎链球菌为主；大于12岁小儿以脑膜炎双球菌和肺炎链球菌多见。最常见的感染途径是血行感染，病原菌经呼吸道入血最多见。冬、春季节病原菌以肺炎链球菌多见；春、秋季节以脑膜炎双球菌、流感嗜血杆菌为多见。

一、临床表现

1.神经系统

主要表现为颅内压增高、脑膜刺激征、意识障碍及惊厥。

（1）颅内压增高：婴幼儿可出现前囟饱满或隆起、颅缝增宽、脑性尖叫、两眼凝视；年长儿表现为头痛、喷射性呕吐。生命体征改变，如血压升高、脉率减慢、呼吸由快到慢而不规则等。严重者可发生脑疝，出现呼吸节律及瞳孔的变化。

（2）脑膜刺激征阳性：颈项强直、布鲁金斯基征、凯尔尼格征阳性。

（3）脑实质的损害：意识障碍，出现表情淡漠、精神萎靡或烦躁不安、嗜睡，甚至昏迷。

（4）惊厥：局部或全身性抽搐。

2.其他症状

有高热等全身中毒症状。脑膜炎双球菌菌血症时可出现皮疹，开始为红色斑丘疹，以后转为皮肤瘀点、瘀斑。

新生儿化脓性脑膜炎，缺乏典型的症状和体征。起病时表现可与新生儿败血症相似，有发热或体温波动，面色青灰、拒乳、凝视、哭声高而尖、发绀、惊厥。神经系统表现为嗜睡、前囟紧张隆起，但脑膜刺激征不明显。病原菌以大肠埃希菌、葡萄糖球菌多见，所以新生儿患败血症时应警惕化脓性脑膜炎的发生。

3.并发症

（1）硬脑膜下积液：硬脑膜下积液是最多见的并发症。多见于1岁以下婴儿。凡经化脓性脑膜炎有效治疗48～72小时后脑脊液有好转，但体温不退或退而复升；或一般症状好转后又出现意识障碍、惊厥、前囟门隆起或颅内压增高等症状，应首先怀疑本病的可能。确诊有赖于硬脑膜下穿刺放出积液，同时也是最重要的治疗手段。

（2）脑室管膜炎：主要表现为抗生素治疗下，症状不改善，脑脊液始终无法恢复正常。

（3）抗利尿激素异常分泌综合征

（4）脑积水

（5）神经系统功能障碍

二、辅助检查

1.血象：白细胞明显增多，以中性粒细胞为主，可高达80%～90%。

2.脑脊液检查为确诊依据。外观混浊、压力升高。白细胞显著增多，达1000×10⁶/L以上，以中性粒细胞为主。糖含量显著降低；蛋白质显著增多。病原学检查涂片或细菌培养可找到致病菌确诊。穿刺后让患儿去枕平卧6小时，以防发生头痛。

三、治疗原则

主要是应用抗生素，控制感染和对症处理。

肺炎链球菌选用青霉素或头孢曲松等；流感嗜血杆菌或大肠埃希菌应选用氨苄西林或头孢三代；脑膜炎双球菌应选用青霉素、氨苄西林或头孢三代。

肺炎链球菌和流感嗜血杆菌抗生素疗程是静脉滴注10～14天；脑膜炎双球菌者7天；金黄色葡萄球菌或革兰氏阴性杆菌应在21天以上。注意：应用抗生素2～3天后，复查脑脊液。

四、护理问题

1.体温过高　与感染有关。

2.潜在并发症：脑疝。

3.躯体移动障碍　与意识障碍、偏瘫有关。

五、护理措施

1.防止颅内压增高

保持安静，避免一切刺激。患儿头肩抬高15°～30°侧卧位休息，利于头部血液回流，降低颅压，避免误吸。控制入量，使患儿处于轻度脱水状态。护理与治疗等一切操作要集中进行，动作轻、快。

2.用药护理

（1）甘露醇，用药前注意药液不能有结晶。不能与其他药品混合使用。药物应在30分钟内静脉滴入。

（2）青霉素稀释后应在1小时内输完，防止破坏，影响疗效。

3.病情观察

密切观察患儿生命体征、意识状况、瞳孔及呼吸节律的变化，每15～30分钟记录1次。如发现惊厥先兆按惊厥处理；发现脑疝先兆，如两侧瞳孔大小不等、对光反射减弱或消失、意识障碍加重、呼吸不规则及肌张力增高等，应及时通知医生处理。

六、健康教育

预防化脓性脑膜炎，首先预防细菌引起的上呼吸道感染。凡与流感嗜血杆菌性脑膜炎和流行性脑脊髓膜炎接触的易感患儿均应服用利福平，还可以使用脑膜炎双球菌疫苗预防接种。对恢复期和有神经系统后遗症的患儿，应进行功能锻炼。

第八节　病毒性脑膜炎病人的护理

病毒性脑膜脑炎是指由多种病毒引起的颅内急性炎症。由于病原体致病性能和宿主反应过程的差异，形成不同类型的表现。若病变主要累及脑膜，临床表现为病毒性脑膜炎，如出现脑膜刺激征，脑脊液中淋巴细胞增多等。若病变主要影响大脑实质，则以病毒性脑炎为临床特征。由于解剖上两者邻近，若脑膜和脑实质同时受累，此时称为病毒性脑膜脑炎。大多数患者病程呈自限性。一般说来，病毒性脑炎的临床经过较脑膜炎严重，重症脑炎更易发生急性期死亡或后遗症。

一、病因

本病大多数为肠道病毒感染。常见病毒为脊髓灰质炎病毒、柯萨奇病毒及埃可病毒，其次为虫媒病毒（如乙型脑炎病毒）、腮腺炎病毒，少数为疱疹病毒。

二、临床表现

1.病毒性脑膜炎

急性起病，或先有上呼吸道感染或前驱期传染性疾病。主要表现为发热、恶心、呕吐、软瘫、嗜睡。年长儿会诉说头痛、颈背疼痛，婴儿则烦躁不安、易激惹。可有颈项强直等脑膜刺激征，但多数无意识障碍和惊厥，也无局限性神经系统体征。病程呈良性经过，病程大多在1～2周内，一般不超过3周，有自限性，预后较好，多无并发症。

2.病毒性脑炎

大多数患儿因弥漫性大脑病变而主要表现为发热、反复惊厥发作、不同程度的意识障碍和颅内高压症状。惊厥大多数呈全身性，但也可为局灶性，发作严重者呈惊厥持续状态。患儿可有嗜睡、昏睡、昏迷、深度昏迷等不同程度的意识障碍。若出现呼吸节律不规则或瞳孔不等大，要考虑颅高压并发脑疝的可能性。部分患儿尚有偏瘫或肢体瘫痪的表现。

三、辅助检查

1.脑脊液检查

外观无色透明，压力正常或稍高，白细胞正常或轻度增高，大多在$25×10^6/L～250×10^6/L$。早期（48小时内）以中性粒细胞为主，后期以淋巴细胞为主，蛋白质轻度增高，糖和氯化物一般正常。涂片和培养物发现细菌。

2.病毒学检查

部分患儿脑脊液病毒培养及特异性抗体测试阳性。恢复期血清特异性抗体滴度高于急性期4倍以上有诊断价值。

四、治疗原则

本病的治疗主要是对症治疗及抗病毒治疗。

1.药物治疗

阿昔洛韦主要对单纯性疱疹病毒作用强大；病毒性脑膜炎由柯萨奇病毒或埃可病毒所致者，一般采用激素地塞米松静脉滴注以控制炎性反应。早期适量应用甘露醇及呋塞米可减轻脑水肿症状。

2.对症治疗

本病缺乏特异性治疗。

五、护理问题

1.体温过高　与病毒血症有关。

2.急性意识障碍　与脑实质炎症有关。

3.躯体移动障碍　与昏迷、瘫痪有关。

4.潜在并发症：颅内压增高。

六、护理措施

1.维持正常体温，保持呼吸道通畅。当体温超过38.5 ℃时，给予物理降温或遵医嘱进行药物降温、静脉补液。对卧床不起者，应注意及时吸痰、排痰、翻身，防止坠积性肺炎和压疮的发生。重症者必要时行气管切开术。

2.病情观察：观察体温、脉搏、呼吸和血压，观察神志状态、瞳孔大小、呼吸节律，防止脑疝发生。

3.肢体锻炼

4.昏迷的护理

（1）患儿取平卧位，头偏向一侧，背部稍垫高，以利于分泌物排出；抬高床头30°，利于静脉回流，降低脑静脉窦的压力，利于降低颅内压。

（2）每2小时翻身1次，轻拍背部，促进痰液排出，减少坠积性肺炎。

（3）密切观察瞳孔及呼吸，以防脑疝形成和呼吸骤停。

（4）保持呼吸道通畅、给氧，如有痰液堵塞，立即气管插管吸痰，必要时做气管切开或使用人工呼吸机。

（5）尽早给予鼻饲，保证热量供给；做好口腔护理；保持安静，因任何躁动不安均能加重脑缺氧，可使用镇静剂。

第九节　小儿惊厥的护理

一、病因
高热是惊厥最常见的原因。多由上呼吸道感染引起，多见于婴幼儿。

二、临床表现
主要表现为突然发作，意识丧失、双眼凝视、斜视或上翻，头后仰，面肌及四肢呈强直性或阵挛性抽搐，可伴喉痉挛，呼吸暂停甚至青紫，惊厥后昏睡，少数抽搐时意识清醒如手足搐搦症。惊厥发作时间超过30分钟或两次发作间歇意识不能完全恢复者，称为惊厥持续状态。持续时间长者会导致脑水肿，呼吸衰竭而危及生命。

三、高热惊厥的特点
1.年龄多在6个月到3岁之间。

2.多在起病初突然高热开始后12小时内发生。

3.发作呈全身性，在一次发热性疾病过程中很少连续发作多次，可在以后发热性疾病再次发作。

4.神志恢复快，预后好，没有神经系统的阳性体征。

5.热退后1周脑电图检查正常。

6.部分患儿家庭中有高热惊厥史。

四、护理措施
1.惊厥发作时不要搬运，应就地抢救。立即松解衣服领口，去枕仰卧位，头偏向一侧。将舌轻轻向外牵拉，防止舌后坠，及时清除呼吸道分泌物及口腔呕吐物，保持呼吸道通畅。已出牙的患儿应用纱布包裹压舌板置于患儿上下磨牙之间。床边设置床档，防止坠床。勿强行按压肢体，以防骨折或脱臼。

2.按医嘱给止惊药物，首选地西泮，其次是苯妥英钠、苯巴比妥及水合氯醛等。

3.密切观察患儿生命体征、意识状况、瞳孔及呼吸节律的变化，发现异常，及时通知医生，及时处理。

4.告知家长，出现感染时，应严密观察体温变化，防止出现体温过高。及时控制体温是预防惊厥发生的关键。

第十节　颅内压增高与脑疝病人的护理

颅内压（ICP）是指颅腔内容物对颅腔壁所产生的压力。颅腔是由颅骨形成的半封闭的体腔，约1400～1500 mL，成年后颅腔容积固定不变。颅腔内容物包括脑组织、脑脊液和血液，三者与颅腔容积相适应，使颅内保持一定的压力。颅内脑脊液位于颅腔壁与脑组织之间，因此脑脊液的静水压就代表颅内压，可通过侧卧位腰椎穿刺或直接脑室穿刺测定，成人颅内压正常值为0.69～1.96 kPa（70～200 mmH$_2$O），儿童为0.49～0.98 kPa（50～100 mmH$_2$O）。颅内压的调节主要依靠脑脊液量的增减来实现。

当颅腔内容物的体积增加或颅腔容积缩小超过颅腔可代偿的容量，使颅内压持续高于200 mmH$_2$O（1.96 kPa），并出现头痛、呕吐和视神经盘水肿三大症状时，即称为颅内压增高，如不及时解除引起颅内压增高的病因，或采取降低颅内压力的措施，往往导致脑疝。颅内压增高达到一定程度时，可推移脑组织从高压区向低压区移位，使一部分脑组织被挤入颅内生理性孔隙，从高压区向低压区移位，产生相应的临床症状和体征（称为脑疝）。脑疝是颅内压增高的危象和引起死亡的主要原因。

一、病因

任何能使颅腔内容物体积增大、颅腔空间相对变小或颅腔容积缩小的因素，均可引起颅内压增高。

1.颅腔内容物体积增大是导致颅内压增高的常见原因。包括：①脑体积增大，其中由脑组织损伤、炎症、缺血、缺氧引起的脑水肿最为常见。②脑脊液增多，如脑积水。③脑血流量增加，如高碳酸血症、颅内静脉回流受阻或过度灌注等使脑血流量增多。

2.颅内空间相对变小：颅内血肿、肿瘤、脓肿等占位性病变或颅盖骨大片凹陷性骨折，可使颅内空间相对变小。

3.颅腔容积缩小：如狭颅症、颅底凹陷症、凹陷性骨折等使颅腔容积缩小。

二、临床表现

头痛、呕吐和视神经盘水肿三项合称为颅内压增高"三主征"，是颅内压增高的典型表现。

1.头痛是最常见的症状。多位于前额及两侧颞部，常在晨起或夜间时出现，可从颈枕部向前方放射至眼眶；头痛程度随颅内压增高而进行性加重，咳嗽、打喷嚏、用力、弯腰、低头时可加重。

2.呕吐多呈喷射状，常出现在头痛剧烈时。易发生于饭后，但与饮食无关。

3.视神经盘水肿是颅内压增高的重要客观体征，早期多不影响视力；持续时间较长时，可引起视力减退，严重者失明。

4.意识障碍　急性颅内压增高者，常有进行性意识障碍，甚至昏迷；慢性颅内压增高病人，可表现为神志淡漠，反应迟钝。

5.生命体征改变　早期代偿时可出现典型的库欣反应，表现为血压升高，尤其是收缩压增高，脉压增大、脉搏慢而有力，呼吸深慢（二慢一高）。晚期失代偿时，表现为血压下降，脉搏细速，呼吸浅快，不规则，严重者可因呼吸、循环衰竭而死亡。

6.脑疝　最常发生小脑幕切迹疝和枕骨大孔疝。①小脑幕切迹疝（颞叶钩回疝）是颞叶海马回、钩回通过小脑幕切迹向幕下移位。表现为剧烈头痛和频繁呕吐，烦躁不安，意识障碍进行性加重，患侧瞳孔最初有短暂的缩小，以后逐渐散大，直接或间接对光反射消失，病变对侧肢体瘫痪、肌张力增加、腱反射亢进、病理反射阳性。生命体征紊乱，最后呼吸、心搏停止。②枕骨大孔疝（小脑扁桃体疝）是小脑幕下的小脑扁桃体经枕骨大孔向椎管内移位。表现为剧烈头痛（以枕后部疼痛为甚）和频繁呕吐，颈项强直或强迫头位，生命体征改变出现较早，意识障碍较晚。当延髓的呼吸中枢受压时，早期可突发呼吸骤停而死亡。

三、辅助检查

1.影像学检查不但可以显示颅内压增高的征象，还有助于判断病因和确定病变的性质。主要有CT、MRI检查、头颅X射线摄片、脑血管造影或数字减影血管造影等。

2.腰椎穿刺可测定颅内压，并可取脑脊液检查生化指标，但对已有明显颅内压增高症状和体征者应列为禁忌，以防引发急性枕骨大孔疝。

四、治疗原则

首先是处理原发病，颅内压增高造成急性脑疝时，应紧急手术处理。

1.降低颅内压治疗适用于原因不明或一时不能解除病因的患者。

（1）脱水治疗：

①限制液体入量：成人应限制在每日1500～2000 mL，输液不得过快。

②渗透性脱水治疗：常用高渗性脱水剂和利尿性脱水剂，使脑组织中的水分通过渗透作用进入血液循环再由肾脏排出，从而减小脑体积和降低颅内压。严重颅内压增高患者首选20%甘露醇250 mL，在15～30分钟内快速静脉滴注，每日2～4次，静注后10～20分钟颅内压开始下降，约维持4～6小时，疗程7～10天。若同时使用利尿剂，降低颅压效果更好，如呋塞米（速尿）20～40 mg，口服、静脉或肌内推注，每日1～2次。此外，还可口服碳酸酐酶抑制剂乙酰唑胺250 mg，每日3次，也可达到降低颅内压的目的。

（2）激素治疗：肾上腺糖皮质激素可通过稳定血-脑脊液屏障，并能减少脑脊液的生成，预防和减轻脑水肿，有助于降低颅内压。常用地塞米松5～10 mg，静脉或肌内注射；或氢化可的松100 mg静脉注射，每日1～2次；或泼尼松5～10 mg口服，每日1～3次。

（3）辅助过度换气：过度换气就是通过增加血液中的PaO_2和降低$PaCO_2$，使脑血管收缩、脑血流量减少，达到降低颅内压的目的。$PaCO_2$每下降1 mmHg，可使脑血流量递减2%，从而使颅内压相应降低。

（4）冬眠低温治疗：使用药物和物理方法降低体温，从而降低脑代谢率、减少脑组织耗氧量，改善细胞膜的通透性、增加脑对缺血缺氧的耐受力，防止脑水肿的发生和发展。

2.手术治疗

手术去除病因是最根本和最有效的治疗方法。如颅内肿瘤等占位病变者争取手术切除、脑积水者行脑脊液分流术、颅内血肿者行血肿清除术等。

五、护理问题

1.疼痛　与颅内压增高有关。

2.脑组织灌注量改变　与颅内压增高有关。

3.有体液不足的危险　与频繁呕吐及应用脱水剂有关。

4.潜在并发症：脑疝、窒息等。

六、护理措施

（一）降低颅内压，维持正常的脑组织血流灌注

1.一般护理

（1）体位：床头抬高15°～30°的斜坡位，以利于颅内静脉回流、减轻脑水肿。昏迷病人可取侧卧位，有利于呼吸道分泌物排出。

（2）饮食与补液：神志清醒者给予低盐饮食，注意水、电解质平衡；不能进食者，应补液治疗。成人每天输液量在1500～2000 mL，其中等渗盐水不超过500 mL，保持每日尿量不少于600 mL，并且应控制输液速度，以防加重脑水肿。

（3）吸氧：持续或间断吸氧，有助于降低颅内压。尤其是适度的辅助过度换气可以降低$PaCO_2$，使脑血管收缩，减少脑血流量，降低颅内压。

（4）维持正常体温和预防感染：高热可使机体代谢率增高，加重脑缺氧，故应及时给予有效的降温措施，遵医嘱应用抗生素预防和控制感染。

（5）加强生活护理。

2.防止颅内压骤然升高的护理

（1）卧床休息，稳定病人情绪。

（2）保持呼吸道通畅：护理时应及时清理呼吸道分泌物和呕吐物，防止吸入气道；昏迷病人或排痰困难者，应配合医生及早行气管切开术；定时为病人翻身拍背，以防肺部并发症。

（3）避免胸、腹腔内压力增高：用力排便和咳嗽均可使胸腹腔压力突然升高而诱发脑疝。预防和及时治疗感冒，避免剧烈咳嗽。因脱水治疗和限制水分摄入，颅内压增高病人常有大便干结，应鼓励能进食者多吃富含纤维素的食物（水果、蔬菜），促进肠蠕动，必要时给缓泻剂以防止便秘。已有便秘者切勿用力屏气排便。可用缓泻剂或低压小量灌肠，禁忌高压大量灌肠。

3.药物治疗的护理

（1）脱水药物治疗的护理：观察脱水治疗的效果，注意输液的速度。高渗性液体快速输入后可使血容量突然增加，易致心力衰竭或肺水肿，应特别注意儿童、老人和心功能不全者。为防止颅内压反跳，脱水药物应遵医嘱定时、反复使用，停药前逐渐减量或延长给药间隔时间。若同时使用利尿剂，降低颅压效果更好，脱水治疗期间，应准确记录出入量，并注意纠正利尿剂引起的电解质紊乱。

（2）激素治疗的护理：遵医嘱给药。在治疗中应注意防止因激素使用而并发的高血糖、感染和应激性溃疡等并发症。

4.过度换气的护理

过度换气的主要副作用是脑血流量减少、脑缺氧加重,故应定时进行血气分析,维持 PaO_2 于 12～13.33 kPa(90～100 mmHg)、$PaCO_2$ 于 3.33～4.0 kPa(25～30 mmHg)为宜。过度换气持续时间不宜超过24小时,以免引起脑缺血。

5.冬眠低温疗法的护理

(1)环境与物品:安置病人于单人病房,光线宜暗,室温18～20℃。室内备有氧气、吸引器、血压计、水温计、冰袋、导尿包、冬眠药物、急救药物及器械等,由专人护理。

(2)降温方法:遵医嘱给予足量冬眠药物(冬眠Ⅰ号合剂:氯丙嗪、异丙嗪、哌替啶;冬眠Ⅱ号合剂:双氢麦角碱、异丙嗪、哌替啶),待自主神经被充分阻滞、病人御寒反应消失,进入睡眠状态后,方可加用物理降温措施。为增强冬眠效果,减轻御寒反应,可酌情使用苯巴比妥或水合氯醛。物理降温多采用头部戴冰帽或在颈动脉、腋动脉、肱动脉、股动脉等动脉表浅部放置冰袋。降温速度以每小时下降1℃为宜,体温以降至肛温32～34℃,腋温31～33℃较为理想。

(3)密切观察病情:冬眠低温期间,若收缩压<100 mmHg或脉搏>100次/分、呼吸次数减少或不规则,应及时通知医师,终止冬眠疗法或更换冬眠药物。

(4)饮食与输液:液体输入量每日不超过1500 mL,可根据病人意识状态、胃肠功能确定饮食种类。鼻饲饮食温度应与当时体温相同。

(5)预防并发症。

(6)终止冬眠疗法:冬眠低温治疗时间一般为3～5日,先停止物理降温,然后停冬眠药物,注意保暖,让体温自然回升。

6.脑室引流的护理

脑室引流是经颅骨钻孔或椎孔穿刺侧脑室放置引流管将脑脊液引流至体外。

(1)严格遵守无菌操作:注意保持整个引流装置无菌;每日定时更换引流瓶(袋)时,为防止脑脊液逆流入脑室,应先夹闭引流管;必要时做脑脊液常规检查或细菌培养。

(2)引流管的位置:病人回病室后立即在严格无菌条件下连接引流瓶,妥善固定引流管及引流瓶(袋)。引流管口需高于侧脑室平面10～15 cm,以维持正常颅内压。搬动病人时应将引流管暂时夹闭,防止脑脊液反流引起逆行性感染。

(3)引流速度及量:术后早期尤应注意控制引流速度,引流过快、过多可引起颅内压骤然减低,导致意外发生。每日引流量以不超过500 mL为宜,避免颅内压骤降造成的危害。正常脑脊液每日分泌400～500 mL,颅内感染病人因脑脊液分泌增多,引流量可适当增加,但同时应注意补液。

(4)保持引流通畅:引流管不可扭曲、折叠、成角、压迫;适当限制病人头部活动范围,活动及翻身时避免牵拉引流管。若引流管阻塞,可挤压引流管使阻塞物被挤出,或在严格无菌操作下用注射器抽吸,切不可用盐水冲洗,以免管内阻塞物被冲入脑室系统,造成脑脊液循环受阻。

(5)观察记录脑脊液的颜色、性状和量。

(6)拔管:引流时间一般为1～2周,开颅手术后3～4日(不宜超过5～7日)。拔管前行头颅CT检查,并试行抬高引流瓶(袋)或夹闭引流管24小时,以了解脑脊液循环是否通畅。若颅内压再次升高,并出现头痛、呕吐等症状,立即放低引流瓶(袋)或开放夹闭的引流管,并告知医师。拔管时先夹闭引流管,以免引流管内液体逆流入脑室引起感染。拔管后切口处若有脑脊液漏出,告知医师处理,以免引起颅内感染。

(二)脑疝的急救与护理

1.立即快速静脉滴注20%甘露醇250 mL,加地塞米松10 mg。

2.保持呼吸道通畅并吸氧,呼吸功能障碍者,应气管插管进行辅助呼吸。

3.密切观察病人呼吸、心跳、意识和瞳孔的变化。

4.做好紧急手术的准备。

（三）病情观察

1.意识状态

意识状态反映大脑皮质和脑干的功能状态，评估意识障碍的程度、持续时间和演变过程是分析病情进展的重要指标。目前临床对意识障碍程度的分级有两种方法。

（1）传统分级方法：可将意识障碍分为清醒、模糊、浅昏迷、昏迷和深昏迷五级。

（2）格拉斯哥昏迷评分法：目前通用的是格拉斯哥昏迷评分法（Glasgow coma scale，GCS），它分别对病人的睁眼、言语和运动三方面的反应进行评分，再累计得分，用量化方法来表示意识障碍的程度，最高为15分，总分低于8分即表示昏迷状态，分数越低意识障碍越严重（见表8-3）。

表8-3 Glasgow 昏迷评分法

睁眼反应	计分	语言反应	计分	运动反应	计分
自动睁眼	4	回答正确	5	遵嘱活动	6
呼唤睁眼	3	回答错误	4	刺痛定位	5
刺痛睁眼	2	语无伦次	3	躲避刺痛	4
不能睁眼	1	有声无语	2	刺痛屈曲	3
		不能发声	1	刺痛伸直	2
				不能活动	1

2.生命体征改变

观察生命体征是为了避免躁动影响准确性，应先测呼吸、再测脉搏、最后测血压。

3.瞳孔改变

正常瞳孔等大、等圆，在自然光下直径3～4 mm，直接、间接对光反射灵敏。颅压增高病人出现患侧瞳孔先小后大、对光反射迟钝或消失，应警惕小脑幕切迹疝的发生。伤后立即出现一侧瞳孔散大，是原发性动眼神经损伤所致；双侧瞳孔不等、大小多变（时大时小）、或双侧极度缩小或散大、对光反射迟钝或消失、伴眼球运动障碍（如眼球分离、同向凝视、眼球位置歪斜），常是脑干损伤的表现；双侧瞳孔散大、对光反射消失、眼球固定伴深昏迷或去大脑强直，多为临终前的表现。

4.颅内压监护

（四）对症护理

1.高热 及时给予有效降温措施，39 ℃以上应给予物理降温，必要时应用冬眠低温疗法。

2.头痛 ①有效降低颅内压；②遵医嘱应用镇痛剂，但禁止用对呼吸中枢有抑制作用的吗啡和哌替啶；③避免咳嗽、打喷嚏、弯腰、低头等，以免加重头痛。

3.尿潴留 诱导刺激排尿，无效者可导尿，注意会阴部清洁卫生。

（五）心理护理

七、健康教育

1.对疑有颅脑外伤等疾病者，如病人原因不明的头痛症状进行性加重，经一般治疗无效，或头部外伤后有剧烈头痛并伴有呕吐者，应及时到医院做检查以明确诊断。

2.颅内压增高的病人要预防剧烈咳嗽、便秘、提重物等使颅内压骤然升高的因素，以免诱发脑疝。

3.对有神经系统后遗症的病人，要针对不同的心理状态进行心理护理，鼓励其积极参与各项治疗和功能训练。

第十一节 头皮损伤病人的护理

头皮损伤是最常见的颅脑损伤，根据致伤原因和临床表现不同可分为头皮血肿、头皮裂伤和头皮撕脱伤。

一、临床表现

1.头皮血肿

多由钝器伤所致。按血肿出现于头皮的解剖层次不同分为：

（1）皮下血肿：常见于铲伤或碰伤。血肿位于皮肤表层和帽状腱膜之间，因皮肤借纤维隔与帽状腱膜紧密连接，血肿不易扩散、范围较局限、体积小、张力高、压痛明显，有时周围组织肿胀隆起，中央反而凹陷，稍软，易被误诊为凹陷性颅骨骨折，需经颅骨X射线摄片鉴别。皮下血肿在急性期不主张穿刺抽吸，否则易导致出血增加。

（2）帽状腱膜下血肿：血肿位于帽状腱膜和骨膜之间，是由于头部受到斜向暴力，头皮发生剧烈滑动，撕裂该层间的导血管所致。该处组织疏松，出血较易扩散，严重者血肿可蔓延至全头部，覆盖整个穹隆部，似戴一顶有波动的帽子，可见头颅增大、肿胀，有明显波动感，失血量多，小儿及体弱者，可出现贫血或休克。

（3）骨膜下血肿：常由于颅骨骨折引起或铲伤所致，位于骨膜和颅骨外板之间，血肿多局限于某一颅骨范围内，以骨缝为界。

2.头皮裂伤是常见的开放性头皮损伤，多为锐器或钝器作用于头皮所致。头皮血管丰富，出血较多，且不易自止，易引起失血性休克。

3.头皮撕脱伤是最严重的头皮损伤，多因发辫受机械力牵拉，使大块头皮自帽状腱膜下层或连同骨膜一并撕脱。创面大量出血、剧烈疼痛，常引起失血性或疼痛性休克，有时合并颈椎损伤。

二、治疗原则

1.局部治疗

（1）头皮血肿：较小的血肿多在1～2周内自行吸收，无须特殊处理；若血肿较大，应在严格备皮和无菌条件下，分次穿刺抽吸后加压包扎。

（2）头皮裂伤：现场急救可局部立即加压包扎止血，争取24小时内清创缝合。常规应用抗菌药物和破伤风抗毒素。

（3）头皮撕脱伤：现场加压包扎止血，抗休克，及早清创和抗感染治疗。完全撕脱的头皮用无菌敷料包裹，避免污染，隔水放置于有冰块的容器内随病人一起速送医院。对不完全撕脱者尽可能在伤后6～8小时内行清创术后缝回原处。对于头皮已完全撕脱者，可清创后行头皮血管吻合，再缝合撕脱的头皮，亦可进行植皮。

2.全身治疗

（1）防治休克：及时止血、止痛、补充血容量，防治休克。

（2）预防感染：常规使用抗生素、破伤风抗毒等（TAT）等，严格无菌操作规程。

三、护理问题

1.急性疼痛　与头皮损伤有关。

2.自我形象紊乱　与头皮撕脱伤后致头发缺失有关。

3.潜在并发症：感染、失血性休克。

四、护理措施

1.头皮血肿

伤后早期给予冷敷，以减轻出血和疼痛，24～48小时后改用热敷，以促进血肿吸收。血肿较大时，协助医生按无菌操作原则行穿刺抽血和加压包扎。

2.头皮裂伤

现场应使用无菌敷料或清洁的布单或衣物包扎伤口。病人来院后，应配合清创缝合；遵医嘱给予抗生素、破伤风抗毒素（TAT）等预防感染，给予止痛药物止痛。观察有无颅骨骨折及脑损伤等合并伤的症状和体征。

3.头皮撕脱伤

（1）现场救护：现场除包扎创面外，还应妥善保护撕脱下来的头皮，将其用无菌敷料或清洁布单包裹，装入塑料袋内，再放置于有冰块的容器中，干燥冷藏，随伤员一起送往医院。有休克者，应立即输液、止痛、给氧，运送途中应保持平卧。

（2）配合抗休克和清创：建立两条静脉通路，快速输液，补充血容量，同时做好交叉配血、备皮、药物过敏试验等各项术前准备。现场带来的撕脱头皮置于4℃冰箱内存放。在纠正休克的同时，遵医嘱给术前用药，将撕脱下来的头皮随病人一同送往手术室，争取清创后再植。

（3）预防感染：遵医嘱使用抗生素和破伤风抗毒素（TAT），预防感染。

（4）观察病情：观察有无颅骨骨折、脑损伤、局部感染等征象。

（5）手术后护理。

第十二节　颅骨骨折病人的护理

颅骨骨折是指颅骨受暴力作用所致的颅骨结构改变。颅骨骨折的严重性并不在于骨折的本身，而在于骨折所引起的脑膜、脑、血管和神经损伤，可合并脑脊液漏、颅内血肿和颅内感染等。按骨折部位不同可分为颅盖骨折与颅底骨折；按骨折形态不同可分为线性骨折、凹陷性骨折；按骨折部位是否与外界相通分为闭合性骨折和开放性骨折。

一、临床表现

1.颅盖骨折

（1）线性骨折：发生率最高，局部肿胀、压痛，常伴发局部骨膜下血肿。

（2）凹陷性骨折：好发于额、顶部，多为全层凹陷，局部可触及局限性下陷区。若骨折片损伤脑功能区，可出现偏瘫、失语等定位体征。凹陷范围较大的骨折者，软组织出血不多时，触诊多可确定，但小的凹陷性骨折需经X射线摄片才能发现。

2.颅底骨折

赏为线性骨折，多因强烈的间接暴力所致。硬脑膜在颅底与颅骨贴附紧密，故在颅底骨折时易撕破硬脑膜产生脑脊液外漏或颅内积气而形成开放性骨折。颅底骨折的诊断和定位，主要依靠临床表现确定。

（1）颅前窝骨折：表现为眼睑青紫（俗称"熊猫眼征"）、球结膜下出血（俗称"兔眼征"）。发生脑脊液鼻漏，鼻和口腔流出血性脑脊液，可同时引起颅内积气。常合并嗅神经或视神经损伤。

（2）颅中窝骨折：在耳后乳突区皮下出现瘀血斑（Battle征），多于伤后1～2日出现。脑脊液可从外耳道流出形成耳漏；如鼓膜未破，则可沿咽鼓管入鼻腔形成鼻漏；有时骨折累及蝶骨也可出现脑脊液鼻漏。可损伤面神经和听神经。

（3）颅后窝骨折：在耳后及枕下部出现皮下瘀斑，或在咽后壁可见黏膜下瘀血。脑脊液漏至胸锁乳突肌和乳突后皮下，使局部肿胀。脑神经损伤较少见。

二、辅助检查

1.X射线检查：颅盖骨折主要靠颅骨X射线摄片确诊。对于凹陷性骨折，X射线摄片可显示骨折片陷入颅内的深度。颅底骨折主要依靠临床表现诊断。

2.CT检查有助于了解骨折情况和有无合并脑损伤。

三、治疗原则

1.颅盖骨折

（1）线性骨折或凹陷性骨折下陷较轻，一般不需处理。出现以下情况需手术处理：①合并脑损伤或大面积骨折片陷入颅腔，导致颅内压增高，CT检查示中线结构移位，有脑疝可能；②骨折片压迫脑重要部位引起神经功能障碍（如偏瘫、癫痫等）；③位于大静脉窦处的凹陷性骨折；④开放性、粉碎性凹陷骨折。

2.颅底骨折

骨折本身无须特殊处理。出现脑脊液漏时即属开放性损伤，重点是观察有无脑挫伤、颅内出血等脑损伤、处理脑脊液漏及脑神经损伤等并发症、预防颅内感染。脑脊液漏一般在1～2周内自愈。脑脊液漏4周仍不愈合者，可考虑手术修补硬脑膜。合并视神经损伤应争取在12小时内行视神经探查减压术。

四、护理问题

1.有感染的危险　与脑脊液外漏有关。

2.潜在并发症：颅内出血、颅内感染、颅内压增高、颅内低压综合征。

五、护理措施

1.病情观察

目的是及时发现和处理并发症。

（1）硬膜外血肿及颅内压增高：当骨折线越过脑膜中动脉沟或静脉窦，引起硬脑膜外血肿时，病人有头痛、呕吐、生命体征改变、意识障碍等颅内压增高症状。

（2）局灶症状和体征：凹陷性骨折压迫脑组织有局灶症状和体征，如偏瘫、失语、视野缺损等。

（3）明确有无脑脊液漏：颅底骨折伴有脑脊液漏者，注意鉴别脑脊液与血液及脑脊液与鼻腔分泌物，同时应注意有无颅内感染迹象。鉴别方法：①血性脑脊液滴在白色滤纸上，在血迹外有较宽的月晕样淡红色浸渍圈。②根据脑脊液中含糖而鼻腔分泌物中不含糖，用尿糖试纸测定或葡萄糖定量检测进行鉴别。

（4）颅内低压综合征：若脑脊液外漏过多，可使颅内压过低而导致颅内血管扩张，出现剧烈头痛、眩晕、呕吐、厌食、反应迟钝、脉搏细弱、血压偏低。头痛在立位时加重，卧位时缓解。可遵医嘱补充大量液体以缓解症状。

2.预防逆行性颅内感染，促进漏口早日闭合

（1）体位：嘱病人采取半卧位（床头抬高15°～30°），头偏向患侧，维持头高位至脑脊液漏停止3～5日，其目的是借助重力作用使脑组织移向颅底硬脑膜裂缝处，促使局部粘连而封闭漏口。

（2）保持局部清洁：每天2次清洁、消毒鼻前庭、口腔或外耳道，避免棉球过湿导致液体逆流颅内。在外耳道口或鼻前庭疏松放置干棉球，棉球渗湿及时更换，并记录24小时浸湿的棉球数，以此估计漏出的脑脊液量。告诫病人勿挖鼻、抠耳。注意不要堵塞鼻腔、外耳道。

（3）避免颅内压骤升：嘱咐病人勿用力屏气排便、咳嗽、擤鼻涕或打喷嚏等，以免颅内压骤然升高导致气颅或脑脊液逆流。脑脊液漏停止前不做腰穿。

（4）预防颅内逆行感染：脑脊液鼻漏者，禁忌经鼻腔护理操作（禁忌鼻腔和耳道冲洗和滴药、堵塞）；严禁经鼻腔置胃管、吸痰及鼻导管给氧。禁忌做腰椎穿刺。注意有无颅内感染迹象，如头痛、发热等。遵医嘱应用抗菌药和破伤风抗毒素或破伤风类毒素，预防感染。

第十三节　脑损伤病人的护理

脑损伤是指脑膜、脑组织、脑血管以及脑神经的损伤。根据伤后病理改变的先后分为原发性脑损伤和继发性脑损伤。原发性脑损伤是指暴力作用于头部后立即发生的脑损伤，主要有脑震荡、脑挫裂伤等。继发性脑损伤是指头部受伤一段时间后出现的脑损伤，主要有脑水肿和颅内血肿等。根据伤后脑组织是否与外界相通分为开放性脑损伤（硬脑膜破裂、脑组织与外界相通）和闭合性脑损伤。

一、脑震荡

脑震荡是头部受暴力作用后出现的一过性脑功能障碍，无肉眼可见的神经病理改变，仅在显微镜下可见神经组织结构紊乱，是最常见的轻度原发性脑损伤。

（一）临床表现

病人在伤后立即出现短暂的意识障碍，持续数秒或数分钟，一般不超过30分钟，同时伴有皮肤苍白、出汗、血压下降、心动徐缓、呼吸微弱、肌张力减低、生理反射迟钝或消失等症状。清醒后大多不能回忆受伤当时及受伤前一段时间内的情况，而对往事记忆清楚，称为逆行性遗忘/逆行性健忘。常有头痛、头昏、恶心、呕吐等症状。神经系统检查、脑脊液检查及CT检查均无阳性发现。

（二）治疗原则

无须特殊治疗，一般卧床休息1～2周即可完全恢复。必要时可给予镇静、镇痛药物对症处理。对少数神经官能症症状持续时间较长者，应加强心理治疗。

二、脑挫裂伤

脑挫裂伤是常见的原发性脑损伤，包括脑挫伤和脑裂伤。脑挫伤是指脑组织遭受破坏较轻、软脑膜完整；脑裂伤是指软脑膜、血管和脑组织同时破裂，并可伴外伤性蛛网膜下腔出血。因二者常同时存在，临床上又不易区别，故合称脑挫裂伤。

（一）病理生理

损伤主要发生在大脑皮层，好发于额极、颞极及其基底。脑挫裂伤后，继发性改变为脑水肿和血肿形成，它们比脑挫裂伤本身具有更重要的临床意义。脑水肿多在伤后3～7日内发展到高峰，此期间易发生颅内压增高，甚至脑疝。

（二）临床表现

1.症状和体征

（1）意识障碍是最突出的症状。一般伤后立即出现昏迷，其程度和持续时间与损伤程度、范围直接相关。绝大多数在30分钟以上，严重者可长期持续昏迷。

（2）局灶症状和体征：受伤当时立即出现与伤灶相对应的神经功能障碍的症状和体征，如运动区损伤出现锥体束征，语言中枢损伤出现失语等。若损伤发生于"哑区"如额、颞叶前端等，可无局灶症状和体征。

（3）头痛、呕吐：与颅内压增高、自主神经功能紊乱及外伤性蛛网膜下隙出血等有关，后者还可出现脑膜刺激征，脑脊液检查有红细胞。

（4）颅内压增高与脑疝：系继发颅内血肿或脑水肿所致，表现为早期的意识障碍或偏瘫程度加重，或意识障碍好转后又加重，同时伴有血压升高、心率缓慢、瞳孔不等大及锥体束征等体征。

原发性脑干损伤是脑挫裂伤中最严重的特殊类型。

2.辅助检查

CT检查为首选方法，可了解脑挫裂伤的部位、范围及脑水肿的程度、有无血肿形成等，还可了解脑室受压及中线结构移位等情况。MRI检查也有助于明确诊断。

（三）治疗原则

脑挫裂伤以非手术治疗为主，防治脑水肿，以减轻脑损伤后的病理生理反应和预防并发症为目的。

1.非手术治疗

（1）一般处理：①绝对卧床休息，床头抬高15°～30°，宜取侧卧位；②保持呼吸道通畅，必要时做气管切开或气管内插管辅助呼吸；③营养支持，维持水、电解质及酸碱平衡；④应用抗菌药预防感染；⑤对症处理，如镇静、止痛、抗癫痫等。

（2）防治脑水肿是治疗脑挫裂伤的关键。

（3）促进脑功能恢复：应用三磷酸腺苷（ATP）、辅酶A、细胞色素C等，以供应能量，改善细胞代谢，促进脑细胞功能恢复。

2.手术治疗

手术指征：①意识障碍进行性加重或已有一侧瞳孔散大的脑疝表现；②CT检查发现中线结构明显移位、脑室明显受压；③在脱水治疗过程中病情恶化。

手术方法包括脑挫裂伤灶清除、额极或颞极切除、去骨瓣减压术或颞肌下减压术。

三、颅内血肿

颅内血肿是最常见的、最危险的、可逆性的继发性脑损伤。由于血肿直接压迫脑组织,常引起局灶性脑功能障碍及颅内压增高等病理改变,若未及时处理,可导致脑疝而危及生命。

根据血肿的来源和部位分为硬脑膜外血肿、硬脑膜下血肿(最常见,多分布于颞部)和脑内血肿。根据血肿引起颅内压增高及早期脑疝症状所需时间分为急性(3日内出现症状)、亚急性(3日至3周出现症状)和慢性(3周以上出现症状)。引起颅内压增高与脑疝的出血量,可因出血速度、代偿功能、原发性脑损伤的轻重等而异。一般成人幕上20 mL、幕下10 mL即有可能形成脑疝,绝大多数属急性型,需手术治疗。

(一)临床表现

1.硬脑膜外血肿

硬脑膜外血肿发生在颅骨内板和硬脑膜之间,常因颅骨骨折或颅骨的短暂变形撕破位于骨管内的硬脑膜中动脉(最常见的出血来源,其主干或前支的出血速度快,可在6~12小时或更短的时间内出血)或静脉窦破裂而引起出血,或骨折的板障出血所引起,大多属于急性型。

(1)意识障碍:意识障碍包括原发性脑损伤直接所致的意识障碍及发生于伤后数小时至1~2日由血肿导致的颅内压增高、脑疝引起的意识障碍。意识障碍有以下三种类型:①伤后立即出现一过性原发性昏迷(因脑震荡),之后意识清醒,经过一段时间后,由于颅内血肿形成,颅内压增高,病人再度出现昏迷(再次昏迷因颅内血肿),并渐次加重。这就是典型的"中间清醒期"。②原发性脑损伤较为严重,伤后昏迷时间较长,在病人还未清醒时,颅内血肿出现,引起昏迷再度加重。③原发性脑损伤较轻,伤后无原发性昏迷,至血肿形成后方出现继发性昏迷。

(2)颅内压增高及脑疝表现:一般幕上血肿大于20 mL,幕下血肿大于10 mL,即可在中间清醒期或昏迷前引起颅内压增高症状。幕上硬脑膜外血肿大多先经历小脑幕切迹疝,然后合并枕骨大孔疝。幕下硬脑膜外血肿者可直接发生枕骨大孔疝,较少出现瞳孔改变,而多出现呼吸循环功能障碍。

2.硬脑膜下血肿

硬脑膜下血肿指出血积聚在硬脑膜下隙,是颅内血肿中最常见的类型,多见于额颞部,多属急性或亚急性型,主要由对冲性脑挫裂伤引起的脑实质血管破裂所致。因多数与脑挫裂伤和脑水肿同时存在,故表现为伤后持续昏迷或昏迷进行性加重,少有"中间清醒期",多在1~3日内出现颅内压增高和脑疝的其他症状。

慢性硬脑膜下血肿较少见,好发于老年人,病程较长。临床表现差异很大。

3.脑内血肿

浅部血肿出血均来自脑挫裂伤灶,常伴有颅骨凹陷性骨折或严重的脑挫裂伤,好发于额叶、颞叶,可与硬脑膜下血肿、硬脑膜外血肿并存。深部血肿多见于老年人,由脑受力变形或剪力作用使深部血管撕裂引起,血肿位于白质深处,脑表面可无明显挫伤。临床表现以进行性加重的意识障碍为主,当血肿累及重要脑功能区时可出现偏瘫、失语、癫痫等症状。

(二)辅助检查

CT检查是目前最常用的检查方法,有助于颅内血肿的确诊,能清楚显示脑挫裂伤、颅内血肿的部位、范围和程度。还可明确血肿定位、计算出血量、了解脑室受压及中线结构移位,以及脑挫裂伤和脑水肿、多个血肿并存等情况。硬脑膜外血肿的CT:颅骨内板下方在颅骨内板与脑表面之间呈梭形或弓形增高密度影,局部常有颅骨骨折合并发生。急性硬脑膜下血肿的CT:在颅骨内板与脑表面之间呈现新月形或半月形高密度、等密度或混合密度影。慢性硬脑膜下血肿的CT:在颅骨内板下低密度的新月形、半月形或双凸镜形影像。

(三)治疗原则

急性颅内血肿,一经确诊应立即手术,行开颅血肿清除术并彻底止血;慢性硬脑膜下血肿若已经形成完整的包膜，可采用颅骨钻孔引流术。

若颅内血肿较小，可先采用脱水等非手术治疗。治疗期间，一旦出现颅内压进行性升高、局灶性脑损害、脑疝早期症状，应紧急手术。

四、脑损伤病人的护理

（一）护理问题

1.清理呼吸道无效　与脑损伤后意识障碍有关。

2.营养失调：低于机体需要量　与脑损伤后高代谢、不能进食有关。

3.有失用综合征的危险　与意识障碍、肢体功能障碍及长期卧床有关。

4.意识障碍　与脑损伤、颅内压增高有关。

5.潜在并发症：脑震荡后遗症、颅内压增高、脑疝、蛛网膜下隙出血、癫痫、消化道出血（颅脑损伤常见的致命性并发症）、肺部感染（最常见并发症）、术后血肿复发等。

（二）护理措施

1.现场急救

首先应争分夺秒地抢救心搏骤停、窒息、开放性气胸、大出血等危及病人生命的伤情，禁用吗啡止痛。此外，颅脑损伤救护时还应注意以下几点：

（1）保持呼吸道通畅：脑损伤病人有意识障碍，丧失正常咳嗽反射和吞咽功能，呼吸道分泌物不能有效排除，血液、脑脊液、呕吐物等可引起误吸。呕吐时将头转向一侧以免误吸。尽快清除口腔和咽部的血块、呕吐物和分泌物，将深昏迷病人置于侧卧或侧俯卧位以利于口腔内分泌物排出。深昏迷者应抬起下颌或放置口咽通气管，以免舌根后坠阻碍呼吸；短期不能清醒者，必要时行气管插管或气管切开；呼吸减弱并潮气量不足不能维持正常血氧者，及早使用呼吸机辅助呼吸。使用抗菌药物预防呼吸道感染。

（2）妥善处理伤口：开放性颅脑损伤应剪短伤口周围头发，并消毒，伤口局部不冲洗，不用药，用消毒纱布妥善保护外露脑组织（在外露脑组织周围用消毒纱布卷保护，再用纱布架空包扎），避免局部脑组织受压。尽早应用抗生素和破伤风抗毒素预防感染。

（3）防治休克：止血及补充血容量。

（4）做好病情观察和护理记录：密切观察病情变化，及时发现和处理并发症；准确记录受伤经过、急救处理经过及生命体征、意识、瞳孔、肢体活动等病情变化。

2.一般护理

（1）体位：意识清醒病人可采取斜坡卧位，有利于颅内静脉血的回流，预防脑水肿。昏迷病人或吞咽障碍病人宜取侧卧位或侧俯卧位，以免呕吐物、分泌物误吸。

（2）营养支持：昏迷病人须禁食，早期应采用胃肠外营养。每天静脉输液量在1500～2000 mL，其中含电解质500 mg，输液速度不可过快。伤后3天仍不能进食者，可经鼻胃管补充营养，但应控制盐和水的摄入量。

（3）降低体温：高热使机体代谢加快，加重脑组织缺氧，应及时降低体温。

（4）躁动的处理：引起躁动的原因很多（头痛、呼吸道不通畅、尿潴留、便秘、被服被大小便浸湿、肢体受压等），须查明原因及时排除，切勿轻率给予镇静剂，以免影响观察病情。对躁动病人不可强加约束，避免因过分挣扎使颅内压进一步增高。

3.预防和处理颅内压增高和脑疝

（1）保持正确体位：意识清醒者采取斜坡卧位，抬高床头15°～30°，以利于脑静脉回流和减轻脑水肿，亦可防止呼吸道梗阻。昏迷或吞咽功能障碍者取侧卧位或侧俯卧位，以免呕吐物、分泌物误吸。

（2）**病情观察和记录**：严密观察病情是颅脑损伤病人护理的重点内容，目的是观察治疗效果和及早发现脑疝。动态的病情观察是鉴别原发性脑损伤与继发性脑损伤的主要手段。无论伤情轻重，急救时都应建立观察记录单，密切观察和记录病人的意识状况、瞳孔、生命体征、神经系统体征等情况。

①意识状态：意识状态反映大脑皮质功能和脑干功能状态。意识障碍的程度可协助辨别脑损伤的轻

重；意识障碍出现的时间和有无继续加重可作为区别原发性脑损伤和继发性脑损伤的重要依据。伤后立即昏迷是原发性脑损伤；伤后清醒转为昏迷或意识障碍不断加深，是颅内压增高或形成脑疝的表现；躁动病人突然昏睡应怀疑病情恶化。

②生命体征：观察生命体征是为了避免病人躁动影响准确性，应先测呼吸，再测脉搏，最后测血压。注意呼吸节律和深度、脉搏快慢和强弱及血压、脉压的变化。伤后出现脉搏缓慢有力、呼吸深慢、血压升高，同时有进行性意识障碍，是颅内压增高的表现，警惕颅内血肿或脑疝发生；枕骨大孔疝病人可突然出现呼吸、心搏停止。下丘脑或脑干损伤常出现中枢性高热；伤后数日出现高热常提示有继发感染。

③瞳孔改变：可因动眼神经、视神经和脑干的损伤引起。伤后立即出现一侧瞳孔散大，是原发性动眼神经损伤所致；伤后瞳孔正常，以后一侧瞳孔先缩小继之进行性散大，并且对光反射减弱或消失，是小脑幕切迹疝的眼部表现；双侧瞳孔时大时小，变化不定，对光反射消失，伴眼球运动障碍（如眼球分离、同向凝视），常是脑干损伤的表现；双侧瞳孔散大，对光反射消失、眼球固定伴深昏迷或去大脑强直，多为临终前的表现。

④神经系统体征：原发性脑损伤引起的偏瘫、失语等局灶性表现，在受伤当时已出现，且不再继续加重；伤后一段时间出现或继续加重的肢体偏瘫，同时伴有意识障碍和瞳孔变化，多是小脑幕切迹疝压迫中脑的大脑脚，损害其中的锥体束纤维所致。

（3）避免呼吸道梗阻、高热、咳嗽、癫痫发作等颅内压增高因素，应用20%的甘露醇、速尿、激素等药物控制脑水肿和降低颅内压，必要时手术引流减压或清除血肿。

4.维持水、电解质和酸碱平衡

5.加强营养支持

6.预防并发症

昏迷病人全身抵抗力下降，容易发生多种并发症，应采取积极的预防措施。

常见并发症：

（1）压疮。

（2）废用综合征：脑损伤病人因意识不清或肢体功能障碍，可发生关节挛缩和肌萎缩。应保持病人的肢体于功能位，防止足下垂。每日做四肢关节被动活动和肌肉按摩2~3次，以防关节僵硬、肌肉挛缩和畸形。

（3）肺部感染。

（4）泌尿系统感染。

（5）蛛网膜下隙出血：因脑裂伤所致，可有头痛、发热、颈项强直等表现。可遵医嘱给予解热镇痛药物对症处理。若病情稳定、排除颅内血肿、颅内压增高、脑疝后，为解除疼痛可协助医师进行腰椎穿刺，放出脑脊液。

（6）外伤性癫痫：任何部位的脑损伤均可导致癫痫，可采用苯妥英钠预防发作。发作时使用地西泮控制抽搐。

（7）消化道出血：因创伤应激或大剂量使用皮质激素引起的应激性溃疡所致。除遵医嘱补充血容量、停止使用激素外，应使用止血药和减少胃酸分泌的药物。避免发生误吸，及时清理呕吐物。

7.手术前后的护理

（1）术前准备：

按急诊手术前常规准备，手术前2小时内剃净头发，洗净头皮，涂擦70%乙醇并用无菌巾包扎。

（2）术后护理：

①一般护理：手术后返回病室，搬运病人时动作轻稳，防止头部转动或受震荡，搬动病人前后应观察呼吸、脉搏和血压的变化。小脑幕上开颅手术后，取健侧或仰卧位，避免切口受压；小脑幕下开颅手术后，应取侧卧或侧俯卧位。

②引流管的护理：手术中常放置引流管，如脑室引流、创腔引流、硬脑膜下引流等，护理时严格注意无菌操作，预防颅内逆行感染；妥善固定；保持引流通畅；观察并记录引流量和性质。

③严密观察并及时发现术后出血、感染、癫痫及应激性溃疡等并发症。

第九章　新生儿的护理

第一节　正常新生儿的护理

新生儿是从脐带结扎到生后28天内的婴儿。正常新生儿是指出生时胎龄≥37周并<42周，体重≥2500 g并≤4000 g，无畸形和疾病的活产新生儿。

新生儿的分类：按体重分为巨大儿（>4000 g）、低体重儿（<2500 g）、极低体重儿（<1500 g）；按胎龄分为早产儿（<37周）、足月儿、过期儿（≥42周）。

高危儿：①母亲有糖尿病、妊高征、先兆子痫、过去有死胎等；②异常分娩的新生儿；③出生时有异常的新生儿，如出生时Apgar评分低于7分、早产儿、多产儿等。

一、正常新生儿的特点

（一）外表特点

出生时哭声响亮；四肢屈肌张力高；皮肤红润，胎毛少，覆盖有胎脂；耳郭发育好，轮廓清楚；乳晕明显，可摸到结节；指甲达到或长过指端；足纹多，遍及整个足底；男婴睾丸已降入阴囊，女婴大阴唇完全遮蔽小阴唇。

（二）生理特征

1.皮肤黏膜　皮肤薄嫩，血管丰富，易感染，脐带生后1～7天后脱落。

2.体温　体温中枢发育不完善，调节功能差，易随外界温度变化。

3.呼吸　呼吸中枢不成熟，以腹式呼吸为主，呼吸节律不规律，40～45次/分。

4.循环　心率快，约120～140次/分，且波动范围较大，在90～160次/分之间。

5.消化　胃呈水平位，贲门松弛，幽门紧张，易发生溢乳，生后12小时内开始排黑绿色胎粪，3～4天后转为黄色粪便。若生后24小时仍不排便，应排除肛门闭锁或其他消化道畸形。

6.泌尿系统　肾功能差，易发生水肿或脱水。一般在24小时内排尿，少数在48小时内排尿。

7.神经系统　新生儿脑相对较大，大脑皮质发育尚未完善，常出现无意识、不协调的活动。脊髓相对长，其末端约在3、4腰椎下缘，故腰穿时应在第4、5腰椎间隙进针。

足月儿出生时已具备一些原始反射，如觅食反射、吸吮反射、握持反射、拥抱反射。正常情况下，生后数月这些反射自然消失。

8.免疫　可由胎盘从母体获得IgG，数月后渐渐消失，而自身免疫功能尚未完善，特别是分泌型IgA缺乏，故新生儿易患各种感染，尤其是呼吸道和消化道感染。

二、新生儿的特殊生理状态

1.生理性黄疸　生后2～3天出现，5～7天最明显，足月儿10～14天自然消退，早产儿可延迟至3～4周消退，一般状况良好。血胆红素<205.2 μmol/L。原因：生后红细胞破坏较多；肝摄取、转化胆红素能力差；肝肠循环增加。

2.乳腺增大　男女均可发生，多在3～5天出现，如蚕豆或鸽蛋大小，多于2～3周自然消退。因胎内母体的黄体酮和催乳素进入胎儿体内，生后这些激素影响突然中断所致。

3.假月经　部分女婴生后5～7天可见阴道流出少量的血液，持续2～3天。因胎内母体的雌激素进入胎儿体内，生后这些激素突然中断所致。不必处理。

4.生理性体重下降　生后数日因水分丢失过多引起，一般不超过10%。10天左右恢复到出生时体重。

5.脱水热 少数新生儿在生后3～4天有一过性发热，体温骤升，但一般情况良好等。若补足水分后体温可于短时间内恢复正常。

6."马牙" 在口腔上腭中线和齿龈部位，有黄白色、米粒大小的颗粒，是由上皮细胞堆积或黏液腺分泌物积留形成，俗称"马牙"，又称"上皮珠"。无须处理。新生儿面颊部有脂肪垫，俗称"螳螂嘴"，对吸乳有利，不应挑割，以免发生感染。

三、正常新生儿的护理

1.合理喂养

提倡母乳喂养，早哺乳（生后30分钟内），按需哺乳。母乳能提供4～6个月以内孩子生长发育所需的营养。无法母乳喂养者先试喂5%～10%葡糖糖水。实行24小时母婴同室，不给新生儿其他的辅食及饮料。

2.预防体温改变的护理

保暖是最重要的措施。适宜的环境温度、湿度对维持体温非常重要，应将新生儿置于中性温度下，即穿衣、包裹棉被、室温维持在22～24 ℃，在这种适宜的环境温度下，机体所需的耗氧量和代谢率最低，蒸发散热量亦少，又能保持正常体温，此温度又称中性温度。相对湿度在55%～65%。正常新生儿的体表温度为36.0～36.5 ℃，正常核心（直肠）温度为36.5～37.5 ℃。

3.预防感染的护理

体温稳定后，一般在出生6小时后可沐浴。沐浴室温度在26～28 ℃。水温在39～41 ℃，每日1次，注意头颈、腋窝、手掌等皮肤皱褶处的清洗。

4.沐浴后的脐带护理

新生儿娩出后1～2分钟结扎脐带断端。脐部可以用清水洗，每天沐浴后，用消毒干棉签蘸干脐窝里的水分及分泌物，再以棉签蘸75%乙醇消毒脐带残端、脐轮和脐窝，保持脐部干燥，不要用纱布包扎脐带。有脓性分泌物时，可先用3%过氧化氢溶液清洗，然后涂2%碘酒；若有肉芽形成可用5%～10%硝酸银溶液电灼。

5.臀部的护理

每次大便后用温水洗净臀部，并涂护臀膏。尿布不可过松、过紧，不宜垫橡胶单或塑料布。

第二节 早产儿的护理

一、早产儿的特点

早产儿是指胎龄≥28周并＜37周的活产婴儿。

1.体温中枢调节功能差，棕色脂肪少，产热能力不足；体表面积相对较大，散热快，体温低于正常者多见，甚至发生寒冷损伤综合征。

2.呼吸系统 呼吸中枢发育不成熟，呼吸节律不规则，可发生呼吸暂停；肺部发育不成熟，肺泡表面活性物质少，易发生肺透明膜病；有宫内窘迫史者，易发生吸入性肺炎。

3.消化系统 各种消化酶分泌不足，胆酸分泌较少，不能将脂肪乳化，对脂肪的消化吸收较差；肝脏发育不成熟，生理性黄疸程度较足月儿重，持续时间也长；易发生低血糖和低蛋白血症，胎粪排出时间延迟。

4.神经系统 易发生缺氧，导致缺血缺氧性脑病；脑室管膜下存在发达的胚胎生发层组织，易导致颅内出血。

5.易有低钙血症发生；生长速度比足月儿快，对铁、钙等矿物质及各种维生素需求大，易发生佝偻病和贫血。

二、早产儿的护理

1.维持体温的护理

（1）室温维持在24～26℃，相对湿度55%～65%。晨护时增至27～28℃。维持体温在36.5～37.5℃。

（2）体重低于2000 g，予暖箱保温，体重越轻，暖箱温度越高。体重超过2000 g者，可置暖箱外保暖。

（3）头部应戴绒布帽，以降低耗氧和散热量。

（4）每4小时测体温1次，每日测体温6次。观察体温变化。

2.合理喂养的护理

（1）出生体重1500 g以上、无发绀，可在出生后2～4小时喂10%葡萄糖水2 mL/kg，无呕吐者，可在6～8小时喂乳。出生体重在1500 g以下或伴有发绀者，可适当延迟喂养时间。

（2）喂养方式：最好用母乳喂养，无法母乳喂养者以早产儿配方乳为宜。喂养后，患儿宜取右侧卧位，并注意观察有无发绀、溢乳和呕吐现象发生。

3.预防感染的护理

加强口腔、皮肤及脐部的护理，每日沐浴1次，脐带未脱落者，沐浴后用2.5%碘酊和75%乙醇消毒局部皮肤，保持脐部皮肤清洁、干燥。

4.预防呼吸暂停的护理

有缺氧症状者给予氧气吸入，氧气应加温湿化，氧气浓度为30%～40%，一般主张间断吸氧，如为持续吸氧最好不超过3天。以防用氧浓度过高、时间过长引起视网膜病变或晶体后纤维增生导致的失明。

5.预防出血的护理

按医嘱补充维生素K，连用3天，预防出血。

6.指导生后2周开始使用维生素D制剂，生后2个月补充铁剂，预防佝偻病和贫血；按期预防接种；以后定期进行生长发育监测。

第三节　新生儿窒息的护理

新生儿窒息是指胎儿娩出后1分钟，仅有心搏而无呼吸或未建立规律呼吸的缺氧状态。窒息的本质是缺氧。凡能降低胎儿或新生儿血氧浓度的任何因素都可能引起窒息。往往是胎儿窒息的延续。

一、临床表现

根据窒息程度分轻度窒息和重度窒息，以Apgar评分为其指标，心率、呼吸、肌张力、喉反射及皮肤颜色5项体征为依据，每项2分。8～10分属正常新生儿。

1.轻度（青紫）窒息　1分钟Apgar评分4～7分。新生儿面部及全身皮肤呈青紫色；呼吸表浅或不规律；心搏规则且有力，心率80～120次/分；对外界刺激有反应；喉反射存在；肌张力好，四肢稍屈。

2.重度（苍白）窒息　1分钟Apgar评分0～3分。新生儿皮肤苍白；口唇暗紫色；无呼吸或仅有喘息样微弱呼吸；心搏不规则，心率<80次/分且弱；对外界刺激无反应；喉反射消失；肌张力松弛。

对缺氧较严重的新生儿，应在出生后5分钟、10分钟时再次评分，直至连续两次评分均>8分。1分钟评分是出生当时的情况，反映在宫内的情况；5分钟及以后评分是反映复苏效果，与预后关系密切。如5分钟的评分数<3分，则新生儿死亡率及日后发生脑部后遗症的机会明显增加。

二、治疗原则

以预防为主。一旦发生立即按ABCDE的步骤进行复苏。A：清理呼吸道；B：建立呼吸，增加通气；C：维持正常循环；D：药物治疗；E：评价。

三、护理问题

1.气体交换受损　与呼吸道内存在羊水、黏液有关。

2.有受伤的危险　与抢救操作、脑缺氧有关。

四、护理措施

1.配合医生按ABCDE的步骤进行复苏。A是关键、B是根本。

（1）A（清理呼吸道）是关键。胎儿娩出断脐后，用吸痰管吸出羊水，吸引时间不超过10秒，先吸口腔，再吸鼻腔。

（2）B（建立呼吸）：确认呼吸道通畅后对无呼吸或心率<100次/分的新生儿应进行正压人工呼吸。正压通气的呼吸频率是40～60次/分。正压人工呼吸30秒后若心率<60次/分，应进行胸外按压。

（3）C（维持正常循环）：胸外按压，让患儿仰卧在硬垫上，用拇指法或双指法有节奏地按压胸骨下1/3部位、每分钟按压90次，按压深度为胸廓按下1.5～2 cm，按压与通气比为3∶1。按压有效时，可摸到大动脉（如颈动脉和股动脉）搏动。

（4）D（药物治疗）：建立静脉通路，保证药物供应。静脉注射肾上腺素。

（5）E（评价）：贯穿于整个复苏过程中。呼吸、心率和皮肤颜色是窒息复苏评估中的三大指标。新生儿Apgar评分以呼吸为基础，皮肤颜色最灵敏。复苏过程中要每30秒评价新生儿情况1次，以确定进一步的抢救方案。

2.保暖：在整个抢救中必须注意保暖，应在30～32℃的抢救床上进行。胎儿生后立即擦干体表的血迹及羊水，以减少散热。维持肛温在36.5～37℃。

3.复苏后的护理。

第四节　新生儿缺氧缺血性脑病的护理

新生儿缺血缺氧性脑病是由于各种围生期因素引起的缺血和脑血流减少或暂停而导致胎儿和新生儿的脑损伤。围生期窒息是最重要的病因。新生儿缺血缺氧性脑病是新生儿窒息后的严重并发症，其损伤部位与胎龄有关，足月儿主要累及脑皮质、矢状窦旁区，早产儿则易发生在脑室周围白质区。

一、临床表现

主要表现为意识改变及肌张力变化。

1.轻度　生后12～24小时内症状最明显。表现为过多兴奋、激惹和淡漠交替，肢体及下颌可出现颤动，拥抱反射活跃，肌张力正常，呼吸平稳，一般不出现惊厥。症状于24小时后逐渐减轻。

2.中度　生后24～72小时内症状最明显。表现为嗜睡、反应迟钝，肌张力降低，肢体自发动作减少，病情较严重者可出现惊厥。拥抱、吸吮反射减弱，瞳孔缩小，对光反射迟钝等。

3.重度　表现为意识不清、昏迷状态，肌张力低下，惊厥频繁发作，反复呼吸停止，前囟张力明显增高，深浅反射均消失，双侧瞳孔不等大，对光反射差，心率减慢等。

二、辅助检查

CT扫描有助于了解水肿范围、颅内出血类型，对预后的判断有一定的参考价值，最适合的检查时间为生后2～5日。

三、治疗原则

以支持疗法、控制惊厥和治疗脑水肿为主。

1.支持疗法　维持良好的通气功能是支持疗法的核心。维持脑和全身良好的血液灌注是支持疗法的关键措施。

2.控制惊厥　首选苯巴比妥。肝功能不良者改用苯妥英钠，顽固性抽搐者加用地西泮或水合氯醛。

3.治疗脑水肿　避免输液过量是预防和治疗脑水肿的基础。颅内压增高时首选呋塞米静注。严重者可用20%甘露醇。

4.亚低温治疗 仅适用于足月儿，对早产儿不宜采用。维持患儿体温在32~34 ℃。注意复温时要缓慢，复温时间>5小时，保证体温上升速度不高于0.5 ℃/h。避免快速复温引起低血压。

四、护理问题

1.低效性呼吸型态 与中枢神经系统损害有关。

2.营养失调（低于机体需要量） 与吸吮反射减弱或消失有关。

3.潜在并发症：颅内出血、呼吸衰竭。

五、护理措施

1.保持呼吸道畅通，选择适宜的给氧方式，维持血氧饱和度的稳定。

2.观察神志、肌张力、前囟张力、瞳孔、体温、呼吸和窒息所致的各系统症状。

3.合理喂养，保证足够的热量供给，不能经口喂养者，可鼻饲喂养，保证患儿的生理需要。

4.有功能障碍者，固定肢体在功能位，病情平稳后，早期开展动作训练。出院后定期随访，根据患儿的康复状况，指导康复训练的内容，促进康复。

5.体温的护理 体温检测是亚冬眠治疗中的一个重点项目。一般情况下，体温检测主要通过肛温的监测来实现，应保持病人肛温在34~35 ℃之间，头部重点降温的病人可维持鼻腔温度在33~34 ℃之间。若病人体温超过36 ℃，亚冬眠治疗的疗效差，若低于33 ℃，易出现呼吸、循环异常，体温低于28 ℃易出现室颤。

第五节　新生儿颅内出血的护理

新生儿颅内出血是新生儿期最严重的脑损伤性疾病。主要是因缺氧、早产和产伤引起。早产儿发病率较高，预后较差。

一、病因

1.缺血缺氧性颅内出血多见于围生期重度窒息。

2.产伤性颅内出血以足月儿或巨大儿多见，多见于产程异常。

3.高渗液体输入过快、机械通气不当，血压波动过大，操作时对头部按压过重均可引起颅内出血。

二、临床表现

症状、体征与出血部位及出血量有关。特征性表现为窒息、惊厥和抑制相继出现。

1.症状出现早 一般生后1~2天内出现。

2.神经系统症状 先兴奋后抑制。如易激惹、过度兴奋或表情淡漠、嗜睡、昏迷等。

3.眼部症状 有凝视、斜视、眼球上转困难、眼震颤等。

4.颅内压增高时，则有脑性尖叫、前囟隆起、惊厥等。脑疝时瞳孔大小不对称，对光反射差。

由于出血部位不同，其特点为：①脑室周围-脑室内出血，常见于早产儿，24~72小时出现症状；②蛛网膜下腔出血，出血量小者无症状；出血量大者，24小时出现症状，以惊厥为主；③硬脑膜下出血，多见于产伤引起的颅内出血，以足月巨大儿多见；生后24小时可出现惊厥、偏瘫和斜视等神经系统症状。

三、辅助检查

1.脑脊液检查可呈均匀血性和皱缩红细胞，蛋白含量明显增高。

2.CT及B超扫描可帮助判断出血的部位及范围。

四、治疗原则

给氧、止血、控制惊厥、降低颅内压、使用恢复脑细胞功能的药物等对症处理。

五、护理问题

1.潜在并发症：颅内压增高。

2.低效性呼吸型态 与中枢神经压迫有关。

2.营养失调（低于机体需要量）：与中枢神经系统损害有关。

六、护理措施

1.绝对卧床休息、抬高头部、减少刺激。护理操作要轻、稳、准，尽量减少移动和刺激，以防加重颅内出血。不能进食者，应给予鼻饲，以保证患儿热量及营养物质的供应。

2.每15～30分钟巡视病房1次。严密观察患儿生命体征、神志、瞳孔的变化是否有异常，出现脉搏减慢、呼吸节律不规则、瞳孔不等大等圆、对光反射减弱或消失等症状，立即报告医生，做好抢救准备。

3.按医嘱给予止血药，控制惊厥首选苯巴比妥，降低颅内压使用呋塞米，慎用甘露醇。

4.指导家长对有后遗症患儿尽早进行功能锻炼。

第六节 新生儿黄疸的护理

血浆中胆红素浓度增高而引起的巩膜、皮肤、黏膜、体液和其他组织被染成黄色的现象称为黄疸。

一、新生儿胆红素代谢特点

1.胆红素生成相对较多。新生儿每日生成胆红素约8.8 mg/kg，而成人仅为3.8 mg/kg。

2.肝功能不成熟，对胆红素的摄取、转化、排泄能力弱，极易出现黄疸。

3.肠壁吸收胆红素增加（肠肝循环）：新生儿肠道内正常菌群尚未建立，不能将进入肠道的胆红素转化为胆素原排泄掉；肠腔内葡萄糖醛酸酶活性高，能将肠道内结合胆红素分解为葡萄糖醛酸和未结合胆红素，后者又被肠壁重吸收，经肝门静脉达肝脏，加重肝的负担。

由于以上特点，新生儿摄取、转化、排泄胆红素的能力仅为成人的1%～2%，因此极易发生黄疸，尤其当新生儿处于饥饿、缺氧、胎粪排出延迟、脱水、酸中毒、头颅血肿或颅内出血等状态时黄疸加重。

二、新生儿黄疸的分类

（一）生理性黄疸

足月儿生后2～3天出现，5～7天最明显，足月儿10～14天自然消退。早产儿可延迟至3～4周消退。一般状况良好。

（二）病理性黄疸

1.病因

（1）新生儿溶血病是最常见的原因。以ABO血型系统不合最为多见，母亲为O型，婴儿为A或B型易发生；母亲为AB型或婴儿为O型不会发生。其次是Rh血型系统不合。

（2）胆道闭锁：生后2～3周黄疸逐渐加重，主要为结合胆红素。

（3）新生儿肝炎、败血症及其他感染。

（4）母乳性黄疸：生后4～7天出现黄疸，2～3周达高峰，停止喂母乳24～72小时后胆红素开始下降，持续喂母乳1～4个月胆红素亦可降至正常。婴儿一般状况良好，不引起其他疾病。

2.临床表现

（1）黄疸出现时间早，出生后24小时内出现黄疸，并迅速加重。

（2）血清总胆红素>205 μmol/L 或每日上升>85 μmol/L（15 mg/dl）。

（3）黄疸持续时间长，足月儿>2周，早产儿>4周，或黄疸退而复现。

（4）血清结合胆红素>34 μmol/L（2 mg/dl）。

有以上任何一项者均视为病理性黄疸。当血清胆红素超过342 μmol/L（20 mg/dl）时，可透过脑脊液屏障，使大脑神经核黄染、变性坏死，以大脑基底核、下丘脑和第四脑室底部最明显，引起胆红素脑病（又称核黄疸）。患儿出现反应差、食欲减退、拒乳，以后出现嗜睡、尖声哭叫、肌张力下降、双眼凝视、发热、角弓反张，甚至抽搐、呼吸不规则或死亡。胆红素脑病为新生儿溶血病最严重的并发症。

三、预防及治疗原则

对因治疗、保暖、提早喂养、供给足够热量、保持大便通畅、防止胆红素脑病。蓝光疗法是降低血清未结合胆红素简单有效的方法。严重溶血的患儿应采取换血疗法。红细胞G6PG缺陷者，需忌食蚕豆及其制品。

四、护理问题

潜在并发症：胆红素脑病、发热、腹泻等。

五、护理措施

1.密切观察病情

观察排泄情况，如有胎粪延长排出，应予以灌肠处理。注意有无胆红素脑病的早期表现，如患儿生后2～7天黄疸迅速加重时，应注意有无拒食、吸吮无力、肌张力减退或消失、呼吸暂停、心动过缓等表现，一旦发生，立即告知医生，做好抢救准备。

2.光照疗法及护理

（1）目的：使血中未结合胆红素经光照后转变成水溶性胆红素，易于排出，使血清胆红素浓度降低。适用于未结合胆红素增高的患儿。

（2）方法：上、下灯管与患儿皮肤的距离分别为40 cm和20 cm。调节箱温至30～32 ℃，相对湿度达55%～65%。戴护眼罩，用尿布遮盖会阴部，裸体置入蓝光箱床中，禁止在皮肤上涂粉和油类，记录入箱时间。灯管使用300小时应更换。

（3）注意事项：注意调节箱内温、湿度，保持箱温恒定，使患儿体温维持在36～37 ℃。若体温超过37.8 ℃，要暂停光疗，经降温处理，体温恢复正常后再继续进行光疗。光照时应及时补充水分及营养，定时喂养，两次喂乳间喂糖水1次，并记录出入量。若单面光照每2小时改变体位1次，每2小时测生命体征1次。一般光照12～24小时才使血清胆红素下降，当胆红素小于171 μmol/L（10 mg/dl）时停止照射。

3.遵医嘱输血浆或白蛋白，使未结合胆红素与白蛋白结合，以预防核黄疸的发生；使用苯巴比妥以诱导肝葡萄糖醛酸转移酶，加速未结合胆红素转化。

4.胆红素脑病后遗症，应给予康复治疗和护理指导；母乳性黄疸的患儿，母乳喂养可暂停1～4日，或改为隔次母乳喂养，黄疸消退后再恢复母乳喂养。

第七节 新生儿寒冷损伤综合征的护理

新生儿寒冷损伤综合征简称新生儿冷伤，主要由寒冷引起，其临床特征是低体温和多器官功能损伤，严重者出现皮肤硬肿，此时又称新生儿硬肿症。

一、病因

1.体温调节中枢发育不完善，皮下脂肪层薄，易散热，体内棕色脂肪少，产热不足。

2.皮下脂肪中饱和脂肪酸含量大，其熔点低，寒冷时易凝固。

3.新生儿体表面积相对较大，散热较多。再加上新生儿无寒战，更易发生。

4.诱因：缺氧、寒冷、喂养不足或感染等。

二、临床表现

一般以生后1周内新生儿和未成熟儿多见。局部表现为皮肤发凉、硬肿，颜色暗红，不易捏起，按之如硬橡皮。硬肿发生顺序为：小腿（最早发生的部位是小腿外侧）→大腿外侧→下肢→臀部→面颊→上肢→全身。体温常低于35 ℃，重症患儿低于30 ℃。全身表现为食欲差或拒乳、反应差、哭声低、心音低钝、心率减慢、尿少。严重者可导致休克、肺出血、心力衰竭、弥散性血管内凝血（DIC）及急性肾衰竭等多脏器损害而危及生命。硬肿范围可按头颈部20%、双上肢18%、前胸及腹部14%、腰背及骶部14%、双下肢26%计算。轻度＜20%；中度为20%～50%；重度＞50%。

三、治疗原则

复温是治疗和护理的关键。原则是逐步升温，循序渐进。

四、护理问题

1.体温过低　与体温调节中枢不健全，棕色脂肪少有关。

2.皮肤完整性受损的危险　与皮肤水肿、局部血液循环不良有关。

3.营养失调（低于机体需要量）　与吸吮无力、热量摄入不足有关。

4.潜在并发症：肺出血、弥漫性血管内凝血。

五、护理措施

腋—肛温差可作为棕色脂肪产热状态的指标。

1.恢复体温的护理

轻中度硬肿：体温>30 ℃，腋温—肛温差为正者，足月儿可置于25～26 ℃室温环境中，加热水袋复温，亦可放入30 ℃暖箱，根据患儿体温恢复情况，将箱温渐调至30～34 ℃，6～12小时恢复正常体温。重度硬肿，体温<30 ℃，腋温–肛温差为负者，可放入比体温高1～2 ℃暖箱，每小时升高箱温1 ℃，12～24小时恢复正常体温。

2.密切观察体温变化

每2小时测体温1次，体温正常6小时后每4小时测1次。

3.营养不足的护理

提供足够能量与水分，保证供给。

第八节　新生儿脐炎的护理

一、病因

常见病因为葡萄球菌感染。

二、临床表现

轻者脐轮与脐部周围皮肤轻度发红，有少量浆液。重者明显红肿发硬，脓性分泌物多并带臭味。

三、护理问题

潜在并发症：败血症。

四、护理措施

1.彻底清理感染伤口，可用75%酒精消毒。重者全身给予抗生素治疗，首选耐酶青霉素、第一代头孢菌素等。

2.洗澡时，注意不要洗湿脐部，洗澡完毕要用干棉签吸干脐窝水，并用75%酒精消毒，保持局部干燥。

第九节　新生儿低血糖的护理

全血血糖<2.2 mmol/L（40 mg/dl）应诊断为新生儿低血糖，而不考虑出生体重、胎龄和日龄。无症状者，可口服葡萄糖，如无效改为静脉输注；有症状者，应静脉输注葡萄糖。足月儿3～5 mg/（kg·min），早产儿4～6 mg/（kg·min）。严重患儿可用肾上腺皮质激素。

第十节　新生儿低血钙的护理

1.低血钙是指血清总钙<1.75 mmol/L（7 mg/dl）或血清游离钙<0.9 mmol/L（3.5 mg/dl）。主要与暂时的生理性甲状旁腺功能低下有关。早期低血钙指生后72小时内发生。常见于早产儿、小样儿、感

染、窒息等新生儿；**晚期**低血钙是指生后**72小时以后**发生。常见于**牛乳喂养的足月儿**，主要由于牛乳中钙磷比例不适宜，导致血磷过高，血钙沉积于骨，出现低血钙。

2.**主要是神经肌肉兴奋性增高**。表现为烦躁不安、肌肉抽动及震颤，可见惊跳、手足抽搐，常伴有不同程度的呼吸改变，心率增快和青紫等。

3.护理问题

惊厥、窒息　　与血清钙降低、喉痉挛有关。

4.护理措施

（1）发生惊厥时，遵医嘱稀释后缓慢注射或滴注10%**葡萄糖酸钙**每次2 mL/kg，速度1 mL/min。如**心率<80次/分**，应**暂停**注射。

（2）尽量选择粗直、避开关节、易于固定的静脉，保证钙剂完全进入血管。一旦发生药液外渗，应立即停止注射，给予25%～50%硫酸镁湿纱布局部湿敷，以免造成局部组织坏死。

（3）口服氯化钙溶液时，可稀释后服用，较小婴儿服用此药一般不宜超过1周。

第十章　妊娠、分娩和产褥期疾病病人的护理

第一节　女性生殖系统解剖生理

一、外生殖器

外生殖器即外阴，两股内侧从耻骨联合到会阴之间的组织。包括：

1.阴阜

2.大阴唇　皮下脂肪层含有丰富的血管、淋巴管和神经，受伤后易出血形成血肿。

3.小阴唇　表面湿润，色褐，无毛、富含神经末梢、敏感。

4.阴蒂　有勃起的功能，极其敏感。

5.阴道前庭　两侧小阴唇之间的菱形区。

（1）前庭球（球海绵体）：具有勃起性的静脉丛组成。

（2）前庭大腺（巴多林腺）：位于前庭后方小阴唇和处女膜之间。性兴奋分泌黄白黏液，起润滑作用；若感染，腺管口闭塞，形成脓肿或囊肿。

（3）尿道口、阴道口及处女膜。

二、内生殖器

内生殖器位于真骨盆内，包括阴道、子宫、输卵管及卵巢。

1.阴道

横纹皱襞，伸展性大。阴道壁自内向外由黏膜、肌层和纤维组织膜构成。阴道黏膜由复层鳞状上皮细胞覆盖、无腺体；受性激素影响有周期性变化。肌层由内环和外纵两层平滑肌层组成。阴道壁富有静脉丛、损伤后易出血或形成血肿。后穹隆最深，与盆腔最低部位的直肠子宫陷凹紧密相邻，临床上可经此处穿刺或引流。

2.子宫

（1）形态：倒置梨形，重量50 g，长7～8 cm，宽4～5 cm，厚2～3 cm，容量约5 mL。宫体与宫颈的比例：婴儿期为1：2，成年妇女为2：1，老人为1：1。宫体与宫颈之间最狭窄的部分称子宫峡部。非孕期长1 cm。上端因解剖上较狭窄，称解剖学内口；其下端由宫腔内膜转变为宫颈黏膜，称组织学内口。妊娠末期子宫峡部伸展达7～10 cm，形成子宫下段。

（2）组织结构：宫体和宫颈的结构不同。

子宫壁分三层，内为黏膜层（子宫内膜）、中为肌层、外为浆膜层。子宫内膜包括功能层（内膜表面2/3）和基底层。功能层受卵巢性激素影响，发生周期性变化而脱落。肌层由平滑肌束及弹力纤维组成，肌束外纵、内环、中交叉。直肠子宫陷凹为盆腔最低部位。

宫颈管黏膜为单层高柱状上皮。宫颈管黏膜也受性激素影响发生周期性变化。宫颈阴道部为复层鳞状上皮。宫颈外口柱状上皮与鳞状上皮交接是宫颈癌的好发部位。

（3）子宫位置：正常位于盆腔中央，坐骨棘水平之上，呈轻度前倾前屈位。靠子宫韧带及骨盆底肌和筋膜的支托作用。

（4）子宫韧带：子宫韧带有4对。①圆韧带：维持子宫呈前倾。②阔韧带：限制子宫向两侧倾倒，保持子宫位于盆腔中央。子宫动脉、静脉和输尿管均从阔韧带基底部穿过。③主韧带（宫颈横韧带）：固定宫颈位置，保持子宫不致下垂的主要结构。④宫骶韧带：间接维持子宫前倾位置。

3.输卵管和卵巢

（1）输卵管：全长8～14 cm，是精子与卵子相遇的场所，受精卵由输卵管向子宫腔运行。按输卵管的形态可分为4部分：间质部（最窄）、峡部（最狭窄）、壶腹部（最宽）、漏斗部或伞部（游离端呈漏斗状，有"拾卵"作用）。输卵管既是受精的部位，也是异位妊娠最好发的部位。

（2）卵巢：产生卵子及性激素，成年妇女的卵巢约4 cm×3 cm×1 cm大，重5～6 g。卵巢表面无覆膜，皮质在外，其中有数以万计的原始卵泡，髓质内无卵泡。

4.内生殖器与邻近器官的关系

（1）尿道：由于女性尿道短而直，接近阴道，易引起泌尿系统感染。

（2）膀胱：其大小、形状可因其充盈状态及邻近器官的情况而变化。

（3）输尿管：分腰段、盆段。盆段输尿管在宫颈部外侧约2 cm处，在子宫动脉下方与之交叉，穿越主韧带前方的输尿管隧道，进入膀胱底。

（4）直肠：妇科手术及分娩处理时应注意避免损伤肛管、直肠。

（5）阑尾：妇女患阑尾炎时有可能累及子宫附件，应注意鉴别诊断。妊娠期阑尾位置可随妊娠月份增加而向上外方移位。

三、骨盆的组成与分界

1.骨盆由骶骨、尾骨、左右髋骨构成。

2.分界

骨盆以耻骨联合上缘、髂耻缘及骶岬上缘连线（髂耻线）为界，将骨盆分为上、下两部分，上称大骨盆（假骨盆），与产道无关，但径线长短关系到真骨盆的大小；下称小骨盆（真骨盆），是胎儿娩出通道，又称骨产道。骶骨的前面凹陷形成骶窝，第1骶椎向前凸出形成骶岬，为骨盆内测量的重要据点。

正常女性骨盆入口呈横椭圆形，入口横径＞前后径，耻骨弓较宽，两侧坐骨棘间径≥10 cm。

四、女性一生各时期的生理特点

1.新生儿期

出生后4周内称新生儿期。

2.幼年期

从出生4周到12岁称幼年期。在10岁以前，身体持续发育，但生殖器仍为幼稚型，约10岁起，卵巢中开始有少量卵泡发育，但仍不到成熟阶段，女性特征开始出现。

3.青春期

从月经初潮至生殖器官逐渐发育成熟的时期称青春期。身体及生殖器官发育迅速，第二性征出现，形成月经。乳房发育是女性第二性征的最初特征，为女性青春期发动的标志。月经初潮是青春期的标志。

4.性成熟期（生育期）

卵巢功能成熟并有性激素分泌及周期性排卵的时期称性成熟期。一般自18岁左右开始，持续约30年。具有旺盛的生殖功能。周期性的排卵和行经是最大特点。

5.围绝经期

妇女卵巢功能逐渐衰退，生殖器官开始萎缩向衰退过渡的时期称围绝经期。突出的表现为经量减少，最后绝经。一般发生在44～54岁。此期卵巢功能逐渐衰退，卵泡不能发育成熟及排卵。

6.老年期

此期卵巢功能进一步衰退、老化。由于衰老，性激素减少，易致代谢紊乱。

五、卵巢的功能及其周期性变化

1.卵巢的生理功能

卵巢具有生殖功能（排卵）和内分泌功能（分泌女性激素）。

2.卵巢的周期改变

表现为卵泡的发育及成熟、排卵、黄体的形成和退化4个阶段。

（1）卵泡的发育及成熟：未发育的卵泡称原始卵泡。每一原始卵泡中含有一个卵母细胞，周围有一层梭形或扁平细胞围绕。新生儿卵巢内约有10万个以上的原始卵泡；在妇女一生中仅400～500个卵泡发育成熟，其余的卵泡自行退化（卵泡闭锁）。成熟卵泡直径可达10～20 mm。

（2）排卵：排卵多发生在两次月经中间，一般在下次月经来潮前14日左右。

（3）黄体形成：排卵后7～8日，即相当于月经周期第22日左右，黄体发育达最高峰，称成熟黄体，直径一般为1～2 cm。

排卵后，卵泡壁塌陷，卵泡膜血管破裂，血液流入腔内，卵泡壁破裂被封闭，形成血体。残留的颗粒细胞变大，形成颗粒黄体，此时血体变成黄体。

（4）黄体退化：卵子未受精，在排卵9～10日黄体开始萎缩，黄体衰退后月经来潮。黄体的寿命直接决定了月经周期的长短。一般黄体寿命为12～16日，平均14日。

3.卵巢的内分泌功能

卵巢合成和分泌雌激素、孕激素、少量雄激素。

4.卵巢性激素的生理作用

表10-1　雌激素、孕激素的生理作用

	雌激素	孕激素
子宫肌	收缩力增强	收缩力松弛
催产素敏感	增高	降低
子宫内膜	增生期	转化分泌期
宫颈口	松弛	闭合
黏液分泌	增加、质稀薄、易拉丝	减少、变稠、拉丝减少
宫颈黏液	呈羊齿状结晶	呈椭圆体结晶
输卵管	加强输卵管收缩	抑制输卵管收缩振幅
阴道上皮	增生和角化	细胞脱落加快
乳腺	乳腺管增生	乳腺腺泡发育
下丘脑	正反馈、负反馈	负反馈
钠、水	潴留	排泄
钙	促骨钙沉积	
体温		排卵后升高0.3～0.5℃

（1）雌激素：在一个月经周期中有两个高峰。排卵前24小时形成第一高峰；在排卵后7～8日黄体成熟时，形成第二高峰。峰值低于第一高峰，较平坦。

（2）孕激素：排卵后7～8日黄体成熟时，分泌量达最高峰，以后逐渐下降，到月经来潮时恢复排卵前水平。

（3）雌激素和孕激素的协同和拮抗作用

协同作用：雌激素促使女性生殖器和乳房的发育，而孕激素在雌激素作用的基础上，进一步促使它们发育，为妊娠准备条件。

拮抗作用：在子宫的收缩、输卵管的蠕动、宫颈黏液的变化、阴道上皮细胞角化和脱落以及钠水潴留与排泄等。

（4）雄激素：卵巢分泌少量睾酮，是合成雌激素的前体。维持女性正常生殖功能；能促进阴毛和腋毛的生长；少女在青春期生长迅速，也有雄激素的影响。

六、子宫内膜的周期性变化及月经的周期性调节

（一）子宫内膜的周期性变化

子宫内膜分为功能层（包括海绵层与致密层）和基底层。功能层受卵巢激素的影响而随卵巢呈周期性变化。

1.月经

月经是指有规律的、周期性的子宫出血，是生殖功能成熟的外在标志之一。月经第一次来潮称月经初潮。月经初潮年龄多在13～15岁之间。月经周期从月经来潮第一天算起。两次月经第1日的间隔时间称为一个月经周期，一般为28～30日。提前或延后5日左右属正常范围。正常月经持续时间为2～7日，一般为3～5天。月经血量为30～50 mL，多于80 mL即为病理状态。

月经血呈暗红色，除血液外尚含有子宫内膜碎片、宫颈黏液及脱落的阴道上皮细胞。月经血的主要特点是不凝固，因月经血中含有前列腺素（原发性痛经患者，前列腺素含量比较高）及子宫内膜有大量的纤溶酶，使已凝固的纤维蛋白裂解为流动的降解产物。经期应避免性生活及游泳，保持局部卫生，注意劳逸结合。

2.一个月经周期为28日，可分为3期：

（1）增生期：月经周期的第5～14日，相当于卵泡发育成熟阶段。在卵泡期雌激素作用下，子宫内膜修复腺体和间质细胞呈增生改变。

增生期又可分早、中、晚3期。①增生期早期：月经周期的第5～7天；②增生期中期：月经周期的第8～10天；③增生期晚期：月经周期的第11～14天。

（2）分泌期：占月经周期的后一半，即月经周期的第15～28日。排卵后，卵巢内形成黄体，分泌雌激素与孕激素，能使子宫内膜继续增厚，腺体增大。

分泌期也分早、中、晚期3期。①分泌期早期：月经周期的第15～19天；②分泌期中期：月经周期的第20～23天；③分泌期晚期：月经周期的第24～28天。

（3）月经期：在月经周期的第1～4日。体内雌激素水平很低，无孕激素存在。月经来潮前24小时，子宫内膜功能层螺旋小动脉持续痉挛，组织变性、坏死，血管通透性增大，使血管破裂导致内膜底部血肿形成，促使组织坏死剥脱。变性、坏死的内膜与血液相混排出，形成月经血。

（二）月经周期的调节

月经周期的调节是通过下丘脑-垂体-卵巢轴实现的。下丘脑-垂体-卵巢轴（H-P-O轴）是完整而协调的神经内分泌系统。下丘脑产生促性腺激素释放激素，作用是促进垂体分泌促卵泡素（FSH）和黄体生成素（LH）；垂体分泌的促卵泡素和黄体生成素，能促进卵泡发育，刺激排卵，形成黄体，产生雌激素和孕激素；卵巢分泌雌激素和孕激素，作用于子宫内膜及其他生殖器官发生周期性变化，其分泌量对下丘脑、垂体产生负反馈作用。生育年龄妇女一般每个月只有一个卵泡发育成熟而排卵。卵巢周期性变化可分为卵泡成熟期、排卵期及黄体期。

在卵泡期，循环中的雌激素浓度小于200 pg/ml时，抑制下丘脑、垂体分泌（负反馈）。随卵泡发育，雌激素水平升高，负反馈作用增强，循环中FSH浓度下降；当卵泡发育接近成熟时，卵泡分泌的雌激素达到高峰，循环中的雌激素浓度大于200 pg/ml时，刺激下丘脑、垂体分泌，GnRH、FSH和LH大量释放（正反馈），形成排卵前FSH、LH峰；排卵后，卵巢形成黄体，分泌雌激素和孕激素，两者联合作用使FSH、LH合成和分泌又受到抑制，进而抑制卵泡发育；若未受孕，卵巢黄体失去FSH、LH的支持而萎缩，卵巢分泌雌激素、孕激素减少，循环中雌激素、孕激素下降，两者联合对FSH、LH的抑制作用逐渐解除，FSH、LH回升，卵泡又开始发育，新的卵泡周期开始，上述过程周而复始。同时由于卵巢分泌雌激素孕激素减少，子宫内膜失去雌激素、孕激素的支持，发生萎缩、坏死、脱落、出血，即月经来潮。可见，月经的来潮是一个性周期的结束，也是一个性周期的开始。

第二节　妊娠期妇女的护理

一、妊娠生理

（一）受精与着床

1.受精

卵子在输卵管壶腹部与峡部连接处等待受精；受精发生在排卵后12小时内；受精过程需24小时。受精后第4日进入宫腔，受精后第6～7日着床。

2.受精卵着床

受精卵着床后，子宫内膜发生蜕膜变，按蜕膜与受精卵的部位关系，将蜕膜分为：

（1）底蜕膜：胎盘的母体部分。

（2）包蜕膜：覆盖在囊胚上面的蜕膜。约在妊娠12周因羊膜腔明显增大，使包蜕膜和真蜕膜相贴近，宫腔消失。

（3）真蜕膜（壁蜕膜）：指底蜕膜及包蜕膜以外覆盖宫腔的蜕膜。

（二）胎儿附属物的形成及其功能

胎儿附属物是指胎儿以外的组织，包括胎盘、胎膜、脐带和羊水。

1.胎盘的形成

胎盘由羊膜、叶状绒毛膜（也称丛密绒毛膜）和底蜕膜构成。胎盘在妊娠12周末形成。

（1）羊膜：构成胎盘的胎儿部分，是胎盘的最内层。

（2）叶状绒毛膜：构成胎盘的胎儿部分，是胎盘的主要部分。在受精后第3周，绒毛内血管形成，建立胎儿胎盘循环。母儿间的物质交换在胎儿小叶的绒毛间隙处进行。

（3）底蜕膜：构成胎盘的母体部分。

2.胎盘的功能

胎盘内进行物质交换的部位——血管合体膜。

（1）气体交换：O_2及CO_2简单扩散进行交换，CO_2通过血管合体膜的速度比O_2通过血管合体膜的速度快20倍左右，故CO_2容易自胎儿通过绒毛间隙直接向母体迅速扩散。

（2）供应营养物质、排出胎儿代谢产物。

（3）防御功能：胎盘的屏障作用有限。①各种病毒，如风疹病毒、巨细胞病毒等可通过胎盘。②小分子药物通过胎盘影响胎儿，致畸甚至死亡。③细菌、弓形虫、衣原体、螺旋体可在胎盘部位形成病灶，感染胎儿。④母血中免疫抗体如IgG能通过胎盘。

（4）合成功能：胎盘能合成激素（蛋白激素和甾体激素）和酶。胎盘合成的激素有绒毛膜促甲状腺激素（HCG）、胎盘生乳素、雌激素、孕激素。①绒毛膜促性腺激素（HCG）：合体滋养细胞分泌合成，HCG在受精后10日左右即可用放免测定法（RIA）自母体血清中测出，放免测定法是诊断早孕最敏感的方法之一。妊娠8～10周血清达最高，持续1～2周后下降，产后2周内消失。主要功能有：维持妊娠、营养黄体、使子宫内膜变为蜕膜，维持孕卵生长发育。②胎盘生乳素：促进乳腺发育，为产后泌乳做准备；促胰岛素生成作用；促蛋白质合成；通过脂解作用，抑制母体对葡萄糖的利用，使多余葡萄糖转移给胎儿，也是蛋白质合成的能源。③雌激素、孕激素：为甾体类激素，妊娠10周起由胎盘合成。

（三）胎膜及脐带

1.胎膜

胎膜由绒毛膜和羊膜组成。

2.脐带

足月胎儿脐带长30～70 cm，脐带中央有一条脐静脉、两条脐动脉。

（四）羊水

1.羊水的来源

妊娠早期的羊水：母血经胎膜进入羊膜腔的透析液；妊娠中期后，胎儿尿液成为羊水的重要来源。足月胎儿通过吞咽羊水使羊水量趋于平衡。

2.羊水的量、性状及成分

妊娠38周约1000 mL。妊娠足月羊水量约800 mL。妊娠28周起出现肺泡表面活性物质，妊娠35周后泡表面活性物质迅速增加。

3.羊水的功能

保护胎儿、保护母体。

（五）胎儿的发育及生理特点

1.胎儿的发育

妊娠4周末：可以辨胚盘与体蒂。

妊娠8周末：初具人形，B超可见早期心脏形成并有搏动。

妊娠12周末：胎儿身长约9 cm，外生殖器已发育。

妊娠16周末：胎儿身长约16 cm，胎儿在宫内活动，孕妇自觉胎动感。从外生殖器可以确定胎儿性别。

妊娠20周末：胎儿身长约25 cm，临床上可听到胎心音。出生后已有心搏、呼吸、排尿及吞咽运动。自20周到满28周前娩出的胎儿，称为有生机儿。

妊娠24周末：胎儿身长约30 cm，皮下脂肪开始沉积。各器官均已发育。

妊娠28周末：胎儿身长约35 cm，体重约1000 g，此期出生者易患特发性呼吸窘迫综合征，胎儿娩出后经特殊护理可以存活。

妊娠32周末：胎儿身长约40 cm，出生后经一般护理，可以存活。

妊娠36周末：胎儿身长约45 cm，娩出后同足月儿，可以存活。

妊娠40周末：胎儿身长约50 cm，娩出后称为足月新生儿。

临床常用新生儿身长作为判断胎儿妊娠周数的依据。妊娠前5个月胎儿身长为月数的平方，如妊娠4个月=4^2=16 cm。妊娠后5个妊娠月的胎儿身长=妊娠月数×5，如妊娠7个月的胎儿身长=7×5=35 cm。

2.胎儿的生理特点

胎儿循环：由胎盘来的动脉血经脐静脉进入胎儿体内至肝脏下缘，约50%入肝与门静脉血混合，另一部分经静脉导管注入下腔静脉与下半身的静脉血混合，共同流入右心房。故胎儿体内无纯动脉血，均是混合血液，肝脏和静脉导管内血液含氧量最高。胎儿甲状腺于妊娠第6周开始发育，是胎儿最早发育的内分泌腺。妊娠12周已能合成甲状腺素。

二、妊娠期母体变化

（一）生殖系统及乳房的变化

1.子宫

（1）子宫体：明显增大，妊娠晚期子宫呈不同程度的右旋。子宫底部增长最快，子宫下段次之，子宫颈最少。主要是子宫肌细胞肥大，细胞质内充满了有收缩活性的肌动蛋白和肌浆球蛋白。

（2）子宫峡部：非孕期时长约1 cm，妊娠12周以后，子宫峡部逐渐伸展拉长变薄，形成子宫下段，为软产道的一部分，临产后可伸展至7～10 cm。

（3）宫颈：于妊娠早期充血、水肿，致使外观肥大、着色及变软。宫颈黏液分泌量增多。临产时，宫颈管变短并出现轻度扩张。

2.卵巢

略增大，一侧卵巢可见妊娠黄体。妊娠黄体于妊娠10周前产生雌激素和孕激素，以维持妊娠，于妊娠10周后由胎盘取代。

3.输卵管

妊娠期输卵管伸长，可见蜕膜反应。

4.阴道

充血水肿，呈紫蓝色，皱襞增多，伸展性增加。阴道上皮细胞含糖原增加，乳酸含量增多，使阴道分泌物pH值降低。

5.外阴

外阴皮肤增厚，大阴唇内血管增多及结缔组织变松软，故伸展性增加。

6.乳房的变化

乳房于妊娠早期开始增大，充血。腺泡增生使乳房较硬韧。乳头增大变黑、乳晕变黑、乳晕上的皮脂腺肥大，形成散在的结节状隆起，称蒙氏结节。

（二）循环系统的变化

1.心脏

心脏向左、向上、向前移位，心浊界稍扩大。心脏容量从妊娠早期至妊娠末期约增加10%，心率每分钟增加10～15次。心尖部闻及柔和吹风样收缩期杂音。

2.心输出量

心输出量自妊娠10周增加，妊娠32～34周达高峰。临产后，特别是第二产程期间，心输出量显著增加。

3.血压

在妊娠早期及中期血压偏低，在妊娠晚期血压轻度升高，脉压稍增大。

（三）血液的变化

（1）循环血量于妊娠6周开始增加，血容量于妊娠32～34周达高峰，增加30%～45%，平均增加1500 mL。血浆增加多于红细胞增加，使血液稀释，出现妊娠生理性贫血。为适应红细胞增加和胎儿生长及孕妇各器官生理变化的需要，易缺铁。

（2）白细胞：从妊娠7～8周开始增加，妊娠30周达高峰，主要为中性粒细胞增多。

（3）凝血因子：妊娠期血液处于高凝状态。凝血因子Ⅱ、Ⅴ、Ⅶ、Ⅷ、Ⅸ、Ⅹ均增加，仅凝血因子Ⅺ、ⅩⅢ降低。血小板略有减少，血沉增快。妊娠晚期凝血酶原时间及凝血活酶时间轻度缩短。妊娠期纤维蛋白溶酶原增加，优球蛋白溶解时间延长，妊娠期间纤溶活性降低。

（4）血浆蛋白：主要是清蛋白减少。

（四）泌尿系统的变化

1.肾血浆流量及肾小球滤过率增加，代谢产物排泄增多，故孕妇尿量增多。

2.自妊娠中期，由于孕激素作用，肾盂及输尿管轻度扩张、增粗及蠕动减弱，尿流缓慢，尿液逆流，易患急性肾盂肾炎，以右侧多见。

（五）其他

妊娠13周前体重无明显变化。13周以后每周体重增加350 g，直至妊娠足月时体重平均增加12.5 kg。

三、妊娠诊断

根据妊娠不同时期的特点，临床将妊娠全过程共40周分为3个时期：妊娠12周末以前称早期妊娠；第13～27周末称中期妊娠；第28周及其后称晚期妊娠。

（一）早期妊娠诊断

1.病史与症状

（1）停经：生育年龄妇女，平时月经周期规则。停经是妊娠最早和最重要的症状。

（2）早孕反应：停经6周左右出现恶心、呕吐等，妊娠12周左右自行消失。

（3）尿频：于妊娠早期出现尿频。

2.检查与体征

（1）乳房的变化：乳房增大，乳头及其周围皮肤（乳晕）着色加深，乳晕周围有蒙氏结节显现。

（2）妇科检查：阴道壁及宫颈充血，呈紫蓝色。双合诊检查发现宫颈和峡部极软，感觉宫颈与宫体似不相连，称黑加征，是早期妊娠的典型体征。

3.辅助检查

（1）B超：B超是检查早期妊娠快速、准确的方法。最早在妊娠5周时可见妊娠环。妊娠8周可见胎心搏动。若见到有胎心搏动和胎动，可确诊为早期妊娠活胎。

（2）妊娠试验：用酶联免疫吸附法检测尿液中HCG的含量。临床用早孕试纸法监测。

（3）宫颈黏液检查：宫颈黏液涂片见排列成行的椭圆体。

（4）黄体酮试验：若停药后超过7天无撤退出血，则早孕的可能性大。

（5）基础体温测定：具有双相型体温的妇女，停经后高温相持续18日不下降。

（二）中晚期妊娠诊断

1.病史与症状

有停经史，腹部逐渐增大。妊娠18～20周感觉胎动，经产妇出现早些。

2.检查与体征

（1）子宫增大：手测宫底高度或尺测耻上子宫长度可以初步估计胎儿大小及孕周。正常情况下，宫底高度在孕满36周时最高，至孕足月时略有下降。

手测宫底高度：妊娠12周末，在耻骨联合上方可以触及；16周在脐耻之间；20周在脐下1横指；24周在脐上1横指；28周末在脐上3横指；32周末在脐与剑突之间；36周在剑突下2横指；40周与32周相似。

（2）胎动：于妊娠18～20周开始自觉胎动，胎动每小时3～5次。

（3）胎儿心音：妊娠18～20周听诊器闻及胎心音。每分钟120～160次。可闻及脐带杂音与胎心率一致。

3.胎产式、胎先露、胎方位

（1）胎产式：胎体纵轴与母体纵轴的关系称为胎产式。两纵轴垂直为横产式。两纵轴平行为纵产式。

（2）胎先露：最先进入骨盆入口的胎儿部分称为胎先露。纵产式包括头先露和臀先露。横产式有肩先露。临床上以枕先露最常见。

头先露：枕先露、前囟先露、额先露及面先露。

臀先露：混合臀先露、单臀先露、单足先露和双足先露。

肩先露、复合先露：比较少见。

（3）胎方位：胎儿先露的指示点与母体骨盆的关系即胎方位。枕先露以枕骨为指示点、面先露以颏骨为指示点、臀先露以骶骨为指示点、肩先露以肩胛骨为指示点。在众多的胎方位中，只有枕左前和枕右前为正常胎方位，其余均为异常。

四、孕妇监护

（一）产前检查的时间

首次产前检查的时间应从确诊早孕开始。无异常者，一般于妊娠20周进行产前系统检查。妊娠28周间每4周检查一次；妊娠28周后每2周检查一次；妊娠36周后每周检查一次。即于妊娠20、24、28、32、36、37、38、39、40周共做产前检查9次。高危孕妇，酌情增加产前检查次数。

（二）首次产前检查

1.病史

（1）年龄、职业。

（2）推算预产期：月份减3或加9，日数加7（农历日数加15）。早孕反应开始出现的时间、胎动开始时间、手测子宫底高度、尺测子宫长度加以估计。

（3）月经史、孕产史、既往史及手术史。

（4）妊娠早期有无病毒感染及用药史：妊娠晚期有无阴道流血、头痛、眼花、心悸、气短、下肢浮肿等症状。

（5）家庭史及配偶健康状况。

2. 全身检查

妊娠晚期每周体重增加不超过 0.5 kg；血压应小于 140/90 mmHg 或与基础血压相比不超过 30/15 mmHg。

3. 产科检查

包括腹部检查、骨盆测量、阴道检查、肛门检查。

（1）腹部检查

1）视诊：有无腹型、瘢痕、水肿等。

2）触诊：先用软尺测子宫长度及腹围，子宫长度是指从宫底到耻骨联合上端的距离；腹围是指绕脐一周的数值，随后进行四步触诊法，检查子宫大小、胎产式、胎先露、胎方位及是否衔接。前3步检查者面向孕妇，第4步检查者面向孕妇足端。

①第一步手法：两手置于宫底，手测宫底的高度，并判断宫底部的胎儿部分；硬而圆且有浮球感的是胎头。

②第二步手法：确定胎产式后，检查者两手置于孕妇腹部左右两侧，触到平坦饱满部分为胎背；触到可变形的高低不平部分为胎儿肢体。

③第三步手法：检查者右手拇指和四肢分开，置于孕妇耻骨联合上方握住胎先露，进一步核实是头或臀，并左右推动以确定是否衔接。

④第四步手法：检查者左右手分别置于胎先露的两侧，沿骨盆入口向下深压，进一步确认头或臀，并确定胎先露入盆的程度。

3）听诊：18～20周起，在孕妇腹壁上可听到胎心音，正常胎心率120～160次/分。妊娠6个月以前胎心音在脐下正中线处或稍偏左或右听诊最清楚。妊娠24周后胎心在胎背侧听得最清楚。头先露时，胎心音在脐下方左或右听得最清楚；臀先露时，胎心音在脐上方左或右听得最清楚；肩先露时，胎心音在脐周围听得最清楚。

（2）骨盆测量：外测量和内测量。

1）骨盆外测量

①髂棘间径：正常值为23～26 cm。

②髂嵴间径：25～28 cm。指骨盆横径的长度。

③骶耻外径：测量第5腰椎棘突下至耻骨联合上缘中点的距离，正常值为18～20 cm。间接推测骨盆入口前后径的长度。

④坐骨结节间径（出口横径）：测量两坐骨结节内缘的距离，正常值为8.5～9.5 cm。

⑤出口后矢状径：正常值为8～9 cm。出口后矢状径与坐骨结节间径之和＞15 cm，表明骨盆出口无明显狭窄。

⑥耻骨弓角度：正常值为90°，为骨盆出口横径的宽度。小于80°为骨盆出口狭窄。

2）骨盆内测量：在妊娠24～36周时进行。

①对角径：又称为骶耻内径，为骶岬上缘中点到耻骨联合下缘的距离，正常值为12.5～13 cm。此值减去1.5～2 cm为骨盆入口前后径的长度，称为真结合经，正常值为11 cm。

②坐骨棘间径：正常值约为10 cm。为中骨盆最短径线。

③坐骨切迹宽度（骶棘韧带宽度）：代表中骨盆后矢状径，能容纳3横指为正常。

（三）复诊产前检查

五、胎儿宫内监护及胎儿宫内诊断

（一）胎儿宫内监护

1.妊娠早期

确定子宫大小是否与妊娠周数相符。B型超声检查，最早在妊娠第5周时可见到妊娠囊，多普勒超声在妊娠第7周时探测胎心。

2.妊娠中期

手测宫底高度或尺测耻上子宫长度以及腹围，B型超声检查胎头双顶径，进行胎心率的监测。

3.妊娠晚期

（1）定期产检：手测宫底高度或尺测耻上子宫长度，测量腹围值，计数胎动，监测胎心。B超检查：胎头双顶径、胎位、胎盘位置、胎盘成熟度、羊水等。

（2）胎动计数：孕妇监测胎儿宫内情况，最简单有效的方法是自我胎动计数法。孕妇早、中、晚各数1小时胎动，每小时胎动数应不少于3次，12小时内胎动计数不得少于10次。30次/12 h为正常；小于10次/12 h，提示胎儿缺氧，应及时就诊。

（3）电子监测：连续记录胎心率的动态变化、子宫收缩、胎动记录，反映三者间的关系。

（二）胎盘功能检查

1.测定孕妇尿中雌三醇值　正常值为大于15 mg/24 h尿，10～15mg/24 h尿为警戒值，小于10 mg/24 h尿为危险值，低于此值提示胎盘功能低下。

2.测定孕妇血清游离雌三醇值　妊娠足月该值的下限为40 nmol/L，低于此值提示胎盘功能低下。

3.测定孕妇血清胎盘生乳素（HPL）值　妊娠足月＜4 mg/L，提示胎盘功能低下。

4.催产素激惹试验　催产素激惹试验阳性提示胎盘功能减退。

（三）胎儿宫内诊断

1.胎儿先天畸形的宫内诊断　甲胎蛋白用于诊断开放性神经管异常。妊娠18～20周进行超声筛选。

2.胎儿遗传性疾病的宫内诊断　妊娠早期取绒毛或妊娠中期（16～20周）抽取羊水，行染色体核型分析。

（四）胎儿的成熟度检查

1.B超检查　胎头双顶径值＞8.5 cm，提示胎儿已成熟。

2.羊水中卵磷脂/鞘磷脂比值＞2提示胎儿肺成熟。

3.羊水中肌酐值≥176.8 μmol/L（2 mg/dl），提示胎儿肾成熟。

6.羊水中胆红素类物质值　△OD_{450}＜0.02提示胎儿肝成熟。

六、妊娠期常见的症状及护理

1.恶心、呕吐：早孕反应于妊娠12周左右自行消失。

2.尿频、尿急、白带增多：无感染征象，则不必处理。

3.便秘、腰背疼：应养成每日定时排便的良好习惯，保持大便通畅，不可随便使用大便软化剂或轻泻剂。

4.下肢水肿及下肢、外引静脉曲张：妊娠后期常有踝部及小腿下半部轻度水肿，休息后消退，属于生理现象。水肿严重者，嘱孕妇左侧卧位，下肢垫高15°，避免长时间站立，适当限制盐的摄入，但不必限制水分。

5.下肢肌肉痉挛：缺钙的表现。遵医嘱补钙。

6.仰卧位低血压综合征：妊娠末期，孕妇若较长时间取仰卧位，增大的子宫压迫下腔静脉，使回心血量减少及心输出量骤然减少，出现低血压。此时若改为左侧卧位，使下腔静脉回流通畅，血压即可迅速恢复正常。

7.贫血：孕期应加强营养，适当增加含铁食物，如动物的肝脏、瘦肉等的摄入。如病情需要补充铁剂，应在餐后20分钟服用，以减轻对胃肠的刺激。

第三节　分娩期妇女的护理

分娩是指妊娠满28周及以后，胎儿及其附属物由母体产道全部娩出的过程。妊娠满28周至不满37足周间分娩者称为早产。妊娠满37周至不满42足周间分娩者称为足月产。妊娠满42周后分娩者称为过期产。

一、决定分娩的三因素

（一）产力

将胎儿及其附属物从子宫内逼出的力量称产力。产力包括子宫收缩力、腹肌及膈肌收缩力和肛提肌收缩力。

1.子宫收缩力是临产后的主要产力，贯穿于分娩全过程。临产后的宫缩能使宫颈管短缩消失、宫口扩张、先露下降和胎盘娩出，正常的子宫收缩具有节律性、对称性、极性和缩复作用。

（1）节律性：节律性子宫收缩是临产的重要标志。在分娩过程中，子宫收缩的频率逐渐增加，强度逐渐增强，子宫腔内压力逐渐加大。临产开始时，宫缩持续时间为30秒，间歇时间约为5～6分钟。随产程的进展，宫缩持续时间逐渐延长，间歇时间逐渐缩短。当宫口开全后，宫缩持续时间长达60秒，间歇时间可缩短至1～2分钟。

（2）对称性：自两侧子宫角部，以微波形式均匀协调地向宫底中线集中，左右对称向子宫下段扩散至全子宫。

（3）极性：宫缩以宫底部最强、最持久，向下则逐渐减弱、变短，子宫底部收缩力的强度几乎是子宫下段的2倍，宫缩的这种下行性梯度称为子宫收缩的极性。

（4）缩复作用：收缩时，肌纤维缩短变宽，收缩后肌纤维不能恢复到原来长度，经过反复收缩，肌纤维越来越短。

2.腹肌及膈肌收缩力是第二产程娩出胎儿的重要辅助力量，还可促使胎盘娩出。

3.肛提肌收缩力协助胎先露部在盆腔进行内旋转，协助胎头仰伸及娩出和胎盘娩出。

（二）产道

产道是胎儿娩出的通道，分为骨产道与软产道两部分。

1.骨产道

（1）骨盆入口平面：呈横椭圆形，其前方为耻骨联合上缘、两侧为髂耻缘、后方为骶岬上缘连线。有4条径线。①入口前后径（真结合径）：耻骨联合上缘中点至骶岬上缘正中间的距离，正常值平均11 cm，是胎先露部进入骨盆入口的重要径线，其长短与分娩机制的关系密切。②入口横径：左右髂耻缘间的最大距离，正常值平均13 cm。③入口斜径：骶髂关节至对侧髂耻隆突间的距离为斜径，正常平均12.75 cm。左右各一。

（2）中骨盆平面：为骨盆最小平面，呈纵椭圆形。前方为耻骨联合下缘，两侧为坐骨棘，后方为骶骨下端。2条径线。①中骨盆前后径：耻骨联合下缘中点通过两侧坐骨棘连线中点至骶骨下端间的距离，正常值平均11.5 cm。②中骨盆横径：两坐骨棘间的距离，又称坐骨棘间径。正常值平均10 cm，是胎先露部通过中骨盆的重要径线，其长短与分娩关系密切，太小影响胎儿内旋转。

（3）骨盆出口平面：由两个不同平面的三角形所组成。出口平面有4条径线。①出口前后径：耻骨联合下缘至骶尾关节间的距离，正常值平均11.5 cm。②出口横径：坐骨结节间径。两坐骨结节前端内侧缘之间的距离，正常值平均9 cm。与分娩关系密切。③前矢状径：耻骨联合下缘中点至坐骨结节间径中点间的距离，正常值平均6 cm。④后矢状径：骶尾关节至坐骨结节间径中点间的距离，正常值平均8.5 cm。若出口横径<8 cm，应加测出口后矢状径。出口横径与后矢状径之和>15 cm时，一般大小的胎头可通过后三角区经阴道娩出。

（4）骨盆轴和骨盆倾斜度：

①骨盆轴：连接骨盆各假想平面中点的连线。分娩时胎儿沿此轴下降。

②骨盆倾斜度：妇女站立时，骨盆入口平面与地平面的夹角称骨盆倾斜度。一般60°，过大影响胎头衔接和娩出。

2.软产道：由子宫下段、宫颈、阴道及骨盆底软组织构成的管道。

（1）子宫下段的形成：子宫下段由子宫峡部形成。临产后的规律宫缩使子宫下段拉长达7～10 cm。子宫肌纤维的缩复→上段厚，下段薄→在两者之间的子宫内面看，形成环状隆起→生理缩复环。

（2）宫颈的变化：初产妇一般是宫颈管先消失、宫颈口后扩张；经产妇的宫颈管消失与宫颈口扩张同时进行。

（三）胎儿

1.足月胎头

胎头是胎儿身体最大的部分，也是胎儿通过产道最困难的部分。胎儿颅骨由顶骨、额骨、颞骨各两块及枕骨一块构成。胎头径线有：

（1）枕下前囟径：胎头俯屈后以此径线通过产道，平均9.5 cm；

（2）枕额径：衔接时以此径入盆，平均11.3 cm；

（3）枕颏径：为胎头最大径线，平均13.3 cm；

（4）双顶间径：为胎头最大横径，平均9.3 cm。临床以B超检测此值判断胎儿大小。

2.胎位

胎体纵轴与骨盆轴相一致时为纵产式（头先露或臀先露）。矢状缝和囟门是确定胎位的重要标志。

二、枕先露的分娩机制

分娩机制是指胎儿先露部随骨盆各平面的不同形态，被动进行一连串适应性转动，以最小径线通过产道的全过程。以枕左前位（最多见）的分娩机制为例。衔接→下降→俯屈→内旋转→仰伸→复位及外旋转→胎肩及胎儿娩出。

1.衔接

胎头双顶径进入骨盆入口平面，胎头颅骨最低点接近或达到坐骨棘水平，称为衔接。胎头以枕额径进入骨盆入口，胎头矢状缝坐落在骨盆入口右斜径上，胎头枕骨在骨盆左前方。初产妇多在预产期前1～2周胎头衔接，经产妇多在分娩开始后衔接。

2.下降

胎头沿骨盆轴前进的动作称为下降。下降贯穿于整个分娩过程，呈间歇性。临床上常以胎头下降的程度作为判断产程进展的重要标志。

3.俯屈

原半俯屈的胎头枕部遇肛提肌阻力，变胎头衔接时的枕额径为枕下前囟径，以适应产道的最小径线，有利于胎头继续下降。

4.内旋转

胎头围绕骨盆纵轴旋转，使其矢状缝与中骨盆及骨盆出口前后径相一致的动作称为内旋转。胎头于第一产程末完成内旋转动作。

5.仰伸

胎头以耻骨弓为支点，使胎头仰伸，胎儿双肩径沿左斜径进入骨盆入口。

6.复位及外旋转

胎头枕部向左旋转45°称为复位。前（右）肩向前向中线旋转45°时，胎儿双肩径转成骨盆出口前后径相一致的方向，胎头枕部需在外继续向左旋转45°以保持胎头与胎肩的垂直关系，称为外旋转。

7.胎肩及胎儿娩出

外旋转后，胎儿前（右）肩在耻骨弓下先娩出，随即后（左）肩从会阴前缘娩出。

三、分娩的临床经过及处理

（一）先兆临产

分娩发动之前，出现预示将临产的症状。

1.假临产的特点

宫缩持续时间短，间歇时间长且不规律，给予镇静剂能抑制。

2.胎儿下降感

进食量增多，呼吸较轻快，系因胎先露部下降进入骨盆入口后，使子宫底下降的缘故。

3.见红

在分娩发动前24~48小时内，宫颈内口胎膜与子宫壁分离，是分娩即将开始的一个比较可靠的征象。若阴道出血超过平时月经量，不应视为见红。应考虑妊娠晚期出血，如前置胎盘、胎盘早剥。

（二）临产的诊断

临产开始的标志是有规律且逐渐增强的子宫收缩，持续30秒或以上，间歇5~6分钟，同时伴随进行性宫颈管消失、宫口扩张和胎先露部下降。

（三）产程分期

总产程即分娩的全过程，是从开始出现规律宫缩至胎儿胎盘娩出为止。分为3个产程：

1.第一产程　又称宫颈扩张期。从有规律宫缩开始，到宫口开全。初产妇需11~12小时；经产妇需6~8小时。

2.第二产程　又称胎儿娩出期。从宫口开全到胎儿娩出。初产妇需1~2小时。经产妇约需几分钟至1小时。

3.第三产程　又称胎盘娩出期。从胎儿娩出到胎盘娩出，需5~15分钟，不超过30分钟。

（四）第一产程的临床经过及护理

1.第一产程的临床表现

（1）规律宫缩：产程开始时，宫缩持续时间约30秒，间歇期约5~6分钟。随着产程进展，持续时间渐长至50~60秒，间歇期约2~3分钟。当宫口近开全时，宫缩持续时间长达1分钟或1分钟以上，间歇期仅1分钟或稍长。

（2）宫口扩张：当宫缩时，宫颈管逐渐短缩直至消失，宫口逐渐扩张。第一产程包括潜伏期和活跃期。

（3）胎头下降程度是决定能否经阴道分娩的重要观察项目。定时行肛门检查，以明确胎头颅骨最低点的位置与坐骨棘水平的关系，并能协助判断胎位。

（4）胎膜破裂：破膜多发生在宫口近开全时，即第一产程的活跃后期。

2.第一产程的护理措施

（1）观察子宫收缩：助产人员将手掌放于产妇腹壁上，感觉宫缩时子宫的硬度是最简单的方法。

（2）勤听胎心：在宫缩间歇期听，潜伏期每隔1~2小时听胎心一次；活跃期后宫缩频时应每15~30分钟听胎心一次；第二产程每5~10分钟听胎心一次。

（3）宫口扩张及胎头下降是产程进展的重要标志。①坐骨棘平面是判断胎头高低的标志。其上记为"-"，其下记为"+"。②潜伏期：临产出现规律宫缩开始至宫口扩张3cm。平均每2~3小时宫口扩张1cm，约需8小时，最大时限为16小时，>16小时称为潜伏期延长。③活跃期：宫口扩张3~10cm。约需4小时，最大时限为8小时，超过8小时称为活跃期延长。

临床上为了细致观察产程，及时记录检查结果，发现异常能尽早处理，多绘制产程图。产程图横坐标为临产时间，纵坐标左侧为宫口扩张程度，右侧为先露下降程度，画出宫口扩张曲线和胎头下降曲线。通过绘制的产程图，对产程进展可一目了然。

（4）破膜：在宫口近开全时自然破裂，破膜后应立即卧床休息，以防脐带脱垂。若破膜超过12小时尚未分娩，应给予抗菌药物预防感染。

（5）饮食：鼓励产妇少量多次进食，吃高热量易消化食物，并注意摄入足够水分，以保证精力和体力充沛。

(6) 活动与休息：临产后，宫缩不强且未破膜的待产妇可在室内活动。但有合并症（如阴道流血多、头晕、眼花等）的待产妇、初产妇宫口近开全或经产妇宫口已扩张4 cm时，应卧床并取左侧卧位。

(7) 排尿与排便：临产后，鼓励产妇每2~4小时排尿一次，以防膀胱过胀影响胎先露下降及子宫收缩，延长产程。初产妇宫口扩张小于4 cm、经产妇小于2 cm时，应行温肥皂水灌肠，既能清除粪便避免分娩时排便污染，又能通过反射作用刺激宫缩加速产程进展。但胎膜早破、阴道流血、胎头未衔接、胎位异常、有剖宫产史、宫缩强估计短期内分娩以及患严重心脏病等不宜灌肠。

(8) 肛门检查：在宫缩时进行。临产后初期隔4小时查一次，经产妇或宫缩频者的间隔应缩短。肛查了解宫颈软硬程度、厚薄，宫口扩张程度、胎胞，骨盆大小，胎位以及胎头下降程度。若有异常的阴道流血或怀疑有前置胎盘，应禁止肛查，以免诱发出血。

初产妇宫口开全至10 cm，经产妇宫口开大3~4 cm且宫缩好，护送待产妇入产房准备接生。

（五）第二产程的临床经过及护理

1.第二产程的临床表现

宫缩持续时间长，间歇时间短，产力最强。宫口开全后，待产妇有排便感，宫缩时不由自主地向下屏气用力。若仍未破膜，常影响胎头下降，行人工破膜。胎头于宫缩时暴露于阴道口，当宫缩间歇时又回到阴道内，称为胎头拨露，应开始保护会阴。若在宫缩间歇时，胎头不再回缩，称为胎头着冠，提示胎头双顶径已经通过骨盆出口平面。

2.第二产程的护理措施

(1) 监测胎心：每5~10分钟听一次，必要时用胎儿监护仪观察胎心率及其基线变异。

(2) 指导待产妇正确使用腹压是第二产程首要的护理目标。待产妇一般采取半卧位，宫口开全后，指导产妇在宫缩时屏气用力；宫缩间歇时，尽量放松休息。

(3) 接产准备：初产妇宫口开全、经产妇宫口扩张4 cm且宫缩规律有力时，应将待产妇送至分娩室，做好接产准备工作。

3.接产

接产要领是协助胎头俯屈，胎头以最小径线（枕下前囟径）在宫缩间歇时缓慢地通过阴道口，这是预防会阴撕裂的关键。

接产步骤：胎头拨露，开始保护会阴，到胎儿双肩娩出为止。宫缩时向上内方托压，同时左手轻下压胎头枕部。当胎头枕部在耻骨弓下露出时，左手协助胎头仰伸。胎头娩出后，挤出口鼻内的黏液和羊水，协助胎头复位及外旋转，使胎儿双肩径与骨盆出口前后径相一致。

（六）第三产程的临床经过及护理

1.第三产程的临床表现

胎盘剥离征象有：①子宫体变硬呈球形，宫底升高达脐上；②阴道口外露的脐带自行延长；③阴道突然有少量流血；④轻压子宫下段，宫体上升而外露的脐带不再回缩。

2.第三产程的护理措施

(1) 协助胎盘娩出：当确定胎盘完全剥离后，协助胎盘娩出。切忌在胎盘尚未完全剥离之前，用手按揉、下压宫底或牵拉脐带，以免引起胎盘剥离不全而出血。

(2) 胎盘娩出后，仔细检查胎盘、胎膜是否完整；检查软产道是否有损伤出血。

(3) 预防产后出血：既往有产后出血史或宫缩乏力的产妇，可在胎头或胎肩娩出时，给催产素10单位加于25%葡萄糖液20 mL内静注。

(4) 新生儿即时护理：①清理呼吸道是处理新生儿的首要任务。用新生儿吸痰管或导尿管吸除咽部及鼻腔的黏液和羊水，以免发生吸入性肺炎。新生儿大声啼哭后即可处理脐带。②新生儿娩出后，进行阿普加评分以判断有无窒息或窒息的程度。心率、呼吸、肌张力、喉反射及皮肤颜色5项体征为依据。8~10分属正常新生儿；4~7分为轻度窒息，又称青紫窒息；0~3分为重度窒息，又称苍白窒息，缺氧严重，需紧急抢救。行气管内插管并给氧。新生儿阿普加评分以呼吸为基础，皮肤颜色最灵敏，心率是最终消失的指标。③新生儿要注意保暖，尽早开奶。生后30分钟内开始吸吮乳房，可促使母乳及早分泌及预防产后出血，同时也建立了母婴情感的交流。

（5）处理脐带：用2.5%碘酒及75%的酒精消毒脐带，进行脐带结扎。在距脐根0.5 cm处结扎第一道线，再在第一道线外0.5 cm处结扎第二道线，在第二道线外0.5 cm处断脐。用20%的高锰酸钾均匀涂擦脐带断端，包扎脐带。注意高锰酸钾不可触及新生儿皮肤，以免烧伤皮肤。

（6）产后即时护理：第三产程，对产妇的评估最重要的是评估宫缩情况、阴道出血的量和颜色，分娩后继续在产房观察产妇2小时。这一时期产妇最容易发生并发症，最常见的是产后出血。应观察子宫收缩、子宫底高度、膀胱充盈度、阴道流血量、会阴阴道有无血肿等，并应每15～30分钟测量血压、脉搏一次。正常分娩出血量多数不足300 mL。

第四节　产褥期妇女的护理

从胎盘娩出至产妇除乳腺外全身各器官恢复到非孕期状态的一段时期称为产褥期，一般为6周。

一、产褥期母体变化

（一）生殖系统的变化

胎盘娩出后的子宫，恢复未孕状态的过程，称为子宫复旧。

1.子宫体

（1）子宫体肌纤维缩复：产后第一天子宫底平脐，以后每天下降1～2 cm。产后1周子宫在耻骨联合上方可扣及，如妊娠12周大小。于产后10日，子宫降至骨盆腔内，腹部检查测不到宫底。产后6周，子宫恢复到正常非孕期大小。

（2）子宫内膜的再生：于产后第3周，除胎盘附着处外，子宫腔表面均由新生的内膜修复。全部修复需至产后6周。

2.子宫颈

于产后1周，子宫颈外形及子宫颈内口恢复至未孕状态，产后4周时子宫颈完全恢复至正常形态，初产妇的宫颈外口由产前圆形（未产型），变为产后"一"字形横裂（已产型）。

3.阴道及外阴

约在产后3周重新出现黏膜皱襞，但阴道于产褥期结束时尚不能完全恢复至未孕时的紧张度。

4.盆底组织

产褥期坚持做产后健身操，盆底肌有可能恢复至接近未孕状态。

（二）乳房的变化

乳房的主要变化是泌乳。吸吮是保持乳腺不断泌乳的关键环节。初乳是指7天内分泌的乳汁。初乳中含蛋白质及矿物质较成熟乳多，还含有多种抗体，尤其是分泌型IgA。脂肪和乳糖含量则较成熟乳少，极易消化。产后7～14日所分泌的乳汁为过渡乳。产后14日以后所分泌的乳汁为成熟乳。初乳及成熟乳中，均含有大量免疫抗体，如分泌型IgA。由于多数药物可经母血渗入乳汁中。故产妇哺乳期间用药时，必须考虑该药物对新生儿有无影响。

（三）其他系统的变化

1.血液及循环系统的变化

产褥早期血液仍处于高凝状态，纤维蛋白原、凝血活酶、凝血酶原于产后2～3周内降至正常。白细胞总数于产褥早期仍较高，中性粒细胞增多。血小板数增多。红细胞沉降率于产后3～4周降至正常。产后72小时内，尤其是24小时内，大量血液从子宫进入体循环，使回心血量增加15%～25%，原有心脏病的产妇易发生心力衰竭。

2.消化系统的变化

产后胃肠肌张力及蠕动力减弱，约需2周恢复。产褥期容易发生便秘。

3.泌尿系统的变化

产后1周内尿量增多，易发生尿潴留，尤其在产后24小时内。

4.内分泌系统的变化

不哺乳产妇产后6～10周月经复潮，在产后10周左右恢复排卵。哺乳产妇的月经复潮延迟，平均在产后4～6个月恢复排卵。故哺乳期产妇月经虽未复潮，却有受孕的可能。

二、产褥期临床表现

1.生命体征

产后体温一般正常。有些产妇产后24小时内体温略有升高，但一般不超过38℃。体温≥38.5℃应及时通知医生。脉搏略缓慢，约60～70次/分，于产后1周恢复正常。呼吸深慢，14～16次/分。血压平稳，变化不太。

2.子宫复旧

产后第一天宫底平脐，以后每日下降1～2 cm，至产后10日子宫降入骨盆腔内。

3.产后宫缩痛

宫缩痛于产后1～2日出现，经产妇较明显。持续2～3日自然消失。哺乳时加重。

4.恶露

产后子宫蜕膜的脱落，含有血液、坏死蜕膜等组织经阴道排除，称为恶露。恶露分为：

（1）血性恶露：持续3～4天，子宫出血量逐渐减少，浆液量增加，转为浆液性恶露。

（2）浆液恶露：持续10天左右。含少量血液，有较多的坏死蜕膜组织、子宫颈黏液、阴道排液，且有细菌。

（3）白色恶露：持续3周干净。含大量白细胞、坏死蜕膜组织、表皮细胞及细菌等。

正常恶露有血腥味，但无臭味，持续4～6周，总量250～500 mL。当合并感染时，恶露增多，血性恶露持续时间延长并有臭味。

三、产褥期妇女的心理调适

1.依赖期

产后1～3天。这一时期，产妇的很多需要是通过别人来满足的。多表现为用语言来表达对孩子的关心；较多地谈论自己妊娠和分娩的感受。在依赖期，丈夫及家人的关心帮助、医务人员的关心指导都极为重要。

2.依赖—独立期

产后3～14天。此期，产妇表现出较为独立的行为，她学习和练习护理自己的孩子，亲自喂奶而不要帮助。但这一期也容易产生压抑，产妇可有哭泣等表现，及时的护理、指导和帮助能纠正这一压抑。

3.独立期

产后2周到1个月。在此期，新家庭形成并运作。

四、产褥期妇女的护理及保健

1.产褥期护理措施

（1）产后2小时：产后2小时内最容易发生产后出血。应严密观察血压、脉搏、子宫收缩情况及阴道流血量，并注意宫底高度及膀胱充盈度等。每15～30分钟检查一次。协助产妇首次哺乳。

（2）饮食：产后1小时进流食或清淡半流食，以后可进普通饮食。食物应富有营养、含足够热量和水分。

（3）休息与活动：产后12小时内以卧床休息为主。若无异常情况，24小时后可以下床活动，2周后可从事少量家务劳动。但避免体力劳动或长时间站立和蹲位。产后第二天开始可进行产后锻炼，运动包括腹式呼吸、缩肛动作、抬腿动作和膝胸卧位。

（4）排尿与排便：产后4~6小时应**排尿**。保持大便通畅。

（5）观察子宫复旧及恶露：手测宫底高度，了解子宫复旧。观察恶露数量、颜色及气味。

（6）会阴处理：每天用0.02%碘伏溶液冲洗外阴，每日2~3次，平时应尽量保持会阴部清洁及干燥。会阴部有水肿者，可用95%酒精或50%的硫酸镁湿热敷，24小时后可用红外线照射。如有侧切伤口，应采取健侧卧位（切口对侧卧位），于产后3~5日拆线。若伤口感染，可提前拆线引流，伤口愈合不良，产后7~10起可给予高锰酸钾坐浴。

（7）乳房护理：推荐母乳喂养，按需哺乳。于产后半小时内开始哺乳。每次哺乳前，产妇应洗净双手，用湿毛巾擦净乳房。产妇因各种原因不能哺乳时，应及时退奶。哺乳期以10个月至1年为宜。最简单的退奶方法是停止哺乳。不推荐用雌激素或溴隐亭退奶。

2.产褥期保健

（1）适当活动及做产后健身操。

（2）计划生育指导：产褥期禁止性生活，哺乳者以工具避孕为宜。绝育者24小时内扎管。

（3）产后检查：产后访视和产后健康检查。出院后，可由社区医疗保健人员在出院后3日内、产后14日、产后28日分别做三次产后访视。产妇应于产后42日去医院做产后健康检查，包括全身检查及妇科检查。生殖器已复原的情况下，恢复性生活。

五、母乳喂养指导

1.纯母乳喂养与母婴同室

（1）纯母乳喂养：指婴儿从出生至产后4~6个月，除给母乳外不给婴儿其他食品及饮料，包括水。

（2）母婴同室：指产后母婴24小时在一起，母婴分离不应超过1小时。

2.影响母乳喂养成功的因素

（1）母亲的因素：

①心理因素：产前母乳喂养的心理准备不足，产后焦虑、抑郁、疲劳、缺乏自信。

②社会因素：产后提供母乳喂养支持与帮助不够。

③生理因素：母亲患病如严重心脏病等，或使用某些药物。

（2）婴儿的因素：早产儿、婴儿畸形、颅内出血、新生儿窒息等。

3.护理措施

（1）产前喂养知识教育。

（2）产前乳房护理：妊娠24周后用湿毛巾擦洗乳头，每日1次，擦洗时用力适当，不要损伤皮肤，不能用肥皂和酒精。产前经常擦洗乳头能使乳头、乳晕皮肤坚韧，可预防喂奶时乳头疼痛和皲裂，但有流产及早产先兆的孕妇应禁止刺激乳头。

（3）母乳喂养技巧指导：

①母亲的体位：母亲可采取坐位或卧位，全身肌肉放松，抱好婴儿。婴儿的头与身体呈一直线，脸对着乳房，鼻子对着乳头，婴儿身体紧贴母亲。

②婴儿含接姿势：婴儿的下颌接触到乳房，将乳头和大部分乳晕都含在婴儿口内，下唇外翻，婴儿嘴下方露的乳晕比上方少。

（4）乳头皲裂的护理：造成皲裂的主要原因是婴儿含接姿势不良。发生皲裂后，若症状较轻，可先喂健侧乳房，再喂患侧。喂奶结束时，母亲用示指轻轻向下按压婴儿下颌，避免在口腔负压情况下拉出乳头而引起局部疼痛或皮肤损伤。如果母亲因疼痛拒绝哺乳，应将乳汁挤出收集在一个消毒容器内，用小勺喂养婴儿，每3小时1次，直至好转。每次哺乳后，再挤出数滴奶涂抹于皲裂的乳头、乳晕上，并将乳房暴露在新鲜的空气中，使乳头干燥，以有利于伤口愈合。

第五节 产褥感染病人的护理

产褥感染是指分娩时及产褥期生殖道受病原体感染引起局部和全身的炎性变化。产褥感染以混合感染多见，以厌氧菌为主。

临床上以急性子宫内膜炎、子宫肌炎最常见。主要表现为发热、恶露增多并伴有臭味。应取半卧位，促进恶露引流，有利于炎症局限和减轻中毒症状。全身使用抗生素。体温超过38℃时暂停哺乳。

血栓性静脉炎多见于产后1~2周，继子宫内膜炎后出现寒战、弛张热。若为下肢血栓性静脉炎，还有下肢持续性疼痛、局部静脉压痛或触及硬条索状物，血液回流受阻引起下肢水肿、皮肤发白称"股白肿"。应抬高患肢，给予热敷；在应用大量抗生素的同时，可加用肝素。

第六节 流产病人的护理

妊娠不足28周、胎儿体重不足1000g而终止者，称为流产。妊娠12周以前发生者称早期流产，妊娠12周至不足28周者称晚期流产。

一、病因

1.遗传基因缺陷

染色体异常是导致流产的主要原因。尤其是早期流产。

2.母体因素

生殖器官疾病，如宫颈重度裂伤、宫颈内口松弛等，是晚期流产的主要原因。

3.胎盘及其他因素

二、流产的临床类型及临床表现

停经、腹痛和阴道流血是流产的主要症状。早期流产先有阴道流血，后出现腹痛；晚期流产先出现腹痛后出现阴道流血。

1.先兆流产

少量阴道出血，伴有轻微下腹痛，无妊娠组织物排出。宫口未开，胎膜未破，子宫与停经周数相符。休息及治疗，症状消失。

2.难免流产

流产不可避免，阴道流血量增多、下腹痛加重。宫口扩张，胚胎组织堵塞宫颈口内。无妊娠组织物排出，子宫大小与孕周相符或略小。

3.不全流产

部分妊娠物排出，部分残留宫腔，大量出血，可发生失血性休克。宫口扩张，有妊娠物堵塞及持续流血，子宫小于孕周。常合并休克和感染。

4.完全流产

妊娠物全部排出，阴道流血减少，腹痛消失。宫口关闭、子宫接近正常大小。

5.稽留流产

胚胎或胎儿死亡滞留宫腔内尚未排出。早孕反应和胎动消失。宫口未开、子宫小于孕周。胚胎停止发育后2个月尚未自然排出者，称为稽留流产。易导致凝血功能障碍。

6.习惯性流产

连续自然流产3次以上者。每次流产多发生于同一妊娠月份。

三、护理问题

1.有感染的危险 与阴道出血时间过长、宫腔内有妊娠组织残留等因素有关。

2.焦虑 与担心胎儿健康等因素有关。

四、治疗原则及护理措施

根据流产的不同类型处理。

1.先兆流产　卧床休息、禁止性生活、禁用肥皂水灌肠；可给予黄体酮、维生素 E 等药物治疗。治疗两周行 B 超检查及 β-HCG 测定。

2.难免流产　一旦确诊，尽早使胚胎及胎盘组织完全排出。

3.不全流产　一旦确诊，尽早行吸宫或钳刮术，流血多时输血、输液，出血时间长，给抗生素预防感染。

4.完全流产　B 超检查宫腔内有无残留，无感染不须特殊处理。

5.稽留流产　处理困难，因胚胎组织机化，稽留时间过久，可发生凝血机制障碍，严重时可导致 DIC。处理前应做凝血功能检查。

凝血功能正常者，口服己烯雌酚 5～10 mg，每日 3 次，共 5 日。子宫小于 12 孕周者，行刮宫术。子宫大于 12 孕周者，可静脉滴注催产素，也可用前列腺素或利凡诺进行引产。

6.习惯性流产　在孕前进行必要检查，对因治疗。有习惯性流产史的孕妇在下一次妊娠确诊后应卧床休息，加强营养，禁止性生活等，治疗时间必须超过以往发生流产的月份。宫颈内口松弛者应在妊娠前做宫颈内口修补术，如已经妊娠，则可在妊娠 14～16 周时行子宫内口缝扎术。

7.嘱患者流产后 1 个月复查，确定无禁忌症后，方可开始性生活。

第七节　早产病人的护理

妊娠满 28 周至不满 37 周间分娩者称早产。此时出生的新生儿称为早产儿。出生时体重多小于 2500 g。诱发早产最常见的原因是胎膜早破和绒毛膜炎。

一、临床表现

早产主要表现是子宫收缩，伴有少许阴道流血。妊娠满 28 周至不满 37 足周出现至少 10 分钟 1 次的规律宫缩，伴颈管缩短，可诊断先兆早产。妊娠满 28 周至不满 37 足周出现规律宫缩（20 分钟≥4 次，持续时间≥30 秒）伴宫颈管消失≥75%以及进行性宫口扩张 2 cm 以上，诊断为早产临产。

二、治疗原则护理措施

主要是抑制宫缩，尽量维持妊娠到足月。

胎膜已破，早产不可避免时，应尽早决定合理的分娩方式，设法提高早产儿的存活率。临产后慎用镇静剂，如哌替啶、吗啡等。

1.卧床休息　多采取左侧卧位，慎做肛查和阴道检查；宫颈内口松弛者应于孕 14～16 周或更早些时间做子宫内口缝合术。

2.抑制宫缩药物　先兆早产的主要治疗是抑制宫缩，首选利托君。积极抗感染。

3.预防新生儿呼吸窘迫综合征　分娩前给予地塞米松，5 mg 肌内注射，每日 3 次，连用 3 日。以促进胎儿肺成熟。

4.指导避孕措施，无子女者至少半年后方可再次受孕。

第八节　过期妊娠病人的护理

1.定义　凡平时月经规律，妊娠到达或超过 42 周尚未分娩者称过期妊娠。

2.病因　雌激素与孕激素比例失调、头盆不称、胎儿畸形、遗传因素等。

3.胎盘功能检查　妊娠超过 40 周，通过计算胎动进行自我检测尤为重要，胎动计数>30 次/12 小时为正常。

4.以下情况发生时，立即终止妊娠：①宫颈条件成熟；②胎儿体重≥4000 kg 或胎儿宫内生长受限；

③胎动＜10次/12小时或NST（无应激试验）为无反应型；④尿雌激素与肌酐（E/C）比值持续低值；⑤羊水过少和（或）羊水粪染；⑥并发重度子痫前期或子痫。

5.对于宫颈条件成熟引产者；若出现胎盘功能减退或胎儿宫内窘迫，应立即剖宫产结束分娩。

6.嘱咐孕妇，若超过预产期1周未临产，必须到医院检查。

第九节　妊娠高血压疾病病人的护理

妊娠高血压疾病是妊娠期特有的疾病。基本病理变化是全身小血管痉挛收缩。多数病人在妊娠期出现一过性高血压、蛋白尿等症状，在分娩后消失。妊娠高血压疾病是孕产妇及围生儿死亡的重要原因之一。

高危因素有：寒冷季节或气温变化过大，特别是气压升高时；精神过度紧张或受刺激致使中枢神经系统功能紊乱；初产妇、孕妇年龄过小或高龄初产妇（年龄在35岁以上的初产妇）；多胎妊娠、妊娠期高血压病史及家族史；有慢性高血压、慢性肾炎、糖尿病等病史的孕妇；营养不良，如贫血、低蛋白血症者；肥胖者，即体重指数〔体重（kg）/身高²（m²）〕大于24者。

一、临床表现和分类

1.妊娠期高血压

血压≥140/90 mmHg，妊娠期首次出现，并于产后12周恢复正常；尿蛋白（−），产后方可诊断。

2.子痫前期

（1）轻度：妊娠20周后血压≥140/90 mmHg，或较基础血压升高30/15 mmHg（但低于140/90 mmHg时，不作为诊断依据）；蛋白尿≥0.3 g/24 h或（+）。可伴有上腹部不适、头痛等症状。

（2）重度：血压≥160/110 mmHg；蛋白尿≥2.0 g/24 h或（++）。持续性上腹部不适、头痛或视觉障碍等症状。

3.子痫

子痫前期孕妇抽搐，不能用其他原因解释。若无滋养层细胞疾病，子痫很少发生在妊娠20周以前，可分为产前子痫、产时子痫和产后子痫。

二、辅助检查

1.肝肾功能测定　尿蛋白的多少反映妊娠高血压的严重程度。血肌酐升高与病情严重程度相平行。尿酸在慢性高血压患者中升高不明显，可用于本病与慢性高血压的鉴别。

2.眼底检查　视网膜小动脉的痉挛程度反映全身小血管痉挛的程度，可反映本病的严重程度。视网膜动静脉管径比由2：3变为1：2～1：4。严重视网膜水肿、视网膜剥离，棉絮状渗出物及出血，出现视力模糊或突然失明。

三、护理问题

1.体液过多　与低蛋白血症或肾脏排尿减少有关。

2.有受伤的危险　与血压高、降压药或抽搐有关。

3.有胎儿受伤的危险　与胎儿血供减少有关。

4.有中毒的危险　与较长或大量使用硫酸镁或肾功能受损有关。

5.潜在并发症：胎盘早剥。

四、治疗原则及护理措施

1.妊娠期高血压

保证充足睡眠，取左侧卧位，每天不少于10小时。可给予镇静剂，如地西泮。调整饮食，注意补钙（可从妊娠20周起每天补钙2 g）。食盐不必严格限制，但全身水肿时应限制食盐。

2.子痫前期

应住院治疗，防止子痫及并发症发生。治疗原则为休息、镇静、解痉、降压，合理扩容及利尿，适时终止妊娠。

（1）镇静：选用地西泮，但分娩时慎用。

（2）解痉药物：首选硫酸镁。因镁离子可抑制运动神经末梢释放乙酰胆碱，阻断神经肌肉接头处的信息传递，使骨骼肌松弛。

1）硫酸镁的用药方法：肌肉注射或静脉给药。肌肉注射应行深部臀肌注射；静脉滴注，滴速以每小时1～2 g为宜，不超过2 g/h，每日维持用量15～20 g。

2）硫酸镁的毒性反应：中毒现象首先为膝反射消失，随后全身肌张力减退及呼吸抑制，严重者心搏突然停止。

3）硫酸镁用药注意事项：护士在用药前及用药过程中均应检测孕妇血压，同时还应检测以下指标：

①用药前及用药中检查膝反射；

②呼吸每分钟不少于16次；

③尿量每24小时不少于600 mL，每小时不少于25 mL。

一旦中毒立即静注10%葡萄糖酸钙10 mL，静脉推注时间应大于3分钟。

（3）降压药物选择的原则：对胎儿无毒副作用，不影响心搏量、肾血流量及子宫胎盘灌注量等。如肼屈嗪（合并心力衰竭者禁用）、拉贝洛儿（能促胎儿肺成熟）、硝苯地平、尼莫地平、甲基多巴、硝普钠（对胎儿有毒、妊娠期不宜使用）等药物。

（4）适当限制食盐摄人（每日少于3 g），每日或隔日测体重，每日记录液体出入量，测尿蛋白。利尿药不主张应用，仅用于全身性水肿、急性心力衰竭等。

3.子痫病人的处理

子痫是最严重的阶段，是致母儿死亡的主要原因。处理原则是控制抽搐，纠正缺氧和酸中毒，控制血压，抽搐控制后终止妊娠。

（1）控制抽搐：首选硫酸镁，必要时加用镇静剂。

（2）专人护理、防止受伤：子痫一旦发生，应立即保持呼吸道通畅，并吸氧。上下磨牙之间放置牙垫，以防咬伤唇舌。病人取头低侧卧位，以防黏液吸入呼吸道或舌头阻塞呼吸道，也可避免发生低血压综合征。必要时，用吸引器吸出喉部黏液或呕吐物。在病人昏迷或未完全清醒时，禁止给予一切饮食和口服药物，防止误吸而致吸入性肺炎。

（3）减少刺激，以免诱发抽搐：避免声、光刺激，护理操作集中进行，限制探视。

（4）必要时终止妊娠：如经治疗病情控制仍未临产者，应在孕妇清醒后24～48小时内引产，或子痫病人经药物控制后6～12小时，需考虑终止妊娠。

4.分娩期及产褥期的护理

若经阴道分娩，在第一产程中，应密切监测血压、脉搏、尿量、胎心及宫缩等情况；第二产程中，尽量缩短产程，避免屏气用力；第三产程中，须预防产后出血，在胎肩娩出后立即静脉注射催产素（禁用麦角新碱），及时协助胎盘娩出并按摩宫底，观察血压变化，产后48小时内至少每4小时观察1次血压。

重症病人产后继续硫酸镁治疗1～2天，产后24小时内仍然有发生子痫的可能，故不应放松治疗及护理。但使用大量硫酸镁的孕妇，产后易发生宫缩乏力等，应严密观察。

第十节　异位妊娠病人的护理

异位妊娠是妇科常见的急腹症之一。受精卵于子宫体腔外着床。以输卵管妊娠最常见。其中壶腹部最多，其次是峡部，伞部及间质部妊娠少见。输卵管炎症是主要原因。

一、输卵管妊娠的变化与结局

1.输卵管妊娠流产

多见于输卵管壶腹部妊娠，妊娠8～12周。

2.输卵管妊娠破裂

峡部妊娠，在妊娠6周左右。出血较多，短期内发生大量腹腔内出血。间质部妊娠少，后果严重。可维持妊娠4个月左右发生破裂，短时间内导致失血性休克。

3.继发腹腔妊娠

输卵管妊娠流产或破裂后，若存活胚胎的绒毛组织仍附着于原位或排至腹腔后，继续生长成继发性腹腔妊娠。

二、临床表现

（一）症状

典型症状为停经后腹痛及阴道流血。

1.停经 多有6～8周停经史。

2.腹痛是输卵管妊娠的主要症状。常为一侧下腹部隐痛或酸胀感。当发生输卵管妊娠流产或破裂时，突感一侧下腹部撕裂样疼痛，常伴有恶心、呕吐、肛门坠胀感。

3.阴道流血 不规则阴道流血，一般不超过月经量。

4.晕厥与休克 腹腔内急性出血及剧烈腹痛所致，与阴道流血量不成比例。

5.下腹部包块 盆腔或附件区血肿。

（二）体征

1.腹部检查

下腹有压痛及反跳痛，尤其是患侧，但肌紧张轻微。出血量多时，叩诊有移动性浊音，下腹可触及包块。

2.盆腔检查

子宫略大，附件压痛。后穹隆饱满、有触痛，宫颈举痛或摇摆痛明显，是输卵管妊娠的主要体征；附件区可触及囊性肿块，明显触痛。腹腔内出血多时检查子宫呈漂浮感。

三、辅助检查

1.阴道后穹隆穿刺或腹腔穿刺 简单可靠的诊断方法。经阴道后穹隆穿刺抽出血液，为暗红色不凝固血液，提示血腹症存在。

2.妊娠试验 β-HCG检测。

3.超声诊断 子宫增大但宫腔内无孕囊；宫旁出现低回声区，有胚芽及原始心管搏动。可确诊异位妊娠。

4.子宫内膜病理检查 仅见蜕膜未见绒毛，有助于异位妊娠的诊断。

5.腹腔镜检查 异位妊娠诊断的金标准。有大量腹腔出血或休克者禁止做腹腔镜检查。

四、治疗原则

以手术治疗为主，其次是非手术治疗。

1.手术治疗：腹腔镜手术是治疗异位妊娠的主要方法。

2.药物治疗：主要适用于早期输卵管妊娠。全身用药常用甲氨蝶呤，治疗机制是抑制滋养层细胞增生、破坏绒毛。

3.期待疗法：

适用于：

①腹痛轻，出血少；

②血HCG低于1000 U/L；

③输卵管妊娠包块<3 cm或未探及；

④无腹腔内出血。

五、护理问题

1.潜在并发症：出血性休克。

2.恐惧　与担心手术失败有关。

六、护理措施

1.对于手术病人应严密监测生命体征，同时立即开放静脉，交叉配血，做好输血、输液的准备，做好术前准备。

2.对非手术治疗的病人应随时观察阴道出血量、腹痛的程度等症状的发展，及时发现病情变化，给予相应护理。病人应卧床休息，避免腹部压力增大。

3.告知病人要注意外阴清洁，发生盆腔炎后须立即彻底治疗。

第十一节　胎盘早剥病人的护理

妊娠20周后或分娩期，正常位置的胎盘在胎儿娩出前，部分或全部从子宫壁剥离，称为胎盘早剥。

一、病因

1.血管病变　重度妊高征、慢性高血压及慢性肾炎孕妇，底蜕膜螺旋小动脉痉挛或硬化。

2.机械性因素　腹部直接受撞击、外伤、外倒转术矫正胎位、脐带过短或脐带绕颈、羊水过多、破膜羊水流出过快，均可导致胎盘自宫壁剥离。

3.子宫静脉压升高　妊娠晚期或临产后长时间仰卧位发生低血压，子宫静脉瘀血，静脉压升高，蜕膜静脉床破裂。

主要病理变化：底蜕膜出血、形成血肿，使胎盘自附着处剥离。随着胎盘后血肿压力的增加，血液侵入子宫肌层，引起肌纤维分离、断裂甚至变性。当血液渗透至子宫浆膜层时，子宫表面呈紫蓝色瘀斑，称为胎盘卒中。

二、临床表现

临床特点是妊娠晚期突然发生的腹部持续性疼痛，伴有或不伴有阴道出血。常有较明显的诱因。根据出血量的多少和剥离面积的大小可分为：

1.轻型　外出血，胎盘剥离面<胎盘的1/3，多见于分娩期。

主要症状：阴道少量流血，伴轻度腹痛。腹部检查：子宫软，宫缩有间歇，子宫大小与孕周相符，胎位清楚，胎心率正常。产后查胎盘见胎盘母体面有凝血块及压迹。

2.重型　内出血，胎盘剥离面≥胎盘的1/3，多见于重度妊高征。

主要症状：突然发生持续性腹痛，程度与胎盘后积血多少呈正相关；无或少量阴道流血，贫血程度与外出血量不符。腹部检查：子宫板状硬，子宫大于妊娠周数，宫底升高，压痛明显，间歇期不放松，胎位不清，若胎盘剥离面超过胎盘的1/2，胎心消失。

三、辅助检查

1.B型超声检查　胎盘与子宫壁之间出现液性暗区，胎盘绒毛板向羊膜腔凸出。

2.实验室检查　包括全血细胞计数及凝血功能检查。并发DIC应做筛选试验及纤溶确诊试验。

四、治疗

一旦确诊，纠正休克、及时终止妊娠。

1.纠正休克　及时输新鲜血，既补充血容量，又补充凝血因子。

2.终止妊娠　一旦确诊，及时终止妊娠。

（1）经阴道分娩：经产妇、一般情况好、估计短时间内分娩者，经阴道分娩。破膜后腹带包裹腹部，压迫并促进宫缩，必要时静滴催产素缩短产程。

（2）剖宫产：①重型胎盘早剥，在短时间内不能结束分娩者；②有胎儿窘迫征象；③重型胎盘早剥，胎儿已死，产妇病情恶化；④破膜引产后，产程无进展者，均应及时剖宫产。

五、护理问题

1.潜在并发症：产后出血、子宫胎盘卒中、失血性休克、弥漫性血管内凝血。

2.恐惧　与担心自身及胎儿生命安全有关。

3.有胎儿受伤的危险　与胎盘剥离、胎盘血供急剧减少有关。

六、护理措施

1.纠正休克和凝血功能障碍　迅速开放静脉，积极补充血容量和凝血物质。同时密切监测胎儿状况。

2.严密观察病情，及时发现并发症。

3.终止妊娠　做好分娩或剖宫产术前准备。

4.预防产后出血　遵医嘱应用宫缩剂，按摩子宫。必要时做子宫切除术。

第十二节　前置胎盘病人的护理

妊娠28周后，胎盘附着在子宫下段，甚至胎盘下缘达到或覆盖宫颈内口，胎盘位置低于胎儿先露部，称前置胎盘。前置胎盘是妊娠晚期的严重并发症，也是妊娠晚期阴道出血最常见的原因。

一、临床表现及分类

1.症状

妊娠晚期或临产时，发生无诱因、无痛性反复阴道流血是前置胎盘的主要症状。

（1）完全（中央性）前置胎盘：宫颈内口全部为胎盘组织覆盖。初次出血早，妊娠28周左右，出血频繁，量较多。

（2）边缘性前置胎盘：胎盘边缘附着在子宫下段，不超越宫颈内口。初次出血较晚，多在妊娠37～40周或临产后，量少。

（3）部分性前置胎盘：宫颈内口部分为胎盘组织覆盖。初次出血时间和出血量介于上述两者之间。

2.体征

休克，胎先露高浮，失血过多，出现胎儿缺氧，严重者胎死宫内。

二、辅助检查

1.产科检查　子宫大小与妊娠月份相一致，胎方位清楚，先露高浮。

2.超声检查是目前最安全、有效的首选检查。

3.阴道检查　一般不主张应用。用于终止妊娠前的明确诊断。需在输液、输血及手术条件下进行。怀疑前置胎盘时禁止做肛查。

4.产后检查胎盘及胎膜　前置部位的胎盘有陈旧血块附着。胎膜破口距胎盘边缘＜7 cm为部分性前置胎盘。

三、护理问题

1.组织灌流量不足　与阴道出血有关。

2.恐惧　与出血所致休克、危及母儿生命有关。

3.有感染的危险　与前置胎盘剥离面靠近子宫颈口，细菌经阴道上行感染有关。

4.潜在并发症：产后出血、胎儿窘迫。

四、治疗原则

抑制宫缩、止血、纠正贫血和预防感染。

1.期待疗法

（1）适用于妊娠＜36周或估计胎儿体重＜2300 g，胎儿存活、阴道流血量不多、孕妇全身状况良好者。常用抑制宫缩药物有利托君、硫酸镁、沙丁胺醇等。

促进胎儿肺成熟：地塞米松5～10 mg/次，每日2次，连用2～3日。

（2）接受期待疗法孕妇的护理

①绝对卧床休息，以左侧卧位为佳，定时、间断吸氧。禁止做阴道检查及肛查。

②纠正贫血：口服铁剂，给予高蛋白及含铁丰富的食物，如动物的肝脏、绿叶蔬菜及豆类。

③监测病情变化，胎儿娩出后及时给予缩宫素，防止产后出血。

2.终止妊娠

终止妊娠的指征：①孕妇反复发生多量出血甚至休克者，无论胎儿成熟与否；②胎龄＞36周；③胎龄＜36周，胎儿窘迫征象或胎儿电子监护发现胎心异常。

（1）剖宫产是处理前置胎盘的主要手段。

（2）阴道分娩：边缘性前置胎盘、枕先露、阴道流血不多、估计在短时间内能结束分娩者可予试产。人工破膜后，胎头压迫胎盘前置部位而止血，并可促进子宫收缩加快产程。

第十三节　羊水量异常病人的护理

一、羊水过多

在妊娠任何时期羊水量超过2000 mL为羊水过多。中枢神经系统和上消化道畸形是最常见的发病原因。

（一）临床特点

1.急性羊水过多　多发生在妊娠20～24周，子宫迅速增大，横膈上抬，出现呼吸困难，不能平卧，甚至发绀，出现下肢及外阴水肿及静脉曲张。

2.慢性羊水过多　多发生在妊娠28～32周，羊水逐渐增多，孕妇多能适应，自觉症状可不明显。腹壁皮肤发亮、变薄，触诊皮肤张力大，子宫大于同期妊娠。胎位不清，胎心遥远或听不到。易并发妊高征、胎位异常、早产，破膜后可引起胎盘早剥。

（二）辅助检查

1.B型超声检查是重要的辅助检查，能了解羊水量和胎儿情况。最大羊水暗区垂直深度＞7 cm或羊水指数法＞18 cm为过多。

2.神经管缺陷胎儿的检测　最常应用的检测方法是检测羊水及母血甲胎蛋白（AFP）含量。AFP明显升高提示胎儿畸形。

（三）治疗原则

1.羊水过多合并胎儿畸形

一旦确诊，应及时终止妊娠。

2.羊水过多合并正常胎儿

（1）妊娠已近37周，胎儿已成熟，行人工破膜终止妊娠。人工破膜时应密切观察胎心和宫缩，及时发现胎盘早剥和脐带脱垂的征象。

（2）胎龄不足37周者，症状严重孕妇无法忍受，应穿刺放羊水。放羊水速度不宜过快，每小时约500 mL，一次放羊水量不超过1500 mL，在B型超声监测下进行，防止损伤胎盘及胎儿。

二、羊水过少

妊娠晚期羊水量少于300 mL为羊水过少。主要病因是胎儿泌尿系统畸形。

（一）临床特点

1.临床表现　胎动时感腹痛，易发生胎儿窘迫与新生儿窒息，增加围生儿死亡率。

2.B型超声检查　最大羊水平面≤2 cm为羊水过少；最大羊水平面≤1 cm为严重羊水过少。羊水指数法最大羊水平面8 cm为羊水过少临界值；最大羊水平面≤5.0 cm为羊水过少绝对值。

3.羊水直接测量　破膜时羊水少于300 mL为羊水过少。

（二）治疗原则

1.羊水过少合并胎儿畸形

一旦确诊，应及时终止妊娠。

2.羊水过少合并正常胎儿

（1）妊娠足月，应剖宫产。

（2）妊娠未足月，胎儿肺不成熟，羊膜腔输液期待治疗。

第十四节　多胎妊娠及巨大胎儿产妇的护理

一、分类及其特点

1.双卵双胎　两个卵子分别受精。占双胎妊娠的2/3。其与种族、遗传、胎次及促排卵药物有关。两个独立的胎盘和胎囊。由两层羊膜及两层绒毛膜四层组成。

2.单卵双胎　一个受精卵分裂而成。约占双胎妊娠的1/3。其发生不受种族、遗传、年龄或胎次影响，也与促排卵药物的应用无关。两胎儿的基因相同，性别相同，容貌极相似。

二、临床表现及对母儿的影响

1.早孕反应较重。子宫明显增大。妊娠晚期可出现呼吸困难、下肢水肿及静脉曲张等压迫症状及缺铁性贫血。易并发妊高征、羊水过多、胎儿畸形和前置胎盘。容易发生胎膜早破和早产。

2.腹部检查可触及多个小肢体和两个胎头；可听到两个胎心音，胎心率相差10次以上。

3.B超检查是确诊多胎妊娠的主要方法。在孕6～7周时宫腔内可见到两个妊娠囊。

三、护理措施

1.妊娠期

定期行产前检查。增加营养，补充铁剂、钙剂，预防贫血和妊高征。妊高征是双胎妊娠最重要的并发症。妊娠30周后多卧床休息，最好取左侧卧位，减少早产。防治早产是双胎产前监护的重点。

2.分娩期

多能经阴道分娩，非头位双胎以剖宫产为宜。严密观察产程进展及胎心率。第一胎儿娩出后，应立即断脐，以防第二胎儿失血，并注意观察是否有胎盘早期剥离的征象。助手应在腹部固定第二胎儿，保持纵产式。第二胎儿娩出后立即注射催产素，防止产后出血；腹部压沙袋，防治腹压骤降引起休克。

3.产后护理

主要观察产妇阴道出血量和子宫收缩情况，防止产后出血。

四、巨大胎儿

巨大胎儿是指胎儿体重达到或超过4000 g。主要病因是母亲糖尿病、肥胖等。

第十五节　胎儿窘迫病人的护理

胎儿窘迫是指胎儿在宫内有缺氧征象，危及胎儿健康和生命。胎儿窘迫是一种综合症状，主要发生在临产过程，也可发生在妊娠后期。胎儿窘迫的基本病理变化是缺血、缺氧引起的一系列变化。

一、临床表现

胎儿窘迫主要表现为胎心改变、胎动异常及羊水胎粪污染或羊水过少。根据临床表现分为急性胎儿窘迫和慢性胎儿窘迫。

1.急性胎儿窘迫

胎心率变化是急性胎儿窘迫的重要指标。多发生在分娩期，主要表现为胎心率加快或减慢、羊水胎粪污染和胎儿头皮血pH下降，出现酸中毒。多因脐带异常、前置胎盘、胎盘早剥等引起。

（1）胎心率改变：胎心率>160次/分，尤其是>180次/分，为胎儿缺氧的早期表现。胎心率<120次/分，尤其是<100次/分，为胎儿危险征，可随时死于宫内。

（2）羊水胎粪污染：胎儿缺氧，兴奋迷走神经，肠蠕动亢进，肛门括约肌松弛，胎粪排入羊水中。羊水Ⅲ度污染，应及早结束分娩。

羊水胎粪污染可分为3度：Ⅰ度为浅绿色，常见于胎儿慢性缺氧；Ⅱ度为深绿色或黄绿色并混浊，提示胎儿急性缺氧；Ⅲ度为棕黄色、黏稠、提示胎儿严重缺氧。

（3）胎动：胎儿缺氧早期，表现为胎动过频，继而转弱及次数减少，直至消失。

（4）酸中毒：破膜后，进行胎儿头皮血血气分析。血 pH<7.20，PO_2<10 mmHg，PCO_2>60 mmHg，可诊断为胎儿酸中毒。

2.慢性胎儿窘迫

多发生在妊娠末期，主要表现为胎动减慢或消失、胎儿生长发育受限、胎盘功能减退、羊水胎粪污染。

二、辅助检查

1.胎盘功能检查　测尿雌激素/肌酐比值并动态连续观察，<10提示胎盘功能减退。

2.无应激试验　胎动时胎心率加速不明显，基线变异率<3次/分，提示存在胎儿窘迫。

3.胎动计数是检查胎儿宫内情况最简单的方法。胎动减少是胎儿窘迫的重要指标，胎动消失后，胎心在24小时内消失，胎动过频是胎动消失的前驱症状，应予重视。

三、治疗原则

急性胎儿窘迫者，积极寻找应病因并及时纠正。慢性胎儿窘迫者，视孕周、胎儿成熟度和窘迫的严重程度决定处理。

四、护理问题

1.气体交换受损　与胎盘子宫的血液改变、血流中断或血流速度减少有关。

2.恐惧　与胎儿窘迫状态有关。

五、护理措施

1.一般护理　定期做产前检查者，应嘱孕妇多取侧卧位休息、间断吸氧，争取胎盘供血改善，延长孕周数。严密监测胎心变化，每15分钟听1次胎心或进行胎心监护。

2.情况难以改善，接近足月妊娠，为减少宫缩对胎儿的影响，可行剖宫产。

3.急性胎儿窘迫者，宫口开全、胎先露已达坐骨棘平面以下3 cm者，吸氧同时尽快助产经阴道娩出胎儿。宫口尚未开全，胎儿窘迫不严重，吸氧（面罩供氧），同时嘱产妇左侧卧位，观察10分钟，若胎心率变为正常，继续观察是否能转为正常。病情紧迫或经上述处理无效，应立即剖宫产。

4.做好新生儿抢救和复苏的准备。

第十六节　胎膜早破病人的护理

胎膜早破是指在临产前胎膜破裂。胎膜早破可引起早产、脐带脱垂及母儿感染。常见的病因有双胎妊娠及羊水过多、头盆不称、胎位异常等。

一、临床表现

孕妇突感有较多的液体从阴道流出，可混有胎脂及胎粪。肛诊将胎先露部上推，见阴道流液量增加。

二、辅助检查

1.阴道窥器检查

见液体自宫口流出或阴道，后穹隆有较多混有胎脂和胎粪的液体。

2.阴道液酸碱度检查

正常阴道液 pH 值为4.5～5.5，羊水 pH 为7.0～7.5。若 pH 值≥6.5提示胎膜早破。

3.阴道液涂片检查

阴道液置于载玻片上，干燥后镜检可见羊齿植物叶状结晶为羊水。

三、治疗及护理措施

1.期待疗法

适用于妊娠28～35周、胎膜早破不伴感染、羊水池深度≥3 cm者。

（1）一般处理：胎先露未衔接者绝对卧床，采取左侧卧位，抬高臀部或头低足高位，以防脐带脱出。避免肛诊与阴道检查。若有脐先露或脐带脱垂，应在数分钟内结束分娩。密切观察产妇体温、心率、宫缩及血白细胞计数，保持会阴部清洁等。

（2）预防性应用抗生素：破膜12小时以上者应预防性应用抗生素。

（3）子宫收缩抑制剂的应用：常用沙丁胺醇、利托君及硫酸镁等。

（4）促胎肺成熟：<35孕周，应给予地塞米松10 mg，静脉滴注，每日1次共2次，或倍他米松12 mg静脉滴注，每日1次，共2次。地塞米松能促进胎儿肺泡表面活性物质产生和胎儿肺成熟，减少新生儿呼吸窘迫综合征的发生。

2.终止妊娠

孕龄37周，已经临产，可自然分娩；若孕龄37周，在破膜12～18小时后尚未临产者，应做好引产或剖宫产准备。

第十七节　妊娠期合并症病人的护理

一、妊娠合并心脏病

最常见的妊娠合并心脏病的种类是先天性心脏病、其次是风湿性心脏病。心脏病孕产妇最危险的时期：妊娠32～34周（约增加30%～45%）、分娩期（心脏负担最重）及产褥期最初3日内。心脏病代偿功能的分级与内科相同，分4级。

Ⅰ级：一般体力活动不受限，一般活动不出现症状。

Ⅱ级：一般体力活动稍受限制，一般活动即有心悸、轻度气短，休息时无症状。

Ⅲ级：一般体力活动显著受限制，轻微活动即感不适、心悸、呼吸困难；或过去有心力衰竭史。休息时无不适。

Ⅳ级：不能进行任何活动，休息时仍有心悸、呼吸困难等心力衰竭表现。

（一）妊娠早期心力衰竭的临床表现

1.轻微活动后即出现胸闷、心悸、气短。

2.休息时心率超过110次/分，呼吸超过20次/分。

3.夜间端坐呼吸或需到窗口呼吸新鲜空气。

4.肺底部出现少量持续湿啰音，咳嗽后不消失。

（二）治疗原则

1.心脏病变较轻，心功能Ⅰ、Ⅱ级患者，可以妊娠；可以在严密监护下经阴道分娩，也可以哺乳。

2.心脏病变较重，心功能Ⅲ级以上患者，不宜妊娠。对不宜妊娠者，妊娠12周前行人工流产，妊娠超过12周者在严密的监护下继续妊娠。

3.心脏病孕产妇的主要死亡原因：心力衰竭和严重感染。应严加预防。

（三）护理问题

1.活动无耐力　与心排血量减少有关。

2.潜在并发症：心力衰竭、胎儿窘迫。

（四）护理措施

1.妊娠期护理

（1）每日有足够睡眠，保证孕妇每天至少10小时睡眠且午休2小时，取左侧卧位。避免过劳和情绪激动。

（2）加强产前检查，妊娠20周前每2周、妊娠20周后每周检查1次，了解心脏代偿功能，有无心力衰竭，及早发现心力衰竭的早期症状。心脏功能Ⅰ～Ⅱ级者，应在妊娠36～38周入院待产。发现心脏功能Ⅲ级以上者，应及早住院治疗。

（3）高蛋白、高维生素饮食，整个妊娠期体重增加不超过10 kg，妊娠4个月起限制食盐摄入量。

（4）预防、治疗诱发加重心力衰竭的各种因素，尤其是上呼吸道感染等。

2.分娩期护理

（1）经阴道分娩：适用于心功能良好、无手术指征的心脏病孕妇。第一产程，严密观察产程进展，上半身抬高，每15分钟测生命体征1次，每30分钟测胎心率1次，产程开始给予抗生素预防感染，产后1周无感染征象时停药，必要时阴道助产，缩短第二产程。第二产程勿屏气用力。产后产妇腹部放置沙袋，持续24小时，防止腹压骤降诱发心力衰竭。产后立即肌注吗啡10 mg或哌替啶（杜冷丁）100 mg。若子宫收缩不佳，肌注缩宫素10～20 U。禁用麦角新碱，以防静脉压增高，引起心力衰竭。

（2）剖宫产：心功能Ⅲ级的初产妇，或心功能Ⅱ级但宫颈条件不佳，或另有产科指征者，均应择期剖宫产。选择硬膜外麻醉，但不宜使用肾上腺素。有心力衰竭时，应控制心力衰竭后再行手术。应适当限制输液量，以24小时静滴1000 mL为宜。

（3）产褥期处理：产后72小时（尤其24小时内）内严密监测生命体征，产后绝对卧床休息24小时，产妇应半卧位或侧卧位。广谱抗生素预防感染至产后1周。不宜再妊娠者产后1周后行绝育术，心功能Ⅲ级或以上者，应及时回乳。

二、妊娠合并糖尿病病人的护理

（一）妊娠期糖代谢的特点

在妊娠早中期，由于胎儿通过胎盘从母体摄取葡萄糖，同时雌激素、孕激素又能增加母体对葡萄糖的利用，因此孕妇空腹血糖较非孕妇低。这也是孕妇长时间空腹易发生低血糖及酮症酸中毒的原因。到妊娠中晚期，孕妇体内抗胰岛素样物质增多，使孕妇对胰岛素的敏感性随孕周增加而降低，故胰岛素需求量必须相应增加。

（二）糖尿病与妊娠的相互影响

糖尿病患者宜在血糖控制正常后再考虑妊娠。孕妇更容易发生感染、低血糖及酮症酸中毒；胎儿容易发生畸形、早产和巨大儿；容易出现新生儿低血糖。

（三）辅助检查

1.血糖测定　2次或2次以上空腹血糖≥5.8 mmol/L者诊断为妊娠期糖尿病。

提示：正常成人血糖为3.9～6.0 mmol/L，当空腹血糖≥7.0 mmol/L为糖尿病，如果是孕妇、空腹血糖≥5.8 mmol/L即可诊断为糖尿病。

2.糖筛查试验　用于糖尿病筛查，孕妇于妊娠24～28周进行。葡萄糖50 g溶于200 mL水中，5分钟内口服完，服后1小时测血糖，≥7.8 mmol/L为糖筛查异常，应进一步做口服耐量试验；如血糖≥11.2 mmol/L则妊娠糖尿病（GDP）可能性大。

3.葡萄糖耐量试验　禁食12小时后，口服葡萄糖75 g。血糖值诊断标准是：空腹5.6 mmol/L，1小时10.3 mmol/L，2小时8.6 mmol/L，3小时6.7 mmol/L，若其中有2项或2项以上达到或超过正常值，即可诊断为妊娠期糖尿病。如1项高于正常则诊断为糖耐量受损。

（四）护理问题

1.营养失调：低于或高于机体需要量　与血糖代谢异常有关。

2.有胎儿受伤的危险　与血糖控制不良导致胎盘功能低下、巨大儿、畸形儿有关。

（五）护理措施

1.妊娠期

指导孕妇监测血糖，预防各种感染。控制孕妇饮食并坚持低盐饮食，适当运动。孕妇不宜口服降糖药，应选用胰岛素（孕早期减量，孕晚期要加量，产后减量）。

2.分娩期

确保母儿安全的前提下，尽量推迟终止妊娠的时间，可待至近预产期。产程中一般静脉滴注胰岛素，控制血糖于6.67～10.0 mmol/L。如为经阴道分娩，产程不超过12小时。

3.产褥期

分娩后24小时内胰岛素减至原用量的1/2，48小时减少到原用量的1/3。无论新生儿体重大小均按早产儿提供护理。在新生儿娩出30分钟后定时滴服葡萄糖液防止低血糖发生，同时预防低血钙、高胆红素血症及呼吸窘迫综合征的发生。

总结提示：

低血糖的诊断标准：一般成人≤2.8 mmol/L，糖尿病患者≤3.9 mmol/L，新生儿≤2.2 mmol/L即可诊断。

三、妊娠合并贫血

1.属于高危妊娠范围，缺铁性贫血最为常见。血象呈小细胞低色素贫血。

2.血红蛋白＜100 g/L，血细胞比容＜30%或红细胞计数＜3.5×10^{12}/L，则可诊断为妊娠贫血。因妊娠所致的生理性贫血，血红蛋白在100～110 g/L。

孕妇血清铁＜6.5 μmol/L，即为缺铁性贫血。

3.治疗原则：祛除病因，补充铁剂，减轻工作量。血红蛋白＜100 g/L时，应给予饮食指导及铁剂；血红蛋白＜70 g/L时应全休；血红蛋白＜60 g/L，接近预产期或短期内行剖宫产术者，宜少量多次输血。临产前给止血药维生素K等，并备鲜血。胎儿前肩娩出时，给予缩宫剂防止产后出血。

4.饮食护理和铁剂的用药护理同缺铁性贫血。

第十八节　产力异常病人的护理

产力异常又称为子宫收缩力异常，包括子宫收缩乏力和子宫收缩过强。每类又分为协调性子宫收缩和不协调性子宫收缩。

一、子宫收缩乏力的原因、临床特点

1.原因

（1）头盆不称或胎位异常是导致继发性宫缩乏力最常见的原因。

（2）子宫因素：子宫发育不良、子宫畸形（如双角子宫等）、子宫壁过度膨胀（如双胎、羊水过多、巨大胎儿等）、经产妇子宫肌纤维变性或子宫肌瘤等。

（3）精神因素：产妇精神紧张、恐惧、进食少临产后过多消耗体力。

（4）内分泌失调：妊娠晚期和临产后，参与分娩过程的主要激素分泌不足或功能不协调，致使子宫收缩乏力。

（5）药物影响：临产后使用镇静剂与镇痛剂。

2.临床特点

（1）协调性宫缩乏力（低张性宫缩乏力）：宫缩具有正常的节律性、对称性和极性，但收缩力弱，持续时间短，间歇期长且不规律，宫缩＜2次/10分钟。此种宫缩乏力多属于继发性宫缩乏力。产程开始宫缩正常，于第一产程活跃期后期或第二产程时宫缩减弱。常见于中骨盆与骨盆出口平面狭窄，此种宫缩乏力对胎儿危害较小

（2）不协调性宫缩乏力（高张性宫缩乏力）：宫缩极性倒置，宫缩时宫底部不强，中段或下段强，宫缩间歇期宫壁不能完全松弛，宫缩不协调，属无效宫缩。此种宫缩乏力多属于原发性宫缩乏力，这些产妇往往有头盆不称或胎位异常。产妇自觉下腹部持续疼痛，拒按，烦躁不安，胎位触不清，容易出现胎儿宫内窘迫，潜伏期延长。

3.产程曲线异常

（1）潜伏期延长：从规律宫缩至宫口扩张达3 cm，初产妇约需8小时，最大时限16小时，＞16小时称潜伏期延长。

（2）活跃期延长：从宫口扩张达3 cm至宫口开全，初产妇约需4小时，最大时限8小时，＞8小时

称活跃期延长。

（3）活跃期停滞：进入活跃期后，宫口不再扩张2小时以上称活跃期停滞。

（4）第二产程延长：初产妇超过2小时、经产妇超过1小时尚未分娩称第二产程延长。

（5）第二产程停滞：第二产程达1小时胎头下降无进展称第二产程停滞。

（6）胎头下降延缓：活跃晚期及第二产程，胎头下降速度初产妇<1 cm/h、经产妇<2 cm/h称胎头下降延缓。

（7）胎头下降停滞：活跃晚期，胎头停留在原处不下降1小时以上称胎头下降停滞。

（8）滞产：总产程超过24小时停滞产。

4.护理问题

（1）疲乏：与产程延长、孕妇体力消耗、水电解质紊乱有关。

（2）潜在并发症：胎儿宫内窒息、产后出血。

5.子宫收缩乏力的护理

（1）协调性子宫收缩乏力：有头盆不称，估计不能经阴道分娩者，应及时剖宫产。估计能经阴道分娩者，做好一般护理，加强子宫收缩。

1）第一产程：①消除精神紧张，鼓励多进食，给予镇静剂。安定静脉推注主要用于宫颈扩张缓慢、伴有宫颈水肿者。②人工破膜：人工破膜应在宫缩间歇进行。用于宫颈扩张≥3 cm、无头盆不称、胎头已经衔接者。③缩宫素滴注：主要用于宫颈扩张<3 cm、胎心良好、胎位正常、头盆相称者。

2）第二产程出现宫缩乏力，给予缩宫素静滴，行胎头吸引术、产钳术。如无头盆不称，可加强宫缩，双顶径已通过坐骨棘平面，行产钳术；若胎头仍不衔接或伴胎儿窘迫征象，应行剖宫产。

3）缩宫素的用药护理：将缩宫素2.5 U加于5%葡萄糖溶液500 mL内，从4～5滴/分开始静脉滴注并观察反应，根据子宫收缩情况进行调整，通常不超过40滴/分。宫缩间歇2～3分钟，持续40～60秒。若出现10分钟内宫缩超过5次、宫缩持续1分钟以上或胎心率有变化，应立即停止滴注。若血压升高，应减慢滴速。

4）第三产程为预防产后出血，当胎肩露娩出时，静注麦角新碱0.2 mg，同时缩宫素10～20单位静滴。

（2）不协调性子宫收缩乏力：处理原则是调整宫缩，恢复其正常节律性及极性。给予哌替啶100 mg或吗啡10～15 mg肌注，恢复为协调性宫缩。在恢复为协调性宫缩之前禁用缩宫素。经以上处理，不协调性子宫收缩乏力未能纠正或伴有胎儿窘迫或伴有头盆不称均应行剖宫产。

二、子宫收缩过强

1.临床特点

（1）协调性子宫收缩过强：宫缩的规律性、对称性和极性正常，宫缩力过强、过频。若产道无阻力，宫口迅速开全，分娩在短时间内结束，发生急产（总产程不足3小时），经产妇多见。若伴有头盆不称、胎位异常或瘢痕子宫，有可能出现病理性缩复环或子宫破裂，易发生胎儿窘迫和新生儿窒息等。

（2）不协调性子宫收缩过强：几乎均由外界因素造成，如不恰当应用缩宫素。包括强直性子宫收缩和子宫痉挛性狭窄环。

1）强直性子宫收缩：产妇烦躁不安，持续性腹痛，拒按。胎位、胎心不清楚，有时可出现病理性缩复环、肉眼血尿等先兆子宫破裂征象。

2）子宫痉挛性狭窄环：多因精神紧张、过度疲劳以及不适当使用宫缩剂，或粗暴地进行阴道内操作所致。产妇烦躁不安，持续性腹痛，宫颈扩张缓慢，阴道检查时在宫腔内触及较硬而无弹性的狭窄环，狭窄环持续不放松，此环与病理性缩复环不同，特点是不随宫缩升高。

2.护理问题

（1）急性疼痛：与过频、过强的子宫收缩有关。

（2）焦虑：与担心自身及胎儿安危有关。

3.护理措施

（1）协调性子宫收缩过强：有急产史的产妇，预产期前1~2周不宜外出，提前住院待产。对已经发生产程进展过快的产妇，应指导产妇不要屏气用力。提前做好接产及抢救新生儿窒息的准备。产后仔细检查宫颈、阴道、外阴，有撕裂及时缝合。若急产来不及消毒即新生儿坠地者，新生儿肌注维生素K₁、破伤风抗毒素和抗生素；如为未消毒接产，应给抗生素预防感染。

（2）不协调性子宫收缩过强：停用缩宫素，抑制子宫收缩，做好术前准备。①强直性子宫收缩：及时给予宫缩抑制剂，如25%硫酸镁或肾上腺素。若属于梗阻原因，应立即行剖宫产。②子宫痉挛性狭窄环：停止阴道内操作，停用缩宫素。若无胎儿窘迫，给予镇静剂哌替啶，也可给予宫缩抑制剂，无效或出现胎儿窘迫时，立即剖宫产。

第十九节　产道异常病人的护理

一、骨产道异常

1.骨盆入口平面狭窄

骶耻外径<18 cm，骨盆入口前后径<10 cm。包括单纯扁平骨盆和佝偻病性扁平骨盆。

骨盆入口狭窄表现为胎先露衔接受阻、不能入盆，易发生胎位异常、胎膜早破、脐带脱垂、胎儿宫内窘迫等；或跨耻征阳性，表现为继发性宫缩乏力、产程延长或停滞。主要为潜伏期及活跃早期延长。

估计头盆关系：正常情况下，部分初产妇在预产期前2周，经产妇于临产后，胎头应入盆。若已临产，胎头仍未入盆，应检查头盆是否相称——跨耻征。让孕妇排空膀胱，仰卧，两腿伸直。检查者将手放在耻骨联合上方，将浮动的胎头向骨盆腔方向推压。若胎头低于耻骨联合平面，表示胎头可以入盆，头盆相称，称胎头跨耻征阴性；若胎头与耻骨联合在同一平面，表示可疑头盆不称，称跨耻征可疑阳性；若胎头高于耻骨联合平面，表示头盆明显不称，称为跨耻征阳性。

2.中骨盆及骨盆出口平面狭窄

坐骨棘间径<10 cm，坐骨结节间径<8 cm，耻骨弓角度<90°，坐骨结节间径与出口后矢状径之和≤15 cm，为骨盆出口平面狭窄。胎头能正常衔接，潜伏期及活跃早期进展顺利。当胎头下降至中骨盆时，由于胎头内旋转受限，易发生持续性枕横位或枕后位。主要表现为活跃晚期及第二产程延长。

3.骨盆三个平面狭窄

骨盆入口、中骨盆及骨盆出口平面均狭窄，每个平面径线小于正常值2 cm或更多，称均小骨盆，多见于身材矮小、体形匀称的妇女。

4.畸形骨盆

骨盆失去正常形态，包括骨软化症骨盆和偏斜骨盆等。

二、软产道异常

1.外阴异常

外阴瘢痕、坚韧和水肿。

2.阴道异常

阴道横膈、纵隔、狭窄和尖锐湿疣。

3.宫颈异常

宫颈外口黏合、水肿、坚韧、瘢痕、子宫颈癌和宫颈肌瘤。

软产道异常可影响胎头娩出，容易发生软产道裂伤、出血和感染。

三、护理问题

1.有感染的危险　与胎膜早破、产程延长、手术操作有关。

2.有新生儿窒息的危险　与产道异常、产程延长有关。

3.潜在并发症：子宫破裂、胎儿窒息。

四、狭窄骨盆在分娩时的护理

1.一般护理

保证营养及水分摄入，必要时补液。监测宫缩强弱，勤听胎心及检查胎先露部下降程度。

2.骨盆入口狭窄的处理

（1）明显头盆不称：骶耻外径<16 cm，骨盆入口前后径<8.5 cm者，应行剖宫产。

（2）轻度头盆不称：骶耻外径16～18 cm，骨盆入口前后径8.5～9.5 cm，足月儿体重<3000 g，胎心率正常，可试产。出现宫缩乏力，胎膜未破者，在宫口扩张3 cm时行人工破膜。

试产的护理要点：专人护理，保证良好的产力；少肛查，禁灌肠，试产中一般不要镇静、镇痛药。试产2～4小时，胎头仍不入盆，或伴胎儿窘迫征象，应及时剖宫产。胎膜已破，为了减少感染，应缩短试产时间。

（3）中骨盆及骨盆出口狭窄的处理：一般不应进行试产。

（4）骨盆三个平面均狭窄的处理：主要为均小骨盆。估计胎儿不大，头盆相称，可以试产。若胎儿较大，明显头盆不称，胎儿不能通过产道，应尽早行剖宫产。

第二十节　胎位异常病人的护理

一、持续性枕后（横）位

在分娩过程中，胎头以枕后位或枕横位衔接。在下降过程中，胎头枕骨持续不能转向前方，直至分娩后期仍位于母体骨盆后方或侧方，使分娩发生困难者即持续性枕后（横）位。

1.临床表现

临产后胎头衔接较晚及俯屈不良，由于胎先露部不易紧贴子宫下段及宫颈内口易发生继发性协调性宫缩乏力。产妇自觉肛门坠胀及排便感，过早使用腹压，导致宫颈前唇水肿和产妇疲劳，影响产程进展，常致第二产程延长。

2.腹部检查

胎背偏向母体后方或侧方，在对侧明显触及胎儿肢体。胎心在脐下一侧偏外方听得最响亮。

3.肛门检查或阴道检查

4.处理

持续性枕后位、枕横位在骨盆无异常、胎儿不大时，可以试产。试产时应严密观察产程，注意胎头下降、宫口扩张程度、宫缩强弱及胎心有无改变。

二、臀先露

臀先露是最常见的胎位异常。

1.临床分类

根据两下肢所取的姿势分为：

（1）单臀先露或腿直臀先露：胎儿双髋关节屈曲，双膝关节伸直，以胎臀为先露。

（2）完全臀先露或混合臀先露：胎儿双髋关节及双膝关节均屈曲，以胎臀和双足为露。较多见。

（3）不完全臀先露：以一足或双足、一膝或双膝、一足一膝为先露。较少见。

2.临床特点

（1）临床表现：发生宫缩乏力，宫颈扩张缓慢，产程延长。

（2）腹部检查：宫底触到圆面硬、按压有浮球感的胎头；耻骨联合上方触到不规则、软而宽的胎臀，胎心在脐左（或右）上方听得最清楚。

（3）B型超声检查：能确定臀先露类型及胎儿大小、胎头姿势。

3.对母儿的影响

（1）对母体的影响：①胎膜早破；②继发性宫缩乏力；③产后出血；④产褥感染；⑤宫颈撕裂。

（2）对胎儿的影响：胎膜早破→脐带脱出；脐带受压→胎儿窘迫；后出胎头牵出困难→新生儿窒息、锁骨骨折、臂丛神经损伤及颅内出血。

4.治疗原则

（1）妊娠期处理：妊娠30周后仍为臀先露应予矫正。胸膝卧位每日2次、每次15分钟、连续做1周后复查；矫正方法无效者，于妊娠32～34周行外倒转术。术前半小时口服硫酸舒喘灵4.8 mg。

（2）分娩期处理：分娩前做出正确判断，决定分娩方式。

1）剖宫产指征：狭窄骨盆、软产道异常、胎儿体重大于3500 g、胎儿窘迫、高龄初产、有难产史、不完全臀先露等。

2）经阴道分娩的处理

①第一产程：不灌肠、少做肛查。必要时阴道检查。严密观察胎心及产程进展。为使宫颈和阴道充分扩张，消毒外阴后，用"堵"外阴法。

②第二产程：导尿，初产妇做会阴侧切术。

③第三产程：产程延长易并发子宫乏力性出血。胎盘娩出后，肌注缩宫素防止产后出血。行手术操作及软产道损伤应及时缝合，并给抗生素预防感染。

5.护理问题

（1）有新生儿窒息的危险　与分娩因素有关。

（2）恐惧　与难产及胎儿发育异常有关。

6.护理措施

（1）有明显胎位异常的孕妇，做好剖宫产术前准备。

（2）选择阴道分娩的孕妇做好如下护理：

1）鼓励进食，指导合理用力。枕后位者，嘱其不要过早屏气用力，以防宫颈水肿及疲乏。

2）防止胎膜早破：少活动，一旦胎膜早破，立即卧床休息，观察胎心，抬高床尾，及时发现脐带脱垂情况。

3）协助医师做好阴道助产和新生儿抢救的准备，按医嘱应用缩宫剂与抗生素，预防产后出血与感染。

第二十一节　产后出血病人的护理

产后出血是指胎儿娩出后24小时内阴道流血量超过500 mL。产后出血在我国是产妇首位死亡原因。

一、病因、分类及临床特点

1.子宫收缩乏力是产后出血的最主要原因。在分娩的过程中已经有宫缩乏力的表现。出血特点是胎盘剥离延缓，在剥离前阴道出血少，胎盘剥离后子宫出血不止，流出血液能自凝，按摩子宫及使用缩宫剂后使子宫变硬，阴道流血减少或停止。产妇可出现出血性休克的表现。腹部检查往往感到子宫轮廓不清、软如袋状、摸不到宫底或宫底升高。

2.胎盘因素：主要原因有胎盘滞留、胎盘和（或）胎膜残留。出血特点是胎儿娩出后，胎盘剥离缓慢或剥离不全，30分钟后胎盘仍未娩出，伴有阴道大量出血。胎盘和（或）胎膜残留时，可在胎盘娩出后仔细检查发现胎盘、胎膜有缺损。

3.软产道损伤常发生于阴道手术助产、巨大儿分娩、急产等。出血特点是胎儿娩出后立即发生阴道流血，血液呈鲜红色、能自凝。检查宫颈、阴道可有裂伤。

4.任何原发或继发的凝血功能异常均可引起产后出血。出血特点是胎儿娩出后持续性阴道出血，出现凝血功能障碍，血流不止，血液不能自凝。

产后出血如失血严重、休克时间长，导致垂体功能减退者，可引起希恩综合征。

二、治疗原则

针对原因迅速止血，补充血容量，纠正休克，防治感染。

1. 子宫收缩乏力　按摩子宫为常用的有效方法。使用缩宫剂、宫腔填塞纱布或结扎血管等措施止血。宫腔填塞纱布适用于子宫全部松弛无力，虽经按摩及宫缩剂等处理仍然无效者。24小时取出纱布，取出前应肌注缩宫剂，并应用抗生素预防感染。

2. 胎盘因素导致的大出血　要及时将胎盘取出，并做好必要的刮宫准备。对植入性胎盘应做子宫次全切除术。

3. 软产道损伤造成的大出血　止血的有效方法是及时、准确地修复缝合。若为阴道血肿所致者首先切开血肿，清除血块，缝合止血。

4. 凝血功能障碍所致者针对原发病进行治疗。

5. 补充血容量，纠正休克，防治感染等。

三、护理问题

1. 潜在并发症：出血性休克。

2. 有感染的危险　与失血后抵抗力减低及手术操作有关。

四、护理措施

1. 正确处理产程，预防产后出血。

（1）产时预防：第一产程严密观察产程进展，必要时给予镇静剂以保证产妇休息，防止产程延长。第二产程严格执行无菌操作技术，指导产妇正确使用腹压，适时适度做会阴侧切，胎肩、胎头娩出要慢，胎肩娩出后立即给缩宫剂以加强子宫收缩。第三产程在胎盘剥离前，不可过早地牵拉脐带或按摩、挤压子宫，待出现胎盘剥离征象后及时协助胎盘娩出。并仔细检查胎盘、胎膜是否完整。

（2）产后预防：产后2小时内，产妇仍需留在产房接受监护。密切观察产妇的子宫收缩、阴道出血及会阴伤口情况。督促产妇及时排空膀胱，以免影响子宫收缩致产后出血。

2. 配合医师迅速止血、纠正失血性休克及控制感染。

五、晚期产后出血

分娩24小时后，在产褥期内发生的子宫大量出血，称晚期产后出血。以产后1~2周发病最常见。胎盘胎膜残留是最常见的原因，多发生于产后10天左右。主要表现为血性恶露持续时间延长，以后反复出现或突然大量流血，应针对病因治疗，疑有胎盘胎膜残留者，应行刮宫术，刮出物送病检，以明确诊断。同时给予抗生素预防感染。

第二十二节　羊水栓塞病人的护理

在分娩过程中，羊水进入母体血循环引起肺栓塞、休克和DIC等一系列严重症状的综合征称羊水栓塞，羊水栓塞是极严重的分娩并发症。羊水栓塞也可以发生在妊娠10~14周钳刮术时。发生在足月分娩者，死亡率高达80%以上。

羊水栓塞是由羊水中的有形物质（胎儿毳毛、角化上皮、胎脂、胎粪）进入母体血循环引起的。羊水进入母体血循环后，通过阻塞肺小血管，引起过敏反应和凝血机制异常而导致机体发生一系列病理生理变化。

常见的诱发因素包括：高龄初产、经产妇、子宫收缩过强、急产、胎膜早破、前置胎盘、子宫破裂、剖宫产等，这些因素引起羊膜腔内压力过高、血窦开放、胎膜破裂等（造成羊水栓塞的主要原因）。

一、临床表现

典型临床经过可分为三个阶段。

1. 休克　可因肺动脉高压引起心力衰竭及急性呼吸衰竭，或由变态反应引起过敏性休克。在分娩过程中，尤其是刚刚破膜不久，产妇突然出现尖叫、烦躁不安、寒战、呛咳气急等先兆症状；继而出现呼吸困难（最早）、发绀、肺底部出现湿啰音，心率加快，面色苍白、四肢厥冷、血压下降等循环衰竭和休克。

2.DIC引起的出血是难以控制的全身广泛性出血，大量阴道流血（血液不能凝固）、切口渗血、全身皮肤黏膜出血、血尿甚至出现消化道大出血。产妇可因出血性休克死亡。

3.急性肾功能衰竭　羊水栓塞后期患者出现少尿或无尿和尿毒症的表现。

4.血涂片见到鳞状上皮细胞、毳毛、黏液或脂肪球等羊水有形物，可作为羊水栓塞确诊的依据。

二、治疗原则

一旦出现羊水栓塞的临床表现，应立即进行抢救。重点是针对过敏和急性肺动脉高压所致低氧血症及呼吸衰竭、预防DIC及肾衰竭。

三、护理问题

1.气体交换受损　与肺动脉高压导致肺血管阻力增加及肺水肿有关。

2.组织灌流量改变　与失血及DIC有关。

3.潜在并发症：休克、肾衰竭、DIC、胎儿窘迫。

4.恐惧　与病情危重，濒死感有关。

四、护理措施

1.羊水栓塞的预防

严密观察产程，正确使用缩宫素；人工破膜宜在宫缩间歇期进行，破口要小并注意控制羊水的流出速度。

2.羊水栓塞病人的处理配合

（1）首先是纠正缺氧，解除肺动脉高压，改善低氧血症。①供氧：保持呼吸道通畅、立即行面罩给氧，或气管插管正压给氧，必要时行气管切开。②解痉药物应用：盐酸罂粟碱为解除肺动脉高压的首选药物。

（2）抗过敏，抗休克。①抗过敏：早期使用大剂量糖皮质激素，可抗过敏，解痉，稳定溶酶体，保护细胞。②抗休克：补充血容量可用右旋糖酐；并应补充新鲜血液和血浆。

（3）防治DIC：尽早应用抗凝剂（肝素钠等）是控制DIC发展的关键。

（4）预防肾衰竭、预防感染。

3.产科处理

先改善呼吸、循环衰竭，待病情稳定后再处理产科。第一产程发病者，应行剖宫产终止妊娠，去除病因。第二产程中发病者，行阴道助产结束分娩。发生羊水栓塞时如正在滴注催产素应立即停止。

第二十三节　子宫破裂病人的护理

子宫破裂是指子宫体部或子宫下段在妊娠期或分娩期发生破裂。子宫破裂为产科最严重的并发症，常引起母儿死亡。

一、病因

1.阻塞性难产

阻塞性难产是引起子宫破裂最常见的原因。

2.子宫瘢痕

手术后的切口瘢痕。

3.滥用催产素

子宫强烈收缩，胎儿通过产道受阻，在薄弱的子宫下段处破裂。

二、临床表现

1.先兆子宫破裂

常见于产程长、有梗阻性难产因素的产妇，表现为产妇烦躁不安和下腹疼痛，排尿困难或出现血尿及少量阴道流血。心率、呼吸加快，子宫收缩频繁，呈强直性或痉挛性收缩；子宫体及下段之间可出现病理缩复环；胎先露部固定于骨盆入口。胎动频繁，胎心加快或减慢，胎儿心电图可出现不同程度的胎儿窘迫征象。

子宫病理缩复环形成（是子宫破裂的先兆）、下腹部压痛、胎心率改变及血尿出现是先兆子宫破裂的四大主要表现。

2.子宫破裂

（1）完全性子宫破裂：产妇感撕裂状剧烈疼痛，随之宫缩消失，疼痛稍缓解后，又出现全腹持续性疼痛，伴有面色苍白、呼吸急促、出冷汗、脉搏细速、血压下降等休克征象。全腹压痛及反跳痛，腹壁下清楚扪及胎体，胎动和胎心消失。

（2）不完全性子宫破裂：指子宫肌层全部或部分破裂，浆膜层尚未穿破，宫腔与腹腔未相通，胎儿及其附属物仍在宫腔内。腹部检查，一侧可触及逐渐增大且有压痛的包块，胎心音多不规则。

三、治疗原则

1.先兆子宫破裂

应立即给予抑制子宫收缩药物（肌注派替啶 100 mg，或静脉全身麻醉），尽快行剖宫产。

2.子宫破裂

输液、输血、吸氧、抢救休克，同时尽快行手术治疗。术后给予抗生素。严重休克者应尽可能就地抢救，若必须转送，应输血、输液、包扎腹部后方可转送。

四、护理问题

1.疼痛 与强直性子宫收缩、病理性缩复环或子宫破裂血液刺激腹膜有关。

2.潜在并发症：休克。

3.有感染的危险 与多次阴道检查、大量出血有关。

4.预感性悲哀 与子宫破裂后胎儿死亡，大量出血濒死感有关。

五、护理措施

1.预防子宫破裂

严格掌握催产素的使用指征和方法，避免滥用。有子宫破裂高危因素者，应在预产期前1～2周入院待产。

2.先兆子宫破裂病人的护理

密切观察子宫收缩，发现子宫病理缩复环形成，下腹部压痛时，立即报告医生并停止使用催产素和一切操作。同时检查生命体征，吸氧、抑制子宫收缩及做好剖宫产术前准备。

3.子宫破裂病人的护理

积极配合手术，无子女者2年后可再怀孕。

第十一章 传染病病人的护理

第一节 传染病概述

传染病是由病毒、细菌、立克次体、螺旋体等病原微生物感染人体后产生的有传染性的疾病。

一、传染过程

传染过程是指病原体侵入人体，人体与病原体相互作用、相互斗争的过程（即病原体对人体的一种寄生过程）。是否引起疾病取决于病原体的致病力和机体的免疫力两个因素。

1.病原体被清除

2.隐性感染又称亚临床感染，是指病原体侵入人体后，仅引起机体发生特异性免疫应答，不引起或只引起轻微的组织损伤，而在临床上无明显症状、体征，甚至生化改变，只有通过免疫学检查才能检出特异性抗体。多数隐性感染后可获得该传染病的特异性免疫力。多数传染病以隐性感染最常见。

3.显性感染又称临床感染。显性感染过程后，病原体被清除，并可获得稳定持久的免疫力而不再感染。少数传染病以显性感染为主。

4.病原携带状态　病原体在人体内生长、繁殖，并可排出体外，但人体并不出现疾病的临床表现，称病原携带状态。病原携带者为重要的传染源。

5.潜伏性感染：潜伏性感染期间病原体不排出体外，这与病原携带者不同。如带状疱疹、疟疾。

传染过程的5种表现形式，在一定条件下可以相互转化，病原体侵入机体后，隐性感染最多见，其次为病原携带状态，而显性感染最少，但最易识别。

二、传染病的基本特征

1.有病原体是最主要的特征，对诊断有重要的意义。

2.有传染性是传染病与其他感染性疾病的主要区别。

3.有流行性、季节性、地方性。

4.有免疫性　人体感染病原体后，均可产生特异性免疫。

三、传染病流行的基本条件

1.传染源　病人、隐性感染者、病原携带者、受感染的动物。

2.传播途径　气、水、食物、接触、虫媒、血液（血制品）、土壤及母婴传播。

3.人群易感性。

传染病流行过程中除要具备三个基本条件外，还受自然因素和社会因素的制约，其中社会因素起主导作用。

四、传染病的临床特点

1.潜伏期

从病原体侵入人体至开始出现临床症状的时期，称为潜伏期。潜伏期是确定传染病检疫期和留验接触者的重要依据，对有些传染病的诊断也有一定的参考意义。

2.前驱期

从起病至出现该病的明显症状为止的一段时间，称为前驱期。该期症状无特异性，为许多传染病所共有，一般持续1～3天。起病急骤者可无此期表现。

3.症状明显期

不同传染病各自出现其具有特征性的症状、体征及实验室检查表现。病情由轻转重，到达顶峰，然后随机体免疫力的产生，病情减轻进入恢复期。此期易产生并发症。

4.恢复期

机体免疫力增长至一定程度，体内病理生理过程基本终止，病人症状及体征基本消失，临床上称恢复期。

五、传染病预防

1.对传染病病人管理必须做到五早：即早发现、早诊断、早报告、早隔离、早治疗。

《中华人民共和国传染病防治法》规定，传染病分为三类：

甲类：为强制管理传染病，城镇要求2小时内上报，农村不超过6小时（鼠疫、霍乱）。

乙类：为严格管理传染病，城镇要求12小时内上报，农村不超过24小时（26种）。

丙类：为监测管理传染病，在监测点内按乙类传染病方法报告（10种）。

应注意，乙类传染病的传染性非典型性肺炎、肺炭疽、人感染高致病性禽流感和脊髓灰质炎，必须采取甲类传染病的报告、控制措施。

接触者的管理：对接触者采取的防疫措施叫检疫。检疫期限是从最后接触之日算起，相当于该病的最长潜伏期。在检疫期间根据情况可预防服药或预防接种。

2.切断传播途径：消毒是切断传播途径的重要措施。

第二节 麻疹病人的护理

麻疹是由麻疹病毒引起的急性呼吸道传染病。临床上以发热、结膜炎、上呼吸道炎、麻疹黏膜斑及全身斑丘疹为主要表现。

一、病因与流行病学

病人是唯一的传染源，出疹前后5天内均有传染性。如有并发症，传染性可延长至出疹后10天。主要是飞沫直接传播。传染性极强。人群普遍易感，但病后能获持久免疫。以冬、春季多见。

二、临床表现

潜伏期6～18天，接受过免疫者可延长至3～4周。

1.潜伏期 一般6～18天，平均10天，潜伏期末可有低热、全身不适。

2.前驱期（出疹前期） 从发热到出疹为前驱期，3～4天以发热、上呼吸道感染和麻疹黏膜斑（发疹前24小时，在第一臼齿相对应的颊黏膜处，具有早期诊断的价值）为主要特征。此期传染性最强。

3.出疹期 多在发热后3～4天出现皮疹，初见于耳后发际、颈部、面部、躯干、四肢及手心足底。为淡红色充血性斑丘疹，压之褪色，疹间皮肤正常。出疹时全身中毒症状加重，易并发肺炎、喉炎等。

4.恢复期 一般3～5天。皮疹按出疹顺序消退，同时有米糠样脱屑及褐色色素沉着，经1～2周消退。此期体温下降，全身情况好转。

5.并发症 支气管肺炎（最常见）、喉炎、脑炎等。

三、辅助检查

1.血常规 白细胞总数减少，淋巴细胞相对增多。淋巴细胞严重减少，提示预后不良，中性粒细胞增多，提示继发细菌感染。

2.血清学检查 出疹1～2天内即可从血中检出特异性IgM抗体，有早期诊断价值。

3.病原学检查 从呼吸道分泌物中分离出麻疹病毒可做出特异性诊断。

四、治疗原则

无特殊疗法。以加强护理、对症治疗、预防感染为治疗原则，有并发症的给予相应治疗。

五、护理问题

1.体温过高　与病毒血症、继发感染有关。

2.皮肤完整性受损　与皮疹有关。

3.有感染的危险　与机体抵抗力低下有关。

4.潜在并发症：肺炎、喉炎、脑炎等。

六、护理措施

1.维持正常体温

绝对卧床休息至皮疹消退、体温正常。出疹期不宜用药物或物理方法强行降温，尤其是乙醇擦浴、冷敷等物理降温，以免影响透疹。体温超过40℃时可用小量的退热剂，以免发生惊厥。

总结提示：新生儿、血液病、麻疹、猩红热禁用乙醇擦浴。

2.保持皮肤、黏膜的完整性

勤剪指甲，以防抓伤皮肤导致感染等。

3.保证营养的供应

以清淡、易消化的流食、半流食为宜，少量多餐，鼓励多饮水。恢复期应添加高蛋白、高维生素的食物，补充维生素A可预防眼干燥症。

4.预防感染的传播

（1）隔离：患儿呼吸道隔离至出疹后5天，有并发症者延至出疹后10天。接触的易感儿隔离观察21天。

（2）切断传播途径：病室应通风换气，定时消毒，患儿的衣物、玩具等在阳光下暴晒2小时，减少不必要的探视。医务人员接触患儿后，须在日光下或流动空气中停留30分钟以上，才能再接触其他患儿和健康易感者。

（3）保护易感人群：对8个月以上未患过麻疹的小儿可接种麻疹疫苗，4年后（7岁时）加强注射1次，可以预防麻疹的发生。易感儿接触麻疹后5天内注射免疫球蛋白，可免于发病，6天后注射可减轻症状。

第三节　水痘病人的护理

水痘是由水痘-带状疱疹病毒引起的急性传染病。临床以全身症状轻微和分批出现的皮肤黏膜斑疹、丘疹、疱疹和结痂并存为特点。一般可获得持久免疫，但可发生带状疱疹。

一、病因与流行病学

水痘病人是唯一的传染源。经飞沫或接触传播。出疹前1～2天至疱疹全部结痂时均有传染性。传染性极强，接触后90%发病。以冬、春季高发。

二、临床表现

潜伏期为14～16天。婴幼儿常无前驱症状。年长儿或成人常有低热、头痛、乏力、食欲不振、咽痛等上呼吸道感染症状。

起病1～2天后出皮疹，首发于躯干，后至脸、肩、四肢，呈向心性分布，躯干多、四肢少，按红斑疹、丘疹、疱疹、脓疱、结痂的顺序演变。经24小时，水痘内容物由清亮变为混浊，疱壁薄易破，瘙痒感重，病变仅限于皮肤表皮棘细胞层，愈后多不留瘢痕。水痘为自限性疾病，一般10天左右自愈。

并发症：继发皮肤细菌感染、水痘脑炎、原发性水痘肺炎等。其中以皮肤继发感染最常见，如脓疱疮、蜂窝织炎等。

三、辅助检查

白细胞总数正常或稍低，血清特异性抗体检查滴度增高4倍以上可确诊，疱疹刮片可见多核巨细胞及核内包涵体。

四、治疗原则

主要是对症治疗。抗病毒首选阿昔洛韦，在水痘发病后24小时内应用有效。

五、护理问题

1.皮肤完整性受损　与水痘病毒引起的皮疹及继发感染有关。

2.体温过高　与病毒血症、继发感染有关。

3.潜在并发症：肺炎、脑炎等。

六、护理措施

1.降低体温　观察体温变化，如有高热可用物理降温，忌用阿司匹林，以免增加Reye综合征的危险。糖皮质激素可导致病毒扩散，一般不宜使用。

2.保持皮肤黏膜的完整性　保持皮肤清洁，预防继发感染。剪短指甲，婴幼儿可戴并指手套，以免抓伤皮肤，继发感染；疱疹破溃时涂1%甲紫，继发感染者局部用抗生素软膏，或遵医嘱给抗生素控制感染。皮肤瘙痒难忍时，可用温水洗浴、局部涂0.25%冰片炉甘石洗剂或5%碳酸氢钠溶液，亦可遵医嘱口服抗组织胺药物。

3.无并发症的患儿，隔离至疱疹全部结痂或出疹后7天止。易感儿接触后应隔离观察3周。托幼机构应检疫3周（21天）。

第四节　流行性腮腺炎病人的护理

流行性腮腺炎是由腮腺炎病毒引起的急性呼吸道传染病，其临床表现以腮腺非化脓性肿痛为特征，大多有发热、咀嚼受限，并可累及其他腺体组织。好发于5～15岁儿童及青少年。

一、病因与流行病学

人是腮腺炎病毒的唯一宿主，病人和隐性感染者为本病传染源。腮腺肿大前1天至消肿后3天均具传染性。经飞沫、直接接触传播。易感人群主要是学龄儿童。以冬、春季为主，在一次感染后能获持久的免疫。该病毒对腺体和神经组织有易亲和性。

二、临床表现

潜伏期平均18天（14～25天）。前驱期部分患儿有发热、头痛、乏力、纳差等，1～2天后腮腺逐渐肿大，体温可达39 ℃以上。一侧腮腺肿大常是疾病的首发体征。肿大的腮腺以耳垂为中心，向前、后、下发展，边缘不清，周围组织水肿、灼热、疼痛和感觉过敏；局部皮肤张紧发亮具弹性，表面发热但不发红。张口、咀嚼、特别是食酸性食物时胀痛加剧。腮腺肿大2～3天达高峰，持续4～5天后逐渐消退；颌下腺、舌下腺、颈淋巴结可同时受累。腮腺管口红肿，但压之无脓液流出。

三、并发症

1.脑膜脑炎为儿童期最常见的并发症。一般在腮肿后3～10天发生，但也可先于腮腺肿大，脑脊液异常。

2.急性胰腺炎常与腮腺炎同时发生。

3.睾丸炎和卵巢炎。睾丸炎是男孩最常见的并发症。

四、辅助检查

1.血常规　白细胞总数正常或稍低，淋巴细胞相对增多。

2.血清抗体检测　血清特异性IgM抗体阳性提示近期感染。

3.病毒分离　病人唾液、尿液、脑脊液、血液中可分离出病毒。

五、治疗原则

本病是自限性疾病，无特殊治疗方法，主要是对症治疗和支持治疗。可采用中医中药内外兼治。

六、护理问题

1.疼痛　与腮腺非化脓性炎症有关。

2.体温过高　与病毒感染有关。

3.潜在并发症：脑膜脑炎、睾丸炎、胰腺炎等。

七、护理措施

1.减轻疼痛　给予富有清淡、营养、易消化的半流质饮食或软食。忌酸、辣、硬而干燥的食物，以免引起唾液腺分泌增加，肿痛加剧。局部冷敷收缩血管，减轻炎症充血程度及疼痛；用温盐水漱口或多饮水，保持口腔清洁，以预防继发感染。

2.控制体温　高热者予以物理降温或药物降温。

3.密切观察病情变化　注意有脑膜脑炎、睾丸炎、急性胰腺炎等临床征象，发现异常及时通知医师并采取相应的护理措施。

4.呼吸道隔离至腮腺肿大完全消退后3天为止。有接触史的易感患儿应观察3周。

5.保护易感人群接种腮腺炎减毒活疫苗或麻疹、风疹、腮腺炎三联疫苗。

第五节　病毒性肝炎病人的护理

一、病因与流行病学

甲型肝炎、戊型肝炎的主要传播途径是粪-口传播；乙型肝炎、丙型肝炎、丁型肝炎的主要传播途径是体液和血液传播，母婴传播也是乙型肝炎的重要传播途径。

除乙型肝炎病毒为DNA病毒外，其余均为RNA病毒。丁型肝炎病毒（HDV）又称为δ因子，是一种缺陷RNA病毒，其复制、表达抗原及引起肝损害需要HBV的辅佐。

二、临床表现

（一）急性肝炎

1.急性黄疸型肝炎

典型的临床表现有阶段性，分三期。

（1）黄疸前期：平均5～7天。此期消化系统症状最为突出，表现为食欲减退、厌油、恶心、呕吐、腹胀，同时还有畏寒、发热及全身不适等。

（2）黄疸期：尿色加深如浓茶样，皮肤和巩膜黄染。常有肝大、质地软，有轻度压痛和叩击痛等。

（3）恢复期。

2.急性无黄疸型肝炎

急性无黄疸型肝炎较黄疸型肝炎为多见，主要表现为消化道症状。此类型常不易被发现，成为容易被忽略的传染源。

（二）慢性肝炎

慢性肝炎见于乙型肝炎、丙型肝炎、丁型肝炎。病程超过半年者，称为慢性。通常无发热，症状类似急性肝炎。面色晦暗、肝掌、蜘蛛痣、肝脾大。

（三）重型肝炎

重型肝炎是一种最为严重的临床类型。以慢性重型肝炎最常见。

1.诱因：病后劳累、感染、长期大量酗酒、服用对肝脏有害的药物、合并妊娠等。

2.临床分型：

（1）急性重型肝炎：起病急，早期即出现重型肝炎的临床表现，尤其是病后10天内出现肝性脑病、肝脏进行性缩小、出现肝臭。

（2）亚急性重型肝炎。

（3）慢性重型肝炎。

3.临床表现：主要表现为肝衰竭：

（1）黄疸迅速加深，血清胆红素高于171μmmol/L。

（2）肝脏进行性缩小，出现肝臭。

（3）出血倾向，凝血酶原活动度小于40%。

（4）迅速出现腹水、神经精神症状等。

（四）淤胆型肝炎

以肝内胆汁淤积为主要表现，自觉症状轻，而黄疸较深，伴有全身皮肤瘙痒，粪便颜色变浅或灰白色。

三、辅助检查

（一）血清学检测

1.丙氨酸氨基转移酶（ALT）在肝功能检测中最为常用，是判断肝细胞损害的重要指标。重型肝炎时因肝细胞大量坏死，ALT随黄疸迅速加深而降低，称酶-胆分离。

2.天门冬氨酸氨基转移酶（AST）升高表示肝细胞损害严重。

3.清蛋白下降、球蛋白升高和A/G比值下降，见于慢性肝病。

4.黄疸型肝炎时，直接和间接胆红素均升高。淤胆型肝炎则以直接胆红素升高为主。

5.凝血酶原活动度（PTA）检查　PTA与肝损害程度成反比，用于重型肝炎临床诊断及预后判断。重型肝炎PTA常＜40%。

（二）肝炎病原学（标记物）检查

1.甲型肝炎病毒（HAV）是一种RNA病毒，只有1个血清型。

（1）血清抗-IgM是近期感染的标志，是确诊甲型肝炎最主要的标记物。

（2）血清抗-IgG是接种疫苗后或过去感染的标志，为保护性抗体。

2.乙型肝炎病毒（HBV）是一种DNA病毒。HBV的主要抗原抗体系统包括：

（1）HBsAg与抗HBs：HBsAg阳性反映现症HBV感染。HBsAg本身只有抗原性，无传染性。抗HBs为保护性抗体，阳性表示对HBV有免疫力，见于乙型肝炎恢复期、过去感染及乙肝疫苗接种后。

（2）HBeAg与抗HBe：HBeAg的存在表示病毒复制活跃且有较强的传染性。

（3）HBcAg与抗HBc：HbcAg血清中不易检测；抗HBc阳性表明病毒复制。

（4）乙型肝炎病毒DNA（HBVDNA）和DNAP是反映HBV感染最直接、最特异、最灵敏的指标。两者阳性提示HBV的存在、复制、传染性强。HBVDNA定量检测有助于抗病毒治疗病例选择及判断疗效。

3.丙型肝炎

（1）丙型肝炎病毒核酸（HCV RNA）在病程早期即可出现，而于治愈后很快消失，因此可作为抗病毒治疗病例选择及判断疗效的重要指标。

（2）丙型肝炎病毒抗体（抗-HCV）是丙肝病毒感染的标志。

四、治疗原则

病毒性肝炎目前尚无特效治疗方法。采取综合性治疗，以休息、加强营养为主，辅以适当药物治疗；避免使用损害肝脏的药物。急性甲型肝炎为自限性疾病，不需要抗病毒治疗。

五、护理问题

1.活动无耐力　与肝功能受损、能量代谢障碍有关。

2.营养失调（低于机体需要量）　与食欲下降、吐泻、消化吸收障碍有关。

3.潜在并发症：出血、肝性脑病。

六、护理措施

1.休息与活动　急性肝炎、重型肝炎、慢性肝炎活动期、ALT升高者应卧床休息，减轻肝脏负担，缓解肝瘀血，利于肝细胞修复。待症状好转、黄疸消退、肝功能改善后，逐渐增加活动量，以不感疲劳为度。肝功能正常1～3个月后可恢复日常活动。

2.饮食护理　肝炎急性期病人宜进食清淡、易消化、含多种维生素的流质饮食。慢性肝炎病人适当增加蛋白质摄入，以1.5~2.0 g/（kg·d）为宜。以优质蛋白质为主，如牛奶、鸡蛋、瘦猪肉、鱼等。脂肪以耐受为限，多选用植物油。各型肝炎病人均不宜长期摄入高糖、高热量饮食，尤其有糖尿病倾向和肥胖者，以防诱发糖尿病和脂肪肝。

3.做好隔离、避免传染他人　甲型肝炎、戊型肝炎病人要进行消化道隔离；乙型肝炎、丙型肝炎、丁型肝炎病人要进行血液、体液隔离，病人的排泄物要使用5%含氯消毒剂消毒后再倾倒。医护人员在进行有创检查或操作时应注意自我保护，一旦出现针刺伤，要挤出伤口的血，并用流动水冲，边挤边冲，立即注射高效的免疫球蛋白，检查病毒的抗原与抗体，以后半个月、半年复查。

七、健康指导

1.控制传染源

甲型肝炎、戊型肝炎按肠道传染病进行消化道隔离3~4周；乙型肝炎、丙型肝炎、丁型肝炎按血源性传染病及接触性传染病进行血液、体液隔离，乙型肝炎、丁型肝炎急性期应隔离到HBsAg转阴；恢复期仍不转阴者，按HBsAg携带者处理；丙型肝炎急性期隔离至病情稳定。HBsAg携带者需要随诊，可以工作，但不应从事饮食、幼儿、自来水、血制品等工作，且不能献血并应严格遵守个人卫生。

为阻断母婴传播，对新生儿最适宜的预防方法是应用乙肝疫苗+高效价乙肝免疫球蛋白。

2.切断传播途径

（1）甲型和戊型肝炎：搞好环境卫生和个人卫生，防止"病从口入"。

（2）乙型肝炎、丙型肝炎、丁型肝炎：重点在于防止通过血液和体液传播，阳性血液不得使用。

3.慢性病人和无症状携带者应做到：

（1）生活规律、劳逸结合。定期复查，控制不良情绪。戒烟、禁酒。

（2）加强营养，适当增加蛋白质摄入，但要避免长期高热量、高脂肪饮食。戒烟、酒。

（3）不滥用如吗啡、苯巴比妥类、磺胺类及氯丙嗪等药物，以免加重肝损害。

（4）实施家庭隔离，如病人的食具用具和洗漱用品应专用，定时消毒。

4.保护易感人群

（1）甲型肝炎：高危人群可通过接种甲型肝炎减毒活疫苗以获得主动免疫。对密切接触者可用人丙种球蛋白进行被动免疫。甲型肝炎的孕妇所生的新生儿，应在出生时及出生后一周各注射1次丙种球蛋白，以预防感染。甲型肝炎急性期禁止哺乳。

（2）乙型肝炎：

①乙型肝炎疫苗：易感者均可接种，新生儿应在出生24小时内接种，越早越好。接种部位新生儿臀前部外侧肌注，儿童和成年人为上臂三角肌中部肌注。采用0、1、6月的接种程序。

②乙型肝炎免疫球蛋白（HBIG）：属于被动免疫。主要用于HBV感染母亲的新生儿及暴露于HBV的易感者。

③HBV慢性感染的母亲，新生儿出生后立即注射乙型肝炎免疫球蛋白（HBIG），同时在不同部位注射乙肝疫苗。

（3）HBV慢性感染的母亲：①妊娠早期慢性活动性肝炎，经适当治疗后应终止妊娠；妊娠中晚期尽量避免终止妊娠，应在严密监护下继续妊娠，但应注意预防妊娠高血压和出血。②分娩时应注意隔离，主张剖宫产。分娩前数日肌注维生素K₁，备好新鲜血液，胎儿娩出后立即静脉注射缩宫素，以减少出血。③产褥期，应使用对肝脏损害小的广谱抗生素控制感染，口服新霉素或甲硝唑抑制大肠杆菌，减少游离氨及其他毒素生成，以防肝性脑病的发生。HBsAg、HBeAg、抗-HBc三项阳性及后两项阳性的孕妇均不宜哺乳。不宜哺乳者，回奶不能用对肝脏有损害的药物如雌激素。患肝炎妇女至少应于肝炎痊愈后半年、最好两年后再妊娠。

第六节　艾滋病病人的护理

艾滋病（又称获得性免疫缺陷综合征）是由人免疫缺陷病毒（HIV）所引起的致命性慢性传染病。HIV在外界的抵抗力不强，对热敏感，56 ℃ 30分钟即可杀灭，但对0.1%的甲醛、紫外线、γ射线不敏感。

病人和HIV无症状病毒携带者是本病的传染源，后者尤为重要。主要通过性接触和体液传播。HIV特异性侵犯并破坏辅助性T淋巴细胞（CD_4^+T淋巴细胞），使机体免疫功能受损，最后并发各种严重的机会性感染和恶性肿瘤。

高危人群：同性恋者、性乱交者、静脉药瘾者和血制品使用者为本病的高危人群。

一、临床表现

（一）艾滋病的分期及临床表现

1.急性感染期（Ⅰ期）　感染HIV后，早期症状轻微。检查可见血小板减少，CD_8^+T淋巴细胞升高，感染后2～6周，血清HIV抗体可呈阳性。症状持续约3～14天后自然消失。

2.无症状感染期（Ⅱ期）　无任何症状；血清学检查可检出HIV以及HIV核心蛋白和包膜蛋白的抗体。此期持续2～10年或更长。

3.持续性全身淋巴结肿大综合征（Ⅲ期）　表现为除腹股沟淋巴结以外，全身其他部位两处或两处以上淋巴结肿大。淋巴结肿大至直径1 cm以上，质地柔韧、无压痛，能自由活动。淋巴结持续肿大3个月以上，一般无自觉症状。

4.艾滋病期（Ⅳ期）　此期是艾滋病的终末阶段。此期临床表现复杂，因免疫功能严重缺陷，易发生机会性感染及恶性肿瘤，以卡波西肉瘤和淋巴瘤最常见。可累及全身各个系统及器官，且常有多种感染和肿瘤并存。

（二）各系统的临床表现

呼吸系统以孢子虫肺炎最为常见，且是本病因机会性感染死亡的主要原因，表现为间质性肺炎。

二、辅助检查

1.常规检查　不同程度贫血，白细胞计数降低，血小板减少，红细胞沉降率加快。

2.免疫学检查　T细胞绝对值下降，CD_4^+T淋巴细胞计数下降，CD_4/CD_8比值<1.0。此项检查有助于判断治疗效果及预后。

3.血清学检查

（1）HIV-1抗体检查：连续2次阳性，经免疫印迹法（WB）或固相放射免疫沉淀法（SRIP）证实阳性可确诊。

（2）HIV抗原检查：可用ELISA检测p24抗原。

4.HIV-RNA的定量检测既有助于诊断，又可判断治疗效果及预后。

三、治疗原则

目前认为早期抗病毒是治疗的关键，它既可缓解病情，又能预防和延缓艾滋病相关疾病的出现，减少机会性感染和肿瘤的发生。强效联合抗病毒治疗，俗称"鸡尾酒"疗法。

出现症状、感染或恶性肿瘤者，应住院治疗。已感染HIV的育龄妇女应避免妊娠，已受孕者应中止妊娠。

四、护理问题

1.有感染的危险　与免疫功能受损有关。

2.营养失调（低于机体需要量）　与纳差、慢性腹泻、肿瘤消耗等有关。

3.恐惧　与艾滋病预后不良、疾病折磨、担心受到歧视有关。

五、护理措施

1.隔离　对患者实施血液、体液隔离的同时应采取保护性隔离。

2.预防感染　医护人员在接触病人前、后，要认真洗手。在换药和做管道护理时，要严格执行无菌操作原则，做好接触性隔离。检测体温，及时发现感染征兆。《医务人员艾滋病病毒职业暴露防护工作指导原则》规定：使用后的锐器应当直接放入耐刺、防漏的利器盒，或利用针头处理设备进行安全处理。

3.教会病人应用含氯消毒剂或漂白粉等消毒液，进行血、排泄物和分泌物的消毒。

第七节　流行性乙型脑炎病人的护理

流行性乙型脑炎简称乙脑，是由乙型脑炎病毒引起，以脑实质变性坏死为主要病变的中枢神经系统急性传染病。蚊子为其主要传播媒介，流行于夏、秋季。

一、病因及流行病学

乙脑是人畜共患的自然疫源性疾病。动物或人受感染后出现病毒血症，是本病的传染源。猪感染是本病最主要的传染源及中间宿主。三带喙库蚊为主要传播媒介。人对乙脑病毒普遍易感，以隐性感染最为常见，感染后可获持久免疫力。多集中在7、8、9三个月。病人多为10岁以下儿童，尤以2~6岁儿童发病率最高。乙脑的病变范围较广，脑及脊髓均可受累，尤以大脑皮质、间脑和中脑最为严重。

二、临床表现

典型的临床经过分为5个期。

1.潜伏期　4~21天，一般为10~14天。

2.前驱期　一般1~3天，起病急骤，体温升高，伴头痛、恶心和呕吐。

3.极期病程　持续7天左右，初期症状加重，此期主要表现为脑实质受损症状。高热、惊厥及呼吸衰竭是乙脑极期的严重症状，三者相互影响，其中呼吸衰竭常是病人死亡的主要原因。有颅内高压征和神经系统症状和体征。此期是乙脑病人最危险的时期。

4.恢复期和后遗症期

三、并发症

以支气管肺炎最常见。

四、辅助检查

1.血象　白细胞总数增高，常在$10×10^9$/L~$20×10^9$/L。

2.脑脊液改变是诊断的主要依据。压力增高，外观无色透明或微浊，白细胞计数轻度增加，多在$50×10^9$/L~$500×10^9$/L之间，分类早期以中性粒细胞稍多，氯化物正常，糖正常或偏高。

总结提示：

（1）流行性脑脊髓膜炎患者脑脊液检查：外观混浊呈米汤样或呈脓样，白细胞明显升高，以中性粒细胞为主，蛋白含量增高，糖和氯化物均降低，糖降低尤为明显。脑脊液细菌培养，是诊断结脑的主要依据。

（2）流行性乙型脑炎患者脑脊液检查：外观呈无色透明，白细胞略高，早期以中性粒细胞为主，后期以淋巴细胞为主，糖和氯化物多正常。

（3）结核性脑炎患者脑脊液检查：外观清亮或呈毛玻璃状，白细胞升高，以淋巴细胞为主，蛋白含量增高，糖和氯化物均降低是结核性脑炎的典型表现，脑脊液结核菌培养是诊断结脑的主要依据。

3.血清学检查

（1）特异性IgM抗体测定：此抗体在病后3~4天即可出现，2周后达到高峰，可用于早期诊断。

总结提示：支气管哮喘IgM抗体增高，麻疹、流行性腮腺炎、流行性乙型脑炎IgM抗体增高，小儿体内SIgA抗体水平较降低。

（2）补体结合试验：此抗体出现时间较晚，故多用作诊断或流行病学调查。

4.病毒分离

从病程的第一周内死亡者的脑组织中可分离出乙脑病毒。

五、治疗原则及护理措施

1.目前尚无特效抗病毒药，主要是对症治疗。处理好高热、抽搐和呼吸衰竭等危重症状是抢救乙脑病人的关键。

2.降低体温 密切观察和记录体温，及时采取有效降温措施，高热患儿头部放置冰帽、冰枕、腋下、腹股沟等大血管处放置冰袋或乙醇擦浴、冷盐水灌肠。降温过程中注意观察生命体征。遵医嘱给予药物降温或采取亚冬眠疗法。

3.保持呼吸道通畅，控制惊厥。

第八节 猩红热病人的护理

猩红热是由乙型A组溶血性链球菌引起的急性呼吸道传染病，临床上以发热、咽峡炎、草莓舌、全身弥漫性鲜红色皮疹和退疹后片状脱皮为特征。少数患儿病后1～5周可发生风湿病及急性肾小球肾炎。

一、病因与流行病学

病原体主要为乙型A组溶血性链球菌。传染源以病人及带菌者为主，自发病前24小时至疾病高峰传染性最强。主要通过空气飞沫传播，儿童发病率高，3～7岁多见。冬、春季多见。

二、临床表现

潜伏期为1～7天，通常为2～3天。典型病例起病急，主要表现为发热、化脓性咽峡炎、病程第二天出现典型皮疹等。皮疹始于耳后、颈部，很快扩展至躯干及上肢，24小时左右迅速波及全身。皮疹特点：弥散性充血性均匀分布的针尖大小丘疹或斑疹，压之褪色，触之有砂纸感，疹间无正常皮肤，伴有痒感。在皮肤皱褶处、皮疹密集处如腋下、肘窝、腹股沟等部位可因压迫或摩擦出血而有紫红色线状疹，称"帕氏线"。面部潮红无皮疹，口鼻周围充血较轻而相对苍白，称"口周苍白圈"。

与发疹同时，患者出现舌乳头肿胀，病初舌被覆白苔，红肿的舌乳头凸出舌面，称"草莓舌"。3～4天后白苔脱落，舌质光滑呈绛红色，舌乳头突起，称"杨梅舌"。皮疹于48小时达高峰，持续1周左右，按出疹顺序消退伴脱皮。躯干为糠皮样脱屑，手掌足底可见大片状脱皮，呈"手套""袜套"状。持续1～2周，无色素沉着。

三、并发症

主要是变态反应性疾病，如急性肾小球肾炎、风湿热、关节炎等。

四、治疗原则

首选青霉素G治疗，中毒症状重或伴休克症状者，应给予相应处理，防治并发症。

五、护理措施

1.发热的护理 绝对卧床休息2～3周，以减少并发症。可头部冷敷、温水擦浴或遵医嘱服用解热止痛剂。忌用冷水或酒精擦浴。

2.饮食护理 给营养丰富的含大量维生素且易消化的流质、半流质饮食，恢复期给软食，鼓励并帮助病人进食。

3.保持皮肤、黏膜的完整性 保持皮肤清洁；温水清洗皮肤（禁用肥皂水）；剪短患儿指甲，避免抓破皮肤；脱皮时勿用手撕扯，可用消毒剪刀修剪，以防感染。

4.密切观察病情 密切观察尿量、尿色变化，警惕急性肾小球肾炎的发生，观察患儿有无关节肿痛等风湿热的迹象，发现异常及时通知医生给予相应处理。

5.隔离 呼吸道隔离至症状消失后1周，连续咽拭子培养3次阴性。有化脓性并发症者应隔离至治愈为止。易感人群接触者医学观察7天，采用青霉素或磺胺类药物预防。

第九节　中毒型细菌性痢疾病人的护理

病原菌为痢疾杆菌，分为4群即A群志贺菌、B群福氏菌、C群鲍氏菌及D群宋内菌。我国流行的菌群以福氏菌为主。临床以突然高热、嗜睡、反复惊厥、迅速发生休克和昏迷为特征。

传染源为病人和带菌者。经粪-口途径传播。以夏、秋季（7～9月）为高峰季节。多见于2～7岁体格健壮、营养状况好的小儿。

一、临床表现

多见于既往健康的2～7岁小儿。起病急骤，病势凶险，突然高热（可达40℃以上）、反复惊厥、嗜睡、昏迷、迅速发生循环衰竭和呼吸衰竭，而肠道症状轻微或缺如，经灌肠或用直肠拭子粪检可见白细胞及红细胞。病变在脑组织中最为明显，可发生脑水肿甚至脑疝，临床表现为昏迷、抽搐及呼吸衰竭，是死亡的主要原因。根据临床表现分为3型：

（1）休克型（外周循环衰竭型）：较多见，主要表现为感染性休克。此型患儿大多数无肠道症状而突然起病。

（2）脑型（呼吸衰竭型）：由于脑血管痉挛引起脑缺氧、脑水肿、颅压增加以致脑疝。可出现剧烈头痛、呕吐、血压偏高、嗜睡、反复惊厥并迅速进入昏迷，瞳孔大小不等或忽大忽小、对光反射迟钝或消失，呼吸节律不整、深浅不匀、双吸气等，最终因呼吸衰竭死亡。此型严重、病死率高。应与流行性乙型脑炎相区别。

总结提示：高热、惊厥、呼吸衰竭是流行性乙型脑炎的严重症状，呼吸衰竭是主要死因，脑脊液有改变；中毒性菌痢的主要死因是脑疝所致的昏迷、抽搐和呼吸衰竭，粪便中可找到痢疾杆菌。

（3）肺型：主要表现为呼吸窘迫综合征。

（4）混合型：最为凶险，死亡率高。

二、辅助检查

1.血常规　急性期白细胞总数轻度至中度增高。

2.便常规　黏液脓血便，镜检可见大量脓细胞、白细胞、红细胞，并有巨噬细胞。

总结提示：菌痢为黏液脓血便，阿米巴痢疾、肠套叠为果酱样便，霍乱为米泔水样便，胆道梗阻为白色陶土样便，上消化道出血为柏油样便或黑便。

3.粪便细菌培养为确诊菌痢的依据。分离出痢疾杆菌是确诊的最直接的证据。为提高培养阳性率，应在使用抗菌药物前采取新鲜粪便的脓血部分，勿与尿液相混，尽早送检，并需多次培养。如当时患儿无腹泻，可用冷盐水灌肠取便。

三、护理问题

1.体温升高　与痢疾杆菌内毒素激活细胞释放内源性致热原有关。

2.组织灌注无效　与中毒性菌痢导致微循环障碍有关。

3.潜在并发症：中枢性呼吸衰竭、脑疝。

四、治疗原则及护理措施

抗生素首选喹诺酮类药物，如诺氟沙星。

1.观察病情变化　监测生命体征、神志、面色、瞳孔、尿量的变化，准确记录24小时出入量；观察患儿排便次数及大便性状；准确采集大便标本送检。

2.维持正常体温　采用温水浴、冷盐水灌肠等物理方法降低体温，或退热剂（休克者忌用），或亚冬眠疗法，时间不超过24小时，控制体温在37℃左右。防止高热惊厥、脑缺氧、脑水肿发生。

3.给予高热量、高蛋白、高维生素、少渣、少纤维、易消化、清淡流质或半流质饮食，避免生冷、多渣、油腻或刺激性食物。

4.预防疾病传播　按消化道传染病隔离至临床症状消失后1周或大便连续培养2次阴性为止。对接触者观察1周。

5.**维持有效循环血量** 对休克患儿适当保暖,迅速建立并维持静脉通路,遵医嘱进行抗休克治疗。

6.遵医嘱给予抗生素、镇静剂、脱水剂、利尿剂等,控制惊厥、降低颅内压,保持呼吸道通畅,准备好各种抢救物品。

第十节 结核病人的护理

一、肺结核

(一)概述

肺结核是结核分枝杆菌引起的肺部慢性传染病。排菌肺结核病人是重要的传染源。结核杆菌可侵及全身多个脏器,但以肺部最为常见。基本病理特点是结核结节(结核性肉芽肿)和干酪样坏死,容易形成空洞。结核病目前是传染病的头号杀手,化学药物治疗仍是结核病最有效的治疗方法,结核病治愈率达95%以上。

(二)病因

结核菌属于分枝杆菌,具有抗酸性,故又称抗酸杆菌。引起人类结核病的主要是人型结核菌,其次是牛型菌。此菌对外界抵抗力较强,在阴湿环境能生存5个月以上,但在烈日下曝晒2小时,70%酒精接触2分钟,或煮沸1分钟均能被杀灭。将痰吐在纸上直接烧掉是最简易的灭菌方法。呼吸道传播是主要的传播途径。传染源主要是排菌的肺结核病人。结核病的免疫主要是细胞免疫,表现为淋巴细胞的致敏和吞噬细胞功能增强。结核菌侵入人体4~8周后,身体组织对结核菌及其代谢产物所发生的敏感反应称为变态反应,属第Ⅳ型变态反应。

结核病的发生、发展与转归取决于入侵结核菌的数量、毒力及人体免疫力、变态反应的强弱。

1.原发性肺结核是指初次感染结核菌所致的结核病,常见于小儿。病灶通常位于肺上叶底部、中叶或下叶上部等肺通气较大部位。原发性肺结核包括原发复合征和支气管淋巴结结核。典型病灶为原发复合征,即肺部原发病灶、淋巴管炎及局部淋巴结炎。X射线可见"哑铃状"阴影;但支气管淋巴结结核是小儿原发型肺结核X射线胸片最常见者。

2.继发性肺结核通常发生在曾经受到过结核菌感染的成年人,此时病人对结核菌具有一定的免疫力,当机体抵抗力下降时,潜伏在体内的结核菌重新活跃而发病,也可因再感染而发病,病灶多在肺尖。

(三)临床表现

1.全身症状

起病缓慢,午后低热、盗汗、乏力、食欲不振、体重下降等。女性病人可有月经失调、闭经等功能紊乱症状。

2.呼吸系统症状

咳嗽(多为干咳)、咯血、胸痛和呼吸困难。胸痛往往是结核性胸膜炎的首发或主要症状。

3.体征

病灶小或位置深者,多无异常体征。结核好发于肺尖,在锁骨上下、肩胛间区叩诊略浊,于咳嗽后偶可闻及湿啰音,对肺结核的诊断具有参考意义。

4.并发症

自发性气胸、脓气胸、支气管扩张、肺心病等。

(四)辅助检查

1.结核菌检查 痰涂片找到结核菌是确诊肺结核病的主要依据。痰菌阳性说明病灶开放,具有传染性。

2.影像学检查 胸部X射线检查是早发现、早诊断最常用的方法,可判断病变部位、范围和性质,也是肺结核临床分型的重要依据。

（1）原发复合征：儿童多见，呈"哑铃状"阴影。

（2）急性粟粒型肺结核：双肺满布粟粒状阴影、大小及密度均匀。

（3）浸润型肺结核：成人中最常见的一种类型。显示边缘模糊的片状、云絮状阴影。

（4）干酪样肺炎：病灶表现为密度较高、浓淡不一，有环形边界的不规则透光区或空洞形成。

（5）慢性纤维空洞型肺结核：病灶呈厚壁空洞，肺门抬高和肺纹理呈垂柳状，纵隔向患侧移位，健侧呈代偿性肺气肿。症状起伏，反复支气管播散，肺功能严重受损，痰涂片阳性是重要的传染源。

3.结核菌素试验　OT试验和PPD试验。1∶2000 0.1 mL 即 5个TU（结核菌素单位），在左前臂屈侧中上1/3处皮内注射，48～72小时后观察有无红肿硬结，测其直径。小于5 mm为阴性，5～9 mm为弱阳性（+），10～19 mm为阳性（++），20 mm以上或局部有水疱、坏死为强阳性（+++）。

临床意义：阳性表示曾有结核菌感染，并不一定现在患病。若呈强阳性，常提示活动性结核病。3岁以下强阳性反应者，应视为有新近感染的活动性结核病，应进行治疗。如果2年内结核菌素反应从<10 mm增加至10 mm以上，并增加6 mm以上，可认为有新感染。

结核菌素试验阴性：除提示没有感染过结核杆菌外，还见于人体免疫力、变态反应暂时受抑制情况，如结核感染后，4～8周以内麻疹、百日咳等感染；严重营养不良；应用糖皮质激素或免疫抑制剂；淋巴免疫系统缺陷；严重结核病和危重病人等。

4.其他检查　如血沉、纤维支气管镜检查、淋巴结活检等。

（五）治疗原则

1.抗结核化疗药物（化疗）

凡活动性肺结核病人均需进行化疗。化疗是结核病的关键治疗。

（1）化疗原则：早期、联合、适量、规律、全程。

（2）常用抗结核药物

全杀菌剂：异烟肼、利福平（一天的药量于清晨空腹顿服疗效较好）。

半杀菌剂：链霉素在碱性环境中作用最强，对细胞内结核菌作用小。吡嗪酰胺能杀灭吞噬细胞内酸性环境中的结核菌。

抑菌剂：对氨基水杨酸、乙胺丁醇。

（3）不良反应：

①异烟肼（H）：肝功能损害，末梢神经炎，中枢神经系统障碍表现为眩晕、失眠或兴奋、反射亢进等。避免与抗酸药同时服用。必要时可用维生素B_6预防。

②利福平（R）：肝功能损害，流感症候，过敏反应。

③链霉素（S）：听力障碍，眩晕，肾功能损害。

④吡嗪酰胺（Z）：肝功能损害，胃肠道不适，高尿酸血症，关节痛。

⑤乙胺丁醇（E）：球后视神经炎。

⑥对氨基水杨酸（P）：胃肠道反应，过敏反应，肝功能损害。

（4）化疗方法：

①短程化疗：6～9个月，该方案要求包括异烟肼和利福平两种杀菌药，目前广泛采用。标准化疗：12～18个月，分强化治疗阶段和巩固治疗阶段。

②间歇化疗：每周用药3次，可达到每天用药的效果。在开始用药1～3个月内，每天用药，以后每周3次间歇用药。

2.对症治疗

（1）休息：小量咯血者应静卧休息，取患侧卧位，利于健侧通气，以免病灶扩散。大量咯血者需禁食并绝对卧床休息，保持病室安静，避免不必要的交谈，避免搬动病人，有利于止血后恢复。

（2）大咯血的处理：

①观察病情：观察病人有无窒息先兆，如胸闷、唇甲发绀、面色苍白、烦躁不安、张口瞪目、两手

乱抓、大汗淋漓、血压下降等。

②窒息的抢救配合：一旦出现窒息，立即置病人于头低足高位，头侧向一边，避免血液吸入引起窒息。清除呼吸道内积血是最关键的首要措施。必要时立即行气管插管或气管镜直视下吸取血块。

③禁食：大量咯血者暂禁食，咯血停止后，宜进少量温凉流质饮食，多饮水、多食含纤维素食物，以保持大便通畅，避免排便时腹压增大而引起再度咯血。

④根据医嘱酌情给予输血，补充血容量。但速度不宜过快，以免肺循环压力增高，再次引起血管破裂而咯血。

⑤使用止血药物：常用药物为垂体后叶素，但高血压、冠心病及孕妇忌用。主要的副作用有恶心、便意、心悸、面色苍白等不良反应，使用过程中须密切注意观察。

⑥止血后及时为病人漱口，擦净血迹，保持口腔清洁、舒适，防止口腔异味刺激，引起再度咯血。

（3）高热或大量胸腔积液者，在使用有效抗结核药物同时，短期加用糖皮质激素如泼尼松，以减轻炎症和变态反应，促进渗出液吸收，减少纤维组织形成及胸膜粘连。大量胸腔积液者，需及时抽液以缓解症状。一般每次抽液量不超过1 L。抽液过多可使纵隔复位太快，引起循环障碍；抽液过快，可发生肺水肿。抽液时如病人出现头晕、出汗、面色苍白、心悸、脉细、四肢发凉等"胸膜反应"应立即停止抽液，让病人平卧，必要时皮下注射0.1%肾上腺素0.5 mL，并密切观察血压变化，预防休克发生。

（六）护理问题

1.知识缺乏　缺乏配合肺结核病药物治疗的知识。

2.营养失调（低于机体需要量）　与机体消耗增加、食欲减退有关。

3.潜在并发症：大咯血、窒息。

（七）护理措施

1.适当休息和活动，增加机体耐力

肺结核进展期或咯血时，以卧床休息为主，适当离床活动；大咯血时应绝对卧床休息，保证患侧卧位，以免病灶扩散。

2.加强营养，补充机体需要。饮食宜高热量、富含维生素、高蛋白、多食牛奶、鸡蛋、鱼、肉及蔬菜等，以增强抵抗力，促进病灶愈合。

3.守护并安慰病人，消除紧张情绪，往往能使小量咯血自行停止。必要时遵医嘱使用小量镇静剂、止咳剂。但年老体弱、肺功能不全者要慎用强镇咳药，以免抑制咳嗽反射发生窒息。禁用吗啡、哌替啶。向病人解释咯血时绝对不能屏气，有血尽量轻轻咯出，以免诱发喉头痉挛，导致窒息。

4.健康指导

（1）指导用药、配合治疗，重视营养、户外活动和锻炼。

（2）消毒、隔离，预防传染。①病人单居一室，实行呼吸道隔离，室内保持良好通风，每日用紫外线照射消毒，或用1‰过氧乙酸1～2 mL加入空气清洁剂内做空气喷雾消毒。②注意个人卫生，严禁随地吐痰，将痰吐在纸上直接焚烧是最简易的灭菌方法（也是最彻底的消毒方式）；或痰液经灭菌处理，如用5%苯酚或1.5%的煤酚皂液浸泡2小时以上再弃去。③实行分餐制，同桌共餐时使用公筷；餐具、痰杯煮沸消毒或用消毒液浸泡消毒，以预防结核菌经消化道进入。治愈病人，消除传染源是最重要的预防措施。④不饮未消毒的牛奶，以免肠道结核菌感染。⑤病人使用过的被褥、书籍应在烈日下曝晒，时间不少于6小时。

（3）出院指导：强调规律、全程、合理用药的重要性，取得病人与家属的配合。不规则用药或过早停药是治疗失败的主要原因。

（5）预防接种：对未受过结核菌感染的新生儿、儿童及青少年及时接种卡介苗，使人体对结核菌产生获得性免疫力，减少结核病的发生。接种卡介苗不能预防感染，但可减轻感染后的发病与病情。对于结核菌素试验阳性且与患者密切接触的成员、结核菌素试验新近转为阳性的儿童可服用异烟肼进行药物预防。

二、结核性脑膜炎

结核性脑膜炎简称结脑，是小儿结核病中最严重的一型。病死率较高，存活者亦可能遗留后遗症，在结核原发感染后1年以内，尤其3～6个月内最易发生。婴幼儿多见，四季均可发生，但冬、春季为多。由肺或骨结核等经血行播散而来，为全身粟粒型结核的一部分。

（一）临床表现

多缓慢起病，婴儿可以骤起高热、惊厥，典型临床表现分三期：

1.早期（前驱期）：约1～2周。主要以性格改变为特征，表现精神呆滞、喜哭、易怒、睡眠不安、双目凝视等。同时有低热、呕吐、便秘，年长儿可诉头痛。

2.中期（脑膜刺激征期）：约1～2周。

（1）颅内高压：剧烈头痛、喷射性呕吐、嗜睡或惊厥，体温进一步增高，婴幼儿则以前囟饱满为主要表现。

（2）脑膜刺激征：颈项强直、凯尔尼格（Kernig）征、布鲁金斯基（Brudzinski）征阳性，是结脑最主要和常见的体征。

（3）脑神经受累：面神经、动眼神经、外展神经瘫痪而出现眼球运动障碍及复视。

3.晚期（昏迷期）：约1～3周。上述症状逐渐加重，昏迷及频繁惊厥为特征。最终可因颅内压增高脑疝死亡。

（二）辅助检查

1.结核菌素试验可呈假阴性。

2.脑脊液为本病诊断的主要依据。压力增高，外观透明或呈毛玻璃样，静置12～24小时后，可有蜘蛛网状薄膜形成，取之涂片检查，可查到结核菌。白细胞总数升高至$50×10^6/L$～$500×10^6/L$，淋巴细胞为主，蛋白定量增加，糖和氯化物含量均降低，为结脑典型改变。查到结核菌就可以确诊。

（三）治疗原则

患儿晚期可因反复惊厥、呼吸衰竭、循环衰竭而死亡。因此控制颅内压、及时止惊、改善呼吸功能、维持正常生命体征是抢救成功的关键之一。

1.一般治疗：休息、营养。

2.控制炎症：联合使用易透过血脑屏障的抗结核药。

3.控制颅内高压：在有效抗结核治疗的前提下，使用肾上腺皮质激素可迅速减轻结核中毒症状，抑制炎症渗出，改善毛细血管通透性，减轻脑水肿，降低颅内压，减轻粘连梗阻，改善脑脊液循环，减少脑积水发生。

4.为患儿做腰椎穿刺，颅压高时腰椎穿刺应在应用脱水剂半小时后进行，腰穿后去枕平卧4～6小时，以防脑疝发生。

5.避免继续与开放性结核病人接触，以防重复感染。

第十一节　流行性感冒病人的护理

流行性感冒（简称流感）是流感病毒引起的急性呼吸道感染。典型的临床症状是：急起高热、全身疼痛、显著乏力和轻度呼吸道症状。本病具有自限性，但在婴幼儿、老年人和存在心肺基础疾病的患者容易并发肺炎等严重并发症而导致死亡。流感病毒属正黏病毒科，系RNA病毒。

一、流行病学

本病的流行特点是：突然发病、发病率高、迅速蔓延、流行过程短但能多次复发。流行以冬、春季节为多，大流行主要由甲型流感病毒引起。病人和隐性感染者是本病的主要传染源，自潜伏末期即可传染，病初2～3日传染性最强。由于部分免疫，感染后可不发病，称为隐性感染。经呼吸道主要通过空气飞沫传播，病毒存在于病人的鼻涕、口涎、痰液中，通过说话、咳嗽、喷嚏等方式散播到空气中，易感者吸入后即能感染。传播速度取决于人群的拥挤程度。人群对流感病毒普遍易感。

二、临床表现

潜伏期一般为1~3天。

（一）单纯型流感

常突然发病，畏寒高热，体温可达39~40℃，多伴有头痛、全身肌肉关节酸痛、极度乏力、食欲减退等全身症状，常有咽喉痛、干咳，可有鼻塞、流涕、胸骨后不适等，颜面潮红，眼结膜外眦轻度充血。如无并发症呈自限性过程，多于发病的3~4天后体温逐渐消退，全身症状好转，但咳嗽、体力恢复常需1~2周。

（二）肺炎型流感

多见于老年人、儿童、原有心肺疾患的人群。主要表现为高热持续不退、剧烈咳嗽、咳血痰或脓性痰、呼吸急促、发绀、肺部可闻及湿啰音。胸片提示两肺有散在的絮状阴影。痰培养无致病菌生长，可分离出流感病毒。可因呼吸、循环衰竭而死亡。

（三）中毒型流感

表现为高热、休克、呼吸衰竭、中枢神经系统损害及弥散性血管内凝血等严重症状，病死率极高。

（四）胃肠型流感

除发热外，以呕吐、腹痛、腹泻为显著特点，儿童多于成人。2~3天即可恢复。

（五）特殊人群流感

1.儿童流感　发生在流感流行季节。一般健康儿童感染流感病毒可表现为轻型流感，主要症状为发热、咳嗽、流涕、鼻塞及咽痛、头痛。婴幼儿流感的临床症状往往不典型，可出现高热惊厥。新生儿流感少见，但易合并肺炎，常有败血症表现，如嗜睡、拒奶、呼吸暂停等。在小儿，流感病毒引起的喉炎、气管炎、支气管炎、毛细支气管炎、肺炎及胃肠道症状较成人常见。

2.老年人流感　65岁以上流感患者为老年人流感。因老年人常有呼吸系统、心血管系统等原发病，因此老年人感染流感后病情多较重，病情进展快，发生肺炎率高于青壮年。

3.妊娠妇女流感　中晚期妊娠妇女感染流感病毒后除发热、咳嗽等表现外，易发生肺炎，迅速出现呼吸困难、低氧血症甚至急性呼吸窘迫综合征，可导致流产、早产、胎儿窘迫及胎死宫内。

4.免疫缺陷人群流感　免疫缺陷人群包括器官移植人群、艾滋病患者、长期使用免疫抑制剂者等，此人群感染流感病毒后发生重症流感的危险性明显增加，由于易出现流感病毒性肺炎，发病后可迅速出现发热、咳嗽、呼吸困难及发绀，病死率高。

（六）并发症

1.细菌性肺炎　常见病菌以肺炎链球菌、金黄色葡萄球菌（尤其是耐甲氧西林金黄色葡萄球菌）、流感嗜血杆菌为主。流感起病后2~4天病情进一步加重，或在流感恢复后病情反而加重，出现高热、剧烈咳嗽、咳脓性痰、呼吸困难、肺部啰音及肺实变体征。

2.其他病原体感染所致肺炎　其他病原体包括衣原体、支原体、真菌等。对流感病人的肺炎经常规抗感染治疗无效时，应考虑到真菌感染的可能。

3.其他病毒性肺炎　常见的病毒有鼻病毒、冠状病毒、副流感病毒等，在COPD病人中发生率高，并可使病情加重，临床上难以和流感病毒引起的肺炎相区别，病原学和血清学检测有助于鉴别诊断。

4.Reye综合征（瑞氏综合征）　偶见于14岁以下的儿童，尤其是使用阿司匹林等水杨酸类解热镇痛药者。主要表现为退热后出现恶心、呕吐，继之嗜睡、昏迷、惊厥等神经系统症状，肝大、无黄疸，脑脊液检查正常。

三、辅助检查

1.血常规检查

白细胞总数一般不高或降低，淋巴细胞增高。若合并细菌感染，白细胞总数及中性粒细胞上升。

2.病原学相关检查

（1）免疫荧光或免疫酶染法检测抗原：出结果快，灵敏度高，有助于早期诊断。

（2）病毒核酸检测：特异性和敏感性最好，并能快速区分病毒类型和亚型，一般能在4～6小时内获得结果。

（3）病毒分离是确定诊断的重要依据。

3.血清学检查

应用血凝抑制试验、补体结合试验等检测急性期和恢复期血清中的抗体，如有4倍以上增长，则为阳性。应用中和免疫酶试验测定中和滴度，可检测中和抗体。

4.影像学检查

部分患者可出现支气管纹理增多的支气管感染征象，重症患者可出现肺部浸润性病变或胸腔积液，甚至融合成片。

四、治疗原则

1.隔离　应对疑似病人和确诊病人进行隔离。按照呼吸道隔离要求隔离病人1周或至主要症状消失，隔离期间避免外出，如外出需戴口罩。

2.对症治疗　应用解热药、缓解鼻黏膜充血药、止咳祛痰药等。

3.抗病毒　应在发病48小时内使用抗病毒药物，目前常用药物有奥司他韦、扎纳米韦、金刚烷胺、金刚乙烷等。

4.支持治疗和预防并发症　注意休息、多饮水、增加营养，给予易消化的饮食。密切观察，监测并发症。

五、护理问题

1.体温过高　与病毒感染有关。

2.疼痛（头痛）　与病毒感染导致的毒血症、发热有关。

3.气体交换受损　与病毒性肺炎有关。

六、护理措施

1.隔离　对疑似病人和确诊病人做好呼吸道隔离。

2.休息和活动　急性期病人应卧床休息，协助病人做好生活护理。

3.营养与饮食　病人发热时应多饮水，给予易消化、营养丰富、富含维生素的饮食。伴有呕吐或腹泻严重者，应适当增加静脉营养供给。

4.病情观察　观察生命体征，注意脉搏、呼吸、体温的改变。协助采集血液、痰液或呼吸道分泌物标本，以明确诊断或发现继发性细菌感染。

5.对症护理　病人有咳嗽、咳痰、胸闷、气急、发绀等肺炎症状时，应协助其取半卧位，吸氧，必要时吸痰，及时报告医生处理。

七、健康教育

1.疾病预防指导

注意锻炼身体，增强机体抵抗力。流感流行时，应尽可能减少公众集会和集体娱乐活动，尤其是室内活动。房间要定期通风，保持清洁。

2.保护易感人群

接种疫苗是预防流感的基本措施。老年人、儿童、免疫抑制的病人以及易出现并发症者，是流感疫苗最合适的接种对象。发热或急性感染期最好推迟接种；严重过敏体质者、妊娠3个月以内的孕妇等禁忌接种。

3.疾病知识指导

病人使用过的食具应煮沸消毒，衣物、手帕等可用含氯消毒剂消毒或阳光下曝晒2小时。室内每天进行开窗通风换气。

第十二章　肿瘤病人的护理

第一节　肿瘤病人的护理总论

肿瘤是人体正常细胞在不同的始动因素和促进因素长期作用下，引起细胞遗传物质基因表达失常，产生过度增殖或异常分化所形成的新生物。肿瘤一旦形成，不因病因消除而停止生长，也不受机体的生理调节，甚至破坏正常组织与器官。

一、病理

1.根据肿瘤的生长特性和对机体的危害程度将其分为：

（1）良性肿瘤：一般称为"瘤"，通常有包膜，呈膨胀性生长，边界清楚，生长缓慢，无浸润和转移能力。

（2）恶性肿瘤：来源于上皮组织者称为"癌"；来自间叶组织者称为"肉瘤"；胚胎性肿瘤常称为"母细胞瘤"。恶性肿瘤具有转移和浸润能力，通常无包膜，边界不清，向周围组织浸润性生长，生长迅速。

（3）交界性肿瘤：组织形态与生物学行为介于良性和恶性之间的肿瘤，又称为临界肿瘤。

2.恶性肿瘤的发生、发展

可分为癌前期、原位癌和浸润癌三个阶段。癌前期表现为上皮增生明显，伴有不典型增生；原位癌通常指癌变细胞仅限于上皮层内，系未突破基底膜的早期癌；浸润癌指原位癌突破基底膜向周围组织浸润、发展，破坏周围组织的正常结构。

3.肿瘤细胞的分化

恶性肿瘤细胞可分为高分化、中分化和低分化（或未分化）三类，或称Ⅰ、Ⅱ、Ⅲ级，高分化（Ⅰ级）细胞接近正常，恶性程度低；未分化（Ⅲ级）细胞核分裂较多，高度恶性，预后差；中分化（Ⅱ级）的恶性程度介于两者之间。

4.转移方式

恶性肿瘤易发生转移。转移方式有4种：

（1）直接蔓延：肿瘤细胞向与原发灶连续的组织扩散生长。

（2）淋巴转移：多数先转移至邻近区域淋巴结。

（3）血行转移：肿瘤细胞侵入血管，随血流转移至远隔部位。

（4）种植性转移：指瘤细胞脱落后在体腔或空腔器官内发生的转移，如胃癌种植转移至盆腔。

二、临床表现

取决于肿瘤的性质、发生组织、所在部位和发展程度。早期常无明显症状。

1.局部表现

（1）肿块常是体表或浅在肿瘤的首要症状。

（2）疼痛：出现局部刺痛、跳痛、隐痛、烧灼痛或放射痛，常难以忍受，夜间更明显。

（3）梗阻：空腔器官或邻近器官的肿瘤所致。如大肠癌可致肠梗阻。

（4）溃疡：体表或空腔器官的肿瘤可因生长迅速、供血不足而出现继发性坏死，或因继发感染而溃烂，可有恶臭及血性分泌物。

（5）出血：恶性肿瘤生长过程中发生组织破溃或侵及血管使之破裂后可有出血症状。

（6）浸润及转移症状。

2.全身表现

良性肿瘤及恶性肿瘤的早期多无明显的全身症状。恶性肿瘤中晚期病人常出现非特异性全身症状，如贫血、低热、乏力、消瘦等，发展至全身衰竭时可表现为恶病质。

三、辅助检查

1.实验室检查　血、尿、便常规检查结果常可提供诊断线索；血清学检查，如某些酶、激素等由于特异性不强，多用于辅助诊断，如骨肉瘤病人碱性磷酸酶可升高，绒毛膜上皮细胞癌病人的绒毛膜促性腺激素可增高。具有特异性和灵敏性的免疫学检测指标对于恶性肿瘤的筛查、诊断、预后判断均有重要价值，如结肠癌、胃癌、肺癌、乳癌病人的癌胚抗原（CEA）均可增高；肝癌及恶性畸胎瘤者的甲胎蛋白（AFP）可增高。

2.影像学检查

3.内镜检查对肿瘤的诊断具有重要价值，可直接观察空腔器官、胸腔、腹腔及纵隔等部位的病变，同时可取细胞或组织做病理学检查，还能对小的病变如息肉做摘除治疗。

4.病理学检查包括细胞学与组织学两部分，是目前确定肿瘤的直接而可靠的依据。

四、临床分期

恶性肿瘤的临床分期有助于制定合理的治疗方案、正确评价治疗效果和判断预后，临床较常用国际抗癌联盟（UICC）提出的TNM分期法。T代表原发肿瘤（tumor）、N代表淋巴结（node）、M为远处转移（metastasis），再根据肿块大小、浸润程度在字母后标以数字0～4，表示肿瘤的发展程度。临床无法判断肿瘤体积时则以T表示。根据TNM的不同组合，临床将其分为Ⅰ、Ⅱ、Ⅲ、Ⅳ期。

五、治疗原则

良性肿瘤应完整手术切除，交界性肿瘤必须彻底手术切除，否则极易复发或恶变。恶性肿瘤多采取局部与整体相结合的综合治疗方法，包括手术、放射线、化学药物、中医药和生物治疗等，在去除或控制原发病灶后进行转移灶的治疗。Ⅰ期以手术治疗为主；Ⅱ期以局部治疗为主，原发肿瘤做切除或放疗，包括转移灶的治疗，辅以有效的全身化疗；Ⅲ期采取手术前、后及术中放疗或化疗等综合治疗；Ⅳ期以全身治疗为主，辅以局部对症治疗。

六、预防

癌症预防可分三级：

（1）一级预防为病因预防，消除或减少可能致癌的因素，降低发病率。一级预防措施在于保护环境，控制大气、水源、土壤等污染；改变不良的饮食习惯、生活方式，如戒烟、酒，多食新鲜蔬果，忌食高盐、霉变食物；减少职业性暴露于癌物质，如苯、甲醛、石棉等；接种疫苗等。

（2）二级预防是指早期发现、早期诊断和早期治疗，以提高生存率、降低死亡率。二级预防主要措施是对无症状的自然人群中进行以早期发现癌症为目的的普查工作。

（3）三级预防是诊断与治疗后的康复，包括提高生存质量、减轻痛苦、延长生命。三级预防重在对症治疗。

七、护理问题

1.焦虑/恐惧　与担忧疾病预后和手术、化疗、放疗、在家庭和社会地位以及经济状况改变有关。

2.营养失调（低于机体需要量）　与肿瘤所致高分解代谢状态、摄入减少、吸收障碍及化疗、放疗等治疗所致食欲不振、恶心、呕吐等有关。

3.疼痛　与肿瘤生长侵及神经、肿瘤压迫周围组织及神经、手术创伤等有关。

4.潜在并发症：出血、感染、器官功能障碍、骨髓抑制、皮肤黏膜受损、静脉炎等。

八、护理措施

（一）心理护理

1.心理变化分期及各期护理

肿瘤病人可经历一系列的心理变化：

（1）震惊否认期：病人初悉病情后表现为不言不语、知觉淡漠、眼神呆滞甚至晕厥，继之极力否认，质疑诊断的可靠性，甚至辗转多家医院就诊、咨询，企图否定诊断。这是病人面对疾病应激所产生的保护性心理反应，但易延误治疗。对该期病人应鼓励家属给予情感上的支持和生活上的关心，使之有安全感；护理主要以非语言的陪伴为主，协助满足其生理需要，给予病人安全感，允许其有一定时间接受现实，不阻止其发泄情绪，但要小心预防意外事件发生，医护人员的态度要保持一致性，肯定回答病人的疑问，减少病人怀疑及逃避现实的机会。

（2）愤怒期：当病人接受疾病现实后，随之产生恐慌、哭泣、愤怒、烦躁、不满等情绪，常迁怒于亲属和医务人员，可出现冲动、自杀行为。此虽属适应性心理反应，但若长期存在，将导致心理障碍。此期护士应在病人面前表现出严肃且关心的态度，切忌谈笑风生。应通过交谈和沟通，尽量引导病人表达自身的感受和想法，纠正其感知错误，请其他病友介绍成功治疗的经验，教育和引导病人正视现实。做任何检查和治疗前，应详细解说。同时向家属说明病人愤怒的原因，让家属理解病人的行为。

（3）磋商期：此时期的病人开始步入"讨价还价"阶段，求生欲最强，常心存幻想，遍访名医，祈求生命的延长。病人易接受他人的劝慰，有良好的遵医行为。因此，护士应维护病人的自尊、尊重病人的隐私、兼顾其身、心需要，提供心理护理，以增强病人对治疗的信心。

（4）抑郁期：当治疗效果不理想、病情恶化、肿瘤复发、疼痛难忍时，病人常感到绝望无助，对治疗丧失信心，表现为沉默寡言、悲伤抑郁、黯然神伤、不听劝告、不遵医嘱，甚至有自杀倾向。护士应利用非语言沟通技巧对病人表示关心和抚慰，定时探望，加强交流，诱导病人发泄不满，减轻其心理压力。鼓励其家人陪伴，预防意外事故发生。在此期间，病人常会疏忽个人卫生的处理，护士应鼓励病人维持身体的清洁与舒适，必要时协助完成。

（5）接受期：病人经过激烈的内心挣扎，接受现实，心境变得平和，不再自暴自弃，并能积极配合治疗和护理。晚期病人常处于消极被动的应付状态，专注于自身症状和体征，处于平静而无望的心理状态，不愿多说话。此期护士应加强与病人的交流，尊重其意愿，满足其需求，替病人限制访客，为病人制订护理计划时，应考虑病人的生理状况，最好能集中护理。

2.手术治疗病人的心理护理

肿瘤病人对手术治疗的心理反应复杂而强烈，既渴望又惧怕，顾虑重重，情绪多变，同时肿瘤手术范围较大，易影响某些部位的正常功能。护士应该有的放矢地进行心理护理，耐心细致地解释病情，介绍手术的重要性、必要性和手术方式等。

3.化疗、放疗病人的心理护理

对病人耐心解释实施的化疗、放疗方案，化疗、放疗的常见毒副反应及应对措施，使其有效配合化疗、放疗。

（二）饮食和营养支持

1.术前营养支持 应鼓励病人进食高蛋白、高碳水化合物、高维生素、清淡、易消化饮食，注意食物色、香、味及温度，避免粗糙、辛辣食物；伴疼痛或恶心不适者餐前可适当用药物控制症状；对口服摄入不足者，可进行肠内或肠外营养支持。

2.术后营养支持 鼓励术后能经口进食者，给予富有营养且易消化的饮食，消化功能较差者宜少食多餐。术后在消化道功能恢复之前，可通过肠外营养供给能量和营养素；亦可用管饲进行肠内营养，促进胃肠功能恢复。康复期病人应少食多餐，循序渐进恢复饮食。

3.化疗、放疗期间营养支持 应鼓励病人摄入高蛋白、低脂肪、易消化的清淡食物，多饮水、多吃水果、少食多餐，注意调整食物的色、香、味，禁忌辛辣、油腻等刺激性食物，忌烟、酒，遵医嘱给予止吐剂。严重呕吐、腹泻者，给予静脉补液，必要时遵医嘱给予肠内、外营养支持。

（三）减轻或缓解疼痛

1.术前疼痛多因肿瘤浸润和压迫邻近内脏器官所致。护理时除观察疼痛的部位、性质、持续时间外，还应为病人创造安静、舒适的环境，鼓励其适当参与娱乐活动以分散注意力，并与病人共同探索控制疼痛的不同途径，要求家属也关心、参与止痛计划。

2.术后切口疼痛可影响病人的身心康复，应遵医嘱及时给予镇痛药物治疗。晚期肿瘤疼痛难以控制时，可按三级阶梯止痛方案进行止痛。一级止痛法：疼痛较轻者，可用阿司匹林等非阿片类解热镇痛药。二级止痛法：适用于中度持续性疼痛者，用可待因等弱阿片类药物。三级止痛法：疼痛进一步加剧，改用强阿片类药物，如吗啡、哌替啶等。癌性疼痛的给药要点：口服、按时（非按需）、按阶梯、个体化给药。用药原则：小剂量口服为主，无效时再直肠给药，最后注射给药。

（四）预防并发症并提供化疗、放疗的相关知识

1.预防和控制感染

（1）术后感染的预防：术后易并发呼吸系统、泌尿系统、切口或腹腔内感染等。可通过以下措施减少术后感染发生：①对病人进行有效的术前指导，包括术前练习床上排便、深呼吸、有效咳嗽、肢体活动等；②术后严密观察生命体征变化；③加强引流管护理；④观察伤口的渗血、渗液情况，保持伤口敷料的干燥，观察切口的颜色、温度；⑤保持病室环境清洁；⑥鼓励病人多翻身，深呼吸，有效咳嗽、咳痰；⑦加强皮肤和口腔护理；⑧早期下床活动，活动时注意保暖和安全。

（2）化疗病人的感染预防：①化疗药物可抑制骨髓造血功能并产生胃肠道反应。每周检查血常规一次，白细胞低于 $3.5×10^9$/L 者应遵医嘱减量或停药。血小板低于 $80×10^9$/L、白细胞低于 $1.0×10^9$/L 者应进行保护性隔离，预防交叉性感染；给予必要的支持治疗，如成分输血、中药调理，必要时遵医嘱给予升白细胞药物。②加强病室空气消毒，减少探视。③预防医源性感染。④对大剂量强化化疗者实施严密的保护性隔离或置于层流室。

（3）放疗病人的感染预防：①监测有无感染的表现，每周查一次血常规；②严格执行无菌操作，防止交叉感染；③指导并督促病人注意个人卫生；④外出时注意保暖，防止感冒诱发肺部感染；⑤鼓励病人增加营养，提高免疫力。

2.出血的观察与护理

观察病人血常规变化，骨髓抑制严重者，注意有无皮肤瘀斑、齿龈出血、血尿等全身出血倾向；监测血小板计数，低于 $50×10^9$/L 时避免外出，低于 $20×10^9$/L 时绝对卧床休息，限制活动。协助做好生活护理，注意安全，避免受伤，同时监测病人的生命体征和神志变化。尽量避免肌内注射及用硬毛牙刷刷牙。

3.防止皮肤、黏膜损伤

保持皮肤、黏膜清洁干燥，注意个人卫生。睡前及三餐后漱口。

（1）化疗：指导病人保持皮肤清洁、干燥，不用刺激性物质如肥皂等；重视病人对疼痛的主诉，鉴别疼痛的原因，若怀疑药物外渗须立即停止输液，并针对外渗药物的性质给予相应的处理，局部皮下注入解毒药物，冷敷24小时，同时报告医生并记录。

（2）放疗：①照射野皮肤禁忌摩擦、搔抓、理化刺激，保持清洁干燥，洗澡时禁用肥皂，局部用软毛巾吸干；②穿宽松柔软的棉质衣服，及时更换；③局部皮肤出现红斑瘙痒时禁搔抓、禁用酒精、碘酒等涂擦，防止发生蜂窝织炎；④禁用手撕脱照射野的脱皮，应让其自然脱落；⑤外出时戴遮阳帽，避免阳光直接暴晒。

4.预防静脉炎、静脉血栓

选择合适的化疗药物给药途径，最常用的是静脉给药。根据药性选用适宜的溶媒稀释；合理安排给药顺序，掌握正确的给药方法，减少对血管壁的刺激；有计划地从远端开始合理选择静脉并注意保护，妥善固定针头以防滑脱导致药液外漏。

5.预防和护理脏器功能障碍

九、健康指导

1.保持心情舒畅。

2.注意营养　肿瘤病人应均衡饮食，摄入高热量、高蛋白、富含膳食纤维的各类营养素，饮食宜清淡、易消化。忌辛辣、油腻等刺激性食物及熏烤、腌制、霉变食物。

3.适量、适时的运动有利于调整机体内在功能，增强抗病能力。

4.功能锻炼　对术后器官、肢体残缺引起生活不便者及早鼓励和协助其进行功能锻炼。

5.继续治疗　鼓励手术后病人积极配合治疗，以利于减少并发症、降低复发率。

6.加强随访　随访可早期发现有无复发或转移征象，评价、比较各种治疗方法的疗效，且对病人有心理治疗和支持的作用。因此，肿瘤病人的随访应在恶性肿瘤治疗后最初3年内至少每3个月1次，以后每半年1次，5年后每年1次。

7.动员社会支持系统的力量　家庭支持是社会支持系统中的最基本形式。

第二节　颅内肿瘤病人的护理

颅内肿瘤又称脑瘤，包括来源于脑组织、脑膜、脑血管、垂体、脑神经等组织的原发性肿瘤，以神经胶质瘤最为常见，也包括来自颅外其他部位恶性肿瘤转移到颅内的继发性肿瘤。颅内肿瘤约半数为恶性肿瘤，以20～50岁为多见，发病部位以大脑半球最多。无论是良性还是恶性，随着肿瘤增大而破坏或压迫脑组织，并使颅内压增高，甚至造成脑疝最终危及病人生命。

一、临床表现

因肿瘤的病理类型和所在位置不同，有不同的临床表现，颅内压增高和局部症状是其共同表现。

1.颅内压增高　约90%以上的病人出现颅内压增高症状和体征，通常呈慢性、进行性加重过程。瘤内出血可发生急性颅内压增高，若未得到及时治疗，重者可引起脑疝。

2.局灶症状与体征　不同部位的肿瘤对脑组织直接刺激、压迫和浸润破坏引起相应的表现，临床上根据局灶表现判断病变部位。例如，中央前、后回肿瘤表现出对侧肢体运动和感觉障碍；额叶肿瘤表现为精神异常；颞叶肿瘤有视野的改变和不同程度的幻觉；枕叶肿瘤可出现视觉障碍；鞍区肿瘤会引起视力改变和内分泌功能障碍；小脑肿瘤会引起共济失调等。

二、辅助检查

主要为CT、MRI（诊断颅内肿瘤的首选方法，目前最常用）及血清内分泌激素的检测（垂体腺瘤须做此项）。

三、治疗原则

1.降低颅内压

2.手术治疗　手术切除脑肿瘤是最直接、有效的治疗方法。

3.放射治疗　位于重要功能区或部位深不宜手术者，且对放射线敏感的恶性肿瘤可选用放射治疗。现在采用立体定向放射治疗技术，现在应用最广泛的是伽马刀。

4.化学药物治疗逐渐成为重要的综合治疗手段之一。

四、护理问题

1.焦虑或恐惧　与担心疾病预后或手术预后有关。

2.自理缺陷　与肿瘤压迫导致肢体瘫痪以及开颅手术有关。

3.潜在并发症：颅内压增高、脑疝、颅内积液或假性囊肿、脑脊液漏、尿崩症等。

五、护理措施

1.心理护理

2.手术前护理

（1）手术前除常规准备外，注意补充营养，遵医嘱及时安排病人进行各项与疾病有关的特殊检查，如脑CT、MRI、脑电图等；按头颅手术要求备皮，经口鼻蝶窦入路手术的病人，手术前1日剃胡须，清洁双鼻孔并剪除鼻毛。必要时按医嘱使用糖皮质激素，预防垂体功能低下。

（2）对昏迷病人应加强口腔和皮肤的护理，防止压疮与感染。因脑神经受损致吞咽困难者，应防止进食时误入气管导致肺部感染。

3.手术后护理

（1）加强生活护理：

①口腔和鼻腔的清洁护理。

②体位：幕上开颅术后病人应卧向健侧，避免切口受压；幕下开颅术后早期宜无枕侧卧或侧俯卧位；经口鼻蝶窦入路术后取半卧位，以利于伤口引流；后组脑神经受损、吞咽功能障碍者只能取侧卧位；体积较大的肿瘤切除术后，24～48小时内手术区应保持高位，以免突然翻动时脑和脑干移位；搬动病人或为病人翻身时，应有人扶持头部使头颈部保持在一直线，以防止头颈部过度扭曲或震动。

（2）并发症的预防和护理：

①颅内压增高：手术后3～7日是脑水肿高峰期，应按医嘱准确使用脱水药物（甘露醇、地塞米松等），注意观察颅内压增高症状。

②颅内积液或假性囊肿：颅内肿瘤手术后，在残留的创腔内放置引流物，以引流其内的血性液体和气体，减少局部积液或形成假性囊肿。妥善放置引流瓶：术后早期，创腔引流瓶（袋）置于头旁枕上或枕边，高度与头部创腔保持一致，以保证创腔内一定的液体压力，避免脑组织移位。术后48小时内，不可随意放低引流瓶（袋），以免脑组织迅速移位。若术后早期引流量多，应适当抬高引流瓶（袋）。48小时后，可将引流瓶（袋）略放低，以期较快引流出创腔内的液体，减少局部残腔。引流管放置3～4日，一旦血性脑脊液转清，即可拔除引流管，以免形成脑脊液漏。

③脑脊液漏：注意伤口、鼻、耳等有无脑脊液漏。一旦发现有脑脊液漏，应及时通知医师。

④尿崩症：垂体腺瘤切除等手术常累及下丘脑而影响抗利尿激素分泌，病人可出现多尿、多饮、口渴，每日尿量大于4000 mL，尿相对密度低于1.005。给予神经垂体后叶素治疗时，应准确记录出入液量，根据尿量的增减和血清电解质含量调节用药剂量。

⑤颅内出血：多发生在手术后24～48小时内。一旦发现有颅内出血征象，应及时报告医生，做好再次手术止血的准备。

4.放疗、化疗的护理

第三节　甲状腺癌病人的护理

甲状腺癌约占全身恶性肿瘤的1%，女性发病率高于男性。儿童甲状腺结节中，甲状腺癌的比例高达50%～70%。多数甲状腺癌起源于滤泡上皮细胞。

一、病理分型

1.乳头状腺癌（PTC）约占成人甲状腺癌的70%和儿童甲状腺癌的全部。多见于21～40岁女性，恶性度较低，生长缓慢，病灶可以侵袭至甲状腺以外和转移至颈部淋巴结，预后较好。显微镜下可见分化良好的柱状上皮呈乳头状突起，细胞核增大、变淡，含有清晰的核内包涵体。40%的病例可见同心圆的钙盐沉积，是本癌的诊断特征之一。

2.滤泡状腺癌（FTC）约占甲状腺癌的15%，多见于50岁左右的女性。病理特征是存在小的滤泡，但滤泡内没有胶质。中度恶性、发展较快，容易侵犯血管，33%可经血行转移到肺、肝和骨及中枢神经系统，预后不如乳头状腺癌。

3.未分化癌约占5%～10%，多见于70岁左右的老年患者，高度恶性，发展迅速，早期即可发生局部淋巴结转移，或侵犯喉返神经和气管或食管，可血液转移至肺、骨等组织，预后最差。

4.髓样癌（MTC）仅占7%，常有家族史。来源于滤泡旁细胞（C细胞），可分泌大量降钙素，瘤内有淀粉样物沉积。恶性程度中等，较早出现淋巴结转移，也可经血行转移至肺和骨，预后在乳头状腺癌和未分化癌之间。

二、临床表现

乳头状腺癌和滤泡状腺癌发病初期多无明显症状，仅在颈部发现单个、固定、质硬、表面不光滑、随吞咽上下移动的肿块（最常见的表现是甲状腺结节）。肿块逐渐增大，吞咽时上下移动度减低，晚期常因压迫喉返神经、气管或食管而出现声音嘶哑、呼吸困难或吞咽困难。若压迫颈交感神经节，还可出现Horner综合征。局部转移常位于颈部，出现硬而固定的淋巴结；远处转移多见于扁骨（颅骨、椎骨、胸骨、盆骨等）和肺。

因髓样癌组织可产生激素样活性物质，如5-羟色胺和降钙素，病人可出现腹泻、心悸、颜面潮红和血钙降低等症状。

三、辅助检查

1.放射性 ^{131}I 或 ^{99m}Tc

甲状腺癌扫描均为冷结节，边缘一般较模糊。

2.细针穿刺细胞学检查

用直径0.7～0.9 mm的细针从2～3个不同方向穿刺结节并抽吸取样、涂片，诊断正确率可达80%以上。

3.影像学检查

（1）B超检查：可区别囊肿性或实质性结节。结节若为实质性并呈不规则反射，则恶性可能大。

（2）X射线检查：颈部正侧位片，可了解有无气管移位、狭窄、肿块钙化及上纵隔增宽。甲状腺部位出现细小的絮状钙化影，可能为癌。胸部及骨骼摄片可了解有无肺及骨转移。

4.血清降钙素测定

用放射免疫法测定血清降钙素有助于髓样癌的诊断。

5.病理切片检查

包括术中快速冰冻切片和术后石蜡切片，是甲状腺肿瘤的确诊依据。

四、处理原则

除未分化癌外其他类型甲状腺癌均采用手术治疗，故手术切除是甲状腺癌的基本治疗方式，内分泌治疗、放射性 ^{131}I 治疗、外放射治疗（未分化癌通常采用外放射治疗）、化学治疗等均属于手术后的辅助治疗。

手术范围和疗效与肿瘤的病理类型有关。一般多行患侧腺体连同峡部全切除、对侧腺体大部分切除，并根据病情及病理类型决定是否加行颈部淋巴结清扫术或放射性碘治疗等。

五、护理问题

1.焦虑/恐惧　与颈部肿块性质不明、担心手术及预后等有关。

2.疼痛　与局部肿块压迫或囊性肿块发生出血及手术创伤有关。

3.有窒息的危险　与肿瘤压迫气管、手术创伤等有关。

4.潜在并发症：窒息、呼吸困难、喉返神经损伤、喉上神经损伤、手足抽搐、甲状腺功能低下。

六、护理措施

1.术前护理

热情接待病人，介绍住院环境。了解其对所患甲状腺疾病的感受和认识。告知甲状腺肿瘤的有关知识，说明手术的必要性、手术的方法、术后恢复过程及预后情况。教导病人练习术时体位，将软枕垫于肩部，保持头低、颈过伸位，以利于术中手术野的暴露。必要时，剃除其耳后毛发，以便行颈淋巴结清扫术。对精神过度紧张或失眠者，术前晚上予以镇静安眠类药物。

2.术后护理

（1）体位：病人回病室后，取平卧位，在改变体位、起身和咳嗽时可用手固定颈部，以减少震动；若有颈部引流管，予以正确连接引流装置，护士应告知病人一般引流会持续24～48小时；血压平稳后，改半卧位，便于呼吸和引流。

（2）病情观察：监测生命体征，尤其注意病人的呼吸、脉搏变化。了解病人的发音和吞咽情况，判断有无声音嘶哑或音调降低、误咽呛咳。及时发现创面敷料潮湿情况，估计渗血量，予以更换。注意引流液的量、颜色及变化，及早发现异常并通知医生。若血肿形成并压迫气管，立即配合床旁抢救、拆除切口缝线、清除血肿。

（3）饮食：病情平稳或全麻清醒后，给少量饮水。禁忌过热饮食，以免诱发手术部位血管扩张，加重创口渗血。若无不适，鼓励进食或经吸管吸入便于吞咽的流汁饮食，逐步过渡为半流质饮食及软食。向病人说明饮食、营养对切口愈合、机体修复的重要性。

（4）急救准备：行颈淋巴结清扫术的病人，手术创伤较大，疼痛时可给予镇静止痛。注意补充水、电解质。若癌肿较大、长期压迫气管，可造成气管软化，术后尤应注意病人的呼吸情况，床边备无菌手套和气管切开包，一旦有窒息的危险，立即配合行气管切开及床旁抢救。

第四节　食管癌病人的护理

食管癌是常见的消化道肿瘤，发病年龄多在40岁以上，男多于女。

一、病因

目前尚不完全清楚，下列情况被认为是重要的致癌因素：亚硝胺（公认的化学致癌物）和真菌（某些真菌能促进合成亚硝胺）、遗传因素、营养不良及微量元素缺乏、饮食习惯（嗜好吸烟、长期饮烈性酒；进食粗糙食物、进食过快、食物过热、其他因素。

二、病理

食管癌起源于食管黏膜上皮。95%以上为鳞状上皮癌，其次是腺癌。癌肿逐渐增大侵及肌层，并沿食管向上下、全周及管腔内外方向发展，出现不同程度的食管阻塞。食管癌的主要转移途径是淋巴转移。

病理分型如下：

（1）髓质型：最多见，约占临床病例的55%～60%，恶性程度高。管壁明显增厚并向腔内外扩展，使癌瘤的上下端边缘呈坡状隆起。

（2）蕈伞型：瘤体呈卵圆形扁平肿块状，向腔内呈蘑菇样突起。

（3）溃疡型：瘤体的黏膜面呈深陷而边缘清楚的溃疡，溃疡的大小和外形不一，深入肌层，阻塞程度较轻。

（4）缩窄型（硬化型）：瘤体形成明显的环行狭窄，累及食管全部周径，较早出现阻塞症状。

（5）腔内型：癌肿呈息肉样向食管腔内突出。

三、临床表现

1.早期表现

常无明显症状。吞咽粗硬食物时可能有不同程度的不适感觉，症状时轻时重，进展缓慢；咽下食物哽噎感（哽噎停滞感常通过饮水而缓解消失），食物通过缓慢，并有停滞感或异物感；胸骨后烧灼样、针刺样或牵拉摩擦样疼痛。

2.中、晚期表现

进行性吞咽困难是食管癌的典型症状。先是难咽干硬食物，继而只能进半流质、流质饮食，最后滴水难进，恶病质。

肿瘤外侵转移症状：持续而严重的胸背疼痛说明已经是晚期，癌已经侵犯食管旁组织；侵入气管、支气管，可形成食管气管或支气管瘘；侵犯喉返神经者，可出现声音嘶哑；穿透大血管可出现致死性大呕血。

四、辅助检查

1.食管吞钡X射线检查

早期食管癌表现为局限黏膜破坏、小的龛影或溃疡；中、晚期可见充盈缺损、管腔狭窄和梗阻等。

食管胃底静脉曲张的食管吞钡X射线检查可见虫噬样、串珠样或蚯蚓状充盈缺损，纵行黏膜皱襞增宽，胃底静脉曲张时菊花样充盈缺损。

贲门失弛缓症的主要症状：咽下困难、胸骨后沉重感或阻塞感，病程较长，症状时轻时重，发作常与精神因素有关。食管吞钡X射线检查的典型特征是食管蠕动消失，食管下端及贲门部呈漏斗状或鸟嘴状，边缘整齐光滑，上段食管明显扩张，钡剂不能通过贲门。

食管良性肿瘤的食管吞钡X射线检查可出现"半月状"压迹。

2.食管镜检查 食管纤维内镜检查可直视肿块部位、形态，并可钳取活组织做病理学检查。

3.食管拉网气囊脱落细胞检查是早期诊断简易而有效的方法，早期病变阳性率可达90%～95%。我国首创，是简便易行的普查筛选诊断方法。

五、治疗原则

以手术为主、辅以放射治疗、化学药物治疗等综合治疗。手术原则是切除癌肿和上下5 cm范围内的食管及所属区域的淋巴结，然后将胃体提升至胸腔或颈部与食管近端吻合，或用一段结肠或空肠与食管吻合。放射疗法适用于食管上段癌或晚期癌，以及术后辅助治疗。食管癌对化疗药物敏感性差，化学药物疗法主要用于术后辅助治疗及缓解晚期病情进展。

手术径路：常采用左胸后外侧切口，适用于中、下段食管癌。代食管的器官：胃（最常用）；结肠或空肠。

六、护理问题

1.营养失调（低于机体需要量） 与进食量减少或不能进食、消耗增加等有关。

2.体液不足 与吞咽困难、水分摄入不足有关。

3.焦虑 与对癌症的恐惧和担心疾病预后等有关。

4.潜在并发症：肺不张、肺炎、出血、吻合口瘘、乳糜胸等。

七、护理措施

（一）术前护理

1.心理护理

根据具体情况，实施耐心的心理疏导；营造安静舒适的环境，促进睡眠；争取亲属支持和配合。

2.营养支持和维持水电解质平衡

能进食者，鼓励进食高热量、高蛋白、富含维生素的流质或半流质饮食；如进食时感食管黏膜有刺痛，可给予清淡无刺激食物；不可进食较大、较硬的食物，宜进半流质或水分多的软食；若病人仅能进食流质饮食而营养状况较差，可补充液体、电解质或提供肠内、肠外营养。

3.术前准备

（1）呼吸道准备：吸烟者，术前2周劝其严格戒烟；指导并训练病人有效咳痰和腹式深呼吸，预防术后肺炎和肺不张的发生。

（2）胃肠道准备：①术前3天改为流质饮食，餐后用温开水漱口，以冲洗食管，并且每餐后或睡前口服新霉素及甲硝唑溶液，以达到食管黏膜消炎的目的；术前1天禁食；对出现梗阻和炎症者，术前1周遵医嘱给予病人分次口服抗生素溶液，可起到局部抗感染的作用。对进食后有潴留或反流者，术前1日晚遵医嘱用庆大霉素、甲硝唑加生理盐水100 mL经鼻胃管冲洗食管，以减轻梗阻部位的局部充血水肿，减少术中污染，降低术后感染及吻合口瘘的发生率。②肠道准备：拟行结肠代食管手术病人，术前3～5天口服新霉素或庆大霉素、甲硝唑等肠道抗生素，术前2天进无渣流食，术前晚进行清洁灌肠或全肠道灌洗后禁饮禁食。③术前放置胃管，如果通过梗阻部位困难，不能强行插入，以免戳穿食管。通过有困难者，可将胃管留在梗阻部位上端，待手术中由医生在直视下再放入胃内。

（二）术后护理

1.监测并记录生命体征

2.胸腔闭式引流护理

3.饮食护理

（1）术后早期吻合口处于充血水肿期，需严格禁饮禁食3～4日，禁食期间持续胃肠减压，注意经静脉补充液体和营养。

（2）待肛门排气后即可停止胃肠减压，停胃肠减压24小时后，若无吻合口瘘症状，可开始进食。留置十二指肠营养管的病人，先滴入少量温盐水，次日开始滴入35～37℃的营养液，每次200～300 mL，如无不适可逐渐增加到2000～3000 mL/d，术后第10天拔除十二指肠营养管，开始经口进流食，一般术后2周改半流食；未留置十二指肠营养管者，经禁食5～6日可给全清流质饮食，每2小时给100 mL，每日6次。流食1周后改为半流食，半流食1周后可进普食，注意少食多餐，细嚼慢咽，避免进食生、冷、硬食物。

（3）食管癌、贲门癌切除术后，嘱病人进食后2小时内勿平卧，睡眠时将床头抬高。

（4）食管胃吻合术后病人，可出现胸闷、进食后呼吸困难，应建议少食多餐。

4.呼吸道护理

密切观察呼吸型态、频率和节律；气管插管者，及时吸痰，保持气道通畅；术后第1日每1～2小时鼓励病人深呼吸、吹气球、使用深呼吸训练器。

痰阻塞：

①表现：呼吸浅快、发绀、呼吸音减弱等。

②护理：立即行鼻导管深部吸痰，必要时行纤维支气管镜吸痰，气管切开吸痰。

5.胃肠减压的护理

术后3～4日内持续胃肠减压，妥善固定；严密观察引流液的量、性状、颜色并准确记录；经常挤压胃管，避免管腔堵塞；胃管脱出后应严密观察病情，不应盲目再插入，以免戳穿吻合口，造成吻合口瘘。

6.结肠代食管术后护理

（1）保持置于结肠袢内的减压管通畅。

（2）注意观察腹部体征，了解有无发生吻合口瘘、腹腔内出血或感染等。

（3）若从减压管内吸出大量血性液或呕吐大量咖啡样液伴全身中毒症状，应考虑代食管的结肠袢坏死。

（4）因结肠逆蠕动，病人常嗅到粪便气味，需向其解释原因并指导注意口腔卫生。

7.胃造瘘术后的护理　对于食管癌晚期出现食管完全阻塞，而又不能手术切除癌肿的病人，实施胃造瘘术是解决进食简单、有效的方法，是一种姑息性减状手术。胃造瘘管每周更换一次，一个月后可以拔除造瘘管。病人取半卧位，灌食速度勿过快，每次勿灌食过多，每次300～500 mL。灌完后用20～30 mL温水冲洗导管以免残留食物，凝固阻塞，并能保持管内清洁，减少细菌滋生。

护理：①观察造瘘管周围有无渗液或胃液漏出；②及时更换渗湿的敷料并在瘘口周围涂氧化锌软膏或置凡士林纱布保护皮肤，防止发生皮炎；③妥善固定胃造瘘管。

8.并发症的预防与护理

（1）出血：若引流量持续2小时都超过4 mL/（kg·h），伴血压下降、脉搏增快、躁动、出冷汗等低血容量表现，应考虑有活动性出血。

（2）吻合口瘘是食管癌术后最严重的并发症。多发生在术后5～10日。

①发生原因：食管的解剖特点；食管血液供应呈节段性；吻合口张力太大，感染、营养不良、贫血、低蛋白血症等。

②临床表现：持续高热、呼吸困难、胸痛、患侧胸腔积液、全身中毒症状明显（高热、寒战，甚至休克）。

③护理：立即禁食禁饮、胃肠减压；协助行胸腔闭式引流并常规护理；遵医嘱予以抗感染治疗及营养支持；严密观察生命体征；需再次手术者，应积极完善术前准备。

（3）乳糜胸：多因伤及胸导管所致。多发生在术后2～10日，少数病人在2～3周后出现。表现为胸闷、气急、心悸，甚至血压下降，如未及时治疗，可在短时间内造成全身消耗、衰竭死亡。护理措施：加强观察；若诊断成立，迅速置胸腔闭式引流，及时排除胸腔内的乳糜液，促进肺膨胀。可用负压持续吸引，有利于胸膜形成粘连；同时采用肠外营养支持。

（4）肺不张、肺部感染：由于疼痛限制病人的呼吸、咳嗽，或胃上拉至胸腔内使肺受压等原因，术后易发生肺不张、肺内感染。患有慢性肺疾病者，术前戒烟、控制肺内感染；术后加强呼吸道管理，叩背、协助病人有效咳痰。

（三）放疗、化疗护理

放疗2~3周时易出现放射性食管炎，表现为吞咽困难加重，吞咽时伴有胸骨后疼痛；此时病人应避免继续进食，以免发生食管穿孔。放疗期间因病变部位水肿使进食困难加重，应预先向病人做好解释工作。化疗病人常出现恶心、呕吐、脱发、骨髓抑制等反应，要鼓励病人坚持完成化疗，并采取降低副作用的措施。

八、健康教育

1.指导术后病人建立饮食习惯，应少食多餐、细嚼慢咽，以高热量、高蛋白、易消化的软食为宜。若进食后出现胸闷和呼吸困难，多因胸腔内胃膨胀压迫心、肺所引起，预防方法是餐后2小时不能平卧；食物反流症状严重者，睡眠时应把枕头抬高，防止胃液反流至食管引起恶心和呕吐，并服用抑制胃酸分泌的药物。戒烟、酒，避免过烫及辛辣食物。禁止带骨带刺的硬食物，防止发生晚期吻合口瘘，质硬的药片药丸应研碎后服用。

2.告诉病人术后进干、硬食物时可能会出现轻微哽噎症状，与吻合口扩张程度差有关。如进半流食仍有咽下困难，应来院复诊。定期复查，坚持后续治疗。

3.结肠代食管的病人可能嗅到粪便气味，该症状与结肠液逆蠕动有关，一般半年后症状逐渐缓解，指导其注意口腔卫生。

4.术后反流症状严重者，睡眠时最好取半卧位，并服用减少胃酸分泌的药物。若术后3~4周再次出现呼吸困难，可能为吻合口狭窄，应及时就诊。

第五节 乳腺癌病人的护理

乳腺癌来源于乳腺导管上皮及腺泡上皮。乳腺癌多见于40~60岁的绝经前后的女性，以更年期45~50岁及老年人60~64岁居多。

一、病因

病因尚不清楚，目前多认为与下列因素相关：

1.激素作用 多数认为与性激素紊乱有关，雌酮与雌二醇与乳腺癌的发病直接相关。激素变化可使乳腺腺体上皮细胞过度增生。

2.乳腺癌家族史 一级亲属中有乳腺癌病史者，发病危险性是普通人群的2~3倍。

3.内分泌因素 月经初潮年龄早于12岁，绝经年龄晚于50岁，40岁以上未孕、未哺乳及初次足月产的年龄晚于35岁与乳腺癌发病均有关。

4.乳腺良性疾病 乳腺小叶有上皮高度增生或不典型增生可能与乳腺癌发病有关。

5.营养过剩、肥胖、高脂饮食可加强或延长雌激素对乳腺上皮细胞的刺激。

6.生活环境和生活方式

二、病理

1.病理分型

（1）非浸润性癌（原位癌）包括导管内癌（癌细胞未突破导管壁基底膜）、小叶原位癌（癌细胞未突破末梢乳管或腺泡基底膜）、乳头湿疹样乳腺癌。此型属于早期，预后较好。

（2）早期浸润性癌：若癌细胞突破管壁基底膜、末梢乳管或腺泡基底膜，开始向间质浸润，但仍局限于小叶内，则称为早期浸润性癌。此型仍属于早期，预后较好。

（3）浸润性特殊癌包括乳头状癌、髓样癌（伴有大量淋巴细胞浸润）、小管癌等。此型分化一般较高，预后尚好。

（4）浸润性非特殊癌是乳腺癌中最常见的类型，其中硬癌最多见。此型一般分化低，预后较上述类型差。

（5）其他罕见癌

2．转移途径

（1）直接蔓延：随肿瘤细胞的生长，乳癌细胞可沿导管或筋膜间隙蔓延，继而侵及胸肌、Cooper韧带（乳房悬韧带）和皮肤等周围组织。

（2）淋巴转移：可循乳房淋巴液的4条输出途径扩散：①经胸大肌外侧缘淋巴管侵入同侧腋窝淋巴结（腋窝淋巴结转移率约为60%），然后侵入锁骨下淋巴结以至锁骨上淋巴结，进而可经胸导管左（或右）淋巴管侵入静脉血流而向远处转移。②经肋间隙侵入胸骨旁淋巴结（胸骨旁淋巴结转移率为20%～30%），继而至锁骨上淋巴结。③通过乳房深部淋巴网侵入腹直肌鞘和肝镰状韧带的淋巴管，进入肝脏。④通过两侧乳房皮下的交通淋巴网，侵入对侧乳房，甚至达双侧腹股沟淋巴结。

（3）血运转移：可转移至肺、骨、肝等脏器。

三、临床表现

1．乳房肿块

乳房肿块是乳腺癌最重要的早期表现，最多见于外上象限（45%～50%）。早期表现为无痛、单发的小肿块，质硬、表面不光滑、边缘不整齐、外形不规则，与周围组织分界不清楚。早期尚可被推动，晚期侵犯胸肌和胸壁使肿块固定不易被推动。常无自觉症状，多在无意间（洗澡、更衣）或自我检查时发现。

2．乳房外形的改变

（1）局部隆起：随着肿瘤增大．可见乳房局部隆起。

（2）"酒窝征"：若累及Cooper韧带，可使肿瘤表面皮肤凹陷，出现"酒窝征"。

（3）乳头改变：若肿瘤邻近乳头或乳晕可侵及乳管使之缩短，把乳头牵向癌肿一侧（乳头移位），或者使乳头扁平、回缩、凹陷。

（4）"橘皮样"改变：若癌块继续增大，堵塞皮下淋巴管，可引起淋巴回流障碍，出现真皮水肿，皮肤呈"橘皮样"改变。

（5）胸壁固定：乳腺癌发展至晚期，可侵入胸筋膜、胸肌，以至癌块固定于胸壁而不易推动。

（6）卫星结节：如癌细胞侵及大片皮肤，可出现多个坚硬小结节或条索，呈卫星样围绕原发灶，甚至彼此融合，使胸壁紧缩呈铠甲胸，可引起呼吸受限。

3．腋窝淋巴结肿大

最初可触及少数、散在淋巴结，质硬、无痛、可被推动；继而数目增多，融合成团，甚至与皮肤或深部组织粘连。

4．晚期可有锁骨上淋巴结转移及肺、肝、骨等远处转移症状。

5．特殊类型乳癌的表现

（1）炎性乳癌：少见，局部皮肤发红、水肿、增厚、粗糙、表面温度升高，但无明显肿块。常累及对侧乳房。发展迅速、恶性程度高、预后差，多于病后数月内死亡。

（2）乳头湿疹样乳癌（Paget病）：少见，常单侧发病，恶性程度低，进展缓慢。乳头初为瘙痒、烧灼感、有脱屑，之后乳头和乳晕皮肤粗糙、糜烂如湿疹样，进而形成溃疡，上覆黄褐色鳞屑样痂皮，部分患者乳晕下可触及肿块。可做乳头糜烂部刮片或印片细胞学检查。

表12-1　几种常见乳房肿块的鉴别

项目	纤维腺瘤	乳房囊性增生病	乳管内乳头状瘤	乳腺癌
年龄（岁）	20～25	25～40	40～50	40～60
病程	缓慢	缓慢	缓慢	快
疼痛	无	周期性乳房胀痛	无	早期无
肿块数目	常为单个	大小不等结节状	常为单个	常为单个
肿块边界	清楚	不清	清楚	不清
乳头溢液	无	有	有	有
移动度	不受限	不受限	不受限	受限
转移病灶	无	无	无	淋巴结或血行转移

四、辅助检查

1.钼靶X射线摄片是早期发现的最有效方法；可用于普查；可发现乳房内密度增高的肿块影，边界不规则，或呈毛刺征。

2.B超检查主要用来鉴别肿块系囊性还是实质性。B超能显示直径1 cm以上的乳房肿块。

3.近红外线扫描可显示乳房肿块及其周围的血管情况。

4.乳腺导管内镜检查用于乳头溢液未触及肿块者。

5.细胞学和活组织病理检查是确定肿块性质最可靠的方法。包括细针穿刺细胞学检查（目前常用）、乳头溢液涂片细胞学检查、乳头糜烂部刮片或印片细胞学检查及活组织病理学检查（疑为乳癌者，可将肿块连同周围乳腺组织一并切除，做快速病理检查）。

五、临床分期

乳癌的临床分期，多采用国际抗癌联盟建议的T（原发癌肿）、N（区域淋巴结）、M（远处转移）分期法，并根据TNM分期情况进行组合，可把乳癌分为0～4期。

0期：$T_{is}N_0M_0$；Ⅰ期：$T_1N_0M_0$；Ⅱ期：$T_{0~1}N_1M_0$，$T_2N_{0~1}M_0$，$T_3N_0M_0$；Ⅲ期：$T_{0~2}N_2M_0$，$T_3N_{1~2}M_0$，T_4任何NM_0，任何TN_3M_0；Ⅳ期：包括M_1的任何TN。

T_x：原发肿瘤情况不详细。T_0：原发肿瘤未查出。T_{is}：原位癌。T_1：肿瘤最大直径≤2 cm。

T_2：肿瘤最大直径＞2 cm，但≤5 cm。T_3：肿瘤最大直径＞5 cm。T_4：任何大小的肿瘤，直接侵犯胸壁或皮肤。

N_x：局部淋巴结情况不详。N_0：同侧腋窝淋巴结未触及。N_1：同侧腋窝淋巴结肿大，尚可推动。N_2：同侧腋窝淋巴结肿大，相互融合并与其他组织粘连固定。N_3：同侧胸骨旁淋巴结转移，或同侧锁骨上淋巴结转移。

M_x：远处转移不能确定。M_0：无远处转移。M_1：有远处转移。

六、治疗原则

以手术为主的综合治疗。

1.手术治疗是最根本的治疗方法，适用于0期、Ⅰ期、Ⅱ期和部分Ⅲ期病人。目前应用的治疗性手术有以下5种手术方式。

（1）乳癌根治术：手术切除包括整个乳房、胸大肌、胸小肌、腋窝及锁骨下淋巴结。适用于局部晚期乳癌，中、高位腋窝淋巴结转移，肿瘤浸润胸大肌、胸小肌的病人。

（2）乳癌扩大根治术：在乳癌根治术的基础上，同时切除胸廓内动脉、静脉及其周围的淋巴结（即胸骨旁淋巴结）。适用于肿瘤位于乳房内侧象限、直径＞3 cm及临床无远处转移征象者。

（3）乳癌改良根治术有两种术式：①保留胸大肌，切除胸小肌；②保留胸大肌、胸小肌。该术式保留了胸肌，手术后外观效果较好，目前已成为常用的手术方式。适用于Ⅰ期、Ⅱ期乳癌病人。

（4）全乳房切除术：该术式适用于原位癌、微小癌及年迈体弱不能耐受根治术者。

（5）保留乳房的乳癌切除术：手术包括完整切除肿块及肿块周围1 cm的组织，同时进行腋淋巴结清扫。手术后必须辅以放疗、化疗。适用于Ⅰ期、Ⅱ期乳癌病人。

2.化学药物治疗是重要的全身性辅助治疗，可以提高生存率，在综合治疗中占有重要的地位。化疗应于手术后早期开始应用，联合化疗的效果优于单药化疗。治疗期不宜过长，以6个月左右为宜。传统化疗方案有CMF（环磷酰胺、甲氨蝶呤、氟尿嘧啶）、CAF（环磷酰胺、阿霉素、氟尿嘧啶）。

3.放射治疗可降低Ⅱ期以上病人的局部复发率。

4.内分泌治疗　癌肿细胞中雌激素受体（ER）含量高者，称激素依赖性肿瘤；而ER含量低者，称激素非依赖性肿瘤。激素依赖性肿瘤用内分泌治疗有效。

（1）卵巢去势：绝经前病人切除卵巢或X射线照射卵巢的治疗，称卵巢去势。

（2）他莫昔芬（三苯氧胺）是抗雌激素药物，适用于雌激素受体（ER）和孕激素受体（PR）阳性的绝经后妇女。每日20 mg，至少服用3年，一般为5年。可抑制肿瘤细胞生长、降低乳癌手术后复发及转移、减少对侧乳癌的发生率。

（3）芳香化酶抑制剂（如来曲唑等）可抑制肾上腺分泌的雄激素转变为雌激素过程中的芳香化环节，从而降低雌二醇，达到治疗乳腺癌的目的。适用于受体阳性的绝经后妇女。

七、护理问题

1.自我形象紊乱　与乳腺癌切除术造成乳房缺失和术后瘢痕形成有关。

2.有组织完整性受损的危险　与留置引流管、患侧上肢淋巴引流不畅、头静脉被结扎、腋静脉栓塞或感染有关。

3.知识缺乏　缺乏有关术后患肢功能锻炼的知识。

4.手术后潜在并发症：皮瓣下积血、积液、皮瓣坏死，气胸，患肢水肿等。

八、护理措施

1.手术前护理

（1）心理护理。

（2）皮肤准备：按照手术要求的范围备皮，尤其应注意乳头和乳晕部位的清洁。对切除范围大、考虑植皮的病人，需做好供皮区（如腹部或同侧大腿区）皮肤准备。若病人已有癌性溃疡，应擦净和消毒溃疡周围的皮肤。

（3）手术前宣教：在制定治疗方案后，可向病人讲解手术方式、过程及效果，手术前、手术后注意事项、配合要点及手术后化疗的重要性和可能出现的副作用。

（4）终止妊娠或哺乳：对于妊娠期或哺乳期的病人，要及时终止妊娠或立即断乳，以抑制乳腺癌发展。

2.手术后护理

（1）病情观察：注意观察生命体征及有无手术后各种并发症的发生；对扩大根治术后病人还应注意有无胸闷、呼吸困难，可做肺部听诊和胸部X射线检查，以判断有无气胸的发生。

（2）体位：手术后在麻醉清醒、血压平稳后可采取半卧位，以利于引流和呼吸。手术侧前臂包扎固定于躯干上，肘关节屈曲，上臂后方垫小布枕使其与躯干同高，并保持肩关节舒适，以防止皮瓣张力过大或皮瓣滑动而造成皮瓣坏死。

（3）饮食：手术后6 h若无恶心、呕吐等麻醉反应者可给予正常饮食，注意提供充足的热量、蛋白质、维生素，以利于伤口愈合。

（4）伤口护理

①有效包扎：根治术后手术部位常用弹力绷带或胸带加压包扎，使皮瓣紧贴胸壁，局部用沙袋压迫，防止积液积气。

②包扎时要确保皮瓣或所植皮片与胸壁的紧密贴合，并注意松紧适宜，以能容纳一手指、维持正常

血运、不影响呼吸为宜。绷带包扎一般维持7~10 d。

③观察患侧上肢远端血液循环：若脉搏不清、皮肤发绀、皮温降低、手指发麻，提示腋窝血管受压，应及时调整绷带的松紧度。

④手术后3 d内患肩要制动，避免腋窝的皮瓣滑动而影响愈合，手术后5 d可拆除加压的绷带，检查腋窝皮瓣或移植的皮片，需要时可酌情进行适当的处理，并开始患肩小范围适度的活动。

⑤观察皮瓣血液循环：正常皮瓣的温度较健侧低，颜色红润，并与胸壁紧贴；若皮瓣颜色暗红则可能坏死，应报告医师及时处理。

⑥创面愈合后，可清洗局部，用柔软的毛巾吸干水分，避免粗糙擦洗，可用护肤软膏涂于皮肤表面，防止干燥脱屑。

（5）引流管护理

①保持有效负压吸引：负压吸引的压力要大小适宜。负压过高可使引流管腔瘪陷而致引流不畅；负压过低则不能充分引流而致皮下积血、积液。若引流管外形无改变，但未闻及负压抽吸声，应检查连接是否紧密，压力调节是否适当。

②妥善固定：病人卧床时将引流管固定于床旁，起床时固定于上身衣服。注意防止滑动。

③保持引流通畅：若发现局部积液、皮瓣下有波动感，应及时通知手术医生并帮助其在无菌的条件下抽吸和加压包扎。

④观察引流液的颜色、量、性状：注意有无活动性出血。一般手术后1~2 d每日引流血性液体约50~200 mL。

⑤拔管：手术后4~5 d，每日引流液转为淡黄色，量少于10~15 mL，创面与皮肤紧贴，手指按压伤口周围皮肤无空虚感（即皮下无积液、皮瓣与胸壁紧贴）即可拔管。

（6）患侧上肢肿胀的护理

①避免损伤：严禁在患侧测血压、抽血、静脉或皮下注射，避免对循环的影响。避免患肢过度负重和外伤。

②保护患侧上肢：平卧时患侧上肢垫枕抬高10°~15°，肘关节轻度屈曲；半卧位时屈肘90°放于胸腹部。下床活动时用吊带托扶或用健侧手将患肢抬高于胸前，避免长时间下垂；需他人扶持时只能扶健侧，以防腋窝皮瓣滑动；避免患肢下垂过久。

③促进肿胀减退：按摩患肢或进行握拳、屈时、伸肘运动，以促进淋巴回流；肢体肿胀严重，有条件时可用弹性绷带包扎。局部感染者，及时应用抗生素治疗。

3.指导患侧上肢的功能锻炼

术后加强肩关节活动可增强肌肉力量、松解和预防粘连，最大限度地恢复肩关节的活动范围。应鼓励和协助病人早期开始患侧上肢功能锻炼。

（1）术后24 h内：活动手指和腕部，可做伸指、握拳、屈腕等锻炼。

（2）术后1~3 d：上肢和肩关节小范围活动。进行上肢肌肉的等长收缩，发挥肌肉泵的作用促进血液、淋巴液回流。可由他人或健侧上肢协助患侧上肢进行屈肘、伸臂等锻炼，逐渐过渡为肩关节的小范围前屈（小于30°）、后伸（小于15°）运动。注意避免上臂外展。

（3）术后4~7 d：鼓励使用患侧手自理。病人可坐起，鼓励病人用患侧手进食、洗脸、刷牙，做以患侧手触摸健侧肩部及患侧耳朵锻炼。

（4）术后1~2周：术后1周皮瓣基本愈合后，开始肩关节活动，以肩部为中心，前后摆臂。术后10 d左右皮瓣与胸壁黏附已较牢固，循序渐进地做抬高患侧上肢、手指爬墙运动、转绳运动、举杆运动、拉绳运动和梳头等。术后7 d内不上举，10 d内不外展肩关节；不要以患侧肢体支撑身体，以防皮瓣移动。

九、健康教育

1.乳房自我检查　20岁以上的女性应每月自我检查乳房一次，宜在月经周期的第7~10日或月经结束后2～3 d、月经来潮前的3～7 d进行。绝经后妇女宜在每月固定的1日到医院体检。40岁以上妇女和乳癌术后病人需每年行钼靶X射线摄片检查，以早期发现乳腺癌或乳腺癌复发征象。触诊时可按象限的外上、外下、内下、内上顺序，用指腹而不是用指尖进行触诊。

2.活动指导 术后近期避免用患侧上肢搬运、提拉重物，出院后继续进行功能锻炼。

3.避孕 手术后5年内避免妊娠，以免乳腺癌复发。遵医嘱定期去医院复查。

4.坚持放疗、化疗

第六节 原发性支气管肺癌病人的护理

肺癌是肺部最常见的恶性肿瘤，大多数起源于支气管黏膜上皮，亦称支气管肺癌。居男性各种恶性肿瘤的首位。肺癌病人以男性居多，发病年龄多在40岁以上。

一、病因

至今尚未完全明确，认为与下列因素有关：

（1）吸烟：吸烟是肺癌的重要致病因素，是公认病因。烟草中有多种致癌物质，主要是苯并芘。吸烟与肺鳞癌、小细胞肺癌的发生关系更为密切。

（2）化学物质：已被确认可导致肺癌的化学物质包括石棉、铬、镍、铜等。

（3）空气污染：汽车尾气、工业废气等大气污染和烟尘；家庭炊烟，即煤、天然气等燃烧过程中产生的致癌物。

（4）人体内在因素。

（5）饮食与营养：维生素A缺乏。维生素A能作为抗氧化剂直接抑制苯并芘、亚硝酸铵的致癌作用，抑制某些致癌物和DNA的结合，拮抗促癌物的作用，从而干扰癌变过程。

二、病理生理与分类

1.病理分类

（1）按生长部位可分为：

①中心型肺癌：起源于主支气管、肺叶支气管，位置靠近肺门，占肺癌的3/4，多为鳞状上皮癌和小细胞未分化癌，50岁以上的男性占大多数；生长缓慢，转移较晚，手术切除机会相对多。

②周围型肺癌：起源于肺段支气管以下，在肺周围部分。占肺癌的1/4，以腺癌较多。

（2）按细胞形态及分化程度可分为：

①鳞状细胞癌：简称鳞癌，最常见的组织类型，约占50%，多见于老年男性，与吸烟关系密切。中心型多见，倾向于向管腔内生长，早期即可引起支气管狭窄或阻塞性肺炎；生长缓慢，转移较晚，通常先经淋巴转移，血行转移常为晚期，手术切除机会相对多。

②腺癌：占25%，女性相对多见，与吸烟关系不大，多为周围型肺癌，富含血管，早期即可发生局部浸润和血行转移。

③大细胞癌：约占1%，多为中心型肺癌。

④小细胞癌（小细胞未分化癌）：细胞形态与小淋巴细胞相似，形如燕麦穗粒，又称燕麦细胞癌。约占20%，多见于40岁左右有吸烟史的男性，以中心型多见。生长速度快，恶性程度最高，侵袭力强，较早出现淋巴和血行转移，在各型肺癌中预后较差。对化疗、放疗较其他类型敏感，其细胞质内含有神经分泌型颗粒，可引起异位内分泌综合征。

2.转移途径

（1）直接扩散：癌肿沿支气管壁向支气管管腔内生长，造成支气管管腔部分或全部阻塞，亦可直接扩散侵入邻近肺组织。

（2）淋巴转移是常见的扩散途径。小细胞癌经淋巴转移扩散较早，鳞癌和腺癌也常经淋巴转移。

（3）血行转移多发生于肺癌晚期，小细胞癌和腺癌的血行转移较鳞癌常见。通常癌细胞直接侵入肺静脉，常见有肝、骨骼、脑、肾上腺等。

三、临床表现

1.原发肿瘤引起的早期症状

早期特别是周围型肺癌多无症状。

（1）咳嗽：最常见，为早期症状。常为无痰或少痰的刺激性干咳，多为持续性，呈高调金属音性咳嗽（是一种特征性的阻塞性咳嗽）或刺激性呛咳，抗炎治疗无效。刺激性干咳为最常见的早期症状。当癌肿引起支气管狭窄时，咳嗽加重。肺泡细胞癌可有大量黏液痰。

（2）咳血痰或咯血：以中心型肺癌多见，多为痰中带血点、血丝或断续地少量咯血。如果表面糜烂严重侵蚀大血管，则可引起大咯血。

（3）胸痛：早期为胸部不规则隐痛或钝痛。肿瘤累及肋骨、胸壁、胸椎时，则出现持续、固定、剧烈的胸痛。

（4）胸闷、发热：癌肿阻塞较大支气管引起阻塞性肺炎和肺不张，可出现胸闷、局限性哮鸣、气促和发热等。

（5）喘鸣：多为局限性喘鸣，由于肿瘤引起支气管部分阻塞引起。

2.原发肿瘤引起的晚期症状

发热、体重减轻、食欲减退、乏力。

3.肿瘤局部扩展引起的压迫、侵犯邻近脏器症状

（1）同侧膈肌麻痹：压迫或侵犯膈神经。

（2）声音嘶哑：压迫或侵犯喉返神经。

（3）上腔静脉阻塞综合征：压迫上腔静脉，头面部、颈部和上肢瘀血水肿，颈部肿胀，颈静脉扩张，常主诉领口进行性变紧，胸前部瘀血和静脉曲张。

（4）持续胸痛、胸膜腔积液：侵犯胸膜及胸壁。

（5）吞咽困难、支气管胸膜瘘：侵入纵隔、压迫食管。

（6）颈交感神经综合征（Horner征）：肺尖部癌又称肺上沟瘤（Pancoast瘤），压迫颈交感神经，病侧眼睑下垂、瞳孔缩小、眼球内陷，同侧额部与胸壁无汗或少汗。

4.肿瘤远处转移症状

5.非转移性胸外表现

又称为副癌综合征：如骨关节病综合征（杵状指、骨关节痛、骨膜增生等）、库欣综合征、重症肌无力、男性乳房发育、多发性肌肉神经痛等。

四、辅助检查

1.痰细胞学检查　中心型肺癌，特别是伴有血痰者，肺癌表面脱落的癌细胞可随痰咳出，痰中易发现癌细胞。痰中找到癌细胞可确诊。非小细胞癌的阳性率可达70%~80%。简单、有效，可用于普查和早期诊断。

2.胸部影像学检查　胸部X射线检查是发现肺癌最主要的方法。在肺部可见块状阴影，边缘不清或呈分叶状，周围有毛刺。若有支气管阻塞，可见肺不张。CT可发现X射线检查隐藏区的早期肺癌病变。若肿瘤坏死液化，可见空洞。

3.纤维支气管镜检查是最可靠的方法，诊断中心型肺癌的阳性率较高，可直接观察肿瘤的大小、部位、范围，并可钳取或穿刺病变组织做病理学检查，亦可经支气管取肿瘤表面组织或取支气管内分泌物行细胞学检查。对明确肿瘤的存在和组织学诊断均具有重要意义。近端气道内的肿瘤阳性率为90%~93%，远端阳性率为90%。

对40岁以上长期重度吸烟（吸烟指数400>支/年），有下列情况之一者，应高度怀疑肺癌的存在：①无明显诱因的刺激性咳嗽持续2~3周，治疗无效；②原有慢性呼吸道疾病，咳嗽性质改变者；③持续或短期内痰中带血而无其他原因可解释者；④反复发作的同一部位肺炎；⑤原因不明的肺脓肿，中毒症状不明显，抗感染治疗不显著者；⑥原因不明的四肢关节疼痛及杵状指；⑦无中毒症状的胸腔积液等。

五、处理原则

目前，对肺癌多采用手术与放疗或化疗结合的个体化综合疗法。一般非小细胞癌以手术治疗为主，辅以化学治疗和放射治疗；小细胞癌，由于发现时已转移，则以化学治疗为主，辅以手术和放射治疗。

1.手术治疗　非小细胞癌的首选，基本手术方式为肺切除术+淋巴结清扫。

2.放射治疗　小细胞癌敏感性较高，鳞癌次之，腺癌和细支气管肺泡癌最低。

3.化学治疗　小细胞癌敏感性较高，鳞癌次之，腺癌最差。

4.疼痛的治疗　原则是止痛应个体化；首选口服给药；按时给药，剂量以能缓解疼痛的最小量为限。

五、护理问题

1.气体交换障碍　与肺组织病变、手术、麻醉、肿瘤阻塞支气管、肺膨胀不全、呼吸道分泌物潴留、肺换气功能降低等因素有关。

2.营养失调（低于机体需要量）　与肿瘤引起机体代谢增加、手术创伤等有关。

3.疼痛　与手术、癌症晚期有关。

4.焦虑与恐惧　与担心手术、疼痛、疾病的预后等因素有关。

5.潜在并发症：出血、感染、肺不张、心律失常、哮喘发作、支气管胸膜瘘、肺水肿、呼吸窘迫综合征。

六、护理措施

（一）术前护理

1.改善肺泡的通气与换气功能，预防术后感染　①术前应戒烟2周以上；②维持呼吸道通畅；③机械通气治疗；④控制感染；⑤指导呼吸功能训练：指导腹式呼吸与有效咳嗽训练和翻身；练习使用深呼吸训练器；介绍胸腔引流的设备、目的、注意事项。

2.纠正营养和水分的不足

3.减轻焦虑　避免情绪激动影响呼吸、循环功能。

（二）术后护理

1.观察生命体征

术后2～3 h，每15 min测量1次；稳定后改为30 min～1 h测量1次，术后24～36 h，血压有波动，需严密观察肢端温度、甲床、口唇及皮肤色泽，周围静脉充盈情况等；注意有无呼吸窘迫的现象；若血压持续下降，应考虑是否为心脏疾病、出血、疼痛、组织缺氧或循环血量不足所致。

2.采取合适体位

（1）麻醉未醒者：取平卧位，头偏向一侧，以免呕吐物、分泌物吸入而致窒息或并发吸入性肺炎。

（2）清醒且血压稳定者：取半坐卧位，以利于呼吸和引流；避免采用头低足高仰卧位，以防横膈上移而妨碍通气。

（3）肺段或楔形切除者：取健侧卧位，以促进患侧肺组织扩张。

（4）一侧肺叶切除，呼吸功能尚可者取健侧卧位，以利于手术侧残余肺组织的膨胀与扩张；呼吸功能较差者则取平卧位，避免健侧肺受压而限制肺的通气功能。

（5）全肺切除术者：避免过度侧卧位，取1/4侧卧位，以预防纵隔移位和压迫健侧肺而致呼吸、循环功能障碍。

（6）血痰或支气管瘘管者：应取患侧卧位并通知医师。

3.维持呼吸道通畅

（1）给氧：常规给予鼻导管吸氧2～4 L/min。

（2）观察呼吸情况，判断有无缺氧。

（3）病人清醒后立即鼓励并协助其深呼吸及有效咳嗽、咳痰，每1～2小时1次。咳嗽前叩背，由下向上、由外向内地轻叩震荡，使存在于肺叶、肺段处的分泌物松动流至支气管中。而后嘱病人做数次深呼吸，再慢慢轻咳，将痰咳出。咳嗽时，需固定胸部伤口，以减轻震动引起的疼痛。

（4）稀释痰液。

（5）必要时吸痰。

4.维持胸腔引流通畅

（1）密切观察引流液的量、色及性状，当引流出多量血液（每小时100～200 mL）时，应考虑有活动性出血，需立即通知医师。

（2）全肺切除术后的胸腔引流管一般呈钳闭状态，以保证术后患侧胸壁有一定的渗液，减轻和纠正纵隔移位。随时观察气管是否居中，有无呼吸或循环功能障碍。若气管明显向健侧移位，应立即听诊肺呼吸音，在排除肺不张后，酌情放出适量的气体或引流液，每次放液量不宜超过100 mL，速度宜慢，避免快速多量放液引起的纵隔移位导致心搏骤停。

③拔管：术后24～72 h病情平衡，无气体及液体引流后，可拔除。

5.伤口护理

观察敷料是否干燥、有无渗血；观察伤口愈合情况。

6.维持液体的平衡和补充营养

严格控制输液的速度、量，全肺切除病人应控制钠盐摄入，24 h补液量控制在2000 mL内，速度20～30滴/分钟；补充营养。

7.活动与休息

（1）鼓励病人早期下床活动，预防肺不张，改善呼吸循环功能，增进食欲。

（2）手臂和肩关节的运动，以预防术侧胸壁肌肉粘连、肩关节强直及失用性萎缩。

（3）全肺切除术后的病人，鼓励取直立的功能位，以恢复正常姿势，防止脊椎侧弯畸形。

8.并发症的观察和护理

（1）出血：加快输液速度，予止血药，保持胸腔引流管通畅，必要时剖胸止血。

（2）肺炎、肺不张：重在预防，指导有效咳嗽、咳痰。

（3）心律失常：多发生在术后4日内。遵医嘱应用抗心律失常药，密切观察。

（4）支气管胸膜瘘是肺切除后严重并发症，多发生于术后1周。多由支气管缝合不严密、支气管残端血运不良或支气管缝合处感染、破裂等引发。表现为术后3～14日仍可从胸腔引流管持续引出大量气体，且有发热、刺激性咳嗽、痰中带血或咳血痰、呼吸困难、呼吸音减低等症状。可用亚甲蓝注入胸膜腔，病人咳出带有亚甲蓝的痰液即可确诊。一旦发生，立即报告医师，并置病人于患侧卧位，以防漏液流向健侧；使用抗生素预防感染；继续胸腔闭式引流。

（5）肺水肿：立即减慢输液速度、给氧，氧气以50%乙醇湿化，注意保持呼吸道通畅。

（三）减轻疼痛不适

药物止痛按照WHO的三阶梯止痛方案，对于晚期肺癌患者应及时使用麻醉性止痛剂控制癌痛，一般推荐使用吗啡，不主张用哌替啶，因其维持时间仅为2.5～3小时，且副作用大。按时给药，即在24小时内定时给药；给药途径首选口服。麻醉性止痛药最常见的副作用是恶心和便秘。

（四）心理护理

鼓励病人及家属参与疾病治疗计划制订，引导病人及时体验治疗的效果，以增强治疗信心。

七、健康教育

1.早期诊断

40岁以上者应定期进行胸部X射线普查。

2.戒烟

了解吸烟的危害，鼓励戒烟。

3.疾病康复

（1）出院后数周，坚持腹式深呼吸和有效咳嗽。出院后半年不得从事重体力劳动。

（2）注意口腔卫生，避免居住或工作于布满灰尘、烟雾及化学刺激物品的环境。避免出入公共场所或与上呼吸道感染者接近。

（3）指导病人坚持完成放射治疗和化学治疗的疗程，并告知注意事项，定时返院复查。

（4）保持良好的营养状况，每天有充足的休息与活动。

（5）指导返院复诊：若伤口有疼痛、剧烈咳嗽及咯血等症状或有进行性倦怠情形，应返院复诊。

第七节　胃癌病人的护理

胃癌是消化系统最常见的恶性肿瘤。发病年龄以40～60岁为多见，男性多于女性。胃癌多见于胃窦部小弯侧。我国胃癌在各种恶性肿瘤中居首位。

一、病因及分类

病因尚未完全清楚。目前认为与下列因素有关：①地域环境（我国西北、东部沿海地区发病率高于南方）及饮食生活因素（腌制、熏、烤食品者和吸烟者发病率高；食物中缺乏新鲜蔬菜与水果与发病也有一定关系）；②幽门螺杆菌感染（我国胃癌高发区成人幽门螺杆菌感染率在60%以上）；③癌前疾病（慢性萎缩性胃炎、胃息肉、胃溃疡、残胃炎等）和癌前病变（胃黏膜上皮细胞的不典型增生）；④遗传因素（有明显的家族聚集现象）。

大体分型：①早期胃癌，指所有局限于黏膜或黏膜下层的胃癌，不论病灶大小或有无淋巴结转移，均为早期胃癌；胃镜检查直径在6～10 mm的癌灶为小胃癌，直径≤5 mm的癌灶为微小胃癌。一点癌：胃镜黏膜活检组织中查见癌，但切除后的胃标本虽经全黏膜取材未见癌组织。②进展期胃癌在临床上又分为块状型、溃疡型和弥漫型三种。皮革胃：胃癌累及全胃致胃腔缩窄、胃壁僵硬如革囊状。

从组织学上将胃癌分为腺癌、腺鳞癌、鳞状细胞癌、未分化癌和未分化类癌。

转移扩散途径：直接浸润；淋巴转移（主要转移途径，淋巴转移的常见部位是左锁骨上淋巴结）；血行转移（最常见的是肝转移）；腹腔种植转移。

二、临床表现

1.症状

早期胃癌多无明显症状；病情进展可有上腹隐痛、食欲不振、呕吐、消瘦。不同部位胃癌的特殊表现：贲门胃底癌可有胸骨后疼痛和进行性哽噎感；幽门附近癌可呕吐宿食；肿瘤溃破血管后可有呕血和黑便。

2.体征

早期无明显体征。晚期，可扪及上腹部肿块；若出现远处转移，可有肝大、腹水、锁骨上淋巴结肿大。

三、辅助检查

X射线钡餐检查、纤维胃镜检查和胃液细胞学检查是三项关键性手段，三者联合应用可提高早期诊断率到98%。

1.纤维胃镜检查是诊断早期胃癌的有效方法。可直接观察病变部位和范围，并可做活检确定诊断。

2.X射线钡餐检查可发现不规则充盈缺损或腔内壁龛影。气钡双重造影可发现较小表浅的病变。

3.腹部超声。

4.螺旋CT有助于胃癌的诊断和术前临床分期。

5.实验室检查　粪便隐血试验常呈持续阳性。胃液游离酸测定多显示酸缺乏或减少。

四、治疗原则

早期发现、早期诊断、早期治疗是提高胃癌病人生存率和治愈率的关键。胃癌常采用以手术治疗为主（首选），辅以化疗、放疗及免疫治疗的综合治疗。

手术治疗：①胃癌根治术是早期胃癌治疗的根本方法，胃壁的切线应距癌肿边缘5 cm以上；②姑息性切除术适用于癌肿广泛浸润并转移、不能完全切除者。

化学治疗是最主要的辅助治疗方法。

其他治疗：放射治疗；热疗；免疫治疗；中医中药治疗。

五、护理问题

1.焦虑/恐惧　与病人对癌症的恐惧、担心治疗效果和预后有关。

2.营养失调（低于机体需要量）　与长期食欲减退、消化吸收不良及癌肿消耗增加有关。

3.潜在并发症：出血、十二指肠残端破裂、吻合口瘘、消化道梗阻、倾倒综合征等。

六、护理措施

1.术前护理

（1）缓解焦虑与恐惧。

（2）改善营养状况：给予高蛋白、高热量、高维生素、低脂肪、易消化和少渣的食物；对不能进食者，应遵医嘱予以静脉输液；必要时输血浆或全血。

（3）胃肠道准备：对有幽门梗阻的病人，术前3日起每晚用温生理盐水洗胃，以减轻胃黏膜的水肿；术前3日给病人口服肠道不吸收的抗菌药物，必要时清洁肠道。

2.术后护理

（1）观察病情。

（2）体位：全麻清醒前取去枕平卧位，头偏向一侧。麻醉清醒后，若血压稳定取低半卧位，有利于呼吸和循环，减少切口缝合处张力，减轻疼痛与不适。

（3）术后早期禁食、胃肠减压，减少胃内积气积液，有利于吻合口的愈合。

（4）营养支持：

①肠外营养支持：术后需及时输液补充病人所需的水、电解质和营养素，必要时输血清清蛋白或全血，以改善病人的营养状况。

②早期肠内营养支持：对术中放置空肠营养管的胃癌根治术病人，术后应早期经喂养管输注肠内营养液。护理时注意：妥善固定营养管，防止滑脱、移动、扭曲和受压；保持营养管的通畅，防止营养液沉积堵塞导管，每次输注营养液前后用生理盐水或温开水20～30 mL冲管，输注营养液的过程中每4小时冲管1次。控制输入营养液的温度、浓度和速度：温度以接近体温为宜；营养液的浓度过高易诱发倾倒综合征。

③饮食护理：肠蠕动恢复后可拔除胃管，拔除胃管当日可少量饮水或米汤；第2日半量流质饮食，每次50～80 mL；第3日进全量流质饮食，每次100～150 mL，以蛋汤、菜汤、藕粉为宜；若进食后无腹痛、腹胀等不适，第4日可进半流质饮食，如稀饭；第10～14日可进软食。少食产气食物，忌食生、冷、硬和刺激性食物；注意少量多餐，开始时每日5～6餐，以后逐渐减少进餐次数并增加每次进餐量。

（5）早期活动。

（6）并发症的观察和护理：同胃大部切除术后并发症的观察和护理。

3.手术后化疗病人，应观察抗癌药的副作用

（1）化疗前及化疗期间定期检查白细胞和血小板，若白细胞低于3×10^9/L、血小板低于80×10^9/L，应暂停给药，并注意预防感染，观察有无出血倾向。

（2）出现胃肠道反应如恶心、呕吐、腹泻时可使用止吐药物，应注意饮食清淡、易消化。

七、健康教育

1.胃癌的预防　积极治疗幽门螺杆菌感染和胃癌的癌前疾病；少食腌制、熏、烤食品、戒烟、酒；高危人群定期检查。

2.适当活动。

3.定期复查　定期检查肝功能、血常规及做内镜检查；若有腹部不适、胀满、肝区肿胀、锁骨上淋

巴结肿大等表现，应随时复查。

第八节　原发性肝癌病人的护理

原发性肝癌是指发生于肝细胞和肝内胆管上皮细胞的癌，流行于我国东南沿海地区，好发于40~50岁，男性多于女性（2：1）。近年来发病率有增高趋势，年死亡率位居我国恶性肿瘤的第二位。

一、病因

病因尚未明确。目前认为与下列因素有关：①肝硬化；②病毒性肝炎（我国90%的病人HBV阳性）；③黄曲霉毒素；④亚硝胺类致癌物；⑤饮水污染；⑥其他。常有急性肝炎→慢性肝炎→肝硬化→肝癌的病史。

二、病理

1.大体类型

可分以下三种：结节型、块状型、弥漫型。以结节型多见。按肿瘤大小现在新的分类为：微小肝癌（直径≤2 cm）、小肝癌（2 cm<直径≤5 cm）、大肝癌（5 cm<直径≤10 cm）。

2.组织学分型

可分为肝细胞型肝癌、胆管细胞型肝癌和混合型三类。最常见的是肝细胞型，约占90%。

3.转移途径

通常先有肝内播散（原发性肝癌最主要的转移是肝内播散，极易侵犯门静脉分支，甚至阻塞门静脉主干），然后再出现肝外转移（肝外转移多数是血行转移，其次为淋巴转移）。①肝内播散（门静脉系统转移）：最常见的转移途径。原发性肝癌极易侵犯门静脉分支，癌栓经门静脉系统形成肝内播散，甚至阻塞门静脉主干。②血行转移：肝外血行转移部位最多见于肺。③淋巴转移：淋巴转移至肝门淋巴结为最多。④其他：直接浸润转移、腹腔种植性转移。

三、临床表现

早期缺乏特异性表现，多数病人在普查或体检时发现。晚期可有局部和全身症状。

1.症状

（1）肝区疼痛：最常见、最主要的症状，约半数以上病人以此为首发症状就诊，多呈间歇性或持续性钝痛或刺痛。夜间或劳累时加重。

（2）消化道和全身症状：食欲减退、腹胀、恶心、呕吐或腹泻等，易被忽视。可有不明原因的持续性低热或不规则发热，抗菌药治疗无效；早期病人消瘦、乏力不明显，晚期体重呈进行性下降，可伴有贫血、出血、浮肿等恶病质表现。

（3）伴癌综合征（癌旁综合征）：肝癌组织本身代谢异常或癌肿引起的内分泌或代谢紊乱的综合征，主要有低血糖、红细胞增多症、高胆固醇血症及高钙血症。

2.体征

（1）肝肿大为中、晚期肝癌的主要体征。肝呈进行性肿大、质地较硬、表面高低不平、有大小不等的结节或肿块，边缘钝而不整齐，常有不同程度的压痛。如癌肿位于膈面，则主要表现为膈肌抬高。

（2）癌肿位于肝右叶顶部者，肝浊音界上移，膈肌抬高或活动受限。

（3）晚期病人可出现黄疸和腹水。

3.并发症

肝性脑病、上消化道出血、癌肿破裂出血及继发性感染等。

四、辅助检查

1.实验室检查

（1）甲胎蛋白（α-FP，或AFP）测定是诊断原发性肝细胞癌最常用的方法，对诊断肝细胞癌有相对专一性，对原发性肝癌的诊断有肯定价值，阳性率约为70%。诊断标准：放射免疫法测定AFP≥400 μg/L且持续4周或AFP≥200 μg/L且持续8周，并排除妊娠、活动性肝炎、肝硬化、生殖腺胚胎源性肿瘤及肝样腺癌，应考虑为肝细胞癌。如同时检测AFP异质体，可使肝癌的诊断率提高。

（2）血清酶学：只能作为辅助指标。

（3）肝功能及病毒性肝炎检查：肝功能异常及乙肝标志物阳性常提示有原发性肝癌的肝病基础，结合其他参数，有助于肝癌的定性诊断。

2.影像学检查

（1）B型超声检查为目前肝癌定位诊断中首选影像学检查，诊断正确率可达90%，是诊断肝癌最常用的方法。可作为高发人群首选的普查工具或用于术中病灶定位，能发现直径为1～3 cm左右的病变，可显示肿瘤的部位、大小、形态及肝静脉或门静脉有无栓塞等。

（2）CT和MRI检查能显示肿瘤的位置、大小、数目及其与周围器官和重要血管的关系，有助于制定手术方案。可检出直径1.0 cm左右的微小肝癌。

（3）肝动脉造影检查：诊断准确率最高，可达95%左右，可发现直径为1～2 cm大小的肝癌及其供血情况。但属侵入性检查手段，仅在无法确诊或定位时才考虑使用。

3.肝穿刺活组织检查

多在B超引导下行细针穿刺活检，具有确诊的意义，但有出血、肿瘤破裂和肿瘤沿针道转移的危险。

4.腹腔镜探查

经各种检查未能确诊而临床又高度怀疑肝癌者，可行腹腔镜探查以明确诊断。

五、处理原则

1.手术治疗

早期肝切除术是目前治疗肝癌首选的、最有效的方法。

（1）根治性肝部分切除术

①适应症：全身状况良好，心、肺、肾等重要内脏器官功能无严重障碍，肝功能代偿良好、转氨酶和凝血酶原时间基本正常；肿瘤局限于肝的1叶或半肝以内而无严重肝硬化；第一、第二肝门及下腔静脉未受侵犯。

②禁忌症：有明显黄疸、腹水、下肢浮肿、远处转移及全身衰竭等晚期表现和不能耐受手术者。肝切除手术一般至少保留30%的正常肝组织，对有肝硬化者，肝切除量不应超过50%。

（2）手术探查不能切除肝癌的手术：可做氮冷冻、激光汽化、微波或做肝动脉结扎插管，以备术后做局部化疗。也可做皮下植入输液泵、术后连续灌注化疗。

（3）肝移植：疗效高于肝切除术，但术后易复发。目前在我国，肝移植仅作为补充治疗。

2.非手术治疗

（1）局部消融治疗。

（2）肝癌原则上不做全身化疗，可采用经肝动脉做区域化疗或栓塞化疗。

（3）放射治疗。

（4）生物治疗。

（5）中医中药治疗。

（6）系统治疗。

六、护理问题

1.悲伤/预感性悲哀　与手术效果、担忧疾病预后和生存期限有关。

2.疼痛　与肿瘤迅速生长导致肝包膜张力增加或手术、介入治疗、放疗、化疗后的不适有关。晚期与全身广泛转移、侵犯后腹膜或癌肿破裂出血有关。

3.营养失调：低于机体需要量　与厌食、胃肠道功能紊乱、放疗和化学药物治疗的胃肠道不良反应、肿瘤消耗等有关。

4.潜在并发症：消化道或腹腔内出血、肝性脑病、膈下积液或脓肿、肺部感染等。

七、护理措施

1.加强心理支持，减轻悲哀

2.减轻或有效缓解疼痛

对肝叶和肝局部切除术后疼痛剧烈者，应给予积极有效的镇痛，若病人有止痛泵则教会病人使用，并观察药物效果及副作用。指导病人控制疼痛和分散注意力的方法。术后48小时，若病情允许，可取半卧位，以降低切口张力。

3.改善营养状况

（1）术前：原发性肝癌病人，宜采用高蛋白、高热量、高维生素饮食。选择病人喜爱的食物种类，少食多餐、清淡饮食。此外，还可给予营养支持、输血等，以纠正低蛋白血症。

（2）术后：术后禁食、胃肠减压，待肠蠕动恢复后逐步给予流质、半流质饮食，直至正常饮食。病人术后肝功能受影响，易发生低血糖，禁食期间应从静脉输入葡萄糖液或营养支持。术后两周内适量补充白蛋白和血浆或输新鲜血，以提高机体抵抗力。

4.并发症的预防和护理

（1）出血

1）术前：

①改善凝血功能：了解病人的出凝血时间、凝血酶原时间和血小板计数等，术前3天给维生素K肌内注射，以改善凝血功能，预防术中、术后出血。

②癌肿破裂出血：癌肿破裂出血是原发性肝癌常见的并发症。尽量避免致肿瘤破裂的诱因，如剧烈咳嗽、用力排便等致腹内压骤升的动作；加强腹部体征的观察，若病人突然主诉腹痛，伴腹膜刺激征，应高度怀疑肿瘤破裂出血，应及时通知医师，积极配合抢救。多数病人需手术止血，故需做好急诊手术的各项准备。

2）术后：

手术后出血是肝叶切除术常见的并发症之一，因此术后应注意预防和控制出血：

①严密观察病情变化：术后48小时内应有专人护理，动态观察病人生命体征的变化。

②体位与活动：手术后病人血压平稳，可给予半卧位，为防止术后肝断面出血，一般不鼓励病人早期活动。术后24小时内卧床休息，避免剧烈咳嗽，以免引起术后出血；肝癌介入治疗术后穿刺侧肢体应制动6小时。

③引流液的观察：肝叶切除术后，肝断面和手术创面有少量渗出，常放置引流管，应加强对引流液的观察。一般情况下，手术后当日可从肝旁引流管引流出血性液体100～300 mL，若血性液体增多，应警惕腹腔内出血。

④若明确为凝血机制障碍性出血，可遵医嘱给予凝血酶原复合物、纤维蛋白原，输新鲜血。

⑤若短期内或持续引流出较大量的血液，或经输血、输液，病人血压、脉搏仍不稳定，应做好再次手术止血的准备。

（2）肝性脑病（肝昏迷）

1）术前：术前三天进行肠道准备，链霉素1 g，或卡那霉素1 g，一天两次，口服，以抑制肠道细菌。手术前晚清洁灌肠，以减少氨的来源和消除术后可能发生肝昏迷的部分因素。

2）术后：

①病情观察：病人因肝解毒功能降低及手术创伤，易致肝昏迷。应注意观察病人有无肝昏迷的早期症状，若出现性格行为变化，如欣快感、表情淡漠或扑翼样震颤等前驱症状，及时通知医师。

②吸氧：做半肝以上切除的病人，需间歇吸氧3～4天，以提高氧的供给，保护肝功能。

③避免肝性脑病的诱因，如上消化道出血、高蛋白饮食、感染、便秘、应用麻醉剂和镇静催眠药等。

④禁用肥皂水灌肠，可用生理盐水或弱酸性溶液（如食醋1~2 mL加入生理盐水100 mL），使肠道pH保持为酸性。

⑤口服新霉素或卡那霉素，以抑制肠道细菌繁殖，有效减少氨的产生。

⑥使用降血氨药物，如谷氨酸钾或谷氨酸钠静脉滴注。

⑦给予富含支链氨基酸的制剂或溶液，以纠正支链/芳香族氨基酸的比例失调。

⑧肝昏迷者限制蛋白质摄入，以减少血氨的来源。

⑨便秘者可口服乳果糖，促使肠道内氨的排出。

（3）膈下积液及脓肿是肝切除术后的一种严重并发症。术后引流不畅或引流管拔除过早，使残肝旁积液、积血，或肝断面坏死组织及渗漏胆汁积聚造成膈下积液，如果继发感染则形成膈下脓肿。

护理措施：①保持引流通畅，妥善固定引流管，避免受压、扭曲和折叠，保持引流通畅；每天更换引流瓶，观察引流液的色、质、量。若引流量逐日减少，一般在手术后3~5天拔除引流管。对经胸手术放置胸腔引流管的病人，应按闭式胸腔引流的护理要求进行护理。②加强观察：膈下积液及脓肿多发生在术后1周左右，若病人术后体温在正常后再度升高，或术后体温持续不降，同时伴有上腹部或右季肋部胀痛、呃逆、脉快、白细胞增多、中性粒细胞达90%以上等表现，应疑有膈下积液或膈下脓肿。③若已形成膈下脓肿，必要时协助医生行B超或超声引导下穿刺抽脓或置管引流，对置管引流者应加强冲洗和吸引护理；鼓励病人取半卧位，以利于呼吸和引流。④加强营养支持治疗和抗菌药物的应用护理。

5.介入治疗的护理

（1）介入治疗前准备：①向病人解释介入治疗的目的、方法及治疗的重要性和优点，帮助病人消除紧张、恐惧的心理；②向病人解释肝动脉插管化疗的目的及注意事项；③注意出凝血时间、血象、肝肾功能、心电图等检查结果，判断有无禁忌症；④穿刺处皮肤准备，术前禁食4 h，备好一切所需物品及药品，检查导管的质量，防止术中出现断裂、脱落或漏液等。

（2）介入治疗后护理：

1）预防出血：术后嘱病人平卧位，穿刺处沙袋加压1 h，穿刺侧肢体制动6 h。注意观察穿刺侧肢体皮肤的颜色、温度及足背动脉搏动，注意穿刺点有无出血现象。

2）导管护理：①妥善固定和维护导管；②严格遵守无菌原则，每次注药前消毒导管，注药后用无菌纱布包扎，防止细菌沿导管发生逆行性感染；③为防止导管堵塞，注药后用肝素稀释液2~3 mL（25 U/mL）冲洗导管。

3）栓塞后综合征的护理：肝动脉栓塞化疗后多数病人可出现发热、肝区疼痛、恶心、呕吐、心悸、白细胞下降等，称为栓塞后综合征。

护理：①发热是由于被栓塞的肿瘤细胞坏死吸收引起，一般为低热，若体温高于38.5 ℃，可予物理、药物降温。②肝区疼痛：多因栓塞部位缺血坏死、肝体积增大、包膜紧张所致，必要时可适当给予止痛剂。③恶心、呕吐为化疗药物的副反应，可给予胃复安、氯丙嗪等。④当白细胞计数<4×10⁹/L时，应暂停化疗，并应用升白细胞药物。⑤介入治疗后嘱病人大量饮水，减轻化疗药物对肾的毒副作用，观察排尿情况。

4）并发症防治：密切观察生命体征和腹部体征，若因胃、胆、胰、脾动脉栓塞而出现上消化道出血及胆囊坏死等并发症，及时通知医师并协助处理。肝动脉栓塞化疗可造成肝细胞坏死，加重肝功能损害，应注意观察患者的意识状态、黄疸程度、注意补充高糖、高能量营养素，积极给予保肝治疗，防止肝衰竭。

5）拔管护理：拔管后局部加压15分钟，卧床24小时，防止局部出血。

6.维持体液平衡的护理

对肝功能不良伴腹水者，积极保肝治疗，严格控制水和钠盐的摄入量，准确记录24小时出入水量，每天观察、记录体重及腹围变化。

7.健康教育

（1）注意防治肝炎，不吃霉变食物。有肝炎肝硬化病史者和肝癌高发区人群应定期体格检查，做AFP测定、B超检查，以期早期发现，及时诊断。

（2）应树立战胜疾病的信心，根据医嘱坚持化疗或其他治疗。

（3）注意营养，多吃含能量、蛋白质和维生素丰富的食物和新鲜蔬菜、水果。食物以清淡、易消化为宜。若有腹水、水肿，应控制食盐的摄入量。

（4）保持大便通畅，防止便秘，可适当应用缓泻剂，预防血氨升高。

（5）病人应注意休息。

（6）自我观察和定期复查。若病人出现水肿、体重减轻、出血倾向、黄疸和乏力等症状及时就诊。定期随访，第一年每1~2个月复查AFP、胸片和B超检查，以便早期发现临床复发或转移迹象。

第九节　胰腺癌病人的护理

胰腺癌是恶性程度很高的一种消化系统肿瘤，90%的病人在诊断后1年内死亡。男女发病比例为1.5：1，好发年龄为40岁以上。胰腺癌好发于胰头部。壶腹周围癌包括胆总管末端、壶腹部和十二指肠乳头附近的肿瘤。胰头癌与壶腹部癌的临床表现相似，均有黄疸、腹痛和消瘦。治疗和护理也相同。壶腹部癌：黄疸出现早，可呈波动性、常合并胆道感染，ERCP可见十二指肠乳头隆起的菜花样肿物，胆管与胰管于汇合处中断，其上方胰胆管扩张；胆总管末端癌：黄疸进行性加重，出现陶土色大便，ERCP胆管不显影。

一、病因

病因尚不清楚。①长期吸烟：唯一公认的危险因素，与吸烟量呈正相关。②其他因素：高蛋白和高脂肪饮食（增加胰腺对致癌物质的敏感性）、酗酒、糖尿病、慢性胰腺炎等可能与本病有关。

二、病理

1.组织学类型　以导管细胞腺癌多见（90%），导管细胞腺癌致密而坚硬、浸润性强。

2.转移　主要是局部浸润和淋巴转移。①可经淋巴转移至胰头前后、幽门上下、肝十二指肠韧带内、肝总动脉、肠系膜根部及腹主动脉旁淋巴结；晚期可转移至锁骨上淋巴结。②胰头癌亦可直接浸润邻近脏器，如胆总管的胰内段、胃、十二指肠、腹腔神经丛。

三、临床表现

本病无特异症状。最常见的有腹痛、黄疸、消瘦。

1.上腹部疼痛和饱胀不适是最常见的首发症状。①早期：由于胰管或胆管部分梗阻，造成胰管及胆道压力增高，出现持续且进行性加重的上腹部钝痛、胀痛，可放射至腰背部。胰体癌则以腹痛为主要症状，夜间较白天明显。②晚期：疼痛加剧，夜间尤甚，一般止痛药无法缓解，常取膝肘位缓解疼痛。

2.黄疸　约80%的胰腺癌病人可出现黄疸，以胰头癌最常见，由癌肿侵及或压迫胆总管所致。黄疸呈进行性加重，伴皮肤瘙痒、茶色尿，大便可呈陶土色。黄疸伴无痛性胆囊增大称库瓦西耶征，对胰腺癌具有诊断意义。

3.消化道症状　由于胰液和胆汁排出受阻，病人常有食欲不振、上腹饱胀、消化不良、便秘或腹泻。

4.消瘦和乏力是主要临床表现之一。由于摄食减少、消化吸收障碍、严重疼痛影响睡眠及癌肿消耗，病人在短时期内即可出现明显的消瘦乏力、体重下降，随病情进展而加重，同时可伴有贫血、低蛋白血症等。

四、辅助检查

1.实验室检查

（1）血清生化检查：胆道梗阻时血清总胆红素升高，以直接胆红素升高为主，常提示胆道有部分梗阻。此外，还有空腹血糖升高、碱性磷酸酶（AKP）升高，转氨酶可轻度升高。

（2）血、尿淀粉酶可有一过性升高；尿胆红素阳性。

（3）血清学标记物：血清癌胚抗原（CEA）、胰胚抗原（POA）、糖类抗原19-9（CA19-9）等血清学标记物水平可升高，其中CA19-9是最常用的辅助诊断和随访项目，特异性较好。

2.影像学检查

（1）B超：首选检查方法，可以发现2 cm以上的胰腺及壶腹部肿块、胆囊增大、胆管扩张，同时可观察有无肝脏及腹腔淋巴结肿大。近年来内镜超声（EUS）的应用提高了诊断率，能发现直径在1 cm以下的癌肿。

（2）CT：常用检查方法，是检查胰腺疾病的可靠方法。能清楚显示肿瘤部位及与之毗邻器官的关系。增强CT扫描帮助意义更大，能发现直径在2 cm左右的胰腺癌。

（3）ERCP：可直接观察十二指肠乳头部的病变，造影可显示胆管或胰管的狭窄或扩张，并能进行活检。

（4）经皮肝穿刺胆管造影（PTC）：可显示胆道的变化，了解胆总管下段的狭窄程度。造影后置管引流胆汁可减轻黄疸。

（5）MRI和MRCP：MRI显示胰腺肿块的效果优于CT，诊断胰腺癌的敏感性和特异性较高。MRCP可显示胰胆管扩张、梗阻情况，具有重要的诊断意义。

3.细胞学检查

做ERCP时收集胰液查找癌细胞，或在B超、CT指引下，经皮细针穿刺胰腺病变组织，涂片行细胞学检查。

五、处理原则

争取手术切除是胰头癌最有效的治疗方法。不能切除者行姑息性手术，辅以放疗或化疗。

1.根治性手术　常用术式：

（1）胰头十二指肠切除术（Whipple术）：切除范围包括胰头、远端胃、十二指肠、下段胆总管及部分空肠，同时清除周围淋巴结，再将胰、胆管和胃与空肠吻合，重建消化道。

（2）保留幽门的胰头十二指肠切除术（PPPD）：对无幽门上下淋巴结转移、十二指肠切缘无癌细胞残留的壶腹周围癌，可行此手术。

（3）胰体尾部切除术：对胰体尾部癌，原则上做胰体尾部及脾切除。

（4）全胰切除术。

2.姑息性手术

3.辅助治疗　化学治疗（氟尿嘧啶、吉西他滨最常用）、免疫治疗、放疗、中医中药治疗等。

六、护理问题

1.焦虑或恐惧　与对癌症的诊断、手术治疗缺乏信心及担心预后有关。

2.急性疼痛　与胰管梗阻、癌肿侵犯腹膜后神经丛及手术创伤有关。

3.营养失调（低于机体需要量）　与食欲下降、呕吐及癌肿消耗有关。

4.潜在并发症：术后出血、胰瘘、胆瘘、切口或腹腔内局部细菌感染、血糖异常等。

七、护理措施

（一）术前护理

1.心理护理

2.疼痛护理　对于疼痛剧烈的胰腺癌病人，及时给予有效的镇痛，评估镇痛药的效果。疼痛剧烈者，使用镇痛药。

3.改善营养状态　营养状况较差的胰腺癌病人，术前需要进行营养支持，通过提供高蛋白、高热量、低脂和丰富维生素的饮食、肠内、外营养或输注人体清蛋白等改善营养状况。

4.改善肝功能　有黄疸者，静脉输注维生素K，改善凝血功能或经肌肉注射维生素K₁、K₃。PTCD能有效缓解黄疸的程度，改善手术前肝功能情况。要妥善固定导管，始终保持通畅引流；一般置管2周为宜。

5.肠道准备 术前3日开始口服抗生素抑制肠道细菌，预防术后感染；术前2日予流质饮食；术前晚清洁灌肠，减少术后腹胀及并发症的发生。

6.其他措施 控制糖尿病（34%的胰腺癌病人在术前合并糖尿病，应遵医嘱用胰岛素控制血糖），预防感染（胆道梗阻并继发感染者予抗生素控制感染）。

7.皮肤护理：黄疸致皮肤瘙痒者，指导病人涂抹止痒药物，避免指甲抓伤皮肤。

（二）术后护理

1.严密观察病情

术后密切观察生命体征2～3天、伤口渗血及引流液，准确记录24小时出入水量。对全胰腺切除或胰腺大部切除者（切除胰腺的70%，胰腺的内分泌功能就会明显下降），需监测血糖、尿糖和酮体变化。

2.静脉输液及营养支持

3.引流护理

了解各种引流管的部位和作用。观察与记录每日引流量和引流液的色泽、性质，警惕胆瘘或胰瘘的发生。腹腔引流一般需放置5～7天，胃肠减压一般留至胃肠蠕动恢复（肛门排气，肠鸣音出现）；胆管引流需2周左右；胰管引流需2～3周后拔除。

4.常见并发症的观察和护理

（1）术后出血（吻合口出血、应激性溃疡、腹腔内出血）：有出血倾向者，根据医嘱补充维生素K和维生素C，防止出血。术后1～2天内和1～2周时均可发生出血，表现为经引流管引流出血性液、呕血、便血等，病人同时有出汗、脉速、血压下降等现象。出血量少者可予静脉补液，应用止血药、输血等治疗，出血量大者需手术止血。

（2）感染：术后严密观察有无高热、腹痛、腹胀、白细胞计数升高等。合理使用抗生素，加强全身支持治疗。

（3）胰瘘：胰瘘是胰十二指肠切除术后最常见的并发症和死亡的主要原因。术后1周左右，表现为病人突发剧烈腹痛、持续腹胀、发热、腹腔引流管或伤口流出清亮液体，引流液测得淀粉酶。应予以持续负压引流，保持引流装置有效。注意用氧化锌软膏保护周围皮肤，多数胰瘘可自愈。

（4）胆瘘：参见胆管结石病人的护理。

（5）血糖异常的观察及处理：动态监测血糖水平，对合并高血糖者，应按医嘱调节饮食并遵医嘱注射胰岛素，控制血糖在适当水平。若有低血糖表现，适当补充葡萄糖。

八、健康教育

1.自我监测 年龄在40岁以上，短期内出现持续性上腹部疼痛、腹胀、食欲减退、消瘦等症状时，应注意对胰腺做进一步检查。

2.合理饮食 饮食宜少量多餐，以均衡饮食为主。

3.按计划放疗或化疗 放、化疗期间定期复查血常规，一旦血白细胞计数<4×10⁹/L，应暂停放、化疗。

4.定期复查 术后每3～6个月复查一次，若出现进行性消瘦、贫血、乏力、发热等症状，及时到医院复诊。

第十节 大肠癌病人的护理

大肠癌包括结肠癌和直肠癌，是胃肠道常见的恶性肿瘤。以40～60岁多见。我国以直肠癌最多见；结肠癌中乙状结肠癌最多，盲肠癌次之。

一、病因

尚未阐明，根据流行病学调查结果和临床观察分析，可能与下列因素有关：

1.饮食习惯 高脂肪、高蛋白、低纤维素饮食与大肠癌的发病有密切关系。常年食用高脂肪、高蛋白食品能产生大量的甲基胆蒽，在粪便中诱发癌；低纤维素食品使粪便的通过速度减慢。

2.遗传因素 约有10%~15%的结肠癌患者有家族史。

3.癌前病变 多数大肠癌来自腺瘤癌变，其中以绒毛状腺瘤及家族性肠息肉病癌变率最高。近年来，溃疡性结肠炎、克罗恩病及血吸虫性肉芽肿也已被列为癌前病变。

二、病理

1.大体分型 肿块型（肿瘤主体向肠腔突出，转移晚，预后好，多发生于右半结肠）；溃疡型（最常见，多发生在左半结肠）；浸润型（肿瘤向肠壁弥漫性浸润，累及肠管全周，易致肠腔狭窄、梗阻，多发生于乙状结肠与直肠交界处）；胶样型。

2.组织学分型 腺癌（其中管状腺癌最常见）；腺鳞癌。腺鳞癌和鳞癌主要见于直肠下段和肛管。

3.扩散和转移方式 ①直接浸润；②淋巴转移（最常见）；③血行转移（常见为癌肿沿门静脉系统转移至肝）；④种植播散。

4.临床分期——改良的Dukes分期

A期：癌肿局限于肠壁内，又分三期（A_1：癌肿侵及黏膜或黏膜下层；A_2：癌肿侵及肠壁浅肌层；A_3：癌肿侵及肠壁深肌层）。

B期：癌肿穿透肠壁或侵及肠壁外组织、器官，尚能整块切除，无淋巴结转移。

C期：癌肿侵及肠壁任何一层，有淋巴结转移。其中仅限于肿瘤及肠旁淋巴结者为C_1期；转移至系膜及系膜根部淋巴结者为C_2期。

D期：有远处转移或腹腔转移或广泛浸润，或侵及邻近脏器无法切除者。

三、临床表现

（一）结肠癌

1.排便习惯（肠道刺激征）和粪便性状改变：最早出现的症状，多表现为大便次数增多、粪便不成形或稀便；当出现部分梗阻时，则腹泻、便秘交替出现。

2.腹痛：持续性隐痛；腹部不适或腹胀感；肠梗阻时加剧或为阵发性腹痛。

3.腹部肿块：下腹常触及肿块。

4.肠梗阻症状：一般属晚期症状。约90%的大肠梗阻是由结肠癌引起的。

5.全身症状：全身营养障碍、贫血、消瘦。

右半结肠癌的临床特点：肠腔较大，肿瘤多呈肿块型或溃疡型。特点为以全身症状、贫血、腹部肿块为主要表现，肠梗阻症状不明显。

左半结肠癌的临床特点：肠腔较小，肿瘤多呈浸润生长引起环状狭窄，加之肠内粪便多已成形，故特点为肠梗阻症状较多见；肿瘤破溃时，可有便血或黏液。

（二）直肠癌

早期仅有少量便血或排便习惯改变。

1.直肠刺激症状

便意频繁、便前常有肛门下坠、里急后重和排便不尽感。

2.黏液血便

最常见的症状，癌肿破裂后可出现血性和（或）黏液性大便，多附于粪便表面。在癌肿局限于直肠黏膜时便血作为唯一的早期症状占85%。

3.肠腔狭窄症状

癌肿增大和（或）累及肠管全周引起肠腔狭窄，初始大便变形、变细，之后可有腹痛、腹胀、排便困难等慢性肠梗阻症状。

4.转移症状

5.直肠指诊

诊断直肠癌的最主要和首选的方法。中国人直肠癌约70%为低位直肠癌，能在直肠指检时触及，可初步了解癌肿与肛缘的距离、大小、硬度、形态等。

四、辅助检查

1.实验室检查

（1）大便隐血/潜血试验：可作为高危人群的初步筛选方法及普查手段，持续阳性者应行进一步检查。

（2）血液检查：癌胚抗原（CEA）测定对大肠癌的诊断和术后监测较有意义。

2.影像学检查

X射线钡剂灌肠是结肠癌的重要检查方法；B超（大肠癌的病人应常规进行B超检查）和CT检查（可了解直肠癌盆腔内扩散情况，是手术前常用的检查方法）；MRI检查。

3.内镜检查

可通过直肠镜或乙状结肠镜、纤维结肠镜检查，在直视下观察病变的部位、大小、形态、肠腔狭窄的程度等，同时可获取活组织行病理学检查，是诊断大肠癌最有效、可靠的方法。

五、处理原则

以手术为主的综合治疗，手术切除配合化疗、放疗等。

1.手术治疗

（1）根治性手术是治疗大肠癌的主要方法。

①结肠癌手术：切除范围除癌肿所在肠祥外，还应包括其肠系膜和区域淋巴结。其中右半结肠切除术适用于盲肠、升结肠、结肠肝曲的癌；左半结肠切除术适用于结肠脾曲、降结肠的癌。

②直肠癌手术：局部切除术（适用于早期瘤体小、局限于黏膜或黏膜下层、分化程度高的直肠癌）；腹会阴联合直肠癌根治术（Miles手术，适用于腹膜反折以下的直肠癌，不保留肛门）；经腹腔直肠癌切除术（直肠前切除术，Dixon手术，适用于距齿状线5 cm以上、远端切缘距癌肿下缘2 cm以上的直肠癌，是目前应用最多的直肠癌根治术）；经腹直肠癌切除、近端造口、远端封闭手术（Hartmann手术，适用于全身情况很差，不能耐受Miles手术，或急性肠梗阻不宜行Dixon手术的直肠癌患者）。

③大肠癌腹腔镜根治术。

（2）姑息性手术

（3）结肠癌并发急性肠梗阻的处理：结肠癌病人并发急性闭祥性肠梗阻时，需在完善胃肠减压、纠正水、电解质、酸碱失衡等积极术前准备后行紧急手术，解除梗阻。

2.非手术治疗

六、护理问题

1.焦虑　与对癌症治疗缺乏信心及担心结肠造口影响生活、工作有关。

2.营养失调（低于机体需要量）　与癌肿慢性消耗、手术创伤、放化疗反应等有关。

3.自我形象紊乱　与行肠造口后排便方式改变有关。

4.知识缺乏　缺乏有关术前准备知识及结肠造口术后的护理知识。

5.潜在并发症：切口感染、吻合口瘘、泌尿系统损伤及感染、造口并发症及肠粘连等。

七、护理措施

（一）术前护理

1.心理护理

2.加强营养支持

术前高蛋白、高热量、高维生素、易于消化的营养丰富的少渣饮食，如鱼、瘦肉、乳制品等。必要时，少量多次输血、输清蛋白等，以纠正贫血和低蛋白血症。

3.肠道准备

充分的肠道准备可减少或避免术中污染、术后感染，预防吻合口瘘，促进伤口愈合，增加手术的成功率，是大肠癌术前准备的重点。肠道准备包括三部分：控制饮食、口服肠道抑菌药、清洁肠道。

（1）控制饮食：

①传统饮食准备：术前3天进少渣半流质饮食（如稀饭、蒸蛋），术前1～2天起进无渣流质饮食，有梗阻症状者，应禁食补液，以减少粪便产生，有利于清洁肠道。

②肠内营养：术前3日口服全营养素，每日4～6次，至术前12小时。

（2）肠道清洁：

①传统肠道准备法（中药导泻）：口服缓泻剂，如液状石蜡或蓖麻油20～30 mL，或番泻叶6 g代茶饮，一般手术前1天10时左右口服1次，以排出肠道内积存的粪便。灌肠：手术前2天晚用1%～2%肥皂水灌肠1次，手术前1天晚及手术日晨清洁灌肠，灌肠时，宜选用粗细合适的橡胶肛管，轻柔插入，禁用高压灌肠，以防刺激肿瘤导致癌细胞扩散；若患者有慢性肠梗阻症状，应适当延长肠道准备的时间。目前有人主张直肠癌手术前不灌肠而只服泻剂。

②高渗性导泻：口服甘露醇，该法较简便，患者于手术前1天午餐后0.5～2小时内口服5%～10%的甘露醇1500 mL左右，因甘露醇为高渗性溶液，口服后可保留肠腔水分不被吸收，并能促进肠蠕动，产生有效腹泻，达到清洁肠道的效果。本法不需服用泻剂和灌肠，也基本不改变患者饮食，对患者影响较小。但因甘露醇在肠道内可被细菌酵解，产生易爆气体，手术中使用电刀时应予以注意。对年老体弱、心肾功能不全者禁用。

③全肠道灌洗法：于手术前12～14小时开始口服37 ℃左右等渗平衡电解质溶液（用氯化钠、碳酸氢钠、氯化钾配制，也可加入抗菌药物），引起容量性腹泻，以达到彻底清洁肠道的目的。一般灌洗全过程需3～4小时，灌洗液量不少于6000 mL。对年老体弱，心、肾等重要器官功能障碍和肠梗阻的患者不宜选用。

（3）肠道用药：术前3天口服肠道抗生素，如卡那霉素、新霉素、庆大霉素和甲硝唑等。由于控制饮食及服用肠道抑菌药物，维生素K的合成及吸收减少，故应于手术前3天开始口服或肌内注射维生素K。应当注意的是，肠道抑菌药只有在肠腔内无积粪的情况下才起作用，使用肠道抑菌药应与清洁肠道相结合。

4.肠造口腹部定位

5.阴道冲洗

6.术晨置胃管及导尿管

有梗阻症状的病人应及早放置胃管，减轻腹胀。术日晨放置气囊导尿管，预防手术时损伤输尿管、膀胱及术后的尿潴留。

（二）术后护理

1.严密观察病情

术后每半小时测量呼吸、脉搏、血压，测量4～6次病情平稳后改为每小时1次，术后24小时病情稳定后延长时间间隔。

2.体位

病情平稳者，可改为半卧位，以利于腹腔引流。

3.饮食

传统方法；肠内营养。

4.活动

术后早期，可鼓励病人在床上多翻身、活动四肢；2～3天后病人情况许可，应协助病人下床活动，以促进肠蠕动，避免肠粘连。

5.引流管护理

6.结肠造口的护理是手术后护理的重点。

（1）造口开放前的护理：结肠造口开放前用凡士林或0.9%氯化钠溶液纱布外敷结肠造口，外层敷料渗湿后应及时更换，防止感染。观察造瘘口肠黏膜的血液循环，注意有无肠段回缩、出血、坏死等，正常肠造口的颜色呈新鲜生肉红色，表面光滑湿润。若黏膜呈暗紫色或黑色则说明造口肠管血运有障碍，应立即通知医生。

（2）肠造口观察：肠造口活力（若肠造口出现暗红色或淡紫色，则提示肠造口黏膜缺血，若局部或全部肠管变黑，则提示肠管缺血坏死）；肠造口高度（一般突出于皮肤表面1~2 cm，以利于排泄物排入造口袋内）；肠造口形状（圆形或椭圆形）与大小。

（3）向病人介绍结肠造口护理用品和指导护理方法。

（4）饮食指导：进食易消化的熟食；调节饮食；以高热量、高蛋白、高维生素、低渣、易消化、无刺激食物为主，避免食用过多的粗纤维（芹菜、白菜、果皮等）及可产生刺激性气味或胀气的食物（洋葱、大蒜、豆类、山芋等）；避免食用可致便秘的食物；少吃辛辣刺激性食物，多饮水。

（5）预防造口及周围常见并发症：造口出血、造口缺血坏死、皮肤黏膜分离、造口狭窄（手术后1周或造口处伤口愈合后，每日扩张造口1次，防止造口狭窄）、造口回缩、造口脱垂、粪水性皮炎、造口旁疝。

可以通过以下方法防止造口周围皮肤受损/保护腹壁切口：①一般宜取造口侧的侧卧位，并用塑料薄膜将腹壁切口与造口隔开，以防流出的稀薄粪便污染腹壁切口而引起感染；②及时清除流出的粪液，并用温开水清洗；③造口周围皮肤涂氧化锌软膏或粘贴氢氧化铝胶，以防粪液刺激造成皮肤炎症及糜烂。

（6）帮助病人正视并参与造口的护理/肠造口术后的心理护理：①与病人热情交谈，鼓励病人说出内心真实感受，及时发现其消极情绪反应，针对性地解决。②在进行换药、更换人工肛门袋等护理操作前，应适当遮挡，以维护病人的尊严，尊重病人隐私。③在进行造口护理时，可鼓励病人家属在床边协助，以消除其厌恶情绪。④正确引导病人，与病人及家属共同讨论造口自理时可能出现的问题及解决方法，并适时鼓励，促使其逐步获得独立护理造口的能力。⑤当病人及家属熟练掌握造口自理技术后，进一步引导其自我认可，以恢复正常生活、参加适量的运动和社交活动。⑥避免频繁更换肛门袋，以免影响日常生活、工作。

7.预防和处理术后并发症

（1）切口感染及裂开。

（2）吻合口瘘：结肠癌切除术或直肠癌Dixon手术后可能发生吻合口瘘。多因术前肠道准备不充分、低蛋白血症、吻合口缝合过紧影响血供等所致。常发生于术后1周左右。应注意观察有无腹膜炎、腹腔脓肿的表现，有无从切口渗出或引流管引流出稀粪样肠内容物等。为了避免刺激手术伤口，影响愈合，术后7~10日内切忌灌肠。若发生吻合口瘘，应禁食、胃肠减压，保持充分、有效的引流，应用有效抗生素，给予TPN加强营养，必要时再次手术处理。

八、健康教育

（一）防癌教育

告知病人合理搭配膳食营养，避免高脂肪、高动物蛋白饮食，多食新鲜蔬菜与水果；积极预防和治疗血吸虫病及大肠癌的癌前期疾病；积极参加防癌普查工作，40岁以上成人每年应做1次直肠指检；对近期内出现腹泻、便秘或腹泻与便秘交替、粪便带脓血或黏液，持续性腹部隐痛或腹胀不适，原因不明的贫血、乏力或体重减轻以及腹部扪及肿块等，应及时到医院进行有关检查；对有家族史及癌前期疾病者，应进行筛选性及诊断性检查，如粪便隐血检查、钡剂灌肠X射线检查、CEA或内镜检查等；由于大肠癌常被误诊为慢性痢疾、痔、慢性结肠炎等，故对这些疾病应保持高度的警惕性。

（二）教会患者人工肛门的护理

1.介绍结肠造口的护理方法和护理用品　目前自然排便法采用的造口袋可分为一件式和两件式。一件式造口袋的背面有胶质贴面，可直接贴在皮肤上，其优点是用法简单，缺点是容易刺激皮肤，可使用造口护养胶片保护皮肤；两件式造口袋是在养护胶片上配有凸面胶环，与便袋上的凹面小胶环吻合，不漏气，不漏液，容易更换。此外，防漏药膏、防臭粉等可提高防漏、防臭效果。指导患者用适量温水（约500～1000 mL）经导管灌入造口内。定时做结肠造口灌洗以训练有规律的肠道蠕动，从而养成类似于正常人的排便习惯。当患者的粪便成形或排便规律后，可不戴造口袋，用清洁敷料覆盖结肠造口即可。

2.扩张造口　出院后每1～2周扩张造口1次，持续2～3个月。若发现造口狭窄，排便困难，应及时到医院检查处理。

3.合理安排饮食　应摄入产气少、易消化的少渣食物，忌生冷、辛辣等刺激性食物，避免饮用碳酸饮料；饮食必须清洁卫生，积极预防腹泻或便秘。

4.参加适量活动，保持心情舒畅　平时可融入正常人的生活和社交。

5.定期随访　一般在手术后每3～6个月复查1次。继续化疗的患者要定期检查血常规，尤其是白细胞和血小板计数。

第十一节　肾癌病人的护理

肾癌又称肾细胞癌，占原发性肾恶性肿瘤的85%左右，是最常见的肾实质恶性肿瘤。高发年龄为50～70岁，男女比例为2∶1。病因尚未清楚，吸烟是唯一的危险因素。肾癌常累及一侧肾，多单发，多为类圆形的实性肿瘤，外有假包膜。组织病理：肾癌有透明细胞、颗粒细胞和梭形细胞等三种基本细胞类型，单个癌内可有多个癌细胞。临床以透明细胞最多见，梭形细胞较多的肾癌恶性程度高、预后差。血行转移最常见的部位是肺；淋巴转移最先到肾蒂淋巴结。病变初期常无任何症状，多经体检发现。

一、临床表现

1.肾癌三联征　血尿、腰痛和肿块。间歇性无痛性肉眼血尿为常见症状，表明肿瘤已侵及（穿入）肾盏、肾盂。疼痛常为腰部钝痛或隐痛。肾癌出血堵塞输尿管时可产生肾绞痛。肿瘤较大时在腹部或腰部易触及肿块，质坚硬。

2.肾外表现（副瘤综合征）　常见表现有低热、高血压、血沉增快（红细胞沉降率较正常人快）、贫血、精索静脉曲张且平卧位不消失、高钙血症、高血糖、红细胞增多、肝功能异常、消瘦、体重减轻及恶病质等。

3.转移症状　病理性骨折、咳嗽、咯血、神经麻痹等。

二、辅助检查

1.B超　简单易行，能准确区分肿瘤和囊肿，查出1 cm以上的肿瘤，发现肾癌的敏感性高。目前已作为普查肾肿瘤的方法。

2.X射线检查　泌尿系统平片（KUB）可见肾外形增大、不规则。静脉尿路造影（IVU）可见肾盏肾盂因肿瘤挤压或侵犯，出现不规则变形、狭窄、拉长、移位或充盈缺损。破坏严重时患肾不显影，需做逆行肾盂造影检查。

3.CT、MRI　CT是目前诊断肾癌最可靠的影像学方法，确诊率高，可明确肿瘤的大小、部位、邻近器官有无受累等，有助于肿瘤的分期和手术方式的确定，有助于早期诊断和鉴别肾实质内肿瘤的性质、肾囊肿等。MRI对肾癌诊断的准确性与CT相仿。

三、处理原则

以手术为主，包括肾部分切除术（适用于癌肿直径小于3 cm的病人）、根治性肾切除术（首选方法，最主要的治疗方法）。近年多采用腹腔镜进行。

四、护理问题

1.疼痛　与肾癌的生长刺激或压迫有关。

2.营养失调（低于机体需要量）　与长期血尿、癌肿消耗、手术创伤有关。

3.恐惧与焦虑　与对癌症和手术的恐惧、担心疾病的预后有关。

4.潜在并发症：出血、感染。

五、护理措施

1.术前护理　①营养支持；②心理护理。

2.术后护理

（1）卧床与休息：术后麻醉期已过、血压平稳，可取健侧卧位；一般行肾全切术的病人术后需卧床3～5天，行肾部分切除术者常需卧床1～2周，以防出血。

（2）并发症的观察和护理

①出血：术后定时测血压、脉搏、呼吸及体温，观察意识。若术后引流量较多、色鲜红且很快凝固，同时伴有血压下降、脉搏增快，则提示有出血，应立即通知医生处理。护理措施：遵医嘱应用止血药物；遵医嘱输液、输血；对经处理出血未停止者，积极做好手术止血准备。

②感染：若病人体温升高、伤口处疼痛并伴有血白细胞计数和中性粒细胞比例升高、尿常规提示有白细胞，多提示有感染，应及时通知医师并协助处理。

第十二节　膀胱癌病人的护理

膀胱癌是最常见的泌尿系统肿瘤。高发年龄为50～70岁，男女之比为4∶1。大多数仅局限于膀胱。膀胱肿瘤位于侧壁及后壁最多，其次为三角区和顶部。

一、病因

1.长期接触某些致癌物质　已肯定的致癌物：2-萘胺、联苯胺、4-氨基双联苯、4-硝基双联苯等；危险职业：染料、纺织、皮革、橡胶、塑料、油漆、印刷等。

2.吸烟是最常见的致癌因素。

3.膀胱慢性感染与异物长期刺激　膀胱结石、膀胱白斑、膀胱憩室等。

4.其他。

二、病理

膀胱癌的病理以细胞分化和浸润程度最重要。①组织类型：上皮性肿瘤占95%以上，其中90%为移行细胞乳头状肿瘤。②分化程度：Ⅰ级分化良好，属低度恶性；Ⅲ级分化不良，属高度恶性；Ⅱ级分化居Ⅰ、Ⅲ级之间，属中度恶性。③生长方式：分为原位癌（局限在黏膜内）、乳头状癌（移行细胞癌多为乳头状，低分化者常有浸润）、浸润性癌（包括鳞癌、腺癌）。④浸润深度：多采用TNM分期标准。T_{is}原位癌；T_a无浸润的乳头状癌；T_1浸润黏膜固有层；T_2浸润肌层，又分为T_{2a}浸润浅肌层，T_{2b}浸润深肌层；T_3浸润膀胱周围脂肪组织；T_4浸润前列腺、膀胱子宫等邻近器官。临床上习惯将T_{is}、T_a、T_1期肿瘤称为表浅膀胱癌。⑤淋巴转移是最主要的转移途径。晚期血行转移到肝、肺、骨和皮肤等。

三、临床表现

1.血尿是膀胱癌最常见和最早出现的症状。常表现为间歇性无痛性全程肉眼血尿，可自行减轻或停止，易给病人造成"好转"或"治愈"的错觉而贻误治疗。

2.膀胱刺激症状　尿频、尿急、尿痛多为膀胱肿瘤的晚期表现，常因肿瘤坏死、溃疡或并发感染所致。

3.其他　排尿困难、尿潴留（发生于肿瘤较大或堵塞膀胱出口时）；若肿瘤浸润输尿管口可引起肾积水。

四、辅助检查

1.尿脱落细胞学检查　在病人新鲜尿液中，易发现脱落的肿瘤细胞，简便易行，故尿细胞学检查可作为血尿的初步筛选。

2.影像学检查　①膀胱B超可发现0.5 cm以上的肿瘤，可作为患者的最初筛选。②排泄性尿路造影观察双肾功能，上尿路有无肿瘤及梗阻性积水。③膀胱造影可见充盈缺损，浸润膀胱壁僵硬不整齐。④CT、MRI可发现肿瘤浸润的深度及有无转移。

3.膀胱镜检查是诊断膀胱癌最直接、最重要的方法。膀胱镜检查可以直接观察到肿瘤的位置、大小、数目、形态，初步估计基底部浸润程度等，并可取活组织做病理检查，了解肿瘤的性质、细胞分化程度及临床分期。

五、处理原则

1.手术　以手术治疗为主的综合治疗。根据肿瘤的病理情况并结合病人全身状况，选择合适的手术方式。原则上T_a、T_1及局限的T_2期肿瘤，可采用保留膀胱的手术。较大、多发、反复发作的T_2期肿瘤和T_3期肿瘤及三角区肿瘤及浸润性鳞癌和腺癌，应行膀胱全切除术。

2.化学治疗　全身化学治疗多用于有肝转移的晚期病人。

3.放射治疗

六、护理问题

1.恐惧/焦虑　与对癌症的恐惧、害怕手术、担心疾病预后有关。

2.自我形象紊乱　与膀胱全切除、尿流改道术后排尿方式改变有关。

3.潜在并发症：出血、感染、尿瘘。

七、护理措施

1.术前护理　①心理护理。②饮食与营养：进食高热量、高蛋白、高维生素及易于消化的饮食，多饮水可稀释尿液，以免血块引起尿路堵塞。③行膀胱全切肠道代膀胱术者，须做肠道准备。④手术当日嘱病人不要排尿，以使膀胱充盈，利于术中识别膀胱，防止误伤。⑤其他：术前2周戒烟，积极处理呼吸道感染。

2.术后护理

（1）病情观察与体位：密切观察生命体征、意识和尿量的变化。生命体征平稳后，可取半坐卧位，以利于伤口引流和尿液引流。

（2）引流管护理：

①输尿管支架管：目的是支撑输尿管，引流尿液。护理时应妥善固定，保持通畅，引流袋低于膀胱以防止尿液反流。一般在术后10～14日后拔除。

②代膀胱造瘘管：目的是引流尿液、代膀胱冲洗。术后2～3周，经造影新膀胱无尿瘘及吻合口无狭窄后可拔除。

③导尿管：原位新膀胱术后常规留置导尿管，目的包括引流尿液、代膀胱冲洗及训练新膀胱的容量；护理时应经常挤压，避免血块及黏液堵塞。待新膀胱容量达150 mL以上可拔除。

④盆腔引流管：目的是引流盆腔的积血、积液，一般术后3～5日拔除。

（3）代膀胱冲洗：

①目的：预防肠黏液堵塞管道；开始时间与次数：一般术后第3天开始；每日1～2次，肠黏液多者可适当增加次数。

②体位：病人一般取平卧位。

③冲洗液：5%碳酸氢钠溶液或生理盐水，温度控制在36 ℃左右。

④冲洗方法：每次用注射器抽取30～50 mL溶液，连接代膀胱造瘘管注入冲洗液，低压缓慢冲洗；同时开放导尿管引流出冲洗液；反复多次，至冲洗液澄清。

（4）造口护理：及时清理造口及周围皮肤黏液；依附其表面的白色粉末状结晶物，系由细菌分解尿酸而成，先用白醋清洗，后用清水清洗。

（5）并发症的观察与护理：

①出血。

②感染。

③尿瘘常发生的部位是输尿管与新膀胱吻合处、贮尿囊、新膀胱与后尿道吻合处，主要表现为尿液外渗、盆腔引流管引流出尿液、切口部位渗出尿液、导尿管引流量减少；其次还有体温升高、腹痛、白细胞计数升高等感染征象。

护理：嘱病人取半坐卧位，保持各引流管通畅，盆腔引流管可做低负压吸引，同时遵医嘱使用抗生素。仍不能控制者，协助医生手术处理。

（6）膀胱灌注化疗的护理：凡保留膀胱的手术治疗，术后需要进行膀胱内药物（卡介苗、丝裂霉素等）灌注化疗治疗，以预防或推迟肿瘤的复发。①对象：膀胱保留术后病人能憋尿者。②时间：可于术中或术后早期进行，每周一次，共6次，以后每月1次，持续2年。③灌注前：禁饮水4小时，灌注时插导尿管，排空膀胱中的尿液（避免稀释药液）。禁止吸烟。④灌注方法：灌注时以蒸馏水或等渗盐水稀释的药液灌入膀胱，使用导尿管注入药液30～50 mL，药物需保留1～2小时。⑤体位：每15～30分钟变换一次体位，分别取俯卧位、仰卧位、左侧卧位、右侧卧位（充分接触膀胱壁）。⑥灌注后：多饮水（2500～3000 mL/d），起到生理性膀胱冲洗的作用，以减少对尿道黏膜的刺激。

（7）膀胱肿瘤电切术后常规冲洗1～3天，应密切观察膀胱冲洗液的颜色，根据引流液颜色的变化，及时调整冲洗速度，防止血块堵塞尿管。停止膀胱冲洗后应指导病人多饮水，起到自家冲洗的作用。

八、健康教育

1.自我护理指导

2.原位新膀胱训练　①贮尿功能；②控尿功能；③排尿功能。

3.定期复查　①保留膀胱术后，每3个月进行一次膀胱镜检查，2年无复发者，改为半年一次。②根治膀胱术后终生随访，进行血生化、腹部B超、盆腔CT、上尿路造影等检查。

4.禁止吸烟，对密切接触致癌物质者加强劳动保护。

第十三节　骨肉瘤病人的护理

骨肉瘤是最常见的原发性恶性骨肿瘤。好发于10～20岁的青少年，男多于女。多发生于长管状骨的干骺端，股骨远端、胫骨近端和肱骨近端是常见发病部位。

一、临床表现

常有疼痛、软组织肿块和运动障碍三大症状，可伴有恶病质。肺转移发生率较高。

早期症状为局部疼痛，可发生在肿瘤出现以前，常在外伤后出现，起初为间歇性疼痛，逐渐转为持续性剧烈疼痛，尤以夜间为甚。

骨端近关节处可见肿块，硬度不一，有压痛、浅静脉怒张、皮温增高。迅速增大的肿块可引起邻近关节内积液并影响关节运动。溶骨性骨肉瘤因侵蚀皮质骨而导致病理性骨折。

二、辅助检查

1.实验室检查　瘤体过大、分化差及有转移者血沉可增快；45%～50%的病人碱性磷酸酶增高，但无特异性。

2.X射线检查　骨质表现为成骨性、溶骨性或混合性破坏，病变多起于干骺端。肿瘤是浸润性破坏，边界不清，且伴皮质破坏、骨膜反应，可见日光射线现象（若恶性肿瘤生长迅速，超出骨皮质范围，同时血管随之长入，肿瘤骨与反应骨沿放射状血管方向沉积）或Codman三角（肿瘤生长顶起骨外膜，骨膜下产生新骨，表现为三角形骨膜反应阴影）。有软组织肿块影。尤文肉瘤的X射线表现：葱皮现象。

三、治疗原则

采取以手术为主的综合治疗。明确诊断后，及时进行新辅助化疗，然后做根治性瘤段切除、灭活再植或置入假体的保肢手术。无保肢条件者行截肢术。术后继续大剂量化疗。

四、护理问题

1.焦虑、恐惧　与肢体功能丧失和担心手术及预后有关。

2.疼痛　与肿瘤浸润或压迫周围组织、病理性骨折、手术创伤、术后幻肢痛有关。

3.躯体移动障碍　与患肢疼痛、肿胀、肢体功能受损及制动等有关。

4.知识缺乏　缺乏术前配合、术后功能锻炼和化疗的相关知识。

5.自我形象紊乱　与截肢和化疗引起的副作用有关。

6.潜在并发症：病理性骨折或病理性关节脱位。

五、护理措施

1.术前护理

2.术后护理

（1）促进关节功能恢复：

抬高患肢，预防肿胀。保持肢体功能位，预防关节畸形。膝部手术后，膝关节屈曲15°；髋关节手术后，髋关节外展中立或内旋，防止发生内收、外旋脱位。

（2）术后早期卧床休息。

（3）教会病人正确应用拐杖、轮椅协助活动。

（4）提供康复相关知识

术前2周，与病人讨论功能锻炼的方法，指导下肢手术病人做股四头肌等长收缩；术后48小时开始做肌肉的等长收缩，促进血液循环，防止关节粘连；人工关节置换术2~3周后开始关节的功能锻炼；术后3周可进行患处远侧和近侧关节的活动；术后6周，进行重点关节的活动；有条件时可辅助理疗、利用器械进行活动。

（5）预防病理性骨折

搬运病人时应轻柔，避免暴力。翻身时应予以协助；功能锻炼要循序渐进；若发生骨折，应局部石膏固定或牵引。

（6）截肢术后的护理

①体位：术后24~48小时应抬高患肢，预防肿胀；下肢截肢者，每3~4小时俯卧20~30分钟，并将残肢以枕头支托，压迫向下；仰卧位时，不可抬高患肢，以免造成膝关节的屈曲挛缩。

②并发症的观察与护理：观察和预防术后出血，床旁应常规放置止血带，以备急用。术后伤口感染。幻肢痛：术后相当长的一段时间内感到已切除的肢体仍然有疼痛或其他异常感觉。引导病人接受现实。应用放松疗法等心理治疗手段。持续时间长者，轻叩残端，或用理疗、封闭、神经阻断的方法消除幻肢痛。

③残肢功能锻炼：一般术后2周，伤口愈合后开始功能锻炼。

3.化疗病人的护理

手术前后实施大剂量的化疗，有利于骨肉瘤的根治。化疗药物的不良反应：胃肠道反应、骨髓抑制、肝功能受损、心肌受损、感染、溃疡等。

（1）化疗期间护理：化疗药物一般经静脉给药，药物的剂量严格根据体重进行计算。药物应现配现用；联合用药时，每种药物之间应用等渗溶液间隔。化疗药物对血管刺激性较大，应防止药液外渗。一旦外渗，应立即停止静脉滴注，局部用50%硫酸镁湿敷，防止皮下组织坏死。

（2）化疗后的观察和护理：

①胃肠道反应：最常见，可在化疗前半小时给予止吐药物。

②骨髓抑制：定期检查血常规。若白细胞降至3.5×10⁹/L，血小板降至80×10⁹/L，应停止用药，给予

病人支持治疗。

③皮肤及附件受损：化疗病人均有脱发，可在头部放置冰袋降温，减少毛囊部血液供应，降低头部皮下组织的血药浓度，预防脱发。

④心、肝、肾功能：定期检查心电图及肝、肾功能。

4.健康教育

（1）心理指导：保持平稳心态，树立战胜疾病的信心；截肢者，逐渐促使病人接受、面对自身形象。

（2）康复指导：功能锻炼、使用助行器。

（3）自我监测和定期复诊。

第十四节　宫颈癌病人的护理

宫颈癌是最常见的妇科恶性肿瘤。原位癌高发年龄为30～35岁，浸润癌为50～55岁。宫颈癌是威胁妇女身心健康的仅次于乳腺癌的第二位癌症。以鳞状细胞癌最常见，其次是腺癌和鳞腺癌。转移途径主要为直接蔓延（最常见）及淋巴转移，血行转移极少见。好发于宫颈移行带（鳞状上皮、柱状上皮交界处）。

一、病因

1.人乳头状病毒（HPV）感染：目前研究发现，宫颈癌与HPV有直接的关系。其中，宫颈癌与高危型HPV16、18、33的感染有关。宫颈上皮内瘤变主要与HPV6、11、42、43、44的感染有关。

2.性行为：包括多性伴侣、初次性交年龄过小。早年分娩、密产、多产。

二、细胞学分类

1.巴氏分级　宫颈阴道涂片的巴氏染色及分级法。Ⅰ级：正常，未见异常细胞；Ⅱ级：炎症，发现异常细胞，但均为良性；Ⅲ级：可疑，发现可疑恶性细胞；Ⅳ级：发现待证实的癌细胞（高度可疑恶性细胞）；Ⅴ级：恶性，发现癌细胞。

2.液基细胞学（TBS）检查　比巴氏分类法假阴性率低。

3.WHO分类法　以宫颈上皮内瘤变（CIN）为诊断名称来描述浸润性癌以外的所有宫颈上皮细胞异常及结构不良。宫颈上皮内瘤变分为3级：

CINⅠ级（CINⅠ）：病理学的轻度不典型增生，异型细胞局限在上皮层的下1/3。

CINⅡ级（CINⅡ）：病理学的中度不典型增生，异型细胞局限在上皮层的下1/3～2/3。

CINⅢ级（CINⅢ）：病理学的重度不典型增生及原位癌，异型细胞几乎累及或全部累及上皮层。

4.液基薄层细胞检测（TCT）　　TCT是采用液基薄层细胞检测系统，检测宫颈细胞并进行TBS细胞学分类诊断。它是目前国际上最先进的一种宫颈癌细胞学检查技术。TCT宫颈防癌细胞学检查对宫颈癌细胞的检出率为100%，同时还能发现癌前病变、微生物（如霉菌、滴虫、病毒、衣原体等）感染。所以TCT技术是应用于妇女宫颈癌筛查最先进的技术。

三、临床表现

早期宫颈癌常无症状，也无明显体征，与慢性宫颈炎无明显区别。患者一旦出现症状，主要表现为：

1.阴道流血　早期多为接触性出血，即在性生活后或妇科检查后出血。晚期为不规则阴道流血。对年老患者常为绝经后不规则阴道流血。

2.阴道排液　患者觉近阴道排液增多，白色或血性，稀薄如水样或米泔状，有腥臭。晚期因癌组织破溃，组织坏死，继发感染有大量脓性或米汤样恶臭白带。

3.疼痛为晚期癌的症状。根据病灶侵犯范围出现继发性症状。

4.体征　早期无明显症状，随着宫颈癌的生长发展，宫颈局部可出现以下4种体征：

（1）外生型：宫颈表面有息肉样赘生物向外生长，形成菜花状。

（2）内生型：宫颈肥大、质硬，表面光滑或轻度糜烂，宫颈段膨大如桶状。

（3）溃疡型：癌组织脱落出现凹陷性溃疡或火山口样空洞。

（4）颈管型：病灶隐蔽在宫颈管，是由特殊的浸润性生长扩散到宫颈管，病灶浸润阴道壁可形成冰冻骨盆。

四、辅助检查

1.宫颈刮片细胞学检查是筛检宫颈癌的主要方法。标本放入95%乙醇或10%的福尔马林（4%的甲醛）溶液中进行固定。

2.碘试验　在碘不染色区取材活检可提高诊断率。

3.阴道镜检查　宫颈刮片细胞学检查巴氏Ⅲ级或Ⅲ级以上，或低度鳞状上皮细胞内病变或以上者，应做阴道镜检查。观察宫颈表面有无异型上皮或早期癌变；并选择病变部位进行活组织检查，以提高诊断正确率。

4.宫颈和宫颈管活组织检查是确诊宫颈癌及其癌前病变最可靠和不可缺少的方法。选择宫颈鳞-柱交接部（宫颈癌的好发部位）。

5.宫颈锥切术　当宫颈刮片多次检查为阳性，而宫颈活检为阴性；或活检为原位癌，但不能排除浸润癌时，均应做宫颈锥切术。

五、治疗原则

手术（是早期宫颈癌的主要治疗方法）、放疗及化疗等综合应用。

六、护理问题

1.焦虑　与恶性肿瘤有关。

2.疼痛　与腹部手术伤口有关。

3.自我形象紊乱　与子宫、卵巢摘除，雌激素分泌不足有关。

七、护理措施

1.饮食护理

手术当日禁食，未行肠道手术的患者术后第1天可以进流食，行肠道手术的患者术前遵医嘱禁食、水，注意在排气前不能饮牛奶、豆浆及含糖的食品，以防止胀气。

2.手术前护理

如果行子宫根治性手术，需要以下准备：

（1）皮肤准备：术前1日手术区备皮。剃除自剑突下至大腿上1/3处及会阴部，两侧至腋中线范围内的所有汗毛和阴毛，并彻底清洁脐部。

（2）配血：常规配血800～1000 mL，以备手术当中使用。

（3）阴道准备：术前1天用0.02%的碘伏溶液冲洗阴道2次，并在后穹隆处放入甲硝唑，放药后嘱病人平卧5～10分钟再活动。手术日当天清晨用0.02%的碘伏溶液冲洗阴道，用碘酒、酒精消毒宫颈。在宫颈和穹隆部涂1%甲紫。阴道出血及未婚者不做阴道冲洗。

（4）肠道准备：按清洁洗肠要求，术前3日半流食，术前2日流食，术前1日禁食不禁水，同时予以补液。或术前1日口服恒康正清散清洁肠道，晚上视排便情况给予洗肠。术前1日晚10时以后禁水直至手术，术日当天可遵医嘱为接台患者补液。

（5）留置尿管：术日晨插尿管，保持盆腔空虚，避免误伤。

（6）休息与睡眠：术前1日晚按医嘱睡前给予镇静安眠药。

3.术后护理

（1）术后保留尿管7～14天，并观察尿液及尿道口情况；保留尿管期间每天擦洗尿道口及尿管2次，保持尿管通畅并使尿袋低于尿道口水平，防止逆行感染。拔除尿管后鼓励病人多饮水、尽早排尿。三次正常排尿后测残余尿量，低于100 mL为合格，大于100 mL或病人不能自主排尿的情况下需重新留置尿管。

（2）活动：术后6～8小时后可在床上翻身活动，术后第1日取半卧位，根据体力于下午或术后第2

日下地活动。

4.子宫动脉栓塞化疗的护理

（1）术前护理：术前一日备皮，范围是脐水平至大腿上1/3，两侧至腋中线，以腹股沟处最为重要。术日晨禁食、禁水。

（2）术后护理

①术后24小时可适当床上翻身活动，但插管侧下肢制动24小时，同时注意观察同侧的足动脉搏动。

②术后即可撤除尿管，指导患者床上排尿。

③严密观察阴道出血量和伤口出血量。遵医嘱给予止痛药。

八、健康教育

1.定期开展宫颈癌的普查普治，每1～2年一次，做到早发现、早诊断和早治疗。凡30岁以上妇女至妇科门诊就诊者，应常规做宫颈刮片检查，有异常者应进一步处理。已婚妇女，尤其是绝经前后有月经异常或接触性出血者及时就医，警惕生殖道癌的可能。

2.积极治疗中、重度宫颈糜烂；及时诊断和治疗CIN，以阻断宫颈癌的发生。

3.随访：宫颈癌患者治疗后出院时，应向其说明随访的重要性。随访时间：一般在出院后第1年内，出院后1个月行第1次随访，以后每隔2～3个月复查1次。出院后第2年每3～6个月复查1次。出院后第3～5年，每半年复查1次。第6年开始每年复查1次。出现不适应立即就诊。随访内容除临床检查外，应定期进行胸透和血常规检查。

第十五节　子宫肌瘤病人的护理

子宫肌瘤是女性生殖系统最常见的良性肿瘤，好发于生育年龄，多发生于30～50岁。根据肌瘤发展过程中与子宫肌壁的关系分为肌壁间肌瘤（最常见）、浆膜下肌瘤（易发生蒂扭转）及黏膜下肌瘤（易出血、坏死和感染）3类。

其发生可能与女性激素（雌激素、孕激素）水平过高有关。雌激素可以使子宫肌细胞增生肥大，肌层变厚，子宫增大；孕激素可刺激子宫肌瘤细胞核分裂，促进肌瘤生长。

一、肌瘤的变性

1.玻璃样变　最多见。

2.囊性变　继发于玻璃样变，组织坏死、液化形成多个囊腔，其间有结缔组织相隔。

3.红色变　多见于妊娠期或产褥期，为一种特殊类型的坏死，其发生原因尚不清楚。患者可有剧烈腹痛伴恶心、呕吐、发热、白细胞升高、检查肌瘤迅速增大、压痛。肌瘤剖面为暗红色，如半熟的牛肉，有腥臭味，质软，漩涡状结构消失。

4.肉瘤变　肌瘤恶变即为肉瘤变。肌瘤在短期内迅速增大或伴不规则阴道流血者，应考虑有肉瘤变可能，若绝经后妇女肌瘤增大，更应警惕发生恶变。

二、临床表现

1.症状

症状出现与肌瘤部位、生长速度及肌瘤变性关系密切；与肌瘤大小、数目关系不大。

（1）月经改变为最常见的症状。大的肌壁间肌瘤及黏膜下肌瘤，使宫腔及内膜面积增大，宫缩不良或子宫内膜增生过长等致使周期缩短、经量增多、经期延长、不规则阴道流血等。浆膜下肌瘤及肌壁间小肌瘤常无明显月经改变。

（2）下腹包块是浆膜下肌瘤最常见的症状。患者常自诉腹部胀大，下腹正中扪及块物。质地坚硬，形态不规则。

（3）白带增多：肌壁间肌瘤使宫腔面积增大，内膜腺体分泌增多；黏膜下肌瘤，其表面易感染、坏死，产生大量脓血性排液及腐肉样组织排出，伴臭味。

（4）疼痛：患者通常无腹痛，浆膜下肌瘤蒂扭转时出现急性腹痛。肌瘤红色变时，腹痛剧烈且伴发热。

（5）压迫症状：肌瘤压迫膀胱出现尿频、排尿障碍、尿潴留等。

（6）不孕：可能是肌瘤压迫输卵管使之扭曲，或使宫腔变形，妨碍受精卵着床。

（7）继发性贫血：长期月经过多导致继发性贫血。

2.体征

与肌瘤大小、位置、数目以及有无变性有关。肌瘤较大在腹部扪及质硬、不规则、结节状块物。

三、辅助检查

1.超声检查　了解肌瘤大小、生长部位、数量及有无变性，是诊断子宫肌瘤的最佳检查。

2.宫腔镜检查　主要用于观察黏膜下肌瘤的大小、位置。

3.腹腔镜检查　主要用于观察肌壁间肌瘤和浆膜下肌瘤的大小、位置。

四、治疗原则

1.药物治疗　症状较轻、近绝经年龄及全身情况不能手术者，均可给予药物对症治疗。

2.手术治疗是目前治疗子宫肌瘤的主要方法。若肌瘤大于2.5个月妊娠子宫大小，或症状明显致继发贫血者，或有直肠、膀胱压迫症状者，常需手术治疗。

五、护理问题

1.有感染的危险　与长期反复出血造成贫血、机体抵抗力下降；宫腔内总有开放血窦，细菌易从阴道侵入子宫腔有关。

2.焦虑　与反复阴道出血、担心恶变或影响生育有关。

六、护理措施

1.药物护理　丙酸睾酮为油剂，应深部注射，每月总量不超过300 mg，以免引起男性化。

2.全子宫切除术的病人术后可有少量暗红色阴道流血，血量逐渐减少，若术后7～8天出现阴道流血，多为阴道残端肠线吸收所致，出血量不多者观察；出血量多者可用明胶海绵压迫止血或残端缝合。术后1个月应到医院随访检查。

3.指导病人出院后应加强营养，适当活动，月经期间应多休息，避免疲劳。

第十六节　子宫内膜癌病人的护理

子宫内膜癌是妇科常见的恶性肿瘤，为女性生殖器三大恶性肿瘤之一。多见于老年妇女。长期持续的雌激素刺激且无孕激素拮抗下发生子宫内膜增生症，甚至癌变。肥胖、高血压、糖尿病、未婚、少产是子宫内膜癌的高危因素。

病理类型以腺癌最多见。子宫内膜癌生长缓慢，转移较晚。淋巴转移为子宫内膜癌的主要转移途径。血行转移见于晚期癌。

一、临床表现

1.子宫出血　绝经期后的不规则阴道出血是子宫内膜癌的主要症状。常为少量至中等量出血，很少为大量出血。

2.阴道排液　多为血性液体或浆液性分泌物。晚期发生感染、坏死，则有大量恶臭的脓血样液体排出。有时排液可夹杂癌组织的小碎片。

3.下腹疼痛及其他　晚期浸润癌组织压迫神经，可出现下腹部和腰骶部疼痛，并向下肢及足底部放射。

二、辅助检查

分段诊刮：诊断子宫内膜癌最常用、最可靠的方法。行分段刮宫时，先刮宫颈管，再进宫腔搔刮内膜，取得的刮出物应分瓶标记送病理检查。

三、治疗原则

手术是子宫内膜癌的首选方法。子宫内膜癌的治疗原则，应根据临床分期、癌细胞的分化程度，病人周身情况等因素综合考虑决定。主要有手术、放疗、化疗及其他药物等综合治疗。

四、护理问题

1.有感染的危险　与癌症长期消耗，化疗药物引起的骨髓抑制、白细胞减少及用药后免疫力降低有关。

2.恶性、呕吐　与化疗药物副作用有关。

3.潜在并发症：排尿、排便异常。与手术、放疗有关。

4.焦虑　与癌症及化疗引起难以忍受的恶心、呕吐有关。

五、护理措施

1.严格掌握使用雌激素的指征。

2.积极预防术后并发症　术后勤翻身、采取半卧位，以减少压疮和坠入性肺炎的发生。病人术后6～7日阴道残端肠线吸收或感染时，可致残端出血，应注意观察，此期间病人应减少活动。

3.教育病人定期体检，中年妇女每年接受防癌检查1次。对绝经期有不规则阴道流血的高危妇女，合并肥胖、高血压、糖尿病的妇女应增加检查的次数。

4.随访指导　治疗后一定要定期随访，术后2年内，一般规定每3～6个月进行随访一次；术后3～5年，每6个月甚至1年随访一次。病人有不适感觉，应及时就诊检查。

第十七节　卵巢癌病人的护理

卵巢肿瘤很常见，各种年龄均可患病，但以20～50岁最多见。卵巢恶性肿瘤是目前威胁妇女生命最严重的恶性肿瘤之一，死亡率居妇科肿瘤之首。卵巢癌主要通过直接蔓延及腹腔种植方式转移。

一、卵巢肿瘤的分类

卵巢肿瘤的种类繁多。其中最常见的有以下几种：

1.上皮性肿瘤　最常见，其中以浆液性肿瘤最多见，其次为黏液性肿瘤。来源于卵巢表面的表面上皮，而表面上皮来源于原始的体腔上皮，具有分化为各种米勒管上皮的能力。若向输卵管上皮分化，形成浆液性肿瘤；向宫颈黏膜分化，形成黏液性肿瘤；向子宫内膜分化，形成子宫内膜样肿瘤。

2.生殖细胞肿瘤　来源于胚胎时期的生殖细胞。良性有成熟型囊性畸胎瘤（又称皮样囊肿），恶性有内胚窦瘤（产生AFP）、未成熟畸胎瘤及无性细胞瘤等。

3.性索间质肿瘤　肿瘤常具有内分泌功能。主要有颗粒细胞瘤（属于低恶性度肿瘤，能分泌雌激素）、卵泡膜细胞瘤（很少恶变，能分泌雌激素）及纤维瘤。

4.继发性（转移性）肿瘤　以胃肠道的转移癌最多见，镜下可见印戒细胞，又称库肯勃氏瘤。

二、临床表现

1.良性卵巢肿瘤

肿瘤较小，多无症状。肿瘤增大时，感腹胀或腹部扪及肿块。多为单侧，多数呈囊性、表面光滑、境界清楚，可活动，与子宫无粘连。

2.恶性卵巢肿瘤

早期常无症状。晚期主要症状为腹胀、腹部肿块及胃肠道症状。全身检查有腹水，腹部叩诊有移动性浊音等。多为双侧、固定，呈实性或囊实性，表面不平呈结节状，常伴有腹水，多为血性。转移途径主要通过直接蔓延及腹腔种植。淋巴道也是重要的转移途径。

三、并发症

1.蒂扭转是最常见的卵巢肿瘤并发症，为妇科急腹症之一。好发于瘤蒂长、中等大、活动度良、重心偏于一侧的肿瘤（如畸胎瘤）。急性蒂扭转时，患者突然发生下腹剧烈疼痛，严重时可伴恶心、呕吐，甚至休克。检查时患侧腹壁肌紧张、压痛显著、肿块张力较大。一经确诊，应立即手术切除肿瘤。术时勿将扭转之蒂转回，宜在蒂扭转部近侧钳夹切断，防止血栓脱落进入血循环。

2.肿瘤破裂。

3.感染　较少见，多继发于肿瘤蒂扭转或破裂等。

4.恶性变　卵巢良性肿瘤恶变多发生于年龄较大尤其绝经后者，肿瘤在短期内迅速增大，患者感腹胀、食欲不振，检查肿瘤体积明显增大、固定、多有腹水。疑有恶性变者，应及时处理。

四、辅助检查

1.细胞学检查

腹水或腹腔冲洗液找癌细胞。

2.B型超声检查

B型超声检查的临床诊断符合率＞90%，但直径＜1 cm的实性肿瘤不易测出。

3.CT检查

可清晰显示肿块，良性肿瘤多呈均匀性吸收，囊壁薄、光滑。恶性肿瘤轮廓不规则，向周围浸润或伴腹水，尤其对盆腔肿块合并肠梗阻的诊断特别有价值。

4.肿瘤标志物

（1）CA_{125}：对卵巢上皮性肿瘤较为敏感的肿瘤标记物。卵巢上皮性癌患者CA_{125}水平高于正常值。

（2）AFP：对卵巢内胚窦瘤有特异性价值。

（3）性激素：颗粒细胞瘤、卵泡膜细胞瘤产生较高水平雌激素。

五、治疗原则

1.手术治疗是最主要的治疗方法。

2.放化疗　无性细胞瘤对放疗最敏感，颗粒细胞瘤中度敏感。

六、护理问题

1.焦虑：与恶性肿瘤有关。

2.自我形象紊乱：与子宫、卵巢摘除，雌激素分泌不足有关。

七、护理措施

1.肿瘤过大或伴有腹水，出现压迫症状，如心悸、气促、不能平卧者，可取半卧位。

2.放腹水的护理　一次放腹水不宜超过3000 mL，放腹水速度应缓慢，放后用胶带包扎腹部，腹压骤降导致循环功能障碍。

总结提示：卵巢癌一次放腹水不超过3000 mL；肝硬化病人一次放腹水4000～6000 mL；羊水过多一次放羊水不超过1500 mL；膀胱高度膨胀第一次放尿量不超过1500 mL；心包炎第一次抽液不超过100 mL，以后每次不超过300 mL。

3.饮食　手术当日禁食，未行肠道手术的病人术后第一天可以进流食；行肠道手术的病人术后遵医嘱禁食、水，注意在排气前不能饮牛奶、豆浆及含糖的食品，以防止胀气。

4.术后保留尿管2～3天，并观察尿液及尿道口情况；保留尿管期间每天擦洗尿道口及尿管2次，保持尿管通畅并使尿袋低于尿道口水平，防止逆行感染。拔出尿管时动作轻柔，避免损伤尿道黏膜，拔除尿管后鼓励病人多饮水、尽早排尿。

5.活动　术后6～8小时后可在床上翻身活动，术后第1日取半卧位，根据体力于下午或术后第2日下地活动。

第十八节　绒毛膜癌病人的护理

绒毛膜上皮癌（绒癌）是一种高度恶性的滋养细胞肿瘤，多发生在子宫，其特点滋养细胞失去了原来绒毛或葡萄胎的结构，而散在地侵入子宫肌层，不仅造成局部严重破坏，还可转移到其他脏器或组织，以致病人迅速死亡，常见转移部位依次为肺（80%）、阴道（30%）、脑（10%、预后凶险，为主要的死亡原因）和肝（10%）等。绒癌多见于育龄妇女，其中60%继发于葡萄胎流产后1年以上，少数发生于流产、异位妊娠或足月分娩后。

一、病因

确切病因尚不完全清楚，可能与营养状况、染色体异常、病毒感染及社会经济等因素有关。

二、临床表现

（一）原发灶表现

1.阴道出血　葡萄胎清除后、流产或足月产后出现不规则阴道流血。

2.子宫复旧不全或不均匀增大

3.卵巢黄素化囊肿

4.腹痛　若肿瘤组织穿破子宫，可引起急性腹痛和腹腔内出血症状，黄素化囊肿发生扭转或破裂时也可出现急性腹痛。

5.假孕症状　表现为乳房增大。乳头乳晕着色，外阴、阴道、宫颈着色，生殖道质地变软。

（二）转移灶表现

症状、体征视转移部位而异，由于滋养层细胞生长的特点是破坏血管，各转移部位病变的共同特点是局部出血。阴道转移病灶多位于阴道下段的前壁，因为宫旁静脉逆行性转移所致，紫蓝色结节，破溃可致大出血。

三、辅助检查

1.绒毛膜促性腺激素测定：持续高值。

2.超声波检查诊断子宫内病灶。

3.X射线检查为肺转移的常规检查。

4.CT、MRI检查主要用于诊断脑转移。

5.组织学检查　显微镜下的典型病变为滋养细胞极度不规则增生，增生与分化不良的滋养细胞排列成片状，侵入子宫内膜和肌层，并伴有大量出血和坏死，绒毛结构消失。

四、治疗原则

以化疗为主、手术和放疗为辅的综合治疗。

五、护理问题

1.焦虑/恐惧　与担心疾病预后不良有关。

2.活动无耐力　与化疗副作用有关。

3.潜在自尊低下　与长时间住院和接受化疗有关。

4.潜在并发症：肺转移、脑转移、阴道转移等。

5.营养失调（低于机体需要量）　与肿瘤消耗及药物副作用有关。

六、护理措施

1.心理护理

2.严密观察病情

（1）剧烈腹痛是肿瘤穿破子宫的信号，应做好手术准备，常规备皮、配血，准备好抢救物品及药品。

（2）记录阴道出血量，严密观察生命体征。

3.做好治疗的配合

4.减轻不适感觉

5.转移病人的护理

（1）阴道转移：①应尽早开始化疗，以便阴道结节尽快消失。②阴道转移结节未破溃的病人应以卧床休息为主，活动时勿用力过猛过重，以免因摩擦引起结节破溃出血。③减少一切增加腹压的因素。④

注意保证热量及蛋白质、维生素的需要，同时要粗细搭配。⑤做好大出血抢救的各种准备，严密观察病情变化。⑥避免不必要的阴道检查及盆腔检查，必须检查时先做指检，动作要轻柔，且严禁阴道冲洗。

（2）肺转移：①卧床休息，减轻消耗，呼吸困难者半卧位并吸氧。②遵医嘱给予镇静剂和化疗药。③大量咯血时有窒息、休克甚至死亡的危险，给予头低侧卧位并保持呼吸道通畅，轻击背部，排除积血。

（3）脑转移：①置于单间专人护理，暗化光线，保持空气新鲜，抽搐时应安置床档。②观察病情。③生活护理。④皮肤护理。⑤准确记录出入量。⑥脑转移抽搐的护理。⑦预防感染。

七、健康教育

1.进食高蛋白、高维生素、易消化的饮食，鼓励病人多进食，以增加机体抵抗力。

2.注意休息，阴道转移者应卧床休息。

3.注意外阴清洁，以防感染。

4.恢复期节制性生活，做好避孕。

5.出院后严密随访，警惕复发。第1年每月随访1次，1年后每3个月随访1次，持续3年后改为每年1次至5年，以后每2年1次。随访内容同葡萄胎。

第十九节　葡萄胎及侵蚀性葡萄胎病人的护理

一、葡萄胎

葡萄胎是指妊娠后胎盘绒毛滋养细胞增生，终末绒毛转变成水泡，水泡间相连成串，形如葡萄得名，亦称水泡状胎块。病变仅限于子宫内，不侵入肌层，也不发生远处转移。其病理特点为滋养层细胞呈不同程度的增生，间质水肿，间质内血管消失。

（一）临床表现

1.阴道流血　最常见的症状。常于停经12周左右发生不规则阴道流血。

2.腹痛　葡萄胎增大迅速，子宫急速膨胀，可引起下腹胀痛，或子宫收缩以排出宫腔内容物出现腹痛。

3.子宫异常增大、变软、无胎心、胎动。

4.妊娠呕吐及妊娠高血压综合征。

5.卵巢黄素囊肿　一般无症状，偶有急性扭转出现腹痛，囊肿出现并不意味恶变，当HCG水平下降后，囊肿可自行消退。

6.甲状腺功能亢进现象，仅10%葡萄胎患者出现轻度甲亢。

（二）辅助检查

1.HCG的测定　葡萄胎常分泌大量HCG，故HCG之测定对诊断葡萄胎、随诊病情、早期发现恶性变具有很大参考价值。

2.B超检查　葡萄胎时见子宫内充满长形光片，如雪花纷飞，故称落雪状图像。

（三）治疗原则

葡萄胎的诊断一经确诊，应即刻予以清除。

1.清除宫腔内容物　一般采用吸宫术较为安全。清除葡萄胎时应注意预防出血过多、穿孔及感染，并应尽可能减少以后恶变的机会。

2.子宫切除术　年龄超过40岁，因较年轻妇女恶变率高4～6倍，无须生育者也可直接切除子宫。

3.预防性化疗　对有恶变倾向的患者应采取有效的预防性化疗。①年龄＞40岁；②HCG值异常升高；③第二次清宫仍有滋养细胞高度增生；④吸宫后HCG下降慢，或始终处于高值；⑤子宫明显大于停经月份；⑥黄素化囊肿直径大于6 cm；⑦无条件随访者。

预防性化疗一般选用单药化疗，如甲氨蝶呤、氟尿嘧啶或放线菌、更生霉素等。

（五）护理问题

1.焦虑　与担心清宫手术及预后有关。

2.功能障碍性悲哀　与分娩的期望得不到满足及对未来妊娠的担心有关。

3.有感染的危险　与长期阴道流血、贫血造成免疫功能下降有关。

（六）护理措施

1.应给高蛋白、富含维生素A、易消化饮食。注重心理护理，仔细评估病人主要的心理问题，以解除顾虑和恐惧心理，增强战胜疾病的信心。

2.做好治疗配合　术前让病人排空膀胱，刮宫必须在输液、备血准备下进行。尽量1次吸净，子宫过大者可在1周后行第2次刮宫，刮出物送病检（选择较小的及靠近子宫壁的葡萄胎组织）。

3.预防感染　保持外阴清洁。葡萄胎清宫术后禁止性生活1个月，以防感染。

4.告知病人葡萄胎术后应绝对避孕一年，首选避孕套，不宜用宫内节育器或避孕药。

5.定期随访　随访工作极为重要。尤其是血、尿HCG的变化，及时发现早期恶变倾向，采用化疗，以防发展为绒癌是极为重要的。

（1）随访时间：清宫后每周1次血HCG测量至正常水平；3个月内如一直阴性改为每2周1次，共3个月。然后每月1次持续半年，第2年起改为每半年1次，共随访2年。

（2）随访内容：①血、尿HCG。②发病症状：异常阴道流血、咳嗽、咯血、其他转移灶。③定期做妇科检查：注意子宫复旧情况及黄素囊肿大小变化。④盆腔B超。⑤胸部X射线检查，必要时脑部CT检查。

二、侵蚀性葡萄胎

侵蚀性葡萄胎指葡萄胎组织侵入子宫肌层或转移至子宫以外，因具恶性肿瘤行为，有较大的破坏性，故也称为"恶性葡萄胎"。它与良性葡萄胎不同，可穿破子宫壁，甚至发生远处转移。多数继发于葡萄胎排空后半年内。恶性程度一般不高。

侵蚀性葡萄胎（恶葡）和绒毛膜上皮癌（绒癌）主要鉴别为组织学，恶葡有绒毛结构，绒癌则无绒毛结构。

（一）病因

大多继发于良性葡萄胎，多发生在葡萄胎清除术后6个月内。

（二）临床表现

1.阴道流血为最常见的症状。多发生在葡萄胎后，阴道不规则出血。合并有阴道转移结节破溃时可发生反复大出血。

2.转移灶表现　以血行转移为主，最常见的转移部位为肺，其次为阴道、宫旁，脑转移较少见。肺转移者多有咳嗽、咳痰或反复咯血，如阻塞支气管形成肺不张，典型X射线胸片呈棉球状，更大的为团块状。

（三）辅助检查

1.HCG连续测定　葡萄胎排空血 β-HCG 持续升高是妊娠滋养层细胞肿瘤诊断的主要依据。临床除外葡萄胎残留或再次妊娠。

2.B超检查　宫壁显示局灶性或弥漫性强光点或光团与暗区相间的蜂窝样病灶。

3.胸部X射线摄片

4.组织学检查　肉眼可见水疱状物或血块；显微镜下可见葡萄胎组织的滋养细胞有不同程度的增生，并有出血和坏死，但仍可见变形的或完好的绒毛结构。

（三）治疗原则

治疗原则以化疗为主、手术和放疗为辅。

（四）护理问题

1.活动无耐力　与化疗副作用有关。

2.潜在自尊低下　与长时间住院和接受化疗有关。

3.潜在并发症：肺转移。

4.焦虑、恐惧　与担心预后不良及对未来妊娠担心有关。

（五）护理措施

1.心理护理

2.严密观察病情　严密观察腹痛和阴道流血情况，记录出入量。流血多时密切观察生命体征，观察阴道排出物，有水疱样组织及时送检并保留纸垫，以便评估出血量及排出物的性质。

3.做好术前准备

4.转移病人的护理

（1）阴道转移：①禁止做不必要的检查和使用窥阴器，尽量卧床休息，密切观察阴道有无破溃出血。②准备好各种抢救器械和物品、配血。③如发生转移灶破溃大出血，应立即通知医生并配合抢救。

（2）肺转移：①卧床休息，减轻病人消耗，呼吸困难者取半卧位并吸氧。②按医嘱给予镇静剂及化疗药。③大量咯血时有窒息、休克甚至死亡的危险，给予头低侧卧位并保持呼吸道的通畅，轻击背部，排除积血。

（3）脑转移：①严密观察病情。②遵医嘱给予静脉补液、止血剂、脱水剂、吸氧、化疗等。③预防并发症：采取必要的护理措施预防跌倒、吸入性肺炎、角膜炎、压疮等情况的发生。④做好hCG测定、腰穿的配合。⑤昏迷、偏瘫者按相应的护理常规实施护理。

5.积极采取措施减轻病人化疗的副作用及疼痛等不适症状。5-氟尿嘧啶的主要不良反应有骨髓抑制、脱发、胃肠道反应、红斑性皮炎等。

（六）健康教育

同绒癌的健康教育。

第二十节　白血病病人的护理

一、概述

白血病是一类起于造血（或淋巴）干细胞的恶性疾病。其特点是白血病细胞失去进一步分化成熟的能力，在骨髓和其他造血组织中广泛而无控制地增生，并浸润、破坏全身各组织器官，产生各种症状和体征，而正常造血功能受抑制，外周血中出现幼稚细胞。临床上以贫血、发热、出血和肝、脾、淋巴结不同程度肿大的表现。

（一）分类

根据白血病细胞的成熟程度和自然病程分为急性白血病和慢性白血病。

急性白血病起病急，细胞分化停滞在较早阶段，多为原始细胞及早幼细胞，病情发展迅速，自然病程仅数月。

慢性白血病起病缓慢，细胞分化停滞在较晚阶段，多为较成熟的幼稚细胞和成熟的细胞，病情发展慢，自然病程一般在一年以上。

我国急性白血病比慢性白血病多见，成人以急性粒细胞性白血病多见，儿童以急性淋巴细胞性白血病多见。

（二）病因

病因至今未明，可能与病毒、放射、化学物质、遗传因素等因素有关。

二、急性白血病（AL）

（一）临床表现

1.发热是急性白血病最常见的症状。可低热，亦可高热，主要原因为继发性感染，以口腔炎多见。感染是AL最常见的死亡原因，主要表现为持续性高热，可伴有畏寒、寒战等。发生感染的主要原因为成熟粒细胞缺乏，其次是人体免疫力下降。赏见致病菌为革兰氏阴性杆菌。

2.出血可发生在全身各处，颅内出血最为严重。主要原因为血小板减少。

3.贫血常为首发、早期表现，呈进行性加重。主要原因是骨髓中白血病细胞极度增生与干扰，造成正常红细胞生成减少。

4.器官和组织浸润的表现

（1）肝、脾、淋巴结肿大：临床上肝、脾大以ALL最为显著，巨脾见于慢粒急变；淋巴结肿大也以ALL为著，常见为浅表淋巴结肿大、无压痛，与周围组织无粘连。

（2）骨和关节疼痛：胸骨下端局部压痛比较赏见，对诊断有意义。浸润关节，多数为大关节。疼痛处局部无红、肿、发热。四肢关节疼和骨疼以儿童多见。

（3）中枢神经系统白血病：蛛网膜及硬脑膜的浸润最高。以急性淋巴细胞性白血病最赏见，多发生在疾病的缓解期，与化疗药物不易通过血脑屏障、中枢神经系统的白血病细胞不能被杀灭有关。成为白血病髓外复发的主要根源。主要表现为头痛、头晕，重者有呕吐、颈项强直，甚至抽搐、昏迷。但不发热，脑脊液压力不高。

（4）睾丸：睾丸出现无痛性肿大。多为一侧性，另一侧虽无肿大，但活检时往往发现有白血病细胞浸润。

（二）实验室及其他检查

1.血象　贫血一般为正细胞、正色素性。白细胞计数多少不定，增高者多见。一般在$20×10^9/L～50×10^9/L$，分类检查可见相当数量的原始和（或）早幼细胞，一般占30%～90%。血小板多减少。

2.骨髓象是确诊白血病及其类型的重要依据。骨髓有核细胞显著增生，多为明显活跃或极度活跃，主要为白血病性原始细胞，占非红细胞系的30%以上，缺少较成熟的中间阶段细胞，而残留少量的成熟细胞，形成所谓"裂孔"现象。正常的幼红细胞和巨核细胞均显著减少。

3.其他　白血病病人血、尿液中尿酸浓度较高，在化疗期间更显著，这是由于白血病细胞大量破坏所致。

（三）治疗原则

一旦被确诊，应立即进行化疗。

1.一般治疗

（1）防治感染：使用广谱抗生素。有条件的可多次输注浓缩粒细胞。

（2）纠正贫血：积极争取白血病缓解是纠正贫血最有效的方法。

（3）防治高尿酸血症性肾病：多饮水、碱化尿液，以增加尿酸排泄；给予别嘌呤醇以抑制尿酸合成。

（4）控制出血：血小板计数$<20×10^9/L$而出血严重者，应输注血小板悬液或新鲜血。

（5）维持营养：给予高蛋白、高维生素、高热量饮食。同时保证每天饮水量。消化道出血者，应禁食或给少量流食。

2.化学药物治疗

分诱导缓解和缓解后治疗两个阶段。

（1）诱导缓解阶段：诱导缓解是指从化疗开始到完全缓解阶段。指标为白血病症状、体征消失，血象和骨髓象基本正常，白血病细胞减少到$10^9/L$以下。目的是迅速大量杀灭白血病细胞，恢复机体正常造血，达到完全缓解。

目前多采用联合化疗，药物作用在细胞周期的不同阶段，提高疗效。儿童急性淋巴细胞白血病首选VP方案，成人首选VLDP方案；急性非淋巴细胞白血病常用DA方案或HOAP方案。

注：长春新碱（V）、泼尼松（P）、门冬酰胺酶（L）、柔红霉素（D）、阿糖胞苷（A）、三尖杉碱（H）。

（2）缓解后治疗：目的是继续消灭体内残存的白血病细胞，防止复发，延长缓解期和无病存活期，争取治愈。急性淋巴细胞白血病共计治疗3~4年，急性非淋巴细胞白血病共计治疗1~2年。

3.中枢神经系统白血病的防治

鞘内注射甲氨蝶呤是减少急性白血病复发的关键。同时加用地塞米松以减轻脑膜刺激症状和药物刺激引起的蛛网膜炎。

4.骨髓移植

骨髓移植为根治治疗。最适当的移植时间在第一次完全缓解期。

（四）常用护理问题

1.有损伤的危险：出血 与血小板减少、白血病细胞浸润有关。

2.有感染的危险：与正常粒细胞减少、化疗有关。

3.潜在并发症：化疗药物的不良反应。

4.预感性悲哀

（五）护理措施

1.化疗药物不良反应的护理

（1）局部反应：化疗药物易引起静脉炎，用药首选中心静脉置管，药物静注时速度要慢，静脉注射后要用生理盐水冲洗静脉，以减轻刺激。若发生药液外漏，应先停药、回抽外渗药液，注入碳酸氢钠或硫代硫酸钠解毒药后再拔针、冷敷或用普鲁卡因局部封闭。

（2）骨髓抑制：7~14天时最严重。当白细胞降到$3×10^9$/L、血小板降到$80×10^9$/L应停用抗癌药，并予以积极处理，白细胞降至$1×10^9$/L应给予保护性隔离，以防交叉感染。

（3）胃肠道反应：恶心、呕吐者，指导病人深呼吸以减轻症状，可少量多餐，并遵医嘱给予止吐药。保持口腔清洁，同时多饮水。

（4）长春新碱能引起末梢神经炎、手足麻木感，停药后可逐渐消失；柔红霉素、三尖杉碱类药物可引起心肌及心脏传导损害，用药时要缓慢静滴（<40滴/分），注意听心率、心律，复查心电图；甲氨蝶呤可引起口腔黏膜溃疡，可用0.5%普鲁卡因含漱，减轻疼痛，亚叶酸钙可以对抗其毒性作用；环磷酰胺可引起脱发及出血性膀胱炎导致血尿，嘱病人多饮水，有血尿时必须停药。

2.化疗期间预防尿酸性肾病

鼓励病人多饮水，每日2000~3000 mL。

3.鞘内注射化疗药物

注射宜慢，注射后去枕平卧4~6小时，并观察有无头痛、呕吐、发热等化学性脑膜炎症状。

4.对症护理

高热患者可给予冷敷，但禁止酒精擦浴。

二、慢性粒细胞性白血病

慢性粒细胞白血病（慢粒）是一种骨髓增生性疾病，起源于多能干细胞的肿瘤性转化。其特点为白细胞总数的增加，骨髓和血液中粒系各期幼稚和成熟的粒细胞显著增多，尤以晚幼粒细胞为甚。慢粒是我国慢性白血病中最多见的类型。尤其中年人多见。

（一）临床表现

自然病程可分为慢性期、加速期和急变期。

1.慢性期 起病缓慢，早期常无自觉症状。最突出的体征是脾大，多数病人还可有胸骨中下段压痛。

2.加速期和急变期 主要表现为原因不明的高热、虚弱、体重下降、脾迅速肿大、骨、关节痛以及逐渐出现贫血、出血。白血病细胞对原来有效的药物发生耐受性。加速期从几个月到1~2年即进入急变期。急变期的表现与急性白血病相似。

（二）实验室检查及其他检查

1.血象 白细胞增高，中性粒细胞显著增多，可见各阶段的粒细胞，以中性中幼、晚幼和杆状核细胞为主，原始细胞不超过10%。

2.骨髓象 　骨髓增生明显或极度活跃，以粒细胞为主，以中性中幼、晚幼和杆状核细胞为主，原始细胞不超过10%。红系细胞相对减少。

3.染色体及其他检查 　90%以上慢性粒细胞白血病病人血细胞中出现Ph染色体。

（三）治疗原则及护理措施

慢性粒细胞白血病化疗药物首选羟基脲。其次是白消安（又称马利兰），不良反应主要是骨髓抑制，还能引起皮肤色素沉着、阳痿或停经等。进食高热量、高维生素、高蛋白饮食。脾大显著有左上部不适者，可采取左侧卧位。进食宜少量多餐以减轻腹胀，尽量避免弯腰和碰撞腹部，以免脾破裂。

第二十一节　麻醉病人的护理

一、概述

1.麻醉的分类

麻醉是指用药物或其他方法使病人的整体或局部暂时失去感觉，达到手术时无痛的目的，为手术治疗或其他医疗检查、治疗提供条件。根据麻醉的作用部位和所用药物，临床麻醉分类如下：

（1）局部麻醉：简称局麻，又称部位麻醉，是将局麻药应用于身体局部，病人神志清醒，而身体某一部位的感觉神经传导功能被暂时阻断，但运动神经功能保持完好或同时有程度不等的被阻滞状态的麻醉方法。局部麻醉分为表面麻醉、局部浸润麻醉、区域阻滞、静脉局部麻醉和神经阻滞五类。

（2）全身麻醉：简称全麻，指麻醉药作用于中枢神经系统并抑制其功能，使病人表现出神志消失、全身的痛觉丧失、遗忘、反射抑制和一定程度的肌肉松弛的麻醉方法。按给药途径的不同，全身麻醉可分为吸入麻醉、静脉麻醉等。吸入麻醉是最早应用于临床的全身麻醉方法。

2.麻醉前用药

（1）麻醉前用药的目的：

一般在术前30分钟给病人应用麻醉前用药，其目的如下：

①镇静和催眠：消除病人紧张、焦虑及恐惧心理，使其保持情绪稳定，配合麻醉。

②镇痛：缓解和消除原发病或麻醉操作引起的疼痛和不适；同时也可提高痛阈，减少麻醉药物的用量。

③抑制腺体分泌，可减少唾液和呼吸道分泌物，保持术中呼吸道通畅。

④抑制不良反射，消除因麻醉药物、麻醉操作或手术引起的不良神经反射，以维持血流力学的稳定。

（2）麻醉前用药常见种类：

①安定镇静类：有镇静、催眠、抗焦虑、抗惊厥及中枢性松弛作用，对局麻药的毒性反应也有一定的防治效果。常用药物有：地西泮（具有抑制大脑边缘系统、镇静、催眠、降低肌张力的作用）、异丙嗪。

②催眠药：主要用巴比妥类药物（苯巴比妥钠），起镇静、催眠和抗惊厥作用，并预防局麻药的毒性反应。各种麻醉前常用。

③镇痛药：与全麻药起协同作用，增强麻醉效果，减少麻醉药用量。剧痛病人在麻醉前应用镇痛药可使其安静合作；椎管内麻醉前应用能减轻腹部手术中内脏牵拉反应。常用药物有：哌替啶、吗啡和芬太尼。注射哌替啶的目的是提高痛阈、镇静、镇痛、增加麻醉效果。吗啡有明显呼吸抑制的副作用，故对小儿、老人慎用，孕妇临产前和呼吸功能障碍者禁用。

④抗胆碱药：松弛平滑肌、抑制腺体分泌，减少呼吸道黏液和口腔唾液的分泌，利于保持呼吸道通畅，是各种麻醉前不可缺少的药物；抗胆碱药还有抑制迷走神经反射的作用，故常用作椎管内麻醉前用药。常用药物有阿托品、东莨菪碱。阿托品抑制迷走神经兴奋而使心率增快作用较东莨菪碱明显，故心动过速、甲亢及高热病人慎用阿托品，可选用东莨菪碱。

⑤抗组胺药：可拮抗和阻滞组胺的释放。常用药物是异丙嗪，它的作用还包括镇静、抗呕吐、抗心律失常等。

二、全身麻醉

全身麻醉是目前临床麻醉最常用的方法，因麻醉药物对中枢神经的控制可控、可逆、也无时间限制，病人清醒后不留任何后遗症，且较局部麻醉和椎管内阻滞麻醉更舒适和安全，故适用于身体各部位手术。

（一）分类

1.吸入麻醉是将挥发性液体或气体麻醉药物经呼吸道吸入而起到全身麻醉作用的方法。在临床麻醉中应用最为广泛，优点为可产生安全、有效的完全无知觉状态，并可使肌肉松弛，痛觉消失。由于麻醉药经肺通气进入体内和排出，故麻醉深度的调节较其他麻醉方法更为容易。吸入麻醉包括开放式滴药及密闭式吸入麻醉，以后者多见。密闭式吸入麻醉又包括特制面罩麻醉和气管内插管麻醉，后者优点多，尤其便于保持呼吸道通畅，是呼吸道手术必用的方法。

常用吸入麻醉药有安氟烷、异氟烷、地氟烷、七氟烷、氧化亚氮等。

吸入麻醉的实施包括麻醉前准备、麻醉诱导、麻醉维持和麻醉复苏等阶段。

2.静脉麻醉是一种将麻醉药物经静脉注入血液循环，通过血液循环作用于中枢神经系统而产生全身麻醉的麻醉方法。主要用于吸入麻醉前的诱导或单纯用于小手术。

常用的静脉麻醉药：

（1）硫喷妥钠：硫喷妥钠是一种超短效的巴比妥类静脉麻醉药，常用浓度为2.5%。主要用于全麻诱导、短小不需肌肉松弛的手术麻醉、控制惊厥和小儿基础麻醉。由于该药有抑制呼吸、刺激喉头引起喉痉挛、直接抑制心肌及扩张血管等不良反应，故禁用于哮喘、喉部手术、呼吸困难、心、肺功能障碍及严重低血压病人。

（2）氯胺酮：氯胺酮为一种强镇痛静脉麻醉药。主要用于体表小手术、清创、换药、全麻诱导和小儿基础麻醉。主要不良反应有一过性呼吸暂停、幻觉、噩梦及精神症状，可使眼压和颅内压增高，故高血压、心脏病、颅内压增高和青光眼病人禁用。

三、椎管内麻醉

椎管内麻醉是指将局部麻醉药注入椎管的蛛网膜下隙或硬脊膜外腔，从而使部分脊神经传导功能发生可逆性阻滞的麻醉方法。椎管内麻醉时，病人意识清醒，镇痛效果确切，肌肉松弛良好，但对生理功能有一定影响，也不能完全消除内脏牵拉反应。

1.蛛网膜下隙阻滞是将局麻药注入蛛网膜下隙，阻滞脊神经根，阻断部分脊神经传导功能而引起相应支配区域麻醉作用的麻醉方法，又称脊椎麻醉或腰麻。如取坐位穿刺，将重相对密度的局麻药注入蛛网膜下腔，仅阻滞第3、4、5骶神经，即麻醉范围只局限于肛门会阴区，称鞍区麻醉。常用的局麻药有丁卡因（最常用）、普鲁卡因、布比卡因等。

（1）适应症：蛛网膜下隙阻滞适用于持续2～3小时以内的下腹部、盆腔、下肢和肛门会阴部手术，如阑尾切除术、疝修补术、痔切除术、肛瘘切除术及半月板摘除术等，因受手术时间限制，临床上不常用。一般在$L_3\sim L_4$间隙穿刺注入。

（2）禁忌症：①中枢神经系统疾病，如脊髓病变、颅内压增高者。②败血症、穿刺部位或附近皮肤感染者。③休克、脊椎外伤或有严重腰背痛疾病病史者，有凝血功能障碍或腹内压明显增高者。④高血压合并冠心病者。⑤精神病及不合作的小儿等。

2.硬脊膜外阻滞是将局麻药注入硬脊膜外腔，阻滞脊神经传导功能，使其支配区域的感觉或运动功能丧失的麻醉方法（某一节段产生麻醉），又称硬脊膜外腔阻滞或硬膜外麻醉。

（1）适应症：因硬脊外麻醉不受手术持续时间的限制，适用于头部以外的任何部位的手术，最常用于横膈以下的各种腹部、腰部和下肢手术。

（2）禁忌症：低血容量、进针部位感染、菌血症、凝血功能障碍或处于抗凝治疗期间者禁用；严重贫血、高血压及心功能代偿功能不良者慎用。

（2）分类：

①高位硬膜外阻滞：于颈$_5$～胸$_{12}$之间进行穿刺，阻滞颈部及上胸段脊神经，适用于甲状腺、上肢或胸壁手术，目前已罕用。

②中位硬膜外阻滞：穿刺部位在胸$_6$～胸$_{12}$之间，常用于腹部手术。

③低位硬膜外阻滞：穿刺部位在腰部各棘突间隙，用于下肢及盆腔手术。

④骶管阻滞：经骶裂孔进行穿刺，阻滞骶神经，适用于肛门、会阴部手术。

（3）常用局麻药：用于硬脊膜外阻滞的局麻药应具有穿透性和弥散性强、副作用小、起效时间短、作用时间长的特点，故临床常用利多卡因、丁卡因、布比卡因。

四、局部麻醉

1.常用局麻药

根据其分子结构中间链的不同，可分为酯类和酰胺类。临床常用的酯类局麻药有普鲁卡因、丁卡因和可卡因等；酰胺类局麻药有利多卡因、布比卡因、依替卡因和罗哌卡因等。另外，酯类局麻药在血浆内水解或被胆碱酯酶分解，产生的对氨基化合物可形成半抗原，可引起变态反应而导致少数病人出现过敏反应。而酰胺类局麻药在肝内被酰胺酶分解，不形成半抗原，引起过敏反应的极为罕见。

2.麻醉方法

（1）表面麻醉：用于黏膜和角膜表面，将渗透性能强的局麻药与局部黏膜接触，穿透黏膜作用于神经末梢而产生的局部麻醉作用称为表面麻醉。①常用药物：临床上常用的表面麻醉药有2%～4%利多卡因、0.5%～2.0%丁卡因（最常见）。宜用较低浓度，以防止吸收过快或全身中毒。②麻醉方法：一般眼科手术多采用滴入法，鼻腔、口腔手术常采用棉片浸药填敷法或喷雾法，尿道、膀胱手术多用注入法。

（2）局部浸润麻醉：用于身体各部浅表手术，沿手术切口线分层注射局麻药，阻滞组织中的神经末梢，称为局部浸润麻醉，是临床上**最常用的局部麻醉**方法。①常用药物：最常用的是普鲁卡因，浓度一般为0.5%～1.0%，用量大时可减至成人一次最大剂量为1.0 g，与1：200000万的肾上腺素合用可持续45～60分钟。普鲁卡因过敏病人可选用利多卡因或布比卡因。利多卡因用于浸润麻醉时可持续120分钟，一次最大剂量为400 mg。②操作方法：先以24～25G皮内注射针刺入皮内推入局麻药液成橘皮样皮丘，然后取22G穿刺针经皮丘刺入，分层注药。注射局麻药液时应加压，使其在组织内形成浸润，与神经末梢广泛接触，以增强麻醉效果。每次注药前应回抽，以防药液注入血管。感染和癌肿部位不宜用局部浸润麻醉。

（3）区域阻滞：围绕手术区四周和底部注射局麻药，以阻滞进入手术区的神经干和神经末梢。区域阻滞常用的局麻药、操作要点及注意事项与局部浸润麻醉相同。

（4）静脉局部麻醉：在肢体上结扎止血带后静脉注入局麻药，使止血带远端肢体得到麻醉的方法，称为静脉麻醉。①常用药物：成人上肢可用0.25%普鲁卡因100～150 mL，或0.5%普鲁卡因60 mL，0.5%利多卡因40 mL。下肢用药量为上肢的1.5～2.0倍。②操作方法：静脉穿刺固定后，抬高患肢2～3分钟或用张力绷带驱血，在该肢体扎止血带，在其远端静脉内注入局麻药，3～10分钟产生局麻作用。

（5）神经阻滞：在神经干、丛、节的周围注射局麻药，阻滞其冲动传导，使所支配的区域产生麻醉作用，称神经阻滞。常用的有臂丛神经阻滞、颈丛神经阻滞、肋间神经阻滞、指（趾）神经阻滞。

3.局部麻醉药中毒

当局麻药在血液中的浓度超过一定阈值时可发生毒性反应，严重者可致死。故用药必须遵循最小有效剂量和最低有效浓度的原则。

（1）导致毒性反应的**常见原因**有：①一次用量超过最大安全剂量；②局麻药误注入血管内；③注药部位血供丰富或局麻药液内未加用肾上腺素，药物吸收过快；④病人全身情况差，对局麻药耐受能力降低；⑤药物间相互作用使毒性增高，如普鲁卡因和琥珀胆碱都由血内同一种酶分解，若两者同时使用，普鲁卡因的分解减少就容易中毒。

（2）表现：毒性反应主要表现在对中枢神经系统和心血管系统的影响，且中枢神经系统对局麻药更敏感。①中枢神经系统的毒性反应：血中高浓度的局麻药迅速透过血脑屏障所致。早期征候有舌或口唇麻木、耳鸣、头痛头晕、目眩、视力模糊和听觉障碍、多语及烦躁不安；体检有眼球震颤、寒战和肌肉震颤、脑电图无异常。此时如药物已停止吸收，一般在短时间内症状可自行消失。若血内局麻药浓度继续升高，或轻度症状出现后并未引起注意继续给药，可出现强直性阵挛性惊厥，脑电图呈现出癫痫大发作样电活动。接着中枢神经系统完全抑制。②心血管系统的毒性反应：表现为传导阻滞、血管平滑肌和心肌抑制，自主神经系统也受抑制。早期症候有心悸、心动过速和血压升高、心律失常；接着出现血压下降和心动过缓，心电图呈现 P-R 间期延长，QRS 波增宽，严重时可发生心搏骤停。

毒性反应也可按个体反应不同分为：

①兴奋型：较多见，主要见于普鲁卡因中毒，具有中枢神经系统和心血管系统毒性反应的早期征象。

②抑制型：较少见，主要见于丁卡因中毒，具有中枢神经系统和心血管系统毒性反应的进展期、晚期表现。

（3）治疗要点：①立即停止局麻药的注入；②吸氧、输液以维持呼吸、循环功能；③抗惊厥时，静脉（0.1～0.2 mg/kg）或肌内注射地西泮；抽搐或惊厥者加用硫喷妥钠 3～5 mL；必要时可行气管插管控制呼吸。

五、麻醉病人的护理

（一）护理问题

1. 焦虑和恐惧　与手术室环境陌生、担心麻醉安全性和手术等有关。

2. 知识缺乏　缺乏麻醉前和麻醉后须注意和配合的知识。

3. 有受伤害的危险　与全麻未完全清醒或感觉未完全恢复有关。

4. 潜在并发症：反流与误吸、低血压或高血压、高热；局麻药毒副反应等。

（二）护理措施

1. 全身麻醉的护理

（1）麻醉前护理

予以适当的心理护理；告知和签署麻醉同意书；一般在术前30分钟给病人应用麻醉前用药，适当介绍用药的目的。

（2）麻醉期间的监护

巡回护士协助麻醉师进行呼吸功能、循环功能的监护及体温的监测、全身情况的观察，执行医嘱，预防和抢救麻醉意外。

（3）麻醉恢复期的监护

观察生命体征和病情；维护呼吸功能；维持循环功能稳定；其他监护；明确麻醉苏醒进展情况，判断全身麻醉病人完全清醒的依据是正确回答问题；病人的转运。

（4）麻醉后护理

了解病人的术中情况；了解病人的意识、血压、心率、血氧饱和度、感觉等是否恢复正常。做好心里护理。常规去枕平卧头偏向一侧6～8小时；密切观察病情；保持呼吸道通畅；防止意外损伤。

（5）并发症的观察、预防和处理

①恶心、呕吐：向病人及家属解释其原因，嘱病人放松情绪、深呼吸，以减轻紧张感。对呕吐频繁者，除保持胃肠减压通畅、及时吸除胃内潴留物外，必要时按医嘱予以甲氧氯普胺10 mg经静脉或肌内注射，多能缓解。

②反流与误吸：全身麻醉时，病人意识消失，吞咽和咳嗽反射丧失、贲门松弛，若胃内容物较多且未及时吸除易发生胃内容物反流、呕吐致误吸。无论呕吐物是液体还是固体，都可引起急性呼吸道梗阻，若不进行及时有效的抢救，可引起窒息甚至死亡。

护理要点:

a.完善术前胃肠道准备: 成人择期手术常规禁食12小时、禁饮4小时; 小儿择期手术前常规禁食4～8小时、禁水2～3小时, 以保证胃排空, 避免术中发生胃内容物反流、呕吐或误吸。

b.术后体位: 麻醉未清醒时取平卧位, 头偏向一侧; 麻醉清醒后, 若无禁忌, 可取斜坡卧位。

c.清理口腔: 一旦病人发生呕吐, 立即清理口腔等处的呕吐物, 以免口腔内残存物造成误吸。一旦因呕吐导致窒息, 最有效的措施是立即行气管插管吸引。

③上呼吸道梗阻: 指声门以上的呼吸道梗阻。常因舌后坠、口腔分泌物或异物阻塞、喉头水肿、喉痉挛等引起机械性梗阻。不完全梗阻表现为呼吸困难并有鼾声, 完全性梗阻时有鼻翼扇动和三凹征, 喉痉挛时有尖锐的喉鸣声。护理要点: a.对舌后坠者应托起下颌、将头后仰; 置入口咽或鼻咽通气管。b.清除咽喉部分泌物和异物, 解除梗阻。c.对轻度喉头水肿者, 可遵医嘱经静脉注射糖皮质激素或雾化吸入肾上腺素; 对严重者, 应配合医师立即行气管切开并护理。d.喉痉挛发生时, 应立即解除病因, 加压给氧; 无效时静脉注射琥珀胆碱, 经面罩给氧, 维持通气, 必要时行气管内插管。

④下呼吸道梗阻: 指声门以下的呼吸道梗阻。常见原因为气管导管扭折, 导管斜面过长致其紧贴于气管壁、分泌物或呕吐物误吸后阻塞气管及支气管、支气管痉挛。轻者出现肺部啰音, 重者可表现为呼吸困难、潮气量降低、气道阻力增高、发绀、心率增快和血压降低。一旦发现, 立即报告医生并协助处理。护理要点: 及时清除呼吸道分泌物和吸入物; 观察病人有无下呼吸道梗阻的临床表现; 避免病人因变换体位而引起气管导管扭折。

⑤低氧血症: 病人吸入空气时, $SpO_2 < 90\%$, $PaO_2 < 60\ mmHg$, 或吸入纯氧时 $PaO_2 < 90\ mmHg$, 即可诊断为低氧血症。常见原因: 吸入氧浓度过低、气道梗阻、弥散性缺氧、肺不张、肺水肿、误吸等。表现: 呼吸急促、发绀、躁动不安、心动过速、心律失常、血压升高。一旦发生应及时给氧, 必要时行机械通气。护理要点: 密切观察意识、生命体征和面色等; 加强监测 SpO_2、PaO_2 的变化; 供氧和通气护理; 针对病因和对症处理。

⑥低血压: 指麻醉期间收缩压下降超过基础值的30%或绝对值低于80 mmHg。主要原因: 麻醉过深、失血过多、过敏反应、肾上腺皮质功能低下、术中内脏牵拉等。长时间严重的低血压可致重要器官低灌注, 并发代谢性酸中毒。处理: 首先减浅麻醉, 补充血容量, 必要时暂停手术操作, 给予血管收缩药, 待麻醉深度调整适宜、血压平稳后再继续手术。

⑦高血压: 指麻醉期间收缩压高于基础值的30%或绝对值高于160 mmHg。高血压是全身麻醉中最常见的并发症。除原发性高血压外, 多与麻醉浅、镇痛药用量不足、未能及时控制手术刺激引起的应激反应有关。有高血压病史者, 应在全麻诱导前静脉注射芬太尼, 以减轻气管插管引起的心血管反应。术中根据手术刺激程度调节麻醉深度, 必要时行控制性降压。多数病人为相对循环血量不足, 故诱导期应在快速补液扩容的基础上逐渐加深麻醉。

⑧心律失常和心搏骤停: 心律失常以窦性心动过速和房性期前收缩多见。可因麻醉过浅、心肺疾病、麻醉药对心脏起搏系统的抑制、麻醉和手术造成的全身缺氧、心肌缺血而诱发。应保持麻醉深度适宜, 维持血流动力学稳定, 维持心肌氧供应平衡, 处理相关诱因。此外, 手术牵拉内脏或心眼反射可刺激迷走神经反射引起心动过缓。前述呼吸、循环系统的各项并发症, 若未及时发现和处理, 均可导致心搏骤停, 此为全身麻醉中最严重的并发症。护理要点: ①密切监测病人心律变化, 一旦发现异常, 应及时报告医师, 并配合救治; ②祛除诱因。

⑨苏醒延迟或不醒: 若全身麻醉后超过2小时意识仍不恢复, 在排除昏迷后, 即可认为是麻醉苏醒延迟。可能与麻醉药过量, 循环或呼吸功能恶化, 严重水、电解质失调或糖代谢异常等有关。

(6) 防止意外伤害: 病人苏醒过程中常可出现躁动不安或幻觉等, 容易发生意外伤害。应注意适当防护, 必要时加以约束, 防止病人发生坠床、碰撞及不自觉地拔出输液管或引流管等意外伤害。

2.椎管内麻醉的护理措施

（1）一般护理：

①体位：为预防麻醉后头痛，蛛网膜下隙阻滞麻醉后常规去枕平卧6～8小时。硬膜外阻滞病人术后即可睡软枕平卧休息，观察6小时，生命体征平稳后即可采取半卧位。

②病情观察：密切监测生命体征，防止麻醉后并发症的出现。

③心理护理：向病人详尽介绍麻醉的过程和必要的配合，缓减其焦虑和恐惧程度。

（2）术中并发症的观察和护理：

①全脊髓麻醉：全脊髓麻醉是硬膜外麻醉最危险的严重并发症，系硬膜外阻滞时穿刺针或导管误入蛛网膜下腔而未及时发现，致超量局麻药注入蛛网膜下腔而产生异常广泛的阻滞。主要表现为病人在注药后迅速出现呼吸困难、血压下降、意识模糊或消失，甚至呼吸、心搏骤停。一旦发生，立即停药，并立即行面罩正压通气，必要时行气管插管维持呼吸，加快输液速度，遵医嘱给予升压药，维持循环功能。防护措施：麻醉前常规准备麻醉机与气管插管器械，穿刺操作时细致认真，注药前先回抽、观察有无脑脊液，注射时先用试验剂量（3～5 mL）并观察5～10分钟，改变体位后需再次注射试验剂量，以重新检验，有效防止病人术中躁动。

②局麻药毒性反应。

③血压下降：由于交感神经阻滞、阻力血管和容量血管扩张所致，尤其是上腹部手术更易发生。防护措施：一旦发生，加快输液速度，增加血容量；若血压骤降可用麻黄碱10～15 mg静脉注射，以收缩血管，提升血压。

④呼吸抑制：常见于胸段脊神经阻滞，与肋间肌及膈肌运动抑制有关。表现为肋间肌麻痹，胸式呼吸减弱，潮气量减少，咳嗽无力，甚至发绀。防护措施：谨慎用药，采用小剂量、低浓度局麻药，以减轻运动神经阻滞；麻醉期间，严密观察病人的呼吸，常规面罩给氧，并做好呼吸急救准备。

（3）术中并发症的观察和护理：

①腰麻后头痛：主要因腰椎穿刺时穿破硬脊膜和蛛网膜，致使脑脊液流失，颅内压下降，颅内血管扩张刺激所致。典型的头痛可发生在穿刺后6～12小时、病人术后第一次抬头或起床活动时，疼痛常位于枕部、顶部或颞部，呈搏动性，特点是抬头或坐起时加重，平卧后减轻。预防：麻醉前访视病人时，切忌暗示蛛网膜下腔阻滞后有头痛的可能；麻醉时采用细针穿刺、避免反复穿刺、提高穿刺技术、缩小针刺裂孔、保证术中术后输入足量液体。处理：卧床休息；静脉补液；在硬脊膜外隙注射右旋糖酐-70（中分子右旋糖酐）30 mL以增加颅内压；对血管扩张性头痛可静脉注射安钠咖。

②脊神经根损伤。

③导管拔除困难或折断。

④硬膜外血肿。

3.局部麻醉护理

（1）麻醉前护理：

①一般小手术可不必禁饮食。估计手术范围较大者，须按常规禁饮食。

②麻醉前应常规使用苯巴比妥钠；较大局麻手术可加用哌替啶作强化麻醉。但门诊手术病人，不宜用哌替啶，以免引起头晕或回家途中发生意外。

③普鲁卡因、丁卡因使用前做皮试，皮试阳性或有过敏史者，改用利多卡因或其他麻醉方法。

（2）局麻药毒性反应的观察和护理：

①预防措施：注药前必须先回抽确定有无血液，防止药物误注入血管内。控制药物用量：一次用药不超过限量或予以小剂量分次注射，普鲁卡因一次用量不超过1 g，利多卡因一次用量不超过0.4 g，丁卡因一次用量不超过0.1 g。给予麻醉前用药：如地西泮或巴比妥类等，可预防或减轻毒性反应。药液内加入适量肾上腺素：每100 mL局麻药内加入0.1%肾上腺素0.3 mL（神经阻滞麻醉中麻醉药中肾上腺素的剂量是1∶200000），能使局部血管收缩，延缓局麻药吸收，既能延长其作用时间，又能预防局麻药

的毒性反应。但指、趾、阴茎神经阻滞和高血压、心脏病、老年病人忌用。根据病人具体情况及用药部位酌情减剂量。

②护理措施：立即停药、尽早给氧、加强通气。遵医嘱予以地西泮5～10 mg静脉或肌内注射；抽搐或惊厥者还可加用2.5%硫喷妥钠缓慢静脉注射；惊厥反复者，可静注琥珀胆碱1 mg/kg后，行气管插管控制呼吸。对出现低血压者，可按医嘱予以升压药及输血、输液等措施维持血压。对心率缓慢者，予以缓慢静注阿托品。一旦呼吸、心搏骤停，应立即行心肺脑复苏术。

第十三章 损伤与中毒病人的护理

第一节 创伤病人的护理

创伤指机械性致伤因素作用于人体造成的组织结构完整性的破坏和功能障碍，是临床最常见的一种损伤。

一、创伤分类

1.按皮肤完整性分类

利于了解损伤部位有无污染。

（1）闭合性创伤：损伤部位的皮肤、黏膜保持完整，但可合并深层组织及脏器的严重损伤，包括：

①挫伤：钝器或钝性暴力引起的软组织损伤。

②扭伤：外力作用于关节部位，使关节发生超出其生理范围的活动，造成关节囊、韧带、肌腱或肌肉等组织的撕裂。

③挤压伤：重物较长时间作用于人体肌肉丰富的部位所造成的损伤，受压部位可有广泛的缺血坏死；严重者可发生以肌红蛋白尿和高血钾为特征的急性肾衰竭和休克，临床称为挤压综合征。

④关节脱位、半脱位。

⑤爆震伤：又称冲击伤，是由爆炸产生的高压和变速的冲击波所致。

（2）开放性损伤：损伤部位的皮肤、黏膜有破损，包括：

①擦伤。

②刺伤：由尖锐物体所致，伤口深而细小，可导致深部组织或器官损伤，易并发感染，尤其是厌氧菌感染。

③裂伤：钝器打击所致的皮肤及皮下组织断裂，创缘多不整齐，周围组织破坏较严重，易发生坏死和感染。

④切割伤：切割伤是锐利器物切割组织造成的损伤，伤口边缘整齐。

⑤撕脱伤：旋转或牵拉外力造成皮肤全层及深部组织的撕脱，伤口多不规则，周围组织破坏严重、出血多，可有大片创面暴露，易并发感染。

⑥火器伤：枪弹或弹片等投射物击中人体所致。

2.按受伤组织分类

可分为软组织损伤、骨骼损伤、内脏器官损伤等。

3.按受伤程度分类

一般分为轻度、中度、重度。

二、病理生理

在致伤因素作用下，机体迅速产生各种局部和全身性防御反应，以维持机体内环境的稳定。

1.局部反应

主要表现为局部创伤性炎症反应，其病理过程与一般炎症基本相同。一般3～5日后逐渐消退。

2.全身反应，即全身性应激反应，是一种非特异性应激反应，主要有：

（1）神经-内分泌系统反应：下丘脑-垂体-肾上腺皮质轴和交感神经-肾上腺髓质轴分泌大量儿茶酚酸、肾上腺皮质激素、抗利尿激素、生长素、胰高血糖素；同时，肾素-血管紧张素-醛固酮系统也被激活。三个系统相互协调，共同调节全身各器官功能和代谢，动员机体代偿能力。

（2）体温升高。

（3）机体分解代谢加强，主要表现为基础代谢率增高，能量消耗增加，糖、蛋白质、脂肪分解加速，糖异生增加，水、电解质代谢紊乱。

（4）机体免疫防御能力下降，对感染的易感性增加。

3.组织修复和创伤愈合

（1）创伤修复的过程：一般分为3个既相互区分又相互联系的过程：①伤口填充与炎症反应阶段，常持续3～5日。②组织增生和肉芽形成阶段。③组织塑形阶段。

（2）创伤愈合的类型：

①一期愈合：又称原发愈合，组织修复以原来细胞为主，仅含少量纤维组织，局部无感染、血肿及坏死组织，伤口边缘整齐、严密、呈线状，组织结构和功能修复良好。多见于创伤程度轻、范围小、无感染的伤口或创面。

②二期愈合：又称瘢痕愈合，以纤维组织修复为主，修复缓慢，瘢痕明显，愈合后对局部结构和功能有不同程度的影响。多见于损伤程度重、范围大、坏死组织多及伴有感染的伤口。

（3）影响创伤愈合因素：

①局部因素：伤口感染是最常见的影响因素。

②全身性因素：主要有老年、营养不良（尤其是蛋白质、维生素C、铁、锌等缺乏）、合并慢性疾病（糖尿病、结核、肿瘤、肝硬化、艾滋病等疾病使免疫力下降）、全身严重并发症（如多器官功能不全）、糖皮质激素、细胞毒性药物等抑制细胞增生的药物的大量使用以及放射线照射。

三、临床表现

临床表现各异。本节仅述及常见损伤的共性表现和常见并发症。

1.局部症状

（1）疼痛：疼痛程度与损伤的部位、性质、范围、炎症反应强弱有关。疼痛一般在伤后2～3日后逐渐缓解，若疼痛持续或加重，则可能并发感染。为避免漏诊和误诊，创伤引起的体腔内疼痛，在明确诊断前应慎用麻醉性止痛剂。

（2）肿胀和瘀斑：局部出血或炎性渗出所致。

（3）功能障碍：因解剖结构破坏造成功能障碍、疼痛或炎症反应使病人活动受限。

（4）伤口和出血：开放性损伤特有的征象。

2.全身症状

（1）体温升高：创伤出血或组织坏死分解产物吸收及创伤产生的致热因子均可引起发热。创伤性炎症反应所致的发热，体温一般不超过38.5℃。发生颅脑损伤或继发感染时，病人可出现高热。

（2）全身炎症反应综合征：体温>38℃或<36℃；心率>90次/分钟；呼吸>20次/分钟或$PaCO_2$<32 mmHg；血白细胞计数>$12×10^9$/L或<$4×10^9$/L，或未成熟细胞>0.1%。

四、辅助检查

1.实验室检查　①血常规和血细胞比容可判断失血或感染情况。②尿常规可提示泌尿系统损伤和糖尿病。③血电解质和血气分析有助于了解水、电解质、酸碱平衡失调状况及有无呼吸功能障碍。④对怀疑有肾损伤者，需进行肾功能检查。⑤血、尿淀粉酶有助于判断是否有胰腺损伤。

2.影像学检查　①X射线平片可了解有无骨折、脱位，胸腹腔有无积气、积液，伤处异物等情况。②超声检查可诊断胸、腹腔内的积血及肝、脾包膜内破裂。③CT检查可辅助诊断颅脑损伤和某些腹部实质性器官、腹膜后损伤。④MRI有助于诊断颅脑、脊柱、脊髓等损伤。

3.诊断性穿刺和导管检查　各种穿刺技术有较可靠的诊断价值，如胸腔穿刺可明确血胸或气胸；腹腔穿刺或灌洗可明确有无内脏破裂、出血；心包穿刺可证实心包积液或积血。放置导尿管或膀胱灌洗可诊断尿道或膀胱损伤；留置中心静脉导管以监测中心静脉压，辅助判断血容量和心功能。

五、治疗原则

1.现场急救

（1）抢救生命：循环和呼吸功能的支持。

（2）伤口的止血（指压法、加压包扎法、填塞法、止血带法等，填塞法用于肌肉、骨端等渗血）、包扎、固定。

（3）迅速、安全、平稳地转送。

2.进一步救治

（1）全身处理：维持呼吸和循环功能；镇静止痛；防治感染；支持治疗；心理支持。

（2）局部处理：

①闭合性损伤：制动抬高、冷敷，12 h后热敷、理疗，骨折需复位固定，必要时手术修复。

②开放性损伤：

清洁伤口可直接缝合；污染伤口需行清创术；感染伤口应换药、引流。

清创术（debridement）指在一定时间内，在无菌操作下，对一般性污染伤口进行处理，使之转变为清洁伤口，并争取一期愈合的手术，是处理开放性损伤最重要、最基本、最有效的手段。为了查明伤情、彻底止血，清除一切异物及污染组织，修复破损的组织器官，清创时常需扩大创口，故又称扩创术。清创缝合的最佳时机是伤后6~8 h，在此期间，细菌仅存在于创口表面，尚未形成感染。但时间并非绝对指标，还需考虑其他影响感染形成的因素。若伤口污染极其严重，4~6 h即可变为感染伤口，清创有可能促进感染扩散；若伤口污染轻、位于头面部的伤口，或早期已应用了有效抗生素等，清创缝合时间可延长至伤后12 h；特殊部位伤口如面部、关节附近及有神经、大血管、内脏等重要组织或器官暴露的伤口，如果无明显感染现象，尽管时间延长，原则上也应清创并缝合伤口。污染较重或超过8~12 h的伤口，清创后放置引流条，观察2~3 d，如无感染再行延期缝合。

损伤伤口按清洁度可分为三类：①清洁伤口，通常指无菌手术切口，也包括经清创处理的无明显污染的创伤伤口。意外损伤的伤口常有不同程度的污染，但经过清创处理使其污染减少，甚至变为清洁伤口，可获一期愈合。②污染伤口，指被异物或细菌沾染，但未发生感染的伤口，一般指伤后8 h以内的伤口，需要及时清创，使之尽量转化为清洁伤口。③感染伤口，指已发生感染，伤口内有脓液、渗出液及坏死组织等，常伴周围皮肤红肿，这类伤口多需换药治疗，以获二期愈合。

六、护理问题

1.体液不足　与伤后失血、失液有关。

2.疼痛　与创伤、局部炎症反应或伤口感染有关。

3.组织完整性受损　与组织器官受损伤、结构破坏有关。

4.潜在并发症：休克、感染、挤压综合征等。

七、护理措施

1.急救护理

（1）抢救生命：必须优先抢救的急症主要包括心搏与呼吸骤停、窒息、大出血、张力性气胸和休克、腹腔内脏脱出等。措施主要有：保持呼吸道通畅、心肺复苏、止血及封闭伤口、恢复循环血量、监测生命体征等。

（2）常用的急救技术：复苏、通气、伤口的止血、包扎、固定和后送等。使用止血带时，一般每隔1小时放松2~3分钟，避免引起肢体缺血性坏死。

（3）迅速、安全、平稳转运伤员。胸部损伤重者，宜取伤侧向下的低斜坡卧位，以利于健侧呼吸。运转途中病人的头部应与运行方向相反，以避免脑缺血死亡。

2.维持有效循环血量

（1）密切监测意识、呼吸、血压、脉搏、中心静脉压和尿量等。

（2）有效止血后，迅速建立2~3条静脉输液通道；给予输液、输血或应用血管活性药物等以尽快恢复有效循环血量并维持循环稳定。

3.缓解疼痛

维持有效固定和制动姿势，以避免因活动而加重疼痛。疼痛严重者遵医嘱使用镇静、止痛药物。

4.妥善护理伤口

（1）开放性伤口清创术后护理：伤肢抬高制动，注意观察伤口有无出血、感染征象，引流是否通畅，肢端循环情况；定时更换伤口敷料。遵医嘱应用抗菌药物及破伤风抗毒素。

（2）闭合性损伤：软组织损伤，局部制动并抬高患肢15～30°以减轻肿胀和疼痛或平放受伤肢体；24小时内予以局部冷敷和加压包扎，以减少局部组织的出血和肿胀。伤后24小时起改用热敷、理疗、药物外敷等，以促进血肿和炎症的吸收。注意观察皮下出血及血肿的变化情况。伤情稳定后指导病人进行功能锻炼。

5.并发症的观察与护理

（1）观察病情：①观察受伤部位的出血、疼痛、伤口修复等情况；②注意末梢循环、肤色和温度；③观察有无休克及创伤后各种并发症的发生。

（2）感染：①开放性损伤病人及早行清创术，使用抗菌药物和破伤风抗毒素；②若伤口已发生感染，应及时引流、换药。

（3）挤压综合征

①概念：凡四肢或躯干肌肉丰富的部位受到重物长时间挤压致肌肉组织缺血性坏死，继而引起肌红蛋白血症、肌红蛋白尿、高血钾和急性肾衰竭为特点的全身性改变，称为挤压综合征。

②表现：肢体肿胀、压痛、肢体主动活动及被动牵拉活动引起疼痛、皮温下降、感觉异常、弹性减弱，在24小时内出现茶褐色尿或血尿等改变。

③护理：早期禁止抬高患肢和对患肢进行按摩和热敷；协助医师切开减压，清除坏死组织；遵医嘱应用碳酸氢钠及利尿剂，防止肌红蛋白阻塞肾小管；对行腹膜透析或血液透析治疗的肾衰竭病人做好相应护理。

6.心理支持

7.更换敷料（dressing exchange）

又称换药，是处理伤口的基本措施。其目的是引流分泌物、除去坏死组织、控制感染、促进肉芽生长、使伤口尽快愈合或为植皮做好准备。对清洁伤口或手术切口，换药是对伤口施以检查和消毒。

（1）换药次数：依伤口愈合情况和分泌物多少而定。清洁伤口一般在术后2～3 d换药一次，至伤口愈合或拆线。分泌物不多、肉芽生长较好的伤口，每日或隔日换药一次。脓性分泌物较多、感染较重的伤口，每日换药一次或多次，以保持表层敷料不被分泌物湿透为准。脓肿切开引流次日可不换药，以免出血。肿痛加重的伤口，应立即换药观察。

（2）换药顺序：根据伤口清洁或污染程度，先换清洁伤口，再换污染伤口，最后换感染伤口。特异性感染伤口应专人换药。

（3）肉芽创面的处理：主要根据创面的变化采取不同措施。①生长健康的肉芽为鲜红色、较坚实、呈均匀的颗粒组织、分泌物少、触之易出血，处理时先以生理盐水棉球蘸吸除去分泌物，再外敷等渗盐水纱布或凡士林纱布即可。对较窄的伤口可用蝶形胶布拉拢创缘，以利于尽早愈合，减少瘢痕形成；而对面积较大的新鲜肉芽创面，应尽早植皮覆盖。②肉芽生长过度、高于创缘者，因其阻碍周围上皮生长，可将其剪平，以棉球压迫止血，或用硝酸银烧灼后生理盐水湿敷，数小时后肉芽可复原，再拉拢创缘或植皮。③肉芽水肿者，表现为创面淡红、表面光滑、质地松软、触之不易出血，宜用3%～5%高渗氯化钠液湿敷，并注意病人的全身营养状况。④伤面脓液量多而稀薄时，多用抗菌溶液（0.1%依沙吖啶或0.02%呋喃西林）纱布湿敷以促进水肿消退。⑤伤面脓液稠厚、坏死组织多、且有臭味者，应用含氯石灰硼酸溶液（优琐）等湿敷。

第二节　烧伤病人的护理

烧伤指由热力、电流、激光、化学物质、放射线等因素作用于人体所引起的组织损伤。热力烧伤是指热液、蒸汽、火焰、热固体等所引起的组织损害，占烧伤的85%～90%以上。

一、病理生理和临床分期

根据烧伤的全身反应及临床过程，临床上将烧伤分为4期，各期之间往往互相重叠和互相影响。

1.急性体液渗出期（休克期）　组织烧伤后的立即反应是体液渗出，伤后2～3小时最为急剧，8小时达高峰，随后逐渐减缓，至48小时渐趋于稳定并开始回吸收。此期由于体液的大量渗出和血管活性物质的释放，易发生低血容量性休克，烧伤早期的补液速度应先快后慢。

2.感染期　从渗出液回吸收开始感染的危险就存在且上升为主要病情。烧伤早期因皮肤生理屏障被破坏，致病菌在创面的坏死组织和渗出液中大量繁殖；严重烧伤后的应激反应及休克的打击，全身免疫功能低下，对病原菌的易感性增加，通常在休克的同时即可并发局部和全身性感染。深度烧伤的凝固性坏死及焦痂，在术后2～3周可进入广泛组织溶解阶段，此时细菌自创面侵入机体引起感染，此阶段成为烧伤并发全身性感染的又一高峰期。

3.修复期　烧伤后组织修复在炎症反应的同时即已开始。

4.康复期　主要采取功能锻炼、工疗、体疗、整形和心理护理等。

二、临床表现

1.烧伤面积的估计

烧伤面积指皮肤烧伤区域占全身体表面积的百分数（以相对于体表面积的百分率表示）。国内常用中国九分法和手掌法。

（1）中国九分法：即将人体的体表面积划分为11个9%和1个1%构成。

表13-1　中国九分法

部位		成人面积/%		小儿面积/%
头部	发际部	3	1×9=9	9+（12-年龄）
	面部	3		
	颈部	3		
双上肢	双手	5	2×9=18	2×9=18
	双前臂	6		
	双上臂	7		
躯干	躯干前面	13	3×9=27	3×9=27
	躯干后面	13		
	会阴	1		
双下肢	双臀	5	5×9+1=46	46-（12-年龄）
	双足	7		
	双小腿	13		
	双大腿	21		

＊成人女性双臀、双足各占6%。

口诀：三三三五六七，十三十三二十一，双臀占五会阴一，小腿十三双足七。

（2）手掌法：不论性别、年龄，病人本人五指并拢，单掌的掌面积为体表面积的1%。此法用于小片烧伤面积的估计较为方便，亦可作为九分法的补充。

2.烧伤深度的识别

目前通常采用三度四分法，即按热力损伤组织的层次分为Ⅰ度、浅Ⅱ度、深Ⅱ度、Ⅲ度。Ⅰ度、浅Ⅱ度为浅度烧伤，深Ⅱ度和Ⅲ度则为深度烧伤。在估计烧伤总面积时，Ⅰ度烧伤不必估计在内。

表13-2　烧伤严重程度的识别

分度	损伤深度	临床特点	局部感觉	皮肤温度	创面预后
Ⅰ度 （红斑）	表皮浅层，生发层健在	局部红肿、干燥、无水疱	灼痛	皮温稍高	3～7 d痊愈。可有短时间色素沉着，不留瘢痕
浅Ⅱ度 （大水疱）	表皮全层和真皮浅层	水疱大小不一，疱壁薄、创面基底红润潮湿、水肿明显	剧痛、感觉过敏	皮温增高	如无感染，2周愈合，短期内留有色素沉着，不留瘢痕
深Ⅱ度 （小水疱）	表皮和真皮全层	水疱较小，疱壁厚、创面基底苍白或红白相间，水肿明显，可见网状栓塞血管	感觉迟钝，有拔毛痛	皮温略低	如无感染，3～4周愈合，留有瘢痕，局部功能障碍
Ⅲ度 （焦痂）	伤及皮肤全层、皮下，可达肌肉甚至骨骼、内脏器官等	无水疱，创面蜡白、焦黄甚至炭化，坚硬干燥呈皮革样，形成焦痂，痂下可见树枝状栓塞血管	痛觉消失	皮温低，局部发凉	3～4周后焦痂脱落，范围大者靠皮肤移植修复，留有瘢痕或畸形，不能出汗

3.烧伤严重程度

主要依据烧伤面积和烧伤深度加以综合性评估，以利于分类治疗和效果评价。目前多采用1970年全国烧伤会议拟定的分类标准：

（1）轻度烧伤：面积在9%以下的Ⅱ度烧伤。

（2）中度烧伤：总面积在10%～29%的Ⅱ度烧伤，或Ⅲ度烧伤面积不足10%。

（3）重度烧伤：烧伤总面积在30%～49%，或Ⅲ度烧伤面积在10%～19%，或烧伤面积不足30%，但有下列情况之一者：①全身情况较重或已有休克；②较重的复合伤；③中、重度吸入性损伤。

（4）特重烧伤：总面积在50%以上；或Ⅲ度烧伤面积在20%以上，或存在较重的吸入性损伤、复合伤等。

小儿由于生理上的特点，休克、全身性感染与病死率均明显高于成人，烧伤严重程度分类是：

（1）轻度烧伤：烧伤总面积<10%，无Ⅲ度烧伤。

（2）中度烧伤：烧伤总面积为10%～29%，Ⅲ度烧伤面积为<5%。

（3）重度烧伤：烧伤总面积为30%～49%，Ⅲ度烧伤面积为5%～14%。

（4）特重烧伤：烧伤总面积>50%，Ⅲ度烧伤面积为>15%。

按面积，烧伤又可分为大面积烧伤和小面积烧伤。成人Ⅱ度烧伤面积在15%（小儿10%）以下，或Ⅲ度烧伤面积在5%以下，为小面积烧伤，超过上述范围即属大面积烧伤。

4.吸入性损伤

以往称之为"呼吸道损伤"，是较危重的部位损伤，易发生窒息和肺部感染。致伤因素主要是热力和燃烧时产生的含有大量化学物质的烟雾，这些化学物质具有局部腐蚀和全身毒性作用。吸入性损伤的诊断依据是：①燃烧现场相对封闭；②呼吸道刺激症状、咳出炭末样痰、声音嘶哑、呼吸困难、肺部可闻及哮鸣音；③面、颈、口鼻周围有深度烧伤，鼻毛烧焦，口鼻有黑色分泌物。

三、治疗原则

小面积浅表烧伤按外科原则，清创、保护创面，能自然愈合。大面积深度烧伤的全身反应重，需住院治疗，治疗原则：①早期及时补液，维持呼吸道通畅，纠正低血容量性休克；②深度烧伤组织是全身性感染的主要来源，应早期切除，自体皮肤或异体皮肤移植覆盖；③及时纠正休克、控制感染是防治多系统器官功能障碍的关键；④重视形态、功能的恢复。

四、护理问题

1.有窒息的危险　与头面部、呼吸道或胸部烧伤有关。

2.体液不足　与烧伤后体液丢失、循环血量不足有关。

3.皮肤完整性受损　与烧伤导致皮肤屏障破坏和长期卧床有关。

4.有感染的危险　与烧伤时皮肤屏障功能丧失、组织坏死、创面污染、机体免疫力下降有关。

5.潜在的并发症：低血容量性休克、全身感染、肢体畸形等。

6.焦虑、恐惧、悲伤　与病情严重、担心预后有关，与烧伤后毁容、肢残及躯体活动障碍有关。

五、护理措施

1.现场急救

现场救护的主要目标是尽快消除致伤原因、脱离现场和施行生命救治措施。

（1）迅速脱离热源：烧伤的现场急救最重要的是指导和协助伤者迅速脱离热源。包括扑灭火焰、脱去着火的衣服；热液浸渍的衣裤，可在冷水冲淋后剪开取下，避免强力剥脱。忌奔跑、呼叫、用手扑打火焰，以免造成头面部、呼吸道及双手烧伤。小面积烧伤立即用清水连续冲洗或浸泡。如系生石灰烧伤，可先去除石灰粉粒，再用清水长时间冲洗，以免石灰遇水产热加重损伤。

（2）抢救生命是急救的首要原则。去除致伤原因后，要配合医生首先处理窒息、心搏与呼吸骤停、大出血、开放性气胸、严重中毒等危急情况，抢救生命。

（3）保持呼吸道通畅：头颈部烧伤或有呼吸道烧伤时，可引起呼吸窘迫，应注意保持呼吸道通畅，备齐氧气及气管切开包等抢救用品。

（4）预防休克：遵医嘱给予镇静止痛药（疼痛剧烈者可酌情使用哌替啶），减轻或缓解疼痛，但合并呼吸道烧伤或颅脑损伤者忌用吗啡。伤后应尽快补充液体，若病情平稳，口渴者可口服淡盐水，避免单纯大量饮白开水发生水中毒。中度以上烧伤需远途转送者，须建立静脉通道，必要时按医嘱快速静脉输入平衡盐溶液1000～1500 mL及右旋糖酐500 mL，途中需持续输液。

（5）保护创面和保温：贴身衣服应剪开，不可撕脱；创面可用无菌敷料或清洁衣服、被单等包扎后送医院处理，防止创面再损伤和污染。协助病人调整体位，避免创面受压。避免用有色药物涂抹，以免影响对烧伤深度的判断。

（6）尽快转送：现场急救后，病情轻者即可转送附近医院。烧伤面积较大者，如不能在1～2小时内送附近医院，应就地积极抗休克治疗或加做气管切开，待病情平稳、休克控制后再转送。抬病人上下楼时，头朝下方；用汽车转运时，病人应横卧或取头在后、足在前的卧位，以防脑缺血。

2.休克期护理

液体疗法是防治烧伤休克的主要措施。

（1）补液途径及原则：轻度烧伤，可口服淡盐水或烧伤饮料（100 mL水中含食盐0.3 g、碳酸氢钠0.15 g、苯巴比妥0.005 g、糖适量）；中度以上烧伤，伤后应迅速建立静脉通路，重度烧伤应迅速建立2～3条能快速输液的静脉通道，必要时静脉切开插管输液。

（2）补液量估计：根据烧伤早期体液渗出的规律估计补液总量。伤后第一个24 h，每1%烧伤面积（Ⅱ度、Ⅲ度），成人应补给电解质和胶体溶液共1.5 mL/kg（小儿为1.8 mL/kg，婴儿为2.0 mL/kg），另加每日生理需水量2000 mL（儿童约80 mL/kg，婴幼儿约100 mL/kg），即：伤后第一个24 h补液总量=Ⅱ

度、Ⅲ度烧伤面积×体重（kg）×1.5 mL（小儿为1.8 mL，婴儿为2.0 mL）+2000 mL（儿童约80 mL/kg、婴幼儿约100 mL/kg）。中、重度烧伤，电解质溶液和胶体溶液的比例为2：1，特重度（大面积烧伤及小儿烧伤）烧伤为1：1。伤后第二个24 h补液量，电解质和胶体液为第一个24 h的一半，日需量不变。

例如，烧伤患者，男性，30岁，Ⅱ度、Ⅲ度烧伤面积80%，体重50 kg，伤后第一个24 h补液总量为80×50×1.5+2000=8000 mL。因该病人是特重度烧伤，其中电解质溶液和胶体溶液各为3000 mL，5%葡萄糖溶液2000 mL。第二个24 h补液总量1/2×80×50×1.5+2000=5000 mL。

（3）液体种类与安排：电解质溶液首选平衡盐溶液，并适当补充碳酸氢钠溶液。胶体液首选血浆，紧急抢救时也可用血浆代用品，如中分子右旋糖酐（总量一般不宜超过1000 mL），并尽快以血浆取代。Ⅲ度烧伤可适量输全血。日需量都用5%～10%葡萄糖溶液补充。因为烧伤后第一个8 h内渗出最快，所以上述电解质和胶体溶液应在伤后8 h内各输完1/2，另1/2于余下时间均匀输入，日需量在24 h内均匀输入。此外，广泛深度烧伤者，常伴有较严重的酸中毒和血红蛋白尿，为纠正酸中毒和避免血红蛋白降解产物在肾小管沉积，在输液中可增配1.25%碳酸氢钠。

（4）补液原则一般为先晶后胶、先盐后糖、先快后慢、晶体溶液、胶体溶液交替输入。

（5）密切观察病情。液体复苏有效的指标：

①尿量：如肾功能正常，尿量是判断血容量是否充足的简便而可靠的指标。一般婴儿维持在10 mL/h，儿童20 mL/h（小儿每千克体重每小时不低于1 mL），成人30 mL/h以上；老年人或患有心血管疾病、吸入性烧伤或合并颅脑伤的伤员，尿量应维持在20 mL/h左右；有血红蛋白尿时要维持在50 mL/h以上。

②病人安静，无烦躁不安；无明显口渴；脉搏、心跳有力，脉率<120次/分（小儿<140次/分）；收缩压维持在90 mmHg，脉压在20 mmHg以上，中心静脉压为5～12 cm H_2O；呼吸平稳。

3.创面护理

主要目的是清洁、保护创面，防治感染，促进创面愈合；减少瘢痕产生，最大限度恢复功能。

（1）初期清创：在休克控制之后，良好麻醉和无菌条件下尽早进行简单性清创。小面积烧伤可在处置室进行，大面积烧伤一般在手术室内进行。创面可用烧伤软膏或1%磺胺嘧啶银糊等涂抹。注意创面不宜用甲紫或中药粉，以免妨碍创面观察。在处理创面的同时应取渗液做细菌培养和药物敏感试验。创面污染重或有深度烧伤者，均应注射破伤风抗毒素，并用抗生素治疗。清创后的创面可根据烧伤面积、深度、部位及污染或感染情况选择包扎或暴露疗法。

轻度烧伤主要为创面处理，包括剃净创周毛发，清洁健康皮肤，创面可用1：1000苯扎溴铵或1：2000氯己定清洗，移除异物。浅Ⅱ度创面的完整水疱皮应予以保留，水疱大者，可用无菌注射器抽去水疱液，已脱落及深Ⅱ度创面的水疱皮均应清除。

中、重度烧伤的护理程序：①简要了解受伤史，记录血压、脉搏、呼吸，注意有无呼吸道烧伤及其他合并伤，严重呼吸道烧伤需及早行气管切开。②立即建立静脉输液通道，开始输液。③留置导尿管，观察每小时尿量、相对密度、pH，并注意有无血红蛋白尿。④清创，估算烧伤面积、深度。⑤广泛的大面积烧伤一般采用暴露疗法。后期Ⅲ度烧伤需切痂植皮修复创面。⑥按照烧伤面积、深度制定第一个24小时的输液计划。

（2）包扎疗法的护理：包扎疗法适用于面积小或四肢的浅Ⅱ度烧伤。目的是保护创面、减少污染和及时引流创面渗液。清创后的创面先放一层油质纱布，外面覆盖2～3 cm厚吸水性强的敷料，然后加压包扎（勿过紧），包扎范围应超过创面边缘5 cm；包扎松紧适宜，压力均匀。

（3）暴露疗法护理：暴露疗法是在隔离病室将创面直接暴露在清洁、温暖而干燥的空气中，使创面的渗液及坏死组织干燥成痂，以暂时保护创面。多用于头面部、颈部、会阴部烧伤或有严重感染的创面和大面积烧伤病人。护理要点：①安排隔离病室，保持病室清洁，病房应设有空气过滤装置，室内温度维持在30～32℃，相对湿度40%左右，使创面暴露在温暖、干燥、清洁的空气中。②注意隔离，防止交叉感染，接触病人前需洗手、戴手套，接触病人的所有用物，如床单、治疗巾、便盆等均需消毒。注意保持床单位的干燥和清洁。③保持创面干燥，渗出期用无菌吸水敷料或棉签定时吸净创面过多的分泌物。④定时翻身或使用翻身床，交替暴露受压创面，避免长时间受压而影响愈合。创面已结痂时注意避免痂皮裂开引起出血或感染。极度烦躁或意识障碍者，适当约束肢体，防止无意抓伤。有条件时可用翻身床，首次俯卧者，应注意防止窒息，一旦出现呼吸困难，立即翻身仰卧；俯卧时间逐渐由30分钟延长至4～6小时；昏迷、休克、心肺功能不全及应用冬眠药物者忌用翻身床。⑤暴露疗法早期，可涂收敛性较强的中草药制剂，促使创面干燥成痂，也可用1%磺胺嘧啶银霜剂、碘伏等外用抗菌药物，如发现痂下感染，应立即去痂引流，清除坏死组织，定时换药湿敷。

（4）半暴露创面护理：用单层抗生素或薄荷油纱布依创面形状剪成相应大小覆盖其上，称为半暴露疗法。护理要点是保持创面干燥、预防感染。

（5）去痂和植皮的护理。

4.特殊烧伤部位的护理

5.防治感染的护理

（1）遵医嘱及早应用抗生素。

（2）观察病情，如全身情况及创面变化，及时发现创面感染、全身性感染及感染性休克的发生；反复做细菌培养。

（3）正确处理创面，采取必要的消毒隔离措施，防止交叉感染。

（4）营养支持，增强抗感染能力。

六、健康教育

1.宣传防火、灭火和自救等安全教育知识。

2.创面愈合过程中，可能出现皮肤干燥、痒痛等，告知病人避免使用刺激性肥皂清洗，水温不宜过高，勿搔抓。烧伤部位在1年内避免太阳暴晒。

3.指导康复训练，最大限度地恢复机体的生理功能。

4.训练生活自理能力，鼓励参与社会活动，重新适应生活和环境。

5.烧伤肢体维持并固定于功能位，颈部烧伤应取后伸位，四肢烧伤应取伸直位，手部固定于半握拳的姿势且在指间垫油纱以防粘连。

七、应激性溃疡

应激性溃疡主要发生于胃的各部位，部分病例累及十二指肠，少数可见于食管。在内镜下可见黏膜呈点状苍白区、继而水肿、充血、糜烂、直至浅表溃疡；重者侵及黏膜下层，甚至穿透胃壁全层，表现为急性腹膜炎的症状体征。本病最明显的症状是呕血和柏油样大便，可出现大出血导致休克或贫血。

Curling溃疡：继发于重度烧伤之后，发生的胃、十二指肠黏膜的炎症或溃疡。

Cushing溃疡：继发于脑外伤之后，发生的食管、胃、十二指肠黏膜的炎症或溃疡。

第三节　毒蛇咬伤病人的护理

毒蛇咬伤主要发生在南方农村和山区，一般以夏、秋季多见，咬伤部位以四肢多见。毒蛇咬人时，毒液从其唇腭上的一对唇上腺排出，经过毒牙的导管注入人体，通过淋巴和静脉回流到达全身，引起严重的全身中毒而危及伤者生命。一般毒蛇头部多呈三角形，色彩斑纹鲜明，被咬处皮肤留下一对大而深的牙痕，全身有中毒症状。

一、病因与病理

蛇毒是含有多种毒性蛋白质、溶组织酶以及多肽的复合物。蛇毒按毒性分为神经毒素和血液毒素两类。①神经毒素：见于金环蛇、银环蛇。对中枢神经和神经肌肉节点有选择性毒性作用。②血液毒素：见于竹叶青、五步蛇。对血细胞、血管内皮细胞及组织有破坏作用，可引起出血、溶血、休克或心力衰竭等。③混合毒素：见于蝮蛇、眼镜蛇。兼有神经毒素和血液毒素的特点。

二、临床表现

1.无毒蛇咬伤时，在皮肤留下细小齿痕，局部稍痛，可起水疱，无全身反应。

2.毒蛇咬伤，留下一对较深齿痕，局部疼痛，肢体肿胀，并迅速向近心端蔓延，有淋巴结肿大，伤口周围出现血疱、瘀斑，甚至局部组织坏死，相继出现程度不等的全身中毒症状。

（1）神经毒素致伤的表现：伤口局部出现麻木、知觉丧失，或仅有轻微痒感。伤口红肿不明显，出血不多，约在伤后半小时后，觉头昏、嗜睡、恶心、呕吐及乏力。重者出现吞咽困难、声嘶、失语、眼睑下垂及复视。最后可出现呼吸困难、血压下降及休克，致使机体缺氧、发绀、全身瘫痪。如抢救不及时则最后出现呼吸及循环衰竭，病人可迅速死亡。神经毒素吸收快，危险性大，又因局部症状轻，常被人忽略。伤后的第1～2天为危险期。

（2）血液毒素致伤的表现：咬伤的局部迅速肿胀，伤口剧痛，流血不止。伤口周围的皮肤常伴有水泡或血泡，皮下瘀斑，组织坏死并不断向近心端发展。严重时全身广泛性出血，如结膜下瘀血、鼻衄、呕血、尿血等。个别病人还会出现胸腔出血、腹腔出血及颅内出血，最后导致出血性休克。病人可伴头晕、恶心、呕吐及腹泻，关节疼痛及高热。由于症状出现较早，一般救治较为及时，故死亡率可低于神经毒致伤的病人。但由于发病急，病程较持久，所以危险期也较长，治疗过晚则后果严重。治愈后常留有局部及内脏的后遗症。

③混合毒素致伤的表现：兼有神经毒素致伤及血液毒素致伤的症状。从局部伤口看类似血液毒素致伤，从全身来看，又类似神经毒素致伤。此类伤员死亡原因仍以神经毒素致伤为主。

三、治疗要点

立即伤口近心端环形缚扎伤肢，以延缓蛇毒吸收扩散；尽快局部清创排毒，全身应用蛇药、抗蛇毒血清等；加强对症及支持疗法，防治休克、急性心力衰竭等严重并发症。

四、护理问题

1.恐惧　与毒蛇咬伤、知识缺乏、生命受到威胁及担心预后有关。

2.潜在并发症：感染、多脏器功能障碍。

五、护理措施

（一）现场急救

急救原则是阻止蛇毒吸收，尽快使蛇毒从局部排出。

1.镇静：病人切勿惊慌奔跑，以免加速蛇毒的扩散和吸收。

2.环形缚扎：立即在伤口的近心端10 cm用止血带或布带等环形结扎。松紧以阻止静脉和淋巴回流为度。

3.伤口排毒：大量冷水冲洗伤口，边冲洗边从伤肢的近心端向伤口方向及周围反复轻柔挤压，排出伤口内蛇毒。伤口冲洗后，用锐器在咬痕处挑开，深达皮下，扩大创口排出蛇毒。血液毒蛇咬伤者禁忌切开，防止出血不止。若救援者用嘴吮吸伤口（吸者口腔应无伤口），随吸随漱口，则排毒效果更佳。

4.转送病人：转运途中注意病情变化，伤肢不宜抬高。

（二）急诊护理

1.病情观察　密切监测生命体征、意识、呼吸循环功能、尿量等，观察全身中毒症状的进展；注意肢体肿胀、伤口引流情况等。

2.伤口处理　患肢下垂，用尖刀在伤口周围多处切开，用拔火罐、吸乳器等方法抽吸残余蛇毒。用3%过氧化氢溶液或1∶5000高锰酸钾溶液冲洗伤口，然后用高渗盐水或1∶5000高锰酸钾溶液湿敷。局部降温（将伤肢浸入4～7℃冷水中3～4小时，冷敷24～36小时）可减缓毒素吸收速度，降低毒素中酶的活性，也可减轻疼痛。

3.解毒措施　静脉输液，促进蛇毒从尿中排出，输液时要注意心、肺功能。应用单价和多价抗蛇毒血清，用前需做过敏试验，结果阳性应用脱敏注射法。口服和外敷解蛇毒中成药，常用蛇药有南通（季德胜）蛇药、上海蛇药等。胰蛋白酶有直接分解蛇毒作用，可取2000 U加入0.05%普鲁卡因20 mL，在伤口四周做局部浸润或在伤口上方做环状封闭。也可用0.25%普鲁卡因20 mL加地塞米松5 mg环状封闭，有止痛、抗感染、消肿和减轻过敏的作用。

4.对症及支持疗法护理。

第四节 腹部损伤病人的护理

腹部损伤在外科急症中常见，腹部损伤常伴有内脏损伤而危及生命。

一、病因与分类

1.开放性损伤 常由各种锐器或火器所致。常见受损的腹腔脏器依次为肝、小肠、胃、结肠、大血管等。可分为：穿透伤（腹膜穿破者，常有内脏损伤）；非穿透伤（无腹膜破损者，偶有内脏损伤）；贯通伤（有入口和出口者）；非贯通伤（有入口无出口者）。

2.闭合性损伤 体表无伤口，可同时伴有内脏损伤。常由高处坠落、碰撞、冲击、挤压、拳打脚踢等钝性暴力所致。常见受损腹腔脏器依次为脾、肾、小肠、肝、肠系膜等。

3.内在因素 ①肝、脾及肾的组织结构脆弱、血供丰富、位置较固定，易破裂（有病理情况者更易破裂）；②上腹受伤时，胃窦、十二指肠水平部或胰腺可被压在脊柱上而断裂；③肠道的固定部分（上段空肠、末段回肠、粘连的肠管等）比活动部分更易受损；④空腔脏器在充盈时（胃饱餐后、膀胱未排空等）比排空时更易破裂；⑤胰、十二指肠、膈、直肠等由于解剖位置较深，损伤发生率较低。

二、临床表现

轻微的腹部损伤，可无明显症状和体征；严重者则可出现休克甚至处于濒死状态。实质性脏器损伤：以内出血为主（腹腔内或腹膜后出血），损伤顺序为脾、肾、肝、胰；空腔脏器损伤：以腹膜炎为主，损伤顺序为小肠、胃、结肠、膀胱；两类脏器同时破裂：出血性表现和腹膜炎可同时存在。

（一）实质性脏器损伤

1.症状 ①失血性休克表现。②腹痛：多呈持续性，一般不严重。腹膜刺激征并不剧烈。但若肝破裂伴有较大的肝内胆管断裂或胰腺损伤伴有胰管断裂，胆汁或胰液溢入腹腔可出现剧烈的腹痛和明显的腹膜刺激征。肩部放射痛常提示肝或脾损伤。

2.体征 ①移动性浊音：内出血晚期体征，对早期诊断帮助不大。②血尿：提示泌尿系统损伤。③腹部肿块：肝、脾包膜下破裂或系膜、网膜内出血时腹部触诊可扪及。

（二）空腔脏器损伤

1.症状 ①主要表现为弥漫性腹膜炎：持续性的剧烈腹痛。②全身性感染中毒症状：恶心、呕吐，体温升高、脉率增快、呼吸急促等。③严重者可发生感染性休克。④出血量一般不大，如呕血、黑便等，直肠损伤时可出现鲜红色血便。

2.体征 ①典型腹膜刺激征。②气腹征：肝浊音界缩小或消失。③肠麻痹：腹胀，肠鸣音减弱或消失。④直肠损伤时直肠指检：直肠内出血，可扪及直肠破裂口。

三、辅助检查

1.实验室检查

（1）腹腔内实质性脏器破裂出血时，血红细胞、血红蛋白、血细胞比容等数值下降，白细胞计数略有增高。

（2）空腔脏器破裂时，白细胞计数和中性粒细胞比例明显上升。胰腺、胃或十二指肠损伤时，血、尿淀粉酶多见升高。

（3）泌尿系统损伤时，尿常规检查多发现血尿。

2.影像学检查

（1）B超检查：主要用于诊断实质性脏器的损伤，诊断率达到90%，能提示脏器损伤的部位和程度，是实质性脏器损伤的首选影像学检查。若发现腹腔内积液和积气，则有助于空腔脏器破裂或穿孔的诊断。

（2）X射线检查是空腔脏器损伤的首选影像学检查。腹腔游离气体是胃肠道破裂的主要证据，立位腹部平片表现为膈下新月形阴影，但处于休克状态的病人，不宜做此项检查。腹膜后积气（可有典型的花斑状阴影）提示腹膜后十二指肠或结直肠穿孔。

（3）CT检查：能清晰地显示肝、脾、肾等脏器的被膜是否完整、大小及形态结构是否正常。比B超更准确。

3.诊断性腹腔穿刺术和腹腔灌洗术

阳性率可达90%以上。对于判断腹腔脏器有无损伤和哪一类脏器损伤有很大帮助，是确诊腹部实质性脏器损伤和空腔脏器损伤最简便、最可靠、最有价值、最有意义的方法。

（1）禁忌症：严重腹内胀气；妊娠后期；既往手术或炎症造成腹腔内广泛粘连；躁动不能合作者。

（2）诊断性腹腔穿刺术：①穿刺液为不凝血（因腹膜的去纤维作用使血液不凝固），提示为实质性脏器或大血管破裂所致的内出血；②若抽得血液迅速凝固，多为误入血管或血肿；③胰腺或胃、十二指肠损伤时，穿刺液中淀粉酶含量增高。

（3）诊断性腹腔灌洗术：若诊断性腹腔穿刺阴性而又高度怀疑腹腔内脏有严重损伤，可采取诊断性腹腔灌洗术进一步检查。

4.诊断性腹腔镜探查

主要用于临床难以确诊时，其损伤比剖腹探查小。应选无气腹腔镜探查的方法。

四、处理原则

1.急救处理

首先处理对生命威胁最大的损伤。对最危急的病例，首先积极进行心肺复苏、解除气道梗阻。其次要控制明显的外出血，处理开放性气胸或张力性气胸，控制休克和进展迅速的颅脑损伤。如无上述情况，则立即处理腹部创伤。实质性脏器损伤常发生威胁生命的大出血，比空腔脏器损伤处理应更为紧急。

2.非手术治疗

关键是观察是否合并腹腔内脏器损伤。

（1）适应症：①暂时不能确定有无内脏损伤；②诊断明确，轻度的单纯性实质性脏器损伤，生命体征稳定；③血流动力学稳定、收缩压＞90 mmHg、心率＜100次/分；④无腹膜炎体征；⑤未发现其他脏器的合并伤。

（2）治疗措施：①密切观察病情变化，尽早明确诊断，抓住手术治疗时机；②输血、输液，防治休克；③应用广谱抗生素，预防或治疗可能存在的腹腔内感染；④禁饮食，疑有空腔脏器破裂或明显腹胀时行胃肠减压；⑤对腹部损伤较严重的病人，在非手术治疗的同时做好手术前准备。

3.手术治疗

（1）适应症：①已确诊为腹腔内脏器破裂者应及时手术治疗；②在非手术治疗期间，经观察仍不能排除腹内脏器损伤或在观察期间出现以下情况时，应及时行手术探查：a.腹痛和腹膜刺激征进行性加重或范围扩大；b.肠鸣音逐渐减弱、消失或出现明显腹胀；c.全身情况有恶化趋势，出现口渴、烦躁、脉率增快，或体温及白细胞计数上升；d.腹部平片膈下见游离气体；e.红细胞计数进行性下降；f.血压由稳定转为不稳定甚至下降；g.经积极抗休克治疗情况不见好转或继续恶化；h.腹腔穿刺抽得气体、不凝血、胆汁或胃肠内容物；i.胃肠道出血不易控制。

（2）手术方式：剖腹探查。手术包括全面探查、止血、修补、切除或引流有关病灶及清除腹腔内残留液体。

五、护理问题

1.体液不足　与损伤致腹腔内出血，严重腹膜炎、呕吐、禁食等有关。

2.急性疼痛　与腹部损伤有关。

3.潜在并发症：损伤器官再出血、腹腔脓肿、失血性休克。

六、护理措施

1.急救护理

应分清轻重缓急。<u>首先处理对生命威胁最大的损伤</u>。对最危急的病例，首先积极进行心肺复苏，其中解除气道梗阻是最重要的一环；其次要控制明显的外出血，处理张力性气胸或开放性气胸，迅速恢复有效循环血量，控制休克和进展迅速的颅脑损伤；如无上述情况，则立即处理腹部创伤。开放性腹部损伤者，妥善处理伤口。

2.非手术治疗护理/术前护理

（1）休息与体位：<u>绝对卧床休息，病情稳定者取半卧位</u>。观察期间<u>不随意搬动病人</u>，以免加重伤情。

（2）病情观察：①<u>每15～30分钟测定1次生命体征</u>；②<u>每30分钟检查1次腹部体征</u>，注意腹膜刺激征的程度和范围变化；③动态了解红细胞计数、白细胞计数、血红蛋白和血细胞压积的变化，以判断腹腔内有无活动性出血；④观察每小时尿量变化，监测中心静脉压，准确记录24小时的出入量等。

（3）禁食、禁灌肠：<u>诊断未明确前应绝对禁食、禁饮和禁灌肠</u>，防止肠内容物进一步漏出。

（4）胃肠减压：对怀疑有空腔脏器损伤的病人，应尽早行胃肠减压，以减少胃内容物漏出，减轻腹痛。

（5）维持体液平衡和预防感染：遵医嘱补液、合理使用抗生素。

（6）镇静、止痛：<u>全身损伤情况未明时，禁用镇痛药</u>。诊断明确者，遵医嘱给予镇静解痉药或镇痛药。

（7）心理护理

（8）完善术前准备：一旦决定手术，应尽快进行必要的术前准备。①必要时导尿；②协助做好各项检查、皮肤准备、药物过敏试验；③通知血库备血；④给予术前用药。

<u>四禁：禁饮食、禁忌灌肠、禁用泻药、禁用吗啡等。</u>

3.术后护理

（1）体位：<u>全麻未清醒者置平卧位，头偏向一侧，待全麻清醒或硬膜外麻醉平卧6小时后，血压平稳者改为半卧位，以利于腹腔引流，减轻腹痛，改善呼吸循环功能</u>。

（2）观察病情变化：严密监测生命体征变化；注意腹部体征的变化，及早发现腹腔脓肿等并发症。

（3）禁食、胃肠减压：<u>术后禁食2～3天，做好胃肠减压的护理</u>。待肠蠕动恢复、肛门排气后停止胃肠减压，若无腹胀不适可拔除胃管。从进食少量流质饮食开始，根据病情逐渐过渡到半流质饮食，再过渡到普食。

（4）静脉输液与用药：禁食期间静脉补液，维持水、电解质、酸碱平衡。必要时给予完全胃肠外营养。术后继续使用有效的抗生素，控制腹腔内感染。

（5）鼓励病人早期活动：<u>多翻身，及早下床活动，促进肠蠕动恢复，预防肠粘连</u>。

（6）腹腔引流护理：腹腔引流是腹腔内放置乳胶引流管或烟卷引流条，将腹腔内的渗血、渗液或消化液引流到体外的一种外引流方法，达到<u>排出腹腔内渗血、渗液、坏死组织和脓液，防止感染扩散，促进炎症早日消退的目的</u>。术后应正确连接引流装置，引流管应贴标签注明其名称、引流部位，妥善固定，保持引流通畅。普通引流袋每日更换，抗反流引流袋每2～3天更换1次，更换时严格遵守无菌原则。<u>引流管不能高于腹腔引流出口，以免引起逆行性感染</u>。观察并记录引流液的性质和量，若发现<u>引流量突然减少，病人伴有腹胀、发热，应及时检查管腔有无堵塞或引流管是否滑脱</u>。

（7）并发症的观察与护理

1）受损器官再出血：①多取平卧位，禁止随意搬动病人，以免诱发或加重出血。②密切观察和记录生命体征及面色、神志、末梢循环情况，观察腹痛的性质、持续时间和辅助检查结果的变化。下列情况提示腹腔内有活动性出血：腹痛缓解后又突然加剧，同时出现烦躁、面色苍白、肢端温度下降、呼吸及脉搏增快、血压不稳或下降等表现；腹腔引流管间断或持续引流出鲜红色血液；血红蛋白和血细胞比容降低。一旦出现，通知医师并协助处理。③建立静脉通路、快速补液、输血等，以迅速扩容，积极抗休克，同时做好急症手术的准备。

2）腹腔脓肿：

①膈下脓肿：脓液积存于膈肌下、横结肠及其系膜上方的间隙内，称为膈下脓肿，以右膈下脓肿多见。临床表现：一般多在原发病后或腹部术后数日，又出现明显的全身中毒症状，上腹（患侧季肋部）持续性钝痛，深呼吸时加重，并向肩背部放射，腹胀，弛张热，可伴有呃逆；上腹压痛、叩击痛；白细胞计数及中性粒细胞比例升高；X射线检查，患侧膈肌抬高、运动减弱，胸腔积液；B超、CT可显示液平。处理原则：脓肿较小时，早期应用大剂量抗生素，加强支持治疗；必要时在超声定位下经皮穿刺置管引流、手术切开引流。术后保持引流通畅，应用有效抗生素，加强支持疗法。

②盆腔脓肿：最为常见。站立或半卧位时盆腔位于腹腔最低位，脓液常积聚于子宫直肠凹、膀胱直肠凹而形成盆腔脓肿。临床表现：腹部疾病或手术后，体温下降后又回升，全身症状相对较轻，局部症状重；直肠或膀胱刺激症状；直肠指检触及直肠前窝饱满且有触痛的包块，可有波动感；下腹部B超或直肠B超可明确脓肿的位置及大小。处理原则：脓肿较小或未形成时，全身应用抗生素、热水坐浴、理疗、40～43℃的温盐水保留灌肠；脓肿较大时，协助医师经直肠前壁行手术切开引流。

七、脾脏破裂

脾脏是腹腔内脏中最易受损伤的器官。有慢性病理改变（如血吸虫病、疟疾、黑热病、传染性单核细胞增多症、淋巴瘤等）的脾脏更易破裂。根据损伤的范围，脾破裂可分为中央型破裂（破在脾实质深部）、被膜下破裂（破在脾实质周边部分）和真性破裂（破损累及被膜）等三种。前两种因被膜完整，出血量受到限制，故临床上并无明显出血征象而不易被发现。如未被发现，可形成血肿而最终被吸收。但有些血肿（特别是被膜下血肿）在某些微弱外力影响下，可以突然转为真性破裂，导致诊治中措手不及的局面。这种情况常发生于外伤后1～2周，应予以警惕。

临床所见脾破裂，约85%是真性破裂，破裂部位较多见于脾上极及膈面。

脾破裂一经诊断，原则上应紧急手术处理。如果腹内确无其他脏器破裂，可收集未污染的腹内积血，过滤后进行自体输血。

八、小肠破裂

小肠占据着中、下腹的大部分空间，故受伤的机会比较多。小肠破裂后可在早期即产生明显的腹膜炎，故诊断一般并不困难。小肠破裂后，只有少数病人有气腹；所以，如无气腹表现，并不能否定小肠穿孔的诊断。小肠破裂的诊断一旦确定，应立即进行手术治疗。手术方式以简单修补为主。

第五节　破伤风病人的护理

破伤风是指破伤风梭菌经由皮肤或黏膜伤口侵入人体，在缺氧环境下生长繁殖，产生毒素而引起阵发性肌肉痉挛的特异性感染，是一种毒血症。病程一般为3～4周。

一、病因病理

破伤风梭菌为革兰阳性厌氧性芽孢梭菌，广泛存在于灰尘、泥土和人畜粪便中。破伤风梭菌不能侵入正常的皮肤和黏膜，一旦发生开放性损伤（火器伤、开放性骨折、烧伤、细小的木刺和锈钉刺伤），可直接入侵人体伤口发生感染，破伤风梭菌并不进入血液循环。尤其是伤口窄而深、局部缺血、异物存留、组织坏死、填塞过紧、引流不畅或同时混有其他需氧菌感染等导致伤口缺氧（在缺氧环境中，破伤风梭菌的芽孢发育为繁殖体，迅速繁殖并产生大量外毒素），当机体抵抗力弱时，更有利于破伤风发生。

破伤风梭菌的主要致病因素为外毒素，包括痉挛毒素、溶血毒素。痉挛毒素可经血液循环和淋巴系统作用于脊髓前角细胞和脑干运动神经核，抑制突触释放抑制性传递介质。运动神经元因失去中枢抑制面兴奋性增强，导致随意肌紧张与痉挛；痉挛毒素还可阻断脊髓对交感神经的抑制，致使交感神经过度兴奋，引起血压升高、心率增快、体温升高、大汗等症状。溶血毒素可引起局部组织坏死和心肌损害。

二、临床表现

1.潜伏期 一般7～8日，潜伏期越短、预后越差。新生儿破伤风常在断脐后7日左右发病，俗称"七日风"。

2.前驱期 表现为全身乏力、头晕、头痛、咀嚼无力、张口不便、烦躁不安、打呵欠，局部肌肉发紧、酸痛、反射亢进等，以张口不便为主要特征。前驱症状一般持续12～24小时。

3.发作期 典型症状是在肌肉紧张性收缩（肌强直、发硬）的基础上，呈阵发性的强烈痉挛。通常<mark>最先受影响的肌群是咀嚼肌</mark>，随后顺序为面部表情肌、颈肌、背肌、腹肌、四肢肌，最后为膈肌。相应出现的表现为：张口困难→牙关紧闭→苦笑面容→颈项强直→角弓反张/侧弓反张→呼吸困难。任何轻微的刺激（如光、声、接触、饮水等）可诱发痉挛发作。间歇期长短不一，发作频繁者，常为病情严重。发作时神志清楚，表情痛苦，每次发作时间由数秒至数分钟不等。病人死亡原因多为窒息、心力衰竭或肺部感染。

新生儿破伤风，因其肌纤弱而症状不典型，常表现为不能啼哭和吸吮乳汁、活动少、呼吸弱甚至呼吸困难。

并发症：肌肉断裂、骨折（强烈的肌痉挛所致）；尿潴留（膀胱括约肌痉挛所致）；水电解质、酸碱平衡失调；肺部感染；呼吸困难、窒息（膈肌受影响）；心力衰竭。

三、辅助检查

伤口分泌物做涂片检查可发现破伤风梭菌。

四、处理原则

1.清除毒素来源 在良好麻醉、控制痉挛的基础上，进行彻底的清创术。清除伤口的坏死组织、异物或脓液后，用3%过氧化氢溶液冲洗，敞开伤口，充分引流。同时肌内注射青霉素120万U，每6～8小时一次，或大剂量静脉滴注，可抑制破伤风梭菌。

2.中和游离毒素 ①破伤风抗毒素（TAT）可中和血中的游离毒素，应早期使用，常规用量2万～5万U，肌内注射或加入5%葡萄糖溶液500～1000 mL中缓慢静脉滴注，用药前应做皮内过敏试验。②破伤风人体免疫球蛋白（TIG）早期应用有效，用法为3000～6000 U肌内注射，一般只用一次。

3.控制和解除痉挛是治疗的重要环节。目的是使病人镇静，降低其对外界刺激的敏感性，控制或减轻痉挛。保持环境安静，减少一切不必要的刺激，根据病情可交替使用镇静及解痉药物，以减少病人的痉挛和痛苦。新生儿破伤风要慎用镇静解痉药。

4.防治并发症是降低破伤风病人病死率的重要措施。

五、护理问题

1.有窒息的危险 与持续性喉头痉挛及气道堵塞有关。

2.有体液不足的危险 与痉挛性消耗和大量出汗有关。

3.有受伤危险 与强烈肌痉挛抽搐，造成肌撕裂或骨折有关。

4.尿潴留 与膀胱括约肌痉挛有关。

5.营养失调（低于机体需要量） 与肌痉挛消耗和不能进食有关。

六、护理措施

1.一般护理

（1）环境要求：将病人置于单人隔离病室，室内遮光、安静，室温15～20℃、湿度约60%。病室内急救药品和物品准备齐全，处于应急状态。

（2）减少外界刺激：医护人员要做到走路轻，语声低，操作稳，避免光、声、寒冷及精神刺激；使用器具无噪音；护理治疗安排集中有序，尽量在痉挛发作控制（使用镇静剂）的30分钟内进行，减少探视，尽量不要搬动病人。

（3）严格隔离消毒：破伤风梭菌具有传染性，应严格执行 接触隔离制度；严格执行无菌技术，病室内空气、地面、用物等需定时消毒；医护人员进入病房穿隔离衣，戴口罩、帽子、手套，身体有伤口时不要进入病室内工作；所有器械、敷料均需专用，使用后的器械用0.5%有效氯溶液浸泡30分钟，或用1%的过氧乙酸浸泡10分钟，清洗后高压蒸汽灭菌，用后的敷料须焚烧；用过的大单布类等包好，送环氧乙烷室灭菌后再送洗衣房清洗、消毒。病人的用品和排泄物应严格消毒处理，用过的碗筷、药杯等用0.1%～0.2%过氧乙酸浸泡后，再煮沸消毒30分钟，尽可能使用一次性材料、物品；排泄物需经消毒后再处理。

（4）用药护理：遵医嘱及时准确使用TAT、破伤风人体免疫球蛋白、镇静解痉药物、抗菌药物、降温药等，并观察疗效。

（5）加强营养：轻症病人，应争取在痉挛发作间歇期，协助病人进高热量、高蛋白、高维生素饮食，进食应少量多次，以免引起呛咳、误吸。病情严重不能经口进食的破伤风病人，予以鼻饲或静脉输液，必要时予以完全胃肠外营养。

2.病情观察

设专人护理，遵医嘱每4小时测量体温、脉搏、呼吸1次，根据需要测血压。观察患者痉挛、抽搐发作次数、持续时间及有无伴随症状，并做好记录，发现异常及时报告医生，并协助处理。

3.保持呼吸道通畅（呼吸道管理）

（1）保持呼吸道通畅：抽搐频繁、持续时间长、药物不易控制的严重病人，无法咳痰或有窒息危险，应尽早行气管切开，以便改善通气；及时清除呼吸道分泌物，必要时进行人工辅助呼吸。协助病人定时翻身、扣背，以利排痰。

（2）在痉挛发作控制后的一段时间内，协助病人翻身、叩背，以利排痰，必要时用吸痰器，防止痰液堵塞；给予雾化吸入，稀释痰液，便于痰咳出或吸出。气管切开病人应给予气道雾化、湿化、冲洗等。

（3）病人进食时注意避免呛咳、误吸，引起窒息。频繁抽搐者，禁止经口进食。

4.维持水、电解质平衡，纠正酸中毒

保持静脉输液通路通畅，在每次发作后检查静脉通路，防止因抽搐使静脉通路堵塞、脱落而影响治疗。由于肌痉挛大量出汗，体力消耗极大以及不能进食，均可引起病人水和电解质代谢失调，所以应及时补液，记录24小时出入水量。

5.保护病人，防止受伤

使用带护栏的病床，必要时使用约束带，防止痉挛发作时病人坠床和自我伤害；应用合适的牙垫，以防舌咬伤；剧烈抽搐时勿强行按压肢体，关节部位放置软垫，以防止肌腱断裂、骨折及关节脱位；床上置治疗气垫，防止褥疮。

6.其他护理

人工冬眠的护理、留置导尿、基础护理。

七、健康教育

1.加强宣传教育

增强人们对破伤风的认识。避免不洁接产，以防止新生儿破伤风及产妇产后破伤风等。

2.加强劳动保护，防止外伤

不可忽视任何小伤口，如木刺伤、锈钉刺伤，要正确处理深部感染如化脓性中耳炎等。

3.正确处理伤口

彻底清创，3%过氧化氢溶液冲洗和湿敷伤口，破坏有利于细菌生长的缺氧环境。

4.人工免疫

（1）主动免疫：儿童应定期注射破伤风类毒素或百白破三联疫苗，以获得主动免疫。

（2）被动免疫：注射破伤风抗毒素。临床上常用被动免疫。被动免疫法：对伤前未接受自动免疫的伤员，尽早皮下注射（一般伤后12小时内）破伤风抗毒素（TAT）1500～3000 U（1～2 mL），因为破伤风的发病有一潜伏期，尽早注射有预防作用。但其作用短暂，有效期为10天左右，因此对深部创伤，潜在厌氧菌感染可能的病人，可在1周后追加一次量。破伤风抗毒素易引起过敏反应，注射前必须进行皮内过敏试验。如有过敏反应，应按脱敏法注射。出现下列情况应及时到医院就诊，注射破伤风抗毒素：任何较深的外伤切口；伤口虽浅但沾染人、畜粪便；医院外未经消毒处理的急产或流产；陈旧性异物摘除术前。

第六节　肋骨骨折病人的护理

肋骨骨折指暴力直接或间接作用于肋骨，使肋骨的完整性和连续性中断，在胸部损伤中最常见。肋骨骨折是最常见的胸部损伤，以第4~7肋骨多见。第8~12肋骨折应警惕脾、肝、肾及膈肌损伤。

一、病因病理

1.外来暴力

（1）直接暴力：直接作用于骨折部位，使受伤部位的肋骨向内弯曲折断。

（2）间接暴力：胸部前后受挤压而使肋骨向外过度弯曲折断。

2.病理因素

见于恶性肿瘤肋骨转移或严重骨质疏松病人，可因咳嗽、打喷嚏或病灶肋骨处轻度受力而发生骨折。

骨折时尖锐的肋骨断端向内移位，可刺破胸膜、肋间血管或胸腔内组织、器官。相邻多根多处肋骨骨折时，该处胸壁失去完整肋骨支撑而软化，出现反常呼吸运动，即吸气时软化的胸壁内陷，呼气时外突，这类胸廓称为连枷胸。若胸壁软化区范围较大，可引起呼吸时两侧胸膜腔压力不均衡，使纵隔扑动，引起体内缺氧和二氧化碳滞留，并影响静脉血液回流，严重时发生呼吸和循环功能衰竭。反常呼吸是诊断连枷胸的唯一依据。

二、临床表现

肋骨骨折部位疼痛，深呼吸、咳嗽或转动体位时疼痛加剧。受伤处胸壁肿胀、压痛、挤压胸部时疼痛加重。骨折移位时可触及骨摩擦音。连枷胸的病人，出现胸壁反常呼吸运动，病人常伴有明显的呼吸困难。刺破肺出现血、气胸表现。

三、辅助检查

1.血常规　血红蛋白、血细胞比容下降。

2.胸部X射线和CT检查　可显示肋骨骨折的断裂线、断端错位及血胸、气胸，但前胸肋软骨骨折并不显示骨折线征象。

四、处理原则

1.闭合性单处肋骨骨折　处理原则：固定胸廓，处理反常呼吸；镇痛；建立人工气道；预防感染。

2.闭合性多根多处肋骨骨折　现场急救可用厚棉垫加压包扎或用手掌施压于胸壁软化部位，以减轻或消除反常呼吸运动。病情危重者，要保持呼吸道通畅，对咳嗽无力、不能有效排痰或呼吸衰竭者，需要行气管插管或气管切开，以利于吸痰、给氧和施行呼吸机辅助呼吸。软化的胸壁应予以固定，胸壁固定的方法有：

（1）包扎固定法：用于小范围胸壁软化。

（2）牵引固定法：用于范围大的胸壁软化。用布巾钳夹住中央处游离段肋骨，另一端通过滑轮重力牵引，使浮动胸壁复位。

（3）内固定法：用于骨折错位较大的病人。

3.开放性肋骨骨折　清创胸壁伤口，固定骨折断端，如胸膜腔已穿破，行闭式胸腔引流。手术后应用抗生素。

五、护理问题

1.气体交换障碍　与肋骨骨折导致的疼痛、胸廓运动受限、反常呼吸运动有关。

2.急性疼痛　与胸部组织损伤有关。

3.潜在并发症：肺部和胸腔感染。

六、护理措施

1.非手术治疗护理/术前护理

（1）维持有效气体交换：①协助医师进行现场急救，采取紧急措施，对危及生命的病人给予急救；对出现反常呼吸的病人，可用厚棉垫加压包扎以减轻或消除胸壁的反常呼吸运动；②保持呼吸道通畅。

（2）减轻疼痛：①妥善固定胸部；②遵医嘱镇痛；③病人咳嗽、咳痰时，协助或指导其用双手按压患侧胸壁，以减轻疼痛。

（3）病情观察：①密切观察生命体征、神志、胸腹部活动及呼吸等情况，若有异常及时报告医师并协助处理。②观察有无皮下气肿，若气肿迅速蔓延，应立即报告医师。

（4）术前护理

2.术后护理

（1）病情观察

（2）防止感染：①监测体温变化，若体温超过38.5 ℃且持续不退，通知医师及时处理；②协助并鼓励病人深呼吸、咳嗽、排痰，以减少呼吸系统并发症；③及时更换创面敷料，保持敷料清洁、干燥和引流管通畅。

七、健康教育

1.合理饮食　食用清淡且富含营养的食物，忌食辛辣、生冷、油腻食物，多饮水。

2.休息与活动

3.用药指导　遵医嘱按时服用药物，服药时徐徐咽下，防止剧烈呛咳、呕吐，影响愈合。

4.定期复查　肋骨骨折病人3个月后复查X射线片，以了解骨折愈合情况。

第七节　骨盆骨折病人的护理

一、病因

骨盆骨折多因直接暴力挤压骨盆所致。年轻人主要由交通事故和高空坠落引起，老年人最常见的原因是摔伤。

二、临床表现

1.症状

髋部肿胀、疼痛、畸形、骨盆反常活动、不敢坐起或站立。有大出血（骨盆骨折常合并静脉丛及动脉出血）或严重内脏损伤者有低血压和低血容量性休克早期表现。

2.体征

骨盆分离试验与挤压试验阳性；肢体长度不对称；会阴部瘀斑是耻骨和坐骨骨折的特有体征。

3.并发症

腹膜后血肿（盆腔内出血是骨盆骨折最危险的并发症）、腹腔内脏损伤、膀胱或后尿道损伤（可出现血尿）、直肠损伤、神经损伤（主要是腰骶神经丛与坐骨神经损伤）。

三、辅助检查

X射线检查可显示骨折类型及骨折块移位情况；骶髂关节情况以CT检查更为清晰。

四、处理原则

首先处理休克和各种危及生命的并发症，再处理骨折。在进行腹腔手术时，应注意切勿打开后腹膜血肿。

1.非手术治疗

（1）卧床休息：骨盆边缘性骨折、骶尾骨骨折和骨盆环单处骨折时无移位，以卧床休息为主，卧床3～4周或至症状缓解。

（2）牵引：单纯性耻骨联合分离且较轻者可用骨盆兜带悬吊固定。

2.手术治疗

对骨盆环双处骨折伴骨盆变形者，多主张手术复位及内固定，再加上外固定支架。

五、护理问题

1.组织灌注量不足　与骨盆损伤、出血有关。

2.潜在并发症：出血性休克、膀胱损伤、尿道损伤、直肠损伤或神经损伤等。

六、护理措施

1.急救处理

有危及生命的并发症时应首先抢救生命，对休克病人进行抗休克治疗，然后处理骨折。

2.补充血容量和维持正常的组织灌注

（1）观察生命体征。

（2）建立静脉输液通路。

（3）及时止血和处理腹腔内脏损伤。

3.并发症的观察和护理

（1）腹膜后血肿：骨盆各骨主要为松质骨，邻近又有许多动脉和静脉丛。骨折后巨大血肿可沿腹膜后疏松结缔组织间隙蔓延至肾区或膈下，病人可有腹痛、腹膜刺激征、出血性休克等表现。护士应严密观察病人生命体征和意识变化，立即建立静脉通道，遵医嘱输液输血，纠正血容量不足。若经抗休克治疗仍不能维持血压，应配合医师及时做好手术准备。

（2）腹腔内脏损伤：肝、脾、肾等实质性脏器损伤可有腹痛与失血性休克；胃肠道等空腔脏器损伤可表现为急性弥漫性腹膜炎。护士应严密观察病人的意识和生命体征，观察有无腹痛、腹胀或腹膜刺激征等表现，及时发现和处理腹腔内脏损伤。

（3）膀胱或后尿道损伤

（4）直肠损伤

（5）神经损伤：主要损伤腰骶神经丛与坐骨神经。

3.骨盆兜带悬吊牵引护理

骨盆兜带依靠骨盆挤压合拢的力量，使耻骨联合分离复位。选择宽度适宜的骨盆兜带，悬吊重量以将臀部抬离床面为宜，不要随意移动，保持兜带平整，排便时尽量避免污染悬吊。

4.体位和活动

髂前上、下棘撕脱性骨折可取髋、膝屈曲位；坐骨结节撕脱性骨折应取大腿伸直、外旋位。行牵引的病人需12周以后才能持重/负重。

第八节　四肢骨折病人的护理

一、骨折概述

骨折是指骨的完整性或连续性中断。

（一）病因

可由创伤和骨骼疾病所致。

1.直接暴力　暴力作用的部位发生骨折，常伴不同程度的软组织损伤，如车祸或撞伤。

2.间接暴力　骨折处远离暴力的部位，通过力的传导、杠杆或旋转引起骨折，例如高空坠落双足着地引起脊椎骨折。

3.肌肉牵拉　肌肉突然猛烈收缩时拉断其附着部位的骨折。

4.积累性劳损（疲劳性骨折）　骨持续受到长期、轻微、反复直接或间接损伤，可累积应力导致肢体某一特定部位骨折，如长途行军导致第2、3跖骨骨折。

5.病理性骨折　骨骼本身有病变，当受到轻微外力时即发生骨折，如骨肿瘤、骨髓炎、骨结核、骨质疏松等引起的骨折。

（二）分类

1.按骨折的程度与形态分类

（1）不完全骨折：骨的完整性或连续性部分中断。按形态分：

①裂缝骨折：骨质发生裂隙，无移位。

②青枝骨折：骨质与骨膜部分断裂，多见于儿童。

（2）完全骨折：骨的完整性或连续性全部中断。按骨折线的方向及形态可分为：

①横断骨折：骨折线与骨纵轴垂直。

②斜形骨折：骨折线与骨纵轴呈一定角度。

③螺旋形骨折：骨折线围绕骨纵轴呈螺旋状。

④粉碎性骨折：骨质碎裂成3块以上。

⑤嵌入性骨折：骨折后皮质骨嵌入松质骨内，多见于干骺端骨折。

⑥压缩性骨折：骨质因压缩而变形，常见于松质骨，如脊椎骨折。

⑦凹陷性骨折：骨折片局部下陷，常见于颅骨。

⑧骨骺分离：经过骨骺的骨折。

按骨折端的移位又可分为：成角、缩短、分离、侧方和旋转移位五种形态。

2.按骨折的稳定程度分类

（1）稳定性骨折：骨折端不易移位或复位后不易移位，如青枝骨折、裂缝骨折。

（2）不稳定性骨折：骨折端易移位或复位后再移位，如粉碎性骨折、螺旋形骨折。

3.按受影响组织分类

（1）开放性骨折：骨折处皮肤、黏膜破裂，骨折端与外界相通，感染的可能性比较大。对开放性骨折病人应尽早清创，有效引流，严格按无菌技术清洁伤口和更换敷料，遵医嘱使用抗生素，以预防伤口感染。

（2）闭合性骨折：骨折处有软组织覆盖，与外界不通。

二、骨折的临床表现和诊断

（一）全身表现

1.休克　多由出血所致，特别是骨盆骨折、股骨骨折和多发性骨折，出血量多可达2000 mL以上；剧烈疼痛可引起神经性休克。

2.发热　骨折后大量出血，血肿的吸收引起低热，但一般不超过38 ℃，开放性骨折发热超过38 ℃时，应考虑感染的可能性。

（二）局部表现

1.一般表现

疼痛和压痛、肿胀和瘀斑、功能障碍。

2.特有体征/专有体征

（1）畸形：骨折段移位使患肢外形发生改变，有缩短、成角、旋转等畸形。

（2）异常活动：正常情况下肢体非关节部位，骨折后出现类似关节部位的活动。

（3）骨擦音或骨擦感：骨折端相互摩擦产生声音或感觉。

（三）辅助检查

1.实验室检查　血常规检查；血钙、血磷检查；尿常规检查。

2.影像学检查　X射线检查（凡是怀疑有骨折者均应常规进行X射线检查，可明确诊断并明确骨折的部位、类型及移位情况，对骨折的治疗具有重要意义；还可显示临床上难以发现的不完全性骨折、深部骨折、关节内骨折和小的撕脱性骨折）；CT和MRI检查（可发现结构复杂的骨折和其他组织的损伤，如椎体骨折、颅骨骨折）；骨扫描（有助于确定骨折的性质和并发症）。

三、骨折的并发症

（一）早期并发症

1.休克

2.感染　开放性骨折易造成化脓性感染（以化脓性骨髓炎多见）和厌氧菌感染。

3.脂肪栓塞综合征　成人多见，多发生于粗大的骨干骨折，如股骨骨折。由于骨折部位的骨髓组织被破坏，血肿张力过大，使脂肪滴经破裂的静脉窦进入血液循环引起肺、脑、肾等部位脂肪栓塞所致，病情危急，甚至突然死亡。通常发生在骨折后48小时内，肺栓塞表现为：进行性呼吸困难、发绀、胸部摄片有广泛性肺实变（多变的、进行性加重的肺部阴影）。脑栓塞表现为：意识障碍，如烦躁、谵妄、昏迷、抽搐等。

4.血管损伤　是由骨折的直接损伤所致。最易发生的血管是肱动脉和腘动脉。

5.神经损伤　如肱骨干骨折可损伤桡神经，脊椎骨折可引起脊髓损伤。

6.重要内脏器官损伤　颅骨骨折引起脑损伤，肋骨骨折可损伤肺、肝、脾，骨盆骨折可损伤膀胱、尿道和直肠等。

7.骨筋膜室综合征　即由于骨折的血肿和组织水肿使骨筋膜室内内容物体积增加（内因）或包扎过紧（石膏管过紧），局部压迫使骨筋膜室内容积缩小（外因），使骨筋膜室内压力升高，导致软组织血液循环障碍，肌肉和神经急性缺血而出现的一系列早期综合征。最多见于前臂掌侧和小腿。主要表现为肢体剧痛、肿胀、指（趾）呈屈曲状、活动受限、局部肤色苍白或发绀。

（二）晚期并发症

坠积性肺炎（多见于长期卧床患者）、压疮、下肢深静脉血栓形成、感染、缺血性骨坏死、缺血性肌挛缩（骨筋膜室综合征处理不当的严重后果）、急性骨萎缩、关节僵硬、损伤性骨化（又称为骨化性肌炎）、创伤性关节炎（关节内骨折最常见的并发症）。

四、骨折的愈合过程和影响因素

（一）骨折愈合过程

骨折愈合是一个复杂而连续的过程，从组织学和细胞学的变化通常将其分为三个阶段：

1.血肿炎症机化期　又称为纤维愈合期，这一过程大约需要2～3周。

2.原始骨痂形成期　又称为临床愈合期，这一过程大约需要4～8周。

3.骨板形成塑形期　此过程需8～12周。

（二）影响骨折愈合的因素

骨折愈合有三个先决条件：充分的接触面积、坚强的固定和良好的血液供应。

1.全身因素　年龄、营养和代谢因素、健康状况等。

2.局部因素　骨折的类型和数量、骨折部位的血液供应、软组织损伤程度等。

3.治疗方法　反复多次的手法复位，骨折固定不牢固，过早和不恰当的功能锻炼等。

（三）临床愈合标准

1.局部无压痛及纵向叩击痛。

2.局部无反常活动。

3.X射线片显示骨折处有连续性骨痂通过，骨折线已模糊。

4.拆除外固定后，上肢能向前平举1kg重物达1分钟；下肢能不扶拐在平地连续步行3分钟，且不少于30步。

5.连续观察2周骨折处不变形。

以上5条都必须达到。检查第2、4项时应慎重。临床愈合时间为最后一次复位之日至观察达到临床愈合之日所需的时间。达到临床愈合后，可拆除外固定。

五、骨折的治疗原则

1.复位是骨折治疗的首要步骤，将移位的骨折段恢复正常或近乎正常的解剖关系，重建骨的支架作用。根据骨折的部位和类型，选用手法复位（最常用）、持续牵引复位或手术切开复位。两骨折端的接触面（对位）和两骨折端在纵轴上的关系（对线）完全恢复到正常解剖学位置称为解剖复位，虽未达到解剖关系的对合，功能无明显影响者称为功能复位。

2.固定　将骨折维持在复位后的位置，使其在良好对位的情况下达到愈合，是骨折愈合的关键。骨折固定的方法有两类：

（1）外固定：主要用于骨折经手法复位后的病人，也有些骨折经切开复位内固定手术后，需加用外固定者。常用的外固定方法有小夹板、石膏绷带、外展架、持续牵引和外固定器等。

（2）内固定：内固定主要用于切开复位后，采用金属内固定物，如钢针、螺丝钉、接骨板、髓内钉、加压钢板、假体、自体或异体植骨片等，将骨折段于解剖复位的位置予以固定。

3.功能锻炼/康复治疗　功能锻炼是骨折治疗的重要阶段，是防止发生并发症和及早恢复功能的重要保证。应遵循动静结合、主动运动与被动运动相结合、循序渐进的原则。

骨折早期（骨折1~2周之内），主要进行患肢肌肉的等长收缩和舒张练习（术后6小时开始）；骨折中期（伤后3~6周），进行骨折部位上、下关节的活动；骨折晚期（伤后6~8周），骨折已达临床愈合标准后，进行患肢全面功能锻炼。被动运动适用于瘫痪严重的患者。

六、护理

（一）护理问题

1.疼痛　与骨折部位神经损伤、软组织损伤、肌肉痉挛和水肿有关。

2.有外周神经血管功能障碍的危险　与骨和软组织损伤、外固定不当有关。

3.潜在并发症：休克、脂肪栓塞综合征、骨筋膜室综合征、关节僵硬等。

（二）护理措施

1.现场急救

骨折急救的目的是用最简单、有效的方法抢救生命、包扎止血、妥善固定、迅速转运。疑有骨折的病人均应按骨折处理，一切动作要谨慎、轻柔、稳妥，如骨折合并有其他组织和器官的损伤，应迅速了解病人的呼吸、循环和意识状态，如发现呼吸困难、窒息、大出血、休克、昏迷等，应立即给予相应的急救措施，不必脱去闭合性骨折病人的衣服、鞋袜等，以免过多搬动患肢，增加疼痛，如肿胀较剧，可剪开衣袖和裤管。发现伤口可用无菌敷料或当时认为最清洁的布类包扎。大出血时可用止血带，应记录使用止血带的时间。如果骨折端已戳出伤口并已感染，又未压迫重要血管或神经，不应现场复位，以免污染物带进伤口内导致污染。骨折或可疑骨折的病人可以用夹板、木板、自身肢体等妥善固定受伤的肢体，固定的目的在于避免运输中过多地损伤组织和器官，缓解疼痛，便于运输。

2.非手术治疗护理/术前护理

（1）疼痛护理：根据疼痛的原因对因对症处理。若因创伤性骨折造成的疼痛，在现场急救中予以临时固定即可缓解疼痛；若伤口感染引起疼痛，应及时清创并应用抗生素。疼痛较轻时可鼓励病人听音乐或看电视以分散注意力，也可局部冷敷或抬高患肢来减轻疼痛；热疗和按摩可以减轻肌肉痉挛引起的疼痛；疼痛严重时，遵医嘱给予止痛药。严禁粗暴搬动骨折部位。

（2）患肢缺血护理：骨折局部内出血、包扎过紧、不正确使用止血带或患肢严重肿胀等均可导致患肢血液循环障碍。应严密观察肢端有无剧烈疼痛、麻木、皮温降低、苍白或青紫、脉搏减弱或消失等血液灌注不足的表现。一旦出现应对因对症处理。若出现骨筋膜室综合征应及时切开减压，严禁局部按摩、热敷、理疗或使患肢高于心脏水平，以免加重组织缺血和损伤。

（3）并发症的观察和预防：观察病人的意识和生命体征，患肢远端感觉、运动和末梢血液循环等，若发现骨折早期和晚期并发症应及时报告医师，采取相应处理措施。

（4）心理护理

（5）生活护理：指导病人在患肢固定制动期间进行力所能及的活动，为其提供必要的帮助。

（6）加强营养：给予高蛋白、高热量、高维生素、高钙、高铁的食物，多饮水。增加晒太阳的时间以增加骨中钙、磷的吸收，促进骨折修复。

3. 牵引的护理

牵引是利用持续的适当牵引力和对抗牵引力，以达到整复和维持复位的一种治疗方法。包括：皮牵引；骨牵引；兜带牵引。牵引的适应症：骨折、关节脱位的复位及维持复位后的稳定；挛缩畸形的矫正治疗和预防；炎症肢体的制动和抬高；骨、关节疾病治疗前准备；防止病理性骨折。

（1）操作前的准备及护理：向病人及家属解释牵引的目的、意义、操作步骤及注意事项，以便配合；了解药物过敏史，普鲁卡因过敏者改用1%利多卡因；牵引部位皮肤准备；用物准备；牵引前摆好病人的体位，协助医生进行牵引。

（2）操作中的配合与护理

（3）操作后的护理：

①生活护理：给予病人高蛋白、高维生素、高纤维饮食。帮助病人擦浴、洗头、床上使用便盆等。

②保持有效牵引：检查皮牵引时胶布绷带有无松脱，扩张板位置是否正确；颅骨牵引时，每日检查牵引弓，并拧紧螺母，防止牵引脱落；牵引重锤应保持悬空，牵引重量不可随意增减或移去，以免影响骨折的愈合；牵引绳不可随意放松，也不应有其他外力作用，以免影响牵引力；保持对抗牵引力量：颅骨牵引时，应抬高床头；下肢牵引时，应抬高床尾15～30 cm。告知病人和家属牵引期间牵引方向与肢体长轴应成直线，以达到有效牵引的目的。

③维持有效血液循环：若局部出现青紫、肿胀、发冷、麻木、疼痛、运动障碍以及脉搏细弱时，应详细检查，分析原因并及时报告医师。

④皮肤护理：注意观察胶布牵引病人胶布边缘皮肤有无水疱或皮炎。

⑤预防牵引针眼感染：骨牵引时，穿刺处皮肤应保持清洁，以无菌辅料覆盖。骨牵引针两端套上软木塞或胶盖小瓶；针眼处每日滴75%乙醇两次；及时擦去针眼处分泌物或痂皮。若牵引针有滑动移位，应消毒后予以调整；发生感染者充分引流，严重时须拔去钢针。

⑥避免过度牵引：对骨折或脱位病人，应每日测量牵引肢体的长度，两侧对比，以免牵引过度或牵引力量不足。在牵引数日后可通过X射线透视或拍片了解骨折对位情况，并及时调整。牵引重量可先加到适宜的最大量，复位后逐渐减少。对关节挛缩者，应以逐渐增加为原则。部位不同，牵引重量也有所不同，如股骨骨折时为体重的1/10～1/7；小腿骨折时为体重的1/15～1/10；上臂骨折时为体重的1/20～1/15。

⑦预防并发症：对于牵引病人应注意观察并预防足下垂、血管神经损伤、压疮、坠积性肺炎、泌尿系统感染、便秘、血栓性静脉炎等并发症。

足下垂：主要与腓总神经受压及患肢缺乏功能锻炼有关。腓总神经位置较浅，容易受压，引起足下垂。下肢水平牵引时，距小腿关节呈自然足下垂位，加之关节不活动，会发生跟腱挛缩和足下垂。因此，下肢水平牵引时，应在膝外侧垫棉垫，防止压迫腓总神经。应用垂足板将距小腿关节置于功能位。若病情许可，应定时做距小腿关节活动，预防足下垂。

压疮：由于持续牵引和长期卧床，骨隆突部位，如肩胛部、骶尾部、足跟、距小腿关节等处易受压形成压疮，故应用棉垫、软枕、棉圈、气垫等加以保护。应保持床单位的清洁、干燥，定时翻身，避免剪切力、摩擦力等损伤。

坠积性肺炎：长期卧床、头低脚高位，尤其是抵抗力差的老人，易发生坠积性肺炎。鼓励病人每日定时利用牵引架上的拉手抬起上身，做深呼吸运动及有效咳嗽。在保持有效牵引的情况下，协助病人每日定时变化体位。

4.石膏的护理

（1）石膏绷带固定术的适应症：骨折、脱位整复后的固定；关节复位后的固定；周围神经、血管、肌腱断裂或损伤，关节损伤，皮肤缺损，手术修复后的制动；骨与关节急慢性炎症的局部制动；矫形手术后的固定；制造肢体模型。

（2）石膏绷带固定术的**护理措施**：

1）操作前：

①用物准备：石膏绷带、普通绷带、40℃水、衬垫、剪刀、支撑木棍、木板、尺子、有色笔等。

②病人准备：做好解释；患肢擦洗干净，伤口处更换敷料。

③影像学检查。

2）操作中：

①体位：摆好病人体位，一般取关节功能位，特殊情况根据需要摆放。由专人维持或置于石膏牵引架上。

②覆盖衬垫：在石膏固定处的皮肤表面覆盖一层衬垫，可用棉织筒套、棉垫或棉纸，以防局部受压形成压疮。

③浸透石膏：将石膏卷平放并完全浸没在水中，等石膏卷停止冒气泡，完全浸透后，两手持石膏卷两头取出，并向中间轻挤，以挤出过多的水分。

④石膏包扎：石膏卷贴着躯体从肢体近心侧向远心侧推，每一圈绷带覆盖上一圈绷带的1/3。一般包5～7层，绷带边缘、关节部及骨折部多包2～3层。不可包得过紧或过松。

⑤捏塑：石膏干固定型前，根据局部解剖特点适当捏塑及整理，使石膏在干固过程中固定牢稳而不移动位置。四肢石膏绷带应露出手指或足趾，以便观察肢体末端血液循环、感觉和运动，同时可做功能锻炼。

⑥包边：将衬垫从内面向外拉出一些，包在石膏边缘，若无衬垫，可用一宽胶布沿石膏边包起。在石膏表面涂上石膏糊，使表面平滑。

⑦标记：用红记号笔在石膏外标记石膏固定的日期及预定拆石膏的日期。

⑧开窗：石膏干固前，为便于局部检查或伤口引流、交换敷料等，可在相应部位石膏上开窗。已经开窗的石膏须用棉花填塞后包好，或将石膏盖复原后，用绷带加压包紧，以防软组织向外突出。

3）操作后：

①石膏干固前的护理：石膏干固前应禁止搬动和压迫，严禁用手指托扶和压迫。加快干固：石膏从硬固到完全干固需24～72小时；应创造条件加快干固，可适当提高室温或用灯泡烤箱、红外线照射烘干，但应注意石膏传热，温度不宜过高，以防灼伤；搬运及翻身时，用手掌平托石膏固定的肢体，维持肢体的位置，避免石膏折断。体位：潮湿的石膏容易折断、受压变形，故须维持石膏固定的位置直至石膏完全干固。病人需卧硬板床，用软枕妥善垫好石膏。术后8 h内病人勿翻身，8～10 h后协助翻身。翻身及改变体位时应注意保护石膏，避免折断。四肢包扎石膏时需将患肢抬高，以预防肢体肿胀及出血。下肢石膏应防足下垂及足外旋。保暖：寒冷冬季注意保暖。未干固的石膏需覆盖毛毯时应用支架托起。

②石膏干固后的护理：保持石膏的清洁、干燥，保持有效固定。

4）并发症的观察及护理

①**骨筋膜室综合征：**应密切观察石膏固定肢体的末梢血液循环。注意评估"5P"征：无痛（painlessness）；脉搏消失（pulselessness）；皮肤苍白（pallor）；感觉异常（paresthesia）；肌肉麻痹（paralysis）。若病人出现肢体血液循环受阻或神经受压的征象，应立即放平肢体，并通知医师全层剪开固定的石膏，严重者须拆除，甚至行肢体切开减压术。

②压疮：长期卧床所致。骨隆突部位应予以保护。应保持床单位的清洁、干燥，定时翻身，避免剪切力、摩擦力等损伤。嘱病人和家属不可向石膏内塞垫，必要时更换石膏。

③化脓性皮炎：主要表现为局部持续性疼痛、形成溃疡、有恶臭及脓性分泌物流出或渗出石膏，应

及时开窗检查及处理。

④石膏综合征：部分行躯干石膏固定的病人可能出现反复呕吐、腹痛甚至呼吸窘迫、面色苍白、发绀、血压下降等表现，称为石膏综合征。常见原因：石膏包裹过紧，影响呼吸和进食后胃的扩张；手术刺激神经及后腹膜致神经反射性急性胃扩张；过度寒冷、潮湿等致胃肠功能紊乱。预防：石膏绷带不可缠绕过紧，上腹部应充分开窗；调整室内温度在25℃左右，湿度为50%～60%；少食多餐，避免过快过饱及进食产气多的食物。发生过度石膏综合征可通过调整饮食、充分开窗等处理；严重者应立即拆除石膏，予以禁食、胃肠减压，静脉输液等处理。

5）石膏拆除：拆石膏前需向病人解释，石膏锯不会切到皮肤，使用时可有振动、压迫及热感，但无痛感。石膏拆除后，病人可能产生一种减负的感觉。石膏下的皮肤一般有一层黄褐色的痂皮或死皮、油脂等；其下的新生皮肤较为敏感，避免搔抓，可用温水清洗后，涂一些润肤霜等保护皮肤，每日按摩局部。由于长时间固定不动，开始活动时肢体可能产生一些新的不适或疼痛，以后逐渐减轻。

七、肱骨干骨折

肱骨干骨折是发生在肱骨外科颈下1～2 cm至肱骨髁上2 cm段内的骨折。肱骨干中下1/3段交界处后外侧有桡神经沟，此处骨折易发生桡神经损伤。

（一）病因

1.直接暴力　常由外部打击肱骨干中部，致横形或粉碎性骨折。

2.间接暴力　常由手部或肘部着地，外力向上传导，加上身体倾倒所产生的剪式应力，多导致肱骨中下1/3段斜形或螺旋形骨折。

（二）临床表现

1.症状　患侧上臂出现疼痛、肿胀、皮下瘀斑，上肢活动障碍。

2.体征　患侧上臂可见畸形、反常活动、骨擦音/骨擦感。若合并桡神经损伤，可出现患侧垂腕畸形，各手指掌指关节不能背伸，拇指不能伸直，前臂旋后障碍，手背桡侧皮肤感觉减退或消失。

（三）处理原则

1.手法复位外固定　在止痛、持续牵引和使肌肉放松的情况下复位，复位后可选择石膏或小夹板外固定。

2.切开复位内固定

3.康复治疗

（四）护理问题

1.疼痛　与骨折、软组织损伤、肌肉痉挛和水肿有关。

2.潜在并发症：肌萎缩、关节僵硬。

（五）护理措施

1.减轻疼痛　及时评估病人疼痛程度。遵医嘱给予止痛药物。

2.体位　用吊带或三角巾将患肢托起，以促进静脉回流，减轻肢体肿胀疼痛。

3.指导功能锻炼　复位固定后尽早开始手指屈伸活动，并进行上臂肌肉的主动舒缩运动，但禁止做上臂旋转运动。2～3周后，开始主动的腕、肘关节屈伸活动并做肩关节的外展、内收活动。6～8周后加大活动量，做肩关节旋转活动，以防肩关节僵硬或萎缩。

八、肱骨髁上骨折

肱骨髁上骨折是肱骨干与肱骨髁交界处发生的骨折。多见于5～12岁儿童。多为间接暴力引起。

（一）病因与分类

1.伸直型肱骨髁上骨折　跌倒时肘关节处于半屈曲或伸直位，手掌着地所致。骨折线呈前下斜向后上方。可伴有尺侧或桡侧移位。骨折近端向前下方移位，可压迫、损伤肱动脉和正中神经，骨折远端向侧方移位可损伤桡神经或尺神经。

2.屈曲型肱骨髁上骨折　少见，直接暴力多，跌倒肘关节屈曲，肘后方着地。很少合并血管神经损伤。

（二）临床表现

1.症状 伤后肘部出现疼痛、肿胀、功能障碍，肘后凸起，患肢处于半屈位，可有皮下瘀斑。

2.体征 局部明显压痛和肿胀；畸形、反常活动、骨擦音或骨擦感；肘后可扪及骨折断端，肘后三角关系正常。肱动脉挫伤或受压可发生血管痉挛致前臂缺血，出现剧痛、手部皮肤苍白、发凉、麻木、被动伸指疼痛、桡动脉搏动减弱或消失；继续发展，可发生前臂缺血性肌挛缩，出现爪形手。

神经损伤表现：①桡神经损伤后表现为"垂腕"，各手指掌指关节不能伸直，拇指不能背伸以及手背桡侧皮肤有大小不等的感觉麻木区。肱骨中下1/3骨折时最易损伤桡神经。②尺神经损伤后表现为手部尺侧皮肤感觉消失、环指和小指的掌指关节过伸，指间关节屈曲呈爪形（爪形手：拇指不能内收，其他四指不能外展及内收）。肱骨髁上骨折最易损伤尺神经。③正中神经损伤后表现为"猿手"：拇指、示指、中指不能屈曲，拇指不能外展和对掌，手掌桡侧三个半手指感觉障碍。

3.辅助检查：肘部正、侧位X射线拍片能确定骨折的存在并判断移位情况。

（三）处理原则

1.手法复位外固定 对受伤时间短，局部肿胀轻，没有血液循环障碍者，可进行手法复位外固定。复位后用后侧石膏托在屈肘位（60°～90°屈曲）固定4～5周，屈肘角度以能清晰地扪到桡动脉搏动，无感觉运动障碍为宜。

2.切开复位内固定 手法复位失败或有神经血管损伤者，在切开直视下复位后做内固定。

3.康复治疗

4.预防和处理骨筋膜室综合征、肘内翻或外翻畸形。

（四）护理问题

1.有外周神经血管功能障碍的危险 与骨和软组织损伤、外固定不当有关。

2.不依从行为 与患儿年龄小、缺乏对健康的正确认识有关。

（五）护理措施

1.病情观察 ①观察石膏绷带或夹板固定的松紧度，必要时及时调整，以免神经血管受压；②观察前臂肿胀程度及手的感觉运动功能，以及时发现骨筋膜室高压（骨筋膜室综合征），如出现高张力肿胀、手指发凉、感觉异常、手指主动活动障碍、被动伸指剧痛、桡动脉搏动减弱或消失，即应确定骨筋膜室综合征的存在，须立即通知医师，并做好手术准备。若出现"5P征"则手术也难以避免缺血性肌挛缩。

2.体位 用吊带或三角巾将患肢托起，以减轻肢体肿胀疼痛。

3.指导功能锻炼 复位固定后尽早开始手指及腕关节屈伸活动，并进行上臂肌肉的主动舒缩运动，有利于减轻水肿。4～6周后外固定解除，开始肘关节屈伸活动；手术切开复位且内固定稳定的患者，术后2周即可进行肘关节活动。

九、桡骨远端/下端骨折

桡骨远端/下端骨折是指距桡骨远端关节面3cm以内的骨折，常见于有骨质疏松的中老年女性。

（一）病因与分类

1.多因间接暴力引起。

2.根据受伤的机制分类 ①伸直型骨折（Colles骨折）：多因跌倒后手掌着地、腕关节背伸、前臂旋前所致。②屈曲型骨折（Smith骨折）：少见，常由于跌倒后、手背着地、腕关节屈曲而受伤。

（二）临床表现

1.症状 伤后腕关节局部疼痛和皮下瘀斑、肿胀、功能障碍。

2.体征 患侧腕部压痛明显，腕关节活动受限。伸直型骨折由于远折端向背侧移位，故从侧面看呈"银叉"畸形；又由于远折端向桡侧移位，从正面看呈"枪刺样"畸形。屈曲型骨折：腕部下垂（垂腕）畸形。

3.X射线检查 可见典型移位。伸直型骨折：骨折远端向背侧和桡侧移位。屈曲型骨折：骨折远端向掌侧和桡侧移位。

（三）处理原则

1.手法复位外固定 主要方法。对伸直型骨折（Colles骨折）者，手法复位后在旋前、屈腕、尺偏位用超关节石膏绷带固定或小夹板固定2周。水肿消退后，在腕关节中立位改用前臂管型石膏或继续用小夹板固定。

2.切开复位内固定

（四）护理问题

有外周神经血管功能障碍的危险 与骨和软组织损伤、外固定不当有关。

（五）护理措施

1.病情观察 ①观察石膏绷带或夹板固定的松紧度，必要时及时调整，以免神经、血管受压。②观察前臂肿胀程度及手的感觉运动功能，以及时发现骨筋膜室综合征。

2.体位 用吊带或三角巾将患肢托起，以减轻肢体肿胀疼痛。

3.局部制动 防止腕关节旋前或旋后。

4.指导功能锻炼 复位固定后尽早开始手指屈伸和用力握拳活动，并进行前臂肌肉的主动舒缩运动。4~6周后外固定解除，开始腕关节活动。

十、股骨颈骨折

股骨颈骨折多发生在中老年人，以女性多见。常出现骨折不愈合（约15%）和股骨头缺血性坏死（20%~30%）。

（一）病因和分类

常与骨质疏松导致骨质量下降有关，多在走路时滑倒，身体发生扭转倒地，间接暴力传导致股骨颈骨折。

1.按骨折线部位分类 ①股骨头下骨折；②经股骨颈骨折；③股骨颈基底骨折。股骨头下骨折和经股骨颈骨折属于关节囊内骨折，由于股骨头的血液供应大部分中断，因而骨折不易愈合和易造成股骨头缺血坏死。

2.按X射线表现分类 ①内收骨折：Pauwels角（远端骨折线与两侧髂嵴连线的夹角）大于50°，属于不稳定性骨折。②外展骨折：Pauwels角小于30°，属于稳定性骨折。

3.按移位程度分类：①不完全骨折。②完全骨折：无移位的完全骨折；部分移位的完全骨折；完全移位的完全骨折。

（二）临床表现

1.症状 中、老年人有摔倒受伤史，伤后髋部疼痛，下肢活动受限，不能站立和行走。

2.体征 患肢缩短、呈45°~60°外旋畸形；患侧大转子突出；局部压痛、纵向叩击痛。Bryant三角底边较健侧缩短，股骨大转子上移在Nelaton线之上。

3.X射线检查 髋部正侧位X射线片可明确骨折的部位、类型、移位情况，是选择治疗方法的重要依据。

（三）处理原则

1.非手术治疗 适用于：①无明显移位骨折；②稳定性骨折；③年龄过大，全身情况差，或合并有严重心、肺、肾、肝等功能障碍者。非手术治疗方法：穿防旋鞋，下肢30°外展中立位皮肤牵引，卧床6~8周。3个月后可扶拐下地。6个月后可弃拐。

2.手术治疗

（1）手术指征：①内收型骨折和有移位的骨折；②65岁以上老人股骨头下型骨折；③青少年的股骨颈骨折；④股骨颈陈旧性骨折不愈合，影响功能的畸形愈合，股骨头缺血坏死，或合并髋关节骨性关节炎。

（2）手术方法：①闭合复位内固定；②切开复位内固定；③人工关节置换术。

（四）护理问题

1.躯体活动障碍　与骨折、牵引或石膏固定有关。

2.有失用综合征的危险　与骨折、软组织损伤或长期卧床有关。

3.潜在并发症：下肢深静脉血栓、肺部感染、压疮、股骨头缺血坏死、骨折不愈合、关节脱位、关节感染等。

（五）护理措施

1.并发症的预防与观察

2.搬运和移动　尽量避免搬运或移动病人。搬运时将髋关节与患肢整个托起，以防止关节脱位或骨折断端移位造成新的损伤。

（六）健康教育

1.非手术治疗　卧床期间保持患肢外展中立位。避免患肢内收或外旋，坐起时不交叉盘腿，以免发生骨折移位。指导患肢股四头肌等长收缩、踝关节和足趾屈伸旋转运动，以防止下肢深静脉血栓、肌萎缩和关节僵硬。

2.内固定治疗　卧床期间避免患肢内收，坐起时不能交叉盘腿。

3.人工关节置换术　①卧床期间两腿间垫枕，保持患肢外展中立位，同时进行患肢股四头肌等长收缩、踝关节和足趾屈伸旋转运动。②遵医嘱术后早期下床活动。③术后3个月内，为避免关节脱位，尽量避免屈髋大于90°和下肢内收超过身体中线，故应避免下蹲、坐矮凳、坐沙发、盘腿、跷二郎腿等动作。④避免有损人工关节的活动，如爬山、爬楼梯、跑步；避免在负重状态下反复做髋关节伸屈动作，或做剧烈跳跃和急停急转运动。⑤警惕人工关节并发症：关节感染（最严重的并发症）、松动或磨损、关节脱位等。

十一、股骨干骨折

股骨干骨折是指股骨转子以下、股骨髁以上部位的骨折。多见于青壮年。

（一）病因和分类

1.直接暴力　容易引起股骨干的横形或粉碎性骨折，同时有广泛的软组织损伤。

2.间接暴力　常导致股骨干斜形或螺旋形骨折，周围软组织损伤较轻。

根据受伤部位分类：股骨上1/3骨折；股骨中1/3骨折；股骨下1/3骨折。

（二）临床表现

1.症状　伤后患肢疼痛、肿胀、活动障碍（不能站立和行走）。

2.体征　患肢明显畸形、反常活动、骨擦音；失血性休克；神经、血管损伤表现：股骨下1/3骨折易引起血管神经损伤（远折端由于腓肠肌的牵拉以及肢体重力的作用面向后方移位，压迫或损伤腘动脉、腘静脉和胫神经、腓总神经），检查时注意肢体远端血运、感觉和运动功能。

3.X射线检查　X射线正、侧位拍片可明确骨折的准确部位、类型和移位情况。

（三）处理原则

1.非手术治疗　①皮牵引：儿童股骨干骨折多采用手法复位、小夹板固定，皮牵引（3岁以下儿童垂直悬吊皮肤牵引）维持方法治疗。②骨牵引：成人股骨干骨折闭合复位后，可采用Braun架固定持续牵引或Thomas架平衡持续牵引，一般需持续牵引8～10周。

2.手术治疗

（四）护理问题

1.躯体活动障碍　与骨折或牵引有关。

2.潜在并发症：低血容量性休克。

（五）护理措施

1.病情观察　①警惕有无脉搏增快、皮肤湿冷、血压下降等低血容量休克表现；②因骨折可损伤下肢重要神经和血管，应观察患肢血液供应，如足背动脉搏动和毛细血管充盈情况，同时观察患肢是否出现感觉和运动功能障碍等表现。一旦出现异常，及时报告医师并协助处理。

2.牵引护理

3.指导功能锻炼　患肢复位固定后，可在维持牵引条件下做股四头肌等长舒缩运动，并活动足部、踝关节和小腿。

十二、胫腓骨干骨折

胫腓骨干骨折指胫骨平台以下至踝以上部分发生的骨折。在长骨骨折中最常见，以青壮年和儿童居多。

（一）病因和分类

1.直接暴力　多为重物撞击、车轮碾轧等直接暴力损伤，可引起胫腓骨同一平面的横形、短斜形或粉碎性骨折。

2.间接暴力　多在高处坠落后足跟着地，身体发生扭转所致。可引起胫骨、腓骨螺旋形或斜形骨折。儿童胫腓骨干骨折常为青枝骨折（表现为不敢负重和局部疼痛）。

3.根据骨折部位分类　胫腓骨干双骨折（最常见）；单纯胫骨干骨折；单纯腓骨骨折。

（二）临床表现

1.症状　局部疼痛、肿胀、不敢站立和行走。小儿青枝骨折表现为不敢负重和局部压痛。

2.体征　患肢可有明显短缩或成角畸形和反常活动，可发现骨擦音或骨擦感；其他：胫骨上 1/3 骨折可致胫后动脉损伤，引起下肢严重缺血甚至坏死；胫骨中 1/3 骨折可引起骨筋膜室综合征；胫骨下 1/3 骨折由于血运差，软组织覆盖少，容易发生延迟愈合或不愈合；腓骨颈有移位的骨折可致腓总神经损伤。

3.X射线检查　包括膝关节、踝关节，可确定骨折的部位、类型和移位情况。

（三）处理原则

1.非手术治疗　①手法复位外固定：稳定的胫腓骨干横形骨折或短斜形骨折可在手法复位后用小夹板或石膏固定。②牵引复位：不稳定的胫腓骨干双骨折可采用跟骨结节牵引，纠正短缩畸形后行手法复位，小夹板固定。

2.手术治疗　手法复位失败、损伤严重或开放性骨折者应切开复位。

（四）护理问题

1.有外周神经血管功能障碍的危险　与骨和软组织损伤、外固定不当有关。

2.潜在并发症：肌萎缩、关节僵硬。

（五）护理措施

1.病情观察　包括牵引效果观察和及时发现并发症。

2.指导功能锻炼。

第九节　一氧化碳中毒病人的护理

由于人体短期内吸入过量一氧化碳导致全身组织缺氧，最终发生脑水肿和中毒性脑病。

一、病因

一氧化碳（CO）是一种无色、无臭、无味的气体，属于窒息性毒气，是由含碳物质燃烧不完全时产生的。一氧化碳经呼吸道进入血液，85%与红细胞内血红蛋白结合形成稳定的碳氧血红蛋白（COHb）。由于CO与Hb的亲和力比O_2与Hb的亲和力大240倍，而COHb的解离速度只有氧合血红蛋白解离速度的1/3600，故易造成碳氧血红蛋白在体内蓄积。COHb不能携氧，而且还影响氧合血红蛋白正常解离，即氧不易释放到组织，从而导致组织和细胞的缺氧。此外，CO还可抑制细胞色素氧化酶，直接抑制组织细胞内呼吸。这些因素更加重组织、细胞缺氧。CO中毒时，脑、心对缺氧最敏感，常最先受损。

二、临床表现

根据临床症状的严重程度及血液中COHb的含量，将急性CO中毒分为轻、中、重三度。

1.轻度中毒 病人感头痛、头晕、四肢无力、胸闷、耳鸣、眼花、恶心、呕吐、心悸、嗜睡或意识模糊。此时如能及时脱离中毒环境，吸入新鲜空气，症状可较快消失。

2.中度中毒 除上述症状加重外，病人常出现浅昏迷、脉快、皮肤多汗、面色潮红、口唇呈樱桃红色。此时如能及时脱离中毒环境，给予加压吸氧，病人常于数小时后清醒，一般无明显的并发症。

3.重度中毒 病人进入深昏迷、抽搐、呼吸困难、呼吸浅而快、面色苍白、四肢湿冷、周身大汗，可有大小便失禁、血压下降。最后可因脑水肿、呼吸循环衰竭而死亡。

4.迟发性脑病（神经精神后发症） 重度中毒病人抢救清醒后，经过约2~60天的"假愈期"，可出现迟发性脑病的症状，如精神意识障碍等症状、去大脑皮质状态、帕金森综合征、肢体瘫痪、癫痫、周围神经病变。去大脑皮质状态是大脑皮质局灶性功能障碍，如失语、失明或继发性癫痫，约占重度中毒的50%，多在急性中毒后1~2周内发生。昏迷时间超过48小时者，迟发性脑病发生率较高。

三、辅助检查

1.血液碳氧血红蛋白测定 轻度中毒时血液碳氧血红蛋白浓度为10%~20%，中度中毒时血液碳氧血红蛋白浓度为30%~40%，重度中毒时血液碳氧血红蛋白浓度为50%以上。

2.脑电图检查 可见缺氧性脑病的波形。

根据一氧化碳接触史、急性中毒的症状和体征及血液碳氧血红蛋白试验阳性，可以诊断为一氧化碳中毒。血液碳氧血红蛋白是对确诊有价值的指标，采取血标本一定要及时，要早，离开现场后数小时碳氧血红蛋白会逐渐消失，脱离8小时以后检测静脉血标本则无意义。

四、治疗原则

1.终止一氧化碳吸入

迅速将病人转移到空气新鲜处，松解衣服，注意保暖，保持呼吸道通畅。

2.纠正缺氧

轻、中度中毒病人可用面罩或鼻导管高流量吸氧，8~10 L/min；严重中毒病人给予高压氧治疗，可加速碳氧血红蛋白解离，促进一氧化碳排出。高压氧舱治疗能增加血液中溶解氧，提高动脉血氧分压，可迅速纠正组织缺氧，是中、重度中毒首选。呼吸停止时应及时进行人工呼吸，或使用呼吸机。对危重病人可考虑换血疗法或血浆置换。

3.对症治疗

（1）控制高热：采用物理降温，体表用冰袋，头部用冰帽，降低脑代谢率，增加脑对缺氧的耐受性。必要时可用冬眠药物。

（2）防治脑水肿：应及时使用脱水治疗，最常用20%甘露醇250 mL静脉快速滴注（10 mL/min），每日2次。也可应用呋塞米、肾上腺皮质激素等药物，降低颅内压，减轻脑水肿。

（3）促进脑细胞功能恢复：补充促进脑细胞功能恢复的药物，常用的有三磷酸腺苷、细胞色素C、辅酶A和大量维生素C、维生素B等。

（4）防治并发症及迟发性脑病：昏迷期间保持呼吸道通畅，定时翻身以防发生压疮和肺炎，出现低血压、酸中毒等应给予相应处理。急性CO中毒病人苏醒后，应该休息观察2周，以防迟发性脑病和心脏后发症的发生。

五、护理问题

1.头痛 与一氧化碳中毒引起脑缺氧有关。

2.急性意识障碍：昏迷 与一氧化碳中毒有关。

3.潜在并发症：迟发性脑病。

4.知识缺乏 缺乏对一氧化碳中毒的认识。

六、护理措施

1.**病情观察**　定时测量生命体征，观察神志变化，记录出入量及重病记录。观察病人有无头痛、喷射性呕吐等脑水肿征象。了解碳氧血红蛋白测定结果。

2.迅速给病人吸入高浓度（>60%）高流量氧（8~10 L/min），有条件可用高压氧舱治疗。呼吸停止者应做人工呼吸，备好气管切开包及呼吸机。

3.**高热惊厥**　应遵医嘱给地西泮静脉或肌内注射，并给予物理降温，头戴冰帽，体表大血管处放置冰袋。

4.保持呼吸道通畅，平卧位头偏向一侧，随时清除口咽分泌物及呕吐物。

5.**用药护理**　脑水肿者遵医嘱给予20%甘露醇静脉快速滴注，以达脱水目的，并按医嘱静脉点滴ATP、细胞色素C等药物。

6.**恢复期护理**　病人清醒后仍要休息2周，可加强肢体锻炼，如被动运动、按摩、针灸，以促进肢体功能恢复。

七、健康教育

1.家庭用火炉、煤炉要安装烟筒或排风扇，定期开窗通风。

2.厂矿应加强劳动防护措施，煤气发生炉和管道要经常维修，定期测定空气中的CO浓度。

3.在可能产生CO的场所停留，若出现头痛、头晕、恶心等先兆，应立即离开。

4.进入高浓度CO环境内执行紧急任务时，应戴好防毒面具及系好安全带。

第十节　有机磷农药中毒病人的护理

有机磷杀虫剂属于有机磷酸酯或硫化磷酸酯类化合物，是目前应用最广泛的一类农药。按毒性大小分为剧毒类：对硫磷（1605）、内吸磷（1059）、甲拌磷（3911）、久效磷；高毒类：敌敌畏、氧化乐果、甲胺磷、甲基对硫磷；中毒类：乐果、敌百虫、乙硫磷、倍硫磷、甲基内吸磷；低毒类：马拉硫磷等。绝大多数有机磷农药为淡黄至棕色油状液体，难溶于水，有大蒜臭味；在酸性环境中稳定，在碱性条件下则易水解而失效，但敌百虫遇碱变为毒性更强的敌敌畏，而甲拌磷则耐碱，不为碱性物质所破坏。

有机磷杀虫剂中毒是指有机磷杀虫剂进入人体后与胆碱酯酶结合，形成磷酰化胆碱酯酶从而失去水解乙酰胆碱的能力，导致乙酰胆碱积聚而引起的一系列临床综合征。

一、病因

1.**职业性/生产性中毒**　杀虫剂生产、包装及储运过程中，因设备密封不严等原因致毒物泄漏；手套破损或衣服、口罩污染及杀虫剂配制、使用过程中未按规范操作，用手直接搅拌药液或夏日在身体裸露较多的情况下喷洒农药；喷洒农药后未及时更换衣服及清洗皮肤或清洗不彻底，均易使杀虫剂经皮肤和呼吸道吸收而致病。

2.**生活性中毒**　主要是由于自服、误服所致。生活性中毒是目前最为主要的中毒原因。

有机磷杀虫剂通过皮肤、呼吸道、消化道、眼及伤口等途径吸收进入人体引起中毒。有机磷农药进入人体后通过血液、淋巴很快运送至全身各个器官，以肝脏含量最多，主要在肝内代谢进行生物转化。一般氧化后毒性增强，水解后毒性降低。有机磷杀虫剂排泄较快，其代谢产物大多由肾脏排泄。多数在24小时被排出，48小时后完全排出体外。

二、中毒机制

有机磷杀虫剂分布到胆碱能神经的神经突触和神经-肌肉接头处，与乙酰胆碱酯酶结合形成稳定而无活性的磷酰化胆碱酯酶，从而失去水解乙酰胆碱的能力，导致乙酰胆碱在突触间隙积聚。过度积聚的乙酰胆碱对胆碱能受体产生过度激动，引起中枢和外周持续而强烈的胆碱能兴奋，产生急性胆碱能危象。急性胆碱能危象的症状包括副交感神经节前、节后纤维支配的腺体平滑肌、虹膜括约肌等兴奋，以及交感神经节后纤维支配的汗腺兴奋所引起的毒蕈碱样症状（M样症状）、交感神经节和肾上腺髓质兴奋所引起的烟碱样症状（N样症状）。乙酰胆碱作用于大脑、丘脑和中脑网桥结构，破坏了大脑正常的平衡和协调，出现功能紊乱甚至衰竭。神经肌肉接头处的持续积聚，乙酰胆碱沿终板膜扩散至突触外，突触间隙乙酰胆碱剩余量减少，突触间隙乙酰胆碱量不能达到激动受体的足够浓度，出现肌无力，甚至肌瘫痪。

此外，乙酰胆碱积聚尚可引起胆道口括约肌痉挛及十二指肠乳头水肿，胰液引流不畅，加之胰液分泌旺盛，最后导致胰小管和腺泡破裂而出现急性胰腺炎。有机磷杀虫剂也可直接损害组织细胞，引起中毒性心肌炎、中毒性肝炎、中毒性肾病及急性胃黏膜病变。

三、临床表现

有机磷农药中毒的潜伏期长短（发病时间）与药物进入途径有关，皮肤吸收慢，约2～8 h；口服中毒可在10分钟至2小时内出现症状，最短约5～10 min。如仅有M样症状者多为轻度中毒，兼有N样症状者常为中度中毒，同时存在毒蕈碱样症状、烟碱样症状、中枢神经系统症状为重度中毒。

1.急性胆碱能危象

急性有机磷中毒患者出现毒蕈碱样症状、烟碱样症状以及中枢神经系统表现如意识障碍等严重情况时，称为胆碱能危象。中毒后立即出现，是急性有机磷杀虫剂中毒的主要临床表现。

（1）毒蕈碱样症状/M样症状：出现最早，主要是副交感神经末梢兴奋所致。多数腺体分泌增加、平滑肌收缩（痉挛）及括约肌松弛。腺体分泌表现为多汗、流涎、流泪、鼻塞、痰多（支气管分泌物多）和肺部湿啰音甚至出现肺水肿；平滑肌收缩表现为胸闷、呼吸困难、瞳孔缩小呈针尖样、恶心、呕吐、腹痛、腹泻；括约肌松弛包括大小便失禁。

（2）烟碱样症状/N样症状：主要是交感神经节和横纹肌运动神经过度兴奋，表现为肌纤维、肌束颤动，常从小肌群开始，逐渐发展至全身。常从眼睑、面部、舌肌开始，逐渐发展至四肢、全身肌肉抽搐，病人常有全身紧束感，但后期出现肌无力、肌瘫痪，呼吸肌麻痹可致呼吸停止。交感神经节及肾上腺髓质兴奋，表现为面色苍白、血压升高、心率增快、心律失常。

（3）中枢神经系统：轻者（早期）头晕、头痛、乏力、情绪不稳，重者抽搐、昏迷，严重者呼吸、循环中枢受抑制导致呼吸、循环衰竭或脑水肿而死亡。

2.局部损害

敌敌畏、敌百虫、对硫磷、内吸磷等接触皮肤后可引起过敏性皮炎、剥脱性皮炎，接触眼睛可致眼结膜充血、瞳孔缩小。

3.中间综合征（IMS）

在急性中毒症状（急性胆碱能危象）缓解后2～4 d（24～96小时），个别在7 d后，在迟发性多神经病变之前，出现突然死亡，称中间综合征。先有脑神经麻痹，继之表现为颈肌、肢体近端肌力减退但肌张力正常。表现为眼球活动受限、眼睑下垂、复视；颜面肌、咀嚼肌无力、声音嘶哑及吞咽困难；呼吸肌麻痹则有呼吸困难、呼吸频率减慢、胸廓活动幅度逐渐变浅，引起进行性缺氧，最后导致意识障碍、昏迷。如不及时应用呼吸机，常死于呼吸衰竭。该综合征一般持续2～20 d。

4.迟发性多发性神经病（OPID）

在急性中毒症状恢复后1～2周开始发病，部分延迟至3～5周，主要表现为周围神经病变：下肢瘫痪、四肢肌肉萎缩等症状。多见于经口服重度中毒病例。品种以甲胺磷、马拉硫磷、对硫磷、甲基对硫磷、敌百虫、敌敌畏、杀螟松、稻瘟散等多见，但甲胺磷发病率最高。

神经细胞轴索的能量代谢障碍是发生此毒性作用的关键，已明确钙调素激酶Ⅱ和神经细胞骨架蛋白磷酰化可导致轴索变性坏死，继之发生脱髓鞘致肌麻痹。首先累及感觉神经，病情逐渐发展，2周左右累及运动神经，开始多见于下肢，后逐渐发展。表现为肢体远端对称性感觉和运动功能障碍，严重者出现弛缓性瘫痪，可伴有脑神经损害和锥体束征。一般下肢较上肢明显，远端甚于近端，运动受损重于感觉受损。

5.反跳

部分患者在急性胆碱能危象好转后2～15 d再度出现急性胆碱能危象等中毒症状（较初期病情更重），甚至猝死，称为反跳。可能与洗胃不彻底、残留毒物在胃肠道再吸收；治疗所用解毒剂、复能剂剂量不足或停药过早；以及毒物在体内氧化后毒性增强；短时间内大量输液引起血中有活性的乙酰胆碱酶被稀释，而输入的葡萄糖使体内乙酰胆碱合成增加有关；也可能与长期大量使用阿托品而致胆碱能受体功能亢进或紊乱有关。反跳的发生与药物种类还有一定关，口服乐果、敌敌畏、甲胺磷等易发生反跳。

四、辅助检查

1.全血胆碱酯酶活力测定　全血胆碱酯酶是诊断有机磷杀虫药中毒的标志酶。正常人胆碱酯酶活力为100%，中毒时活力常降至80%以下。急性中毒时根据其降低水平可判断病情严重程度：轻度中毒胆碱酯酶活力为50%～70%，头晕、头痛、恶心、呕吐、多汗、流涎、视力模糊、瞳孔缩小；中度为30%～50%，除轻度中毒的表现外，还出现了肌纤维颤动、瞳孔明显缩小、大汗、腹痛、腹泻、步态蹒跚等；重度<30%，除上述症状外，发生肺水肿、惊厥、昏迷及呼吸麻痹。

2.血、粪及呕吐物有机磷鉴定及尿中有机磷代谢产物测定可作为辅助诊断手段。

急性有机磷杀虫剂中毒可根据有机磷杀虫剂接触史，结合临床呼出气有蒜味、瞳孔针尖样缩小、大汗淋漓、腺体分泌增加、肌纤维颤动和意识障碍等中毒表现，一般即可做出诊断。如有全血胆碱酯酶活力降低，更可确诊。必要时可进行试验性治疗，静脉注射阿托品1～2 mg，如无阿托品化征象出现，则有助于诊断。

五、治疗原则

1.终止接触毒物

将中毒患者立即撤离中毒现场，脱去污染衣物，用微温的清水、肥皂水或弱碱液（1%～5%碳酸氢钠溶液，敌百虫禁用）、1∶5000高锰酸钾溶液（对硫磷忌用）清洗皮肤、毛发和指甲，直到闻不到农药气味为止，必要时反复清洗（清洗方式以冲洗最佳）。禁用热水或酒精擦洗，以防皮肤血管扩张促进毒物吸收。眼部污染可用2%碳酸氢钠溶液、生理盐水或清水连续冲洗。

2.清除尚未吸收的毒物

主要有催吐、洗胃和导泻，用于经口服中毒的病人。进行得愈早、愈彻底，预后愈好。

（1）催吐：适用于神志清楚、生命体征平稳、配合治疗的病人。可嘱咐病人饮水300～500 mL，然后压迫舌根，刺激咽后壁催吐，也可口服吐根碱糖浆催吐。

（2）洗胃：常用的洗胃液有清水、碳酸氢钠溶液和高锰酸钾溶液。但敌百虫禁用碱性洗胃液、硫化磷酸酯类（马拉硫磷、乐果、对硫磷及内吸磷等）禁用高锰酸钾溶液洗胃。洗胃务求彻底，直至洗清至无大蒜味为止。对于插胃管困难者，要当机立断，立即给予剖腹胃造口术洗胃。口服量较多的病人，洗胃后要保留胃管，48 h内反复洗胃，每4～6 h一次，每次1000～2000 mL。

（3）导泻：可选用盐类泻剂，如5%硫酸钠溶液60～100 mL，禁用油类泻剂。

3.促进已吸收毒物的排出

（1）利尿：可促进吸收的毒物由肾脏排出，但因患者接受洗胃、大量补液和大剂量阿托品治疗，常有低渗血症，故利尿宜选用高渗利尿剂，如20%甘露醇。

（2）换血或血浆置换：如果中毒时间较长、毒物已经大量进入血液，在使用解毒剂的同时，可采用静脉放血的办法解救，每次放血200～400 mL，然后输入新鲜血400～600 mL，因库血中乙酰胆碱酶活力减弱，放置10 h后乙酰胆碱酶活力即消耗殆尽，故不宜使用。对于有循环衰竭或低血压者不可给放血治疗。血浆置换可以直接清除有机磷及其他有机溶剂和杂质，应用等量新鲜血浆或5%人体白蛋白为置换液置换有毒的血浆后，一方面可以减少或减轻有机磷及其他有机溶剂和杂质对机体的毒害作用，另一方面可以直接补充有活性的胆碱酯酶，改善中毒症状。

（3）血液灌流：在无菌操作下，将患者血液导入盛有固态吸附剂的灌流器，清除血中毒物后，再将净化了的血液回输给患者，一般在中毒后12 h内进行效果较好。

4.解毒药物的应用

（1）抗胆碱药：急性有机磷杀虫剂中毒最常使用的药物，能有效地同乙酰胆碱争夺胆碱能受体，阻滞乙酰胆碱的作用。抗胆碱药的代表药为阿托品。阿托品为M样受体阻滞剂，能有效地改善毒蕈碱样症状；由于不能通过血脑屏障，且对中枢毒蕈碱受体作用弱，故对有机磷杀虫剂中毒出现严重的中枢神经系统症状如惊厥、躁动不安和中枢呼吸抑制等疗效欠佳。①阿托品的使用原则：早期、足量、重复，直至毒蕈碱样症状明显改善或达到阿托品化，然后减量维持治疗，病情稳定后及时停药。阿托品的用量要因人而异、因病情而异。②阿托品化：指给予足量阿托品后毒蕈碱样症状消失，并出现轻度阿托品药物反应，即已达良好的治疗目的。其主要指标为：皮肤干燥、口干、颜面潮红、心率加快（90～100次/分左右）、瞳孔较前扩大并不再缩小、肺部啰音消失、体温轻度增高并有轻度烦躁。③阿托品中毒：有机磷杀虫剂中毒时，使用的阿托品的剂量已接近中毒量，而且许多人采用阿托品宁多勿少的原则，使许多有机磷中毒的治疗过程中极易出现阿托品中毒。阿托品中毒主要表现为瞳孔明显扩大、颜面紫红、皮肤干燥；意识转清后又出现神志模糊、谵妄、幻觉、狂躁不安、抽搐或昏迷；心动过速（超过140次/分）、体温达39～40 ℃、高度腹胀或伴有尿潴留，阿托品减量或停药后症状好转。必要时使用毛果芸香碱进行拮抗。

（2）胆碱酯酶复能剂（活化剂）：能使被抑制的胆碱酯酶恢复活性，有利于消除中毒时的N样症状和中枢神经系统症状，但对M样症状和解除中枢性呼吸抑制作用较弱。复能剂的种类有氯解磷定、碘解磷定、双复磷和双解磷。目前我国最常用的为氯解磷定和碘解磷定。复能剂对内吸磷、对硫磷、甲拌磷效果好，对敌敌畏、敌百虫效果差，对乐果、马拉硫磷疗效不明显，对二嗪农和谷硫磷无效。

①复能剂的使用原则：及早用药（中毒48 h后磷酰化胆碱酯酶即老化而不易恢复活性，一经发现有机磷杀虫剂中毒，应及时给胆碱酯酶复能剂，而且越早给药，效果越好）、首剂足量（中毒早期应短时间内静脉注射足量的复能剂）、重复用药（首剂后如症状未改善可用首剂半量给药）、联合用药（中、重度中毒时应与抗胆碱药合用，但两药均应减量使用）、静脉注射（复能剂稀释后缓慢静脉注射，注射速度过快可致暂时性呼吸抑制）。

②复能剂常见副作用：头晕、视物模糊、复视、恶心、呕吐、心率过快、血压升高，过量或注射速度过快可抑制呼吸肌引起呼吸抑制，甚至出现昏迷和抽搐。

5.综合对症治疗

（1）呼吸衰竭：多由肺水肿、呼吸肌麻痹及呼吸中枢衰竭引起。肺水肿主要是有机磷的M样作用所致，对肺水肿的治疗阿托品有显效，可加用复能剂联合治疗，必要时静脉注射地塞米松每次10 mg，1～2次/天，酌情使用利尿剂、脱水剂和洋地黄制剂，但禁用吗啡，以免引起呼吸抑制。呼吸肌麻痹与有机磷的N样作用有关，可给予复能剂，必要时换血或输血。呼吸中枢衰竭多由脑内胆碱酯酶积聚引起，肺水肿、呼吸麻痹、缺氧、脑水肿以及静注阿托品、复能剂过多、过快等也可引起呼吸中枢衰竭。阿托品有兴奋呼吸中枢的作用，一般不需加用呼吸兴奋剂，对使用阿托品无效的病人应立即气管插管或气管切开，给予呼吸机辅助呼吸。

（2）急性脑水肿：限制入液量，及时脱水治疗。

6.中间综合征的治疗

维持足量的阿托品和复能剂，维持液体、电解质及酸碱平衡，对于并发呼吸肌麻痹的患者及时气管插管或气管切开行人工机械通气。

7.有机磷中毒反跳的治疗

一旦发现反跳，立即应用大剂量阿托品，并反复用药，达到阿托品化后减量宜慢。早期加用肾上腺皮质激素。

8.迟发性多神经病的治疗

注意休息，辅助使用神经营养剂，如维生素B、辅酶A、三磷酸腺苷等药物；肾上腺皮质激素亦有一定疗效。病程长者可给予康复治疗、按摩、运动疗法，有助于恢复。

六、护理问题

1.急性意识障碍：昏迷　与有机磷农药中毒有关。

2.体液不足：脱水　与严重呕吐、腹泻有关。

3.气体交换受损　与有机磷农药中毒致呼吸道分泌物过多有关。

4.有误吸的危险　与意识障碍有关。

5.低效性呼吸型态：呼吸困难　与有机磷农药致肺水肿、呼吸肌麻痹、呼吸中枢受抑制有关。

6.知识缺乏　缺乏有机磷农药使用及管理和中毒的有关知识。

七、护理措施

1.病情观察　急性有机磷农药中毒、常因肺水肿、脑水肿、呼吸衰竭而死亡。应定时检查和记录生命体征、尿量和意识状态，发现以下情况及时做好配合抢救工作。

（1）若病人出现胸闷、严重呼吸困难、咳粉红色泡沫痰、两肺湿啰音、意识模糊或烦躁，提示发生急性肺水肿。

（2）若病人出现呼吸节律不规则，频率和深度也发生改变，应警惕呼吸衰竭。

（3）若病人意识障碍伴有头痛、剧烈呕吐、抽搐，应考虑是否发生急性脑水肿。

（4）若病人神志清醒后又出现心慌、胸闷、乏力、气短、食欲减退、唾液明显增多等表现，应警惕为中间综合征的先兆。了解全血胆碱酯酶化验结果，及动脉血氧分压变化，记录出入量及重病记录。

2.给予高流量吸氧（4～5 L/min），每天要换鼻导管，并插入另一侧鼻孔。

3.体位　病人体位应有利于呼吸，清醒病人可取半卧位，昏迷者头偏向一侧。

4.保持呼吸道通畅　昏迷者除头偏向一侧外，注意随时清除呕吐物及痰液，并备好气管切开包、呼吸机等。

5.药物护理　遵医嘱定时给予静脉滴注阿托品，注意病人体征是否达到阿托品化，并避免阿托品中毒，早期给予足量的碘解磷定或氯解磷定。必要时给予呼吸中枢兴奋剂尼可刹米，忌用抑制呼吸中枢的药物如吗啡、巴比妥类药物。

第十一节　镇静催眠药中毒病人的护理

能恢复安静情绪的药物称镇静药。能促进和维持近似生理睡眠的药物称催眠药。但同一药物，在较小剂量时起镇静作用，在较大剂量时则起催眠作用，因此统称为镇静催眠药。传统的镇静催眠药，都是普遍性中枢抑制药，随剂量逐渐增加而产生镇静、催眠、嗜睡、抗惊厥和麻醉作用，中毒量可致呼吸麻痹而死亡。长期滥用催眠药可引起耐药性和依赖性而导致慢性中毒。突然停药或减量可引起戒断综合征。

一、病因

1.苯二氮卓类药物中毒

苯二氮卓类药物1960年开始使用，目前已取代了大部分其他镇静催眠药。

（1）长效类（半衰期＞30小时）：地西泮、氟西泮、氯氮卓。

（2）中效类（半衰期6～30小时）：奥沙西泮、阿普唑仑、替马西泮。

（3）短效类：三唑仑、普拉定、克罗西培、咪唑安定。

2.巴比妥类药物中毒

1950年以前常用的镇静催眠药：

（1）长效类：巴比妥、苯巴比妥（鲁米那）。

（2）中效类：戊巴比妥、异戊巴比妥（阿米妥）、异丁巴比妥。

（3）短效类：司可巴比妥（速可眠）、硫喷妥钠。

3．非巴比妥非苯二氮卓类药物中毒

代表药物是：水合氯醛、格鲁米特（导眠能）、甲喹酮（安眠酮）、甲丙氨酯（眠尔通）。

4．吩噻嗪类（抗精神病药）药物中毒

代表药物是氯丙嗪，临床常用的还有奋乃静、三氟拉嗪、氟哌啶醇等。

二、临床表现

1.苯二氮卓类药物中毒的临床表现

中枢神经系统抑制较轻，主要症状是嗜睡、头晕、言语含糊不清、意识模糊、共济失调。

（1）轻度中毒：头晕、嗜睡、言语含糊不清、共济失调、意识模糊。

（2）重度中毒：可出现昏迷、呼吸抑制、血压下降等表现。很少出现严重症状如长时间昏迷和呼吸抑制（但注射过快可引起严重呼吸抑制），如果出现，应考虑同时服用了其他镇静催眠药或饮酒。

（3）安定中毒还可引起可逆性视力障碍、复视、眼球震颤，锥体外系症状，尿潴留和少尿。

（4）长期用药有男子乳房女性化，女性月经不调、不排卵，此类药有致畸作用。

（5）成瘾者突然停药可表现为失眠、兴奋、呕吐、出汗、焦虑、震颤和抽搐。

2.巴比妥类药物中毒的临床表现

（1）急性中毒：一次服用大剂量巴比妥类药物，引起中枢神经系统抑制，症状与剂量有关。①轻度中毒（2～5倍催眠剂量）：表现为嗜睡（但能唤醒）、情绪不稳定、注意力不集中，记忆力减退、共济失调、发音不清、步态不稳、眼球震颤、意识模糊。②中度中毒（5～10倍催眠剂量）：表现为沉睡，即使推醒也不能答问，腱反射消失，呼吸减慢，角膜反射及咽反射存在，可有唇、手指或眼球震颤。③重度中毒（10～20倍催眠剂量）：表现为深昏迷，呼吸浅快到停止；早期可有四肢强直、腱反射亢进、阵挛，或巴宾斯基征阳性；后期循环功能下降、体温下降、肌张力松弛，胃肠蠕动减弱。皮肤可起大疱。长期昏迷患者可并发肺炎、肺水肿、脑水肿、肾衰竭而危及生命。

（2）停药反应/戒断综合征：主要表现为自主神经兴奋性增高和神经精神异常。早期（12～16 h）可出现戒断症状，如恐惧感、肌无力、震颤、体位性虚脱、食欲缺乏及睡眠障碍等。停药3～8 d可发生痉挛、恶心、呕吐，偶有惊厥、谵妄等。癫痫患者可诱发癫痫发作或轻躁狂状态，甚至出现癫痫持续状态。用药量大、时间长而骤然停药者症状严重。

3.非巴比妥非苯二氮卓类药物中毒的临床表现

与巴比妥类药物中毒相似。但各有其特点。

4.吩噻嗪类药物中毒的临床表现

（1）急性中毒

有两类表现：一种呈严重嗜睡状态，易叫醒也易入睡；另一种血压下降乃至休克，甚至发生猝死，多系过量注射所致。

（2）慢性中毒

①锥体外系症状：最常见的表现。约半数长期大量服用者出现锥体外系症状，如震颤麻痹综合征、静坐不能、急性肌张力障碍（斜颈、吞咽困难、牙关紧闭等），以及迟发性运动障碍，呈独特的"口-舌-咀嚼"三联征等。

②头昏、软弱、淡漠、感觉迟钝、自卑感或自罪感。

③惊厥发作，特别是有惊厥史者，也可使原有癫痫史者发作加剧。

④低血压反应，有体位性低血压和持续性低血压、休克，多发生于有基础病者，心律失常、心肌炎、心肌梗死和充血性心力衰竭。

⑤中毒性肝炎和肝内胆汁淤积，后者与剂量无关，有的学者认为是一种迟发性过敏反应；多在用药1～4周发病，表现为发热寒战、消化道症状、肌肉酸痛、皮肤瘙痒、皮疹和黄疸；黄疸一般在停药后数周内消失，但少数人可持续1～2年。

⑥造血系统反应：粒细胞减少、血小板减少及再生障碍性贫血。

⑦其他：眼压增高，诱发青光眼、角膜和晶体混浊，哮喘，尿频、蛋白尿等。

三、辅助检查

1.苯二氮䓬类药物中毒

（1）血液、尿液及胃液中药物浓度的测定有助于诊断。

（2）血液生化检查：葡萄糖、尿素氮、肌酐、电解质等。

（3）动脉血气分析：可以监测呼吸受抑制程度。

2.巴比妥类药物中毒

检测血液、呕吐物或尿液中巴比妥类药物有助于诊断、评估病情、判断预后。致死量血药浓度：短效类为30 mg/L，长效类为60～80 mg/L。

3.吩噻嗪类药物中毒

有效治疗血药浓度为：0.03～0.3 mg/L，＞0.7 mg/L引起中毒。

四、治疗原则

1.苯二氮䓬类药物中毒的治疗

（1）清除胃肠道毒物：应尽早洗胃，对昏迷病人洗胃前应先气管插管，防止洗胃中误吸。洗胃后可给活性炭，首次1 g/kg，因不少药物存在肝肠循环，每隔4～6 h可重复给半量。

（2）对症治疗：首先保证呼吸道通畅，防止误吸；严密监护呼吸、血压及心脏情况。

（3）特效解毒药：氟马西尼（安易行/安易醒）是特异性苯二氮䓬受体拮抗剂，可竞争性阻断苯二氮䓬受体，拮抗其中枢神经效应，它可拮抗17种苯二氮䓬类衍生物，对作用于苯二氮䓬受体的非苯二氮䓬类药亦有阻断作用，可迅速逆转其镇静和催眠作用（静注后30～60 s），但因其排泄半衰期为53 min，几小时后苯二氮䓬作用复现。昏迷病人初次量是0.3 mg，每隔1 min可重复给药0.1 mg，直至苏醒或总量2 mg。维持量为0.1 mg/h ～0.4 mg/h。

（4）支持治疗

2.巴比妥类药物中毒的治疗

改善多个受抑制的器官，使其维持正常生理功能，直到机体将药物代谢和排出体外。巴比妥类药物中毒无特效解毒药。

（1）一般处理：保持呼吸道通畅，维持呼吸和循环功能。吸氧，必要时人工呼吸，甚至气管切开。定时翻身，以防坠积性肺炎。注意保温。

（2）清除药物：

①洗胃：服药在3～5 h内神志清楚者立即用1∶2000高锰酸钾溶液或清水洗胃，反复灌洗直至见不到药物颗粒。洗胃后胃内注入硫酸钠和活性炭混悬液。忌用硫酸镁，以免 Mg^{2+} 吸收后抑制呼吸。

②利尿：静脉补液，甘露醇脱水，血容量正常者也可用速尿，并注意用碳酸氢钠碱化尿液（pH≥7.5，药物排出量可增加5倍），减少重吸收，加快排泄。用呋塞米和碱性液，只对长效巴比妥类药物有效。对吩噻嗪类药物中毒无效。由于急性中毒患者常并发肺毛细血管损害，过量输液易并发ARDS，故透析疗法更安全。

③血液净化：中枢抑制状态逐渐加深，表现为呼吸极慢、反射消失、昏迷；摄入已达致死量的药物，且估计大部分已经吸收；时间过长，病情严重者；或合并肝肾损害可考虑应用血液透析（透析时间一般为4～6 h），或血液透析血液灌流联合应用。血液透析对苯巴比妥药物的清除率是健康肾脏的20～30倍，在中毒后16 h内行血液透析的救治率可高达100%。

（3）催醒药物或中枢兴奋剂的应用：对于深度昏迷、呼吸不规则或吸氧后症状改善不明显者可予以应用。注意：剂量不宜太大、时间不宜过长，以免引起惊厥，增加氧耗而加重中枢抑制和衰竭。

3.吩噻嗪类药物中毒的治疗

（1）急性中毒的治疗：

①促使毒物排出体外：口服中毒者及早洗胃（6 h内），导泻，补液，严重者可行血液净化治疗。

②一般处理：平卧，少搬动，避免体位性低血压；保持气道通畅等。

③对症处理。

（2）慢性中毒的治疗：①立即停药；②对症处理。

五、护理问题

1.清理呼吸道无效：与咳嗽反射减弱或消失、药物对呼吸中枢抑制有关。

2.组织灌注量改变：与急性中毒致血管扩张有关。

3.有皮肤完整性受损的危险：与昏迷、皮肤大疱有关。

4.潜在并发症：肺炎。

六、护理措施

1.严密观察病情，保持呼吸道通畅，注意有无缺氧、呼吸困难、窒息等症状。监测动脉血气分析值，观察呼吸的变化，注意呼吸的频率、节律和呼吸音，清醒者鼓励咳嗽并拍打背部，以促进有效排痰；昏迷病人痰多时给予吸痰，呼吸困难、发绀者给予高流量给氧，必要时备气管切开包。

2.密切观察生命体征的变化，监测病人的体温、肢体温度、末梢循环、皮肤黏膜的湿度和弹性等，及早发现休克先兆，并迅速建立静脉通道，遵医嘱补液，以补充血容量；准确记录24小时出入量和每小时尿量及尿相对密度，以了解休克的改善程度；经补液后血压仍不回升者，遵医嘱给予升压药等。

3.保持床单清洁、干燥、平整，定时翻身并按摩受压处，避免推、拖、拉等动作；注意皮肤卫生，定期给予床上擦浴；做好口腔护理，观察黏膜情况；在出汗多和尿床时及时更换；观察皮肤大疱有无破溃，受压处有无压疮早期症状。

4.指导病人预防肺部感染的方法。静脉输液时，速度不宜过快，以免引起急性肺水肿。

5.饮食护理，给予高蛋白的鼻饲流质饮食或静脉补充营养物质。

6.心理护理。

七、健康教育

1.对情绪不稳定和精神不正常的人，镇静药、催眠药的使用保管应严加管理，同时要防止药物的依赖性。

2.长期服用大量催眠药的人，包括长期服用苯巴比妥的癫痫病人，不能突然停药，应逐渐减量后停药。

第十二节　酒精中毒病人的护理

酒精（乙醇）中毒，系一次饮入过量的酒精或酒类饮料引起的中枢神经系统由兴奋转为抑制的状态，严重者出现昏迷、呼吸抑制及休克。

一、病因

乙醇别名酒精，是无色、易燃、易挥发的液体，具有醇香味，易溶于水。酒是含乙醇的饮料，各种酒类饮料中含有不同浓度的乙醇。乙醇经胃和小肠在0.5～3 h内完全吸收，约2%～10%乙醇由肾和肺排出。乙醇的水溶性很好，故能分布全身，能透过血脑屏障和胎盘。90%～98%的乙醇经肝脏分解代谢。对大多数成人其致死量为纯乙醇250～500 mL。

二、发病机制

1.抑制中枢神经系统　乙醇的主要效应是中枢抑制作用，对中枢的抑制作用随剂量的增加顺序依次是大脑皮质、边缘系统、小脑、网状结构、延髓。小剂量出现兴奋作用主要是由于乙醇对大脑皮层高级中枢抑制，从而解除了对边缘系统的抑制所致。

2.代谢异常　乙醇首先氧化为乙醛，进一步氧化为乙酸，最后氧化为二氧化碳和水排出体外。在肝糖原耗竭的情况下，酒精通过抑制糖原异生造成低血糖症。

三、临床表现

1.急性中毒

（1）兴奋期：乙醇浓度达11 mmol/L时出现头痛、欣快、兴奋、健谈、情绪不稳定、自负，可有粗鲁行为或攻击行为，也可能沉默孤僻，颜面潮红或苍白。

（2）共济失调期：乙醇浓度达33 mmol/L时出现共济失调，表现为动作笨拙、语无伦次，且言语不清、步态蹒跚、眼球震颤、复视、躁动；达43 mmol/L时出现恶心、呕吐、困倦。

（3）昏迷期：乙醇浓度达54 mmol/L时出现昏睡、昏迷、瞳孔散大、体温降低；达87 mmol/L时出现深昏迷、心率增快、血压下降、呼吸变慢而有鼾声，最后导致呼吸、循环衰竭而危及生命。

2.戒断综合征

长期酗酒者在突然停止饮酒或减少酒量后，可发生下列4种不同类型戒断综合征的反应：

（1）单纯性戒断反应：在减少饮酒6～24小时发病。出现震颤、焦虑不安、兴奋、失眠、心动过速、血压升高、大量出汗、恶心、呕吐。多在2～5天内自行缓解。

（2）酒精性幻觉反应：病人意识清醒、定向力完整。幻觉以幻听为主，也可见幻视、错觉及视物变形。多为被害妄想，一般持续3～4周后可缓解。

（3）戒断性惊厥反应：往往与单纯性戒断反应同时发生，也可在其后发生癫痫大发作。多数只发作1～2次，每次数分钟。也可数日内多次发作。

（4）震颤谵妄反应：在停止饮酒24～72小时后，也可在7～10小时后发生。病人精神错乱，全身肌肉出现粗大震颤。谵妄是在意识模糊的情况下出现生动、恐惧的幻视，可有大量出汗、心动过速、血压升高等交感神经兴奋的表现。

3.慢性中毒

长期酗酒可造成多系统损害。

（1）神经系统：

①Wernicke脑病：眼部可见眼球震颤、外直肌麻痹。有类似小脑变性的共济失调和步态不稳。精神错乱，显示无欲状态，少数有谵妄。维生素B_1治疗效果良好。

②Korsakoff综合征：近记忆力严重丧失，时空定向力障碍，对自己的缺点缺乏自知之明，用虚构回答问题。病情不易恢复。

③周围神经麻痹：双下肢远端感觉运动减退，跟腱反射消失，手足感觉异常麻木、烧灼感、无力。

（2）消化系统：

①胃肠道疾病：可有反流性食管炎、胃炎、胃溃疡、小肠营养吸收不良、胰腺炎。

②酒精性肝病：由可逆的脂肪肝、酒精中毒性肝炎转化为肝硬化。

（3）心血管系统：酒精中毒性心肌病往往未被发现，有逐渐加重的呼吸困难、心脏增大、心律失常以及心功能不全。

（4）造血系统：贫血可为巨幼细胞贫血或缺铁性贫血。由于凝血因子缺乏或血小板减少和血小板凝聚功能受抑制可引起出血。

（5）呼吸系统：肺炎多见。

（6）代谢疾病和营养疾病：

①代谢性酸中毒：多为轻度。

②电解质失调：血钾、血镁轻度降低。

③低血糖症：明显降低时可诱发抽搐。

④维生素B_1缺乏：可引起Wernicke脑病和周围神经麻痹。

（7）生殖系统：男性性功能低下，睾酮减少。女性宫内死胎率增加。胎儿酒精中毒可出现畸形、发育迟钝、智力低下。

四、辅助检查

1.血液乙醇定量测定 血中乙醇浓度≥11 mmol/L。急性酒精中毒时呼出气中乙醇浓度与血清乙醇浓度相当。

2.动脉血气分析、电解质测定 可有轻度代射性酸中毒、电解质紊乱（低钾、低镁、低钙）。

3.心电图检查 酒精中毒性心肌病可见心律失常和心肌损害。

4.血清葡萄糖浓度 急性酒精中毒时可见低血糖症。

5.肝功能检查 慢性酒精中毒性肝病时可有明显肝功能异常。

五、治疗原则

1.急性中毒

（1）轻者无须治疗，多饮浓茶水或咖啡解酒并不合适，还是喝些果汁、绿豆汤（绿豆50～100 g熬汤）；生吃梨子、西瓜、荸荠、橘子之类的水果；柑橘皮适量焙干研成细末加入食盐少许温开水送服解酒更好。

（2）兴奋躁动的病人必要时加以约束；共济失调者应休息、避免活动、防止外伤。

（3）催吐洗胃：乙醇经消化道吸收极快，因而一般不需催吐或洗胃，但如果摄入乙醇量极大或同时服用其他药物，时间在2小时以内者，应及时给予催吐洗胃。

（4）昏迷病人重点是维持生命脏器的功能：①维持气道通畅，供氧充足，必要时人工呼吸，气管插管。②维持循环功能，注意血压、脉搏，静脉输入5%葡萄糖盐水溶液。③心电图监测心律失常和心肌损害。④注意保暖，维持正常体温。⑤维持水、电解质、酸碱平衡，血镁低时补镁。⑥保护大脑功能，防治脑水肿，应用纳洛酮。纳洛酮有解除β-内啡肽对中枢的抑制作用，促醒、抗休克及兴奋呼吸中枢等作用，常用量兴奋期0.4～0.8 mg肌注，共济失调期及昏睡期0.4～1.2 mg静注，必要时10分钟重复0.4～0.8 mg至症状改善和意识清醒。

（5）严重急性中毒时可用血液透析促使体内乙醇排出。透析指征：血乙醇含量＞108 mmol/L（500 mg/dl）伴酸中毒或同时服用甲醇或可疑药物时。对烦躁不安或过度兴奋者可酌情予小剂量地西泮，但应慎用，避免用吗啡、氯丙嗪、苯巴比妥类药物。严重者应用葡萄糖-胰岛素-维生素B疗法：50%葡萄糖100 mL胰岛素20 U静点，维生素B_1、维生素B_6、烟酸各100 mL肌注，6～8 h后可重复应用。

（6）对症支持治疗。

2.戒断综合征

应安静休息，保证睡眠。加强营养，给予维生素B_1、维生素B_6。低血糖者静脉注射葡萄糖。重症病人宜选用短效镇静药控制症状，而不致嗜睡和共济失调。常选用地西泮。根据病情每1～2小时口服地西泮5～10 mg。病情严重者可静脉给药。症状稳定后可给予维持镇静的剂量，每8～12小时服药一次。以后逐渐减量，一周内停药。有癫痫病史者可用苯妥英钠。有幻觉者，可用氟哌啶醇。

3.慢性中毒

Wernicke脑病注射维生素B_1 100 mg有明显效果。同时补充血容量和电解质。葡萄糖应在注射维生素B_1后再给，以免在葡萄糖代谢过程中大量消耗维生素B_1使病情急剧恶化。Korsakoff综合征治疗同Wernicke脑病。还应注意加强营养，治疗贫血和肝功能不全。注意防治感染、癫痫发作和震颤、谵妄。嗜酒的病人应该立即戒酒，并接受精神科医生的心理治疗。

六、护理问题

1.意识障碍 与酒精作用于中枢神经系统有关。

2.低效性呼吸型态 与药物抑制呼吸中枢有关。

3.组织灌注量改变 与药物作用于血管运动中枢有关。

4.知识缺乏 缺乏酒精对人体毒性的认识。

5.潜在并发症：休克。

七、护理措施

1.催吐　直接刺激病人咽部进行催吐，使胃内容物呕出，减少乙醇的吸收。已有呕吐者可不用。

2.保持呼吸道通畅　病人饮酒后有不同程度的恶心、呕吐、意识障碍。应取平卧位头偏向一侧，及时清除呕吐物及呼吸道分泌物，防止窒息。要观察呕吐物的量和性状，分辨有无胃黏膜损伤情况。特别是饮红酒的要注意鉴别，必要时留呕吐物标本送检。

3.严密观察病情　对神志不清者，要细心观察意识状态、瞳孔及生命体征的变化，并做好记录。特别是有外伤史的病人，要加强意识、瞳孔的观察，必要时行颅脑CT检查。

4.按医嘱尽快使用纳洛酮　纳洛酮为纯阿片受体拮抗剂，是一种安全性高、不良反应小的药物，可使血中酒精含量明显下降，使病人快速清醒。应注意病人应用纳洛酮后清醒的时间，若超过平均清醒时间或用后昏迷程度加深，要追问病史，是否存在其他情况（如颅内血肿等），及时对症处理。

5.安全防护　应加强巡视，使用床档，必要时给予适当的保护性约束，防止发生意外。除要做好病人的安全防护外，还要防止伤害他人（包括医务人员）。

6.注意保暖　急性酒精中毒病人全身血管扩张，散发大量热量，有些甚至寒战。此时应采取适当提高室温、加盖棉被等保暖措施，并补充能量。及时更换床单、衣服，防止受凉诱发其他疾病。

7.心理护理

八、健康教育

1.病人清醒及情绪稳定后向其及家属宣传酒精及代谢产物乙醛可直接损伤肝细胞。一次过量饮酒其危害不亚于一次轻型急性肝炎，经常过量则会导致酒精性肝硬化。

2.酗酒多发生在晚餐，严重后果是酒后驾车，易造成交通事故。

第十三节　中暑病人的护理

中暑是指在高温环境下或受到烈日暴晒引起体温调节中枢功能障碍、汗腺功能衰竭和/或水、电解质过度丧失等为主要表现的急性热损伤性疾病。临床上分为先兆中暑（大汗、口渴、头晕、胸闷）、轻度中暑和重度中暑，中度中暑可分为热痉挛、热衰竭和热（日）射病。

一、病因与发病机制

高温气候是引起中暑的主要原因；其次，干热环境（高温辐射作业环境）和湿热环境（高温、高湿作业环境）也易中暑。

在下丘脑体温调节中枢作用下，正常人的体温一般保持在37℃左右，这是产热和散热处于动态平衡的结果。人体产热主要来自体内氧化代谢过程中产生的基础热量、肌肉收缩产生的热量。体温受环境温度影响，在通常室温15~25℃下，人体散热主要靠辐射。当周围环境温度超过皮肤温度时，人体散热主要靠出汗以及皮肤和肺泡表面的蒸发。如果机体产热大于散热或散热受阻，则体内就有过量热蓄积，产生高热，引起组织损害和器官功能障碍发生中暑，严重者可致脑、肝、心、肺、肾、肠道等多脏器功能障碍。

凡可致机体热负荷增加或散热机能发生障碍的因素，均可诱发中暑。主要有：

（1）产热增加：在高温或高湿、烈日或通风不良环境中长时间从事繁重体力劳动或体育运动。

（2）散热障碍：多见于湿度较大、过度肥胖、穿紧身或透气不良衣裤、脱水、休克、心力衰竭等人群。

（3）热适应差：高血压、冠心病、肺心病、糖尿病等慢性疾病。

三种中暑类型发病机制：

（1）热痉挛：由于过度出汗，水、盐过量损失，致使细胞外液渗透压降低，水转移入细胞内，肌肉细胞发生水肿，肌球蛋白溶解度减小，使肌肉产生疼痛性痉挛。

（2）热衰竭：由于高热引起外周血管床扩张，但不伴有内脏血管收缩，流经皮肤、肌肉的血流量大大增加；大量出汗，水、盐大量丢失（失水失钠），引起血液浓缩及黏稠度增加；肌糖原代谢增强使肌细胞内形成高渗状态，使水分进入细胞内；这些均可使有效循环血量明显减少，致发生低血容量性休克。机体为了促进散热，心输出量大大增加，使心血管系统的负荷加重，导致心血管功能不全或周围循环衰竭，致脑部出现暂时性供血不足。

（3）热射病：由于人体受外界环境中热源作用和体内热量不能通过正常的生理性散热以达到热平衡，使体内热蓄积，引起体内温度升高。初起，可通过下丘脑体温调节中枢以加快心输出量和呼吸频率、皮肤血管扩张、出汗等提高散热效应。而后，体内热进一步蓄积，体温调节中枢失控，心功能减退，心输出量减少，中心静脉压升高，汗腺功能衰竭，使体内热进一步蓄积，体温骤增。体温达42 ℃以上可使蛋白质变性，体温超过50 ℃数分钟细胞即死亡。

二、临床表现

1.热痉挛（中暑痉挛）的主要表现有严重的肌痉挛伴有收缩痛，故称热痉挛。肌痉挛以经常活动的四肢及腹部等肌肉为多见，以腓肠肌痉挛最为多见。痉挛呈对称性、阵发性发作、不超过数分钟，冷刺激可诱发、能自行缓解。体温多正常或低热。热痉挛多见于在高温环境从事体力劳动而有大量出汗的年轻人。实验室检查提示血钠降低。

2.热衰竭（中暑衰竭）为最常见的一种。常发生在老年人及未能热适应者，起病较急，先有眩晕、头痛、突然昏倒，平卧并离开高温场所即清醒。患者面色苍白、出冷汗、脉弱或缓、血压偏低但脉压正常。当病况持续时间较长而未及时处理时，患者有口渴、虚弱、烦躁及判断力不佳，甚至有手脚抽搐、肌肉共济失调或呈软弱无力、头痛、头晕、恶心、呕吐、腹泻及肌肉痛性痉挛。体温可轻度升高或基本正常。

3.热射病（中暑高热）是致命急症。典型的临床表现是高热、无汗和意识障碍。常在高温环境下工作数小时后发生。老人、体弱和有慢性疾病患者常在夏季气温持续高温数天后发生。表现为高热，肛温可达41～43 ℃；皮肤灼热、干燥无汗、颜面潮红或苍白；呼吸快而浅；脉搏加快、脉压增宽，休克时血压下降，周围循环衰竭时出现发绀，可有心律失常、谵妄、嗜睡、神志模糊、严重者四肢和全身肌肉可有抽搐、惊厥和昏迷；后期出现潮式呼吸，瞳孔缩小、后期散大、对光反射迟钝或消失，休克、心力衰竭、心律失常、肺水肿、脑水肿、肝衰竭、肾衰竭、ARDS、消化道出血、DIC 及 MODS 和 MSOF 等严重并发症。

日射病属热射病的特殊类型，是指在烈日下或强烈辐射下劳动，头部未戴帽或无遮阳的情况下，头部直接受太阳辐射致脑组织水肿、充血，临床表现为剧烈头痛、头晕、眼花、耳鸣、呕吐、烦躁，严重者有昏迷、惊厥，体温正常或稍高，头部温度较体温高。腰穿脑脊液压力可升高。

三、治疗原则

首选原则为迅速降温、补充水、电解质、纠正酸中毒、防治脑水肿等。热衰竭须纠正血容量不足，静脉补充生理盐水及葡萄糖液、氯化钾；热痉挛给予含盐饮料，若痉挛性肌肉疼痛反复发作，可静滴生理盐水；日射病头部用冰袋或冷水湿敷；热射病迅速采取各种降温措施。

1.现场初步治疗

（1）出现中暑前驱症状时，应立即撤离高温环境，去除导致高热的病因；在阴凉处安静休息并补充清凉含盐饮料，即可恢复。

（2）热痉挛和热衰竭的治疗：及时将病人抬到阴凉处或空调供冷的房间平卧休息，解松或脱去衣服，降温时不要引起寒战，以病人感到凉爽舒适为宜。口服凉盐水及其他清凉饮料，有循环衰竭者由静脉补给生理盐水并加葡萄糖液或氯化钾液。肌肉的痛性痉挛不需按摩，否则会加剧疼痛，除了尽快补充钠、氯离子外，尚需注意适当补充其他电解质如钙、镁等。一般经治疗数小时内可恢复。

（3）热射病患者病情重、并发症多、预后差、死亡率高，故更需积极抢救。

2.降温治疗

降温是治疗的根本，必须尽快、尽早。中暑高热伴休克时最适宜的降温措施是动脉快速推注4 ℃

5%葡萄糖盐水。

3.纳络酮治疗

可用于高热、超高热、血压偏低及神志不清的中度中暑患者，可使患者病死率大幅度下降。用法是纳络酮0.8 mg静脉注射，间隔30～90 min可重复使用。

4.对症、支持治疗

四、护理问题

1.体液不足：脱水　与中暑衰竭引起的血容量不足有关。

2.疼痛：肌肉痉挛性疼痛　与中暑后补充钠、氯不足引起中暑痉挛有关。

3.急性意识障碍：昏迷　与中暑引起头部温度过高有关。

4.体温过高　与中暑高热有关。

五、护理措施

1.病情观察

昏迷者应定时测生命体征、观察意识状态及体温的变化，并记录。热衰竭者每15～30分钟测血压一次。

2.症状护理

（1）降温：

①环境降温：抢救现场必须通风阴凉，应及时将患者搬入室温＜20 ℃的空调间内或在室内放置冰块、井水等。

②体表降温：蒸发降温是一种简单易行的办法，用井水、自来水、温水或酒精浸透的毛巾擦拭全身，不断摩擦四肢及躯干皮肤以保持皮肤血管扩张而促进散热，同时配合电扇吹风。头部、颈两侧、腋窝及腹股沟等大动脉处可置冰袋、冷水（冰水）或酒精全身擦浴。病人如有寒战则必须以药物控制，防止产热增加及乳酸堆积。循环功能无明显障碍者还可做冷水浴（4 ℃），即将患者浸入冷水中，保持头部露出水面。

③体内中心降温：可用4～10 ℃ 5%葡萄糖盐水1000～2000 mL静脉滴注，或用4～10 ℃ 10%葡萄糖盐水1000 mL灌肠，也可采用胃管内灌注冷生理盐水降温。

④药物降温：可与物理降温同时进行。常用药物为氯丙嗪，可予氯丙嗪25～50 mg加入5%葡萄糖或0.9%氯化钠溶液500 mL中静滴，2 h内滴完。如2 h后无效可重复一次。该药可抑制大脑皮层及下视丘（抑制体温调节中枢）、扩张血管（加速散热）而引起血压下降，因而必须密切观察血压、神志和呼吸，如出现呼吸抑制、血压下降，应停止使用。

无论何种降温方法，只要待体温降至38 ℃（肛温）左右即可考虑暂停降温。

（2）昏迷者，按照昏迷护理常规进行。昏迷患者容易发生肺部感染和褥疮，须加强护理；提供必需的热量和营养物，如适当补充B族维生素、维生素C及钙等。

（3）惊厥者遵医嘱用地西泮静脉或肌内注射，使用开口器以防舌被咬伤。

3.保持室温在20～25 ℃为宜，要有良好的通风。

4.要注意输液速度。对老年人及原有心脏病者，输液速度要适中，避免发生左心衰竭。

六、健康教育

1.加强防暑降温知识的宣传，对老年人、孕产妇、体弱多病者，更应做好防暑，出现中暑症状应及时防暑。

2.高温作业工人、夏季田间劳动的农民，每天补充含盐0.3%的饮料。

第十四节　淹溺病人的护理

淹溺又称溺水，是人淹没于水或其他液体中，由于水或液体充满呼吸道和肺泡，或水中污物、杂草等阻塞呼吸道引起窒息（湿性窒息）和缺氧；或由于反射性喉、气管、支气管痉挛引起通气障碍而引起窒息（干性窒息）和缺氧；若抢救不及时，可导致呼吸停止和心脏停搏而死亡。

一、病因与发病机制

1.病因

（1）因故投水自杀。

（2）落水后缺乏游泳能力或原有游泳能力丧失。

（3）潜水员潜水或舰船失事。

2.发病机制　淹溺分为干性淹溺、湿性淹溺两大类。

（1）干性淹溺：人入水后，因受惊慌、恐惧、骤然寒冷等强烈刺激，而发生喉头痉挛，以致呼吸道完全梗阻，造成窒息，呼吸道很少（或无）水吸入。在喉头痉挛时，心脏可反射性地停搏；也可因窒息、心肌缺氧而致心脏停搏。所有溺死者中约10%～40%可能为干性淹溺。

（2）湿性淹溺：人淹没于水中，本能地引起反应性屏气，避免水进入呼吸道。由于缺氧，不能坚持屏气而被迫深呼吸，从而使大量水进入呼吸道和肺泡，阻滞气体交换，引起全身缺氧和二氧化碳潴留；呼吸道内的水迅速经肺泡吸收到血液循环。

由于淹溺的水所含的成分不同，引起的病变也有差异：

①淡水淹溺：江、河、湖、泊、泳池中的水一般属于低渗水，统称淡水。水进入呼吸道后影响通气和气体交换；水还损伤气管、支气管和肺泡壁的上皮细胞，并使肺泡表面活性物质减少，引起肺泡塌陷，进一步阻滞气体交换，造成全身严重缺氧。淡水进入血液循环，稀释血液，引起低钠、低氯和低蛋白血症。低渗水迅速进入红细胞使其肿胀、破碎，引起溶血，使血钾升高、血红蛋白大量释出，造成高血钾和高血红蛋白血症，过量的游离血红蛋白堵塞肾小管，引起急性肾衰竭。血容量骤增、缺氧和电解质紊乱可引起心力衰竭和心室颤动。

②海水淹溺：海水含3.5%氯化钠及大量钙盐和镁盐。海水对呼吸道和肺泡有化学性刺激作用。肺泡上皮细胞和肺毛细血管内皮细胞受海水损伤后，大量蛋白质及水分向肺间质和肺泡腔内渗出，引起非心源性肺水肿，肺重量可增加3倍以上；循环血量减少，血液浓缩。海水中大量电解质钠、镁、钙等进入血循环，可使钠、镁、钙含量成倍增加；高钙血症可导致心律失常，甚至心脏停搏。高镁血症可抑制中枢和周围神经，导致横纹肌无力、扩张血管和降低血压。病人可因缺氧、循环血量减少和电解质紊乱而致心脏停搏。

表13-3　海水淹溺和淡水淹溺比较

项目	海水淹溺	淡水淹溺
血液总量	减少	增加
血液性状	浓缩	稀释
红细胞损害	很少	大量
血电解质变化	钠、钙、镁、氯增加	钾增加，钠、钙、氯减少
室颤	少	常见
主要死因	急性肺水肿、脑水肿	室颤、急性肺水肿、脑水肿、心力衰竭

③冷水溺死：冷水中（<20 ℃），某些病人心脏停搏后30 min仍可复苏。冷水淹溺者的生存时间延长的可能原因是哺乳类动物的潜水反射。人潜入冷水时可迅速发生反应，表现为呼吸抑制、心率减慢，对窒息相对有阻力的组织出现血管收缩，以保持大脑和心脏的血流供应。同时低温时组织氧耗减少，也有利于延长溺水者的生存时间。水温<20 ℃，身体的代谢需要仅为正常的1/2。水越冷，越会有更多的氧送到心脏及脑。潜水反射也可由恐惧引起，年轻人的潜水反射更突出。

三、临床表现

患者有昏迷、皮肤黏膜苍白和发绀、四肢厥冷、面部浮肿、双眼结膜充血、血压下降或测不到、呼吸和心搏微弱或停止、口、鼻充满泡沫或污泥、杂草、腹部常隆起伴胃扩张。复苏过程中可出现各种心律失常，甚至心室颤动，并可有心力衰竭和肺水肿。24~48 h后出现脑水肿、急性呼吸窘迫综合征、溶血性贫血、急性肾衰竭或DIC的各种临床表现，合并肺部感染较常见。淹溺者中约有15%死于继发的并发症。应特别警惕迟发性肺水肿的发生。如淹溺在非常冷的水中，患者可发生低温综合征。

四、辅助检查

1.动脉血气分析和pH测定　显示低氧血症和酸中毒。淡水淹溺者，其血钠、钾、氯化物可有轻度降低，有溶血时血钾可增高，尿中出现游离血红蛋白。海水淹溺者，其血钙和血镁增高。

2.胸部X射线表现有肺门阴影扩大和加深，肺间质纹理增粗，肺野中有大小不等的絮状渗出或炎症改变，或有两肺弥漫性肺水肿的表现。

五、现场急救

（一）淹溺的水中抢救

1.自救

2.他救　救护者应镇静，尽可能脱去外衣裤，尤其要脱去鞋靴，迅速游到淹溺者附近。对筋疲力尽的淹溺者，救护者可从头部接近。对神志清醒的淹溺者，救护者应从背后接近，用一只手从背后抱住淹溺者的头颈，另一只手抓住淹溺者的手臂游向岸边。救援时要注意，防止被淹溺者紧抱缠身而双双发生危险。

（二）地面现场医疗急救

1.保持呼吸道通畅　立即清除口鼻淤泥、杂草、呕吐物等，确保呼吸道通畅。

2.倒水处理　采用头低脚高位将肺内及胃内积水排出，时间不宜过长。采取的措施主要有：①将患者俯卧，下腹垫高，头部下垂，并用手压其背部，使其积水倒出；②抱住患者双腿，将其腹部放到急救者肩上，急救者快步走动，使积水倒出。需特别注意的是：①过分强调倒水而延误进行人工呼吸，或为了尽快进行人工呼吸而不注意清除呼吸道内水分，都有一定片面性；②无呼吸道阻塞者，可不必倒水，即使呼吸道有水阻塞，也应尽量缩短倒水时间，以能倒出咽及气管内水分为度；③绝不能因追求倒水量而耽误人工呼吸、胸外心脏按压等重要急救措施的进行。

3.心肺复苏　对呼吸、心搏停止的病人应迅速进行心肺复苏，尽快给予口对口人工呼吸和胸外心脏按压。在患者转运过程中，不能停止心肺复苏。

六、医院内救护

1.维持循环功能　继续实施心肺复苏术。给予心肺监护，气管插管、高浓度吸氧及人工辅助呼吸，积极处理心力衰竭、心律失常、休克、急性肺水肿。

2.肺水肿治疗　心肺复苏后溺水病人治疗的重点是消除肺水肿和严重缺氧。治疗溺水肺水肿的主要手段是机械通气，多采用间断正压呼吸（IPPV）或呼吸末正压呼吸（PEEP），以使肺不张肺泡再扩张，改善供氧和气体交换。

3.脑水肿防治和脑复苏　淹溺后缺氧、低血压、心搏停止造成的缺血、缺氧性脑损害和脑死亡是溺水病人死亡的主要原因之一。脑复苏的具体措施有：头部冰帽配合体表和大血管的降温；降温深度以32~35 ℃浅低温为宜，降温持续时间一般不超过1~3 d。可选用脱水剂、利尿剂、皮质激素（地塞米松）防治脑水肿、肺水肿。必要时可应用镇静、抗惊厥药物，促进脑代谢药物；或高压氧治疗。

4.纠正水、电解质和酸碱平衡失常　淹溺者的酸中毒程度一般较轻，不用补碱，重病者可补充5%碳酸氢钠。纠正水、电解质紊乱时，应注意分清淡水淹溺和海水淹溺。淡水淹溺者，静脉滴注3%氯化钠溶液500 mL或输全血或红细胞，以减轻肺水肿，并纠正血液稀释补充溶解破裂的红细胞，静脉注射10%葡萄糖酸钙纠正钙离子下降。海水淹溺者，静脉滴注5%葡萄糖溶液、低分子右旋糖酐，或输入血浆或全血，以稀释被浓缩的血液和增加血容量，不应注射盐水。

5.控制溶血反应　溶血后血浆游离血红蛋白增高，即可诱发DIC，并可导致急性肾衰竭。应尽早纠正代谢性酸中毒，保持血液酸碱度于正常范围并及时静脉注射速尿，以加速游离血红蛋白的排泄和保护肾脏。在严重溶血甚至并发急性肾衰竭、DIC的患者，尽早采取血液净化治疗，可能逆转危重的病情。

6.防止继发感染　淹溺时发生感染的可能性很大，特别是肺部感染。应预防性使用抗生素，如感染较重者可根据具体情况选用相应的抗生素。复苏时间较长者，应警惕真菌感染。

7.复温保温

第十五节　细菌性食物中毒病人的护理

细菌性食物中毒是指进食被细菌或细菌毒素污染的食物而引起的急性感染性中毒性疾病。其特征是有较明确的进食后发病相关史、突然发生、潜伏期短、常集体发病。临床上分为胃肠型与神经型。

一、胃肠型细菌性食物中毒

胃肠型细菌性食物中毒是指进食被细菌及其毒素污染的食物而引起的以急性胃肠炎为主要表现的中毒性疾病。主要病理改变是胃、小肠黏膜充血、水肿。重症者可出现胃肠黏膜糜烂、出血，甚至可有肝、肾、肺等脏器的中毒性病变。临床特点为恶心、呕吐、腹痛、腹泻，重者伴脱水及虚脱。

（一）病因

常见的病原菌有副溶血性弧菌（广泛存在于海鱼、海虾、墨鱼等海产品和含盐较高的咸菜、咸肉等腌制品中）、金黄色葡萄球菌（以A型最常见，此菌在污染的牛奶、蛋类、淀粉类食物中大量繁殖并产生肠毒素而致病，肠毒素耐高温，煮沸30分钟仍保持毒性）、沙门菌属（引起胃肠型食物中毒最常见的病原菌之一，存在于猪、牛、鸡等家畜、家禽的内脏、肠道、肌肉中）、致病性大肠杆菌、变形杆菌等。

中毒的流行病学特征：病例集中，有时集体发病，突然发生，潜伏期短，有共同的可疑食物，未进食者不发病。多发生于夏、秋两季，各年龄组均可发病，本病无传染性。容易被污染的食物主要为剩饭、肉、奶制品等，副溶血弧菌易污染海产品及盐渍品。

（二）临床表现

起病急骤，恶心、呕吐和腹痛、腹泻为最突出而普遍的症状。病人初为腹部不适，随之出现上腹部或脐周疼痛，呈阵发性或持续性绞痛。恶心明显，呕吐剧烈，呕吐物为食用的食物，严重者为胆汁性、血性或黏液性。金黄色葡萄球菌性食物中毒呕吐最严重。腹泻轻重不一。大便次数为每日数次至数十次，呈黄色稀便、水样便或黏液便，亦可呈脓血便或血水便。体检时可有上腹部、脐周轻压痛，肠鸣音亢进，但无肌紧张和反跳痛。部分病人可出现畏寒、发热和全身中毒症状，尤其是副溶血弧菌和沙门氏菌属等引起者。吐、泻严重者可出现不同程度的脱水、电解质紊乱、酸中毒。严重脱水可有脉搏细弱、血压下降，甚至出现休克。多在1～3天内痊愈，但沙门氏菌属感染者病程较长，可达1～2周。

（三）辅助检查

病原菌检查：将可疑污染物、呕吐物和粪便做涂片及细菌培养可分离出相同的致病菌，查到病原菌即可确诊。

（四）治疗原则

1.对症支持治疗　①卧床休息，沙门菌感染者应按照消化道隔离措施执行。②食用易消化流食或半流食，饮食宜清淡，多饮盐糖水。③吐、泻、腹痛剧烈者暂禁食，可用解痉剂如复方颠茄片口服或注射654-2或肌肉注射阿托品0.5 mg，腹部放热水袋。④及时纠正水与电解质紊乱及酸碱平衡失调，如酸中毒者可酌情给予5%碳酸氢钠等药物纠正。有休克者要抗休克治疗。⑤高热者用物理降温或退热药。

2.抗生素　由于多为细菌毒素所致，一般不用抗生素治疗。对病程较长或伴发热者可根据不同的病原菌选用敏感抗生素，如沙门菌感染食物中毒者可选用喹诺酮类或氯霉素等。副溶血性弧菌感染食物中毒可选用氯霉素和四环素或喹诺酮类等。大肠杆菌感染食物中毒可选用阿米卡星等。

（五）护理问题

1.有体液不足的危险　与细菌及其毒素作用于胃肠道黏膜，导致呕吐、腹泻有关。

2.腹泻　与细菌及毒素导致胃肠型食物中毒有关。

3.疼痛：腹痛　与胃肠道炎症和功能紊乱有关。

4.潜在并发症：酸中毒、水及电解质紊乱、休克。

（六）护理措施

1.休息　急性期卧床休息，以减少体力消耗。

2.病情观察　①严密观察呕吐、腹泻的性质、量、次数，及时将呕吐物、大便送检。②观察伴随症状：胃寒、发热、恶心等。③观察腹痛的部位及性质。④注意监测重症病人生命体征变化，尤其注意血压、神志、面色和皮肤的弹性、温度及湿度等情况。⑤严格记录出入量，监测血液生化检查结果，以便及时发现脱水、酸中毒、周围循环衰竭的征象，及时配合处理。

3.用药护理　对使用抗生素者要注意观察疗效和副作用。

4.皮肤护理　对于腹泻病人尤为重要，每日沐浴，保持病人会阴部、肛周清洁。每次排便后清洗肛周，并涂以润滑剂，减少刺激。每日可用温水或1：5000高锰酸钾溶液坐浴，防止感染。

5.对症护理　①对于腹痛病人应注意腹部保暖，禁用凉食、冷饮。必要时遵医嘱使用解痉剂。②对于呕吐者一般不主张止吐处理，因呕吐有助于清除胃肠道内毒素。病人吐后应帮助其及时清除呕吐物，清水漱口，保持病人口腔清洁及床单位整洁，给予易消化、清淡流质或半流质饮食，呕吐严重者可暂时禁食。③腹泻有助于清除胃肠道内毒素，故早期不用止泻剂。④鼓励病人多饮水或饮用淡盐水，以补充丢失的水和电解质。有脱水症状者，要及时口服补盐液或遵医嘱静脉补充生理盐水和葡萄糖盐水。

（七）健康教育

1.预防本病的根本措施是做好饮食卫生，向大众宣传预防细菌性食物中毒的卫生知识。

2.在夏、秋季应注意不要暴饮暴食，不吃不洁、腐败变质的食物。

3.加强爱国卫生运动，消灭蟑螂、苍蝇、老鼠等传播媒介，防止食品被污染。

4.加强对食品生产、流通、销售过程的卫生管理，贯彻《食品卫生法》。

5.发现可疑病例及时送检，并严格执行消化道隔离措施。

二、神经型细菌性食物中毒

神经型细菌性食物中毒，又称肉毒中毒，是因进食含有肉毒杆菌外毒素的食物而引起的中毒性疾病。临床上以恶心、呕吐及中枢神经系统症状如眼肌及咽肌瘫痪为主要表现。如抢救不及时，病死率较高。

（一）病因

肉毒杆菌系严格厌氧的革兰氏阳性梭状芽孢杆菌，其芽孢耐热力极强，在沸水中可生存5～22 h。肉毒杆菌及其芽孢进入人体消化道并不繁殖，也不致病，其致病主要是由于细菌产生的外毒素。肉毒杆菌外毒素是一种嗜神经毒素，毒力强大，不耐热，主要由上消化道吸收，毒素进入小肠和结肠后，则吸收缓慢，胃酸及消化酶均不能将其破坏，故多数患者起病缓慢，病程较长。肉毒毒素吸收后主要作用于颅神经核、外周神经、肌肉接头处及自主神经末梢，阻断胆碱能神经纤维的传导，神经冲动在神经末梢突触前被阻断，从而抑制神经传导介质乙酰胆碱的释放，使肌肉收缩运动障碍，发生软瘫。但肌肉仍能保持对乙酰胆碱的反应性，静脉注射乙酰胆碱能使瘫痪的肌肉恢复功能。

肉毒杆菌存在于动物肠道，排出后芽孢在土壤中保存相当长时间，但仅在缺氧情况下才能大量繁殖。由此污染食品如罐头、腊肠、火腿、发酵馒头、家制臭豆腐和豆瓣酱等，如加热不足，则其所产芽孢不被消灭，加之环境缺氧，造成肉毒杆菌大量繁殖，产生大量外毒素。各年龄组均可致病，病人无传染性。婴儿中毒主要是摄入肉毒杆菌芽孢或繁殖体，病菌在肠道内大量繁殖并产生外毒素而引起症状，是婴儿猝死的原因之一。

（二）临床表现

潜伏期一般为6～72 h，中毒剂量愈大则潜伏期愈短，病情愈重。起病突然，全身软弱无力、疲乏、头晕、头痛、视物模糊为本病最常见的首发症状。稍后出现眼内外肌瘫痪的症状，如视力模糊、复视、眼睑下垂、瞳孔散大，对光反射消失。口腔及咽部潮红，伴有咽痛，如咽肌瘫痪，则致呼吸困难。

肌力低下主要见于颈部及肢体近端。由于颈肌无力，头向前倾或倾向一侧。腱反射常对称性减弱。

自主神经末梢先兴奋后抑制，故泪腺、汗腺及涎腺等先分泌增多而后减少。血压先正常而后升高。脉搏先慢后快。重症患者抢救不及时多数死亡，病死率30%～60%（E型病毒所致者，病死率达50%），死亡原因多为延髓麻痹所致呼吸衰竭、心功能不全及误吸肺炎所致继发性感染。重症患者可于发病后3～10 d内，因呼吸衰竭、心力衰竭或继发肺炎等而死亡。病人发病后始终神志清楚、感觉存在，脑脊液正常。

婴儿肉毒中毒发病有隐匿型和暴发型两种形式，临床表现则与上述症状不完全相同，首先症状常为便秘，继之迅速出现颅神经麻痹，病情进展迅猛。有的患婴入睡前尚能进食，活动自如，数小时后被发现呼吸已停止。肌电图检查显示短暂、低幅、多相的动作电势。

（三）辅助检查

对可疑食物可做细菌血清学检查或动物接种实验。

（四）治疗原则

1.洗胃与导泻　对疑为本病且发现较早的病例应及时给予清水或1∶4000的高锰酸钾洗胃，洗胃后导泻。必要时灌肠。

2.抗毒素治疗是本病的特异性治疗方法。使用越早，效果越好，特别是起病24 h内或肌肉瘫痪发生前给药最为有效。多价肉毒血清5万～10万单位肌注或静注，必要时6 h后可重复给予同量药物，用药前要先做皮试。

3.对症、支持治疗是本病的主要治疗措施。特别是应注意保持呼吸道通畅，呼吸困难者给予吸氧，及时清除呼吸道分泌物，必要时行气管切开术及人工呼吸机治疗，病人要安静卧床休息，注意保暖。发生肺炎等继发感染时给予适宜的抗菌药物。婴儿肉毒中毒主要为支持和对症治疗。

第十六节　小儿气管异物病人的护理

气管与支气管异物是异物因误吸滑入气管和支气管，产生以咳嗽和呼吸困难为主要表现的临床急症。多见于5岁以下儿童。

一、病因

儿童多在进食或口含物品时，因说话、哭、笑、跌倒等原因不慎将异物误吸进入气管和支气管。常见异物种类有花生、黄豆、果核、笔帽、纽扣、硬币等，也有幼儿在吮食果冻类食品时误吸。少数为全麻或昏迷病人的呕吐物误吸所致。

二、临床表现

1.异物进入气管和支气管，即发生剧烈咳嗽、喘憋、面色青紫和不同程度呼吸困难，片刻后缓解或加重。

2.阵发性、痉挛性咳嗽是气管、支气管异物的一个典型症状。大部分患儿可照常玩耍，在活动、睡眠时翻身及安静时均可有阵发性、痉挛性咳嗽，有时呈"空空"音，但发音正常。

3.气管异物患儿多有不同程度的呼吸困难，重者可出现"三凹征"、面色发绀等，呼吸时胸廓运动不对称。气管内异物因上下活动，听诊可闻及异物"拍击音"，似金属声。支气管异物主要症状是阵发性咳嗽伴喘息，由于病史时间长，可有肺部感染体征及血象增高。

4.常见并发症　肺不张、肺气肿、支气管肺炎。

三、辅助检查

常用检查为胸部X射线拍片。但除金属异物外，多数异物不能直接在胸片中显示具体位置。如不能确诊，应行支气管镜检查，多能直接发现管腔内异物。

四、治疗原则

及时取出异物，控制感染，保持呼吸道通畅。

五、护理问题

1.有窒息的危险 与气管、支气管异物有关。

2.气体交换受损 与异物阻塞气管、支气管有关。

3.有感染的危险 与异物刺激有关。

4.知识缺乏 缺乏气管、支气管异物的预防知识，对其危害性认识不足。

六、护理措施

1.减少患儿哭闹，以免因异物变位，发生急性喉梗阻，出现窒息危及生命。

2.做好手术宣传，使家长了解气管异物的治疗方法，减轻家长焦虑情绪。

3.术前护理

（1）准备氧气、气管切开包、负压吸引器、急救药品等。

（2）密切观察患儿病情，如有烦躁不安、呼吸困难加重、三凹征明显、口唇发绀、出大汗情况应及时通知医生。

（3）内镜下取出异物是唯一有效的治疗方法。支气管镜检查术采用全麻，应告知患儿和家长注意事项和要求，检查前需禁食6～8小时，吃奶的婴儿为4小时。

4.术后护理 了解手术经过，包括时间、异物取出情况等；观察有无喉头水肿、纵隔气肿、皮下气肿引起的呼吸困难。内镜检查取出异物后，患儿需在4小时后可进食。

5.气管切开术后 患儿按气管切开术后常规护理。

七、健康教育

1.向家长和患儿等介绍气管、支气管异物的相关知识，预防为主，养成良好的进食习惯，成人不要在小孩进食时对其进行责备、挑逗、追逐等，防止因哭、笑、跌倒而误吸。

2.教育儿童不要口含物品玩耍。3岁以下儿童避免进食硬壳类食物。

3.疑似气管、支气管异物应及时到医院就诊。

第十四章　肌肉骨骼系统和结缔组织疾病病人的护理

第一节　腰腿痛和颈肩痛

颈肩痛和腰腿痛多由慢性劳损及无菌性炎症引起，是以病患部位疼痛、肿胀甚至功能受限为主的一组症状。颈肩痛主要痛点在颈部及肩关节周围，常见疾病为颈椎病、肩周炎。腰腿痛是指下腰、腰骶、骶髂、臀部等处的疼痛，常伴有一侧或双侧下肢放射痛和马尾神经症状。

颈椎病病人的护理

颈椎病指因颈椎间盘退变及其继发性改变，刺激或压迫相邻脊髓、神经、血管和食管等组织，并引起相应的症状和体征。男性多见，好发部位为颈5～6和颈6～7。

一、病因

1.颈椎间盘退行性变（年龄因素）是颈椎病发生、发展最基本的原因。颈椎间盘一般在20岁左右开始发生退行性变，出现颈椎病症状者以中、老年居多。

2.损伤　车祸、高空坠落等急性损伤使已退变的颈椎、椎间盘损害加重而诱发颈椎病。长期伏案、绘图工作、计算机操作等工作体位，或高枕睡眠等不良睡姿可使颈部肌肉和颈椎处于慢性劳损状态，从而加速退行性变的发展过程。

3.先天性颈椎管狭窄　先天性颈椎管矢状径小于正常（14～16 mm）时，仅有轻微退变也可出现症状。

二、分类与发病机制

1.神经根型　最常见，约占颈椎病的50%～60%，系椎间盘向后外侧突出致钩椎关节或椎间关节增生、肥大，进而刺激或压迫神经根所致。

2.脊髓型　约占颈椎病的10%～15%，由后突的髓核、椎体后缘的骨赘、增生肥厚的黄韧带及钙化的后纵韧带压迫或刺激脊髓所致。

3.椎动脉型　由颈椎横突孔增生狭窄、颈椎稳定性下降、椎间关节活动移位等直接压迫或刺激椎动脉，使椎动脉狭窄或痉挛，造成椎-基底动脉供血不全所致。

4.交感神经型　由颈椎各种结构病变刺激或压迫颈椎旁的交感神经节后纤维所致。

三、临床表现

1.神经根型　颈部疼痛、颈部僵硬，短期内加重并向肩部及上肢放射；咳嗽、打喷嚏及活动时疼痛加剧。皮肤可有麻木、过敏等感觉异常，上肢麻木。上肢肌力和手握力减退。检查可见患侧颈部肌痉挛导致头喜偏向患侧，且肩部上耸，病程长者，上肢可有萎缩。颈肩部压痛，颈部和肩关节活动有不同程度受限。上肢腱反射减弱或消失，上肢牵拉试验（术者一手扶患侧颈部，一手握患腕，向相反方向牵拉，此法可使臂丛神经被牵张，刺激受压的神经根而出现放射痛）、压头试验阳性（患者端坐，头后仰并偏向患侧，术者用手掌在其头顶加压，出现颈痛并向患手放射）。

2.脊髓型　症状最严重。出现上肢症状，如手部麻木、活动不灵，尤其是精细活动失调、握力下降。也可有下肢症状，如下肢麻木、步态不稳，有踩棉花样感觉。肌力减退，四肢腱反射活跃或亢进。躯干有紧束感。腹壁反射、提睾反射和肛门反射减弱或消失。Hoffmann征、髌阵挛及Babinski征等阳性。

3.椎动脉型 眩晕（本型的主要症状，可出现旋转性、浮动性或摇晃性眩晕，眩晕的发作与颈部活动有关）、头痛（主要是枕部、顶枕部痛）、视物障碍、猝倒（为椎动脉受到刺激突然痉挛引起）等；颈部压痛，活动受限。当头部活动时可诱发或加重。

4.交感神经型 特点是临床症状多而客观体征少，呈神经症的表现。交感神经兴奋症状：如头痛或偏头痛、头晕、易出汗、恶心、视物模糊、心跳加快、心律不齐、血压升高，以及耳鸣、听力下降等；交感神经抑制症状：如头昏、眼花、流泪、鼻塞、无汗、心动过缓、血压下降以及胃肠胀气等。

5.食管型 因椎体前缘增生的较大骨赘压迫了前方的食管，引起吞咽不适或困难。

四、辅助检查

1.实验室检查 脊髓型颈椎病者行脑脊液动力学试验显示椎管有梗阻现象。

2.影像学检查 ①X射线检查：颈椎曲度改变，生理前凸减小、消失或反常，椎间隙狭窄，椎体后缘骨赘形成，椎间孔狭窄；②CT、MRI：可显示颈椎间盘突出，颈椎管矢状径变小，脊髓受压。

五、处理原则

1.非手术治疗 主要适用于神经根型、椎动脉型、交感神经型颈椎病。包括：枕颌带牵引、颈围、推拿按摩、理疗、药物治疗。

2.手术治疗 手术指征：保守治疗半年无效或影响正常生活和工作；神经根性剧烈疼痛，保守治疗无效；上肢某些肌肉、尤其手内在肌无力、萎缩，经保守治疗4～6周后仍有发展趋势。脊髓型颈椎病症状进行性加重时，应及时采用手术治疗；禁用颌枕带牵引、推拿按摩治疗。

六、护理问题

1.低效性呼吸型态 与颈髓水肿、植骨块脱落或术后颈部水肿有关。

2.有受伤害的危险 与肢体无力及眩晕有关。

3.潜在并发症：术后出血、脊髓神经损伤。

4.躯体活动障碍 与颈肩痛及活动受限有关。

七、护理措施

（一）手术前护理

1.心理护理

2.术前训练 ①呼吸功能训练；②前路手术者，手术前2～3天进行气管、食管推移训练；③俯卧位训练（目的是适应后路手术）；④加强颈部功能锻炼，如前屈、后伸、左右侧屈、左右旋转等运动，以增强颈部肌力。

3.安全护理

（二）手术后护理

1.密切监测生命体征 注意呼吸频率、深度的改变，脉搏节律、速率的改变，保持呼吸道通畅，低流量给氧。前路手术后1～3天内易发生呼吸困难，其原因：①切口内出血，颈部血肿压迫气管；②手术刺激及反复、持续地牵拉气管，致喉头水肿；③手术中不慎损伤脊髓；④植骨块松动、脱落压迫气管。必须密切观察呼吸状态，术后要常规进行雾化吸入，鼓励病人深呼吸和有效地咳嗽。呼吸困难是前路手术后最危急的并发症，一般多发生在术后1～3日。一旦出现呼吸困难、呈张口状急迫呼吸、应答迟缓、口唇发绀等，应即刻通知医生，做好手术处理准备，以及气管切开术及再次手术的准备（颈椎手术病人常规床头准备气管切开包）。

2.体位护理 行内固定植骨融合的病人，加强颈部制动，防止植骨块脱落移位。回病房后取平卧位，颈部取稍前屈位置，两侧颈肩部放置沙袋以固定头部，侧卧位时枕与肩宽同高，在搬动或翻身时，保持头、颈、躯干在同一平面，维持颈部相对稳定。避免头颈过多屈伸，控制旋转活动。在用力咳嗽、打喷嚏或排便时，用手轻按颈部切口处，以防植骨块脱落移位。

3.并发症观察与护理 术后出血；脊髓神经损伤；植骨块脱落、移位（多发生于术后5～7日，术后应重视体位护理)。

4.功能训练

八、健康教育

1.纠正不良姿势 在日常生活、工作、休息时注意纠正不良姿势,保持颈部平直,以保护头、颈、肩。

2.保持良好睡眠体位 俯卧位是不科学的,因其既不利于保持颈部的平衡及生理曲度,也不利于呼吸道通畅。

3.选择合适枕头 以中间低两端高、透气性好、长度超过肩宽10~16 cm、高度以头颈部压下后一拳头高为宜。

4.避免颈肩部外伤 一旦损伤,尽早诊治。

5.加强功能锻炼 长期伏案工作者应定期远视,以缓解颈部肌肉的慢性劳损。

肩关节周围炎病人的护理

肩关节周围炎指发生于肩关节囊、韧带、肌腱及滑囊等肩关节周围软组织的退行性变和慢性损伤性炎症,又称肩周炎,俗称凝肩。多发于50岁左右人群,故又称"五十肩",女性多于男性。

一、病因

1.肩关节周围病变 肩关节周围软组织劳损或退变;肩关节急性创伤;肩部活动减少。

2.肩外疾病 颈椎源性肩周炎;冠心病。

二、临床表现

1.症状 ①疼痛:早期肩部疼痛,逐渐加重,可放射至颈部和上臂中部,夜间疼痛明显。②肩关节活动僵硬:晚期肩部疼痛逐渐减轻或消失,肩关节僵硬。③肩部怕冷:不敢吹风。

2.体征 ①压痛及活动受限:肩关节周围有明显压痛点,压痛点多在肱二头肌长头腱沟,肩关节各方向活动均受限,以外展、外旋、后伸更为显著。②肌痉挛与萎缩:早期可见三角肌、冈上肌等肩周围肌肉痉挛,晚期可发生失用性肌萎缩。

三、辅助检查

X射线检查示颈肩部骨质疏松征象。肩关节造影可见关节囊体积明显减小。

四、处理原则

以非手术治疗为主,根据肩周炎的不同时期及其症状的严重程度采取相应的治疗措施。早期:积极解除疼痛、预防关节功能障碍。晚期:积极恢复关节运动的功能。

五、护理问题

1.躯体活动障碍 与肩关节损伤或粘连固定有关。

2.穿着/修饰自理缺陷 与肩关节疼痛和活动受限有关。

六、护理措施

1.功能锻炼 肩周炎最有效的治疗方法是坚持功能锻炼,预防和解除粘连。常用的锻炼方法:"钟摆"运动、"爬墙"运动。

2.保护肩关节

3.日常生活能力训练

腰椎间盘突出症病人的护理

腰椎间盘突出症指由于椎间盘变性、纤维环破裂、髓核组织突出刺激和压迫马尾神经或神经根引起的一种综合征,是腰腿痛最常见的原因之一。以20~50岁为好发年龄,男性多于女性。腰椎间盘突出多发生在脊柱活动度大、承重较大或活动较多的部位，以腰$_{4\sim5}$多见，其次为腰$_5\sim$骶$_1$或腰$_{3\sim4}$。

一、病因

内因主要是腰椎退行性变，外因则有外伤、劳损、受寒受湿等。具体包括：椎间盘退行性改变（年龄因素）：基本病因；长期震动（汽车和拖拉机驾驶员）；过度负荷（煤矿工人、建筑工人）；外伤（腰椎间盘突出的重要因素，特别是儿童与青少年的发病与之密切相关）；妊娠；其他。

二、临床表现

1.症状

腰痛伴有坐骨神经痛是主要症状，也是最先出现的症状。

（1）腰痛：最常见、最早出现的症状。疼痛范围主要在下腰部及腰骶部，多为持久性钝痛。

（2）下肢放射痛（坐骨神经痛）：一侧下肢坐骨神经区域放射痛是本病的主要症状，多为刺痛。典型表现为从下腰部向臀部、大腿后方、小腿外侧直至足背或足外侧的放射痛，可伴有麻木感。中央型椎间盘突出症可有双侧坐骨神经痛。咳嗽、打喷嚏、用力排便等导致腹内压增高的活动均可使疼痛加剧。

（3）间歇性跛行

（4）马尾综合征：中央型突出的髓核或脱垂游离的椎间盘组织压迫马尾神经，表现为双侧大小腿、足跟后侧及会阴部感觉迟钝，大小便功能障碍。

2.体征

（1）腰椎侧凸：腰椎为减轻神经根受压所引起疼痛的姿势性代偿畸形。

（2）腰部活动障碍，以前屈受限最明显。

（3）压痛、叩痛：在病变椎间隙的棘突间，棘突旁侧1 cm处有深压痛、叩痛，并伴有向下肢的放射痛。

（4）直腿抬高试验及加强试验阳性：病人平卧，患肢膝关节伸直，被动直腿抬高下肢，至60°以内（20°～40°）即出现放射痛，称为直腿抬高试验阳性（正常人一般至少提高到60°～70°）。主要系神经根受压或粘连使移动范围减小或消失、坐骨神经受牵拉所致。在直腿抬高试验阳性的基础上，缓慢降低患肢高度，至放射痛消失，再被动背屈踝关节以牵拉坐骨神经，若引起疼痛，则称为加强试验阳性。

（5）感觉及运动功能减弱：腰5神经根受累时，患侧小腿前外侧和足背内侧的痛觉、触觉减退，踝及趾背伸力降低。骶1神经根受累时，外踝附近及足外侧的痛觉、触觉减退，趾及足跖屈力下降，踝反射减弱或消失。

三、辅助检查

1.X射线直接反映腰部有无侧突、椎间隙有无狭窄；还可发现有无结核、肿瘤等骨病。

2.CT显示骨性椎管形态、黄韧带是否增厚及椎间盘突出的大小、方向，对本病有较大的诊断价值。

3.MRI可全面地观察腰椎间盘是否病变，还可在矢状面上了解髓核突出的程度和位置，并鉴别是否存在椎管内其他占位性病变。显示椎管形态、神经根和脊髓受压情况。

四、处理原则

1.非手术治疗　适用于初次发作、病程短且经休息后症状明显缓解，影像学检查无严重突出者。80%～90%的病人可经非手术治愈。主要方法包括：①绝对卧床休息（一般卧床3周）。②骨盆牵引：多采用骨盆持续牵引，抬高床脚15～30 cm以做反牵引，牵引重量一般为7～15 kg，持续2周。注意：孕妇、高血压、心脏病病人禁用骨盆牵引治疗。③物理治疗，中央型腰椎间盘突出不宜推拿。④皮质激素（可减轻和消除神经根的无菌性炎症和水肿）硬膜外注射：常用醋酸泼尼松龙加利多卡因（止痛）行硬脊膜外隙封闭，以减轻疼痛、消肿、缓解肌肉疼挛，还可减轻神经根周围的炎症和粘连。⑤髓核化学溶解法。

2.手术治疗　已确诊的腰椎间盘突出症患者，经严格非手术治疗无效，或马尾神经受压者可考虑行髓核摘除术。手术类型包括：椎板切除术和髓核摘除术；椎间盘切除术；脊柱融合术；经皮穿刺髓核摘除术。

五、护理问题

1.慢性疼痛　与椎间盘突出压迫神经、肌肉痉挛及术后切开疼痛有关。

2.躯体活动障碍　与疼痛、牵引或手术有关。

3.潜在并发症：脑脊液漏、神经根粘连等。

六、护理措施

（一）术前护理

1.卧硬板床　卧位休息可减轻负重和体重对椎间盘的压力，缓解疼痛。急性期需绝对卧硬板床休息。卧床时间须4周或至疼痛症状缓解，然后戴腰围下床活动，3个月内不做弯腰持物活动。

2.佩戴腰围　腰围能加强腰椎的稳定性，对腰椎起到保护和制动作用。卧床3周后，可考虑戴腰围下床活动。

3.保持有效牵引　牵引前，在牵引带压迫的髂缘部位加减压保护贴，预防压疮。牵引期间注意观察病人体位、牵引线及重量是否正确。经常检查牵引带压迫部位的皮肤有无疼痛、发红、破损、压疮等。

4.有效镇痛　疼痛影响睡眠时，遵医嘱给予镇痛剂等药物，缓解疼痛。

5.完善术前准备　术前常规戒烟、训练床上排便，根据对手术的了解程度，向病人解释手术方式及术后暂时出现的问题，如疼痛、麻木等，告知其医护人员将采取的措施。做好术前常规准备。

6.心理护理　鼓励病人与家属的交流，使家属能够积极帮助病人克服困难及心理压力。同时介绍病人与病友进行交流，以增加病人的自尊和自信。

（二）术后护理

1.观察病情　包括生命体征、下肢皮肤温度、感觉及运动恢复情况；观察手术切口敷料有无渗液及渗出液的颜色、性状、量等；观察术后有无疼痛。

2.体位护理　术后平卧，2小时后轴线翻身。一般需卧床1～3周。

3.引流管护理　一般在手术24小时后拔除引流管。

4.功能锻炼　目的是预防长期卧床所致的肌肉萎缩、关节僵硬等并发症。①卧床期间坚持定时活动四肢关节，以防关节僵硬。②术后1日开始进行股四头肌舒缩和直腿抬高锻炼，以防神经根粘连。③腰背肌锻炼：根据术式及医嘱，术后7日开始，指导病人进行腰背肌锻炼，以增加腰背肌肌力、预防肌肉萎缩和增强脊柱稳定性。④行走训练：制订活动计划，帮助病人按时下床活动。

5.并发症的观察及护理　监测生命体征；加强引流液的观察。

七、健康教育

1.指导病人采取正确的卧、坐、立、行和劳动姿势，减少急、慢性损伤发生的机会。①保持正确的坐、立、行姿势；②变换体位，避免长时间保持同一姿势；③合理应用人体力学原理；④采取保护措施。

2.加强营养，减缓机体组织和器官的退行性变。

3.佩戴腰围：脊髓受压的病人，应戴围腰3～6个月，直至神经压迫症状解除。

4.指导用药

5.积极参加体育锻炼，尤其是注意腰背肌功能锻炼，以增加脊柱的稳定性。

腰椎管狭窄症病人的护理

腰椎管狭窄症指腰椎管因某种因素产生骨性或纤维性结构异常，发生1处或多处管腔狭窄，致马尾神经或神经根受压所引起的一组综合征。好发于40岁以上中年男性，起病缓慢。

一、病因

腰椎管狭窄症分为先天性和后天性。先天性椎管狭窄是骨发育不良所致；后天性椎管狭窄常见于椎管的退行性变。在椎管发育不良的基础上发生退行性变是腰椎管狭窄症最常见的原因。

椎管发育不良及退行性变使椎管容积减少，压力增加，导致其内神经、血管和组织受压或缺血，出现马尾神经或神经根受压症状。

二、临床表现

1.症状

（1）腰腿痛：可有腰痛、腰骶部及下肢疼痛，常伴单侧或双侧大腿外侧放射性疼痛、感觉异常；常在行走、站立时加重，前屈、下蹲、平卧时减轻或消失。故常取前屈位。

（2）神经源性间歇性跛行：多见于中央型椎管狭窄或重症病人。多在行走数百米或更短的距离后，出现下肢疼痛、麻木和无力，需蹲下、弯腰或休息数分钟后，方可继续行走，但继续行走后又复现上述症状。

（3）马尾神经受压症状：双侧大小腿、足跟后侧及会阴部感觉迟钝、大小便功能障碍。

2.体征

（1）腰部后伸受限及压痛：病人常取腰部前屈位。腰椎生理前凸减少或消失，腰椎棘突旁有压痛。

（2）感觉、运动、反射改变。

（3）腰椎过伸试验阳性；弯腰试验阳性。

三、辅助检查

X射线检查可见腰椎椎间隙狭窄、骨质增生等改变。椎管内造影、CT、MRI等检查可帮助明确诊断。

四、处理原则

1.非手术治疗：症状轻者可行非手术治疗。

2.手术治疗 常行椎管减压术，以解除对硬脊膜及神经根的压迫，适用于：①症状严重，经非手术治疗无效者；②神经功能障碍明显，特别是马尾神经功能障碍者；③腰骶部疼痛加重、有明显的间歇性跛行以及影像学检查椎管狭窄严重者。

五、护理问题

1.疼痛 与椎管狭窄及神经根受压有关。

2.躯体移动障碍 与疼痛、椎管狭窄及神经根受压有关。

六、护理措施

1.疼痛护理 保持正确的体位，减少活动。活动时可戴腰围。必要时遵医嘱给予镇痛药物。

2.合理功能锻炼 指导病人进行各种日常生活自理能力训练，以提高生活自理能力。

第二节 骨和关节化脓性感染

化脓性骨髓炎是指由化脓性细菌感染引起的骨皮质、骨松质、骨膜和骨髓的炎症。

根据感染途径可分为三类：①致病菌由身体远处的感染灶经血液循环播散至骨组织内，称为血源性骨髓炎；②开放性骨折或骨折手术后出现的骨感染，称为创伤后骨髓炎；③由邻近软组织感染蔓延至骨组织，如脓性指头炎引起指骨骨髓炎、慢性小腿溃疡引起胫骨骨髓炎，称为外来性骨髓炎。

根据病情发展可分为急性、慢性两种类型，急性化脓性骨髓炎反复发作，病程超过10天开始转为慢性化脓性骨髓炎。多见于儿童，男性多于女性。

一、急性血源性化脓性骨髓炎病人的护理

（一）病因病理

致病菌最多见的是溶血性金黄色葡萄球菌，其次是β溶血性链球菌。

病人先有其他部位明显或不明显的感染灶，如疖、痈、中耳炎等，当原发病灶处理不当或机体抵抗力降低时，感染灶内的致病菌经血液循环发生菌血症或诱发脓毒症，菌栓进入骨滋养动脉后常受阻于长骨干骺端（胫骨近端和股骨远端最多见，肱骨近端和髂骨次之）的毛细血管内。

本病的基本病理变化是脓肿、骨质破坏、骨吸收和死骨形成，同时出现反应性骨质增生。早期以骨质破坏为主；晚期以修复性骨质增生为主。急性血源性化脓性骨髓炎的自然病程为3～4周。

（二）临床表现

1.全身中毒症状明显　起病急，寒战、高热、体温常在39～40℃。小儿可有烦躁不安、呕吐或惊厥等，严重者有昏迷或感染性休克。

2.局部症状　早期为患处持续性剧痛及深压痛，患肢活动受限，肢体呈半屈曲状。骨膜下脓肿形成后，疼痛剧烈，红、肿、热明显，局部有明显压痛。软组织间隙深部脓肿形成时，疼痛反而减轻，但局部红、肿、热及压痛更为明显，有波动感。若脓液扩散至骨髓腔，则疼痛和肿胀范围更大。

3.体征　局部皮肤温度增高，当脓肿进入骨膜下时局部有明显压痛，被动活动肢体时，患儿常因疼痛而啼哭。若整个骨干均受破坏，易继发病理性骨折。

（三）辅助检查

1.实验室检查　血白细胞计数升高，中性粒细胞比例增加（90%以上）；红细胞沉降率加快、C反应蛋白升高；血细菌培养阳性。但血细菌培养要在寒战、高热时抽血，最好在应用抗生素之前取血。

2.影像学检查　①X射线检查：早期（起病后14天内）无异常。起病2周后，表现为层状骨膜反应和干骺端稀疏，继之出现骨髓端散在虫蚀样骨破坏，骨膜反应和新骨形成。进一步发展，密质骨变薄，亦可见密度很高的死骨形成。少数病人伴病理性骨折。②CT可发现骨膜下脓肿，MRI有助于早期发现骨组织炎性反应。③核素骨显像：发病48小时内可发现感染灶核素浓聚，有助于早期诊断。

3.局部脓肿分层穿刺　早期诊断最有效。抽出脓液、混浊液或血性液时应及时送检。若涂片中发现大量脓细胞或细菌即可明确诊断，同时做细菌培养和药物敏感试验。

（四）处理原则

关键是早诊断、早治疗。尽快控制感染，防止炎症扩散，及时切开减压引流脓液。

1.非手术治疗

（1）全身支持：补液、降温、营养支持（增加蛋白质和维生素），必要时少量输新鲜血液以增强抵抗力。

（2）抗感染治疗：早期联合足量应用有效抗生素治疗；为巩固疗效，退热后3周内不要停药。

（3）局部制动：患肢用皮牵引或石膏托固定于功能位，目的是减轻疼痛，防止发生肢体挛缩畸形和病理性骨折。

2.手术治疗

早期经抗生素治疗48～72 h仍不能控制局部症状时可进行手术。目的是引流脓液、减压或减轻毒血症症状，防止急性骨髓炎转变为慢性骨髓炎。手术方式分为在压痛最明显处行骨皮质局部钻孔引流或开窗减压引流。

（五）护理问题

1.体温过高　与化脓性感染有关。

2.疼痛　与化脓性感染和手术有关。

3.组织完整性受损　与化脓性感染和骨质破坏有关。

（六）护理措施

1.术前护理

（1）维持正常体温

①卧床休息：高热期间卧床休息，以保护患肢和减少消耗。

②降温：如体温高于39℃，应采取酒精或温水擦浴、冰袋冷敷、冷水灌肠等物理降温措施；必要时给予药物降温。

③控制感染：遵医嘱应用抗生素。

（2）缓解疼痛

①制动患肢：抬高患肢，促进淋巴和静脉回流，以减轻肿胀或疼痛；肢体制动于功能位，以减轻疼

痛，防止关节畸形及病理性骨折。

②转移注意力。

③遵医嘱给予止痛药。

（3）避免意外伤害：对出现高热、惊厥、谵妄、昏迷等中枢神经系统功能紊乱症状的病人，应用床档、约束带等保护措施，必要时遵医嘱给予镇静药物。

2.术后护理

（1）保持有效引流：①妥善固定引流装置。②保持引流通畅：保持引流管与一次性负压引流袋连接紧密，并处于负压状态，以保持引流通畅；冲洗管的输液瓶高于伤口60～70 cm，引流袋低于伤口50 cm，以利于引流；密切观察引流液的量、颜色和性状，保持出入量的平衡；根据冲洗后引流液的颜色和清亮程度调节灌注速度，术后第1日连续快速滴入，以后维持50～60滴/分或每2小时快速冲洗一次。

（2）功能锻炼：为防止长期制动导致肌肉萎缩或减轻关节内粘连，急性期病人可做患肢骨骼肌的等长收缩和舒张运动；待炎症消退后，关节未明显破坏者可进行关节功能锻炼。

（七）健康教育

1.饮食 加强营养，增强机体抵抗力。

2.引流 向病人和家属说明维持伤口冲洗和引流通畅的重要性。

3.活动 指导病人每日进行患肢肌等长舒缩练习及关节被动活动或主动活动，避免患肢功能障碍。教会病人使用辅助器材。

4.用药 出院后继续遵医嘱联合足量应用抗生素治疗，持续至症状消失后3周左右，以巩固疗效，防止转为慢性骨髓炎。

5.定期复诊 出院后应注意自我观察，定期复查，若转为慢性骨髓炎需及时诊治。

二、化脓性关节炎病人的护理

（一）病因病理

化脓性关节炎多见于小儿，男性多于女性。好发部位为髋关节和膝关节。最常见（约85%）的致病菌为金黄色葡萄球菌。细菌进入关节内的最常见途径是身体其他部位或邻近关节部位化脓性病灶内的细菌通过血液循环播散或直接蔓延至关节腔。化脓性关节炎的病变发展过程可分为浆液性渗出期、浆液纤维素性渗出期、脓性渗出期。化脓性关节炎好发于髋关节、膝关节。

（二）临床表现

1.症状 ①起病急骤，寒战、高热，体温可达39 ℃以上，甚至出现谵妄、昏迷，小儿惊厥或感染性休克。②感染关节迅速出现剧烈疼痛与功能障碍。

2.体征

（1）浅表关节：红、肿、热、痛明显及有关节积液表现，压痛明显，皮温升高。关节常处于半屈曲位，浮髌试验可为阳性。

（2）深部关节：关节内旋受限，常处于屈曲、外展、外旋位。

（三）辅助检查

1.实验室检查 白细胞计数升高、中性粒细胞比例升高，红细胞沉降率增快，C反应蛋白增加。血培养可为阳性。

2.影像学检查 X射线检查早期关节周围软组织肿胀、关节间隙增宽；中期周围骨质疏松；后期关节间隙变窄或消失，关节面毛糙，可见骨质破坏或增生，甚至示畸形或骨性强直。

3.关节腔穿刺 早期为浆液性液体，其内白细胞计数超过$50×10^9$/L，中性粒细胞超过75%；中期关节液浑浊；后期关节液为黄白色脓液，镜检有大量脓细胞。关节穿刺液应同时进行细菌培养及药敏试验。

（四）处理原则

早期诊断、早期治疗，全身支持治疗，应用广谱抗生素，消除局部感染灶

1.非手术治疗 ①先用广谱抗生素，后根据细菌培养和药敏试验调整；②全身支持治疗；③局部治

疗：关节腔穿刺减压术、关节腔灌洗、患肢制动。

关节腔持续灌洗：在浅表大关节（如膝关节）的两侧穿刺，在关节腔内留置两根塑料管或硅胶管，或在关节镜灌洗后在关节腔内留置两根管子，一根作为灌洗管，另一根则为引流管。每日可经灌洗管滴入抗生素溶液2000～3000 mL。待引流液清澈、细菌培养阴性后可停止灌洗，但引流管须等到无引流液吸出，局部症状、体征都已消退方可拔除。

2.手术治疗　包括关节镜手术、切开引流、矫形术等。

（五）护理问题

1.体温过高　与关节的化脓性感染有关。

2.疼痛　与关节的化脓性感染和手术有关。

3.有废用综合征的危险　与活动受限有关。

（六）护理措施

1.维持病人体温在正常范围　①高热期间采取物理降温或药物降温；②遵医嘱应用抗生素控制关节腔的感染；③保持创面清洁和引流通畅。

2.缓解疼痛　①休息与制动：急性期患者应适当休息，抬高患肢，促进局部血液回流和减轻肿胀；肢体制动于功能位以减轻疼痛、防止关节畸形及病理性脱位。注意皮牵引或石膏固定病人的护理。②止痛。

3.功能锻炼　急性期患肢可做等长收缩和舒张运动，炎症消退后、关节未明显破坏者，可进行关节的屈伸运动。

第三节　脊柱与脊髓损伤病人的护理

一、脊柱骨折

脊椎骨折是一种较严重且复杂的创伤，以胸椎、腰椎骨折多见。

（一）病因

绝大多数由间接暴力引起，如自高处坠落，头、肩或足、臀部着地，地面对身体的阻挡使身体猛烈屈曲，所产生的垂直分力可导致椎体压缩性骨折；若水平分力较大，则可同时发生脊椎脱位。

（二）临床表现

1.局部疼痛　颈椎骨折可有头、颈部疼痛；胸腰椎骨折可有腰背部肌肉痉挛、疼痛，病人常无法站立。腹膜后血肿如刺激自主神经，可出现腹痛、腹胀、肠蠕动减慢。

2.体征　局部压痛和肿胀，颈、胸、腰段骨折常表现为脊柱活动受限，胸腰段脊柱骨折时常可摸到后凸畸形。严重者常合并脊髓损伤，造成截瘫，高位截瘫时可出现呼吸困难，甚至呼吸停止。

（三）辅助检查

1.X射线检查是首选的检查方法。有助于明确骨折的部位、类型和移位情况。

2.CT检查用于检查椎体的骨折情况、椎管内有无出血及碎骨片。

3.MRI检查有助于观察及确定脊髓损伤的程度和范围。

（四）急救搬运

正确的方法是采取三人分别托扶病人的头背、腰臀及双下肢，协调整体，平托或滚动到硬担架、木板、脊柱板或门板上，始终保持脊柱中立位，严禁弯腰、扭腰（即背驮、搂抱），严禁一人抬头一人抬脚。如有颈椎骨折、脱位，需另加一人牵引固定头部，搬运过程中在头颈两侧填塞沙袋或布团限制头颈活动。

（五）治疗要点

1.急救

伴有其他严重多发伤，如颅脑、胸腹腔器官损伤或休克时，应优先处理。

2.胸、腰椎骨折

（1）椎体压缩不到1/3或年老体弱不能耐受复位及固定者，可仰卧于硬板床上，骨折部位垫厚枕，使脊柱过伸，3天后开始锻炼腰背肌，从第3个月开始可稍下地活动，但以卧床休息为主，3个月后开始逐渐增加下地活动时间。

（2）椎体压缩超过1/3的青少年和中年病人，可采用两桌法或双踝悬吊法复位，复位后石膏背心固定3个月。

（3）有神经症状和有骨折片挤入椎管者，需手术去除突入椎管内的骨折片及椎间盘组织，再做植骨和内固定术。

3.颈椎骨折

（1）稳定型颈椎骨折：轻者可用枕颌带悬吊卧位牵引复位，压缩明显和有双侧椎间关节脱位者，持续颅骨牵引复位，牵引重量3～5 kg，复位并牵引2～3周后用头胸石膏固定3个月。

（2）爆破型骨折有神经症状者：原则上应早期手术切除碎骨片、减压、植骨及内固定。但若有严重并发伤，需待病情稳定后手术。

二、脊髓损伤

（一）病因和病理

脊髓损伤是脊椎骨折、脱位最严重的并发症。多发生于颈椎下部和胸腰段，以胸腰段为最多见，大多数为30岁左右的年轻人。在平时脊髓损伤大多由交通、工伤事故引起，最常见的原因是闭合性钝性外伤。

根据脊髓和马尾神经损伤的程度可分为：

（1）脊髓震荡：脊髓损伤中最轻的一种。

（2）脊髓挫伤与出血：脊髓的实质性破坏，脊髓内部可有出血、水肿、神经细胞破坏和神经传导纤维束的中断。

（3）脊髓断裂：脊髓的连续性中断。

（4）脊髓受压：骨折移位、椎体滑脱、碎骨块和破裂的椎间盘突入椎管内，直接压迫脊髓。

（5）马尾神经损伤。

（二）临床表现

1.脊髓震荡　脊髓损伤后短暂的功能障碍，表现为弛缓性瘫痪，损伤平面以下的感觉、运动、反射及括约肌功能全部丧失，但数分钟或数小时内可以完全恢复，一般不留后遗症。

2.脊髓挫伤、出血与受压　表现为受伤平面以下单侧或双侧同一水平的感觉、运动、反射及括约肌的功能全部或部分丧失。一般2～4周后逐渐演变为痉挛性瘫痪，出现病理性锥体束征。C_8以上水平损伤者可出现四肢瘫，如上颈段损伤表现为四肢痉挛性瘫痪，下颈段损伤表现为上肢迟缓性瘫痪、下肢痉挛性瘫痪。C_8以下水平损伤者可出现截瘫。

3.脊髓圆锥损伤　第一腰椎骨折可损伤脊髓圆锥，表现为会阴部皮肤鞍状感觉缺失，括约肌功能和性功能障碍。双下肢感觉、运动却正常。

4.脊髓断裂　损伤平面以下的感觉、运动、反射及括约肌功能完全丧失。

5.脊髓半切征　损伤平面以下同侧肢体的运动及深感觉（位置觉、震荡觉、两点辨别觉）消失，对侧肢体痛觉和温觉（浅感觉：触觉、痛觉和温觉）消失。

6.马尾神经损伤　受伤平面以下弛缓性瘫痪，有感觉及运动功能障碍，括约肌功能丧失，肌张力降低，腱反射消失。

7.截瘫指数　可大致反映脊髓损伤的程度、发展情况，分别用相应数字表示某截瘫病人的自主运动、感觉和两便功能情况，代表三项功能的数字之和即为该病人的截瘫指数。截瘫指数最大为6，最小为0。"0"代表功能完全正常或接近正常；"1"代表功能部分丧失；"2"代表功能完全丧失或接近完全丧失。例如，某病人，自主运动功能完全丧失，而其他两项部分丧失，其截瘫指数为2+1+1=4。

8.常见并发症　①瘫痪；②呼吸系统并发症：呼吸道感染（坠积性肺炎）和呼吸衰竭是脊髓损伤的严重并发症；③泌尿系统感染和结石；④压疮；⑤其他：体温异常、腹胀、便秘。

（三）辅助检查

参见脊椎骨折。

（四）治疗要点

及早妥善固定，以防止因损伤部位的移位而产生脊髓的再损伤；及早解除脊髓压迫以保证脊髓功能恢复；应用肾上腺皮质激素（地塞米松10～20 mg静脉滴注，连续5～7天后，改为口服，每日3次，每次0.75 mg，维持2周左右；甲基泼尼松龙）、脱水利尿剂（20%甘露醇250 mL静脉滴注，每日2次，连续5～7天）以减轻脊髓水肿及高压治疗等措施减轻脊髓水肿。

三、脊椎骨折及脊髓损伤病人的护理

（一）护理问题

1.低效性呼吸型态　与脊髓损伤、呼吸肌无力、呼吸道分泌物存留有关。

2.体温过高或过低　与脊髓损伤、自主神经系统功能紊乱有关。

3.尿潴留　与脊髓损伤、逼尿肌无力有关。

4.便秘　与脊髓损伤、液体摄入不足、饮食和活动受限有关。

5.自我形象紊乱/体像紊乱　与躯体运动障碍或肢体萎缩变形有关。

6.有皮肤完整性受损的危险　与活动障碍和长期卧床有关。

7.有失用综合征的危险　与脊柱骨折长期卧床有关。

（二）护理措施

1.心理护理　加强心理支持，关心、体贴病人，使其增强治疗信心。不宜讲解术后并发症。

2.生活护理

3.饮食护理　提供富有营养的易消化饮食，鼓励病人多吃水果、蔬菜，多饮水。

4.维持正常体温　颈髓损伤者对环境温度的变化丧失调节和适应能力，可产生40 ℃以上的高热或35 ℃以下的低温。对高热者采取乙醇或温水擦浴、冰袋、冰水灌肠等物理降温，同时调节室温，夏季要注意通风；对低温病人则要物理升温，注意保暖并避免烫伤。

5.截瘫并发症护理

（1）呼吸道护理：疼痛、长期卧床、呼吸肌麻痹均可导致呼吸不畅，发生坠积性肺炎，甚至呼吸衰竭。鼓励病人深呼吸、有效咳嗽、翻身拍背，同时给予雾化吸入抗生素、地塞米松或糜蛋白酶以稀释分泌物利于排出，必要时吸痰。对于呼吸机辅助呼吸的病人，做好呼吸机的监管。有气管切开的病人，保持呼吸道通畅，加强气管切开的护理。

（2）泌尿系统护理：做好留置尿管的护理。早期留置尿管持续引流，2～3周后改为每4～6小时定时开放一次，平时夹闭，以使膀胱充盈，防止泌尿系感染和膀胱挛缩，并训练自律性膀胱功能。鼓励病人多饮水，每天饮水2000～4000 mL，以稀释尿液，预防泌尿道感染和结石的发生。

（3）皮肤护理：截瘫长期卧床的病人，骨突起部位的皮肤长时间受压，易发生压疮，有效预防压疮的关键是间歇性解除压迫。防治方法是保持床单清洁、整齐、无折叠；保持皮肤清洁；应用气垫或分区充气床垫；定时翻身，翻身时按摩骨隆突部位，在脊柱损伤的早期应每2～3小时翻身一次，24小时不间断，分别采用仰卧和左、右侧卧位。对骨突起部位进行局部50%乙醇擦洗和按摩。对已经形成压疮且面积较大组织坏死较深者，应按外科原则处理创面。

第四节　关节脱位病人的护理

一、概述

关节脱位是指由于直接或间接暴力作用于关节，或关节有病理性改变，使骨与骨之间相对关节面失

去正常的对合关系。失去部分正常对合关系的称半脱位。

（一）病因分类

按照发生脱位的原因，可分为：

（1）创伤性脱位：最常见，常由牵拉、摔伤、撞击等外界暴力所致。多见于青壮年。

（2）病理性脱位：由于骨关节的病变使关节结构破坏，关节失去稳定性，受到轻微外力即可发生脱位。如关节结核、类风湿性关节炎所致的脱位。

（3）先天性脱位：由于胚胎发育异常导致关节先天发育不良、结构缺陷，出生后即发生脱位，且逐渐加重。

（4）习惯性脱位：创伤性关节脱位后，关节囊及肌腱在骨性附着处被撕脱，若处理不当，关节存在不稳定因素，以致轻微的外力作用下即可发生再脱位，多次复发，称为习惯性脱位。如习惯性肩关节脱位。

（二）临床表现

1.一般症状

关节疼痛、肿胀、局部压痛及关节功能障碍。

2.专有体征

（1）畸形：关节脱位后出现明显畸形。如肩关节脱位的方肩畸形。

（2）弹性固定：关节脱位后，由于关节周围肌肉痉挛和关节囊、韧带牵拉，使患肢固定于异常位置，被动活动时感到有弹性阻力，称为弹性固定。

（3）关节盂空虚：脱位发生后在体表触及关节所在的部位有空虚感。在邻近异常位置可触及移位的骨端，但肿胀严重时，常难以触知。

3.并发症

早期可合并复合伤、休克、骨折和神经血管损伤；晚期可发生骨化性肌炎、骨缺血性坏死和创伤性关节炎等。

（三）辅助检查

X射线检查：拍摄关节正侧位片，可确定有无脱位及脱位的方向、程度，了解有无合并骨折；陈旧性脱位可了解有无缺血性骨坏死及骨化性肌炎。

（四）治疗原则

1.复位　以手法复位为主，争取早期复位，最好在伤后3周内进行。

（1）手法复位：为使局部无痛和肌肉松弛，应在适当的麻醉下进行。复位的方法是使脱位的关节端顺原来脱位的路径退回原处，严禁动作粗暴和反复复位，以免损伤加重。复位成功的标志是被动活动恢复正常，骨性标志恢复，X射线检查提示已经复位。

（2）手术复位：合并关节内骨折的脱位、软组织嵌入关节间的脱位或陈旧性脱位经手法复位失败者宜行手术切开复位。

2.固定　有利于关节囊、韧带及周围软组织得以修复，但时间不可过长。一般固定2～3周。

3.功能锻炼　目的是防止肌肉萎缩和关节僵硬。

（五）护理问题

1.疼痛　与关节脱位引起局部组织损伤及神经受压有关。

2.躯体活动障碍　与关节脱位、疼痛、制动有关。

3.潜在并发症：血管、神经受损。

4.有皮肤完整性受损的危险　与外固定压迫局部皮肤有关。

（六）护理措施

1.体位

抬高患肢并保持关节的功能位。

2.缓解疼痛

（1）局部冷热敷：伤后24小时内，局部冷敷达到消肿止痛目的；受伤24小时后，局部热敷以减轻肌肉痉挛引起的疼痛。

（2）避免加重疼痛的因素：护理操作动作要轻柔，移动病人时应帮助病人托扶固定患肢，避免因活动患肢而加重疼痛。

（3）镇痛：指导病人及家属应用心理暗示、转移注意力或松弛疗法等缓解疼痛。必要时遵医嘱应用镇痛剂。

3.病情观察

（1）观察病人的生命体征以判断有无休克；

（2）观察复位后局部专有体征是否消失，有无发生再脱位的危险；

（3）观察患肢远端的血运、皮肤的颜色、温度、感觉、活动情况，如发现大动脉搏动消失、患肢苍白、发冷等大动脉损伤的表现应及时通知医师；

（4）动态观察患肢的感觉和运动，以了解神经损伤的程度和恢复情况。

4.保持皮肤的完整性

5.心理护理

安慰和鼓励病人，耐心做好解释工作；合理安排病人的周围环境，及时解决困难，鼓励病人尽可能参加家庭、社会活动。

6.健康教育

（1）向病人和家属讲解关节脱位治疗和康复的知识，讲解功能锻炼的重要性和必要性，指导病人按计划进行正确的功能锻炼，以主动锻炼为主，切忌用被动强力拉伸关节，以防加重关节损伤。

（2）教会病人外固定的护理方法。对于习惯性脱位，应避免发生再脱位的原因，强调保持有效固定，以避免复发。

（3）使病人了解可能发生的并发症及其预防措施。

（4）教育病人在工作生活中注意安全，尽量减少或避免事故的发生。

二、肩关节脱位

肩关节脱位是临床最常见的大关节脱位，以前脱位多见。好发于青壮年，男多于女。

（一）病因和分类

肱盂关节是全身活动范围最大的关节，由肱骨头和肩胛盂构成。由于肱骨头面大，肩胛盂浅而面小，肱骨头相对大而圆，关节囊和韧带松弛薄弱，虽有利于肩关节活动，但也使关节结构不稳定，故容易发生脱位。多由间接暴力引起。

1.病因

（1）间接暴力：当病人侧身跌倒时，患肢肩关节处于外展、外旋、后伸位，手掌或肘部着地，肩关节前下方关节囊紧张，肱骨头在外力作用下突破关节囊前壁发生最常见的喙突下脱位。如暴力继续作用，肱骨头被推至锁骨下成为锁骨下脱位。当患者侧身跌倒时，若肩关节极度外展、外旋、后伸，肱骨颈或肱骨大结节抵触于肩峰构成杠杆的支点，使肱骨头向盂下滑出发生盂下脱位。肩关节脱位可伴有肩锁关节脱位和肱骨大结节撕脱性骨折。

（2）直接暴力：从肩关节后方来的直接暴力也可致前脱位。

2.分类

根据脱位方向分为前脱位、后脱位、下脱位和盂上脱位，其中以前脱位最常见。根据脱位后肱骨头所在位置，又将前脱位分为盂下脱位、喙突下脱位、锁骨下脱位及胸内脱位。

（二）临床表现

1.一般表现

肩关节疼痛，周围软组织肿胀，肩关节活动受限。常以健侧手托扶患侧前臂，头倾斜于患侧，以减轻疼痛。

2.专有体征

（1）畸形：三角肌塌陷，患肩失去正常饱满圆钝的外形，呈 "方肩" 畸形。

（2）弹性固定：患侧上臂固定在轻度外展前屈位，肩关节固定于外展30°位。

搭肩试验（Dugas征）阳性：患侧肘部贴紧胸壁时，患侧手不能搭到健侧肩部；反之，患侧手搭到健侧肩部时，而患侧肘部不能/无法贴近胸壁。

（3）关节盂空虚：可在腋窝、喙突下或锁骨下可触及脱出的肱骨头。

3.影像学检查

（1）X射线检查：可了解脱位的类型，还能明确是否合并肱骨大结节撕脱性骨折及肱骨外科颈骨折。

（2）CT检查：常能清楚显示脱位的方向及合并的骨、软骨损伤。

（3）MRI检查：可进一步了解关节囊、韧带、肩袖损伤。

（三）治疗原则

1.复位　新鲜脱位应尽早手法复位。复位方法有手牵足蹬法和悬垂法。合并肱骨大结节撕脱性骨折、血管神经损伤、肩胛盂骨折移位、软组织嵌入等情况及陈旧性、习惯性脱位者需手术切开复位。

2.固定　单纯肩关节脱位，复位后宜用三角巾悬挂上肢，使肘关节屈曲90°，腋窝处需垫棉垫。关节囊破损明显或仍有肩关节半脱位者，宜将患侧手置于健侧肩上，上臂贴靠胸壁，用绷带将患肢固定于胸壁，使患肩内收、内旋，患侧腋下和肘部内侧需垫棉垫。一般固定3周。

3.功能锻炼　固定期间活动手指和腕部，1周后解除绷带开始练习肩关节屈伸活动，3周后指导病人进行弯腰、垂臂、甩肩锻炼，4周后，指导病人做手指爬墙外展、爬墙上举、滑车带臂上举、举手摸头顶锻炼。

三、肘关节脱位

肘关节脱位发生率仅次于肩关节脱位。好发于10~20岁青少年。

（一）病因和分类

肘关节脱位以后脱位最常见。肘关节后脱位多由间接暴力引起。病人跌倒时，肘关节伸直，前臂旋后，手掌撑地，外力经前臂传导至尺、桡骨上端，使尺骨鹰嘴突在鹰嘴窝内产生杠杆作用，导致尺、桡骨近端同时被推向后外侧，发生后脱位。

（二）临床表现

1.一般表现

肘关节肿胀明显，疼痛，功能受限。

2.专有体征

（1）畸形：肘后突，肘部变粗，前臂短缩；肘后三点/三角失去正常关系，鹰嘴突高出内外髁；肘前皮下触及肱骨下端。

（2）弹性固定：肘关节处于半屈近于伸直位，病人以健手支托患肢前臂。

（3）关节窝空虚：可触及肘后肱三头肌腱下空虚、凹陷及鹰嘴的半月切迹。

（三）治疗原则

1.复位　应尽早手法复位。

2.固定　复位成功后，用超关节夹板或长臂石膏托固定肘关节于屈曲90°位，以三角巾悬吊前臂，3周后去除固定。

3.功能锻炼

四、髋关节脱位

（一）病因和分类

髋关节是人体最大的杵臼关节，结构稳定，只有强大暴力才能导致髋关节脱位。

髋关节脱位多见于青壮年。根据股骨头的移位方向可分为前脱位、后脱位、中心脱位，以后脱位最常见（约占85%～90%）。多由强大暴力所致，见于乘车行进中的急刹车及弯腰工作时塌方致臀部受到打击等情况。

（二）临床表现

1.一般表现　髋关节疼痛、肿胀、主动活动功能丧失。

2.特殊表现　患髋呈屈曲、内收、内旋畸形，伤肢短缩，臀部可触及向后上脱出的股骨头。有大转子上移的各种征象：Bryant三角底边缩短，大转子平于或高过Nelaton线。

3.坐骨神经挫伤　股骨头向后上脱出，压迫坐骨神经使其挫伤。表现为大腿后侧、小腿后侧及外侧、足部全部感觉消失，膝关节屈肌及小腿和足部全部肌肉瘫痪，足部出现神经营养性改变。

X射线检查：可明确脱位类型，亦可了解有无合并髋臼或股骨头骨折。

（三）治疗原则

1.复位　力争24 h内在全麻或腰麻下手法复位。常用的闭合手法复位方法是提拉法和牵引回旋法、悬垂法。对手法复位失败者应采用手术切开复位＋内固定。

2.固定　复位后宜用皮牵引或穿丁字鞋固定患肢于外展中立位，维持2～3周，严禁做屈曲、内收、内旋动作，禁止病人坐起，以防再次脱位。

3.功能锻炼　固定期间做股四头肌等长收缩锻炼，练习患肢距小腿关节的活动及其他未固定关节的活动。4周后，去除皮牵引，指导病人扶拐下地活动。3个月内患肢不能负重，以防股骨头缺血性坏死或受压变形。3个月后，经X射线检查证实股骨头血液供应良好者，方可去拐走路。

第五节　风湿热病人的护理

风湿热是一种与A组乙型溶血性链球菌感染有关、累及多个系统的反复发作的变态反应和自身免疫反应性炎症，病变累及全身性结缔组织。风湿小体或风湿性肉芽肿是特征性病理变化。组织中找到风湿小体即可诊断。本病常侵犯关节，其次是心脏、皮肤等，7～16岁儿童多见。

一、临床表现

主要表现为心脏病、关节炎、舞蹈病、皮下小结和环形红斑。

（1）前期症状：发病前2～5周，常有咽喉炎或扁桃体炎等上呼吸道链球菌感染的临床表现。

（2）发热和关节炎是最常见的主诉。典型关节炎为游走性，多发性关节炎以膝、踝、肘、腕等大关节为主。表现为红、肿、热、痛，活动受限制，不留畸形。

（3）心脏炎是本病最严重的表现，以心肌炎和心内膜炎最常见。也是风湿热唯一的持续性器官损害。

（4）皮下结节：稍硬、无痛的小结节，多见于关节伸侧的皮下组织，尤其在肘、膝、腕、胸腰椎棘突处。

（5）环形红斑：为淡红色、环形、中央苍白，多分布在躯干、肢体的近端，大小不一，压之褪色，不痒。

（6）舞蹈病：女孩多见。

二、治疗原则

（1）一般治疗：应注意保暖，避免潮湿受寒。急性关节炎病人早期应卧床休息，待血沉、体温正常后开始活动。

（2）清除链球菌感染：青霉素是最有效的杀菌药，应首选。

（3）抗风湿治疗：首选非甾体类抗炎药，常用阿司匹林。对心脏病一般采用糖皮质激素治疗，常用泼尼松，总疗程为8～12周。

三、护理措施

（1）心脏病的护理：无心脏病者绝对卧床休息2周，有心脏病时，轻者卧床休息4周，重者6～8

周；伴充血性心力衰竭者待心功能恢复后再卧床3～4周，血沉接近正常时可逐渐下床活动。

一般恢复至正常活动量需要的时间是：无心脏受累者1个月，轻度心脏受累者2～3个月，严重心脏病伴心力衰竭者6个月。

（2）预防风湿热复发是关键，首选卡星青霉素。儿童病人最少预防治疗至18岁，成人不少于5年。

第六节　类风湿关节炎病人的护理

类风湿关节炎（RA）是一种以关节滑膜炎为特征的慢性全身性自身免疫性疾病。主要表现为周围对称性的多关节慢性炎症，常以手足小关节受累为主。

一、病因

病因未完全明确。发病与环境、感染、性激素（雌激素）和精神状态有关。一般认为感染是RA的诱发或起动因素，同时也有遗传倾向。机体在某些诱因的作用下，侵及滑膜和淋巴细胞，引起自身免疫反应，产生一种自身抗体IgM，称类风湿因子（RF）。RF作为一种自身抗原与体内变性的IgM起免疫反应，引起关节滑膜炎，使软骨和骨质破坏加重。滑膜炎是类风湿性关节炎的基本病理变化。

二、临床表现

（一）全身症状

大部分病人起病缓慢，在出现明显的关节症状前可有乏力、全身不适、发热、纳差等症状。

（二）关节表现

典型表现为对称性多关节炎，主要侵犯小关节。最易累及掌指、腕、近端指间关节，其次是膝、肘、肩和髋关节等。

1.晨僵是RA的突出表现，是RA活动性的指标。持续时间与关节的炎症程度呈正比。晨僵的程度和持续时间可作为判断病情活动度的标志。

2.疼痛与压痛为对称性、多关节性，是RA最早的关节症状。

3.关节肿胀　腔内积液，周围软组织炎症。关节肿大，附近肌肉萎缩，呈梭状指。

4.关节畸形及功能障碍　尺侧偏向畸形为特异性改变。

（三）关节外表现

1.类风湿结节　类风湿结节是本病较特异的皮肤表现。多位于关节隆突部及受压部位皮下，如肘部鹰嘴突附近、枕、跟腱。质硬无压痛，大小不等，类风湿结节的存在表示病情活动。Felty综合征指本病合并脾大、白细胞减少、血小板减少。

2.类风湿血管炎　类风湿血管炎是关节外损害的基础。内脏血管炎是类风湿关节炎死亡的主要原因。

三、辅助检查

1.血液检查　有贫血。血沉增快是滑膜炎活动性标志。C反应蛋白增高、RA活动。

2.免疫学检查　类风湿因子（RF）→自身抗体IgM，约80%阳性，数量与活动性及严重性呈正比。

3.关节X射线检查　手指和腕关节最有价值，对诊断、病变分期均有意义。

四、治疗原则

改善症状的药物主要有非甾体类抗炎药、慢作用抗风湿药物、肾上腺皮质激素等。

1.一般性治疗　急性期：制动；恢复期：功能锻炼、理疗。

2.药物治疗及外科手术治疗

五、护理问题

1.有失用综合征危险：与关节疼痛、畸形引起功能障碍有关。

2.预感性悲哀：与疾病久治不愈、关节可能致残有关。

3.疼痛：与关节炎症反应有关。

六、护理措施

1.讲解有关废用的后果，取得病人配合治疗。

2.给予心理支持，协助其适应或克服疾病带来的限制。

3.休息与体位　活动期应卧床休息，但不宜绝对卧床休息。限制关节活动，保持功能位，如膝下放一平枕，使膝关节保持伸直位，足下放护足板，避免垂足。勿长时间维持抬高头部和膝部的姿势，以免屈曲姿势造成关节挛缩残废。

4.晨僵的护理　鼓励病人早晨起床后行温水浴，或用热水浸泡僵硬的关节，而后活动关节。夜间睡眠戴手套保暖，减轻晨僵程度。疼痛时间长而明显者可口服消炎止痛药。

5.预防关节废用　恢复期进行适当的关节功能锻炼，避免关节畸形。症状控制后，鼓励病人早下床活动。肢体锻炼由被动向主动渐进，强度以病人能承受为限。基本动作为关节的伸展与屈曲运动，每日进行2～3次。如活动后不适感觉持续2小时以上，应减少活动量。

6.用药护理　遵医嘱用药，常用药物有阿司匹林、布洛芬。应在饭后服用，观察药物副反应，如胃肠道反应、出血、皮疹、肝肾损害等

7.提示类风湿关节炎活动的指标有：晨僵、类风湿结节、血沉加快、C反应蛋白增高、类风湿因子。

第七节　系统性红斑狼疮病人的护理

系统性红斑狼疮（SLE）是一种自身免疫性结缔组织疾病。SLE以体内存在多种致病性自身抗体（特别是抗核抗体）和病变累及全身多系统、多器官为特征，尤其是皮肤与肾脏。病程迁延不愈，病情反复发作。以女性多见，20～40岁最多。狼疮小体（苏木紫小体）是由于细胞核受抗体作用变性为嗜酸性团块，为诊断系统性红斑狼疮的特征性依据。

一、病因

本病的病因不明，可能与遗传、性激素、环境等因素有关。

1.遗传

SLE是一种多基因遗传性疾病。

2.性激素

与雌激素、泌乳素等有关，好发于育龄期妇女。

3.环境

（1）日光：40%的SLE病人对日光过敏，紫外线使皮肤上皮细胞凋亡，新抗原暴露而成为自身抗原，成为诱发因素。

（2）感染：SLE症状与病毒感染相似，提示与病毒感染有关。

（3）食物：含补骨脂素的食物（如芹菜、油菜、无花果、黄泥螺等）有增强光敏感的作用。

（4）药物：普鲁卡因胺、肼屈嗪、氯丙嗪等。

二、临床表现

1.发热　活动期病人大多数有全身症状。

2.皮肤与黏膜　80%的病人有皮肤损害，最具特征者为面部蝶形红斑，最常见于皮肤暴露部位。也可出现各式各样的皮疹，也有光过敏现象等。手指末端和甲周的红斑也具有特征。活动期病人有脱发、口腔溃疡。

3.关节与肌肉　85%的病人有关节受累，多表现为关节肿痛，呈对称性分布，往往是就诊的首发症状，最易受累的是手近端指间关节，可有肌痛。一般不引起关节畸形。

4.肾脏　系统性红斑狼疮病人几乎均有肾组织病理改变。半数病人可有狼疮性肾炎，肾衰竭和感染是SLE常见的死亡原因。

5.心血管　以心包炎最为常见，可有心肌炎。出现心功能不全是预后不良的重要指征。

6.肺与胸膜　患者可出现急性狼疮性肺炎，可有单侧或双侧胸膜炎。

7.消化系统　常有食欲不振、腹痛，少数有急腹症发作。

8.神经系统　癫痫是狼疮性脑病最常见的症状。凡有中枢神经系统症状者均表示病情活动，预后不良。严重头痛可以是SLE的首发症状。

9.血液系统　约60%的活动性SLE有慢性贫血表现。多为正色素细胞性贫血。

三、辅助检查

1.抗核抗体（ANA）是目前最佳的SLE筛选实验，但其特异性较低。

2.抗双链DNA抗体（ds-DNA）对系统性红斑狼疮特异性高，与疾病的活动、肾脏病变及预后有关。其滴度高低与SLE疾病活动正相关，对确诊SIE和判断狼疮活动性参考价值大。

3.抗Sm（抗酸性核蛋白抗体）抗体是SLE的标志性抗体，特异性高，但敏感性低，与系统性红斑狼疮的活动性无关，故可作为回顾性诊断的重要依据。

4.血清补体C3、C4降低，有助于系统性红斑狼疮的诊断，提示疾病处于活动期。

5.血液检查　病情活动时血沉常增快，常有白细胞减少，血小板减少。

四、治疗原则

（一）一般治疗

活动期病人应卧床休息，有感染要及时治疗，应避免日晒。

（二）药物治疗

1.非甾体类抗炎药　常用的药物有阿司匹林、消炎痛、布洛芬等。

2.抗疟药氯喹具有抗光敏和控制SLE皮疹作用。可引起视网膜退行性病变，故应定期检查眼底。

3.肾上腺皮质激素是目前治疗SLE的首选药物。可显著抑制炎症反应，抑制抗原抗体反应。适用于急性爆发性狼疮。常用大剂量泼尼松。

4.免疫抑制剂　病情反复、重症病人等宜加用免疫抑制剂，如环磷酰胺。

五、护理问题

1.皮肤完整性受损　与疾病所致的血管炎症反应有关。

2.疼痛：慢性关节痛　与自身免疫反应有关。

3.口腔黏膜受损　与自身免疫反应、长期使用肾上腺糖皮质激素有关。

六、护理措施

（一）保持皮肤、黏膜完整性

1.光过敏者床位应安排在没有阳光直射的地方。禁止日光浴，外出时穿长袖衣裤，戴保护性眼镜、太阳帽或打伞；病室进行紫外线消毒时，病人应避开，注意保护病人皮肤。

2.保持皮肤清洁卫生　皮损处可用清水冲洗，用30℃左右温水湿敷红斑处，每日3次，每次30分钟，可促进局部血液循环，有利于鳞屑脱落。禁用碱性强的肥皂清洁皮肤，避免化妆品或其他化学药物，防止刺激局部皮肤引起过敏。

3.注意保持口腔清洁，预防感染。有口腔溃疡的病人，漱口后用中药冰硼散或锡类散涂敷。有细菌感染者，用1：5000呋喃西林液漱口，局部涂以碘甘油；有真菌感染者用1%～4%碳酸氢钠漱口，或用2.5%制霉菌素甘油涂抹患处。

4.脱发病人的护理　避免引起脱发加重的因素，如染发烫发剂、定型发胶、卷发。减少洗头次数，每周用温水洗头2次，边洗边按摩。也可用梅花针刺头皮，2次/天，15分钟/次。脱发病人建议剪成短发，或用适当方法遮盖脱发，如头巾、帽子、假发等。

5.避免使用诱发SLE的药物　如普鲁卡因酰胺、青霉胺、异烟肼、甲基多巴等。

（二）饮食

给予高糖、高蛋白和高维生素、易消化的饮食。忌食有补骨脂素的食物，如芹菜、香菜、无花果、烟熏食品、蘑菇和辛辣食物。戒烟和禁饮咖啡。

（三）休息与活动

急性活动期应卧床休息，以减少能量消耗，保护脏器功能，预防并发症发生。缓解期或病情稳定的病人可以适当活动或做轻体力工作，避免劳累。

（四）环境

病室朝北，温湿度适宜，通风良好，温度可保持在25～28℃，湿度保持在50%以上。病房不宜用紫外线消毒。

（五）药物护理

1.非甾体抗炎药　通常选用一种药物，足量使用2～3周后无效时才更换另一种药物，病人应遵医嘱服药，不可自行换药，注意不可选用两种以上该类药物同时服用，有肾炎、胃炎者慎用。

2.肾上腺糖皮质激素　长期使用应逐渐减量，勿随意减量停药，并注意避免诱发感染、高血压、糖尿病、骨质疏松等。

3.免疫抑制剂：应用时鼓励病人多饮水，静脉注射注意保护外周静脉血管，防止外渗。定期检查血象和肝肾功能，必要时行骨髓检查。

第八节　骨质疏松症病人的护理

骨质疏松症是以骨量减少、骨钙溶出、骨的强度下降、骨的微观结构退化为特征，致使骨的脆性增加以及易于发生骨折的一种全身性骨骼疾病。

一、病因及分类

1.原发性骨质疏松　随着年龄的增长必然发生的一组生理性退行病变。

2.继发性骨质疏松　是由其他疾病或药物等一些因素所诱发的骨质疏松。

3.特发性骨质疏松　多伴有遗传家族史。多见于8～12岁的青少年或成人，女性多于男性，妊娠妇女及哺乳期女性所发生的骨质疏松也列入特发性骨质疏松。

二、临床表现

1.疼痛是骨质疏松症最常见、最主要的症状。以腰背痛多见，占疼痛病人的70%～80%。疼痛沿脊柱向两侧扩散。仰卧或坐位时疼痛减轻，直立时后伸或久立久坐时疼痛加剧，日间疼痛轻，夜间和清晨醒来时加重，弯腰、肌肉运动、咳嗽、大便用力时加重。

2.身长缩短、驼背是继腰背痛后出现的重要体征之一。特别是脊柱椎体前部，几乎多为松质骨组成，而且此部位是身体的支柱，负重量大，尤其第11、12胸椎及第3腰椎负荷量更大，容易压缩变形使脊柱前倾背曲，加剧形成驼背。随着年龄增长骨质疏松加重，驼背曲度加大，致使膝关节挛缩显著。老年人骨质疏松时，每椎体缩短2mm左右，身长平均缩短3～6cm。

3.骨折　骨质疏松症骨折发生的特点：在扭转身体、持物、开窗等室内日常活动中，即使没有较大的外力作用也可发生骨折。骨折发生的部位比较固定，如胸椎骨折、桡骨远端骨折、股骨上段及踝关节骨折等。

4.呼吸系统障碍　胸腰椎压缩性骨折导致脊椎后弯、胸廓畸形，可使肺活量和最大换气量显著减少，病人往往出现胸闷、气短、呼吸困难等症状。

三、辅助检查

1.生化检查　测定血、尿的矿物质及相关生化指标有助于判断骨代谢状态及骨更新率的快慢，对骨质疏松症的鉴别诊断有重要意义。

2.X射线检查　X射线片仍不失为一种较易普及的检查骨质疏松症的方法。

3.骨矿密度测量　①单光子吸收测定法。②双能X射线吸收测定法。③定量CT。④超声波。

四、治疗原则

由于骨质疏松症是由不同原因所致，且个体差异也大，故应采取病因治疗和对症治疗相结合的原则。

1.病因治疗　针对不同病因引起的骨质疏松给予相应的处理。

2.药物治疗　有骨吸收抑制药物、促进骨形成药物、改善骨质量药物等三类药物。根据不同原因选择不同药物或综合应用。

五、护理问题

1.疼痛　与骨质疏松症有关。

2.知识缺乏　与对疾病的进程不理解、不熟悉治疗方案有关。

3.营养失调　与钙摄入量缺乏、激素程度改动、不良卫生习惯有关。

4.活动无耐力　与逐步衰老、骨质疏松性骨折有关。

六、护理措施

1.生活护理　注意保暖及避免寒冷刺激，平时洗用之水宜温；冷暖交替时，注意衣服的添减，盖好衣被，避免风寒侵袭；多走平地，勿持重物。睡硬板床，鼓励病人多进行户外活动，多晒太阳，应注意减少和避免病人可能受伤的因素。

2.饮食护理　应进食高蛋白、高能量、高纤维素、高维生素饮食，摄入足够的钙。老年人从膳食中摄取丰富的钙，才能满足骨中钙的正常代谢，一般每日不少于850 mg。若发生了骨质疏松症，则每日应不少于1000～2000 mg。而且食物中的钙磷比值要高于2∶1，才有利于骨质疏松症的预防和治疗。

3.疼痛护理　①为减轻疼痛，可使用硬板床，取仰卧位或侧卧位，卧床休息数天到1周，疼痛可缓解。②使用背架、紧身衣等骨科辅助物。③物理疗法：对疼痛部位给予温热敷，可促进血液循环、减轻疼痛，也可以借助超短波、微波疗法，低频及中频电疗法。

4.用药的护理　①服用钙剂时应注意增加饮水量，同时加用维生素D。②服用二磷酸盐时，应指导病人空腹服用，同时饮水200～300 mL，至少半小时内不能进食或喝饮料，也不能平卧，应采取立位或坐位，以减轻对食管的刺激。③服用性激素必须在医生指导下使用。

5.预防并发症的护理　对于卧床的病人要保持床单位整洁，定时翻身防止发生压疮；鼓励病人做深呼吸和扩胸运动，以防肺部感染；保持会阴部清洁，鼓励多喝水，以防泌尿系统感染。对于患有股骨颈或股骨粗隆骨折的病人，患肢置于外展中立位，防止外旋和内收。

6.指导病人进行功能锻炼　如因骨痛需暂时卧床，也应鼓励在床上尽可能进行四肢和腹背肌肉的主动或被动运动，防止发生失用性肌萎缩和骨质疏松进一步加重。疼痛改善后，应早日争取起床锻炼。

7.心理护理　针对不同病人的具体病情，耐心解释，以解除疾病所带来的精神痛苦和顾虑，减轻思想负担。

七、健康教育

1.提高对本病的认识　养成良好的生活习惯，吸烟、酗酒、饮浓茶和咖啡等是骨质疏松症发病的危险因素。多吃含钙、蛋白质丰富的食物，如牛奶、虾皮、芝麻、豆制品等，有助于矫正负氮平衡，防止骨质疏松和促进骨质愈合。

2.加强体育锻炼　运动时肌肉收缩是增加骨质的重要因素，负重运动对发展和维持骨质量和骨密度很重要。

3.促进体内钙的吸收　多晒太阳可促进肠钙吸收及肾小管对钙、磷的重吸收，因此增加户外活动，多晒太阳可生成更多可利用的维生素D，有利于防止骨质疏松症。

第十五章 皮肤及皮下组织疾病病人的护理

第一节 皮肤及皮下组织化脓性感染病人的护理

一、疖

疖是单个毛囊及其所属皮脂腺的急性化脓性感染。病菌以金黄色葡萄球菌为主。常发生于毛囊和皮脂腺丰富的部位，如头、面部、颈部、背部等。疖的发生与皮肤不洁、擦伤、局部摩擦、环境温度较高或人体抗感染能力低下有关。不同部位同时发生几处疖，或者在一段时间内反复发生疖，称为疖病，多发生于免疫力较低的小儿或糖尿病病人。

（一）临床表现

疖初期，局部皮肤出现红、肿、痛的小结节，然后逐渐肿大；化脓后，其中心处先呈白色，触之稍有波动，继而破溃流脓并见黄白色脓栓，脓栓脱落、脓液流尽后，局部炎症即可消退愈合。疖一般无全身症状。

面部"危险三角区"的疖受到挤压时，致病菌可经内眦静脉、眼静脉进入颅内的海绵状静脉窦，引起颅内化脓性海绵状静脉炎，出现眼部及其周围组织的红肿和疼痛，并有寒战、高热、头痛，甚至昏迷，死亡率很高。

（二）处理原则

争取在早期促使炎症消退，局部化脓时及早使脓液排出，抗菌药物治疗。早期红肿阶段可局部涂以2%碘酒。有波动感时，应及时切开排脓。

（三）护理问题

1.疼痛　与感染有关。

2.潜在并发症：颅内化脓性海绵状静脉炎。

（四）护理措施

1.保持疖周围皮肤清洁，以防感染扩散。

2.避免挤压未成熟的疖，尤其是"危险三角区"的疖，以免感染扩散引起颅内化脓性海绵状静脉炎。

3.疖化脓切开引流后，应及时在严格无菌操作下更换敷料。

4.疖伴有全身症状者，要注意休息，遵医嘱及早应用抗菌药物，加强营养，协助行细菌培养和药物敏感试验。

5.观察病情，及时发现并发症并配合处理。

（五）健康教育

注意个人卫生，保持皮肤清洁。严禁挤压危险三角区的疖，以免引起颅内化脓性海绵状静脉炎。炎热环境或暑天，应勤洗澡，及时更换衣服，幼儿尤应注意。

二、痈

痈指相邻近的多个毛囊及周围组织的急性化脓性感染，也可由多个疖融合而成。痈的发生与皮肤不洁、擦伤、人体抵抗力低下等有关。主要致病菌为金黄色葡萄球菌。常发生在皮肤较厚的颈部和背部。颈后痈俗称为"对口疮"，背部痈俗称为"搭背"。

（一）临床表现

1.片状红、肿、热、痛伴全身症状　早期表现为皮肤小片暗红硬肿，界限不清，其中可有多个脓点，疼痛较轻。随着病情发展，皮肤硬肿范围增大，局部疼痛加剧，全身症状加重；脓点增大增多，中心处破溃流脓、组织坏死脱落，疮口呈蜂窝状，如同"火山口"。痈可向周围和深部组织发展，伴区域淋巴结肿大，局部皮肤因组织坏死可呈现紫褐色。病人多伴有寒战、高热、食欲减退和乏力等全身症状。严重者可致全身化脓性感染而危及生命。

2.唇痈容易引起颅内化脓性海绵状静脉窦炎。

3.实验室检查　血白细胞计数增加和中性粒细胞比例增高。

（二）处理原则

1.局部处理　初期仅有红肿时，可用50%硫酸镁或75%乙醇湿敷，也可用0.5%络合碘湿敷，以促进炎症消退。皮肤呈现紫褐色或已有溃破流脓时，应及时在静脉麻醉下手术切开排脓，并尽量清除坏死组织，但唇痈不宜手术。术后加强换药，促进肉芽组织生长。

2.全身治疗　及时给予足量和有效的广谱抗生素以控制感染，控制血糖，保证休息，加强营养。

（三）护理问题

1.体温过高：与细菌感染有关。

2.疼痛：与炎症刺激有关。

3.潜在并发症：脓毒血症。

（四）护理措施

1.保护局部不受压迫和挤压，以防止感染扩散。

2.遵医嘱及早合理应用抗菌药物。

3.观察病情，注意及时发现全身感染症状。

4.注意休息，加强营养。

三、急性蜂窝织炎

急性蜂窝织炎指皮下、筋膜下、肌间隙或深部疏松结缔组织的急性弥漫性化脓性感染。常因皮肤、黏膜损伤或皮下组织受感染而引起。主要致病菌为溶血性链球菌，其次为金黄色葡萄球菌、大肠杆菌等。由于致病菌能释放毒性较强的溶血素、透明质酸酶和链激酶等，加上受侵的组织较疏松，病变发展迅速、不易局限，且与周围正常组织无明显界限。感染灶近侧的淋巴结亦常被累及，常引起脓毒血症或菌血症。

（一）临床表现

常因致病菌的种类和毒力、病人的状况、病变的部位和深浅不同而不同。

1.一般性皮下蜂窝织炎　表现为局部明显红肿、疼痛，病变边界不清，并向四周迅速扩散，病变中央部位常因缺血而发生坏死；深部组织的急性蜂窝织炎，局部表现多不明显，但有局部表面组织水肿和深压痛，全身症状明显。

2.特殊部位急性蜂窝织炎　如口底、颌下、颈部等处的蜂窝织炎可因喉头水肿或压迫气管，引起呼吸困难甚至窒息。

3.产气性皮下蜂窝织炎　致病菌以厌氧菌为主。多发生在会阴部或下腹部。病变主要局限于皮下结缔组织，不侵犯肌层。病变进展快，局部可触及皮下捻发音，蜂窝组织和筋膜出现坏死，脓液恶臭。

4.血常规检查　白细胞计数增多。病情较重时，应取血和脓做细菌培养和药物敏感试验。有浆液性或脓性分泌物时涂片检查致病菌的种类。

（二）处理原则

1.局部处理　局部制动，早期中西药湿、热敷，理疗。若病变进展、形成脓肿，应切开引流和清除坏死组织；口底、颌下、颈部等处的蜂窝织炎应尽早切开减压，以防喉头水肿、压迫气管；对厌氧菌感染者，用3%过氧化氢溶液冲洗伤口和湿敷。高度注意并发症的发生，做好急救准备。

2.抗菌治疗 抗菌药物一般首选青霉素，疑有厌氧菌感染时加用甲硝唑。根据临床治疗效果或细菌培养与药敏报告调整用药。

3.全身处理 注意改善病人全身状态，高热时可行物理降温；进食困难者输液维持营养和体液平衡；呼吸急促时给予吸氧或辅助通气等。

（三）护理问题

1.体温过高：与感染有关。

2.疼痛：与炎症刺激有关。

3.潜在并发症：窒息。

（四）护理措施

1.一般护理

病人患处制动，应注意休息，加强营养。摄入含丰富蛋白质、维生素及高能量的食物，以增加人体抵抗力，促进愈合。

2.病情观察

（1）对体温较高者，给予物理降温，如冰袋、温水或乙醇擦浴，同时鼓励病人饮水，必要时静脉补液并监测24小时出入的水量。

（2）预防窒息 特殊部位如口底、颌下、颈部等的急性蜂窝织炎可能影响病人的呼吸。因此，应严密观察患者的呼吸情况，注意病人有无呼吸费力、困难甚至窒息等症状，以便及时发现和处理，警惕突发喉头痉挛，做好气管插管等急救准备。

3.厌氧菌感染者，注意观察3%过氧化氢溶液冲洗创面和湿敷的效果。

四、急性淋巴管炎和淋巴结炎

急性淋巴管炎指致病菌经破损的皮肤、黏膜或其他感染病灶侵入淋巴管，引起淋巴管及其周围组织的急性炎症。致病菌主要为乙型溶血性链球菌（β溶血性链球菌）、金黄色葡萄球菌等。

（一）临床表现

1.急性淋巴管炎

（1）网状淋巴管炎：又称丹毒，好发于下肢和面部、蔓延迅速，但很少有组织坏死和化脓。起病急，开始即可有畏寒、发热、头痛、全身不适等症状。皮肤出现鲜红色片状皮肤红疹，略隆起，中间颜色稍淡，周围较深，边界清楚。局部有烧灼样疼痛，红肿区可有水疱，附近淋巴结常肿大、有触痛，但皮肤和淋巴结少见化脓破溃。感染加重可导致全身脓毒血症。下肢丹毒反复发作导致淋巴水肿，在含高蛋白淋巴液刺激下局部皮肤粗厚、肢体肿胀、甚至发展成象皮肿。

（2）管状淋巴管炎：以皮下浅筋膜为界，可分浅、深两种。皮下浅层急性淋巴管炎，在伤口近侧皮下出现一条或多条"红线"，中医学称"红丝疗"，硬面有压痛；深层急性淋巴管炎，无表面红线，但可出现患肢肿胀、有条形压痛区。两种淋巴管炎都可引起畏寒、发热、头痛、乏力、全身不适、食欲减退等全身表现。

2.急性淋巴结炎

轻者仅有局部淋巴结肿大、触痛，与周围软组织分界清楚，多能自愈。重者可有多个淋巴结肿大，可融合形成肿块，疼痛加重，表面皮肤发热，并伴有全身症状。脓肿形成时可有波动感。

（二）处理原则

处理原发病灶，全身应用有效抗生素，局部药物外敷。丹毒具有接触传染性，应予以接触隔离。在接触丹毒病人或换药后，应洗手消毒，防止医源传染；与丹毒相关的足癣、溃疡、鼻窦炎等应积极治疗以避免复发。

（三）护理问题

1.体温过高：与感染有关。

2.疼痛：与炎症刺激有关。

（四）护理措施

1.局部制动、抬高患肢，外敷药物。

2.遵医嘱应用抗生素。

3.观察病情。

4.营养支持，注意休息。

第二节　手部急性化脓性感染病人的护理

甲沟炎是指甲沟及其周围组织的感染。脓性指头炎是指手指末节掌面皮下组织的化脓性感染。

一、病因

致病菌主要为金黄色葡萄球菌。甲沟炎多因手指的轻微外伤，如刺伤、挫伤、剪指甲过深等引起；脓性指头炎可由甲沟炎扩散、蔓延所致，也可因手指末节刺伤或皮肤受损引起。

二、临床表现

1.甲沟炎　一侧甲沟局部红、肿、热、痛。感染可蔓延至甲根部及对侧甲沟，形成半环形脓肿。脓肿向下蔓延可形成指甲下脓肿，指甲下可见黄白色积脓，有剧痛和局部压痛。多无全身症状。

2.脓性指头炎　早期表现为指头发红、轻度肿胀、针刺样疼痛，继而肿胀加重、疼痛剧烈。当指动脉受压时，疼痛转为搏动性跳痛、患肢下垂时加重，伴全身症状。感染进一步加重，局部组织缺血坏死，神经末梢因受压和营养障碍而麻痹，指头疼痛反而减轻，皮色由红转白。若不及时治疗，可引起指骨缺血性坏死，形成慢性骨髓炎。

疼痛特点：针刺样疼痛→搏动性跳痛→疼痛减轻。

三、处理原则

1.局部热敷理疗，手术切开减压引流　①初期局部涂鱼石脂软膏、理疗，甲沟已有脓液时，沿甲沟旁做切开引流；甲根处脓肿形成甲下脓肿者，可行拔甲术，但手术时应避免损伤甲床。②脓性指头炎若出现搏动性跳痛、明显肿胀，局部张力较大，应及时在末节患指侧面做纵行切开减压引流，以免发生指骨坏死和骨髓炎，不能等到波动出现后才手术。

2.全身应用抗生素，支持疗法。

四、护理问题

1.体温过高　与细菌感染有关。

2.疼痛　与炎症刺激、局部组织肿胀、压迫神经纤维有关。

3.潜在并发症：指骨坏死。

五、护理措施

1.维持正常体温　①高热时给予物理降温或药物降温；②协助治疗；③保证休息和睡眠，多饮水，加强营养，提高病人的抗感染能力；④遵医嘱，及时、合理地使用抗菌药物。

2.缓解疼痛　患肢制动并抬高；创面换药时，动作应轻柔。必要时换药前应用镇痛剂。

3.观察病情　观察伤口渗出物和引流液颜色、性状及量的变化；密切观察患手的局部症状，注意有无感染扩散征象。

六、健康教育

1.手部感染愈合后，指导病人活动患处附近的关节，以尽早恢复手部功能。

2.日常保持手部清洁，加强劳动保护，避免手外伤；重视手部任何微小损伤的消毒包扎，以防感染；手部轻度感染应及早就诊。

第十六章　精神障碍病人的护理

第一节　精神障碍症状学

精神障碍是指在生物、心理和社会因素影响下，人体出现的各种精神活动紊乱，表现为具有临床诊断意义的认知、情感和行为等方面的异常，可伴有痛苦体验和（或）功能损害。

一、概述

异常的精神活动通过人的外显行为如言谈、书写、表情、动作行为等表现出来，称为精神症状。每一精神症状有其明确的定义，并具有以下特点：①症状的出现不受病人意志的控制；②症状一旦出现，难以通过转移令其消失；③症状的内容与周围客观环境不相称；④症状会给病人带来不同程度的社会功能损害。

二、常见精神症状

（一）感觉障碍

1.感觉过敏

对外界一般强度的刺激感受性增高，如感到阳光特别刺眼，声音特别刺耳，轻微地触摸皮肤感到疼痛难忍等。多见于神经衰弱、癔症、更年期综合征、焦虑症等。

2.感觉减退

对外界一般刺激的感受性减低，感觉阈值增高，对强烈的刺激感觉轻微。

3.内感性不适（体感异常）

内感性不适是躯体内部产生的各种不舒适和（或）难以忍受的异样感觉，性质难以描述，没有明确的定位。如感到牵拉、挤压、转动、游走、流动、蚁爬等，多见于精神分裂症、抑郁状态等。

（二）知觉障碍

1.错觉

错觉指对客观事物歪曲的知觉。临床上多见错听、错视。如把挂衣架上的大衣看成一个人、杯弓蛇影、草木皆兵。常见于焦虑症、器质性精神障碍。

2.幻觉

幻觉指没有客观现实刺激作用于感觉器官而出现的知觉体验，是一种虚幻的知觉。幻觉是临床上最常见而且重要的精神病性症状，常与妄想合并存在。

按照体验的来源，幻觉可分为真性幻觉和假性幻觉。①真性幻觉：病人体验到的幻觉形象鲜明生动，如同外界客观事物形象一样，存在于外部客观空间，是通过感觉器官而获得的。②假性幻觉（伪幻觉）：产生于病人的主观空间如脑内、体内，模糊不清、不具体、不生动、不鲜明，不是通过感觉器官而获得的。如病人闭眼看到一个人的形象。

按照所涉及的感官，幻觉可分为幻听、幻视、幻嗅、幻味、幻触、内脏性幻觉。①幻听：临床上最常见的幻觉。最具有诊断意义的是言语性幻听，通常是对病人的命令、赞扬、辱骂或斥责，病人常为之苦恼和不安，并产生拒食、自伤或伤人行为。多见于精神分裂症、情感性精神病。非言语性幻听属原始性幻听，如流水声、鸟叫声等。②幻视：病人看到外界不存在的事物，从单调的光、色到人物、景象等。在意识清晰时出现的幻视见于精神分裂症；在意识障碍时，幻视多为生动鲜明的形象，并常具有恐怖性质，多见于器质性精神障碍的谵妄状态。③幻嗅：病人嗅到实际上不存在的难闻的气味。如：腐败的尸体气味、化学品的烧焦味、浓烈刺鼻的药物味等。④幻味：病人尝到食物中有某种特殊的、令人不愉快的怪味道，因而拒食。⑤幻触：也称皮肤与黏膜幻觉，病人感到皮肤或黏膜上有某种异常的感觉，如麻木感、针刺感、虫爬感等。多见于精神分裂症。⑥内脏幻觉：是病人对躯体内部某一部位或某一脏器的异常知觉体验，常可以清楚地加以描述。如感到肠扭转、肝破裂、心脏穿孔、腹腔内有虫爬行等。多见于精神分裂症、更年期精神病、抑郁症等。

3.感知综合障碍

病人对客观事物整体的感知是正确的，但是对这一事物的个别属性（形状、大小、颜色、位置、距离）的感知与实际情况不符。如一病人见到父亲的眼睛大如鸡蛋，鼻子也很大（属视物变形症）。多见于精神分裂症、癫痫所致精神障碍、抑郁症等。

（三）思维障碍

1.思维形式障碍

（1）联想障碍

①思维奔逸（观念飘忽）：思维奔逸是一种兴奋性思维障碍，指联想速度增快、数量增多、内容丰富生动，概念不断地涌现（思维澎湃）。病人表现健谈，说话滔滔不绝，自述脑子反应快，特别灵活，思维敏捷，概念一个接一个地不断涌现出来，说话的主题极易随环境而改变（随境转移，不断地变换新话题），也可有音韵联想、字意联想。多见于躁狂症。

②思维迟缓：即联想抑制，是一种抑制性思维联想障碍。联想速度减慢、数量减少和困难。病人表现为言语简短、语量减少、速度缓慢、语音低沉，但思维内容并不荒谬，能够正确反映现实。自觉"脑子不灵了""脑子迟钝了"，多见于抑郁症。

③思维贫乏：指联想数量减少，概念与词汇贫乏，脑子空洞无物。病人表现为沉默少语，答话时内容大致切题，但单调空洞或词穷句短，常泰然回答"不知道""什么也没想"。见于精神分裂症、脑器质性精神障碍及精神发育迟滞。

④思维散漫：又称思维松弛，是指病人在意识清晰的情况下，思维的目的性、连贯性和逻辑性障碍。思维活动缺乏主题思想，内容和结构都散漫无序，不能把联想集中于他所要解释的问题上。表现为说话东拉西扯，对问话的回答不切题，以致检查者感到交流困难。多见于精神分裂症。

⑤思维破裂：指概念之间联想的断裂，建立联想的各种概念内容之间缺乏内在联系。表现为病人的言语或书写内容的句子之间含义互不相关，变成语句堆积，令人不能理解。严重时，言语支离破碎，成了语词杂拌。多见于精神分裂症。如在意识障碍的背景下出现破裂性思维的表现，但言语上更为杂乱、语词杂拌、毫无主题，称为思维不连贯（多见于躯体疾病所致的精神障碍、器质性精神障碍）。

⑥病理性赘述：思维活动停滞不前，抓不住主要问题，迂回曲折，联想枝节过多，做不必要的过分详尽的累赘的描述，无法使他讲得扼要一点，一定要按他原来的方式讲完，说不完一个话题，进行速度缓慢，给人以"啰唆""东拉西扯"的印象，但最终可以表达其意。多见于癫痫、脑器质性及老年性精神障碍。

（2）思维逻辑障碍

①象征性思维：属于概念转换。以无关的具体概念或行动代表某一抽象概念，不经病人解释，旁人无法理解，常见于精神分裂症。如：一位女性精神分裂症病人，入院时穿红色毛衣，红裤子，睡觉时拆掉病房暖气片的木架，抱着暖气片睡，并且以红毛线将自己与暖气片系结起来，病人的解释是："红色代表共产党，暖气片指工人阶级，拆掉木架，是知识分子不应该摆架子，抱着暖气片睡指知识分子和工人阶级团结起来。"

②词语新作：指概念的融合、浓缩以及无关概念的拼凑。病人自创一些新的符号、图形、文字或语言并赋予特殊的概念，不经本人解释，别人难以弄清其含义。如"】【"代表离婚。多见于精神分裂症。

③逻辑倒错性思维：主要特点是推理缺乏逻辑性，既无前提也无根据，或因果倒置，推理离奇古

怪，不可理解。多见于精神分裂症和偏执狂。如某病人说："因为电脑感染了病毒，所以我快要死了。"

（3）异己体验

这组症状的共同特征是思维的归属性不属于自己，也不受自己控制，是诊断精神分裂症的重要症状。

①思维中断（思维阻滞）：病人在意识清晰的情况下，谈话中思路突然中断，思维变成空白，停顿片刻再开口时已经换成另外一个全新的话题。多见于精神分裂症。

②强制性思维（思维云集）：指病人头脑中出现了大量的不属于自己的思维，这些思维不受病人意愿的支配，强制性地在大脑中涌现，好像在神奇的外力作用下别人的思想在自己脑中运行，突然出现，突然消失。多见于精神分裂症。如一病人说："我脑子很乱，自己怎么也控制不了自己，思想太乱了，想的事毫无意义，由东到西，由西到东，一件事刚想一点，又出现另外的事。"

2.思维内容障碍

妄想是一种病理性的歪曲信念，具有以下特征：①思维内容与事实不符，没有客观现实基础；②病人对自己的想法坚信不疑，不能被事实所纠正，与其所接受的教育和所处的社会文化背景不相称；③妄想的内容均涉及病人本人，总是与个人利害有关；④妄想具有个人独特性，不为任何集体所共有。

妄想可分为原发性妄想和继发性妄想。原发性妄想是突然发生的，与病人当时的心理活动和所处环境毫无关系，一旦出现即绝对确信。

（1）被害妄想：被害妄想是最常见的妄想。病人无中生有地坚信周围某些人或某些集团对病人进行打击、陷害、谋害、破坏等不利活动。常见于精神分裂症、偏执狂。

（2）关系妄想：病人认为环境中与他无关的事物都与他有关。如别人吐痰是在蔑视他。

（3）影响妄想（物理影响妄想、被控制感）：病人觉得自己的思维、情感或意志行为等均受到外界某种力量（如电波、超声波、或某种先进仪器）的控制、干扰、支配、操纵。如病人觉得自己的大脑已被电脑控制，自己已是机器人。物理影响妄想是精神分裂症的特征性表现之一。

（4）夸大妄想：指自我夸耀和自视过高的妄想，才智、容貌、体力、财富、名誉、权势和血统等都是可以夸大的内容。如认为自己是伟大的发明家、科学家、国家领导人等。常见于麻痹性痴呆、躁狂症和精神分裂症。

（5）罪恶妄想（自罪妄想）：病人毫无根据地坚信自己犯了严重的错误、不可宽恕的罪恶，认为自己罪大恶极，应受到严厉惩罚，以致坐以待毙，或拒食自杀；病人要求劳动改造以赎罪。常见于抑郁症、更年期忧郁症和精神分裂症。

（6）疑病妄想（臆想妄想）：病人毫无根据地坚信自己患了某种严重躯体疾病或不治之症，因而到处求医，即使通过一系列详细的检查和多次反复的医学验证都不能纠正。常见于精神分裂症、更年期精神病和老年性精神障碍。

（7）钟情妄想：病人坚信自己被异性钟情。主要见于精神分裂症、妄想性障碍等。

（8）嫉妒妄想：病人无中生有地坚信自己的配偶对自己不忠实，另有外遇。可见于精神分裂症、妄想性障碍等。

（9）思维被揭露感（被洞悉感）：病人认为自己的思想还未表达就已被人知道，尽管病人说不清自己的思想是如何被探知的。此症状为精神分裂症的特征性症状。

（四）注意障碍

注意是指个体的精神活动集中地指向于一定对象的过程，注意不是一种独立的心理过程，它是一切心理活动的共同特性，与感知觉、思维、记忆、智能及意识活动密切相关。

注意障碍的常见表现如下：

1.注意增强

注意增强即主动注意的增强。在某种精神病态情况下，病人特别容易注意某些事物。如有嫉妒妄想的病人时刻关注配偶的活动与行踪。见于焦虑症、抑郁症、偏执型精神分裂症。

2.注意减退

注意减退指主动、被动注意兴奋性减弱；注意的广度缩小、注意的稳定性下降。病人注意力难以长时间集中在一件事上。多见于焦虑症、器质性精神障碍及伴有意识障碍时。

3.注意涣散

注意涣散指主动注意的不易集中，是注意的稳定性降低所致。多见于焦虑症、精神分裂症和儿童多动症。

4.注意转移（随境转移）

注意转移指主动注意不能持久，注意稳定性降低，很容易受外界环境影响而注意的对象不断转换。表现为兴奋状态、注意随境转移、做事忙忙碌碌。见于躁狂症。

5.注意狭窄

注意狭窄指注意范围的显著缩小，当注意集中于某一事物时，不能再注意与之有关的其他事物。见于意识障碍病人。

（五）记忆障碍

记忆是指以往经验在头脑中的重现，包括识记、保存、再认或回忆三个基本过程。记忆是人类重要的精神活动。

临床上常见的记忆障碍如下：

1.记忆增强

病态的记忆增强，对病前不能够且不重要的事都能回忆起来。见于躁狂发作、轻躁狂等。

2.记忆减退

记忆减退是指记忆的三个基本过程普遍减退。临床上较多见。轻者表现为近记忆减弱，严重时远记忆也减退。可见于痴呆、神经衰弱病人和正常老年人。

3.遗忘

遗忘指部分或全部地不能回忆以往的经历。按遗忘发生的时间阶段将遗忘分为：

①顺行性遗忘：紧接着疾病发生后一段时间的经历不能回忆。

②逆行性遗忘：指回忆不起疾病发生前某一阶段内的事件。

③进行性遗忘：指记忆的丧失随着病情的发展而发展，而不仅仅是存在某一时间阶段的遗忘。

④界限性遗忘：指对生活中某一特定阶段的经历完全遗忘，通常与这一阶段发生的不愉快事件有关，又称为选择性遗忘或阶段性遗忘。见于癔症。

4.错构

错构是记忆的错误。对曾经历过的事件，在发生的地点、情节，特别是时间上出现错误回忆，并坚信不疑。见于老年性、动脉硬化性、脑外伤性痴呆和酒精中毒性精神障碍。

5.虚构

虚构是指由于遗忘，患者以想象的、未曾亲身经历过的事件来填补记忆缺损。多见于各种原因引起的痴呆。

当虚构与近事遗忘、定向障碍合并存在时称为柯萨可夫综合征（Korsakoff syndrome，又称遗忘综合征）。多见于酒精所致精神障碍和颅脑外伤所致精神障碍。

（六）智能障碍

智能，又称智力，是一个复杂的综合的精神活动，包括观察力、注意力、记忆力、想象力、分析综合能力、判断力、一般知识的保持和计算力等，它涉及感知、记忆、注意和思维等一系列认知过程。临床上将智能障碍分为精神发育迟滞和痴呆两大类。

1.精神发育迟滞

精神发育迟滞是指先天或在生长发育成熟以前（18岁以前）由于各种致病因素，如遗传、感染、中毒、头外伤、内分泌异常或缺氧等，使大脑发育不良或受阻，智能发育停留在一定阶段。随年龄增长智能明显低于正常同龄人。

2.痴呆

痴呆是一种综合征，是后天获得的智能、记忆和人格的全面受损，但没有意识障碍，其发生具有脑器质性病变基础。主要表现为创造性思维受损，抽象、理解、判断推理能力、记忆力、计算力等下降；后天获得的知识丧失，工作和学习能力下降或丧失，并伴有精神和行为异常，如思维贫乏、情感淡漠、行为幼稚和本能意向活动亢进等。

临床上可见在强烈的精神创伤后产生一种类似痴呆的表现，而大脑组织结构无器质性损害，经治疗后智能可完全恢复正常，称假性痴呆。

（1）心因性假性痴呆：即对简单问题给予近似而错误的回答，给人以故意做作或开玩笑的感觉。如一位20岁的病人，当问到她一只手有几个手指时，答"4个"。但对复杂问题反而能正确解决，如能下象棋、打牌，一般生活问题都能解决。

（2）童样痴呆：以行为幼稚、模仿幼儿的言行为特征。即成年病人表现为类似一般儿童稚气的样子，学着幼童讲话的声调，自称自己才3岁，逢人就称阿姨、叔叔。

（3）抑郁性痴呆：指严重的抑郁病人在精神运动性抑制的情况下，出现认知能力的降低，表现为痴呆早期的症状，如计算能力、记忆力、理解判断能力的下降，缺乏主动性。但病人有抑郁的体验可以鉴别，抑郁消失后智能完全恢复。

（七）定向力障碍

定向力是指一个人对时间、地点及人物以及对自身状态的认识能力。

指病人对自己的姓名、年龄、职业等情况的认识和意识。

定向力障碍是指对周围环境或自身状况认识能力的丧失或部分丧失，是判断意识障碍的一个重要标志，多见于脑器质性精神障碍和躯体疾病所致精神障碍伴有意识障碍时。但有定向力障碍不一定就有意识障碍。①时间定向障碍：指病人对时间、日期、月份不能正确认识。见于脑器质性疾病，颅脑损伤。②地点定向障碍：指病人对所处地点不能正确认识。多见于脑器质性精神病、精神分裂症。③人物定向障碍：指病人对周围人物不能正确认识。④自身定向障碍：指病人对本人的姓名、年龄、职业不能正确认识。见于精神分裂症。⑤双重定向：指病人认为他同时处于两个不同的地点。如病人声称他是在医院，同时又说他是在监狱内。此症状是诊断精神分裂症的特征症状。

（八）情感障碍

1.情感高涨

情感高涨指病人的情感活动明显增强，表现为与环境不相符的自我感觉良好、过分地兴高采烈、喜笑颜开、眉飞色舞。讲话时，表情丰富、生动。对一切都感到非常乐观，对任何事都感兴趣，但不稳定、易激惹。常见于躁狂状态。

2.欣快

病人经常面带微笑，似乎十分满意和幸福愉快，但说不清高兴的原因，表情单调刻板，难以引起周围人的共鸣，给人以痴笑的感觉。多见于脑器质性精神病。

3.情感低落

与情感高涨恰恰相反，情感低落是抑郁障碍的主要表现。病人情绪低沉、整日忧心忡忡、愁眉不展、唉声叹气，重则忧郁沮丧、悲观绝望、感到自己一无是处，以致生趣索然，大有"度日如年""生不如死"之感，甚至出现自杀观念和自杀企图。情感低落常伴有思维缓慢，言语动作减少，意志要求减退，反应迟钝，但整体精神活动与周围环境相协调。

4.焦虑

在缺乏相应的客观因素情况下，病人表现为顾虑重重、紧张恐惧、搓手顿足，似有大祸临头，惶惶不可终日，伴有心悸、出汗、手抖、尿频等自主神经功能紊乱症状。

5.情感淡漠

病人对外界任何刺激均缺乏相应的情感反应，即使一般能引起极大悲伤或高度愉快的事件，如生离死别、久别重逢等也泰然处之，无动于衷，面部表情冷淡呆板，内心体验极为贫乏或缺如，与周围环境失去情感上的联系。

6.情感爆发

情感爆发是一种在精神因素的作用下突然发作的、爆发性的情感障碍，表现为哭笑无常、叫喊吵骂、打人毁物等，有时捶胸顿足、手舞足蹈、狂笑不已，有时则又满地打滚，整个过程显得杂乱无章。常见于分离性障碍。

（九）意志障碍

1.意志增强

意志增强指意志活动增多。在病态情感或妄想的支配下，病人可以持续坚持某些行为，表现出极大的顽固性。

2.意志减退

意志减退指意志活动明显减少。病人表现为动机不足，常与情感淡漠或情感低落有关，缺乏积极主动性和进取心，对周围一切事物无兴趣以致意志消沉，对今后没有打算，工作学习感到非常吃力，甚至不能工作，整日呆坐或卧床不起，严重时日常生活都懒于料理。常与思维迟缓、情感低落同时存在，多见于抑郁症。

3.意志缺乏

意志缺乏指意志活动缺乏。病人对任何活动都缺乏动机、要求，生活处于被动状态，处处需要别人督促和管理。严重时本能的要求也没有。常伴有思维贫乏和情感淡漠，多见于衰退期精神分裂症及痴呆。

4.木僵

木僵指动作行为和言语的抑制或减少。病人经常保持一种固定姿势，不语、不动、不食、面部表情固定、大小便潴留、对刺激缺乏反应，如不予治疗，可维持很长时间。轻度木僵称作亚木僵状态，表现为问之不答、唤之不动、表情呆滞，但在无人时能自动进食，能自动大小便。严重的木僵见于精神分裂症，称为紧张性木僵。较轻的木僵可见于严重抑郁症、应激相关障碍及脑器质性精神障碍。

5.蜡样屈曲

在木僵的基础上出现。病人的肢体任人排布，即使是不舒服的姿势，也较长时间似蜡塑一样维持不动。如将病人的头部抬高似枕着枕头的姿势，病人的头部也可维持很长时间不落下，称为"空气枕头"。此时病人意识清楚，病好后能回忆。见于精神分裂症紧张型。

（十）自知力缺乏

自知力又称内省力，是指病人对自己精神疾病的认识和判断能力。自知力缺乏是精神病特有的表现。精神病病人一般均有不同程度的自知力缺失，他们不认为有病，更不承认有精神病，因而拒绝治疗。自知力完整是精神病病情痊愈的重要指标之一。

（十一）谵妄状态

在意识清晰度降低的同时，出现大量的错觉、幻觉，幻视多见。多数病人表现自我定向力保存而周围环境定向力丧失。谵妄状态往往夜间加重，昼轻夜重。持续数小时至数日，意识恢复后可有部分遗忘或全部遗忘。以躯体疾病所致精神障碍及中毒所致精神障碍较多见。

第二节　精神分裂症病人的护理

精神分裂症是一组病因未明的多基因遗传精神疾病，常缓慢起病，具有感知、思维、情感、行为等多方面的障碍和精神活动的不协调。通常意识清晰、智能尚好。自然病程多迁延，呈反复加重或恶化，自知力不全或缺乏，多发病于青壮年（男性15～25岁，女性稍晚）。

一、病因

病因复杂，发病机制尚不十分清楚。

1.遗传因素

大量家系调查、孪生子、寄养子调查结果显示遗传因素在本病的发生中起重要作用，精神分裂症可能是多基因遗传，由若干基因的叠加作用所致。

2.环境中的生物学和社会心理因素

包括母孕期的病毒感染、围产期和分娩过程中的损害以及社会心理压力与应激。

3.大脑病理和脑结构的变化以及神经发育异常假说。

4.神经生化病理研究

抗精神病药物的药理作用是通过拮抗多巴胺受体的功能而发挥治疗作用，是多巴胺受体阻滞剂。

二、临床表现

精神分裂症的临床表现包括五维症状：阳性症状、阴性症状、攻击敌意、认知损害、情感症状。

（一）阳性症状群

1.幻觉

精神分裂症最突出的感知觉障碍是幻觉，其特点是内容荒谬，脱离现实。最常见的是幻听，主要是言语性幻听，其中评论性幻听、议论性幻听和命令性幻听是诊断精神分裂症的重要症状。有时有思维鸣响（病人想什么幻听就重复什么，即幻听的内容就是病人心里想的事，病人体验到自己的思想同时变成了言语声，自己和他人均能听到，也称为思维化声）。此外，还可出现幻视、幻味、幻嗅等幻觉。幻觉可以是真性的，也可以是假性的。

2.妄想

妄想是精神分裂症最常见的症状之一，最多见的是关系妄想、被害妄想，精神分裂症的妄想具有发生突然、内容离奇、逻辑荒谬等特点。原发性妄想是精神分裂症的特征性症状，对诊断有重要价值。

3.被动体验

精神分裂症病人有思维中断和思维云集等异己体验/被动体验，有时思维可突然转折。被动体验往往与被害妄想有联系。此外，还有影响妄想、特别是被控制感和内心被揭露感等。如果被控制感、强制性思维与假性幻觉、内心被揭露感相结合出现，称为康金斯基综合征（精神自动症），对精神分裂症诊断有特殊意义。

4.思维形式障碍

病人在意识清楚的情况下，思维联想过程缺乏连贯性和逻辑性。

（二）阴性症状群

阴性症状群指正常精神活动减退或缺失所带来的表现。包括情感平淡、言语贫乏、意志缺乏、无快感体验等。

1.情感迟钝或平淡

情感淡漠、情感反应与思维内容以及外界刺激不配合，是精神分裂症的重要特征。

2.思维贫乏

语量贫乏，缺乏自主语言，回答问题异常简短，多为"是""否"，很少加以发挥。

3.意志减退

病人生活懒散，不修边幅，不注意个人卫生。

4.兴趣减退与社交缺乏

除了自己的病态体验，病人很少再有感兴趣的事。

（三）情感症状群

主要包括情感的不协调、情感倒错、矛盾情感、情感平淡或淡漠等。

（四）行为症状群

1.冲动攻击行为

病人可以在精神性症状的支配下出现反复谩骂、威胁或破坏性行为。

2.紧张综合征

以全身肌张力增高而得名，包括紧张性木僵和紧张性兴奋两种状态，两者可交替出现，是紧张型精神分裂症的典型表现。

3.行为障碍

可表现为退缩、无故发笑、独处、发呆或出现冲动行为。

（五）认知症状群

认知功能障碍是精神分裂症的常见症状之一。包括：

1.智力的损害

一般发生在患病后的最初两年内或首次发病过程中。精神分裂症病人的智商的绝对值一般均在正常范围内，但较正常人低，或低于自己患病以前的水平。

2.学习和记忆功能的损害

较轻的精神分裂症患者有短时记忆的损害，如语词记忆的损害、视觉记忆的损害、数字记忆的损害等；中、重度精神分裂症患者的记忆损害涉及记忆的每一个方面。

3.注意的损害

精神分裂症病人的主动注意和被动注意功能均有不同程度的受损，表现为不能集中注意力从事各种活动，特别是脑力劳动，因此成绩下降、工作效率下降；此外，被动注意能力受到影响，则表现为对外界刺激的敏感性下降、注意的转移速度减慢等。

4.运动协调性的损害

发病前即有运动发育的迟滞（包括学习走路晚，学习讲话晚，有挤眉弄眼、上肢抖动等非常规行为）；发病后，则有运动的始动性下降、运动的速度减慢及眼球运动的跳跃和不规则等；此外，还有刻板动作、刻板言语以及作态等。

5.言语功能的损害

在与别人进行交谈或进行写作中，总是使用较偏的词汇，或总是用词不当，或用词不确切，交谈中不能紧扣主题。

三、临床分型

1.偏执型

偏执型是世界上大部分地区最常见的精神分裂症亚型。其临床表现以持久的妄想为主，常伴有幻觉，以幻听较多见。妄想内容以关系妄想、被害妄想、影响妄想和夸大妄想最多见。幻觉和妄想的内容多较奇怪、抽象、脱离现实。对抗精神病药物反应较其他类型好，预后较好。

2.青春型

青春型多始发于18～25岁之间，预后一般不佳。特征为情感肤浅、不协调，常伴傻笑，思维破裂、言语松散且不连贯、片断性、不稳定的妄想和幻觉，行为缺乏目的，具有不负责任的和不可预测的行为及作态。

3.单纯型

常见。主要表现为潜隐起病进行性加重的持续性病程，社会功能明显受损，使其不能满足社会的需求，总体表现变得很差。本型的幻觉、妄想等精神病性症状表现不明显。随着社交活动的日益贫乏，病人可表现为社会退缩、自我专注、懒散及无目的的漫游。

4.紧张型

少见。多见于青少年或中年，急性起病，主要以紧张综合征为主要表现，紧张性木僵和紧张性兴奋交替出现。疗效较其他类型好。

5.未分化型

较多见，主要表现以阳性表现为主，但不符合偏执型、青春型、紧张型等分型的标准。

四、治疗原则

目前倡导全病程治疗，抗精神病药物治疗应作为首选的治疗措施。

1.精神分裂症的早期干预

一般指在病人出现精神病性症状后立即予以干预。在药物治疗方面，应强调早期、低剂量起始，逐渐加量、足量、足疗程的"全病程治疗"的原则。一般急性期6～8周；巩固期3～6月，剂量和急性期相同。维持期剂量应个体化，维持治疗对于减少复发或再住院具有肯定作用，第一次发作维持治疗1～2年（不少于1年），第2次或多次发作维持治疗时间应更长一些，甚至是终身服药。原则上单一用药。

2.对于极度兴奋躁动、冲动伤人、拒食、违拗和紧张性木僵者，精神药物治疗无效或对药物不能耐受的病人可以选择无抽搐电休克治疗，以期快速控制症状。

3.心理治疗

心理治疗可以改善精神症状、恢复自知力、提高治疗的依从性；也可改善家庭成员间的关系，促进病人与社会的接触。

4.行为治疗

行为治疗有助于纠正病人的某些功能缺陷，提高人际交往技巧。

5.精神康复方面的治疗和训练。

五、护理问题

1.有暴力行为的危险（对自己或他人）

2.不合作

3.思维过程改变

4.有受伤的危险

5.营养失调：低于机体需要量

6.部分生活自理缺陷：进食、沐浴等

7.睡眠型态紊乱

8.社交孤立

9.知识缺乏

10.有自杀的危险

六、护理措施

（一）基础护理

1.维持正常的营养代谢，保证病人每日入量2500～3000 mL。被害妄想拒食的病人可让其自行选择食物。

2.帮助病人建立自理模式，对兴奋、不合作的病人，护理人员要帮助完成晨晚间护理；对生活懒散、行为退缩的病人，要与病人一起制订生活计划，检查病人完成情况，必要时进行协助；对木僵病人要定时为其更衣、沐浴，做好口腔护理和皮肤护理。

3.创造良好的睡眠环境，保证8小时的睡眠时间。

4.做好排泄的护理　对便秘病人，要鼓励其多活动、多饮水、多吃水果和含粗纤维的蔬菜。应用抗精神病药治疗病人蹲位如厕时，注意体位性低血压的发生。

（二）安全护理

1.重点病人心中有数，尤其要注意那些受幻觉妄想支配，但思想内容不暴露的病人，要严密观察病人的情感反应，通过病人的外显行为，发现病人的异常表现，及时阻止，防止意外发生。

2.每30分钟巡视一次，确保病人安全。自伤、自杀、伤人、兴奋冲动的病人应安置在重点病室。严重自杀的病人设专人护理，24小时在护理人员视线范围内活动。对极度兴奋，有可能造成意外的病人，必要时要进行保护性约束。对不合作的病人，要适当限制其活动范围，防止病人出现私自外出行为。

3.加强病房设施的检查，发现问题及时处理。要在每日扫床时做好床单位的检查，要及时清除危险物品。

（三）康复护理

1.可根据病情指导病人参加各种文娱治疗、行为矫正治疗、音乐治疗，如折纸、编织、养花、体疗等。在此过程中要鼓励病人多与其他病友进行交流，从而增强治疗信心。

2.康复期病人主要以技能训练为主，为回归社会打下基础，可安排病人参加职业技能训练、社交技能训练、家居技能训练等。

七、健康教育

1.教会病人和家属有关治疗精神分裂症的基本知识，使其明白按医嘱治疗对预防疾病复发、恶化的重要意义。预防复发的措施：①彻底治疗、足疗程治疗；②坚持服药是目前减少复发最有效的办法；③正确对待自己的疾病，要有乐观主义精神，树立战胜疾病的信心；④保持和谐的家庭关系和良好的家庭氛围，多和家人沟通，适当参加家务劳动；⑤注意复发的早期症状，及时到医院就诊；⑥养成规律的生活和卫生习惯，戒除不良嗜好，多参加社交活动。

2.教会病人和家属应对各种危机（如自杀、自伤、冲动或外走）的方法，争取亲友、家庭和社会的支持，已婚病人在精神症状未缓解前不宜生育子女。根据病情安排探视，以帮助病人适应家庭、社会生活。

第三节　抑郁症病人的护理

抑郁症是以明显而持久的心境低落为主的一组精神障碍。

一、病因

1.遗传因素

2.心理-社会因素

（1）生活事件与环境应激事件：在情感障碍发作前常常会存在应激性生活事件，在首次发作前出现应激事件的概率更高。

（2）心理学理论：精神分析家认为抑郁症是存在于自我和超我之间的矛盾，或自我内部的冲突。学习理论则采用"获得性无助"解释抑郁症的发生。认知理论认为，抑郁症病人存在一些认知上的误区，如对生活经历的消极的扭曲体验，消极的自我评价，悲观无助。

二、临床表现

抑郁症发作的表现可分为核心症状、心理症状群与躯体征状群三个方面。

1.核心症状

包括心境或情绪低落、兴趣缺乏以及乐趣丧失三主征。三者是相互联系的，可在一个病人身上同时出现，互为因果。这是抑郁症的关键症状，诊断抑郁状态时至少应包括此三种症状中的一个。

（1）情绪低落：病人体验到情绪低、悲伤。情绪的基调是低沉、灰暗的。病人常诉说自己心情不好，高兴不起来。在抑郁发作的基础上病人会感到绝望、无助与无用。

（2）兴趣缺乏：病人对各种以前喜爱的活动，如文娱、体育活动、业余爱好等缺乏兴趣。典型者对任何事物无论好坏都缺乏兴趣，离群索居，不愿见人。

（3）乐趣丧失：病人无法从生活中体验到乐趣，或称为快感缺失。

2.心理症状群

（1）焦虑：焦虑与抑郁常常伴发，是抑郁症的主要症状之一。主观的焦虑症状可伴发一些躯体征状，如胸闷、心跳加快、尿频、出汗等，躯体征状可以掩盖主观的焦虑体验而成为临床主诉。

（2）自责自罪：病人对自己既往一些轻微过失或错误痛加责备，认为自己的一些作为让别人感到失望。

（3）精神病性症状：主要是妄想（罪恶妄想、无价值妄想）和幻觉。

（4）认知症状：主要是注意力和记忆力下降，属于可逆性的，将随治疗的有效而缓解。认知扭曲也是重要特征之一，如对各种事物均做出悲观的解释，将周围的一切都看成是灰色的。

（5）自杀观念和行为：抑郁症病人半数左右会出现自杀观念，最终会有10%～15%的病人死于自杀。

（6）精神运动性迟滞或激越：精神运动性迟滞病人在心理上表现为思维发动的迟缓和思流的缓慢。在行为上表现为运动迟缓、工作效率下降。严重者可以达到木僵的程度。

（7）自知力：大部分抑郁症病人的自知力完整，主动求治。

3.躯体征状群

（1）睡眠紊乱：睡眠紊乱是抑郁状态最常伴随的症状之一，可表现为失眠（入睡困难、睡眠中觉醒次数增多、缺乏睡眠感等）和贪睡，最具特征性的睡眠障碍是早醒性失眠。

（2）食欲紊乱：主要表现为食欲下降（发生率约70%）和体重减轻。

（3）性功能减退乃至完全丧失。

（4）精力丧失：表现为无精打采、疲乏无力、懒惰、不愿见人。

（5）晨重暮轻：情绪在晨间加重（清晨一睁眼就为新的一天担忧、不能自已），下午和晚间则有减轻。

（6）非特异性躯体征状：包括头痛或全身疼痛、周身不适、心慌气短、尿频、尿急等。抑郁症病人有时以此症状作为主诉。

三、治疗原则

高度的安全意识、严防自杀；充分的药物治疗，足够的剂量和疗程；积极的社会心理干预。

1.药物治疗

以抗抑郁药物为主，该药能有效缓解抑郁心境及伴随的焦虑、紧张和躯体征状，有效率为60%～80%。急性期推荐6～8周，恢复期治疗至少4～6个月，首次抑郁发作维持治疗为6～8个月。

常用的抗抑郁药：

（1）选择性5-羟色胺再摄取抑制剂（SSRIs）：已经成为一线药物，代表药物有氟西汀、帕罗西汀、舍曲林、氟伏沙明、西酞普兰，这类药物的起效时间为2～3周。

（2）其他新型抗抑郁药物：万拉法新、米氮平等。

药物的更迭和依从性：抗抑郁药物治疗无效的主要原因是剂量不足或疗程不够。要判断一次抗抑郁治疗疗效，需要采用足量、足疗程的治疗。抗抑郁药一般治疗只有当一种药物足量治疗4～6周后仍无效时，方可考虑换药。

2.心理治疗

心理治疗要贯穿抑郁症治疗的整个过程。包括支持性心理治疗、认知治疗和人际关系治疗。常用的有一般性心理治疗（支持、鼓励、保证、解释、倾听等），认知行为方面也可以对病人的负性认知进行调整。

3.其他治疗

对于药物治疗无效、病情严重的病人可以有限选择（自杀的病人）无抽搐电休克治疗。

四、护理问题

1.有自杀的危险

2.有暴力行为的危险

3.睡眠型态紊乱：早醒、入睡困难

4.卫生/穿着/进食自理缺陷

5.社会交往障碍

6.营养失调：低于机体需要量

7.焦虑

8.应对无效

五、护理措施

1.一般护理原则

（1）保护病人，避免自我伤害行为的发生。

（2）维持足够的营养、休息、卫生。

（3）提供适宜的环境，保障睡眠。

（4）增加病人参与活动的积极性。

（5）增进和充分利用支持系统。

（6）指导病人正确认识心理社会压力。

（7）重建或学习适应性应对方法。

（8）指导病人学习有关药物知识。

2.心理护理

（1）建立良好的治疗性护患关系，鼓励其诉说自己感受的痛苦和想法，帮助其分析、认识精神症状。

（2）了解病人的兴趣爱好，鼓励其参与易完成、有趣味的活动，引导病人关注周围及外界的事情。充分利用家庭资源，增进家属对疾病的认识，引导家属共同面对病人问题，调整家庭的适应能力。

3.对有自伤、自杀病人的护理

（1）严密观察病情变化及异常言行，注意病人有无流露厌世的想法，警惕突然"症状好转"的消极病人伪装痊愈。

抑郁症自杀的危险因素：

①严重的抑郁情绪，顽固而持久的睡眠障碍；

②伴有自罪妄想、严重自责及紧张激越；

③缺乏家庭支持系统；

④有抑郁和自杀家族史；

⑤有强烈的自杀观念或曾经有过自杀史。

（2）自杀迹象：写遗书、整理旧物、突然关心他人、了断社会关系、收藏药品、刀、绳等。

（3）连续评估自杀危险。

（4）一旦发生自杀、自伤，应立即隔离病人实施抢救。对自伤、自杀后的病人要做好自伤、自杀后的心理疏导，了解心理变化，制定进一步防范措施。

六、健康教育

1.使用通俗易懂的语言，使病人、家属对抑郁症的病因、症状、治疗、预后等知识有比较全面的了解和认识。

2.指导病人了解药物治疗的重要性，在医护人员的指导下合理服药，能识别药物的不良反应，掌握一些处理方法。

3.教育病人和家属能及时识别疾病复发的早期征兆，并了解反复发作的危害性，尽早到医院就诊。

第四节　焦虑症病人的护理

焦虑症，以广泛和持续的焦虑或以反复发作的惊恐不安为主要特征的神经症性障碍。

一、病因

1.遗传

有研究报告广泛焦虑障碍的遗传度约为30%。

2.生化

脑内苯二氮卓受体系统异常可能为焦虑的生物学基础。

3.心理

弗洛伊德认为焦虑是一种生理的紧张状态，起源于未获得解决的无意识冲突。自我不能运用有效的防御机制，便会导致病理性焦虑。认知理论则认为焦虑是对面临危险的一种反应。信息加工的持久歪曲导致对危险的误解和焦虑体验。

二、临床表现

1.广泛性焦虑症

广泛性焦虑症多见于40岁之前。缓慢起病，以泛化且持久、无明显对象的烦恼、过分担心和紧张不安为特征，占焦虑症的57%。

主要表现：

（1）精神方面：过分担心而引起的焦虑体验，是广泛性焦虑症的核心症状。病人不能明确意识到他担心的对象或内容，而只是一种提心吊胆、惶恐不安的强烈的内心体验。

（2）躯体方面：运动不安（小动作增多、不能静坐、搓手顿足或自感战栗）、肌肉紧张（多表现为紧张性疼痛）、自主神经功能紊乱，表现为心跳加速、胸闷气短、皮肤潮红或苍白、口干、便秘或腹泻、出汗、尿急尿频等；部分病人出现阳痿、早泄、月经紊乱。

（3）警觉性增高：表现为对外界过于敏感、注意力难以集中、易受干扰、难以入眠、睡眠中易于警醒、情绪激惹、易出现惊跳反应。

（4）其他症状。

2.惊恐障碍

惊恐障碍又称急性焦虑障碍，伴濒死感和自主神经功能紊乱症状，突然出现，历时5～20分钟，自行缓解。可以用以下三方面症状概括：

（1）惊恐发作：病人在进行各种日常活动时，突然出现强烈的恐惧感、感到自己马上就要失控（失控感）、即将死去（濒死感），这种感觉使病人痛苦万分、难以承受，有时伴有冷汗、头晕、震颤、面部潮红或苍白、手脚麻木、胃肠道不适等自主神经症状，病人会呼救、惊叫或逃离所处环境。一般发作突然，10分钟内达到高潮，往往不超过1小时即可自行缓解，病人意识清醒，事后能够回忆。

（2）求助及回避行为：发作时的极度恐惧感使得患者做出各种求助行为。包括向周围人群和医疗机构求救。约60%的病人在发作间期因为担心再次发作时无人在侧，或发作时被围观的尴尬，而采取明显的回避行为，如不去热闹的地方，不能独处，甚至不愿乘坐公共交通工具。

（3）预期焦虑：大多数病人会一直担心是否会再次发作、什么时间会再次发作、下次发作在什么地点等，从而在发作间期表现为紧张不安、担心害怕等明显的焦虑情绪。

三、治疗原则

1.药物治疗

（1）苯二氮卓类：苯二氮卓类具有明显的缓解焦虑的作用，能改善焦虑情绪、缓解肌肉紧张、促进睡眠，使用广泛、有效。常用的药物有：地西泮、阿普唑仑、劳拉西泮、氯硝西泮，对广泛性焦虑症的躯体症状的疗效较其他药物为佳。缺点是长期大剂量使用可引起药物依赖和突然撤药时出现戒断现象。小剂量开始，逐渐增加到治疗剂量，维持2～6周后逐渐停药，以防依赖；一般停药过程不应短于2周，以防症状反跳。

（2）阿扎哌隆类：起效较慢，用于轻中度焦虑的治疗，主要是丁螺环酮、坦度螺酮。

（3）抗抑郁药：抗抑郁药是治疗广泛性焦虑症的常用药物，对负性情绪和认知症状较苯二氮卓类为佳。

2.心理治疗

（1）心理教育：教给病人本病的性质，让病人对疾病具有一定的自知力，增进在治疗中的合作。

（2）认知行为疗法：包括焦虑控制训练（采用想象或现场诱发焦虑，然后进行放松训练，可减轻广泛性焦虑症的躯体征状）和认知重建。惊恐障碍的认知行为治疗包括心理教育、认知重建（针对发疯感、怕失去控制等认知症状）、呼吸控制（针对心悸、出汗、头晕、恶心等症状）、放松训练、想象练习、暴露（针对回避、踱步、眩晕等行为症状）六种成分。

（3）生物反馈疗法：利用生物反馈信息训练病人放松，以减轻焦虑，对治疗广泛性焦虑症有效。

四、护理问题

1.焦虑

2.恐惧

3.睡眠障碍

4.舒适的改变

5.有营养失调的危险

6.生活自理能力降低

五、护理措施

1.建立信任的护患关系，既要尊重、同情、关心病人，又要保持沉着、宁静、坚定的态度；语言亲切，简明扼要；注意倾听病人的诉说。

2.改善环境对病人的不良影响，帮助其尽快适应新环境。

3.教导放松技巧

（1）鼓励病人以语言的方式疏泄情绪、表达焦虑感受，护理人员针对病人传达的焦虑情绪，做好自我调适；

（2）教导病人进行放松调适，如在光线柔和的环境里，随着护士的指导语和音乐进行肢体放松、深呼吸或慢跑等；

（3）鼓励病人多参加文娱治疗活动，扩展生活领域及兴趣范围，目的是转移注意力，减轻焦虑情绪。

4.帮助病人认识焦虑时所呈现的行为模式，护士要接受病人的病态行为，不能加以限制和批评；在良好的治疗关系的前提下，可用说明、解释、分析、推理等技巧使病人认识其病态症状，用明确的态度指出其焦虑行为，使其认知并努力减少焦虑行为。

5.做好基础护理，关注其睡眠环境，必要时使用药物帮助其渡过难关；服药护理，观察用药情况，出现药物不良反应及时上报医生和给予相应的处理。保证生理需求。

第五节　强迫症病人的护理

强迫症是以反复出现强迫观念和强迫动作为基本特征的一类神经症性障碍，又称为强迫性障碍、强迫性神经症。与强迫症发病相关的性格特点：优柔寡断、办事古板、胆小怕事、凡事求全、一丝不苟。

一、病因

1.遗传

强迫行为的某些素质是可以遗传的。

2.生化

证据提示5-羟色胺系统功能增高与强迫症发病有关。

3.解剖

强迫症的发作可能与选择性基底节功能失调有关。

4.心理

弗洛伊德学派认为由于防御机制不能处理好强迫性格形成的焦虑，于是产生强迫症状。强迫症状形成的心理机制包括：固执、退行、孤立、解除、反应形成以及对不容许的性格和攻击冲动的置换。这种防御机制是无意识的，因此不为病人所觉察。

二、临床表现

强迫症的基本症状是强迫观念和强迫行为。

1.强迫观念

强迫观念是以刻板形式反复进入病人意识领域的思想、表象或意向。这些思想、表象或意向对病人来说，是没有现实意义的。一些字句、话语、观念或信念，反复进入病人的意识领域，干扰了正常思维过程，但又无法摆脱。

（1）强迫怀疑：病人对自己言行的正确性反复产生怀疑；明知毫无必要，但又不能摆脱。常伴有焦虑不安，因而促使病人对自己的言行反复进行检查。

（2）强迫性穷思竭虑：病人对日常生活中的一些事情或自然现象，寻根问底，反复思索，明知缺乏现实意义、没有必要，但又不能自我控制。

（3）强迫联想：病人脑子里出现一个观念或看到一句话，便不由自主地联想起另一个观念或语句（如病人一想到"和平"，立即想到"战争"）。由于观念的出现违背了病人的主观意愿，常使病人感到苦恼。

（4）强迫表象：在头脑里反复出现生动的视觉体验（表象），常具有令人厌恶的性质，无法摆脱。

（5）强迫回忆：病人经过的事件，不由自主地在意识中反复呈现，无法摆脱，感到苦恼。

2.强迫情绪

表现为对某些事物的担心或厌恶，明知不必要或不合理，自己却无法摆脱。

3.强迫意向

病人反复体验到，想要做某种违背自己意愿的动作或行为的强烈内心冲动。病人明知这样做是荒谬的，不可能的，努力控制自己不去做，但却无法摆脱这种内心冲动。

4.强迫行为

强迫行为是指反复出现的、刻板的仪式动作；病人明知不合理，但又不得不做。以强迫检查和强迫清洗最常见，常继发于强迫怀疑。

（1）强迫检查：强迫检查是病人为减轻强迫性怀疑引起的焦虑采取的措施。

（2）强迫清洗：强迫清洗是病人为了消除对受到污物、毒物或细菌污染的担心。有的病人不仅自己反复清洗，而且要求与他一道生活的人反复清洗。

（3）强迫询问：病人常常不相信自己，为了消除疑虑或穷思竭虑给病人带来的焦虑，常反复要求他人不厌其烦地给予解释和保证。

（4）强迫性仪式动作：强迫性仪式动作是一些反复出现的动作，他人看来是不合理的或荒谬可笑的，但却可减轻或防止强迫观念引起的紧张不安。

（5）强迫性迟缓：可因仪式动作而行动迟缓。这类病人往往并不感到焦虑。

三、治疗原则

1.药物治疗

（1）氯米帕明：别名氯丙咪嗪。氯米帕明除具有选择性5-羟色胺再摄取抑制作用外，还有较强的去甲肾上腺素再摄取抑制作用。具有抗强迫作用，也对伴随的抑郁症状有治疗作用。氯米帕明的抗强迫作用的起效时间是在达到治疗剂量2～3周后。

（2）选择性5-羟色胺再摄取抑制剂（SSRIs）也是治疗强迫症的一线药物：包括氟西汀、帕罗西汀、舍曲林、氟伏沙明等。

2.心理治疗

（1）支持性心理治疗：对病人进行耐心细致的解释和心理教育，使病人了解其疾病的性质，指导病人把注意力从强迫症状转移到日常生活、学习和工作中去，有助于减轻病人的焦虑。

（2）行为疗法：采用暴露疗法和反应防止法。暴露疗法的目的在于减轻强迫症状伴随的焦虑；反应防止技术的目的在于减少仪式动作和强迫思维出现的频度。

四、护理问题

1.焦虑

2.睡眠障碍

3.社交障碍

4.有皮肤完整性受损的可能

5.有暴力行为的危险

6.部分自理能力缺陷

五、护理措施

1.强迫行为和强迫性思维给病人本身带来很多痛苦的感受，因此有急切的求治欲，但是接受治疗时往往又心存抵触，有时只谈症状本身而不愿过多地交流，更不愿提及疾病以外的事情。要同情、关心、理解病人，尽量避免其他病人的不良干扰。满足病人的合理要求，赢得病人的信任；在此基础上密切观察病人的症状表现及其情绪变化，耐心倾听病人对疾病体验的诉说。

2.在病人了解、接受症状和相互信任的基础上，让其共同参与护理计划的制订，能够使病人感受到被关注、被信任和支持，会减少其焦虑情绪和无助感。

3.以预防法、自我控制法、阳性强化法等行为治疗理论为指导，帮助病人减少和控制症状。

（1）在病人自愿的前提下，在病人出现强迫症状之前向护士汇报。

（2）护士可帮助病人分析此时的心态和不良感受，而后转移其注意力，引导其参与使其愉悦的活动或治疗。

（3）当病人按计划执行时，立即给予奖励和强化，使病人及时体验成功，并鼓励其继续尝试。

（4）第一次尝试很重要，并且治疗中护士一定要始终陪伴病人，给予支持和鼓励。

（5）重视了解病人的体验，根据具体情况及时调整护理措施，尽量避免给予病人过大压力。

4.做好安全护理，密切观察病情变化，及时疏导和安慰，保护病人和他人不受伤害。

（1）密切观察强迫症状行为对躯体的损害情况，采取相应的保护措施。

（2）对自身伤害严重时，立即给予制止，对伤害部位及时进行处理。

（3）掌握病人的心理情况，避免激惹病人，尊重病人的行为模式，采取有效的保护措施，及时疏导和安慰。

（4）对有自杀和伤害他人行为的病人，要严密看护，必要时清除危险物品。

第六节 癔症病人的护理

癔症，又称分离（转换）障碍、歇斯底里症。这是一类由精神因素，如重大生活事件、内心冲突、情绪激动、暗示或自我暗示，作用于易病个体引起的精神障碍。常见于青春期和更年期，女性多于男性。与癔症发病相关的性格特点：自我中心、暗示性强、富于幻想、情感丰富而肤浅。

一、病因

1.精神因素

精神紧张、恐惧是引发癔症的重要因素。情绪不稳定、易接受暗示、常自我催眠、文化水平低、迷信观念重、青春期或更年期的女性，较一般人更易发生癔症；具有情感反应强烈、表情夸张、寻求别人经常注意和自我中心等表演性人格特征的人在受到挫折、出现心理冲突或接受暗示后容易产生癔症。

2.遗传学

研究结果颇不一致，有人认为是一种多因素遗传模式。

3.神经生理学解释

一是基于Janet的意识分离理论，认为意识状态改变是癔症发病的神经生理学基础。另一种解释则基于巴甫洛夫的高级神经活动学说，临床上表现为情感爆发、抽搐发作以及本能活动和自主神经的症状。

4.病理心理学解释

转换，泛指通过躯体征状表达心理痛苦的病理心理过程；分离是阻抑的一种变形，是一种积极的防卫过程，它的作用在于将令人感到痛苦的情感和思想从意识中排除掉。

二、临床表现

（一）分离性障碍

起病常与精神因素密切相关，病前往往有较明显的人格缺陷，大多数患者的症状是无意识的，但表现出的症状常与其有密切关系的亲友所具有的躯体或精神症状相类似，而且会给旁人一种病人通过患病有所收益的感觉，如获得同情、帮助、摆脱困境等。主要表现为发作性意识范围狭窄、具有发泄特点的急剧情感爆发、选择性遗忘或自我身份识别障碍。

1.分离性遗忘

在没有器质性病变或损伤的基础上，突然丧失对某些事件的记忆，被遗忘的事件往往与患者的精神创伤有关，遗忘觉具有选择性。

2.分离性漫游

发生在觉醒的状态下，突然离开日常生活环境（家中或工作场所）进行旅行。病人给人清醒正常的感觉，能自我照顾、进行简单的人际交往，有明确的目的地（以往熟悉和有情感意义的地方）。往往持续几天，突然结束，若与病人深入接触，可以发现其意识范围缩小，自我身份识别障碍等，且事后均有遗忘。

3.分离性身份识别障碍

表现为两种或两种以上的人格交替出现，不同人格间的转换很突然，对以往身份遗忘而以另一身份进行日常活动，每种人格都较完整，甚至可与病人的病前人格完全对立，首次发作常与精神创伤关系密切。

4.分离性精神病

（1）分离性木僵：往往发生于精神创伤或创伤体验后，呈木僵或亚木僵状态，但姿势、肌张力等无明显异常，数十分钟可缓解。

（2）分离性附体障碍：发病时病人的意识范围缩小，往往只局限于当前环境的一两个方面，处于自我封闭状态。觉见亡灵、鬼神附体，从言谈到举止都似被外界力量控制，这个过程是患者不能控制的，有别于迷信活动的鬼神附体。

（二）转换性障碍

病人的躯体征状没有任何可以证实的相应的器质性改变，也常与生理和解剖学原理不符。旁人可以明确感到病人症状带有的情绪性，如逃避冲突、对内心欲求或怨恨的指向等，但病人一概予以否认，有时还会伴有形式不同、数量不等的寻求他人关注的行为。

1.运动障碍

运动障碍可表现为肢体瘫痪（有单瘫、截瘫或偏瘫，没有相应的神经系统体征）、肢体震颤（肌肉粗大阵挛、不规则抽动）、起立或行走不能、缄默症（不能用语言而用手势或文字表达）或失音症（只能用耳语、用嘶哑声音交谈，检查无发声系统障碍）。

2.抽搐发作

抽搐发作一般在受到暗示或情绪激动时突然发生，或缓慢躺倒不语不动，或翻滚扭动，或撕衣揪发、捶胸咬人，数十分钟后可自行缓解。

3.感觉障碍

感觉障碍可表现为感觉过敏、感觉缺失、感觉异常、视觉障碍、听觉障碍。感觉过敏一般是局部皮肤对触摸特别敏感，轻微的抚摸可感到剧烈疼痛；感觉缺失可表现为局部或全身皮肤缺乏感觉，或为半身痛觉消失，或呈手套、袜套型感觉缺失，缺失的感觉可为痛觉、触觉、温觉、冷觉，且缺失范围与神经分布不一致。视觉障碍可表现为弱视、失明、管窥、同心性视野缩小、单眼复视，常突然发生，也可经过治疗，突然恢复正常。听觉障碍多表现为听觉突然消失，电测听和听诱发电位检查无异常。

三、治疗原则

分离（转换）障碍的治疗以心理治疗为主、药物对症治疗为辅。

1.心理治疗　大多数的分离（转换）障碍病人多会自然缓解或经过行为治疗、暗示（治疗癔症的经典方法）、环境支持而缓解。早期充分治疗对防止症状反复发作和疾病的慢性化十分重要。初次发病者，合理的解释，配合理疗和语言暗示，可取得良好的治疗效果。病程已数周、有反复发作倾向者，宜根据病情制订精神治疗与药物和物理治疗相配合的整体治疗计划。药物治疗主要强调对症治疗。

2.在诊断明确以后，应尽可能避免反复检查。

3.在接触病人和治疗过程中，应避免环境中的不良暗示。过多的人围观、对症状过分关注、对病人病情发展表现出强烈的紧张不安，都会使病人寻求注意的倾向增强，从而使病情恶化。

4.本病是一类容易复发的疾病、及时消除病因、使病人对自己的疾病性质有正确了解，正视存在的个人缺陷、改善人际关系。

四、护理问题

1.有失用综合征的危险

2.部分自理能力缺陷

3.预感性悲哀

4.舒适的改变

五、护理措施

1.接纳病人并接受其症状，建立良好的关系，运用良好的沟通技巧，保持不批判的态度来接纳病人的躯体征状，要给予病人恰当的关心和照顾，需耐心倾听病人的诉说和感受。

2.在病人疑病的相关问题上，要遵循科学依据、医、护一定要保持高度一致、防止医源性的不良影响。

3.熟练地应用支持性心理护理，以科学合理的解释，鼓励和帮助病人寻找与症状出现相关的心理因素和生活事件，分析这些事件对病人心理的影响；引导病人学会放松、调试心态的方法，减轻压力造成的焦虑情绪。

4.保证病人的入量和营养；协助病人料理生活，但要以暗示法逐渐训练病人自身的生活能力；观察用药情况，出现药物不良反应及时上报医生和给予相应的处理。

5.鼓励其多参加文娱治疗活动，发泄过多的精力，转移注意力，转移对躯体的注意力，并且在活动中使病人能够体现出自己的价值。

六、健康教育

1.向病人及家属介绍疾病的相关知识，端正家属对病人的态度，教给家属暗示治疗的原则和技巧。

2.注意营造一个温馨、和谐和民主的家庭气氛，不要给病人施加更大的压力；尊重、关心病人，但不能过于强化症状。

3.对病人非适应性行为经常予以迁就或不适当强化，均不利于康复。

第七节　睡眠障碍病人的护理

人类的睡眠和觉醒是与自然界昼夜变化大致同步的一种生物节律。睡眠是大脑的一种高级功能。

一、失眠症

失眠是指在有充分睡眠机会和良好睡眠环境的情况下，主诉睡眠始动、维持困难或醒得太早，或长期存在睡眠后不能恢复精力或质量令人不满意，并伴随明显的苦恼或影响到日间的社会、职业功能。失眠在一般人群中非常常见，约有1/3以上的人一生中可能会经历不同形式的失眠。

（一）病因

1.素质性因素

遗传、较高年龄、个性特点等。

2.诱发因素

各种生活事件、生活或工作环境改变、患某种躯体或精神疾病、药物治疗等。

3.维持因素

包括失眠焦虑、对卧室和床形成负性条件反射、不良睡眠卫生习惯、使用镇静催眠药和酒类、继发性获益等使失眠慢性化的心理和行为变化。

（二）临床表现

1.适应性失眠（急性失眠）

起病与明确的应激有关，病期相对短暂，从数天到数周，在脱离或适应了特定的应激源后失眠即可缓解。

2.心理生理性失眠

心理生理性失眠是较高的生理性唤醒水平引起的失眠，伴随清醒时的功能下降。起病形式可以是隐匿的，病人诉小时候或成年早期即有失眠；也可以是急性的，由适应性失眠（急性失眠）没有及时缓解演变而来。

3.矛盾性失眠（睡眠感缺失）

主诉严重失眠，但没有客观的睡眠异常的证据，日间功能受损的程度也和所诉的睡眠缺乏的程度不相符。

（三）治疗原则

1.心理行为治疗

包括刺激控制、生物反馈、放松疗法等。帮助病人建立有规律的睡眠节律。

2.镇静催眠类药物治疗

所用药物包括苯二氮卓类和非苯二氮卓类药物，使用原则是按需间断使用，首选代谢半衰期较短的药物，如咪哒唑仑、唑吡坦、佐匹克隆、扎兰普隆等，连续使用一般不宜超过4周。

二、嗜睡症

嗜睡症是指日间睡眠过度，或反复短暂睡眠发作，或觉醒维持困难的状况，并无法用睡眠时间不足来解释，且影响到职业和社会功能。

（一）病因

过度嗜睡作为一种临床症状，常见于发作性睡病和病情较重的睡眠呼吸障碍，也可见于脑炎等躯体疾病和抑郁症、精神分裂症等精神疾病。特发性过度嗜睡症，其病因不清楚。

（二）治疗原则

了解病因，对因治疗。对特发性过度嗜睡症尚无特效的治疗方法，但其预后尚好。发作期间可给予中枢兴奋剂如哌甲酯，对部分病人可减轻嗜睡对社会功能的影响；莫达芬尼疗效与哌甲酯相同，而安全性和依赖性可能更有优势。

三、护理问题

1.焦虑

2.有危险事件发生的可能

3.睡眠型态紊乱

四、护理措施

1.对失眠症病人的护理

（1）要了解其原因，如果是精神症状的诱因，可遵医嘱给予镇静安眠药，同时加强精神病的治疗与护理，及时缓解焦虑与恐惧情绪。

（2）消除环境中的不良刺激。及时处理兴奋的病人，执行睡前作息制度，护理人员做到四轻。建议使用壁灯，避免强光刺激。

（3）安排规律生活，建立良好的睡眠习惯。防止白天睡觉，夜间不睡。

（4）入睡前避免过度兴奋，如阅读亲人来信、看惊险刺激的文学作品、过度运动与游戏，聊天或者讨论重要问题。

（5）夜间病人入睡后，尽量避免操作。

（6）及时解除疼痛不适，室内温度适宜，空气流通，建议睡前温水泡脚。

（7）个别病人情绪焦虑，睡前一定要服用安眠药，可以采取暗示疗法，同时做好安慰工作。

2.对嗜睡症病人的护理

护理中要注意观察病人的睡眠情况，记录病人的入睡时间，追踪病人的心理反应。针对病人的心理反应，做好心理护理，指导病人不要从事危险工作，避免发生意外。注意观察意识状态、抑郁情绪的变化。

第八节　阿尔茨海默病病人的护理

阿尔茨海默病（AD）是一种中枢神经系统原发性退行性变性疾病，病因与发病机制尚不清楚。主要表现是痴呆综合征。潜伏起病、病程呈进行性发展。

一、病因及发病机制

（一）病因

1.遗传学

家系研究显示AD与一级和二级亲属的痴呆家族史有关。可能是常染色体显性基因遗传。

2.社会心理因素

病前性格孤僻、兴趣狭窄、重大不良生活事件与AD的发病有关。研究发现晚发AD的相关危险因素是营养不良、噪音；早发AD的相关危险因素是精神崩溃和躯体活动过少。

（二）发病机制

1.大脑皮质萎缩

大脑皮质各区出现萎缩，以前额叶、颞叶及顶叶受累最多，特别是海马结构。大脑重量减轻。

2.神经元改变

神经元数量减少或丧失，皮质神经元脂褐素聚集，星形细胞增生。随着神经元丧失伴有大量的神经元纤维缠结、老年斑或神经炎性斑，这是AD的特征性病理改变。这些病理改变多见于萎缩皮质，以颞顶区最明显。

3.突触变性和消失

突触变性出现较早，但只有在弥散性老年斑形成后，突触变性才变得明显。突触脱失可能与病人认知障碍有关。

4.神经元存在颗粒性空泡变性

该变化是由胞质内成簇的空泡组成，内含 $0.5\sim1.5\,\mu m$ 大的颗粒，见于海马的椎体细胞。

5.胆碱能功能

记忆和认知功能与胆碱能系统有关。AD病人的胆碱能系统受损部位主要在海马、杏仁核、蓝斑和中缝核。

二、临床表现

AD起病潜隐,病情发展缓慢,无明确的起病期,病程进行性发展。

1.记忆障碍

记忆障碍是AD的早期突出症状或核心症状。其特点是近事遗忘先出现,记不住新近发生的事情,对原有工作不能胜任。①主要累及短时记忆、记忆保存和学习新知识困难。不能完成新的任务,表现为忘性大、好忘事、丢三落四,严重时刚说的话或刚做过的事情转眼就忘记。记不住熟人的姓名、电话号码、反复说同样的话或问同样的问题。②随着病情的进展,出现远记忆障碍,记不清自己的经历,记不清亲人的姓名及成员间关系和称呼,出门迷路,不知方向而走失,定向力障碍日益明显。随着记忆障碍加重,可出现虚构症状。③视空间和定向障碍:视空间和定向障碍是AD的早期症状之一。如觉在熟悉的环境或家中迷失方向,找不到厕所在哪里、走错卧室、外出找不到回家的路。画图测试不能精确临摹简单的立体图。时间定向差,不知道今天是何年、何月、何日,甚至深更半夜起床要上街购物。

2.言语障碍

言语障碍呈特定模式,首先出现语义学障碍,表现为找词困难、用词不当或张冠李戴,讲话絮叨、病理性赘述。可以出现阅读和书写困难,进而出现命名困难。最初仅限于少数物品,以后扩展到普通常见的物体命名。言语障碍进一步发展为语法错误、错用词类、语句颠倒,最终因素也受到破坏而胡乱发音、不知所云,或缄默不语。

3.失认和失用

失认是指感觉功能正常,但不能认识或鉴别物体,如不能识别物体、地点和面容(不认识镜中的自己像)。失用是指理解和运动功能正常,但不能执行运动,表现为不能正确完成系列动作,如不会穿衣、不会系鞋带,原是裁缝但不会用剪刀、不会裁剪衣服。

4.智力障碍

全面的智力减退,包括理解、推理、判断、抽象、概括和计算等认知功能减退。

5.人格改变

多见。额叶、颞叶受累的病人常有明显的人格改变,或是既往人格特点的发展,或向另一极端偏离。病人变得孤僻、不主动交往、自私、行为与身份与原来的素质与修养不相符合,情绪变化容易波动、易激惹,有时欣快,无故打骂人,与病前判若两人。

6.进食、睡眠和行为障碍

病人常食欲减退,约半数病人出现正常睡眠节律紊乱或颠倒,白天卧床,晚上则到处活动,干扰他人。动作刻板重复、愚蠢笨拙,或回避交往,表现出退缩、古怪、纠缠他人。

7.精神症状

疾病早期以高级皮质功能障碍为主,疾病中期可出现各种精神障碍。

(1)错认和幻觉:如把照片或镜子中的人错认为真人而与之对话;也可出现听幻觉而与之对话,也可出现幻视。

(2)妄想:多为非系统的偷窃、被害、贫穷和嫉妒内容,也可以出现持续系统的妄想,认为居室不是自己的家,家人策划抛弃他。

(3)情绪障碍:情感淡漠是早期常见的症状。部分病人可出现短暂的抑郁心境;还可出现欣快、焦虑和易激惹。

8.灾难反应

病人主观意识到自己智力缺损,却极力否认,在应激的状态下产生继发性激越。如掩饰记忆力减退,病人用改变话题、开玩笑等方式转移对方注意力。一旦被识破或对其生活模式加以干预,如强迫病人如厕或更衣,病人就不能忍受而诱发灾难反应,即突然而强烈的言语或人身攻击发作。

9.神经系统症状

多见于晚期病人,如下颌反射、强握反射,口部不自主动作如吸吮、噘嘴等。有的病人伴发Kliiver

Bucy综合征，这是额叶受损症状，表现为严重视觉失认，不能命名或描述三种所熟悉的东西；乱食征（面前放的东西有往嘴里放的倾向）；过多口部行为及性欲改变。晚期病人可见吞咽困难、厌食及明显体重下降。

三、心理学检查

心理学检查是诊断有无痴呆及痴呆程度的重要方法。我国已经引进和修订了许多国际通用的简捷、快速的筛查工具，具有良好的诊断效度，敏感性和特异性均较好。简述如下：

1.简易智力状况检查（MMSE）：由Folstein于1975年编制。

2.长谷川痴呆量表（HDS）。

3.日常生活能力量表（ADL）：1969年由Lawton和Brody制定。

四、治疗原则

本病病因未明，针对病因治疗很难，一般采取以下措施：

（一）使用促智药或改善认知功能的药物

目的是改善认知功能，延缓疾病的进展。

1.乙酰胆碱酯酶抑制剂（AChE）

用于已知记忆力及认知功能与胆碱能系统有密切关系且发现病人AChE活性明显减退。

（1）多奈哌齐（安理申）：改善认知功能，服用6个月，治疗期间可见症状无进一步恶化。主要不良反应：腹泻、肌肉痉挛、乏力、恶心及失眠等。

（2）艾斯能：艾斯能是具选择性地作用于脑皮质和海马的乙酰胆碱酯酶抑制剂，可以延缓本病的症状进展，可在6个月内没有恶化。

（3）石杉碱甲（哈伯因）：是我国研制的胆碱酯酶抑制剂，对认知功能、日常生活能力有改善。主要不良反应是消化道症状。

2.促脑代谢及推迟痴呆进程

二氢麦角碱有扩张血管作用，促进大脑对葡萄糖和氧的作用，提高大脑神经细胞代谢功能，对痴呆病人警觉性、焦虑、抑郁等有一定改善作用。

（二）对症治疗

主要针对痴呆伴发的各种精神症状。

五、护理问题

1.有受伤的危险

2.自尊紊乱

3.个人应对无效

4.有暴力行为的危险

5.自理能力缺陷

六、护理措施

1.基础护理

（1）生活护理。

（2）维持正常的营养代谢：提供软食或流质饮食，维持机体水、电解质的平衡。暴饮、暴食病人要控制其进食量；拒绝进食病人，鼓励与他人一起进餐，以增进食欲；进食量不够或完全不能进食者，协助喂食，注意喂食速度和进食姿势，以免发生呛咳。

（3）排泄护理。

（4）睡眠护理。

2.安全护理

（1）建立舒适安全的病房环境：确保病人安全，使其获得安全感和归属感。

（2）增加现实感：不随意变更病人病室内的物品陈设。

（3）建立良好的护患关系：介绍病房环境，帮助其确认周围环境，如介绍医务人员，在病室、餐厅、厕所门口张贴醒目标志等；尊重病人原有的生活习惯，以便记忆。

（4）床位的位置：安排在重点病室重点照顾，并提供方便病人自理生活的设施；病室布置注意保持对病人适当的感觉刺激；室内采光柔和、无危险物品。

（5）环境的安全：注意预防跌倒、骨折、外伤等。提供病人穿着轻便、防滑的软底鞋。在对病人进行日常生活护理时，给予足够的时间或耐心协助。清除周围环境的危险物品。

（6）专人陪护：病人外出时需陪伴。给病人佩戴身份识别卡（姓名、地址、联系人、电话等），走失时方便寻找。

3.症状护理

（1）提供周到而耐心的护理，维护病人的尊严。

（2）协助病人制订日常生活时间表，尽量保持规律性生活方式，鼓励病人做力所能及的事情，以延缓功能退化。对有收藏废物行为的病人要耐心劝阻，严防吞食异物。

（3）观察病情变化。对长期卧床病人，定时翻身、按摩、进行肢体功能活动，预防压疮发生，卧床者加床档以免坠床。

（4）帮助病人进行日常活动和个人卫生料理，穿衣、洗澡、如厕等，对自理能力不足者，按严重程度分别进行生活料理操作训练，由简到繁，重复强化，帮助病人保持现有的自理能力。

（5）对行为退缩、懒散的病人进行行为训练，鼓励病人参加文娱治疗活动，促使病人记忆和行为等有不同程度的改善。

（6）对有自杀、自伤或攻击行为的病人，密切观察其情绪反应，及时发现轻生观念和暴力倾向，去除危险因素，主动提供护理，严禁单独活动；必要时采用保护性约束，必要时专人护理。

第十七章 生命发展保健

第一节 计划生育

一、避孕方法及护理

避孕是用科学的方法使妇女暂时不受孕。常用的避孕方法有工具避孕和药物避孕。

（一）工具避孕

利用器具阻止精子和卵子结合或通过改变宫腔内环境达到避孕的目的的方法称为工具避孕法，包括宫内节育器（IUD）、阴茎套。

1.宫内节育器

宫内节育器是一种安全、有效、简便、经济、可逆、广大妇女易于接受的节育器具。

（1）种类

①惰性宫内节育器：惰性宫内节育器为不含活性物质的第一代宫内节育器。

②活性宫内节育器：活性宫内节育器是第二代宫内节育器，其内含有活性物质，如金属铜、孕激素、磁性物质等，可提高避孕效果并减轻副反应。

（2）宫内节育器的避孕原理

带铜宫内节育器的避孕机制：

①主要是子宫内膜长期受异物刺激引起局部无菌性炎症改变，阻止受精卵着床。

②异物刺激使损伤的子宫内膜产生前列腺素，改变输卵管蠕动，抑制受精卵的运行，使受精卵运行速度与子宫内膜发育不同步，干扰植入。

③IUD释放的铜离子，对精子和胚胎有毒性作用。

药物缓释宫内节育器的避孕机制：

①干扰下丘脑、垂体、卵巢的功能，抑制排卵。

②改变宫颈黏液量和性质，不利于精子穿过。

③改变子宫内膜形态，使其具有不利于孕卵着床的能力。

④影响输卵管的蠕动，使受精卵的发育与子宫内膜不同步。

（3）宫内节育器放置术

①适应症：凡育龄妇女自愿要求放置IUD而无禁忌症者；可用于紧急避孕，且愿继续以IUD作为避孕而无禁忌症者。

②禁忌症：急、慢性生殖道炎症；生殖器官肿瘤；月经紊乱（月经过多过频或不规则出血）；子宫畸形；宫颈过松、重度陈旧性宫颈裂伤或子宫脱垂者；严重全身性疾病；妊娠或妊娠可疑者；有铜过敏史者，禁止放置含铜IUD。

③放置时间：月经干净后3~7天无性交；产后42天子宫恢复正常大小，恶露已净，会阴伤口已愈合；剖宫产术后半年放置；人工流产术后，但宫腔深度<10 cm可立即放置；哺乳期放置应先排除早孕。

④术前护理：护士应向受术者介绍手术步骤，解除其思想顾虑，取得合作；受术者术前签手术同意书。了解病史及禁忌症、高危因素、阴道情况。放置前常规测体温，2次超过37.5 ℃以上者暂不放置；受术者测体温正常后，嘱受术者术前排空膀胱。按术前会阴、阴道冲洗常规为受术者做阴道准备。

⑤健康教育：术后休息3天，1周内避免重体力劳动；禁止性生活及盆浴2周，保持外阴清洁；3个

月内月经或大便时注意有无节育器脱落；术后3个月、6个月、1年各复查一次，以后每年复查一次；术后有少量阴道出血及下腹不适，若出现腹痛、发热、出血大于月经量，应随时就诊；向病人介绍放环后的常见反应，如：少量出血及小腹不适，一般3～7天可逐渐自愈；若持续出血、月经异常、闭经或腹痛剧烈、发热，随时就诊。

（4）宫内节育器取出术

①适应症：因不良反应治疗无效或出现并发症者；带器妊娠者；改用其他避孕措施或绝育者；计划再生育者；放置期限已满需更换者；绝经1年者。

②取器时间：月经干净后3～7天为宜；阴道出血多者随时取出；带器妊娠者于人工流产时取出。

③护理要点：术后休息1天，禁止性生活和盆浴2周。保持外阴清洁。

（5）IUD的不良反应及护理：

①出血：不规则阴道出血是放置IUD常见的不良反应。表现为月经过多、经期过长或周期中点滴出血。告知患者休息、补充铁剂、严格按医嘱用药。治疗3个周期无效则考虑取出或更换IUD。

②腰酸腹坠：IUD与子宫形态或宫腔大小不符，引起子宫频繁收缩而致腰酸或下腹坠胀。重症可休息或给予解痉药物。无效者，可更换合适的节育器。

（6）宫内节育器的并发症及护理

①感染：应采取抗生素治疗并取出节育器。

②节育器嵌顿：确诊后立即取出。如取出困难，应在X射线或B超监视下或借助宫腔镜取出。

③节育器异位：发生异位后，应经腹腔镜或阴道将IUD取出。

（7）宫内节育器脱落及带器妊娠

①脱落：发生时间为放置IUD 1年内，尤其3个月内，常在经期脱落。

②带器妊娠：行人工流产终止妊娠。

2.阴茎套

阴茎套使精液不能进入阴道而达到避孕的目的，且有防止性传播疾病的作用。

（二）药物避孕

也称为激素避孕，制剂主要有3类：睾酮衍生物、黄体酮衍生物、雌激素衍生物。

1.原理

（1）抑制排卵：通过干扰下丘脑-垂体-卵巢轴的正常功能，使卵巢不发生排卵。

（2）干扰受精和受精卵着床：通过增加子宫黏液黏稠度、改变输卵管的正常分泌和蠕动频率、抑制子宫内膜增生，不利于受精卵着床。

（3）杀精或改变精子功能。

2.适应症

育龄健康妇女。

3.禁忌症

（1）严重心血管疾病者。

（2）急、慢性肝炎和肾炎。

（3）血液病或血栓性疾病。

（4）内分泌疾病：如糖尿病需用胰岛素控制者，甲亢者。

（5）恶性肿瘤、癌前病变、子宫或乳房肿块病人。

（6）哺乳期妇女。

（7）月经稀少或年龄＞45岁者。

（8）产后未满6个月或月经未来潮者。

（9）年龄＞35岁的吸烟妇女。

（10）精神病生活不能自理者。

4.避孕药物不良反应

（1）类早孕反应：轻症不需处理，较重者坚持1～3个周期即可消失。

（2）月经过少或停经：一般月经规则，经期缩短，经量减少，痛经消失或减轻。

（3）体重增加。

（4）色素沉着：少数妇女的颜面部皮肤出现淡褐色色素沉着。

（5）阴道流血。

5.长期服避孕药者在停药6个月后方可妊娠。

（三）紧急避孕

紧急避孕是指在无保护性生活或避孕失败后的3天内，妇女为防止非意愿妊娠而采取的避孕方法。方法有宫内节育器和紧急避孕药物。

（四）安全期避孕法

安全期避孕法又称为自然避孕法。排卵后4～5天内为易受孕期，其他时间不易受孕，被视为安全期。安全期避孕法并不十分可靠，其失败率高达20%。

二、早期终止妊娠方法及护理

妊娠早期采用人工方法终止妊娠称为早期妊娠终止，亦称人工流产，可分为手术流产和药物流产两种方式。

（一）人工流产术

人工流产术是指用药物流产和手术流产终止早期妊娠。手术流产有负压吸引术（适用于6～10周以内）和钳刮术（适用于妊娠11～14周者）。

1.适应症

妊娠10周内自愿要求终止妊娠而无禁忌症者；患者有严重疾病不宜妊娠者。

2.禁忌症

（1）各种疾病的急性期或严重的全身性疾病不能耐受手术者。

（2）生殖器官急性炎症者。

（3）妊娠剧吐酸中毒尚未纠正。

（4）术前相隔4小时两次测体温≥37.5℃者。

3.护理措施

（1）介绍手术过程，解除其恐惧心理。

（2）遵医嘱给予药物治疗，严密观察受术者一般情况，如面色、脉率、出汗，对精神紧张者要安慰病人，使其建立信心。

（3）术后在观察室休息1～2小时，注意观察腹痛及阴道流血情况。

（4）嘱受术者保持外阴清洁，每日清洁会阴，1个月内禁止盆浴、性生活。

（5）吸宫术后休息2周；钳刮术后休息2～4周；有腹痛和出血多者，应随时就诊。

（6）指导夫妇双方采用安全可靠的避孕措施。

（7）告知受术者术后阴道出血少于月经量，出血量多、时间长者、腹痛、发热随时就诊。

（二）药物流产

药物流产亦称药物抗早孕，适用于妊娠7周内者。目前米非司酮配伍米索前列醇为最佳方案。

1.适应症

（1）年龄小于40岁的健康妇女、妊娠7周内无禁忌症要求药物流产者、B超确诊排除宫外孕；

（2）手术流产的高危对象，如瘢痕子宫、多次手术流产；

（3）对手术流产有疑虑或恐惧心理。

2.禁忌症

心、肝、肾疾病，肾上腺疾病，糖尿病，青光眼，过敏体质，带器妊娠。

3.具体用法

米非司酮25 mg，每天2次口服，或遵医嘱服用，共3天，于第四天上午口服米索前列醇600 μg，一次顿服。

药物流产有产后出血时间过长和出血量多等不良反应。用药后应遵医嘱定时复查，若流产失败，宜及时行人工流产术终止；不全流产者，出血量多时需急诊刮宫。

三、女性绝育方法及护理

绝育是指通过手术或药物，达到永久不生育的目的。女性绝育的主要方法为输卵管绝育术，包括经腹输卵管结扎术或经腹腔镜输卵管结扎术。

（一）经腹输卵管结扎术

1.适应症

（1）自愿接受绝育术且无禁忌症者。

（2）患有严重的全身性疾病不宜生育者，可行治疗性绝育术。

2.禁忌症

（1）各种疾病急性期。

（2）全身情况不良，不能胜任手术者，如心力衰竭、血液病等。

（3）腹部皮肤感染或内外生殖器炎症者。

（4）患严重的神经症。

（5）24小时以内两次体温在37.5 ℃或以上者。

3.手术时间选择

（1）非孕妇女应选择在月经结束后3～7日。

（2）人工流产。

（3）哺乳期或闭经妇女应排除早孕后，再行手术。

（4）自然流产月经复潮后，分娩后24小时内，剖宫产、剖宫取胎术同时。

4.术前准备

（1）耐心解答提问，解除其思想顾虑。

（2）详细询问病史，进行全面评估。

（3）按腹部手术要求准备皮肤。

（4）测生命体征，排空膀胱。

（5）术前一餐禁食。

5.护理措施

（1）做好术前准备。

（2）术后观察体温、脉搏、有无腹痛等。

（3）术后观察出血、血肿等，发现异常及时处理。

（4）保持伤口敷料干燥、清洁，以免感染。

（5）鼓励早日下床活动。

（6）术后休息3～4周，禁止性生活2周。

（二）经腹腔镜输卵管结扎术

1.适应症

同经腹输卵管结扎术。

2.禁忌症

多次腹部手术或腹腔粘连、心肺功能不全、多部位疝病史等。余同经腹输卵管结扎术。

3.术前准备

术前晚做肥皂水灌肠，术前6小时禁饮食，术前排空膀胱，术时取头低臀高仰卧位。

4.术后护理

静卧数小时；严密观察体温、腹痛、腹腔内出血或脏器损伤征象。

第二节　孕期保健

产前检查是维护母亲和胎儿健康，安全、顺利分娩的重要措施。妊娠期保健包括孕妇管理、产前检查、母体和胎儿情况的监测评估等。

一、孕期管理

我国在孕产妇管理方面，多年来建立健全了孕产妇保健系统与孕妇管理，普遍实行孕产期系统保健的三级管理，着重对高危妊娠进行筛查、监护和管理。目的是降低孕产妇及围产儿患病率，提高母婴生活质量。

1.实行孕产期系统保健的三级管理。

2.对高危妊娠的筛查、监护和管理　高危妊娠是指在妊娠期有某种并发症、合并症或致病因素，可能危害孕妇、胎儿及新生儿或导致难产。通过确诊早孕时的初步筛查及孕妇的每次产前检查，均能及时筛查出具有高危因素的孕妇。

3.产前检查的时间　理想的产检开始应在怀孕第3个月，理想的产检总数应在9次以上，少于5次则为产检不足。首次产前检查的时间应从确诊早孕开始。无异常者，妊娠20周进行产前系统检查。妊娠20~36周间每4周检查一次，妊娠36周起每周检查一次，即于妊娠20、24、28、32、36、37、38、39、40周共再做产前检查9次。高危孕妇，酌情增加产前检查次数。

二、产前检查

加强孕期监测，保护孕妇的母婴安全主要是通过定期的产前检查实现的。整个妊娠过程，划分为孕早期、中期、晚期3部分。至妊娠12周末为妊娠早期，此期易发生流产，孕妇应注意避免接触致畸物质；妊娠中期孕妇应注意加强营养，定期做产科检查；妊娠晚期，易见妊娠期高血压疾病的发生等情况。

妊娠初诊在早孕第12周进行，初诊内容包括：①确定是否妊娠，建立产科病历和围产保健手册（或保健卡）。②采集病史，目的是筛查出高危妊娠及胎儿质量。

（一）产科初诊

1.一般情况

包括姓名、年龄、籍贯、职业（包括工种）、结婚年龄、丈夫健康状况、有无性病，月经情况如初潮、末次月经，并计算预产期（月份减3或加9，日数加7或农历日数加15）。

2.孕期情况

早孕反应情况、胎动时间、有无阴道出血、孕早期有无服药史，询问有害药物及致畸接触史，如汞、铅、苯、农药、一氧化碳、放射线、病毒感染、各种传染病，有无吸烟、饮酒嗜好等。

3.孕产史

有无流产史（包括自然流产和人工流产），早产、死胎、死产史。既往分娩方式，有无分娩合并症及产褥期疾病，如有上述病史须详细咨询其经过及可能的原因。婴儿性别、体重、是否健存、有无疾病及畸形。

4.既往疾病史

有无结核、心脏病、高血压、肝脏病、肾炎、糖尿病、甲状腺功能亢进或低下、代谢性疾病、遗传病、过敏及手术史。

5.家族史

有无高血压、精神病、肾炎、遗传性疾病、多胎、畸形等。

6.体格检查

（1）全身检查

与一般内科检查相同，尤其须注意心脏及肝脏情况，注意脊柱及骨骼有无异常。妊娠晚期每周体重增加不超过0.5 kg；血压应小于140/90 mmHg或与基础血压相比不超过30/15 mmHg。

（2）产科检查

①腹部检查：用产科腹部四步触诊法分别查清宫底、大小、形态、胎方位、胎先露及先露入盆情况。听取胎心音并测数一分钟的胎心数，注意胎心最响亮的部分、是否规律及有无杂音。用皮尺测量耻骨联合上缘至宫底的高度及过脐测量腹围或最大腹围测量，并记录。

②子宫底高度测量：在妊娠18～32周时，子宫底的高度（以厘米计）约等于胎儿的妊娠周数（实际临床上也是第12周之后子宫突出骨盆腔后才易自腹部触得）。到了妊娠末期因胎儿体重增加的不同，胎头下降时期也不一，因此变异较大。

③测量胎心音：在妊娠10～12周时经由多普勒胎心仪听到胎心音，到妊娠18～20周时一般听诊器也可听到。胎心音正常范围为120～160次/分，平均为140次/分。

④四步触诊法：检查子宫大小、胎产式、胎先露、胎方位及胎先露部是否衔接。检查前先向孕妇说明此项检查的目的，检查前应嘱孕妇排空膀胱，然后平躺在检查床上，双腿屈膝，露出腹部。检查者温暖双手，以免接触孕妇时引起不适。前3步检查者面向孕妇，第4步面向孕妇足端。第一步手法：两手置于宫底，手测宫底的高度，并判断宫底部的胎儿部分；硬而圆且有浮球感的是胎头；第二步手法：确定胎产式后，检查者两手置于腹部左右两侧，触到平坦饱满部分为胎背；触到可变形的高低不平部分为胎儿肢体；第三步手法：检查者右手拇指和四指分开，置于耻骨联合上方握住胎先露，进一步核实是头或臀，并左右推动以确定是否衔接；第四步手法：左右手分别置于胎先露的两侧，沿骨盆入口向下深压，进一步确认头或臀，并确定胎先露入盆的程度。

⑤实验室检查：血常规检查包括血色素、红细胞、白细胞计数、血型；肝功能及乙型肝炎系列抗原、抗体，甲肝抗体，丙肝抗体，甲胎蛋白，梅毒血清等抗体，AIDS抗体；凝血功能，甲状腺功能等。尿常规。心电图检查。根据情况可行阴道检查及白带清洁度、滴虫、真菌、细菌性阴道病检查等，根据检查情况进行适当治疗。

（二）产科复诊

为早发现、早诊断、早治疗孕期合并症，随时了解胎儿在宫内的发育情况和安危，拟定监护计划，确定分娩处理，进行孕期健康教育，应定期复诊。

1.检查次数

整个孕期需检查10～12次。

2.检查时间

孕早期（怀孕前3个月）检查1次，确定妊娠，根据早孕反应的情况，给予适当的指导，如有妊娠剧吐者给予适当的治疗，补充叶酸，剂量为0.4 mg/d。孕妇缺乏叶酸可引起胎儿神经管畸形，如脊柱裂、脊脑膜膨出、无脑儿、小头畸形、脑积水。情况正常者每个孕月检查1次，怀孕28周前每4周检查1次，孕28～36周每2周检查1次，怀孕36周后每周检查1次。

3.检查内容

（1）询问健康情况，胎动出现时间及有无异常，自上次检查后有无不适症状，如头晕、头痛、眼花、眩晕、水肿及阴道出血，警惕妊娠高血压疾病。

（2）每次测量体重、血压，检查宫高、腹围、胎方位、胎心、先露入盆情况，认真记录并绘制妊娠图。发现异常及时处理，如为高危妊娠，进行登记，按高危妊娠管理。

（3）辅助检查：复查血常规、尿常规；按时做B超检查；16～20周做唐氏筛查，妊娠24周做糖尿病筛查，自妊娠36周起每周一次胎心监护等。①复习以前实验室检查及结果，必要时复查。②妊娠34周做骨盆检查，包括外阴、巴氏腺、阴道、子宫颈、子宫、骨盆测量，进行保健指导，预约下次随诊时间。

四、母体和胎儿状况的评估

产前进行母体及胎儿状况的评估，目的在于及早发现对于孕妇和胎儿有害的高危因素，并应用治疗去除这些因素，使母婴平安。

母亲和胎儿是一体的、不可分的，当母体健康状况有危险时，胎儿也必然受到生命的威胁。产前胎儿监护的检查，对于某些有高危妊娠的孕妇常是需要的。

（一）胎心监护

胎儿监测在临床广泛使用，优点是不受宫缩影响。能连续记录胎心率的动态变化。因有子宫收缩描记、胎动记录，故能反映三者的关系。

无应力试验（或称无激惹试验，NST）是指在无宫缩、无外界刺激的情况下，对胎儿进行胎心率的观察和记录，是以胎动时伴有一过性胎心率加快为基础，又称胎儿加速试验。

（1）NST反应型：胎心基线120～160次/分，胎心率变异>5次/分，在20分钟内至少有2次或2次以上，并伴有胎动的胎心加速，幅度增加≥15次/分，持续≥15秒。

（2）NST无反应型：基线或变异正常，但试验中，在20分钟内少于2次或胎动后胎心加速<15次/分、持续<15秒，延长试验到40分钟仍无变化。

（二）胎儿成熟度检查

1.正确计算妊娠周数

问清孕妇末次月经第一天的确切日期，并问清既往月经是否正常，有无延长或提前。

2.测量宫底高度和腹围

根据测量结果估计胎儿大小。

3.B型超声波检查胎儿双顶径

双顶径测量值大于8.5 cm时提示胎儿成熟。

（三）胎盘功能检查

通过检查能间接了解胎儿在宫腔内的状况。胎动与胎盘功能是否良好有关，12小时胎动在30次以上为正常。孕妇尿中雌三醇值测定：24小时尿中>15 mg为正常值，10～15 mg为警戒值，<10 mg为危险值。孕晚期时若多次测得尿中雌三醇值低于10 mg，表示胎盘功能低下。

第三节 生长发育

一、小儿年龄分期、各期特点及保健

根据小儿生长发育不同阶段的特点，将小儿年龄划分为以下7个时期。

1.胎儿期

从受精卵形成到胎儿娩出前统称为胎儿期，约40周。此期胎儿生长发育迅速，完全依靠母体生存，因此孕母的健康、营养、情绪等状况对胎儿的生长发育有重大影响。

2.新生儿期

自胎儿娩出、脐带结扎至生后满28天称为新生儿期，此期实际包含在婴儿期内，但此期小儿生长发育却具有非常明显的特殊性。此期小儿脱离母体开始独立生存，环境发生巨大变化，生理功能及适应能力尚不完善，易发生窒息和感染等疾病。从孕期满28周至生后7天称围生期，又称围产期。

3.婴儿期

自出生到满1岁之前为婴儿期。此期为小儿出生后生长发育最迅速的时期，为小儿生长发育的第一个加速期，对热量、营养素、蛋白质的需求量相对较高，但消化吸收功能尚不完善，容易发生消化功能紊乱及营养不良。同时，婴儿体内来自母体的抗体逐渐减少（小儿从母体获得的抗体IgG在5～6个月起逐渐减少），且自身免疫功能尚未成熟，易患感染性疾病。

4.幼儿期

自1岁后到满3岁之前为幼儿期。此期小儿的生长发育减慢，但智能发育较前突出，语言、思维和社会适应性的发育日渐增强，自主性和独立性表现不断发展，但对自身危险的识别能力不足，自身防护能力较弱，加之各种不良因素的影响，易导致疾病的发生和性格行为的偏离，此期应加强防护，防止意外事件的发生。

5.学龄前期

自3岁后到6~7岁入小学前为学龄前期。此期小儿体格生长发育处于稳步增长状态，中枢神经系统发育日趋完善，智能发育更加迅速，自我观念开始形成，好奇多问，模仿性强。此期应培养小儿良好的道德品质和生活能力，为入学做好准备。

6.学龄期

自6~7岁入小学至青春期前为学龄期。此期体格生长发育相对缓慢，智能发育更加趋于成熟，除生殖系统外，各系统器官的发育接近成人。此期求知欲强，综合、理解、分析能力逐步提高，是接受系统科学文化教育的重要时期。但要注意安排有规律的生活习惯，保证充分的营养和休息。乳牙开始换生恒牙。4~8岁是儿童龋齿的高发时期，应注意龋齿的防治。

7.青春期

从第二性征出现到生殖功能基本发育成熟、身高停止增长的时期称为青春期。女孩青春期开始和结束年龄都比男孩早2岁左右。女孩从11~12岁开始到17~18岁，男孩从13~14岁开始到18~20岁为青春期。此期小儿的生长发育再次加速，是第二次生长高峰，在性激素的作用下，生殖系统迅速发育并渐趋成熟，第二性征逐渐明显，男性肩宽、肌肉发达、声音变粗、长出胡须；女性骨盆变宽、脂肪丰满；到青春末期，女孩出现月经，男孩发生遗精。该期以成熟的认知能力、自我认同感的建立为显著特征。

二、生长发育规律

1.生长发育的连续性和阶段性

生长发育是一个连续性的过程，但各年龄阶段生长发育的速度不同，具有阶段性。生后6个月内生长最快，尤其是前3个月，出现第一个生长高峰；至青春期生长发育速度又加快，出现第二个生长高峰。

2.各系统器官发育的不平衡性

各系统的发育快慢不同，神经系统发育先快后慢；生殖系统发育先慢后快；淋巴系统则先快而后回缩；年幼时皮下脂肪发育较快；肌肉组织到了学龄期才发育迅速，心、肝、肾等系统的增长，基本与体格增长保持平衡。

3.生长发育的顺序性

小儿生长发育遵循由上到下、由近到远、由粗到细、由低级到高级、由简单到复杂的顺序。如出生后运动的发育规律是：先抬头、后挺胸、再会坐立行（由上到下）；从臂到手、从腿到脚的活动（由近到远）；手拿物品先会用拳掌握持，以后发展到能用手指端摘取（由粗到细）；先会画直线，进而能画圆、画人（由简单到复杂）；先学会观看和感觉事物、认识事物，再发展到记忆、思维、分析、判断（由低级到高级）。

4.生长发育的个体差异性

生长发育虽按一定的规律发展，但在一定范围内由于遗传、性别、环境、教养等因素的影响而存在相当大的个体差异，体格上的差异一般随年龄的增长而越来越显著，到青春期差异更明显。

二、体格生长常用指标及测量方法

（一）体重

体重为各器官、组织和体液的总重量，是小儿体格生长的代表，是营养情况（尤其是近期营养）的重要指标。临床给药、输液、热量的给予常依据体重计算。新生儿出生时体重平均为3 kg。3个月时体重是出生时的2倍（6 kg）。1岁时体重平均约为出生时体重的3倍（9 kg）。2岁时的体重平均约为出生时体重的4倍（12 kg）。2～12岁，体重稳步增长，平均每年增长2 kg。推算公式如下：

1～6个月：体重（kg）=出生体重（kg）+月龄×0.7（kg）

7～12个月：体重（kg）=6（kg）+月龄×0.25（kg）

2～12岁：体重（kg）=年龄×2（kg）+8（kg）

小儿体重可在±10%范围内波动。

（二）身长（高）

身长（高）指从头顶至足底的全身长度（3岁前取卧位，3岁后取立正姿势），是骨骼发育的重要指标。新生儿出生时身长平均约为50 cm。6个月时约为65 cm。1岁时达75 cm。2岁时达到85 cm。2～12岁平均每年增长5～7.5 cm。2～12岁身高（cm）=年龄（岁）×7+75（cm）。读数精确到0.1 cm。

（三）坐高

坐高指从头顶至坐骨结节的长度，出生时坐高为身长（身高）的67%，以后下肢增长比躯干快，6岁时为55%。此百分数显示了上、下部比例的改变，比坐高绝对值更有意义。坐高适用于3岁以下的小儿。读数精确到0.1 cm。

（四）头围

自眉弓上方、枕后结节绕头一周的长度为头围，其反映脑和颅骨的发育程度。新生儿出生时头围平均约为33～34 cm，6个月时约为44 cm，1岁时约为46 cm，2岁时约为48 cm，5岁时约为50 cm，15岁时接近成人头围（约54～58 cm）。头围的测量在2岁内最有价值。读数精确到0.1 cm。

（五）胸围

胸围是沿乳头下缘水平绕胸一周的长度，其反映胸廓、胸背肌肉、皮下脂肪及肺的发育程度。出生时胸围比头围小1～2 cm，平均32 cm，1岁时胸围与头围大致相等，约为46 cm。1岁后胸围超过头围，至青春期前胸围的计算公式为：胸围-头围（cm）=年龄-1。

（六）腹围

平脐部（小儿以剑突与脐之间的中点）水平绕腹一周的长度称为腹围。2岁以前腹围与胸围大约相等，2岁后腹围较胸围小。患腹部疾病如有腹水时需测量腹围。

（七）上臂围

沿肩峰与尺骨鹰嘴连线中点的水平绕上臂一周的长度称上臂围，反映上臂骨骼、肌肉、皮下脂肪和皮肤的发育水平。上臂围12.5～13.5 cm为营养中等。

（八）牙齿（乳牙）

人的一生有乳牙（20颗）和恒牙（28～32颗）。一般出生后4～10个月乳牙开始萌出，12个月未萌出者为乳牙萌出延迟。2～2岁半乳牙出齐。2岁以内小儿的乳牙数目约等于月龄减4～6。6岁左右萌出第一颗恒磨牙，12岁萌出第二颗恒磨牙，17～18岁萌出第3颗恒磨牙（智齿）。

（九）囟门

其大小及闭合情况反映颅骨及脑的发育，尤其是前囟检查在临床护理中更为重要。

1.前囟

前囟为顶骨和额骨边缘交界处形成的菱形间隙。测量对边中点连线的距离。出生时约1.5～2.0 cm。1～1.5岁时应闭合。前囟早闭或过小见于小头畸形，迟闭或过大见于佝偻病、先天性甲状腺功能减低症，前囟饱满常提示颅内压增高，前囟凹陷则常见于极度消瘦或脱水患儿。

2.后囟

后囟是顶骨和枕骨边缘交界处的三角形间隙，出生时很小或闭合，一般至生后6～8周闭合。

三、感觉、运动功能和语言的发展

（一）运动功能的发育

小儿动作发育遵循一定规律：由上到下，由近到远，由不协调到协调，由泛化到集中，由粗动作到精细动作，先有正向动作后有相反动作。粗动作发育过程可归纳为："二抬四翻六会坐，七滚八爬周会走"。

（二）感知觉的发展

1.视觉

新生儿视觉不敏锐，2个月时可协调地注视物体，4～5个月时开始认母亲。1～1.5岁时注视3 m远处小玩具，6岁时视力才达1.0。

2.听觉

新生儿出生数天后，听力已相当良好，3个月时出现定向反应；6个月时可区别父母声音；8个月时开始区别语言的意义；1岁时听懂自己的名字；2岁时可精细地区别不同声音；4岁时听觉发育完整。

3.嗅觉和味觉

出生时已经发育成熟，4～5个月时对食物味道的微小改变很敏感，故应合理添加不同味道的辅食。

4.知觉

1岁末开始有空间和时间知觉，4～5岁时开始有时间概念。

（三）语言的发展

10个月时有意识地叫"爸爸""妈妈"。

四、影响生长发育的因素

遗传因素和环境因素是影响小儿生长发育的两个最基本的因素。遗传决定了机体生长发育的潜力，这个潜力又受到环境因素的作用和调节，两方面相互作用，决定了小儿的生长发育水平。

1.遗传因素

小儿的生长发育受父母双方遗传因素的影响。种族、家族、性别间的差异影响着人的皮肤颜色、面型特征、身材高矮、性成熟的早晚及对疾病的易感性等。

2.环境因素

（1）孕母情况：胎儿在宫内发育受孕母生活环境、营养、情绪、疾病等各种因素的影响。

（2）营养充足和合理：营养是小儿生长发育的物质基础，是保证小儿健康成长极为重要的因素，年龄越小受营养因素的影响越大。长期营养不足会导致体格发育的迟滞，包括体重下降、身高不增以及器官功能低下，影响小儿智力、心理和社会适应能力的发展。

（3）生活环境：小儿生活环境不仅包括物理环境，还包括家庭的经济、社会、文化状况等。良好的居住环境、卫生条件能促进小儿生长发育。

（4）疾病和药物：疾病对小儿的生长发育影响很大，急性感染常使体重减轻，慢性疾病还影响其身高和体重的增长；内分泌疾病常引起骨骼生长和神经系统发育迟缓；先天性疾病，如先天性心脏病使小儿生长迟缓。药物也可影响生长发育，如长期应用肾上腺皮质激素可使身高增长速度减慢，尤其是在生长的关键期对成人易造成永久性的影响。

第四节　小儿保健

一、新生儿期保健

新生儿身体各组织和器官的功能发育尚不成熟，对环境变化的适应性和调节性差，抵抗力低，易患各种疾病，且病情变化快，特别是生后第一周内的新生儿发病率和死亡率极高，占新生儿死亡总人数的70%左右。故新生儿保健重点应在生后一周内。母体IgM不能透过胎盘，故新生儿体内IgM含量低，易感染革兰阴性细菌；新生儿虽可从母体获得IgG，6个月后，来自母体的IgG浓度下降，而其自身合成IgG的能力一般要到6～7岁时才达到成人水平。

1.合理喂养

产后1小时内应帮助新生儿尽早实现第一次吸吮。婴儿出生后，2小时可按需喂养，鼓励和支持母乳喂养；教授哺乳的方法和技巧，并指导母亲观察乳汁分泌是否充足，新生儿吸吮是否有力。吸吮力弱者可将母乳挤出，用滴管哺喂，一次量不宜过大，以免吸入气管。食后右侧卧位，床头略抬高，避免溢奶引起窒息。如确系无母乳或母乳不足，则指导采取科学的人工喂养方法。

2.保暖

保暖是新生儿期最重要的保健措施。新生儿房间应阳光充足，通风良好，冬季室内温度保持在22～24℃，湿度55%～65%。夏季应避免室内温度过高，新生儿体温中枢不健全，体温随天气及室温变化；因此，要随时调节环境温度，增减衣被，防止体温过高或过低。

3.日常护理

指导家长观察新生儿的精神状态、面色、呼吸、体温和大小便等情况，了解新生儿的生活方式。新生儿脐带脱落前要注意保持清洁干燥。用柔软、浅色、吸水性强的棉布制作衣服、被褥和尿布，避免使用合成制品或羊毛织物，以防过敏。衣服式样应简单宽松，易于穿脱，不妨碍肢体活动。尿布以白色为宜，以便于观察大小便的颜色，且应勤换勤洗，保持臀部皮肤清洁干燥，以防臀部皮疹发生。

4.预防疾病和意外

新生儿应有专用食具，用后要消毒；母亲在哺乳和护理前应洗手。凡患有皮肤病、呼吸道和消化道感染及其他传染病者，不能接触新生儿。按时接种卡介苗和乙肝疫苗。出生两周后应口服维生素D，预防佝偻病的发生。防止意外事件，如：包被蒙头过严，哺乳姿势不当，堵塞新生儿口鼻等造成窒息。

5.早期教养

新生儿的视觉、听觉、触觉已初步发展，在此基础上，可通过反复的视觉和听觉的训练，建立各种条件反射，培养新生儿对周围环境的定向力以及反应能力。家长在教养中起着重要作用，应鼓励家长拥抱和抚摸新生儿，对新生儿说话和唱歌等。

6.坚持家庭访视

家庭访视包括：出院回家后1～2天内的初访，生后5～7天的周访，生后10～14天的半月访视，生后27～28天的满月访视。每次访视应有重点，并根据新生儿、家长以及家庭的具体情况进行有针对性的健康指导。家庭访视能及时发现异常，从而降低新生儿疾病发生率或减轻疾病的严重程度。

二、婴儿期保健

婴儿期的生长发育非常迅速，对能量和蛋白质的要求也较高，而消化和吸收功能发育尚不完善，故易出现消化功能紊乱和营养不良等疾病；同时，婴儿从母体获得的免疫力逐渐消失，而自身后天的免疫力尚未产生，故易患肺炎等感染性疾病。所以此期儿童的发病率和死亡率仍高。婴幼儿期局部分泌型IgA（sIgA）也缺乏，易患呼吸道及胃肠道疾病。

1.合理喂养

正常小儿需要在基础代谢、食物特殊动力作用、活动、生长发育（为小儿所特有的能力需要）、排泄5个方面获得能量的供给，特别是生长发育的需要。婴儿期每日需要能量110 kcal/ kg（460 kJ/ kg），以后每增长3岁，减去42 kJ（10 kcal），其中蛋白质约10%～15%，脂肪35%～50%，碳水化合物50%～60%。同时需要微量元素和水［150 mL/（kg·d）］。以后每增长3岁，减去25 mL/ kg。婴儿6月龄内应纯母乳喂养，无须给婴儿添加水、果汁等液体和固体食物，以免减少婴儿的母乳摄入，进而影响母亲乳汁分泌。若确因乳量不足影响婴儿生长，应劝告母亲不要轻易放弃母乳喂养，可在每次哺乳后用配方奶补充母乳不足。世界卫生组织建议在合理添加其他食物的基础上，母乳喂养至2岁。婴儿若断离母乳，仍需维持婴儿总奶量800 mL/d左右。随着生长发育的逐渐成熟，经乳类喂养不能满足婴儿需要，婴儿由纯乳类的液体食物向固体食物逐渐转换，这个过程称为食物转换（辅食添加）。婴儿食物转换过程是培养婴儿对其他食物的兴趣，让其逐渐适应各种食物的味道，并培养其自行进食能力及良好的饮食习惯，最终顺利地由乳类为主的食物过渡到进食固体为主的食物的过程。建议开始引入非乳类泥糊状食物的月龄为6月龄，不早于4月龄。食物转换的原则：引入的食物质与量应循序渐进，由少到多，由稀到稠，由细到粗，由一种到多种（单一食物逐次引入的方法可帮助及时了解婴儿是否出现食物过敏及确定过敏原），逐渐过渡到固体食物（由流食到半流食到软食）。在食物转换的过程中，家长要注意观察婴儿的粪便，及时判断食物转换是否恰当。根据具体情况指导断奶。断奶应采用渐进的方式，月龄10～12个月（但最迟不超过1岁半），以春、秋季节较为适宜。断奶时，婴儿可能出现焦躁不安、易怒、失眠或大声啼哭等，家长应特别给予关心和爱抚。自食物转换起，应训练用勺进食；7～8个月后学习用杯喝水和奶，以促进咀嚼、吞咽及口腔协调动作的发育；9～10个月的婴儿开始有主动进食的要求，可先训练其自己抓取食物的能力。尽早让婴儿学习自己用勺进食，促进眼、手协调动作的发展，并有益于手部肌肉发育。

表17-1　婴儿食物转换方法

食物性状	6月龄 泥状食物	7～9月龄 末状食物	10～12月龄 碎状、丁块状、指状食物
餐次	尝试，逐渐增加至1餐	4～5次奶，1～2餐其他食物	2～3次奶，2～3餐其他食物
乳类	纯母乳、部分母乳或配方奶；定时（3～4小时）哺乳，5～6次／日，奶量800～1000 mL/d；逐渐减少夜间哺乳	母乳、部分母乳或配方奶；4～5次／日，奶量800 mL/d左右	部分母乳或配方奶；约2～3次／日，奶量600～800 mL/d
谷类	选择强化铁的米粉，用水或奶调配；开始少量（1勺）尝试，逐渐增加到每天1餐	强化铁的米粉、稠粥或面条，每日约30～50 g	软饭或面食，每日约50～75 g
蔬菜水果类	开始尝试蔬菜泥（瓜类、根茎类、豆荚类）1～2勺，然后尝试水果泥1～2勺，每日2次	每日碎菜25～50 g，水果20～30 g	每日碎菜50～100 g，水果50 g
肉类	尝试添加	开始添加肉泥、肝泥、动物血等动物性食品	添加动物肝脏、动物血、鱼虾、鸡鸭肉、红肉（猪肉、牛肉、羊肉等），每日25～50 g
蛋类	暂不添加	开始添加蛋黄，每日自1/4个逐渐增加至1个	1个鸡蛋
喂养	用勺喂食	可坐在一个高椅子上与成人共进餐，开始学习用手自我喂食。可让婴儿手拿"条状"或"指状"食物，学习咀嚼	学习自己用勺进食；用杯子喝奶；每日和成人同桌进餐1～2次

附：**母乳喂养的优点**

①母乳营养丰富，易于消化吸收：含乳白蛋白多，酪蛋白少，在胃内的乳凝块较小，易于消化吸收；含不饱和脂肪酸及解脂酶较多，有利于消化吸收；乳糖多为乙型乳糖，促进乳酸杆菌生长，可抑制大肠杆菌繁殖；钙磷比例合适，为2:1，易于吸收；含铁量与牛奶相似，但铁吸收率高；初乳含锌较高，对小儿生长发育极为有利；含较多的消化酶，有助于消化。

②母乳矿物质含量较生乳低，不增加婴儿肾的溶质负荷。

③有利于神经系统发育：母乳含较多的优质蛋白、必需氨基酸、乳糖、卵磷脂、长链不饱和脂肪酸及生长调节因子等，这些都是促进神经系统发育的因素。

④具有增进免疫的作用：母乳中含有多种免疫成分，尤以初乳中含量高。生乳与人乳的最大区别是生乳缺乏各种免疫因子。

⑤乳量随小儿生长而增加，温度适宜、基本无菌、经济、方便、喂哺简便。

⑥可增进母子感情，有利于计划生育。哺乳的母亲发生乳腺癌、卵巢癌的机会少。

母乳喂养的护理　尽早开奶，提倡按需哺喂，以促进乳汁分泌。每次哺乳时间约为15～20分钟。哺乳完毕后将婴儿竖抱，头部靠在母亲肩上，用手掌轻拍其背部，使吞咽下的空气排出。再将婴儿右侧卧位，以防呕吐造成窒息。

人工喂养：

①配方奶粉：配方奶粉是以牛乳为基础的改造奶制品，使宏量营养成分尽量接近人乳。使用时按年龄选用。按重量比1∶7配制成生奶食用。

②全脂奶粉：用鲜牛奶经灭菌、浓缩等处理制成的干粉。按重量比1∶8（1 g奶粉加8 g水）或按容积比1∶4（1勺奶粉加4勺水）配成生奶。

③羊乳：营养成分与牛乳相似，但维生素B₁₂、叶酸含量较少，婴儿长期饮用易致巨幼红细胞性贫血。

④鲜牛乳：婴儿食用时应加热、加糖。加糖的目的不是增加牛奶甜味或增加能量，而是改变生乳中宏量营养素的比例，利于吸收。一般每100 mL牛乳加糖5～8 g。加糖过多或过少均不利于婴儿营养。

生乳量的计算： 按每日所需的总能量和总液量来计算奶量。即婴儿每日需能量110 kcal（460 kJ）/kg，需水150 mL/kg；另外，每100 mL生乳产热67 kcal（270 kJ），1 g糖产热4 kcal（17 kJ），则8%糖生乳100 mL产热约100 kcal（420 kJ）。

例：4月龄婴儿，体重6 kg，计算8%糖牛乳量方法如下：

每日需总能量：110 kcal/kg×6 kg=660 kcal

需8%糖牛乳量：660 mL（100 mL∶100 kcal=x∶660 kcal）

需水量：150 mL/kg×6 kg=900 mL

除牛乳外需水量：900 mL−660 mL=240 mL

需8%糖量：660 mL×8（g）%=52.8g

将全天牛乳及水量平均分次哺喂。

2.日常护理

（1）每日早晚应给婴儿部分擦洗，如洗脸、洗脚和臀部，勤换衣裤，保护会阴皮肤清洁。

（2）衣着：婴儿衣着应简单、宽松、少接缝，以避免摩擦皮肤和便于穿脱及四肢活动。衣服上不宜用纽扣，宜用带子代替，以免婴儿误食或误吸，造成意外伤害。

（3）充分的睡眠是保证婴儿健康的先决条件之一，居室光线应柔和，睡前避免过度兴奋。

（4）4～10个月乳牙开始萌出，婴儿会有一些不舒服的表现，如吸吮手指、咬东西，严重的会表现烦躁不安、无法入睡和拒食等。指导家长用软布帮助婴儿清洁齿龈和萌出的乳牙，并给较大婴儿一些较硬的饼干、烤面包或馒头等食物咀嚼，使其感到舒适，注意检查婴儿周围食物是否能吃或安全，以防婴儿将所有能拿到的东西放入口中。

3. 家长每日应带婴儿进行户外活动，呼吸新鲜空气和晒太阳，有条件者可进行空气浴和日光浴，以增强体质和预防佝偻病的发生。

4.早期教育

（1）大小便训练：婴儿3个月后可以把尿，会坐后可以练习大小便坐盆，每次约3～5分钟。小便训练可从6个月开始。先训练白天不用尿布，然后是夜间按时叫醒坐盆小便，最后晚上也不用尿布。在此期间，婴儿应穿易脱的裤子，以利于培养排便习惯。

（2）视听能力的训练：对2个月的婴儿床上悬吊颜色鲜艳的能发声及转动的玩具，逗引婴儿注意；每天定时放悦耳的音乐；经常面对婴儿说话、唱歌。对3～6个月婴儿需进一步完善视、听觉，可选择各种颜色、形状、发声的玩具，逗引婴儿看、摸和听。培养分辨声调和好坏的能力，用温柔的声音表示赞许、鼓励，用严厉的声音表示禁止、批评。对6～12个月的婴儿应培养其稍长时间的注意力，引导其观察周围事物，促使其逐渐认识和熟悉常见的事物，以询问的方式让其看、指、找，从而使其视觉、听觉与心理活动紧密联系起来。

（3）动作的发展：家长应为婴儿提供运动的空间和机会。2个月时，婴儿可开始练习空腹俯卧并逐渐延长俯卧的时间；培养俯卧抬头，扩大婴儿的视野。3～6个月时，婴儿喜欢注视和玩弄自己的小手，能够抓握细小的玩具，应用玩具练习婴儿的抓握能力；训练翻身。7～9个月时，用能够滚动的、颜色鲜艳的软球等玩具逗引婴儿爬行，同时练习婴儿站立、坐下和迈步，以增强婴儿的活动能力和扩大其活动范围。10～12个月时，婴儿会玩"躲猫猫"的游戏，鼓励婴儿学走路。"二抬四翻六会坐，七滚八爬周会走"。

（4）语言的培养：语言的发展是一个连续的有序过程。婴儿出生后，家长就要利用一切机会和婴儿说话或逗引婴儿"咿呀"学语，利用日常接触的人和物，引导婴儿把语言同人和物及动作联系起来。5、6个月时开始培养婴儿对简单语言做出动作反应，如用眼睛找询问的物品，用动作回答简单的要求，以发展理解语言的能力。8～9个月时开始注意培养有意识地模仿发音，如"爸爸""妈妈"等。

5.防止意外

此期常见的意外有异物吸入、窒息、中毒、跌伤、触电、溺水和烫伤等。应向家长特别强调意外的预防。

6.预防疾病和促进健康

婴儿对传染性疾病普遍易感，为保证婴儿的健康成长，必须切实按照计划免疫程序，为婴儿完成预防接种的基础免疫，预防急性传染病的发生。同时，要定期为婴儿做健康检查和体格测量，进行生长发育监测，及时纠正，以预防佝偻病、营养不良和营养性缺铁性贫血等疾病的发生。

三、幼儿期保健

幼儿神经心理发育迅速，行走和语言能力增强，自主性和独立性不断发展，与外界环境接触机会增多，但免疫功能仍不健全，对危险事物的识别能力差，故感染性和传染性疾病发病率及意外伤害发生率仍较高。

1.合理安排膳食

幼儿正处在断奶之后、生长发育仍较快的时期，应注意供给足够的能量和优质蛋白，保证各种营养素充足且均衡。在2～2.5岁以前，乳牙未出齐，咀嚼和胃肠消化能力较弱，食物应细、软、烂，以增进幼儿食欲。蛋白质每日40g，其中，优质蛋白应占总蛋白的1/3～1/2。培养良好的进食习惯，鼓励自用餐具，保持愉快、宽松的就餐环境，养成不吃零食、不挑食、不偏食等良好习惯。18个月左右的小儿可能出现生理性厌食，表现出对食物缺乏兴趣和偏食。此时，就餐前15分钟做好幼儿的心理和生理上的就餐准备，不要惩罚儿童，以免影响食欲。

2.日常护理

由于幼儿的自理能力不断增加，家长既要促进儿童的独立性，又要保证安全和卫生。

（1）衣着：幼儿衣着应颜色鲜艳，便于识别；宽松、保暖、轻便，易于活动；穿脱简便，便于自理。

（2）幼儿的睡眠时间：幼儿的睡眠时间随年龄的增长而减少。一般每晚可睡10～12小时，白天小睡1～2次。幼儿睡前常需有人陪伴，或带一个喜欢的玩具上床，以使他们有安全感。

（3）口腔保健：幼儿不能自理时，家长可用软布轻轻清洁幼儿牙齿表面，逐渐改用软毛牙刷。3岁后，幼儿应能在父母的指导下自己刷牙，早、晚各一次，并做到饭后漱口。定期进行口腔检查。

3.早期教育

（1）大、小便训练：18～24个月时幼儿开始能够自主控制肛门和尿道括约肌，而且认知的发展使他们能够表示便意，训练过程中，家长应注意多采用赞赏和鼓励的方式，训练失败时不表示失望或责备幼儿。

（2）动作的发展：1～2岁幼儿要选择发展走、跳、投掷、攀登等发展肌肉活动的玩具，如球类、拖拉车、积木、滑梯等。2岁后的幼儿开始模仿成人的活动，玩水、沙土、橡皮泥，在纸上随意涂画，喜欢奔跑、蹦跳等激烈、刺激性的运动，故2～3岁幼儿要选择能发展动作、注意、想象、思维等能力的玩具，如形象玩具（积木、娃娃等）、能拆能装的玩具、三轮车、攀登架等。

（3）语言的发展：幼儿有强烈的好奇心、求知欲和表现欲，喜欢问问题、唱简单的歌谣、翻看故事书或看动画片等。成人应满足其欲望，经常与其交谈，鼓励其多说话，通过游戏、讲故事、唱歌等促进幼儿语言发育，并借助动画片等电视节目扩大其词汇量，纠正其发音。

（4）卫生习惯：培养幼儿养成饭前便后洗手，不喝生水，不吃未洗净的瓜果，不食掉在地上的食物，不随地吐痰和大小便，不乱扔瓜果纸屑等习惯。

4.预防疾病和意外

每3～6个月为幼儿做健康检查一次，预防龋齿，筛查听、视力异常，进行生长发育系统监测。指导家长防止意外发生，如异物吸入、烫伤、跌伤、中毒、电击伤等。

5.防治常见的心理行为问题

幼儿常见的心理行为问题包括违拗、发脾气和破坏性行为等，家长应针对原因采取有效措施。

四、学龄前期保健

学龄前期儿童智力发展快，活动范围扩大，自理能力和机体抵抗力增强，是性格形成的关键时期。

1.合理营养

学龄前儿童饮食接近成人，随着年龄增长，体表面积逐渐减少，产能的营养素降低，需提供优质蛋白和必需氨基酸，保证身体正常发育。学龄前儿童喜欢参与食品制作和餐桌的布置，家长可利用此机会进行营养知识、食品卫生和防止烫伤等健康教育。

2.日常护理

（1）学龄前儿童已有部分自理能力，如进食、洗脸、刷牙、穿衣、如厕等，但其动作缓慢、不协调，常需他人帮助，可能要花费成人更多的时间和精力，此时仍应鼓励儿童自理，不能包办。

（2）睡眠：因学龄前期儿童想象力极其丰富，可导致儿童怕黑、做噩梦等，儿童不敢一个人在卧室睡觉，常需要成人的陪伴。

3.早期教育

（1）品德教育：培养儿童关心集体、遵守纪律、团结协作、热爱劳动等好品质。安排儿童学习手工制作、唱歌和跳舞、参观博物馆等活动，培养他们多方面的兴趣和想象力，陶冶情操。

（2）智力发展：学龄前儿童绘画、搭积木、剪贴和做模型的复杂性和技巧性明显增加。成人应有意识地引导儿童进行较复杂的智力游戏，增强其思维能力和动手能力。

4.预防疾病和意外

每年健康检查和体格测量1～2次，筛查与矫治近视、龋齿、缺铁性贫血、寄生虫病等常见病，继续监测生长发育，预防接种可在此期进行加强。对学龄前儿童开展安全教育，采取相应的安全措施，以预防外伤、溺水、中毒、交通事故等意外发生。

5.防治常见的心理行为问题

学龄前常见的心理行为问题包括吮拇指和咬指甲、遗尿、手淫、攻击性或破坏性行为等，家长应针对原因采取有效措施。

五、学龄期保健

学龄儿童的机体抵抗力和控制、理解、分析、综合能力增强，认知和心理社会发展非常迅速，同伴、学校和社会环境对其影响较大。

1.合理营养

学龄期膳食要求营养充分而均衡，以满足儿童体格生长、心理和智力发展、紧张学习和体力活动等需求。要重视早餐和课间加餐，同时，要特别重视补充强化铁食品，以减低贫血发病率。

2.体格锻炼

每天进行户外活动和体格锻炼，内容要适当，要循序渐进，不能操之过急。

3.预防疾病

保证充分的睡眠和休息，定期进行健康检查，继续按时进行预防接种，宣传常见传染病的知识，预防传染病，并对传染病做到早发现、早报告、早隔离、早治疗。此期学校和家庭还应注意培养儿童正确的坐、立、行走等姿势。

具体措施如下：①培养良好的睡眠习惯，养成按时睡眠、起床的习惯。②培养儿童每天早、晚刷牙，饭后漱口的习惯，预防龋齿。③学龄期儿童应特别注意保护视力，教育儿童写字、读书时书本和眼睛应保持1尺左右的距离，保持正确姿势。课间要到户外活动，进行远眺以缓解视力疲劳。积极开展眼保健操活动，预防近视眼的发生。如果发生近视，要到医院检查和治疗。④学龄期是骨骼生长发育的重要阶段，应培养正确的坐、立、行走等姿势，避免骨骼畸形。

4.防止意外事故

学龄期常发生的意外伤害包括车祸、溺水，以及在活动时发生擦伤、割伤、挫伤、扭伤或骨折等。对儿童进行法制教育，学习交通规则和意外事故的防范知识，减少伤残的发生。

5.培养良好习惯

培养不吸烟、不饮酒、不随地吐痰等良好习惯。注意培养良好的学习习惯和性情，加强素质教育，通过体育锻炼培养儿童的毅力和奋斗精神，通过兴趣的培养陶冶高尚情操。

6.防治常见的心理行为问题

学龄儿童不适应上学是此期常见问题，表现为焦虑、恐惧或拒绝上学。家长应查明原因，采取相应措施，同时，需要学校和家长的相互配合，帮助儿童适应学校生活。

六、预防接种

预防接种是有针对性地将生物制品接种到人体中，提高易感者的特异免疫力。预防接种又称人工免疫，是预防、控制和消灭相应传染病发生的关键措施。

（一）人工主动免疫

主动免疫是指给易感者接种特异性抗原，以刺激机体产生特异性免疫抗体，从而产生主动免疫力。主动免疫制剂在接种后经过一定期限才能产生抗体，但抗体持续时间较久，一般为1～5年。主动免疫制剂包括疫苗和类毒素。

（二）人工被动免疫

未接受主动免疫的易感者在接触传染病病原后，可给予相应的抗体，使之立即获得免疫力，称为被动免疫。被动免疫时，抗体留在机体中的时间短暂，一般约3周，故只能作为暂时预防和用于治疗。被动免疫制剂包括抗毒素、抗菌血清和抗病毒血清、丙种球蛋白。

（三）计划免疫

计划免疫是根据小儿的免疫特点和传染病发生的情况制订的免疫程序，科学规划和有计划地严格实施对所有婴幼儿进行基础免疫（即全程足量的初种）及随后适时的"加强"免疫（即复种），以确保儿童获得可靠的免疫，提高人群的免疫水平，达到控制和消灭传染病的目的。

表17-2 我国卫生部规定的计划免疫程序

年龄	接种疫苗（注意：乙脑疫苗不属于国家计划免疫的范畴）
出生	卡介苗，乙型肝炎疫苗（第1次）
1个月	乙型肝炎疫苗（第2次）
2个月	脊髓灰质炎疫苗（糖丸，第1次）
3个月	脊髓灰质炎疫苗（糖丸，第2次）、百白破混合制剂（第1次）
4个月	脊髓灰质炎疫苗（糖丸，第3次）、百白破混合制剂（第2次）
5个月	百白破混合制剂（第3次）
6个月	乙型肝炎疫苗（第3次）
8个月	麻疹减毒活疫苗
1.5～2岁	百白破混合制剂复种
2岁	乙脑疫苗
3岁	乙脑疫苗复种
4岁	脊髓灰质炎疫苗复种
6～7岁	麻疹减毒活疫苗复种、百白破混合制剂复种、乙脑疫苗复种
12岁	乙型肝炎疫苗（第4次）

（四）预防接种的反应及处理

1. 一般反应

（1）局部反应：接种后24小时左右局部出现红、肿、热、痛，有时伴有淋巴结肿大或淋巴管炎。红晕直径在2.5 cm以下为弱反应，2.6～5 cm为中等反应，5 cm以上为强反应。一般持续2～3天不等。轻者不必处理，重者可用干净毛巾局部热敷并抬高患肢。如局部红肿继续扩大，高热持续不退，应到医院诊治。

（2）全身反应：一般于接种后24小时内出现不同程度的体温升高，持续1～2天，体温37.5 ℃左右为弱反应，37.5～38.5 ℃为中等反应，38.6 ℃以上为强反应。接种活疫苗需经过一定潜伏期（5～7天）才有体温上升。此外，还伴有头晕、恶心、呕吐、腹泻等反应。轻者适当休息、多饮水即可。重者可对症处理。

2. 异常反应

（1）过敏性休克：过敏性休克于注射免疫制剂后数秒钟或数分钟内发生。表现为面色苍白、烦躁不安、口唇青紫、四肢湿冷、呼吸困难、脉细速、恶心、呕吐、惊厥、昏迷等，如不及时救治将危及生命。此时应平卧，头稍低，注意保暖，立即皮下或静脉注射1:1000肾上腺素0.5～1 mL，必要时可重复注射。给予氧气吸入，尽快送医院抢救。

（2）晕针：儿童在空腹、疲劳、室内闷热、紧张或恐惧等情况下，注射中或注射后几分钟内发生。出现头晕、心慌、出冷汗、手足冰凉、心跳加快，重者心跳和呼吸减慢、血压下降，知觉丧失。此时，应立即使患儿平卧，头稍低，保持安静，饮少量热开水或糖水，短时间内即可恢复正常。数分钟不能恢复正常者，皮下注射1:1000肾上腺素0.5～1 mL。

（3）过敏性皮疹：荨麻疹最为多见。常在接种后几小时至几天内出现，经服用抗组胺药物后即可痊愈。

（4）有严重原发性免疫缺陷或继发性免疫功能遭受破坏者，接种活菌（疫）苗可扩散为全身感染。

3. 禁忌症

（1）一般禁忌症：急性传染病，严重的慢性疾病、消耗性疾病、过敏性疾病等。

（2）特殊禁忌症：发热或1周内每天腹泻4次以上者；正在接受免疫抑制剂治疗者；近1个月内接种丙种球蛋白者。

第五节　青春期保健

青春期是由儿童过渡到成年的时期，是儿童生长发育的最后阶段，是一生中决定体格、体质、心理、智力发育和发展的关键时期。青春期心理特点：反抗与依赖、闭锁性与开放性、自满与自卑。此期的保健重点是保证充足的营养；加强青春期生理和心理卫生教育，形成健康的生活方式；培养良好的品德。

一、供给充足营养

青春期是儿童生长发育的第二个高峰期，体格生长迅速，男孩平均每年增高9～10 cm，女孩增高8～9 cm。脑力劳动和体力运动消耗大，必须增加热能、蛋白质、维生素及矿物质如钙、铁等营养素的摄入。

二、健康教育

良好的个人卫生、充足的睡眠、适当的体格锻炼对促进青少年的健康成长十分重要。

1. 培养青少年良好的卫生习惯

重点加强少女的经期卫生指导，如保持生活规律，避免受凉、剧烈运动及重体力劳动，注意会阴部卫生，避免坐浴等。

2. 保证充足睡眠

青少年需要充足的睡眠和休息以满足此期迅速生长的需求，应养成早睡早起的睡眠习惯。家长和其他成人应起到榜样和监督作用。

3.养成健康的生活方式

在社会不良因素的影响下，青少年会染上吸烟、饮酒等不良习惯，甚至有的青少年染上酗酒、吸毒及滥用药物的恶习，应加强正面教育，利用多种方法大力宣传吸烟、酗酒、吸毒及滥用药物的危害作用，帮助其养成健康的生活方式。

4.正确进行性教育

性教育是青春期健康教育的一个重要内容，家长、学校和保健人员可通过交谈、宣传手册、上卫生课等方式对青少年进行性教育。提倡正常的男女学生之间的交往，劝导学生不谈恋爱，并自觉抵制黄色书刊、录像等的不良影响。

三、法制和品德教育

青少年思想尚未稳定，易受外界一些错误的和不健康的因素影响。因此，青少年需要接受系统的法制教育，学习助人为乐、勇于上进的道德风尚，自觉抵制腐化堕落思想的影响。

四、预防疾病和意外

青春期应重点防治结核病、风湿病、沙眼、屈光不正、龋齿、肥胖、神经性厌食、月经不调和脊柱侧弯等，可通过定期检查早期发现、早期治疗。意外创伤和事故是青少年，尤其是男性青少年常见的问题，应继续进行安全教育。自杀在女性青少年中多见，必要时可对其进行心理治疗。

五、防治常见的心理行为问题

此期最常见的心理问题为多种原因引起的出走、自杀及对自我形象不满而出现的心理问题。家庭及社会应给予重视，并采取积极的措施解决此类问题。

第六节　妇女保健

一、工作目的

妇女保健工作的目的在于通过积极的普查、预防保健及监护和治疗措施，开展以维护生殖健康为核心的贯穿妇女青春期、围婚期、生育期、围生期、围绝经期及老年期的各项保健工作，降低孕产妇及围生儿死亡率、降低患病率和伤残率，控制某些疾病的发生及性传播疾病的传播，从而促进妇女身心健康。

二、妇女保健工作内容

妇女保健工作内容包括：①妇女各期保健；②实行孕产妇系统管理，提高围生期保健质量；③计划生育指导；④常见妇女病及恶性肿瘤的普查、普治；⑤贯彻落实妇女劳动保健制度。

（一）青春期保健

青春期保健分三级。一级预防：根据青春期女性的生理、心理、社会行为特点，为培养良好的健康行为而给予的保健指导。二级预防：通过学校保健，定期体格检查，早期发现各种疾病和行为异常，减少或避免诱发因素。三级预防：指青春期女性疾病的治疗和康复。青春期保健以预防为重点。

（二）围婚期保健

围婚期保健包括婚前医学检查、围婚期健康教育及婚前卫生咨询。婚前医学检查是对准备结婚的男女双方，对可能患有的影响结婚和生育的疾病进行的医学检查。

（三）生育期保健

通过加强孕产期保健，及时诊治高危孕产妇，降低孕产妇死亡率和围生儿死亡率；给予计划生育指导，避免妇女在生育期内因孕育或节育引发各种疾病；根据妇女的生理、心理及社会特征，加强疾病普查及卫生宣传，以便早期发现疾病、早期治疗，确保妇女身心健康。

（四）围生期保健

围生期保健是指从妊娠前开始历经妊娠期、分娩期、产褥期、哺乳期、新生儿期，持续为孕产妇和胎婴儿提供高质量、全方位的健康保健措施，努力提高产科工作质量，降低围生儿及孕产妇死亡率。

1.孕前期保健

指导夫妻双方选择最佳的受孕时期，如适宜年龄、最佳的身体心理状态、良好的社会环境等，减少高危妊娠和高危儿的发生，确保优生优育。女性生育年龄在21～29岁为佳，男性生育年龄在23～30岁为好。

2.孕期保健

目的是加强母儿监护，预防和减少孕产期并发症，确保孕妇和胎儿在妊娠期间的安全、健康。

3.分娩期保健

目的是确保分娩顺利，母儿安全。持续性地给予母亲生理上、心理上和精神上的帮助和支持，缓解疼痛和焦虑。

4.产褥期保健

目的是预防产后出血、感染等并发症的发生，促进产妇产后生理功能的恢复。

5.产后检查及计划生育指导

产后检查包括产后访视及产后健康检查。产后访视开始于产妇出院后3日内、产后14日和28日，共3次，如有必要可酌情增加访视次数。了解产妇子宫复旧、会阴部切口或剖宫产切口愈合情况，检查乳房及母乳喂养情况及孕产妇的饮食、休息、婴儿的健康状况等，及时给予正确指导和处理。产褥期内禁止性交。产妇于产后42日到医院接受全面的健康检查，包括全身检查和妇科检查，同时给予计划生育指导，使夫妇双方知情，选择适宜的避孕措施。

6.哺乳期保健

哺乳期指产妇用自己的乳汁喂养婴儿的时期，纯母乳喂养6个月，加辅食后继续母乳喂养到2岁。近年来国际上将保护、促进和支持母乳喂养作为妇幼保健工作的重要内容，因此，哺乳期保健的主要目的是促进和支持母乳喂养。

（1）向孕产妇及其家人宣传母乳喂养可促进母婴健康，母乳对母婴的好处。

（2）将母乳喂养的好处及有关问题的处理方法告诉所有的孕妇。

（3）帮助母亲在产后半小时内哺乳。

（4）指导母亲如何喂奶，以及在与婴儿分开的情况下如何保持泌乳。

（5）除母乳外，禁止给新生儿喂任何食物和饮料，除非有医学指征。

（6）实行母婴同室，使母亲与婴儿一天24小时在一起。

（7）鼓励按需哺乳。

（8）不给母乳喂养的婴儿吸吮橡皮乳头或使用奶头做安慰物。

（9）支持促进母乳喂养组织的建立，并将出院的母亲转介给妇幼保健组织。

哺乳期保健人员的职责：①定期访视，评估母亲身心康复情况；指导母亲饮食、休息、清洁卫生及产后适度运动；评估母亲与婴儿关系。②评估母乳喂养及婴儿生长发育情况，重点了解哺乳次数、是否按需哺乳，亲自观察哺乳的姿势并给予正确指导；评估婴儿体重增长、大小便次数及性状、婴儿睡眠、母子情感交流等；改变传统包裹婴儿的方法，采取放开四肢，穿连裤衣衫的新方法，正确喂养婴儿。③指导母亲在哺乳期间合理用药及采取正确的避孕措施，如工具避孕或产后3～6个月放置宫内节育器，不宜采取药物避孕和延长哺乳期的方法。④评估家庭支持系统，完善家庭功能。

（五）围绝经期保健

围绝经期是指妇女从接近绝经时出现的与绝经有关的内分泌、生物学和临床特征至绝经后1年内的时期。由于在围绝经期内性激素的减少可引发一系列躯体和精神心理症状，故围绝经期保健的主要目的是提高围绝经期妇女的自我保健意识和生活质量。

1.通过多途径健康宣教，使绝经期妇女了解这一特殊时期的生理、心理特点，合理安排生活，加强营养，适度运动，并保持心情愉悦。指导其保持外阴部清洁，防止感染。此期是妇科肿瘤的好发年龄，每1~2年定期进行1次妇科常见疾病和肿瘤的筛查。

2.为预防子宫脱垂和张力性尿失禁发生，应鼓励并指导妇女进行缩肛运动，每日2次，每次15分钟。积极防治绝经前期月经失调；对绝经后阴道流血者，给予明确诊断。

3.在医师的指导下，必要时应用激素替代疗法或补充钙剂等综合措施防治围绝经期综合征和骨质疏松。

4.指导避孕至停经1年以上，宫内节育器绝经1年后取出。

（六）老年期保健

参见第十七章第七节"老年保健"部分。

第七节　老年保健

老年保健是在平等享用卫生资源的基础上，充分利用现有资源，使老年人得到基本的医疗、康复、保健、护理等服务，以维持和促进老年健康。

一、老年人的特点

（一）生理特点

随着年龄的不断增长，衰老不同程度地影响着老年人各个生理系统器官、组织的功能。

1.感官系统

（1）视觉：由于睫状肌的调节能力降低，晶状体弹性逐渐减弱或开始消失，眼视近物的能力降低，近点远移，从而导致远视眼；由于晶状体逐步混浊，容易发生老年性白内障；由于眼对房水重吸收能力降低，还容易发生青光眼。

（2）听觉：衰老不仅可使中耳听骨出现退行性变，还可使内耳听觉感受细胞发生退变，从而导致老年性耳聋，甚至听力丧失。

（3）嗅觉：由于嗅黏膜变性及嗅神经元数目逐渐减少、萎缩、变性，导致嗅觉迟钝。

（4）味觉：由于味蕾和舌乳头逐渐减少以致消失，味阈升高，导致对酸、甜、苦、辣等味觉的敏感性降低。

（5）皮肤：皮肤的感觉敏感性降低，阈值升高，从而导致皮肤的触觉、痛觉及温觉均减弱。

2.呼吸系统

肋间肌萎缩改变最明显。

（1）胸廓：胸壁肌肉弹性降低、肋间肌和膈肌出现萎缩、肋骨关节硬化、脊柱后凸，胸廓发生桶状变形，导致呼吸功能的降低。

（2）呼吸道：支气管黏膜出现萎缩，纤毛运动及咳嗽反射减弱，呼吸道分泌物不易咳出，从而易引起呼吸道感染。

（3）肺：肺泡数量减少，肺泡融合，肺泡腔增大，肺泡壁的微血管逐渐减少或部分消失，导致肺的呼吸面积减少，肺换气效率降低。

3.循环系统

（1）心脏：心肌纤维萎缩，顺应性下降，收缩力减弱，从60岁开始，年龄每增长1岁，心排出量下降1%；窦房结内部和周围有网状纤维增生，一些传导束支往往因长期劳损、缺血、受压等因素引起纤维化、硬化或钙化，从而易发生房室传导阻滞。

（2）血管：主动脉和周围动脉壁增厚、硬化程度增加、对血流的阻抗增加，收缩压、脉压升高。

4.消化系统

（1）食管：食管平滑肌萎缩，黏膜固有层弹力纤维增加，食管蠕动能力减弱，排空时间延长，易引起吞咽困难和食管内食物潴留。

（2）胃肠道：消化道黏膜和肌层萎缩，胃液、胆汁和胰液分泌减少，各种酶的活性降低，因此胃肠的消化吸收功能减弱，尤以钙、铁及维生素B_{12}的吸收障碍明显，易致贫血、骨质疏松。

5.泌尿系统

（1）肾：肾脏开始萎缩，肾皮质减少，并出现生理性肾小球硬化，肾脏重量减轻；老年人肾血流量及肾小球滤过率分别减少；肾小管和集合管的重吸收和分泌功能也逐渐减退，尿液浓缩功能降低。

（2）膀胱：膀胱容量减少、括约肌萎缩，易发生尿急、尿频、尿失禁及夜尿增多等现象。

（3）尿道：尿道平滑肌被结缔组织所替代，逐渐纤维化而弹性组织减退使排尿速度减慢、排尿不畅，导致残余尿和尿失禁。

6.内分泌系统

（1）甲状腺：甲状腺缩小，并有纤维化、淋巴细胞浸润和结节化，甲状腺激素分泌减少。老年人基础代谢率的降低，可影响脂代谢，易使血中胆固醇水平增高。

（2）肾上腺：肾上腺皮质及髓质的细胞减少，重量减轻，肾上腺功能减退，肾上腺皮质激素分泌失调可引起物质代谢紊乱、应激反应能力降低。

（3）胰腺：胰岛β细胞功能降低，肝细胞膜上的胰岛素受体对胰岛素的敏感性降低，导致糖尿病的发病率增高。

7.运动系统

（1）骨骼：由于骨质萎缩、骨小梁减少变细，使骨密度减少、骨质疏松、骨脆性增加，从而导致骨质疏松症、骨软化症及骨折。

（2）关节：关节囊和肌腱韧带变硬，导致关节的灵活性减弱。

（二）心理特点

老年人由于衰老所致的生理变化，心理也相应发生一系列变化，主要表现在记忆、智力和人格三个方面。

1.记忆

记忆是一种重要的心理活动过程。记忆过程可分为四个阶段，即：识记阶段、保持阶段、回忆阶段和再认阶段；在心理学上，又将识记阶段称为初级记忆（基本不变），将保持阶段、回忆阶段和再认阶段称为次级记忆（变化较大）。对远期记忆的保持比对近期记忆的保持好。

（1）初级记忆和次级记忆：初级记忆是指对刚听过或看过、在脑子里仍留有印象的事物的记忆；次级记忆是指对已听过或看过一段时间的事物，经过编码储存在记忆仓库，以后需要加以提取的记忆。

（2）再认和回忆：再认是指人们看过、听过或学过的事物再次出现在眼前时能辨认出曾经感知过；如果刺激物不再出现在眼前，而要求将此再现出来时，即为回忆。

（3）机械记忆和逻辑记忆：机械记忆是指只根据材料的外部联系或表现形式，采取简单重复的方式而进行的记忆；逻辑记忆是指在对材料内容理解的基础上，通过材料的内在联系而进行的记忆。老人的逻辑记忆比机械记忆好。

2.智力

智力可以分为液态智力（获得新概念、洞察复杂关系的能力）和晶态智力（通过学习和掌握社会文化经验而获得的智力）。液态智力主要与神经系统的生理结构和功能有关，所以一般随年龄的增长而明显减退；而晶态智力主要与后天的知识、文化、经验的积累有关，所以并不一定随年龄的增长而减退，甚至还有可能提高，直至70~80岁后，才出现缓慢减退。

3.思维

思维是人类认知过程的最高形式，是更为复杂的心理过程。老年人无论是在概念形成、解决问题的思维过程，还是在逻辑推理方面的能力均有所减退，特别是思维的敏感度、灵活性、流畅性、独立性及创新性均较其在青年时期减退。

4.人格

人格是以人的性格为核心，受先天素质、教育、家庭及社会环境的影响，逐步形成气质、能力、兴趣、爱好、习惯及性格等心理特征的总和。老年人的人格一般不随年龄的增长而变化，但伴随生理功能和环境的变化、社会和家庭角色的改变，老年人会依照其不同的人格模式分别会采用整合良好型、防御型、被动依赖型、整合不良型四种适应方式。

（1）整合良好型：特点为能以高度的生活满意感面对新生活，并具备良好的认知能力和自我评价能力。根据个体角色活动的特点，此型又可划分为三种亚型（重组型：退休后继续积极、广泛地参加各种社会活动；集中型：退休后在一定范围内选择性参与一些比较适合的社会活动；离退型：退休后人格整合良好，生活满意，但活动水平低，满足于逍遥自在）。

（2）防御型：特点为完全否认衰老，雄心不减当年，刻意追求目标。此型又可划分为坚持型、收缩型两种亚型。

（3）被动依赖型：此型又可划分为两种亚型。①寻求援助型：需通过外界的帮助以适应老年期的生活，可以成功地从他人处得到心理支持，维持自身生活的满足感。②冷漠型：对生活无目标，对任何事物均不关心，几乎不与他人联系，不参加任何社会活动。

（4）整合不良型：特点为存在明显的心理障碍，需要在家庭的照顾下和社会组织的帮助下才能生活。部分老年人不能很好地适应老年期的生活，属于整合不良型的人格模式。

（三）**患病特点**

1.临床症状及体征不典型。

2.多种疾病共存。

3.病程长、病情重。

4.易发生意识障碍。

5.易发生水、电解质紊乱。

二、老年人的日常保健

（一）饮食与营养保健

1.营养需求

营养是维持生命的基本保障，是促进、维护、恢复健康的基本手段。老年人必须针对其特殊需求，全面、适量、均衡地摄入营养，以延缓衰老、抵抗疾病、维护健康。

（1）蛋白质：由于体内代谢过程以分解代谢为主，且蛋白质的合成能力差，因此对蛋白质的摄入要求应为：质优量足。老年人每日蛋白质的摄入以每千克体重1.0～1.2 g为宜；应尽量选择供给生物利用率较高的蛋白质，其摄入量应占蛋白质总量的50%以上，如豆类、鱼类。切忌摄入过多的蛋白质，以免加重其消化功能和肾脏的负担，增加体内胆固醇的合成，如多食蛋类、动物内脏等。

（2）热量：由于基础代谢下降、体力活动减少，其热量的消耗也相应减少，故每日总热量的摄入量必须适当加以控制，以免多余热量转变为脂肪储存体内。老年人应根据自身特点，将每日热量摄入控制在6.72～8.4 MJ即可；其中60%～70%由膳食中的碳水化合物提供，20%～25%由膳食中的脂肪提供，10%～15%由膳食中的蛋白质提供。

（3）糖：由于对糖类代谢功能下降，摄入过多容易导致肥胖、糖尿病、高脂血症等；但摄入过少，又会增加蛋白质的分解。因此，老年人可适量选择一些含有果糖的饮食，如蜂蜜、某些糖果、糕点等。但对于患有糖尿病、冠心病及肥胖的老年人，应限制糖类的摄入，包括大米、面粉、高粱、荞麦、甘薯等。

（4）脂肪：由于胆汁酸减少、脂酶活性降低，对脂肪的消化能力下降，因此脂肪的摄入量不宜过多。老年人每日脂肪摄入量以50 g为宜，应减少膳食中饱和脂肪酸和胆固醇的摄入量，以富含不饱和脂肪酸的植物油为主：即减少猪油、生油、羊油等动物性脂肪的摄入，适当摄入花生油、豆油、玉米油和菜油等植物脂肪。

（5）无机盐和微量元素：由于合成维生素D_3的能力减退，影响钙的吸收，特别是绝经后的女性，由于内分泌功能的衰退，容易发生骨质疏松，甚至骨折；还可能因为铁的储备降低，在少量出血时发生贫血；因此，应根据自身需求，主要补充无机盐和微量元素，如钙、铁等。我国营养学会建议老年人每且钙的供给量为800 mg。

（6）维生素：由于消化、吸收功能的减退，容易引起维生素缺乏，故应摄入富含维生素的饮食，以增加机体抵抗力、延缓衰老。

（7）水分：由于结肠、直肠肌肉萎缩，排便功能减退，容易引起便秘，故应每日保持充足水分的供给，一般每日饮水量为1000～2000 mL，以保持尿量在1500 mL；但对于患有心脏、肾脏疾病的老年人，每日水分摄入量不宜过多，以免加重心脏和肾脏的负担。

2.饮食保健原则

（1）营养比例适当：在饮食中，应首先确保营养的均衡。在保证摄入足够蛋白质的基础上，应限制热量的摄入，选择低脂肪、低糖、低盐、高维生素及富含钙、铁饮食。

（2）食物种类多样：各种食物中所含营养素成分不同、营养价值也不同，应食用多种食物，充分利用营养素之间的互补作用，以满足机体的需求。在选择食物时，应注意粗粮和细粮的搭配、植物性食物和动物性食物的搭配、蔬菜与水果的搭配。

（3）科学安排饮食：应科学安排饮食的量和时间。每日进餐定时定量，早、中、晚三餐食量的比例最好约为：30%、40%、30%，切勿暴饮暴食或过饥过饱。

（4）注意饮食卫生：保持餐具的清洁；不吃变质的食品；应用健康的烹饪方法制作食品，少吃腌制、烟熏及油炸食品。

（5）进食宜缓、暖、软：进食时应细嚼慢咽，不宜过快；食物的温度应适宜，不宜过冷或过热。

（6）戒烟、限酒、少饮茶：吸烟可使血中二氧化碳浓度增高、血脂升高；过度饮酒可增加脑血栓形成的发生率；饮浓茶对胃肠道产生刺激。

（二）睡眠与休息保健

老年人的睡眠时间相对较短，一般每日约为6～8小时；而且睡眠质量不佳，容易出现失眠、入睡困难、睡后易醒等睡眠障碍症状。

（三）排泄保健

1.排便的特点与保健措施

老年人容易出现便秘和便失禁。老年人由于胃肠蠕动减慢，常出现便秘，即：排便的次数减少，一周内排便次数少于3次，且失去规律性，大便干硬，导致排便困难，每次排便时间较长，可长达30分钟以上；老年人又由于肛门内、外括约肌的张力下降，容易出现便失禁，即：排便不受意识控制，导致大便不自主排出。

（1）便秘的防治措施：①多摄入富含纤维素的蔬菜、水果和具有润肠作用的食物。②每日适当活动、运动。③养成清晨空腹饮一杯白水或蜂蜜水的习惯。④自我由右向左按摩腹部。⑤及时排便。⑥必要时使用开塞露，或遵医嘱使用一些缓泻药物。

（2）便失禁的防治措施：①选择营养丰富、易消化、吸收、少渣、少油的食物。②掌握排便规律，按时排便。③及时治疗疾病。④腹泻时注意补水，保持皮肤清洁、干燥。

2.排尿的特点与保健措施

老年人容易出现夜尿和尿失禁。由于膀胱容量减少，夜间肾小球滤过率增加，夜间排尿次数增加。尿失禁是指尿道括约肌不能控制膀胱排尿，在不排尿的情况下，尿液自尿道不自主地流出。老年人往往因前列腺增生肥大、膀胱颈括约肌老化松弛或泌尿系统炎症而多发充盈性尿失禁、压力性尿失禁和紧迫性尿失禁。

（1）夜尿的防治措施：①晚餐后少饮水，睡前排尿。老年人晚餐后，不要饮用咖啡、浓茶，入睡前尽量少饮水或不饮水，少吃含水分多的水果；睡前尽量排空膀胱。②卧室设有夜间照明设施，便于如厕。老年人卧室及通道要安装夜灯，床边应有电灯开关或备有手电筒；若卧室内没有卫生间，可在床边备有便器以方便老年人使用。

（2）尿失禁的防治措施：①适当参加各种锻炼活动。老年人身体许可时，可坚持每日做仰卧起坐，以增加腹肌和盆腔肌肉的弹性，以利于排尿。②及时排尿，不憋尿。老年人在外出旅行或参加活动时，应注意及时排尿。③适量饮水。老年人一方面应保证每日饮水充足，不应恐惧尿失禁，而大量减少饮水量；另一方面，在排尿不便时（如夜间睡觉前），应适量控制饮水。④积极治疗泌尿系统炎症。老年人发生泌尿系统炎症时，应积极、及时治疗，避免因炎症引起的紧迫性尿失禁。⑤尿失禁时，注意保持皮肤清洁、干爽。老年人在发生尿失禁时，应及时更换衣服，清洁会阴部皮肤；家庭成员应注意关注、体贴、安慰老年人，尽量减少老年人的窘迫感。

（四）活动与运动保健

1.活动与运动的原则

（1）因人而异，选择适宜运动：应根据自己的身体状况、所具备的条件，选择适合自己的运动种类、时间、地点。一般而言，运动时间以每日1～2次、每次30分钟为宜，每日运动的总时间不超过2小时；运动的强度应根据老年人运动后心率而定，其计算方法为：一般老年人运动后最宜心率（次/分）＝170－年龄；身体健壮的老年人可采用运动后最高心率（次/分）＝180－年龄。

（2）循序渐进，持之以恒：活动或运动的强度应由小到大、逐渐增加，并长期坚持。

（3）自我监护，确保安全：在活动或锻炼过程中，一定要注意自我感觉。当出现不适感觉时，应立即停止活动；出现严重不适感觉时，应及时就医。

2.常用的健身方法

（1）散步：每日步行30～60分钟，每分钟80～90步。步行过程中，应注意使自己脉搏保持在110～120次/分为宜。

（2）游泳：游泳的姿势不限，但速度不宜过快、时间不宜过长。一般而言，以每日1次或每周3～4次、每次游程不超过500 m为宜。参加游泳锻炼时应注意：游泳前做好准备活动；水温不宜过低；游泳过程中，若感到不适，如头晕、恶心等，应暂停游泳；患有严重心血管疾病、皮肤病及传染病的老年人不宜参加游泳锻炼。

（3）其他活动：如跳舞、太极拳等。

（五）日常安全的防护

1.跌倒的防护

（1）自身防护措施：①老年人在变换体位时，动作不宜过快，以免发生体位性低血压；在行走时，速度也不宜过快，迈步前一定要先站稳。②老年人洗浴时，时间不宜过长（一般不超过20分钟），温度不宜过高（一般水温以35～40 ℃为宜），提倡坐式淋浴。③老年人外出时，尽量避开拥挤时段，同时一定要严格遵守交通规则。

（2）居室内、外环境及设施安全的要求：①老年人居室内的走廊、卫生间、楼梯、拐角等暗处应保持一定亮度，以免老年人因视力障碍而跌倒。②老年人居室内地面应使用防滑材料，最好选择木质地板；门口地面最好不要有门槛。③老年人浴室的地面及浴盆内应放置防滑垫；浴室及厕所内应设有扶手；沐浴时有穿脱衣服的坐椅；浴室及厕所的门最好向外开，以便于发生意外时利于救护。

2.用药安全

（1）老年人用药原则

①少用药，勿滥用药：当必须用药时，应遵医嘱尽量减少用药品种，从小剂量开始服用。

②注意联合用药：注意药物的配伍禁忌。

③密切关注用药反应：老年人用药后应密切关注有无各种不良反应，若出现皮疹、麻疹、低热、哮喘等症状，应及时就医。

（2）常用药物的注意事项

①降压药物：降压药是老年人常用药物之一。老年人在服用降压药时，应注意降压要适度，一般以收缩压下降10～30 mmHg/d、舒张压下降10～20 mmHg/d为宜，防止因降压过低、过快而引起心、脑、肾的缺血；同时应监测24小时动态血压，以确定最佳的用药剂量和服药时间；一般而言，降压药最佳

的服用时间为每日7：00、15：00和19：00；睡前不宜服用降压药，以免诱发脑卒中。

②抗生素：老年人在服用抗生素时，应注意其剂量和疗程，以免引发肠道菌群失调等问题。

③胰岛素：老年人在应用胰岛素过程中，由于肝功能衰退，对胰岛素的灭活能力降低，从而使胰岛素作用时间延长，容易发生低血糖反应。因此，老年糖尿病患者在应用胰岛素时，应注意监测自身血糖、尿糖的变化，及时调整胰岛素的用量，以免发生低血糖。

④解热镇痛类药：老年人由于对解热镇痛类药的作用比较敏感，在服用时宜采用小剂量；同时注意监测，避免诱发消化道出血。

⑤镇静催眠药：老年人在服用镇静催眠药时，应注意采用小剂量，且最好几种镇静催眠药交替服用；长期服用镇静催眠药的老年人不宜突然停药，以免出现失眠、兴奋、抑郁等问题。

第十八章 中医护理基础

一、中医学的基本特点

中医学的两个基本特点：一是对人的整体观念；二是对疾病的辨证论治。

（一）整体观念

整体就是统一性和完整性。中医认为人体是一个有机的整体，构成人体的各个组成部分之间在结构上是不可分割的、在功能上是相互协调、相互作用的、在病理上也是相互影响的。

（二）辨证论治

辨证论治是中医诊断和治疗疾病的基本原则。辨证论治分为辨证和论治两个阶段。辨证是确定治疗方法的前提和依据、论治是辨证的目的，通过辨证论治的效果，可以检验辨证论治是否正确。辨证和论治是诊疗疾病过程中相互联系、不可分割的两个方面。

1.辨证

就是将四诊（望、闻、问、切）所收集的资料、症状和体征，通过分析、综合，辨清疾病的病因、性质、部位和邪正之间的关系、概括、判断为某种证。

2.论治

论治又称施治、是根据辨证的结果、确定相应的治疗方法。

二、中医基础理论

中医基础理论的主要内容包括：阴阳五行、藏象、气血津液、经络、病因与发病、病机、防治原则等七部分。

（一）阴阳五行学说

1.阴阳的概念

阴阳代表着事物相互对立又相互联系的两个方面。阴阳是对自然界相互关联的事物或现象对立双方属性的抽象概括。它既可以标示相互对立的两种事物或现象，又可以标示同一事物内部对立着的两个方面。

2.阴阳学说的内容

包括：阴阳相互对立、阴阳相互依存、阴阳相互消长、阴阳相互转变。

3.五行的概念

五：指构成客观世界的五种基本物质、即木、火、土、金、水；行：指运动变化。五行指木、火、土、金、水五种物质及其运动变化。世界上的一切事都是由木、火、土、金、水这五种基本物质之间的运动变化而生成的。木、火、土、金、水对应的五脏分别是肝、心、脾、肺、肾；对应的五腑分别是胆、小肠、胃、大肠、膀胱；对应的五官分别为目、舌、口、鼻、耳；对应的五志分别为怒、喜、思、悲、恐；对应的五味分别是酸、苦、甘、辛、咸；对应的五气分别为风、暑、湿、燥、寒；对应的五色分别是青、赤、黄、白、黑。

4.五行的生克乘侮

（1）相生：指木、火、土、金、水之间存在着有序的递相资生、助长和促进的关系。其次序是：木生火、火生土、土生金、金生水、水生木。在五行相生关系中，任何一行都存在着"生我"和"我生"的"母子"关系。"生我"者为"母"，"我生"者为"子"。

（2）相克：指木、火、土、金、水之间存在着有序的互相克制、制约的关系。其次序是：木克土、土克水、水克火、火克金、金克木。在五行相克关系中、任何一行都具有"克我"和"我克"的"所不胜"和"所胜"关系。所谓"克我"者为"所不胜","我克"者为"所胜"。

（3）制化：制，制约、克制。化，化生、变化。五行制化是五行生克关系的结合，相生与相克是不可分割的两个方面，没有生就没有事物的发生和成长；没有克就不能维持正常协调关系下的变化与发展。因此，必须生中有克（化中有制），克中有生（制中有化），相反相成，才能维持和促进事物相对平衡协调和发展变化。五行之间这种生中有制、制中有生、相互生化、相互制约的生克关系，称为制化。

（4）相乘：乘，即乘虚侵袭的意思。相乘指五行中的某一行对其所胜一行过度制约或克制，其顺序和方向与相克一致。例如：木克土，如果木太过，或者土不足，或者既有木太过，又有土不足，均可产生"木乘土"的相克太过（即相乘）。

（5）相侮：侮，即欺侮，就是恃强凌弱。相侮指五行中的某一行对其所不胜一行的反向制约或克制，又叫"反克"，或者"反侮"，其顺序和方向与相克相反。例如金克木，无论是"所不胜"金的不足，或者"所胜"木的太过，或者既有金的不足，又有木的太过，均可引起木侮金的反向相克（即相侮）。

五行乘侮关系，是指五行之间的生克制化遭到破坏后出现的不正常相克现象。

（二）藏象

1.何为五脏

肝、心、脾、肺、肾称为五脏。

2.何为六腑

胆、胃、大肠、小肠、膀胱、三焦称为六腑。

3.五脏的主要生理功能

（1）心的生理功能：①心主血脉，是指心气推动血液循环行于脉中，周流全身的作用，心在心、血、脉三者组成的循环于全身的系统中起主导作用。②心主神明（神志），或称心藏神。广义的神，指人体的生命活动及其外在表现。狭义的神，是指人的精神、意识、思维活动的功能。神明之心具有主宰人体五脏六腑、神志活动的生理功能。心在脏腑组织中居于首位，起主导作用。③心在志为喜，是指心的生理功能与情志的"喜"有关。④心在液为汗。⑤心在体合脉，其华在面。⑥心在窍为舌，即心开窍于舌，是指通过对舌的观察，可以了解心主血脉和主神志的生理功能状态。⑦心与小肠相表里。

（2）肝的主要生理功能：①肝主疏泄，是指肝具有保持全身气机疏通畅达，通而不滞，散而不郁的作用。②肝主藏血，是指肝脏有贮藏血液、调节血量及防止出血的功能。③肝在志为怒。④肝在液为泪，开窍于目。⑤肝在体合筋，其华在爪。⑥肝与胆相表里。

（3）脾的主要生理功能：①脾主运化，是指脾具有把水谷化为精微，并将精微物质吸收转输至全身的生理功能，包括运化水谷和运化水液两个方面。②脾主升清，指水谷精微借脾气上升而上输于心、肺、头、目，通过心肺的作用化生气血，以营养全身。③脾主统血，是指脾脏有统摄血液在经脉中运行，防止逸出脉外的功能。④脾在志为思，在液为涎，在体合肌肉，主四肢。⑤脾开窍于口，其华在唇。⑥脾与胃相表里，脾胃是气血生化之源。⑦脾主肌肉四肢。

（4）肺的主要生理功能：①肺主气，司呼吸。②肺主宣发和肃降。③肺通调水道。④肺朝百脉，主治节。⑤肺开窍于鼻。⑥肺在志为悲忧，在液为涕，在体合皮，其华在毛。⑦肺与大肠相表里。

（5）肾的主要生理功能：①肾主藏精。②肾主人体的生长发育和生殖。③肾主水，是指肾脏有主持和调节人体津液代谢的生理功能，故肾又有"水脏"之称。④肾主纳气，是指肾具有摄纳肺吸入之清气，防止呼吸表浅，以保证体内外气体正常交换的功能。⑤肾开窍于耳和二阴。⑥肾在志为恐，在液为唾。⑦肾主骨生髓，其华在发。⑧肾与膀胱相表里。

4.六腑的主要生理功能

（1）胆的生理功能：①贮存和排泄胆汁；②主决断。

（2）胃的生理功能：①主受纳、腐熟水谷；②主通降，以降为和。

（3）小肠的生理功能：①主受盛和化物，是指小肠接受经胃初步消化的食物，在小肠内进一步消化，将水谷化为精微。②泌别清浊，是指将经过小肠消化后的饮食物，分为水谷精微和食物残渣两部分，将水谷精微吸收，把食物残渣下送大肠。

（4）大肠的生理功能：传化糟粕，即接受小肠下传的糟粕，吸收其中多余的水分，使之成为大便排出体外。

（5）膀胱的生理功能：贮尿和排尿。

（6）三焦的生理功能：①通行元气；②运行水液。

5.五脏六腑的关系

表里关系。脏为阴，腑为阳；表为阳，里为阴。

（三）气、血、津、液

1.何为精

精有广义和狭义之分：狭义之"精"，是指生殖之精，其中包括禀受父母的生殖之精，即"先天之精"，也包括机体发育成熟后自身形成的生殖之精。广义之"精"，泛指一切精微和对生理作用十分重要的物质，如机体中的气、血、津液以及从饮食中吸收的"水谷精微"等。

2.何为气

气是构成人体和维持机体生命活动最基本的物质。由于其生成来源、分布部位和功能特点的不同，可分为元气、宗气、营气、卫气等。①元气：元气又名"原气"、"真气"，是人体最基本、最重要的气，是人生命活动的原动力，是维持生命活动的最基本物质。元气根于肾，由肾中精气所化生，以禀受父母的先天之精为基础，又赖后天水谷精气的充养。②宗气：宗气是积于胸中之气。宗气在胸中积聚之处，称为"气海"，又名"膻中"。③营气：营气是与血共行于脉中之气。营气富于营养，化生血液，故"营血"常并称。营气与卫气相对而言，属于阴，又称"营阴"。④卫气是运行于脉外之气。卫气与营气相对而言，属于阳，故又称"卫阳"。

3.气的主要功能

概括起来主要有五个方面：推动作用、温煦作用、防御作用、固摄作用、气化作用。

4.何为血

即血液，是循行于脉中、富有营养的红色液体，主要由营气和津液组成，是构成人体和维持人体生命活动的基本物质之一，具有很高的营养和滋润作用。

5.血的功能

气属阳，主动，主温煦；血属阴，主静，主濡润。气能生血、行血、摄血，气为血之帅；血是气的载体，并给气充分的营养，即血为气之母。血具有营养和滋润全身的生理功能，血又是神的主要物质基础。

6.何为津液

津液是机体的正常水液的总称。包括各脏腑组织的内在体液及其正常的分泌物，如胃液、肠液、关节液、涕、泪、唾等。在机体内，除血液之外，其他所有正常的液体都属于津液的范畴。一般地说，性质清稀，流动性大，布散于体表皮肤、肌肉和孔窍，并能渗注于血脉，起滋润作用的，称为津；性质较稠厚，流动性小，灌注于骨节、脏腑、脑、髓等组织，起濡润作用的称为液。津为汗走腠理，故属阳；液注骨而补脑髓，故属阴。

（四）经络

经络，即经脉和络脉的总称，是运行全身气血，联络脏腑肢节，沟通上下内外，感应传导信息，调节机能平衡的通路系统。经者，径也，有路径、途径之意；经脉是经络系统的主干。络，有联络、网络之意；络脉是经脉的分支。

（五）病因与发病

1.病因

导致疾病发生的原因主要有六淫、疠气、七情、饮食、劳倦伤、外伤和虫兽等。

2.何为六气、六淫

风、寒、暑、湿、燥、火是四季气候中的六种表现，正常情况下称为"六气"。六气对自然界的万物生长和变化起着促进作用，也是人类生存的条件。如果发生太过或不及，而当人体正气不足时就有可能成为致病因素。六淫即风、寒、暑、湿、燥、火六种外感病邪的统称。淫，有太过、侵淫之意，泛指反常，因此也可以说六淫是反常的六气。由于六淫是六气变化而来，因此六淫的性质与六气的特性极为相近，六淫的致病特点也与六气的特性关系十分密切。其具体如下：

（1）风邪的性质及致病特点

①风为阳邪，其性轻扬开泄，易袭阳位。

②风性善行数变。

③风性主动。

④风为百病之长，善合他邪。

（2）寒邪的性质及致病特点

①寒为阴邪，易伤阳气。

②寒性凝滞，"凝滞"即凝结、阻滞不通之意，主痛。

③寒性收引，"收引"即收缩牵引之意。

（3）暑邪的性质及致病特点

①暑为阳邪，其性炎热。

②暑性升散，易伤津耗气。

③暑多挟湿。

（4）湿邪的性质及致病特点

①湿为阴邪，易阻遏气机，损伤阳气。

②湿性重浊。

③湿性黏滞，"黏"即腻，"滞"即停滞。

④湿性趋下，易袭阴位。

（5）燥邪的性质及致病特点

①燥性干涩，易伤津液。

②燥易伤肺。肺为娇脏，喜润而恶燥。

（6）火（热）邪的性质及致病特点

①火（热）性燔浊。

②火（热）性延上。

③火（热）为阳邪，易耗伤津液。

④火（热）邪易生风动血。

⑤火（热）易致肿疡。

⑥火（热）易扰心神。

（7）"六淫"致病的共同特点

①六淫致病多与季节气候、居住环境有关。

②六淫邪气既可单独侵袭人体而致病，又可两种以上同时侵犯人体而致病。如风寒感冒、湿热泄泻等。

③六淫发病过程中不仅可以相互影响，而且可以在一定条件下互相转化，如寒邪入里可化热。

④六淫为病，其受邪途多侵犯肌表，或从口鼻而入，或两者同时受邪，故又有"外感六淫"之称。

3.疫疠的概念

疫疠是一类具有强烈传染性和流行性的病邪，又称为疠气、疫毒、戾气、异气、毒气等。

疫疠的致病特点：发病急骤、病情严重、症状相似、传染性强、易于流行。

4.七情

七情即喜、怒、忧、思、悲、恐、惊七种情志变化，是机体精神活动的表现。七情致病有以下特点：①直接伤及内脏。怒伤肝、喜伤心、思伤脾、忧伤肺、恐伤肾。②影响脏腑气机。怒则气上、喜则气缓、悲则气消、恐则气下、惊则气乱、思则气结。③影响病情变化。情志异常波动，可使病情加重或迅速恶化。④多发为情志病证。

5.痰饮

痰饮是人体水液代谢障碍所形成的病理产物。一般浓度较大，其质稠黏的为痰；浓度较小，其质清稀的为饮。痰饮的致病特点表现如下：①阻碍经络气血；②阻滞气机；③影响水液代谢；④易于蒙蔽神明；⑤部位不同，症状各异，致病广泛，变幻多端。

三、中医四诊

四诊即诊法，是中医临床诊察收集病情资料的基本方法。包括望诊、闻诊、问诊、切诊四种，故称为"四诊"。综合四诊所获得的资料，是辨证论治的依据。

1.望诊

望诊是运用视觉观察病人的全身（神、色、形、态）和局部表现、舌象及分泌物、排泄物等异常变化来诊察疾病的方法。望诊被列为四诊之首。望诊的内容，包括全身望诊（精神、面色、形体、姿态等）、局部望诊（头面、五官、躯体、四肢、二阴、皮肤、毛发）、望排泄物（痰涎、呕吐物、大便、小便等）、望小儿指纹和望舌（舌体、舌苔）。

2.闻诊

闻诊是通过听病人的声音和嗅其气味来了解病情的一种方法。人体的声音和气味能够反映出脏腑的变化情况。闻声音：主要是用耳听取病人的语言、呼吸、咳嗽、呕吐、腹鸣等声音。嗅气味：主要是用鼻嗅呼吸、口腔、分泌物和排泄物的气味。

3.问诊

问诊是询问病人或家属来了解疾病的发生、发展、治疗经过和目前自觉症状及既往病史的一种方法。主要内容包括：一般情况、主诉、现病史、既往史、个人生活史、家族史等。

4.切诊

切诊是按病人的脉搏和触按病人的肌肤、脘腹、四肢以诊察病情的方法。切脉（脉诊）是医者用手按寸口（寸口是指桡动脉的腕后搏动部位）而得动脉应指的形象，来辨别病证的部位、性质以及正邪盛衰的一种诊断方法。寸口脉分为寸、关、尺三部，掌后高骨（桡骨茎突）的部位为"关"，关前为"寸"，关后为"尺"。左寸候心，左关候肝胆，左尺候肾；右寸候肺，右关候脾胃，右尺候名门。

望、闻、问、切四诊各有其独特的作用，但又是相互联系、相互补充、相互参合、不可分割的，临床运用时必须四诊合参，综合运用，才能全面了解病情，做出正确判断，为辨证施治提供依据。

四、中医辨证方法

中医辨证方法常用的有多种，其中八纲辨证是辨证的纲领；气血津液辨证，属于基本病性辨证；脏腑辨证是以病位为主的辨证方法。此外，还有六经辨证、卫气营血辨证、三焦辨证、病因辨证和经络辨证等。

（一）八纲辨证

1.何为八纲

八纲是指表、里、寒、热、虚、实、阴、阳八个辨证的纲领。

2.何为表证

表证是对六淫、疫疠等外邪经皮毛、口鼻侵入机体所表现的轻浅症候的概括，主要见于外感病初期阶段。由于表证病位浅、病情轻，病性一般属实，故多数能较快治愈。

常见症候表现：恶寒（或恶风）发热，头身疼痛，苔薄白，脉浮。或见鼻塞，流清涕，喷嚏，咽喉痒痛，微咳等症。

3. 何为里证

里证泛指病变部位在内、脏腑、气血、骨髓等受病所反映的症候。多见于外感病中、后期或内伤杂病。

常见症候表现：如但热不寒或但寒不热，口渴心烦，咳喘痰多，腹痛腹泻，呕吐，小便清长，气短乏力，失眠健忘，心悸怔忡，脉沉等。由于里证范围极为广泛，不同的里证，可表现为不同的症候，故一般很难用几个症状全面概括，但其基本特征是无新起恶寒发热并见，以脏腑气血症状为主要表现，一般起病较缓、病程较长、病情较重、病症复杂。

4. 何为半表半里

半表半里指外感病邪由表入里的过程中，邪正相争，少阳枢机不利，病位处于表里进退变化之中所表现的症候。常见症候表现：往来寒热、胸胁苦满为特征性表现。

5. 表证和里证的鉴别要点

辨别表证和里证，主要审察其寒热特点、内脏症候是否突出、以及舌象、脉象等变化。一般说来，外感病中，发热恶寒同时并见的属表证；但热不寒或但寒不热的属里证；寒热往来则属半表半里证。表证以头身疼痛、鼻塞或喷嚏等为常见症状，内脏症候不明显；而里证则以脏腑症候如咳喘、心悸、腹痛、呕泻之类表现为主，鼻塞、头身疼痛等非其常见症状。表证舌象变化不明显，而里证则舌象变化较多；表证多见浮脉，里证则多见沉脉或其他脉象。

6. 何为寒证

寒证是指感受寒邪或阳虚阴盛，导致机体机能活动衰退所表现的具有冷、凉特点的症候。寒证有实寒证与虚寒证之分。实寒证，多为感受外界寒邪，或过服生冷寒凉所致。其中寒邪袭于肌表，多为表实寒证；寒邪客于脏腑，多为里实寒证。虚寒证，是因体质虚弱、内伤久病，阳气耗伤而致阴寒偏胜，也称阳虚证。病变部位多在心、脾胃、肾。

7. 何为热证

热证是指感受热邪，或情志内伤，或久病阴虚阳亢，导致机体机能活动亢进所表现的症候。**热证有实热证与虚热证之分**。实热证多由于火热阳邪入侵，或过服辛辣燥热之品或情志过极等，使机体阳热之气过盛。其中风热之邪袭于肌表，多为表实热证；热邪盛于脏腑，则多为里实热证。虚热证是久病伤阴，或房室劳伤，阴精耗损而致虚火偏亢，也称阴虚证。

8. 寒证与热证的鉴别要点

寒证与热证，是机体阴阳盛衰的反映，是疾病性质的主要体现，故寒证与热证的鉴别应建立在对疾病的全部表现进行综合考察的基础之上，尤其是对寒、热的喜恶，口渴与否，面色的赤白，四肢的温凉，二便、舌象、脉象等。寒热证鉴别要点见表18-1：

表18-1 寒证与热证的鉴别要点

鉴别点	寒 证	热 证
寒热	喜暖恶寒	喜凉恶热
面色	面色多白	面色多赤
四肢	四肢不温	四肢发热
口渴	口多不渴	口渴欲饮
二便	便溏溲清	便秘溲赤
舌象	舌淡苔白润	舌红苔黄燥
脉象	脉迟或紧	脉洪或数

9. 何为虚证

虚证是对人体正气虚弱不足为主所产生的各种虚弱症候的概括。虚证反映正气不足是矛盾的主要方面，而邪气侵扰属于次要矛盾。主要表现为气、血、阴、阳的不足症候及脏腑虚损症候。如气虚证常表现为气短、乏力、舌淡、脉虚，动则诸症加重；血虚证常表现为眩晕、心悸、色淡、脉细；阳虚证常表现为畏寒、面白、二便清稀、脉沉迟等；阴虚证常表现为消瘦、潮热、舌红、脉细数等。

10.何为实证

实证是指人体感受外邪，或疾病过程中阴阳气血失调而以阳、热、滞、闭等为主，或体内病理产物蓄积，以致邪气盛实、正气不虚，邪正斗争剧烈所表现的临床症候。表现为有余、强烈、亢盛、停聚等特征的各种症候。

11.虚证与实证的鉴别要点

虚证与实证的鉴别要点见表18-2。

表18-2 虚证与实证的鉴别要点

	虚证	实证
病理特点	久病体弱病缓	新病体强病急
精神气息	萎靡声低息微	兴奋声高息粗
胀满疼痛	胀满时减疼痛喜按	胀满持续疼痛拒按
热　象	微热或五心烦热	壮热或身热恶热
寒　象	畏寒肢冷	恶寒手足不温
舌　象	舌质嫩苔少或无苔	舌质老苔厚腻
脉　象	无　力	有　力

（二）脏腑辨证

脏腑辨证是根据脏腑的生理功能与病理特点，综合运用气血津液、经络、病因病机及八纲等理论，对四诊收集的病情资料进行分析、归纳，对疾病所在脏腑部位及其病性做出判断，并确定其症候名称的一种辨证方法。脏腑辨证以脏腑定位为纲，是临床辨证的基本方法。

（三）卫气营血辨证

将外感温热病发展过程中所反映的不同病理阶段，分为卫分证、气分证、营分证、血分证四类，用以说明病位的深浅、病情的轻重和转变的规律，并指导临床治疗。

五、中医治病八法

1.汗法　运用发汗的方药，使病人出汗而逐邪外出的一种方法。

2.吐法　引导病邪或有害物质，使从口通吐的方法。

3.下法　用通泻大便的方法，排除蓄积。

4.和法　用和解的方法。

5.温法　祛除寒邪和补益元阳的方法。

6.清法　治疗热证，有清热保津、除烦解渴作用。

7.消法　消散、消导、破消，具有渐消缓解、破坚消积作用。

8.补法　补益人体阴阳气血之不足或脏腑虚损，以增强机体功能。

六、养生与治则

1.养生的基本原则

养生的基本原则包括适应自然规律，重视精神调养，房事有节，注意形体锻炼，谨和无味，防止病邪侵害。

2.养生的主要方法

养生的主要方法包括顺时摄养，调神养生，惜精养生，饮食养生，传统健身，药物养生，推拿、针灸养生等。

3.中医治则

中医治则包括早治防变、治病求本、扶正祛邪、调整阴阳、调理气血、调治脏腑、三阴制宜等。

七、中药

1.中药的性能

中药的性能，又称为药性，是对中药作用的基本性质和特征的高度概括，是依据用药后的机体反应归纳出来的，是以人体为观察对象。药性理论是中药理论的核心，主要包括四气、五味、归经、升降浮沉、毒性等。

2.中药的四气五味

四气即中药的寒、热、温、凉四种药性，又称四性，反映药物在影响人体阴阳盛衰、寒热变化方面的作用倾向。温热与寒凉属于两类不同的性质，温热属阳，寒凉属阴，而温与热、寒与凉则分别具有共性，只是程度不同。

五味，就是酸、苦、甘、辛、咸五种药味。五味是药物性能的一种标志，不同药味，代表药物不同的治疗作用。此外，尚有淡味、涩味，习惯称淡附于甘、涩附于酸以合五行配属关系，故仍称五味。辛有发散、行气、行血作用。甘有补益、和中、缓急、调和药性等作用。酸有收敛、固涩作用。涩与酸味药的作用相似。苦有泄、燥和坚阴的作用。咸有软坚散结、泻下作用。淡有渗湿、利尿作用。

3.服药方法

中药的服药方法分为：口服给药、含漱给药、滴鼻给药、滴耳给药、皮肤给药、肛门给药、阴道给药、注射给药。

4.口服给药

口服给药是临床使用中药的主要给药途径。口服给药的效果，除受到剂型等因素的影响外，还与服药的时间、服药的多少及服药的冷热等服药方法有关。

（1）服药时间：应根据病位上下、病情轻重、药物剂型以及病证特点来决定药物服用的时间。一般来说，宜在饭前1小时服药，以利于药物尽快吸收，但对胃肠道有刺激的方药、消食药，宜饭后服用，以减轻药物对胃肠道的刺激。无论饭前服药或饭后服用，服药与进食都应间隔1小时左右，以免影响药物和食物的消化吸收与药效的发挥。急病、重病不拘时（不规定）服用；慢性病应定时服用。峻下逐水药晨起空腹时服用，利于药物迅速入肠发挥作用；驱虫药、攻下药及其他治疗胃肠道疾病的药物宜饭前服用。补益剂与泻下剂宜空腹服用；安神剂宜临睡前30分钟至1小时服用；治疟剂（截疟药）宜疟疾发作前2小时服；涩精止遗药，宜在晚间服用。此外，为使药物充分发挥作用，有的药物还应在特定的时间服用，如十枣汤应平旦时服，鸡鸣散应五更时服等。

（2）服用量：服用汤剂一般一日1剂，将两次或三次煎煮之药液合并，分2～3次温服。对病情急重者，可顿服或一日数服（每隔4小时服药一次）或煎汤代茶频服，必要时一日连服2剂，以保证药力的集中、持续、有效。慢性病多用丸、散、膏、酒等剂型，一般一日2～3次，若用汤剂，可少量服用，一日1～2次。呕吐病人宜小量频服。发汗剂、泻下剂服药应中病即止，一般以得汗、得下为度，不必尽剂，以免汗、下太过损伤正气。对于峻烈或毒性药品，宜先少量进服，而后逐渐增加，有效则止，慎勿过量，以防中毒。对于服用汤药后有恶心呕吐者，可在药液中加入少量姜汁后再服，或小量频频冷服。对昏迷吞咽困难者，可用鼻饲法给药。

（3）服药温度：汤剂一般多温服，特殊情况下也可以冷服、热服。通常是治疗热证可寒药冷服，治疗寒证可热药热服，以辅助药力。但当病重邪深时还应寒药热服，热药冷服，以防药病格拒。辛温发汗解表药用于外感风寒表实证，不仅药宜热服，服药后还需要加盖衣被。

5.汤剂的煎法

汤剂是方剂在中医临床中最为常用的剂型。正确的煎药方法是方剂运用的一个重要环节，药物性质不同，病情不同，煎药方法亦不同。

（1）煎药用具：以砂锅最常用，因其化学性质稳定，不易与中药所含成分发生化学反应，导热均匀，保暖性能好且价廉。次选瓦罐，亦可用搪瓷器皿、不锈钢锅、玻璃烧杯等。忌用铁、铜、铝等金属器具，因为有些药物与铜、铁、铝一起加热后，会产生沉淀，降低溶解度，甚至会引起化学变化，产生副作用。选用的煎药器皿要有盖子，且容量要稍大一些，有利于药物沸腾时不断翻滚，促使有效成分加速浸出，并可避免药液外溢耗损，同时煎药时要加盖煎煮，不宜频频打开盖子，防止水分蒸发过快，药物有效成分不能完全溶出。

（2）煎药用水：除处方有特殊规定用水外，一般以水质洁净为原则，可供人类饮用的水都可用来煎煮中药，如自来水、井水或蒸馏水等。根据药物的特点和疾病的性质，也有用酒或水酒合煎的。煎药前用冷水浸泡30分钟至1小时为宜，目的是使水渗入药物内部。煎药时用水量视药物质地、药量及煎药时间而定，由于中药饮片均为干品，遇水则药材膨胀，将会吸收大量的水分，因此在煎煮时一定要加足够量的水。每剂药一般煎煮2次，有的煎煮3次，第一煎水量可适当多些，一般以漫过药面3~5 cm为宜。第二、三煎则可略少，漫过药面2~3 cm为宜。每次煎得药汁100~200 mL左右。

（3）煎药用火：煎药用火有文武之分，武火是指火势急、火候大；文火是指火势慢、火候小。一般煎煮药物宜先武后文，即用武火使其沸腾，用文火保持微沸状态。另外还要根据药物性味及煎煮所用时间的要求，酌定火候。一般解表剂、清热剂、泻下剂及其他以芳香药物为主组成的方剂，宜武火急煎，煎煮时间应较短，加水量亦较少，即用大火迅速煮沸，改用小火煎煮5~10分钟即可；补益剂和有效成分不易煎出的矿物类、贝甲类、有毒药等，宜文火久煎，煎煮时间较长，加水量亦较多。如果不慎将药物煎煮焦枯，则应弃去不用，以免不良反应的发生。

（4）煎药方法：煎药前应先将药物放入容器中，加冷水或温热水浸泡20~30分钟后再煎煮，以利于药物有效成分的煎出。一般一剂药煎煮2~3次，应将每次煎得药液混合后，再分次服用。汤剂煎后应榨渣取汁，以免有效成分的损失。

（5）煎药时间

煎药时间见表18-3。

表18-3 中药煎煮时间表

	第一煎于沸后煮	第二煎于沸后煮
一般药	30分钟	25分钟
解表药	20分钟	15分钟
滋补药	60分钟	50分钟

第十九章　法规与护理管理

第一节　与护士执业注册相关的法律法规

学习护理相关的法律法规，使护理人员掌握相关的法律知识，对维护护患双方的合法权益、减少医疗纠纷越来越重要。

《护士条例》于2008年5月12日开始实施，其立法宗旨是，既要维护护士的合法权益，又要规范护士的护理行为；根本宗旨在于促进护理事业发展，保障医疗安全和人体健康。本条例对护士执业注册、权利和义务、医疗卫生机构的职责、法律责任等进行了详细的规定。

一、护士执业注册

护士的专业水平、专业素养与医疗安全、病人康复以及病人对医院的满意度密切相关。因此，要求护士必须在取得护士资格证书、进行执业注册后，才能从事护理工作。医疗卫生机构不得聘用未取得护士执业资格证书、未有效进行注册的护理人员从事护理工作。

（一）注册管理机构

国务院卫生主管部门负责全国护士执业注册监督管理工作。省、自治区、直辖市人民政府卫生行政部门是护士执业注册的主管部门，负责本行政区域的护士执业注册管理工作。

（二）护士执业注册的基本条件

按照《护士条例》的要求，申请护士执业注册应当具备以下四个条件：

1.具有完全民事行为能力　完全民事行为能力人，包括18周岁以上的公民成年人，16周岁以上不满18周岁的公民，以自己的劳动收入为主要生活来源的，视为完全民事行为能力人。

2.在中等职业学校、高等学校完成教育部和卫生部规定的普通全日制3年以上的护理、助产专业课程学习，包括在教学、综合医院完成8个月以上护理临床实习，并取得相应学历证书；普通全日制是完全脱产在校学习，不包括半脱产或是在职的学历，因此专业教育方式上排除了函授、电大、自考、成教等形式。

3.通过国务院卫生主管部门组织的护士执业资格考试。护理专业学生毕业当年可以参加护士执业资格考试，考试成绩合格是申请护士执业注册取得护士执业证书的必要条件之一。

4.符合《护士执业注册管理办法》规定的健康标准

（1）无精神病史。

（2）无色盲、色弱、双耳听力障碍。

（3）无影响履行护理职责的疾病、残疾或者功能障碍。

（三）护士执业注册的申请与管理

为了规范护士执业注册管理，原卫生部也于2008年5月4日颁布中华人民共和国卫生部令第59号，根据《护士条例》，制定并通过《护士执业注册管理办法》，于2008年5月12日起施行。

《护士执业注册管理办法》首先明确指出，各级卫生行政部门是护士执业注册的主管部门和发证机关，负责行政区域内护士执业注册管理工作及各级医疗卫生单位护士执业注册的具体工作，确定了卫生行政部门在护士执业注册管理中的地位和作用。其次，《护士执业注册管理办法》还规定了护士执业注册的工作程序，主要程序如下：

1.护士首次执业注册

护士首次执业注册应当自通过护士执业资格考试之日起3年内提出执业注册申请，提交学历证书及专业学习中的临床实习证明、护士执业资格考试成绩合格证明、健康体检证明以及医疗卫生机构聘用的相关材料，接受审核。护士执业注册有效期为5年。

2.护士变更执业注册

执业地点发生变化的、应办理执业注册变更。承担卫生行政部门交办或者批准的任务以及履行医疗卫生机构职责的护理活动，包括经医疗卫生机构批准的进修、学术交流的，不需办理变更手续。护士变更执业注册也需提交护士变更注册申请审核表和申请人的《护士执业证书》，受理及注册机关应在7个工作日内进行审查，护士变更注册后其执业许可期限也为5年。

3.护士延续执业注册

护士的护士执业注册证书有效期将于某一时间到期（即行政许可时间），如继续从事护理工作，需要向卫生行政部门提出延续申请。申请应于有效期届满前30日提出。

4.护士重新执业注册

对注册有效期届满未延续注册的、受吊销《护士执业资格证书》处罚且自吊销之日起满2年的护理人员，需要重新进行执业注册。

5.护士注销执业注册

注销护士执业注册是基于特定事实的出现，由卫生行政部门依照法定程序收回护士执业证书。该证书自注销决定生效之日起失去效力，若继续执业属于违法。注销护士执业注册的特定情形包括由于未申请延续护士执业注册、延续执业注册的申请未被批准而造成护士执业注册有效期届满未延续的；护士死亡或者因身体健康等原因丧失行为能力的；护士执业注册被依法撤销、撤回，或者依法被吊销的。

6.护士执业记录制度

《护士条例》规定，县级以上地方人民政府卫生主管部门应建立本行政区域护士执业良好记录和不良记录，并将该记录记入护士执业信息系统。护士执业良好记录主要包括护士受到的奖励、表彰以及完成政府指令性任务的情况。护士执业不良记录主要是护士因违反条例以及其他法律、法规、规章或者诊疗技术规范的规定受到行政处罚、处分的情况。

二、护士的权利和义务

详见《护理伦理》中的相关内容。

三、医疗卫生机构的职责

为强化医疗卫生机构在护士执业中的作用，《护士条例》规定了医疗卫生机构的职责，具体内容如下：

1.按照国务院卫生主管部门规定的标准配备护理人员，护士的数量不低于规定的护士配备标准。尚未达到护士配备标准的医疗卫生机构，应当按照卫生部规定的实施步骤，自条例施行起3年内达到护士配备标准。护士的配备是否合理、直接关系到护理质量、患者安全以及医疗质量。

2.保障护士合法权益。包括：

（1）应当为护士提供卫生防护用品，并采取有效卫生防护措施和医疗保健措施。

（2）应当执行国家有关工资、福利待遇等规定，按照国家有关规定为在本机构从事护理工作的护士足额缴纳社会保险费用。

（3）对艰苦边远地区工作、或者从事直接接触有毒有害物质、有感染传染病危险工作的护士，所在医疗卫生机构应当按照国家有关规定给予津贴。

（4）应当制定、实施本机构护士在职培训计划，并保证护士接受培训；根据临床专科护理发展和专科护理岗位的需要，开展对护士的专科护理培训。

3.加强护士管理。包括：

（1）应当按照卫生部的规定，设置专门机构或者配备专（兼）职人员负责护理管理工作；不得允许未取得护士执业证书的人员、未依照条例规定办理执业地点变更手续的护士以及护士执业注册有效期届满未延续执业注册的护士在本机构从事诊疗技术规范规定的护理活动；在教学、综合医院进行护理临床实习的人员应当在护士指导下开展有关工作。

（2）应当建立护士岗位责任制并进行监督检查。

四、护士执业中的相关法律责任

1.医疗卫生机构违反本条例规定，护士配备的数量低于国务院卫生主管部门规定的护士配备标准的；或允许未取得护士执业证书的人员或者允许未依照本条例规定办理执业地点变更手续、延续执业注册有效期的护士在本机构从事诊疗技术规范规定的护理活动的，由县级以上地方人民政府卫生主管部门责令限期改正，给予警告；逾期不改正的，将会受到核减其诊疗科目，或者暂停其6个月以上1年以下执业活动的处理。

2.护士执业过程中，违反法定义务应当承担的法律责任。《护士条例》规定，护士在执业活动中有下列情形之一的，由县级以上地方人民政府卫生主管部门依据职责分工责令改正，给予警告；情节严重的，暂停其6个月以上1年以下执业活动，直至由原发证部门吊销其护士资格证书：

（1）发现患者病情危急未立即通知医师的。

（2）发现医嘱违反法律、法规、规章或者诊疗技术规范规定，未依照《护士条例》第十七条的规定提出或者报告的。

（3）泄露患者隐私的。

（4）发生自然灾害、公共卫生事件等严重威胁公众生命健康的突发事件，不服从安排参加医疗救护的。护士在执业活动中造成医疗事故的，依照医疗事故处理的有关规定承担法律责任。由此可见，承担法律责任有三种形式：警告、暂停执业活动和吊销其护士执业证书，并且一旦吊销执业证书，自执业证书被吊销之日起2年内不得申请执业注册。同时所受到的行政处罚、处分的情况将被记入护士执业不良记录。

第二节 与护士临床工作相关的医疗法律法规

一、《中华人民共和国传染病防治法》

《中华人民共和国传染病防治法》（以下简称《传染病防治法》）是在1989年9月起施行的《传染病防治法》的基础上，总结了传染病防治实践的经验和教训进行修订，由2004年8月28日第十届全国人民代表大会常务委员会第十一次会议修订通过，于2004年12月1日起施行的。

修订后的《传染病防治法》列入的法定传染病共37种，其中甲类2种，乙类25种，丙类10种。随着传染病疫情的变化，我国在2008年将手足口病列入丙类传染病，2009年将甲型H1N1流感纳入乙类传染病，使得法定传染病共计39种，甲类2种（鼠疫、霍乱），乙类26种，丙类11种。传染性非典型肺炎、甲型H1N1流感、脊髓灰质炎、人感染高致病性禽流感和炭疽中的肺炎炭疽属于乙类传染病，但按照甲类传染病管理。

应着重理解和把握的内容：

1.立法目的和方针

制定本法的目的是预防、控制和消除传染病的发生与流行，保障人民健康和公共卫生。国家对传染病防治实行预防为主的方针，防治结合、分类管理、依靠科学、依靠群众。

2.各级政府在传染病防治工作中的职责

各级人民政府领导传染病的防治工作。县级以上人民政府制定传染病的防治规划并组织实施，建立健全传染病防治的疾病预防控制、医疗救治和监督管理体系。应当加强传染病医疗救治服务网络的建设，指定具备传染病救治条件和能力的医疗机构承担传染病救治任务，或者根据传染病救治需要设置传染病医院。

3.卫生行政部门和有关部门的职责

卫生部主管全国传染病防治及其监督管理工作。县级以上地方人民政府卫生行政部门负责本行政区域内的传染病防治及其监督管理工作。

4.医疗机构的职责

医疗机构必须严格执行国务院卫生行政部门规定的管理制度、操作规范，防止传染病的医源性感染和医院感染。应当确定专门的部门或者人员，承担传染病疫情报告、本单位的传染病预防、控制以及责任区域内的传染病的预防工作；承担医疗活动中与医院感染有关的危险因素监测、安全防护、消毒、隔离和医疗废物处置工作。医疗机构的基本标准、建筑设计和服务流程，应当符合预防传染病医院感染的要求。应当按照规定对使用的医疗器械进行消毒；对按照规定一次性使用的医疗器具应在使用后予以销毁。医疗机构应当按照传染病诊断标准和治疗要求，采取措施，提高传染病医疗救治能力。

医疗机构应当对传染病病人或者疑似传染病病人提供医疗救护、现场救援和接诊治疗，书写病历记录以及其他相关资料，并妥善保管。应当实行传染病预检、分诊制度；对传染病病人、疑似传染病病人，应当引导至相对隔离的分诊点进行初诊。

5.传染病的疫情报告、通报、公布

《传染病防治法》规定任何单位和个人发现传染病病人或疑似传染病病人时都有义务向附近医疗机构或疾病预防控制机构报告。疾病预防控制机构、医疗机构和采供血机构及其医疗保健人员、卫生防疫人员及个体开业医生均为责任报告人，在发现传染病病人、病原携带者或者疑似传染病病人时，应按规定时限报告卫生防疫机构。责任报告人发现甲类传染病和按照甲类传染病管理的乙类传染病病人、病原携带者或者疑似传染病病人时，应在2小时内报告发病地的卫生防疫机构；责任报告人发现乙类、丙类传染病病人、病原携带者或者疑似传染病病人时，应在24小时内报告发病地的卫生防疫机构。

传染病暴发、流行时，由国务院卫生主管部门负责向社会发布传染病疫情信息，并可以授权省、自治区、直辖市人民政府卫生主管部门向社会发布发生在本行政区域的传染病疫情信息。

6.传染病控制

传染病控制指在传染病发生或暴发、流行时，政府及有关部门为了防止传染病扩散和蔓延而采取的控制措施，包括控制传染源、切断传播途径等。

修订后的法律规定，医疗机构发现甲类传染病时，应当及时采取下列措施：①对甲类传染病病人和病原携带者，乙类传染病中的艾滋病病人、炭疽中的肺炭疽病人，可以由县级以上人民政府实施隔离措施，隔离期限根据医学检查结果确定。②对疑似甲类传染病病人，在明确诊断前在指定场所进行隔离治疗。③对医疗机构内的病人、病原携带者、疑似病人的密切接触者，在指定场所进行医学观察和采取其他必要的预防措施。对于拒绝隔离治疗或者隔离期未满擅自脱离治疗的，可以由公安机关协助医疗机构采取强制隔离治疗措施。在隔离期间，实施隔离措施的人民政府应当对被隔离人员提供生活保障；被隔离人员有工作单位的，所在单位不得停止支付其隔离期间的工作报酬。

医疗机构发现乙类或者丙类传染病病人，应当根据病情采取必要的治疗和控制传播措施。医疗机构对本单位内被传染病病原污染的场所、物品以及医疗废物，必须依照法律、法规的规定实施消毒和无害化处理。

患甲类传染病、炭疽死亡的，应当将尸体立即进行卫生处理，就近火化。为了查找传染病病因，医疗机构在必要时可以按照国务院卫生行政部门的规定，对传染病病人的尸体或者疑似传染病病人的尸体进行解剖查验，并应当告知死者家属。

7.监督管理

县级以上人民政府卫生行政部门对传染病防治工作履行监督检查职责。县级以上人民政府卫生行政部门在履行监督检查职责时，有权进入被检查单位和传染病疫情发生现场调查取证，查阅或者复制有关的资料和采集样本。被检查单位应当予以配合，不得拒绝、阻挠。

8.保障措施

国务院卫生行政部门会同国务院有关部门，根据传染病流行趋势，确定全国传染病预防、控制、救治、监测、预测、预警、监督检查等项目。省、自治区、直辖市人民政府根据本行政区域内传染病的流行趋势，在国务院卫生行政部门确定的项目范围内，确定传染病预防、控制、监督等项目，并保障项目的实施经费。县级以上地方人民政府按照本级政府职责负责本行政区域内传染病预防、控制、监督工作的日常经费。

二、《医疗事故处理条例》

为了更好地体现程序公正和保护医患双方合法权益的目的，有助于公平、公正地处理医疗纠纷和事故，国务院发布了《医疗事故处理条例》，于2002年9月1日起施行。

（一）医疗事故的构成要素

本条例所称医疗事故，是指医疗机构及其医务人员在医疗活动中，违反医疗卫生管理法律、行政法规、部门规章和诊疗护理规范、常规，过失造成患者人身损害的事故。"医疗事故"的构成至少包括以下几个方面内容：

1.主体是医疗机构及医务人员

"医疗机构"，是指按照国务院1994年2月发布的《医疗机构管理条例》取得《医疗机构许可证》的机构。"医务人员"，是指依法取得执业资格的医疗卫生专业技术人员，如医生和护士等，即依法取得执业许可或者执业资格的医疗机构和医务人员在其合法的医疗活动中发生的事故。这表明护士可能成为医疗事故的主体之一。

2.行为的违法性

"医疗事故"是医疗机构及其医务人员因违反医疗卫生管理法律、行政法规、部门规章和诊疗护理规范、常规而发生的事故。

3.过失造成患者人身损害两个含义：一是"过失"造成的，即是医务人员的过失行为，而不是有伤害患者的主观故意；二是对患者要有"人身伤害"后果。这是判断是否医疗事故至关重要的一点。过失行为和后果之间存在因果关系。虽然存在过失行为，但是并没有给患者造成损害后果，这种情况不应被视为医疗事故；虽然存在损害后果，但是医疗机构和医务人员并没有过失行为，也不能判定为医疗事故。这种因果关系的判定，还关系到追究医疗机构和医务人员的责任，确定对患者的具体赔偿数额等。

（二）医疗事故的分级

《医疗事故处理条例》第四条规定，根据对患者人身造成的损害程度，将医疗事故分为四级：

一级医疗事故：造成患者死亡、重度残疾的；

二级医疗事故：造成患者中度残疾、器官组织损伤导致严重功能障碍的；

三级医疗事故：造成患者轻度残疾、器官组织损伤导致一般功能障碍的；

四级医疗事故：造成患者明显人身损害的其他后果的。

关于具体分级标准，卫生部2002年颁布了《医疗事故分级标准（试行）》。

（三）医疗事故的预防和处置

《医疗事故处理条例》第二章规定，医疗机构有责任做好医疗事故的预防和处置。医疗机构及其医务人员在医疗活动中，必须严格遵守医疗卫生管理法律、行政法规、部门规章和诊疗操作规范、常规，恪守医疗服务职业道德。《医疗事故处理条例》强调了病历在诊疗中的重要性与病历书写的时效性。根据《病历书写基本规范（试行）》要求，病历书写应当客观、真实、准确、及时、完整。同时病历在某些情况下也可以在一定时间内补记。要保持病历完整性。患者有权复印或者复制其门诊病历、住院志、体温单、医嘱单、化验单（检验报告）、医学影像检查资料、特殊检查同意书、手术同意书、手术及麻醉记录单、病理资料、护理记录以及国务院卫生行政部门规定的其他病历资料。严禁涂改、伪造、隐匿、销毁或者抢夺病历资料。《医疗事故处理条例》明确规定了患者的知情权，要求在医疗活动中，医疗机构及其医务人员应当将患者的病情、医疗措施、医疗风险等如实告知患者，及时解答其咨询；但是，应当避免对患者产生不利后果。

（四）医疗事故的技术鉴定

《医疗事故处理条例》规定了医疗事故的技术鉴定的法定机构是各级医学会。根据《医疗事故的技术鉴定暂行办法》及其他相关规定，委托鉴定的途径共有以下三种：医患双方共同委托、行政委托、司法委托。医学会不接受医患任何单方的申请；不接受非法行医造成的人身损害。由医学会出具医疗事故技术鉴定书。

其中医疗事故中医疗过失行为责任程度分为：

1.完全责任　指医疗事故损害后果完全由医疗过失行为造成。

2.主要责任　指医疗事故损害后果主要由医疗过失行为造成，其他因素起次要作用。

3.次要责任　指医疗事故损害后果主要由其他因素造成，医疗过失行为起次要作用。

4.轻微责任　指医疗事故损害后果绝大部分由其他因素造成，医疗过失行为起轻微作用。

《医疗事故处理条例》第三十三条规定了不属于医疗事故的几种情形：

1.在紧急情况下为抢救垂危患者生命而采取紧急医学措施造成不良后果的。

2.在医疗活动中由于患者病情异常或者患者体质特殊而发生医疗意外的。

3.在现有医学技术条件下，发生无法预料或者不能防范的不良后果的。

4.无过错输血感染造成不良后果的。

5.因患方原因延误诊疗导致不良后果的。

6.因不可抗力造成不良后果的。

（五）罚则

《医疗事故处理条例》在《罚则》中规定了对造成医疗事故的医疗机构与医务人员的处罚。包括：医务人员由于严重不负责任，造成就诊人死亡或者严重损害就诊人身体健康的，处三年以下有期徒刑或者拘役。该条文的罪名为（重大）医疗事故罪。以下情形属于对医疗机构违反相关规定的行政处罚：

1.未如实告知患者病情、医疗措施和医疗风险的。

2.没有正当理由，拒绝为患者提供复印或者复制病历资料服务的。

3.未按照国务院卫生行政部门规定的要求书写和妥善保管病历资料的。

4.未在规定时间内补记工作病历内容的。

5.未按照本条例的规定封存、保管和启封病历资料和实物的。

6.未设置医疗服务质量监控部门或者配备专（兼）职人员的。

7.未制定有关医疗事故防范和处理预案的。

8.未在规定时间内向卫生行政部门报告重大医疗过失行为的。

9.未按照本条例的规定向卫生行政部门报告医疗事故的。

10.未按照规定进行尸检和保存、处理尸体的。

三、《侵权责任法》

《侵权责任法》自2010年7月1日起施行。该法主要解决民事权益受到侵害时所引发的责任承担问题。第7章是医疗损害责任，对明确医疗损害责任、化解医患矛盾纠纷有着重要意义。

第54条规定：患者在诊疗活动中受到损害，医疗机构及其医务人员有过错的，由医疗机构承担赔偿责任。本条规定医疗损害的过错责任原则。

第55条规定：医务人员在诊疗活动中应当向患者说明病情和医疗措施。需要实施手术、特殊检查、特殊治疗的，医务人员应当及时向患者说明医疗风险、替代医疗方案等情况，并取得其书面同意；不宜向患者说明的，应当向患者的近亲属说明，并取得其书面同意。

第56条规定：因抢救生命垂危的患者等紧急情况，不能取得患者或者其近亲属同意的，经医疗机构负责人或者授权的负责人的批准，可以立即实施相应的医疗措施。就是说在抢救危急患者等情况下，虽然没有患者同意，经医院负责人同意，也可以进行手术抢救。

第57条规定：医务人员在诊疗活动中未尽到与当时的医疗水平相应的诊疗义务，造成患者损害的，医疗机构应当承担赔偿责任。

第58条规定：患者有损害，因下列情形之一的，推定医疗机构有过错：<u>违反法律、行政法规、规章以及其他有关诊疗规范的规定；隐匿或者拒绝提供与纠纷有关的病历资料伪造、篡改或者销毁病历资料</u>。

第59条规定：因药品、消毒药剂、医疗器械的缺陷，或者输入不合格的血液造成患者损害的，患者可以向生产者、血液提供机构或者医疗机构请求赔偿。

第61条规定：医疗机构及其医务人员应当按照规定填写并妥善保管住院志、医嘱单、检验报告、手术及麻醉记录、病理资料、护理记录、医疗费用等病历资料。患者要求查阅、复制前款规定的病历资料的，医疗机构应当提供。如果医院隐匿或者拒绝提供与纠纷有关的病历资料；或者伪造、篡改或者销毁病历资料，可推定医疗机构有过错。

第62条规定：<u>医疗机构及其医务人员应当对患者的隐私保密。泄露患者隐私或者未经患者同意公开其病历资料，造成患者损害的，应当承担侵权责任</u>。

以下情形属于侵犯患者隐私：①未经患者许可而允许学生观摩；②未经患者同意公开患者资料；③乘机窥探与病情无关的身体其他部位；④其他与诊疗无关故意探秘和泄露患者隐私。但患者患有传染病、职业病以及其他涉及公共利益和他人利益的疾病就不应当隐瞒。

四、《中华人民共和国献血法》

为保证医疗临床用血需要和安全，保障献血者和用血者身体健康，发扬人道主义精神，促进社会主义物质文明和精神文明建设，<u>国家制定《中华人民共和国献血法》，自1998年10月1日实施</u>。

<u>我国实行无偿献血制度，提倡18周岁至55周岁的健康公民自愿献血</u>。地方各级人民政府领导本行政区域内的献血工作，统一规划并负责组织、协调有关部门共同做好献血工作。县级以上各级人民政府卫生行政部门监督管理献血工作。血站是采集、提供临床用血的机构，是不以盈利为目的的公益性组织。设立血站向公民采集血液，必须经国务院卫生行政部门或者省、自治区、直辖市人民政府卫生行政部门批准。血站应当为献血者提供各种安全、卫生、便利的条件。血站采集血液必须严格遵守有关操作规程和制度，采血必须由具有采血资格的医务人员进行，一次性采血器材用后必须销毁，确保献血者的身体健康。<u>血站对献血者每次采集血液量一般为200 mL，最多不得超过400 mL，两次采集间隔期不得少于6个月</u>。血站对采集的血液必须进行检测；未检测或检测不合格的血液，不得向医疗机构提供。

为保障公民临床急救用血的需要，<u>国家提倡并指导择期手术的患者自身储血，动员家庭、亲友、所在单位以及社会互助献血。为保证应急用血，医疗机构可以临时采集血液，但应当依照本法规定，确保采血用血安全</u>。

本法也对医疗机构用血提出要求。<u>规定医疗机构临床用血应当制订用血计划，遵循合理、科学的原则，不得浪费和滥用血液。为了最大限度地发挥血液的功效，本法对医疗机构合理、科学用血提出了具体指导原则。即采集成分输血</u>，这样就可以使血液能得到充分的利用，同时还可以减少浪费。

五、《疫苗流通和预防接种管理条例》

为了<u>加强对疫苗流通和预防接种管理，预防、控制传染病的发生、流行，保障人体健康和公共卫生，国务院2005年3月16日第83次常务会议通过《疫苗流通和预防接种管理条例》，决定自2005年6月1日起施行</u>。本条例规定：疫苗的流通、预防接种及其监督管理适用本条例。国家实行有计划的预防接种制度，推行扩大免疫规划。国务院卫生主管部门负责全国预防接种的监督管理工作。国务院药品监督管理部门负责全国疫苗的质量和流通的监督管理工作。

疫苗分为两类：<u>第一类疫苗，是指政府免费向公民提供，公民应当依照政府的规定受种的疫苗</u>。包括国家免疫规划确定的疫苗，省、自治区、直辖市人民政府在执行国家免疫规划时增加的疫苗，以及县级以上人民政府或者卫生主管部门组织的应急接种或者群体性预防接种所使用的疫苗；<u>第二类疫苗，是指由公民自费并且自愿受种的其他疫苗</u>。接种第一类疫苗由政府承担费用。接种第二类疫苗由受种者或者其监护人承担费用。

国家对儿童实行预防接种证制度。在儿童出生后1个月内，其监护人应当到儿童居住地承担预防接种工作的接种单位为其办理预防接种证。接种单位对儿童实施接种时，应当查验预防接种证，并做好记录。

医疗卫生人员在实施接种前，应当告知受种者或者其监护人所接种疫苗的品种、作用、禁忌、不良反应以及注意事项，询问受种者的健康状况以及是否有接种禁忌等情况，并如实记录告知和询问情况。受种者或者其监护人应当了解预防接种的相关知识，并如实提供受种者的健康状况和接种禁忌等情况。

六、《艾滋病防治条例》

目前，我国艾滋病疫情呈上升趋势，局部地区和重点人群已经呈现高流行，疫情正从高危人群向一般人群扩散，艾滋病是我国重点防治的重大传染病。为预防、控制艾滋病，捍卫公共卫生，2006年1月29日，国务院颁布《艾滋病防治条例》。该条例共七章六十四条，于2006年3月1日起实施。就艾滋病防治，本条例突出以下重点：

第一，社会因素在艾滋病传播中起着重要的作用，这意味着对艾滋病的防治，需要全社会的参与。一是各级人民政府应全面行使主要职责，对艾滋病防治工作实行统一领导，建立健全艾滋病防治工作协调机制和工作责任制等；二是政府有关部门应开展艾滋病防治的宣传教育、行为干预以及预防控制等工作；三是工会、共青团、妇联、红十字会等团体以及有关组织和个人，应开展相关的艾滋病防治工作；四是应在基层充分发挥居民委员会、村民委员会的作用。推广预防艾滋病的行为干预措施。行为干预措施旨在有效减少艾滋病传播，如针对经注射吸毒传播艾滋病的美沙酮维持治疗等措施；针对经性传播艾滋病的推广使用安全套措施，以及方便的性病诊疗措施；针对母婴传播艾滋病的抗病毒药物预防和人工代乳品喂养等措施。

第二，加强宣传教育。预防为主、宣传教育为主是我国艾滋病控制的工作方针。条例强调，必须开展全民防治艾滋病的普及性宣传教育；加强对学生、育龄人群、进城务工人员、妇女等重点人群有关艾滋病防治的宣传教育，相关政府部门和机构负有宣传教育的义务。

第三，严格防控医源性感染。条例规定医疗机构和出入境检疫机构应当按照卫生部的规定，遵守标准防护原则，严格执行操作规程和消毒管理制度，防止发生艾滋病医院感染和医源性感染。条例第35条规定，血站、单采血浆站应当对采集的人体血液、血浆进行艾滋病检测；不得向医疗机构和血液制品生产单位供应未经艾滋病检测或者艾滋病检测阳性的人体血液、血浆。医疗机构应当对因应急用血而临时采集的血液进行艾滋病检测，对临床用血艾滋病检测结果进行核查；对未经检测、核查或者艾滋病检测阳性的血液，不得采集或者使用。另外，条例规定，采集或者使用人体组织、器官、细胞、骨髓等的，应当进行艾滋病检测，否则与艾滋病检测阳性一样，不得采集或者使用。

第四，条例明确规定了艾滋病病毒感染者、艾滋病病人及其家属的权利和义务。不得歧视艾滋病病毒感染者和艾滋病病人，要保障艾滋病病毒感染者和艾滋病病人的权利。条例明确规定，任何单位和个人不得歧视艾滋病病毒感染者、艾滋病病人及其家属，他们享有的婚姻、就业、就医、入学等合法权益受法律保护；未经本人或者其监护人同意，任何单位和个人不得公开艾滋病病毒感染者、艾滋病病人及其家属的有关信息；医疗机构不得推诿或者拒绝为艾滋病病毒感染者或者艾滋病病人治疗其他疾病。同时，为维护公众健康，条例第38条也明确了艾滋病病毒感染者和艾滋病病人应当履行的义务：接受疾病预防控制机构或者出入境检验检疫机构的流行病学调查和指导；将其感染或者发病的事实及时告知与其有性关系者；就医时，将其感染或者发病的事实如实告知接诊医生；采取必要的防护措施，防止感染他人；不得以任何方式故意传播艾滋病。

第五，财政保障艾滋病防治费用，免费提供多项医疗救助。

七、《人体器官移植条例》

为了规范人体器官移植，保证医疗质量，保障人体健康，维护公民的合法权益，中华人民共和国国务院2007年3月21日第171次常务会议通过《人体器官移植条例》，自2007年5月1日起正式实施。在中华人民共和国境内从事人体器官移植，适用本条例；从事人体细胞和角膜、骨髓等人体组织移植，不适用本条例。《人体器官移植条例》施行标志着人体器官移植正式纳入法制化管理轨道。

学习条例首先要明确条例中人体器官移植的概念，是指摘取人体器官捐献人具有特定功能的心脏、肺脏、肝脏、肾脏或者胰腺等器官的全部或者部分，将其植入接受人身体以代替其病损器官的过程。从事人体细胞和角膜、骨髓等人体组织移植，不属于人体器官移植，不适用本条例。本条例强调以下重点：

第一，捐献人体器官，要严格遵循自愿的原则。为此，条例做了五个方面的规定：一是，公民有权捐献或者不捐献其人体器官；任何组织或者个人不得强迫、欺骗或者利诱他人捐献人体器官。二是，捐献人体器官的公民应当具有完全民事行为能力，并应当以书面形式表示。三是，公民已经表示捐献其人体器官意愿的，有权随时予以撤销。四是，公民生前表示不同意捐献其人体器官的，任何组织或者个人不得捐献、摘取该公民的人体器官；公民生前未表示不同意捐献其人体器官的，该公民死亡后，其配偶、成年子女、父母可以以书面形式共同表示同意捐献该公民人体器官的意愿。五是，任何组织或者个人不得摘取未满十八周岁公民的活体器官用于移植。任何组织或者个人不能强迫、欺骗或者利诱他人捐献人体器官，也不得通过捐献人体器官牟取任何经济利益，这是开展人体器官捐献工作必须遵守的两项基本原则。

第二，明确规定活体器官接受人必须与活体器官捐献人之间有特定的法律关系，即配偶关系、直系血亲或者三代以内旁系血亲关系，或者有证据证明与活体器官捐献人存在因帮扶等形成了亲情关系。为确保无买卖或者变相买卖人体器官的情形出现，条例在医疗机构和医务人员摘取人体器官前加上了伦理委员会进行审查的要求。

第三，条例明确规定任何组织或者个人不得以任何形式买卖人体器官，不得从事与买卖人体器官有关的活动。同时，对人体器官移植手术收取费用的范围做了界定，规定：医疗机构实施人体器官移植手术，只能依照条例的规定收取摘取和植入人体器官的手术费、药费、检验费、医用耗材费以及保存和运送人体器官的费用，不得收取或者变相收取所移植人体器官的费用。条例规定，对买卖人体器官或者从事与买卖人体器官有关活动的，由卫生主管部门没收违法所得，并处以交易额8倍以上10倍以下的罚款；医疗机构参与上述活动的，还应当对负有责任的主管人员和其他直接责任人员依法给予处分，并由原登记部门撤销该医疗机构人体器官移植诊疗科目登记，该医疗机构三年内不得再申请人体器官移植诊疗科目登记；医务人员参与上述活动的，由原发证部门吊销其执业证书；国家工作人员参与上述活动的，由有关部门依据职权，依法给予撤职、开除的处分。

第四，条例规定为了确保医疗机构提供的人体器官移植医疗服务安全、有效，条例对人体器官移植医疗服务规定了准入制度；同时，从医疗机构主动申报和卫生主管部门监督两个方面，规定了不再具备条件的医疗机构的退出制度。

第三节　医院护理管理的组织原则

护理组织管理是运用现代护理管理科学的组织理论，通过组织设计，建立适合的工作模式，把人员进行分工和协助，将时间和空间各个环节合理地组织起来，有效地运用护理人员的工作能力，高效地完成护理目标。要将设计的组织形成既分工又合作的有机整体，必须遵循一些基本原则。

一、等级与统一指挥的原则

将组织的职权、职责按照上下级关系划分，上级指挥下级，下级听从上级指挥组成垂直等级结构，实现统一指挥。如护理组织上划分为护理部主任→科护士长→护士长→护士的管理等级结构。

为了提高管理效率，在管理中需要统一领导、统一指挥。强调组织的每一个层级只能有一个人负责，下级只接受一位上级管理人员的命令和指挥，对一位管理人员负责。下级只向直接上级请示，只有在确认直接指挥错误时才可越级上报。上级不要越级指挥，以维护下级组织领导的权威。

二、专业化分工与协作的原则

要提高管理的效能，组织中多个人为一个目标工作，就需要分工和协作。分工是根据组织的任务、目标，按照专业进行合理分工，使每一个部门和个人明确各自任务、完成的手段、方式和目标。组织内的活动应按照专业化分工，以及按照组织需要而定，给每个成员分配相应有限的任务，使其工作更加熟练。但要更好地实现组织目标，还要进行有效的合作。协作是以明确各部门之间的关系为前提，协作是各项工作顺利进行的保证，协调则是促进组织成员有效协作的手段。

三、管理层次的原则

要使组织有效地运转，组织中的层次应越少越好，命令路线越短越好。组织层次的多少与管理宽度相关，相同人数的组织，管理宽度大则组织层次少，反之组织层次多。近年来，随着现代通信设备的应用，出现了加宽管理宽度，减少层次，使组织趋于扁平结构的趋势。

四、有效管理幅度的原则

管理幅度是指不同层次管理人员能直接领导的隶属人员人数，管理幅度应是合理有限的。管理幅度是根据各自的工作性质、类型、特点、护士的素质、技术水平、经验、管理者的能力而定。根据情况和条件适当建立管理幅度，有效的管理监督要在合理的管理幅度下才能实现。层次越高，管理的下属人数应相应减少。护理管理中，护理部主任、科护士长、护士长的管理幅度要适当和明确，管理幅度过宽，管理的人数过多，任务范围过大，使护理人员接受的指导和控制受到影响，管理者则会感到工作压力大；如果管理幅度过窄，管理中又不能充分发挥作用，造成人力浪费。应根据具体条件确立适当的管理宽度，以确保能够提供有效的监督和管理。

五、职责与权限一致的原则

权利是完成任务必要的工具，职位和权利是相对等的。为了实现职、责、权、利的对应，要做到职务实在、责任明确、权利恰当、利益合理。遵循这一原则，要有正确的授权，组织中的一些部门或者人员所负责的任务，应当有相应的职权。授予的权利不应大于或小于其职责，下级也不能超越自身的权利范围。上级掌管总的权限，其他权限分配给下级，既统一领导，又分级负责。如果有权无责会助长瞎指挥和官僚主义，有责无权或权限太小，会阻碍或者约束管理者的积极性、主动性和创造性，使组织缺乏活力，不能真正履行相应的责任。

六、集权与分权结合原则

集权是把权利相对集中在高层领导者手中，使其最大限度地发挥组织的权威。集权能够强化领导的作用，有利于协调组织的各项活动。分权是把权力分配给每一个管理层和管理者，使他们在自己的岗位上就管理范围内的事情做出决策。分权能够调动每一个管理者的积极性，使他们根据需要灵活有效地组织活动。分权使不同层次的管理者对于日常例行性业务按照常规措施和标准执行，领导只需要加以必要的监督和指导，下属定期向上级汇报工作，只有在偏离正常运作的特殊情况下，才向上级报告，由上级亲自处理。这种上下级的分工，有利于领导摆脱日常事务，集中精力研究及解决全局性管理问题，也有利于调动下级的工作积极性。

七、任务与目标一致的原则

强调各部门的目标与组织的总目标保持一致，各部门或者科室的分目标必须服从组织的总目标。只有目标一致，才能同心协力完成工作。组织的存在和发展是以任务和目标为核心的，组织的调整、改造也应以是否实现组织目标为衡量标准。要因任务、目标设事，以事为中心，因事设机构，因事设职位，因事配人员。

八、稳定适应的原则

组织内部结构要有相对的稳定性，这是组织工作得以正常运转的保证，但组织的稳定是相对的，建立起来的组织不是一成不变的，应随着组织内外环境的变化做出适应性的调整。

九、精干高效的原则

组织必须形成精简高效的组织结构形式，以社会效益和经济效益作为自身生存和发展的基础。

十、执行与监督分设的原则

执行机构与监督机构分开设立，监督机构具有相对独立性，才可能发挥作用。在组织的运行过程中，必然会出现各种各样的问题，为保证这些问题得到及时发现和解决，就需要监督机构的有效监督。监督的力度及有效性取决于监督机构的独立性。

第四节 临床护理工作组织结构

一、护理组织结构

我国医院护理组织结构主要有以下几种形式：①在院长领导下，设护理副院长-护理部主任-科护士长-护士长，实施垂直管理；②在主管医疗护理副院长领导下，设护理部主任-科护士长-护士长；③床位不满300张的医院，不设护理部主任，只设立总护士长-护士长的二级管理；④在主管院长的领导下，设立护理部主任-科护士长-护士长，但科护士长纳入护理部合署办公，实行扁平化的二级管理模式。

护理部是医院管理中的职能部门，既是医院的参谋机构又是医院的管理机构。在院长或主管护理的副院长领导下，负责组织和管理医院的护理工作，护理部与医务、行政、后勤、教学、科研等职能部门相互配合，在医院管理和完成医疗、教学、科研和预防、保健任务中具有重要作用。护理部对全院的护理人员进行统一管理、实行目标管理；制定各种护理技术操作规程、护理常规及各项护理质量标准，建立完备的工作制度和规范；合理地配备和使用护理人力资源；对不同层次的护理人员进行培训、考核和奖惩；保证各项护理工作的落实和完成，并不断提高护理质量；提高临床教学和护理科研的水平；策划护理学科建设等。科护士长在护理部主任领导下，全面负责所管辖科室的业务及管理工作，并且积极参与护理部对全院护理工作的指导和促进工作。护士长是医院病房和基层单位的管理者，负责对护理单元的人、财、物、时间、信息进行有效管理，保证护理质量的稳定性。在护理单元设有护士长、护士、护理员。

二、护理工作模式

1.个案护理

个案护理是指一个病人所需要的全部护理由一名当班护士全面负责，护理人员直接管理某个病人，即由专人负责实施个体化护理。常见于危重症病人、大手术后需要特殊护理的病人。在这种工作模式下，护理人员责任明确，责任心强。护士掌握病人的病情变化，全面掌握和满足病人的需求，病人能够得到高质量的护理。护患沟通和交流比较容易，护士对患者的心理状态也有一定了解。缺点是，需要护理人员有一定的工作能力，护理人员轮班所需要的人力较大、成本高。

2.功能制护理

功能制护理是以工作中心为主的护理方式，将工作的特点和内容划分为几个部分，以岗位分工，如处理医嘱的主班护士、治疗护士、药疗护士、生活护理护士等。护理人员按照分配做不同类型的工作，是一种流水作业式的工作方式。其优点是，护理分工明确、工作效率高、所需护理人员较少，易于组织管理，护士长能够依照护理人员的工作能力和特点分配工作。缺点是，护理人员对病人的病情和护理缺乏整体性概念，容易忽略病人的整体护理和需求。

3.小组护理

小组护理是将护理人员和病人分成若干小组，一个或一组护士负责一组病人的护理方式。小组成员由不同级别的护理人员组成，小组组长负责制订护理计划和措施，指导小组成员共同参与和完成护理任务。小组护理的优点是，小组任务明确、成员需要彼此合作、互相配合，维持良好的工作氛围；小组中发挥不同层次护理人员的作用、调动积极性，护理人员能够获得较为满意的结果。其缺点是，护理工作是责任到组，而不是责任到人，护士的责任感受到影响；同时病人没有固定的护士负责，缺乏归属感。对于组长的组织、业务能力有一定要求。

4.责任制护理

责任制护理是由责任护士和相应辅助护士对病人进行有计划、有目的的整体护理，要求病人从入院到出院，由责任护士及其辅助护士负责。每个护理人员负责一定数量的病人，以病人为中心，以护理计划为内容，对病人实施有计划的、系统的、全面的整体护理。护士的工作内容包括进行入院教育、完成各种治疗、基础护理和专科护理、护理病历书写、制订护理计划、观察病情变化、进行心理护理、健康教育、出院指导与评价等。

责任制护理的特点有：①整体性，即护理评估及护理计划包括对病人的生理、心理、社会方面的护理问题，从整体认识病人。②连续性，即病人从入院到出院由一位固定的责任护士负责全部护理活动的计划、执行与评价，保持连续性。责任护士不在班时，由辅助护士或者其他责任护士按照护理计划连续性实施护理。③协调性，责任护士负责为病人与其他医务人员沟通、联系、协调各种事物，满足病人需要。④个体化，护理活动依照病人个体化需求制订，病人与家属参与护理计划活动，尤其是健康教育等。责任制护理的优点是，护士能够全面了解病人的情况，为病人提供连续、整体的个性化护理，护理人员责任感增强，病人安全感增强，护患之间关系比较熟悉密切，增加了交流，护士独立性强。但要求责任护士有更高的业务水平，护理人力需求也会大一些。

将责任制护理和整体护理结合起来，根据不同层次护士的工作能力、技术水平负责不同数量、不同病情轻重的病人，责任到人，明确分工，进行整体护理。这种责任制护理工作方式也是目前创建优质护理服务示范医院活动中倡导的护理工作模式。

5.系统性整体护理

系统性整体护理是20世纪90年代以来开展的新型护理模式，是责任制护理的进一步完善。整体护理是一种模式也是一种理念，整体护理是以病人和人的健康为中心，以现代护理观为指导，以护理程序为核心，为患者提供心理、生理、社会、文化等全方位的最佳护理，并将护理临床业务和护理管理环节系统化的工作模式。

第五节　医院常用的护理质量标准

护理质量标准是指在护理质量管理中，以标准化的形式，根据护理工作的内容及特点、流程、管理要求、护理人员及服务对象的特点，以患者的满意为标准，制定护理人员严格遵循和掌握的护理工作准则、规定、程序和办法。护理质量标准是衡量护理质量的准则，是规范护理行为的依据，使护理工作科学化、制度化、规范化。医院护理工作各部分的质量要求及检查评定制度的制定要具有先进性、科学性、合理性、实用性并形成标准化体系。

一、护理质量标准体系结构

护理质量标准体系结构包括要素质量、环节质量和终末质量。

要素质量是指提供护理工作的基础条件质量，是构成护理服务的基本要素。内容包括：人员配备如编制人数、职称、学历构成等；可开展业务项目及合格程度的技术质量、仪器设备质量、药品质量、器材设备、环境质量（设施、空间、环境管理）、排班、值班传呼等时限质量、规章制度等基础管理质量。

环节质量是指各种要素通过组织管理形成的工作能力、服务项目、工作程序和工作质量。主要指护理工作活动过程质量。包括管理工作及护理业务技术活动过程。如执行医嘱、观察病情、患者管理、护理文件书写、技术操作、心理护理、健康教育等。

终末质量是指患者所得到的护理效果的质量。如皮肤压疮发生率、差错发生率、一级护理合格率及住院满意度、出院满意度等患者对护理服务的满意度调查结果等。

二、护理质量标准

护理质量标准可包括护理技术操作质量标准、护理管理质量标准、护理文书书写质量标准及临床护理质量标准等四大类。

1.护理技术操作的质量标准，包括基础护理技术操作和专科护理技术操作。

技术操作质量总标准：实施以患者为中心的整体护理，严格执行三查七对，操作正确及时、安全、节力、省时、省物。严格执行无菌原则及操作程序，操作熟练。

2.护理管理的质量标准

（1）护理部管理质量标准：有健全的领导体制，完成各项护理质量指标；管理目标明确；做到有年计划、季计划、月计划，及时总结，有达标措施。护理管理制度健全，有全院统一的管理制度。有健全的会议制度；能落实护理检查和质量控制；有计划、有目的地培养护理人员；开展护理教学和科研工作，建立、健全护理技术档案；有各项工作登记、信息管理制度。有科护士长、护士长考核办法；有各级人员及护士岗位职责、考核标准并定期考核。各科疾病护理常规完备，并定期组织修改完善。全院护理单元有质量监控制度。有查房查岗制度。有护理工作情况登记制度。

（2）病房护理工作质量标准：包括病室管理、基础护理与重症护理、无菌操作与消毒隔离、岗位责任制、护士素质等。①病房管理：病房内清洁、整齐、安静、舒适。病室规范，工作有序；贵重药、毒麻药有专人管理，药柜加锁，账物符合；病室陪伴率符合医院标准；预防医院感染和护理合并症的发生；有健康教育制度。②基础护理与重症护理：病情观察全面、及时，掌握患者基本情况，如诊断、病情、治疗、检查结果及护理等；患者六洁（口腔、头发、皮肤、指趾甲、会阴、床单位）、四无（无压疮、无坠床、无烫伤、无交叉感染）；落实基础护理和专科护理，有效预防并发症。各种引流管、瓶清洁通畅，达到要求；晨晚间护理符合规范；危重患者有护理计划，专科护理到位，无合并症；急救物品齐全，抢救技术熟练，医嘱执行准确、及时。做好监护抢救护理及护理记录。③无菌操作与消毒隔离：各项无菌技术操作符合无菌要求；消毒物品方法正确；浸泡器械的消毒液浓度、更换时间及液量达到标准；床套及患者小桌擦布"一人一套""一人一巾"，用后浸泡消毒；餐具及便器用后消毒；治疗室、处置室、换药室严格执行消毒隔离制度，定期消毒并做空气细菌培养，做好记录；传染病患者按病种进行隔离；应使用一次性注射器、输液器；所有无菌物品均注明灭菌日期，单独放置，确保无过期物品；了解各种消毒液使用的浓度、范围及配置方法；医疗垃圾使用黄塑料袋集中处理。建立预防院内感染的质检机构、制度及措施，有检测消毒、灭菌效果的手段。④岗位责任制健全：明确护理部主任、科护士长、护士长、护士、护理员等工作职责。⑤护士素质：服装清洁整齐、举止大方；对患者态度和蔼，语言文明，待人礼貌，热情主动地做好各项护理工作，贯彻保护性医疗制度；关心热爱集体，团结协作，努力学习业务；遵守规章制度，坚守岗位；热心为患者做好健康宣教工作。

（3）门诊护理工作质量标准：包括门诊管理和服务台工作。①门诊管理：工作人员要坚守岗位，衣帽整齐、举止大方；诊室清洁整齐，维持良好就诊秩序；采用不同形式进行健康宣教；各项工作制度健全并严格执行。②服务台工作：做好分诊工作，做到传染病患者不漏诊；服务态度好；做好开诊前准备工作；组织维持患者候诊、就诊，配合医生诊疗工作；做到无菌操作和消毒隔离。

（4）手术室质量标准：

①无菌操作和消毒隔离：严格执行无菌操作规程，无菌手术感染率小于0.5%，三类切口感染有追踪登记制度；有严格的消毒隔离制度并认真贯彻；每月定期进行细菌培养及对手术室空气、医护人员的手、物品进行监测；无过期无菌物品；对感染手术严格执行消毒隔离制度。

②手术室管理：手术室应清洁、卫生、安静，有定期清扫制度；工作人员的衣、帽、鞋按要求穿戴；对参观人员、实习人员有管理要求；高压灭菌达到无菌要求，有灭菌效果监测；各种登记制度健全。

③手术室各岗位工作制度：巡回护士根据手术要求做好准备工作，保证物品及时供应和性能良好，能主动准确配合手术及抢救工作，无差错；做好术前访视，术中护理，注意与患者交流与宣教，保证患者舒适及安全。洗手护士能熟练配合手术，严格执行无菌操作，和巡回护士共同认真查对患者、手术部位、用药、输血、器械辅料及手术标本，保证术后伤口内无遗留物等，做好记录。

（5）供应室质量标准：

①无菌操作和消毒隔离：所供应的灭菌物品均注明灭菌日期，无过期物品；定期抽样做细菌培养，

监测灭菌效果，高压灭菌达到无菌要求，每锅均有指示剂监测灭菌效果；无菌物品存放室、清洗与包装间、高压灭菌消毒室定期做空气培养；无菌、有菌物品分开放置。

②物品供应：各种物品能下收下送，收发无差错；物品灭菌达要求，无热源；物品种类齐全适用，质量合格；急救物品供应齐全、备足数量；物资保管好，定期清点维修，防止浪费和丢失。做好一次性物品发放及回收管理工作。

3.护理文书书写的质量标准

护理文件包括体温单、医嘱执行单、护理记录单、手术护理记录单等。

护理记录书写客观、真实、可靠、准确、及时、完整，体现以患者为中心，使用碳素或蓝黑色水笔书写，病情描述确切、简要，动态反映病情变化，重点突出，运用医学术语。字迹清晰、端正、无错别字，不得用刮、粘、涂等方法掩盖或去除原字迹。体温单绘制清晰，不间断、无漏项。执行医嘱时间准确，双人签名。医院有护理文件书写规范，病历统一归档。

4.临床护理的质量标准

（1）特级护理、一级护理：

①特级护理患者：设专人24小时护理，备齐各种急救药品、仪器及物品。制订并执行护理计划，严密观察病情。正确及时做好各项治疗、护理，并做好特护记录。做好各项基础护理，患者无并发症。

②一级护理患者：按病情需要准备急救用品，制订并执行护理计划，每1小时巡视，密切观察病情变化，并做好记录。做好晨晚间护理，保护皮肤清洁无压疮。

（2）急救物品：配备完好的急救物品及药品，物品完好、完整无缺，处于备用状态。做到及时检查维修、及时领取报销，定专人保管、定时检查核对、定点放置、定量供应、定期消毒。合格率100%。

（3）基础护理：包括晨晚间护理、口腔护理、皮肤护理、出入院护理等，标准为：患者清洁、整齐、舒适、安全、安静、无并发症。

（4）消毒灭菌：有负责消毒隔离的健全的组织机构，有预防院内感染的规定和措施，有监测消毒灭菌的技术手段；严格区分无菌区及有菌区，无菌物品必须放置在无菌专用柜内储存，有明显标签，注明时间；熟练掌握各种消毒方法及消毒液的浓度及用法；手术室、供应室、产房、婴儿室、治疗室、换药室等定期做空气培养。应用紫外线空气消毒应有登记检查制度。各种无菌物品灭菌合格率100%。

第六节　医院护理质量缺陷及管理

一、相关概念

护理质量缺陷是指在护理活动中，出现技术、服务、管理等方面的失误。护理质量缺陷表现为患者对护理的不满意、医疗事故、医疗纠纷，包括护理事故、护理差错、护理投诉等。

医疗事故的有关内容见本章第二节。

护理差错是指护理活动中，由于责任心不强、工作疏忽、不严格执行规章制度、违反医疗卫生管理法律、行政法规、部门规章和诊疗护理规范、常规，过失造成患者直接或间接的影响，但未造成严重后果、未构成医疗事故的。护理差错一般分为严重护理差错和一般护理差错。严重护理差错是指护理工作中，由于技术或者责任原因发生错误，虽然给患者造成了身心痛苦或影响了治疗工作，但未造成严重后果和构成事故。一般护理差错是指护理工作中由于责任或者技术原因发生的错误，造成了患者轻度身心痛苦或无不良后果。

医疗纠纷是患者或者其家属对医疗护理服务的过程、内容、结果、收费或者服务等不同方面存在不满而发生的诉求，或者对同一医疗事件的原因、后果、处理方式或其轻重程度产生分歧发生争执。

二、护理质量缺陷的预防和处理

护理质量缺陷的控制关键在预防。预防为主的思想是整个质量管理的核心。运用风险管理的措施有效降低护理缺陷的发生。

认真履行差错事故上报制度。发生护理事故后，当事人应当立即报告科室护士长及科室领导，科室护士长应立即向护理部报告，护理部应随即报告给医务处或者相关医院负责人。发生严重差错或者事故的各种有关记录、检验报告及造成事故的可疑药品、器械等，不得擅自涂改、销毁。派专人妥善保管有关的各种原始资料和物品，需要时封存病历。立即进行调查核实和处理，并上报上级卫生管理部门。

发生护理差错后，当事人应立即报告护士长及科室相关领导，护士长在24小时内填写报表上报护理部。护理单元应在一定时间内组织护理人员认真讨论发生差错的原因，分析、提出处理和改进措施。护理部应根据科室上报材料，深入临床进行核实调查，做出原因分析，帮助临床找出改进的方法和措施，改进工作。科室及护理部应进行差错登记，定期对一定阶段的差错进行统计分析。

对发生护理差错、事故的当事人，可根据发生问题情节的严重程度，给予口头批评、通报批评、书面检讨处理。情节严重者给予处分、经济处罚、辞退等处理。

三、护理质量缺陷的控制

加强教育，增强各级护理人员的护理质量安全意识。增强护理人员的法制观念，用法制教育、案例分析增强护理人员的法律意识和法制观念，自觉遵守法律法规，防范由于法制观念不强造成的护理疏忽或护理缺陷。不断学习和培训，提高护理人员的专业技能和业务水平。

建立健全不同层次的护理质量控制系统。护理部设质量控制管理委员会，科室设质量控制小组，护理部、总护士长、护士长层层进行质量监督监控，尤为重要的是自我监控。明确各自职责，定期分析判断，发现问题及时纠正，人人参与护理管理。

建立健全护理安全制度、突发事件应急预案等及各类安全管理制度是有效防范护理缺陷发生的重要措施。要经常组织护理人员学习、考核，并落实在工作中，要求护理人员严格遵守执行，使护理安全工作走向制度化、标准化、规范化。

在护理安全管理中，要本着预防第一的原则，做好环节安全的管理，重视事前控制，做好流程改造和系统改进。抓住隐患苗头，重点分析，改进工作。对容易出差错的人、环境、环节、时间、部门要做持续的改进，要重视研究、分析没有构成差错事故的一些隐患和疏忽等危险因素。

严格执行和落实差错事故上报处理制度，不隐报、瞒报，要认真对待发生的问题，积极改进。正确评价护理差错的发生情况，不宜简单地以差错多少评价一个护理单元的工作优劣，要做多原因分析，要从个人原因和责任找问题，也要从护理组织管理指导和领导等多方面寻求原因，吸取教训。

建立健全护理不良事件上报制度和流程，提倡真实反映临床中存在和发现的各种不良事件和隐患。如皮肤压力伤、跌倒、管路滑脱、坠床等。鼓励不良事件上报。积极发现可能存在的各种隐患，提出可行的改良措施，起到预防为主的有效作用。

坚持全面质量管理的思想，运用品质圈活动，对工作环境、影响质量的因素，运用PDCA循环的护理管理的基本方法，对护理质量和安全持续改进。

P代表计划，即检查质量情况，找出存在的问题，查出产生质量问题的原因，针对主要原因制订具体实施计划。

D代表实施，即贯彻和实施预定的计划和措施。

C代表检查，即检查预定目标执行情况。

A代表处理，即总结经验教训、存在的问题，转入下一个管理循环中。

强化经济杠杆的监督促进作用。针对护理人员的工作，加强质量控制的力度和风险防范，把每月质量考核结果与绩效分配与科室及个人结合，同时与管理责任挂钩，充分发挥经济杠杆的作用。同时，对于发现隐患及不良事件及时上报、堵塞工作漏洞、纠正差错、对质量促进表现突出的科室和个人给予奖励。

第二十章　护理伦理

护理伦理学是关于护理职业道德的科学，是运用一般伦理学原理研究护理科学发展中，特别是护理实践中护理人员之间、以及护理人员与患者、与其他医务人员、与社会之间关系的道德意识、规范和行为的科学。护理伦理学对护理实践起着重要的指导作用。

第一节　护士执业中的伦理具体原则

护理伦理基本原则是在护理活动中调整护理人员与病人、护理人员与其他医务人员、护理人员与社会相互关系的最基本的出发点和指导原则。护理伦理基本原则是社会主义道德原则在护理领域里的具体运用和体现，是护理伦理具体原则、规范、范畴的总纲和精髓，在护理伦理体系中处于首要的地位，起着主导作用。护理伦理基本原则是概括性的根本原则，在运用时，还要借助于一些具体的原则，以实现它的要求。具体原则包括自主原则、不伤害原则、公正原则、行善原则等。

一、自主原则

自主原则是指自我选择、自主行动或依照个人意愿做自我的管理和决策。自主原则的含义是指尊重病人自己做决定的原则，医护人员在为病人提供医疗照护活动之前，事先向病人说明医护活动的目的、益处以及可能的结果，然后征求病人的意见，由病人自己做决定。自主原则承认病人有权根据自己的考虑就其个人的事情做出合乎理性的决定。自主原则适用于能够做出理性决定的人，对自主能力减弱、没有自主能力的病人如婴儿、严重智障者、昏迷病人不适用。

自主原则将病人自我决定视为护患关系中的最高价值。在病人做出决定的过程中，医护人员应协助病人了解医疗情况，也应传达个人价值观，以及其对病人的关注，以协助病人考虑他个人的价值观，达到自我决定的目的。

自主原则中最能体现尊重病人自主的方式是"知情同意"。在医疗护理实践中，具有法律效力的同意是知情同意，即病人或法定代理人在获得医护人员提供足够的信息以及完全了解的情况下，自愿同意接受某些检查、治疗、手术或实验。因此，为了使病人能充分行使同意权，医护人员应以病人或其法定代理人能理解的用词，详细向其解说必要和重要的资料或信息。

自主原则要求护理人员尊重病人的自主权，承认病人有权根据自己的考虑就其个人的事情做出合乎理性的决定，切实履行责任，协助病人行使自主权。护理人员有责任向病人提供相关信息，并帮助病人进行诊疗护理活动方案的选择。自主原则承认护理人员在专业护理活动中有护理自主权。对于缺乏或丧失自主能力的病人，护理人员应当尊重家属、监护人的选择权利。但是，如果这种选择违背丧失自主能力病人的意愿或利益，护理人员不能听之任之，而应向病人单位或社会有关机构寻求帮助，以维护病人的利益。如果病人处于生命的危急时刻，出于病人的利益和护理人员的责任，护理人员可以本着护理专业知识，行使护理自主权，选择恰当的护理措施。如果病人的选择对自身、他人的健康和生命构成威胁或对社会产生危害，如传染病病人拒绝隔离，护理人员有责任协助医生对病人的自主权加以限制。

二、不伤害原则

不伤害原则是指不给病人带来可以避免的肉体和精神上的痛苦、损伤、疾病甚至死亡。不伤害原则不能简单地理解为其目的是强调使病人获得较多的益处或预防较大的伤害。实质上不伤害原则就是"权衡利害"原则的运用。它要求医护人员对诊疗照顾措施进行危险与利益或伤害与利益的分析。

不伤害原则要求护理人员培养为病人健康着想和维护病人利益的工作动机；积极评估各项护理活动

可能对病人造成的影响；重视病人的愿望和利益，提供应有的最佳照顾。

三、公正原则

公正是指调节个人之间的利益关系。医疗上的公正是指每一个社会成员都应具有平等享受卫生资源合理和公平分配的权利，而且对卫生资源的使用和分配，也具有参与决定的权利。公正包括两方面的内容：一是平等对待病人；二是合理分配医疗资源。

公正原则要求护理人员平等地对待病人，要做到尊重病人，以同样的热忱对待病人，以认真负责的作风和态度对待病人。任何病人的正当愿望和合理要求应予以尊重和满足，要尊重和维护病人平等的基本医疗照护权。

四、行善原则

行善原则是指医护人员对病人直接或间接履行仁慈、善良和有利的行为。

行善原则要求护理人员积极做对病人有益的事，包括采取措施，防止可能发生的危害；排除既有的损伤、伤害或丧失能力等情况。其次要权衡利害的大小，尽力减轻病人受伤害的程度。

第二节　护士的权利和义务

一、护士在医疗实践过程中依法应当享有的权利

护士在医疗实践过程中依法享有权利。《护士条例》规定，国务院有关部门、县级以上地方人民政府及其有关部门以及乡（镇）人民政府应当采取措施，改善护士的工作条件，保障护士待遇，加强护士队伍建设，促进护理事业健康发展。

1. 保障护士的工资、福利待遇（享有获得物质报酬的权利）　护士执业，有按照国家有关规定获取工资报酬、享有福利待遇、参加社会保险的权利。

2. 护理工作的职业卫生防护（享有安全执业的权利）　护士执业，有获得与其所从事的护理工作相适应的卫生防护、医疗保健服务的权利。从事直接接触有毒有害物质、有感染传染病危险工作的护士，有依照有关法律、行政法规的规定接受职业健康监护的权利；患职业病，有依照有关法律、行政法规的规定获得赔偿的权利。

3. 职称晋升和学习培训的权利（享有学习培训的权利）　护士有按照国家有关规定获得与本人业务能力和学术水平相应的专业技术职务、职称的权利；有参加专业培训、从事学术研究和交流、参加行业协会和专业学术团体的权利。

4. 执业知情权、建议权　护士有获得疾病诊疗、护理相关信息的权利和其他与履行护理职责相关的权利，可以对医疗卫生机构和卫生主管部门的工作提出意见和建议。

5. 享有获得表彰、奖励的权利

6. 享有人格尊严和人身安全不受侵犯的权利　扰乱医疗秩序，阻碍护士依法开展执业活动，侮辱、威胁、殴打护士，或有其他侵犯护士合法权益行为的，由公安机关依照《治安管理处罚法》的规定给予处罚；构成犯罪的，依法追究刑事责任。这表明，如果护士在正常执业过程中遭到侮辱甚至殴打，有关肇事者将被追究刑事责任。这将使那些以各种理由来迁怒于护士的违法犯罪行为得到有效制止，使侵犯护士人格尊严和人身安全的违法犯罪者受到应有的处罚。

二、护士的义务

规范护士执业行为、提高护理质量，是保障医疗安全、防范医疗事故、改善护患关系的重要方面。因此，《护士条例》也明确规定护士应当承担以下义务：

1. 依法执业（临床护理）的义务　护士执业，应当遵守法律、法规、规章和诊疗技术规范的规定。这是护士执业的根本准则，即合法性原则。通过法律、法规、规章和诊疗技术规范的约束，护士履行对患者、患者家属以及社会的义务。

护理人员在严格遵守国家的宪法和法律的同时，还必须遵守有关的医疗卫生管理法规和规章，遵守

有关的诊疗护理规范，这是护理人员的义务，对于保证医疗质量，保障医疗安全，防范医疗事故的发生等都具有重要的意义。

护士依法执业的另一重要体现，就是正确书写护理文书。医疗机构应当按照国务院卫生行政部门规定的要求，书写并妥善保管病历资料。因抢救急危患者未能及时书写病历的，应当在抢救结束后6小时内据实补记，并加以注明。这是对医疗机构及医务人员书写和保管病历的规定要求。在现代医院管理中，病历作为医疗活动信息的主要载体，不仅是医疗、教学、科研的第一手资料，而且也是医疗质量、技术水平、管理水平综合评价的依据，必须保证医疗护理病历内容客观、真实、完整，对病历要实施科学管理。

2.紧急救治患者的义务 护士在执业活动中，发现患者病情危急，应当立即通知医师；在紧急情况下为抢救垂危患者生命，应当先行实施必要的紧急救护。

3.正确查对、执行医嘱的义务 护士发现医嘱违反法律、法规、规章或者诊疗技术规范规定的，应当及时向开具医嘱的医师提出；必要时，应当向该医师所在科室负责人或者医疗卫生机构负责医疗服务管理的人员报告。

4.保护患者隐私的义务 护士应当尊重、关心、爱护患者，保护患者的隐私。由于治疗护理的需要，护士在工作中可能会接触患者的一些隐私，如个人的不幸与挫折、婚姻恋爱及性生活的隐私等。根据条例，护士对保护患者隐私负有义务和责任。这实质上是对患者人格和权利的尊重，有利于与患者建立相互信任、以诚相待的护患关系。这既是一种职业道德层面的要求，也是法定义务的要求。

5.积极参加公共卫生应急事件救护的义务 护士有义务参与公共卫生和疾病预防控制工作。发生自然灾害、公共卫生事件等严重威胁公众生命健康的突发事件时，护士应当服从县级以上人民政府主管部门或者所在医疗卫生机构的安排，参加医疗救护。

三、护士违反上述义务的表现及应当承担的法律责任

见第十九章"法规与护理管理"第一节中一、护士条例"（四）护士执业中的法律责任"内容。

第三节 病人的权利与义务

在特定条件下，护士通过医疗、护理等活动与患者建立起来的一种特殊的人际关系，即护患关系。它建立在护理人员与病人双方交往的基础上，是以病人为中心的各种信息交流与双向作用的过程。在护患关系中，双方应按照一定的道德原则和规范来约束、调整自身的行为，尊重彼此的权利和履行义务。

一、病人的权利

国际相关约定和我国法律法规规定，病人的权利包括下列主要内容：

1.病人有个人隐私和个人尊严被保护的权利 病人有权要求有关其病情资料、治疗内容和记录应如同个人隐私，须保守秘密。病人有权要求对其医疗计划，包括病例讨论、会诊、检查和治疗都审慎处理，不允许未经同意而泄露，不允许任意将病人姓名、身体状况、私人事务公开，更不能与其他不相关的人员讨论病人的病情和治疗，否则就是侵害公民名誉权，受到法律的制裁。

2.病人有获得全部实情的知情权 病人有权获知有关自己的诊断、治疗和预后的最新信息。在医疗活动中，医疗机构及其医务人员应当将患者的病情、医疗措施、医疗风险等如实告知患者，及时解答其咨询，但是，应当避免对患者产生不利后果。

3.病人有平等享受医疗的权利 当人们的生命受到疾病的折磨时，他们就有解除痛苦、得到医疗照顾的权利，有继续生存的权利。任何医护人员和医疗机构都不得拒绝病人的求医要求。医护人员应平等地对待每一个病人，自觉维护病人的权利。

4.病人有参与决定有关个人健康的权利 病人有权在接受治疗前，如手术、重大的医疗处置等情形下，得到正确的信息。只有当病人完全了解可选择的治疗方法并同意后，治疗计划才能执行。

病人有权在法律允许的范围内拒绝治疗。医务人员要向病人说明拒绝治疗对生命健康可能产生的危害。医院计划实施与病人治疗相关的研究时，病人有权被告知详情并有权拒绝参加研究计划。

5.病人有权获得住院时及出院后完整的医疗　医院对病人合理的服务要求要有回应。医院应依病情的紧急程度，对病人提供评价、医疗服务及转院。只要医疗上允许，病人在被转到另一家医疗机构前，必须先交代有关转送的原因及可能的其他选择的完整资料与说明。病人将转去的医疗机构必须已先同意接受此位病人的转院。

6.病人有服务的选择权、监督权　病人有比较和选择医疗机构、检查项目、治疗方案的权利。病人同时还有权利对医疗机构的医疗、护理、管理、后勤、管理医德医风等方面进行监督。因为病人从到医疗机构就医开始，即已行使监督权。

7.病人有免除一定社会责任和义务的权利　按照病人的病情，可以暂时或长期免除服兵役、献血等社会责任和义务。

8.病人有获得赔偿的权利　由于医疗机构及其医务人员的行为不当，造成病人人身损害的，病人有通过正当程序获得赔偿的权利。

9.病人有请求回避权

二、病人的义务

权利和义务是相对的，病人在享有正当权利的同时，也应负起应尽的义务，对自身健康和社会负责。

1.积极配合医疗护理的义务　病人患病后，有责任和义务接受医疗护理，和医务人员合作，共同治疗疾病，恢复健康。病人在同意治疗方案后，要遵循医嘱。

2.自觉遵守医院规章制度　医院的各项规章制度是为了保障医院正常的诊疗秩序，就诊须知、入院须知、探视制度等都对病人和家属提出要求，这是为了维护广大病人利益的需要。

3.自觉维护医院秩序　病人应自觉维护医院秩序，包括安静、清洁、保证正常的医疗活动以及不损坏医院财产。

4.保持和恢复健康　病人对个人的健康保持需要积极参与，病人有责任选择合理的生活方式，养成良好的生活习惯，保持和促进健康。

第二十一章 人际沟通

第一节 概述

一、人际沟通的基本概念

（一）人际沟通的含义

人际沟通是沟通的一个领域。人际沟通是指人们运用语言或非语言符号系统进行信息（思想、观念、动作等）交流沟通的过程。在人际沟通的过程中，不是单纯的信息交流，也是思想和情感的渗透。护理日常用语包括招呼用语、介绍用语、电话用语、安慰用语和迎送用语。

（二）人际沟通的类型

人际沟通主要有两种类型，即语言沟通和非语言沟通。

1.语言沟通

语言沟通是以语言文字为媒介的一种准确、有效、广泛的沟通形式。根据语言的表达形式，语言沟通可分为口头语言沟通和书面语言沟通两种形式。口头语言沟通是人们最常用的交流方式，最常用的口头沟通有交谈和演讲。群体传播中最普遍的应用形式是授课和演讲。

2.非语言沟通

非语言沟通是通过某些非语言媒介（表情、眼神、姿势、动作等）而不是通过讲话或文字来传递信息的方式。资料显示：在面对面沟通过程中，具有社交意义的信息有65%是以非语言方式传达的。

（三）人际沟通在护理工作中的作用

人际沟通在护理工作中具有至关重要的作用，主要作用包括连接作用、精神作用和调节作用。

二、人际沟通的影响因素

在人际沟通中，其效果受多种因素的影响，主要因素包括环境因素和个人因素。

（一）环境因素

影响人际沟通的环境因素主要包括噪声、距离、隐秘性。

1.噪声

嘈杂的环境将影响沟通的顺利进行。在沟通过程中，环境中的喧哗声、电话铃声、车辆声、谈笑声等与沟通无关的噪声均会分散沟通者的注意力、干扰信息的传递。

2.距离

沟通者之间的距离不仅会影响沟通者的参与程度，还会影响沟通过程中的气氛。一般而言，沟通者之间较近的距离容易形成亲密、融洽、合作的气氛，而较远的距离则易形成防御、甚至敌对的气氛。人类学家爱德华·霍尔将交往中的距离划分为四种类型：亲密距离（0~45 cm，适用于亲近的人、情感联系高度密切的人之间、医护人员与儿童患者）、个人距离（45~120 cm，友好而分寸，适用于朋友之间、医护人员与病人）、社交距离（120~360 cm，公事公办、严谨有度，适用于业务来往/公务联系）、公众距离（360 cm以上，疏远，适用于上课或演讲）。

3.隐秘性

当沟通内容涉及个人隐私时，若有其他无关人员在场，如同事、朋友、亲友等，将影响沟通的深度和效果。因此，沟通者应特别注意环境的隐秘性，有条件时，最好选择无其他人员在场的环境；无条件时，应注意减低声音，避免让他人听到。

（二）个人因素

影响人际沟通的个人因素主要包括生理因素和心理因素。

1.生理因素

（1）永久性生理缺陷：包括感官功能不健全（如听力、视力障碍）、智力不健全（如弱智、痴呆等）。永久性生理缺陷者的沟通能力将长期受到影响，需要采取特殊沟通方式。

（2）暂时性生理不适：包括疼痛、饥饿、疲劳等。暂时性生理不适将暂时性影响沟通的有效性，当生理因素得到控制或消失后，沟通可以正常进行。

2.心理因素

在沟通过程中，其效果往往受到沟通者情绪、个性、态度等心理因素的影响。

（1）情绪：情绪是指一种具有感染力的心理因素，可直接影响沟通的有效性。一般而言，轻松、愉快的情绪可增强沟通者沟通的兴趣和能力；焦虑、烦躁的情绪将干扰沟通者传递、接受信息的能力。沟通者在特定的情绪状态时，常会导致对信息的误解；当沟通者处于愤怒、激动状态时，对某些信息会出现过度的反应；当沟通者处于悲痛、伤感时，对某些信息会出现淡漠、迟钝的反应，从而影响沟通的效果。

（2）个性：个性是指个人对现实的态度和其行为方式所表现出来的心理特征，是影响沟通的重要因素之一。一般情况下，热情、直爽、健谈、开朗、善解人意的人容易与他人沟通；而冷漠、拘谨、内向、固执、孤僻、以自我为中心的人很难与他人沟通。

（3）认知能力：认知是指一个人对发生于周围环境中的事件所持有的观点。由于每个人的经历、教育程度、生活环境等存在差异，从而导致每个人认识的深度、广度、类型不尽相同。一般而言，知识面广、认知水平高、生活经历丰富的人容易与他人沟通。

（4）态度：态度是指人对其接触客观事物所持有的相对稳定的心理倾向，并以各种不同的行为方式表现出来，它对人的行为具有指导作用。真心、诚恳的态度有助于沟通的顺利进行。

3.文化因素

文化包括知识、信仰、习俗和价值观等，它规定和调节人的行为。不同的文化背景很容易使沟通双方产生误解，造成沟通障碍。

4.语言因素

语言是极其复杂的沟通工具。沟通者的语言、语法、语义、语构、措辞及语言的表达方式均会影响沟通的效果。

三、护患沟通应遵循的原则

1.交互原则

在护患关系中，护士处于主动地位，因此，护士应首先在心理上接纳病人，保持在护患关系上的主动地位。

2.以病人为中心的原则

以病人为中心的原则是首优原则，不论护理过程的长短，都应以病人的全面健康为首位，"健康"永远都是护患合作的中心目的，这是其他任何事情都取代不了的。

3.平等原则

要求护士从病人的利益出发，不分年龄、职业、经济、地位、容貌等，充分尊重病人的人格，在护理行为中一视同仁。

4.宽容原则

疾病的困扰容易使病人在与护士的交往中表现出烦躁和言行不当，病人的家属因精力的牵扯和对疾病本身的一知半解容易挑剔护士的护理等，面对这些，护士应在交往中培养自己的相容品格，从换位的角度思维、对病人予以理解、以严以律己、宽以待人的胸怀和礼让去换取病人的合作。

5.持久的原则

因为护理本身的过程性，要求护士的关爱、照顾应持久如一，决不能因病情的轻重而忽略了持久性，更不能因为自己心情的好坏、波动影响病人，否则会造成病人的怀疑心理。

6.理解病人自我价值保护倾向原则

病人往往会比较多地看到并记住护士不利于自己的言行，而对护士的付出和努力视而不见。因此，当护患纠纷发生后，总会把责任归结到护士头上。

第二节　护理工作中的人际关系

一、人际关系的基本概念

（一）人际关系的定义

人际关系是指人们在社会生活中，通过相互认知（建立人际关系的前提）、情感互动（人际关系的重要特征）和交往行为（人际关系的沟通手段）所发展起来的人与人之间的相互关系。

（二）人际关系的特点

人际关系的主要特点包括社会性、复杂性、多重性、多变性和目的性。

1.社会性

社会性是人的本质属性，是人际关系的基本特点。

2.复杂性

复杂性体现在两方面：①人际关系是多方面因素联系起来的，且这些因素均处于不断变化的过程中；②人际关系还具有高度个性化和以心理活动为基础的特点。因此，在交往过程中，由于人们交往的准则和目的不同，交往的结果可出现心理距离的拉近或疏远、情绪状态的积极或消极、交往过程的冲突或和谐、评价态度的满意或不满意等复杂现象。

3.多重性

多重性是指人际关系具有多因素和多角色的特点。每个人在社会交往中扮演着不同的角色：一个人可以在病人面前扮演护士角色，在同事面前扮演朋友角色，在丈夫面前扮演妻子角色，在孩子面前扮演母亲角色等。在扮演各种角色的同时，又会因物质利益或精神因素导致角色的强化或减弱，这种集多角色多因素的状况，使人际关系具有多重性。

4.多变性

人际关系随着年龄、环境、条件的变化，不断发展变化。

5.目的性

在人际关系的建立和发展过程中，均具有不同程度的目的性。

（三）人际关系与人际沟通的关系

二者既有密切联系，又有一定区别。

1.建立和发展人际关系是人际沟通的目的和结果。

2.良好的人际关系也是人际沟通的基础和条件。

3.人际沟通和人际关系在研究侧重点上有所不同。人际沟通重点研究人与人之间联系的形式和程序；人际关系则重点研究人与人沟通基础上形成的心理和情感联系。

二、影响人际关系的因素

1.仪表

仪表是指人的外表，主要包括身材、相貌等先天素质和打扮、服饰、仪态、风度、气质等后天修养。仪表可以影响人们彼此间的吸引，从而影响人际关系的建立和发展。特别是初次见面时，仪表因素在人际关系中占有重要地位。

2.空间距离与交往频率

二者均可影响人际关系的疏密程度。一般而言，人与人在空间距离上越近，交往的频率越高，双方则更容易了解、熟悉，人际关系也更加密切。

3.相似性和互补性

二者可从不同的角度影响人际关系的建立和发展。一般而言，在教育水平、经济收入、籍贯、职业、社会地位、宗教信仰、人生观、价值观等方面具有相似性的人们容易相互吸引；而在性格等方面，当交往双方的特点需要互补关系时，也会产生强烈的吸引力。

4.个性品质

个性品质是影响人际关系的重要因素。正直、善良、热情、宽容、幽默、乐于助人等，更具有持久的人际吸引力。

三、人际关系的基本理论

（一）人际认知理论

1.人际认知

人际认知是指个体推测与判断他人的心理状态、动机或意向的过程。人际认知包括对他人的仪表表情、心理状态、思想性格、人际关系等方面的认知。

2.人际认知效应

（1）首因效应：首因效应亦称第一印象，是指人在与他人首次接触时，根据对方的仪表、打扮、风度、言语、举止等所做出的综合性判断。研究表明：外表是影响第一印象的主要因素，同时，一个人在言谈举止中表现出的性格特征也在形成第一印象中起着重要作用。

（2）近因效应：在人际认知中，因最近或最后获得的信息而对总体印象产生最大影响的效应即为近因效应。

（3）社会固定印象：亦称刻板印象，是指某个社会文化环境对某一社会群体所形成的固定而概括的看法，如社会固定印象为：商人精明、女性温柔、知识分子文质彬彬等。一般社会固定印象往往是以习惯的思维为基础形成的固定看法，因此可导致对他人认知的偏差。

（4）晕轮效应：亦称月晕效应或光环效应，是指在人际交往过程中对一个人某种人格特征形成印象后，以此推测此人其他方面的特征，从而导致高估或低估对方。晕轮效应可分为正晕轮和负晕轮，正晕轮是指将对方的好印象向其他方面扩大、推广，高估对方；负晕轮是指将对方的不良印象向其他方面扩大、泛化、低估对方。

（5）先礼效应：先礼效应是指在人际交往过程中向对方提出批评意见或某种要求时，先用礼貌的语言行为起始，以便对方容易接受，从而达到自己的目的。先礼体现善意和诚恳，便于对方接受批评、意见或要求。

（6）免疫效应：免疫效应是指当一个人已经接受并相信某种观点时，便会对相反的观点产生一定的抵抗力，即具有一定的免疫力。

3.人际认知效应的应用策略

在人际交往与沟通过程中，掌握人际认知的规律性，合理应用人际认知效应，将有助于避免人际认知偏差，从而建立和发展良好的人际关系。

（1）避免以貌取人：在人际交往中，首因效应虽然重要，但不一定完全准确，需要在长期交往中不断深入观察，及时修正首因效应产生的人际认知偏差。

（2）注重人的一贯表现：在特定环境下，一个人往往出于某种原因或动机可以表现出与平时大相径庭的态度和行为，从而导致他人对其人际认知的偏差。因此，为了达到准确、客观地评价一个人的目的，必须重视观察此人的长期表现。

（3）注重了解人的个性差异：人与人之间个性的差异是客观、普遍存在的，在人际交往过程中，如果忽视个性差异，势必会造成人际认知的偏差，给人际交往带来障碍。

（4）注意在动态和发展中全面观察、认识人：在人际交往过程中，既要重视一个人过去的表现，又要重视其当前的表现；既要注重一个人一贯的表现，又要注重其近期的变化和进步；既要看到一个人的优点，又不能忽略其缺点。

（二）人际吸引的规律

人际吸引是指人与人之间在感情方面相互接纳、喜欢和亲和的现象，即一个人对其他人所持有的积极态度。人际吸引是以情感为主导的，并且以相互之间的肯定性评价为前提。人际吸引既是有条件的，也是有规律可循的，其条件和规律可归纳为以下几个方面：

1.相近吸引

相近吸引是指人们彼此由于时间和空间上的接近而产生的吸引。

2.相似吸引

人们彼此之间某些相似或一致性的特征是导致相互吸引的重要原因。如人们持有相似的态度、信仰、价值观和兴趣；相似的学历、经历、职业和专业；相似的社会地位、经济条件等均可成为相互吸引的条件和原因。

3.相补吸引

相补吸引实际上是一种需要的相互满足，当双方可以以互补的方式满足对方需要时，可形成良好的人际关系。

4.相悦吸引

相悦是彼此建立良好人际关系的前提，相悦主要表现在人际关系间情感上的相互接纳、肯定、赞同及接触上的频繁及接近。

5.仪表吸引

仪表在一定程度上反映个体的内心世界，在人际吸引过程中具有重要的作用。

6.敬仰性吸引

一般是指单方面对某人的某种特征的敬慕而产生的人际关系。如球迷、歌迷、影迷对球星、歌星、影星的爱慕。

人际吸引规律的应用策略：①培养良好的个性品质；②锻炼自身各方面的才能，克服交往的心理障碍；③注重自身形象，给人以美感；④缩短与对方的距离，增进交往的频率。

四、护理人际关系

护理人际关系是保证护理工作顺利进行、确保护理质量的重要保证。因此，构建团结、和谐的人际关系是护士的主要工作内容之一。

（一）护士与患者的关系

1.护患关系的性质与特点

护患关系是在特定的条件下，护士通过医疗、护理等活动与患者建立起来的一种特殊的人际关系。它的实质是帮助与被帮助的关系。与其他人际关系相比较，护患关系具有以下特点：

（1）护患关系是一种帮助系统与被帮助系统的关系：在医疗护理服务过程中，护士与患者通过提供帮助与寻求帮助形成特殊的人际关系。帮助系统包括医生、护士、辅诊人员以及医院的行政管理人员；被帮助系统包括患者、患者的家属、亲友、同事等。帮助系统的作用是为患者提供服务，履行帮助职责；而被帮助系统则是寻求帮助，希望满足需求。护患关系不仅代表护士与患者个人的关系，而且是帮助系统与被帮助系统之间关系的体现。

（2）护患关系是一种专业性的互动关系：护患关系不是护患之间简单的相遇关系，而是护患之间相互影响、相互作用的专业性互动关系。这种互动不仅表现在护士与患者之间，还表现在护士与患者家属、亲友和同事等社会支持系统之间，是一种多元性的互动关系。

（3）护患关系是一种治疗性的工作关系：治疗性关系是护患关系职业行为的表现，是一种有目标、需要认真促成和谨慎执行的关系，并具有一定强制性。作为一名帮助者，护士有责任与患者建立良好的治疗性关系，以利于患者的疾病治疗、恢复健康。

（4）护士是护患关系后果的主要责任者：作为护理服务的提供者，护士在护患关系中处于主导地位，其言行在很大程度上决定着护患关系的发展趋势。因此，一般情况下，护士是促进护患关系向积极方向发展的推动者，也是护患关系发生障碍的主要责任承担者。

（5）护患关系的实质是满足患者的需要：护士通过提供护理服务满足患者需要是护患关系区别于一般人际关系的重要内容，从而形成了在特定情景下护患之间的专业性人际关系。

2.护患关系的基本模式

在临床护理工作中，护患关系主要分为三种基本模式。

（1）主动-被动型：亦称支配服从型模式，是最古老的护患关系模式。此模式的特点是"护士为患者做治疗"，模式关系的原型为母亲与婴儿的关系。在此模式中，护士常以"保护者"的形象出现，处于专业知识的优势地位和治疗护理的主动地位，而患者则处于服从护士处置和安排的被动地位。此模式过分强调护士的权威性，忽略了患者的主动性，因而不能取得患者的主动配合，严重影响护理质量。在临床护理工作中，此模式主要适用于不能表达主观意愿、不能与护士进行沟通交流的患者，如神志不清、休克、痴呆以及某些精神病患者。

（2）指导-合作型：这是目前护患关系的主要模式，此模式将患者视为具有生物、心理、社会属性的有机整体。此模式的特点是"护士告诉患者应该做什么和怎么做"，模式关系的原型为母亲与儿童的关系。在此模式中，护士常以"指导者"的形象出现，根据患者病情决定护理方案和措施，对患者进行健康教育和指导；患者处于"满足护士需要"的被动配合地位，根据自己对护士的信任程度有选择地接受护士的指导并与其合作。在临床护理工作中，此模式主要适用于急性患者和外科手术后恢复期的患者。

（3）共同参与型：这是一种双向、平等、新型的护患关系模式。此模式以护患间平等合作为基础，强调护患双方具有平等权利，共同参与决策和治疗护理过程。此模式的特点是"护士积极协助患者进行自我护理"，模式关系的原型为成人与成人的关系。在此模式中，护士常以"同盟者"的形象出现，为患者提供合理的建议和方案，患者主动配合治疗护理，积极参与护理活动，双方共同分担风险，共享护理成果。在临床护理工作中，此模式主要适用于具有一定文化知识的慢性疾病患者。

3.护患关系的发展过程

护患关系的发展是一个动态的过程，一般分为初始期、工作期和结束期三个阶段。三个阶段相互重叠，各有重点。

（1）初始期（熟悉期）：初始期是护士与患者的初识阶段，也是护患之间开始建立信任关系的时期。此期的工作重点是建立信任关系、确认患者的需要。

（2）工作期：工作期是护士为患者实施治疗护理的阶段，也是护士完成各项护理任务、患者接受治疗和护理的主要时期。此期的工作重点是通过护士高尚的医德、熟练的护理技术和良好的服务态度，赢得患者的信任、取得患者的合作，最终满足患者的需要。

（3）结束期：经过治疗和护理，患者病情好转或基本康复，已经达到预期目标，可以出院休养，护患关系即转入结束期。此期的工作重点是与患者共同评价护理目标的完成情况，并根据尚存的问题或可能出现的问题制订相应的对策。

4.影响护患关系的主要因素

护患关系受诸多因素的影响，但主要因素为以下五个方面：

（1）信任危机：信任感是建立良好护患关系的前提和基础，而良好的服务态度、认真负责的工作精神、扎实的专业知识和娴熟的操作技术是赢得患者信任的重要保证。

（2）角色模糊：角色模糊是指护士或病人由于对自己充当的角色不明确或缺乏真正的理解而呈现的状态。在护患关系中，如果护患双方中任何一方对自己所承担的角色功能不明确，均可导致护患沟通障碍、护患关系紧张。

（3）责任不明：护患双方往往由于对自己的角色功能认识不清，不了解自己所应负的责任和应尽的义务，从而导致护患关系冲突。护患责任不明主要表现在两个方面：一是对于患者的健康问题，应由谁来承担责任；二是对于改善患者的健康状况，谁来承担责任。

（4）权益影响：寻求安全、优质的健康服务是患者的正当权益。由于大多数患者缺乏专业知识和疾病因素，导致部分或全部丧失自我护理的能力，被迫依赖医护人员的帮助来维护自己的权益。而护士则处于护患关系的主动地位，在处理护患双方权益争议时，容易倾向于自身利益和医院利益，忽视患者利益。

（5）理解差异：由于护患双方在年龄、职业、教育程度、生活环境等方面的不同，在交流沟通过程中容易产生差异，从而影响护患关系。

5.护患冲突的处理策略

面对冲突，护士作为护患关系的主导者，应冷静分析其原因，从责任与义务的角度去体谅、理解患者。处理护患冲突，主要运用的策略有：

（1）深呼吸法：深呼吸法是一种有效控制情绪激动的方法。当护士感觉被患者激怒时，马上运用深呼吸法，可达到快速控制情绪的效果。

（2）换位思考法：护士若善于多从患者角度思考问题，理解患者的感受，了解患者的需求，就能真正维护患者的利益，化解护患冲突，促进护患关系。

（3）冷处理法：矛盾激化、矛盾双方失控时，先将矛盾控制住，暂时放置，待矛盾双方冷静后，再对矛盾进行解决。患者有时可因疾病导致情绪不稳定而迁怒护士，此时护士应采取冷处理方式，待患者冷静后，耐心分析、解释，通常可有效避免、化解冲突。

6.护士在促进护患关系中的作用

（1）明确护士的角色功能：护士应全面认识、准确定位自身的角色功能，认真履行角色责任和工作职责，使自己的言行符合患者对护士角色的期待。

现代护士的专业角色：

①照顾者：在临床工作中，照顾病人，为病人提供直接的护理服务，满足病人生理、心理和社会各方面的需要，是护士的首要职责。

②管理者：护理领导者管理人力资源和物质资源，组织护理工作的实施；普通护士管理病人和病区环境，促进病人早日康复。

③教育者：在医院，对病人和家属进行健康教育，讲解疾病的治疗护理和预防知识，同时有带教护生的任务；在社区，向居民宣传预防疾病、保持健康的知识和方法。在护理学校，向护生传授知识和技能。

④病人权益的保护者：护士有责任帮助病人理解来自各种途径的健康信息，补充必要信息，帮助病人做出正确选择。保护病人的权益不受侵犯和损害。

⑤协调者和合作者：护士与病人及其家属、其他健康专业人员需要紧密合作，相互配合和支持，更好地满足病人的需要。

⑥示范者：护士应在预防保健、促进健康生活方式等方面起示范作用。如不吸烟、讲究卫生等。

⑦咨询者：护士有责任为病人提供健康信息，给予预防保健等专业指导。

⑧研究者：开展护理研究，解决复杂的临床问题，解决在护理教育、护理管理等领域中遇到的有关问题，完善护理理论，推动护理事业的发展。

⑨改革者和创业者：护士应适应社会发展的需要，不断改革护理的服务方式，扩大护理工作的范围和职责。

（2）帮助患者认识角色特征：护士应根据患者的病情、年龄、文化程度、职业、个性等特点，了解患者对新角色的认识，分析影响患者角色适应的因素，努力帮助患者尽快适应患者角色，避免、缓解可能出现的角色不良。

患者角色适应不良大致有5种类型：

①角色行为缺如：即患者未能进入角色。虽然医生诊断为有病，但本人否认自己有病，根本没有或不愿意识到自己是患者。

②角色冲突：同一个体常常承担着多种社会角色，当患病并需要从其他角色转化为患者时，患者一时难以实现角色适应。

③角色行为减退：已进入角色的患者，由于更强烈的情感需要，不顾病情而从事力所能及的活动，表现出对病、伤的考虑不充分或不够重视，而影响到疾病的治疗。

④角色行为强化：由于依赖性加强和自信心减弱，患者对自己的能力表示怀疑，对承担原来的社会角色恐慌不安，安心于已经适应的患者角色现状，或者自觉病情严重程度超过实际情况，小病大养。

⑤角色行为异常：患者受病痛折磨感到悲观、失望等不良心境的影响导致行为异常，如对医务人员的攻击性言行、病态固执、抑郁、厌世，以至自杀等。

（3）主动维护患者的合法权益：护士应给予高度重视，主动维护患者的合法权益。

（4）减轻和消除护患之间的理解分歧：护士在与患者沟通时，应注意沟通内容的准确性、针对性和通俗性；根据患者的特点，选择适宜的沟通方式和语言；同时鼓励患者及时提问，以确保沟通的效果。

（二）护士与患者家属的关系

患者家属是患者病痛的共同承担者，是患者的心理支持者、生活照顾者，是治疗护理过程的参与者，是护士沟通和联络患者感情、调整护患关系的重要纽带。因此，护士不仅要与患者建立良好的人际关系，还要与患者家属保持良好的人际关系。

1.影响护士与患者家属关系的主要因素

（1）角色期望冲突：患者家属往往因亲人的病情而承受不同程度的心理压力，并产生紧张、焦虑、烦恼、恐慌等一系列心理反应，因而对医护人员的期望值过高。希望医护人员能妙手回春、药到病除，要求护士有求必应、随叫随到、操作无懈可击等。然而，护理工作繁重、护理人员的紧缺等临床护理现状难以完全满足患者家属的需要，加之个别护士的不良工作态度及工作方式，往往引发护士与患者家属关系的冲突。

（2）角色责任模糊：在护理患者的过程中，家属和护士密切配合，共同为患者提供心理支持、生活照顾。然而部分家属将全部责任、包括一切生活照顾推给护士，自己只扮演旁观者和监督者的角色；个别护士也将本应自己完成的工作交给家属，从而严重影响护理质量，甚至出现护理差错、事故，最终引发护士与患者家属之间的矛盾。

（3）经济压力过重：当患者家属花费了高额的医疗费用却未见明显的治疗效果时，往往产生不满情绪，从而引发护士与患者家属间的冲突。

2.护士在促进护士与患者家属关系中的作用

（1）尊重患者家属：护士对所有患者的家属应给予尊重，热情接待，并给予必要的帮助和指导。

（2）指导患者家属参与患者治疗：护士应主动、及时地向家属介绍患者的病情，鼓励患者家属共同参与患者的治疗、护理过程，耐心解答家属的问题。

（3）给予患者家属心理支持：护士应体谅、理解、同情患者家属的处境，帮助家属正确认识疾病，提供心理支持，减轻家属的心理负担。

（三）护士与医生的关系

护士与医生的关系简称医护关系，是指医生和护士两种不同职业的人们在医疗护理活动中形成的相互关系。良好的医护关系是确保医疗护理质量的重要环节，是促进和维护患者健康的重要保障。

1.影响医护关系的主要因素

（1）角色心理差位：在为患者提供健康服务的过程中，医护双方各有自己的专业技术领域和业务优势，是一种平等的合作关系。但是，由于长期以来受传统的主导－从属型医护关系模式的影响，部分护士对医生产生依赖、服从的心理，在医生面前感到自卑、低人一等。此外，也有部分高学历的年轻护士或年资高、经验丰富的老护士与年轻医生不能密切配合，均可影响医护关系的建立和发展。

（2）角色压力过重：一些医院由于医护人员比例严重失调、岗位设置不合理、医护待遇悬殊等因素，导致护士心理失衡、角色压力过重、心理和情感变得脆弱、紧张和易怒，从而导致医护关系紧张。

（3）角色理解欠缺：医护双方对彼此专业、工作模式、特点和要求缺乏必要的了解，导致工作中相互埋怨、指责，从而也影响医护关系的和谐。

（4）角色权利争议：医护根据分工，各自在自己职责范围内承担责任，同时也享有相应的自主权。但在某些情况下，医、护常常会觉得自己的自主权受到对方侵犯，从而引发矛盾冲突。

2.护士在促进医护关系中的作用

（1）主动介绍专业：护士应主动向医生介绍护理专业的特点和进展，以得到医生的理解和支持。

（2）相互学习理解：医护双方应在相互尊重的基础上，相互学习、理解，营造相互支持的氛围。

（3）加强双方沟通：护士应积极、主动地与医生沟通，虚心听取医生的不同意见，同时善意地提出合理化建议。

（四）护际关系

在临床护理工作中，由于护士之间不同的职务、职责、知识水平、工作经历，产生不同的心理状态，从而容易发生矛盾冲突。然而，护理工作强调团队的合作，良好的护际关系是确保护理质量的关键环节。因此，护士应共同努力维护护际关系的和谐。

1.影响护理管理者与护士之间关系的主要因素

影响护理管理者与护士之间关系的因素主要来源于双方从不同的角度在要求、期望值上的差异。

（1）护理管理者对护士的要求：

护理管理者对护士的要求主要体现在以下四个方面：

①希望护士有较强的工作能力，能按要求完成各项护理工作。

②希望护士能够服从管理，支持科室工作。

③希望护士能够处理好家庭和工作的关系，全身心地投入工作。

④希望护士有较好的身体素质，能够胜任繁忙的护理工作。

（2）护士对护理管理者的期望：

护士对护理管理者的希望主要表现在以下三方面：

①希望护理管理者具有较强的业务能力和组织管理能力，能够在各方面给予自己帮助和指导。

②希望护理管理者能够严格要求自己，以身作则。

③希望护理管理者能够公平、公正地对待每一位护士，关心每一位护士。

由于护理管理者和护士出发点、需求不同，双方的期望和关注点不同。在工作中，往往因管理者过分关注工作的完成情况而忽略对护士的关心，或因护士过分强调个人困难而忽略科室工作等问题而产生矛盾。

2.护士之间的关系

（1）影响新、老护士之间关系的主要因素：新、老护士之间往往由于年龄、身体状况、学历、工作经历等方面的差异，相互之间缺乏理解、尊重，从而相互埋怨、指责，导致关系紧张。

（2）影响不同学历护士之间关系的主要因素：主要由于学历、待遇的不同，产生心理上的不平衡，导致交往障碍。

（3）影响护士与实习护生之间关系的主要因素：一般情况下，护士与实习护生之间容易建立良好的人际关系。但是，如果个别带教护士对实习护生冷淡、无耐心、不指导，就会使实习护生对带教护士产生厌烦心理；同时，如果实习护生不虚心学习、不懂装懂、性情懒散，也会使带教护士反感，从而引发矛盾。

3.建立良好护际关系的策略

建立良好的护际关系是全体护理人员义不容辞的职责。

（1）营造民主和谐的人际氛围：建立民主意识、加强信息沟通是维持和促进护际关系和谐的基础。作为护理管理者，既是护理工作的管理者，更是护际关系的协调者。在工作中，应多用情、少用权，要以身作则，严于律己，知人善用，以理服人。作为护士，一方面要尊重领导，服从管理，要理解护理管理者的难处；另一方面，护士间要互相帮助、互相学习、取长补短，和睦相处；作为实习护生，应尊重带教护士，主动学习，勤奋工作。

（2）创造团结协作的工作环境：护士之间既要分工负责，又要团结协作；出现困难，应互相帮助；发现问题，应互相提醒、补救；形成团结协作、积极向上的工作氛围。

第三节　护理工作中的语言沟通

一、语言沟通的基本知识

（一）语言沟通的类型

根据语言的表达方式，语言的沟通方式主要分为口头语言沟通和书面语言沟通两种类型。

1.口头语言沟通是人们利用有声的自然语言符号系统，通过口述和听觉来实现的，也是人与人之间通过对话来交流信息、沟通心理。

2.书面语言沟通是用文字符号进行的信息交流，是对有声语言符号的标注和记录，是有声语言沟通由"可听性"到"可视性"的转换。

（二）护患语言沟通的原则

语言沟通是护患交往中的主要沟通形式。护士在与患者进行语言沟通的过程中，应遵循以下六个原则：

1.尊重性

尊重是确保沟通顺利进行的首要原则。在与患者的沟通过程中，护士应将对患者的尊重、恭敬、友好置于第一位，切记不可伤害患者的尊严，更不能侮辱患者的人格。

2.科学性

护士在与患者沟通的过程中，应确保沟通内容的科学性。作为专业人士，护士首先应保证沟通中所引用的例证、资料均有可靠的科学依据；其次应实事求是，不得任意夸张，歪曲事实。

3.目标性

护患之间的语言沟通是一种有意识、有目标的沟通活动。护士无论是向患者询问一件事、说明一个事实，还是提出一个要求，均应做到目标明确、有的放矢，以达到沟通的目的。

4.规范性

无论是与患者进行口头语言沟通还是书面语言沟通，护士应做到发音纯正、吐字清楚、用词朴实、准确、语法规范、简练，同时要有系统性和逻辑性。

5.真诚性

在语言沟通过程中，护士应以真心诚意的态度，从爱心出发，加强与患者的情感交流，努力做到态度谦和、语言文雅、语音温柔，使患者感到亲切感。

6.艺术性

艺术性的语言沟通不仅可以拉近医护人员与患者和家属的距离，还可以化解医患、护患之间的矛盾。因此，护士应注意自身语言的修养，注重语言沟通的艺术性。

二、交谈的基本概念

（一）交谈的含义

交谈是语言沟通的一种形式，是以口头语言为载体进行的信息传递。交谈是护理工作中最主要的语言沟通形式。护士无论是进行护理评估、护理诊断、制订护理计划，还是实施护理措施、评价护理效果，均需与患者、患者家属、其他医务工作者进行有效的交谈。

（二）交谈的基本类型

1.个别交谈与小组交谈

根据参与交谈人员的数量，可将交谈分为个别交谈和小组交谈。

（1）个别交谈是指在特定环境中两个人之间进行的以口头语言为载体的信息交流。

（2）小组交谈是指三人或三人以上的交谈。为了保证效果，小组交谈最好有人组织；参与人员数量最好控制在3~7人，最多不超过20人。

2.面对面交谈与非面对面交谈

根据交谈的场所和接触的情况，可将交谈分为面对面交谈与非面对面交谈。

（1）面对面交谈：交谈双方同处一个空间，均在彼此视觉范围内，可以借助表情、手势等肢体语言帮助表达观点和意见，使双方的信息表达和接受更加准确。护患交谈中多用此种形式。

（2）非面对面交谈：随着现代科学技术的快速发展，人们可以通过电话、互联网等非面对面方式进行交谈。在非面对面交谈时，交谈双方可不受空间和地域的限制，也可以避免面对面交谈时可能发生的尴尬场面，使交谈双方心情更加放松、话题更加自由。

3.一般性交谈和治疗性交谈

根据交谈的主题和内容，可将交谈分为一般性交谈和治疗性交谈。

（1）一般性交谈：一般用于解决一些个人或家庭的问题。交谈的内容比较广泛，一般不涉及健康与疾病问题。

（2）治疗性交谈：一般用于解决健康问题或减轻病痛、促进康复等。护患之间的交谈多为治疗性交谈。

（三）护患交谈的技巧

为了保证交谈的顺利进行、确保其效果，护士可根据具体情况适时、适度地运用以下几种交谈技巧：

1.倾听

倾听是指全神贯注地接收和感受交谈对象发出的全部信息（包括语言信息和非语言信息），并做出全面的理解。倾听伴随整个交谈过程，是获取信息的重要渠道。在护患交谈过程中，护士应特别注意以下几点：

（1）目的明确：在与患者交谈时，护士应善于寻找患者传递信息的价值和含义。

（2）控制干扰：护士应做好充分准备，尽量降低外界的干扰，如关闭手机。

（3）目光接触：护士应与患者保持良好的目光接触，用30%~60%的时间注视患者面部，并面带微笑。

（4）姿势投入：护士应面向患者，保持合适的姿势和距离。身体稍微向患者方向倾斜，表情不要过于丰富、手势不要太多、动作不要过大，以免患者产生畏惧或厌烦心理。

（5）及时反馈：护士应适时、适度地给患者发出反馈。护士可以通过点头、轻声应答"嗯""是"等，以表示自己在倾听。

（6）判断慎重：在倾听时，护士不要急于做出判断，应让患者充分诉说，以全面、完整地了解情况。

（7）耐心倾听：患者诉说时，护士不要随意插话或打断患者的话题，一定要待患者诉说完后再阐述自己的观点。无意插话或有意制止患者说话均为不礼貌的举动。

（8）综合信息：护士应综合信息的全部内容寻找患者谈话的主题，主要是患者的非语言行为，以了解其真实想法。

2.核实

核实是指在交谈过程中，为了验证自己对内容的理解是否准确所采用的沟通策略，是一种反馈机制。核实既可以确保护士接收信息的准确性，也可以使患者感受到自己的谈话得到护士的重视。护士可通过**重述**和**澄清**两种方式进行核实。

（1）**重述**：重述包括患者重述和护士重述两种情况，即一方面，护士将患者的话重复一遍，待患者确认后再继续交谈；另一方面，护士可以请求患者将说过的话重复一遍，待护士确认自己没有听错后再继续交谈。

（2）**澄清**：护士根据自己的理解，将患者一些模棱两可、含糊不清或不完整的陈述描述清楚，与患者进行核实，从而确保信息的准确性。

3.提问

提问是收集信息和核对信息的重要方式，也是确保交谈围绕主题持续进行的基本方法。为了保证提问的有效性，护士可根据具体情况采用开放式提问或封闭式提问。

（1）**开放式提问**：又称敞口式提问，即所问问题的答案没有范围限制，患者可以根据自己的感受、观点自由回答，护士可从中了解患者的真实想法和感受。其优点是护士可获得更多、更真实的资料；缺点是需要的时间较长。

（2）**封闭式提问**：又称限制性提问，是将问题限制在特定的范围内，患者回答问题的选择性很小，可以通过简单的"是""不是""有""无"等即可回答。其优点是护士可以在短时间内获得需要的信息；其缺点是患者没有机会解释自己的想法。

4.阐释

即阐述并解释。在护患交谈过程中，护士往往运用阐述技巧解答患者的各种疑问；解释某项护理操作的目的及注意事项；针对患者存在的健康问题提出建议和指导。

阐释的基本原则包括：①尽可能全面了解患者的基本情况。②将需要解释的内容以通俗易懂的语言向患者阐述。③使用委婉的语气向患者阐释自己的观点和看法，使患者可以选择接受、部分接受或拒绝。

5.移情

即感情进入的过程。移情是从他人的角度感受、理解他人的感情，是分享他人的感情，而不是表达自我感情，也不是同情、怜悯他人。在护患交谈过程中，为了深入理解患者、准确地掌握患者的信息，护士应从患者的角度理解、体验其真情实感。

6.沉默

沉默是一种交谈技巧。在倾听过程中，护士可以通过沉默起到以下四个方面的作用：①表达自己对患者的同情和支持。②给患者提供思考和回忆的时间、诉说和宣泄的机会。③缓解患者过激的情绪和行为。④给自己提供思考、冷静和观察的时间。

7.鼓励

在与患者的交谈过程中，护士适时对患者进行鼓励，可增强患者战胜疾病的信心。

第四节　护理工作中的非语言沟通

一、非语言沟通的基本知识

（一）非语言沟通的含义

非语言沟通是借助非语言符号，如人的仪表、服饰、动作、表情等，以非语言为载体所进行的信息传递。非语言沟通是语言沟通的自然流露和重要补充。

（二）非语言沟通的特点

非语言沟通的主要特点包括真实性、广泛性、持续性、情景性。

1.真实性

非语言沟通往往比语言沟通更能够表露、传递信息的真实含义。人的非语言行为更多的是一种对外界刺激的直接反应，常常是无意识的。

2.广泛性

非语言沟通的运用是极为广泛的，即使在语言差异很大的环境中，人们也可以通过非语言信息了解对方的想法和感觉，从而实现有效的沟通。

3.持续性

非语言沟通是一个持续的过程。一般而言，从沟通开始，双方的仪表、举止就传递出相关的信息，双方的距离、表情、身体动作就显示着各种特定的关系。

4.情景性

在不同的情境中，相同的非语言符号表示不同的含义。例如，在不同的情境下，流泪既可表达悲痛、生气、委屈、仇恨的情感，也可表达幸福、兴奋、感激、满足等情感。

二、护士非语言沟通的主要形式

在护患沟通的过程中，护士使用的非语言沟通形式主要包括表情和触摸。

（一）表情

表情是人类面部的感情。表情不仅能给人以直观的印象，而且能感染人，是人际沟通的有效形式。人的表情一般是不随意的，但有时可以被自我意识调控，具有变化快、易察觉、可控制的特点。因此，在护患交往中，护士应以职业道德为基础，有效地运用和调控自己的面部表情。

1.目光

目光可以表达和传递感情，也能显示自身的心理活动，还能影响他人的行为。

（1）目光的作用

①表达情感：目光可以准确、真实地表达人们内心极其微妙和细致的情感。一般而言，沟通双方深切注视的目光表示崇敬之意；怒目圆睁的目光则表示仇恨之切；而回避闪烁的目光表示惧怕之心等。

②调控互动：沟通双方可根据对方的目光判断其对谈话主题和内容是否感兴趣、对自己的观点是否赞同。在护患交谈中，如果护士发现患者左顾右盼、东张西望，目光游离不定，应及时调整谈话的内容或方式。

③显示关系：目光不仅能显示人际关系的亲疏程度，还可显示人际间支配与被支配的地位。一般情况下，陌生人之间目光接触时间相对短暂；地位高者注视地位低者的时间相对长于地位低者注视地位高者的时间。

（2）护士目光交流的技巧：在护患沟通过程中，护士应正确应用目光交流技术，特别注意注视的角度、部位和时间。

①注视角度：护士注视患者时，最好是平视，以显示护士对患者的尊重和护患之间的平等关系。在沟通过程中，护士可根据患者所处的位置和高度，灵活地借助周围地势来调整自己与患者的目光，尽可能地与患者保持目光平行。在与患儿进行交谈时，护士可采取蹲式、半蹲式或坐位；与卧床患者交谈时，可采取坐位或身体尽量前倾，以降低身高等。

②注视部位：护患沟通时，护士注视患者的部位宜采取社交凝视区域，即以双眼为上线、唇心为下顶角所形成的倒三角区内，使患者产生一种恰当、有礼貌的感觉。

③注视时间：护患沟通过程中，护士与患者目光接触的时间不应少于全部谈话时间的30%，也不应超过全部谈话时间的60%；如果是异性患者，每次目光对视时间应不超过10秒。长时间目不转睛地注视对方是一种失礼的表现。

2.微笑

微笑是一种最常用、最自然、最容易为对方接受的面部表情，是内心世界的反应，是礼貌的象征。

（1）微笑在护理工作中的作用：

①传情达意：在护理工作中，护士的微笑能够使患者感觉心情舒畅，使其感受到来自护士的关心和尊重，能帮助患者重新树立战胜疾病的信心。

②改善关系：微笑具有使强硬变得温柔、使困难变得容易的魅力。护士发自内心的微笑可以化解护

患之间的矛盾，改善护患关系。

③优化形象：微笑是心理健康、精神愉快的标志。微笑可以美化护士的形象，陶冶护士的内心世界。

④促进沟通：护士的微笑可以缩短护患之间的心理距离，缓解患者的紧张、疑虑和不安心理，**使患者感受到尊重、理解、温馨和友爱，同时也能赢得患者的信任和支持。**

（2）护士微笑的艺术：微笑是最有吸引力、最有价值的面部表情，但只有真诚、自然、适度、适宜的微笑才能真正发挥作用。

①真诚：护士发自内心的、真诚的微笑能够使护患沟通在一个轻松的氛围展开，能够真正感到患者。

②自然：发自内心的微笑应该是心情、语言、神情与笑容的和谐统一。护士自然的微笑能够为患者送去生的希望，增强其战胜疾病的勇气。

③适度：护士对患者微笑时应适度。笑得过分，有讥笑之嫌；笑得过短，给人以虚伪感。

④适宜：护士的微笑一定要与工作场合、环境、患者的心情相适宜。

（二）触摸

触摸是非语言沟通的一种特殊形式，包括抚摸、握手、拥抱等。

1.触摸的作用

（1）有利于儿童生长发育：根据临床观察，触摸对儿童的生长发育、智力发育及良好性格的形成具有明显的刺激作用。

（2）有利于改善人际关系：在人际沟通过程中，沟通双方的触摸程度可以反映双方情感上相互接纳的水平。

（3）有利于传递各种信息：触摸传递的信息有时是其他沟通形式所不能替代的。如护士触摸高热患者的额部，传递的是护士对患者的关心和对工作负责的信息。

2.触摸在护理中的应用

（1）健康评估：护士在对患者进行健康评估时，经常采用触摸方式，如护士触摸腹痛患者的腹部，了解是否有压痛、反跳痛、肌紧张等。

（2）给予心理支持：触摸是一种无声的安慰和重要的心理支持方式，可以传递关心、理解、体贴、安慰等。产妇分娩时，护士抚摸产妇的腹部或握住产妇的手，产妇会感到安慰，甚至疼痛的减轻。

（3）辅助疗法：根据有关研究发现，触摸可以激发人体免疫系统，使人的精神兴奋，减轻因焦虑、紧张而加重的疼痛，有时还能缓解心动过速、心律不齐等症状，具有一定的保健和辅助治疗作用。因此，一些国家已开始将抚触疗法作为辅助治疗手段。

3.注意事项

护士在运用触摸沟通方式时，应保持敏捷和谨慎，特别应注意以下几点：

（1）根据情境、场合等不同的实际情况，采取不同的触摸方式。

（2）根据患者性别、年龄、病情等特点，采取患者易于接受的触摸方式。

（3）根据沟通双方关系的程度，选择恰当的触摸方式

三、护士非语言沟通的基本要求

1.尊重患者

即将患者置于平等的位置上，使处于疾病状态的患者保持心理平衡，不因疾病受到歧视，保持人的尊严。护士尊重患者的人格，就是尊重患者的个性心理，尊重患者作为社会成员所应有的尊严，**即使精神病患者也同样应该受到尊重。**

2.适度得体

护士的举止、表情、外表等常常将直接影响到患者对护士的信任程度，影响护士之间良好的人际关系的建立。在护患沟通过程中，护士的姿态要落落大方，笑容要适度自然，举止要礼貌热情。

3.因人而异

在与患者的交往中，护士应根据患者的特点，采用不同的非语言沟通方式，以保证沟通的有效性。

第五节　护理工作中的礼仪要求

一、礼仪的基本概念

（一）礼仪的概念

礼仪是在人际交往过程中得到共同认可的行为规范和准则，是对礼貌、礼节、仪表、仪式等具体形式的统称。

1.礼貌是指人们在交往过程中为表示尊重和友好，通过语言和动作表现出敬意的行为规范，如尊称、主动打招呼、道谢等。

2.礼节是人们在社会交往中表现尊重、祝贺、哀悼等的惯用形式，是礼貌在语言、行为、仪态等方面的具体表现形式。

3.仪表是人的外在表现，包括容貌、服饰、仪态等。

4.仪式是在较为庄重的场合为表示敬意或隆重，举行具有专门程序的规范化活动，如各种会议、项目的开幕式或闭幕式、颁奖仪式等。

礼仪的完整含义包括四个方面：第一，礼仪是一种行为准则或规范；第二，礼仪受文化传统、风俗习惯、宗教信仰以及时代潮流的直接影响；第三，礼仪是个人学识修养、品质的外在表现；第四，礼仪的目的是通过社交各方面的相互尊重，达到人际关系的和谐状态。

（二）礼仪的原则

1.遵守原则

在交际活动中，每一位参与者都必须自觉、自愿地遵守礼仪规则，以礼仪规范自己的言行举止。

2.自律原则

礼仪规范由"对待他人的做法"和"对待自己的要求"两部分组成，其中最重要的就是对自我的要求，即运用中需要重视自我要求、自我约束、自我控制、自我检点、自我反省，对待个人的要求是礼仪的基础和出发点。

3.敬人原则

要求人们在交际活动中，对交往对象既要互谦互让、互尊互敬、友好相待、和睦共处，更要将对交往对象的重视、恭敬、友好置于首位，要做到敬人之心长存，不可伤害他人尊严，更不能侮辱他人人格。

4.宽容原则

即在交往活动中，不仅要严于律己，更要宽以待人，多理解、体谅、容忍他人，而不是求全责备、过分苛求、咄咄逼人。不必强求他人与自己完全保持一致，也不能用一个标准去要求所有人。

5.平等原则

平等是礼仪的核心，对人应以诚相待，一视同仁，给予同等礼遇，不因交往对象之间的年龄、性别、种族、职业、地位、财富以及与自己关系亲疏等方面的不同，厚此薄彼。

6.从俗原则

在交往活动中，往往因国情、民俗、文化背景等差异导致礼仪要求的不同。礼仪交往要求人们尊重对方、入乡随俗，而不要妄自尊大、自以为是，或简单地否定其他民族和国家的习俗。

7.真诚原则

真诚是人与人相处的基本态度，是一个人外在行为与内在道德的统一。真诚原则要求人们在运用礼仪时，务必以诚待人、表里如一、言行一致，不得口是心非、阳奉阴违。

8.适度原则

应用礼仪时，必须注意技巧，特别要注意把握分寸，合乎规范。在与人交往时，首先要感情适度，既要彬彬有礼，又不能低三下四；其次是要谈吐适度，既要坦率真诚，又不能言过其实；第三是要举止适度，既要优雅得体，又不能夸张造作。

二、护理礼仪的基本概念

（一）护理礼仪的含义

护理礼仪是护理工作者在进行医疗护理和健康服务过程中，形成的被大家公认和自觉遵守的行为规范和准则。

（二）护理礼仪的特征

护理礼仪的主要特征包括规范性、强制性、综合性、适度性和可行性。

1.规范性

护理礼仪是护士必须遵守的行为规范，是在相关法律、规章制度、守则的基础上，对护士待人接物、律己敬人、行为举止等方面规定的模式或标准。

2.强制性

护理礼仪中的各项内容是基于法律、规章、守则和原则的，对护士具有一定的约束力和强制性。

3.综合性

护理礼仪作为一种专业文化，是护理服务科学性与艺术性的统一，是人文与科技的结合，是伦理学与美学的结合。在护理活动中，体现出护士的科学态度、人文精神和文化内涵。

4.适度性

护士对不同的服务对象或不同的文化礼仪具有适应能力。在护理工作中，护士应充分尊重患者的信仰、文化、习俗，并在交往中相互融合适应。

5.可行性

护理礼仪要运用于护理实践中，应注意礼仪的有效性和可行性，要得到护理对象的认可和接受。

三、护士的仪表礼仪要求

（一）护士仪容礼仪要求

1.面部仪容礼仪

护士在工作期间应保持面部仪容自然、清新、高雅、和谐。在保持面部清洁的基础上，可以化淡妆。

2.头饰礼仪

基于职业的特点，护士工作期间的发式要求是：头发前不过眉，侧不过耳，后不过颈。对于女性护士，如果是长发，应盘起或戴网罩；如果是短发，也不应超过耳下3 cm，否则也应盘起或使用网罩。对于男性护士，不应留长发；一般情况下，不应剃光头。

（二）护士服饰礼仪要求

1.护士服着装原则

（1）端庄大方：护士工作期间必须穿工作装，即护士服，这是护理工作的基本要求。护士在着装上应做到端庄实用，简约朴素，线条流畅，呈现护士的青春活力美。

（2）干净整齐：干净整齐是护士工作装的基本要求，也是护士职业特殊品质的显示和护士精神面貌的显示。

（3）搭配协调：穿着护士服时，要求大小、长短、型号适宜，腰带平整、松紧适度。同时注意与其他服饰的统一，如护士帽、护士鞋等。

2.护士服着装具体要求

（1）护士服：护士服是职业礼服，要求式样简洁、美观，穿着合体，松紧适度，操作灵活；面料挺拔、透气，易清洗、消毒；颜色清淡素雅。护士应保持护士服清洁、平整，衣扣整齐，腰带调整适度。

（2）护士鞋：为了便于工作，护士鞋要求软底、坡跟或平跟，防滑；颜色以白色或奶白色为宜；护士应注意保持鞋面清洁。

（3）袜子：袜子以肉色、白色等浅色、单色为宜。

（4）饰物：护士工作期间不宜佩戴过多饰物，如戒指、手镯及各种耳饰。

（三）护士基本行为礼仪

工作期间，护士的站姿、坐姿、走姿的基本要求如下：

1.站姿

抬头、颈直，下颌微收、嘴唇自然闭合；双眼平视前方，面带微笑；两肩外展，双臂自然下垂；挺胸，收腹；双腿直立，两膝和脚跟并拢，脚尖分开。

2.坐姿

抬头，上身挺直，下颌微收，目视前方；挺胸立腰，双肩平正放松；上身与大腿、大腿与小腿均成90°；双膝自然并拢，双脚并拢，平落于地或一前一后；坐在椅子的前1/2或1/3处即可；双手交叉相握于腹前。

3.走姿

上身正直、抬头，下颌微收，双眼目视前方，面带微笑；挺胸收腹，立腰；足尖向前，双臂自然摆动；步态轻盈、稳健，步幅适中、匀速前进。

厦门文献丛刊

林丽萍　主编

洪芳洲先生文集

［明］洪朝选　撰

陈峰　校注

厦门市图书馆　编

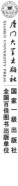

厦门大学出版社
XIAMEN UNIVERSITY PRESS
国家一级出版社
全国百佳图书出版单位

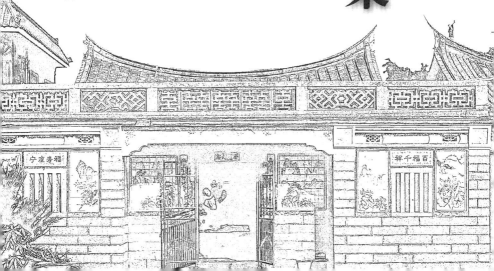

图书在版编目（CIP）数据

洪芳洲先生文集 /（明）洪朝选撰；陈峰校注；厦
门市图书馆编. -- 厦门：厦门大学出版社，2023.6
（厦门文献丛刊 / 林丽萍主编）
ISBN 978-7-5615-8948-9

Ⅰ．①洪… Ⅱ．①洪… ②陈… ③厦… Ⅲ．①中国文
学－古典文学－作品综合集－明代 Ⅳ．①I214.82

中国版本图书馆CIP数据核字(2023)第042097号

出 版 人　郑文礼
责任编辑　薛鹏志
美术编辑　张雨秋
技术编辑　朱　楷

出版发行　厦门大学出版社
社　　址　厦门市软件园二期望海路39号
邮政编码　361008
总　　机　0592-2181111　0592-2181406(传真)
营销中心　0592-2184458　0592-2181365
网　　址　http://www.xmupress.com
邮　　箱　xmup@xmupress.com
印　　刷　厦门市明亮彩印有限公司

开本　880 mm×1 230 mm　1/32
印张　16.75
插页　4
字数　480 千字
版次　2023 年 6 月第 1 版
印次　2023 年 6 月第 1 次印刷
定价　100.00 元

本书如有印装质量问题请直接寄承印厂调换

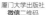

厦门大学出版社
微信二维码

厦门大学出版社
微博二维码

厦门文献丛刊编委会

主　编：林丽萍

顾　问：洪卜仁　江林宣　何丙仲

编　委：陈　峰　付　虹　叶雅云　薛寒秋

　　　　陈国强　陈红秋　吴辉煌

洪芳洲先生文集编辑组

校　注：陈　峰

审　校：吴辉煌　张元基　李跃忠

厦门文献丛刊总序

  厦门素有"海滨邹鲁"之誉，文教昌明，人文荟萃，才俊辈出，灿若群星。故自唐代开发以来，鸿章巨著，锦文佳作，层见叠出，源源不绝，形成蔚然可观的厦门地方文献。作为特定地域之人文精神的载体，这些文献记录了厦门地区千百年来之历史发展与社会变迁，讲述着厦门地区千百年来之政教民生与人缘文脉，是本地宝贵之文化遗产，更是不可多得的地情信息资源，于厦门经济建设之规划与文化发展之研究，具有彰往考来的参考价值。

  然而，厦门地处滨海扼要，往昔频遭战乱浩劫，文献毁荡散佚颇多，诸志艺文所载之厦门文献，十不存三。而留存于世者，则几成孤本，故藏家珍如拱璧，秘不示人，这势必造成收藏与利用之矛盾。整理开发厦门文献，是解决地方文献藏用矛盾的有效手段。它有利于地方优秀传统文化之传播，有利于发挥地方文献为当地社会和经济发展服务之作用，从而促进地方文献的价值提升。因此，有效地保护、整理与开发利用厦门地方文献，俾绵延千百年之厦门地方文献为更多人所利用，已成当务之急。

  保护人类文化遗产是图书馆的重要职能之一，而开发利用文献资源更是图书馆的一个重要任务。近年来，厦门市图书馆致力于馆藏地方文献的搜集、整理与开发，费尽心思，不遗余力。为丰富地方馆藏，他们奔走疾呼，促成《厦门地方文献征集管理办法》正式颁布，为地方文献征集工作提供法规保障；为搜罗地方珍本，他们千里寻踪，于天津图书馆搜得地方名士池显方的《晃岩集》完本，复制而归，俾先贤文献重返故里；为发挥馆藏效用，他们更是联袂馆人，群策群力，编纂厦门文献丛刊，使珍藏深闺的地方文献为世人所利用。厦门图书馆人之努力，实乃可贺可勉。

余观厦门文献丛刊编纂方案，入选书目多为未曾开发的地方文献，其中不少是劫后残余、弥为珍贵之古籍。如明代厦门文士池显方的《晃岩集》、同安名宦蔡献臣的《清白堂稿》等，皆为唯一存世的个人文集，所载厦门、同安之人文史事尤多，乃研究明代厦门地方史之重要文献；又如清代厦门文字金石名家吕世宜的《爱吾庐笔记》《爱吾庐题跋》等作品，乃其精研文字，揣摩金石之心得，代表清末厦门艺术研究之时风；再如宋代朱熹过化同安时所著的文集《大同集》、明代曹履泰记述征剿海上武装集团的史料文献《靖海纪略》、清代黄家鼎权倅马巷时所著的文集《马巷集》、清代沈储记述闽南小刀会起义的史料文献《舌击编》等，亦都是厦门地方史研究的重要资料。这些古籍文献，璞玉浑金，含章蕴秀，颇有史料价值。更主要的是这些文献存世极少，有的可能已是存世孤本，急待抢救。厦门文献丛刊之编纂，不以尽揽历代厦门文献为能事，而是专注于这引起未曾开发之文献，拾遗补缺，以弥补厦门地方文献开发利用之空白，实乃匠心独运之举。

厦门文献丛刊虽非鸿篇巨制，然其整理、编纂点校工作繁重，绝非一蹴可就。愿编校人员持续努力，再接再厉，使诸多珍贵的厦门文献卷帙长存，瑰宝永驻，流传久远，沾溉将来。

是为序。

罗才福

己丑年岁首

清正刚介发为文
——洪朝选的《洪芳洲先生文集》

明朝中期的厦门名宦、循吏中，洪朝选称得上是精于吏治且宏才硕学之士。清代闽南学者陈棨仁在《洪芳洲先生文集序》评价他说："毋亦廉介狷激之概，郁蓄者深，不谐于时，不媚于世，发为事业而事业奇，发为志节而志节奇，发为文章而文章益奇。"其刚介绝俗之节、赤诚报国之心，皆见诸《洪芳洲先生文集》之中。

洪朝选（1516—1582），字舜臣，一字汝尹，号芳洲，别号静庵，同安县翔风里十三都柏埔村（今翔安区新店镇洪厝村）人，生于明正德十一年（1516年）。明嘉靖十六年（1537年）举乡试，二十年（1541年）进士登第，次年授南京户部山西司主事，升南京户部郎中。因病辞官，越二年，补南京吏部郎中。明嘉靖三十二年（1553年）起，出为四川督学副使、广西右参政、山西左参政。明嘉靖四十一年（1562年）改南京太仆寺卿，丁母丧归。三年后再出，仍任南京太仆寺卿，转南京都察院右佥都御史，升副都御史，巡抚山东等地。明隆庆元年（1567年）升刑部右侍郎，次年为左侍郎，摄尚书职。洪朝选性刚介，恶逢迎，不趋权势，不附奸，嫉恶如仇，通于净谏。为官清正，廉洁自守，勤政为民，政绩显赫。其执掌刑政时，秉公执法，致触犯权贵，而罹杀身之祸。隆庆三年（1569年），奉旨勘察辽王朱宪㸅案。首辅张居正为报宿怨，授意治朱宪㸅以谋反死罪。洪朝选则据实查奏，忤逆张居正之意，被削职回籍，乡居十二年。明万历十年（1582年），张居正更假福建巡抚劳堪之手，诬构入狱，禁于牢中，不数日而毙命，终年六十七岁。十二年后，神宗皇帝遣使至洪朝选家乡，举行公祭，沉冤方获昭雪。

洪朝选一生以道自任，不欲以文名家，然其为政之中又勤于笔耕，故生前留下的著作颇多，《明史·艺文志》著录其作品有《江防信地》二卷、《静庵稿》十五卷。而现今可知的洪朝选著作则有六种，除《江防信地》早已不见踪迹外，尚存世者有《摘稿》四卷、《归田稿》三卷、《续归田稿》二卷、《续稿》二卷、《读礼稿》三卷，计五种。据武汉大学历史系谢贵安教授推测，此五种诗文稿曾合刻过，其名称可能就是《明史·艺文志》所称的《静庵稿》十五卷，因为五种诗文稿的卷数加起来与《静庵稿》的卷数大致相当。但毕竟今日不见《静庵稿》实物，也无史料可征，姑且存疑。此五种诗文稿，皆为洪朝选生前亲自编订的，故在明代曾刊刻。中科院图书馆见藏明刻本《归田稿》三卷、《奏疏》一卷和《读礼稿》六卷，新刊的《四库未收书辑刊》第五辑第十九册所收的洪芳洲先生《归田稿》三卷、《奏疏》一卷、《读礼稿》六卷，即以中科院馆藏影印。而其《摘稿》亦有据可证确曾刊刻。据华复初的《题洪芳洲先生摘稿序》称：明嘉靖三十九年（1560年），洪朝选北上销假，特经无锡，携带嘉靖二十四年（1545年）以后所作的诗文稿，请病休在家的华云评刻，惜病故未成。翌年，华云之子复初、复诚兄弟及邹汝丹共同校订其稿，编成《洪芳洲先生摘稿》一书付梓。该书篇首有华复初撰写的《题洪芳洲先生摘稿序》，篇末有平湖陆光祖撰写的《题洪芳洲先生摘稿后》，述及《摘稿》的编印始末。在《洪芳洲先生文集》中，唯《摘稿》单独有一篇序跋。由此可见，洪朝选的诗文稿在明代至少已有单行本刊刻问世。然明代刻版皆毁于倭寇之患，故现今只见中科院图书馆所藏明刻本的若干卷。

清光绪五年（1879年），洪朝选的族裔洪曜离，将《摘稿》等五种文集"合数集为一编"，附上《忠孝乘》一卷和《奏疏附集》一卷，分为七册，定书名为《洪芳洲先生文集》，请晋江龚显曾作序。清光绪十八年（1892年），该书由洪曜离之侄洪春如集资雕版刊出，其内封署"同安洪朝选著芳洲文集板家藏"，各文稿题名皆统一为"洪芳洲先生××稿"字样，版心之鱼尾上亦然。卷首除龚显曾之序外，又有晋江陈棨仁和洪曜离本人所作序言各一篇。该书各稿作品按时间顺序分别为：《摘稿》四卷二册，卷一为诗，卷二为序、记，卷三为传、墓志铭、圹志，卷四为行状、祭文、碑、颂、说、策问。此诗文，为嘉靖二十四年（1545年）至三十九年（1560年）15年间的作品。《归田稿》三卷一册，其卷一为诗，卷二为序，卷三为记、碑、志铭、墓表、杂著，为嘉靖末年以后的作品。《续归田稿》二卷一册，其卷一为诗、序、记，卷二为碑、志铭、墓表、杂著，为万历以后的作品。《续稿》三卷一册，其卷一为诗、论、序，卷二为记、墓志铭、墓表、疏、祭文、题跋，卷三为附集，并非洪朝选的作品，乃其子洪兢（号学静）之奏疏。《读礼稿》三卷一册，乃将明刻本的《奏疏》一卷和《读礼稿》六卷合刊。其卷一为奏疏，即明刻本的《奏疏》一卷六篇。卷二为诗、序、记、启、赞、祭文、墓志铭，乃《读礼稿》的一至五卷。卷三为杂著，乃《读礼稿》的末卷"杂著"。五部作品之后，又附上《忠孝乘》一卷一册，为洪朝选的仕录、祭文、小传、通纪等。光绪洪氏家刻本存世亦不多，日本东京帝国大学东洋文化研究所收藏一部；福师大图书馆亦收藏一部，但缺《摘稿》四卷二册；厦门市图书馆藏有《摘稿》四卷二册，可补师大馆之缺。另外，福建省图书馆藏有一套《洪芳洲先生文集》手抄本，计五卷七册，系抄自光绪洪氏家刻本。

此外，厦门集美图书馆另藏有一部清代刻本，书签署名为《洪芳洲文集》，为五卷本，只收《摘稿》《归田稿》《续稿》三种，并以《忠孝乘》作第五卷。此本内封与福师大所藏版本相同，但其版心字样为"洪芳洲先生文集稿"，有所不同。其第一卷收文与福师大图书馆所藏版本则有较大差异，只有两篇是洪朝选所作，其余都是与洪朝选有关的材料，类似《忠孝乘》"续编"，可能是另一种辑本。

民国初年，侨居南洋的洪氏族人以光绪版为底本，重新分类编订，将影片、序言、书目及诗合编为一册，序、记、碑、传、赞合为一册，奏疏、祭文、志铭、圹志、墓表、行状、杂著合为一册，文集稿、忠孝乘附其子学静奏疏各篇合为一册，共为四册，题名为《洪芳洲先生文集》，集资刊印。此版本今亦残缺不全，同安洪氏后裔藏有残本。

1989 年，台湾洪氏族孙洪增福将现藏福建省图书馆的手抄本七册影印出版，题名为《洪芳洲公文集》。合订为上、下两册，并增入《筵宾馆寄家书》及《洪门慈淑朱氏为夫辨冤本》各一篇，置于《摘稿》之后。此外，还新增洪氏二十三世孙洪允践和二十一世孙洪增福的序各一篇。这个版本的内容有一点儿增加，为后人提供了洪朝选遇害前的一些信息及朱氏为夫辨冤的经过。

除了《洪芳洲先生文集》外，明嘉靖隆庆间无锡俞宪编《盛明百家诗》三百二十四卷时，曾汇辑洪朝选诗作编成《洪芳洲集》一卷，列为该丛书之一。此集在国家图书馆、上海图书馆、青海省图书馆等皆有收藏。此集所选诗作，均可见于《摘稿》。

1998 年，厦门地方文史专家方友义先生编撰《洪朝选研究》一书，收入洪朝选诗稿、部分文稿以及研究的文章。2018 年，泉州文库整理出版委员会据光绪版手抄本影印的《洪朝选公文集》重新点校出版。厦门市图书馆厦门文献丛刊以整理厦门先贤著述为己任，于洪朝选著述的整理上当然也不缺席，故将《洪芳洲先生文集》纳入厦门文献丛刊的出版计划之中，对其重新编排、点校和注释。

洪朝选"平生直己守道，刚介绝俗，侃侃不阿"，盖发之于文，"不主故常，不徇时好，惟欲发吾之意，不诡于道而已"（华复初《题洪芳洲先生摘稿序》）。因此，作为洪芳洲政治活动的记录，

《洪芳洲先生文集》真实地描述了明代中叶中国社会的现状，涉及政治、法制、时事、经济、文化、教育等方面，为后人提供了具有较高价值的史料。

洪朝选宦海沉浮四十年，入为朝中重臣，出为封疆大吏，对明代政治制度有深刻的了解。其文集提供了大量明代官吏制度的史实，如明成祖朱棣迁都北京后，南京作为陪都仍保留了除内阁外的一整套中央官制。洪朝选曾在南京任职，对这套官制的"重北轻南"现象颇有感受，在《南京户部山西司题名记》一文中，他对这种现象有许多直接的、令人信服的记述，留下了宝贵的史料。又如官吏的考评制度是古代中国政治制度中极为重要的一个环节，对考评制度的研究，是了解古代皇权专制赖以实现的途径之一。洪朝选在《通守赤沙陈公荣奖序》《陈侯考绩序》等文，就描述了官吏考评制度的具体考评程序、名目及结论。他还对官吏制度的弊端以及政治制度的腐败进行了揭露与抨击。在《通政武东杨公墓表》和《王侯调官去任序》等篇中，通过对正直官吏可悲处境的同情而反映官场的黑暗。而对于科举出身的官员与举荐出身的官员升擢、前途的差异也提出看法，在《黄掌教令信丰序》一文中，就指出他们之间地位的不平等问题。洪朝选还以其耿介之性和忠直之德，大胆揭露明代宗藩的丑行，在《处置王庄疏》一文中，体现出为民请命的无畏气概。

洪朝选在都察院和刑部都任过官职，对明代法律制度知之甚多，故其文集对此亦有详细之反映，对后人研究明代的司法制度提供了极为丰富的参考资料。如明代司法机构的设置，在《宜山何公应廷尉召北上序》一文中，描述了明代刑部、都察院、大理寺"三法司"的独立设置，"其官署建设必在西北，于南在钟山之阴，于北在国之巽隅。截然一区，不与诸官寺齿，谓之西衙门"，描述十分具体。同时，还详述了刑部与大理寺的相互关系以及办案程序、人员任命等重要问题。洪朝选还揭露了嘉靖时期法制紊乱、官吏枉法的罪行，如在《房侯德政碑》一文中，即抨击了"醵金赂官"
"恶少仿效成风"等不正之风。作为一个办事认真的官员，他对办
案的方法与技术颇有研究，在《复奏人阎焕疏》《明台州府通判兼
峰蔡公暨配孺人洪氏墓志铭》等文中，记录了不少办案的实例。这
对于研究明代的办案操作，也有较大的参考价值。

洪朝选曾任四川按察副使提调学校一职，是他为官十数载唯一
与教育有关的职务。在督学四川时，他端士习、正文体，颇有振兴
蜀学之气象。然而终因得罪权奸严嵩，任职不久即被调离。虽是如
此，在《洪芳洲先生文集》中，仍多处记载了明代教育、教学状
况，闪现其教育思想的火花。在《鹅泽知县克庵唐君墓志铭》一文
中，洪朝选盛赞"读书必反复玩索，推见古圣贤之心于千载之上"
和"专务反躬实践"，体现了他主张"通儒之学"，反对"俗儒之
学"的思想。在《书建安兴学录》中，他提出"举业不能害道，其
害道者，俗学也"，"考文者，当于糊名易书之外，寓乡举、里选之
意，庶几可得文行兼茂之士"，提出改革八股取士的单一之法，将
科举与乡举里选相结合，以达到取德才兼备之士的目的。在《洪芳
洲先生文集》中，亦多处记载了明代地方兴修府县儒学和书院的
事，如《崇正书院记》《林学谕荣奖序》等，为我们提供了明代官
学、私学的兴建、教学质量和教职官员的实际状况；记载了明代地
方学校教学质量的问题，如在《黄掌教令信丰序》一文中，对教学
质量的担忧；记载了明代教育界教职官员的卑微境况，如在《林学
谕荣奖序》一文中，揭露教职官员品秩、俸禄、车马等待遇皆比同
品级的官员都低，并且常常要受到苛责，致令难有前程的状况。这
些记载都为明代教育史的研究提供了珍贵的史料。

洪朝选所处时代，正是明代商品经济初露萌芽的时期。商品经
济的出现与中国传统的重农抑商观念发生冲突，士大夫阶层出现了
不同的思想。洪朝选则是支持重商护商的观念，在《南京户部广西
司郎中林君状》中，明确地称颂了林性之的重商护商的行为，实是

难能可贵。而伴随着私人海上贸易出现的倭患问题，在洪朝选的文集中亦有大量的史实与评述。《赠魏指挥序》《瓶台谭侯平寇碑》等文深刻地指出了倭寇之患的背景、起因及其危害，并颂扬了临危受命、奋勇御寇的魏宗翰、谭维鼎等抗倭将领的果敢与谋略。明代的商品经济发展并没带来社会性质的根本转变，百姓的生活并未得到改善。洪朝选认为赋税的沉重，徭役、驿传的拖累，是使百姓贫穷并导致逃亡的原因。在《洪芳洲先生文集》中，亦对此问题多有论述。如《陈侯荣奖序》一文中指出"版籍之赋""科率之米""身力之役"等苛捐杂税和各种徭役已是百姓极重之负担，而又时时加征，导致百姓大量逃亡流徙，田地抛荒，因而造成百姓贫穷、社会动荡。而其中官吏渎职则更是起到推波助澜的作用。在《申明守令职事疏》一文中指出："今之为守令者，莫不以急赋敛、听狱讼、治文书、谨期会为事……不过此数者而已。有以招徕流亡为心者乎？有以开垦荒地为念者乎？有以……"直击官吏之腐败，可谓一针见血。在《洪芳洲先生文集》中有关抑商观念的讨论和诸多赋税、徭役现实的描述，为明代经济史研究提供了重要的史料。

洪朝选不仅是个为官清正、秉公执法的官吏，而且是个诗人、学者，其文学风格直追唐宋八大家，在文学理论上，则认同唐宋派的观点。王慎中评价其文学成就时说："芳洲先生文词，直得韩、欧、曾、王家法，与荆川最相知。其所作视荆川不啻王深甫之于南丰、张文潜之于东坡。为人峻洁忠信，有古独行之操，尤为荆川所敬。"

在文学领域中，洪朝选与当时重要的文学流派唐宋派过从甚密，可称为唐宋派的重要成员。洪朝选在南京户部出任杭州钞关榷场时，与唐宋派理论代表人物唐顺之（即荆川先生）始订交，由此他上疏引疾，客居宜兴，问业于唐顺之。归乡后，又问学于唐宋派领袖王慎中（即遵岩居士）。在与他们交往中，洪朝选对唐宋派的文学理论，尤其是唐顺之的"本色"论心领神会，深得三昧。与传统的"诗言志"观点相异，他认为诗重在表达情感，表达个性。在《方山诗录序》一文中，他阐述了诗的表达当以显示本色的观点，他说："然则非言与诗之不足以信人，乃其依托假似不出于胸臆肺腑之诚，足以起人之疑而为世之病也。"在他看来，只有不托假粉饰，直抒胸臆，才能见其真面目。他在《送少司寇郑环致仕》诗中写道："伟哉陶元亮，读书诵其诗。斯人何真朴，千古见光仪。"极力推崇陶渊明的诗，正是因着其真朴的本色。从《洪芳洲先生文集》中我们可以看到，洪朝选的诗文作品毫无粉饰之态，渗透着本色自然的狷介风格。

　　龚显曾在《洪芳洲先生文集序》中评价洪朝选"忠义之气，磊磊轩天地。今读其集，犹可想见其人"。正因其刚介直耿、毫无粉饰的风格，使《洪芳洲先生文集》的篇篇章章为后人对明代历史之研究提供了不少珍贵的史料，这也就是其价值之所在。

目　　录

摘　稿（四卷）

归 田 稿（三卷）

续归田稿（二卷）

续　稿(二卷)

重刊洪芳洲先生文集序

（清）龚显曾[1]

昔建宁朱梅崖[2]之言曰："始力抗周、秦、两汉，与荀、屈、扬、马诸子搏，必伏而盬其脑。然后导而汇之，韩、欧、曾、王、姚、虞[3]以下，若首受而尾逆也。及其晚而反复于遵岩、荆川诸家，心愈降而客气尽，于是奇辞奥旨，不合于道者鲜矣。"夫文称韩、欧、曾、王，尚已，百世而下，㧟〔濡〕毫吮墨，求有合于数家之旨，犹必扬波导流。先薪底于王、唐之域，而后正其向，导其绪，以直溯其源，矧生同时者，复与之讲论砥砺。则其就绳合揆，讵不易于为力哉？

乡先正洪芳洲先生，当讲学论道时，与荆川同志，日夕从之印证，于是乎确确心得。复与同里遵岩先生讨究，不懈益虔，乃于古

---

① 龚显曾，字咏樵，福建泉州人。同治二年（1863年）进士。授翰林院编修。官至詹事府赞善。后归隐，受聘主持清源书院。著有《薇花吟馆诗存》等。

② 朱梅崖，即朱仕琇（1715—1780），字斐瞻，号梅崖，福建建宁人。少从江西名孝廉汪世麟学古文。乾隆九年（1744年）乡试第一。乾隆十三年（1748年）进士，选庶吉士。授山东夏津县知县，历福宁府教授。以病辞归，执教福州鳌峰书院，又于建宁潀川书院。著有《梅崖居士文集》三十卷、外集八卷。

③ 荀，即荀况；屈，即屈原；扬，即扬雄；马，即司马相如。皆为历代大辞赋家。韩，即韩愈；欧，即欧阳修；曾，即曾巩；王，即王安石；姚，不详；虞，或指虞集，元儒四家和元诗四大家之一。

文辞之境日益进。是时晋江、毗陵①相为旗鼓，方肆力欧、曾，尽洗一时剽拟之习。而先生恰生并世，相与切劘，睹指知归，翘然有所成就。既负学问道德之称，而立朝树品节，服官宣政事，风骨峻嶒，尤崇正不阿。始迕于分宜，继忌于江陵，终厄于九江劳堪。②致身卿贰③，一旦婴④奇祸以死，然忠义之气，磊磊轩天地。

　　今读其集，犹可想见其人。所著《芳洲摘稿》《归田稿》《续

----

　　① 遵岩，即王慎中（1509—1559），字道思，号遵岩居士，后号南江，福建晋江人。散文家，嘉靖八才子之首。嘉靖五年（1526 年）进士，初授户部主事，为官清心鲠直，故止于河南参政。

　　荆川，即唐顺之（1507—1560），字应德，一字义修，号荆川，武进（今属江苏常州）人。散文家，儒学大师。嘉靖八年（1529 年）会试第一，官翰林编修，历兵部主事、右金都御史，巡抚凤阳。嘉靖三十九年（1560 年），督师抗倭，不幸染病去世。著有《荆川先生文集》等。

　　晋江，指王慎中。毗陵，指唐顺之。

　　② 迕，触犯。分宜，指严嵩（1480—1567），字惟中，号介溪，江西分宜人。弘治十八年（1505 年）进士，累迁礼部尚书、翰林院学士。嘉靖二十一年（1542 年）入阁，专擅国政近十五年之久。嘉靖四十一年（1562 年），诏令致仕。后被贬官籍，儿子世藩处斩，抄没家产。

　　江陵，指张居正（1525—1582），字叔大，号太岳，湖广荆州江陵人，故称之"张江陵"。明朝政治家、内阁首辅，辅佐万历皇帝进行"万历新政"。

　　九江，指劳堪。劳堪（1529—?），字任之，号道亭，又号庐岳，江西德化（今九江市）人。嘉靖三十五年（1556 年）进士，官礼部主事。嘉靖四十一年（1562 年），以员外郎外放广东金都御史。万历八年（1580 年）六月，由福建左布政使升都察院右副都御史，巡抚福建。万历九年（1581 年）十二月，害死洪朝选。次年，升都察院左副都御史，协理院事。后被弹劾杀洪朝选献媚张居正，降调南京大理寺卿。万历十五年（1587 年），以"故禁、故勘"之科条，发浙江观海卫终身充军，后遇诏赦返乡。

　　③ 卿贰，次于卿相的朝中大官。即二品、三品的京官，特成一个阶级，称为"卿贰"。卿是指大理寺正卿等三品京堂，贰是各部侍郎。

　　④ 婴，遭遇。

稿》，后附其嗣学静①公奏议，经镂版以传。久而刓佚，先生族裔敬庵②孝廉，余同年友山，近谋重雕，合数集为一编，问序于余。余惟先生文章、气节照耀当时，流播乡党，鲰生兖陋，何足以论先生。顾曾读乡先辈遵岩先生绪论云："芳洲先生文词，直得韩、欧、曾、王家法，与荆川最相知。其所作视荆川不啻王深甫之于南丰③、张文潜之于东坡④。为人峻洁忠信，有古独行之操，尤为荆川所敬。吾辈驳杂，视之真有愧色。"既诵先生集，复泳味遵岩之所推挹，与梅崖之所引伸，知先生之文，由晋江、毗陵而上窥韩、欧、王、曾堂隩者。故因敬庵之嘱，持此言以弁于端。

　　　　　光绪己卯⑤闰上巳，晋江后学龚显曾谨序

----

①　学静，即洪兢（1546—1609），字惕甫，号学静，洪朝选长子。以荫授都察院检校。其父蒙冤而死后，伏阙上诉，被赐杖削籍。其父沉冤昭雪后，复原职，历上林苑监丞，升贵州府通判。

②　敬庵，即洪曜离，敬庵当为其号，福建同安人，洪朝选之族裔孙。

③　王深甫，即王回（1023—1065），字深甫，福建侯官人，徙居颍州汝阴。北宋嘉祐二年（1057年）进士，授兴县（今属山西太原）主簿，补卫真主簿。与上司不合，自免归。经术精深，与曾巩深交。南丰，即曾巩，出生于建昌军南丰（今江西省南丰县）。

④　张文潜，即张耒（1054—1114），字文潜，号柯山，亳州谯县（今安徽亳州市）人。熙宁年间进士，授临淮主簿，官至太常少卿。北宋时期文学家，为"苏门四学士"之一，是苏轼的弟子门人。东坡，即苏轼，号东坡居士。

⑤　光绪己卯，即光绪五年（1879年）。

重刊洪芳洲先生文集序

（清）陈棨仁①

正德、嘉靖之间，北地、信阳②煽其焰以簧注天下士。天下之言文者，绳李墨何，不啻圆于规也，方于矩也，科于金而律于玉也。历下、太仓③继嘘其烬，叠床架屋，若钟应桴。士益俯首拑舌，争相濡沫，谓弗如是而文则不古。盖分流导派，树帜以据坛坫者，几百有二十余年，而明运亦于是熄矣。然自同时之卓识、后世之定论观之，则剽尔、剿尔、撦尔、吞剥尔，秦耶？汉耶？木寓④

---

① 陈棨仁，字戟门，字铁香，福建泉州人。同治十三年（1874 年）进士，官至刑部主事。因薄宦情，假归不出。先后主持清源、晋江、同安、厦门、漳州等书院三十余年，桃李遍闽南。著有《闽中金石略》《闽诗纪事》等。

② 北地，指李梦阳（1473—1530），字献吉，号空同。出生于甘肃庆阳（今甘肃庆城），甘肃古属北地郡，故称其为北地。弘治七年（1494 年）进士，官至江西按司提学副使。明代中期文学家，复古派前七子的领袖人物。信阳，即何景明（1483—1521），字仲默，号白坡，又号大复山人，河南信阳人。弘治十五年（1502 年）进士，官至陕西提学副使。明代"前七子"之一，与李梦阳并称文坛领袖。

③ 历下，指李攀龙（1514—1579），字于鳞，号沧溟，历城（今山东济南）人。嘉靖二十三年（1544 年）进士，官至河南按察使。明代著名文学家，倡导文学复古运动，为"后七子"的领袖人物。太仓，指王世贞（1526—1590），字元美，号凤洲，又号弇州山人，南直隶太仓（今江苏太仓）人。嘉靖二十六年（1547 年）进士，官至南京刑部尚书。明代文学家、史学家，"后七子"领军人物，李攀龙故后，独领文坛二十年。

④ 木寓，即木偶。古文"偶"、"寓"通用。

耶？刍灵①耶？优孟之衣冠耶？虎贲之类似耶？钩章而棘句，螯口而聱牙，古乎哉？古乎哉？君子以为赝矣。当其时，天下非无真古文也，应德②、道思③两先生挟其英特不世出之才，宪欧章曾，并力以与之角，毗陵、晋江屹然为海内宗。而流习既深，颓波莫挽，其前于后喁呼邪许以相助者，盖寥寥焉。独同安洪芳洲先生，生长遵岩之乡，而磨切于荆川，不汩于群哇，不狃于时尚，沿王、唐近法，而上溯欧、曾，挺然独成，为芳洲之文。观应德、道思两公推挹之言，则先生之文之工可知也。

先生起家郎官，扬历卿贰，其仕不可为不遇也。参议山西，有救灾戢盗之方；巡抚山东，有垦荒治河之略。其才不可为不宣也。剖沈炼④之冤，而直臣振气；正杨顺⑤之罚，而壬夫⑥敛迹。其节不可为不伸也。卒以平反辽狱，诋斥夺情，积忤江陵，撄彼虐焰、凶丑媚灶以危机。虽身后昭雪，而先生之祸⑦则陷不堪言矣。毋亦廉介狷激之概，郁蓄者深，不谐于时，不媚于世，发为事业而事业奇，发为志节而志节奇，发为文章而文章益奇。宜乎王、唐两公推许备至也。呜呼！以江陵之权势，而先生曾不为稍屈，彼李、何、

①　刍灵，用茅草扎成的人马，为古人送葬之物。

②　应德，即唐顺之，字应德。

③　道思，即王慎中，字道思。

④　沈炼（1507—1557），字纯甫，号青霞，浙江会稽（今绍兴）人。嘉靖十七年（1538年）进士，授溧阳知县等。任官期间，屡次弹劾严嵩、严世蕃父子，被谪居，后遭杀害。嘉靖四十一年（1562年），严嵩被劾削职，严世蕃处死，沈炼一案得以昭雪。

⑤　杨顺，明代宣大总督，严嵩干儿子。谎报战绩，沈炼于庆功宴上当场揭穿，令杨顺根之入骨，遂依严嵩密令杀害沈炼。隆庆初年，沈炼之子上书，陈述其杀人媚奸，遂被处以死罪。

⑥　壬夫，巧言谄媚的人。

⑦　祸，古同"祸"。

王、李之波，又乌足以歆之、饵之，使怗怗然就其宗派耶？

近者敬庵、春如洪君①鸠族锓先生之集，亡友咏樵太史业为之序，于先生文字之别详哉其言之矣。余辄为考其时、论其世，与其事功、志节，以见先生之文之工，其来有自。而论者或谓先生学行、政事卓然可称，独不能含章免祸。呜呼！是岂足以知先生哉？

光绪壬辰②端二日，乡后学晋江陈棨仁撰

---

① 春如洪君，即洪波，号春如，福建同安新店东人。同安柏埔二十二世孙，洪曜离之族侄。

② 光绪壬辰，即光绪十八年（1892年）。

重刊芳洲祖文集后序

（清）洪曜离

族祖芳洲侍郎，经济、气节、文章垂于不朽，史志所载炳炳如也。我族自始祖徽猷阁尚书以忠孝传为家法，而公之行谊不愧于是。尚书祖谥忠宣，留北十五年，蒙难艰贞，金人敬之。遭赦还朝，帝称其忠贯日月，苏武不能过。然正气常伸，为奸相嫉，罔获安其位于庙堂。侍郎性介而刚，砥砺精白，扬历中外，政绩著闻。会勘辽王，谊重亲亲，柄臣憾之。致身卿贰，无辜而下皂狱，士大夫扼腕呼冤。事获昭雪，人心始慰。著有《芳洲摘稿》《归田稿》《续归田稿》，实与播扬文集辉映后先。乃镂版久而散佚，钞本仅存一二。

岁己卯，余晤同年友龚太史咏樵，著次谈温陵前辈大手笔，渠喜芳洲先生深得唐、王嫡派。撰叙付余，议重刊之，谋诸族人。良器不果，精气郁积，历久必彰。柏坡春如善吾儿里仁，时相过从，余怂恿之。春如毅然己任，鸠族金付梓。既又得研友陈公铁香为之序，余乐斯集之竟成也。后之人读之，由公文章窥其经济、气节，等而上之，于以景仰我尚书祖忠孝家风不难矣。

光绪壬辰中秋前五日，族裔孙曜离谨识

摘　　稿

（四卷）

题洪芳洲先生摘稿序

（明）华复初①

平生直己守道，刚介绝俗，侃侃不阿。北南铨，恒宿署中，博综群籍，罕接人事。其致力也专，故其发挥也大。其文体物引类，根极理要，随其指之所向，而周旋往来，曲尽颠末。盖不主故常，不徇时好，惟欲发吾之意，不诡于道而已。要不可以今人之文目之也。

庚申②九月，北上过锡，携乙巳③以后稿示。初欲与家君④评之，而病革不能细阅，痛心摧剥，奚忍言哉！哀疚中仅余喘息。越明年暮春，始自编校授梓，合黄常熟所刻为一帙，题曰《洪先生摘稿》，俾海内流布焉。

史称唐之文三变，而后韩、柳氏作。我国家之文，其变奚啻于三，而莫盛于今日。由欧、苏而昌黎以上接扬、马，则六经之羽翼也，文云乎哉？

或谓芳洲公以道自任，不欲以文名家，是不知文与道不可岐⑤也。荆川子与余世谊交久，论文每至夜分，惓惓欲引进之，而不知余之迂惰多岐，卒至无成，悔何及矣。余乌足以与于知言？刻成，

---

① 华复初，字明伯，号岳西，自号勾吴畸人，江苏无锡人，华云之子。岁贡生，官应天府训导。少有才名，承家学，凡父藏书，一一校雠。

② 庚申，即嘉靖三十九年（1560年）。

③ 乙巳，即嘉靖二十四年（1545年）。

④ 家君，即华复初之父华云。华云（1488—1560），字从龙，号补庵，江苏无锡人。嘉靖二十年（1541年）进士，授户部主事，官至南京刑部江西司郎中。乞归，不复出。

⑤ 岐，古同"歧"。

陆祠部与绳①适至年家，而同志遂相与订定以传。同校者邹汝丹②氏，暨余弟诚③。

嘉靖辛酉五月望，年家子④勾吴畸人华复初敬题

———————

① 陆祠部与绳，即陆光祖（1521—1597），字与绳，自号五台居士，浙江平湖人。嘉靖二十六年（1547年）进士，授浚县知县，入为礼部主事，历任郎中、大理寺卿、工部右侍郎、南京工部尚书等职，官至吏部尚书。卒，赠封太子太保，谥号庄简。

② 邹汝丹，即邹梦桂，字汝丹，江苏无锡人。居江阴，无锡邹氏支裔。嘉靖二十二年（1543年）举人。

③ 诚，即华复诚，字存叔，号元皋，江苏无锡人，华复初之弟。历官鸿胪寺鸣赞。

④ 年家，科举时代同年登科者两家之间的互称。年家子，华云与洪朝选同年登进士第，故华复初自称年家子。

摘稿卷一 诗

诗

寓居钟溪草堂答吴寓庵①（二首）

时方在告②

数家临水构，一壑绕溪探。裋褐③吾将隐，微言世岂耽！
媒媒④多闭户，嘿嘿⑤自窥潭。休讶萧疏甚，从来僻性堪。

妄身随所寄，僻地乃兹探。作客情今惯，为农性昔耽。
春容敷小径，山色贮深潭。敢谓傲轩冕⑥，其如病不堪。

寓居吴寓庵园亭

园亭虽小构，旅客遂深栖。倚树防惊鸟，开轩故面溪。

---

① 吴寓庵，即吴性（1499—1563），字定甫，号寓庵，常州宜兴人。明嘉靖十四年（1535年）进士，授南阳府教授。升主事，历员外、郎中等。后告归，筑天真园，咏游其中。著有《天真园稿》等。

② 告，休假。

③ 裋褐，又称"短褐"，即粗布衣，一种以方便劳作的便服。

④ 媒媒，隐晦的样子。

⑤ 嘿，古通"默"。嘿嘿，作默默之意。

⑥ 轩冕，原指古时大夫以上官员的车乘和冕服，后借指官位爵禄，国君或显贵者。

逃虚滋野性，因是付天倪。机事①都忘尽，只应学灌畦。

非 材

非材嗟倦仕，惯懒得安居。洗耳听农语，斋心受佛书。

长贫无底事，好友有谁渠？日莫②松阴下，行歌信所如。

送杨西渠之四川金宪③

久负经纶世所须，才名乡党更谁如？

囊封几造螭头地，叱驭今行剑外墟④。

属吏闻风争解绶，大豪畏法定持锄⑤。

威声此去知无两，我欲先从看下车⑥。

---

① 逃虚，逃避世俗，寻求清静无欲的境界。天倪，自然的分际。机事，指国家枢机大事。

② 日莫，即日暮。

③ 杨西渠，即杨逢春（1503—1575），字仁甫，号西渠，福建同安西厝人。明嘉靖八年（1529 年）进士，初授青田知县，历官浙江道御史、四川按察司金事，官至云南按察司副使。金宪，金都御史的美称。此当指按察司金事。

④ 囊封，密封的奏章。古时臣下上书奏事，防有泄露，用皂囊封缄。螭头，古代彝器、碑额、庭柱、殿阶及印章等上面的螭龙头像。螭头地，殿前雕有螭头形的石阶，借指宫殿。剑外，即剑门关外，四川省北部有剑门关，关南的蜀中地区称"剑外"。墟，村落。

⑤ 绶，系印环的丝带；解绶，辞官。锄，古同"锄"；持锄，拿锄头，此处指辞官成为百姓。

⑥ 下车，指官吏到任。

谢病归借张道士所居施宅山庄养疴，承彭东海翁枉赠佳章依韵奉答 (二首)

姓名久已污朝端，敢向明时说挂冠。
宦拙那堪行作吏，囊空又自笑因官。
归耕负郭田①何有？寄卧名山室也宽。
从此便为长往矣，征书②那望出金銮。

少小追陪厕末光③，于今十载喜堪当。
吟诗作赋公才敏，问舍求田我病妨。
于世已挤④为弃置，逢人那免笑清狂。
山灵知免相移否，敢拟他年草木香。

———————————

① 负郭田，典出《史记》卷六十九《苏秦列传》。司马贞索隐："近城之地，沃润流泽，最为膏腴，故曰'负郭'也。"后因以指近郊良田，亦泛指良田。

② 征书，征召的文书。

③ 厕，夹杂在里面、置身。末光，余辉。厕末光，置身于（有文采的人）里面，沾染其光辉。

④ 挤，舍去。

送王明斋归姑苏

往岁禅林居，逢君同栖止。予抱子舆疾①，君洗巢父耳②。
同赋招隐吟，肯效弹冠喜。嗟予志不就，冠带束疲苶③。
黾勉④江东行，意君云雾里。胡为尘土间，逢子亦在市。
鬓发半霜根，垢衣露敝枲⑤。良久开口谈，始忆君名氏。
君有博古才，五车在牙齿。上精苍颉书，下综姬公礼。
羲画卦之初，机经兵所起。星书甘石文，地志神禹纪⑥。
探诣各穷源，名状何切理。遂令侯贵间，传客播芳美。
颇似惊座陈⑦，还如使气祢⑧。忽惊风露零，顿使家园迩。

---

① 子舆，即曾参，字子舆，春秋时鲁国人，孔子的弟子，性格质朴鲁钝。抱子舆疾，指如曾参般愚鲁。

② 巢父，传说为尧时的隐士。洗巢父耳，尧欲聘隐士许由为官，许由不赴，洗耳于河。巢父欲饮牛，得知其因，曰："此水污吾牛口。"乃牵牛往上游。

③ 疲苶，困惫，不振作，无生气。

④ 黾勉，努力、勉力。

⑤ 枲，指麻类植物的纤维。敝枲，破烂的麻衣。

⑥ 神禹纪，指《尚书·禹贡篇》记载各地山川、地形、土壤、物产等情况。托名为大禹所作，实为战国后的作品。

⑦ 惊座陈，汉代杜陵人陈遵（字孟公），风姿英伟，所到之处，人皆礼遇。有与其姓名相同者，入门自报姓名时，常引起座中一阵惊动，后知不是久负盛名之陈遵时，则号其人为"陈惊座"。后借指名震于时的名士。

⑧ 使气祢，东汉平原人祢衡（字正平），个性恃才傲物。孔融荐于曹操，但祢衡称病不就，曹操封为鼓手，欲羞辱祢衡，却反被祢衡裸身击鼓而羞辱。后借指任气使才之士。

去来本无心，离别亦倏尔。夫椒山^①窈深，五湖水清泚。
请君具扁舟，高卧从此始。

冢宰两洲王公^②乞休未允，夜梦
"指日高腾高尚誉，春风远动白华簪"，
命属官赋诗以纪其梦，某分得远动字（二首）

日入群动息，尘劳遂休偃。魂魄两相交，肝目连缱绻。
旦昼之所为，夜梦一以显。荒哉世上人，一身万虑罥^③。
扰扰终日间，虽卧何由稳。或贵为国君，或贱事箕畚。
或忧泣涕洟^④，或醉昏沉湎。身心盖羁缠，世故遂牵挽。
何自别正辠，徒尔凿浑沌^⑤。公乎丘壑姿，雅慕山林善。

---

①　夫椒山，据《太湖备考》，夫椒山在太湖的无锡马迹山一带，为马迹山之从山，东为夫山，西为椒山。

②　冢宰，吏部尚书的别称。两洲王公，即王学夔（1483—1576），字唐卿，号两洲，江西安福人。正德九年（1514年）进士，初任刑部陕西司主事。历官南京太仆寺少卿、福建参议、右副都御史、巡抚湖广郧阳、南京大理寺卿、吏部左侍郎等。擢南京礼部尚书，改吏部尚书，迁南京兵部尚书。四次上疏要求去官归田，不允。年七十致仕。卒，谥庄简。

③　罥，挂，缠绕。

④　涕洟，眼泪和鼻涕。

⑤　凿浑沌，即儵忽凿浑沌的故事。《庄子·应帝王》："南海之帝为儵，北海之帝为忽，中央之帝为浑沌。儵与忽时相与遇于浑沌之地，浑沌待之甚善。儵与忽谋报浑沌之德，曰：'人皆有七窍，以视、听、食、息，此独无有，尝试凿之。'日凿一窍，七日而浑沌死。"

尚为章绂①羁，未果初服还。蘧然枕席间，忽造华胥②远。
即钦高尚名，复叹岁时晚。昼虽居市朝，夜已栖岩巘。
尝闻梦觉分，只在真妄辨。如公乃真觉，世虑尽谢遣。
彼昏醉梦人，方持鼠吓鹓③。

为蝶昔梦庄④，吾衰曾叹孔。一齐物我心，大小高卑总。
一怀济时意，无成空自哗⑤。公生千载后，言蹑前修踵。
得时即安行，拂意遂长往。平生固进难，梦寐亦退勇。
作诗非所能，小鸣类潜蚉⑥。聊以告百僚，庶用是风动。

又赋得风字

谁谓中朝朱紫⑦贵，亦高隐遁野人风。
已将泡沫看身妄，更爱山林绕梦通。
觉后朝绅惊尚着，诊⑧时归诏⑨喜应蒙。
知公今得逍遥趣，栩栩还将戏蝶同。

---

① 章绂，标志官品等级的彩色绶带等饰物。亦借指官爵。

② 华胥，《列子·黄帝》记载，黄帝昼寝，而梦游于华胥氏之国，其国无帅长，其民无嗜欲。后用以指理想的安乐和平之境。

③ 鹓，凤凰的别称。持鼠吓鹓，典出《庄子·秋水》，庄子探访梁国相惠子，惠子怕其取代相位，很是慌张。庄子说了鹓鸟持腐鼠吓唬凤凰的故事。比喻小人猜疑君子之意。

④ 为蝶昔梦庄，为"庄昔梦为蝶"的倒装，指庄周梦蝶的故事。

⑤ 哗，大声吟诵。《集韵》—曰大笑，此处作"大笑"解。

⑥ 蚉，古同"蛩"，蟋蟀。

⑦ 朱紫，红色与紫色，乃古代高级官员的服色。比喻高官。

⑧ 诊，占验、占梦。《庄子·人间世》："匠石觉而诊其梦。"

⑨ 归诏，应允归隐的诏书。

送陶新岑守吉安①，兼寄罗念庵②

会稽竹箭美东南，更见名贤似杞楠③。

操比囊衣④还并洁，才于错节⑤也真堪。

朝恩新借符分虎，郡政行看户课蚕⑥。

韩迹可因还似霸，萧规不改定如参。前守靳⑦治郡有声。

儒风邹鲁家家诵，律论竺乾往往谙⑧。

化俗暗令人自敕，移书显责吏为贪。

无庸多病吾何取，美士高人子所耽。

下车试访罗居士⑨，小结深山何处庵。念庵近有书云得一洞于

近处，为终焉计矣。

---

①　陶新岑，即陶大年，字长卿，新岑当为其号，会稽（今绍兴）人。明嘉靖二十年（1541年）进士，历任参政、兵部主事、山东佥事、广西副使、吉安知府等职。吉安，今吉安市，位于江西省中部，赣江中游。

②　罗念庵，即罗洪先（1504—1564），字达夫，号念庵，江西吉安府吉水县人。明嘉靖八年（1529年）状元，授翰林院修撰，迁左春房赞善。被罢归后，终日著书讲学。卒后赠光禄少卿，谥文庄。著有《念庵集》等。

③　杞楠，即杞与楠，皆佳木。借指良才。

④　囊衣，装于口袋中的衣物。《汉书·王吉传》：汉王吉为官清廉，离任无余财，所载仅一囊衣而已。后作为居官不蓄财的典实。

⑤　错节，指木中交错连接之处。常用以喻艰难繁杂之事。

⑥　行看，且看。户课，户税。蚕，种桑养蚕。

⑦　前守靳，即靳学颜（1514—1571），字子愚，山东济宁人。嘉靖十三年（1534年）中举乡试第一名，第二年中进士，授南阳推官。历任吉安知府，政绩显著，升调为左布政使。官至右副都御使，巡抚山西。

⑧　律论，即四律五论，为佛教的重要经典。竺乾，指佛、佛法。谙，熟悉，精通。

⑨　罗居士，即罗洪先。

乙卯夏夜渡大竹县①老虎山（二首）

驱迫因何事，抡才②属卯年。虎踪从马印，是夜过虎。
炬火借风燃。燃火把，蜀人语也。
呼急惊避石，传甘喜得泉。岂无雄轼辈③，不寐慰思贤。

百丈翻在陆，蜀人呼纤曰百丈，而曳轿亦用纤。
轻车夜度危。石形卧猛虎，树影立妖螭。
束炬将垣续，蜀人编竹为墙，持炬者急卒无薪，取以束火把。
思泉有胃移。逻人以盍盛水相饷。
何如田父稳，烂熳闭茅茨。④

送曹见斋少参⑤致仕归浮梁（二首）

正尔瞻佳政，云胡⑥薄壮游。
犹存尊足在，见斋有足疾，以此罢官。肯作俯眉⑦羞。

---

①　大竹县，位于四川省东部，今隶属四川省达州市。因"竹多竹大"而得名。

②　抡才，选拔人才。

③　雄轼辈，指如扬雄、苏轼一样的人才。扬雄，字子云，四川成都人，汉代以文章名世。苏轼，字子瞻，四川眉山人，宋代艺文大家。

④　烂熳，坦率自然，毫不做作。茅茨，茅草盖的屋顶，此指茅屋。

⑤　曹见斋，即曹天宪，字恒卿，见斋当为其号，江西浮梁人。明嘉靖二十年（1541年）进士，次年任新昌县知县。迁兵部主事，历户部郎中、武定兵备道金事、布政使司参议等职。少参，参议的别称。

⑥　云胡，意思是为什么。

⑦　俯眉，低眉。表示谦卑、恭顺等。

蠹简乡舟送，新诗野寺留。从今谢物役，羡子早归休。

五湖烟水畔，此去卜①谁邻。世外认真侣，山中放浪人。
也知名是幻，休叹玉为珉。草草离亭酒，挥觞莫厌频。

送董君江宪副②入贺万寿圣节 (二首)

问君何所适，匹马蓟门③征。言效华封祝④，暂辞巴子城⑤。
金函万国拜，凤纪⑥列仙迎。江汉年年水，朝宗此日情。

谁道岷峨⑦去，还疑畿辅回。争传渤海⑧政，共爱省郎⑨才。
剑解腰间犊，刍飞塞上财⑩。春江旧为边郎⑪，历守河间。
追扳⑫那更得，殿阁待徘徊。

---

① 卜，泉州文库版作"人"。

② 董君，目录作"董春"。宪副，对按察副使的敬称。是按察司的副长官，其职掌或为按事分巡察兵备、学政、海防、监军等，或为按地区分巡察、检视刑名按劾等。

③ 蓟门，即北京城西德胜门外西北隅的蓟丘，泛指北京。

④ 华封祝，相传帝尧巡狩于华（今陕西华县），封人（典守封疆的官员）祝颂尧多寿、多富、多生男子。后用为祝颂之词。

⑤ 巴子城，在今重庆市合川区南。明代为合州，隶属重庆府。

⑥ 凤纪，即凤历，指岁历，含有历数正朔之意。

⑦ 岷峨，指岷山与峨眉山，皆在四川。

⑧ 渤海，汉置渤海郡，在河北河间以东至沧州之地。

⑨ 省郎，指中枢诸省的官吏。

⑩ 财，通"材"。

⑪ 边郎，指中枢诸省派往边城的郎官。

⑫ 扳，通"攀"。追扳，追攀。

送张复庵①大参入贺万寿圣节

（张旧为给事）②

含香③曾向中朝侍，捧表今从蜀道行。
缭绕直庐④还禁阙，参差楼阁是承明。
宫莺苑柳题封处，陇月江云惜别情。
年少薇郎琴鹤操⑤，谁人不仰使君名。

游沈都督园池题赠（二首）

都将大将手⑥，盛作名园夸。
池小千峰浸，楼低百雉遮⑦。
果明珠的皪⑧，花烂锦交加。
借问风流最，白家也沈家。都督自诧园敌常州白家。

---

① 张复庵，即张思静，字伯安，号思静，陕西同州人。嘉靖二十六年（1547 年）进士，授庶吉士，历户部给事中、四川右参政。

② 给事，给事中的省称。明朝置给事中，掌侍从、谏净、补阙、拾遗、审核、封驳诏旨，驳正百司所上奏章，监察六部诸司，弹劾百官等职，与御史互为补充。

③ 含香，古代尚书郎奏事答对时，口含鸡舌香以去秽，故常用指侍奉君王。

④ 直庐，指旧时侍臣值宿之处。

⑤ 薇郎，指布政司的官员，明清时称布政司为薇署，故称。琴鹤，古人常以琴鹤相随，表示清高、廉洁。操，品行、德行。

⑥ 都将，为统兵武职。大将，比喻某一领域中冠于首位的人物。大将手，指高规格的设计。

⑦ 雉，指墙垣。

⑧ 的皪，光亮、鲜明的样子。

甲第功成后，澄湖病乞余。
花堤娇出屋，水阁帖妆渠①。
群戏草间鹿，递跳波上鱼。
欲频来此看，地主意何如？

题紫薇别墅 （在左江分守公署）

紫薇高列星垣表，别墅远连野水傍。
要使溪傜②知扰服，直须荣戟镇封疆。
吟边山鸟自呼句，醉里园花解点觞。
莫道炎荒无景物，碧桃丹荔更方塘。

题紫筠③深处 （在左江参府公署）

何处人间深更深，小亭曲径紫筠林。
友松伴桂千竿直，摆月吟风十亩阴。
隐几④炉香看细细，闭门灯火梦沉沉。
却疑此地真堪隐，十二年来只此心。

> 王公参戎左江者十二年不迁，略无怨意。

---

① 妆，粉饰。帖，引申为顺从。渠，水渠。
② 傜，原作"猺"，通改作"傜"。
③ 紫筠，紫竹。
④ 隐，倚，靠。隐几，倚靠几案。

王君晋斋①年三十二卒于韶州之官舍，君有志未施，二亲诸孤藐然在疚，赖君以事以育而君皆不待矣，悲哉为诗二章以伤君之不幸以志余哀

彭殇②知有命，伤子泪潸然。管辂③修文日，子渊④请椁年。

未登循吏传，空得善人怜。叹息舟中祷，余龄竟不延。

君莅任后，谒军门于梧州，舟次三冰而病，乃自祷于天曰："某平生未尝为不善，有志干天下事，未及施。今才得官，可以行吾志，愿少假余龄。"

壮志在师古，醇心可质幽。官资新侯伯，家计薄田畴。

诸子方胜褓，二亲半白头。如何舍此去，为恨几时休？

登南宁城⑤

城古已非元雉堞，地荒还是汉河山。

---

① 王君晋斋，即王三接，字允康，号晋斋，福建同安南亭人。嘉靖二十九年（1550 年）进士，授南京户部主事，分司凤阳。改兵部职方司郎中，擢韶州知府，卒于任上。

② 彭，彭祖，古代传说中的长寿之人。殇，夭折，未成年而死。彭殇，指寿命短长。

③ 管辂，三国时期曹魏术士，古代卜卦看相行业祖师。八九岁，喜仰观星辰。成年之后，精通《周易》，善于卜筮、相术、算学，然英年早逝。

④ 子渊，颜回，字子渊，鲁国人，孔子最得意的门生。年约四十一岁时而卒。椁，古代二重棺木的最外一重。

⑤ 南宁城，即汉之郁林郡，郡治在今广西南宁市。

封疆铜柱交南隔，千古人传马伏波①。

谒苏邕州祠②

劲齿要将蛮肉嚼，英骴③肯送贼刀屠。
寒灰飞尽无踪觅，功德祠中酬小苏。

赋参府亭前花卉（六绝）

红紫纷纷斗冶浓，独将奇艳殿东风。
将军应识孟生意，素叶萧疏勉挂红。京师侯贵家芍药盛开时，用红绢缠于枝上，谓之挂红。右〔上〕芍药

深林狭谷自纷披，幕府移栽费护持。
犹有天然真性在，牛溲马勃④不相宜。兰性最清洁，日宜水。右〔上〕兰

木犀柯叶桂丛似，国色红妆赖尔殊。

---

① 马伏波，即马援（前14—49），字文渊，扶风茂陵县（今陕西兴平）人。曾远征交趾立下战功，官拜伏波将军。

② 苏邕州祠，即苏缄祠庙，在今广西南宁。苏缄（1016—1076），福建同安人。宋宝元元年（1038年）进士，历任广州南海主簿，崇仁、南城县令，秘书丞，英州、廉州、鼎州知州等职。宋神宗熙宁初年，任皇城使、邕州（今广西南宁）知州。交趾国军队入侵，率邕州军民英勇抗敌，但援军不至，弹尽粮绝，城被攻破。苏缄先杀全家三十六人，然后慷慨自焚。

③ 骴，带腐肉的尸骨，又指整个尸体。

④ 牛溲，指牛尿。马勃，俗称"马粪包"的真菌，生长在旷野草地或湿地腐木上。

试待秋风齐抹扫，看谁婀娜玉颜朱。右［上］丹桂

高秋野寺开曾诧，暮雨江城见却惊。

总是山花开处处，无端飞梦忆南征。余乙未岁读书山寺中，有山茶一株，八月开花，同辈以为贺。丁酉，果荐乡书。右［上］山茶

花名说破已醒眼，粤岭闻多更赏心。此花西粤山中处处有之。

簿领①困人看未得，聊将亭榭当幽寻。右［上］映山红

也逐花名总唤梅，月葩别作一般开。

知君不是南昌尉②，擐甲曾从赤帝③来。汉梅鋗④从起丰沛，封侯。右［上］千叶红梅

---

① 簿领，官府记事的簿册或文书。

② 南昌尉，指汉人梅福。梅福曾做过南昌尉的小官，后去官归乡。王莽专政时，离开妻子去九江，后传说变换姓名，为吴市门卒，隐于下位。

③ 赤帝，指汉高祖刘邦。

④ 梅鋗，余汗（今江西余干）人。秦末百越叛秦，梅鋗亦举兵，被项羽封十万户侯。不久楚汉相争，梅鋗附于刘邦，屡建战功，被封为"台侯"。

以香茶答吴南冈①少参惠茶戏作两绝

龙团②吴以比蔡君谟③龙团茶。我带来闽中，
雀舌④茶首出者谓之雀舌。公收自茶冲。地名。
欲比琼琚报木李⑤，不知远近意谁浓。

脑麝⑥相和只怎香，卤瓯⑦一啜便甘凉。
来官去吏应间笑，争似槟榔不肯尝。

寿荫上人八十

蒲团坐破几番新，僧腊⑧年来八十春。
潭底月华堪比性，山中蕉树悟如身。
频趋礼席今成影，闲向窥池亦写真。
弟子堂前俱入室，欲将衣钵付何人。

---

① 吴南冈，即吴朝凤，字凤鸣，号南冈，乐清南合人。祖本吴姓，至吴朝凤中年始复姓吴。嘉靖二十三年（1544 年）进士，历官福建按察司金事，官至广西左参议。

② 龙团，宋代贡茶名。饼状，上有龙纹，故称。

③ 蔡君谟，即蔡襄（1012—1067），字君谟，兴化军仙游县（今福建仙游）人。北宋名臣，书法家、文学家、茶学家。

④ 雀舌，绿茶类中风味独特的稀有品种之一，因形状小巧似雀舌而得名。

⑤ 琼琚报木李，典出《诗经·卫风·木瓜》："投我以木瓜，报之以琼琚。"意为相互馈赠以表情谊。

⑥ 脑麝，龙脑与麝香。

⑦ 卤，卤水，此指香浓的汤汁。瓯，小杯子。卤瓯，指盛茶的杯器。

⑧ 僧腊，僧尼受戒后的年岁。

予倡诸乡友为会，约既成双湖公①喜而有述，谨上和韵兼柬同会诸公（二首）

无数云山排闼②青，人间境好正堪盟。
已辞荣利人争利，敢避浮名我不名。
今古襟期还洛社③，交游意气叹廉生。

廉蔺解仇结交正今日所难。

从今风俗应归厚，共道仪型有老成。

翠柏苍松相映青，同心何事不同盟。
初疑世态真如梦，久熟人情尚爱名。
浩荡乾坤中豪杰，幺麽蛮触内鲰生④。
诸君肯向二端择，会见淳风指日成。

---

① 双湖公，即林大梁，字以任，号双湖，福建同安嘉禾里（厦门岛）塔头人。嘉靖十六年（1537 年）举人，授浙江宁海知县。筑城墙御倭寇有功，调广东化州，又调河南考城任职，因得罪显贵罢归。

② 排闼，推开门扇。

③ 洛社，指洛阳耆英会。乃北宋名相富弼退居洛阳期间，和司马光等十三人，用白居易"九老会"形式，置酒赋诗相乐，时人称之为洛阳耆英会。

④ 幺麽，微细。蛮触，传说建立在蜗牛角上的国家，右角叫蛮氏，左角叫触氏，双方常为争地而战。典出《庄子集释》卷八下《杂篇·则阳》，比喻因小事争吵的双方。鲰生，浅薄愚陋的人，小人。

承邑侯谭瓶台①公和林双湖诗倒韵见赠奉答（二首）

闾里欢呼沐化成，乱余民庶喜全生。
桑麻百里真蒙惠，竹帛千年拟著名。
德政已无村犬吠，道心尚与海鸥盟。
循良处处看碑刻，何待他年始汗青。

归耕报主两无成，偃卧荒庐感此生。
负米为亲②空有志，过秦著论③总虚名。
人今趋利争为敌，士合同心倡主盟。
知己如公何以报，相期松竹岁寒青。

奉和林双湖公年兄忧旱悯时之作（二首）

山居百事了无情，独向田家问雨晴。
鸠④急唤时苗已老，珓⑤重掷处雨悭行。
纷纷枯骨迷人眼，惨惨悲风带哭声。
丧乱惊心仍苦旱，一杯相对若为倾。

一春无雨正关情，淅沥才闻忽报晴。

---

① 谭瓶台，即谭维鼎，字朝铉，号瓶台，广东新会人。举人出身，嘉靖三十八年（1559 年）任同安知县。四十三年（1564 年）升泉州府海防同知。

② 负米为亲，为《二十四孝》的第五则故事，即孔子的著名弟子子路自己常常采野菜做饭食，却从百里之外负米回家侍奉双亲的孝行。

③ 过秦著论，指贾谊的《过秦论》。

④ 鸠，指斑鸠。俗称斑鸠呼啼能降雨。

⑤ 珓，占卜用具，用蚌壳、竹片或木片制成。也叫杯珓。

龟坼①尚堪依兆卜，龙骄未肯向天行。

雷驱电掣今乖令，燕乳鸠鸣久断声。

天意人情应有在，终期奔注雨如倾。

连承双湖年兄惠贶佳章依韵奉和（二首）

经书满腹古儒宗，况复词华敌彩虹。

冀北群中推逸足，邓林②枝上见芳丛。

久欣玉树依乐广③，更喜金罍接石崇④。

最是新诗能寄我，时时探取碧筒中。

辞却河阳一县花⑤，知公天性在烟霞⑥。

论诗真可惊时辈，有俸还能送酒家。

得失君今任塞马⑦，升沉我亦笑侯瓜⑧。

他年结屋愿相近，好听庭前晓暮鸦。

---

① 龟，通"皲"。龟坼，原指手足皮肤冻裂，形容天旱土地裂开。

② 邓林，神话传说中夸父手杖化生的树林。

③ 玉树，神话中的仙树，后以称美佳子弟。乐广，字彦辅，南阳淯阳（今河南南阳）人。为西晋时期名士，清谈领袖。

④ 金罍，饰金的大型酒器。石崇（249—300），字季伦，渤海南皮（今河北南皮）人。西晋时期富豪、文学家。

⑤ 河阳一县花，潘岳做河阳县令时，满县栽花。后遂用比喻地方之美或地方官善于治理。

⑥ 烟霞，烟雾和云霞，也指山水胜景，引申为红尘俗世。

⑦ 塞马，即"塞翁失马"的略称，用以表示超然于得失祸福之外。

⑧ 侯瓜，即东陵侯瓜。秦东陵侯因贫困而种瓜，后常用为失意隐居之典。

承双湖年兄见赠叨转①太仆诗依韵奉和

风波万里一身还，九列②新恩借近班。
才薄敢希高位宠，地偏独爱冷官闲。
学书枕上犹临水，载酒堂中即看山。
最恨悲风能陨木，萱庭③今已谢斑斓。

予叨转后，即有先母太宜人之丧。

次韵和谭瓶台贰守④慰谢父老送迎之作（二首）

卧辙攀辕挽去衣，扶携追送各依依。
亦知旧邑还须借，犹恐鸿飞去不归。

父母新更公祖⑤衣，子民今作孙民依。
儿童拍手街头喜，争诧细侯⑥迎得归。

再倒二韵赠瓶台

不信公归与未归，但看赤子愁无依。

---

① 叨，谦辞，忝受。叨转，表示忝受新的职务。
② 九列，九卿之列。
③ 萱庭，即萱堂，母亲的代称。
④ 谭瓶台，即谭维鼎，嘉靖四十三年（1564 年）由同安知县升泉州府海防同知。贰守，州府长官的副手，即同知之职。
⑤ 公祖，旧时对知府以上的地方官之尊称。
⑥ 细侯，即郭伋，字细侯。王莽时任并州牧，问民疾苦，所过县邑，老幼相携迎送。后称颂受人欢迎的到任官吏。

公心好似春敷①草，民意还同寒赐衣。

深水茂林鱼雀归，公今正是小民依。
犹嫌保障功未了，要使余蚕制茧衣②。

送刘秀才入监③（二首）

好去佳公子，言从帝里游。宫鹦啼出苑，御水咽通沟④。
得意诗千首，放怀酒百瓯。未须愁离别，相待曲江⑤头。

泛菊陪新熟，传杯客正欢。那堪佳节意，来作别离难。
槐市⑥贤街〈口〉，露盘金狄⑦寒。观光兼射策⑧，从此振高翰⑨。

---

① 春敷，指花木春天开放、繁荣。

② 余蚕，指老熟将上簇的蚕。制茧衣，将蚕初做茧时的散丝制成衣服。

③ 入监，指入国子监学习。

④ 通沟，畅通的沟渠。

⑤ 曲江，位于长安城的东南隅。唐代进士登科时，皇帝赐宴于此。

⑥ 槐市，汉代长安读书人聚会、贸易之市。因其地多槐而得名。后借指学宫、学舍。

⑦ 露盘，汉武帝在长安建造的承露盘，用以承接上天赐予的甘露。金狄，秦始皇收天下兵器，铸金人十二。后汉武帝列于甘泉宫。

⑧ 射策，汉代考试取士方法之一。

⑨ 高翰，指高飞的鸟，比喻飞黄腾达。

麻城叶龙泉①参军旧从事于浙关为人清谨予最爱之相别二十二年，忽访予于家惊而喜临别索诗口占二绝以谢其情

不见参军二十霜，跰蹿千里一青囊。

知君此意非寻我，要访当时户部郎。

贫如原宪②曾非病，貌似臞仙③髯亦虬。

尚有丹经欲赠我，愧无玉佩与君舟。

癸亥八月二十九予贱辰也双湖年兄赋诗相贺且述予家父子兄弟之盛因忆予三岁前先母太宜人与亡室宜人咸在一门父母兄弟真有天性之乐忽忽二年间先母亡室相继沦逝非复昔时比矣感双湖诗不觉涕零依韵奉答

始衰年及须应动，茂齿④时过鬓且华。

才觉壮心刚彻札⑤，渐看病眼晕生花。

功名嶒嶝⑥何耽仕，骨肉凋零苦忆家。

---

① 叶龙泉，湖广麻城人，历参军职。嘉靖二十一年（1542 年）与榷税浙关的洪朝选相识。

② 原宪，字子思，春秋末年商丘人。孔子弟子，七十二贤之一。出身贫寒，个性狷介，一生安贫乐道，不肯与世俗合流。

③ 臞仙，指身体清瘦而精神矍铄的老人。

④ 茂齿，意思是壮年。

⑤ 彻札，穿透铠甲，引申为透彻。

⑥ 嶒嶝，高起。

忽记三年前此日，令妻寿母举杯霞。

重阳蒙双湖见召有服不赴枉承佳章①辄依来韵奉答

登高岁岁赏芳时，今岁登高负酒卮。
不为发疏羞落帽，却因缞②冷怯风吹。
黄花篱下供陶酒，白雁霜前赋杜诗。
最羡高才兼逸兴，迂疏③何以称公期④。

次韵和李学谕⑤重阳为门人李生
邀游云奇岩⑥登高有赋（二首）

凄凄风物美兹辰，乘兴登高倍有神。
飞雁天边皆自得，鸣蛩阶下亦相亲。
琴尊即是丹丘地⑦，童冠何殊沂水滨⑧。
扰扰尘埃吾已厌，思陪杖履作闲身。

---

① 枉承佳章，原作"承枉嘉篇"，据目录改。
② 缞，古代用粗麻布制成的丧服。
③ 迂疏，迂远久隔。
④ 期，预定的时间。
⑤ 李学谕，即李纯仁，广东三水人。举人出身，时任同安县儒学教谕。
⑥ 云奇岩，亦称云奇山，在同安县城西北四里许。峰峦攒簇，奇若夏云，故称。
⑦ 丹丘地，亦作"丹丘"，传说中神仙所居之地。
⑧ 沂水滨，典出《论语·先进》，曾点与子路等侍坐孔子，谈个人志趣时，曾点称："莫春者，春服既成，冠者五六人，童子六七人，浴乎沂，风乎舞雩，咏而归。"沂，即沂水，发源于山东，由江苏入海。

熹微红旭照东辰，浯海轮山①最爽神。
去雁伴云如竞逐，欹花照水恰相亲。
诗成正好书石上，饮罢尚堪濯涧滨。
为问西风黄菊意，何年分属野人身。

张青江大尹惠菊

栽从陶令好，移应屈生②须。幽意谢蜂绕，贞心与柏俱。
团团钱可似，俗名金钱菊。短短架须扶。
世俗宁知重，空闻宝墨图。

奉陪钟龙潭推府③祗谒文公书院④，遂登眺瞻亭、战龙松诸胜处（二首）

紫阳祠宇近城闉⑤，过客何曾一问津。
意气非缘流辈迥⑥，心期讵与古人亲？

---

① 浯海，指浯洲，即今金门岛，原属同安县管辖。轮山，即大轮山，位于同安城东一公里。因山体层峦起伏，横亘数公里，从应城山奔跃而来，状如车轮滚滚，故名。

② 屈生，指屈原。

③ 钟龙潭，即钟崇文，龙潭当为其号，江西南昌人。嘉靖四十一年（1562 年）进士，任泉州府推官。推府，明代府推官的省称。

④ 文公书院，亦称大同书院、紫阳书院或轮山书院。坐落于厦门同安大轮山梵天寺后，为厦门最早的书院。为元至正十年（1350 年）同安县尹孔公俊始建。明嘉靖年间，理学名宦林希元倡迁今址。

⑤ 城闉，城内重门。亦泛指城郭。

⑥ 流辈，同辈，同一流的人。迥，遥远、高。

椒浆①已设空山奠，组练②兼销瘴海尘。公新自浙请兵回。
好德如公何以报，徒将歌咏答深仁。是日承公见召。

访古来陪驺驭③游，层层危磴似登楼。
亭前怪石字还倒。相传有大石刻二大字曰"瞻亭"④，一夕雷
　　　　　　　　　　震石倒，字亦从倒。今盖亭其上。
岩下双龙战已休。旧有双松名战龙松⑤，岁久无存。
带雨山泉鸣滴沥，吟风庭树响飕飗。
归来清梦犹相绕，共叹高车⑥不可留。

司空陈梧冈⑦邀登太白楼⑧，
请各赋诗，探韵得东字山字（二首）

楼名太白济城东，四望山河指顾中。

①　椒浆，以椒浸制的酒浆。古代多用以祭神。
②　组练，即组带，丝织系带。形容装备精良的军队。
③　驺驭，驾驭车马的官吏。
④　瞻亭，在同安大轮山北。龙门下有大石，刻朱熹手书"瞻亭"二字。相传贾似道过此，欲摹取石字，是夜石即倒。后明知县刘裳构石亭，草原字刻置亭中，即名"瞻亭"。
⑤　战龙松，地方志载"东有二松交峙，朱子手书'战龙松'三字于石"。今已不存。
⑥　高车，高大的车。贵显者所乘。后多用以代称显贵。
⑦　陈梧冈，即陈尧，字敬甫，号梧冈，通州人。嘉靖十四年（1535年）进士，官拜台州知府、贵州按察使、四川巡抚、工部侍郎、刑部左侍郎。
⑧　太白楼，坐落于山东济宁市市中区古运河北岸，为任城八景之一。其历史悠久，可追溯至唐代。大诗人李白移居任城时，经常光顾，写下许多诗篇。

浑浑黄流来汴泗①，巉巉②苍壁露龟蒙③。

时当王会舟车集，地属侯封镇戍雄。州在国初为府。

已是登临无恨乐，论文更喜一尊同。公出高文见示。

壮观（楼扁④名）危楼鲁水湾，登楼况复见齐山。

千甍缥缈帆樯外，百雉参差栏槛间。

欲赋登高无健笔，空怀吊古有惭颜。

乡关极目情何极，惆怅孤舟去复还。

虚庵张地官枉赠佳章次韵酬赠（二首）

致身早显岩廊⑤间，湖海心情浩莫攀。

北固⑥寻真虽道院，南焦⑦寄隐亦家山。

悟来世界皆如幻，静后洞仙即列班。

最是虚怀能煦物，饮醇不觉自酡颜。

出水芙蓉照眼红，清词秀句宛相同。

---

① 汴泗，指汴水和泗水。汴水是泗水的一条重要支流，明代故道为黄河所夺。泗水是山东中部较大的河流，发源于山东黑峪山，流经济宁。

② 巉巉，形容山势峭拔险峻。

③ 龟蒙，即龟山与蒙山。龟山，在山东泗水县东北。蒙山，在山东费县西北，沂蒙山区腹地。

④ 扁，古同"匾"，匾额。

⑤ 岩廊，高峻的廊庑，借指朝廷。

⑥ 北固，即北固山，在江苏镇江丹徒之北。三面临水，与金山、焦山并称镇江三山。

⑦ 南焦，即焦山，在江苏镇江之东，是长江中四面环水的岛屿。

直追十子①才华俊，一洗六朝脂粉空。

余事挥毫还并美，专门长律更称工。

诗人指物例能赋，咏史何劳赞太冲②。

---

① 十子，指明弘治、正德年间的李梦阳、何景明、徐祯卿、边贡、朱应登、顾璘、陈沂、郑善夫、康海、王九思等文学家。

② 太冲，即左思，字泰冲，亦作太冲，山东临淄人。西晋著名文学家。

摘稿卷二　序、记

序

送施郎中序

声利之中人，其固也哉！士者自其少而挟策①以干有司②之门也，则固望其膺一命之荣。及其进而膺一命之荣也，则莫不望其声光③之隆、富贵之盛。当其欲有所就而意有所出也，于是乎富我、贵我者之人严而事之，其勤于智力者，则务尽其心思气力之所至，以经营乎其间。一言动之不合，一唯诺之相戾，汲汲乎其必得之也。其骛于声誉者，炫奇以自见，异趣以自高。一言之苟合于道，一行之偶依于义，恐恐乎惧人之不我闻也。若是者，其为形也甚瘁，而其心也甚劳。为之者，其亦有所乐乎，抑亦其情之不得已也。

若夫山林之士则不然。岩居而川观，草处而禽视，意之所极，志之所适，浩歌酣饮，以自足于一丘一壑之间，而视无④乎王公贵人之态。乐而游，倦而休，故无趋走伛偻⑤之废其形。毁誉无所动于中，宠辱无所惊于外，故无计虑图画之撄其心。以比之富贵之

---

① 挟策，手拿书本。比喻勤奋读书。

② 干，求取。有司，指主管某部门的官吏。古代设官分职，各有专司，故称。

③ 声光，声誉和荣耀。

④ 泉州文库版作"无视"。

⑤ 伛偻，腰背弯曲，形容恭敬的样子。

劳，其劳逸忧乐，岂特倍蓰、什伯①之间而已哉？

然自山林而之富贵者，父兄愿之，交游宠之，乡人慕之，非独士者之幸之也。自富贵而之山林者，父兄为之戚然以悲，交游、乡人为之悄然以怨，非独士者之身之不乐也。呜呼！声利之中人，一至于是哉！虽然，苟使知其奔走于富贵者，形如是之瘁，而心如是之劳；归而休于山林之间，形无所废于外，而心无所撄于中，则谁肯舍己之乐而终身于役役②之途也？而况忧喜之相仍，祸福之相袭，其成也、毁也，其得也、丧也，不可以智求而力取也，不可以名要而势援也。

方其挟策而干于有司也，其心曰：吾将以膺一命之荣也，然而有得有不得者焉。及其得之也，其心曰：吾将以求声光之隆而需富贵之盛也，然而有至有不至者焉。岂非命之所在，而人力不得参乎其间哉？

余藏是说于心久矣，而今为之言者，郎中施君也。君以开敏强力称于乡，显于为吏。在搢绅之间，独不为卑屈之态以事夫富我、贵我者之人。而君又非矫世取名之士也，取予进退当于心而已，不恤乎人之知不知也。入官十有余年，而仅止郎中，众方为君惜，而君且以罢去。噫！是必有以为之者矣，抑岂吾之所谓命耶？

方君之出而仕也，父兄固愿之，交游、乡人固宠之、慕之。然今之归也，息乎富贵之途而休于山林之乐，脱然不争于世，而世亦莫之并也。君于未罢时，前卜雪溪③之上以自隐。而君尤长于歌诗，君于暇日携父兄以偕游，率交游、乡人之好事而豪饮者，与之

---

① 倍，即一倍；蓰，即五倍。倍蓰，指数倍。什伯，超过十倍、百倍。倍蓰什伯，出自《孟子·滕文公上》："夫物之不齐，物之情也。或相倍蓰，或相什百，或相千万。"形容事物相比，数量或多或少，差距甚大。

② 役役，劳苦不息，引申为奔走钻营。

③ 雪溪，浙江吴兴（今湖州市吴兴区）境内的一条河流。乃其境的东苕溪与西苕溪流于吴兴城内汇合而成，故吴兴别称雪溪。

登临而歌咏，徜徉以舒适。是君之出也，无所求于人，而其归也，又有自足于己。然则君之父兄与其交游、乡人，方将恨其税驾①之后也，亦奚为而戚然以悲，悄然以怨邪？

昔者晋下诏书，清郎曹之官。魏舒②曰："吾即其人也。"委而去之，闻者愧焉。君之贤过于魏舒，而余之不类久洿③于世。君今罢去，而余也幸而获免，是恶能使予之无愧哉！虽然，他日有厌富贵之劳，就山林之乐，出入吴越之名山，以从君之游者，必我也。然则君归可以拂西湖之石以待我矣。

《方山④诗录》序

人心之发于外而易见者，莫近于言。言有邪有正，有是有非，知言者因之以测人之所存，万无有一失者。然自世之衰也，于是乎人之言，始有托于正以文其邪，依于是以售其非。虽有知言之士，亦将徐察其所为，而不敢尽信其心。

孔子曰："始吾于人也，听其言而信其行；今吾于人也，听其言而观其行。"言之不足以信人，自孔子之时则然，况于后世乎？而况于为诗也，鼓舞于音节抑伏之间，变幻于情态往复之际。自汉、魏以迄于今，作者非一人，传者非一家，辗转相袭，如变新旧之声而斗优伶之状。其所言者，谓己之言且不可，况因之以信其行而得其心乎？然则诗之不足以信人，比之言尤有甚焉者也。

---

① 税，通"脱"。税驾，指解下驾车的马，停车，有休息或归宿之意。

② 魏舒（209—290），字阳元，樊县（今山东兖州西南）人。魏晋时期名臣，累官至司徒。为官清贫，有威严名望。

③ 不类，不善。作自谦之词，意不肖。洿，污秽、污浊。

④ 方山，即薛应旗（1500—1575），字仲常，号方山，江苏武进人。嘉靖十四年（1535 年）进士，历任慈溪知县、南京考工郎中，贬为建昌通判，终浙江提学副使。归居后，专事著述。为明代学者、藏书家。

　某尝读《小雅·十月》《雨无正》① 诸诗，与夫《楚骚》② 诸篇，见其悯世之衰，嫉俗之薄，悲愤无聊，彷徨不安。其甚也，辞或至于讦，而无有乎婉曲优柔之气；情或至于伤，而无有乎浑厚不迫之风。然自千载之下，犹可知其人之出于刚介直遂，其心之出于愤世嫉俗，而无毫发粉饰蔽护之态杂于其间也。然则非言与诗之不足以信人，乃其依托假似，不出于胸臆肺腑之诚，足以起人之疑，而为世之病也！乃某读方山先生之诗而有感焉。

　先生，狷者③ 也。狷者之为节必介，介则视世之污浊，常恐缁④ 乎其行；狷者之为心必隘，隘则视人之不善，常若仇乎其身。故先生之平生，勇于为善而果于嫉恶。其为诗也，亦复玩世薄俗，忧思愤惋，略无粉饰蔽护之态。读先生之诗，而先生之为人，不终篇而得之矣。使为诗者而皆如先生之诗，而又何疑与病焉？

　先生，一日出所手录诗，自为诸生时至于今诸作皆在焉。谓某曰："诗与，文士之余事，而君子之不屑于用心者也。余岂以是与世之骚人、文士角胜负以相长于一时者哉？顾余之志在焉，不忍弃也。子其为我序之。"某既三复先生之诗，因序之，以质于先世。千载之下，苟有读先生之诗，因其言得其为人，然后知先生之行之出于刚介直遂，其心之出于愤世嫉俗，或如某之有感于《小雅》《楚骚》之⑤ 篇，则先生之言之信于世也，宁有既乎？

---

　① 《小雅·十月》，即《诗经·小雅·十月》诗，是周幽王朝中官吏因不满于当政者不管社稷安危，只顾中饱私囊的行为而作的一首讽谕诗。《雨无正》，即《诗经·小雅·雨无正》，君王近侍写的描述周幽王昏暴、朝廷大臣自私误国的讽刺诗。

　② 《楚骚》，指战国楚屈原所作的《离骚》。

　③ 狷，洁身自好，性情耿直。狷者，独善其身，有所不为。

　④ 缁，黑色。引申为染黑，即污染之意。

　⑤ 之，泉州文库版作"二"。

送陈太守^①序

均之为人，或内地之人，则便佞柔给^②、饰诈作非，至于智巧机械^③，杂然而并出；或中州数千里外之人，则钝讷悃愊^④，多质少文，至于忠信诚朴，浑然而未泯。若此者，非内地之人不如中州数千里外之人，而中州数千里外之人能贤于内地之人也。

其故在内地之人，生而且长于富饶繁辏之区，五方之人又从而牙错绣居于其间。耳目之所渐染，心志之所蛊惑，皆足以移其中而变其旧。其至而为之长吏者，又皆有过人之才，兼人之智，喜名而斗巧，鬻^⑤长而伐异。于是所以御其民者，不务出于忠信诚朴之道，而反以过人之才，兼人之智，网络而绳执之。民于是益多其变诈，设其机阱，以务出于智术之所不及，是故其变日深而去古也益远。

中州数千里之外，其地僻远，其人生于山巅海澨之间，饥食而寒衣，早作而夕息，无五方之人以蛊其耳目而乱其心志。至而为长吏者，又皆淡然无足见喜于世，世方用以为弃谪疏外之地。故其至也，亦多以无事为治。上下之间，漠然如结绳垂衣^⑥、草食木茹之世。

---

①　陈太守，即陈光华，字道蕴，福建莆田人。嘉靖八年（1529 年）进士，授祁门知县。以内艰归，复补溧水知县，转南京户部郎中，迁云南知府，擢云南参政。

②　便佞，指能言善辩，但心术不正。柔给，言辞便捷。

③　智巧，机谋与巧诈。机械，比喻诡诈、机巧。

④　悃愊，至诚、诚实。

⑤　鬻，卖。鬻长伐异，卖弄自己的长处而排斥意见不同的人。

⑥　结绳，即结绳记事，指上古之事。垂衣，即垂衣裳，意思是定衣服之制，示天下以礼。后用以称颂帝王无为而治。

　　盖昔者孔子欲居九夷，而老子至卒于流沙而不返。岂非以内地之人，其俗已薄，其人已漓，而中州数千里之外，犹隐然有忠信诚朴之风。故其未至也，则欲居之以忘其忧；其已至也。则遂乐之而忘返者哉？

　　今天下士民之雕巧变伪之日滋，可谓甚矣，而内地之人之渐染也尤深。毋亦生长于繁富之区，蛊惑于五方之民，而为之长吏者，复有以激而使之乎？不然，何其变之速而入之固也。独云、贵之间，号称朴野，其地盖在中州数千里之外，五方之人之所罕至，仕者之所不欲往。而今往为郡守，则郎中陈君，又吾所谓淡然无足见喜于世者也。

　　君质朴敦厚，有古人之风。两为县令，一在祁门①，一在溧水②，皆富饶繁辏之地，其民乃智巧机械之尤甚者。然君一以至诚待之，居常无事，而两县亦治。夫以内地机诈之民，而君治之，犹能使之不纯变于俗而稍近于古；以忠信诚朴之民，而君一以古人之心处之，其有不纯为古者，则吾不信也。

　　往时见为守令者，患不得其良士民，而为士民者，亦往往患不得良吏。今吏之与士民两相得也，其亦可以复古之化矣乎！故于君之行也有望焉。

寿李郡丞③序

　　凡物寓形于宇宙之间，其寿夭、修短，则各有其质矣。寿者，不能抑之而使夭，犹夭者不能引之而使寿也；短者，不能益之而使

---

①　祁门，即祁门县，地处黄山西麓，隶属于安徽省黄山市。
②　溧水，即溧水县，位于南京中南部，今为南京市溧水区。
③　李郡丞，即李时芳，号新溪，广西人。嘉靖间任福建兴化府同知，嘉靖三十七年（1558年）摄同安知县。郡丞，府同知的别称。

长，犹修者不能损之而使短也。岂非其质然乎？然其所以为寿为修、为夭为短，则其理有可言者矣。

今夫世之所称最寿者，曰松、曰龟、曰鹤。是三物者，信寿矣，亦知其所以能寿者乎？夫松不处于膏腴饶沃之地，不避乎蓬蒿沙砾之杂，一旦引而干霄①，耸而凌云，虽千百岁之久，未足以喻其岁月，何如其贞刚也夫！龟与鹤，一则昂然得意于云霄之上，一则颓然于泥涂之中，一无所争于物。卒之其年岁之久近，人亦莫得而知其算②者，何如其静，何如其超然也！

予尝以是观于今世之人，凡寿而享长年之福者，鲜有不贞刚而明白，沉静而善祥，超然其志气，浩乎其精神也。凡夭而得短折之凶者，鲜有不脆弱而闇［昏］昧，叫噪而暴戾。卑卑然依人附物，逐逐然终日之不得暂宁也。予非能知寿夭、修短之说，而其理则不出于吾言。

兴化郡丞新溪李君，贞刚士也。君故名族，而貌若山泽之癯，胸中鲠鲠然，常若与不然己者为敌。事有不可其意，其拒之而不受，不能强也，必达其所欲为而后已，未尝加人以重罪。予与君处久，未尝见君有轻发一言者。居官所至，为民兴利除害，上官不知君，君不为变。其在州县，常有解章投劾③、山林远遁之思。然则君岂非予之所谓贞刚而明白，沉静而善祥，超然其志气，而浩乎其精神耶？是宜其寿而享长年之福也。

是岁九月某甲子为君诞辰，坊里正感君之轻省其征役，而禁却

---

① 干霄，高入云霄。

② 算，古同"算"。本义为计算用的筹码，引申为计算、推算、算计、计谋等。此处意为"推算"。

③ 章，标志官品等级的彩色绶带等饰物。借指官爵。解章，免除章绶。投劾，呈递弹劾自己的状文。

其常馈也，相率求予文以为君寿。君产于均、黄①之间，天下之言名山异人羽士，往往出于二郡。君所为郡，又吾闽之灵异秀拔处也，至以仙游名其县。君貌古而气清，类得道者，果能通于其术，则君之寿，又岂予之所能知也哉？

《学易记》② 序

《学易记》者，一所金先生晚年学《易》有得，因记其得于《易》者也。

夫《易》广矣大矣！先生何如而学之也？曰："学孔子之学而学也。"孔子之学何如？曰："孔子之身，三才③之理备矣。大本立而知大始矣，达道行而作成物④矣。易简而天下之理得，天下之理得而成位⑤乎其中矣。然孔子之心，犹不自足也。反复《易》理于《易》之书，见其广大而无所不包，精微而无有少杂，叹曰：'假我数年，五十以学《易》，可以无大过矣！'孔子之过，非夫人之过而不可不谓之无过也。此孔子学《易》之心也。"

然则孔子之学《易》也，将求之于书乎？求之于心乎？曰：

---

① 均，即均州，今湖北省丹江口市。隋开皇五年（585 年）因境内均水而改名为均州，明成化年间由直隶州降为散州。黄，即黄州，今湖北省黄冈市。隋开皇三年（583 年）置黄州，明洪武元年（1368 年），改黄州路为黄州府。

② 《学易记》，明金贲亨撰。金贲亨（1483—1564），字汝白，号一所，台州临海人。正德九年（1514 年）进士，初任扬州教授，后历官南京刑部主事、员外郎、郎中、江西按察司金事。

③ 三才，指天、地、人。《三字经》曰："三才者，天地人。"

④ 成物，化成万物，即使自身以外的一切皆有成就。

⑤ 成位，定位。

"孔子固有言矣。曰'生生之谓易'①，曰'神无方而易无体'②，曰'易，变易也，随时变易以从道也③'。谓《易》为有形之书，不可也。曰'夫《易》，圣人之所以极深而研几也'，曰'夫《易》，圣人之所以崇德而广业也'。谓《易》尽为无形之理，不可也。易具于心而著之书，书著其理而原于易。孔子以其生生无体、随时变易之易者，而证夫画卦、命爻、系辞④之《易》者。观象玩辞、观变玩占⑤之余，所得深矣。然后书之于策，曰：'天下何思何虑？天下同归而殊途，百虑而一致。'天下何思何虑？自是而从容中道，从心所欲不逾矩矣。谓夫子之无所得于《易》书，不可也，谓所得之易，非夫子已然全具之易，不可也。此夫子之学《易》也。"於乎！微矣！

　　一所金先生，崛起于有宋程、朱二先生之后，倡道浙东。自其知学，即以程门相传指诀，所谓《中庸》"喜怒哀乐未发之中"者致力焉。平居嘿坐体认⑥，反观密照，操存⑦涵养，积有岁年。由是用功久而心体澄莹，施之应用，从容闲暇，绰有成矩，乃以告人

---

　　① 生生，孳生不绝。生生之谓易，语出《周易·系辞上》，指易道是万物生生不绝的根源。

　　② 神无方而易无体，语出《周易·系辞上》，指阴阳合一而不测，故无定所。《周易》随应变化，故无定体。

　　③ "易，变易也……"句，出自程颐《易传·序》，而不见于经传。其意思是《易》是发展、变易之学，人们在各种不同情况下要依据具体条件相机而行，要符合事物的规律。

　　④ 系辞，一般是指《周易·系辞》，是易学类著作。它总论《易经》大义，相传孔子作了7篇阐发和总结《周易》的论述。

　　⑤ 观象玩辞、观变玩占，语出《周易·系辞上》："是故君子居则观其象而玩其辞，动则观其变而玩其占。"观象，意思是观察卦爻之象。玩辞，指玩味词义。观变，观察变化。玩占，研究卦象、卜辞。

　　⑥ 嘿坐，静坐。体认，体会、认识。嘿坐，泉州文库版作"嘿然"。

　　⑦ 操存，执持心志，不使丧失。

曰："此真圣贤指要也。"

先生素业《春秋》，晚岁独喜读《易》。沉潜反复，参伍诸家之说，而专以证验乎此身之动静、语默、出处、去就。不为经师，以故于先儒之说，不主一家，但取其合于四圣人之旨而已，亦不攻其未合者也。

盖先生气质温厚，充养纯粹，刚介有立，宽裕善容。自其登第，即弃州县而就儒官。中岁督学闽南、江右之墟，渐致通显，而先生辄弃去。居家辞受取予，一依于义，无所苟。虽一室萧然，不以屑意，然未尝为介也。风格高远，湛然如深渊之渟，凝然如乔岳①之峙，测之莫窥其蕴，迫之不见其动，然未尝为迂也。盖先生一身无非易矣，而独有好于《易》。其好于《易》而学之也，乃以之证验一身之言动，是非学孔子之学而然哉？

先生此书之成，徒以讲于家庭之间，未尝轻以示人也。其介子中夫君②，参议吾闽，独出以示某，且命之序，某曰："明道先生③有言：'圣人之微言在《中庸》《易》，《论语》乃其格言耳。'於乎！先生既有得于未发之中矣，而尤注心于此书，然则《易》之太极两仪、阖辟象器④之理，岂外于未发、已发之谓？先生既已用力于大本之中者有年，而又精义入神以致其用，利用安身以崇其德。其所造将底于何思何虑之地而不自觉矣。某末学何足以知先生，敬因中

---

① 乔岳，本指泰山，后泛称高山。

② 介子，庶子。中夫君，即金立敬，字中夫，号存庵，浙江临海人，金贲亨之子。嘉靖二十九年（1550年）进士，历福建提学副使，后官至工部左侍郎。

③ 明道先生，即程颢（1032—1085），字伯淳，号明道，河南洛阳人。北宋理学的奠基者，洛学代表人物。宋嘉祐二年（1057年）进士，历官鄠县主簿、太子中允、监察御史、镇宁军节度判官等职。

④ 太极，即太一，指天地未分时的统一体。两仪，指阴阳；阖辟，闭合与开启；象器，古时观测天象的仪器。

夫君之命而序于首，与欲①学《易》者共焉。"

谭侯②祈雨序

旱而雩③，古也。今天下郡邑之制，祀山川、社稷于其郊，而以春秋用事，祈报赛祷④。或水旱雨旸⑤之不时，则望而祭之，命之曰祈。其雩之遗制与？若是则有国之故常也。率国之故常而行之，而曰是司牧者之忧民也，然与！

今使方数千里之地，列而为十邑，邑皆被其灾。而皆祈于神，则此十邑者皆可谓之忧民也乎？曰：未也。夫忧民者，必有至诚恻怛之心；有至诚恻怛之心者，必有勤恤民隐之政。若是而水旱雨旸之不时焉，固未有不祈者也。祈而应，可也；祈而不应，亦可也。无至诚恻怛之心，无勤恤民隐之政，若是而水旱雨旸之不时焉，亦未有不祈者也。祈而不应，非也；祈而应，亦非也。忧民与不忧民，在于仁心仁政之有无，不在于祈与不祈，应与不应也。不然，则是荀卿子曰"天旱而雩，君子以为文"者，信矣。

庚申⑥之岁，旱魃⑦为灾。涉冬徂⑧春，民告无雨。禾之入于土者，将稿⑨于田；其未入于土者，将暵于⑩日也。而适丁连岁被

---

① 与欲，泉州文库版，作"与"，没有"欲"字。
② 谭侯，即谭维鼎。
③ 雩，古代求雨的祭礼。
④ 祈报，指古代祀社，春夏祈而秋冬报。赛祷，祭祀酬神。
⑤ 旸，晴，晴天。
⑥ 庚申，即嘉靖三十九年（1560年）。
⑦ 魃，传说中造成旱灾的鬼怪。
⑧ 涉，经过。徂，往。
⑨ 稿，通"槁"，干枯。
⑩ 暵，干枯、萎缩。

寇之后，公私扫决，民病视他凶岁尤亟。

　　瓶台谭侯方被命来莅吾邑。侯慈祥恺悌，出于天性。望见侯之容与其词气者，退莫不曰："侯，君子也。"而侯自下车，专务宽恤爱养，安集覆护，与民休息。其所设施注措，一归于忠厚仁恕，不为刻急徼察①，民尤安之。既而遇旱，曰："此吾责也。"斋居默祷，禁民毋得以讼事至吾庭下。招徕米商之来自旁郡者，为之定其价直②，而禁切下人虐害之，米价遂平。躬为祭文，率诸同官叩于神祠，读至"死者既鱼糜于寇残，生者复鹤立于焦土"，至为涕下。噫！是岂非有至诚恻怛之心者乎？有勤恤民隐之政者乎？是以将事之日，载阳载阴③；继事之朝，以风以曀④。越三日，遂大雨，小民欢呼以为美谈。

　　余曰：民可使由之者也。彼见侯之旱而祈，祈而应也，以为侯之贤在是也。若君子之论，则曰：侯之贤在于有至诚恻怛之心，有勤恤民隐之政，不在于祈雨与雨应也。使侯旱而祈，祈而不应，侯之贤固在也。来求余言者，李君龙波、张君毂泉、裴君雷山；使来速⑤言者，诸生某某。皆笃论君子也。其以余言为然否？

谢谭侯祈雨序 （代作）

　　环同安而境尽于南海疆域之内，提封⑥千余里，统于六百石长吏⑦之所治。东西北其属乡也，或濒海，或负山，或处平原旷野之

---

① 徼察，原意是明察，引申为苛求。
② 价直，即价值，指物价。
③ 载，又、且。载阳载阴，时晴时阴。
④ 曀，天阴沉。
⑤ 速，邀请。
⑥ 提封，原指封地、疆域，也指四境之内，解为大凡、总共。
⑦ 长吏，汉代官员享有六百石以上的爵禄，后指地位较高的县级官吏。

地。濒海之田，斥卤而硗瘠①，其民以井泉为雨；负山之田，斗仰而高阜②，其民以涧谷为雨；平原旷野之田，衍沃而丰收，其民以溪陂为雨。此其大较也。

是岁庚申，雨旸愆期，泽不时降，同之地且大旱。观察分按符③郡，郡符县，为民祈雨而雨不应，井泉、涧谷、溪陂之雨亦竭。农夫相与叹于郊，妇女相与叹于室。民胥疑曰："雨可祈与？使雨而可祈，则三日而霖，五日而旸，曷无年矣？"有曰："雨不可祈与？致一妇之冤则旱，解一妇之冤则雨，若之何其不可也？"又有曰："焉知久旱之不复为润，久润之不复为旱，而安在祈与不祈也？"

新会谭侯闵民之病甚，曰："兵革之后而继之以旱灾，其若吾民何？"于是斋戒祓除④，精心虔祷，不数日而雨应。侯慈祥恺悌，敦忠诚一，见者咸知其为仁人君子，故其应之速也。于是海居之民，井泉溢而不蓄，曰："吾弃余也。"山居原处之民，涧谷、溪陂分浸而不防，曰："吾潢污⑤也。"

农既满望，归功于侯，相率请文于余，以为侯谢。曰："今而后信雨之可祈也。"余谂⑥之曰："汝之闵旱，汝之父母有不闻之者乎"？曰："然。""父母闻汝之闵，有不恻然救之者乎？"曰："然。""父母若贤也，以汝之闵告于大父母，大父母有不听之者乎"？曰：

---

①　斥卤，盐碱地。硗瘠，坚硬瘠薄的土地。

②　斗，古同"陡"，高耸的样子。阜，高起的土山。

③　观察，唐代于不设节度使的区域设观察使，为地方长官。分按，明代于各省按察司下设分司，分察府州县。符，盖有官府印信发下属的命令、通知等公文。

④　斋戒，指古人在祭祀前沐浴更衣、整洁身心，以示虔诚。祓除，古时一种除灾求福的祭祀。

⑤　潢污，聚积不流动的水。

⑥　谂，告诉。

"然。"嘻！尔民之言是也，乡之疑非也。天地，大父母也；县令，父母也；谭侯，贤者也。贤父母为尔民请雨于大父母，既听之矣。尔民其归告尔子尔孙，相率从贤侯之教令，仁让雍睦，酿和气以召祯祥，虽著嘉禾之书可也，雨云乎哉？

赠魏指挥使①序

史牒②所载古将帅之事多矣。其人或起行伍，或召募从军，或宿将将家子，或提兵当一面，或深入，或守边，积功中率③，或至三军帅，或封万户侯。大抵所当之敌，皆在瀛海内。或与强国为邻，或夷狄盗边、蛮峒溪傜跳梁，或大盗窃发。虽渡漠逾塞，亘万余里，茂林深箐，恶溪毒水，飞栈绝阁，人迹所难至。然皆有斥堠、瓯脱④，传烽举火，间谍往来，相伺为兵会。未闻有茫茫大海之外，焱至电来，其人如猿猴猩猱，一旦焚舟登陆，则千里为墟，如今之倭夷者也。

其始皆起于中国之人牟利为奸，持中国物往市，豪宗大族公为区主。内地边关讥阑⑤，出入不谨，浸淫至引入内地，使熟其险易走集⑥，倚为军锋。俟中国之人鸟惊兽骇，则从而焚掠攻劫掳赎，无一不得志者。呜呼！祸烈矣。

---

① 魏指挥使，即魏宗翰，嘉靖年间任泉州卫指挥使，掌高浦千户所事，与俞大猷、戚继光等将领在东南沿海抗倭。

② 史牒，史册。

③ 中率，符合军功封赏条例。

④ 斥堠，探测敌情的士兵。瓯脱，指屯戍守望之人。

⑤ 讥，查问。阑，同"拦"。讥阑，盘问检查的关卡。

⑥ 险易，险阻与平坦。走集，交通要冲。

　　于是时，魏侯宗翰适以泉州衙指挥使①起掌高浦千户所②事。高浦虽小垒，然地当要害。先是贼窥惠安，则先捣崇武。又窥同安，则谋捣高浦。高浦三面临海，一面履平地。城中无井泉，军民皆以小舟渡海取水于新安。守城之兵不满千，而承比岁兵寇之后，仓无见在粮。贼若舣③舟南岸，制其三面，则城中已自困。

　　先侯未至时，未有警报也。群帅以秩齐④不相统一，置城事不问。及侯来，则贼已先塞月港⑤之口，以拒漳师；据浯洲⑥之岛，以塞泉师。所尤孤悬城中，事日急。侯日夜经营，寝处城上，料丁壮、分雉堞、督守望。又选卒为游兵，使往来城下，伺贼动静。贼趋南岸，则先击之海中，使不得度。劝富家出粟以助军饷，至于贮水蓄薪皆有法。侯令肃，与诸校卒约，一再三犯，各以轻重罚，而务必行，无敢犯者。于是高浦隐然为一方巨障，贼过不敢近而去，同安堂奥⑦亦藉以宁。

---

　　①　泉州卫指挥使，为泉州卫指挥使司长官。明洪武元年（1368年）二月，元泉州路降于明。是年，明政府在泉州府筑卫、所、司城，设置泉州卫、永宁卫2个卫指挥使司，隶属福建都指挥使司，下御崇武所、福全所、高浦所、金门所、中左所5个守御千户所城。是明朝在泉州设置的第一批海防军卫所。

　　②　高浦千户所，明洪武二十三年（1390年）置，属永宁卫。治所在福建同安县西的高浦（今厦门集美区高浦社区）。高浦原建有城，是一座布防严密的军事要塞，设有东、西、南、北4座城门，4门上均建有门楼，是厦门史上的第一城。

　　③　舣，使船靠岸。

　　④　秩，古代官吏的俸禄。秩齐，俸禄相等。

　　⑤　月港，在福建漳州，地处九龙江入海处，因其港道"一水中堑，环绕如偃月"，故名。月港是明朝中后期著名外贸通商港口，与汉、唐时期的福州港，宋、元时期的泉州港，清代的厦门港并称福建历史上的"四大商港"。

　　⑥　浯洲，原作"浯州"，通改作"浯洲"，即金门。

　　⑦　堂奥，原意为堂的深处，引申为内地。

诸千兵①徐晃等曰："完城以还朝廷，侯绩也。"来乞言于余。余未尝识侯。往岁，余在邑城中，侯以水寨把总，统兵攻贼于澳头②。时白都阃③领广兵在城，余怂恿之曰："闻魏将军督水兵，战甚力。公提步卒从陆背击之，潜伏奇于要道。贼见水陆夹攻，必奔突县治，俟其奔而吾伏发歼矣。此一奇也。"白竟不余从。而贼惮侯攻，因弃舟奔突如余策，散掠漳、潮。守者不能支，反咎侯之迫贼登陆，撼侯短以闻，褫侯把总，夺其秩。余尝为侯不平，然当道多知侯者，未几，遂有高浦所之委。侯罪既得白，而今之树立勋绩又如此。

圣天子方锐意平倭，自吴会④以至浙江，列大屯戍二。往俞将军、邓将军⑤唾手得之，挂印佩虎符，并处二地，为东南垣屏。二将军固皆泉产也，侯勉之哉！行且见侯拔起为大屯戍将矣，非特守所城而已也。

----

① 千兵，武官千户的别称。

② 澳头，在今厦门翔安区新店镇，襟山带海，与厦门、金门两岛隔海相望。澳头曾是闽南著名的古渡口，四通八达，盛极一时。

③ 都阃，指统兵在外的将帅。明朝都指挥使司亦简称"都阃"。

④ 吴会，汉朝时期吴郡、会稽两地的合称。后泛称此两郡故地为吴会，大体在今江苏苏州。

⑤ 俞将军，即俞大猷（1503—1579），字志辅，小字逊尧，号虚江，福建晋江河市（今属泉州市洛江区）人。明代抗倭名将。嘉靖十四年（1535年）武举人，授千户，历任金门守御、汀漳二州守备、都指挥佥事。嘉靖二十八年（1549年），出任备倭都指挥。三十一年，开始与倭寇作战，与戚继光并称为"俞龙戚虎"，扫平了为患多年的倭寇。邓将军，即邓铨（1531—1592），字芹山，福建晋江北门人。明代抗倭将领。嘉靖三十一年（1552年）武进士。初袭泉州百户卫，后授钦依把总，镇守铜山，以都指挥体统行事。与俞大猷、戚继光、魏宗翰等将领于东南沿海抗倭，多建奇功。

送大参陈抑亭①之湖广按察使序

谈者为天台之山②有石梁焉，其广仅容足，风雨摧蚀，苔藓斑剥。其上不可步，其下千仞之壑，无涯无底止，不幸一失足，则陷入其中而不可返。羽流方士得一度焉，遂与古之形蜕③者神游于八极。海内修炼服食之士，赢粮而往，冀幸一至。及至，则逡巡而不敢进，目一瞩焉，则㤓慌④而不能定。然而樵竖荛子⑤寻斧斤于其上，而若履平地。南都浮图高十二级，陟其巅，视人若蚁，视山若丸，视城郭若旋磨。广可容席，而外无栏楯。修行之士仄足闭目，试游于其上，而探雀鷇⑥者上下如猿猱，回顾其下而嬉。

有为之说者曰："凡有利害之心必惊，惊必眩。彼荛子牧竖、探鷇而嬉者，彼恶知利害之惊哉？使其知利害、顾死生，有不为服食之逡巡、修行之仄足者几希矣。"予因为之哑然，凡世之仕者，未有不如此者也。方其锐意于功名，勇乎直前而莫之屈挠也，毅乎担负而不肯回曲也。其气谊果有以过人者，然而初未尝知利害之可

---

①　大参，参政的别称。明代于布政使下设左右参政。陈抑亭，即陈洪蒙（？—1581），字符卿，号抑亭（一作抑庵），浙江仁和（今杭州）人。嘉靖二十年（1541年）与其兄陈洪范同登进士。授刑部广西司主事，数迁为彰德知府，擢江西按察副使，历官山西参政、湖广按察使、四川右布政使，右副都御史巡抚贵州兼督湖北、川东军务。

②　天台之山，即天台山，位于浙江中东部，天台县城北。由花岗岩构成，多悬岩、峭壁、瀑布，以石梁瀑布最有名。

③　蜕，蝉或蛇等脱下来的皮。形蜕，蜕变而成另一形状。此指弃俗成仙。

④　㤓慌，恍惚惊慌。

⑤　樵竖荛子，皆指樵夫。

⑥　鷇，待母鸟哺食的雏鸟。

畏也。及其阅世已久，危机祸阱相迫于前后，足将进而不敢践，目将眴①而不敢视，然后知其可畏可惧而惟恐其或陷之也，则安知气谊之又果存哉？故夫未知利害之可畏而为气谊者，牧子樵竖之度石梁，探觳而嬉者之登浮屠也。知利害之可畏而改其为者，服食之士之度石梁，修行之士之临浮屠也。

以今天下之危机，莫甚于仕于宗藩之地。自祖宗分茅，胙土②，众建诸王，雄藩名郡，悉以分封其后。年岁寖久，支属寖多，而逾法制为不义，亦渐出于其间。国家亲亲之厚，无间疏远。虽有恃恩骄恣，亦至甚害。上特假借容贷，以劝亲睦；臣下奉行不谨，则祸患立至。人之视居宗藩之地，是亦天台之石梁、南都之浮屠也。嘻！亦危哉。

吾同年陈君抑亭始作郡，出守彰德③。彰德，赵封国也。赵固贤王，君居之无不如意。继为参政，分守冀南一道。冀南治汾州，汾之宗室，薮盗劫财，杀人之奸，无不敢为。吏捕逐，即逃入府中，莫敢劾治。浸淫至擐甲操兵，相攻击，治城之内，官寺为之昼闭，其变如此。君治之，一裁以法，诸宗帖帖④屏息。伊汰侈至盖府第、拟乘舆制度⑤，中丞、使者发其状，朝廷置狱于河南，又命君往鞫⑥其事。君一无所挠，而伊府罪状，卒不能匿，君由此知名。为参政年余，擢湖广按察使以去。

---

①　眴，古同“眩”，眼睛昏花。

②　分茅，即分封王侯。古代分封诸侯，用白茅裹着泥土授予被封者，象征授予土地和权力。胙土，指帝王将土地赐封功臣宗室，以酬其勋劳。

③　彰德，即明代的彰德府，治所在安阳县（今河南安阳市）。

④　帖帖，形容帖服收敛的样子。

⑤　乘舆，古代特指天子和诸侯所乘坐的车子，借指帝王。乘舆制度，明代舆服制度的一部分，圣天子和诸侯使用交通设施的规定。此处指伊州的宗室建府第依照天子的规模。

⑥　鞫，勘验罪案、审问犯人。

于是诸寮寀①皆服君之善执法，而喜楚之得君也，属余言以赠君行。以予之不敏，何能有言以赠君行哉？虽然，君行矣，楚固宗藩国也。今河间、东平②之风，独楚为著。君为按察使，陈枭③执法，无忧于不行矣。假令万一有如伊如汾，君其能如前治之乎？抑有所畏而不敢乎？古之赠行者，不以颂而以规。余于君为同年，相知最厚，谊不可以默也。于其行，序以问之。

谭侯迁官致贺序

嘉靖癸亥④，吏部用抚臣荐，擢吾邑瓶台谭侯为贰守，畀之本郡，以从民意。命下，搢绅大夫、里巷细民，欢忭歌呼，填溢街衢，人人献所欲言。

有进而颂侯者曰："邑令，郎官⑤也；郡贰，车秩大夫也。邑令于郡贰，旅见而庭谒；郡贰于邑令，据尊而立受者也。以郎官而超迁郡大夫之秩，以旅见庭谒而遽当立受之礼。且一时同官比肩立，一旦闻命至，娖娖⑥趋庭下。侯异时与坐起之人班见之，侯亦荣矣哉！"

有进而颂侯者曰："侯为吾邑仅三载，盗首尾无虑二载余。侯以一邑捍一郡之冲，屹然如底柱之障龙门，而吾邑以无事。今视于

---

① 寮寀，指僚属或同僚。

② 河间、东平，典出宋·徐钧《东平宪王苍》："两汉贤王谁与并，河间以后便东平。"河间，乃河间献王刘德，汉景帝之子，好儒学，悦于诗书。东平，乃东平王刘苍，光武帝之子，以"为善最乐"为宗旨。两人皆当时诸王中的贤王。

③ 陈枭，张布刑法。

④ 嘉靖癸亥，即嘉靖四十二年（1563 年）。

⑤ 郎官，散官官价的统称，位列各级大夫之后，为正六品以下官秩。

⑥ 娖娖，矜持拘谨的样子。

其郊，则列星连堡①矣；行于其野，则黄云盈畴②矣。凡诸邑莫吾若也。侯迁荣矣，其如夺吾邑贤侯何？"

予曰："必如予颂侯，方以谓擢侯之晚也。"或曰："何也？"予曰："诸君知医乎？病人方其在危急时，其须卢扁③之至也。中流之瓠，渡海之柁，不足以喻其急也。既而病良已，虽卢扁无所用之矣。侯之在吾邑，民病不越侯之方，侯政辄应民之病。枯者以泽，瘵者以苏④，侯固当今之卢扁也。方吾郡盗贼鼎沸之时，使得侯而用之，寇何忧于不靖？而吾民未有不窃余生之幸也。今邑里墟矣，田野芜矣。圣天子赫然震怒，更易抚臣，号召将帅，出内帑以佐军兴。而天威震荡，皇仁渗漉，诸臣肃将，寇遂殄灭矣。侯于此时方用之以捍寇，是犹病良已而方求卢扁以治病也，不已晚乎？"

或曰："然则子何以贺侯也？"予曰："治危病于方病之时，虽常医易为功；治弱病于既病之后，虽卢扁难为力。今吾郡危病虽退而苶然⑤弱矣。以言其生聚，则十不存一；以言其盖藏，则十室九空。疮痍者未瘳，而呻吟者未复，此正用侯之时也。予比者过吴会、浙江之墟，而观于其公私气象，则见事事一不减于盛时繁华之旧。求其隐约萧条之状，杳不可得。而其去被寇之年，殆未久也，岂元气生意之果尽复乎？抑徒腴其外而槁其中乎？岂吴浙之民自相粉饰乎？抑为政者之张而大之乎？余盖不能无疑也。"

---

① 列星，罗布于天空的星星。列星连堡，堡垒如星星罗列。

② 黄云，形容成熟的稻麦。盈畴，遍布田野。

③ 卢扁，即古代名医扁鹊。扁鹊出生于春秋战国时期的卢国，故别称卢医。

④ 瘵者，病人。苏，解救。

⑤ 苶然，疲惫的样子，形容衰落不振。

昔晋范云①有疾，召徐文伯②医之。文伯曰："缓之，一月乃复；欲速，即时愈，但恐三岁不复可救耳。"范云以速愈为祈。文伯乃下火而床焉，重衣以覆之。有顷，汗出而愈。其后二载，云病不复治，如文伯言。凡今吴浙之人务于粉饰而张大者，皆范云之类也。

夫病人利于急治而元气耗于亟复，此常医之所忽，而卢扁所为惊也。疲民侈于外饰而生意竭于中干，此俗吏之所慢，而仁人君子所为隐忧也。非侯之仁，其谁望之？予非为侯之迁官贺，为吾郡之得侯贺也；非为吾郡得侯贺，为吾郡得仁人君子如侯，以疗吾已病之民贺也。

于是侯莅任有日，诸公各以意为贺言，而文学李君纯仁、裴君宽、诸生某用予语。

贺谭侯擢本郡海防贰守③序

吏治之与戎功，果可以兼能乎哉？于此有一人焉，佩五尺之绶，绾方寸之印，立乎吏民之上，发号施令，听断击［系］治④，而人莫不以为宜，则可谓良吏矣。或用之于治兵临戎，非其任也。又有一人焉，三军五兵之节制，九夷八蛮之情伪，谋之于砚席之间，而洞中于千里之外，夜参半兮探虎穴，抚剑马兮气横出，则可谓名将矣。或用之于狱讼簿书，非其任也。是果何为也哉？盖有说矣。吏治主于慈爱，戎功宜于雄武。吏治开施张设，披心见情；戎

---

①　范云（451—503），字彦龙，南乡舞阴（今河南泌阳）人。南朝梁大臣，著名文学家，

②　徐文伯，字德秀。丹阳（今江苏南京）人。南北朝北齐名医。

③　海防贰守，即海防同知。谭维鼎于嘉靖四十三年（1564年）由同安知县升泉州府海防同知。

④　系治，囚禁而治其罪。

功飞钳①网络，变化不测。吏治之效，苦乐忧愉，呕呕相告，此之谓爱征；戎功之效，建旗鼓，临将吏，无敢涕唾仰视，此之谓威著。二者之为，道固不同也。道既不同矣，又乌可责人以兼之哉？虽然，非特以常材论也。若夫受瑰伟之雄才，蕴度外之宏略，随试辄效者，安可以此论哉？盖予尝仕于四方，而退息于田庐、乡党之间，所见当代之人才，如吾邑谭侯瓶台，亦其人已。

吾同建邑，渺然处七泉②之左，而其风俗之羯羠③劲武，乃若反过于诸邑。工书狱，喜斗讼，以柔和孅佞④自结于功曹、书佐⑤之间，而以其气陵⑥乡里、虐细民者，往往而是，固号为难治。自国家致太平，吾泉入职方⑦，列圣覆露⑧长养之恩至矣。一旦倭奴首难，而泉中无完土。侯于其时方来为吾邑令长之职，于吏治戎功，两处其艰。侯于治邑，则曰："为政所以安民也，吾惟因民之俗而不与之争，庶其可乎？"于是凡民间构会讼牒之言，固不甚抑之，亦不大行之，闷闷然与之处。民初不悦也，已而气衰而忿释，未始不行侯之宽。至于用兵制胜，随机应敌，尤有方略。寇至辄衄⑨，吾邑遂赖以保全，于是侯声绩才望焯发甚，人之称侯以吏事

① 飞钳，是《鬼谷子》中的第五个篇章，属于制人术中非常重要的篇章。飞是飞语，赞扬对方，抬高对方的声誉，以便获得对方的好感。箝是钳制，飞箝便是通过夸赞别人的方法来钳制住对方的制人之术。

② 七泉，此处乃指泉州府所属的晋江、惠安、南安、同安、安溪、永春、德化七个县。

③ 羯羠，指民性慓悍。

④ 孅，古通"纤"。孅佞，工于心计，巧言献媚，指奸巧邪佞之人。

⑤ 功曹，地方长官助理，协理本署之事。书佐，主办文书的佐吏。

⑥ 陵，古同"凌"，欺侮。

⑦ 职方，指版图，泛指国家疆土。

⑧ 覆露，意思为荫庇、养育。

⑨ 衄，损伤、挫败。

者，曰："此循良吏也。"其称侯以戎功者，以方今将帅才莫侯过也。侯其果兼能者耶！

侯，吾知之，其才资得于天悟，其聪明邻于神解，几沉而虑微①，器周而力裕②。有守正之操而又有通方之识，有排决之气而又有濡忍之量。此所以左顾右盼于吏治戎功之间，跨而有之也。于是大中丞游公③疏全省群邑治才之尤异者五人于朝，侯首列名剡④中，遂擢为吾郡海防贰守。

邑丞张君某、邑簿彭君某、典史林君某⑤请予文以为侯贺。余谓："侯以海防擢，疑若专用侯以戎功者，不知戎功固侯之兼能而非其专长也。"因为之言以授诸君，使书以贺侯。侯行矣，异时据鞍策马，振旅凯旋，望见俘两馘⑥置马鬣间，而镫两馘于足，固侯也。而垂绅搢笏⑦，端冕平议于仰真之堂，赞太守之仁，歌九重天

---

① 几沉，深入、不显露。虑微，考虑到细微处。

② 器周，才干完备。力裕，能力宽裕。

③ 大中丞，巡抚的别称。明朝都察院副都御史职位相当于御史中丞，常用作巡抚的加衔，故有此称。游公，即游震得（1505—1574），字汝潜，号蛟潭，更号让溪。江西婺源人，嘉靖十七年（1538年）进士，由行人擢监察御史。嘉靖年间任副都御史，巡抚福建，抗击倭寇。以兴化失守，罢官归家。再起，督辖南京粮储。

④ 剡，举荐。

⑤ 邑丞张君某，即张万目，浙江鄞县（今宁波市鄞州区）人。监生出身，嘉靖末年任同安县丞。邑簿彭君某，即彭璋，浙江黄岩（今台州市黄岩区）人。嘉靖四十一年（1562年）任同安主簿。典史林君某，即林存美，安徽太平（今黄山市黄山区）人。嘉靖三十九年（1560年）任同安典史。

⑥ 馘，古代战争中的一种计算军功的方法，即割取敌人的左耳以计数自己所杀之敌。

⑦ 垂绅，大带下垂。《礼记·玉藻》："凡侍于君，绅垂。"言臣下侍君必恭。搢笏，即插笏，古代官员朝见，将所持手板（即笏）插于腰带上。垂绅搢笏，因以此称士大夫。

子之爱民，勉七邑属吏之抚字[1]者，又非侯也耶？

《虔台纪绩》[2] 序

五岭之间环而州者以十数。其鄙[3]于大江之阳、湟溪[4]之东，曰南、赣，曰韶、雄[5]，岭北南韶宪守臣之所治也，此大庾、始安[6]界也。其疆于杉关[7]之南、碣石[8]之北，曰汀、漳，曰惠、潮，岭东漳南宪守臣之所治也，此揭阳界也。其边于蒸湘之澨、衡桂之麓，曰衡、永，上湖南宪守臣之所治也，此临贺、桂阳界也。

其内重山复岭，断崖峭壁，箭驰之湍，戟排之菁，回互蔽亏，不可穷际。层楼叠屋，出云表而临木末；碉寨杉城，梯石磴而梁绝

---

① 抚字，对百姓的安抚体恤。

② 《虔台纪绩》，记录明代南赣巡抚衙门功绩。虔，指虔州，古州名，隋代所置，南宋时改名为赣州。台，原意指行台，为魏晋至金代中央政府在外设置的临时机构。明清时期以"巡行天下，抚军按民"而得名的巡抚，别称为"抚台"，故称南赣巡抚衙门为虔台。南赣巡抚，全衔为"巡抚南赣汀韶等处地方提督军务"，弘治十年（1497年）始置，驻赣州，辖江西的南安、赣州，广东的韶州、南雄，湖广的郴州，福建的汀州。

③ 鄙，边邑，边远的地方。

④ 湟溪，在今广东连州市西北。古称湟水、洭水，为北江之上游。

⑤ 南，即南安府，明代府治在今江西大余县；赣，即赣州府，明代府治在今江西赣州老城；韶，即韶州府，明代府治在今广东韶关市；雄，即南雄府，明代府治在今广东南雄市。

⑥ 大庾，今江西大余县，明代为南安府治所。始安，今广西桂林市临桂区，历为始安郡、桂州治所。

⑦ 杉关，在福建光泽县北的杉关岭上，为闽赣之间来往通道，历来为兵家必争之地。

⑧ 碣石，位于今广东陆丰市的南部，东临碣石湾，明洪武二十二年（1389年）设立碣石卫。

窫者，无虑千余巢。其人狼子野心，好人怒兽。偃而休于深山长谷之中，则擅盐纸，利私赋，入以自便。鏦豕击鲜①，卧妖挟艳，鸩党铸兵，连结负恃，其故态也。意有所逞，则四出攻剽，极其残酷。而上杭、永定②之间，每饱劫归，城郭、村落镶金钱贺，巨魁、小丑具酒娱宾，列坐称觞，腆赠厚饷③，谓买卖回。虽累数十发不止，至死不顾悔，走死地④如鹜，其凶恶顽悖，荒戾鸷悍如此。舍一日不治，可乎哉？

而地犬牙入，莫相统一。或有所追缉，活脱散漫，靡可踪迹。刻穴不可以守鼠，掩巢不可以捕鷇。有輂贼⑤，有巢贼，有梅花贼，名号奇诡。而桂阳、郴宁之间，刚倔恶獠，种类不一。下直漳

---

① 鏦，短矛。击鲜，击杀活的牲畜禽鱼，充作美食。鏦豕击鲜，以短矛击杀猪豕而取其鲜肉。

② 汀，即汀州府，明代府治在今福建长汀县。漳，即漳州府，明代府治在今福建漳州市芗城区。惠，即惠州府，明代府治在今广东惠州市西湖东。潮，即潮州府，明代府治在今广东潮州市潮安区。

蒸湘，为"三湘"之一。三湘者，指湘水发源广西兴安界，流至永州与潇水合，曰潇湘。至衡阳与蒸水合，曰蒸湘。至沅州与沅水合，曰沅湘。沚，水中的小块陆地。

衡桂，即衡山衡州，今湖南衡阳市，汉属桂阳郡，故称。

衡，即衡州府，明代府治在今湖南衡阳县。

永，即永州府，明代府治在今湖南永州市零陵区。

临贺，今广西贺州市，明代为贺县治所。桂阳，今湖南桂阳县，明代为桂阳州治所。

上杭，位于福建西南部，汀江中游，原为汀州府辖县，今隶福建龙岩市。

永定，位于福建省西南部，西北与上杭县相连，原为汀州府辖县，今为福建龙岩市永定区。

③ 腆，丰厚。腆赠厚饷，赏赐丰厚。

④ 死地，泉州文库版作"死城"。

⑤ 輂，车篷。輂贼，以车辆为打劫工具的贼寇。

南、惠潮之处，其附于山者，薮盗行剽，谓之山贼；其附于海者，帆风踔浪，交通外夷，生事中国，谓之海贼。窟穴亦以百数十计。辟之处处蜂巢，枨触①其一，则群螫攒体矣。是岂人谋兵刃之不足胜彼哉？亦其地势然也。

弘治间，廷臣献议，始于江广闽楚之中，建大中丞行台，治赣州，以节制五道，控驭岭阨，俾之声势联络，涣散有所统纪。自是以来，巢贼詟服②，而余姚阳明王公③之勋茂焉。又四十余年，而有归安北川陆公④之勋。

先是虔台都御史比以不才罢。而自阳明王公后，条肄牙蘖⑤，浸浸滋蔓。文臣武将，席恬养尊。缓带轻裘，苟安无事。稔恶不治，细愿效尤。凶类顽党，殆遍岭阨。而是时，柄竖惏墨⑥，政弛赂章⑦。吏货输于权门，民财罄于宦橐⑧。民固思乱，而告之邻境

---

① 枨触，触动、触犯。

② 詟服，畏惧服从。

③ 阳明王公，即王守仁（1472—1529），字伯安，号阳明，浙江余姚人。明朝杰出的思想家、文学家、军事家。弘治十二年（1499 年）进士，授刑部主事，历任庐陵知县、右金都御史、南赣巡抚、两广总督、南京兵部尚书、左都御史等职。接连平定南赣、两广盗乱及朱宸濠之乱，封新建伯，为明代凭借军功封爵的三位文臣之一。

④ 北川陆公，即陆稳（1517—1581），字汝成，号北川，归安（今浙江湖州）人。嘉靖二十三年（1544 年）进士，授刑部主事，升郎中，历四川副使、江西参政。以右副都御史提督南赣军备，勋功显著。官至兵部右侍郎。

⑤ 条，小枝。肄，砍伐后再生的枝条。牙蘖，草木新生的枝芽。条肄牙蘖，此处指贼寇的余党和新起的贼寇。

⑥ 柄竖，指权臣。惏，古同"婪"，贪婪。墨，指绳墨，木工用以校正曲直的墨斗线。引申为准则、法度。惏墨，即弄权的意思。

⑦ 赂，贿赂。章，通"彰"，明显、暴露。

⑧ 罄，尽。宦橐，指因做官而得到的钱财。罄于宦橐，意为钱财为官吏搜括殆尽。

有积资至亿万万以上者，为诸盗觊。又安远有坐镇其地李同知者，廉吏也。始招出三巢，为之通互市，坚约束，巢民帖帖。已而巡按江西御史惑媢功①者言，褫廉吏秩，坐赃待鞫。巢民往御史诉李实冤，御史勿问也且抶②之。巢民愈忿，始有轻官府心，以为昏不能别吾善否也。

而闽与惠、潮间，岁被倭，积尸如麻。破城陷邑，若履无人之墟。奸民恶少，益用桀肆。而饶寇张琏③者，故为斗库④，侵欺官钱粮挂法，始以失计良家子为诸盗倡。诸巢蚍结蚁附，相与肆狂称乱，乱不已。于是其党闽巢贼梁宁、广土贼林朝曦⑤，合党寇吉安，杀副使汪一中，势张甚。巢贼、土盗所在蜂起，时嘉靖四十年也。

公既擢任知赣州，官兵弱，遇敌辄北不足用。因用贼兵代官兵。始满总者，安远属巢人，以归附，署为兵总。其后安远知县某贪功，欲计擒以为己能。满总侦知，遂叛去。都御史范公钦⑥论劾

---

① 媢功，嫉妒别人的功劳。

② 抶，用鞭、杖或竹板之类的东西打。

③ 张琏，广东饶平人。曾为饶平县库史，因不满朝政腐败，于嘉靖三十九年（1560 年）正式发动武装起义。但最终不敌明军，伤亡惨重。遂率余部由云霄河引航出海，辗转南下，夺占三佛齐岛（今苏门答腊）称帝，垦殖为渔，称番舶长，泉海外华裔移民多依附。

④ 斗库，即库史，掌理官府钱粮的官吏。

⑤ 梁宁、林朝曦，嘉靖年间广东农民起义军首领。嘉靖三十八年（1559年）与饶平张琏，及大埔、小靖等地义军分别起义，攻陷粤、赣、闽多个城镇。在明军的围剿下，嘉靖四十一年（1562 年）宣告失败。

⑥ 范公钦，即范钦（1506—1585），字尧卿，号东明，浙江鄞县（今属宁波）人。嘉靖十一年（1532 年）进士，历任随州知州、工部员外郎、袁州知府、广西参政、福建按察使、陕西左布政使等职。后任副都御史，巡抚南赣汀漳诸郡，剿灭剧寇。官至兵部右侍郎。致仕归乡后，兴建天一阁，为著名藏书家。

某，去之，而满总竟不归。公始招用之。满总殁后，其妻曾用事。公寻知其与梁宁通谋，以诘其侄叶禄、叶凯。禄、凯逼曾自缢死，公遂委用之无所疑。其余在行间，兵尽贼兵，或阳山兵、浙兵、狼兵。虽其领兵官，多不尽用卫所官，而用曾立有战功者。

其于赏罚，尤严而信。始至虔，即上疏请全留①盐课，以佐军兴。吏士有功，赏溢所望。其有奸，旗鼓即戮以徇。捐万金，付赏功。官得贼，于赏格之外，更优酬之。而刑人者偶于公前牵一虏妇，公即命曳去斩之。以是士用命，而三军肃然无敢犯今②者。

拔用异材于下僚，亲信任之。如汀州府推官刘宗寅、诏安知县龚有成、武平知县徐甫宰，皆自府佐、县令特荐为府贰或至方面。其文武大吏素有风望才略者，公必委之以心腹。如今都御史谭公纶③，今参议金公淛、张君冕，今总兵俞君大猷，皆受公知遇、顾托之厚。诸公既得公以尽其才。而公亦以此成厥功。

而公之英风义概，根心发色。有宁捐縻其身，而不忍视贼之昌炽；受谤丛怨不恤，而不忍留一贼以遗地方者，又溢出于政事方略之外。以是将吏之凡受成于公者，莫不踊跃自奋。于是首戳梁宁，批林朝曦，再殪卢梅林、姚戴凤、刘肯。又再歼梁宁、宋宁、张大

---

①　留，泉州文库版作"晋"。

②　今，泉州文库版作"命"。

③　谭公纶，即谭纶（1520—1577），字子理，号二华，江西宜黄人，明朝抗倭名将。嘉靖二十九年（1551年），任台州知府，招募乡勇，练兵御倭，大挫倭寇。后升福建巡抚、蓟辽总督，官至兵部尚书。卒，谥襄敏。金公淛，即金淛，字汝东，号松涧，浙江东阳人。嘉靖二十三年（1544年）进士，历任四川佥事、参议，广东左参政、山东按察使、河南布政使等。长于用兵。张君冕，即张冕，字庄甫，号惺吾，福建晋江人。嘉靖二十六年（1547年）进士，授乌程知县。历官桂林通判、广东兵备佥事、湖广参议、化州知州、广西参议等。俞君大猷，即俞大猷。

济、梁储，又再诛蔡表素、陈国修、林显德，又再踣[①]罗三妹、李什满、傅守邦、谢文瓒、马东山、洪大器。先声既振，气焰愈张，于是始兴张琏之师。

会巡按广东御史蔡君结，疏言张琏事，请以两广兵驻潮，汀赣兵驻汀，福建兵驻漳、江西兵驻建昌，会师大剿。于是两广兵合十万，分为五哨，为某哨。福建兵若干，为诏安哨；江西兵若干，为某哨。公以劲师六万，分为几哨，为平和哨，刻期进师。元戎首路，群帅大集。于是先捣其巢七。琏以领众攻漳州，故离巢。既而闻剿兵，始回岭底巢自保。琏故恃岭底党，岭底者，平和、饶平间之界贼也。公于未进兵时，购琏以万金，官都指挥使，其下稍有应者，而未敢发也。已而见巢捣猬缩入岭底，于是岭底党郭玉镜、刘纲、袁三乌，始卖琏以献。而罗袍、杨舜、赖满故为琏总授伪官，先琏未缚时尽被俘，而两广将官以饶固其地，不肯予虔哨，夺琏归。

琏既擒，而巢贼、土盗俱无固志。公乃暴扬各巢附贼之罪，洗刷群党胁从之辜，许其报效，涤其自新，而诛其不用命者。于是群贼错愕观望，或从或否。从者肆之，否者剿之，从与否不决者，或自戕于刃，或自鸩于毒，或自经于巢。而其首恶大憝，虽愿报效，必诛于纛下，毋赦。于是殪徐加悌、谢世刚、陈绍禄、陈琪于程乡，磔饶表、李占春、黄世广、安纪、苏五、林赞、王瑾、王松春、曹国清、黄九于汀漳，熸[②]邓兴祖、邓惠铨、谢大髻于延平，戮李富、万汝才[③]于河源，毙陈伯松、卓文富于英德，斮[④]胡孔朴、黄积俸、积珠，蒙积许于桂阳。而林朝曦跳入广，计缚以至，磔

① 踣，原意为仆倒，引申为灭亡。

② 熸，熄灭、战败。

③ 万汝才，泉州文库版作万汝方。

④ 斮，斩、砍。

于市。

于是五岭之间，凶类荡涤，恶巢廓清。山行野宿，商旅不惊。担负肩任，往来无滞。撮公功，凡诛伪僭号大贼首一人，诛贼首一百二十二人，斩首万二千余级。公亦屡以战功进秩少司马，受白金、织衣之赐，且召入赞机务。

呜呼！自昔论计安地方之策，必在于得人。而人才固不可尝试而授之也，况于用兵乎？惟其真心实意，锐然有必敢任事之志，踔厉奋发，炳然有日可见之功，则其于人才也几矣。公之南功大矣！而予以为公之一念真实任事者，足以当之。公之披贼巢也，辟之烘虿然，使其群处于衣絮缝罅之中，匿而不出，谁得而甘心之？惟其掀露发扬，使之不可掩匿，然后从而擒之，虽一夫之力可也。其剪贼类也，辟之猎兽然。网罟既张，烈火俱举，猩狒卧，麕麛伤，犀兕擒，狡兔罥①，纷纷藉藉，遍原塞野。其功可谓盛矣。而公犹以三巢未靖为虑，欲因兵威扫荡其穴，以贻虔人数十年之安。虽庙堂未允，事机有待，而公之志远矣。

粤自虔台建设以至于今，凡若干年，经界十数抚臣，独阳明王公与公之勋为著。阳明以天挺之豪，其所建立固非今世人士之可比。而公承旷诛四纪之后，当三省鼎沸之时，左剪右屠，小诱大戮，其计擒张琏之功，人以为比于将梁南越之绩②，虽伏波③受降，而将梁陷坚。其说信然，方于阳明，殆非亚欤？

余始识公于蜀，每奇公才气，以为非复一时士，而尚未敢必公

①　罥，用绳索绊取。

②　将梁南越之绩，指西汉名将杨仆平定南越的功绩。杨仆，河南洛阳人。汉武帝时，为御史，后为主爵都尉。公元前112年，为楼船将军，率军平定南越国，封将梁侯。

③　伏波，指马援。马援（前14—49），字文渊，扶风茂陵（今陕西兴平）人。西汉末东汉初将军，西破陇羌，南征交趾，北击乌桓，累官至伏波将军，封新息侯，世称"马伏波"。

之任事与公之功业至于如此也。其后过汀，公适驻师在焉。日闻金鼓之声，询之土人，而知其为戮贼首。而凡汀、漳之间，恶巢贼村，予尽过之，而备得其凶虐之状与僇死、自死之由，然后知公之有再造生民之功。因叙次其事，以俟传国史者采焉。

记

南京户部湖广司题名记①

　　古者公卿大夫士各有分职，以共承天下之治。大者治要，小者治凡，惟其职焉，罔不共举。其在内者，谨修其训令，纠正其治官。朝而考职，昼而讲政，夕而叙业，不敢少懈于其位；出而宣力于四方，则憔悴其心思，疲劳其四体，甚者不逮于将父将母之养，而皇皇焉常有靡及之怀。呜呼！何其盛也。

　　盖古之时，教化修而仁义之道明。居位任职者，皆有具瞻之德、君子之行。士之生于其间，以无善可称为耻。故其奋迅淬厉②，常若禄位劝之于前，而刑罚驱之于后。观于《诗》《书》之所称，唐虞之际，百僚师师③；周之盛时，济济多士。岂虚也哉？

　　后世去先王之世已远，先王治天下之法日以破坏。其时之或治或否，因以不常。当其治，则举措公而赏罚明，士之修饰行义以猎取名位者，犹或疆于为善，以几上人之乡用。及其衰也，随世以就功名之徒，窥见是非善恶之混淆，则莫不幸利乘便，以苟一时之得

---

　　① 题名记，指古人为纪念科场登录、官秩创置与迁授、书院兴建始末以及旅游行程等在石碑或墙壁上题记的文字。

　　② 奋迅，原意为鸟飞或兽跑迅疾而有气势，形容精神振奋，行动迅速。淬厉，淬火磨砺，比喻刻苦磨炼。

　　③ 百僚，即百官。师师，指相互师法。

而已。盖士之习尚系于时之治乱如此。然余以谓禄利爵位，有天下者所以劝人于善可也。若君子之所以修身而尽己之性者，夫岂有待于外哉？上之人诚知我也，不可得而勉；诚舍我也，不可得而弃。当唐虞三代之际，人人勉其道德而兴于行，固先王之治使然。然使禹、皋、伊、周①三四圣贤生于政教倾薄之世，岂有变于其初而溺于其俗哉？

国家以仁义教化为治，其任官叙吏之法，又悉本之先王。今户部诸司即古地官之属，其职即《礼》之所谓"安邦国，扰②万民"者也。为是官者，非选于进士之高第，即择郡县之贤者能者。南都又为简静闲适之地，士之厌哗而喜静者多乐居之。视事于中，无朝夕鞅掌③之勤；赋政于外，无不遑④父母之忧。故其职事亦易以修举，人见百八十年政令修明，得人为盛。而孰知国家之治使然哉？士之生于其时，可谓幸矣。惟后之君子益劝于为善，勉修厥职，以答上人之知，又能以禹、皋、伊、周之行，自待其身。则虽或厄于不遇，所以修身而尽己之性者，将无所往而不得也，岂非余之所望哉！

---

①　禹，即大禹，上古时期夏后氏首领、夏朝开国君王。皋，即皋陶，上古时期华夏部落首领，历经唐虞夏三朝，长期担任掌管刑法的"士师"。伊，即伊尹，商朝的贤相，开国元勋。周，即周公，周武王之弟，辅助武王伐纣，与吕尚同为西周开国元勋。

②　扰，安抚、驯服。

③　鞅掌，事务繁忙的样子。

④　不遑，没有时间。

题名始于成化十六年而下，郎中始于张君顺，员外郎始于罗君元吉①，主事始于达君毅，合六十八人。而举其事者，则今郎中南安郑君汝德②也。

南京户部山西司题名记

南京户部山西司故无题名。林君以谦为郎中之年，命吏搜案故牍，悉书前任人姓氏，揭之厅事之东壁，而请记于予。

自三代以还，士之欲复先王之法，以建非常之功者众矣。然其效卒不见于天下者，何哉？不知先王制作之意，而暗于古今之宜也。不知先王之意，则失其本；暗于古今之宜，则不可以适其变。此法之所以不可复，而治之所以不可几③也。

先王之创制立法，将以何为者哉？所以阜天下之民而使安之也。是故田而井之，赋而什一之。弛关市之征，公物土之利④，与天下同其好恶而不私。后王者作，谓其不足以足己而附欲也，于是管山泽之饶，锢百货之利以归于己，然后惟己之所欲为无不遂。此先王之意之所以异于后世者也，所谓本也。

然古今异宜，先后异制，先王之法能一一可行于今乎？即一一

---

① 张君顺，即张顺（1428—1487），字裕之，四川夹江人。天顺八年（1464年）进士，成化十六年（1480年）任南京户部湖广司郎中。罗君元吉，即罗元吉，山西榆次人。成化五年（1469年）进士，成化十六年任南京户部湖广司员外郎，成化二十年出为汝宁知府。达毅（1439—？），字士弘，浙江丽水人。成化八年（1472年）进士，任南京户部湖广司主事，官至郎中。

② 郑君汝德，即郑普，字汝德，号海亭，福建南安人。嘉靖十一年（1532年）进士，授无锡知县，入为南京户部湖广司郎中，官至云南府知府。著有《海亭集》四卷。

③ 几，衍义为接近、将近。

④ 物土，土地及其所产的物品。利，利用。

行之，能使上下蒙其利而适于治乎？不适于治，而求以拂世矫俗，非先王之政也。盖今之缘边戍卒、内地屯卫之兵衣食，县官坐困①农民者遍天下。此古之所无而今之所有也。古者天子膳服、匪颁②、好予之需，丧荒③、宾客、祭祀之用，莫不有式④。过于式，则讥之。此古之所有而今之所无也。古之所无者，不可复；今之所有者，难以卒废。则其势不可尽复古先圣王之法。

虽不能尽复古先圣王之法，然而先王道德仁义之意，自古及今，未之有改也。本道德仁义之意，以行后王之法，虽不免于管山泽之饶、锢百货之利，先王之政固在是矣。何者？阜天下之民而使安之，先王之意也；井田、什一，先王之政也。得其意则其政举之矣，此之谓也。

国初建都金陵，即设户部以理天下之财。当时建白⑤经营，日不暇给。自两京并建，则南都独为少事之地。山西司分治河东、苏州，岁计不盈数万，事以益简。士之居此，宜可以苟安而自逸。然古之士问国之政而不能对则耻之，况身为主计之官，有官守之责者哉？今天下财力大绌，天子岁求贤才以兴理财之政，户部之官皆得以其职论议。而能本先王之意以施之政事，皆古之良吏也。

噫！今之居位者，谋及其官之职鲜矣，况于国家之事哉！谋及国家之事者鲜矣，况于古今之善败得失，有能致意于其间哉！故林君之为兹举，非特使后人得知其人之贤不肖，亦欲有志于天下者，毋忽于国家之大计也。故余本其意而论之如此。

　　　　　　　　　　　嘉靖二十四年某月某日记

---

①　困：泉州文库版作"因"。

②　匪，通"分"。匪颁，分赐。

③　丧荒，诸侯臣下的丧事及荒年。

④　式，规格制度。

⑤　建白，提出建议，陈述主张。

潜心堂记

　　户部杨君小竹既谢病归卧于竹溪之上，无所嗜好，顾独好书。买书若干卷，庋以四木柜，分为经、史、子、集，而名其堂曰潜心①，曰："吾将潜心于是焉。"以书告其友洪某，俾为之记。余固未尝登君之堂，读君之书，而于所谓名堂之义，又未及面请于君也，其何以应君之命哉？试臆言之。

　　夫君之所谓潜心者，得非取于扬子云②之说乎？潜有二义：其一深入而隐诣，《易》云"潜龙"③，《诗》云"鱼潜在渊"④ 是也；其一宧默⑤而寂静，《春秋传》云："晋侯潜会秦伯于王城。"又云"潜师夜出"是也。皆深思默识，固获必得之义。其用心也专，其为力也难，自非百倍其功、苦心极力者，不足以语此义也。

　　君于学既无所不通矣。其于书，涉猎焉以咀其华，游泳焉以泛其流可也。而必取义于潜焉，则君之志远矣。虽然，于此有辨焉。收视选［返］听，耽思傍讯⑥，精骛八极，心游万仞⑦，此文士之潜也。思之、思之又重思之，思而不通，鬼神将通之。优而游之，

---

　　① 潜心，形容用心专一、深沉。

　　② 扬子云，即扬雄，字子云，西汉后期著名学者。

　　③ 潜龙，出自《周易·乾卦》，意思是谓阳气潜藏。比喻圣人在下位，隐而未显，也比喻贤才失时不遇。

　　④ 鱼潜在渊，出自《诗·小雅·四月》，意思是如鱼潜入深渊般逍遥自在。

　　⑤ 宧默，深奥精微。

　　⑥ 收视返听，耽思傍讯，语出陆机《文赋》。意思是对事物的看法不为外物所惊扰，专心致志于思索，且广为求索。

　　⑦ 精骛八极，心游万仞，语出陆机的《文赋》。意思是神飞八极之外，心游万仞高空。即思想可以纵横驰骋，不受时空的限制。

使自求之；餍而饫之，使自趋之①。若江海之浸，膏泽之润，此经生②之潜也。以身体之，以心验之，从容默会于幽闲静一之中，超然自得于书言象意之表，此儒者之潜也。是数者，君何居焉？

君著书，号"后言"，自号近居子，其意皆潜心于仲尼者，不为文士经生之学也必矣。然则后世扬子云，非君其谁耶？余特因君之命，解其义，约其辞，以俟君之自择云尔。

二美堂记

二美堂者，藁城云崖石公玉③为按察使于晋，其子东溉公玠复趾美④为其官，今洛阳吴君两室与其先大夫耐庵先生并先后为山西按察使，合而名之曰"二美"也。

先是成化丙午⑤，云崖以监察御史擢佥事、副使、按察使，前后俱在山西，凡十五年。时东溉以冢嗣⑥随侍官邸，从其父读书，已有名。已而正德丙寅⑦，东溉亦以监察御史、副使正其使号于山西，履云崖之职。嘉靖庚子⑧，耐庵先生以监察御史历佥事、副

---

① "优而游之，……使自趋之"句，语出晋·杜预《〈春秋左传集解〉序》："优而柔之，使自求之；餍而饫之，使自趋之。"比喻为学之从容求索，深入体味其含义，并从中得到满足。优而游之，形容十分从容闲适；餍，吃饱，引申为满足。饫，饱食。餍而饫之，感到饱足，形容博览。

② 经生，汉代称博士，掌经学传授。后泛指研治经学的书生。

③ 云崖石公玉，即石玉（1436—1498），字大器，云崖当为其号，真定藁城（今石家庄市藁城区）人，天顺八年（1464年）进士。历官督察御史、山西按察佥事、按察使。

④ 趾美，继承发扬前辈的事业和美德。

⑤ 成化丙午，即成化二十二年（1486年）。

⑥ 冢嗣，嫡长子。

⑦ 正德丙寅，即正德元年（1506年）。

⑧ 嘉靖庚子，即嘉靖十九年（1540年）。

使、按察使观察晋臬。于时两室吴君以《易》魁河南北之士，登甲午乡试榜第一人，来省其亲。① 正衙后有楼，君省视之暇，登楼读书，手披心惟，充然有得也。已而试于春官②，复以《易》冠本房二十一卷之士，为编修骆两溪③先生所知。君既登第去，先生由晋左右辖尹南畿，巡抚保定，始致其事以归。君亦由读中秘书④，职方、车驾，武选郎中⑤，湖湘、西蜀二督学，历江西参知⑥，而以辛酉之岁来为按察使，亦克履耐庵之职云。

嗟乎！事固有偶然者耶？何吴氏、石氏两家父子宦迹履历相类

---

① 东潞公玠，即石玠，字邦秀，东潞当为其号，真定藁城人，石玉之子。与弟大学士石珤同举成化二十三年（1487 年）进士，授汜水知县，擢御史，累官山西按察佥事、右副都御史，巡抚大同，召拜兵部右侍郎，官至户部尚书。

耐庵先生，即吴瀚（1486—1550），字受夫，号耐庵，苏州吴县（今江苏苏州市）人，吴三乐之父。正德十六年（1521 年）和弟吴瀛同举进士，授监察御史，历官江西佥事、太仆寺卿、山西按察使、应天府府尹，累官至都察院右副都御史，巡抚保定，兼提督紫荆等关。

吴君两室，即吴三乐，号两室，苏州吴县人。嘉靖二十年（1541 年）进士，授兵部职方司主事，历武选司郎中，湖湘、西蜀督学，江西参政，嘉靖四十年（1561 年）任山西按察使。

② 春官，古代官名，掌理礼制、祭祀、历法等事。后世以春官为礼部的通称。

③ 骆两溪，即骆文盛（1496—1550），字质甫、质夫，号两溪，武康（今属浙江德清县）人。嘉靖十四年（1535 年）进士，授翰林院编修。严嵩掌权后，借病辞职，结茅山中，读书自娱。

④ 中秘书，指宫廷藏书。读中秘书，即掌理宫廷藏书的官员。

⑤ 职方，指兵部职方司，掌舆图、军制、城隍、镇戍等。车驾，即兵部车驾司，掌皇宫禁卫、仪仗、车辇等。武选郎中，兵部所属武选司之主官。掌卫所土官选择、升调、功赏等。

⑥ 参知，即参知政事，简称"参政"。明代以前为中央政务长官之一。明代改于地方设参政，以左、右参政为布政使之副职。

若是也。今夫分天下之官为百执事皆可为也，而何期于按察使？裂天下之省为十三省皆可至也，而何期于山西？自石氏父子为之，事已奇矣，而何期于吴氏？然则两家父子事亦异矣。今制，按察使秩三品，建司置僚幕，与方岳①并峙为二，司纠察官吏、辩理冤枉。自黄绶以下不亲察，录大辟②至死徙，议死狱得专达③，与巡按御史互纠劾，权视都察院，谓之内外台。山西又古冀、并重地，国家既奠鼎幽燕，则山西为畿辅右臂，地益重。今吴氏、石氏父子，据观察之尊，临冀、并之重，相望于后先。厥后东潭官至户部尚书，今两室君已晋位右辖，颀然公辅之望。其爵位骎骎未艾④也，其盛矣哉！

虽然，美之为义则有说矣。《左氏》列高阳氏⑤之美曰"齐圣广渊，明允笃诚"，列高辛氏⑥之美曰"宣慈惠和，忠肃共懿"，而蔽之曰"世济其美"⑦。斯济美之义所由始也。余闻云崖、东潭父子居官并著威名，刚介劲直，凛然有古大臣之风。而耐庵先生清约廉洁，终其身如一日。兄弟子侄六十余口，同居共爨⑧，斗粟、尺

———————————

①　方岳，四方之山岳。后用以称任专一方之重臣。

②　大辟，中国古代五刑之一，死刑的通称。隋唐以后改称"死刑"。

③　专达，直接上达于天子。

④　骎骎，形容马跑得很快的样子，比喻事业进展得很快。未艾，未尽、未止。

⑤　高阳氏，即颛顼（前2342—前2245），姬姓，黄帝的孙子。上古部落联盟首领。辅佐少昊有功，封地在高阳（今河南开封杞县高阳镇），故号高阳氏。高阳氏有才子八人，《左传》论其德为：齐圣广渊，明允笃诚。

⑥　高辛氏，即帝喾，姬姓，名俊，颛顼的侄子，黄帝的曾孙。生于高辛（今河南商丘高辛镇），故号高辛氏。高辛氏有才子八人，《左传》论其德为：宣慈惠和，忠肃共懿。

⑦　世济其美，后代继承前代的美德。

⑧　爨，烧火做饭。

帛无所私。有婚丧，辄捐俸佐之。既谢事①家居，构三友轩，读书其中，称为四友，绝不通朝贵书。而两室君巀巀有立，平居无甚异同，至大节所在，介然不可夺。为武选，十年不调，一不以干权贵人。居家颓垣矮屋，过者陋之，而君泊如也。然则两家之美将于是乎在。若夫官联地望之相符，此固美矣，而非其至者也。是为记。

_____

　　① 谢事，谢绝政事，即辞去官职。

摘稿卷三 传、墓志铭、圹志

传

陈贞女传

陈氏女有配其夫而未婚，死于贞，曰三娘者。余得之传闻，稽之舆论，其执义何其坚，其就死何其从容，其送死事君、始终生死之节，何其中于礼也。

女之夫曰蔡遵课，客死于浙。讣闻，哭泣绝粒，以死自誓。其母涕泗晓之曰："汝未面蔡氏子也，何自苦如此？"女曰："女子一受人聘即妇矣，安可有他志？"遂独居卧内，苦①席而坐，足不出户，水浆不入口者数日。其母伤之，复委曲譬之曰："吾生汝兄弟三人，汝女兄之适蔡者蚤死，汝兄往岁死于贼。今得存者惟汝，而汝又欲死，则吾桑榆之日，谁养我？"女哭应之曰："女以身许人，死，殉之正也，母勿以我为念。惟劝大人纳侧室，生男子以续后事耳。"有语之曰："舍此岂无有富贵者？"女毅然曰："富贵至王公极矣，皆非吾愿也。"其父闻之，信其女之必死而怜其死也，姑慰之曰："汝能行此，吾所最喜也。然婿柩将归，少须之，死未晚也。"乃日强饮水粥一飧，自豫治敛具②，而促父母治礼衣。

于是遵课之丧③将至，服素服，中堂拜其祖母、父母而辞焉，欲匍匐赴之。父母怜其瘠毁，强之就轿。女坐轿而令从外向，以示

---

① 苦：原误作"苦"。
② 敛，入殓。敛具，治殓所需的寿衣、寿鞋等东西。
③ 丧，死亡，引申为人的尸体、骨殖。此指棺木。

其不复还陈也。望柩里许，下轿，哭而逆，抚之悲恸，步扶以归宋垎山之原，其舅茔域也，故柩止焉。女哭奠如礼，以其魂帛①归于蔡。就几筵②，安帛，四拜入寝室，绝粒复如陈时。朝夕则出上食③，每出，必盖麻帻。入则终日闭门面床坚坐，虽女流，亦罕见其面。请其父母至家，谢不能奉养，而以为自今以后，无复见父母日也。

如是者十余日，肤体柴立，几不能起。而朝夕尚上食，哭拜如故。姒娣中有以毋死相慰谕者，女终不听，曰："吾若不死，不入此门也。"一日，闻舅归有期矣，乃复强餐。舅归，衣礼衣拜于堂上，而以治圹立后为祈。

时舅又将改葬其姑，女曰："吾得见吾姑襄葬事，死无憾矣。"葬事毕，自是水浆绝不入口。气息仅属，自知必死，嘱其庶姑曰："死毋以绫段敛也，亦毋使男子与敛事。"其家议以其舅生棺④为女具，女闻之，瞿然曰："此吾舅所以待百岁后周身用者，非我所宜藏也。"使婢强扶上食，哭三声不能复哭，扶入寝室，遂绝。计其死之日，距其闻讣之日百矣，俗所谓百日则闭中户，辍哭，奠吊客皆不至者也。

夫其闻讣欲死矣，而延以待丧；丧至欲死矣，而延以待舅；舅归欲死矣，而延以待其姑之葬。内外亲戚劝喻宽譬，至于再三，而女终不变，卒成其志。要非偶然者，女死后，士大夫吊于蔡者相属⑤。余往来安平⑥间，闻其事为详。叹其从容坚确，动合礼节，

---

①　魂帛，古时招魂所用的布帛，以为死者之魂将随帛而还。

②　几，小或矮的桌子。筵，席位。几筵，指供桌。

③　上食，指献食，即将祭品献于灵前。

④　生棺，人未死而预先准备的棺木。

⑤　相属，相接连、相继，意为络绎不绝。

⑥　安平，即今福建晋江市安海镇之古称。位于福建省晋江市西南部，距同安约百里。

有丈夫之所不及，比之一死为烈者不同。窃附于李文公①传杨烈妇、高愍女之义，而为之论著焉。

论曰：女非特贞女，亦孝妇也。世之尚靳于女者，岂不为或可以毋死哉？一与之醮②，终身不改；未醮，则虽改可也。嗟乎！亦观其心何如耳。苟其心已许人，而复自二之，则凡反面忍耻之行，蔑不为矣。而与之，是驱世为一切可羞可贱之事也。先王制礼，所以纲纪人道，故有裁其过，进其不及。至于扶教以励俗，则虽过中之行，未尝不录之，宋共姬③之事是已。今世风日下，女德不贞。不彼之坊，而呶呶然号于人曰："女子可以毋死，可以改适人也。"甚至其死，则苛责之曰："非中道。"其亦设淫辞而助之攻者类耶？余无取焉。

---

① 李文公，即李翱（772—841），字习之，陇西狄道（今甘肃临洮）人。唐朝时期大臣、文学家、哲学家、诗人，卒谥文，故称。曾撰《杨烈妇传》和《高愍女碑》。

② 醮，古代冠礼、婚礼所行的一种简单仪式。又指女子嫁人。

③ 宋共姬，鲁宣公之女，丈夫死而守寡。一天，其宫室着火，宫人劝其立刻逃走。按当时礼规，贵族妇女深夜外出，须有傅母陪同，而其时不见傅母，宋共姬为此不愿逃命，终被活活烧死。

墓志铭

鸡泽知县克庵唐君①墓志铭

嘉靖壬子冬十二月甲戌，克庵唐君卒于京师。其孤一麟②奉君之丧，陆走三千八百里，归于宜兴。是时北方馑于旱涝，邹、滕盗昼剽。徐淮水溢，河道堙塞。一麟旦夜犯风霜，崎岖攘夺寇盗之中，辛勤备至，君子以为孝。

君之卒也，殡于馆，棺衾之外，囊无余资。一麟黾勉有无，竭力营治，还君数千里之外，不借助治所一金之赙③。盖君为吏，非义一毫不以自点染。故虽无遗命，而一麟曰："不欲以此贻先子身后之玷也。"呜呼！何其廉也。

始君在县，以冒暑得疾，及一麟以省觐至，则疾且愈矣。因劝君暂息县事，休养精神，君曰："吾每上枕时，则自诵数语云：'向晦④宴息，以待尽也；朝而听政，承天命也。'吾存一日，则尽一之职⑤，死生岂敢必哉！"病革，一麟问以家事，不答。先卒之夕，沐浴就寝，临终言语了了不乱。呜呼！又何其达于死生之际如是也，是可以观君之平生已。

---

①　鸡泽，位于京畿之南陲、河北南部，邯郸东北端靠西，今隶属于邯郸市管辖。克庵唐君，即唐音（1498—1552），字希古，号克庵，江苏武进人。嘉靖七年（1528年）举人。谒选得鸡泽知县，为民兴革，殚心竭力，三十一年（1552年）卒于京。

②　一麟，即唐一麟（1524—？），字仁甫，江苏武进人，唐音之子。嘉靖四十四年（1565年）进士，官南京吏部。

③　赙，帮助丧家办理丧事的钱财。

④　向晦，天将暗，即夜晚。宴息，休息。向晦宴息，到了夜晚才休息。

⑤　则尽一之职：泉州文库版作"则尽一日之职"。

　　君少得疾，几不起。父学正公令其废儒业医。君虽游于医肆中，日取四书诵读之。已而弃去，读书日课五六叶，连昼夜不辍。其刻励勤苦，有人所不能堪者。学正公尚忧其病，每禁止之。随任之温州，于中路书一绝云："力倦山阿憩，无何又上山。须知为学者，不可放功闲。"学正公见之，始听其勤学。

　　荆川先生顺之于君为从叔，君自习举子业，同笔研，又同举于乡，最相善也。君怡怡乐易，而先生严毅庄鲠。然其刚果自立，不诡随于俗，而相砥砺以古人之学。两人之操行本同，故自为知己。终其身，虽所自立或少异，而心事未尝有间也。乡先生毛古庵宪①应当道之聘，为诸庠士讲学于道南书院。其学一宗程朱之训，居敬致知，交养互发，绝不为高奇超脱之论。然实世俗所不道，故闻而信者亦少。君初不与负墙②之列，独心慕之。一日，诸生散去，乃造其门而执弟子焉。古庵谆切恳恻，教人脚踏实地，不以讲说为事。而君饬躬励行，华不足而实有余，古庵最心许之。

　　庄渠魏先生校③讲学于苏州时，君当会试北上，乃慨然诵古人之言曰："居易未必不得也，然穷通皆好；行险未必常得也，然穷通皆丑。吾惟薪足于学问而已。穷通之来，自有数在，何必以仕为急耶？"乃辞不赴。之吴门，从之游。先生之学，渊然自得，每示

---

　　①　毛古庵宪，即毛宪（1469—1535），字式之，号古庵，常州武进人。正德六年（1511年）进士，授刑部给事中。时内侍擅权，疏请不报，遂谢病归。与王守仁、湛若水以讲学为事。

　　②　负墙，古时与尊者言谈毕，退至于墙，肃立，以示避让尊敬之意。《礼记·孔子闲居》："子夏蹶然而起，负墙而立，曰：'弟子敢不承乎。'"后因谓弟子。

　　③　庄渠魏先生校，即魏校（1483—1543），字子才，一作子材，自号庄渠，昆山人。弘治十八年（1505年）进士，授南京刑部主事，历任兵部郎中、广东提学副使、江西兵备副使、太常寺少卿等，官至太常寺卿掌祭酒事。与李承勋、胡世宁、余佑善并称"南都四君子"。卒，谥庄简。

《大易》"潜龙勿用"① 之义，教人培养其精神。君执经请正，先生随所问点化之。大意以为：学问所以开夫聪明，当求吾天然之知，不专以闻见为知也。君信向专而用攻确，故得闻先生之教。二公世所称巨儒，其学深造而有得于内。君登其门，皆为入室弟子，而庄渠先生尤称君。尝与王顺渠先生道② 书曰"近得二士"，其一人谓林君朝相，其一人谓君。盖许以为狷者之徒也。

君于为学，坚苦约密，敛束就规矩中，使筋力强固、精神凝注、志气奋发，然后于天下之物可喜可惧，视之漠如也。于斋中自揭一绝云："食淡精神爽，心闲梦寐长。若能知此味，轻富贱侯王。"一生清苦之节，盖占于此诗云。读书必反复玩索，推见古圣贤之心于千载之上。在师门，有疑必问，未得则思，期于明辨而后已。尝录在庄渠门下质疑之言，四书五经、《周礼》凡若干卷。而专务反躬实践，其所问难辨质之言，皆用以密证于礼乐之先后。善信大化之积累，循蹈等级，截然有序，不妄意希高骛远以猎时誉也。既讲于家庭、乡里、师友之间，闻当世名公，倾意向事之。当世名公习君之贤，一见自以为得益友。至于议论学术有所不同，则不规规③以阿从为事也。如《答邹东郭先生守益书》有曰："在高明视之，则可顿悟而入。若后生辈，虽用力持守，尚恐不免得此失彼，又何敢自信以冀其化耶？"《答古庵书》有曰："来书言'且须权止，检详书籍，各以心来相参，务求是当'，然则检详书籍时，心岂不在耶？又岂不求是当耶？"又言："吾所谓知识者，岂若诸儒

---

① 潜龙勿用，出自《易经》第一卦乾卦的象辞。隐喻发展之初，时机未到，不可轻举妄动，应藏锋守拙，坚定信念，如龙潜深渊，待机而动。

② 王顺渠先生道，即王道（1478—1547），字纯甫，号顺渠，山东武城人，思想家、理学家。正德六年（1511 年）进士，选翰林庶吉士。历官应天教授、吏部主事、员外郎、南监祭酒。旋复以疾告归，后起太常卿，历北京祭酒、吏部右侍郎。卒于官。

③ 规规，浅陋拘泥于法度。

所谓即物穷理，凑泊①而得之耶？要在反躬自悟，默而识之。不知舍即物穷理之外，又何有反躬自悟之机，岂闭目兀坐而可得耶？"《答刘平嵩世扬书》则曰："《中庸》论道明之端，而必先之颜渊之体善，则知君子之学贵得实地躬行。有疑，参诸同志，斯之谓讲，未有置践履于后，而且以讲说为一事也。"又言："书谓'人生为此大事出'，世不知何指，岂以讲学明道为大事耶？愚谓此事自人观之，固若为大；自己观之，直常事耳。道具吾性，吾自明之，吾自体之，何大之有？"世之称君贤者，特以君为笃行君子。至得于义理之所涵濡，成于践修之所充阐，世莫得而尽知之也。君没，而其往返论学之书始见于幽行之撰述，读其书，君之所养可考而知也。

　既屡会试春官不第，乃就选为鸡泽知县。鸡泽固瘠邑，又比岁旱歉。庚戌之秋，虏犯京畿。边于北方者，率当儆备差科②之扰。君为之均节裁省，视民力所急与民财所窘，必百计思以舒之，而财赡力劲，展采错事③，务在必行其志，毁誉得失，则姑置之。尝言于太守翁君相④曰："上司各行所见，未尝亲睹民之疾苦，故多以操切为事。所赖以调停其间者，在吾有司耳。若上司知操切而有司不知调停，则民无所措手足矣。"时朝令议买马，县则若干匹，民不愿鬻于官，官必威取之。君曰："吾不忍殉一官以重困吾民也。"上司督之急，君请罢职。民闻，争愿出马，半日而马毕具，肥好更为诸邑冠。

　君莅任二岁而乞休者三：一为市马，一为牌坊，其一则论范顶罪情也。初，巡盐御史欲为邑宦刘御史竖牌坊，君以民穷财诎，姑

---

①　凑泊，凑巧。

②　儆备，警戒防备；差科，差役和赋税。

③　采，官。展采，展其官职。错，通"措"，处置，筹划办理。展采错事，语出《史记·司马相如列传》。意为展其官职，筹划其事业。

④　翁君相，即翁相，字辅卿，号冶山，浙江钱塘（今杭州）人。嘉靖十七年（1538年）进士，授工部主事。迁直隶广平府知府。

纾其事。巡盐御史檄县，逮主吏杖之。君遂以病乞归，太守慰谕之数四，君沈思良久，乃曰："刘御史，吾故与也，亦颇相信。为牌坊而逐一知县，彼亦有所不利焉。"因寓书于刘，而并以宪词①病状示之，事以不果行。范顶者，邑之巨猾也，以饕淫险骫②横行闾里间，乡人患苦之。至是午夜操铁简驰入陈国卿家，因椎国卿而污其少妻。比间群③起缚之，君处之如律，顶瘦〔瘐〕死狱中。已而推官疑为众人所谋，却其狱，拟以和奸翻案。君具揭帖论其事，且请罢斥曰："念卑职性刚忤物，终非适治之才。昧律淫刑④，何堪民牧之寄？乞怜准放回原籍，庶赖曲成之恩，永遂守株之愿。"君之切于爱民，而以身任事，皆此类也。

　　县有小寨、浮图二堡，上司为防秋计，令民修堡入守以防虏骑之侵轶。他邑奉命，至有以数十里外之民，冒盛暑、舍农业而操畚锸者。计道里往来之间，已不知日费几何矣！况虏骑果至，亦决非堡所能御也。君所治浮图堡，又奸宄桀黠之渊薮⑤，修之未必足御侮，而一旦有变，则彼得负之以为固，利不一而害百。乃阳示奉行，阴缓其期，徐以其情告贰守到刘君元凯，事获寝。巡盐御史惑商言，配盐斤银⑥于县，岁溢额若干。清军御史核绝军差⑦，金民顶军以实伍，君皆以为不可。君于上司之言，有从有不从，皆视民利病苦乐，未尝以文法之缓急、上官之意向为趋舍从违，故往往以

---

　　①　宪词，御史等执法官所发出的檄文。

　　②　饕淫，贪婪淫逸。险骫，奸险暴虐。

　　③　群：泉州文库版作"郡"。

　　④　昧律淫刑，不明法律而滥用刑罚。

　　⑤　奸宄，指犯法作乱的坏人。桀黠，指凶悍狡黠的人。渊薮，原指兽类聚居的处所，比喻某种人聚集的地方。

　　⑥　盐斤银，盐的杂税之一，征盐运司及巡盐书役饭食等项的课税。

　　⑦　清军御史，主要职责是清点军队人数，防止军官谎报空缺。核绝，核准并做出有关决定。军差，军中人员差额。

此得罪。然真意为民，无所矫饰。色虽正而不抗，辞虽厉而不激，因以见信者亦多有之。其尤难者，吕公祠建醮。凡有职于其方者，自巡抚以下麕集，君独固称病不往。时惟贰守刘与君意合，观君所以刘之言[1]，其义正，其守坚，然其词则不得而记也。

君在县，孜孜民事，而尤尽心于讼狱征敛。民有讼于县者，贮一空匣中，吏初不知为某事也。讼者至，乃发状决遣之，不旬日而事毕，以此狱无留人，邑无废事。其所决遣，自杖、徒以上，当治其罪者治之；小事，拟招成案而已，不深竟也。邑中当审差，君亲集应徭者于庭，据其籍而讯其业。苟籍与业不相应，则所以收者与所开者互相检察，必核实而后已。士夫自应免外，必括其余业以起役。有一士人占田四顷，计其官已免三顷，则以其余一顷署其子之役。其人丐免不已，君谕之曰："使某容有弊，当具呈于抚若按，我册籍已定，不可易也。且小民凋弊已久，吾所以推折于分寸者，亦欲稍宽一分，则民受一分之赐耳。"故差籍一下，百姓受差者比往年减强半。上自数十顷之赀，下至一丁一亩之产，吏胥出入之弊，一朝为之尽洗。差之轻重与产之高下相应，毫厘损益，悉得其当。有差，而一邑无不颂其平。

君讳音，字希古，别号克庵，卒年五十有五。其先自高邮徙常之武进，至君始卜居宜兴。曾祖钰，祖永贞。父辅，沂州学正。配陈氏。子五人，一麟其长也，次一凤、一夔、一骥、一鹭。女三人。君少有志操，其于义利大闲[2]、忠孝大节，不学而能。随父任温州，遇母丧归，学正公知其至性，以白金几两托同僚与君，为骑马乘兜子之费，君竟[3]徒步扶柩以归。学正公病笃于沂，君与弟奔赴至高邮，湖中无一舟，有操小舟者曰："吾固愿渡汝，如水方涨

---

① 观君所以刘之言：泉州文库版作"观君所以对刘之言"。

② 大闲，基本的行为准则。

③ 竟：原误作"竞"。

急，无人操舟何？"君解衣盘礴，与弟持桨鸣橹，与之从事。平生不殖产业，居官清约如寒士。故其卒也，几不能归。

武进之唐，入国朝代有名人，声迹相望，至于今为特盛。仕虽不达，然天下以其言行为蓍龟①。君之几世祖复，宣德间诏举可为郡守者，大臣以复应诏，仕终平乐守，有政绩，事载国史。君子一麟，学行世其家者也。墓在邑东南梅林里，葬以癸丑十二月十有八日。铭曰：

士以儒名，不专挟册②。考古证今，惟以畜德。解剥纷纭，灵明滋塞③。有反其为，静观默识。岂不跃然，如光曜魄。虚伪翳之，无异占毕④。君于为儒，亦诵亦讲。不为元虚，追逐象罔⑤。不为形器，模拟依仿。期会簿书，俗吏相矜。有不然者，为声为名。缘饰儒术，以愚众盲。君亦为吏，亦廉亦仁。惟志之行，惟道之循。惟义之视，不用为身。人谓我儒，曰守家学。谓我循吏，曰祖有作。来者绳绳⑥，如玉方琢。刻词不诬，质于冥漠。

蔡省庵⑦墓志铭

晋江安平⑧之俗最为近古，其男子知耻尚义而畏法，奴婢至门，以数金买，未闻一语之辱。适游四方，历览名区，问以齐鲁、

---

① 蓍龟，蓍草和龟壳，均为古代用以占卜的工具。引申为借鉴。

② 挟册，携带书籍，喻勤奋读书。

③ 灵明，指洁无杂念的思想境界。

④ 占毕，指经师不解经义，仅视简上文字诵读以教人。

⑤ 象罔，不真切，模糊不清。

⑥ 绳绳，接连不断。

⑦ 蔡省庵，即蔡铉（？—1553），字克任，号省庵，福建晋江安平人。为洪朝选之子洪祝的岳父。

⑧ 晋江安平，即今福建晋江市安海镇，古称安平，在晋江市西南。

燕赵、吴越、欧貉、百粤①之墟，无不能道。至问郡县公堂所列何
扁，莫能言也。郡县所有与作，常以安平为归。其所以致之之道，
以空名奖之也。女子自幼不出外户限，及笄②以上，中表③兄弟不
相见。自嫁，女子至老未尝与婿同席而食。

　　自某有知识，即知安平之俗。自某婿④于蔡，然后知安平屿头
之蔡，其家法尤为一乡之最也。蔡氏有曰古山君辄，有曰省庵公克
任。二人者，行而宗族尊之，言而宗族信之，然后又知其家法之善
之有所自来也。然自某婿于蔡，财十余年耳，始哭古山，今又哭省
庵。则于省庵之卒葬存殁之感，岂特为婚姻儿女子之故也哉？

　　公讳铉，克任其字也，别号省庵。自其少丧父易斋公时，则已
能哀毁如礼。及长，事诸兄如父。宗族有贫乏不能自给与给婚葬之
费者，公恒资之。乡邻有争，纾解宽譬，务全其恩爱，使不至于相
虐。甚则舍己财为之延宾友，息官府讼狱而后已。文公先生父韦斋
先生⑤，尝监石井镇酒，故乡有文公祠。岁久堙废，公慨然闻于有
司，为之葺理而寓秀士藏修其中。乡近海，其富擅一邑，屡有寇
警。而比屋鳞次，众以谓独筑第四隘则贼不来，来则率丁壮闭隘乘

---

　　①　瓯貉，又作瓯骆，百越的一支，百越部落中西瓯部落与骆越部落的
合称，于公元前2879年在今越南北部至广西南部一带建立文郎国。百粤，即
百越，先秦古籍对南方沿海一带古越部族的泛称，又称古越族或越族等。因
这些古越部族众多，故谓百越。

　　②　及笄，古代汉族女子满15周岁结发，用笄贯之，表示成年已到结婚
的年龄。

　　③　中表，指父系血统的亲戚关系，或父系血统之外的亲戚关系。"中"
为父系血统的亲戚，"外"为父系血统之外的亲戚，合而称之为"中表"。

　　④　婿，古同"婿"。

　　⑤　文公先生父韦斋先生，指朱熹之父朱松。朱松（1097—1143），字乔
年，号韦斋，江西婺源人。宋重和元年（1118年）进士，宣和年间为福建政
和县尉，侨寓建阳（今属福建）崇安，后徙考亭。历任著作郎、吏部郎等职。

障拒之。贼虽死咋①，不能持久，亦无奈我何也。然莫有任其事者，公独倡诸尚义者为之，一钱不以费有司。隘成，果为一乡之金汤。尝置义田二十亩，书田二十亩，以恤宗人与为士者。此公之平生孝弟著于家庭，仁爱周于宗族，好义重于乡间。故生为一家所尊信，殁而致乡人来吊者千余人，至有兴言出涕者，盖公有以感之也。

郡守王公士俊②，尝行乡约于所属乡，众举公为长。其所经营，无不合人心而称郡守之意。其后有言乡约不便者，遂罢不行。然自始举行至罢，卒莫有短公毫发私也。嗟夫！自宗子之法坏，儒者莫不以为当立宗以统其族。然古者卿大夫之宗子，盖有统临制治之义，故《诗》曰："君之宗之。"降而春秋之世，尚有宗大夫之设，若庶人则不能行此矣。比间族党一变而为三老，犹近古也。至于后世，遂欲以一人耳目，遍察民间之情伪。疑人之不足任，而空役其心思于听断谳议比拟之间。法不足以胜奸，智不足以酬物，卒归寄耳目于舞文之徒，满囊橐于木索③之卒而已。有如公者，在古之时，必使之居宗老、族师之任，居今之世则仅止于为宗族之所尊信、乡里之所推让而已。然已足以善其家法，联属其乡里矣，顾不贤哉！

配许氏，事姑尽其孝养，相夫子以俭，遇娣姒［姒］④睦而有礼，训诸子慈而义，闺门之内蔼如也。不幸先公而卒。公卒于嘉靖癸丑，许氏卒于嘉靖乙酉⑤，盖相距又三十有二年矣。考德即易斋

---

① 咋，大声呼叫。

② 王公士俊，即王士俊，号方南，江西安福人。嘉靖五年（1526 年）进士，升任刑部郎中。嘉靖十三年至十九年（1534—1540），任泉州府知府。

③ 木索，用以拘系犯人的刑具。木索之卒，指狱卒。

④ 姒，为"姒"之误。娣姒，即妯娌。

⑤ 嘉靖癸丑，即嘉靖三十二年（1553 年）；嘉靖乙酉，即嘉靖四年（1525 年）。

公，祖先荣，曾祖爱，皆以行谊称于乡。男三，世潜、世潮，许出；世清，继室陈氏出。孙男九，孙女五。世潜，宗族乡党皆称为善人。女子聘洪枆者，即某之子愿自托于婚姻者也。

公少尝游于给事史笋江①先生之门，以颖悟见称。长而移业于江湖，虽旅寓中，古书盈几。遇乡士大夫有庆吊礼，必为歌章以相赠问。其所撰作，人皆谓其会文近理可玩也。惜乎公之不终于业儒，而其行则儒矣。世潜等将以嘉靖丙辰葬公及许氏于后洋山之原，使来请铭。

铭曰：孝弟仁爱，志义而刚，色愿以愉。业商而行此者，其儒乎！俭以治家，慈以训子。孝于姑而睦其姒，曰女而行此者，其士乎！山盘屈兮水窈深，树木苍然，如蚪之盘，如虎之踞。后世有遇此者，曰是德人之居乎！

圹　志

祖母贞淑孺人黄氏圹志

祖母黄氏，祖父冠带义民②简轩府君③之继配，父诰封南京户

---

①　史笋江，即史于光，字中裕，号笋江，福建晋江人。正德十二年（1517年）进士，选庶吉士。后官吏科给事中，以疾辞归。深研易学，著有《易经正蒙》。

②　冠带，原指冠冕与腰带，借指缙绅、官吏和士族。义民，笃义之民。冠带义民，即古代统治者提倡封建德行而实行旌表的一种名誉。为表彰清正廉洁、有特殊贡献的官员，以及遵循封建德行的孝子、节妇、贤人、隐逸等义民义行，统治者采取赐匾额、造牌坊等形式表彰其名声气节。

③　简轩，即洪葵宾（1434—1503），字建中，号简轩，洪朝选之祖父，同安翔风里柏埔村人。以孙贵，诰赠通议大夫刑部左侍郎。府君，子孙对其先世的敬称。

部郎中郑川翁①之母，而朝选之祖母也，邑西界洪塘头人。父浚明，行谊为一乡善人。始简轩府君既丧元配，以承事宗祧②之重，遍择于邑之大家，最后乃得吾祖母，尚德也。简轩府君族大门高而饶于资，儿女子婚嫁皆邑之大宗巨族。长伯父娶于东市之林，是为鲁温之女，解元啓之妹；次伯父娶于县后之叶秉乾之孙女也。二族于县大姓中，推所谓甲乙，而鲁温、秉乾尤二族中贤豪长者。祖母入门，二妇见其为，不敢不以姑事之。简轩府君家资既饶，而于出入之际，不能尽精。诸子妇习于富人之态，相与竞为奢侈，鲜腆事。而其财皆私于简轩府君之人者，祖母每为掩护，务使简轩府君不知子妇之私其财，或少知辄以他费答之。以是诸子妇皆感服，咸谓虽亲母、亲姑，不过若是也。

性最慈仁，闻有斗阋③声，虽甚急，必舍其所有事，往为营解。至不可，辄以身覆之。人有来告其饥寒之状者，戚嗟涕若，祖母亦辄与之流涕，竭其有无以相赈助。至老矣，付家事于诸妇，不能多得其赢余，乃用其所衣食予之。人或嗤其为人所欺，祖母终不以为悔也。至今吾父闻人受枉，必亲为之直。或力不足，至往为求之他人。子妇笞婢仆，闻之辄不怿。时有贷予，破券折契不甚惜，人曰祖母之性然也。

祖母自归简轩府君，简轩府君年已晚莫④，自乳二子二女。后祖父即弃世，祖母自称未亡人，至终其身，贞白之操皎如也。长伯父欲掩⑤二弟分产以自益，屡进好言，求出简轩府君手书，意欲有

---

① 郑川翁，即洪溁（1496—1578），字体清，号郑川，洪朝选之父，同安翔风里柏埔村人。因子贵，初诰封通议大夫南京户部山西清吏司郎中，再封都察院副都御史，三封刑部左侍郎。

② 宗祧，宗庙。引为继承祖业，嗣续家族。

③ 斗阋，争吵、争斗。

④ 莫，古同"暮"。年已晚莫，即年事已高。

⑤ 掩，隐藏。

所更动，祖母坚不予。既不可，则摧苦困辱之。祖母辄携二子往父母家避之，而竟不出分书。讫二子长成，计分书中产，仅多鬻若干亩，其于大体不甚有所伤也。至今子孙赖先人余业以供衣食，祖母之遗也。

生于成化癸巳，卒于嘉靖庚申①，享年八十有八。子二人：长溱，以子朝选恩诰封奉政大夫、南京户部山西清吏司郎中；次洧。女二人：长适张甫悌，先祖母卒；次适彭甫通，后祖母一年卒。孙四人：长朝选，今任南京太仆寺少卿；次朝夔、朝冕，邑廪生②，皆溱出。次朝声，邑庠生③，洧出。孙女六人：长适黄濂，次适周旦，溱出；次适黄敦质、郑汴、李白先、彭商琏，洧出。曾孙八人：忱，邑庠生。兢、枳、况、纯、觐、纮、脏。兢、枳、况，朝选出；忱、纮，朝夔出；觐，朝冕出：纯、脏，朝声出。曾孙女八人：长适邑庠生苏思问，朝夔出。余幼未行。

父将以明年甲子正月乙酉合葬祖母于崎壁石简轩府君之兆④，涕泣谓朝选曰："汝祖母之德善，其小者吾不能尽述，若其大者，具如右，汝小子识之。"朝选伏念蒙被祖母积德，历官参政，于著令，满考⑤得封二代，而以方直迕戆得罪权贵人，更调两省，不得书其年劳以上考功。而祖母孀居之节，极为人妇者之难。考于国朝令甲，则年及三十岁以下，方得奏旌。而祖母称未亡人时，年方三十一，虽其距令甲之年仅一岁，而不敢隐匿以欺君父。是以使吾祖

---

① 成化癸巳，即成化九年（1473 年）。嘉靖庚申，即嘉靖三十九年（1560 年）。

② 廪生，科举制度中生员名目之一。又称廪膳生，乃明清两代称由公家给以膳食的生员。须经岁、科两试一等前列者，方能取得廪生名义。

③ 庠生，明清科举制度中府、州、县学生员，也就是秀才。

④ 兆，通"垗"，墓地。

⑤ 满考，已达到考查官吏政绩的期限。

母有辛勤守家之劳，有贞白孀居之操，而未受冠帔①之荣与绰楔②之旌，皆小子之罪也。今幸在家，得视祖母之窆③，若又不能纪载墓中之石，以褒显吾祖母之懿德善行，则小子之罪又何所逃焉？谨受其大节于吾父，顿首涕泣书之，以衬于吾祖。不敢称墓志，而云圹志，示有尊也。

先母宜人④庄懿叶氏圹志

吾母邑岭下叶人。岭下之叶于邑为著姓，族指、资产、衣冠皆为一邑冠。有讳旸者，登永乐己丑进士，仕终浙江长兴知县。讳录者，号恪庵，以贡，仕为浙江开化、广东感恩知县。有子曰荡，以乡举，仕为江西余干、广东新兴知县，号桐溪。叶氏族既大，长兴公首登科甲，至恪庵公、桐溪公，仍父子著宦籍，以忠厚清直名家，故世谓之三牧。

叶氏吾母，恪庵公之女而桐溪公之女弟也。母庄懿孺人，柔顺恭淑，为女流宗。母自归于父时，先祖简轩府君已即世，祖母黄孺人茕茕独立，二姑及笄者皆未行。吾母入门，指某簪珥衣服曰："以此行长姑。"指某簪珥衣服曰："以此行次姑。"而二姑之首摇⑤步履身衣一如宦家饰。吾祖母喜甚，至终身举此事以为里妇励。

父中年迫儿女子婚嫁债、户族徭役费，家不能无稍落，于是一意学农。值农事起时，尽室皆在田，母独居家佐炊黍以饷农夫。而

---

①　冠帔，即凤冠霞帔，指官员夫人的礼服。

②　绰楔，古时竖于正门两旁，用以表彰孝义的木柱。

③　窆，把死者的棺材放进墓穴。

④　宜人，命妇的封号。明清五品官之妻、母封宜人。

⑤　首摇，头上的钗、簪等装饰品。因步行时其缀饰的珠串会摇动，故称。

乡间不能薪樗①也，类禾秆麦本，突烟一起，灰垢满面。人谓吾母自县坊嫁村落，由贵闲履卑劳，必不能堪，吾母处之甚适。其后以子贵，受五品太君之封。时诸贵人母相与为酒席欢宴之会，车服华焕，饮食侈厚，婢女靓丽，市里以为荣。母独居乡，课诸婢仆耕织而已。亲知劝谓太夫人复为老农家事耶？母不顾也。是时吾父以车服库陋俭朴，亦不入封君格中，然当时言耐②官职者归洪氏。

吾同之俗，妇女喜以恶言相诟，其语言绝不可听闻者。俗渐染久，虽未适人女子不免。母绝不以出口，遇婢使，可笞笞之，不以恶语伤之也。又妇女间喜聚语，语无所不及，一有违言，萝连藤蔓更数十余次，骂詈未止。母于娣姒间，家事外语绝竟其身，未尝于娣姒有讪。与吾叔母同居一室，相处最善，族人叹称焉。尊辈老人见诸妇有斗阅骂詈者，必曰："汝何不效四婶？"四婶，吾母也。

长儿朝选登进士，即榷税③浙关，颇励志操。迨三年满归，囊中无长物，且借贷数十金以归。母劝父资给之，不以为嫌也。至其参政广右，职督粮储，而颇用刑以威其下。母闻之，不善也，谓：杖人至十板足矣，何用多责如此？每遣人至广中，必语以"告汝主以我语如此"，故朝选不敢多责人，用母之教也。

遇诸妇有恩。长妇病渴，一夜至尽水一斗。初用婢子，已而日久，婢困，长妇病笃床间，呻吟不能起。母终夜以水沃之，虽寒夜，亦往来十余次。其后不起，外伯父次崖公入吊，坚请吾母出，拜谢以沃水侄女之恩也。呜呼！以吾母之懿德纯行如此，宜其享遐龄、受多祉，而仅得七十之寿于人间。虽有一子食禄于朝，二子廪于庠，而不得以升斗之禄为莫年养。呜呼！岂诸子之不孝耶？

---

① 薪樗，臭椿之类较劣质的木材，只能用作柴火。
② 耐，适宜。
③ 榷税，指征税。

　　先母未属纩①数日，有一兔跃于所居隙地之草间，群儿戏而伤之。一家惊骇，以兔不家畜，吾家安得有此？占者曰："兔，阴类，山物也。家见被伤，其殆狩麟②之类乎？家主母当之。"而吾母竟以无疾终，其亦异哉！

　　母生于弘治癸丑，卒于嘉靖壬戌③，享年七十。用子朝选恩，诰封宜人。子三：朝选、朝夔、朝冕。朝选今为南京太仆寺少卿，朝夔、朝冕邑廪生。女二：长适南安黄濂，次适周旦。朝选始娶林氏，即大理寺丞林次崖公希元④侄女，再娶蔡氏，再聘朱氏。朝夔娶南安吴氏，朝冕娶叶氏。孙男六：兢、枂、况，朝选出；忱、统，朝夔出，忱为邑庠生；觐，朝冕出。兢聘邑廪生郑汝霖女，枂聘晋江蔡世潜女，况聘晋江参政王遵岩慎中女，忱聘王凤知女，统聘邑廪生陈荣祖女，觐聘知州林双湖大梁孙女、邑廪生林云映女。孙女八人：长适知县苏爱泉澜子、邑庠生苏思问，次未适人，次许郎中王白石佐子民定，次许庄举人南泉献子奇，皆朝夔出。次许知县周世岩英孙、邑庠生周宗儒子述祖，余尚幼，朝冕出。

　　父将以今年三月庚午葬吾母于西界亨泥五礁之原，地曰蔡店。以地方多寇，未及请文于当世名公也。于是稍论次吾母之懿德纯行，刻之圹中，以俟异日并刻于墓隧之石焉。

----

　　①　属纩，古代汉族丧礼仪式之一。即病人临终之前，要用新的丝絮放在其口鼻上，试看是否还有气息。后也用为"临终"的代称。

　　②　狩麟，指狩猎获得的麟。麟是神兽，狩猎得之乃不祥之兆。

　　③　弘治癸丑，即弘治六年（1493年）。嘉靖壬戌，即嘉靖四十一年（1562年）。

　　④　林次崖公希元，即林希元（1481—1565），字茂贞，号次崖，福建同安人。正德十一年、十二年（1516、1517年）联第进士，官至广东按察司佥事。归田后更精研理学，设疑析解，敢持异议，勇创新意，被誉为理学"一代宗师"。著述甚丰。

亡室宜人端淑蔡氏圹志

　　呜呼！三代而上，妇人、女子既有傅姆①以诏其内矣。而其于居处，则有左右图史之闲②其心；于动止，则有珩璜、琚瑀③之节其步。陈之法戒，为之防检，一何至也！而当时之士，行放失而言淫僻者，既已黜而放之。其在诸侯、大夫之位，则皆有节俭正直之德，莫不正心修身以齐其家。其家人化之，亦莫不有专静齐肃之行。天子以岁时巡幸，览观民风，其于里巷妇人之诗，既采其合于道者以为民俗劝。而于诸侯、大夫之妻之诗，则尤褒而存之，肆其言于乐官，而歌于房中焉。然则当其时，虽妇人、女子鲜有不闲于礼义者，岂无道哉？教使然也。世降道失，傅姆、采诗之义废，士之苟简自恣者，徒以浮华无用之文，取资猎仕。国论所察，又不及乎闺门之隐，则何怪乎女教之寝微④也！

　　以余之不德，而得吾亡室宜人端淑者，考于风人所称，如《鹊巢》《采蘋》⑤，诸侯、大夫之妻之诗，殆无愧焉！是岂余之有能化于其家哉？盖其资禀之夙成也。端淑，晋江安平屿头蔡氏女也，生而其家有千金之资。妇翁双崖公⑥行贾于四方，既饶，则买田治室

---

　　①　傅姆，古时辅导、保育贵族子女的老年妇人。

　　②　闲，通"娴"，熟练、熟习。

　　③　珩璜，连缀在一起的各种佩玉。琚瑀，珠玉或玉石所做的佩饰。

　　④　寝微，逐渐衰微。

　　⑤　《鹊巢》，《诗经·召南》中一首叙述婚礼的诗，描写女子出嫁时的热闹情景。《采蘋》，也是《诗经·召南》中的一首诗，描述女子采摘蘋草、水藻，置办祭祀祖先等活动的情景。

　　⑥　双崖公，即蔡田，号双崖，福建晋江安平人，洪朝选继室端淑之父。洪朝选于嘉靖十二年（1533年）娶林希元侄女林瑞英为妻，四年后，林氏染疫而亡。嘉靖二十年（1541年）续娶蔡田之女端淑为妻。

以逸其余生。诸妇、诸女被服衣履之具，仰于四方之产；治衣制履、馔宾禴祭①，取于受直之佣，丝毫不以自亲也。故端淑在家，有文础、华榱②之荫其居，有齐纨③、越茧之被其体，有内婢外佣之逸其身。盖自归吾门，而后识世间有所谓〈陋〉者，其居家之深严静密可知也。

　　吾家庳狭甚，淖泥满庭宇间，蛛丝虫茧网户粘壁，陋无与比，端淑安之。遇客至，或饷田夫时，端淑亲与灶妪厨婢均其劳苦。吾母屡止之，端淑愈不敢当。见吾家纺织，心甚悦之，昼夜从妯娌、侄女辈学纺。久之，其纺缕细至如丝。用纺缕杂苎纱、蚕丝织为衣布，乃与坊郭中上家妇女衣布不二。性孝甚，事舅姑无违意。吾父性多怒，或怒诸子则并及子妇，呵斥之。端淑入吾门廿余年，吾父未尝以怒语加也。每自官下归，得所货土物，悉分遗诸姑、诸甥女。或自从其家得所贾奇物，亦以分送诸姑甥。吾母喜甚，谓"能推吾意于诸姑也"。

　　予成进士，榷税于浙关。异时关使者待过客，其费或取诸税金之羡④，或责诸收税者之供，岁靡千余金。余一裁之，而以俸柴代其费。既不足，则贷于乡。又不足，则用端淑之簪珥，端淑不以为忤也。盖岁仅用金二百两，而端淑之簪珥居其一焉。今大理少卿赵君方泉赞予曰："君固高矣，而君之内子，亦不可及。"予甚愧其言，而于端淑成吾之志，未尝不心敬之也。关事既猥琐，予日夜坐堂治事，劳惫不可支，因憩息外亭馆中。而局中户闭，诸仆御使不得出。端淑买绵，昼夜纺衙中，逮归，积纱一杠，见者咨嗟叹称

----

　　①　禴祭，古代君王具有的祭礼。周代指夏祭，殷代则指春祭。
　　②　础，垫在柱下的石礅。文础，有花采纹饰的础石。华榱，雕画的屋椽。
　　③　齐纨，齐地出产的白细绢。因极精细，后亦泛指名贵的丝织品。
　　④　羡，余剩。

之。关使廪饩①日，惟供米菜，不给肉。予或日买肉一斤以自给，端淑不能有也，啖菜食齑②而已。吾母至予归，责予曰："人随夫适宦所者，资馆舍，饮食宽善。汝妇乃用汝得闭户疏食乎？"端淑初不以为嫌也。

　　余在户曹时，满考过河南道，与御史平礼相见。御史嗛余不为之下，令人至仓中捃摭③予短。端淑闻之，每劝予也。其后予参政广右，见税籍坏甚，日在道中与里正、里书校阅厘正，士民哗然，不便余之为，余亦以过劳至下血。又巡按御史横甚，故窘辱诸司。余日与争，礼节事体不少让。端淑戒余曰："小人怨君，君又且病，奈何欲为此？闻诸公事巡按谨甚，君独不能为之少下乎？"后予竟以失巡按意，调官归。囊中仅九十金，端淑无一毫不自得意。

　　先乳二子，相继丧亡后，乃育长儿竞，爱之甚。然不为仅仅姑息态，每教之曰："汝观存带兄做人、忱兄读书甚进，汝其法之。"存带，即余侄举人邦光④；忱，庠生，侄也。余以调官过京，欲挈家行，端淑不肯，以妨儿读书也。己未，与避寇于周氏妹夫之堡。贼忽至堡下，端淑指井与予诀曰："堡若陷，吾当死于此。君能教吾子，使有成立，吾目瞑矣。"观端淑于夫妇母子间，惟虞余之得祸与子之无成，他绝不道也。

　　庚申、辛酉岁，群盗大起，余居东界，无一片净土。人避贼山谷间者，风餐露宿，重以饥饿，又杀尸弃原野，朽腐腥烂，熏蒸传染。既人人病不能逃匿，乃共议保城中余家，逃而寓者二三百人。端淑自予过京后，每夜纺至三鼓。隔垣呻吟者，与资用乏绝者，与

---

①　廪饩，由公家供给的粮食之类的生活物资。泛指薪给。

②　齑，古同"齑"，指捣碎的姜、蒜、韭菜等。

③　捃摭，搜罗材料以打击别人。

④　邦光，即洪邦光，乳名存带，字世龙，号宾吾，福建同安柏埔人，洪朝选堂侄。嘉靖三十七年（1558年）举人，隆庆二年（1568年）进士，初授无为州知州，擢云南府同知，历官贵州按察副使、参政、按察使。

饥饿垂死者，端淑人人抚之。已而余母先卒，端淑竭有无，勉强效世俗饭僧以报亲。继而余女又卒。先时隔垣有染疾死者，端淑已有病，益以伤女，遂不起。至今寓居吾家男子之未死者，与男子死而妻在者，莫不曰端淑贤德人也。

平生喜怒不见辞色，尊辈卑行，臧获①良贱，无一人不叹称之。族弟庠生一介，见其抱幼女呱呱怀中而纺，面加叹誉，端淑对以"偶一为之，他时不然也"。盖其节行虽有合于公父文伯之母②之谊，而不以自伐也。于妯娌间相处，未尝有一违言。

呜呼！端淑为妇而妇，为妻而妻，为母而母。其德性之专静，其志行之齐肃，风人所称，《鹊巢》《采蘋》之义，端淑应是矣。今中朝观风之官，不采妇人、女子之诗；国史列女之编，不书闺门、幽隐之行。诸侯、大夫之妻虽有贤者，其谁为之彻闻于上？吾儿又幼也，何从而知其母之为人乎？乃于其将葬，掇其大节，书于圹石，以掩诸幽而存其副，以告于后之人。

端淑生于嘉靖癸未，卒于壬戌③，得年仅四十。用予在户曹时恩，封宜人。父田，即双崖公；母黄氏。子三：兢、枧、况。兢聘邑廪生郑南涯汝霖女，枧聘其从兄蔡世潜女，况聘其同邑王参政遵岩慎中女。葬地在埕前崎口之原，葬年以今岁甲子四月庚寅。

---

① 臧获，古代对奴婢的贱称。

② 公父文伯之母，即敬姜，姜姓，名戴己，春秋齐国莒县（今山东莒县）人。《烈女传》记载，敬姜为鲁国大夫公父穆伯之妻，生公父文伯。通达知礼，德行光明。匡子过失，教以法理。孔子称为慈母。

③ 嘉靖癸未，即嘉靖二年（1523 年）。壬戌，即嘉靖四十一年（1562年）。

南京刑部郎中补庵先生华君①圹志

同年补庵华君之丧，其嗣孝子明伯君②以书告于予，曰："先君葬有日，其墓志谨以托之司成王公③，墓表托之司徒马公④，维是圹中之石未有所托，敢以累公矣。"予复之曰："子之先君为时闻人，其葬也，宜见于予文。虽然，昔之有墓志者，不必有圹石；有圹石者，不必有墓志。未闻有兼而用之者也。且子之先君子不朽之托二公足矣，何待于予？即予文又何以加焉？敢辞。"明伯君曰："先祖母之葬，林见素公⑤志其墓，邵二泉公⑥实为圹志；先祖之

---

① 补庵先生华君，即华云，号补庵。

② 明伯君，即华复初，字明伯。

③ 司成，古代教育贵族子弟之官职，后世用作国子监祭酒之别称。司成王公，即王希烈（？—1577），字子中，江西南昌人。嘉靖三十二年（1553年）进士，历官翰林院侍读学士。隆庆元年（1567年）任国子监祭酒，三年，迁礼部右侍郎，至署詹事府吏部左侍郎。卒，谥文裕。

④ 司徒，古代掌管全国土地和人民的中央官吏，后用作户部尚书的别称。司徒马公，即马森（1506—1580），字孔养，福建福州人。嘉靖十四年（1535年）进士，授户部主事，历员外郎、太平知府、江西副使、按察使、左布政使，擢巡抚、刑部右侍郎等职。隆庆元年（1567年），任北京户部尚书。

⑤ 林见素，即林俊（1452—1527），字待用，号见素、云庄，福建莆田人。成化十四年（1478年）进士，授刑部主事。历任云南按察副使，南京右金都御史，提督操江，湖广、四川巡抚，工部、刑部尚书等职。嘉靖元年（1522年）加太子太保。卒，谥贞肃。

⑥ 邵二泉，即邵宝（1460—1527），字国贤，号泉斋，别号二泉，江苏无锡人，明代著名藏书家。成化二十年（1484年）进士，授许州知州，历户部员外郎、郎中、江西提学副使、户部左侍郎兼都察院左都御史等职，官至南京礼部尚书。卒，谥文庄。

葬，唐渔石公①志其墓，张水南公②实为圹志。复初之先有故事矣，其敢隳诸？敢以累公矣。"予曰："诚如是，是何敢辞？"

按志与表，君之行述略备矣，于是谨掇君之大节而著其志。君故江南巨家，以进士谒铨吏部。时礼兵有缺，或欲援君，君不应，于是乎授户部山东司主事。满考，疏改南，得兵部车驾司。疏乞休，不报。升刑部江西司郎中，不拜。复疏乞休，乃得归。盖登第三年而授官，在职五年而归休，终不复出。此君之出处也。

为户部时，榷税九江。异时关使者沉货自蔑③，商病曹垢④。君至洗刷剔澡，关政一清。尝大书堂后之门曰："家人不出，料银不入。"迄事归，尚书蒲湾王公果［杲］⑤、侍郎西陂刘公储秀⑥、二河及公宧⑦咸加叹赏。刘君每举君以为司榷者励，及公至亲拜君于寓所，以君之能洗曹垢也。性好赈施，家事至日落不以挂意。此

---

① 唐渔石，即唐龙（1477—1546），字虞佐，号渔石，兰溪人。正德三年（1508年）进士，授郯城知县。后历任陕西提学副使、山西按察使、太仆寺卿、右佥都御史，总督漕运兼巡抚凤阳诸府。后任兵部、刑部、吏部尚书。卒，谥文襄。

② 张水南，即张衮（1487—1564），字补之，号水南，常州江阴人。正德十六年（1521年）进士。历任监察御史，官至南京光禄寺卿。

③ 蔑，本义是污血，引申为诬、毁。

④ 病，责备、不满。垢，污秽、肮脏。

⑤ 果当为"杲"，蒲湾王公果，即王杲，字景初，号蒲湾，山东汶上人。正德九年（1514年）进士，授临汾知县。历官监察御史、太仆少卿、大理少卿、左副都御史、户部右侍郎，官至户部尚书。

⑥ 西陂刘公储秀，即刘储秀（1483—1558），字士奇，号西陂，陕西咸宁（今西安）人。正德九年（1514年）进士。历任刑部主事、郎中，浙江布政使、户部右侍郎等。官至户部尚书。著有《西陂集》。

⑦ 二河及公宧，即及宧（？—1548），字士显，号二河，河北交河人。正德九年（1514年）进士，授兵科给事中，历宁国、怀庆、凤阳知府，迁南京右副都御史，官至户部左侍郎。

君之处义利也。

事亲孝。登第时，当试馆职，君不顾，径假差归，曰："云亲老矣，是行也，冀得见吾亲耳。翰林于吾何有？"竟得奉亲终以襄大事。其于亲属族友之谊，肫肫[1]恳至。秦氏妹寡，迎归养者，逾二十年。叔某与其子举人电之葬费皆出君。教抚庶弟露，无异同母。割膏腴田千亩为义庄，以赡族人。而肖远祖孝子像于庄中，取族人之贤者配食，所以风励宗族有恩有义。外祖福州知府张公逊[2]，居官为清白吏，尝令吾邑，既去，邑人构却金亭以思之。既没，而其家几不能自存。君既月赒以米，复修葺其墓。宗伯邵二泉公宝嗣子窭且弱，乡人有谋其居者，君为请于监司，祠二泉公于其居，谋以不行。此君之处亲属族友也。

夫事莫大于出处，而君于出处明道；莫切于义利，而君于义利审行；莫重于伦常，而君于伦常厚。君之大节，表表如此。其孜孜好学，至老不倦，每有希贤慕古之心。自其弱冠时，即考锡产及流寓之贤事迹，汇为一编，名曰《锡山先贤录》，盖已烝烝[3]然有尚友之志。既长，师事二泉公，又及阳明先生之门，与海内贤士大夫游。如台一所金公贲亨[4]、容庵应公大猷[5]、吾闽马公森，特为至

---

① 肫肫，诚恳的样子。

② 福州知府张公逊，即张逊，字时敏，号钝轩，无锡人。举人出身，选为同安知县，擢福宁知州。弘治年间任福州知府。

③ 烝烝，形容热气升腾，比喻孝德之厚美。

④ 台，指台州，明代为台州府，辖临海、仙居等6县。一所金公贲亨，即金贲亨（1483—1564），字汝白，人称一所先生，浙江临海人。正德九年（1514年）进士，初授扬州教授。后历官南京刑部主事、员外郎、郎中，提学贵阳、福建、江西，官至江西提学副使。

⑤ 容庵应公大猷，即应大猷（1487—1581），字邦升，号容庵，浙江仙居人。正德九年（1514年）进士，授南京刑部主事，历任稽勋郎中、广东参政、云南右布政副都御史，巡抚四川山东、吏部右侍郎、刑部尚书。

交。其他诗人、文士，虽尝修实际、通书问，非其好也。过苏，率其子拜范文正公祠，见古义庄遗迹，慨然慕之。噫！此岂非君之志而然哉？盖其所志者远，故不屑于近；所慕者古，故不赖乎今。此予所以特掇君之大节而著其树立之所自，以见君志之所存也。

凡葬，圹石居内，志次之，表又次之。圹文阐幽褒潜，于体为宜。特愧予之不文，不能发君之隐德，以章于后世。然于君之志行，知之为详，不敢诬，亦不敢略也。君名云，字从龙，自号补庵居士，直隶无锡人。父母子孙、葬地、日月已见志、表，兹不复具。

摘稿卷四

行状、祭文、碑、颂、杂著

行　状

南京户部广西司郎中林君行状①

公讳性之，字帅吾。其先莆阳人，宋太平兴国中徙居晋江之永福里，故公为晋江人。林氏自徙晋江，代有显人。入国朝，高祖梅征孝廉，不就，归老于家。曾祖乾以明法当得官，不愿仕，秩迪功郎以终。祖构隐居好义，有子三人，并明经著名，世称三林先生。其一郡学生峣，公之父也，方贡于太学，会公贵，推恩封承德郎、南京户部主事。母李氏，赠安人。

公少而精思笃学，要于自得，不以世儒自期。待自为博士弟子时，所著《易说》《中庸口义》，弟子家传而人诵之。有所疑，辄举公之说以证曰："帅吾先生之说也。"人闻之，辄曰："帅吾先生之说也。"咸油然而退。金事萧公乾元②闻公名，宾礼之，为弟子师。县令有以赃败者，萧公将劾罢之，使私于公曰："令以萧公之故且得罪，公今为萧公所厚，诚得公一言，无不得释。即释，不敢忘君

---

① 林君，即林性之（1505—1580），字帅吾，号则公，别号六川，福建晋江人。明嘉靖八年（1529 年）进士，授丽水知县，历官南京户部主事、员外郎、郎中。行状，叙述死者世系、生平、生卒年月、籍贯、事迹的文章，常由死者门生故吏或亲友撰述，留作撰写墓志或史官提供立传的依据。

② 萧公乾元，即萧乾元，字必克，江西万安人。弘治十二年（1499 年）进士，授监察御史。时"八党"窃柄，朝政日非。偕十三道御史上疏极谏，悉逮下诏狱，各杖三十，罢归。后起福建兵备金事，官至云南副使。

之赐。"公曰："某，书生耳，知为师授弟子经，他非所敢闻也。"其人愧谢而去。

嘉靖元年贡于乡，八年登进士，授浙江丽水知县。至官，崇教化，责大体，不治苛细。民以事至庭，开怀与语。自山谷耆老、垂髫童稚，见公简易，不立声威，言语呕呕①，涕泣苦乐相告。公一语不忍伤之，人人竟所欲言，终日不闻敲扑之声。或言今末俗滋伪，不震骇不可令创艾②。公唯唯受教，然竟不为变。性尤不喜发人过恶，掾吏有过，辄为掩覆，俟其自悔，终已不言。县故有窑户，岁久课繁，户逃亡，课无所出，于是命并窑居者代偿其额。公至，悉疏瀹之，轻重相得，县不负课，而人以安。当举籍③时，民以窜绝④自言者三十余户。吏白"户岁赢无减，今民自占不实，而妄饰巧诈之辞以避重赋。如一旦除三十余户，令上官非我，不可"。公曰："此民隐也，吾请任其咎。"遂除之，亦无非者。大姓王温周坐微文，保山谷间自匿，司府辄名捕之不能得。公廉其人亡他，令人持教往谕，温周涕泣，首吏伏辜⑤。公剖致府庭，为请其罪，竟以赎论。其务安全人，不行诛罚，皆此类也。居三年，讼狱衰，止系者财三四人，县中大治。

迁南京户部山西司主事。未几，丁外艰。服除，改户部浙江司主事。尚书梁公材⑥素器公，适密云分司告代，遂命公行。时输边

①　呕呕，温和的样子。

②　创艾，因受惩治而畏惧。

③　举籍，统计人口、田亩等以登记成册。

④　窜绝，逃亡。

⑤　首吏伏辜，向官吏俯首认罪。

⑥　梁公材，即梁材（1470—1540），字大用，号俭庵，南京人。弘治十二年（1499年）进士，授德清县知县。历刑部主事、监察御史、嘉兴知府、浙江右参政、贵州按察使、广东布政使、右副都御史巡抚江西等职，官至户部尚书。

金，例加什之一。公至，中额而已。晓告左右，毋侵渔商人。法于商人不便者，辄申白之。巡行堡垒，拊御①戍卒甚有恩，边人感悦。事竣还京，委督十一草场。会边事急，诸道调发咸聚京师。责给茭槁②。公所督场，入已盈数万。始人以公第长者，不任事，至是乃服。三岁考绩，迁贵州司员外郎，出治天津仓。是时岁祲③，仓中亡见在粮，运道寒冻，输者不至，士卒告饥。公上疏言状，请权假德州三月之廪以救困急，朝廷从其议，一军以静。公既以仓饷为忧，又值病作，于是乞改南京。遂以公南，而迁公广西司郎中。行至家，病卒，年五十二。

公事亲孝，友爱其兄尤笃。少丧母，独与封主事公居。家贫，岁时甘旨奉养，无不如意。窘乏请贷，不至令封主事公知之。封主事公庄严，尝授二子书，他日以问公，无所遗难，尽讲解其大义。问公兄，废已，封主事公怒，跪公兄于庭，公则偕跪于庭。公兄数以过受笞，公则解衣并笞。封主事公以公故，意辄解，并召而释之。公尤小心畏慎，动止有法。居人中，悛悛④不能言，无贵贱，一礼下之惟谨。遇童仆，虽甚怒，无忿厉之色。其为主事，家居，里之赋正来，坐堂上大呼叫譁，语言悖慢，乡人病之，而时输期未也。公方坐室中，若不闻。久之，徐摄衣冠出见，甚恭，谢曰："奉法不谨，乃烦公远来，公且休矣，即为公输之。"里正羞蹙走出。

居官不求廉声，不立治迹。所至于民有恩，去之日，人刻石纪德，或愿绘像，生祠之。禄入之余，买置义田以给宗族之贫者。身被服布素，亡异寒士。葬封主事公日，值里中士亦葬其母，尽召郡

————————

① 拊御，安抚管理。

② 茭槁，喂牲口的干草。

③ 祲，不祥之气。

④ 悛悛，小心谦恭、诚谨忠厚的样子。

中宾客。诸宾客人人无敢后，至治丧葬具车数百两，郡县长吏以下，交走讣吊。公布车蔬粥窀周于棺，哭泣悲哀，人不忍闻，非亲故、亡在者，至今并传其事，而以公为不可及。一言一行有牾于心，辄汗颜面赤，改而后已。故公平生表里洞达，突奥之行可质鬼神。既没，郡邑诸生以公行谊上于学官，学官以状白于有司，咸曰："公体道抱质，修身洁虑，表式乡间，行应祀典。其以公春秋飨祀，以章有德。"

配某氏，封安人，有贤行。子三：一新，乡贡士，好学能文；次尚新、恩新。女四：某适县学生谢湛，某、某、某皆幼。孙男四：可宗、翰宗、词宗、夏宗。孙女二。一新泣曰："先公在日，辱知于子，非子谁纪述先公之行？"某既不获辞，因次公平生行事之大者，以著于篇。谨状。

明都察院右佥都御史巡抚凤阳等处地方提督军务前右春坊右司谏兼翰林院编修荆川唐公行状

公讳顺之，字应德，别号荆川，常州武进人也。其先世居临淮，封大理评事、讳伯诚者，是为公之高祖。始迁自淮，生五子，次子复以进士起家，为大理评事，用荐者守平乐，有宦迹，载《一统志》①。其季封给事中、讳衍者，是为公之曾祖，中成化庚戌会试第三人，授户科给事中，以清慎长厚祀于乡。讳贵者，是为公之祖。其子珤举于乡，为永州知府，卒亦祀于乡，公父也，号有怀。妣赠宜人，任氏。

公生而英伟卓荦，举止异人，见者知其必为大器。嘉靖戊子举

---

① 《一统志》，指《大明一统志》，由明朝廷组织编纂、审定的地理类志书，李贤等奉敕纂修。

应天乡试第六。是岁两京始用部属官同考，经房为礼部郎中临海王公度。王公，奇士也，荐其乡友许公仁卿为第一，公于许为同经，于是乃得第六。明年，中礼部会试第一。先时，常之阖郡未尝有魁天下者。时镇江遼庵杨公一清①为相，公既首会试，名遂大显。即欲以公为廷试最，遣一乡人夜半来索公策，公与有怀公皆辞之，一夜数往返。杨公怒曰："其少者无知，故若是，老举人亦为此乎？"少者指公也。乡人复以语有怀翁。翁素畏慎，欲与之，公曰："一殿元何足为人轻重，始进身之初而遽若此，后悔何及。"翁竟弗之强也。杨公于是博访其卷，置之第三。已而为人所易，置之第四。公是时年才二十三。其制行之严，能不以高下得失动其心，盖自少然矣。然公虽首二甲，而二甲之有御批，自公始。其年考庶吉士②，公以御批故，不预考而亦改庶吉士。会阁臣有言诸吉士考选不公，尽出之，而宰臣罗峰张公孚敬以公有御批，独欲留公。公义不可，于是并授部官，为兵部武选司主事。庚寅告病归，适丁任宜人忧。壬辰，服除，改吏部稽勋司主事。未几，调考功。

---

①　珫，即唐珫，号有怀，江苏武进人，唐顺之之父。正德年间举人，嘉靖二十一年（1542年）任永州知府。

　　临海王公度，即王度，字律生，浙江临海人。嘉靖二年（1523年）进士。历任礼部郎中、江西建昌知府等职。

　　许公仁卿，即许仁卿，字天爵，号古泉，浙江临海县人。嘉靖七年（1528年）应天乡试第一名举人（解元）。历官吉安司理、湖南副使。嘉靖二十年（1541年），任瑞州知府。

　　遼庵杨公一清，即杨一清（1454—1530），字应宁，号遼庵，别号石淙，云南安宁人。成化八年（1472年）进士，授中书舍人。历任陕西按察副使兼督学、太常寺卿、都察院左副都御史，巡抚陕西、陕甘总督、右都御史等，历经成化等四朝，官至内阁首辅。卒，谥文襄。

②　庶吉士，明、清两朝时翰林院内的短期职位。自科举考试中进士的人当中选择有潜质者担任，为皇帝近臣，或负责起草诏书，或为皇帝讲解经籍等，是为明内阁辅臣的重要来源之一。

公居吏曹，一以清苦自守，而以进贤、退不肖为急务。旧时同年以事至京师，与觐表官馈送吏曹，有折帕礼。曹官受之，皆不以为异，至公始却之。时又有行取①知县至京，其人本贤者也，无力通关节。其居邑时，曾忤乡贵，至是以行查钱粮故，淹滞其期，使不得选风宪②，外示公道，内实怀挫抑售私。公故于众中昌言其贤，使得选科道。抚按有劾章至，公素知其人不才者，复于众中昌言其当黜，已而其人果黜。然公之所谓贤者，乃当道之所不喜；其所谓不才，乃当道之所私厚。于是堂官、僚友多不便，而诸僚畏公清形。已会改部属，翰林乃荐改公翰林院编修。

公自为武选，以学问文章未成，碌碌仕途，恐无以为终身自立之地，意常思归。会同校累朝《宝训》将完，心不欲受升赏。族子音会试期近，意避考官，复上章告病。是时罗峰张公③柄国，张公故敬公，常欲引公自近，而公每有远嫌意。僚友之衔④公者，遂倡言公养病在远嫌以激张公。张公果怒，使人以危言动公，而留其疏不下，促公供职。公曰："吾谢病疏既上，即此足不可出户限矣，岂有复出供职之理？且祸福有定数，既告而复出，何以为人？"张公怒不已，遂取旨以原职吏部主事致仕，永不许起用。公浩然以为得遂己意，无几微忤色。

居家数年，学问文章行谊益进。庚子，东宫建，有旨精选僚属。而宰臣徇私意，受请寄为奸，一时预选者皆其私人，物论大

---

① 行取，明清时，地方官经推荐保举后调任京职。

② 风宪，即风纪法度。古代御史掌纠弹百官，正吏治之职，故以"风宪"称御史。

③ 罗峰张公孚敬，即张璁（1475—1539），字秉用，号罗峰。后为避御讳，明世宗赐名"孚敬"，字茂恭，浙江永嘉人（今温州龙湾区）人。正德十六年（1521年）进士，观政礼部。曾三度位居首辅，官至少师兼太子太师、吏部尚书、华盖殿大学士。卒，谥文忠。

④ 衔，原意为含在嘴里，引申为心中怀着，此为衔恨之意。

哗。于是吏科给事中周玧①等、南京广东道杨逢春②等论罢之，再选乃得公，而一时知名士如洗马今宰相存斋徐公阶③、司直郎黄公佐④、赞善罗公洪先、洗马邹公守益、校书郎赵公时春⑤、清纪郎周公鈇咸被登进。而公为右春坊⑥右司谏兼翰林院编修，士大夫相贺，以为得人。公于同进中，尤与徐公、罗公、赵公为同志。会徐公以忧归，而辛丑岁为天下百司入觐之期，公故忧微识远，每以宗社大本为虑。于是与罗公、赵公上定国本疏，忤旨为民。公虽去宫

---

① 周玧，字润夫，号石崖，湖北应城人。嘉靖十一年（1532 年）进士，授永嘉知县。历任吏科给事中、户部主事、礼部仪制司郎中、山东按察使、应天巡抚、右金都御史，巡抚苏、松。官至兵部右侍郎，兼右副都御史，总督浙直军务。

② 杨逢春（1498—1553），字仁甫，号西渠，福建同安嘉禾里（今厦门）人。嘉靖八年（1529 年）进士，初授仁和、昆山两县知县，历任南京浙江道御史，广东、四川按察司金事，湖广布政司参议等职。卒于官。

③ 洗马，即太子洗马。秦汉时为太子的侍从官，出行时为前导，故名。存斋徐公阶，即徐阶（1503—1583），字子升，号少湖，一号存斋，华亭（今上海松江）人。嘉靖二年（1523 年）以探花及第，授翰林院编修，历官浙江金事、江西按察副使、礼部右侍郎等职。升礼部尚书，嘉靖后期至隆庆初年任内阁首辅。

④ 司直郎，明散官名，设于左春坊，与清纪郎共掌太子东宫弹劾、纠举之事。黄公佐，即黄佐（1490—1566），字才伯，号希斋，晚号泰泉，广东香山人。正德十五年（1520 年）进士，选庶吉士，后授翰林院编修。历江西金事、广西学政。嘉靖十五年（1536 年）选为左春坊左司谏。不久，晋侍读，掌南京翰林院，擢南京国子祭酒，官至少詹事，卒谥文裕。

⑤ 赵公时春，即赵时春（1509—1567），字景仁，号浚谷，平凉人。嘉靖五年（1526 年）会试第一，选庶吉士，历兵部主事。因上疏被罢黜为民。再起用翰林院编修，历官司经局校书、按察使司副使，官至都察院右金都御史。文章豪肆，为嘉靖八才子之一。

⑥ 右春坊，詹事府内部机构之一，职掌东宫讲读笺奏等，设有大学士、庶子、谕德、中允、赞善、司直郎、清纪郎、司谏等官。

官，心未尝一日忘天下国家。既削籍不仕，于是一意沉酣六经、百子、史氏、国朝故典、律例之书。

始居宜兴山中，继居陈渡庄。僻远城市，杜门扫轨，昼夜讲究，忘寝废食。于其时，学射、学算、学天文律历、学山川地志、学兵法战阵，下至兵家小技，一一学习。四方谈学攻文之士①，重趼盈屦②，艺能方技，闻风远来。公身与之印证校习，必尽所长。其或技能稍优于公，与公有所新得而未及印证于四方之士者，不惮险远，不畏寒暑，往返究竟，必精必透。方外修真道人，衲子或有所得，延接叩请，不异学徒。于是公学问浸涵淹贯，道大艺备，粗细靡遗，精神完固，始有翻然用世意矣。

会倭奴入寇，江南大骚，所过掠杀赤扫，上下无策。民出财馈兵，破产倾家相属，而调至之兵祸比倭尤惨。公民物一体之意，尤不能无动。于是工部侍郎赵公文华③方以视师至，得专荐士，与公

----

①　赞善，明官名，分属左右春坊，掌传令、讽谏、赞礼仪、教授诸郡王等职。罗公洪先，即罗洪先（1504—1564），字达夫，号念庵，江西吉水人。嘉靖八年（1529年）状元，授翰林院修撰，迁左春房赞善。因上疏被罢归，归家后专心考究王阳明心学，主要成就在理学和地图学方面。

邹公守益，即邹守益（1491—1562），字谦之，号东廓，江西安福人。正德六年（1511年）会元，廷试为探花，授翰林院编修。仅一年即辞官，拜王守仁为师，潜心钻研阳明心学。后起用，历南京吏部考功郎中、司经局洗马。官至太常少卿兼侍读学士，掌南京翰林院，卒谥文庄。

周公鈇，即周鈇（1499—1548），字汝威，号钝轩，山西榆次人。嘉靖五年（1526年）进士，授行人。历湖广道监察御史、河南道御史，官至陕西巡抚。因得罪严嵩，被削职为民。死后二十年方得平反。

②　重趼，脚上磨出的厚茧。重趼盈屦，意为接踵而至。

③　赵公文华，即赵文华（1503—1557），字符质，号梅村，慈溪人。嘉靖八年（1529年）进士，授刑部主事。嘉靖三十四年（1555年）任工部侍郎，巡视东南防倭事宜。返朝升工部尚书，继以右副都御史总督江南、浙东军事。后因骄横失宠被黜。

又同年进士也，素知公，荐公及今侍郎胡公松①于朝，奉旨起公为南京兵部主事。公以有怀翁服未阕，辞不就。又改职方员外郎，坚卧如初。提学御史周君如斗②、巡按御史尚君维持③以书劝，驾犹不起。二君复上疏，奉旨促行，亲知皆劝公勿为已甚。公自思本以罪谪之臣起废复用，与山林处士、征士进退可以自由者不同。乃至浮梁，谋之罗公洪先，罗公复劝之行，于是勉强就道至京师。未几，升协司郎中，时嘉靖戊午也。公去国至是十有八年，始复以武事用云。

公自丁有怀翁忧，哀戚过甚。至京，病脐突、面肿诸恶证。方谋乞归，而朝议已差蓟州查勘边务矣。事竣回京，复乞假差治疾，朝议复以公使浙直。时北虏岁窥边，然惟古北口、潮河川去京师道径，虏往往从之入，故蓟州岁调边兵御虏。朝议以训练士兵其职，而岁调边兵以靡粮饷，非长久之策。且督抚诸臣自虏患以来，无岁不以练兵为辞，宜有成绪，故使公勘其事。舟山者，定海一岛也，倭贼蟠据者若干年已。设总兵官专驻定海，日与舟山贼对垒，乃令久住内地，无为国家讨贼逐寇之意，苟延缓岁月耳。而兵备、海道、守臣、参将等官，咸有地方之责，不闻相与逐寇出海岛外者，是皆非肯任事。二者皆朝堂重托也，故特以委公。公不得已，扶病

---

① 胡公松，即胡松，字汝茂，号柏泉，安徽滁州人。嘉靖八年（1529年）进士，任东平知州。迁南京礼部郎中，历官山西提学副使、左参政。为言官所劾，斥为民。嘉靖三十五年（1556年），以赵文华所荐，起陕西参政，迁浙江按察使，历官江西左布政使、右副都御史巡抚江西，兵部右侍郎、左侍郎，南京兵部尚书，官至吏部尚书。

② 周君如斗，即周如斗（？—1567），字允文，号观所，浙江余姚人。嘉靖二十六年（1547年）进士，以御史巡按苏、松诸府。后改督学南畿，进右佥都御史，巡抚应天诸府，官至兵部尚书。

③ 尚君维持，即尚维持，字国相，湖南湘阴人。嘉靖二十年（1541年）进士，授翰林院编修。历任监察御史、提学副使、苏州知府等。

而行。

至蓟，跋履山川，校阅军马，得其险易虚实，归上经略十余策，悉中机宜，有《北奉使集》行于世。至浙，舟山之贼已先闻风奔遁矣，因留浙与总督胡公宗宪①计议军事。己未三月，升太仆寺少卿。未几，又以胡公奏，升通政司右通政。

公以谓平贼上策，当御之于海外，而海道不熟，又不可得而御之也。乃从江阴泛海至刘家河渡，又自嘉兴下海，泛大洋至鲛门，一昼夜行六七百里，自昔未有也。从者惊吐成疾，公独夷然。海门要害处，原设有会哨官，当春汛急时，令其往来互应夹击。诸将官既不自下海，而哨兵各退避内地。贼至，第左右影射推调。凡倭贼往往乘便登陆，浸淫②不可制，坐此故也。公深知其弊。未几，春汛急，乃自登海舟，督诸将泊崇明沙。至出箧中绒纻③赏诸将，拜而约之，复戒之曰："不尔，吾有刀也。"于是我兵舟舰始连亘海岸。贼见，惊曰："江南自来无此备也。"俱往江北登岸。公复督诸将击贼，诸将感义奋勇，凡犁沉贼船十三只，得首级百二十颗，衣器无算。余贼登三沙④。人谓自苏、松用兵以来，未有是捷也。

---

①　胡公宗宪，即胡宗宪（1512—1565），字汝钦，一字汝贞，号默林，安徽绩溪人。嘉靖十七年（1538年）进士，授益都知县，历湖广道监察御史、右佥都御史，巡抚浙江。升总督，总制南直隶、浙、福等处军务，抗击倭寇。因"严嵩案"入狱，卒于狱。后昭雪，追谥襄懋。

②　浸淫，泛滥，逐渐蔓延扩展。

③　绒纻，苎麻纤维织的细布。

④　三沙，在今上海市崇明区东北三沙洪一带。原为长江口涌出的沙洲，后逐渐连片。《方舆纪要》载，北宋建中靖国初年（1101年）于姚刘沙岛西北涌出一沙洲，"以三次叠涨，因名三沙，亦谓之崇明沙"。

是时江北告急，督府以总兵卢镗①往援。公留镗往三沙，而身赴江北之急。时贼虽败于姚家荡，而贼众千余尚聚庙湾场②，势猖炽。四月二十九日，公发淮安，驻马逻，去贼巢七十里而军。五月初一日，移营驻新沟，东去贼巢□五里而军，露宿都指挥何本源营。

先是何本源及淮扬中军指挥倪禄、沂州班兵千户王皋及南京兵部所遣家丁营新沟，参将朱仁、千总苗腾与庙湾贼巢诸将军隔河而营，领溆浦兵守备高濙、鸟铳手赞画沈迁、桂汝攀，处州兵叶灿、箭铳手周冲五军及指挥邢镇所部青州兵则随公住营。

明日午，诸军战庙湾，巢贼虽中铅弹，驰入巢，不能割首级。而巢中贼据巢坚厚，守逾固。于是公始与江北都御史李公遂③议以南北夹击，而用火攻。又悬赏格、募将士，立功议定，乃部署诸军所从入。高濙、何本源、倪禄由西大路填沟入，朱仁、苗腾由南路入，而以千总沈儒骑兵潜师渡河，贴仁、腾战。又夜遣健士裹子母炮诣仁营，使隔河击贼船。密令仁埋桩于下流浅狭处，断贼船入海之路。其北之通云梯关者，邢镇兵主之。管火药儒士周需则赍④将

---

①　卢镗（1505—1577），字子鸣，浙江处州卫（今丽水）人，明朝抗倭名将。嘉靖年间由世荫任福建都指挥佥事，先后随朱纨、胡宗宪抗倭。历浙江协守副总兵、总兵、都督同知等职。因坐胡宗宪事被劾，免职归里。

②　庙湾场，庙湾在江苏阜宁射阳河入海口，因置有盐场，故称。明朝后期，倭寇经常来犯，烧杀抢淫，庙湾首当其冲，百姓深受其害。嘉靖三十八年（1559年），明朝军队与盘踞于庙湾的倭寇展开激战。最终将倭寇驱逐出海。

③　李公遂，即李遂（1504—1566），字邦良，号克斋，又号罗山，江西丰城人。嘉靖五年（1526年）进士，授行人。历刑部郎中、衢州知府、苏松兵备副使、广东按察使、山东右布政使等。嘉靖三十六年（1557年），以右佥都御史身份巡凤阳四府抗倭。官至南京兵部尚书。卒，谥襄敏。

④　赍，凭借、借助。

军炮、子母炮、佛郎机等火器，以俟黎明。诸军如节度移营，逼巢。两河大炮与鸟铳齐发，声殷原野。墙毁船摧，巢贼多中铅弹死。顷之，贼出冲阵，遇铳箭回，回复冲，如是者顷刻十余合。骁贼四人升楼望，以一铅丸落其一，余滚溜下，不敢复登，贼夺气。

先是战庙湾之日，公使人觇贼，贼适往北路劫掠归。至是伏于林莽中，俟战，合骁出我兵后，贼每恃此得计。公谍知之，遣鸟铳手、骑兵同青州兵搜伏，贼惊奔巢。官兵邀①之，斩首独多。日过午，战益酣，巢贼尽突出，青州兵小却。尘起，贼铅弹矢如雨，至出公左右。公据鞍整众而归，贼望见不敢蹑。得首级四十六颗，南北烧击船十三只。是时庙湾巢坚甚，故猝未能克，将休兵复战。而苏松兵备以三沙之贼，诸将不进兵来告，总督军门复以书促过江。公以庙湾贼已入囊中，不旦夕擒，即走而身兼南北之责，复以五月十五日至沙。是时贼蟠据巢已一月，而诸将未有一人上沙者。公谓兵法宜乘其新至饥疲、营垒未成击之，则我有万全之利，而贼可殄。今机会已失，而诸将循观望，犹如故时态，是将使柙中之虎复出噬人也。于是严督总兵卢镗，参将刘显、刘堂等，十八日率兵上岸立营。公所统高濇等五军，益以土官张空镇溪兵，俱上岸联营居。公厚立赏格，出千金示众。二十一日黎明，卢镗率鸟铳兵，刘显率所部郭成、车梁兵，刘堂率所部田应山、王如澄兵合攻贼。镗兵先逼巢，得首级二颗，显兵得首级六颗。贼分精锐冲刘显兵，显兵与鏖战。贼不得利，冲刘堂兵、田应山兵，未交遽遁。王如澄兵以苦战死伤多，而堂兵之逼巢者多为贼杀，余兵见败亦奔，卢镗遂还营。刘显、高濇尚战于巢门，见镗还，亦还。众议以为刘显素骑将，宜令居前为先锋；镗以大将驻后，为老营。诸将各以兵缀显而罄选锋付之，如此庶可全胜，公是其策。

六月初一日，刘显率选锋攻巢，贼不出。会总督军门以游击王

―――――――――

① 邀，拦截。

应岐五千兵至，又以都指挥李忱所募土官吴九韶兵二千至，兵势稍振。初六日，会兵复战。王应岐兵先溃，杀死赞画①李应春，张窖兵继溃。初七日，复战，贼蜂拥出，张窖兵先奔，诸将兵俱奔。卢镗斩其一人，开铳击奔兵，不能止。贼数战，颇易我兵。至是径追至营，势张甚。卢镗营举放发熕佛郎机②，连倒七贼。各营亦发铳击贼，贼才归。是役也，非藉火器，老营几不守。

先是公攻庙湾，皆躬自擐甲，临阵督战。及至三沙，以卢镗、刘显有名宿将，国家方用以为总兵、副总兵，而公因食海水与暑热蒸薄，病痢剧，遂不复自擐甲，而但与兵备熊君桴③居老营督战。至是知诸将易进易退，不足倚仗，乃复自擐甲上阵。

十一日复战，分布阵势，指挥伍：惟统把总田应山为诱兵，布巢门；土官吴九韶、副总兵刘显率苗兵分伏左右；王应岐选锋兵与张窖兵左右缀伏兵，将诱贼入伏而夹击之。卢镗扎老营如旧，王应岐余兵及王如澄兵左右翼，以防冲突。阵毕，公亲擐甲，遍巡诸军，促营中传餐食士。贼甚狡，已先为木楼，高四层，以望我军动静，十里必见。是日，贼不出，刘显请掣兵④。公语显曰："合兵甚难，少忍时刻，贼出矣。"显又谬言军饥，公知其为畏贼也。而前视诱兵，见诱兵亦怯，乃自过诱兵而前下马，拔刀步行过鲮鱼港，去巢二箭许。卢镗、刘显争前抱持曰："奈何若此？"公曰：

---

①　赞画，官职，辅助谋划。

②　熕，大炮；佛郎机，15 世纪后期至 16 世纪初期流行的一种火炮，又称为速射炮。当时由葡萄牙人传入中国的，明代称葡萄牙为佛郎机，故以此名炮。

③　熊君桴，即熊桴（1507—1569），字元乘，号镜湖居士，武昌（今湖北鄂州）人。嘉靖二十九年（1550 年）进士，授太仓知州，历苏州同知、河南按察司佥事、苏松兵备佥事，御倭有功，升云南参政，历陕西按察使、山东参政、浙江右布政使、佥都御史巡抚广东，官至右副都御史。

④　掣，拽；掣兵，退兵。

"吾不能督诸将，惟有自往死斗耳！"镗、显誓以必灭贼，遂扶公上马还。顷之，兵竟掣。

明日复战，土兵伤，遂退。时公方升通政，以旧玺书权轻，无以令诸将，欲待新玺书行事，因暂还太仓俟敕。诸将官见公回，即欲以船与贼，送之出洋。幸贼去，嫁祸他地方，已得无事。公闻之，怒甚，因冒风涛往喻，诸将乃不敢。然贼已自取民家车箱材，造有小船矣。公复令诸将严守以防突走，而知诸将之守必不能固。策贼已窘，必逃死自救，因设五伏兵以俟。贼果离巢，分为三营出，分一小伙过火烧港掠舟。前所伏兵港侧者，见贼至，先惊遁。贼遂遁，乃合大伙还巢。盖几中公计云。然诸将竟畏避，掣回内港，贼乘风雨，夜遁过江北矣。

公以三沙不守，每用为愧。然议者以公冒盛暑居海船中，与贼相守者两阅月。始贼舟之至崇明者二十余只，使非公邀击之于海，犁沉几尽，则江南北受祸久矣，厥功已奇。而庙湾、三沙相去千余里，以一身而应两地之敌，或歼或遁，亦无非公功也。于是督抚兵部论崇明破贼功，江北破贼功，咸受银币之赐。公又上条陈海防经略九事，皆地方要务、军机远略，载《南奉使集》中。而鼓军气一事，尤公自得语，读者壮之。

九月，升淮扬都御史，代李公遂。公自浙直以劳故吐血数升，亲友方以得过家从容休卧治疾为公幸，而春汛将至，淮扬适大饥。公谓吾若不速行，或告休于家，则新旧交代之期缓；交代缓，则民之饿死必众。而万一贼深入江圻，其势必震惊陵寝。乃以十一月之任。

是时兵荒相仍，军书文移旁午[①]。公昼夜治文书，经理戎事，每夜至四鼓尚未就寝，子弟交谏，答曰："鞠躬尽瘁，死而后已耳。"疏请讨余盐银，请留漕米，请剩盐，请边兵。分委贤教职下

---

① 旁午，纷繁。

村镇，煮粥食饿者，捐俸捐家财助赈，矻矻不少休。又以为地利形势不习，遥度举事，非策也。乃躬历通、泰沿海之处，无不亲莅。所至乡民不知，有司亦有不及知者，公初不罪也。疾发始归扬，因就途中过岁。三月，疾稍愈，复巡历泰州。已而病骤至，公自知不起，促舟归。进诸将，诀言："本欲与诸君勠力同卫社稷，今无能矣。愿诸君勉之。"无一语及家事。

四月朔，疾将革，时妹婿上舍左君烓、侄孙解元唐君一麟在侧，曰："病不甚重，幸尚可支也。"公曰："不然，吾气将绝矣。吾生平常念死有三：或死于阵上，或死于忠义，或死于海中，不意能全躯以死于此。今无所恨，但为人与学问俱未成章，欲就山中了十年工夫，只此一念未遂耳。"日将晡，命取新席置之地，平移卧。少顷，整衣起坐而绝。时天气晴明，隐隐如天鼓鸣者，众以为异。左君与唐君议，欲殡于舟中。扬守任君希祖[①]不可，乃还殡于公署，享年仅五十有四。讣闻，四方贤士大夫莫不哀伤悼惜。胡公宗宪、刘公韶以公死事闻，有旨给葬祭。

公为人超脱豪迈，不事小器局家数。其于处富贵、贫贱、威武，如古之所谓大丈夫者，素有之，不待学而能；其于婀婀、牢笼[②]、匿情、行诈素无之，不待学而去。强力自克，勇于任事，未尝造作以近名誉，亦未尝掩盖以自文饰。自其少时，即厌华靡。任宜人衣以鲜衣，赧然不能出门，衣亦辄污。其后虽贵，服先人旧纻衣，未尝自制一纻衣也。削籍居家，冬夏惟着一青衣，直缀巾履，十余年不更。初或一年不沐，其后至有廿余年不沐者。往来乡郭间，乘一小舟，低首侧足，盘膝以坐。见者不知其为公，往往凌侮。同舟之人至不胜忿，公怡如也。家中卧处惟一板门，冬则置草

<hr />

①　任希祖，字元孝，四川苍溪人。嘉靖二十三年（1544年）进士，历任沂州兵备道、扬州知府、陕西兵备副使、参议等职。

②　婀婀，依违阿曲。牢笼，比喻约束、限制人的事物或骗人的圈套。

于其上，以为温。有怀翁见之泪下，以银三钱买一床与之，公于是始睡床，而终身亦无厚褥。尝病羸甚，借软褥于所亲家，愈即还之。门生、子弟从公出入游处，不堪其苦，而公独安之。初喜食肉，无肉则饭不能甘，后乃连肉不食，而终岁茹素。最后或食川泳云飞之物，鸡、豚、牛、羊之类终身不御。其意以衣服居处虽淡，而饮食尚喜甘美，亦能为心累也。其刻励如此。

当丧任宜人时，有怀翁赴信阳任，诸弟幼，公独居家理丧事。自念无以报亲，惟有竭力营葬，可以用情。而家素窘，虽治葬事，细若丝枲之类，尚无所取也。乃满壁书"志士不忘在沟壑"语于其上，以自励。自饮食服用，苦节减省以为葬具。其于赙赠，一无所受。经营太苦，因而致疾昏殆。家人惊惶，迎医于邻邑。公既醒，知之，愤然曰："百里迎医，必得银十两而后可以谢之。吾一钱之积，皆以为亲。吾即死，棺衾之具尚无所藉，况谢医乎？且假于亲戚焉以为之，吾不欲也。"遽命止之。

服阕，北上登舟，举手祝天曰："吾平生所难处者，独葬母一事，今未尝有分毫妄取。自今以后，必无若葬母之难处者，庶可以终身不变乎！"故尝语学者此事，而诵先儒《礼经》云："仁人事亲如事天，亲没，必求仁者之粟以祀之。此之谓礼终其事。"虽近于不屑不洁，而意则远矣。

前后居家共廿余年，缙绅士夫钦慕风履，抚、按咸有修理牌坊之馈，公一切不受。常州官库积公所却至三千余金。授徒于宜兴，门生前后数百余人。初尚受其束脩之半，后亦不受也。于里巷亲识，一蔬一果受之，亦未尝苟。一时诸名公论谨取予，必推公与罗公洪先。不知者或以为矫，甚者至用为怨，公不恤也。平生笃于忠孝，自始仕即有奋然以身殉国之意。见天下无事，士大夫雍容文墨，赋诗弈棋，宴饮高会，辄不喜。故其自为，则闭门受武经、兵书，山川险易、兵马强弱、壬奇禽乙[①]，孜孜校习。士夫嗤笑，以为多事。卒之南北寇交侵，搜求边才，而公辈始用矣。庚戌，虏犯京师。公昼夜不安，欲亲赴急难，后以虏退而止。居家闻边警急，或竟日不食。事有怀翁委曲承顺，居丧致哀。以任宜人一生艰苦，未尝享夫与子一日之禄，每语必哭，哭必绝。其于二弟，友爱备至。有怀翁殁，三子析居，田产几及二千金，公所当受产，悉推与二弟。二弟不受，竟与之，仅受居室而已。

读书极其专苦，至于盥栉[②]都废。祁寒盛暑，初若不知。六经微言，圣贤要旨，究竟钻研，弗得弗措。先儒发明之书，充栋汗牛，靡不参订。文人才子论撰著述，评论点勘，如亲面质。历代之史，世代久远，事目猥多，公为之分门立类，割裂断碎，针缝缕续。世故兴衰、人才邪正、地利要害，识职归宗，粲然明备，皆以前儒者之所未有。故其于六经，自谓有千古折衷之见，有千古独得之奇。

一日，与王公畿[③]论《易》，谓："爻辞虽以吉凶言，而大象独言吉，此圣人教人直入圣道之路也。"王公曰："阳明先生曾有是语，亦以大象是单刀直入之说也。"公欣然会意，然初未尝得闻阳明语也。他经皆有成说，特未尝著论。其著论者，独《读春秋》一篇耳。谓《左氏传》有功于经而文多散碎，谓二十一史经济之要，

---

① 壬奇，"六壬"和"奇门"的并称。六壬是中国古代宫廷占术的一种，与太乙、遁甲合称为三式。奇门，术数的一种。奇，为三奇，即用天干的乙、丙、丁代表三奇。门，即以开、休、生、伤、杜、景、死、惊为八门。壬奇禽乙，即奇门遁甲之术。

② 盥栉，指梳洗。

③ 王公畿，即王畿（1498—1583），字汝中，号龙溪，学者称龙溪先生。浙江绍兴人。师事王守仁，为王门七派中"浙中派"创始人，明代思想家。嘉靖十一年（1532年）进士，授南京兵部主事，进郎中。谢病归，于江浙、闽越讲学40余年。

而繁乱无统；谓濂、洛诸儒语录，朱、陆、张、吕、陈①问答为学者门户。历代奏议、忠贤嘉猷，悉为纂次编辑。古文辞之可取以为法者，如《史》《汉》，如七大家②文，亦为批点。至于稗官曲艺，搜辑罔遗。今《左氏始末》《史纂左编》《批点史汉书》已行于世。其藏于家者，儒编、杂编尚数种。

　　尝论前代博学诸儒，于郑夹漈、马端临③皆所不取，独推服朱晦翁，以为不可及，盖自喻也。

　　诗初学李、杜、王摩诘④、沈、宋、刘随州⑤诸家。其咏内庭宫省，有绝类沈、宋者；其赠行纪游，有绝类刘随州者。故其诗才落笔，海内口传以熟。晚年乃欲自写胸中自得真光景，不为花草浅近之言。于是始好观邵尧夫、王临川、黄山谷、陈履常、刘静修⑥及我朝陈白沙、庄定山、王阳明⑦诸诗。尝诵白沙诗云："子美诗

---

　　① 朱，即朱熹。陆，即陆九渊。张，张栻。吕，即吕祖谦。陈，即陈亮。五人均为南宋时著名的理学大家。

　　② 七大家，指明李绍称唐代韩愈、柳宗元，宋代欧阳修、苏轼、苏辙、曾巩、王安石为古文七大家。

　　③ 郑夹漈，即郑樵，因住夹漈山，人称夹漈先生。宋代著名学者，以《通志》著称于世。马端临，宋代著名学者，以《文献通考》著名。

　　④ 王摩诘，即王维（701—761），字摩诘，号摩诘居士，河东蒲州（今山西运城）人。唐朝著名诗人，曾任尚书右丞，世称"王右丞"。

　　⑤ 沈、宋，唐代诗人沈佺期、宋之问的并称。刘随州，即刘长卿（718—790），字文房，洛阳人。唐代著名诗人，曾任随州刺史，世称"刘随州"。

　　⑥ 邵尧夫，即邵雍，字尧夫，宋代理学家。王临川，即王安石，临川人，故称。黄山谷，即黄庭坚，字鲁直，号山谷道人。宋代著名诗人，为江西诗派之始祖。陈履常，即陈师道，字履常，号后山，宋代诗人。刘静修，即刘因，字梦吉，号静修，宋元之际理学家。

　　⑦ 陈白沙，即陈献章，字公甫。居白沙里，学者称其白沙先生。庄定山，即庄昶，字孔旸，卜居定山，学者称其定山先生。王阳明，即王守仁。

之圣，尧夫更别传。后来操翰者，二妙罕能兼。"公晚年之诗有志于二妙者也，故其《出塞》《渡海》诸篇，纵逸不羁，又似杜、邵矣。

文章初学《史》《汉》，字句模拟。休官后，会王公慎中于南都，相与论文。王公尽变其说，公颇以为讶。王公曰："此难以口舌争也，第归取七大家文读之，当自有得耳。"公初谓不然，然素信王公，归取七大家文，闭户读之，数月尽得其法。始知向之所谓学《史》《汉》，特其及毛，而七大家文真得《史》《汉》之精髓者也。后复见王公，两人语合，遂皆以文章擅天下。自国初以来，惩浮靡，谨避忌，专为典训之文。其体正矣，然概之以古文辞，犹未免为陋也。弘、正间，李公梦阳①辈出，欲变而新之。而学问浅近，徒能剽窃辞句，雕绘藻饰，非惟不知真诗文之所在，反并其体法而失之。至公与王公，始一变而近古。王公才高一时，独公与之上下。然识者谓公之文，理趣精深，就其文字之中，有发其自得者，有见其为人者，有言其经济者，有载其学问者，辟之车载物具，不为虚饰，王公犹为稍让也。

经史、诗文、杂学之外，尤精于算、历②二家，自谓得之神悟。算法有诸论，刻之前后集。历法合唐一行及郭守敬之说而参之

---

① 李公梦阳，李梦阳（1473—1530），字献吉，号空同，河南扶沟人。明代中期文学家，复古派前七子领袖人物。弘治七年（1494年）进士，初授户部主事，历官郎中、江西按司提学副使等。因疏揭权势，几成杀身之罪。终不复仕，勤于著述，名驰海内。

② 算，算术、算法。历，指历法。

回回历，亦自谓"守敬之后，一人而已"。① 惜其未成书也。

於乎！以公之为人，巍乎若山岳之高，皎乎若日星之明，浩乎若沧溟之博。自他人视之，已不可及矣，而公未尝自以为足也。尝病世人徒事口说，而不知求之本心；徒事闲行，而不知静坐；徒事外求，而不知吾心中自有元明一窍②。必若孔子之终日不食，终夜不寝，颜子之仰钻瞻忽，是乃圣贤传心一脉吃紧用功处耳。居常闭户五六日，默然绝无一语。经月不设床褥，兀兀静坐，不卧不寝。然则公之苦志苦功，将以何为也哉？至其临终，又以不了十年山中此心之盟为悔。使公功名之事粗毕而坐老深山，或当有进于是者乎？或当养成元明一段真境象乎？若公者，可谓千古之豪杰矣。

配庄氏，封孺人，有贤行。公之贫，能安之。故公尝谓我之清苦虽其天性，然得于内助为多。先公若干年卒，其内行见于公所自为志。子一，鹤征③，郡庠生。女二：适孙某、白某。孙男二：某某。

公子弟以某于公曾辱一日游从之雅，谓能知公而模写其梗概者，俾状公行。某遂不敢辞，而状其平生如右［上］。公之事行将

---

① 唐一行，本名张遂（683—727），魏州昌乐（今河南南县）人。唐朝僧人，著名天文学家和释学家。少聪敏，博览经史，尤精历象、阴阳、五行之学。考前代诸家历法，改撰新历，著《开元大衍历经》。撰有《大衍论》等著作，卒，谥"大慧禅师"。郭守敬（1231—1316），字若思，河北邢台人。元朝著名的天文学家、数学家，官至太史令、昭文馆大学士，奉命修订新历法，制定出通行 360 多年的《授时历》，著有《推步》等 14 种天文历法著作。

② 元明，本为佛教语，指众生固有的清净光明的本性。一窍，指事物之中枢部分。

③ 鹤征，即唐鹤征（1538—1619），字元卿，号凝庵。江苏开进人，唐顺之子。隆庆五年（1571 年）进士，历任礼部主事、工部侍郎、尚宝司丞、光禄寺少卿、太常寺少卿等职。后在无锡东林书院讲学。其学渊源于王守仁，然又不尽同，受其父影响较大。

载之史官，传之后世。某之固陋，何足以知公哉？阐幽发潜，表其可书，增其未备，尚有待于当世之君子焉尔。谨状。

祭　文

祭侯莎亭侍郎文

　　呜呼！惟大钧之赋物，同禀受于〈一〉初，孰云薄而不足？孰云厚而有余？胡众万之齐生，乃纷纶而散殊？磊磊落落、轩轩豁豁者，既界之以明白洞彻、阴惨阳舒；幺麼孅妮①、闪倏出没者，复参错乎其间，如蜮②伺之与狐狙③。岂五气之运，杂糅如斯？将山川土方之性，不可以一概而齐驱，是固然矣，奚别贤愚？闪倏出没者，岂不类通达权变？中渟蓄④而外涵濡，轩豁磊落，毋乃佻闶⑤浅迫，太直致而近恣睢⑥。殊不知人生也直，本岂二欤？苟自中以达表，无屈曲与崎岖，是则称曰君子之儒。如其纠结倚伏，变幻旋纤，不可捉摸，安能写摹？无以名之，此曰穿窬⑦。是以玲珑爽垲，圭洁蠲除，则生人止而神明都⑧。晦昧罙⑨阻，盘曲秒芜，非鬼神之场，则蛇虺之墟。理有较然，人焉匿诸？

----

　　①　幺麼，微小的样子。孅，巧佞；妮，拘谨。幺麼孅妮，微小巧佞的样子。

　　②　蜮，传说中口含沙粒射人或射人的影子而致人生病的怪物。

　　③　狙，暗中窥伺。

　　④　渟蓄，含蓄，比喻储积于胸中的才识。

　　⑤　佻闶，即佻达，轻狂浮荡。

　　⑥　恣睢，放纵、凶残横暴。

　　⑦　穿窬，指翻墙头或钻墙洞的盗窃行为。

　　⑧　都，本义为大都市。引申为"居"。

　　⑨　罙，同"深"。

维公之生，何其伟夫！肠在舌端，貌与心符。当夫胶輵①难处之事，矜喝介特②之徒，左盼右睨，嚅嗫趑趄。公独出身把距，猛力爬梳，肯诈心而佯受，至逆理以爰躯？盖卓乎有大臣之节，而凛凛乎孟子之所谓丈夫。至于细瑕小过、薄眚③无辜，深者喜掠劾以沽名，讦者工指摘以为娱。公乃包涵拉拭④，肉骨栚枯⑤，又有似乎刚者之必仁，可以敦鄙薄而激谇谀。

概公之平生，曾有一涉于藏奸匿怪之锱铢，固不待问而可知。其扶⑥骥张御以遵乎君子之途，然而轩冕悦来，富贵头颅，上或有识，鲜肯自污。乃若身宝⑦将消，前期须臾，虽有豪杰之卓识，刚果之雄图，谁不抚之兴嗟，览焉唏嘘？公独神间〔闲〕意定，从容晏如。是盖生也无所系吝于暂寓之形骸，故其死也能自悬脱于无物之太虚。此则虽君子其犹病，况谆谆与拘拘所恨。

邦丧典型，士失捶炉⑧。哲人永逝，薄俗谁祛？衔哀一奠，终古长吁。公神不没，其鉴兹乎！尚飨！

---

① 胶輵，即胶輵，交错纷乱。
② 介特，孤介特立。
③ 眚，原意为眼睛生翳，引申为过错。薄眚，小过错。
④ 拉拭，掩饰。
⑤ 栚，同"蘖"，树木砍去后又长出来的新芽。栚枯，枯木重新。
⑥ 扶，原作"抹"，据泉州文库本作"扶"。
⑦ 身宝，人之富贵的生命。
⑧ 捶炉，锻打。比喻对人才的培养造就。

碑

龙岩汤侯①平寇碑

龙岩②为邑，在万山之中。其外提封百里，山穷崖绝，聚落乃建，易为盗薮。国朝文柔德煦，垂二百祀③。岩邑之俗，固变于初。惟山谷间风气限隔，仁义礼乐之化，不足以胜其斗敚④凶顽之习。邻南、上、连、永、漳⑤，咸岩邑也，尤产盗魁。势能号召役属，则相与交臂为一。其所居层楼碉寨，鹳鹤之所栖也；厄径陡崖，猿猱之所缘也。其所置甲伍副长，虎豹之猛厉也；利矢焱弩，

---

① 汤侯，即汤相，字少莘，号石埭，广东归善人。嘉靖廿二年（1543年）年举人，嘉靖三十三年至四十一年（1554—1562），任龙岩知县。主持兴修水利"汤侯圳"，主修龙岩第二部县志。升任湖广郧阳同知，后以疾疾归。

② 龙岩，位于福建西南部，是闽西政治、经济、文化中心。晋太康三年（282年）置县，初称新罗县，唐天宝元年（742年）改名龙岩县，属临汀郡。唐大历十二年（777年）改属漳州，至明清仍属漳州府。

③ 祀，殷代特指年。

④ 斗，争斗。敚，古同"夺"，强取。

⑤ 邻南、上、连、永、漳，指龙岩县邻近的县邑。南，即南靖县，位于龙岩东南面。元至治元年（1321年）析龙溪、漳浦、龙岩县地设南胜县，至正十六年（1356年）改名为南靖县。上，即上杭县，位于龙岩西面。宋淳化五年（994年），由原龙岩县上杭场升为上杭县。连，即连城县，位于龙岩北面。宋绍兴三年（1133年），析长汀县莲城堡及古田乡2个里等置莲城县，元至正六年（1346年）改为连城县。永，即永定县，位于龙岩西南面。成化十四年（1478年），析上杭县溪南、金丰、丰田、太平、胜运等五里置县。漳，即漳平县，位于龙岩东北面。明成化七年（1471年），析龙岩县居仁、聚贤、感化、和睦、永福五里置漳平县。

风雨之飘骤也。介意不慊，建旗鸣钲①，四出攻剽，汀、漳、延②
之间骚然。或偃旗卧钲，休林谷间，则武断乡曲，刻盐纸利以自
封。时平俗革，上下相縻。疆以边索，犹租赋不事。公匿亡命，若
巨盗窃发。连合响应，首为乱区，其天性如此。加以保险负阻，虽
健吏、武将相属，岂易治哉？

　　嘉靖甲寅③，归善汤侯始奉命来治其县。侯宽仁有容，静密多
大虑，能以大道教其民，不为皦察④刻薄之政。知里甲之首病民
也，节缩浮侈而以身先僚吏；知浮粮⑤之又病民也，核地税商而以
其利予民，代其输；知学舍城池之不可缓也，营建缔构，而一新其
旧；知贞妇列女之系世风也，褒嘉旌奖，而表其门闾。期年而政
行，三年而民知有成法之可遵，又三年而民安于侯之政教，惧侯之
离其邑也。

　　于是庚申之岁⑥，侯在县八载矣。属闽有倭警，始福清、福

---

　　①　钲，用铜做成形似钟而狭长的古乐器。鸣钲，古代行军时敲钲以做
起程信号。

　　②　汀，即汀州府，治所在今长汀县。唐开元二十四年（736年），置汀
州，并置长汀县，属汀州。元至元十五年（1278年），改汀州为汀州路。明洪
武元年（1398年），改为汀州府。后废。漳，即漳州府，治所在龙溪县（今漳
州市芗城区）。隋朝前，漳州境属建州龙溪县。唐垂拱二年（686年），建置漳
州。宋、元为漳州路，明洪武元年（1368年），改为漳州府。延，即延平府，
治所在今南平市延平区。汉建安元年（196年）析侯官县北乡置南平县，属会
稽郡南部。晋太元四年（379年）改为延平县，明代洪武元年（1368年）改
曰延平府。后废。

　　③　嘉靖甲寅，即嘉靖三十三年（1554年）。

　　④　皦察，明察。引申为苛求。

　　⑤　浮粮，定额之外的钱粮税款。

　　⑥　庚申之岁，即嘉靖三十九年（1560年）。

安、永福陷，则福兴①震；崇武、永宁②又陷，则泉震；镇海、南靖③又陷，则漳又震。而广东巨盗张琏、萧雪峰、林朝曦④者，僭大号，伪封拜，据害守要，为闽广盗倡。而时出奇兵，略地汀、漳间，漳几不守。于是外溃内讧，如一人之身，瘝毒于肢体。岩、永诸巢始生心。广寇与永寇合攻岩城十余日，失利去。群盗乘势剽掠村落，无虑百十起。侯曰："是不可纵也，而不可激，激将乱生。"于是首诛黄世广，次诛饶宏嵩，又诛谢显，又次殛廖选，又次平吕细。

始黄世广、饶宏嵩、谢显故群盗，会巡抚中丞许诸为盗者自新，于是始听抚，而为盗如故。侯因民之意，渐次诛之。廖选者，以捕盗立有微功，负其骁武，不为公家用。已去为盗魁，阴遣其子侄为寇，而收其子女金帛以自利。有众千余人，时有征讨，檄其兵以助，以兹浸骄。又以其巢介于漳、岩之间，愈桀。漳平遣监生赍书币往召其众，不遣而拘使人，索冠带。义子廖贵一以统众劫尤永，故武平道檄选诛贵一。选不奉命，而杀良民级诡贵一以效。广寇与永寇合攻岩邑时，侯尝召之，使授选以众如期至，贳⑤不治。

---

①　福、兴，指福州府与兴化府，明代皆为福建省布政司下辖的府级行政区，后废。福清、福安、永泰（宋代称"永福"）三县时隶属福州府。兴化府，即今福建莆田市。

②　崇武，在今泉州市惠安县沿海突出部。永宁，在今泉州市石狮市滨海处。两处皆有明初为抵御倭寇所建的卫所古城。

③　镇海，即今漳州市龙海之镇海村的镇海角，为一突出的半岛，建有镇海卫古城。南靖，即今漳州市南靖县，地处漳州市西北部。

④　张琏，广东饶平人。出身贫寒，为人行侠好义，曾为饶邑库史。不满朝政腐败，于1560年五月发动武装起义。自称"飞龙人主"，国号"飞龙"。但最终不敌明军，充众辗转南下，夺占三佛齐岛（今苏门答腊）称帝，海外华裔移民多依附。萧雪峰、林朝曦，与张琏分别起事的义军首领。

⑤　贳，赦免。

会留漳平使、杀良民级事觉，侯乃密遣其家人汤伸。伸以选援城时，尝与上下共事，托以回家故径，抵其巢投宿。阴贮钳钛①于木匣中，俟几可乘，则缚以来；未可，且窥其虚实。选故猾贼，厚待伸，而咫尺不肯离巢，伸竟不得其要领。侯曰："伸虽不得贼，然贼虚实在吾目中矣。若以大兵压其境，可坐缚也。"乃移书邻邑，各以兵塞贼路，使无从出。密谕其族人，示以祸福逆顺。又多出教令，以所捕者止渠魁一人，余不问。布置既定，乃亲率重兵，约漳平兵俱发，七月某日抵巢。选不意大兵卒至，不敢据巢居，散走山谷中自匿。官兵攻寨，索之不得。搜其山，某日得之，汤伸缚以出。获其掳掠妇女若干，还之良民。而名贼廖贵一、廖三元各就擒，无得脱者。

吕细者，永定人，始名吕满。以劫盗捕获系狱中，亡命。黄世广、饶宏嵩，皆其役属。先后劫掠乡邑数十发，最后劫江西，祸尤惨。广寇与永寇合众攻岩城，细实引之。而张成官者，始亦为群盗，役属细，已而湔洗②为良民。永具书军门，言吕细、张成官聚众劫其属乡有迹。军门下其书，严令并捕张成官。侯言："张成官久为良民，立捕盗功数次，巡抚中丞曾许其赎罪，谊难失信。且捕吕细非成官不可，而劫永属乡贼者，乃吕细非成官也。"执不从。而激张成官，使捕吕细自效，成官卒缚细。

方群盗鼎沸之初，侯若置群小丑而先其魁宿，则其势未足以龃魁宿，徒激之，使并力合势，与小丑为一，乱何时已？此侯之所以先群丑也。廖选巢深坚，自父祖以来，稔恶③者数世，非特习使然，其地利然也。兵入其巢，非牵线行不可。选若以兵率要道，据高临险以斗，我兵适坚其势耳。此侯之所以遣汤伸也。张成官坐恶

---

① 钳钛，钳和钛，古代的两种刑具。
② 湔洗，洗涤污秽。
③ 稔恶，罪恶深重。

名累，屡立捕盗功，不见原侯伸救之甚力，成官之心死于侯矣。而适遇可以建功之时，侯一言即成官自效之日也。成官旧役属细，细不疑其贰己。此侯之所以用成官也。

于是黄童白叟、缙绅士夫、校官庠士欣呼歌舞。上逮军门、巡抚、中丞、部使者、司道、郡府交伟侯功，下书奖劳，而赏汤伸冠带。教谕某、训导某某实使其诸生刘某来征予文，勒之贞珉，用垂永久。

侯名相，字某，广东归善人。以乡进士来为今官。其词曰：

维皇上帝，子惠我民。孰堪代天，以命圣人。明明天子，尧舜之圣。四目以视，四聪以听。凡我四方，罔有遐迩。咸即予工，咸顺予治。岭海之陬，有邑龙岩。小大蠢蠢，乘时棘艰①。暨其邻寇，首尾连衡。敢率其丑，以攻名城。汤侯蹻蹻②，允文允武。文以苏弱，武用御侮。始诛群丑，弱坚而瑕。苞蘖③既黙，存其枯槎。廖寇吕寇，如虎如狼。既缚而来，无异驱羊。小民欢呼，士女相庆。上其伐阅，群公交敬。太仆撰词，推本原极。惟帝之明，以视百辟④。

瓶台谭侯⑤平寇碑

中国守其所以为中国之道，则华自华、夷自夷，失则华入于夷，而夷反乘之，自古及今不易之理也。昔辛有见伊川被发而祭于野者，曰："不十年，此地其戎乎！"其后晋迁陆浑，而伊川之地遂

----

① 棘艰，亦作"艰棘"，即危难。

② 蹻蹻，动作敏捷。

③ 苞蘖，花蕾和余枝。

④ 百辟，指诸侯、百官。

⑤ 瓶台谭侯，即谭维鼎，号瓶台。

沦于戎。夫被发而祭，何预于召戎？而辛有逆知其必然，而其言卒验者，以中华之人，行戎狄之礼。[①] 其习戎矣，如之何禁戎之不至也。甚哉！风声气习之感召，捷于禁令刑法之驱使也。

倭寇为国，在扶桑之东，去中国盖万余里，限隔大海。自国家受命，混一区宇。四夷君长虽在鲸波万里之外，靡不奉贡献琛，请史锡封。独倭奴以桀骜屏斥弃外，不使预于荒服之列。又虑其伺吾边吏之怠，阻兵犯顺，自辽左以南至于岭峤并海州郡[②]，列屯置障，烽燧相望，岛夷詟焉。自是以后，髡发带刀之夷穷窜于海隅，巾帻冠带之民恬熙于函夏[③]。夷夏之防，一何严也。

嘉靖甲辰[④]，忽有漳通西洋番舶，为风飘至彼岛，回易得利。归告其党，转相传语，于是漳、泉始通倭。异时贩西洋，类恶少无赖，不事生业。今虽富家子及良民，靡不奔走。异时维漳缘海居民习奸阑出物，虽往，仅什二三得返，犹几幸少利。今虽山居谷汲，闻风争至，农亩之夫，辍耒不耕，赍贷子母钱往市者，握筹而算，可坐致富也。于是中国有倭银，人摇倭奴之扇，市习倭奴之语。甚豪者，佩倭奴之刀。其俗之徇仁弃义，自叛于中国声明文物之教如此，彼岛夷者恶得而不至哉？曾未数年，弓船蜈蚣[⑤]，逗沙舣岸，

---

① 辛有，姒姓，辛氏，名有，周朝太史。周平王东迁洛阳时，辛有在伊川之地见到披发祭祀的人，说："不及百年，此地其戎乎。"果然，公元前638年，秦国和晋国把陆浑之戎迁到伊川。出自《左传·僖公二十二年》。

② 辽左，辽东的别称。岭峤，五岭的别称，指越城、都庞、萌渚、骑田、大庾等五岭。海州郡，今江苏连云港。北魏武定七年（549年）始称海州郡。

③ 函夏，函诸夏，即指全中国。

④ 嘉靖甲辰，即嘉靖二十三年（1544年）。

⑤ 蜈蚣，蜈，指蜈蚣船；蚣，即大桨。蜈蚣船为多桨快速战船，船形像蜈蚣，竖二至三桅，两旁架橹四十余支。其制始于明代之东南夷。

偏裋①秃发，弥川亘野。手挥九尺之刀，足圆三石之弦者，跳跃于
雉堞之前；扇摇蝴蝶之军，旗举长蛇之阵者，指挥于高原之上已。
遂隳中国之名城，辱中国之衣冠，包裹中国之财帛，仆妾中国之士
女，虔刘②中国之人民。积骸成山，殷血丹水。

　　呜呼！自承平以来，中国之惨，未有如斯之甚者也。而孰知其
始于中国之人失其所以为中国之道，风声气习有以召寇哉？水道既
通，夷心渐广。猩猱之群，岁岁不穷；凫鸭之泛，汛汛如期。内兵
不足以御之也，于是益之以召募；召募不足以御之也，于是益之以
客兵。杼轴③罄于征输，积聚竭于剽掠。始以倭奴内逆虏辱杀掠之
惨，济以狼广召募剽夺剥挞之威。由是千里无烟，蒿莱极目，椭
枥④长于田间，狐狸嗥于户下。冤横之气，塞于惨黩；沴毒⑤之灾，
蒸为疫疠。遗黎残民，非毙于锋镝，则死于疾病；非死于疾病，则
殣于凶荒。虽有幸而脱者，而生理尽矣。于是奸雄生心，乘隙而
动，因思乱不逞之民，连郡国豪杰之众，奋袂一呼，而群凶蚁付，
挺臂相续而骸髅互依。桀黠之长鼓众横行，饥馑之民扫境从贼，豪
帅悍然有虎噬诸邑之心。阖郡骚然，有覆亡可待之恐。

　　于斯之时，虽负匡济之才，未易图也。新会瓶台谭侯适奉命来
令吾邑，于是岁为己未矣。邑据漳、泉之冲，绾山海之要，为诸邑
走集控扼之所，南北寇至咸受敌。侯至，固预以为忧，而尤以民政
为首务。搜访逮求，不遗舆贱，于凡地方之利病休戚，靡不悉知，
而持重不妄发。一日，于故牍中得弓兵事，奋曰："为同安之民病，
孰有大于此者乎？凡为通省之巡司九十九，而同安得其八；为通省

───────────

①　偏，歪、不正。裋，古同"裤"，合裆的短裤。

②　虔刘，指劫掠、杀戮。

③　杼轴，杼和轴，旧式织布机上管经纬线的两个部件。代指织机，引
申为纺织。

④　椭枥，椭树和枥树。

⑤　沴毒，因天气反常而造成的毒气、灾气。

之弓兵六千二百，而同安得四百；为通省军饷加额弓兵之银若干两，而同安得若干两。是不待倭而自困也。"于是请于当道，均其役通省，又请蠲其加额之银若干两。一县弓兵之徭，遂减什之七。

县临海，城南地即为舟楫辏。奸人缘军兴，诡输税助饷而实自罔利且惑上。人已得官给文书，许其为侩①矣，侯再三执不可，因割以予商，商民翕然称侯为循良吏。乡间盗亟发，获盗者言侯，冀得掠劫治罪。侯一纵释，无所问，民固疑侯甚。至大盗从贼垒中出，遇有获，纵如初，一均不问。诸盗往往德侯，阴欲报之。而民固望侯，至出怨语，侯亦不以介意。

于是岁辛酉，盗猬起。久驻长泰之倭寇，饶贼张琏，漳贼林三显、杨鳌山，土贼叶子溢、黄大壮、郑大果自南而北攻。新驻晋江南安之倭寇，漳贼马三岱，晋南贼吕尚四、谢半番自北而南攻。或拥众数千，或聚党数万；或径薄②城下，或深入内地；或践蹂村落，或驻攻堡寨；或去而复来，或扑而复起。一日而南北羽书交驰至。自三月至壬戌正月，盗不止。最后群盗平，而土豪王出类又倡乱。

侯自莅任以来，书度夜思，得兵之要。首令乡各团结子弟义勇以为兵，而籍其长，阴察其为人，以待调发。城兵五百余，侯核其堪战者三百，督以义总若干名。而于义总中，汛召特委，以得其勇怯骏智。有应援发以行其勇且智者，抚待之恩尤厚。又诸盗魁故不出乡井中，人虽为盗，尚畜恋家心。操兵敌杀时，诚不可与人语，一见父母妻子，心固如割，不殊人意。以壮士挟质入营中缓颊，固可抚谕归。且兵法有以贼攻贼，若纯用吾兵，以我之脆当敌之强，其败可立待也。又贼粮寄于民间，资出哨以饱。大营坚不可猝破，官兵每战辄北，难以得志。独要击其哨，使急卒无所得，则其势自

---

①　侩，指以替别人介绍买卖从中取利为职业的人。
②　径薄，直接迫近。

不能久驻此坐困也。而贼昼攻剽，夜固沉酗熟寐，官兵惟劫营，每得利。侯破贼方略固已素定矣，而侯才高有心计，慷慨敢任事。闻贼至，即据鞍策马出城耀兵，贾勇作气。每遣间至贼中，侯亲授以方略。贼虽桀黠，往往堕侯计。善用人，其使人谲贼或令之说贼，悉识其才之所宜，故咸得其力用。临当遣人，虽顾盼间，莫不有意。贼所素倚为心腹之人，亦密送款于侯，为侯诇贼。其投戈归附者，侯接待之恩意尤备。有谗者，一不用。以是贼惮侯之多算，于是南北寇次第平。

侯一用此策而降三显、鳌山，使内相图杀，至尽降三岱。使败夷兵护城援堡以济大功，伪以接济饷倭，而伏兵擒倭，密结夷酋腹心杀其酋，倭遂绝。其功尤奇。

始三显与鳌山同起事，各有众二三千人，党与蕃炽，连吾邑近漳之人俱从。贼屡攻剽内地，势披猖甚。侯多方说诱，始同听招。而各令杀贼立功以自赎，于是两人各怀相图心。会三显上杀饶贼功，鳌山独否，鳌山心不能无忿，语言籍籍①。而三显部党多邑之邻漳人，劝三显先发，于是杀鳌山。鳌山既杀，三显势不能独全，三显又杀。三显与鳌山既杀，二党势又不能不相仇杀，于是相图杀至尽，巨魁歼焉，而大盗遂平。

马三岱者，桀黠雄果，为倭所服，推为帅。倭攻城时，合众至二万。侯固闻三岱虽为贼酋，而性孝，其妻良家女也。遣其母至营中说三岱，而妻亦抱幼儿以从。三岱计犹豫未决，因激于母妻，竟归附。贼方攻城南隘，甚急，不虞三岱之贰己②也。忽见三岱袒而麾刀大呼陷阵，惊曰："马酋降矣！"哄而奔。三岱发矢射倭酋，中其左目，贼遂遁退。攻石浔堡，侯又俾三岱往援。贼方阵，见三岱

---

① 籍籍，又作"藉藉"，喧嚣刺耳。

② 贰己，背叛自己。

至，阵嚣，又遁。是时城与堡危甚，微①三岱归，国倚为锋，几不全。

往时贼营处，奸民往往载米酒以饷贼，而贼厚以银货售之，虽厉禁不止。侯潜令与贼通者往饷如旧，而伏兵于傍。倭至伏发，擒真倭二人以归。其后凡奸民实以接济往者，咸以为侯遣，皆不信。而漳之新安②，旧与贼往来交结最厚，以其地界于漳、泉间，不严，其通贼一如故时态。以两舟往，倭悉杀之尽，无一人归，遂拔营往南安。

彭高四老者，夷大酋也。有少年邑子房营中，与卧起。因用为心膂③。侯令其舅潜入营中，说以杀酋。少年密许侯矣，而夷怯不能手刃，且恋旧恩不忍，仅携其鍪④以归。于是贼疑左右皆侯间，愈不敢近吾邑，而邑境遂无一倭。

于是阖邑士民胥颂侯功。而邻漳居民某某等，以迫近乱区，侯亲脱之汤火，德侯尤至，相率刻石以纪侯功，而征文于余。余尝读史，见祖逖⑤英概义烈，有赞世才具，而义从宾客，皆暴桀勇士。盗贼攻剽，逖非惟不戢，反慰问之。或为吏所绳，逖辄拥护救解。贺若敦与侯瑱对垒湘罗间，患土人乘轻船载米粟、笼鸡鸭以饷瑱军，乃伪为人装船，伏甲士于中。瑱军望见，谓饷船之至，逆来争取。敦甲士遂擒之。此后实有馈饷，瑱犹谓敦之诈。李元直、岳武

---

① 微，非、不是。

② 新安，即今厦门海沧区新垵村，地处九龙江出海口。明代属漳州府龙溪县，嘉靖四十五年（1566年）设海澄县时，改归之。明代以来，新垵人多有出洋通番、经商致富的传统。

③ 心膂，指心与脊骨，比喻亲信得力之人。

④ 鍪，古代武士的头盔。

⑤ 祖逖（266—321），字士稚，范阳遒县（今河北涞水）人，东晋时期杰出军事家。慷慨有节，成语"闻鸡起舞""中流击楫"等典故皆为其生平事迹。

穆，一代中兴名将①，而取元济、擒杨么②，咸用贼将以成厥功。以谓自昔大度之士，其所规为建立，皆出人意表。而今世喜用绳墨以概天下士，此宜无成功。然士于今亦未见有恢廓大度，可以比方古人者。岂天生才之难欤？抑有之而人莫之识也？然则侯之功，其可无纪？于是不辞而为之文。

侯名维鼎，字朝铉，广东新会人，以乡进士来令吾邑。其辞曰：

蠢彼倭奴，国于海东。自我受命，万国来同。彼独弗顺，逞其枭雄。明明圣祖，绝弗与通。乃建海城，崇崇其墉③。乃置墩徼④，连络其烽。岛夷屏迹，海氛以空。于万斯年，圣祖之功。谁引彼逆，入我中国。海滨奸民，居华而狄。以身死贷，不畏覆溺。遂令髡徒，麋至蝇集。麾其长刀，电光闪射。彀其大弓，如月满魄⑤。岂无我兵，荷戈负戟。阵则怯斗，以背向敌。战则亟走，以足为翮。愈骄彼夷，择肉而食。墟我村落，屠我家室。陷我城池，卷我郡邑。天未悔祸，加以疾疫。人不聊生，相劝从贼。奸雄生心，群起草泽。惟饶有寇，亦来侵逼。于古有言，一器犹难。其来滔滔，

---

① 贺若敦（517—565），河南洛阳人。西魏北周时期将领，勇武刚猛著称。

侯瑱（510—561），字伯玉，巴西郡充国县（今四川南充）人，南朝时期梁朝、陈朝将领。

李元直，即李愬（773—821），字元直，洮州临潭（今属甘肃）人。唐代中期名将，官至魏博节度使。元和十三年（818年），雪夜袭蔡州，生擒吴元济，平定淮西叛乱。岳武穆，即岳飞，谥号武穆。

② 吴元济（783—817），字元济，河北沧州人，唐代藩镇割据将领。因威福自用，为朝廷心腹大患，终被李愬所擒。杨么（？—1135），南宋初洞庭湖地区农民起义首领。后为岳飞所平定。

③ 崇崇，高大的样子。墉，指城墙。

④ 墩，土堆。徼，巡查警戒。墩徼，指警戒的堡垒，如烽火台。

⑤ 魄，古同"霸"，月始生或将灭时的微光。满魄，意为圆月。

孰敢与干？桓桓谭侯，有勇有略。十步百计，方之未足。岂惟勇略，知政之首。民信兵食，其孰先后。乃蠲烦苛，与民休息。乃除市征，便商贸易。民既大信，侯果吾仁。商船四来，吾市不贫。岁在辛酉，群盗猬兴。凡我四封，其免侵陵。上天降割，乱无已太。匝肤皆疮，医以炷艾。惟侯胸中，百万甲卒。使诈使贪，群策毕屈。寄我耳目，于贼心腹。置我轲政①，于贼童仆。显吾段煨②，使夷贼族。岱吾郤锜③，使射敌目。岂彼之能，机自相激。人发杀机，夷胡能识？百楼不攻，况我千堡。汉一当五，况我万旅。其告尔贼，各还尔家。缚彼岛夷，两项一枷。来效来献，以涤罪瑕。其告吾民，各安尔宅。尔田尔耕，尔蚕尔织。祭祀宴衎④，祖考宾客。伟哉谭侯，其施何极。一时之功，万世之绩。何以征之，视此刻石。

颂

大司马百川张公平寇颂

　　国家将有横发不虞之祸，天必生豪杰伟异之才以预拟之，畀之

---

　　①　轲政，即荆轲与聂政，皆为春秋战国著名刺客。荆轲，战国时卫人。为燕太子刺杀秦王，事败被杀。聂政，聂政，战国时韩人，为严仲子刺杀韩相侠累，后毁形自杀。

　　②　段煨（？—209），字忠明，武威人，东汉末年将领。屯兵华阴时，修农安民。奉汉献帝之命平定李傕。

　　③　郤锜，春秋时晋国大夫。与堂叔郤犨、堂弟郤至结盟，形成晋国的势力集团。在晋楚鄢陵之战时，射瞎楚王一只眼。因势大震主，后被晋厉公派兵所诛。

　　④　衎，快乐，和适自得的样子。

匡襄驱除，使收廓清荡定之勋。此维皇①所以复正，人极②所以不
坠也。稽之往昔，寇贼奸宄，著于《虞书》③；潢池弄兵④，纪之
《汉史》。从古已然。入我皇朝，在成化间，荆襄亡命啸聚山谷，刊
涤摧创，时则有若项襄毅⑤之勋，勒在太常；在正德间，河朔狂人
煽乱四省，穷追奸殄，时则有若彭司马⑥之功，书于国史；蓝、鄢
通寇⑦荼毒两川，抚定勘剿，时则有若林司寇⑧之绩，垂之竹帛。
是皆间代殊才，名世宏硕，逢时遇变，决机奋策。功须人而后成，

---

① 维皇，朝廷的纲纪，王法。

② 人极，纲纪、纲常、社会的准则。

③ 《虞书》，《尚书》组成部分之一。相传是记载唐尧、虞舜、夏禹等事
迹之书。

④ 弄兵潢池，即成语"潢池弄兵"。潢池，积水塘；弄兵：玩弄兵器。
旧时对人民起义的蔑称，也指发动兵变。

⑤ 项襄毅，即项忠（1421—1502），字荩臣，号乔松，浙嘉兴人。正统
七年（1442年）进士，授刑部主事，历员外郎、广东副使、陕西按察使、右
副都御史，巡抚陕西。平定石城叛乱，升右都御史。成化六年（1470年），进
剿湖北荆、襄地区起义。进左都御史，升刑部尚书，转兵部尚书。卒，谥襄
毅。

⑥ 彭司马，当指彭泽（1459—1530），字济物，号幸庵，兰州西园人。
弘治三年（1490年）进士，授工部主事，历刑部员外郎、郎中、徽州知府、
浙江副使、河南按察使、右金都御史，巡抚辽东等职。正德七年（1512年），
奉旨提督军务，平定刘惠、赵鐩等河南义军。升左都御史陕甘总督，官至兵
部尚书。卒，谥襄毅。

⑦ 蓝，即蓝廷瑞，保宁（今四川阆中）人。鄢，即鄢本恕，四川营山
人。两人为明中叶四川农民起义首领。正德四年（1509年）冬起义，转战川、
陕、湖广三省。通寇，流寇。

⑧ 林司寇，即林俊（1452—1527），字待用，号见素、云庄，福建莆田
人。成化十四年（1478年）进士，历任云南副使、南京右金都御史提督操江、
湖广巡抚等。正德四年（1509年），任四川巡抚，剿灭蓝、鄢义军，升右都
御史，官至刑部尚书。卒，谥贞肃。

人待时而后出。上天生才之意，固有为乎！

岁辛酉①，盗起潮州。劫质官吏，戕杀宪臣。封豕长蛇，荐食邻省。攒蜂聚蚁，连结诸巢，而蓄志无涯，喜乱不已。遂建大号，伪封拜，腾书②以摇惑人心，开科以收拾寒士。由是从乱之民，所在如蛾；不逞之徒，甘心吠主。卢循、孙恩③复起于海岛，黄巢、尚让④再炽于岭南。事闻，当宁旰食⑤，群工忧惧，乃采廷议，酌师言，择其可授，畀之南服。于是廷臣咸以百川张公⑥兼资文武，抚西陲时，讨叛蛮功效著白，南征之师，非公不可。于是公自大理寺卿升兵部右侍郎，巡抚两广，统六师之任，受专征之寄焉。公既受代，简将练师，搜乘训卒，峒丁溪猺，悉征在行。土目夷酋，亲驱从旅。貔貅狻猊之士，虎贲雕鸷之师，凡若干万。元戎启行，驻师潮阳。大阅于郊，虎旅如林，兵威焞焞，人倍其勇，刻期进师。

---

① 辛酉，即嘉靖四十年（1561 年）。

② 腾书，传递书信。

③ 孙恩、卢循，东晋末年农民起义领袖。这次起义是东晋南朝时期规模最大、历时最长的一次农民起义。

④ 黄巢、尚让，唐朝末年农民起义领袖。黄巢建立大齐农民政权，以尚让为太尉，兼中书令。黄巢失败后，尚让亦为感化军节度使时溥所杀。

⑤ 宁，指古代宫室门内屏外之地，君主在此接受诸侯的朝见。当宁，指皇帝临朝听政，后以泛指皇帝。旰食，指事务繁忙不能按时吃饭，泛指勤于政事。

⑥ 百川张公，即张臬，字正野，号百川，进贤人。嘉靖五年（1526 年）进士，初授刑部主事。历官宁国府同知、右副都御史，巡抚四川等。嘉靖四十年（1561 年），自大理寺卿升兵部右侍郎兼右佥都御史，提督两广军务。平寇有功，进左侍郎。官至都察院右都御史，总督闽、广军务。

异时狄武襄①征侬蛮，诡二钱以鼓众；韩中丞②破峡贼，设满采以激士。公一以大义勉奋淬厉，不用智数，士心益劝，有师武臣力之风。贼惊褫魄，群下离心。

公知可以计破，乃以进战为先声，用间为秘策，重购为厚饵。贼酋闻风，或遁或战。遁者兔絓③，战者雉颠④，曾不浃旬，衽甲鼓下，累累相属。地方载宁，襄毅、司马、司寇之勋，再见于今。

捷书上闻，天子嘉叹，奏告郊庙，录平贼功，进公左侍郎，仍抚其地。于是少司汀赣大中丞北川陆公⑤感同舟共济之谊，叹社稷无竞之勋，爰征文以颂峻功，而授简于某。乃作颂曰：

皇明纂序⑥，奄有万方。列圣煦之，如春之阳。载旸载雨，毂我士女。皇泽维膏，我民禾黍。谁驱群黎，使阻声教。豪民仇吏，不顺以校。相挺戏兵，如沸如汤。奉其巨魁，以令孺狂。乃僭大号，乃伪封拜。乃建城池，乃树壁寨。皇帝曰咨，嗟我赤子。其命廷臣，其择大吏。桓桓张公，文武为宪。受命于襄，群帅大劝。贼酋猖猖，血人于牙。既闻大兵，束手而乂⑦。公曰可矣，我且计攻。出其库金，以购三雄。萧诱而来，琏也继至。曦始兔脱，亦辕于市。皇帝念功，锡赉优优。进秩之崇，以答壮猷。惟昔虎臣，汉赵充国。烂焉元功，与世无极。岂无后人，媲美齐名。作为歌诗，

---

① 狄武襄，即狄青（1008—1057），字汉臣，山西西河（今文水县）人。北宋时期名将，大破西夏，功勋显著。卒，谥武襄。

② 韩中丞，即韩雍，字永熙，长洲（今江苏苏州）人。明正统七年（1442年）进士，初授御史。成化元年（1465年），以右金都御史之职讨平大藤峡起义。官至两广总督、右都御史。

③ 絓，通"挂"，悬挂。兔絓，如同被捕的兔子一样悬挂起来。

④ 雉颠，像野鸡一样跌落、仆倒。

⑤ 北川陆公，即陆稳，号北川。

⑥ 纂，通"缵"，继承。纂序，继承大业。

⑦ 乂，本义为芟草，衍义为杀。

以配营平①。

杂　著

如龙国亮字说

　　昔诸葛武侯亮隐居于南阳，先主访士于司马徽②，徽曰："此间有伏龙、凤雏。"伏龙指侯也。徽岂特以侯为潜伏在渊之龙而已哉？盖以侯有龙之德耳。然斯言也，非始于徽也，庞德公尝称之矣。徐庶亦谓先主曰："诸葛武侯者，卧龙也。"自庞德公、司马徽、徐庶以侯为龙，千载之下，亦莫不以侯为龙。而侯之所以为龙者，未及也。至宋，阳节潘氏始举《出师表》"鞠躬尽瘁"之语而赞之曰："此侯之所以如龙也。"

　　夫天下之义，莫大于君臣，人莫不知之。至于已衰之运，不可复振；庸君弱主，不可与共事。则世之君子鲜有不易心者。侯独嘘炎精③于已烬之余，扶弱主于托国之日，勤勤蹇蹇，终其身如一日。使复汉之义炳于日星，致主之诚可贯金石。非精忠冠古今，而心事比天日者，能如是乎？其他侯之行事，若治蜀、若用兵、若父子间语，无一不出于光明正大，此潘氏所以独识侯之心。其语虽因于司马徽诸人，而其识见之超卓，则非司马徽诸人之所能及也。

　　太学生刘君敬斋以如龙名其子，而字之曰国亮。君之意，盖以

----

　　①　营平，即赵充国，（前137—前52），字翁孙，陇西上邽（今甘肃天水）人，西汉名将。率军击败武都氐族叛乱，并出击匈奴。宣帝初，封营平侯。

　　②　司马徽（？—208），字德操，颍川阳翟（今河南禹州）人。东汉末年隐士，精通道学、奇门、兵法、经学。有"水镜先生"之称。

　　③　炎精，指火德，即火的本性。又指以火德而兴的帝业之运。《文选·袁宏》："火德既微，运缠大过。"李善注："火德，谓汉也。"

侯期其子也。其志过人远矣。虽然，欲如龙之所以为龙，必学侯而后可也。今欲学侯之所以为侯，则将安在哉？侯平生用力，概见于戒子之书，其曰："君子之行，静以修身，俭以养德。非澹泊无以明志，非宁静无以致远。"数语者，自三代以下，未有臻斯理者也，非侯之所独得者乎？使冢嗣君能毋慆［慆］慢①以荡心，毋躁竞以害性，才以广志，静以成学。时乎渊潜，为一世之伟人；时乎田见②，为当代之名卿。是则真能学侯也已，是则真能如龙也已。君温雅静慎，为乡邦善士，冢嗣君方巍然有立，其于践斯名字之义也何有哉？在乎勉之而已。

策 问（二首）

（一）

问：德与才，古未尝分也。皋陶称九德、六德、三德③而不及才，孔子称周公之才之美而不及德。岂虞廷官人之法，徒取夫朴实无用之士，而周公上圣之德，仅止于才艺偏长之称耶？必不然矣。后世才德之论，何其支也。有以才德兼全、德胜才为圣人，君子之分者；有以性忠实而才识有余、才识不逮而忠实有余为上次之分者，是才德等级之论也。有谓天下未定则专取其才，不考其行。天

---

① 慆慢，怠慢倨傲。原本作"慆慢"，错。慆，怠惰。

② 田见，指现身为世所用。典出自《周易·乾卦》九二："见龙在田，利见大人。"意为龙现田间，有大德之人出来治世。

③ 九德，指贤人所具备的九种优良品格。在《书·皋陶谟》中，皋陶所称九德是："宽而栗，柔而立，愿而恭，乱而敬，扰而毅，直而温，简而廉，刚而实，强而义"。六德，一般指"智、信、圣、仁、义、忠"，语出《书·皋陶谟》："日严祗敬六德，亮采有邦"。三德，《书·洪范》称："三德，一曰正直，二曰刚克，三曰柔克。"

下既平，则非才行兼备不可用者，是用才德之时之论也。有谓自古用人必先辨贤能，贤者有德之称，能者有才之称。先王常使德胜才，不使才胜德者，是用才德分数之论也。数者之说，其果然欤？

至宋大儒则始有才与诚合之语，观其称曰："天下之士亦有志在朝廷而才不足，才可有为而诚不足。今日正须才与诚合，然后有济。"不为分析低昂之论，其见独高。然不知才与德果全具而备足耶，固无所事于合也。若才自才，德自德耶，则又焉能合之？当时固有难者。而忠义功业事，为浮气之论，则益足以阐明义理之精微，破除功名之陋习矣。可得而述之与？

二三子怀才抱德久矣，今者方应有司之求，而将与计偕也。愿索言之，以观厥蕴。

（二）

问：自孟轲氏言仁义而不言利，后之学者咸知广居①之可居，大道之当行，而不惑于趋向之途，其功诚不在禹下矣。然考孟轲氏之谓利者，盖较计营为之私心，而非贪冒没溺如世之所谓利者也，宜无甚害。而孟子至以为善为利判舜、跖②之所由分，与怀义、怀利为世道之所由升降，何其辟之之严若是与！毋亦其果为心术世道之害与？自孟子后，得其说者，儒者谓于汉有董相③、有诸葛武侯。今其言具在，可得而述之与？

宋儒又有发明义利之说者，曰："学者莫先于义利之辨。义者，本心之当然，无所为而为者也。一有所为而为，则皆人欲而非天理

---

　　①　广居，意为宽大的住所。儒家用以喻仁。语出《孟子·滕文公下》："居天下之广居，立天下之正位，行天下之大道。"

　　②　跖，原意为赤脚奴隶，专指柳下跖。柳下跖，姬姓，展氏，名跖，春秋末期鲁国西北部柳下屯（今濮阳柳屯）人。约公元前475年，领导奴隶大起义。

　　③　董相，指西汉董仲舒，汉武帝时拜相。

矣。"其于孟轲义利之旨合乎不合乎？当宋盛时，有以名行高一世，而以法度功利之学行于时者，其言曰："义者，阳也，阳当宣达；利者，阴也，阴当隐伏。"其说于孟氏崇仁义、抑功利之旨似有发明。而龟山杨氏①直辟②之，以谓"此正其心术之蔽"，其果然与？此学术邪正之辨，途辙一差，其害有不可胜言者。愿诸士子之详言之也。

---

① 龟山杨氏，即杨时（1053—1135），字中立，号龟山，南剑西镛州（今福建将乐）人。北宋哲学家。先后学于程颢、程颐，为程门四大弟子之一。后世尊为"闽学鼻祖"。北宋熙宁九年（1076 年）进士，历任知县、判官、府学教授、秘书郎、右谏议大夫、国子监祭酒、给事中、徽猷阁直学士、工部侍郎、龙图阁直学士等职。

② 辟，驳斥。

题洪芳洲先生摘稿后

(明) 陆光祖

　　同安芳洲洪公与余父同年进士，稔闻其贤。补庵、荆州二公又数颂公文行，窃企慕焉。癸丑①岁，余补南祠部②，以腊月望入南都，而公迁督学赴蜀。适是日先出都门，咫尺不获见为恨。已而于朱君玉所得睹公所为《户部题名记》，甚爱之，惜未能尽见他文。兹与年家友华明伯、存叔论文，言方刻公《摘稿》。余喜极求观，而文已就锓，从木上读之，尽数篇，不觉起立而叹。盖公趣之正、行之坚、学之明，具可概见，奚独文词之美哉！然则刚中发外，危峰壁立，其睥睨③流俗蔑如也。至其为文，则纡徐委曲，优柔深厚，盎乎其有容，春然而自得，不知其得于天者然耶，抑有所学而至之也。他日宦辙四方，庶几相遇，当拜公而请问焉。

　　　　　　　　　　　　　嘉靖辛酉五月朔，平湖陆公祖谨识

---

①　癸丑，即嘉靖三十二年（1553年）。

②　南祠部，即南京礼部，明代下辖有祠祭司。陆光祖尝补祠祭司主事。

③　睥睨，眼睛斜着看，表示傲视或厌恶。

归 田 稿

（三卷）

归田稿卷一　诗

诗

黄吉甫相送至姑苏留别

姑苏驿前水，北接大江阴。感子追随意，怅余去国心。

樯乌看渐远，云树望弥沉。叹息分飞鸟，何时复旧林？

陪贰守丁少鹤①秋日云奇岩游览，次少鹤韵（二首）

清霜凋木叶，景霁好登山。为约芝兰侣，来窥荔薜关。

松风宜客醉，溪月照僧闲。千古名岩地，何人数往还？

蓝舆参皂盖②，上上盘石坡。一径秋容淡，千山晚翠多。

轻霜沾秫稻，微月挂松萝。即此堪招隐，无人奈若何。

---

① 贰守，原作"二守"，通改作"贰守"。丁少鹤，即丁一中，字庸卿，号少鹤山人，江苏丹阳人。明嘉靖年间由恩贡拔选，授青田知县。隆庆元年（1567年）任泉州府同知。任职期间，喜与朋友登眺吟咏，境内名山几乎题遍，厦门有其多处诗刻。

② 蓝舆，指竹轿；皂盖，古代官员所用的黑色蓬伞。

次韵朱白野①郡公九日病中有怀之作（二首）

长忆思家意不禁，知公非苦病相侵。
玄晖②岂厌宣城郡，元亮③难忘归去心。
篱菊晴开霜后蕊，匣琴静发指问音。
刺桐花下清吟处，总作棠阴去后深。

天时人事漫相催，五马④曾歌何暮来。
已见寒衣迎节换，新逢丛菊到秋开。
吟边玄鹤⑤传清唳，梦里花骢忆旧台。
缘木⑥宦情何足愿，（唐人有"缘木宦情知非愿"之句）
衮衣⑦暂为一徘徊。

---

① 朱白野，即朱炳如（1514—1582），字仲南，号白野，湖南衡阳人。嘉靖三十八年（1559 年）进士，历御史。隆庆三年（1569 年）出为泉州知府，累官至左布政使。

② 玄晖，即谢朓（464—499），字玄晖，陈郡阳夏（今河南太康）人，南朝齐杰出的山水诗人，世称"小谢"。建武二年（495），曾任宣城太守，终尚书吏部郎。

③ 元亮，即陶渊明。

④ 五马，太守的代称。

⑤ 玄，通"元"，光绪版因避讳改为"元"字，现据明刻本改回。玄鹤，灰鹤的别称。

⑥ 缘木，意思同"缘木求鱼"，难达目的。

⑦ 衮衣，古代帝王及王公穿的绘有卷龙的礼服。

送黄丞①归庐陵（名昂）

城中父老争追奔，前携后拥扳车轮。
十里五里行不断，共言远送少府②君。
少府官资才九品，新擢王官又寒冷。
如何藉藉动众人，欲别不别情难忍。
我闻少府甘清苦，立心只期学上古。
俸禄之外一钱无，衙冷如冰尘生釜。
当今廉吏最难求，至宝如何弃道周。
世路人心方险恶，青螺③白鹭且归休。

游西山岩④次石上韵

殿宇参差霄汉间，苍松白石护禅关。
茫茫远水征帆杳，片片轻霞夕鸟还。
已觉浮生如梦过，几时行脚似僧闲。
山厨且暖松根火，暂倒壶觞一解颜。

---

① 黄丞，即黄昂，号梅溪，庐陵（今江西吉安）人，监生，嘉靖年间任同安县丞。

② 少府，县丞之代称。

③ 青螺，比喻青山。青山遥望如螺状。

④ 西山岩，位于福建厦门同安区西北的天龙山上，俗称"西山"。西山一峰独秀，雄峙海隅，山上奇花异草，怪石流泉，云海松涛，气象万千。唐末建有白云岩寺，殿宇参差，自古以来就是闽南的游览胜地。

游大轮山梵天寺①次石上韵

浪迹如今喜暂闲，一春无事且登山。

行随樵径穿云上，坐对禅龛礼佛还。

聚沫团沙②曾几试，高梧低柳定何攀。

纷纷世故工埋压，莫遣缁尘③染素颜。

俞妇何氏贞顺诗

结发事君子，眷言④期有终。胡意中道乖⑤，云散雨蒙蒙。

良人既夭折，嗣续仍不充。昔如茑萝荣，蒙密被长松。

今如饮露蝉，寂历抱枯丛。上堂奉晨昏，敛束⑥处空宫。

舅姑嗟年少，秉志何忡忡。邻里叹女流，诗书宛在躬。

一朝激恩义，幽明⑦誓相从。遂尽介然⑧分，之死趋穴同。

白日掩光晶，悲风卷断蓬。岂为一怆慨，感彼俞氏宗。

国风有贞女，高节凌苍穹。作配以斯媛，相与垂无穷。

---

① 大轮山，位于福建厦门同安城东。因山体层峦起伏，横亘数公里，从应城山奔跃而来，状如车轮滚滚，故名。大轮山风光旖旎，胜景甚多。梵天寺，为大轮山著名"轮山八景"之一，位于大轮山南麓，创建于隋开皇元年（581年），是福建最早的佛教寺庙之一。

② 聚沫，指聚集之泡沫。团沙，聚拢的沙粒。

③ 缁，黑。缁尘，指黑色灰尘，常喻世俗污垢。

④ 眷言，回顾。

⑤ 乖，违反，背离。

⑥ 敛束，约束，收敛。

⑦ 幽明，指生与死，阴间与人间。

⑧ 介然，形容坚定执着的样子。

秦孝子诗

维秦有孝子，人称无间言。问之胡能尔，声价百玙璠①。
答云无他奇，只能承亲欢。慈母性嗜酒，严亲双废观②。
生事③常奔走，讵能侍晨昏。家贫徒四壁，何以充杯盘。
伤哉孝子心，见此不为难。战兢复黾勉，学成而德尊。
经师虽无数，脱屦④常在门。束脩既不薄，甘旨及生存。
上堂毕嘉庆⑤，下帷著讲论。邻邦闻其风，延致重席温。
亦知道不远，其如鲜弟昆。遂却百金赠，恋此桑榆暾。
我闻三太息，感激薄夫肝⑥。圣贤垂大训，孝为百行原。
奈何好名者，靡靡逐波澜。庐墓与刲股⑦，争驰如奔湍。
事岂不奇伟，行怪圣所叹。何如秦孝子，理得心亦安。
勖哉世上人，愿将兹义敦。

岁暮有感（二首）

力小安能曳倒牛，心闲只似纵虚舟。
徘徊文壁还高垒，困顿书巢未出头。

---

① 玙璠，美玉，喻指美德或品德高洁的人。
② 双废观，即两眼失明。光绪版为"废双观"，依明刻本改。
③ 生事，生养之事，即生计。
④ 脱屦，先秦时的一种礼节，凡登堂入室，必须脱履户外。此处指门前常有人请益。
⑤ 毕，完成。嘉庆，美好喜庆之事。
⑥ 感激，此处作感叹。薄夫，指薄情之人。肝，肝肠。
⑦ 庐墓，指服丧期间居住的墓旁小屋。古人于父母之丧多行此举，以示孝道。刲股，割大腿肉。古人以割股疗亲为孝行。

早向功名希贾谊，晚逃空寂学庄周。
人间岁月浑闲事，止泊①未知何处休。

役役何如推磨牛，悠悠好似上滩舟。
诗书博我真遮眼，山水迎人欲点头。
行有觚棱②资本拙，言多皂白虑焉周。
行年半百今过四，细检平生合早休。

题扇画五首

轻舟劲橹乱争摇，独坐垂纶③意自超。
更有看云疏放者，一将鹏鷃④等逍遥。

塔影浮空紫翠分，扁舟两两逐离群。
孤亭岁晚无人过，锁断寒江日暮云。

山上浮屠山下亭，微茫紫翠间浮青。
此中谁是玄玄洞，便可支颐⑤看道经。

何事江边垂钓纶，无情恰与海鸥驯。
秋深漫入芦花去，恐有后车欲载人。

---

①　止泊，停息。光绪版作"止怕"，无解，据明刻本改回。
②　觚棱，宫阙上转角处的瓦脊成方角棱瓣之形。亦借指宫阙。
③　垂纶，垂钓。
④　鹏鷃，比喻物有大小，志趣悬殊。据《庄子·逍遥游》载："鹏高举九天，远适南海，蓬间斥鷃嘲笑之。"
⑤　支颐，以手托下巴。

长夏敲烦气似蒸，绿阴凉处且闲行。
骤雷未至风先发，满树萧萧作雨声。

春日村居有述（二首）

闭门不复扫烟霞，篱落春风小隐家。
自摘椒花供岁酒，旋烧荔叶煮岩茶。
功名懒似卧阶鹤，世事繁于过眼鸦。
百技年来都卸却，未忘书棹尚咿哑。
（近置一舟，载书其中，随处读之，名曰"书航"。）

不用栖云与卧霞，茅茨自是野人家。
相邀酒伴尝春酒，自检茶经认雨茶。
檐畔蛛丝全罥①蝶，门前芦橘半供鸦。
桔槔碌碡②长年挂，才到春来便轧哑。

---

①　罥，挂、缠绕。
②　桔槔，也叫吊杆。中国传统提水工具。一根横杆中间吊起，一端系水桶，另一端系石头，利用杠杆原理，使提水省力。碌碡，用石头做成的圆柱形农具，用来轧谷物，平场地。

送人之横州①

苍梧②南去古横州，闻说迁官是壮游。
花串缀衣香似束，茅根滤酒润如油。
莫将蛮俗生疑怪，要使夷风渐化柔。
多少名贤来此地，伏波祠下记停舟。

寄题卢后屏③尚书日涉园（二首）

省署④辞归早，园林寄卧宽。绛桃频结子，绿竹又生孙。
醉酒挥荷盏，吟诗侧箨冠⑤。寂莫千载后，不负陶公言。

风景越称秀，公园景更真。山环窗户绕，水泛池塘春。
晚菊霜中玩，疏梅月下亲。尚书日曳履，苔厚自无尘。

---

① 横州，今横县，隶属于广西壮族自治区南宁市。汉朝设安广县，为横县建置之始。唐武德四年（621年），唐高祖在今横县境内设置简州，是历史上横县第一次建"州"。后历朝其行政级别升升降降，民国时又改为横县，直至新中国成立后。

② 苍梧，位居广西东部，隶属广西壮族自治区梧州市。汉元鼎六年（前111年），置广信县（今苍梧县及梧州市全境）。隋开皇三年（583年），广信县更名苍梧县。

③ 卢后屏，即卢勋（1493—1573），字希周，又字汝立，号后屏，浙江缙云人。明嘉靖十一年（1532年）年进士，授太常寺博士，历任礼科给事中、右金都御史、南京操江、南京大理寺卿、南京刑部、工部右侍郎，工部左侍郎、南京右都御史，官至南京刑部尚书。嘉靖四十三年致仕。

④ 省署，指中央诸省之官署。

⑤ 箨冠，竹皮冠，用竹笋皮制成的帽子。

题玉兰图太史姚君禹门①所贻

是何双树玉亭亭，枝干竦直无欹倾。

开花正白雪可比，色映冰盘堆玖琼②。

宛如贞臣秉象笏，高议堂堂立帝庭。

又如羽士奏真诰，鹤衣白茅朝威灵。

天宫玉树差可比，凡木妖冶空姈娉③。

问之神农无此种，恍惚西方太白精。

主人爱此手自植，瑶华名馆户长扃。

经岁著书与之侣，一日奚啻趾④十经。

王君仲山⑤识其意，写之东绢张素屏。

王君画史画绝伦，主人玉树玉嶙峋。

一朝持赠沧洲吏⑥，奇树婆罗海外闻。

披玩自觉不相称，欲返谁寄湖南云？

把笔临风三太息，神物有时递主客。

呼童拂拭且披悬，草堂自此生颜色。

---

① 姚君禹门，即姚弘谟（1531—1589），字继文，号禹门，浙江秀水（今浙江嘉兴）人。明嘉靖三十二年（1553年）进士，授编修。以文学触忤当道，贬为六安州判官。旋迁江西参政，历南京太常寺少卿，领国子监祭酒，升礼部左侍郎，终吏部左侍郎兼翰林院侍读学士。

② 玖，像玉一样的浅黑色石头。琼，美玉。

③ 姈娉，原为形容女子姿态美好的样子，此处做美好解。

④ 奚啻，何止。趾，通"止"。

⑤ 王君仲山，当为明代画家王问。王问（1497—1576），字子裕，学者称仲山先生。江苏无锡人。书法无师承，而风骨遒劲，另具蹊径。

⑥ 沧洲，古时常用以称隐士的居处。沧洲吏，京外郡县任职的吏隐官员。此处为作者自称。

题独立朝纲图少司马陆公北川①所贻

秋风萧瑟天雨霜，草木黄落雁南翔。

烟收云敛峰峦出，刻削有如刀剑铓。

是时鸷鹰神正王②，目如愁胡③嘴距壮。

杀气棱棱来九天，劲翮直下平芜上。

扫尽狐兔杳无迹，羁禽伏兽皆辟易④。

毛血洒地谁能收，虞人罟师空叹息。

画工写此有深意，谓与台纲⑤了无异。

吴兴司马欣得之，祝我中丞遥相寄。

人言台纲须搏击，我言台纲须别白。

鹰兮慎无矜嘴距，要使鸮鸾分舜跖⑥。

村居六言（四首）

篱下落英童扫，堂前乱帙风翻。

交头行蚁似语，接翅坐鸠无言。

垂实棚瓜掩映，抽藤榠豆鬅松⑦。

----

① 陆公北川，即陆稳。

② 王，通"旺"，旺盛。

③ 愁胡，胡人深目，状似悲愁。多用以形容鹰眼。距，爪。

④ 辟易，退避，避开。

⑤ 台纲，指朝廷的纲纪。

⑥ 鸮，即鸱鸮，被视为不吉利的鸟。鸾，古代传说中凤凰一类的鸟，佳禽。舜跖，舜帝与盗跖。

⑦ 鬅松，松散的样子，犹蓬松。

日餐近学释子，岁事远继豳风①。

牛背稳行鹡鸰，船梢惯宿蜻蜓。
牧童逐雀未返，渔父醉酒初醒。

六角黄牛耕地，百头赤鲤下池。
客来鱼羹荐饭，秋至黍粥溜匙。

四时六言

舍南草绿铺绮，屋角花黄曜金。
乍雨乍晴天气，如煤如墨云阴。

徐转树阴长日，快传花韵轻风。
鹭窥莲上炫白，鸟投果里衔红。

月浸寒潭宝镜，云辞远岫梳鬟。
兔惊鹊落草上，燕去巢寄梁间。

蝇僵蚊冻无迹，松茂柏翠交加。
风雪牛衣儒屋，红炉兽炭②侯家。

---

①　豳，古都邑名，在今陕西旬邑、彬县一带，是周族部落的发祥地。豳风，是《诗经》十五国风之一。共七篇，为先秦时代豳地民歌，是中国最早的田园诗。

②　兽炭，做成兽形的炭。亦泛指炭或炭火。

题扇面 (八首)

漠漠江天断片云，丝丝岸柳弄晴春。
一声长笛渔歌晚，忙尽江头归去人。

奇峰簇簇尽千霄，树里人家半住桥。
驴背稳骑吟正好，奚童漫促去程遥。

壮怀无计可厮挨①，起步闲行月满街。
凉露满天清沁骨，诗情月色任挨排。

一瓢不自挂木颠，持向街头乞暖钱。
风雪归来寒凛栗，烧残榾柮②冷无毡。

饱看千顷碧玻璃，家住芦花路不迷。
尽日横舟无一事，蓑风笠雨午桥西。

不持网罟持渔竿，岂惮上钩吞饵难？
未满蒲筐归去也，鸡声报罢午炊残。

雁影离离月下鸣，无端篴③语弄咿嘤。
山风不尽殷勤意，送与幽人着意听。

---

① 厮挨，抵住，顶着。
② 榾，短小的木头。榾柮，短木桩。
③ 篴，古同"笛"。

君作樵夫我钓徒，青山绿水各征途。
生涯底本沙头事，一束枯藤一丈蒲。

题内乾石①

千崖苍翠拥峰峦，一水萦回碧浪翻。
年去年来车马度，老榕古石解人言。

送丁贰守②应朝

圣主御天万国朝，此行何异上青霄。
路车乘马方颁锡③，仆马关河④岂惮遥。
好与曹中⑤分玉石，更从岭外奏风谣。
男儿莫负忧边志，款塞⑥降王意正骄。

送陈翀吾掌教太仓⑦

十上⑧何知返，才高世所惊。还从汉文学，去教鲁诸生。

---

① 内乾石，在今厦门翔安区马巷镇何厝村（清属同禾里内官保）之西，石高十余丈，形圆似鼓。旁荫榕树，古干参天，浓阴参地，景色秀丽。洪朝选刻本诗于石上，俗称"洪侍郎石鼓诗"。

② 丁贰守，即丁一中。

③ 颁锡，即颁赐、赏赐。

④ 关河，关山河阻，比喻艰难的旅途。

⑤ 曹，古代分科办事的官署或部门；曹中，指官吏之中。

⑥ 款塞，叩塞门。指异族诚意来到边界归顺。

⑦ 太仓，今江苏苏州下辖市，明代为太仓州。

⑧ 十上，指多次上书言事。

海雨沾书幌①，江流溅画屏。毋言徇寸禄，终自取公卿。

寄建昌②令李振南

邑是南丰郡③，官为列宿郎④。吏循闲木索⑤，民治饱耕桑。
左蠡⑥输吴越，西昌⑦控沅湘⑧。由来形胜地，宾至有佳章。

---

① 书幌，即书帷，书斋的帷幕。

② 建昌，古地名，元代为建昌州（今江西永修县）。明洪武初降为县，属南康府。

③ 南丰郡，即今南丰县，位于江西省东部，隶属于江西抚州市。三国吴太平二年（257年）置县，至元十九年（1282年）升格为州。

④ 宿郎，指郎官，汉代对侍郎、郎中的统称。《后汉书·明帝纪》："郎官上应列宿，出宰百里……"郎官制度乃中央政府对地方的控制。此处借以指皇帝任命的官员。

⑤ 木索，用以拘系犯人的绳索。

⑥ 左蠡，即左蠡山，在南康府都昌县（今江西都昌）西北八十里，临彭蠡湖东，故名。

⑦ 西昌，古地名。东汉时置县，故城在今江西泰和城西。北宋熙宁五年（1072年），撤县并入龙安县，今为安义县。

⑧ 沅湘，沅水和湘水的并称。

归田稿卷二　序

序

王侯①奖励序

我国家张官置吏，制为监司纲维之法，使方岳郡县、大侯小伯坐制于一人之尊，而薄海内外，虽远在数千万里，不越阶序堂阶[陛]之间，坐观毕照其法，诚善矣！每岁御史台奏差其属，分行畿甸②，列省给符，传领印章，奉宪纲行事，谓之"巡按"。其职专以激浊扬清，伸冤理枉，禁奸除弊，而尤于吏治为首务。岁满得代③，合凡属之僚吏，其贤而年资应格者，荐之；其贤而年资不应格者，移檄所司奖之，还朝复命，藉其考词上之。御史台与吏部异时，吏部有所推陛行取，率按籍以行。於戏！是岂非我国家神谟彝宪④超前越后而永垂千万世之良规哉！

是岁吾省巡按御史又池王公⑤得代，即荐其贤而年资应格者于朝，复下所司合郡邑之长贰，核其治行优而年资浅者凡若干人，以

---

①　王侯，即王京，字来觐，号咸虚，江西上高人。明隆庆二年（1568年）进士，是年授同安知县。擢徽州知府。著有《辉映集》。

②　畿甸，指京师郊外的地方。分行畿甸，分别考察各地的政务。

③　代，职官满期之迁升与替代。

④　神谟，神谋。彝宪，常法。

⑤　又池王公，即王宗载（1536—1608），字时厚，号又池，湖广京山人。嘉靖四十一年（1562年）进士。初任海盐知县，升广西道御史，嘉靖末年任福建巡按御史。万历八年（1580年），以右金都御史，巡抚江南。万历十年（1582年），转左金都御史。

礼敦奖褒劝，且曰："其勉之，以待他日之荐扬也。"于是吾府仅六人，而吾邑咸虚王侯预焉。

檄下之日，群情欢慰。或尚有不满者，曰："王侯之贤，宜荐也，而顾仅得奖，不其枉侯乎？"予曰："不然，国家创制立法，垂二百年，典章令式，纤悉具备，以荐举言，荐举有其法矣。迩者言官复陈荐人太滥之弊，制为满岁、不满岁之例，朝廷方行其议未久也。王侯虽贤，恶得而荐之？况县令之官，民之师帅①，元元②之司命，所系尤切。待之以久，则功能见；优之以礼，则吏民服。此固贤者所乐就，不肯轻得于一荐，而遂为满足之地也。"

王侯才高识敏，其初试于吾邑，锐志有为，下车问俗。既得其利病，旋即罢行，不以毁誉、利害故弛。人咸惊叹，相与称侯书生耳，胡其练习之若是！既逾半期，向之严者平，急者宽，人心胥悦，又莫不称侯政之善。严乃以为平之地，急所以行宽之渐，则侯之树立固未艾也。吾知将不逾年，部使者交章荐举之不暇矣，岂以一奖谓足以尽侯乎？

既而贰尹黄君梅溪③、三尹吴君见峰④、典幕王君某请余文为侯贺，于是乎书。

---

① 师帅，古代官职名称。《周礼》军制中师的统帅，亦为州长。

② 元元，平民、老百姓。

③ 贰尹，指唐代州府副职少尹，后亦作为县令副职县丞的别称。黄君梅溪，即黄昂，号梅溪。

④ 三尹，主簿的古称。吴君见峰，即吴应抢，号见峰，文昌人。岁贡生，隆庆四年（1570年）任同安主簿。

又

吾庠学谕寒泉林君①、司训月川胡君②、复斋许君③造予言曰："咸虚王侯之莅同安，财④半期耳，而何其善政之多也？"予曰："愿闻之。"

三君合辞而言，曰：予辈之来教同安，凡数稔矣。同承紫阳过化⑤之后，加以历年明牧渐摩揉革⑥之余，其君子修身谨行以希古人，其小人勤生力耕，以事本业，寖寖乎与海滨邹鲁比隆矣。独其俗之尚有不美者，予辈闻之而不能无概于其心也。

民间喜竞博而兴嚣讼，每博一人为主，群十余人相与为竞。其注或十或百或千，尽昼夜不休。老于此技者因得操胜负、长短之术，家至起千金，而愚骏子被诱惑陷术中，破家相随。属人赋性刚不能濡忍，有小忿辄投牒泄不逞⑦，而工书狱之辈，固嗜财货，贪饮食，利其为。彼因而鼓动其中，餙⑧小造大，架空成实，官府一不察，则身家不保。

王侯始至，廉得其状，逮其技精而害著者，至庭中痛治之，俗以小变。县故多书史，习文法，知律比，与曹史通。凡听断狱讼，

---

① 学谕寒泉林君，即林伯表，字寒泉，吴川人。隆庆元年（1567年）任同安教谕，隆庆五年（1571年）升邵武教授。

② 司训月川胡君，即胡好问，字月川，阳溪人。嘉靖末年任同安训导，隆庆五年拟擢武昌王府教授。

③ 复斋许君，即许天民，字复斋，广东揭阳人。同安司训。

④ 财，通"才"。

⑤ 紫阳过化，指朱熹任职同安主簿兼学事，教化同安。

⑥ 明牧，贤明的地方长官。渐摩，浸润，教育感化。揉革，用鞣料使兽皮柔韧。引申为教化。

⑦ 不逞，不满。

⑧ 餙，古同饰。

具狱未定，罪或轻、或重、或高、或下，多出其手。侯于鞫问时既得其情，即据案具书其狱情罪何如，示之民，晓然知其轻重有无，以是曹书史不得为奸。

而侯才高，政事虽繁，日有余力也。每月朔望之次日，召诸生讲论文字，试其课业，闭公署中，出题封锁而去。日晚，乃与予辈览其文，为之评品得失。其高者，至为之刻其文〈而传焉〉，以是诸生莫不感发思奋。学为之加进者，王侯力也。此予辈之所亲见者，先生以为何如？

予曰："有幸哉！吾邑之士民也。"逾月代巡，又池王公以檄书至奖王侯之贤。予取而观之，曰："器度凝峻也，才识精明也。振颓风而法不挠于豪右也，务子惠①而念必切于痌瘝②也。杜绝奸萌也，肃清近习也。"则凡三君之言，皆又池公之所奖也，何其相吻合之若是哉！

既而三君以贺侯之文请，予曰："乡者三君之言，与王公之奖大抵相符。虽然，王公之奖简而核矣！"三君曰："然，上之观下也，如持炬以照行；下之观上也，如操尺以度物。持炬照行者，遇远则明；操尺度物者，愈近则切。今王公之知王侯，知之明者也。予辈知之切者也。先生其集炬尺之全而述王侯之政绩于无穷乎？"予曰："诺。"爰濡笔而书之。

林学谕③荣奖序

今天下之官，至卑而最难称者，莫甚于儒官。以品秩言，不比

---

① 子惠，施以仁惠。

② 痌瘝，病痛。

③ 林学谕，即同安教谕林伯表。

于丞、簿之尊也；以印章①言，不异于仓氏、库氏②之冗也。囊粟匹帛，而月入之俸无几也；车敝马瘠，而道从之威无有也。是不亦卑也哉！

然自一命③以上，资累④级进，权势之熏灼，足以立变乎寒温；威力之赫奕，足以震动乎远迩。虽其跻崇陟膴，至于位公卿之尊，都将相之重，皆可参之以他才，独儒官则不可，何也？一言之妄，人将责之曰："彼为人师也，而胡其诞易也？"一行之失，人将责之曰："彼先生也，而胡其轻率也？"诹经考史，而或一事之不知，一义之不解，则又将责之曰："彼固明经博士，号为通儒也，而胡其疏略之若是也？"是故他官之称职也易，儒官之称职也难；他官之见知于人也易，儒官之见知于人也难。自非甘淡薄，嗜苦刻，博通六艺、子史之书，足以待问应扣⑤，而其持身行己，崒然有规矩法度者，未能有得美称于人者也。若吾庠掌教寒泉林君者，其称为儒官者欤！

君端重方严，进止步趋必于礼义。望其容，令人俨然起肃穆之心，而语言朴质劲确，虽议论滚滚不可竭，而无一剩语。扣之以六经、四子之书，历代治乱、兴衰、得失之故，无不能穷其本源，约其指归。而于谈世故、道人情，崖略⑥次第，有伦有要，纚纚然可听也。终日坚坐不动，而于周旋礼节，酬应人事，极其勤倦。异时儒官以寒冷故，廪粮斋膳之入以什五，而散给之际以什。至君皆平

---

① 印章，指官员所持用作取信之物。

② 仓氏、库氏，汉文帝的时候，官吏处于官位的有的延长到子孙，就以官名做了姓氏，仓氏、库氏就是仓库官的后代。

③ 一命，周时官阶从一命到九命，一命为最低的官阶。后称最低官阶为一命。

④ 累，古同"累"。

⑤ 扣，求教。

⑥ 崖略，概略、大略。

入平出，无毫发私者，以是诸生敬而爱之。

然则君非吾所谓称其儒官者耶？于是巡按又池王公移檄嘉奖，其语曰："操持廉洁，课试勤谨。"嘻！若王公者，可谓知君者矣！抑予尝闻王公于考核吏治之际，面许荐君矣，而竟不果，岂非以君资格不相应欤？今国家方三途用人，县令往往由贡途以充，而其著显名、列美仕者常多。以君之贤，安知他日之不预荐也？因诸君子之请，书之以俟。

司训胡君①擢任武昌王府教授序

天下之势，平则安，倾则危，岂惟事物低昂之理为然哉？施于治天下，亦犹是矣！予观于历代安危理乱之迹，而知我朝处置宗藩之为尽善也。夫自昔有天下者，曷尝不众建诸王以自藩卫哉？其始未尝不欲其本支之盛，绵绵延延。然再世之后，小者淫荒越法，大者暌孤②丧邦，何哉？处之之道非也。汉则失之太优，彼其生长于富贵之中，柔曼靡丽，荡目怵心，难与为善，易与为非。乃不为之置贤傅相，使之通宾客，恣出入，俾邪佞左道之人得至于其前，导之为不善。此骄之之过也。宋与齐则失之太刻，夫既使之典方州，兼有民社、军旅之寄已，乖食租衣税之义矣，乃设典签③主帅之官，动息必以谘问④，非惟不足以收释位扶危之利，适启其乱心而已。此锢之之过也。

---

①　司训胡君，即胡好问，同安训导。

②　暌孤，分离。

③　典签，南朝地方长官之下典掌机要的官，又称主帅。当时府州部内论事，皆用签。前叙所论事，后书某官某签，府州皆量典签掌管。宋、齐两朝，皇帝采用典签制度控制和监视诸王宗室，使皇帝与诸王之间，由亲属血缘关系变成上下级关系。

④　谘问，明刻本作"谘闻"。

我朝则不然。虽以天下之巨藩要郡分封子弟，而无握兵与民之权。虽以高爵重禄厌适①其富贵之心，而必以礼义防闲，用遏其逾冒之欲。亲王〈有〉辅导官，郡王有教授官，皆选于经明行修之士。方技、艺术之流不得进焉。其贤者，王为之奏留，即以畀之，固不疑其有私也。而其于奉职之无状者，有考察之科，有论劾之典，王亦不得而庇之也。注授本于科贡，考劾由于外僚，公议申于铨省。是以二百年来，国家有磐石维城之安，藩王有河间、东平②之美，辅导得董相、王尊③之贤。士之老于科贡者，以王官为禄隐，虽久而不迁，无所怨也。岂非国家立法公平，正大无偏重，不举之病致之哉！

月川胡君来为吾庠司训五逾年矣，始予识之于京师，君古朴详谨，其处己甚饬。扣之以诸经要义，无不能通其粤［奥］旨，穷其趣归。予曰："是贤师也。"既予再见之于吾邑，君僚友之来吾家与诸生之及予门者，无不道君之贤。综其指，大率以君为廉静惇厚④，为不责诸生以礼节也。

予少时曾识太常九山胡公于南都，及予为诸生，又曾拜节推胡公简斋于吾郡，既而询之，皆君之家族也。君家世既多显人，君方以学行鸣于时，宜有显陟以旌君贤，而顾得王官以去，此君之僚友与诸生所以不能不戚然于君之行也。虽然，为王官可以禄隐，固愈于竞利而冒险者矣。况以君之贤，周旋揖让于宗府之间，不又有助

---

①　厌适，满足、相合。

②　河间、东平，典出宋·徐钧《东平宪王苍》："两汉贤王谁与并，河间以后便东平。"河间，乃河间献王刘德，汉景帝之子，好儒学，悦于诗书。东平，乃东平王刘苍，光武帝之子，以"为善最乐"为宗旨。两人皆当时诸王中的贤王。

③　董相，即董仲舒，西汉思想家、政治家汉武帝时的重臣。王尊，当指王一侯。东晋时期政治家，东晋政权的奠基人之一，历仕三朝。

④　廉静惇厚，明刻本则作"无膓"。膓，古同"肠"。

成贤王之令德耶？因述国家处置宗藩之良法，以相君之行云。

王侯①调官去任序

　　昔人有以仕宦譬之涉海者矣。余家海滨，习知海事，每见夫潮风起于树木之杪，林谷振动。俄而潮头如奔马、如跃龙，舟之系于步下者，号呼移徙。少焉，东西南北不见踪迹，其或风候之不时、波浪之冲簸，则有沉溺飘没之患。若夫航溟渤之广、涉裔夷②之墟，崩浪如山、飞涝接天，蛟龙变怪，纷披百出，一失维楫，身游于鱼鳖之群，舟碎于岑嵍之峰者，往往有焉。

　　又有以人情比之蜀道者矣。余尝宦游于蜀也，峥嵘之峰起于马首，不测之壑临于车下。一径之微，仅可容足，而且错出于层崖回溪之间，左顾则有摩霄之危峦，右视则有浴日之深渊。盘旋屈曲，扳援延缘，然后得至其巅，一失足则遂沦于万仞之中而不得返，其危与险也如此。

　　今之仕者，孰不谓峨冠褒衣③、雍容文墨之间，何其安也。把臂论心，交游四海之内，何其易也。而顾有似于涉海之危、蜀道之险？嘻！其亦可畏也哉。

　　上高王侯咸虚，以名进士来令吾邑，直躬守道，约己裕人，恂恂然若儒生，而绰有吏干。事之至于其前，如铦刀利斧，迎刃而解，不容留也。人之瞩于其侧，如皎潭明鉴，妍媸美恶不能遁也。其于扶善植弱、惩奸除恶，若出于其天性；发奸摘伏④、推类求

---

①　王侯，即王京。

②　裔夷，边远的夷人。

③　峨冠，高帽子。褒衣，宽大的衣服。峨冠褒衣，宽袍高帽，古代儒生的装束。

④　伏，隐藏。发奸摘伏，揭发隐秘的坏人坏事。形容治理政事精明。

情，如出于其素长。莅邑未三载，贤声大起。未几，竟枉得调官以去。

或曰："侯之行，人情之险为之也。仕路其危矣哉！谓之涉海、谓之蜀道，信哉！"侯亦若有不释然于怀者，余解之曰："仕路固如涉海者矣，然岂无恬风静浪、瞬息千里，舟行如家者哉？是危固危矣，而安或有也。人情固如蜀道者矣，然岂无康庄大路、骖骓驰骋，马如游龙、车如流水者哉？是险固险矣，而易或有也，在乎所遇而已。侯盖厄于其所遇者也，侯其如遇何哉？虽然，谨其维楫，正其樯席，精其舵师，涉海者之所有事也；戒其徒御①，调其衔策，峙其糇粮，行道者之所有事也。侯惟慎其所有事而已，其于安危险易，付之遇耳，何容心哉！又况乎未必得其安与易也哉！"

通守赤沙陈公②荣奖序

有朝廷之制，有舆人之评③，有君子之论，国家分遣御史按行天下郡国，自藩臬④大吏，下至幕职卑官，皆得察举贤而最者荐之，次者旌之。而于荐举之条，有正荐，有并荐。旌异之科，有特美其词，有泛指其词。此之谓朝廷之制。士民于郡邑之贤，有司相与私拟曰："某邦君之贤，宜荐者也；某邦君之贤，宜奖者也。"此之谓舆人之评。

若君子之论，则异于是。其制之与评合也，则君子以谓是能采

---

① 徒御，挽车、御马的人。

② 通守陈公，即陈嘉谟，号赤沙，湘乡（今属湖南湘潭市）人。举人，选南平县知县。明嘉靖四十五年（1563年）任泉州通判，后擢河东运副。

③ 舆人，指造车的工人，也指古代职位低微的吏卒。舆人之评，即察举时下级官吏参与的评荐。

④ 藩臬，指藩司和臬司。明清两代的布政使和按察使的并称。

师言以张公道，其褒足以劝，其贬足以沮①，谓之公论。其制之不与评合也，则君子以谓是徒借威福以行私意，其褒不足以劝，其贬不足以沮，谓之私情。其人在舆评为贤之最，而其在朝制得次之旌，合而犹未合也。则君子曰："是非有所格于例，而不得伸欤，有所絓②于法，而不敢骋欤！则以其制而裁其评，而后司柄者之为不失人，持评者之为不苟责。"

是岁代巡近野蒙公③既得代，移檄所司，奖郡邑之贤，而吾郡通守赤沙陈公在奖中，其词曰："议时政而文学之美也，司出纳而操守之介也。昔令南平而廉明并著也，今居繁剧而政事愈练也。"凿凿乎皆有事实，有据依，而非仅止于铺张泛指者，在于旌异之科，为绝美之词矣。

然吾邑之师儒士子闻之，曰："是恶足以尽公哉！公在吾郡，介洁绝俗，清誉四驰，非其义，一毫不取于人，而人亦莫敢以不义尝公也。仁心为质，方正以行之，明毅以达之。小民有侵冤不得，职未有不得诉，诉未有不得直也。署篆南安④矣，役于公者，称省焉。今之在吾邑，省犹故也。职督逋矣，赋于公者，称平焉。今之在吾邑，平犹故也。是当与于荐书之列，而岂特旌奖哉？"

余曰：不然。近者荐举为法之密，加于昔矣，有以南院中丞⑤调任者矣，有以巡抚、都御史夺俸者矣，有以御史被旨切责矣，咸

---

①　沮，阻止。

②　絓，缫茧时弄结了的丝，后作绊住、挂碍解。

③　近野蒙公，即蒙诏（1517—?），字廷纶，号近野，广州番禺（今属海珠区）人。嘉靖四十一年（1562年）进士，任监察御史，巡视福建等地。官至右佥都御史，提督南赣、汀、韶军务。

④　署篆，署原意为署印，因官印皆刻篆文，故名。适某地缺守时，则以官吏司理署篆，故延伸为代理之意。南安，今为南安市。与泉州、同安相邻，时为泉州府辖的县。

⑤　南院，即南京枢密院；中丞，巡抚之官。

以荐举耳。公之贤，岂不谂闻于蒙公？蒙公之知人，岂不蕲于荐公哉？是盖格于例而不得伸，絓于法而不敢骋者也。况公之贤，日有闻于上，欲藉公以收得贤之誉者，人人而是，安知其终不荐公哉？余虽不敢窃君子之名，而曾历官中外，备知朝廷之制也。敬为是言，以慰群师儒、士子之情，且以明公之贤不止于旌奖云。

林君寒泉之邵武教授序

人才之盛衰，其亦有其时与！予读文公先生集①，所称端明殿学士黄尚书中②者，当绍兴、乾道之间，秦丞相桧当国用事，中以罢外。孝宗造朝③，秦丞相故以学职缺员尝④中，特命摄临安学官试事，中不顾，径归。坐是以名次举首之人，转徙州郡，二十余年不迁。奉使虏庭，归言金亮营汴京之状。是时正使之归不奏虏事，而中以副使独奏，且言之甚切。宰相汤思退⑤怒，乃迁使美秩⑥而抑中，使居使之原职。六和塔成，公卿侍从人写释氏经四十二章之一，刻之壁间，中独谢不能。其他遇事，据经守正，议论深切甚多。予既知文公之不妄誉人，而考于史，良是若中者，非古之所谓大臣与？

---

① 文公先生集，即南宋大儒朱熹的《晦庵先生朱文公文集》。
② 黄尚书中，即黄中（1096—1180），字通老，福建邵武人，宋绍兴五年（1135 年）榜眼。除起居郎，累官兵部尚书，端明殿大学士，封江夏郡开国公。为南宋主战派大臣。
③ 造朝，临朝。
④ 尝，试探。
⑤ 汤思退（1117—1164），字进之，号湘水，处州龙泉（今属浙江）人，南宋宰相。执政后，主张"金宋议和"，并奉旨割让疆土。后被罢官贬至永州，闻人联名上书要求处死，则忧悸而死。
⑥ 秩，古代官职级别；美秩，美职。

　　又尝见文公先生所为《西山先生墓表》①，述其初见龟山先生②
时，授以古人为学亲切之旨。既而筑室西山之下，蚤夜读书。其间
家益穷空，人有不堪其忧者，而先生独旷然不以为意。至述其教人
读书之言，曰："学者于经，读之又读，而于无味之处，益致思焉。
至于群疑并兴，寝食不置，然后始当骤进耳。"夫龟山之教，在于
使学者务求圣贤之所以用心，而不专于读书。西山之教，又必使学
者反复于圣贤之书，而后有以见其用心。语虽异而大旨略同。故文
公兼而取之，以救当时束书坐谈之病。若西山先生者，其当世之大
儒与，彼一仕于朝，而有古大臣之节；一隐于布衣，而为当世之大
儒。其人皆奇伟绝特。而考于吾闽之志，二公皆邵武人也。嘻！何
其盛也。

　　国家之兴，二百有余年矣。自建、剑③之间，与邵武接壤，咸
有名人伟士，虽其布衣韦带之伦，能发明龟山之绝学者固少，若出
为国家用，著大节、立骏功，为当代名卿者，往往不绝。独邵武之
地寂然无闻，岂吾所谓人才之盛衰固自有时，而非士之罪与？

　　当予入仕时，曾识金宪米公艮所④于京师。艮所仁恕刚毅，官

---

　　①　《西山先生墓表》，朱熹为蔡元定所作的墓表。西山先生，即蔡元定
（1135—1198），字季通，学者称西山先生，福建建宁府建阳县人。南宋著名
理学家，与朱熹亦师亦友。蔡元定逝世后，朱熹三撰诔文，深致其哀。

　　②　龟山先生，即杨时（1053—1135），字中立，号龟山，学者称龟山先
生，南剑西镛州（今福建将乐）人。北宋熙宁九年（1076 年）进士，官至工
部侍郎、龙图阁直学士。先后学于程颢、程颐，同游酢等并称程门四大弟子。

　　③　建，指建宁，宋绍兴三十二年（1162 年）升建州为建宁府。其地域
在今福建省武夷山、建瓯、建阳等地。剑，指剑津，今福建南平，又名剑州、
南剑州。

　　④　金宪，金都御史的美称。米公艮所，即米荣（1486—1555），讳艮所，
字仁夫，邵武人。嘉靖十一年（1532 年）进士，历任湖广左参，湖广江防兵
备佥事、镇长沙之职。

刑曹，棘棘守法，金楚臬，不阿大官，以是失权贵人意。其后又闻侍御何君熙泉①之风，盖予之巡抚山东而始知其行事。君尝有意凿胶河②，自胶州③开石道百三十里，以通直沽④。令漕者自苏州、淮安，由大海输京城以为径。功虽不成，然世皆知何君喜奇造事，羞与庸庸者伍也。是二君者，足以当其时否欤？

林君寒泉，由吾县掌教转为今官。君之行也，试为予问邵武之士仕于朝者，有能如黄端明⑤；隐于布衣者，有能如李西山⑥否？古人远矣，有能如米、何二君否？为予谂曰：山川之不能生才，山川之罪也；生矣而不能自成其才，士之罪也。邵武之郁于昔，而将显于今，时其至矣。其毋或自弃其才，以贻山川之诮也哉！林君职学事，而又得专行其志者，于予之言，固不得让也。

---

① 侍御，即监察御史，隶都察院，明代派遣巡察地方者，称巡按。何君熙泉，名讳不详，邵武人。官御史，曾巡按胶州。

② 胶河，山东半岛中部南胶莱河的最大支流，发源于青岛孙家沟，北流经诸城市，注入南胶莱河。

③ 胶州，地处山东半岛西南部，胶州湾西北岸。明代属山东布政使司莱州府。今隶属山东青岛市。

④ 直沽，潞（今北运河）、卫（今南运河）二河会合处。

⑤ 黄端明，即黄中，字通老，官端明殿大学士。

⑥ 李西山，即李郁（1086—1150），字光祖，邵武军光泽（今福建光泽）人。少时拜杨时为师。绍兴初年，高宗召见，被任命其为右迪功郎，后改敕令所删定官。秦桧用事，归隐西山，学者称西山先生。

蒋司训①寿序

《列仙传》②称晋葛洪③以交趾④出丹砂，求为勾漏⑤令。自其言出，后之好事者与传长生久视之术者，莫不谓服食⑥不得丹砂则黄金不成，黄金不成则不死之药未可致也。嘻！斯亦妄矣。

神仙之术，虽吾儒所不道，然其学大抵出于黄帝、老子。今黄帝、老子之书具在，恶有所谓服食之说耶？彼其所以治心养性、去烦释累，损之又损，视吾儒之功，有过焉无不及也，而何暇及于形骸之粗迹？就以其形骸之粗迹而论，彼亦人也。人之于饮食，有宜有不宜，而谓顽然而牾⑦，确然而坚者，足以宜饮食，而且足为长生久视之资也哉？故凡神仙家所谓丹砂、灵芝之类，大率皆寓言也。

---

①　司训，明、清时县学教谕的别称。蒋司训，即蒋乔华，字玉川，广东北流人。隆庆年间任同安司训。

②　《列仙传》，西汉史学家刘向所著，是我国最早且较有系统的叙述神仙事迹的著作，记述上古及三代、秦、汉之间七十一位仙家的姓名、身世、事迹及成仙过程。开创了仙人题材小说。

③　葛洪（284—364），字稚川，自号抱朴子，晋丹阳郡句容（今江苏句容县）人。东晋道教学者、著名炼丹家、医药学家。

④　交趾，中国古代地名，先秦为百越支下骆越的分部，秦设"交趾郡"，东汉时更名为"交州"。其范围包括今广东至越南北部。968年，丁先皇建立，国号大瞿越，自称皇帝，定都华闾（今越南宁平市），正式脱离中国。后接受宋太祖册封为交趾郡王，列为藩国。

⑤　勾漏，中国古县名。晋朝置县，其县衙古城遗址在广西北流市勾漏洞前面。晋咸宁二年（276年），葛洪任勾漏令。

⑥　服食，道教修炼方式，以求长生。起源于战国方士，倡服金丹、草木药。

⑦　牾，同"粗"。

　　虽然，神仙之学固不在于服食矣。然予观于仙人之窟宅，多在名山胜地，与夫岩洞深绝之墟，以其可远视听、息交游，离嚣尘，而专精于治心养性之学，故欲托而逃焉。而世之不知者以为药饵也。今之北流①，即古之勾漏。其地于今为苍梧②，土产丹砂，往时神仙祷祀之说兴，苍梧吏至昼夜宿山中，发徒篝火，掘取以进，然卒无成效。

　　而予按图经，宋罗大经③《游勾漏洞天志》云："勾漏洞④四面石山围绕，中平野数里。洞在平地，不烦登陟。外略敞豁，中一暗溪穿入。因同北流令结小桴，秉烛坐，命篙师撑入，诘屈而行。水清无底，两岸石如虎豹猱玃⑤，森然欲搏。行一里许，仰见一大星炯然，细视，乃石穿一洞，透天光若星也。"其胜地幽秘如此，是宜高人逸士欲资之以为窟宅也。然则葛洪之求为勾漏也，安知不出于是哉？

　　蒋君玉川，北流人也，而其居在邑之南。邑之水一发容县⑥之

---

　　①　北流，位于广西东南部。今北流市，南朝梁北流郡改称北流县，始有行政建制。元明时隶属梧州府。

　　②　苍梧，位居广西东部，梧州北部。今苍梧县，为梧州市下辖县。元明时隶属梧州府。

　　③　罗大经（1196—1252），字景纶，号儒林，又号鹤林，南宋吉州吉水（今江西吉水）人。宝庆二年（1226年）进士，历仕容州法曹、辰州判官、抚州推官。编有《鹤林玉露》。

　　④　勾漏洞，位于北流市城区东面，勾漏山主峰下，道教著名景点。全国道教"三十六洞天"的"二十二洞天"，由宝圭、玉阙、白沙、桃源、玉金五个岩洞组成。

　　⑤　猱玃，泛指猿猴。

　　⑥　容县，古称容州，地处广西东南部，玉林市东部，为广西玉林市辖县。

东，一发郁林①之西，一发龙桥，而会流于邑之前。至藤县②合左江，汇苍梧，以入于封、康、端③诸州，君因以玉川自号。君多知博识，于草木之性，皆能察其形色，辨其滋味，而得其调齐制治之宜。道貌清夷粹润，望之如神仙中人。尝自家中携土药可以医人急病者，种之斋中。清修恬淡之士在门下者，不问脯脩厚薄，一以教之。会士课文，至者不下百人。其供给之费悉资之，君无所吝。于是吾庠士子莫不称君之贤，以谓前此不多见也。

是岁九月某日，为君初度之辰④，掌教事黄君济川⑤、分教谭君东梧⑥率诸生颜山等，求余文以为寿。君产于勾漏之墟，山水清美，其地既为仙人之窟宅，而服食之物如丹砂者，又足以恣其所求而无俟于外取。然君一语未尝及之，意君之所以寿者，别有其道也。于是乎言，而请教于君焉。

---

① 郁林，今广西玉林市。宋置有郁林县，属贵州。州、县治所均在今广西贵港市城区。

② 藤县，今隶属于广西梧州市。与苍梧县、容县接壤。

③ 封，即封州，今广东封开县。康，即康州，今广东德庆县。端，即端州，广东肇庆市端州区。

④ 初度之辰，即生日、寿辰。

⑤ 黄君济川，即黄鳌，字济川，广东番禺（今广州番隅区）人。举人，隆庆五年（1571年）任同安儒学教谕。擢信丰知县。

⑥ 谭君东梧，即谭文郁，字东梧，广东新会人。化州学拔贡，隆庆年间任同安县学训导，升教谕。

宜山何公①应廷尉②召北上序

国家设刑部、都察院、大理寺③，以掌天下之刑狱。其事权品秩，视五府各部，谓之三法司。其官署之建设必在西北，于南在钟山之阴，于北在国之巽隅④，截然一区，不与诸官寺齿⑤，谓之西衙门。

其制自天子辇毂之下⑥，都畿百里之内，官之公纪私辠⑦，军民之言冤质成，巡视之掠治按劾，卫之讥捕觉察，靡不听于刑部，而谳⑧于大理，否则劾其秩。凡大理之所允者，刑部准而行之，其或情辞之不简，法比⑨之不协，议拟之失伦，始、再驳则推问，三

①　宜山何公，即何宽（1514—1586），字汝肃，号宜山，浙江临海人。嘉靖二十九年（1550 年）进士，授主事，历任员外郎、郎中、成都知府、湖广按察使。晋都察院右佥都御史，巡抚福建。升大理寺卿，改右副都御史，官至南京吏部尚书。因与权臣张居正不合，辞官返乡。

②　廷尉，大理寺卿的代称。为中央最高司法审判机构长官，汇总全国断狱数，主管诏狱和修订律令的有关事宜。北齐时易名"大理寺卿"。

③　刑部，古代六部中的一个司法部门，掌刑罚。都察院，主掌监察、弹劾及建议。大理寺，掌刑狱案件审理。

④　巽隅，指东南角。

⑤　齿，本义为人的牙齿，引申为并列、次列。

⑥　辇毂，帝王的车驾。辇毂之下，指在天子治下，引申为京都、帝都。

⑦　辠，同"罪"。

⑧　谳，审判定案。

⑨　法比，法律条例。

则调司必允而后已。每岁霜降会审，与九卿、五府、六科、十三道①坐于阙门之下，廷谳其冤者。五岁恩例，与司礼②、九卿、言官廷谳，亦如之。若刑部奏差其属，分往畿省恤刑，大理寺属必一人预焉。归上其狱于刑部，虽部复具草，必连署，然后敢上。国有诏狱、大狱则会闻［问］③，非奉旨特下部者，不敢专决，谓之职掌。其简擢迁授，自台省长、贰以上，必廷推而疏其正、副，上请得可乃授。刑部左、右堂缺以大理卿授，御史大夫缺以刑部尚书授，谓之资格。而其要在于平刑理冤，止辟祗德，以佐圣天子哀矜元元不逮之意。故其隆之以事权，崇之以品秩，居之以省署之专，连之以官曹之比，颉颃④其事柄使之埒，参错其考讯诏之烦，联属其迁转均之一，无非以是故也。於戏！是岂非我祖宗神谋睿训，而有以迓亿万斯年之基命也哉？

　　是岁大理卿缺，上虚位者逾二月，廷议以福建巡抚、都御史何公宜山入长棘寺⑤，请制，曰："可。"命下之日，公卿大夫士翕然称得人。而予雅闻公自登进士，授南刑曹，昼夜读律例，不辍手。坐曹决事，先自盟其心，不使有所偏重。而于录囚讯狱之际，兢兢焉以得情为务，不纯用法。若其狱之有介，恃其干谒，则侃侃守正，虽权势人交属⑥，不恤也。

　　守成都凡六年，洁己爱民。值大木工兴，调停节省，公私咸

①　九卿，明朝之九卿为六部尚书和都察院都御史、通政司使、大理寺卿。五府，明朝中、左、右、前、后军五都督府的总称。六科，明官制设有六科给事中，简称六科，掌侍从、规谏、补阙、拾遗、分察吏、户、礼、兵、刑、工六部之事，纠其弊误。十三道，即明朝所设的湖广等十三省。

②　司礼，明代内官有司礼监，简称司礼，负责宫廷礼节、内外章奏等。

③　问，光绪本作"闻"字，据明刻本改作"问"字。

④　颉颃，原指鸟上下翻飞，引申为不相上下，互相抗衡。

⑤　棘寺，大理寺的别称。古代听讼于棘木之下，故称。

⑥　属，古同"嘱"，嘱咐、托付。

赖，人戴公如父母。督学广右，严条教，谨型范，士子至今遵守其规矩约束，曰："此何公之教，不可改也。"巡抚吾省，旧例赋人之外，取丁之钱四、粮之钱八以供军。至公始蠲①其十之六。营寨兵士将领必用丁壮，必以劳迁，曰："毋以耗吾民也。"凡顶冒、营求之弊几绝。属吏以赃滥闻者，劾去之，使不为民虐。而孜孜求民之瘼，除去其所苦，如出于己然。由是声望焯著，圣天子以公为可大用，遂以长大理。

或谓："今雷同成风，大理以平反为故事，藉令有如近时，略加奏谳，用白简上闻者，诸公卿咸不悦，竟以外台出。何公虽贤，安能抗群议而举旧令以从事？"予曰："不然。法之于官守也，犹概之于斛，权之于称也，在执者之平其心耳。公自为主事，至中丞，前后所见国政之可喜可愕，人才之可好可恶，政令之可从可违，公一无适莫，虚心其间，虽不悦公者，莫得而瑕疵也。惟其心平，故其政平；其政平，故其用法平。张释之②曰：'廷尉，天下之平也。'予知公优为之矣，又奚必先有意于驳异之云与不驳异之云哉！"

于是分巡漳南道佥事王君③、知汀州府潘君④咸谨奉公之教，而预卜公之能平法以长我王国者，来求予文为公贺，因次第其语，为公应廷尉召北上云。

---

① 蠲，免除。

② 张释之，字季，堵阳（今河南南阳方城）人。历公车令、中大夫、中郎将等职。后升任廷尉，以执法公正不阿闻名。时人称赞"张释之为廷尉，天下无冤民"。

③ 分巡漳南道佥事王君，即王乔桂，湖广石首人。明隆庆二年（1568年）进士，隆庆五年（1571年）任分巡漳南道，万历年间任福建按察史。

④ 知汀州府潘君，即潘民模，湖广襄阳人。嘉靖四十一年（1562年）进士，历巡按御史，隆庆间任汀州知府。

谭分教寿序

　　寿夭修短之说，孰从而定之也？将以其块然同具者而论之与？则夫别声被色，跂行蠕动，至灵之人、肖翘①之物，群然而生，纷然而化。晦朔②等于春秋，殇子大于彭聃③，何者而为之寿？何者而为之夭？将以其超然独存者而论之与？则前乎千万世之既往，后乎千万世之方来，以一息言，一息之内靡不贯也；以千百岁言，千百岁之内靡不周也。固不得谓之夭，亦安得谓之寿？于是异端者流，窥见一偏之理，而欲夺取天地巧妙微密之权以私诸己。

　　为神仙家之说者曰：神之于形也，犹灯之于膏也，人之于舟也。膏灭舟漏，则灯安从明，人安从附？则修形以养神。为佛氏之说者曰：性之于形也，犹火之于薪也，人之渡河水也。薪有尽而火无尽，见不同而河水无不同，则舍形而养性。修形而养神者，窃取夫生生化化之机而握之，此人物之所以立其命者似，谓之炼气；舍形而养性者，窃取夫昭昭灵明之物而存之，此天地之所以立其根者似，谓之存理。殊不知夫理与气，流行于千万之间，终天地而长存，后三光而不灭，夫岂属于人？而亦安取于人且炼之哉？甚矣！异端之好怪也。

　　吾儒之道则不然，以人之生于世也，耳目口鼻四肢之欲不能无也，节之而已；吉凶祸福利害之来不能却也，顺之而已。由伦常而有君臣、父子、夫妇、长幼、朋友之名焉，由尽伦而有亲、义、序、别、信之理焉。由分职而有公、卿、大夫、士之位焉，由尽职

---

　　①　肖翘，细小能飞的生物。

　　②　晦，阴历每月最后一天。朔，阴历每月第一天。晦朔，指从农历某月的末一天到下月的第一天。也指从天黑到天明。

　　③　殇子，指未成年而死者，短命的人。彭聃，彭祖与老聃的并称。

而后有浚明、亮采、宣劳①、效力之宜焉。未尝不修形也，而非以养神；未尝不舍形也，而非以养性。故其雅言曰：仁者静，仁者寿。有德者必得其寿。曰：行法以俟命，夭寿不贰。修身以俟之，所以立命也。其道岂不大中而至正，其教岂不易简而易知哉！

新会谭君东吾②之来教吾庠也，始予见之，其貌瘠然若山泽之癯，其视凝然不出步武③之外，其言呐呐然不出诸其口，予异之其仙学者耶？继予见之，布衣蔬食，甘贫守道，官邸萧然，从一僮奴，无妻子之累，予又异之其禅学者耶？既而往来君之门下士，道君与士子立会课文④，每会，君必自操翰，作举业文字以示诸生。而予以君之厚，得从君受白沙先生⑤行述。而君又出示诸生以其先世谱牒，其于尊考养潜公之隐德，先孺人之内行，手自编辑，然后知君之进止步趋。语言动静，一于儒者也。

是岁某月某日，为君初度之辰。诸生某辈相与求予文为君寿，君固不欲为之。夫儒者之行，不求甚异于人，称寿之礼见于《诗》者多矣。自有有虞、三代以来，举尊师养老之典必于学，以学者礼义之所自出也。君业《诗》而明于典礼，虽欲辞，恶得而辞哉！

忍斋黄翁寿序

养生家言长生久视之道，必本于濡忍卑弱、守雌⑥抱一，退然

---

① 浚明，治理清明。亮采，辅佐政事。宣劳，降旨慰劳。

② 新会谭君东吾，即谭文郁，字东吾。

③ 步武，古时以六尺为步，半步为武，指不远的距离。

④ 课文，督促读书做文章。

⑤ 白沙先生，即陈献章（1428—1500），字公甫，别号石斋，广东新会（今江门市新会区）白沙里人，学者称白沙先生。岭南地区唯一一位从祀孔庙的大儒，明代心学的奠基者。

⑥ 守雌，以柔弱的态度处世。

处人之后而不敢先，居人之下而不敢上。卒然遇难堪之事、非意之菑①、不可忍之诟，茹纳容受，如咽糅屑，如吞铦芒。以强暴不逞之人加之，则弛然而靡，故其教主柔、主慈。而其修之至于如婴儿，而后长生久视之道尽，其言信美矣！然予观于神仙者流，皆古豪杰英伟之士。其奇气疏节，雄心劲气，足以当万夫之勇。而其趯举阔步，下视一世之人，抚而婴之，若不足以当其意。此其人疑若非可与言养生之学。而后世修真慕玄之士，至推为道流者宗，此又何说耶？

盖予闻之：能挫其锐者必本于锐，能揉其坚者必始于坚。辟之金焉，其质刚也，惟其刚，故煅之以百炼之火，而后可为尊为彝；辟之木焉，其性坚也，惟其坚，故圆之以规、方之以矩，而后可为轮为盖。使金而连锡焉，木而液楠②焉，本先弱矣，其焉能乎？彼养生家所言濡忍卑弱，非以为不能忍者之为刚，正以见能忍者之为刚也；非以为其不能弱者之为坚，正以见能弱者之为坚也。

番禺③黄翁，故海南名家，为浔州通判某公之后。先世皆以赀雄里中，至翁尤为贤豪长者。然翁窄步短视，踽踽行街巷中，遇后生少年，谦逊卑下，不自知其为乡丈人。人皆以翁为善人，至翁胸中之所存，人莫知也。予以家居故，接翁之子济川君④，得翁之行事甚具。盖翁自少时已有俯拾青紫⑤之志。同乡一时知名士如中丞

---

① 菑，古同"灾"。

② 液楠，使楠木泡于水中。

③ 番禺，今为广州市辖区，位于广州中南部。秦始皇三十三年（前214年）设县。隋开皇十年（590年），改番禺县为南海县。唐再置番禺县，宋撤销番禺县，并入南海县，两县分分合合。今番禺属广州，南海则为佛山市辖区。

④ 济川君，即黄鳌，字济川。

⑤ 青紫，指古代高官印绶、服饰的颜色，比喻高官显爵。

李公三洲①、司成伦公白溪②、银台伦公右溪③、主政王公青萝④，翁虽少，皆尽与之交矣。既而诸公咸登第去，为达官贵人，而翁顾濩落无所成。晚乃筑室凫溪之上，治田艺黍，已绝无进取之念，而犹时时赋诗以见己志。复买扁舟下重湖，至金陵故都而休焉，逍遥燕矶、牛渚⑤之间，如是者四五年。济川君登科，迎归而后返。翁何为而若此哉？才有用而不能施，志欲用而不得骋，故敛其磊落迢宕之气，而混迹于田夫、野老之间；卷其高举阔步之能，而遨游于江湖山水之上。其卑陬似弱，其恭敬似懦，而不知翁之挺然毅然者固在此也。

翁尝以忍名其斋，世因称为忍斋黄翁。今年七十又六，济川君掌教吾庠，诸生某某辈相与求文以寿翁。翁方日增，年方日永，不

---

① 中丞，明清巡抚的别称。李公三洲，即李义壮，字稚大，号三洲，广东南海人。嘉靖二年（1523 年）进士，授仁和知县，历主事、员外郎、督学佥事、参政、按察使、右布政使等职，官至右佥都御史，巡抚贵州。著有《三洲稿》。

② 司成，祭酒的别称。伦公白溪，即伦以训（1497—1540），字彦式，号白溪（又作白山），广东南海黎涌（今广东佛山）人。正德十二年（1517 年）殿试第二名（榜眼），授翰林院编修，官至南京国子监祭酒。

③ 银台，明清通政司的别称。伦公右溪，即伦以谅，字彦周，号右溪，伦以训之兄，广东南海人。正德十六年（1521 年）进士，选翰林庶吉士。出为山西道御史，官至通政使司参议。

④ 主政，旧时各部主事的别称。王公青萝，即王渐逵（1498—1559），字用仪，一字鸿山，号青萝子、大隐山人，广东番禺人。正德十二年（1517 年）进士，官刑部主事。

⑤ 燕矶，即燕子矶，在南京栖霞区观音门外，为长江三大名矶之首，有着"万里长江第一矶"的称号。牛渚，即牛渚矶，在今安徽马鞍山市西南长江边，为牛渚山北部突出于长江中的部分，又名采石矶，为"长江三大名矶"之一。

待言也。因相与道翁之为人，以佐觞斝①之末，庶翁见之哑然于予之为知我也。

吉川②流长卷序

盖尝观于川之至乎，乘丘陵，蔑洲渚，触石而石坏，遇木而木陨。怒为飞涝，驾为洪涛，舒为长练，矫为腾龙，吐吞日月，伏匿光景，而水之极观备矣！

虽然，试自其方至而观之，则又见夫浩浩汤汤，腾沓转礧；容容裔裔③，滂勃拂郁④。将放之乎孟诸之野、洞庭之墟，而归于无崖无底之壑。故其势若急而复缓，旋至而暂停。盛大者于是，流行者于是，而凡水之极观，咸于此乎！

始也，人之生也，以百岁为大齐⑤，子孙之蕃昌、肢体之康宁为福。年登期颐矣，子孙满前矣，而且庞眉皓齿，童颜鹤发，老于其间，耳目视听之不少衰，志虑意智之不为减，辟之于水，其亦极天下之大观者也。然人子之心，则尤在于百岁未至之前，而不愿其遽至期颐之日。故其视父母之天年，若喜若惧。诗人又能探其意而祝其寿曰："如川之方至，以莫不增。"盖非以已至之寿为征，而以未莫之年为祝。善夫！诗人之长于取类也。

吉溪［川］⑥先生，南海人也，生而且长于吉溪之上。既壮，游太学，官大冶、嘉善、眉州。乘博士车，为青衿弟子师。一旦谢

① 觞，作动词，有宴请、敬酒之意。斝，古同"斚"，古代饮酒器。

② 吉川，即曾绰，号吉川，广东番禺人，曾士楚之父。监生出身，历任大冶、嘉善、眉州学正。

③ 容容，飞扬飘动。裔裔，四散流布。

④ 拂郁，愤闷、不安。

⑤ 大齐，最大的定限。

⑥ 吉溪，应为吉川，明刻本误，据光绪版改。

事，归老故山，淡然无慕于世，日惟携酒肴、从宾侣，觞咏于白云、海珠①之间。时或弯弧赋诗以见志，视世之大官贵仕、声势烜赫者，毫发不足以介于其心。此其胸中之浩然，岂止包长江、吞黄河已耶！

是岁年届七十，某月日为其初度之辰。先生之子觉堂②君，方以进士来尹晋江。凡晋邑之士民，喜先生之寿而愿其长久也，题其卷曰"吉川流长"。予惟先生之寿方将自七十而登百岁，如江之方发岷山，潴左蠡③而将会于海；如河之方发孟津④，溯砥柱⑤而将达于淮也。因推诗人之意以祝先生，若先生之盛德美行晦于身而显之于令子觉堂君之善政伟绩，本于家而推之于治邑，如川之源深而流长者，则诸君子之言备矣！

----

①　白云，即白云山，为广州著名的风景胜地，南粤名山之一。山中万木葱茏，景色宜人，自古就有"羊城第一秀"之称。海珠，即海珠石，又名海珠岛，为古代广州珠江中的一块巨型礁石，长期被江水冲刷而浑圆如珠，故名。宋代时石上建有慈度寺，称"海珠晴澜"，乃宋代羊城八景之一，为历代的游览胜地。后因泥沙冲积，与珠江北岸陆地相连。

②　觉堂，即曾士楚，字子翘，号觉堂，广东番禺人，广东从化县籍。隆庆五年（1571年）进士，任晋江知县，后升任监察御史。

③　潴，水积聚的地方。左蠡，即左里城。在今江西南昌县西北左里镇。因在彭蠡湖（今鄱阳湖）之左而得名。鄱阳湖是长江流域湖泊、中国第一大淡水湖，故有"潴左蠡"之说。

④　孟津，位于河南省中西部丘陵山区，黄河自孟津以下成为世界闻名的地上河，故有"发孟津"之说。孟津因此也成为黄河中下游的分界线。

⑤　砥柱，山名，在河南三门峡市。处黄河急流中，形状像柱子，故名。

周讷溪^①文集序

国家优容戆直，崇奖忠义，旌敢谏之臣，广不讳^②之路，至弘治间极矣。武皇^③嗣位，朝政寝非。然巡游之远，未及于赤水，而祈招之讽、阉官之权，未至于十常侍^④。而扫除之规，更进迭谏，甚至骈首交臂，从容陈义于阙庭之下而不悔者，岂人人之皆忠义哉！

敬皇帝^⑤之泽，有以沦其肤而作其气也。然自是渐流于讦，而无有乎包含浑厚之风，涉于党而反成夫立敌相攻之害。肃皇帝^⑥临御既久，心益厌之。时惟富平斛山杨公^⑦、大和晴川刘公^⑧、太平讷溪周公以正直忠厚为天下倡，其处心积虑，惟欲纳人主于无过之

---

① 周讷溪，即周怡（1506—1569），字顺之，号讷溪，浙江太平人。嘉靖十七年（1538 年）进士，任吏科给事中。以净言下狱，放归为民。隆庆元年（1567 年）起原官，改山东按察金事，迁南京国子监司业，擢太常少卿。著有《周讷溪公全集》。

② 不讳，无所顾忌。光绪本为"不伟"，误。

③ 武皇，即明武宗朱厚照，年号正德，1506 年至 1521 年在位。

④ 十常侍，东汉末年，汉灵帝倚信张让等十二个宦官，任其专恣蠹政。因之使朝政日非，以致天下人心思乱，盗贼蜂起，从而引起东汉末年的政治纷争。史称"十常侍之乱"。

⑤ 敬皇帝，即明孝宗朱祐樘，年号弘治，1488 年至 1505 年在位。

⑥ 肃皇帝，即明世宗朱厚熜，年号嘉靖，1522 年至 1566 年在位。

⑦ 富平斛山杨公，即杨爵（1493—1549 年），字伯修，号斛山，陕西富平人。嘉靖八年（1529 年）进士，授行人，擢御史。皇帝经年不朝，上疏极谏，被下诏狱。

⑧ 大和晴川刘公，刘魁（？—1549），字焕吾，号晴川，太（泰）和人。正德二年（1507 年）举人，历知钧州、潮州。入为工部员外郎，因极谏忤旨，廷杖，与杨爵、周怡同系诏狱。释归而卒，隆庆初，赠太常寺少卿。

地，而非欲章①其失也；惟欲大小臣工共成乎和衷协共之〈美〉风，而非有朋比爱憎于其间也。故其言主德，则惟防未萌、谨将〈来〉。然言臣下，则惟严君子、小人之辨，邪正、忠佞之分；言天下事，则惟分别安危、得失之所以然。其至于治且得，而不至于失且危者之所由。自其他激发摘讦、分曹立党之事，绝不为也。肃皇帝终以为疑，故虽三君子之言不能入，甚至于触忌讳，下诏狱，系再更冬，既宥复逮，凡在系者五年。而肃皇帝之仁，终不忍杀也。故三君子卒以生还。异时称肃皇帝之仁同天地，而三君子忠义之名由是满天下。然三君子终不以是为自满，而有识之士称三君子者，亦不以是为极挚也。

　　呜呼！士患不知道耳！苟知道，则其于为善也，如饥之于食，渴之于饮，寒之于衣，足于其性而已，而非有愿乎其外也。故其事业虽轩天揭地，人以为不可及，而视若无有也；其节义虽飞霜蚀日，感空中之神语，人以为异，而视若寻常也。其震暴光耀与，非有所加也；其湮埋汩没与，非有所损也。三君子是已。

　　始余识纳溪周公于良乡②，公方以行取③入京。继识公于山东，则庄皇帝④改元之初，去良乡时年已二十五载矣。公居闲已久，一旦复用，复因言事以出。年既衰矣，而刚方正直之气，不少挫也。以是慕其为人，属予方复命，因荐公于朝。

　　公既没，而其弟京兆少峰⑤君裒其集，凡四卷。予读之，其文本于义理，其诗出于性情，其尺牍谆谆与人为善，其杂录种种，归

---

　　① 章，古同"彰"，显示，表明。

　　② 良乡，古县名，秦代始置，治所在今窦店西。今为良乡镇，属北京市房山区。

　　③ 行取，地方官知县、推官，科目出身三年考满者，经地方高级官员保举和考选，由吏部、都察院协同注拟授职，称为行取。

　　④ 庄皇帝，即明穆宗朱载垕，年号隆庆，1567 年至 1572 年在位。

　　⑤ 京兆少峰，即周怿，号少峰，周怡之弟，职京兆府。

于名教。而任道之重、求道之切，则随处触机而发，若无须臾可离者，始信知公之不谬也。因序其首，告于有识之士，庶知公之平生非止于忠义者，而吾党之士之欲为忠义者之不可安于一节一行，而当效法于公也。

黄掌教令信丰序

吾庠掌教济川黄君擢为信丰令①，有为济川幸者曰："异哉！同庠之士也。偭仁而倍义②，拂经而乱常，本业之不修而喜兴谣讼，忠信之不道而崇饰恶言。束之以教，则决而去之，若狙猿③之于文绣也；啖之以利，则甘而嗜之，若猩猱之于醇酎④也。其于生师之间既如此，若其在外，则抵冒、凌犯之事肆焉而并作。济川之得脱此而去也，幸哉！"

有为济川惜者曰："国家取士之科二，而甲科为重；用人之途三，而荐举为急。士之由甲科而进者，高之可至于公卿，次之不失于藩臬⑤方面，否则常调焉而已。由荐举而进者，儒官则擢之国学，有司则列之风宪⑥，否则序迁焉而已。济川以兼人之才，负当官之能，顾使之不获试于南宫，登于荐剡，默默焉守常调序迁而去，不亦可惜也哉！"

---

① 济川黄君，即黄鳌。信丰，即信丰县，位于江西省赣州中部，居贡水支流桃江中游。唐代置县，明、清属赣州府，现隶属赣州市。

② 偭，违背。倍，古同"背"，背弃，背叛。

③ 狙，指猕猴。猿，古汉字，意思是猿。狙猿，泛指猿猴。

④ 猩，即猩猩。猱，又名"狨"，指猕猴。醇酎，汉时酒名，后遂以指味厚的美酒。

⑤ 藩，指藩司，为明清两代一省布政使司的简称。臬，指臬司，按察使司的简称。藩臬，布政使和按察使的并称。

⑥ 风宪，掌管风纪法度的官员，即御史。

　　余曰："二者之言殆似矣，而未尽也。吾庠之士放越轨者固矣，不有履准蹈绳，言动不失尺寸者乎？饕败义者固矣，不有经明行修，出入不悖所闻者乎？济川于顽钝不率教之士，固未尝忿疾，而于谨厚足以励薄俗，修洁可以兴士行者，奖借①之有加。且白之有司，而为之闾其间②曰：'某善士也''某修士也'。由是惩以劝行，瘅由彰著。凡吾庠之士，习不至于甚坏者，济川力也。至于荐举，则济川虽行矣，事会之来，夫岂无日？余观济川之才识，有大过人者，其揆事于数岁之前，成败未形而能预卜也，论人于始见之初，邪正未章而能预决也。时而飚迅霆击若严矣，而又有温且和者以出之也；时而拔藩夷级若同矣，而又有峻且异者以济之也。今去为县，讲民之利而除其害，兴民之淑而惩其慝，张弛以时，刚柔相济。荐举之典，非济川又将谁属？异时江右章贡③之墟，闻有召入内台④，以司风纪者，必济川也。"

　　于是凡为济川之僚友及其门人，闻余言，咸释然于济川之行，遂书以志别。

---

　　①　奖借，称赞推许。光绪本漏"借"字。

　　②　间，里门。古代以二十五家为一间，出自《周礼》："五家为比，五比为间。"

　　③　江右，指江南西部。章贡，章水和贡水的并称。亦泛指赣江及其流域。

　　④　内台，御史台别称。元代设置，以区别设于江南、陕西、云南等行御史台。

归田稿卷三
记、碑、志铭、墓表、杂著

记

文公书院增修书舍建亭记

出东门里许有山焉，自东北而来，盘礴蜿蜒，势如车轮，以其形得名，故谓之曰"大轮山"①。山之麓，浮屠氏之宫据焉。始为丛林时，有七十二区，其后既并为一。则其地愈拓，而其规模气势，务与山相称。故其穹殿巍峨，层楼耸杰，门闳靓深，庭除②广殖，肖神之像、说法之堂、栖徒之居、绕宫之垣，靡不雄壮巨丽，擅一邑之观。

宋熙宁中，始赐名"梵天寺"③。图经所谓兴教者，始名也。循寺之西廊，由选佛过祖祠，跻石径而上，造其巅，平旷夷衍，可坐数百人。由巅而望，向之巍峨雄壮，反在其下。邑之东西诸峰，罗列环拱，献奇效秀。大海出于东南，巨浸稽天，洪波浴日，风雨晦明，殊状异态。渔帆商舶，隐见掩映。近则东西二溪，流出于平畴绿野之间，输会大海，咸在几席之下，数百年来，无人发之。

---

① 大轮山，位于厦门同安区城东 1 公里。因山体层峦起伏，从应城山奔跃而来，状如车轮滚滚，故名。

② 庭除，庭阶、庭院。

③ 梵天寺，即文中所称的"浮屠氏之宫"。位于大轮山南麓，创建于隋代开皇元年（581 年）。其原名兴教寺，有庵七十二所。宋熙宁二年（1069 年）合为一区，赐名"梵天禅寺"。

　　嘉靖壬子①，今大司空万安朱公衡②，始以督学副使至。余时为南司勋③，移书告公以文公曾为同安簿，职学事，而尝游止于此山。今寺中尚有其诗与字，谓宜构书院一区，以祀文公④，令郡邑士子藏修其中，庶可以讲先贤之遗风于不坠。且其功已有绪，木石瓦甓已具，而始事之人代去，若遂其前功，则财不甚费，而于学者

---

　　①　嘉靖壬子，即嘉靖三十一年（1552 年）。

　　②　大司空，明清时为工部尚书的别称。万安朱公衡，即朱衡（1512—1584），字士南，一字惟平，号镇山，江西万安人。嘉靖十一年（1532 年）进士，授福建尤溪知擢刑部主事、郎中。嘉靖三十一年（1552 年）任福建提学副使，后历官山东布政使、右副都御史。嘉靖四十四年（1565 年），进南京刑部尚书。隆庆六年（1572 年），改工部尚书，兼任左副都御史。

　　③　南勋司，当指南京吏部稽勋司，掌勋级、名籍、丧养之事。嘉靖己酉（1549 年）洪朝选病，补南勋司，任郎中。原文是司勋。

　　④　文公书院，亦称大同书院、紫阳书院或轮山书院。坐落于厦门同安大轮山梵天寺后，为厦门最早的书院。始建于元至正十年（1350 年），为同安县尹孔公俊在同安学宫之东创建，前奉先圣，后祀文公（朱熹）。明嘉靖年间，理学名宦林希元倡迁今址。

　　畏垒庵，在同安县治西北。宋绍兴二十六年（1156 年），朱熹任职期满，因廨署庑舍已破损不堪，乃暂寓梵天寺兼山阁。绍兴二十六年（1156 年），探亲只身重返同安，等候接任者。故借县医陈良杰馆舍暂住。朱熹取庄子"畏垒亢桑"之说，名之为"畏垒庵"，并作《畏垒斋记》。

　　吕大圭，即吕大奎（1230—1279），字圭叔，号朴乡，泉州南安人。宋淳祐七年（1247 年）进士。历官朝散大夫、行尚书吏部员外郎，兼国子编修、实录检讨官、崇政殿说书。出知兴化军。德祐初（1275 年），由兴化迁漳州知州，未行而元兵至。沿海都制置蒲寿庚举城降，抗节遇害，所著之书皆为叛军所毁。

　　许顺之，即许升，字顺之，号存斋，福建同安在坊里人。朱熹门人，南宋绍兴二十三年（1153 年）从师同安县主簿朱熹，后随朱熹到建阳继续学习。学成后返乡，校对二程（程颢、程颐）语录。治学十分严谨，著有《孟子说》《礼记解》。《朱文公文集》记录其问答甚多。

有益。公欣然任之，由是前堂后寝，焕如奕如。移畏垒庵之像，主祀于寝中，配以吕大圭、许顺之二先生。中为讲堂，外为门，扁曰"文公书院"。来学者常数十人，莫不遵行朱公之教，而叹公之能发兹山之秘，以嘉惠学者也。

隆庆戊辰①，上高王侯②来令兹邑，登兹山之巅，进谒文公。顾大圭、顺之二先生之神主宜别庋，而乃栖之文公之几上为非礼，则命设二几，而并新文公之几。余时方以致政家居，谓若增修书舍十余间，使学者得有十余人诵读其间，于兴起学者为切。侯闻而是之，市材募工，委官董治，逾三时而书舍成。侯犹以为未足，于书院之上构亭，名曰"仰止"，以为学者游息之地。于是士子入而休于书舍之中，则有以究遗经、习故业；出而登于斯亭之上，则有以仰前修、企先烈。掌教吴川林君伯表、分教北流蒋君乔华③、新会谭君文郁，嘉与士子乐育造就，感侯之谊，谒余记其事。

自老佛之教兴，凡天下名山水，率见据于二氏④。其尤名胜佳绝之处，如衡山⑤、匡庐⑥、天台⑦，精庐、道院，无虑以百数。然石鼓、岳麓、白鹿、应天书院之名，亦闻于天下。则书院之设，其来盖远，而未尝不在于名山水之区，何其符也。盖学虽在人，若其发舒性灵、收摄身心，取则于山、取象于川，其于山水不为无助焉。及其敝也，以嬉废业，以俗妨正，以似乱真，反不如二氏之专

---

① 隆庆戊辰，即隆庆二年（1568年）。

② 上高王侯，即王京。

③ 分教，当指儒学训导。北流蒋君乔华，即蒋乔华。

④ 二氏，指佛、道两家。

⑤ 衡山，又名南岳、寿岳、南山，为中国"五岳"之一，位于湖南省中部偏东南部，主体部分在衡阳市南岳区。

⑥ 匡庐，即庐山，又名匡山，在江西九江庐山市境内，为江南三大名山之一。

⑦ 天台，即天台山，位于浙江省天台县城北，为中国十大名山之一。

精苦行，能窃山水幽寂之意，以资其学、成其道。① 夫古之教人，使习其手足于舞蹈，养其耳目于采色声音，范其身心于盘盂②户牖。凡性之偏驳，心之好恶，靡不有法戒防禁，而尚有不克成材之惧。今古人之教，一切皆废，而独使之藏修于山水之区，以全其纯一不二之真机，发其周流无滞之妙用，顾复不能。然则将何以成德达材，而底于古人之归也？

吾邑之山虽不能如衡岳、匡庐、天台之胜，而书院者，据高处僻，远去城市之喧嚣，专有泉石之佳致，于学者甚宜。而文公者，乡之产也，祀于其中，又有合于国故③之谊。诚使诸士子之来学于斯者，能思文公之所学者为何若，立于朝者为何若，仕于州郡监司者为何若，退而处于家者为何若。朝夕相与切磋，精思力行，务有以追前贤之遗风，然后有以称贤有司，建立作养之盛心。若徒色取

---

① 石鼓，即石鼓书院，在湖南省中南衡阳市石鼓山，始建于唐元和五年（810 年），是中国古代最早的书院，为湖湘文化发源地。为中国古代著名的四大书院之一。然此说有争议，有说郑州登封嵩山的嵩阳书院才是四大书院之一，而非石鼓书院。

岳麓，即岳麓书院，坐落于湖南长沙湘江西岸的岳麓山下，五代时期，智璇等二僧在岳麓建屋办学，形成书院的雏形。北宋开宝九年（976 年）正式创建书院。清光绪二十九年（1903 年），改为湖南高等学堂。

白鹿，即白鹿洞书院，唐贞元年间（785—805 年），李渤隐居于此读书，养白鹿自娱，人称白鹿先生，为名称之由来。南唐升元四年（940 年）朝廷在此设庐山国学，亦称白鹿国学。南宋朱熹知南康军时为其兴盛时期。

应天书院，在河南商丘城南湖畔，前身为睢阳书院，是五代后晋杨悫创办。北宋大中祥符二年（1009 年），改升应天书院为府学。庆历三年（1043 年），升为南京国子监，成为北宋最高学府。

② 盘盂，圆盘与方盂的并称，用于盛物。古代亦于其上刻文记功或自励。

③ 国故，我国固有的文化，包括语言文字、文学、历史等。光绪版作"尊崇"。尊崇，指对人的尊重、推崇，乃至于崇拜。

而行违，言似而心非，高者剽窃文义，掇取语言，以资科第，荣身家。下焉者群聚以嬉，此则凡民之不如，虽兴起之，犹为不能也，何足称曰士哉！

王侯才高学博，下车以来，兴废补弊，振幽拔滞，其善政多矣。而于养士作人，尤为孜孜。岁时立会课文，具有成规，可循可因。当兴此役之时，禁令新颁，一钱以上摇手触禁。侯锱积铢敛，麻缉缕续，工以告就，费不及民，是可书也。凡书舍为十四间，亭为一区。王侯名京，字来觐，江西上高人，隆庆戊辰进士。督工为巡检谢廷诏、吏吴仕达、老人董伯望云。

碑

汀郡①贰守贺侯少川②去思碑

连城黄生卷③来，致其邑人父兄之命，曰：连之为邑，介在郡东鄙。水则惊滩怒濡，无菱茨、蒲苇之饶；山则林莽土石，无金锡连铅之产，故民多贫；诗书、文物不登于上国之观，故士多失业；虚粮逃税不除于征输之籍，故户多耗亡；采风问俗之使不临，驰传乘轺之宾不至，故人多抵冒而犯法。自吾郡贰守少川贺侯之摄吾邑，而政始有经，士始知学，民始安于田间，奸伪巧诈之徒始戢。其善政多矣！不能殚述也，姑举其大者。

---

① 汀郡，明代汀州府，下辖八县，府城在今福建长汀县。位于福建省西部，武夷山脉南麓，南邻广东、西接江西。

② 贺侯少川，即贺幼殊，字子英，号少川，湖南湘乡人。嘉靖三十一年（1552 年）举人，嘉靖间任汀州府同知，官至云南兵备副使。

③ 连城，今福建连城县，明代为汀州府所辖县，地处福建西部山区武夷山脉南段，西接长汀；黄生卷，即黄卷，连城人，贡生。以明经廷试归，母老不仕，自是述古著书，诗文、书法俱工。

　　始里甲之役①于官，官责以支应供给，谓之对衙。民既当日承禀文移，召呼逮问往来邮使，又当市鱼肉、给薪米，以代俸禄薪刍。甚者致珍错、极滋味、盛鲜胰以悦适，其意不嗛②则罪立至。下至丞、簿、尉，亦各效袭取给，以自赡利，民一当役辄破产。侯至，悉除之，其自奉泊如也。其励清操有如此者。

　　始国初儒风丕振，有一科登名者三人。嗣后生师漠然相视，朋徒怠散，连十数科，无一人应有司之求者。侯至，周视学舍，感慨叹息。命诸生以期会文，捐俸供给，亲为之考裁订正，教之以作文之法，士彬彬然乡风焉。其振文教有如此者。

　　始汀之八属，惟连为多耗粮。岁久耗益甚，民不能堪，则合户逃去。而应徭者，旧例署其力，则以身应役；署其银，则纳其银于官。而署银者，官辄利其入，加征之，谓之常例加额。而里甲纲银之外，有大日、小日；库役火耗③之外，有秤头。侯至，悉罢去，民欣然就役，而久逃之户闻之，悉复业。其平赋均徭有如此者。

　　始广寇之乱④，比郡罹其害尤甚，人多逃匿，散处他乡村。逃者、散处者，异时官辄以法绳之。而当举籍⑤之时，或增或损，率

----

　　① 里甲，原是明州县统治的基层单位，后转为明三大徭役（里甲、杂泛、均徭）的名称之一。里甲之役以户计，每110户编为1里，由丁粮最多的10户担任里长，其余100户则称为甲首。每年由里长1人率领10甲的甲首应役。

　　② 嗛，谦逊、恭敬。

　　③ 火耗，原指碎银熔化重铸为银锭时的折耗。张居正推行"一条鞭法"，赋税一律征银上交国库。征税时加征的"火耗"大于实际"火耗"，差额就归官员了。

　　④ 广寇之乱，乃嘉靖三十九年（1560年）广寇侵扰闽西之事。时广寇张琏、萧晚等蜂屯蚁聚，四出劫掠，所经连城之界无虚月，掳人民，烧储积，侵扰无孑遗。光绪本作"廖寇之乱"，误。

　　⑤ 举籍，统计人口、田亩等以登记成册。

不应其登耗之户，三隘新民①骚然猬兴②。侯至，抚安招谕，乃不复动。其抚绥新附有如此者。

始邑之属，喜嚣讼，讼一人则连十数人。而土产毒草，每当责负举息，辄先服毒图赖，官不察则坐为死狱。其或大家犯者，尤引避，宁失入，不敢释。侯至，先示之，使知耻乡方，然后于犯者正其罪。而失入者，虽富家，不以嫌故疑畏，俗始大革。其止讼理冤有如此者。

始官有所科率③追逮，辄差人下乡。差一人则引数人，由是乡井、聚落之间哗然不宁。而催征有数额粮而一时并征者，刑责有狱未具而先毙者，民以为病。侯至，区处有方，其于民情土俗，先已周知。故至连而凡事务从宽厚，民始畏慑，后乃悦服，至爱侯如父母。其禁奸、缓征、省刑有如此者。凡此皆侯之善政，卓卓可称者。

自侯去吾邑，邑之人欲为侯纪其德政于碑，侯再三以为不可。今侯奏绩④于京师，将去此而践休显⑤。吾民之思终不能忘也，敢以石上之文请。余尝读史，见狄仁杰⑥之去宁州，民为之立德政碑。其后仁杰申理流人⑦，道过宁州，州人谓之曰："我狄使君活

① 三隘，即福建连城县南的三隘。新民，或指受广寇所鼓动的农民。

② 猬兴，即猬起，比喻纷然而起。

③ 科率，官府于民间定额征购物资。

④ 奏绩，臣子对皇帝陈述其取得的成绩。

⑤ 休显，荣耀，显赫。

⑥ 狄仁杰（630—700），字怀英，并州晋阳（今山西太原）人。唐朝时期宰相，以造福生民著称。

⑦ 流人，被流放外地的罪犯。

汝耶！"相率聚哭于碑下，三日而后行。而《诗》载召伯①泽被南国，南国之民于其既去，犹指其所憩之树以为思，其事甚奇伟。尝慨然以为士生斯世，居牧伯、守宰之任，宜如古人。而周行天下，观于世之所称述，亦未见有可以当其事者。岂天之生才独靳于今耶？抑士之无志也？然则侯之文，其又可让。

侯名幼殊，字子英，号少川，湖广之湘乡人，以乡进士②起家为今官。高祖某，任鹤庆知府，以靖寇功升参政。父某，任蓬溪知县，有善政。侯克世其家云。乃系之以诗曰：

古者立君，命曰司牧。建侯树屏，以相参错。郡牧邑牧，民社攸司。或忝厥司，安用牧为？孟轲有言，受人牛羊。不求刍牧，反视死亡。今之民牧，非徒弃之。盗其刍牧，又从毙之。仁哉贺侯，知牧之职。爱养绥怀，劳来安集。自奉一蔬，民有肉食。自课艺文，士知法式。曾未期年，途颂户歌。道上之碑，千古不磨。惟古良牧，志在养人。去之虽久，民思尚新。惟今民牧，志在养己。身未及去，民已疾视。曷师于古，曷监于今？以继贺侯，毋替嗣音。

志　铭

明台州府通判兼峰蔡公暨配孺人洪氏墓志铭

江都县知县蔡君贵易，将合葬其母洪氏孺人于厥考兼峰蔡公之兆，前期持其伯兄临安守蔡君海林之状诣余，请曰："先君子之葬已十年，而墓文至今阙焉未刻，盖有待也。兹先生在家，而先孺人

---

① 召伯，姬姓，名奭，辅佐周武王灭商，担任太保。执政政通人和，人民各得其所，故深受爱戴。曾在棠梨树下办公，后人舍不得砍伐此树，《诗经·甘棠》记此事。

② 乡进士，指乡试中式，是举人的别称。

襄事适当其期，是天以考妣恩先生而不弃其孤也。惟先生〈哀〉而许之铭，则存没幸甚！"①

予惟岁戊戌②幸与计偕③，始会公于京师，视公为前辈，而公辱与之友。比予官刑曹④，公之子江都君始登第，复相会于京师。逮予归田，而江都君守制家居，因得朝夕周旋。盖慨然有感于今昔存没，忽焉三十余年之间，谊不可以〈不〉文辞，则按临安君之状而序之曰：

公讳宗德，字懋修，别号兼峰，世为浯洲平林人。少颖悟，自为举子业，即有时名。其所为文，必主于发明义理，融会〈传〉注，不〈为〉世俗浮冗枝蔓之辞，同辈皆伏其精。

---

① 蔡贵易，字尔通，又字道生，号肖兼，蔡宗德之子，嘉靖四十三年（1564年）举人。隆庆二年（1568年）进士，授江都县知县，迁南京户部主事，升员外郎，历礼部郎中、宁波知府、贵州按察副使，官至浙江按察使。

兼峰蔡公，即蔡宗德，字懋修，号兼峰，福建同安浯洲平林（今属金门）人。嘉靖十年（1531年）举人，授广州通判。丁艰后起台州通判，调梧州，未及上任，卒于京。

蔡君海林，即蔡焕，字尔章，号海林，同安浯洲平林（今属金门）人。以选贡任昆山训导。嘉靖二十二年（1543年）举人，授嘉善教谕，升都察院司务，晋户部郎中，官至临安知府。

② 戊戌，即嘉靖十七年（1538年）。

③ 计偕，汉朝时被征召的士人皆与计吏相谐同上京师，称"计偕"。后世称举人入京会试。

④ 刑曹，分管刑事的官署或属官。隆庆二年（1568年）洪朝选任刑部右侍郎，次年为左侍郎。"比余官刑曹"即为此时。

邵康僖①公督学吾省，首拔廪之。相继宜兴吴公仕②、临海金公贲亨③，皆试在高等。岁辛卯④贡于乡。甲辰⑤以亲老谒选，授广州府通判。广当省会，为部使者诸司治所，事浩穰⑥。郡官侵晨坐堂牙属吏毕，即遍走谒部使者诸司，午方退食视事。公固不以地大事剧自弛，亦不以猥琐丛脞⑦故自困，度其缓急先后次第应之，事以克集。职专督粮，广俗故赖粮，宁受箠楚，不肯输赋。公多方曲谕，至不得已箠之，心常恻然。民大感悦，赋以不大逋。

其听讼狱，务在情法两尽，不欲有所侵冤亏枉，贤声滋起。会丁内艰去，某年服阕，补台州。值台缺守，公署印期年⑧。其所施为注措，必本于宽大仁厚，不为声誉。台滨海，民以盐为生。而山谷阻深，私贩者辄聚群辈，持兵仗横行，莫敢何问，盐政大坏。公方兼理盐务，乃捕得渠魁置之法。而设法通商，由是私盐不行，商人称便。会部使者嗛公以为儒缓不称剧任，而同官有不得署郡印者，媒蘖⑨公短。遂调浯〔梧〕州，未上，卒于京师。

公事父母，先意承志，能得其欢心。遇其弟友爱尤笃，处宗族怡怡如也。为人坦易纯厚，不为崖岸城府。遇人无新故久暂，一见

---

① 邵康僖，即邵锐（1480—1534），字思仰，号端峰，别号半溪，仁和塘栖（今杭州市余杭区塘栖镇）人。正德三年（1508年）进士，授翰林编修。曾任江西督学佥事、福建提学副使、湖广参政、河南按察使，官至山东布政使。卒，诏赠右副都御史，谥号康僖。

② 宜兴吴公仕，即吴仕（1481—1545），字克学，号颐山，江苏宜兴人。正德九年（1514年）进士，初授户部主事，官终四川布政司左参政。

③ 临海金公贲亨，即金贲亨。

④ 辛卯，即嘉靖十年（1531年）。

⑤ 甲辰，即嘉靖二十三年（1544年）。

⑥ 浩穰，众多，繁多。

⑦ 丛脞，琐碎，杂乱。

⑧ 期年，一年、一周年。

⑨ 媒蘖，亦作媒糵。比喻借端诬罔构陷，酿成其罪。

辄披露心腹。有所咨询，必为之尽。性不喜华饰，非宾祭，罕御重肉，常衣粗布衣。居官惟绢衣数袭，有诮其陋者，不为恤。

其在广时，常［尝］有甲盗葬乙地，乙迁其棺他所，甲以弃棺讼。公佯不信，第约日令乙迁。已而验之，棺固在也。民有弟亡，产遗腹子一。兄利其产，谋一夫妇，冒为己子，又谋一人证之，讼于公。公鞫之，弟妇曰："我之子也。"夫妇又曰："我之子也。"证者如夫妇言，公不能决，乃佯震怒，命弃之水。弟妇哀号求免，冒子者略不为动。公乃责谕其兄，而薄分以弟业，孤赖以全。使当时弃棺之狱，公若责之急，则棺固不可得，而乙且获重罪。冒子之狱，公若不察为人父母之情，而第以弟妇之子、夫妇之子两相争辩，则遗腹子必为假，而死者且无后。惟公令乙迁，而与之约期日，使乙可密迁。弃之以水以观其情，则真伪可立见。然则谓公行事儒媛［缓］与媒蘖公者，谓失之不精明，岂尽知公者哉！

配洪氏，南京国子监助教敏①之孙女。孝敬和睦，佐夫以勤俭，抚妾御有恩，教子以严，内外宗咸称其贤。以迎养卒于广信。子男四：长贵成，早卒；次贵守，邑庠生；次贵易，登隆庆戊辰进士，授江都县知县；次贵迈。孙男四：宪鲁，贵成出；宪襄、宪元，贵守出；宪臣，贵易出。曾孙三，绍芳、绍英、绍苣；曾孙女一人，俱贵守出。女一，适庠生王三锡。

公先以嘉靖辛酉②，葬于湖尾山之原，至是奉孺人祔焉。惟公少有举业名，年几四十而后发科，仕复不达以死。宜其生平所欲为之志，发之后人，而江都君巍然有立，其所至固未艾也。然则天之报公，其将有在乎？公在广时，曾活漳泉之通番舶者百余人，在台活兴化被虏者十余人。噫！岂其验与？铭曰：

① 国子监助教敏，即洪敏，福建同安翔风里十八都凤山（今属金门）人。成化十九年（1483 年）举人，任南京国子监助教。

② 嘉靖辛酉，即嘉靖四十年（1561 年）。

少学为儒，经明行修。经有徒众，行寡怨尤。既壮方仕，岁月已晚。试之二州，其飞渐远。竟踬于权，垂翅而偃。不有江都，曷报为善？铭以旌之，来世丕显。

墓　表

通政武东杨公①墓表

呜呼！是为通政武东杨公之墓。当先帝末年，柄臣用事，子阴窃国命，颛②以智术、利禄笼络诱讽天下之士，稍不从，祸不旋踵。天下既毒焉，然莫敢有忤之者，独武东杨公不为之屈。又同乡也，于是谪外最久。逮先帝悔悟，柄臣逐，子殛死，公始稍复进用。人方望公得大行其志，而公遽溘然以殒，此天下之士所以深惜公也。

公讳载鸣，字虚卿，别号武东。几世祖文贞公士奇，当洪熙、宣德间为宗臣，事载国史。公生而颖悟殊常，七岁时，父教授公试有司。归以所试题试公，公援笔立就，奇思惊人。又尝为族人著《勿斋赋》，亦有奇句。教授公异之，因语之曰："汝大贤，后当绍先烈。宁学近时士科第著称止耶？"未几时，复著《资圣录》一卷，言治安事，曰："吾将执此以献天子。"教授公笑而火之曰："是非汝小子先务也。"

岁丁酉③，才弱冠，举于乡。戊戌④登进士，授潮州府推官。

---

①　武东杨公，即杨载鸣（1514—1565），字虚卿，别号武东，江西泰和人。嘉靖十七年（1538年）进士，授潮州府推官。官至通政司誊黄通政。著有《大拙堂集》九卷。

②　颛，通"专"，专擅。

③　丁酉，即嘉靖十六年（1537年）。

④　戊戌，即嘉靖十七年（1538年）。

逾年，丁教授公忧。服阙①，再除登州府推官。二郡皆海国，广于
岭外，去京师远，士人至者，率无清行，往往黩货厌其欲去耳，以
是为常，虽其僚友、士民相视，亦不以为怪也。而登濒东海，民习
鱼盐利，黠悍暴戾，每投一牒，动引百十人。公在潮，首罢贴班
银，尽却诸常例。尝一委督桥税，入视昔数倍。在登理郡刑，兼受
当道诸司之委。每视事，案山积，当鞫者无虑数百人。公裁决如
流，未几时庭遂空。常以"狱者，民命所系，一轻重，民将无所措
手足"每自诵，曰："推官，法吏也，法生杀人易耳。一付吏人手，
鲜不为奸。又或希上官意，上下其手，则民之死于冤抑者多矣。"
故公谳讼亭疑，一主于公，而行以详慎，亲按律例定罪。吏人敛
手，供誊写，不敢预狱事，由是声誉藉甚。召为吏部稽勋主事，由
验封郎中为文选②。

当是时，士习渐趋于竞，事体日乖。吏部相承铨选之法，部、
寺、郡、县吏一年六铨，以双月；教职一年二铨，以五、九月。当
铨月，先推升，按其缺补之。又有急铨法，以处服阙、外调者。而
方面官③，小京堂④部推；督抚大臣，大京堂会推。每岁遇风宪
官⑤缺行，取内中舍行人、博士及外推官，知县、校官与督察院会

---

① 服阙，指守丧期满除服。古代丧期为三年。

② 封司郎中，明清吏部验封清吏司之主官，掌百官之封爵、诰敕、赠
荫承袭事。文选，指文官的铨选。明代于吏部设文选清吏司，掌管文官铨选
之政。

③ 方面官，古指执掌一方军政职权之官。明清时指地方政府长官，如
巡抚、都御史等。

④ 小京堂，明清时称各衙门长官等正二品以上官员称为京堂，如都察
院、通政司、太常寺等。而三四品官员则称为小京堂，如督察院左右副督御
史、太常寺少卿等。

⑤ 风宪官，是指监察执行法纪的官吏。

考，选法未尝不善。而柄家子①方聚货，且欲笼天下士尽附己，于是上自大臣，下至仓驿官，莫不由其门。每廷推官，及遇铨选官考选风宪官，冢宰②选郎诣其家，请所予授注拟，至推上注定地方资秩，远近大小，毋一人敢与违异者。于是督抚大臣谢礼至千金，方面有司仓驿，以地方美恶、官资高下、价值等差计。天下无一官无赂行者，铨法既大坏，而秉铨者倚负私门，阳阳自得。

公独心隐之，乃先自数年前加意咨访人材，邪正才否，或守道自立，或趋附权势，罔不周知。既亲掌铨事，于是拔其正而淹者若干人，抑其邪而骤者若干人，舆论翕然。而柄家子以干预久，辄举为故事，且凭同乡故，关说一如旧时态，公厌薄之。久之，以其来请嘱书，掷之地，作不可色语，柄家子由是衔公。会行取天下官，公所取，适有以他事被参劾者，柄家子援此訾公，忌者乘之，遂左迁将乐典史。居一岁，转惠州府推官，再转南京文选主事、考功郎中，出为四川佥事，升广东提学副使监司官，以督学宪臣为得行其志。至是广之学政亦坏，公锐意厘正，首揭义利两途，倡行冠、婚、丧、祭、射、饮六礼。未数月，焕然一新，受赇请托之弊亦绝。广之士大夫咸谓自魏庄渠③、欧阳石江④后仅见公，而惜其不久也。升福建参政，才上，闻大夫人之丧以归。除丧至京，佥议以公久淹，不宜复外补。吏部已虚，京堂缺，待公矣。公坚辞不可，

①　柄家子，即权臣严嵩之子严世蕃。

②　冢宰，吏部尚书的别称。

③　魏庄渠，即魏校（1483—1543），字子才。居苏州葑门之庄渠，故自号庄渠。昆山人，南都四君子之一。弘治十八年（1505年）进士，授南京刑部主事，历兵部郎中、江西兵备副使、河南提学等职。官至太常寺卿。卒，谥庄简。

④　欧阳石江，即欧阳铎（约1481—1544），字崇道，号石江，江西泰和人。正德三年（1508年）进士，授行人，升工部郎中，历延平知府、广东提学副使、南京光禄寺、右副都御史、吏部右侍郎等职。卒，赠工部尚书。

乃复补河南。旋升通政司誊黄通政①，盖将以大用，而公不幸感疾卒矣。

自公谪后，柄家子益张，继公者无敢效公所为，反与之比周②，鬻官受赂。边之督抚刻军饷以充馈遗，方面郡县剥民财以偿京债。于是虏岁入边，屡至都城下。南方寇滋起，连四五省。人始叹服公，以为使人人如公，岂至是也？

公自谪将乐，转惠州，乘舟将赴任。至鎗峡③，舟触石坏，漂流五十里。舟人溺死，公独无恙。既免，著《鎗峡志》，有《谢城隍文》《祭役人文》在焉。题曰《困喻录》。公盖以中人之性，必困而后喻自处，无毫发咎当事意。逮之惠州，上官不欲烦以吏事，公固请，乃委修惠志。公又倡僚友葺东坡祠，惠人德公。至公殁，奉以配祀焉。在四川，值皇木役，官私费日以千百计。公选用廉干吏，委之经理。而于出纳供亿之费，公亲自稽考注记，未尝付下吏。以是费比诸道省什六七，吏曹故尊重。居者不胜其热，辄多凌忽傲睨，一或外谪，遂气焰索然。公惟居曹不以热，故为盈。至是谪外不以歉，故自弛也。

公天性孝友，笃于伦谊。事母太夫人曲尽至情，友其兄某卿、弟能卿，咸有恩意。某卿殁，抚其孤尤厚。出入四方，谨奉文贞公遗像以从。遇教授公故友，虽下劣，必执弟子礼。清介绝俗，在吏曹未尝受人一帕④。在闽遇母丧归，有司赙赠，悉谢却之。居家砥砺廉隅，所居之第扁曰"青天白日"，曰"光明正大"，曰"晚节"，

① 通政司，又称银台，掌内外章奏和臣民密封申诉之件。誊黄通政，通政司官员，负责诏书的刊刻颁行。

② 比周，意思是结党营私。

③ 鎗峡，即苍峡，又名沧峡，为福建古田、延平的分水岭，地处十里峡谷之终段。流水险胜，因落差大，江面窄，形成巨大的旋涡，往往船翻、排散人亡。

④ 一帕，也叫作一帕子，指一手帕所能包容的量。此处形容量少。

用见己志。平生无他玩好，惟喜读书，为古文词。人有一长可取，称扬之不容口。而于贪利小人，无所假借。才巨力厚，有所为无不成。吏曹广枭，皆承极弊大坏之余，公一振之，纪纲法度立具。是以君子咸惜其不大用也，要非私公也。

曾祖某、祖某。父训，以贡为松江华亭训导，升黎山王府教授。以公贵，赠登州府推官，再赠吏部主事。母某氏，封安人。配龙氏，封安人。续娶萧氏。子二：寅亨，太学生；寅弼，庠生。女一，某其婿也。墓在庐陵县某都某里。

予昔年以南部郎考满京师，未尝识公也。公一日约过予，既至，则持南都宦籍，一一以问予。予初不知公与柄家子相厚善与否，独以己意告公。其有出柄家门下士，予亦不之隐，且不持一帕谒公。公既以予为不欺，又以不持帕为相知。公遇铨司，首擢余为四川学宪。其时柄家子已许授其私人矣，公竟易之。柄家子恨公，予之事亦其一也，予以是感公。

公之殁，督学庐山胡君直①状其行，大宗伯洞山尹公台②志其墓。独未有表，寅亨、寅弼以属③予，予岂得让，乃为之书于墓上，曰：

孔子曰："岁寒，然后知松柏之后凋也。"讵不信哉！士平居无事，引义慷慨，高自称比。至临危蹈难，中人所可勉者，顾反不能焉。此其故何哉？儒者有言："迫祸难也，处困穷也，临势利也，怵交党也。"是固然矣！然世固有能出身以当难犯之威，而反不能

----

① 督学庐山胡君直，即胡直（1517—1585），字正甫，号庐山，江西泰和人。嘉靖三十五年（1556年）进士，授比部主事，出为湖广金事，历起湖广督学、广东按察使。官至福建按察使。

② 大宗伯洞山尹公台，即尹台（1506—1579），字崇基，号洞山先生，江西吉安府永新人。嘉靖十四年（1535年）进士，授编修。严嵩欲结为姻好，拒之，遂有怨。官至南京礼部尚书。明清亦称礼部尚书为大宗伯。

③ 属，古同"嘱"，嘱咐，托付。

不委靡于易沉之欲。此又何说耶？以其出于一时意气之激发，而非其真心为善者也。如公者，当柄家子用事时，其所树立，卓卓如彼。假令晚年再用于时，其肯改节易行，以随世就功哉？吾知其断断不为之矣。孟子曰："富贵不能淫，贫贱不能移，威武不能屈，此之谓大丈夫。"斯人也，微公其曷足以当之哉！其曷足以当之哉！

杂　著

书《纯节许氏卷》

《诗》《春秋》，皆圣人之大训也。《诗》载《柏舟》[①] 于妇人之节为烈矣。至如侍寝，有《鸡鸣》[②] 之告；延友，有杂佩[③] 之赠。皆闺门琐细而亦录焉。若《春秋》二百余年之间，节妇之见于经者，仅纪叔姬、宋共姬[④] 二人而已。是何《诗》之详，而《春秋》之靳也？盖《诗》之为教，主于善民风，树壸范，故虽闺门琐细之事，得录于经。《春秋》义存经世，非有大节伟行，无由而尽书焉。此其所以异也。

---

① 《柏舟》，是《诗经·国风》中的一首诗。有一观点主《柏舟》为贞女不二心之诗。

② 《鸡鸣》《诗经·齐风》中的一首诗。其主旨之一乃"贤妇警夫早朝"之说法。

③ 杂佩，连缀在一起的各种佩玉。典出《诗·郑风·女曰鸡鸣》："知子之来之，杂佩以赠之。"

④ 纪叔姬，鲁惠公长女纪伯姬的妹妹。《春秋》胡传注："庄公四年（公元前690年），纪侯去国，叔姬至此归于酅者……"记纪叔姬全守节义以终妇道的典故。宋共姬，原名伯姬，是春秋时期鲁宣公之女，嫁与宋共公瑕。《春秋》载，宋宅失火，共姬坚持不下堂，遂被火烧死，以生命捍卫了她那个时代的妇道。

　　后世善学《诗》者，无如刘向。其作为《列女传》，所载六十二人，而节妇仅一人耳，余皆闺门之常事也。善学《春秋》者，无如朱晦翁。其修《纲目》，列女流妇德，自非辛宪英①之先识，令女②之贞烈，孙翊之妻③之奇伟，不得预推此义。以通之今世，其亦足以风乎！

　　安平④纯节许氏者，年二十六而寡。事舅姑尽其孝，养二孤以成人。舅与伯分商，本有违言，许氏劝其子以勿竞。孙朝祯自知读书，为之延师教之，夜篝灯教之。八十四岁而殁，视二十六寡居之日，志操皎然如一也。此非有激烈之行，奇绝之事，以震动人耳目。然知《诗》者曰："此《柏舟》之节，而《鸡鸣》之风也。"为之诔其行曰纯节，君子韪之。

　　余家同而婿于安平，闻许氏之行为，详知诸君子之不诬也。为之书其事，以告于观民风者采焉。

书《四十二章经》⑤

　　《四十二章经》者，汉明帝遣使之天竺所求，而胡僧安静、支忏、康会等以华言翻译者也。

　　记蚤岁养病家居时，读文公先生集，知有此经，而恨未得见

---

　　①　辛宪英（191—269），颍川阳翟（今河南禹州）人。魏晋时期著名才女，聪明有才鉴，曾劝弟尽忠职守，预言钟会将会叛乱。

　　②　令女，即夏侯令女，字令女，名不详。三国时期夏侯文宁之女。夫曹文叔早死，令女之父劝其改嫁他人，令女坚持守寡，割下双耳以明志。

　　③　孙翊之妻，东汉末年，孙权之弟孙翊为部属妫览、戴员所杀。孙翊之妻徐氏一面与其委蛇，一面与家将计议，刺杀二人，为夫报仇。

　　④　安平，即今福建晋江市安海镇。

　　⑤　《四十二章经》，乃从印度传到中国来的第一部佛教经书，共选佛所说的四十二段话，每段为一章，编集而成。

之。续官南史曹，郑端简公①常称有《四十二章经》，又以时辈晚后，未敢请也。乙丑②岁，官操江③，按部至京口，遇项进士子信④，因出端简公所著《征吾》《吾学》等书相正，而以刻本《四十二章经》见贻。项乃端简公之婿，故其书出焉。刻本不著姓名，谅亦项君之家刻也。

呜呼！以南宋国祚危如一发之时，而其君臣不知强本自治，力于为政。顾偷安一隅，建塔刻经，以佞释氏，其志趣固已卑陋。然学者欲见此经，无由而得。尚幸以一国之达官贵人共刻其事，传播耸动，令后世寻求佛学初来之因有所考焉，其亦可谓吾徒之一助哉？

抑文公先生为黄端明墓志，载其事云：六和塔成，宰相命诸达官人写释氏《四十二章经》之一，刻之壁间。公谢不能，请至再，终不与。其事不见于史，合文公之志与今项氏之刻，而益信当时宰相如沈该⑤、汤思退者，皆忘君斁⑥伦之辈。而所称达官，多附和

----

①　郑端简公，即郑晓（1499—1566），字窒甫，号淡泉，海盐人。嘉靖二年（1523年）进士，授职方主事。历郎中、太仆丞、南京太常卿、兵部右侍郎等职，官至刑部尚书。卒，赠太子少保，谥号端简。

②　乙丑，即嘉靖四十四年（1565年）。

③　操江，全称提督操江，以副金都御史为之，领上下江防之事。时洪朝选以太仆少卿进金都御史，提督操江。

④　项进士子信，即项笃寿，字子信，又作子长，号少溪，别号兰石主人。浙江嘉兴人。嘉靖四十一年（1562年）进士，授刑部主事，升兵部郎中，转南京考功郎中。因与张居正意见不合，贬为广东参议，即称病辞官归里。性好藏书，筑有万卷楼，收藏和刊刻图书。

⑤　沈该，字守约，吴兴（今浙江湖州）人。进士出身，南宋绍兴年间任礼部侍郎、夔州知州、参知政事，进左仆射同平章事。时黄中使金归国，言奏敌有窥江、淮意，沈该和汤思退不以为虑。沈该还排挤主战派孙道夫，将其贬之绵州。

⑥　斁，败坏。

和议之人，宜黄端明之不预。然陈正献公①号为正人，而名衔亦在焉。何与？盖正献之为人，持论近平，不为甚异同。观其论汤思退致仕恩礼，与平生行事，足以知其为人已。

　　端简名晓，海盐人。子信，名笃寿，嘉兴人，襄毅公之孙，今为南吏部考功郎中云。

---

　　①　陈正献公，即陈俊卿（1113—1186），字应求，福建莆田人。宋绍兴八年（1138 年）进士，初授泉州观察推官，历侍郎、知府、吏部尚书。官至尚书右仆射、同中书门下平章事兼枢密使。卒，赠太保，谥号 正献。

续归田稿

（二卷）

续归田稿卷一　诗、序、记

诗

寄邓北峰山人

为问北峰子，何年来南漳。藏身一市肆，学医不学商。
雅知乡儒术，识趣匪凡常。口中两字诀，扫念最奇方。
我闻佛家言，将性比日光。念则为云翳，扫尽露沧凉。
亦有吾儒教，一念分圣狂。斯言奚所准，吾意亦茫茫。
长途始发轫，千里差毫芒。勖哉谈学子，圣言未可忘。

贺林以才冠带①

曾游泮水称佳士，晚岁从人授一官。
冠带还依山服②制，姓名已上版曹③刊。
诗吟千首犹嫌少，书记五车不作难。
会见鸾章飞凤阙，相期膂力尚桓桓④。

---

① 冠带，指戴帽子束腰带，比喻授官、封爵。
② 山服，指官服。
③ 版曹，宋代户部左曹的别称。因职掌版籍，故称。亦借指户部。
④ 桓桓，威武的样子。

郡城遇侯山人有赠

无家无室度芳年，苦行似僧亦似仙。
长与贫人修药饵，还从佛祖问因缘。
机投不作思乡梦，性得能忘度水筌。
我亦生来无住着，逢君栖止一翛然。

送苏诚斋侍御之全州[①]（二首）

谪宦官仍远，零陵路向西。山连象郡[②]境，水接斗渠溪。
细雨鳀鳙[③]出，疏烟翡翠迷。圣朝多雨露，不待放金鸡[④]。

文江称茂宰[⑤]，畿甸复风裁。政卓翻增累，才高坐见猜。
已安鸡作臂，宁计骥为骀。公论终难泯，声名在柏台[⑥]。

---

① 苏诚斋侍御，即苏士润（1536—?），字惟德，号诚斋，福建晋江人。嘉靖四十四年（1565 年）进士，授江西吉水知县，迁江西道监察御史。因不附权相张居正而被谪全州，旋迁湖州。全州，即今广西全州县，位于桂林市东北部，地处湘江上游。

② 象郡，是秦朝设置的郡级行政区，治所在临尘县（今广西崇左县境）。辖境北达今贵州南部，南至越南中部。西汉废。

③ 鳀鳙，传说中的怪鱼。

④ 金鸡，古代颁布赦诏时所用一种金首鸡形的仪仗。

⑤ 茂宰，旧时对县官的敬称。

⑥ 柏台，御史台的别称。

赵特峰邦伯^①邀坐小亭有赠

亭小元无一亩方，养鱼给水学濠梁^②。
两行珠桧霜余绿，几树木犀雨后香。
子俸屡分邻舍养，宦衣犹解儒时装。
我来清坐能终日，不把芳樽意自长。

访黄葵峰^③尚书书斋有赠

离离风景似林坳，短草疏花讶远郊。
苔厚曾无人迹到，树繁惟有鸟声交。
登堂饭客供鸡黍，闭户翻经玩象爻。
最是尚书家易识，门施棨戟屋支茅。

半　吟（二首）

半作田家半作儒，荷锄把卷亦何拘。

---

① 赵特峰，即赵恒，字志贞，号特峰，福建晋江人。嘉靖十七年（1538年）进士，初授江西袁州府学教授，历升南京国子监监丞、户部主事、工部员外郎、户部郎中、两浙盐运司同知，云南姚安知府；邦伯，古代用以称一方诸侯之长，即州牧。后因称刺史、知州等一州的长官。

② 濠，古水名，在今安徽凤阳县境内；梁，桥。

③ 黄葵峰，即黄光升（1506—1586），字明举，号葵峰，福建晋江人。嘉靖八年（1529年）进士，初授浙江长兴知县，历浙江按察司佥事、浙江布政司参议、广东按察司副使、四川布政司左参政、广东按察使，官至刑部尚书。卒，赠太子少保，谥号恭肃。

亡羊挟册①争如谷，问圃学农好似须。
曾领除书②师蜀士，也修田令复东逋。
年来却笑支离甚，仕已无成只怎迂③。

半居城郭半居乡，城市山林孰短长。
近利日中膏火急，藏身海曲雀罗张。
心无拘系情焉累，趣有牵缠意即忙。
未必寂喧能证道，且将闹境伏强阳④。

草　阁

草阁波心起，柴扉竹下开。同群鱼鸟好，作伴栎樗⑤材。
事业书频课，门阑客少来。闭关终自稳，未许俗人猜。

泛　舟

凿池无一亩，临泛有泭⑥舟。偃息家仍近，招邀客自由。
鸥轻长远去，鱼乐故群游。快意无多取，终须抵暮休。

―――――――

① 亡羊挟册，比喻专心致志地勤奋读书。典出《庄子·外篇·骈拇第八》，臧与谷相与牧羊，而都丢失了羊。问为何事，臧乃挟策读书，而谷则在玩游戏。

② 除书，拜官授职的文书。

③ 迂，曲折、绕远、迂回的意思。

④ 强阳，刚暴之气。

⑤ 栎，落叶乔木，木材坚硬。樗，即"臭椿"，落叶乔木，材质坚韧。栎樗，昔时多用作薪炭，故喻为无用之材，多用作自谦之词。

⑥ 泭，古同"桴"，筏子。

苏诚斋侍御①量移湖州节推②奉寄

闻君司理得吴兴，水绕山环似治城。
画舫时穿菱叶过，豸衣多傍柘林行。
未将谈笑资吏隐，肯把惠文③佐郡刑。
问俗宣风应有暇，停桡一吊苕溪生。（古陆羽。）

寄李振南

得辞吏牒拥诸生，浙水吴山眼倍明。
顾渚④茶甘经可著，乌程⑤酒美邑偏名。
决疑已觉蒙皆发，待问还如虚应鸣。
共说才多兼乐育，河汾门下⑥半公卿。

---

① 苏诚斋侍御，即苏士润，号诚斋。

② 节推，节度推官的略称。为节度使属官，掌勘问刑狱，唐朝始置。明朝推官为各府的佐二官，掌理刑名、赞计典。

③ 惠文，为执法官、御史等所戴的法冠"柱后惠文"的省称，因以指代法禁。

④ 顾渚，即顾渚山，在今浙江湖州市长兴县水口乡，东临太湖，北与江苏宜兴接壤。顾渚山的茶叶"顾渚紫笋"早在唐代便被茶圣陆羽论为"茶中第一"。

⑤ 乌程，古县名，在今浙江湖州。以乌巾、程林两氏善酿得名。故乌程酒为闻名佳酿。

⑥ 河汾门下，隋末大儒王通在黄河、汾水之间设馆教学，求学者达一千余人，房玄龄、杜如晦、魏征、李靖等唐初功臣皆为其门徒，时称"河汾门下"。

怀 古

了无谐俗智，遂与世情乖①。独拥寒衾卧，寤寐觌所怀。
古人不可见，今人未易皆。展转至清旭②，幽思浩难裁。

读 书

终岁亲书册，还如童子时。不知古人远，但觉性相宜。
会处疑非我，悟来更唤谁。堂堂儒者事，莫作钝毛锥③。

卧 病

经时不出户，庭树几荣枯。想见新池水，青青长旧蒲。
何方医懒病，无计系年狙。独与息心侣，清谈到夕晡。

酒 杯

酒杯元④不着，綦癖又非能。终日闭门坐，收心赖佛乘。
兰芳风欲度，荷长露初凝。近得山居法，熟眠胜户⑤增。

---

① 乖，背离。
② 清旭，清晨，清朗的朝晖。
③ 钝毛锥，指秃笔，比喻写作能力差。此处意为做事鲁拙、粗劣。
④ 元，通"原"。
⑤ 户，酒量。

周生勋、王生允尚求诗，
以送其师蔡君口占二绝授之

才闻迁秩教江城，旋领除书告欲行。
起视明星三四点，离觞①不饮欲为情。

泥钧金冶古师模，入室升堂见尔徒。
寄语阳江②新学子，曹溪衣钵③未良图。

送杨春元归怀安

福唐④有佳士，邂逅笑语同。美质充庭玉，英标射斗虹。
宁须狗监⑤荐，会见马群空。清谦初披雾⑥，严装遽转蓬。
曾楼天汉北，古寺越台东。麦雨甘成霖，鹰风⑦阵作攻。
畴能不眷恋，倚徙岁寒松。

---

① 离觞，离别的酒宴。
② 阳江，位于广东省西南部，今广东阳江市。
③ 衣钵，即佛教僧尼的袈裟与饭盂。曹溪衣钵，六祖慧能衣钵保存在广东曲江县曹溪宝林寺而各名。曹溪遂成为禅宗南派别称。佛家以衣钵为师徒传授之法器，故曹溪衣钵引申为师传的思想、学问、技能等。
④ 福唐，今为福建福清市，唐天宝元年（742年），由万安县改称为福唐县。后唐长兴四年（933年），又改为福清县。
⑤ 狗监，汉代内官名，主管皇帝的猎犬。司马相如因狗监杨得意的荐引而名显，故后常用以为典。
⑥ 披雾，拨开云雾，得见青天。比喻被重用。
⑦ 鹰风，秋风。

寿彭母吴孺人七十

芳年曾赋柏舟诗①，老至还将寿罍②持。
同谷③元期百岁共，异言肯把片心移。
呱呱已琢珪璋质，皎皎何论冰雪姿。
寄语人间诸妇女，来看壶范与闺仪。

皆春堂诗赠徐尹东磐④

昔贤牧爱（扁⑤名）事非遥，更见华堂大字雕。
木索还须轻吏责，蒲鞭⑥聊用止民浇⑦。
鱼依藻荇泳池乐，鸟度笙歌隐树娇。
文学风流应不忝，试听邑屋⑧有歌谣。

---

①　柏舟诗，指《国风·墉风·柏舟》，旧说卫世子共伯早死，其妻共姜守节，父母欲夺而嫁之，誓而弗许，作此诗。古人称丧夫为"柏舟之痛"，夫死不嫁为"柏舟之节"。

②　寿罍，即寿觥，祝寿的酒杯。

③　同谷，共同吃饭，此指夫妻。

④　徐尹东磐，即徐待，字东磐，浙江鄞县人。万历二年（1574年）进士，万历三年授同安知县。后以艰去，再以循声擢御史。

⑤　扁，古同"匾"，匾额。

⑥　蒲鞭，以蒲草为鞭，常用以表示刑罚宽仁。

⑦　浇，浮薄的风俗。

⑧　邑屋，古代行政区域单位。引申指乡里等。

送李质所①正郎之南都

仙曹②元是旧司存，君去为看题字痕。

寂寂公堂闲计吏，喧喧仓口闹王孙。

（每坐粮斋庶人必来求好仓口。）

未论美丽江山好，兼喜交游笑语温。

伊昔同乡夸胜事，可无重继古风敦。

寄蔡肖兼主政③（时住中馆驿公署）

官曹阒寂似神仙，君住何如我住年。

钟鼓时闻朝暮响，簿书日问雨晴天。

台连凤凰④墟原古，山绕鸡鸣⑤塔正悬。

自笑冯唐今日首，几回清梦到星缠⑥。

---

① 李质所，即李文简，字志可，号质所，福建同安山边人。隆庆二年（1568 年）进士，授滁州知州（《同安县志》作无为州知州），迁肇庆府通判（《同安县志》作同知），入为南户部山西司郎中。卒于官。

② 仙曹，唐代尚书省属下各部曹，后泛指朝廷官署。

③ 蔡肖兼，即蔡贵易，号肖兼。主政，旧时各部主事的别称，蔡贵易时任南京户部主事。

④ 台连凤凰，当指南京的凤凰台，在南京秦淮区长干里西北侧凤台山上。是饱览"大江前绕，鹭洲中分"的绝佳胜境。

⑤ 山绕鸡鸣，当指南京的鸡鸣山。在南京玄武区鸡笼山东麓山阜上，建有鸡鸣寺，前身为东吴的栖玄寺，明洪武二十年（1387 年）明太祖朱元璋下令重建寺院。有药师佛塔等景点。

⑥ 星缠，如列星环绕。

寄叶星洲主政①

宰邑原从畿辅地②，除郎仍向南曹居③。
不辞吏隐心常静，懒逐交游世也疏。
滟滟湖光来马上，霏霏山翠滴蚕④余。
悬知公暇多濡笔，定有新诗远寄予。

郭石峰招游大轮山林双湖⑤有诗因次其韵

轻飙晴旭弄熹微，藉草传杯净可依。
登陟自夸身颇健，交游漫说世相违。
凌霄碧篞⑥情弥上，激石清泉势欲飞。
多少少年成皓首，牛山岘首⑦泪沾衣。

---

① 叶星洲，即叶明元，字可明，号星洲，福建同安人。隆庆元年、二年（1567年、1568年）连登进士，授石埭县知县。迁南刑部员外郎，改贵州按察副使，升广西参政。卒于官。著有《国语评注》《檀弓注》等。

② 畿辅，指国都及其附近的地区。叶明元初知石埭县，即今安徽省石台县，位于安徽南部，明代从属南直隶，故有"宰邑原从畿辅地"之句。

③ 南曹，泛指明代留都南京各部的官员。叶明元由石埭知县升迁为南刑部员外郎，故有"除郎仍向南曹居"之句。

④ 蚕，古指蟋蟀。

⑤ 林双湖，即林大梁，号双湖。

⑥ 篞，小竹子。

⑦ 牛山，即山东临淄城南的牛山。齐景公登牛山，感人终有一死而悲哀下泪。后遂以"牛山下涕"喻为人生短暂而悲叹。岘首，即湖北襄阳县南的岘山。晋羊祜镇守襄阳时，廉政爱民，后人于其常游憩的岘山上立庙建碑，人见者无不落泪。后遂以"岘首"比喻对死者的怀念。

赠邵伟长①参戎

百战曾闻护朔边，归来四壁也萧然。
短衣博带还更制，枕革翻经亦并禅。
未论雄心销已尽，且看秀句世争传。
山中同侣如君少，不叹论交在晚年。

次韵黄忍江②教授九日同游香山岩（二首）

名峦今始到，游客几回新。海涌疑游若③，山朝似毕臣。
寒桃尝夏果，村酿酽家珍。漫落龙山帽④，风流骨已尘。

莫嫌眸子久遮明，来书有"壮喜登临老目盲"之句。
不见青山倍有情。
性比觉珠珠比性，任封泥土也还清。

---

① 邵伟长，即邵应魁（约1522—1597），字伟长，号榕斋，福建金门所人。弱冠操举子业，俞大猷视篆金门所时从之游，遂弃文从武。嘉靖二十五年、二十六年（1546年、1547年）连捷武进士，镇抚南赣。三十四年（1555年），随俞大猷征剿倭寇，叙功升南直隶游兵把总，复升永宁卫指挥使。官至福建都司都指挥佥事。因涉总兵卢镗事而解职。嘉靖四十二年（1563年），又奉命往广东大破倭寇。

② 黄忍江，即黄杰，字一贞，号忍江，福建同安浯洲（今金门）人。嘉靖三十八年（1559年）泉州府选贡第一名，历官西安、麻城训导，海康、伊府教谕。教诲有方，人多慕之。

③ 若，指海神。

④ 漫落龙山帽，典出《晋书》卷九十八《桓温列传·孟嘉》，桓温于龙山设宴，其参军孟嘉帽子被风吹落而不知。桓温命人作文嘲之，而孟嘉即答以文，其文甚美，四座为之嗟叹。后以"龙山落帽"作为重九登高的典故。

题凌烟清梦卷

夜静月明花影簇，莞簟①居然卧茅屋。

万虑齐向一时明，千休百休中俱足。

忽然身到华胥乡②，郑公俯身相酬酢。

自言我身即汝身，托生轮回今犹昨。

天女在旁③捧朝衣，朝冠制古非时为。

逡巡④不敢当前看⑤，胪称帝言匪尔私。

冠称首戴衣称躯，便教拜舞下彤墀。

本是儒生寻常事，翻令传为千古奇。

复斋仙郎好事者，凌烟册叶为题写。

飘飘似向真境游，欻吸开张何潇洒。

井络降精⑥虽蜀土，嵩岳生申乃周雅⑦。

我闻自昔富贵人，多是贤达生后身。

楞伽⑧一字元不识，开卷何啻触手新。

---

① 莞簟，蒲席与竹席。

② 华胥乡，即美好的大同世界。典出《列子·黄帝》所载"黄帝梦游华胥国"的故事。以华胥乡借指梦境。

③ 旁：原作"傍"。

④ 逡巡，有所顾虑而徘徊不前。

⑤ 看：原误作"着"。

⑥ 井络，井宿区域。晋左思《蜀都赋》："岷山之精，上为井络。"后泛指蜀地。降精，生下良马。

⑦ 生申，申伯诞生之日。后为生日之祝词。典出《诗·大雅·嵩高》："嵩高维岳，骏极于天。维岳降神，生甫及申。"周雅，指《诗经》中的《大雅》和《小雅》。因《诗经》均为周诗，故称。

⑧ 楞伽，指《楞伽经》，佛教经典。

又闻辛毗①曾梦松，梦中自诧非凡庸。
十八年后持使节，三公命数尽相同。
曾君今为瓯宁②尹，名位自应补帝衮。
纵无奇事理何疑，况复休征必拟准。
我嘱曾君力仡仡，擎天铜柱森矶碑。
愿今人宝清梦图，如宝郑公当时笏。

除夕夜坐有怀赵心堂③文宗（二首）

鸿羽高难觅，鱼书剖易沉。未妨断续思，徒费短长吟。
相马方皋④牝，铸人颜子金⑤。何缘兹夕想，偏傍鹤鸣阴。

城柝侵更晓，寒灯映夜深。天涯谁伴侣，旅馆自萧森。
不寐良宵永，忘言陆地沉。遥知此时念，兰臭⑥忆同心。

---

① 辛毗，字佐治，颍川阳翟人，三国时期曹魏大臣。青龙二年（234年），魏明帝封其为大将军军师，加使持节号。卒，谥肃侯。

② 瓯宁，宋治平三年（1066年）分建安县置瓯宁县。明清同为建宁府治所，民国时与建安县合并为建瓯县。

③ 赵心堂，即赵参鲁，字宗传，号心堂，浙江鄞县人。隆庆五年（1571年）进士，授户科给事中。累擢右副都御史，巡抚福建，迁吏部侍郎。官至南京刑部尚书。卒，谥端简。

④ 方皋，即九方皋，春秋时相马家。曾受伯乐推荐，为秦穆公相马。其相马看内在精华而不看表象，故所相中的"牝而黄"马，实则是一匹天下少有的黑色公马。

⑤ 铸人，培育人才。铸人颜子金，培育人才如同孔子培育颜渊。典出扬雄《法言·学行》："或曰：人可铸欤？曰：孔子铸颜渊矣！"

⑥ 臭，通"嗅"，气味。兰臭，兰花的香气。

次韵邵伟长①参戎以诗代启见候 （三首）

相识江防日②，论交故里时。传杯情浩荡，把笔字淋漓。
放达宁无酒？穷愁合有诗。吾衰未落寞，三益豁予私。

自罢云中③将，谁言魏尚④冤。将予飘雨梗，值子失木猿。
读易明忧患，谈玄费讨论。尚须韦作佩⑤，不用楚招魂⑥。

已衰吾合隐，未老子何因。长策干谁用？短吟意自亲。
漾舟浮海思，倚树灌园身。未可耽丘壑，飞章达紫宸。

---

① 邵伟长，即邵应魁。
② 江防日，即嘉靖四十四年（1565 年）洪芳洲任提督操江之时。
③ 云中，古郡名，位于内蒙古中部，治所在今托克托县境内。赵武灵王十九年（前 307 年），置云中郡，境内置云中县、武泉县。位居北方边陲要冲，历来为兵家争战之地。
④ 魏尚（？—前 157），西汉槐里（今兴平县）人，汉文帝时为云中太守。他镇守边陲，防御匈奴，作战有功。后因上报朝廷的杀敌数字与实际不符，只差六颗头颅，被削职查办。
⑤ 韦，即皮韦，皮制的剑鞘。
⑥ 招魂，《楚辞》中的一篇独具特色的作品。传为屈原所作，乃表达了"悲其志"的思想感情。

邵应魁附（三首）

海国仪刑①少，高山仰止时。文章悲屈宋②，风俗较淳漓。
秋色倚天剑，春山伐木③诗。平生忠爱念，尽日顾恩私。

显晦天难问，迁疏我自冤。芳春回北雁，深夜啸玄猿。
贫向江湖得，心从台鼎④论。更怜衰朽质，词赋为招魂。

云会谁能料，风期自有因。功名初识别，意气老来亲。
望系苍生日，病余死战身。清尊临涨海，双剑动星辰。

序

陈侯⑤荣奖序

凡国家有事于四方，若大征伐、大诛讨，则必有调发之烦。有
调发之烦，则必有转输之费、馈饟之劳。陆之材官、骑士，水之习

---

① 仪刑，做楷模，做典范。
② 屈宋，先秦楚辞作家屈原和宋玉的合称。屈原是楚辞体的开创者，宋玉略晚于屈原，也以楚辞著称，并对赋的形成与发展做出重要贡献。后世因以屈宋合称。
③ 伐木，指《诗经·小雅·伐木》，该诗表达了作者顺人心、笃友情的愿望。后以伐木比喻友情深厚。
④ 台鼎，古称三公为台鼎，如星之有三台，鼎之有三足。此处指朝政。
⑤ 陈侯，指陈文，号中斋，江苏丹徒人。举人出身，隆庆五年（1571年）任同安知县。

流、下濑①，必有人徒之众。大之艨冲、兵车，小之函庐、兰碫②，必有戎器之除。而又当有间谍之募、选锋之格，以悬赏鼓众。若是者，皆当出于会计调度。而民之田赋有定额，丁产有经税，其势必出于水衡、少府之财③，盐铁、茶莽之征。都内无名之钱，以其不出于民而出于商，不征于田而征于算。故谓之曰佐军兴，谓之曰杂徭，曰泛赋。

昔人之所以谋其国家治财□兵之道，不越是矣。今也不然，版籍之赋于上者，有定额矣。而又当有科率之米焉，米即田之税与粮也。身力之役于上者，有常徭矣。而又当有加征之丁焉，丁即身之庸与工也。自课程入于上供，而不以佐兵，则转输无艺；自课盐以奉九边，而不以佐省，则征求无策。且非特如此而已也。古之行师也有常期，遣士也有休代。今也岁岁之防汛无已，年年之戍守不更，加以侵轶之寇日至，分布之兵不撤，而且有分数之降罚以责成焉。夫以古之兵不逾时，财不匮乏，而尚艰于取民以供军。以今之财匮、兵罢而反责于取民以免罚，嘻！何其难也。

中斋陈侯，为令于吾邑，可谓悉心殚力矣。早起而暮休，冲寒而冒暑，孜孜以为公家计虑、经画者至矣。顾一旦得让于上，曰："胡为其乏军兴也？"依分数之例，以停侯俸给。侯不以民之病己怨民，治文书自若，与民约，分为数限征焉。民感侯之德，相率劝输。由是镪溢于库，米溢于廪。上之人又移文嘉奖，曰："胡为其速完也？"侯亦不为之喜。

于是乡兵马李君兑山辈，介余门人某某以请于余曰："于侯之被让也，见侯不忍急民之仁焉；受奖也，见侯赡事敏功之才焉；不

---

①　习流、下濑，指水师、水军。

②　函庐，指弓车。碫，古同"炮"。兰碫，当为古代的火炮。

③　水衡，指水衡都尉、水衡丞，掌管、铸造皇室私财，即所谓水衡钱的官员。少府，是历代政府为皇室管理私财和生活事务的职能机构。

戚不喜也，见侯宠辱不惊之量焉。愿有以张侯之美也。”余谓侯于此举尚有可书者二焉：香资[1]军饷也，侯不以赡军，而以之资贫士；官才军饷也，侯不以利市侩，而以之通商贾。其意益远矣，岂特仁才量可称已哉！遂书之，以复于李君，以为贺奖序。

陈侯考绩序

考绩之义何？居乎人臣，当报政之期，自书其功状，以告于天子。天子下之所司，课其殿最[2]以闻，而因以行其黜陟之典之谓也。夫自书其功状，则贤宜可自叙矣。任其事而事治，莅其职而职修，是之为贤者也。今将令贤者一一自书其治事修职之绩欤，得无涉于自列之嫌乎？将逊之而不居，抑之而不叙欤，又非人臣奉公之谊与任官居职者之宜也。

昔者大禹、皋陶[3]矢谟于帝舜之前，皋陶之所陈，不过知人安民，而且曰：“予未有知也。”如是其恭且谨也。禹则其勤至于过家不入，其功至于弼成五服，画州建长，亹亹甚具。何其一居功，而一逊美也。赵充国、龚遂[4]同仕于汉宣之朝，充国之旋师也，叙其行师克敌之要，与自守便宜之册，规画方略具以上闻，不以为嫌焉。遂之还朝，直归功于上耳，其于治渤海慰安牧养之政，无敢述也。又何其一有让，而一自伐也。盖大禹久于在外，经历之劳，故知成功之不易。充国亲履行陈之苦，是以得兵家之情要。若皋陶之明刑，龚遂之治郡，要之，皆臣子之常事也，而恶得以自论叙哉？

---

① 香资，布施给佛寺庙宇的香火钱。此处当指资助。

② 殿最，古代考核政绩或军功，下等称为“殿”，上等称为“最”。

③ 皋陶，上古时期华夏部落首领，长期担任掌管刑法的“士师”。历经唐虞夏三个时代，为开创华夏盛世立下赫赫功勋。

④ 赵充国，字翁孙，西汉名将。龚遂，字少卿。汉宣帝时任渤海太守，很有政绩。

今国家考课之典，又不同矣。百官之书考有令式焉，事迹也、过名也。令之于官，又有职事之可言矣：农桑也，学校也，孝子也，顺孙、义夫、节妇也，钱谷也，农田水利也，积粟也。因其令式，列其职事。当之者无可伐，亦无可让；言之者无可居，亦无可逊。是之谓典常也。

是岁某月，为吾邑中斋陈侯报政之期。侯之任事，励精锐志，勉其成而忧其败，无或弛也；牧养小民，恤其乏而振其病，无或虐也；成就人才，兴其贤而教其顽，无或纵也。自郊至乡，禾黍蔽野，无不辟之地也；自庠至序，弦诵载涂，无不学之人也。其事治，其职修，未有如侯者也。或谓侯声实暴著，宜直书其事迹，以告于天子。侯曰："凡吾之所能尽者，臣子之职事耳，且人臣安能有功哉？人君假之以权，优之以位，而后能展布其四体。凡吾之功，君之功也，吾敢自誉哉？"于是凡政迹之书牍者，有挹损而无张大。诸乡士夫闻之，莫不以侯为明于人臣之谊，异时居明刑治郡之职，必能如皋陶、龚遂之让也。咸造庭献言，而属予为序。

黄掌教[①]荣奖序

两汉博士、文学得人之盛，其亦有由然乎！今夫士大夫，积功行、累勋烈，庶几乎公卿丞弼之位，顾有终其身而不得者。乃若学士儒生，孜孜矻矻，足不登于文石之陛，名不挂于仕进之籍者，又何限也。

汉世博士、文学一起家明经，循资积望，高可至两府，次二千石，最下不失为郎吏。乃若有大政事、大议论，朝廷不能决，民间

① 黄掌教，即黄世龙，字见泉，广东程乡人。贡生出身，隆庆四年（1570年）任福建莆田训导，万历元年（1573年）升同安教谕。

有疾苦不能宣，辄使廷议论决。三雍郊庙①，石渠虎观②，议礼讲经，事体至重大，得以其所学陈得失、辨异同于人主之前，是何其见尊礼隆重之若此也。盖汉世重经术，人主至亲授经，执弟子之礼。自挟书之禁开，而经籍始出。自置博士学官，而士大夫始斌斌多文学之士。初由郡国荐送，命近臣刺经义中细微难决，以相问难，第其高下。经有师法，学不悖所闻者，始登之甲、乙、丙之科，而任之以职。博士则选第，隶于太常③；文学则从刺史、守相④荐辟。夫其尊礼隆重，则士之以经术进者，知所自重。试以经义，以不悖所闻为宗，则士知守法。太常、刺史、守相得以选第、荐辟，则士兢兢不挂于吏议。汉世博士、文学之盛，其不由此哉！国家养士任官之法，过前代远甚。聚天下之士，群之学校，而择其贤者，岁贡之宗伯。其始也，试之内廷，养之太学，又择其尤异者，升之上舍，而后分试于六垣，奉使于四方。奏对称旨，则加以不次之擢，不数年而至公卿者有焉。其编校书籍，得参预翰林之选。当是时，儒官、学士乡风慕义，得人之盛，与汉为比，而胡今之不然也？

程乡黄君见泉，以《易经》贡入宗伯，试内廷上第，授莆分教五载，转掌吾庠教事。君于《易》钩微摘隐，圣经大旨，群儒奥义，老师宿儒沉吟熟复，不能开解，君独参综详核，卓然成一家

---

① 三雍，即辟雍、明堂、灵台的合称，是帝王举行祭祀、典礼的场所。郊庙，古帝王祭天地的郊宫和祭祖先的宗庙。借指国家政权。

② 石渠，即石渠阁，在长安未央宫大殿的北面，是汉朝皇宫内藏书之处。虎观，即白虎观的简称，为汉宫中讲论经学之所。后泛指宫廷中讲学处。

③ 太常，是古代朝廷掌宗庙礼仪之官，主要掌建邦之天地、神祇、人鬼之礼，吉凶宾军嘉礼以及玉帛钟鼓等威文物的官员。

④ 刺史，属监察官性质。秦制，每郡设御史，任监察之职，称监御史。汉绥和元年（公元前8年），刺史改称州牧，由监察官变为地方军事行政长官。守相，郡守和诸侯王之相。

言。而其为人，闶怿明爽，心口肠胃直如绳引，见义勇为，不为势利回惑，以是诸生亲而爱之。巡按刘公既得代，于是移檄奖君之贤。余谓君之贤，既足以当刘公之奖，而迩者圣天子崇尚经术，视汉之英君，不啻过之。言官又方以儒学之职轻，欲尊尚隆重，以复国初之盛。黄君于其时以学问、操行见知于部使者，鸣琴单父之堂①，横经太学之署，皆君异日事也，不亦可贺也哉？用是因君僚友谭君、蔡君、门人李生等之请，而为之序。

贺梁侯②序

《列子》书称，方壶、瀛洲、蓬莱在大海中，其上珠玕③、草木华实之产甚富，仙圣之居在焉。其事不经见，学者类绌其说。然道家书亦称，瀛洲、方丈、蓬莱山在海中，与《列子》合。今登之海中仙人所居牢岛不夜，咸往往而在。此三山者，安知其无有耶？至儒者驺衍④言，又阔是矣。其云九州之外如九州者九，有裨海环之，又何其与《列子》、道家书异也。综之二说，《列子》、道家书称大海之中有山，则仙圣修炼之居。驺子书称大海之中有山，则君民政教之居，其致亦岂大相辽远哉？

以余观于粤之琼州，蠹然拔起于瀛海之中，周遭大海，日月出没，是星辰隐曜，是鹏搴鳌浴，鲸巢□宫钟为物产，异香珍宝，散之四方。而且自置珠崖，管州军县□常置，号称雄镇。我朝入职

---

① 鸣琴单父之堂，称颂地方官简政清刑，无为而治。见《吕氏春秋·察贤》："宓子贱治单父，弹鸣琴，身不下堂而单父治。"

② 梁侯，即梁必强，广东琼山人。万历二年（1574 年）进士，授晋江知县。

③ 玕，珠子般的美石。珠玕，珠宝美石。

④ 邹衍，战国末期齐国人。阴阳家代表人物，提倡五行说、"五德终始说"和"大九州说"，著有《邹子》一书。

方，则人才斌斌称独盛，与中州人士相颉颃①，岂驺衍所谓九州之外复有九州，有居民政教者，如琼近是耶？

梁侯原沙产于琼，而吏于晋江。侯年尚少耳，其才何敏以达也。讼牒吏簿之至于前，流目搦管，不终刻而尽得其情。从容谈笑，出风致于吏格之外，日未昃而报衙退矣。

自隆庆、万历新天子即位，涣大号，屡下诏书，蠲民间之税以万万计。闽于天下不当十之一，而吏奉行不谨，征如故，令非惟不敢执，且暴之。至侯始停其征，而黄与白始符为一。其存心近厚又有古仁人之风焉，余既甚叹服。

一日，乡进士某某辈诣予请曰："兹月日，侯诞辰也，求言以为侯贺。"余惟琼处海岛中，既奇异而尤钟美于琼山。故今琼山人才特甲于诸州邑，先朝如文庄、筠溪、西洲②咸是焉。产或以文学，或以气节，称当代名卿焉。侯今以政事著，而又同产于琼山，他日登侍从，处台省，出入讽议，卓有休问，用继三公之轨者，必侯也。是可贺已，用书其言，以授诸君子。

---

① 颉颃，原指鸟上下翻飞，引申为不相上下，互相抗衡。

② 文庄，指丘濬（1421—1495），字仲深，海南琼山（今海口市）人。明代中期著名的思想家、史学家、政治家，官居户部尚书兼武英殿大学士。卒，追赠太傅，谥号文庄。筠溪，即钟芳（1476—1544），字仲实，号筠溪，崖州（今海南三亚市）人，明代著名的学者、政治家和哲学家，官至户部右侍郎。西洲，即唐胄（1471—1539），字平侯，号西洲，海南琼山人，明代著名的政治家、学者。弘治十五年（1502 年）进士，官至户部左侍郎。著有《琼台志》《西洲存稿》《传芳集》等。

徐侯①荣奖序

　　监察御史鹤峰孙公②按闽，既得代③，移檄所司，奖贤能吏若干人，而吾邑东磐徐侯在焉。于是文学黄君、蔡君、袁君，诸生某某辈喜曰："兹盛典也！"相率诣余丐言焉。余方病目，未有以应也。逾月，使来促属余，病臂，亦未有以应也。既数月，诸君子俨然造曰："为日久矣，先生之诺不可以久虚矣。"余曰："然。请为诸君子喻之可乎？"

　　夫目之为体也，不盈寸余，上天下地，远而四方，巨而山岳，细而纤尘，毫末无弗瞩也，何其明也。一有物以翳之，则巨且弗见，而况于细乎！是道也，不可为知人之喻乎？臂之为力也，重而能胜，盈而能捧，举鼎拔山，抉关裂革，舒钩卷铁，何其壮也。一有客邪以中之，则轻且弗胜，而何有于重乎！是道也，不可以为居官之喻乎？

　　今夫权之最重而翳之最多者，莫逾于监察。巧趋媚以悦其心，则明夺于佞；饰才智以见其异，则明蔽于矜；结朋俦以肆其欺，则明昏于党。若是者，贤愚、能否有不为之倒置者几希矣。职之最亲而邪之易入者，莫甚于县令。苞苴④及门，则自守之念移；谄谀盈耳，则崇正之心薄；臣奸示梗，则遏恶之志衰。若是者，肩巨荷重，有不为之减少者几希矣。

　　予观鹤峰孙公之在吾闽也，有易事难悦之风焉，有沉静、详雅

---

①　徐侯，即徐待，字东磐。

②　鹤峰孙公，即孙錝（1537—1592），字文秉，号鹤峰，浙江余姚人。隆庆二年（1568 年）进士，授知县，升任福建道监察御史。历任江西提学副使、参政、按察使、河南右布政使，终仕太仆寺卿。

③　得代，意思为可得继任。

④　苞苴，原指包裹鱼肉的蒲包，后转指赠送的礼物，再引申为贿赂。

之操并观互察之哲焉。举佞矜党之物，不得而翳之，其为明也，不亦审乎？

东磐徐侯之在吾同也，有清白之廉焉，有亲贤远佞之正，嫉邪纠匿之果焉。举赂谄恶之邪不得而中之，其为力也，不亦全乎？以鹤峰公之明，而遇侯之力，由是而奖也，是公奖也。以侯之力，而遇鹤峰公之明，由是而受奖也，是宜奖也。诸君子之侈而张之也，不亦善乎？以近喻于目与臂也，不亦类乎？

虽然，余尚有言焉。昔者客谓梁君曰："惠子之言事也，善喻，君使无喻则不能言矣。"明日，梁君见，谓惠子曰："愿先生言事无喻也。"惠子曰："今有人于此而不知弹者。"曰："弹之状何若？"应之曰："弹之状如弹，则谕乎！"曰："未谕也！"于是更应曰："弹之状如弓，而以竹为弦，则谕乎？"曰："谕矣！"惠子曰："夫说者固以其所知喻其所不知，而使之知之也。"君曰："善。"诸君子以余之喻为可乎？为不可乎？以为不可，则昔人有惠子之喻矣；以为可，则请书于篇，以为侯贺。

斗西熊侯①考绩序

斗西熊侯，既判郡之三年，例当考绩于京师。属侯方以才摄吾邑事，事且有绪。于是吾邑之群士大夫，稔侯之贤，庆其满考，将膺异擢于选曹也，则喜。以侯方苆吾邑，庶政维新，百弊浸剔，虑其将上计于考功也，则忧。相率介乡进士薛君应辰②，请于余曰："侯兹满考，其书最乎！"余曰："然。"诸君子曰："何谓也？"余曰："以侯之政，知之也。"诸君子复曰："然则留乎？"余曰：

---

① 斗西熊侯，即熊焕，字斗西，江西建昌人。恩贡生，万历四年（1576年）任泉州府通判。

② 薛君应辰，即薛应辰，福建同安人，万历四年（1576年）举人。

"然。"诸君子曰："何谓也？"余曰："以吾邑之不可一日无侯知之也。"诸君子曰："请言之。"余曰：

谓天下之邑无难治乎？则今之称某邑悍、某邑剧，班班见于纪载之搜集者可考已，是邑有难治者也。谓天下之邑有难治乎？则今之称某居悍邑治，某居剧邑易，班班见于文人之选述者可考已，是邑无难治者也。此何以称焉？余谓难与易何常，顾居官之能与不能何若耳。今夫瞿唐［塘］滟滪①，天下之至险也。善舟者回旋曲折，无不如意，而舟奏功矣。谓非操舟者之长可乎？羊肠峻坂②，天下之至危也。善御者上下驰骋，无不如意，而车奏功矣。谓非御车者之能可乎？是故微瞿唐［塘］滟滪，无以见操舟者之长，然渡险而思济者争欲得之也；非羊肠峻坂，无以见御车者之能，然履危而思安者争欲得之也。

今吾闽称难治者惟吾邑，以言乎民则悍，以言乎士则偷，以言乎庶务则剧，是亦天下之瞿唐［塘］滟滪、羊肠峻坂也。虽然，吾以为居官者亦与有责焉。民欲廉，而乃拂之以贪；民欲仁，而乃暴之以刻；民欲直己之冤、陈己之害，而乃遗之以暗且懦。于是乎上下之情暌③，怨叹愁恨之声作，而邑称难治矣，亦何怪乎其然也。

斗西熊侯之在吾邑也，不事表暴，不贾声誉。知民之病，于衙门诸役之为害也，则肃清；知民之病，于钱谷征收之无法也，则用一缓二；知民之病，于词讼刑锾之无纪极也，则罪轻罪重惟律；知民之病，于豪势强恶之恣噬也，则裁抑击治。甫期月，而民心悦，政声起矣。侯其善于操瞿唐［塘］滟滪之舟，御羊肠峻坂之车哉！

----

① 滟滪，即滟滪堆，俗称燕窝石，古代又名犹豫石，在白帝城下瞿塘峡口，水疾石险。因障碍航运，于1959年冬炸除。

② 羊肠峻坂，即羊肠坂，在豫西北与晋东南接壤的南太行山中，为古坂道。因其在山间崎岖缠绕、曲曲弯弯，形似羊肠，故名。是太行陉的最险要路段。

③ 暌，背离。

侯今书考于当道也，以其在邑之政通之在郡之政，不其最乎？以此知其必书上考也。使吾邑一日无侯，则强而得志者复肆，弱而无辜者受祸，弊端蠹孔复作，钱谷徭役之复重并，讼狱刑锾之复渔猎矣。侯其可去乎哉？以此知其必留也。

于是诸君子之忧既释，且曰：操万斛之舟者，必于渤澥①，非潢污②之可得而载也；驾六马之车者，必于康庄，非径术之可得而骋也。如侯之才，岂吾邑吾郡之可得而久借也哉！侯其擢矣，请书子言以为侯贺。

记

重修同安县儒学记

国家以文教治天下，自高皇帝即位，首诏郡县立学，列圣相承，右文致治。观风守土之吏，奉行德意，惟恐在后。于是同安有先师之庙，庙有殿、有庑、有明伦之堂，堂有斋、有号舍、有名宦乡贤之祠，祠有专、有合，而又有库、有廪、有藏书之阁、有官师之廨，皆谓之学，而规制始大备。而其制度必皆高明宏大，以务称崇祀先师与建学造士之意。故其重檐累栋，高阁闳门，衺垣窣堵之巍然、焕然，常极其力之所至，而不缩其费。然以官府之所兴造，工不必其皆良，木不必其皆材，土不必其皆埴，设色不必其皆善，卒遇上风旁雨水潦之灾，则有倾圮、穿陁、摧蚀、剥落之患。故常数十年率一修冶，遇有大灾，辄复修治，岂惟成坏废兴之理，相因于无穷哉！亦其势然也。

---

① 渤澥，即渤海。

② 潢污，指聚积不流的水。

　　是岁秋九月癸酉，大雨连昼夜，水从地下溢起，两溪①之水自东而泛于学宫之前者，与自西而下将趋于海者束于潮，不能演迤悠漾以适其性，遂坏东门，穿城窦以入。内之阛阓之水，由东南二街将会于溪以出者，厄于溪不得骋，相与合为巨浸，学宫内外水之没者丈许。加以风势猛壮，漂荡震憾，声摇万屋，向之高明宏大，巍然、焕然者，率为倾圮、穿陁、摧蚀、剥落，而学宫几不可为矣。邑令陈侯②方以考绩归，而修理之费，已属他官估计，有成议。侯曰："是安足以济吾事？"亟请于上官，出桥税金若干两、香税金若干两。不足，又益以金若干两。委丞张侯③督之，凡几阅月而殿庑、堂斋、祠库、廪廯成功。推其余力，又及于笾、豆、铏、簠，咸加修饰。于是掌教黄君世龙、分教蔡君壖、袁君希孟④、诸生某某等，感侯之谊，相率来请记。

　　盖余闻之，天之所命，谓之性。性者，纯粹至善，本然完具，无所待于修者也。循性而出，谓之道。道者，其体无为，其行之知之，有过不及，惟其体无为，必待人以为之。故曰："人能弘道，非道弘人，惟其有过不及。"故曰："知者过之，愚者不及也；贤者过之，不肖者不及也。"有所待于修者也。盖修之为言为也、治也，

---

　　①　两溪，指同安的西溪与东溪。西溪发源于同安西北部的寨尖尾山，流经澳溪，与莲花溪相会于长沙，至草仔市与汀溪汇合，称西溪。西溪南流至大同镇南面双溪口，与发源于五显镇三秀山麓的东溪汇合，东南流至团结埭，再分为两股，分别注入同安湾的东咀港出海。

　　②　邑令陈侯，即陈文，号中斋，江苏丹徒人。举人出身，隆庆五年（1571年）任同安知县。

　　③　丞张侯，即张光世，江西余干人。贡生，万历元年（1573年）选为同安县丞。

　　④　掌教黄君世龙，即黄世龙。分教蔡君壖，即蔡壖，福建长泰人。隆庆年间贡生，选为同安训导，后擢广东阳江教谕。袁君希孟，即袁希孟，福宁州人。隆庆间贡生，选为同安训导。

此圣贤以来相传之大旨也。然修道之功安在哉？孔子曰："修道以仁。"子思曰："道也者，不可须臾离也，可离非道也。是故君子戒慎乎其所不睹，恐惧乎其所不闻。莫见乎隐，莫显乎微，故君子必慎其独也。"是修道之功也。夫仁，性也，以性修道可乎？戒谨恐惧谨独，涉乎念矣，以念修道可乎？噫！此所以为圣学之要，与吾儒、异端之辨也。仁者，人也，是善之长，而经纶天下之大经者也。戒谨恐惧谨独，正念也，正念悉去，则禅矣，非异端乎？

今夫方位之平坦正直，地势之亢爽高明，犹之人之性也；堂宇墙垣之或正或倾，材瓦工力之或良或苦，犹之人之道也。使倾者不加之正，苦者不加之良，则何以谓之学宫？学者之于道，使不加之以弘道之力，不由于无过不及之中，不以仁修道，不以戒谨恐惧谨独不离道，则何以谓之学？是故于其不假修而修之，是乃庄生之缮性，杨氏之修性，不知性者也；于其有待于修者而不修之，是乃佛氏之大道，可不学而能，圣人可不修而至，不知道者也。其为学术之害一也。

今学宫既已修治矣，二三子之出入于斯，居止于斯，触目警心，其亦体陈侯嘉惠作新之意，务兢兢焉以加修道之功，毋溺于近世一种径捷玄虚之说也哉！

陈侯名文，丹徒人。其于为政，知所先后，而尤留心于学校。张侯名光世，余干人，古城先生之从孙。故于相兹役也，尤尽其心，咸不愧科目家世云。

续归田稿卷二
碑、志铭、墓表、杂著、传

碑

明朝列大夫广东布政使司左参议累赠资政大夫南京吏部尚书海滨赵公①神道碑

上即位之五年冬十月，南京刑部尚书麟阳赵公②奏绩于京师，上若曰："维南京祖宗根本重地，兹都畿之内，刑狱无枉无滥，惟尔长司寇之能。其归复尔职，益式敬尔狱，以讫尔庸。钦哉！"公拜命唯谨，于是铨曹按故事以封公三代请，制曰："可。"公之考海滨公，于是由赠光禄卿晋赠南京刑部尚书如公。

官逾月，公改南京礼部尚书。其明年春，上以大婚礼成，上徽号。两京复制诏吏部，凡京官自一品至九品，曾受诰敕者，品同官不同许改给。逾月，公复改南京吏部尚书，海滨公复自刑部改赠吏部。麟阳公感上恩之非常，追庆源之有自，乃稽典礼，得立公墓道之碑，崇若干尺，螭首龟趺如令式，而请文于予。予惟昔者世宗皇帝末年，柄臣父子用事，公行贿赂，窃用辟威，天下既毒焉。麟阳

---

① 海滨赵公，即赵埴（1481—1560），字平仲，号海滨，浙江余姚人。嘉靖八年（1529 年）进士，授桐城知县，历南京刑部主事、肇庆同知、广西金事等职，官至广东左参议。

② 麟阳赵公，即赵锦（1516—1591），字元朴，号麟阳，浙江余姚人。嘉靖二十三年（1544 年）进士。授江阴知县，擢南京御史。疏劾严嵩，斥为民。后起为光禄卿。隆庆初，以右副都御史巡抚贵州，历工部侍郎、南京刑部、礼部、吏部尚书，后拜左都御史、刑部尚书，卒于任。

公于是时以南京御史清戎①滇、贵，奉使有指，而公痛政本之非人，深以贻忧宗社为虑，乃具疏柄臣父子奸利事，凡若干条。柄臣父子恨公切齿，欲置之死，自滇逮至京，杖之诏狱，复杖之阙廷。赖世宗皇帝圣明，得削籍为民，家居者若干年。穆宗皇帝登极，追承末命，缵扬先志。公于是自河南道御史，历太常少卿、光禄卿、巡抚、右副都御史、左右少司空、南台总宪，以长司寇。海滨公亦自列卿，再赠常伯。

天下士莫不相谓君亲二伦，忠孝二行，世尝疑其相戾，今而后始知孝于亲者，必由于忠君，而致其身者，乃所以竭力。兹举也，可以劝子之孝焉，励臣之忠焉。予雅游于公，睹兹盛典，其敢以不文辞？谨受而叙之曰：

公讳坝，字平仲，别号海滨。宋时有启，封于燕，曰德昭者，公其后也。从南渡始家会稽，徙余姚，故公为余姚人。中嘉靖丙戌会试，以病归。己丑廷试，赐同进士出身，授安庆府桐城知县。

公素以古道自期，待及为邑，凡所以处己待人，事上御下，一出于古质。赈恤穷困，诛削豪梗，田赋水利，学舍桥梁，以次修举。而一切非礼之需，类多抑止。逾年邑以大苏，知府罗公瑛心不能平。会邑宦户侍钱公如京②，纵家僮横行乡里，视公犴为私禁。公初以礼谕之，不从，乃悉置于法，钱亦不悦。壬辰朝觐考察，钱与罗交构③，公遂调江西之石城。石城，虔、赣间小邑也。公至，以无事为治，政尚清简，与民休息。有疾苦斗讼者，得诣庭言状，门隶不得呵禁。悲啼指画，若家人父子然，公立与之辨，委曲开

---

　　① 清戎，肃清西部少数民族。
　　② 钱如京（1478—1544），字公溥，安徽桐城人。弘治十五年（1502年）进士，初授青田知县，升浙江按察使，历右副御史、兵部侍郎兼左副御史，官至刑部尚书。
　　③ 交构，互相构陷。

谕，多悔悟去。其立文案、施鞭朴者，十才二三。每行乡邑至村落，父老欢迎，童稚毕集。或以果饼馈，无论精粗。取学宫子弟俊秀者，亲为课试讲说，士亦渐知乡风。

逾二年，升南京刑部主事。是时钱公由户侍转南京户书矣，诣门内交，自言其初误于子弟也。公素长者，不疑人欺，信其言。中贵人有狱付公治，公一裁以法。当考察，中贵人遂与钱比，飞语中公。尚书闻公渊①掌铨事，不能察，且以乡曲避嫌，从不及。调亳州之同知，居数月，升抚州通判。又二年，升肇庆府同知。公在抚，尝署邑临川者逾年。临川巨邑，狱讼素繁，公晨起视事，每日至戾方罢。郡守曾公汝檀②雅重公，郡有大事，非待公不专决。邑势家有被盗者，诬指平民甚众，公鞫之无状，一旦尽释去，而别遣人廉真盗。势家不悦，诉于巡按。巡按亦衔公之方，欲以卖盗文致公罪，公曰："杀人以媚人，吾不为也。"因自劾，坚卧不出。藩臬及士夫知公者，群言于巡按。巡按寻亦自悔，遣曾公谕意，乃出。公自宰邑，以不能媚事权贵人得罪，在他人宜若少贬，而公方直不移乃如是。

在肇庆最久，出视事，他州县为多，类多惠政。其在郡，遇事辄行，未尝以署职自阻。学舍久弊，守者难其费，辄置不修，公力为葺之，一不以病民。迁戍士人至郡时所不敢问者，公之授馆具

① 尚书闻公渊，即闻渊，字静中，浙江鄞县（今宁波鄞州）人。弘治十八年（1505年）进士，初授礼部主事，历员外郎、郎中、应天府尹、南京兵部右侍郎。官至刑部尚书。

② 郡守曾公汝檀，即曾汝檀（1497—?），字惟馨，自号凝碧子，福建漳平人。嘉靖十一年（1532年）进士，历任南京户部员外郎、礼部郎中、抚州知府。官至山东省盐运使。

忾，礼遇周洽，俾无失所。时总督张公岳①负重望，公素重之，遇事大小，直言无讳。张公初不悦，会同乡副使陈公元珂②，语次备道公之为人，张公曰："微子几失赵君矣。"久之，遂成相信。居肇庆六年不迁，张公疏于朝，升广西金事。初巡苍梧，继转桂林。公虽心存平恕，而风纪肃然。粤西郡县官吏以僻左，多贪纵无忌，至是莫不敛戢。每出征，未尝轻杀无辜。闻同列有以多杀为首功者，辄仰屋窃叹，竟日不怡。自以年渐高，事多龃龉，再三上疏语休，不报。

又三年，转广东左参议，公遂欲归。同列有语公者，曰："公此行，道出岭南，因而莅任，亦足为腰黄③实履。"公笑曰："吾方以得归为幸矣，奚暇计虚实哉？"总督应公槚④，公同年也，谅其情悃，许代之请。即日就道北归，数月，始得命致仕云。

公平生寡言笑，少嗜欲，端居一室，终日无倦容。子弟过之，无不凛然生其敬畏。若遇宾客，饮酒弈棋，至夜以继日，则务尽其欢。事亲生，事死葬，莫不如礼，垂老临祭必哀。初，公父既没，家事益落。公时未第，乃出授徒，所得束脩分给昆弟之贫者，未尝问家事有无。其从政爱民，奉法始终一致。然性直方，不能婘婉随

---

① 总督张公岳，即张岳（1492—1553），字维乔，号净峰，福建惠安人，正德十二年（1517年）进士，授行人，历任员外郎、郎中、提学金事、廉州知府、广东参政、右金都御史，擢右副都御史，总督两广军务兼巡抚，进兵部右侍郎转左侍郎，总督湖广、贵州、四川军务，官至右都御史。卒于沅州，赠太子少保，谥襄惠。

② 陈公元珂，即陈元珂，字仲声，福建闽清人。嘉靖十四年（1535年）进士，历德庆州判、南雄同知、金华知府宁绍兵备道，官至湖广参政。

③ 腰黄，腰金，即腰缠黄金。

④ 总督应公槚，即应槚（1493—1553），字子材，号警庵，浙江遂昌人。嘉靖五年（1526年）进士，授刑部主事。历山东参政、山东布政使等职，累官至兵部左侍郎、总督两广军务。

俗，以故所至辄有遗爱，而监司每不相能。尝戒子弟曰："吾性不能徇人，而守复不恪，其谁与我？"游宦二十余年，敝庐仅蔽风雨，被服布素如书生。麟阳公立朝大节，固其学问有以自致，而家庭训之自，夫亦有本也哉！

曾祖景衡，祖玖。父昺，以公贵，赠南京刑部主事，累赠南京吏部尚书。妣曾氏，赠安人，累赠夫人。公生于成化辛丑，卒于嘉靖庚申，享年八十。元配诸氏，赠安人，累赠夫人。子二：长釜，县学生；次即麟阳公锦。女一，适卫辉经历翁立。继配曾氏，封安人，子二：钫、鋐。女二：长适县学生王承绥，次适吴琮。孙男六子：卿惠、卿文、卿某某。孙女三：长适郡学生邵楫，次适陈烆，次适某。曾孙一，应贵。葬以嘉靖辛酉，地在后丰山之原，盖于今十有八年矣。

余尝观于古今人才盛衰之际，窃好问先朝以来士夫行事。如嘉靖初，去弘、成间未远，其时先达大率多靖重谨□，绝无委己从人之意。以故风俗淳厚，机巧不事，虽若无文采，而古意宛然，如商彝周鼎；大节凛然，如层崖峭壁。公其人也，《诗》云："虽无老成人，尚有典型。"又云："匪先民是程。"然则如公者，固先民之遗轨，老成之典型也欤！是不可无铭也已。铭曰：

赵于宋裔，实胄自燕。由汴徂迁，南宋之前。秦岭姚江，乐其山川。绵绵千祀，中间息焉。笃生海滨，蔚为明贤。始登仕籍，出宰畿邑。煦良垦奸，民用苏息。胡为更调，权强所嫉。华问愈大，秋官是秩。竟坐前憾，方升亟踬。由兹二郡，于舞于端。权吾不比，以直盗冤。宠吾不徼，以守微官。督府腾章，奏迁臬宪。惟盗之区，攀崖陟嶬。杀人如麻，驱狼以战。公用不怿，相视无变。迁东少参，公已告休。或劝腰金，公志之求。优游林下，我墼我丘。环堵萧然，葛衣布裘。展也公子，邦之司直。万里囊封，憸邪是击。不死而还，先帝之泽。两朝念忠，荐有加锡。遂长列卿，遂都常伯。赗于九京，龙章实墨。载碑有龟，亦昂其首。双螭盘之，以莫其久。孝以忠立，名以节有。几〔凡〕百有位，视此不朽。

房侯①德政碑

德政碑何？漳民为房侯立也。立之何？房侯贤，且纪其善政也。贤而纪之何？慨良吏之鲜，而民之不幸者多。又慨良吏之难，而士之无志者多也。异时者，予为童子，闻之长老，某邑令也材，某邑令也廉，某邑令也仁。今予长且老，求如予童子之所闻，寥寥乎其少有也。

余尝东至吴，西至梁，北走冀、并，周回齐、鲁、邹、滕之墟，求如某邑令之材，某邑令之廉、之仁，矻矻乎其少获也。然而墨者、刻者、庸者，又何其多也。甚矣哉！斯民之不幸也。或曰士束发读书，闻古人节行功业事，谈之则拊髀击节，有愿执鞭之思；过之则睫不下，精不移，有愿俎豆之志。顾一人仕途，才行亡奇可耳。一有奇，群谤喧腾，百计震撼，必相与败其功。士固无前望，其如后责何？或曰士固生长草野，民间侵冤渔猎之状，非不悉也。顾同进者，拥富资、田宅、妻妾、居室、宾客之奉，人争艳而趋之。乃若清贫而自守者，乡里贱之矣。士非尽不肖，其若讥侮姗笑何？嗟乎！嗟乎！令士果出身为一良吏谢百姓，虽得谤褫官归，何不荣焉！身果能廉节，果能励妻子，且同甘饥寒矣，何恤于人？甚矣哉！士之无志也，惟其无高世独立之志，是以不能为循良、廉节之行。良吏之不多见于天下，而民生之不幸者殆以此。

夫自予闲居以来，益不敢知当世之利害得失。独闻漳浦②有贤令房侯者，心异之。而考于其行事，益知其才果卓然，而廉与仁皆

---

① 房侯，即房寰，字中伯，号心宇，浙江德清人。隆庆二年（1568年）进士，任福建漳浦知县，官至提学御史。

② 漳浦，福建漳州南部沿海县，唐垂拱二年（686年）置县。

具举之也。邑故喜讼事，至微如毫发而凿空无左验者，累千百余。日以相告言为事，吏不胜其多，则系治满囹犴，或经十余岁不决。侯至，既鞫得其情，则痛绝其尤无良者，立剖其不甚害者，狱以故空。邑故多偷盗，往时吏以事无赃证，多轻治。由是恶少子仿效成风，至公为质约，醵金赂吏，坐言盗者。侯至，悉治其魁党，并劾其为囊橐①通饮食者，盗以屏迹。

邑赋视诸邑故多，而征收无法，秤兑出入，类付之保雇之家。官吏曹书公干没其中，而保雇者得以轻重其手，而欺匿那移之弊作。差役故拘定成籍，虽户盈数千指，仅当数口之役，而茕嫠②、死徙之家，应役如故。侯于赋入则堂置官柜，人各以其乡投入，月终莅而会之。于差役则视其丁最消乏者蠲之，而移夫丁多者，以补其役户。不任里正者罢之，而佥其族大力巨者以为其长。而旧例输送之赢，里甲私衙之供，为之一洗，赋役遂清。

邑故盛衣冠，独礼教阙焉，甚至无良子干犯名义，中冓之刺③兴，燕婉之诗④作，相视为常。侯择其不可化诲⑤者，重置于法，虽请讬日至，竟莫之贷，人以为快，俗少变。

邑故多诗书，攻进取，每邑试，不下数万人。其实能知文字、真姓名者，才居什之三，而诡冒假借、传递换易之弊纷然，试者患之，而莫之能诘也。侯按里籍，人予之卷，中作为记，刻期收入，竟试无犯者，而真姓名、知文字之士始得自拔。凡此皆侯之才，而

---

① 囊橐，原意为袋子，借指窝藏，包庇。

② 茕，没有兄弟；嫠，寡妇。茕嫠，无兄弟与无丈夫的人，泛指孤苦无依的人。

③ 中冓之刺，典出《诗·鄘风·墙有茨》："墙有茨，不可埽也。中冓之言，不可道也。所可道也，言之丑也。"中冓，内室，指闺门以内。茨，蒺藜，果实有刺。中冓之刺，指闺门秽乱。

④ 燕婉之诗，描写夫妇恩爱欢好的诗作。

⑤ 化诲，感化教诲。

所谓廉与仁具举之也。然予自闻侯至邑，即大有所兴革，罢行□其政事，不悦侯者相与造作语言訾侯，冀其变更。日令人伺所为以告，侯惟镇之以静，一无所动于其心。最后不逞者以试事复造作语言，如不悦者之态，侯始终视之蔑如也。予是以知良吏之难独立，一有如侯者出，民方觊幸更生。而震撼击撞，使之不得有所作为，向非侯见高而守定，其能建今日之伟绩也哉！然则侯非特有卓然之才，而志亦足称也。

侯名寰，字中伯，号心宇，浙江德清人，隆庆戊辰进士。在任五年，以风宪召。立石者，乡搢绅某某等，耆民某某等也。

墓志铭

明文林郎霍丘县知县复庵林君①墓志铭

公讳一阳，字复夫，别号复庵。生有颖质，书过目辄成诵。自幼端重，不效群儿嬉戏。垂髫充邑庠弟子员，与其兄乡贡士玉山一初②，弟云南金事南江一新③同学。一初雄辩，公徐解以理。每兄弟夜读，时相与商榷④疑义，论难辩诘，一初多屈服，而于公之说多从焉。已而兄弟三人先后各登科第去，公举嘉靖甲午乡试，己未

① 复庵林君，即林一阳（1507—1578），字复夫，号复庵，福建漳浦人。嘉靖十三年（1534年）举人，授山东济南通判。后因为漕运过限，被贬为南京寿州霍丘知县。隆庆元年（1567年）升唐府审理，告病致仕。对理学深有研究，为漳浦县理学乡贤。

② 玉山一初，即林一初，字遂夫，号玉山，林一阳之胞兄。嘉靖十九年（1540年）举人，未仕而卒。

③ 南江一新，即林一新，字跻夫，号南江，林一阳之胞弟。嘉靖二十六年（1547年）进士，官至云南按察司金事。

④ 商榷，原作"商确"。

会试下第。以一初、一新相继沦没，始就铨。授山东济南府通判。济南省郡，而通判职督储。山东粮故有京库银，有宣府、河间、登州、临清仓粮，有漕粮。凡仓库银粮，民自领运解，漕粮则通判主部运。旧例，漕粮十余万石，至德州交兑。所属三十州邑粮长千余户，户敛银三两计，衰银三千余两，馈督储官。督储官受之以为常，上粮时，米石粗粝掺和勿问也。而州邑亦有折下程银，兑粮有垫席输将竣事。二十五厂芦席俱从督储官给卖，岁为银不下二三百两。公于督储，洗手奉职，门无敢通私馈者，下程席银悉散之，公费无锱铢入私帑。计公在任四岁，所却凡万余金，而米石任手撮，可粒炊也。

职事之外，曾委修府学，自捐俸金七十两，以佐其费，见于重修府学记。曾委赈饥，为粥以食饿者。而处核有方，下不能欺，活者甚众。又尝以岁荒，粮户流离转徙不能输，甚至卖妻鬻女，无以为生。议处无疑公银，及藉各户资畜，召贾人为市，而酌其直之中，以时入焉，为之代输。由是上下交称誉，贤声轶诸郡。甲子，坐漕粮后期累，调霍丘知县。霍故邑衣冠①鲜少，而省祭②、吏农、刀笔之辈，多至四五百。每与县官抗礼请托，稍不遂，辄构飞语中伤，连二令相继败去。公至邑，示民以仁义忠信，建学阁，平徭役，旌善抑贪，正乡饮酒礼，立保甲法，乡约社规，先后以次施行。而律己持身，一如济南时也。士民爱戴如父母，吏农、省祭之辈，自此始肃然知敛畏，抗礼之风遂绝。

---

① 衣冠，原指衣服和帽子，代指缙绅、名门世族。
② 省祭，是"省亲祭祖"的简称，乃国子监监生借口回乡等待授予官职的行为。"省祭"表明其身份为监生授予官职。

是时提学御史耿君定向①雅知公，素为余言公牧民教士事甚悉。一时同事、诸部使者、耿君，人人为公扬。余既得操江代，因荐公于朝，而漕运都御史不悦公，会有媒孽者。丙寅，升唐府审理正②去，公亦不以为愠，适有疾，告致仕。公虽去，而霍人思之不忘，为之立生祠以祀者凡六七处。士民相率追送，或至三百余里而后返。万历甲戌距丙寅③八稔矣，犹勒碑刻石，求兵部侍郎吴皋喻公时④之文，以志其遗思。其坐济南调也，故事，漕粮后期者罚，不盈数者调。公以愆期调，非其负，公论亦为之称屈云。

公自少则慨然有志于圣贤之学，尚书朴溪潘公璜⑤为督学，取郡邑有志行士子充五经书院作养，公预其列，潘公深器重之。居家目不视非礼之色，口不出傲言，耳不听淫声，步趋举止，悉中仪则，见者知其为庄士，宗人化之。每吉事令节宴会，具席而已，不敢作乐也。有不善，相戒勿令公之知。事亲曲尽孝敬，居亲丧三年，未尝入私室。在官当职，谨条章、守格令，凡历一郡一邑，其行事无不可与天知、对人言者。

────────────

① 耿君定向，即耿定向（1524—1596），字在伦，又字子衡，号天台，又号楚侗，黄安（今湖北红安）人。嘉靖三十五年（1556年）进士，历官监察御史、太仆寺少卿、右金都御史、福建巡抚、刑部侍郎、南京右都御史、户部尚书。卒，赠太子太保，谥号恭简。

② 审理正，明朝于诸王府置审理所，设官一人，正六品，掌王府中推按刑狱之事。

③ 万历甲戌，即万历二年（1574年）。丙寅，即嘉靖四十五年（1566年）。

④ 吴皋喻公时，即喻时，号吴皋。

⑤ 朴溪潘公璜，即潘璜，字荐权，江西婺源人。正德十六年（1521年）进士，任乐清知县。后调礼部，历经筵御讲、福建提学、吏部左侍郎等职，后任吏、刑、工、兵四部尚书。

致仕回家，日与太仆少卿淡庵朱君天球①、乡友陈君某、施君某，相与讲明古人义理之学。见后学有志向者，倒屣迎接。客罢退休，对案默坐。家人窃视之，端拱如对严宾，绝无一毫怠惰之气。常曰："惟敬可以胜怠，惟勤可以补拙，惟俭可以助廉。"盖公平日所用功者，亦其得力处也。虽未尝聚徒立门户，有来问学者，必尽诚告之。至于是内非外、喜空恶实、忽略躁率、贪希捷径、空谈浮靡不入于玄妙高虚，则流于猖狂恣肆者，必力〈辨〉②其非是，书札酬答往复再三。其所称引以告学者，则惟由经书以见道，身体而力行之，无他奇语也。

家故无赢，闻〈有〉丧不举者，辄捐财助之。乡人有争，率因公而解释者甚多。今山东道御史心宇房君寰③令漳浦时，不妄接士夫，独与公及朱君厚，岁时造门质问。及闻公讣，遣人自京师为文以祭，有孝友和介，于世无忤，乡人信公如蓍如蔡④之语，其为名流所尊信如此。

曾祖某，祖某。父某，封户部主事。兄弟三人：一初举嘉靖某科顺天乡试；一新举嘉靖某科乡试，登丁未进士，官至云南佥事。公其仲也，世为漳浦人，居乌石，至公始迁入邑城。享年七十有一。临终端坐，整冠束发，无一语愦乱。配黄氏，有贤德。子一，德溥，邑庠生。敦厚谨饬，克嗣家学。女二，适某某。孙男二，某

---

①　淡庵朱君天球，即朱天球（1528—1610），字君玉、号淡庵，福建漳浦人。嘉靖二十九年（1550 年）进士，授南京工部主事。历南京礼部郎中、湖广按察司佥事、广西学政、南京太仆寺少卿、工部左侍郎等职，官至南京工部尚书。

②　辨，依光绪版手抄本补。以下之"经""有"字同。

③　心宇房君寰，即房寰，字心宇，浙江德清人。隆庆二年（1568 年）进士，授福建漳浦知县。官至监察御史，提学南都。

④　蓍，即蓍草；蔡，即大龟。蓍与龟，乃古人用来占卜凶吉，以决定行为。如蓍如蔡，即言论行为如同占卜一样准确，比喻德高望重的人。

某。孙女几，皆幼。公善大书，遒劲壮伟，尝为予书精舍、墓扁，见者以为得晦庵、白沙笔法，摹榻［拓］不已。所著有《论学口义》、书札、诗文等编，藏于家。德溥将以某月某日葬公于龙迹山之原，以朱君状来请铭。葬期铭墓，公遗命也。铭曰：

大易进德，忠信是基。又云居业，立诚修辞。孔圣所谨，庸言与行。虚则为伪，矫则为病。云何末学，纷纷口竞。素履缺焉，高谈性命。允也林君，忠信笃敬。屋漏不欺，匹夫可胜。姱节微行①，自家达里。清操厚泽，自乡达仕。岂其一命，斯文无福。岂其中寿，斯民不禄。铭以质幽，亦明之告。

明封迪功佐郎中城兵马副指挥
叶公泊赠孺人郑氏墓志铭

今上即位之年，既加恩宇内，复制诏吏部，京官九品以上未满考，与应得诰敕。于是中城兵马副指挥叶君鉽②，得以其官封其父某公为中城副指挥司。封移书未下，而公前卒，兵马君奔丧还家，已释服，乃以敕命告于家，而焚其副。既启殡，遂以封官阶书、铭旌纳于墓焉，礼也。前期兵马君偕其弟庠生君铿，持其族子石埭知县叶君明元③之状来请铭。余读之曰："噫！余戚也，且其没有足悲者，其可辞！"

按状，公讳某，字某，世为县岭下人。其上世有室赵宋之宗女

---

① 姱节，美好的节操。微行，修道者微妙之法行。

② 叶君鉽，即叶鉽，福建同安岭下人。任京师中城兵马司副指挥。

③ 叶君明元，即叶明元，字可明，号星洲，福建同安岭下人。隆庆元、二年（1567—1568）联登进士，授石埭知县。历南京刑部郎中、南安知县、贵州按察副使、广西参政，卒于任上。

者，号叶郡马①，公其后也。曾大父某，大父某，父某。

少孤，鞠于其母温氏。机警有权略，质貌魁硕，音吐洪亮，众知必亢叶氏宗。既长，竭力于治生②。叶氏族大，资财、食指甲一邑，公殖产数年，遂以资雄邑中。邑中言富厚者，推甲乙焉。然世称公之致富多异，以余观之，其生息不择简微隆巨，其居积不问滞积遄速，其拮据不论剧寒盛暑，其度物铢两千百无通情，其任人功庸暂久无愆素③，所以能由纤而致巨，化窭而为丰，而非有他异也。家既饶，于宗族之儒生，贫而不能自振者，往往厚资之。赖之以登科第者，类不乏人。若其自奉，则菲恶垢敝，其遇人则谦下惟谨。其积而能施，富而不骄，又有足称者。

配某氏，赠孺人，尤善于经理。公之起家，孺人有力焉。盖吾同之妇女鲜知书，孺人自幼则已习读《小学》《孝经》及《语》《孟》诸书。性尤善记不忘。公生息既多，其于账目多寡，质剂美恶，券契贮藏，或不能尽知，孺人一一为之封识。岁终来家者，孺人指视以某所质当，某所券契，如取诸掌。以是人不以稽滞望公，公益得尽其力于治生者，孺人之助也。事寡姑温氏极孝。姑妹贫，孺人生养之，没葬之。舅氏子不能婚，为之择配，庀家具焉。温氏临没，抚其背曰："贤妇。"贤妇凡生四男五女，皆自乳。孺人贤行甚多，余于亲戚间闻其数事，为尤熟也。男四：长即兵马君，子一，某；次庠生君，子二，某某；次某，前卒，子一，某；次某。女五：适邵某、某庠生、洪朝冕、某、庠生某。朝冕，余弟也，故来请铭。

---

①　叶郡马，即同安佛岭叶氏八世祖叶益。佛岭叶氏开基祖叶洙于唐龙纪元年随王审知入闽，卜居同安南郊佛子冈岭下。至八世叶益娶宋魏王妹赵环娘，封郡马。

②　治生，经营家业，谋生计。

③　功庸，功劳，功绩。愆素，越过原来计划。

公幼子某，尝有狱，公往来护视，将直①矣，竟为豪富人所持。公怏怏无奈，以此卒。此予所谓有足悲者也。铭曰：

诸梁受邑管城叶，讹而为叶姓氏揭。遥遥千载代有人，郡马连姻尤昭晰。长兴开化两印青，余干父子后先接。公虽非贵家甚殷，用文以守反一切。归形真宅此其藏，我文昭之名不灭。

墓　表

明霍丘良令林君墓表

君讳一阳，字复夫，漳州漳浦人。其仕为霍丘，以调迁也。曰良令，都御史楚侗耿公②所表也。

霍丘赤县，而文物不显，独吏农、省祭至四五百辈，持令长短，与抗礼，连败二令。君至，班肃③而后入，屏侧而后坐，抗礼之风遂绝。士子无明师，虽讽占毕、业举业，卒懵然津涯，罔知攸涉④。君为指授训释，导以作文矩䂇⑤，未期年，文风稍振，田生既沾，遂为知名士。邑民敦朴，而附镇开顺、阻山出矿，椎埋盗敚鼓铸之奸，视它邑为多。君为晓谕，诏告所以本业保身之道甚悉，氓俗遂变。徭征高下，纤巨例传，籍前令受资濡手，由此册役不相应，氓破家亡产相随属。君立变其法，按籍资与氓，调令相得，氓以大苏。其他建学阁，行乡约保甲法，正乡饮酒礼，厘私秤，积公廥⑥，先后举行。邑人相谓数十年未见有令如君者。会迁王官去。

---

① 直，胜诉。
② 楚侗耿公，即耿定向，号楚侗。
③ 班肃，扭转、整饬。
④ 懵然津涯，罔知攸涉，不明边际，不知所历。
⑤ 矩䂇，规矩法度。
⑥ 廥，粮仓。

既去，而邑人思之不忘，为之立生祠，从祠君者六七区。逮万历甲戌，去君迁官丙寅八稔矣，犹求名公文以志其碑。

既归，杜门扫轨，不通交游之籍，不预宴嬉之会。虽居阛阓①中，有司罕识其面。独与太仆少卿朱君淡庵②游，而与一二学子辈谈说义理学问。宗人习其行，淫放侈僻之事，不待禁而绝。乡人有不善，畏君知，多自改。君自少即慨然有志于圣贤之学，望古人、行古道，惟恐不及。家故儒者，君又喜儒学，举止步趋一准于仪则。其仕其归，莫不以古道。官七品，任两官，四壁萧然。君故儒生也，由是部使者绝无知君，君亦不求人知。家居十余年，长吏高君之风、式君闾者，仅今山东道御史、旧令房君寰③一人而已。

始君为霍丘，而都御史耿公为督学使者，江南北辅郡畿邑守令以百余计，其高者厉蠡锐，其下者饰供帐④，巧趋媚，公悉不喜，独称君治行。而故事，使者不复命不得荐人，君罢归，耿公独刺心。君下世之二年，耿公来为吾省都御史，下车出教下漳州，曰其行县，勒石题林君之墓道云："明霍丘良令林君之墓。"有司以礼致祠，而以表墓之文委予，且核其行实，上督学宪臣，令祀之乡贤。县刻石请文，上行谊督学宪臣，入祠贤祠，具如教。于是君在事循良之绩，与夫居乡靖重之操，一旦见褒显云。

予尝观宋时欧阳修之论吏治，以富医、贫医不能愈人病、能愈人病为况，其言深切曲中。又尝读我朝崔公铣之论吏有五，杨公一清之论吏有三，一何与欧阳子之论符也，岂非明治体、达国论士哉？又尝怪汉世去古未远，风俗宜醇厚，而贡禹在当时已有"居官而致富者为雄杰，处家而得利者为豪隽"之言，亦何怪于今之靡靡

---

① 阛阓，街市，借指民间。

② 朱君淡庵，即朱天球，号淡庵。

③ 房君寰，即房寰。

④ 供帐，陈设供宴会用的帷帐、用具、饮食等物，亦指举行宴会。

也。然国家既有黜陟之典，以计吏治，又有崇祀之科，以核乡贤，令举措得其人。吏治宜兴，士行宜惇，顾如君者，以循良见黜于世，而没身之后乃见褒显，并其君乡之行而录焉。士苟愿为君子，其毋徒取快于一时之耳目，求悦于庸人、孺子之口，以俟百年之公论，后世之圣贤哉！然则耿公之为兹举，非徒风厉一时之贤守令，其殆淑人心、回世道之大机也。君之家行履，与其始仕卒葬，已具余志，不复著。

忍江黄先生①墓表

士有膺一命之荣，沾升斗之禄，进无所徼于名宠，退无所惮于诛责，是世之所谓吏隐禄仕而可苟焉以为之者也。今世之教职，发身于贡途，其事殆有类于是。彼谓高之不过乎牧州佐郡之擢，下之则仅止于王官府僚之授，其荣进之途甚狭也，于是乎自视以具员散局，而无复上进之心焉。又以谓凡朝廷所立赃吏之法，乃以禁制有司，而于我无预也。于是乎自润以束脩斋廪，而无复名检之慕焉。噫！此特世俗浅陋之见，儒官自文之说。然耳〔而〕士之知自立，稍有闻于先生长者之风，不如是也。以吾邑黄先生忍江观之，岂其然乎！

先生名杰，字一贞，以贡历仕西安、麻城训导，海康教谕，伊府济源王教授致仕。先生所至多可纪，而麻城尤有声。麻为三楚巨庠，人才之盛，视畿辅、江浙上邑。诸僚日浮沉其间，先生顾独念职事不置，尝谓诸生曰："吾初授官，命下时一夕，念之不寐。窃谓官以训导名，岂漫哉！'训'字义从言、从川，朝廷欲吾以善言

---

① 忍江黄先生，即黄杰，字一贞，号忍江，福建同安西黄（今属金门）人。嘉靖三十八年（1559年）选贡第一名，历官西安、麻城训导，海康教谕，伊府教授。

与而诸生相切劘也。而'导'字又从首、从之、从寸，则又欲吾首
躬行，以倡诸生不可逾尺寸矣。非徒言已也，顾名思义，厥任不惟
艰耶！"由是诸生闻之，知先生有意于修举职事矣。先生故多闻善
谈论，纚纚可听，而竟日无一庸俗语。尝语诸生以吾乡先哲，若虚
斋①之操履，净峰②之长厚，次崖③之风节，听者忘倦。庠有颓庑
坏木，同僚欲私用之，先生不可，而亦不却，乃命贮之斋舍中。顷
之，有公宴，乃命取以供薪爨丁祭。同僚之家人盗取祭盐一袋，以
与先生家人。家人持以入，先生诘之，首伏④。先生即命封识置斋
舍中，既而事觉，同僚意先生私用之矣，先生命取封识者以示同
僚，凝尘寸许。同僚诸生咸敬服，谓先生固不为垢污之行，而亦不
为崖异⑤以矫众异俗也。有缁衣持疏求助于先生，欲葺理其梵宫
者，先生恻然曰："吾孔氏之徒也，孔氏之宫，吾目击其坏而不能
为谋，乃为若谋耶！"邑令闻之，乃举其费，而殿庑为之一新。

凡先生之言行，不急促而默喻人于意，皆此类也。麻庠中士凡
五百余，先生贤者爱之，中才者教之，贫者恤之，人人满意，而尤
知今都御史楚侗耿公于未遇。邑令金君笏试庠士，已定高下，而难
其首选，询于诸庠师，庠师默然，先生独曰："以余意，则某可。"
金君跃然曰："余意正如此。"遂以公首庠士。在麻独爱耿公、彭君
台二君，至则为之具食，相与讲论至夜分。其后彭君亦登科去。

既转海康，诸生送者车马塞路不绝。先生留衣一袭，为代者
别，示传衣意。其后代者虽不能如先生，亦能勉效其遗矩。麻士贤

---

① 虚斋，即蔡清（1453—1508），字介夫，别号虚斋，福建晋江人。著
名的理学家，成化二十年（1484年）进士，累官至南京文选郎中、江西提学
副使。
② 净峰，即张岳，号净峰。
③ 次崖，即林希元，号次崖。
④ 首伏，坦白服罪。
⑤ 崖异，高立山岸，表示异于众人。

之，相与作为歌诗，汇次成帙，名之曰“青黄奇遇”。以代者姓青，而并用先生之姓云。然则如先生者，自视以具员散局耶？自润以束脩斋廪耶？是可为陋者与自文者之一洗也。语曰：“仁义何常？蹈之则为君子。”闻先生之风者，其尚有感于斯言云。

先生，邑之浯洲人，既徙居橙山之麓二里许，曰许家村。自号忍江学者，因称为忍江先生。墓在所居之左里许，凡先生之葬事，一出耿公。既自为传，以发扬先生名德，复求余文以表先生之墓。其用心之厚，有古人所不及，于谊得并书云。

杂　著

书建安①兴学录

施君艮庵，由绍兴司训来主建安学事。居未几而楼之名青云者翼然，井之名凤仪者滃然，学宫、庙宇之倾颓圮坏者焕然。又以其余力及于符祠，而学兴矣。或曰：“是其所以为兴学者耶！”余曰：“何不然也。”今夫释氏以世界为空、为幻，至奉其像设则庄严，居其徒众则宽净，而况于吾儒乎！而况于所严而事者先师，群而教之者先师之徒欤！虽然，有制焉，有本焉。学宫祠庙，学之制也；道德仁义，学之本也。

施君于其制，既以谨视其发坠而兴之，又日以道德仁义之教命诸士子。本与制具举之矣，胡为而不然也！

施君于余为友，余尝董视学政，每慨学政之弊。尝私谓举业不能害道，其害道者，俗学也。使业举业者人人作文，皆如当时弟子亲承问答之时，则一言一训无非道也。又尝谓考文者当于糊名、易

① 建安，为建宁府附郭县之一，县城即建瓯老城东半部。民国时与瓯宁县合并为建瓯县。

书之外，寓乡举、里选之意，庶几可得文行兼茂之士。此则兴学之机括者。施君不以余言为不然。惜乎！施君之位卑而志不能行，谨书之，庸以代告夫董学政者。

贺庄小石启

伏以年登指使，鹤算①渐列于仙班；时遇泰交，龙鳞早攀于桂籍。世袭礼义诗书之泽，身兼冠绶章绂之荣。事固非常，福难幸致。

恭惟某位，天才高甚，襟度豁然。荀氏平舆②，渊既竞爽于昆季；谢家芝兰③，砌尚济美于孙曾。未集厥躬，已发令子。薄游冀北，纵观多士之林；小泛溪南，指点群芳之首。落笔咸烟云之状，吮毫尽风雅之音。人以为难，士所取法。伏逢初度，登贺未能，惟颂冈陵之诗，用效华封之祝④。

①　鹤算，即鹤寿，长寿。

②　荀氏平舆，指汉魏之际的"荀氏八龙"和"平舆二龙"。荀氏八龙，即许昌人荀俭的八个兄弟。平舆二龙，指平舆人许虔、许劭两兄弟。均为当时的风云人物。

③　谢家芝兰，典出成语"芝兰玉树"，意为谢家的人才栋梁，可以光耀门楣。

④　华封之祝，华地封人对上古贤者的三美好祝愿，即祝寿、祝富、祝多子。今以为祝颂之辞。

回傅英林启

伏以晚而著述，适丁韩子之年①。过乃知非，已后蘧生之岁②。方无闻之是愧，岂耆德之足称！

恭惟某位，金相玉质之资，最为纯粹；海涵山负之学，极其宏深。不鄙衰庸，误蒙眷厚。诞年偶符于丙子，讵比坡公③；初度不及于孟陬，敢言屈子④。虽得名而亦得谤，以磨蝎之为炎；已多寿而复多男，本华封之善祝。顾蒲柳之绵薄易谢，而冈陵之祷颂奚堪？用拜百朋，岂徒槃杅⑤之磊落；以夸比屋⑥，更增间闾之光辉。第有铭心，曷由报德。

---

① 丁，碰到。韩子之年，韩愈病逝，年五十七岁。

② 蘧生之岁，指五十岁。典出《淮南子·原道训》："故蘧伯玉年五十而有四十九年非。"后用为自省之典。

③ 坡公，即苏轼，诞辰为宋景祐丙子年。洪朝选诞辰为明正德丙子年，故有此句。

④ 初度，指生日之时。陬，指正月。孟陬，即孟春正月。屈子，即屈原，其诞辰见《楚辞·离骚》："摄提贞于孟陬兮，惟庚寅吾以降。"故有此句。

⑤ 槃，承水盘。杅，浴盆。

⑥ 比屋，所居屋舍相邻。

贺刘紫山①启

伏以乌台②视事，风宪地重于名司；赤棒③避途，霜威权严于执法。汉大夫之视相国，班秩特次于行园；宋中丞之佐台纲，弹劾必须于上殿。暨我朝之改台为院，肆列圣之以丞为金，倚任尤隆，清望最著。

恭惟某官，风棱岳耸，器度渊停。泽潞④理刑，扪赤心而折狱；豫章贡士，先器识以抡才。节制赣虔⑤，践更中外。闽海之祲气未息，特借临边；中朝之纪纲须人，更烦召命。执宪毂下，赣君之才谞⑥苍然；奏事殿中，安世之威名藉甚。行观盛采，用副具瞻。

某未皇恭桑⑦，先劳赐牍。知衮衣之难久借，咏切鳟鲂；想正论之足销邪，贺同雕鹗⑧。

---

① 刘紫山，即刘思问（1519—1583），字汝知，号紫山，云南河阳县（今云南澄江）人。嘉靖三十五年（1556年）进士，授苏州推官，历官潞安推官、湖广道监察御史、都察院金都御史，巡抚赣南等处。万历元年（1573年），任福建巡抚。入为刑部右侍郎，官至南京户部尚书。

② 乌台，指御史台。汉代时御史台外树上多有乌鸦，故称。

③ 赤棒，赤色的棒。古代大官出行，前导仪仗中兵器之一。

④ 泽潞，即明代潞安府，治今山西长治市。

⑤ 虔，江西赣州的简称。

⑥ 才谞，才智、才识。

⑦ 皇，通"遑"。未皇，即未遑，来不及。恭桑，出自成语"恭敬桑梓"，乃敬重热爱乡亲父老的典故。

⑧ 雕鹗，雕与鹗，猛禽。后比喻才望超群者。

回朱大君启

伏以二浙美材，多产嘉禾之地；三吴秀气，还萃御儿之疆。往昔有闻，于今特甚。若邦论之推予，乃国姓之尤同。

恭惟某官，人品最高，天才绝异。豫章出地，匠石之睨木无如；宝剑发硎，风胡之淬锋更锐。初游泮序，已著茂明。继掇贤科，尤驰芳郁。方司百里，窃光而需泽者，奚啻万家；才匝一期，沦肤而浃髓①者，若经几世。固经纶之余事，实旷特之奇英。

某忝在邻封②，惟深庆忭③。未皇修牍之问，辄沐表墓之求④。感戴难名，愧悚交切。

传

白斋刘翁传

翁讳元魁，字世英，晋江人。生十一岁而孤，鞠于其母陈氏。既长，零丁艰苦，克自树立。事母以孝闻，家虽贫，岁时甘旨无阙供，寒暑絺布无违养。母病风痹三年，延医买药，积费至百金不计也，人以为难。祖及祖母殁，久未葬，翁不惮经营之劳，奔走卜宅，竭有无以襄其事。其将葬母也，有期日矣，病疟未愈，昼夜黾勉不敢怠。方扶柩出东门，梦有神人语之，已而汗出病瘳，人以为

---

① 沦，浸没。浃：湿透。沦肤而浃髓，意思是透入肌肤和骨髓，比喻感受深刻。

② 邻封，本为相邻的封地。泛指邻县、邻地。

③ 庆忭，亦作"庆抃"，庆幸，喜悦。

④ 沐，受润泽，引申为蒙受。表墓，在死者墓前刻石，以彰其善。

孝感云。翁于生事死葬，既孝既谨，至其虽久而愈不忘也。遇考妣讳辰，则泫然出涕曰："祭而丰，不如养之薄也。"常时有宴会，已举觞于唇矣，思亲而泣。或在稠人广坐之中，不觉失声大哭，举座为之欷歔。遇事是非可否，侃侃直言，不为城府含匿。或即而与之谋，则殚衷尽虑，款款周至。其于内外姻戚吉凶、庆吊之礼，咸出于至诚，恳恻而文副之，虽田夫、野叟、三尺童子，无敢慢。若富室贵人，德色之加，与卒然横逆之至，固不为媕阿脂韦[1]以屈，而亦未尝忿遽暴戾以与之遌也。居家虽宴闲，谈吐必依纲常礼义，无世俗慆慢放纵语。翁尝以贫故，衣从事衫，奔走府下。已而弃去，曰："吾家簪缨衣冠之遗，其坠于余乎！"噫！其志亦可矜已。

翁之家世，远有代序。其在汉者，曰觊，侍中、司徒。在唐者，曰藏器，侍御史、尚书左丞；曰知几，左庶子，著《史通》四十九篇行于世，又撰《家史谱考》；曰祝，起居舍人，撰《续说苑》十篇；曰滋，同中书门下平章事。在后唐者，曰日新，金紫光禄大夫。在宋者，曰昌言，登太平兴国八年进士第二人，工部侍郎；曰逵，登元丰二年进士第二人，中书侍郎；曰涛，工诗及草书，徽宗曾召书禁中，号灵泉山人；曰用行，太常博士，知潮、赣二州。在明，曰宣，登永乐戊子乡荐，永春训导；曰纶，太学士；曰信，香山、昌化知县；信弟骥，寿官。骥生锦，行膺岁贡而卒。锦即翁之父，而信，翁祖也。相传为楚王嚣之后，四传至献，封居巢侯。五传则觊，让爵于其弟宪，而为侍中、司徒者也。至我朝始复中微云。翁有子尧臣，登乡荐，有文行，殆将振而宗者。

论曰：夫所谓衣冠之族不坠厥世者，岂以贵贱、贫富论哉！视

---

① 媕阿，依违阿曲，无主见。脂韦，油脂和软皮，比喻阿谀或圆滑。

其诗书礼义之泽存不存焉耳。昔之华欀大栭①，今之荜门瓮牖②；昔之峨冠褒衣，今之肘见履决。此人事迁革之不齐也。诗书礼义之泽，此保家之令图，传世之至宝也。如白斋刘翁，食贫处贱，而孝谨忠厚之风不衰，虽谓之不坠厥世可也。芳根虽瘁，一发则香气袭人。恶木敷荣，蚁蝼穴其中矣。人将为芳根乎？抑为恶木乎？是可以观白斋翁矣。故特为论著之云尔。

---

① 欀，本意是一种树，又指支撑屋架的部件。栭，屋檐。华欀大栭，指堂皇、豪华的建筑，比喻富贵的生活。

② 荜门瓮牖，用荆条、竹子等编成的门，用破瓮作窗。比喻清贫的生活。

续　稿

（二卷）

续稿卷一　诗、论、序

诗

送太常少卿五台陆兄①致仕归平湖

汉室当年弃贾生②，于今千载叹未平。

君今生逢尧舜世，谗说胡令众耳惊。

君门四达本非远，浮云犹自蔽阳精③。

凤凰来为岐周瑞④，无那鸺鹠⑤白昼鸣。

志士沟壑知不免，要取群贤连汇征。

好丑从来都不计，咄咄小人莫苦争。

君不见王受甫⑥，（旧文选王与龄字。）

一代英风凛如许，伊谁继之五台子。

---

① 五台陆兄，即陆光祖，自号五台居士。

② 贾生，即贾谊，西汉初年名士、政论家。文帝时任博士，迁太中大夫。

③ 阳精，指太阳。

④ 岐周，岐山下的周代旧邑。凤凰来为岐周瑞，典出蔡邕《琴操》：“周成王时，天下大治，凤凰来舞于庭。”

⑤ 鸺鹠，俗称小猫头鹰、夜猫子，常在昼间飞动，鸣声凄厉。人们将其比喻作不祥之物。

⑥ 王受甫，即王与龄（1508—1564），字受甫，号湛泉，别称寿夫，山西临汾人。嘉靖八年（1529年）进士，授苏州推官。入为户部主事，进员外郎。二十一年（1542年），升任吏部文选司郎中。时大学士翟銮为礼部主事张惟一求吏部，严嵩为监生钱可教求东阳知县，王与龄、员外郎吴伯亨等拒之，得罪权贵，被罢免归乡。家乡人誉为“平阳四贤”之一。

送朋石杨兄①巡抚湖广（二首）

（时湖湘新有寇患，故有第二首末句。）

才子云间②彦，台郎日下③亲。忽承恩赐诏，远抚帝乡人。
投壑沉湘累④，省方⑤蹑御轮。胜图还可赋，濡笔一为陈。

仗节曾过粤，临戎更适荆。三苗事反复，五岭俗狞狰。
太白⑥芒初落，鲸鲵势待烹。功成堪计日，不负南杨名。

（朋石与椒山⑦同在南铨，有南杨北杨之号。）

---

① 朋石杨兄，即杨豫孙（1520—1567），字幼殷，号朋石，松江华亭（今上海松江）人。嘉靖二十六年（1547年）进士，初授南京吏部主事，升郎中，出为福建监军副使，又入为太仆寺少卿，改太常。官至右佥都御史，巡抚湖广。

② 云间，指陆云，字士龙，吴郡吴县（今江苏苏州）人。自称"云间陆士龙"，西晋初年文学家。

③ 日下，指荀隐，字鸣鹤，西晋颍川人。颍川为西晋都城，故自称"日下荀鸣鹤"，西晋名士。

④ 湘累，指屈原投湘水而死。

⑤ 省方，巡视四方。

⑥ 太白，即太白湖，地处湖北省东部，今黄梅县和武穴市两县市交界。

⑦ 椒山，即杨继盛（1516—1555），字仲芳，号椒山，直隶容城（今河北容城）人。嘉靖二十六年（1547年）进士，初授南京吏部主事，累官至兵部武选司员外郎。

金陵舟中怀友

积水渺何极，江流一派通。金陵与齐安①，并处鼋鼍宫。
之子住何许，黄州古郡雄。赤壁背南北，鹤楼面西东。
忆昔十年前，泛泛浮短篷。顾我金陵舍，道貌惊壶公②。
桐江月三彀③，荆溪岁又穷。自从二子没，永自闭樊笼。
忽骑云中马，云逐塞上鸿。定兴一相见，六载悲飘蓬。
已断置书邮，还复寄诗筒。人事有代谢，岁运有初终。
而我故人心，胶漆方而同。因书寄短章，岁暮期来逢。

济南有怀故里同会诸君（二首）

乡里追扳自昔年，风流洛社④更堪怜。
觥筹错落醺酣后，醉墨淋漓语笑前。
信谊应期同社燕⑤，心情自许敌秋蝉。
济南此日堪肠断，极目音书雁不传。

---

① 齐安，古地名，治黄冈县（今武汉市新洲区），辖境相当今湖北省的
武汉市黄陂区、新洲区，红安县、麻城市、团风县及黄冈市黄州区。乾元元
年（758年）仍复黄州原名。

② 壶公，传说中的仙人。所指各异，北魏郦道元《水经注·汝水》有
"王壶公悬壶于市"，唐王悬河《三洞珠囊》有"壶公谢元……卖药于市"，
《云笈七签》卷二八引《云台治中录》有"施存……学大丹之道……自号'壶
天'，人谓曰'壶公'"等各种传说。

③ 彀，把弓张满。月三彀，比喻月满如张满的弓。

④ 洛社，宋欧阳修等在洛阳时组织的诗社，此处借指故里的诗社。

⑤ 社燕，指燕子春社时来，秋社时去。

冠盖追陪拟列仙，东郊相送各依然。
古风不计豆登①俭，交谊真怜廉蔺②贤。
月里盈盈探雪芯，风前瑟瑟韵筇弦。
折梅书竹还堪寄，肯信他年续旧缘。

寄题先月楼为刘敬斋上舍作

楼名先月月随人，还照楼中待月宾。
凿牖每容穿屈曲，开帘更许纵精神。
风摇桂魄光初定，露滴花枝湿未匀。
试向阶前聊骋望③，满街灯火晕冰轮④。

送史方斋⑤年兄觐毕还琼州

东南维水委⑥，万壑注归墟⑦。风波一相荡，天水混涵虚⑧。
五指⑨峙其间，势如艾蒳肤。之子远游好，作郡兼乘桴。

---

① 豆登，古代盛器，亦用作祭器。木做的叫豆，陶做的叫登。
② 廉蔺，战国时赵国的廉颇和蔺相如的并称。
③ 骋望，放眼远望。
④ 冰轮，指月亮。
⑤ 史方斋，即史朝宜（1514—1581），字直之，号方斋，福建晋江人。嘉靖三十二年（1553年）进士，授山阳知县。历任南户部主事、员外郎、按察副使、琼州知府、浙江参政，累官湖广右布政使。
⑥ 水委，曲折流淌的水。
⑦ 归墟，亦作"归虚"，传说为海中无底之谷，为众水汇聚之处。
⑧ 涵虚，为水映天空，即天倒映在水中。
⑨ 五指，即海南岛的五指山，地处海南岛中南部腹地。

牧彼鸿雁①人，免为鳞介②徒。竭来朝京邸，如赴昆仑渠。
明明我圣君，阶前万里区。看君眉间色，岂活千人无。
行当佐纪纲，复作百吏模。我歌《伐木》③ 章，勉哉慎长途。

刘小鲁太常④父母双寿诗（二首）

并寿已难得，齐寿年更双。身闲全却扫，步健不支筇。
竹下冠裁箬，江边水激舂。试看淳朴意，好似鹿门庞⑤。

躬耕汉南地，家种宜城⑥桑。子贵身方显，年衰力正强。
天恩来日下，瑞气满堂皇。绕膝多孙子，还看续桂芳。

---

　①　鸿雁，是中国古代第一部诗歌总集《诗经·小雅》中的一首诗。朱熹《诗集传》称其为："流民以鸿雁哀鸣自比而作此歌也。"故鸿雁人指流民。

　②　鳞介，泛指有鳞和介甲的水生动物，也用来比喻卑贱的小人。

　③　伐木，即《诗经·小雅》的《伐木》，它由伐木兴起，说到友情的可贵。

　④　刘小鲁，即刘一儒（？—1585），字孟真，号小鲁，湖广夷陵（今湖北宜昌市夷陵区）人。嘉靖三十八年（1559年）进士，历官刑部侍郎、太常寺卿等职，官至南京工部尚书。卒，追谥庄介。太常，即太常寺卿，掌管宗庙、陵寝祭祀、礼乐仪制、天文术数等。

　⑤　鹿门庞，指的东汉高士庞德。庞德，襄阳人，曾拒绝刘表的礼请，隐居鹿门山而终。后成为隐士的典故。鹿门，即鹿门山之省称，在湖北省襄阳县。

　⑥　宜城，位于湖北西北部、汉江中游，治所在汉南县，即今湖北宜城市。

送高内翰①奉使蜀藩兼省其乃堂太恭人（二首）

节使承恩遥向西，禁城绿树绮初齐。
瑶阶烟暖熏黄幄，玉儿云生护紫泥②。
太史暂辞日下去，仙郎旧拂柱间题。
悬知故里光华甚，不似王生祀碧鸡③。

金羁騕褭④去悠悠，路向蜀门指益州。
昼日共传萱寿永，祥光多傍锦城浮。
匣间剑气全冲斗，袖里芸香半袭裘。
乡土未须淹岁月，早看簪笔侍宸旒⑤。

送少宰林对山⑥之南都（二首）

东观摘文⑦似昔雄，说经况复汉儒风。

---

① 内翰，唐宋称翰林为内翰。

② 紫泥，古人以泥封书信，泥上盖印。皇帝诏书则用紫泥。后即以指诏书。

③ 碧鸡，传说中的神物。《汉书·郊祀志下》："或言益州有金马、碧鸡之神，可醮祭而致。"

④ 騕褭，古骏马名。騕，古代良马名。褭，同"裹"，以系带系马。

⑤ 宸旒，帝王之冠，借指帝王。

⑥ 林对山，即林燫（1524—1580），字贞恒，号对山，福建闽县林浦（今属福州仓山区）人。嘉靖二十六年（1547年），授检讨，擢修撰，历任侍讲官、吏部侍郎等职。万历元年（1573年），进工部尚书，官至南京礼部尚书。卒，赠太子少保，谥文恪。少宰，明、清常用作吏部侍郎的别称。

⑦ 东观，汉代官署，设于洛阳南宫，掌着书和藏书；摘文，铺叙文采。

抑扬圣训词多直，启沃天聪①意最忠。
白下②山川供丽藻，周南人物属宗工。
独怜来就盍簪者，却向都门叹转蓬③。

海内簪缨公最称，森森乔木映门庭。
素风耆旧袁三世，家学源流董一经④。
直以忠清培世泽，更将仁义叩皇扃。
悬知别后能相忆，云树江东只么清。

题高贞妇巷

夫兮妇所天，夫死妇何依？辟彼叶上露，须臾待日晞［晞］。
如何有余力，能及老茕嫠⑤？懿哉高氏妇，皎节霜日辉。
时命不我逢，早与同心违。分甘拼一死，义重觉生微。
堂上有老姑，白发垂领肌。朝餐尚苦晚，夕晡常苦饥。
含辛三十载，奉养幸无亏。既完平生节，复垂千古规。

（我歌贞孝章，以配《柏舟》⑥诗。）

---

① 启沃，竭诚开导，辅佐君王。启沃天聪，指林燫曾任侍讲官。
② 白下，即白下城，在今江苏南京金川门外。多以白下为南京别称。
③ 转蓬，随风飘转的蓬草。此处比喻游离飘零。
④ 董一经，林浦林氏世代治《春秋》，此"一经"即指《春秋》经。董，做动词，意为深藏。
⑤ 茕嫠，寡妇、嫠妇。
⑥ 《柏舟》，《诗经》中的一首女子自叹遭遇的怨诗。

使郢^①道中有怀余桐麓^②王荆石^③二太史（二首）

京国相逢最感知，临歧尊酒更难辞。
岂缘梁狱须田叔^④，敢谓汉廷用不疑^⑤。
冒暑尚嫌絺葛重，带星犹觉使车迟。
故人念我能相勉，定赋《皇华》^⑥ 第一诗。

石渠虎观接明光^⑦，文采翩翩汉署郎。
荆璞照人难自隐，峄桐孤出更晞阳。
自疏书札怀偏切，每得篇章喜欲狂。

---

①　郢，春秋战国时期楚国国都，曾几经迁徙。此处当指郢都，在湖北江陵县，今荆州市荆州区南部。

②　余桐麓，即余有丁（1526—1584），字丙仲，号同麓，浙江鄞县人。嘉靖四十一年（1562 年）进士第三人，授翰林编修。历官实录纂修官、右庶子领南翰林、国子祭酒，官至礼部尚书兼文渊阁大学士。卒，谥文敏。

③　王荆石，即王锡爵（1534—1611），字符驭，号荆石，江苏太仓人。嘉靖四十一年进士，廷试名列榜眼。授翰林院编修，累迁詹事府右谕德、国子祭酒、詹事、礼部右侍郎、文渊阁大学士，官至太子太保、吏部尚书、建极殿大学士，为内阁首辅。卒赠太保，谥号文肃。

④　田叔，汉初大臣。梁狱须田叔，梁孝王派人暗杀从前吴国丞相袁盎，汉景帝令田叔审查此案。田叔查清案件全部事实，回朝报告，一句话解决事情。

⑤　不疑，即隽不疑，字曼倩，汉武帝末年任京兆尹。始元五年（公元前 82 年），有人诈称卫太子，被其识破，得到汉昭帝的称赞。

⑥　《皇华》，《诗经·小雅》中的篇名。序谓："皇皇者华，君遣使臣也。"

⑦　石渠，汉代王室的藏书阁；虎观，白虎观的简称，为汉宫中讲论经学之所。后泛指宫廷中讲学处。明光，汉代宫殿名，为尚书郎奏事之所。

为问玉堂①编校处，勋华应已迈虞唐。

（时方修世宗皇帝实录。）

读《枕中记》② 有感

（即世传《邯郸梦》也）

尘世匆匆常苦短，黄粱未熟已成空。
能知将相消瓷上，始悟王侯总梦中。

游武当山③ （二首）

岩纡谷转露巉岏，尚有天门④更郁盘。
磴道疑从星汉度，峰峦真作儿孙看。
半山岚翠晴犹滴，万壑风涛昼亦寒。
寄语世人休扰扰，还来同宿白云端。

太岳⑤今朝始一登，山围冈抱翠层层。

----

①　玉堂，汉侍中有玉堂署，宋以后翰林院亦称玉堂。
②　《枕中记》是唐代传奇小说，沈既济著。故事叙述落魄少年卢生在旅馆遇道士吕翁。少年自叹穷困，吕翁给枕头，令少年入梦乡。然黄米饭尚未蒸熟，一场好梦已经做醒，卢生仍然是穷少年。故事一再被人续写改编，元朝马致远作《邯郸道省悟黄粱梦》，明朝汤显祖改编《邯郸记》，清代蒲松龄作《续黄粱》。
③　武当山，中国道教圣地，古有太岳、玄岳之称。位于湖北西北部，今十堰市丹江口市境内。
④　天门，武当山的山名之一。
⑤　太岳，又名参上山、太和山，武当山的最高峰，明永乐是赐名"泰岳"。

才看已觉风光好，直上方知气象增。
楼观参差霞缥缈，峰岩起伏浪崩腾。
吾生山水原非癖，为悟玄机愧未能。

宿太和宫有怀孙淮海中丞①

共游忻如愿，中往乃孤征。难抑看山兴，其如怀友情。
宵襟劳梦想，晨发迫趋程。最怪峰头月，偏从此夜明。

寿刘封君九十诗

(御史刘汉楼②之父)

汉南五亩寄闲身，天与升平九十春。
阅世灵椿③知难老，经冬古柏自精神。
豸衣④已觉封君⑤贵，麟角⑥还看子姓振。
拟欲从公问真诀，犹闻离朴更无真。

---

① 孙淮海，即孙应鳌（1527—1586），字山甫，号淮海，贵州清平（今贵州凯里市）人。嘉靖三十二年（1553年）进士，选庶吉士，历官户科给事中、江西按察司佥事、陕西提学副使、四川右参政、佥都御史，官至工部尚书。卒，谥文恭。中丞，明代都察院的副职都御史，即相当于前代的御史中丞。明、清两代常以副都御史或佥都御史出任巡抚，故明、清巡抚也称中丞。

② 刘汉楼，即刘存义（1523—1575），字质卿，号汉楼，湖广襄阳人。嘉靖三十二年（1553年）进士，授平湖知县，擢御史巡按山东，官至大理寺丞。

③ 灵椿，古代传说中的长寿之树，用于比喻年高德劭的人。

④ 豸衣，古时监察、执法等官员所穿的官服，因其上绣有獬豸，故称。借指御史。

⑤ 封君，指封建时代因子孙显贵而受封典者。

⑥ 麟角，比喻稀罕而又可贵的人才。

送少司寇郑环浦①致仕

我昔怀古人，梦寐想见之。行行半海内，如何所见希〔稀〕？
岂为无其人？举世尚诡欺。机械日以巧，纯白日以漓。
遂令古风微，世道吁可唏。伟哉陶元亮，读书诵其诗。
斯人何真朴，千古见光仪。当其饥寒迫，出仕良云宜。
及至耻折腰，归去复奚疑？雅性本耽酒，举杯复不辞。
若还不得酒，吟哦亦自怡。去留曾不吝，心事固易知。
淳风邈不作，高驾逸难追。安知千载后，公也嗣音徽②。
长翮戛宇宙，昂然孤鹤姿。又如松与柏，众卉伏以卑。
往昔莅大藩，高论固葳蕤③。自知不谐俗，归卧一茅茨。
性亦嗜醇酒，杯至不停挥。酒酣大笔落，屹屹森戟旗。
时来通塞异，脱履登君墀。抗章复謇谔④，立论亦恢奇。
今岁得赐归，还向江海湄。昔如云无心，今如鸟倦飞。
宛然两陶公，千载结襟期。世故婴人怀，尘土涴人衣。
羡公得解脱，如我尚鞿羁⑤。寄语山中月，招要幸勿迟。

---

①　少司寇，司寇是西周初期主管刑狱的官名，少司寇为其副职。后以少司寇作刑部右侍郎之别称。郑环浦，即郑世威（1503—1584），字中孚，号环浦，福建长乐人。嘉靖八年（1529年）进士，授户部主事。历员外郎、广西按察司佥事、浙江布政司参议、江西按察司副使、四川参政左佥都御史、右副都御史，官至刑部右侍郎。卒赠刑部尚书，谥恭介。

②　嗣音，继承前人的事业，如响应声。徽，美好，引申为盛大。

③　葳蕤，形容枝叶繁盛的样子，此处比喻辞藻华丽。

④　謇谔，正直敢言。

⑤　鞿，古同"袜"。羁，马笼头。鞿羁，比喻羁绊人的事物。

九日陪诸公大轮山登高次林双湖^①韵（二首）

> 出郭登高有古丘，相携只爱旧朋俦。
> 未须还胜寻金谷，安用销忧唤莫愁。
> 绕径寒花明野路，落沙浮雁舞溪流。
> 山中日月杯中酒，一岁还应一度游。

> 着处黄花尽放花，可无樽酒答芳华？
> 恼人秋色花无赖，醉客村醪酒亦嘉。
> 食蔗还应知世味，饷瓜何必自侯家。
> 　　　　　　是日清江送瓜，三庭出蔗共敢［啖］。
> 归途好伴东溪^②月，一任苍茫暮景斜。

同叶君实^③郭奇琮二友游云顶岩留云洞^④

> 洞宿孤云久，我来亦暂留。身随天路迥，情寄野僧幽。

---

① 林双湖，即林大梁，号双湖。

② 东溪，在福建同安，发源于北部汀溪镇西格山，流经店仔、安炉等，至双溪口汇入西溪止。西溪乃厦门第一长河。

③ 叶君实，福建同安莲坂（今思明区莲坂社区）人。万历十五年（1587年）贡生，官至广东定安知县。郭奇琮，阅历不详，当为同安人氏。

④ 云顶岩，在福建厦门岛的洪济山上，是洪济山的主峰，为厦门岛上最高峰，故列原厦门"大八景"之首。留云洞，云顶岩岩巅方广寺后巨石构成的天然大石洞。隆庆四年（1570年）夏日，洪朝选与若干友人同游云顶岩。是夜宿在留云洞，以便拂晓观日出。洞中石壁题刻甚多，洪朝选与同游诸友亦赋诗和韵，刻于石壁上，至今保留完好。

槛外涛声聒，林端雨气浮。顾谓二三子①，高步信奇游。

海亭晚眺联句同贰守丁少鹤②左上舍升甫③

（时升甫自毗陵来访）

潮落堤痕断，渔舟倚夕阳。波光浮树渺，（芳洲）
山色接云长。海角亭偏迥，村中酒正香。（少鹤）
鱼儿成对出，燕子逐巢忙。别岛归帆急，（芳洲）
群鸥竞浦狂。牛羊来远牧，凫鸭聚方塘。（少鹤）
喜见烽烟净，欢逢会晤良。（升甫）
朋情轻万里，诗兴敌千觞。（芳洲）
缱绻嗟萍迹，徘徊见月光。（少鹤）
邀欢惟海错，取乐岂兰浆。（芳洲）
臭味真相似，形骸直可忘。（升甫）
主怀萦屡屡，客意失殊方。（少鹤）
倘忆同游日，音书远寄将。（芳洲）

送会试诸友（二首）

送别东郊道，遥遥指凤城④。欲酬平昔志，宁计远行程。

---

①　二三子，诸君、几个人。或谓诸位弟子，见《论语郑氏注》："二三子者，谓诸弟子。"

②　丁少鹤，即即丁一中。

③　左上舍升甫，即左烋，字怀亭，号升甫，江苏毗陵（今常州）人。监生。上舍，乃监生的别称。

④　凤城，指帝都。

朱果①车前坠，青山舟际迎。伫看得意日，还赋子虚②成。

曾赴春闱试，年来三十秋。时文今几变，古调有谁求？
作室须名木，济川要巨舟。期君一振翮，早解庙堂忧。

题瑞应河图卷

文运今秋盛，多才贡泽宫③。人称龙马瑞，数与河图同。
奇事传应遍，新题咏尽工。要知栽培力，领郡有文翁④。

泽国富人文，声名异昔闻。越南方发解⑤，冀北复空群⑥。
剑气频冲斗，龙光正绕云。会应对三殿，高举策奇勋。

自　况

　　负郭原无半顷腴，山田新买百升余。

---

　　①　朱果，又名紫果，是我国玄幻小说等中常出现的天材地宝，乃百年开花、百年结果。此表示中举的吉兆。

　　②　子虚，即汉代司马相如的《子虚赋》。它通过夸张声势的描写，表现了汉一代王朝的强大声势和雄伟气魄。辞藻丰富，描写工丽，散韵相间，为汉大赋的代表作。

　　③　泽宫，古代习射取士之所。

　　④　文翁，即文党（前187—前110），字仲翁，庐江舒县（今安徽舒城）人。汉景帝末年为蜀郡守，兴教育，举贤能，政绩卓著。元始四年（公元4年），平帝诏建祠以祀文翁，为公学始祖。

　　⑤　发解，唐宋时应贡举合格者，由所在州郡发遣解送至京，参与礼部会试，叫作发解。明清时因此称乡试合格为发解。

　　⑥　空群，原指伯乐相马，后比喻有才能的人被选拔一空。

里人莫笑清贫甚，欲学周黄恐不如。

论

三代直道而行

古今之不容二者，理也；天下之不容异者，心也。圣人以天下之公理与民而赏罚行焉，赏公赏也，罚公罚也。故达而在上之圣人与天下共其好恶。圣人以天下之公心与民，而是非出焉。是公是也，非公非也。故穷而在下之圣人与天下共其毁誉。时有皇帝王霸，政有道德功力，而好恶之理不可使易者。是以天下有直道之君，亦有直道之民。俗有浇淳厚薄，世有升沉变迁，而是非之理不可使没者。是以天下虽无皇极之君臣，而皇极之道未尝不在人心而通古今也。

理本诸天，故俗化无古今；情根诸性，则世变无厚薄。三代以上，其民广大而自得，宽舒而好义。降而后世，愈卑愈薄，而理之在人心，世变有不得而与者，此圣人之所以与天下相忘于理也。自上世之化，不见于时，而大道之公，徒闻其盛也。

道与元化①日薄，而儒者之论又有以激之。为荀悦②之说者曰："皇以降无厚俗，帝以降无良民。"噫！斯其所感遇者然耳！信斯言也，则尧、舜之道乃不行于三代，而春秋以下之世将湮为洪尘矣。为班固③之说者曰："尧、舜之世比屋可封，桀、纣之世比屋可

---

① 元化，指造化、天地。

② 荀悦（148—209），字仲豫，颍川颍阴（今河南许昌）人。东汉思想家，主张为政者要兴农桑以养其性，审好恶以正其俗，宣文教以章其化，立武备以秉其威，明赏罚以统其法。

③ 班固（公元32—92），字孟坚，扶风安陵（今陕西咸阳）人。其史学观恪守天命观，全盘接受"天人感应"学说，多为统治者歌功颂德。

刑。"噫！斯其所染化者然耳！信斯言也，则衰世之民不可责以上世之化，而春秋以下之世将化为鬼魅矣。

吾闻人之生也，肖天地之类，函五常之德，是以有心知欲恶之端，是非、义利之辨。其体则为之性，其原则出于天。性同则情同，天不变，故道亦不变。而或谓之二者，是不知皇帝、王霸之说也。三皇之时如春，五帝之时如夏，三王之时如秋，五霸之时如冬。春温也，夏燠也，秋冽也，冬肃也，春夏秋冬一气也。皇，民敦也；帝，民朴也；王，民智也；霸，民巧也。敦朴智巧一民也。夏之时盖有禹之圣，而当时去古未远，故近民而忠焉。时则恭肃而好义，朴茂而慎齿。商之时盖有汤之圣，而当时风气渐开，故近民而敬焉。时则强立以植介，矫厉以完真。周之时盖有文、武之圣，而当时人文日焕，故近民而文焉。时则修饰以为防，廉隅①以为节。而其敝也，夏以之衰，乔而野朴而无文；其极也，商以之衰，荡而不静，胜而无耻；其究也，周以之衰，利而巧文而不惭。故自其变而观之，商之时也不如夏，周之时也不如商，世更三变，代历数君，其间兴败，仆而复起。自其不变而观之，则尧、舜之民即夏、商之民之所以为性，商、周之民即尧、舜之民之所以为心，三代、唐、虞之民，其致一也。春秋之时与商、周之时又加异矣。质本敦朴之风，一变而为恫疑之习，其时殊，其俗异。然当时又有从康之民，犹有执简之公，其是非不终于无者。天地生民，无不各足之理，不可以春秋为无是非之天理也。好善恶恶在人心，自有本然之权度，不可以春秋为无是非之人心也。谓为忠而恪可也，为敬而愿可也，为文而中可也。达而在上，则以其直道而用于天下，不以作好，不以作恶，以本有之理与天下共，而民以本有之理听命焉，惟此公理而已矣。穷而在下，则以其直道而用于一己，不以私心用过情之誉，不以私心用过实之毁，道顺是非，情类善恶，亦惟此公

---

①　廉隅，棱角。比喻人的行为、品性端方不苟。

理而已矣。故当夫子之时，道不异而时异焉；当夫子之身，位不在而道在焉。而夫子之心，不以时之异，而以道之同者自托焉。春秋之时，诸国之俗好恶失中，是非乖忤，夫子系之《诗》，以藏美刺，而系《下泉》① 于其终，思治也；系《豳风》② 于变风之末，变而克正也。

故三代之直道，夫子有志也，吾于是见夫子思治之心焉。杞夏之后，不足征也。宋殷之后，不足征也。而鲁周公之后，文、武、成、康之烈在是而僭夺日行，是非紊矣。故夫子思三代而于三代之直道有感也，吾于是见夫子思古之念焉。《春秋》褒人而书其爵，贬人而书其名，然而所是天下之公是也，所非天下之公非也，而一己不与焉。故于三代之直道，夫子有征也，吾于是见夫子是非之公焉。昔者尧、舜氏没，天下非尧、舜之民，而伊尹则追尧、舜而任之，时不同而理同也。三代既衰，天下无直道之行，而夫子则等三代而上之，时不同而理同也。尹出而任尧、舜之道，以伐夏救民，以善兼天下；夫子隐而任直道之责，以是非褒贬，以善兼万世，时不同而理亦同也。虽然，杜牧之有言，时有三：在君、在臣、在民。在君则尧、舜之治，在臣则汉、唐之季，在民则秦、隋之末。是故政有因革，世有升降。当其盛也，三代之以直道，四王之以垂业。及其衰也，商有怙义之罪，夏有非度之俗。道又果安在耶？经世者念之。

---

① 《下泉》，《诗经》中的一篇。唐孔颖达疏申其意曰："此谓思上世明王贤伯治平之时。"

② 《豳风》，《诗经》十五国风之一，从各个侧面反映豳地民众生活。

序

泉亭文集序

钱塘自昔称名山水地，澄湖重江萦带环合，望之若在镜中。又大海起于东北，潮头如奔马、如跃龙，直至城下，独浮山峙于其中，战薄激射，岿如屹如。其秀丽雄伟如此，由是钟为人才，往往有异质奇气称贤士大夫者，比比相望。以余所见，若故广西参议吴公泉亭①其一人也。

公起家进士，释褐为临淮令。值毅皇帝时，王师南征，车驾亲幸淮甸，貂珰②环卫，杂沓邮传。公以职事，当供张续食，既不嗛用事巨珰者意，则呼挺梃③公。公毅然以身当之，吏民争前拥卫公，至击伤巨珰，坐是下诏狱系。更冬，皇上登宝位，乃得释复旧官，而稍迁南京刑部主事。当是时，公之劲气直节闻天下。其后公以忧去，坠舷伤足，卧不复起者十余年。复用荐者言，起公南京兵部，历礼部，迁广西参议，而公终以疾废不复仕也。

余尝过公于家，公病足如故，蹩躠然行也。其切劘治道，商略古今，条析时事，滚滚不少休。至论人材贤不肖，是是非非无所回互，虽其亲监司、郡守，其贤者，称道之不容口；其不肖者，亦诋之无所畏与避也。是时公去国已久，无复用世之志，而其年亦向衰矣。其应世酬物之才，棱嶒侃直之气，尚足有为于世如此，使当毅

---

① 吴公泉亭，即吴鼎，字维新，号泉亭，又自号支离子，浙江钱塘（今杭州）人。正德十二年（1517年）进士，授临淮知县，官至广西布政司参议。长于散文，多整饬平雅。

② 貂珰，貂尾和金、银珰，为古代侍中、常侍的冠饰。借指宦官。

③ 挺，举起；梃，杖。

皇帝时不忤巨珰，今皇帝时不以疾废，其所效用又当何如也！余是以惜公。

公既殁，而其子宪副君遵晦①出公集以示余，读之而益悲。公之为人与其文，故给事中海宁杞山许公，今方伯茗山许公②，既列于志序，余故不复论，特表公之不究其用者以为公慨③。后有论钱塘人物而追考公之世，或当如余之所感也。凡文若干卷，诗若干卷云。

易经存疑④序

《易经存疑》刻成，林君才甫属某序其首。

序曰：自天地设位，而易行乎其中矣，未有易之名也。鸿荒圣人，以开创独得之智，先天而作，于是乎有画《易》、有字《易》；中古圣人兼述与作，为之辞，为之翼，于是乎有书《易》。数圣人者之心何心哉？将以泄天地之秘，探三才之奥，顺性命之理，而开万世心学之源者也。是天地之易，而非数圣人之易也。

---

① 吴遵晦，字明仲，浙江钱塘（今杭州）人。嘉靖三十二年（1553年）进士，曾任临清兵备副使。为明代杭州私人刻书家。

② 方伯茗山许公，即许应元（1506—1565），字子春，号茗山，浙江钱塘（今杭州）人。嘉靖十一年（1532年）进士，授泰安知州，累官至广西布政使。

③ 慨，古同"慨"，叹息。

④ 《易经存疑》，十二卷，林希元撰。林希元（1481—1565），字茂贞，号次崖，福建同安山头村（今属翔安区新店镇）人。明正德十一年、十二年（1516年、1517年）联捷进士，历官南京大理寺正、泗州通判、广东按察司佥事、南北寺丞，复落职钦州知州，以拾遗致仕。归里后更精研理学，被誉为理学"一代宗师"。是书始作于嘉靖二十年（1541年）冬，万历二年（1574年），其子才甫、孙学范重刻，有陈文、洪朝选、黄世龙、谭文郁、蔡壝等作序跋。

汉、唐以来，训诂、术数、卦气、历象，纷纷无虑数十家，是虽不能无得于易之一体也，其可谓之数圣人之《易》哉？宋儒伊川程子、考亭朱子，生于千五百年之后，独抱遗经于众言淆乱之余，覃思研虑，得其精粹，然后笔之于书，为程氏《易传》，为朱氏《本义》。谓之曰数圣人之《易》，吾固未之敢演，视之汉、唐以来诸儒之易数，犹霄壤哉！

国朝以经专治《易》者不得兼治别经，经不得兼治别注，《易》始犹兼传义，最后专治朱。其所以排异议、息群疑而归之一者，何其至也！由是以来，诸儒之治《易》者，得专肆其力于朱，丝分缕析，其业愈精，而尤莫盛于吾郡之晋江，倡之以虚斋①，继之以紫峰、笋江②，而集其成于《存疑》。"存疑"者，存诸子之疑，而羽翼③程、朱之传义者也。或曰汉、唐诸儒之《易》之后为程、朱，程、朱传注之《易》之后为举业，比于数圣人之《易》，不其愈远哉！予曰：不然。登昆仑者，贵陟其颠；涉黄河者，贵穷其源。然颠非可遽至也，不由麓而进乎？源未易遽穷也，不由津而达乎？是书固学《易》者之津麓也，而又何分于传注、举业之云哉！

是书为次崖翁林氏著，翁仕至两京大理寺丞，立朝有风节。其在家手不释卷，其学最邃于《易》。其书尚多未刻，才甫君能首刻此书以惠多士，是能继父之志者也。

万历甲戌夏五望，侄女夫、门人洪朝选顿首谨序

---

① 虚斋，即蔡清，号虚斋，著有《易经蒙引》。

② 紫峰，即张岳，号净峰。笋江，即史于光，字中裕，号笋江，福建晋江人。正德十二年（1517年）进士，授吏科给事中。著有《易经正蒙》。

③ 羽翼，原意"翅膀"，比喻辅佐的人或力量。

恩荣永慕录序

侍御李德延①，予在蜀时所试高等士也。宜宾、富顺同为叙②之属邑，而宾士之文质，富士之文奇，虽同处一庠中，而二文判然。德延为宜宾诸生，余既嘉其文质，而余察德延于众人中，视妥步窄，其进趋必概于义，其行又质也。予以是爱之。

庚申岁，予以事至京，德延已登第为中舍。予闻其在京独居简出，闭户读书史，不妄与人交，又心异之。问其父母于其乡丈人，乡丈人皆曰："李翁太学生某之子也，以行义闻于里，孝友庄靖，周贫恤乏，里人至于今记之。"媪之父，儒官也。媪服习家训，有士女之行，晓悉道理，通世事，善事舅姑，尤以协姒娌闻。此其翁媪间行也。予曰："是宜其有若子哉！"

居五岁，余再以事至京，德延奉手册，泫然进曰："先君子、先夫人蒙朝廷恩幸，得褒恤如文续官，顾不幸早丧矣。"予问其卒之岁月，德延曰："先君子之卒，文续仅十三岁；先夫人之卒，文续十岁加一也。文续犹记少时，先君子每指授书义，从容譬喻，不忍加以怒色。先夫人每夕坐文续膝上，援古今人淑慝、贤不肖事，啧啧训曰：'吾儿当为此，不当为彼。'至夜分犹不辍。今文续忝列官于朝，得以其官追显所生。命书煌煌，奎章灿烂，而先君子、先夫人皆不及见矣！文续其何能为情？"予曰："《诗》不云乎：'陟彼岵兮，瞻望父兮。父曰：嗟！予子行役，夙夜无已。尚慎旃哉，犹

---

① 李德延，即李文续（1534—?），字德延，四川宜宾人。嘉靖三十八年（1559年）进士，授中书舍人，历官历湖广道御史、浙江按察司佥事、广西布政司右参议、云南右参政、河南左布政使。

② 叙，即叙州府，地处四川省南部，今为四川省宜宾市，明代辖宜宾、富顺县。富顺县今隶属四川省自贡市。

来无止。陟彼屺兮，瞻望母兮。母曰：嗟！予子行役，夙夜无寐。尚慎旃哉，犹来无弃。'① 言父母望子之归而己得养也。又曰：'王事靡盬，不遑将父。王事靡盬，不遑将母。'② 言己勤劳王事，不得归养其父母也。夫以父母在而不得养，父母望子之归而不得归。诗人犹皆咏歌而嗟叹之如此，矧德延父母已皆早世，如之何其不悲也！虽然，君子之事亲有大者焉，生致其养，没致其思，宜可以为足矣。而又必使人称为君子之子，然后乃可以垂亲名于不朽。然则德延思亲之切，尤不若垂亲名于不朽之为大也。德延在搢绅间恂恂然，言不出口，视不过步，而神观精明，风采严毅，吾知其显亲者有在矣。若夫永言思慕，是虽孝子之一事，而非所以尽于事亲也。德延其尚勉之哉！"

是录首崇纶音③，重君恩也；次列诗文，存友谊也。予以一日相与之雅，故又为之序云。

少司马喻吴皋④六十寿序

寿之所以贵于世者何哉？将为其庞眉皓齿，宛然地仙之状欤！则世之白首于人间者不少也。又为其多知博识久习人间之事欤？则世之老于世故者亦不少也。或为其子孙满前，俨然一国一乡之父兄

---

① "陟彼屺兮……犹来无弃"，出自《诗经·陟岵》，乃诗人登山远望，反复咏叹，反映了行役者思家念远的深情。尚慎旃哉，意思是还要谨慎小心啊。

② "王事靡盬……将母"，出自先秦的《小雅·四牡》，亦是思念父母的行役诗。靡盬，无止息。指辛勤于王事。

③ 纶音，帝王的诏令。

④ 喻吴皋，即喻时（1506—1570），字中甫，号吴皋，河南光山人。嘉靖十七年（1538年）进士，授吴江知县。有治绩，擢御史，历京兆丞、都御史，官至南京兵部侍郎。

欤！则世之亲见其玄、曾之森立而自命以三世老祖者亦复不少也。然则何为而贵之哉？以予所闻，盖亦贵其有益于世耳。士之生斯世也有二，不过出与处而已。仕而或有民社之寄焉，或有乾方典戎①之责焉，均之为出也。居而或为暂息之安焉，或为长往之适焉，均之为处也。然而同是出也，或所至而所临之民、所群之士，莫不祝而愿之，欲其年寿之永也。而或又有不尽然者矣！同是处也，或所居而乡国之人、乡国之士，莫不祝而愿之，欲其年寿之永也。而或又有不尽然者矣！此其故又何哉？六籍之书，具吉凶、祸福、修短之理，而其颂嘏祝遐，莫长于《诗》；征凶考咎，莫严于《左氏》。凡诗人之所谓宜受纯嘏②，宜享遐龄，皆淑人君子之俦也。凡《左氏》之所谓必以恶终，必不能久，皆怗侈③灭义之类也。予以是而观所谓淑人君子，非予之谓有益于世者乎？怗侈灭义，非予之谓无益于世者乎？

少司马吴皋喻公，光州人也。自其登进士第，即受吏牒，出为吴江知县，吴江之人至于今曰"令于我有德"。其为御史，出按西蜀，西蜀之人至于今又曰"御史于我有德"。为京兆丞、为都御史，贰政于应天，典戎、将漕于南院、于淮，所至之军民又曰"京兆、都宪于我有德"。余尝以督学使者至蜀中，去公按部之年睫相瞩。其为南院，去公离任之日踵相接。吴江、京兆、淮右，则数岁必一过其地，以是闻公平生敦忠笃厚，清介劲特。虽其为政尝搏击大奸，锄去豪猾，而其趣本归于仁恕，其纯心质行存于中、达于外，绝无矫饰之态，尤可喜也。凡为公僚属与公处久者，最乐亲之，至久而不能忘。此公所至之绩也。余虽未尝过公之里，私淑公居乡之善行，然闻光州之俗号称豪侈，士者沉声色游陂宴会，常以声妓自

---

①　乾方，乾卦所在的方位，即西北方。典戎，统率军队。

②　纯嘏，意为大福。

③　怗侈，放纵奢欲。

随。冯①气力以陵邦君乡人者，往往而是。园池之奉，封君②不如也，其僮使多者至千余指。独公萧然陋室，不改布素之旧。搢绅行过光者，不知公之在家。乡人非惟一无所苦于公，且因公而敛饬③者十常四五。然则公之在官则有益于临治，其居乡则有益于乡国，使公在世而多一日，则士民受公之益亦多一日也，如何而有不为公祝愿者乎！《诗》曰"淑人君子"，公其有焉。此公之所以宜寿也。

于是公稍迁为南少司马，某月日为公六十初度之辰。司马属史君朝富、陈君懋观、刘君世昌、洪君忻④于余有一日之雅，率其僚来请为公序。余既辱知于公，因以有益于世者寿公，若柳子厚所谓山泽之臞，视世之乱若理，视人之害若利，视道之悖若义，无能动其肺肝焉。虽愈千百年乃所谓天，正公之所不取也，亦何足以寿公哉！

---

①　冯，古通"凭"。

②　封君，受有封邑的贵族，泛指拥有爵位和封地的人。

③　敛饬，收拾整顿使有条理。

④　史朝富，字节之，号礼斋，福建晋江人。嘉靖三十二年（1553年）进士，授永康知县。历任怀庆同知、南京兵部车驾员外郎、武选郎中，后出为永州知州。陈懋观，字孔质，福建长乐人。嘉靖三十二年（1553年）进士，授会稽知县。历给事中、南京吏部郎中，后出为庐州知府。刘世昌，陕西高陵人，嘉靖三十五年（1556年）进士。时任职兵部，万历时任副使。洪忻，山西蒲州人。嘉靖四十一年（1562年）进士。时任职兵部，万历时任陕西副使。

大司徒张龙冈①考绩序

　　均谓之作，作焉而有可见之功；均谓之为，为焉而有可书之绩。世之所谓才臣也。立于不作之表而其成功也，不与作者论锱铢；由于无为之途而其底绩也，不与为者计寻尺。世之所谓大臣也。二臣者之于国家，孰益哉？方夫新造之初，扰攘之际，事有难于集而必待于猷略②之恢张，势有难于支而必待于谋谟③之审固，当此之时，非得夫精明果毅之才，诚未见其可也。若夫承重熙累洽④之余，袭久安长治之后，以法度纪网则森然咸在，非有弛而不张之处也；以国势人心则巩固安全，非有坏而难支之患也。于斯之时，而必以才臣者宣力其间。噫！是非不无荡涤顺适之快，而亦岂免夫腹心元气之病哉？惟夫大臣者，其存心以忠厚，其行事以含容，虽知声名之烜赫⑤足以振动乎百僚，意气之激发足以披靡乎流俗，薄不为也，熙熙焉与天下相安于无事而已矣。自世俗观之，则若大臣之所为阔略而不治，委靡而不振者，而岂知人心因之益固，国脉由之益培，则大臣不作不为之功也哉！盖昔之儒者尝论天下之大势，比于人之一身。夫风寒暑湿之所伤，非伐邪之药不可治也，彼才臣者似之矣。元气衰惫之所资，非温养之药不可辅也，彼大臣者似之矣。

　　以余观于当今公卿之间，如大司徒龙冈张公者，其可语于大臣

---

　　①　张龙冈，即张舜臣（1517—1567），字熙伯，号龙冈，山东章丘人。嘉靖十四年（1535 年）进士，授吏部主事。历右都御史，嘉靖四十三年（1564 年）任户部尚书。

　　②　猷略，谋略。

　　③　谋谟，谋划，制定谋略。

　　④　重熙累洽，国家接连几代太平安乐。

　　⑤　烜赫，名声或威望盛大的样子。

之道也哉！公恢廓大度，言如其心。其论天下事，具有成画，颠末条贯，靡不详细周悉，而其归一主于忠厚仁恕，一毫亟疾苛娆①之意不与也。在公卿间绝不言人过失，常因事赋诗，以道人之美、扬人之善而已，他不及也。与人交，有始终，惓惓焉有同事不忍舍去之意。余以是慕其为人。至观于公之所为，大司徒其职仓庾、会计、出纳、关市、勾稽、征输。其属有良有否，其事有蔽有明，公既不以微文细过②求人未见之罪，亦不以曲陷隐中③发人难形之奸，尝曰："治道去其太甚而已。"以是属吏、老仓、胥史、徒卒，靡不翕然相安于公之无事，其有可为公尽力者，亦不惮也。然则公岂非古之所谓大臣者哉？

公自吏曹郎几转而至今官，兹以二品满考，当奏绩于朝也。其僚少司徒徐公蒙泉，属总巡郎中李君学礼、监收主事郭君梦得④等，照厅十三司窦君尔长、崔君嘉等，来求余言以为公赠。以余之不敏，何能有言以赠公哉！公兹行也，自书其绩于天子之前曰："臣不佞待罪南地曹，不能有尺寸之长以佐陛下，惟是忠厚惇大，以为我圣天子培养国脉、维持人心者，臣夙夜不敢怠。"然后天子

---

①　亟疾苛娆，火急苛刻的扰乱。

②　微文，苛细的法律条文。细过，轻微的过失。微文细过，因苛细的法律条文而犯有轻微的过失。

③　曲陷，曲折陷身。隐中，当为隐衷，意为隐藏在内心不愿告诉人的苦衷。

④　徐公蒙泉，即徐养正（1510—？），字吉夫，号蒙泉，广西马平人。嘉靖二十年（1541年）进士，选庶吉士，除给事中。历贵州提学金事、南京通政使司右通政、光禄寺卿、户部左侍郎等职，官至工部尚书。李君学礼，即李学礼（1524—1589），字子立，号亨庵，颍州人。嘉靖三十八年（1559年）进士，授户部主事。历户部郎中，升吏部侍郎。郭君梦得，即郭梦得，号肖野，福建同安后郭人。嘉靖四十一年（1562年）进士，授潮阳知县。升南京户部主事，再任琼州知府。

发明诏①，以张公所言为百僚臣工诰，使咸揉其矫厉之习，融之太和；销其锲薄②之心，归于大道。或锡之车马，或加之禄秩，如古之所谓以章有德者。然则公之行也，岂不伟哉！谨书以为公考绩序。

---

① 诰，古代统治者对臣子训诫勉励的文告。

② 锲薄，刻薄。

续稿卷二
记、志铭、墓表、疏、祭文、题跋

记

崇正书院①记

由都城适石城门，有山隆然，蹲踞盘礴，抵清凉门，既伏复起，如趋如顾。其巅平旷，可坐数百人。相传有亭据其上，名"四望"。以东可以瞰秦淮，西可以眺大江，而玄湖、燕矶、钟阜、方山、牛首②，皆在北、南指顾中，故得名也。考于图经，不见载。所谓此山者，盖石头之势雄峭未尽，将饮于大江，而犹偃伏奋迅，追逐石灰幕府③，奔趋突出以为此山。总之，为石头山者也。山有寺名"清凉"，不知所由始，门之得名因此，而图经亦不载。寺僧不数人，荒凉寂寞。客至，荫松桧坐，竹石离离，荒草凄寒似秋，

---

① 崇正书院，在南京鼓楼区清凉山东麓半山坡上、为明嘉靖年间督学御史耿定向讲学所筑。书院依山势分为三进，三殿是制高点，抬头远望，方圆百里尽收眼底。

② 玄湖，即玄武湖。燕矶，即直立于长江上的燕子矶。钟阜，即钟山，今紫金山。方山，又名天印山，"金陵八景"之一。牛首，即牛首山。此五处皆南京山水名胜。

③ 石灰幕府，即幕府山，相传晋元帝司马睿过江，王导设幕府于此，故名。又因山多石，古曾称石灰山。幕府山横贯于南京鼓楼区北端和栖霞区西端，山峦延绵起伏，长江从山下奔腾而过。清代的金陵四十八景，幕府山便占有六景。

虽在都城内，与山居林隐者无异。

督学侍御耿君楚侗①游而悦之，曰："是山与寺，独无富贵相，真吾徒栖止处也。"欲构一精舍以居，其生徒顾力未能也。今太常少卿林君念堂②，时为巡江察史，闻而韪之，助以锾金一百两。耿君因以金属③上元知县、今户部主事段君有成，相地于寺之东麓，而市屋材，先构精舍一区。值予以操江都御史至，耿君故与余善。而余自弱冠即至南都，其后历户曹郎、吏曹郎者各二，寮友、宾朋之集屡矣，独未尝至此山。耿君欲有以发余之陋，因延余登焉。然后知兹山之高旷隐约，不泪于纷华，而独有以全其真静之性。顾寺僧亦不类俗衲子，有以知耿君之取舍异于人也，因以锾金二百若干两相其落成。而耿君来白曰："市材于都城，不若市之芜湖便。"时工部主事段君绣为余山西所举士，方司榷木，因以属之。段君既为市木，而复以金十两助其费，耿君因是益得以拓其所欲构。乃为堂前后几区，扁④曰某某；为室前后几区，扁曰某某；为两傍斋舍几十间，东扁曰某，西扁曰某。缭以周垣，而于山之前后遍植松柏。来学之士，去来常不下若干人。会巡按察史宋君栗庵⑤以按畿下，至嘉兴，都城之士乐有厥宇，复助锾金若干，为构齐舍数十间，而建石坊于大门之外，扁曰"崇正书院"，规制益完善矣。耿君因令主书院事、举人焦君绒，应天府学生员杨生希淳来谒，曰："愿有

---

① 耿君楚侗，即耿定向，号楚侗。

② 林君念堂，即林润（1530—1569），字若雨，号念堂，福建莆田人。嘉靖三十五年（1556年）进士，初任临川知县，历官南京山东道御史、南京通政司参议、金都御史、太常寺少卿。官至应天巡抚。

③ 属，古同"嘱"，嘱咐，托付。

④ 扁，古同"匾"。

⑤ 宋君栗庵，即宋纁（1522—1591），字伯敬，号栗庵，商丘人。嘉靖三十八年（1559年）进士，初授水平府推官，历山东道御史、顺天府丞、都察院右金都御史、保定巡抚、南京户部右侍郎。官至吏部尚书。

以记斯院，而诏来学之士也。"予谓耿君名书院之意远矣。自释氏之教兴，世之高明豪杰之士，奔走其门而匍匐以归之者，盖不知其几矣。大抵皆以彼法之直截径超，而儒教之缠绕迂曲也。乌乎！彼岂知圣人之教之为大中至正，虽万世不可易哉？

昔者孔子逆知天下后世必有过违于斯道，而为斯道之害者矣，故曰："道之不明也，我知之矣。贤者过之，不肖者不及也。道之不行也，我知之矣。知者过之，愚者不及也。"是故其立教，自视听言动以达于居处执事、出门使民，无非仁也；自学问、思辨以达于诗书执礼，前言往行，无非学也；自达道达德以达于三千三百，九经三重①，无非诚也；自身知心意以达于天下国家，无非明德也；自颜、曾及门之徒以达于沮、溺、丈人荷蓧②，无非师友也。是吾夫子之心若此其苦也，吾夫子之道若此其大也。彼释氏者自谓明心见性矣，心之与物，性之与事，果若是，其能贯通而无外乎？立地成佛矣，佛之与俗果若是，其能参合而无间乎？不贯则谓之不该，不合则谓之不备，不该不备，曲学诐行③之流矣，虽谓之邪，可也。然则君之所谓崇正者，得非是之谓乎！

君为学以求仁为宗，以忠信、孝弟为基，以反躬默识为主，以万物一体为验，立朝言事侃侃有古诤臣之风。其持身清苦，虽寒士有所不及。莅南畿，未几返其孥于家，日夜与校官、诸生讲求求仁之旨。其主张孔氏之学而辟释氏之教者，有其本矣！是宜其有此

---

①　三千三百，指"礼仪三百，威仪三千"，出自《中庸》。意思为礼的总纲有三百条之多，细目有三千条之多。九经，九部儒家经典的合称。三重，三种隆重的礼仪，指夏、商、周三王之礼。

②　长沮，春秋时楚国的隐士。桀溺，春秋时隐者。《论语·微子》："长沮、桀溺耦而耕，孔子过之，使子路问津焉。"丈人，老者。《论语·微子》："子路从而后，遇丈人，以杖荷蓧。"荷蒉，东周列国时期隐士。《论语·宪问》："子击磬于卫，有荷蒉而过孔氏之门者。"

③　诐行，偏邪不正的行为。

举也。

虽然，释氏之教虽为叛于吾儒之道，而其徒之习其教者，能苦身刻意以持其宗门。而吾之儒者，反灭裂卤莽，自谓孔氏大中至正之学而卒陷于功利、富贵之习，视释氏盖有愧焉。诸士子之来学于斯，于诸君之立教于斯者，其尚以是为戒，以不负耿君与诸君建立斯院之意哉！

墓志铭、墓表

明故中宪大夫江西按察司
提学副使一所金先生①墓志铭

学问至于今可谓明矣，而识者常有将蚀将衰之虑，何哉？谓言之太繁而行不足以副之也。夫言本以明道，而多岐之言亦以支道；行所以辅学，而不副之行亦以谤学。然则识者之虑岂为过乎？此予于一所金先生之没而深有感于斯文兴衰、晦明之际也。

先生姓金氏，名贲亨，字汝白，别号一所，浙江台州临海人也。登正德甲戌进士，授扬州府儒学教授，升南京刑部主事。数岁谒告家居，病瘁，仍除南刑部，升员外郎。中改北，升江西佥事，改贵州提学佥事。升福建副使，改江西，皆提督学校。自江西始致其事以归，以大耋终于正寝，实嘉靖甲子正月二十八日也。

先生生而清明醇夷，刚介端重得于天禀。自少即知为学，绝去外慕，不以富贵利达动心。台斗僻入山海间，风气完固，与他州郡不类。自国朝以来，踵有名人，其气节视古夷、齐、逄、干之流。先生生其地，故亦以名行节操自砥。一日，偕其同郡友应公大猷游

---

① 　一所金先生，即金贲亨，号一所。

南雍，遇海宁许杞山先生①，为同舍生论学。先生与偕往听之，始
豁然大悟，乃知向之所学者名检尔，因自叹曰："是岂名检足尽
乎！"由是与杞山先生朝夕过从，以讲论咨叩为事，得其说必手记
之。杞山先生者，所谓许公相卿，以学行著闻于浙中者也。先生既
知学问大指，于是毅然以圣人为必可学，动止作息，语默应酬，务
与学俱。常爱横渠②"一时放下则一时德性"，有慨始学之始，当
以心为严师，及伊川"整齐严肃，则心便一"之语。日用工夫庄敬
严密，言动有纪，细过必录，儒先论学方要，有籍以求，至夫圣人
之地，如是者若干年。盖践履既以庄笃，德性既以坚定矣。而先生
之心，不自以为足也。及留曹请告，屏居数月，取明道、延平③二
先生书，反复潜玩，若有会于心焉。一夕梦明道、伊川④二先生在
坐，先生诣前拱揖，伊川起谓曰："家兄最好工夫。"觉而大悟，乃
知前日工夫，用意过苦，责效太迫，反入于锐进助长之病。其于澄
然真体，似未有悟入处，由是为学一以明道为宗。因诵明道先生主
鄠县簿时诗及闲居诗有感，自咏一律以见己志，曰："好诗歌罢见
仪容，宿雨初收春日红。大地山河吾道在，午天花柳赏心同。极高
人品非身外，最好工夫只眼中。闲对青山且静坐，长安远近浪争
雄。"而于延平先生所谓"学问之道不在多言，但嘿坐澄心，体认
天理"者，尤深味之。终日默坐一室，一意涵养，体认勿忘、勿

---

① 许杞山，即许相卿（1479—1557），字伯台，自号云村。又其见读书
之黄山有枸杞发九枝，故自号九杞。世人称之为杞山先生，浙江海宁人。正
德十二年（1517年）进士，嘉靖时授兵科给事中。上谏言，世宗皆不从，遂
称病归里，谢客隐居30余年。

② 横渠，即张载（1020—1077），字子厚，世称横渠先生。凤翔郿县
（今陕西眉县）人，北宋思想家、教育家，理学创始人之一。

③ 延平，即李侗（1093—1163），字愿中，学者称延平先生。南剑州
（今福建南平）人。为程颐的二传弟子。

④ 明道、伊川，即程颢、程颐两兄弟，宋代理学的创立者。

助，久之端倪呈露，灵明毕照，真有见夫"天下之事虽多，以一心应之，不见其不足；一心虽微，以之应天下之事，不见其有余"之非欺我者。由是随遇顺应，不倚色相，不加衬贴①，真趣日融，内外合一。矜持者裕，庄敬者舒，于明道所谓"不须防检，不须穷索"，延平所谓"洒然冰解冻释"处，不觉已优入之矣。贤士大夫睹其仪容，挹其光润，莫不以今明道称之。

先生自登进士，即自乞为儒官，三为督学：一在贵阳，一在吾闽，一在江西，皆不离学职。所在皆有以教人，而必先之端己，范物②由身，以达诸言。其所建立章程，施置规模，大抵主于崇礼教、惇俗尚、端蒙养，不为弥文末务，而推明先贤之道以继前哲，表章儒先之言以淑后人，意恳恻如也。在扬举行四礼，修释奠仪、新乐舞，斥大僚之不当祀贤祠者，黜无行士之夤缘援例者。在贵阳未久，而遐陬丕变③。在闽发明晦庵之学，本之延平、豫章、龟山④、明道，具有本末端序。其始，人士习溺旧闻，尚未之信。先生既辟道南书院⑤，以崇祀五先生⑥，复记其说于书院之碑，刻五

---

① 衬贴，衬托，配衬。

② 范物，示范于人。

③ 遐陬丕变，边远一隅的地方大为变化。

④ 豫章，即罗从彦（1072—1135），字仲素，号豫章先生，南剑州（今福建南平）人。宋朝经学家，豫章学派创始人。杨时（1053—1135），字中立，号龟山，南剑西镛州（今福建将乐）人。北宋哲学家，程门四大弟子之一。

⑤ 道南书院，地处福州光禄坊内，建于南宋宝祐六年（1258年），祀"道南第一人"杨时。明成化元年（1465年），福建按察佥事、提督学政游明曾重建，增祀罗从彦、李侗和朱熹。嘉靖八年（1529年），道南书院已倾圮无存，提学金贲亨又重建，并增祀程颢为正祀。

⑥ 五先生，即朱熹（晦庵）、李侗（延平）、罗从彦（豫章）、杨时（龟山）、程颢（明道）五位宋代程朱理学大儒。其学术思想一脉相承，朱熹从学于李侗，李侗从学于罗从彦，罗从彦从学于杨时，杨时从学于程颢。

先生之行述、语录载于《道南录》中，由是闽士始知晦庵之学师承之有所自也。盖自明道送龟山南归，"道南"一语，学者第谓龟山载道而南耳，莫知其道之传自何人，而又莫知传于明道者如何而谓之道也。入耳出口，为日已久，至先生始阐明之曰："明道尝以敬而无失，发明喜怒哀乐未发之中。而龟山之教，亦令验道心于未发。厥后豫章、延平、晦庵画一相授，迭衍以光。"又因罗、李二先生之未从祀，疏于朝，曰："李侗，宋儒朱熹之师也。侗学于罗从彦，从彦学于杨时，时学于程颢兄弟。颢尝送时南归，谓人曰'吾道南矣'。颢岂轻许可者？而独以此称时，是时所传于颢，而以授从彦者，即濂、洛诸儒所以继孔、孟之统者也。"又以五先生气象①称述于门人、弟子者，如明道之表里洞彻，莫见瑕疵；如龟山之终日不言，嗒然而饮人以和；如豫章之与人并立，而使人化如春风发物；如延平之冰壶秋月，莹彻无瑕；如晦庵之心度澄朗，莹无渣滓。特为表章，参验考证，源流统绪，灼有明征。又择其志向尤异士子聚之养正书院②，相与推明洛闽微旨。在江右优选属郡志行之士，群之白鹿书院中，亲与讲论圣贤为学次第，明濂溪过化之由，究鹅洞同异之旨，所以开发成就之者，极其恳切。士人多所乡风，而惜其不久也。其他居刑曹、金臬宪，多用人伦良心断狱，不专为文史法家事，而于贪吏、豪民之能虐民败宗者，则痛裁以法，一不少贷也。

先生天性至孝，自筮仕至休致，未尝离二亲侧，事继母陈安人极其诚敬。年五十丁陈安人忧，执丧逾谨，三年不入私室，吊客待以蔬馔，殡葬不用浮屠。居封主事梧冈公丧，亦如之。传家以忠孝

---

① 气象，气度、气概。

② 养正书院，遗址在福州乌石山下，旧为法禅寺。明嘉靖七年（1528年），按察副使何乔新改建为讲学之所，提学金贲亨择尤异之士聚于院中研习。

勤俭，教家以冠昏丧祭。表祖先迷失之墓，立宗人会祀之祠，置祭田，严祀事，修谱牒，纂世德。黎明即起，率子姓谒家庙。遇祭祀，虽严冬甚寒，必沐浴斋戒，至老不异。以朱安人蚤世不及禄养，终身怀皋鱼之戚①，遇忌辰，涕泗横集。朱氏子孙零落，为之经纪其家。金氏自其高祖将仕公随母归鞫于高氏，遂冒其姓，至先生始复之。于出处辞受大义，毫发不苟。居扬三载，以风宪召，雅欲奉亲，不乐就台谏选。冢宰文选，咸欲得先生为重，竟称疾不往，至乞南曹以归。其后夏郎中良胜②重先生行谊，奏改北部，仍以时宰新进用。国论汹汹，滋不欲留，乃出金江西臬不顾，少待，即为督学也。其于督学江右时，朝议以孔子像塑非礼，命所在毁之。先生一夕感梦，遂弃去。居家三十余年，论荐无虚岁，至特起四川副使，先生亦不赴也。大节伟然，而于细行庸言，克谨必称。处暗室如公庭，对妻孥如宾客。薄田数十亩，仅给饘粥，皆先生所遗，而终身未尝轻受人一介之馈。衣服冠裳必遵古制，起居食息具有常度，虽造次颠沛，未曾少变于平时也。虽可怒可愕，未尝少形于词色也。居乡非大礼，足迹不入公门，而于民间利病、乡先哲道脉，孜孜尽心。如辛丑海潮之变，言于郡县，所全活者以万数。如台学源流，追自宋二徐，以至黄寿云诸儒。言于郡，撤淫祠以祀之，题曰"十贤"。又辟号舍寓庄士，藏修其中。平生讲学、会友

---

① 皋鱼之戚，典出汉韩婴的《韩诗外传》："皋鱼丧母，痛哭流涕。"比喻愿意养亲而不可得。

② 夏郎中良胜，即夏良胜，字于中，南城人。正德三年（1508年）进士，授刑部主事，进考功员外郎。因谏南巡被除名。后召复故官，升文选郎中，又被谪茶陵知州。

之意，至老不衰。在南曹，与昆山魏公校、吾县黄公伟、华阳范公时儆[1]，相与为谈学交。致政家居，与同志旧游往来过从，而特与同邑赵公渊[2]为讲《易》之会，悠然相忘于老之将至焉。乡里后进有来问学者，随才告教，谆谆不倦。至于开门授徒，标置门户，则亦不为也。读书不泥章句，专以圣贤精切要语实体诸身。其读《中庸》，取"衣锦尚絅"一言以为学者终身受用之地；读《大学》，取"顾諟[3]天之明命"一言以为日用工夫得力。晚岁尤喜读《易》，因书其所自得为《学易记》。其于《大学》《中庸》亦有成书。至论晦庵之学，原其三变；象山之学，明其非禅。则皆近世儒者之所未及。于本朝诸儒，独推尊白沙之学，以为合于圣贤，为之择其要语以示学者。至如二氏[4]、百家，迷恋光景，耽嗜空寂，依傍伎俩，一以淫声美色视之，不为惑也。盖先生之学要于自得，不为想像。始时意气峣岳，已植自立之地；继而用功严密，实肇作圣之基。而先生方如饥渴之于饮食，自求自证，不得不止。纯诚之资，敦厚之行，又如矿金之方在煅，火力既至，真宝自露。故其居于家也，油然孝弟之风；行于官也，沛然教化之泽。处显而不改其素，久幽而不愿乎外，接物以仁，临财以洁，内外淳备，巨细无失。至其玩心

---

① 昆山魏公校，即魏校（1483—1543），字子才，号庄渠，昆山人。弘治十八年（1505年）进士，授南京刑部主事，历兵部郎中、广东提学副使、江西兵备副使、河南提学、太常寺少卿，官至太常寺卿。吾县黄公伟，即黄伟（？—1537），字孟伟，号逸所，福建同安汶水头人。正德九年（1514年）进士。初授南京刑部主事，升刑部广东司郎中，出任南雄、松江知府。华阳范公时儆，即范时儆，华阳人。正德九年（1514年）进士，历河南副使、户部山东司署郎中、云南按察司佥事等职。

② 赵公渊，即赵渊（1483—1537），字弘道，浙江临海人。正德三年（1508年）进士，授行人，累迁云南布政使左参议，官至四川布政使左参政。

③ 諟，古"是"字，即此的意思。

④ 二氏，指佛、道两家。

于高明之地，致意于诸儒之说者，亦既有年，然后于学涣然。其自信于天下之理，诸子百氏之书，判然皆无所疑也。於乎！若先生者，可谓道德之完人、儒林之先觉者矣。先生所著有《学易记》、《学书记》、《道南录》、《大学中庸议》、《象山白沙要语》、《台学源流》、文集、《临海县志》等书，皆传于世。

先生生于成化癸卯，距所卒之年月日，享年八十有二。终戒子弟严终事一如《家礼》，无一语他及。高祖讳福德，国初以才荐，授将仕郎。曾祖恩、祖鎔，俱有名德。号梧冈，而封南京刑部主事讳纮者，则先生之父也。母朱氏、继母陈氏，皆以先生贵，赠封安人。配张氏，封安人，眉寿淑德，与先生媲。以二子贵，加封恭人。子男四人：立爱，今为衡州府知府，居官洁己爱民，衡人记之。立敬①，今为福建提学副使，疏罗、李从祀于朝。虽未报允，而君子以为能继先生之志。闻先生疾，遽告致仕以归，竟得侍汤药以奉先生终，君子贤之。立相，南京武选郎中，先卒。皆张恭人出。昆季皆能传先生之学，其行谊皆不忝于家门教法。立常，府学生，侧室出。女三人：长适参政赵公渊子楫，即与先生为讲《易》会者也。次适知州林公损子樾，次适陈承楠，皆庠生。孙男十八人，锡作，某某；锡祚，乡贡士；某某某，俱庠生。孙女十四人。曾孙男四人，女八人。立爱等将以某年某月日奉先生枢葬于某山之原，以同邑广西左布政使王君宗沐②之状来请铭。

铭曰：昔胡文定公有言："龟山所见在《中庸》，自明道所授。"《中庸》何言，而明道、龟山以之相授受也，岂不曰喜怒哀乐未发

---

① 立敬，即金立敬，字中夫，号存庵，浙江临海人。嘉靖二十九年（1550年）进士，历福建提学副使，后官至工部左侍郎。

② 王宗沐，（1523—1592），字新甫，号敬所，浙江临海人。嘉靖二十三年（1544年）进士，授刑部主事。历广西按察佥事、广东参议、江西提学副使、江西参政、按察使、山西右布政使、副都御史，官至刑部左侍郎。

谓之中乎？夫中何形影，而未发之前又何可捉摸也？浅言之，不为凿空之虚见；深言之，不为象罔之妙论乎！而何以为道统之传之宗也？噫！子思子开示蕴奥之意深矣。厥后延平先生论《中庸》曰："圣门之传是书，所以开悟后学无遗策矣。"然所谓喜怒哀乐未发谓之中者，又一篇之指要也，其得于一脉相传者如此。猗与先生！崛兴嗣起。玩味潜心，独绍斯旨。在宋潜溪，尝称晦庵。传学江南，台盛莫匹。在蒋道林，称台之学。至于先生，与洛合一。呜呼！有欲观于斯道之脉，盍观于明道、龟山《中庸》之传，与夫先生之所自得？作此铭诗，以垂永刻。

太学生胶阳安君[①]墓表

国家设科举之学，以网罗天下之士，其秀且敏者，负其特异奇杰之才，出而收其科，十不失一二。中材以下，用其终岁勤苦之力以致于科第者，亦往往不遗。行之二百年，大官、贵臣、名人、魁士悉由此出，真有如宋人之所谓将相科者。由是海内习学之士，不出身于科第者，则终身以为愧。然闾巷之间，孜孜矻矻，思自奋于青云之上，盖不乏人，犹有白首而不得者，其志亦可哀也。若无锡安君子介是已。

君自少以聪颖闻。父封员外公教之书，二三遍辄成诵，试以对偶辄应声。封君大奇之，曰："是儿资异甚，当以《麟经》[②] 进。"由是受《春秋》，年十六游邑庠。戊子岁，皇上登极七年矣，当国大臣思有以一变文风，起衰振陋，于是两京悉用部臣为同考官。君

---

① 胶阳安君，即安如石，字子介，号胶阳，无锡人，安如山之弟。国子监太学生。

② 《麟经》，为《春秋经》的别称，儒家六经之一。

之伯兄参议君如山①，以胄监连掇戊子、己丑二科，人尤以为荣。封君不能不以兄望君，由是为君应例入国子，而于家礼致英彦与君同游处，冀有以渐君。一时知名士馆谷②于君家者，不可殚纪。君亦虚心受益，同志乐亲之。丁酉岁，君学既充，因挟策北上，慨然有青紫志。已而连不第。癸卯，见录于有司矣，辄以引嫌③罢。君求得其卷观之，感叹良久，因自奋曰："是吾业之未精，非有司之弃我也。"益刻励勤苦。既而以就亲便告，改南雍，累蹶，竟不第。同时与君习学举子业，馆谷于君家，如今宰相养斋严公讷、吏部侍郎昆湖瞿公景淳、按察使是堂俞君宪、佥事尤君瑛④，或发解，或首名南宫，宰辅、翰苑、郎官、臬宪，差次先后。而君顾抱一经，挟多艺，不能无什九无成之叹，而君之二毛⑤已种种矣。

　　君性慷慨好义，于交游尤不苟。是时毗陵东宫司谏荆川唐公顺之⑥以削籍归，教授于家，有重望，狷介不妄⑦与。君负笈从之。

---

①　参议君如山，即安如山（1505—1570），字子静，号胶峰，无锡人。嘉靖七年、八年（1528年、1529年）连捷进士，授庶吉士，历官裕州知州、江西参政、四川按察司佥事。

②　馆谷，即受聘至人家坐馆授徒。

③　引嫌，以避嫌为理由而谢绝或回避。

④　养斋严公讷，即严讷（1511—1584），字敏卿，号养斋，江苏常熟人。嘉靖二十年（1541年）进士，改庶吉士，授翰林编修，历太常少卿、礼部、吏部尚书，官至武英殿大学士。瞿公景淳，即瞿景淳（1507—1569），字师道，号昆湖，江苏常熟人。嘉靖二十三年（1544年）榜眼，授翰林院编修，历侍读学士、礼部左侍郎、《永乐大典》总校官等职。是堂俞君宪，即俞宪，字汝成，号是堂，江苏无锡人。嘉靖十七年（1538年）进士，官至山东按察使。尤君瑛，即尤瑛，字汝白，江苏无锡人。嘉靖二十三年（1544年）进士，授礼部仪制司主事，出为广东按察佥事。官至江西布政司参政。

⑤　二毛，斑白的头发。

⑥　荆川唐公顺之，即唐顺之。

⑦　狷介，性情正直，不肯同流合污。不妄，不随便行事。

唐公之门游从云集，于君亟称许焉，每过君，或论文，或讲经，率多至夜分达曙。唐公最多著画，一脱稿，君必先得之。因唐公以见于宫赞吉水念庵罗公洪先①，归而叹曰："天下士固有若而人哉！吾今而后知富贵之不足重也。"见人有一善，必为之称扬传播。常熟二贞女，久沉于委巷，君为求唐公文，刻之《南丰文集》。有国初士所选《文粹》，君为求遵岩王公慎中②文刻之。其他如《唐公文集》与其《左氏编年》、邵文庄公宝《左镌 [觿]》③，或刻或校，视世之贪者滋甚。尤喜聚宋、元古刻书，聚书至数千卷，人或嗤之曰："江南人富数银柜，公顾欲以书柜胜耶！"君自喜益甚，于朋友振贫弃负，不计惜有无费。奉封君之丧，殡葬方毕，时伯兄宦川蜀，君即衔哀远讣，人劝君勿行，曰："分业未定，而可远去而家乎？"君不顾。母封宜人周氏，禄养于其伯兄家，君岁时迎养，孝谨备至，有时物必供母而后敢尝食。遇疾病，虽风雨晦明，必躬往迎医。一日往苏州，途中闻母病作，以手跨两童，匍匐归。事伯兄甚谨，家政一听于兄，无所专。病将革矣，瞑目问曰："伯兄在乎？"又曰："荆川先生何在？"盖平生于家所敬事惟伯兄，于海内师友所敬事惟荆川先生也。然则君不独孜孜问学足称，其行谊亦有过人者，而竟以布衣死。此知君者之所以哀君也。

君名如石，字子介，胶阳其号也。父某，以伯兄贵赠南京户部员外郎。母周氏，封宜人。兄弟若干人，君于次为第三。配华氏，故刑部郎中补庵华公之女，后君一年而卒，与君同葬。子希禹，邑庠生。次某某。希禹聪敏类君，君朝夕课之学。病始发，希禹入

---

① 罗公洪先，即罗洪先。
② 遵岩王公慎中，即王慎中，号遵岩居士。
③ 《左镌》，应为《左觿》，明邵宝撰。邵宝（1460—1527），字国贤，号泉斋，别号二泉，江苏无锡人。明成化二十年（1484年）进士，官至南京礼部尚书。卒谥文庄。

试，抚之曰："吾病朝夕不可保，恐不及见汝场屋事，汝其勉之。"
呜呼悲夫！希禹其尚有以成君之志哉。

　　予观古昔贤士，或隐于屠沽［酤］①，或混于樵渔，逢时遭
会②，依日月之光以垂声于无穷者，何可胜道！逮至后世，犹有公
车之召，辟聘之典，人才、力田、孝弟之科。我国家取士，则惟一
途，是以士之负恃所长者，舍科目则无以自进。然则君之终其身，
戚戚然以不得一科第为恨，至于郁抑抱疾，竟陨其身，亦岂为过也
哉？夫士既无所遇，而非附青云之士，则无所表见以传于后。况君
故与予善，予何惜一言不为之一表于世，而令君犹抱郁于地下乎？
于是因君子希禹之请，而为之表于墓上。

严慕杏处士墓表

　　吏部尚书、武英殿大学士、太子太保养斋严公③，既得谢归，
过仪真。某时以都御史行部按真，拜公于舟中。公自述病状，与主
上顾遇之恩甚悉，曰："不肖叨蒙上知，自侍从不二十年至今官，
誓捐躯不足报国，不幸有狗马之疾，不能事事，久不敢以请。既而
病遂殆，恐一旦先沟壑④，乃昧死以闻。荷上俞允，许驰传归。今
日之得归骸于故乡，主上赐也。"因泫然涕下。既而抆泪言曰："某
先大父有高世之行，而以布衣故，不得闻于时。凡某之遭时致身，
先大父教也。某始官礼侍，继官吏、礼二卿，冀得以其官封而皆不
满考。蹴致一二品，其后遂以病罢。念先大父有德美而不彰，非仁

---

　　①　屠酤，宰牲和卖酒，泛指职业微贱的人。
　　②　遭会，相遇、相逢。
　　③　严公养斋，即严讷（1511—1584），字敏卿，号养斋，南直隶常熟人。
嘉靖二十年（1541年）进士，改庶吉士，授翰林编修。历太常少卿，礼部左、
右侍郎，礼部、吏部尚书。官至武英殿大学士。
　　④　沟壑，指山沟，借指野死之处。

也。用是乞志幽堂①于少师存翁徐公②，而以墓上之石请，幸毋让，而有以贲严氏之先灵也。"

某既谢不敢当，又不敢辞，因念曩者圣天子愤朝政之不纲，既已更置宰臣，斥逐元奸，以公名德当一时之选，移公自礼卿为冢宰。又以大学士管冢宰事，司外考察。公思有以承上意，于是褒进行能，进黜贪浊，一时贿赂之风衰止寝息，朝政既日以清明。而公于其间尤爱惜人才，虚心延访，不自立我，虽贱吏下僚，不轻易黜罢。至于铨选之官，水程道路，手自剂量，曰："毋苦人走远道为也。"由是中外翕然颂公之贤，而谓其有驺虞③之仁。某既习闻其风声，而意其必有焘后之人以开之者。今得睹公先大父慕杏公行事甚具，其奚敢以不文辞？

谨按：慕杏公讳某，字某，故苏州府吴县人，唐给事中穴之后也。元时漕江南粟，由海道实中都，公之祖有为海道万户者。国初徙富民京师，严氏之宗与焉。其在吴县者，自封刑部员外郎仕仪以上，失其系。至种杏公始徙常熟，然后系可得而谱也。种杏讳某，故业医且市药，因自号种杏。或赠以诗曰："富春山下隐君家，留得云仍种杏花。十里香风消病渴，到门何必问丹砂。"由是种杏之名闻于吴中。娶朱孺人，生二子，公其次也。种杏性诚直，好以古礼自持。而朱孺人洁严，朱孺人曰："长儿性类我。"种杏亦曰："少儿性类我。"而父子间亦各以所类者为爱。公为人孝友，笃于伦谊，蔼如也。种杏公病时，公自吁于天，祈以身代。既而质所吉凶于神，则爇二香于臂，自昏达旦，冀动神听。世俗婚期将及而会有丧，则往往夺期以婚，恐后时且可缩费也。种杏公卒时，公婚期及

① 幽堂，指坟墓。志幽堂，即墓志铭。

② 存翁徐公，即徐阶，号存斋。

③ 驺虞，古代传说中的仁兽，据说生性仁慈，连青草也不忍心践踏，不是自然死亡的生物不吃。

矣，有以是讽公者，公泣曰："父死之谓何，而忍以婚议为?"执不从，盖居苦块①者逾三年而后婚。初卧种杏公柩侧，夜间忽有声，公呼父号曰："大人胡令儿悸耶!"是后竟丧寂然。事朱孺人顺而谨，公年长有子矣，朱孺人恚②，则跽请曰："得无儿有辜③乎? 挞儿耳，毋自伤也。"朱孺人或遂挞，公则以笑受，已牵裾慰曰："得无顿乎?"必求欢颜乃已。其执朱孺人之丧如其父。遇人肫肫悃愊④，小大无异。而其兄顾崖岸，喜与人争，尝有难，公挺身赴之，虽受逮辱棰楚不憾，如是者数四。公婚后，其兄即欲析产居，公不敢违。于是庐取其敝，田取其薄，器物取其刓陋，无几微见辞色。其处父母、兄弟之间如此。

平生无背面语，亦无见忤于人。至遇节义事，虽其人甚微贱，击节欢赏，时时为诵于人不置。或闻人为非义，即有势力人，叱咤不少让，盖其天性然也。居家谨礼，岁时祀先必躬必虔，每祀未尝不流涕。门内肃然无嘻嘻声，入室声必扬。虽盛暑，不衣帻不以入阃内，妇子初见之也然，及其久也，亦未尝不然。一日微得疾，封太常卿公侍次，偶及里人资产事，公遽还视曰："汝雅不歆羡人，今亦歆羡人耶!"病革，封太常卿公痛泣，公曰："孔子，大圣人也，生于世尚止七十三年。吾今逾一岁矣，复何憾? 吾有子若孙，吾何不足? 吾怡然入地耳。"请遗命，第曰："我死，汝辈苟延浮屠、徼冥禧，即妄矣。"宰相公泣请所欲，语时目且瞑，顾嘱曰："读书! 读书!"神气略不乱云。

公凡三娶，元配陆孺人，与公拮据治生，用有厥家，不幸蚤殁，实生封太常卿公。再娶曹孺人，相得欢然甚。朱孺人，不善

---

① 苦块，亦作"苦条"，指居父母之丧，孝子以草荐为席。
② 恚，恨、怒。
③ 辜，古同"愆"，罪过、过失。
④ 肫肫，诚恳。悃愊，至诚。

也。孺人既属纩①，公谓曹曰："吾母不汝悦，吾何忍与汝偕？"以盂水掷地，誓曰："此盂水可收，吾乃可汝留耳。"因泣遣去。继娶顾孺人，无出，抚封太常卿公无异己子，嫁女育孙，治家勤生，一如故常。公以父号种杏，故自号慕杏，以见己志。

祖某，一子讳某，封太常卿兼翰林院侍讲学士。孙讷，太子太保、吏部尚书、武英殿大学士。曾孙若干人，长治，太学生；次澍；次未名。玄孙某某。墓在本县顶山之麓，是为新茔，与陆孺人别葬，而顾祔焉。

呜呼！以公之为人，学士、儒生有名，其一节一行皆足以显于时。而公独以沉于闾里、农亩之间，晦而不章，是宜其发之闻孙，而垂庇其后人也。宰相公宽中乐易，小心周慎，未尝出一危语伤人，未尝怀一凶机害物，仁心为质于中，而履道秉义确乎有执，位登三事，自视一布衣不如也。严氏之有禄于后，其尚未艾哉！乃为之表于墓曰：

在昔成周之世，命官必有训词。今观于《书》，其命君牙为大司徒，训之曰："尔祖尔父，世笃忠贞。"其间率乃祖之攸行，由先正之旧典。若斯之伦，不一于篇。说者谓君牙在周，实以大司徒兼行冢宰之事，故有股肱心膂之命，其说然也。国家命官无训词，而褒显其亲则有诰敕之文，其词亦必归美于其先。盖详发祉之源者，乃所以笃流光之废，而衍培基之德者，亦所以阐积厚之休，其义与古之训词一也。宰相公既为冢宰，而复以大学士兼行冢宰之事，于君牙事甚类。慕杏公虽未曾列于有位，然其坚正笃厚之风，虽君牙之祖，又何以加焉？宰相公既以二三品不满考不得应令甲以封其祖，又以病归不获褒显之文以章其乃祖之德，若非当世名公巨卿以公之行实著之志表，又何以慰宰相公之心，而劝其后人之思？而某

---

① 属纩，古代汉族丧礼仪式之一。即病人临终之前，要用新的丝絮放在其口鼻上，试看是否还有气息。后也用为"临终"的代称。

非其人也，因宰相公之请，敬掇芜词，庸附于少师存翁之后，俾当世君子与严氏之子孙得以览观焉。

疏

总督粮储谢恩疏①

为恭谢天恩事。

叙官伏念臣穷乡下贱，薄宦羁孤，虽云中外之屡更，曾是涓埃②之莫效。晋藩待罪，治并盗之无功；滁寺超迁，考駉牧③之何补。比甫脱于家难，即谬次于台纲④。曾未输劳，复尔冒宠。学惭经济，知非任重之材；质本迂疏，兼乏适时之用。禀莫知其称塞，恐终负于选抡。矧是陪京厥维⑤重地，既置司徒之属，特增总赋之臣，中经沿革之靡常，皆为军需之至急。以臣驽骞⑥，克任驰驱。

兹盖伏遇我皇上深仁溥物，圣德同天。任用贤才，虽庶府百司，亦皆举职；抚绥方夏⑦，至蛮貊夷狄，罔不率俾。荡荡乾坤，犹轸一夫之不获；明明日月，尚忧片善之或遗。坐令下材，亦将隆指⑧。臣敢不矢心图报，厉志效忠。禁旅云屯，必馈饷之先备；营兵雾集，宜镇抚之有方。况臣昔典农官，曾识仓廪盈虚之数。继司

---

① 总督粮储谢恩疏，嘉靖四十五年（1566年）三月，洪朝选升督察院右副都御史，总理南京粮储，以此疏对皇帝之恩表示感谢。

② 涓埃，细流与微尘，比喻微小。

③ 駉牧，放牧，亦指牧苑。

④ 台纲，指朝廷的纲纪。

⑤ 厥维，乃是。

⑥ 驽骞，原指劣马，比喻庸劣的才力。

⑦ 方夏，华夏，指中国。

⑧ 指，通"恉"，又同"旨"。隆指，尊崇天子的旨意。

粮政，粗知户口登耗之由。信土谷本所以为民，而食货皆由于善政。吏无侵枉，人将自乐于辇输；时苟丰登，臣亦何心于鞭算。惟当考陈陈之积，令岁储月廪之不亏。时或察冥冥之奸，使军情吏治之咸顺。莫报恩私之重，仅循职守之常。臣无任戴天荷圣、激切屏营①之至。

山东巡抚谢恩疏②

为恭谢天恩事。

叙官温纶③再颁，宠寄弥重，祗殊恩之难荷，顾绵力以何堪。伏自有虞氏设岳牧之官，至我国朝重巡抚之任，上以敷宣④乎君德，在能将而能明；下以曲达乎民情，爰咨询而咨度。况山东全齐沃壤，负海奥区，于今南北路之交从，古东西秦之地方。田土多荒芜之害，又河流有淤塞之艰。海岱⑤诸州患犹闻于隐伏，兖、昌二郡苦独劳于挽牵。非得壮猷之才，曷称睿简之授？而臣学惟数墨，器匪通方。数月江防，蔑〈然〉即戎⑥之效；历时储备，居然素饱之惭。岂意采择之见加，自知不堪之甚审。

此盖伏遇我皇上祗敬三灵，忧勤万宇。既轸南都之虑，重廑东土之忧。有能竭心力以输忠勤，不复责才力之堪能否。是令逾冒，以及愚臣。臣敢不一意抚绥，多方调剂，大作六州之保障，躬为诸

---

① 屏营，作谦词用于信札中，意为惶恐。

② 山东巡抚谢恩疏，嘉靖四十五年（1566年）五月，洪朝选改巡抚山东。以此疏对皇帝之恩表示感谢。

③ 温纶，皇帝诏令的敬称。

④ 敷宣，传播，宣扬。

⑤ 海岱，山东一带的古称，即今山东省渤海至泰山之间的地带。

⑥ 蔑然，默然。即戎，用兵、作战。

吏之准程。冰檗①自将，犹恐坐縻于廪禄；茧丝是戒，庶几少慰乎
凋残。

祭　文

内阁李石翁②夫人祭文

於惟夫人，柔顺淑嘉。居约能安，处贵不华。是相相君，克有
厥家。惟我相君，明德雄文。皇帝临轩，多士如云。相君首之，空
其辈群。在虞之夷，秩帝百神。在商之说，赉③帝弼臣。遂登公
孤④，遂掌丝纶⑤。夫人配之，厥德与钧。上事姑嫜，以孝以谨。
下育诸郎，药石匪疢⑥。姑称妇顺，子念母闵。夫贤妻良，家治身
瘝⑦。福禄偕来，有宪狄袗。命书⑧煌煌，龙章凤锦。云宜偕老，
讵意溘尽⑨。丧车遽行，壑舟遂隐。海宇咨嗟，士女涕陨。某辱于

---

① 冰檗，比喻寒苦而有操守。

② 李石翁，即李春芳（1510—1584），字子实，号石麓，南直隶兴化
（今江苏兴化）人。嘉靖二十六年（1547年）状元及第，授翰林修撰。历官太
常少卿、礼部左侍郎、吏部侍郎、礼部尚书等职。隆庆二年（1568年），任首
辅，累官至少师兼太子太师、吏部尚书、中极殿大学士。

③ 赉，给予。

④ 公，三公，古代中央三种最高官衔的合称。孤，少师、少傅、少保。
公孤，泛指重臣。

⑤ 丝纶，指帝王诏书。

⑥ 疢，热病，也泛指疾病。

⑦ 瘝，病。

⑧ 命书，诏书，诏令。

⑨ 溘尽，指死亡。

相君，瞻依自昔。况忝地方，亲闻壶则①。往祖无从，书诚抒臆。
尚飨！

唐止庵进士②乃堂祭文

於惟夫人，嫔于儒族。入门吾伊，诗书满屋。学则富矣，其家
岂充？夫人佐之，夙夜以躬。登棉于机，簇蚕于箔。化瘠为丰，增
窘用廓。舅兮儒官，夫仕为令。父子一门，清操两并。夫人始终，
拮据不替。既资夫廉，兼成子艺。英英诸郎，伯也维材。南畿之
元，南宫之魁。琳琅珪璋③，豫章杞楠④。咸云夫人，食报而堪。
倏忽几时，讣音远至。奔走南归，哀动童稚。丧车遽行，壑舟遂
闭。里闾感伤，行路陨涕。某辱与令子，道义之交。未即吊帷，乃
望灵坳。何以告诚，有樽有俎。呜呼一哀，已矣千古。尚飨！

贺淡庵主政乃堂祭文

於惟夫人，集美于躬。妇顺母仪，正是壶中⑤。家富而温，布

---

①　壶，古时宫中道路，引申指内宫。泛指妇女居住的内室。壶则，妇
女行为的准则、榜样。

②　唐止庵，即唐一麟（1523—1567），字仁甫，号止庵。武进人。嘉靖
四十四年（1565 年）进士，营葬父母而未入仕，因过度劳累而辞世。曾受洪
朝选嘱校《荆川稗编》。

③　琳琅，精美的玉石，比喻美好珍贵的东西。珪璋，玉制的礼器，比
喻杰出的人才。

④　豫章，古书上记载的一种树名，或指今之樟树。杞楠，杞与楠，皆佳
木。借指良才。

⑤　壶中，符合妇女行为的标准。

衣素裳。男耕女织，岁事有常。子也从师，旨蓄资斧①。微母之慈，谁倚谁怙？夫也治外，宾祭酒浆。微助之贤，谁治谁将？夫既偕老，子亦从仕。板舆往来，嚼甘食瀡②。帝有命书，以嘉子绩。云胡不待，与世永隔。日月届期，灵车当往。里闾感伤，士女涕怆。某辱与令子，海内交游。吊而后时，道路阻修。今其迟矣，系官莫致。絮酒③缄文，以告予意。尚飨！

潘印川④中丞乃堂闵氏祭文

於惟夫人，受姓先哲。作配于潘，周男之胤。两家并峙，婚姻嫁娶。雪水⑤之傍，有韦有杜⑥。猗与封君，才也兼人。其资则雄，义驰四邻。僮指⑦之繁，以千匦百。宾从之多，匪朝伊夕⑧。夫人佐之，僮燠其肌。亦有旨嘉，以宴以嬉。问谁使然，夫人之力。笃生四子，蓝田之璧。为玙为璠，邦之美彦。季也维材，司我王宪。岁在乙丑，河道淤塞。帝简其来，辍自寺棘⑨。疏之凿之，其悍斯缓。筑之捍之，其冲斯返。千艘鳞次，俟于步下。一夕而通，万声

---

① 资斧，财货。此处借指走向仕途之资本。

② 瀡，古代做调料的米汤。

③ 絮酒，祭奠用的酒。

④ 潘印川，即潘季驯（1521—1595），字时良，号印川，浙江乌程（今湖州市吴兴区）人。嘉靖二十九年（1550 年）进士，初授九江推官。嘉靖四十四年（1565 年）奉皇帝命，由大理寺左少卿进右佥都御史，总理河道，累官至工部尚书兼右都御史。

⑤ 雪水，即雪溪，是浙江湖州境内的一条河流。

⑥ 有韦有杜，唐代长安城南的韦氏与杜氏，世为望族。此喻潘氏为乌程望族。

⑦ 僮指，指僮仆、奴婢。

⑧ 匪朝伊夕，不止一个早晨、一个晚上。

⑨ 寺棘，大理寺别称。

罢亚。言念夫人，病也匪治。莫敢以诶，王事棘止。奈何遽陨，告
成不待？向也衔恤①，今则永背。某辱与令子，年谊寅契。一觞之
酬，以举吊祭。尚飨！

徐仰斋②太常夫人祭文

维灵顺祥之德，洽于宗亲。婉婉令仪，以贲厥身③。上事姑
嫜，祗敬恂恂。作配君子，相待如宾。夫尚符玺，舅秉枢钧。视国
如家，休戚义均。帝有殿工，是督是巡。或私其赢，阉监之群。不
畏不沮，其省万缗。帝曰予辅，汝掌丝纶。爰其嗣子，尽瘁奉君。
岂无清秩，以答殊勋。容台奉常④，超资迈伦⑤。推及厥室，亦以
系闻。笄珈副翟⑥，帔霞冠云。褒同华衮⑦，荣溢里邻。不惟身显，
子姓振振。令子之贤，有行有文。如凤之章，如麟之仁。人曰谁
似，似祖元臣。方兴未艾，日朝岁春。云胡一疾，不吊苍旻？丧车
千里，浮水而遵。哀动行路，矧是故人。侑词⑧寓哀，以代蘋芹⑨。

---

①　衔恤，含哀、心怀忧伤。

②　徐仰斋，即徐璠（1529—1592），字鲁卿，一字云岩，号仰斋，内阁
首辅徐阶的长子。由官生荫仕，授右军都督府都事，历宗人府经历、云南广
南知府等职，官至太常少卿。

③　贲，本义指装饰，引申指华美、光彩。厥，其、他的。厥身，其身。

④　容台，意为行礼之台，礼部的别称。奉常，即太常，古代朝廷掌宗
庙礼仪之官。

⑤　迈伦，超过一般人。

⑥　笄，古代女子用以装饰发耳的一种簪子，用来插住挽起的头发。珈，
古人头上戴的玉饰。副，祭服之首饰。翟，古代用雉羽装饰的衣服。笄珈副
翟，指贵妇人的首饰和衣服。

⑦　华衮，古代王公贵族多彩的礼服，代指君王。

⑧　侑词，从祀之词章。

⑨　蘋，田字草。芹，水芹。均为古代供祭的菜蔬。

尚飨！

孙槐窗①侍御乃堂祭文

呜呼！子之于亲，有不得为终天之诀者，则终其身以为恨而不置。亲之于子，有不得享其三釜五鼎之养者，亦不瞑目于地下。然予以为此皆世俗之常情，而非古今之通谊。盖子母之亲，虽其得之于天，而君臣之伦，亦岂自外而至？况东西南北，惟上之使。苟已登名于仕籍，焉能承欢于孺戏？至于布衣菽水，可以娱亲；甘旨瀡瀡，可以极养。此则当随其身之所值，而岂容以人力致？惟子之自立，不在于富贵禄利。则亲之所养，或至于食贫，乃以为善承其亲，而非徒养夫口体者之可比。

惟槐窗君卓荦英毅，其洁己爱民，平赋均役，既见于入仕之初试。而其龈奸除凶，剔蠹刊颓，又见于三吴之按治。渡江一誓，惊走民吏，卓卓乎其政之必为霆发，肫肫乎其仁之必为雨施，落落乎其志之必如己饥，轰轰乎其风之必如揽辔②。是以一时之郡县浮滥，裁革几尽，而田赋之入于大姓，名为投靠者，清出以万万计。方觊满期，再涤条肆③。奈何斯人之无福，而孺人遂以永弃。在槐窗君，以母子之不得相诀为终身之怼；在世人之情，以孺人不及享三釜五鼎之养为未满人子之意。孰知断机和丸④之教已见于冰檗之

---

①　孙槐窗，即孙梦豸，字应兆，号槐窗，山东昌邑人。嘉靖三十五年（1556 年）进士，授灵宝知县，升河南道监察御史。官至岳州知府。

②　揽辔，原意为挽住马缰，后为谏止君王履险的典故。典出《史记·袁盎晁错列传》。

③　条肆，再生的树枝。

④　断机，即孟母断织促子上进的故事，典出《韩诗外传》。和丸，即皋女和熊胆丸令子夜咀以勤学的故事。典出《新唐书·柳仲郢传》。

操与骖騑之瘁①。矧槐窗君之才名方隆，禄位方显，又焉能极其所蒇②？孺人固可以即安于地下，而槐窗君又何必徒以一时之孝，而过于伤悃，以害大义？械③文致奠，一以写哀，而一以为慰。尚飨！

王塘南④光禄乃堂祭文

世称嫡贰⑤，并处鲜谐。及其生子，别异等侪⑥。母谊既非，子恩亦乖。懿哉安人，善备德该。樛木逮下⑦，采蘋季斋⑧。令子之贤，如参如柴⑨。食禄受封，亦培其栽。闻讣摧陨，终天无涯。匪母之慈，曷能安排？我于令子，休戚谊偕。望舟一奠，非俗之哀。尚飨！

①　骖騑，古代驾车两侧的马，泛指拉车的马或车马。瘁，劳累。

②　蒇，至、来。

③　械，古同"缄"，书信。

④　王塘南，即王时槐（1522—1605），字子直（一作子植），江西安福人。嘉靖二十六年（1547年）进士，授南京兵部主事。历礼部郎中、福建佥事。累官太仆少卿，降光禄少卿。隆庆末，出为陕西参政等职，皆不赴。

⑤　嫡，正妻。贰，副。嫡贰，妻与妾。

⑥　等侪，同类、同辈。

⑦　樛木，《诗经·周南·樛木·序》："《樛木》，后妃逮下也。言能逮下而无嫉妒之心焉。"唐·孔颖达疏："言后妃能以恩义接及其下众妾，使具以进御于王也。"此篇是歌颂后妃之德。逮下，恩惠及于下人。

⑧　采蘋，指《诗·召南·采蘋》，一首叙述女子祭祖的诗。季，即诗中的季女。斋，准备祭品和祭祀。其诗表现季女庄重恭敬的美好形象。

⑨　参，曾参。柴，高柴，都是春秋时孔子的弟子。

题　跋

题江防要览①

予视事之月，将领杂遝，兵饷错糅。防汛之时月不分，畨②上之班次无辨。黄头③混于萑苇，舻舰杂于潢池④。输将之额缺失，颁给之籍泯乱。予方眊⑤焉，莫之省也。将士乘予之眊，诡欺抵冒，棽集猥至。予日诹牒考故，访史阅例，久之憬然有省，曰："是无成书之故也。"于是纂为篇目：一曰军饷，著餫饷⑥之源也；二曰兵食，定稍饩⑦之规也；三曰兵船，总舟师之凡也。题之曰《江防要览》，明其要存焉尔。郡营州县各颁一册，俾之遵守。若夫沿革、始末、章奏、政令、条格、散目，尚当著为《江防兵政全书》云。

---

　　① 《江防要览》，系嘉靖四十四年（1565年）洪朝选提督操江、整理防务时所著的江防规章。是书今未见。

　　② 畨，古同"番"，轮流更代。

　　③ 黄头，指船夫。

　　④ 潢池，即池塘。

　　⑤ 眊，眼睛看不清楚，引申为糊涂。

　　⑥ 餫饷，运送粮饷。

　　⑦ 稍饩，指公家发给的粮食。

题江防信地①

善夫水心叶氏之言也，曰："不明其地，则不可以任其人；不任其人，则不可以要其功。"虽然，《周书》固已言之，"申画郊圻，慎固封守②"。自昔明于治国之意者，大率若此矣。

予以寡昧待罪③江防，深维国家根本重地，门户固则堂奥安，阛阓宁则家室粖④。而迩岁以来江盗之窃发无时，水兵之混掠自若。洲民水舠⑤，无籍于官，而伺便以行劫；渔户浮民⑥，无甲于长，而觊隙以干货。又其甚者，卧虎于寝，而四出招狼；穴蚁于堤，而周遭渗漏。都城之内为之骚然不宁者，弥二三岁。予滋兢兢焉，于是立法更制，分疆画界，以地责人，以人任地，纲之以提调，纪之以列屯⑦，参之以会哨⑧，经之以界限，纬之以时日，明功罪，核欺蔽。浮户洲民、渔户水舠，有保甲之司，有出入之籍。复于都城之穴盗者痛治之，所以制患之道，亦略周矣。既而守地之官来请，曰："愿以一二十纸信地丐之，俾分界也。"予以书之于简，不若登之于梓，乃刻而颁示焉。其防汛之信地，亦附于后，明

---

① 信地，军队驻扎和管辖的地区。《江防信地》，系嘉靖四十四年（1565年）洪朝选提督操江、整理防务时所著。是书今未见，《明史·艺文志》著录为二卷。

② 申画郊圻，慎固封守，重新规划疆界，谨慎坚固封疆的守备。

③ 待罪，古代官吏供职的谦辞。

④ 粖，安定。

⑤ 水舠，形如刀的小船。

⑥ 浮民，指游手好闲的人。

⑦ 屯列，屯驻列兵，即布防。

⑧ 会哨，出巡警戒人员在预定的时间和地点会齐。

居常则防江盗，遇警则防岛夷①也。后之君子、将领、徼守之官，至者不常，虽不能无更易，而江山在目，信地如故，尚亦有考于斯。若夫地方界至、洲渚口岸，别见于《长江一览》，观者宜互考云。

题长江一览图②

自昔建国江表，而能以混一天下者，惟我太祖高皇帝为然。非特有天命，盖亦神圣文武之明验也。观其封国逾年，首先彭蠡③，睿谋神算，岂不谓上流未定，则江表不可居耶？逮夫廓清河洛，收平关陇，迅扫幽燕④，中原既已定矣。而复退居江表，以息民固本，此天下之大略也。成祖文皇帝定鼎幽燕，号称北京。南都事寝少⑤，然百官建置如故，盖根本基业之地，基广则业厚，根深则难摇，此又天下之大虑也。自是以来，国家所守，恒在四夷，长江限隔，寝以无用。虽然，无事先为有事之防，意内当图意外之变。江防之设，胡可缓也？于是列圣相承，黄头水卒，舳舻战舰，伏波横江，往往不废。二百年来，南北都相望，屹然对峙。於乎！此岂六朝三国之长江比哉？迩者江盗窃发，起于盐徒，蔓于洲户，剧于水兵，而岛夷窃窥之衅渐逼，江防称要地焉。

余以非材，待罪兹职，乃画上自九江，下至松江之金山于内，

---

① 岛夷，指倭寇。

② 《长江一览图》，系嘉靖四十四年（1565年）洪朝选提督操江、整理防务时所绘制的上自九江、下至松江之金山的长江下游江防舆图。

③ 彭蠡，指彭蠡湖。明代以前认为彭蠡湖即鄱阳湖。鄱阳湖位于长江下游以南，即所谓"江表"。

④ 河洛，黄河与洛水两水之间的地区。关陇，陕西关中和甘肃东部一带地区。幽燕，古称今河北北部一带。

⑤ 寝少，逐渐减少。

港汊、口岸、洲渚、矶岛，靡不详载。有江防之责者，披图一阅，江山在目，于以讲御侮之规，申画疆之守，定伐虏荡寇之谋，严诘奸除盗之策，皆可坐论而得也。是图也，余以转未得校其详，尚有望后之君子更定云。

题 礼 考[①]

少宰望湖吴公示予以手编吉凶礼，凡五：曰士相见礼，曰士冠、昏、丧、祭礼，引《仪礼》《礼记》经文于前，附己意训释于后，合而名之曰《礼考》。盖礼之文多至于三千三百，公特取其切于士庶人家日用之近者，以为维世导俗之助耳。

余谓礼者，缘人情而为之者也。宜人之情所由在礼，则所好在礼。顾今之人情不喜礼，又姗笑行古礼者何欤？此无他，古礼淡，俗礼华；古礼繁，俗礼简。推其厌淡喜华之心，而便于苟简自恣之习，又焉得不以古礼为桎梏，以行古礼之人为怪异也？虽然，使诚反求其心之所不安者，即而思之，吾知必将以其不喜古礼者而不喜俗礼，以其姗笑行古礼之人者而姗笑俗人也。天下事患无有倡而兴之者耳，有人焉排流俗以倡明古道而无人和者，余不信也。今少宰公既首倡之矣，诸君子有不同然和之者乎！爰命刻于藩司，用观古礼之行自齐、鲁始。

---

① 《礼考》，明吴岳编。吴岳（1501—1570），字汝乔，号望湖，山东汶上人，明靖十一年（1532 年）进士，历任户部主事、郎中、保定知府、山西布政使、贵州巡抚、吏部左右侍郎，官至南京吏部尚书。著作尚有《望湖》一卷。

读 礼 稿

（三卷）

读礼稿卷一　奏　疏

奏　疏

申明守令职事疏

为申明守令职事，乞敕臣工举行，以熙圣化①，以奠民生事。

臣幼读孔孟书，见孔子适卫，冉有仆，孔子曰："庶矣哉！"冉有问："既庶矣，又何加焉？"孔子曰："富之。"冉有复问："既富矣，又何加焉？"孔子曰："教之。"而孟子论王道，每每以教民树艺、稼穑为言，虽甚鄙细，谆谆言之。其在成周，则田官之于农民，至尝其馈食之旨否。又溯而及于上古，则豳公②之于民，至导以耕获之时月，而田畯之官③已昉于此时。盖昔之为治者未尝不重农。而其巡行郊野，省耕省敛，则虽贵一国之君，亦未尝不躬行之也。西汉以来，此风未替。劝课农桑，劭农劳农之吏，班班不绝于纪。至于教民种几本韭，几本葱，几本榆，则亦登之传中，以征循吏之政。此无他，人道惟在衣食。一日不再食则饥，终岁不制衣则寒。衣食足，则礼义生；衣食不足，则闲检逾④。虽无新奇可喜之谈，实则民生切要之务，此古之循吏必首以是为为政之先，务良由知其职也。

---

①　熙，兴盛。熙圣化，指使统治日愈兴盛。宋释文珦《尧任舜禹行》诗中有"尧任舜禹，圣化日熙"句。

②　豳公，即周的祖先公刘。因其曾率周人迁徙豳地定居，故称。

③　畯，西周时管理奴隶耕种的官。田畯之官，即专门职掌农事的官。

④　检，指世俗的规矩、礼法。逾，超越。检逾，形容不守礼法。

臣观山东地方，北巩京畿，南引江淮，东控辽左，西连宋、郑，诚中原一要地也。而举目盈望，寥寥断烟，黄茅白苇，焦崖赤岸，车辙所过，十邑而九〈空〉。问其人，则逃亡也；问其地，则不耕也；问其俗，则缘南亩者无几，而铸山煮海、打洞采矿、驰马试剑充满于郡之东西也。

夫亲民有郡，郡有守。郡以下有县，县有令，又从而问以庶富之职，则茫然也。臣以谓今之守令，固莫不当以养民、教民为职矣，而在山东则尤要切。夫庶而后可富，富而后可教。山东之于庶民且未之及也，其何以富之，又何以教之哉！

盖今之为守令者，莫不以急赋敛、听狱讼、治文书、谨期会①为事。朝而视事，夕而课功，月而视成，岁而征会，不过此数者而已。有以招徕流亡为心者乎？有以开垦荒地为念者乎？又有以巡行阡陌为事者乎？又有以教民树艺为务者乎？臣知其无也，然则山东之民流而不复，山东之地弃而不耕，非过也。然臣之所谓庶与富者，非便责之以庶与富之效也。欲庶民，必求所以庶之之本；欲富民，必求所以富之之方。山东之驱民而逃者，里甲②也，均徭③也，驿传④也。是三者，人视之如汤火，不敢蹈也。使守令之克知其职于三者，诚加意焉，里甲之必使节也，均徭之必使平也，驿传之必使轻省也，则虽驱民而使之逃，民亦不肯矣。民不逃而地自耕矣。夫是三者，乃所以招徕流亡、开垦荒地之道。凡守令于斯土者，皆莫不知而皆莫之肯为者。臣以谓不知其职使然也。彼见凡为守令者，但能急赋敛、明听断、治文书、谨期会，其职尽矣，而不知当

---

①　期会，在规定的期限内实施政令。多指有关朝廷或官府的财物出入。

②　里甲，原是明州县统治的基层单位，后转为明三大徭役的名称之一。

③　均徭，明代三大徭役之一。因按户等人丁编排，均输徭役，故称。明代中期，因朝政腐败，官吏、里胥因缘为奸，均徭遭到破坏。

④　驿传，乃古代交通系统。明代驿传出现两大弊端，一是征收驿银，横征暴敛；二是支应驿差敲诈勒索，营私舞弊，因而累害于民。

在庶与富也。

臣愚欲乞皇上敕下该部，申明守令职事，令其专一加意养民。如山东地方，则流亡逃移必责之招徕，荒芜污莱①必责之开垦。而所以招徕开垦，必责之节里甲、平徭役、轻驿传，以为招徕开垦之本。听臣分别为三等：能庶民、富民，而又有吏才、干局者，为上；虽无吏才、干局，而能招徕流民开垦荒芜者，次之；虽有少才偏能，而不能招徕流民开垦荒芜者，为下。上者容臣不时特荐，如年资浅者，升俸进职；年资深者，不拘出身，擢以不次。中焉者容臣于复命之日方行保荐。下焉者不举，而甚者论劾。庶守令克知其识，而又有异擢特举之典以劝之，则无敢不勉于从事，古循吏之风可望于今日矣。

抑臣又有请焉。我太祖高皇帝令北直隶、山东、河南去处，但有荒芜田地，听民间开垦，永不起科②。又令民各种桑、枣，每一户一年二百株，次年四百株，三年共六百株。栽种过数目造册回奏，违者有罪，恩至渥也。臣以谓山东地方人民所以畏避而不耕其地者，以随耕而起科之随其后也。又臣见东土之民以枣为粮食，古称齐三服官③，今蚕桑尚如旧也。臣愚再乞皇上敕下该部，将山东久荒土地听民耕种，永不起科，或十年之后方许起科，勿得拘泥三年之例。而于道旁或民间旷土，教民遍植桑枣。臣课州县，州县课其乡，部有不如课者治之。仍听各官不时单车巡行劝课，不许高坐养尊，甘为俗吏。亦不许泥古而迂，徒事空行，无裨实政。仍行山东巡按御史出巡之日，于宪纲考察官吏条款内，如农桑、如田土，加意修举，如臣所言三等之法，一体举行其铨曹考课之法。山东守

①　污莱，指田地荒废。

②　起科，指对农田计亩征收钱粮。

③　齐三服官，汉代主做宫廷衣料的官署，设在齐郡（治今山东淄博）。三服，即春献冠帻为首服，纨素为冬服，轻绡为夏服。

令特与增入招徕流移若干人，户开垦荒芜若干顷亩，栽植桑枣若干株一段，用为殿最①。此实山东今日之要务也，臣不胜拳拳大愿。

议处冲省驿递②疏

为议处冲省驿递十分疲累以安地方事。

臣惟国家之设驿递，所以宣命令之昭布，通信使之往来。譬于人身，谓之血脉，若血脉周流，则四肢自然无病，一有阻隔，为患不小。

国家幅员万里，比于前代，极为辽阔，而建都燕京则最称上游之地。万国朝贡，咸由山东、河南以达京师，故驿递之设在两省为繁重。然河南不过陆路一道，而在山东则兼受南北水陆之冲，故尤称累焉。夫藉血脉以养四肢，必使血脉畅裕，而后肤革可以充盈。若血脉未免有枯槁竭索之病，则四肢痹瘁之形必立见矣。

臣观山东，今日可谓枯槁竭索之甚者矣。询访其故，皆由驿递重难，当一役则破一家。小民稍稍号有资殖之家，一遇马头、水夫、馆库之役，则累世之积荡然无余。或转徙他乡，或佣雇富室，或死亡图圄，甚可哀也。除里甲、均徭，在臣职分可以径行，已经严督二司各道官宽省一分，务使小民实沾一分之惠者，不敢烦渎圣听。至于驿递之事，事体重大，若非恳干圣慈，敕下该部严行议处，则臣虽终日行文查革，终日行文催取，终非正本清源之方，而无益于补偏救弊之效也。所有条陈五事，合行开坐上请，伏乞圣明留意，嘉惠冲省元元，地方幸甚！臣幸甚！

---

① 殿最，古代考核政绩或军功，下等称为"殿"，上等称为"最"。
② 驿递，旧时供传递公文的人中途休息、换马的地方。

计开，一议马匹。查得济、东、兖三府①所属安德②等二十七驿，多系南北水陆要冲。祖宗时轸念各府土瘠民贫，难胜前役，议于苏、松二府及江浙二省额编上、中、下马五百二十匹，凤阳府额编夫二百八十名前来协济。先年郑重其事，俱金原籍正身充当，及今各驿犹有老子、长孙于其地者。后因正身不便，改议解价，以每岁计之。江西该银二千七百七十二两，浙江该银四千六百七十三两一钱八分，苏州府该银六千四百一十四两五钱一分，松江府该银六千五百八十七两八钱六分，凤阳府该银二千八百两，通计每岁该银二万三千二百四十七两五钱五分。使此银每岁解到，与土著夫马头相兼走递支应，何至遽累若消乏如此之甚耶？

查得嘉靖三十五年起至四十五年止，江西拖欠一万一千三十三两六钱四分，浙江拖欠一万九十六两八钱四分，苏州府欠银五万二千六百三十九两九钱七分二厘八毫，松江府欠银六万四千五百三十一两三钱二分，凤阳府欠银八千九百七十七两一钱六分，共欠银一十四万七千六百三十七两一钱四分二厘八毫。夫彼之积欠既多，则此之加派愈重；协济之马头既逃，则见在之马头愈疲。是以山东冲驿马头一名有一年而费一百六十七金者，若以土马而兼粮马之役，则其所费又将何所纪极？故山东之民剥肤罄髓，以至于流亡转徙，职此之由也。节虽差人移文各省催取，而彼中有司漫然不理。臣查得嘉靖四十二年十二月内，该前任都御史张鉴题为《查处驿递事宜

---

　　①　济、东、兖三府，即明代山东六府之济州、东昌、兖州，时称西三府。济州府，地临汶、泗、沂、洸、济五水而得名。明朝时领二十七州县，今为济宁市。东昌府，居鲁西，临黄河。明代时领三州五县，今为聊城市。兖州府，地处山东省西南部。明代时，包括今天的济宁、菏泽、泰安、枣庄、临沂等市的三十余县，故治在今兖州区，隶属于济宁市。

　　②　安德，即安德驿站，在山东东昌府之德州运河岸边，乃明洪武九年（1376年）为了巩固对北方的统治而修建，为迁京之后往来两京的必经之所。光绪本作"安得"，误。

剔蠹节费疏通节传以免官民负累事》，该兵部复议备咨，行山东抚、按，将各处拖欠协济银两，听驿传道①转行彼处衙门，上紧征解，务要完足。以后每年备查已完及拖欠数目，呈报本省及各处抚、按官，查照户部见行事例，从实参奏，应住俸②者，住俸；应降级者，降级。

明例非不森严，缘节年因循，并未申明举行，以致人心玩愒，略无惩警。况查江浙、苏松水马站册，俱系十年一编，十年之内，消乏必多。原籍差役尚未能支，欲望旁及别省远驿，其将能乎？且各郡县佥点山东马头，多系贫寒下户，而一闻佥点，山东马头莫不举手称庆。何也？以追并不及于彼故也。合无敕下兵部，咨行江浙及苏松按衙门备行，司府再行查议，或于地粮内比照真、保等府协济，会同馆车夫事例，每年审编均徭，派为协济银两，上紧追征贮库，定限每年秋季听山东驿传道具呈移文，差官前去彼省催解。如完及八分者，免参。不及分数者，指实参奏，候旨处分，庶法令严而人知畏，协济之银有资，则疲累之驿自可少瘳矣。伏乞圣裁。

一议夫役。查得济、东、兖三府编佥浅铺夫及捞浅夫③五千二百一十九名，泉夫④一千七百八十九名，共约该工食银八万四千九十六两。闸夫⑤一千九十五名，溜夫⑥二千一百七十二名，桥堤坝夫共一千五百八十三名，共约该工食银五万九千四百两。以上各役

---

① 驿传道，明代各省按察使佐官，为按察副使、佥事的分道之职，以其中一人担任，掌本省驿递之事。

② 住俸，停支俸禄。

③ 浅铺夫，在堤岸附近安设窝铺居住的驿站夫役。捞浅夫，捞挖河流淤浅之处，以保证船行畅通的河夫。

④ 泉夫，明代，政府为保证京杭运河的全面贯通，在会通河段发掘泉源以济运河。为了管理泉源设置专门夫役，称为"泉夫"。

⑤ 闸夫，担负开闭闸门劳役的人。

⑥ 溜夫，在船上或者河工中，专以查看水溜大小、缓急情况之夫役。

工银每岁派该银一十四万三千四百九十六两。夫捐民间不赀之财，以转漕东南百万之粟，以实京师，为国家大计，诚何敢惜。然独累山东西三府之民，而各省坐享其逸，无毫发锱铢之助，则不得谓之大公至正之道也。况济、东、兖三府当南北水陆之冲，舟车凑集，日无停时，时无停晷。如驿递稍偏僻者，姑不暇论。其最冲水路编夫五千八百名，每名银二十四两。陆路编夫三千一百三十名，内青夫每名银三十两，白夫①每名银五十两，岁约费银一十七万三百八十余两。又加以岁办②额办钱粮，里甲、均徭差役，百计诛求，膏髓殆尽。年复一年，富者渐贫，而贫者益困，典田质屋，鬻女卖儿，以有限之财供无穷之役，甚可悯也。

臣查先年该南京江西道监察御史赵锦，目击徐州之民苦累河役，奏行户部议，将轻赍银③给与二年，深得通融协济之义。今山东一省，劳苦困惫之极，理须援倒求济，如泉夫、理泉、浅夫、捞浅，似应照旧编派，无容别议。外如闸、溜、桥堤坝夫，皆专为疏浚漕河及牵挽粮运而设，诚当权宜为之酌处。查得浙、直等省起运粮米，原有轻赍银两，除运官及歇脚领用，不过十分之三。余系扣解太仓之数，固不敢擅议挪支。但此银在太仓，不过千万红腐④之一粒，而推此银以给之山东之夫役，实去小民无穷之害，而为国家无限之利。以此例彼，较然甚明。合无敕下户部咨行漕运都御史，会同河道都御史从长计议，或将扣解轻赍银两，查照闸、溜等夫额派之数，抵数扣留。每运船至日，着落运官照数解河道都御史转发

---

①　青夫，身穿青色号衣的徭夫。白夫，花钱雇请或借用异地的徭夫，身穿白色号衣，故称。

②　岁办，亦称"额办"，明初地方官府每年向朝廷进贡土产的方式。户、工两部每年按规定数量将所需物资分派于各原料产地或经销地，以满足皇室用品需要。

③　轻赍银，元明以来，税粮、漕粮、马草等折收银两的部分。

④　红腐，即陈米。陈米色红腐烂，故称。

各厂主事经管，专募前项闸、溜等夫之用，庶几一通融之间，贫困之民得并力于夫厂，而残喘从此渐苏。漕挽之役，止取足于轻赍，而国计亦自无损。伏乞圣裁。

一议南京马快船。照得南京守备厅及各监局，岁时进贡，物有常品，船有定数。嘉靖九年，该南京兵部尚书王廷相奏，奉钦依省并。进贡黄马快船各起装运物品，称量轻重拨船装载，多或三四只，少者仅一只，每岁用船约不过二百有奇。又查嘉靖六年十二月内，钦奉明旨，南京进贡船只装运之时，照例差兵部科道官监视，务要尽船装载，不许多拨，听其夹带私货。人夫上水二十名，下水十名，合用廪给口粮，俱照关文应付。似前多索夫役，勒要折干银两，抚、按、巡河兵备等官指实具奏。又查得正德十一年五月内，该兵部尚书王琼题参南京进鲜船只，将天津卫指挥刘良墩锁在船，勒取折夫银两。钦奉圣旨："近来进贡等项船只，该管官员不能钤束，纵容下人挟势骚扰地方。若不查究，诚恐激成他变。便行与管河御史、郎中等官，将奏内有名官员分外勒要贴夫银两、凌虐职官等项事情，备查明白①，开具实迹，奏来定夺。"节奉明旨，圣谟洋洋，禁贪止暴，所以休养南京久惫之军民，苏息沿河困苦之夫役，宽恤州县卫所之军民，非为不至。但法久人玩，节年管运内官每遇差拨，虚增杠柜，希求多拨船只，私载物货，搭附商贩，以为罔利之地。夫役过关，廪粮②数倍需索，仍勒要折干③银两。少不如意，凌辱官吏，绑打夫役。本船之外，设有前站，豫张声势，朋奸局骗。其驾船各役，亦皆倚势作威，挤塞运河。官民船只偶失回避，则锁打舟人，搬抢篙橹。沿河视之，势若虎狼。如遇水涸冻

---

① 自"苏漕挽之役"至"备查明白"，明刻本《奏疏》原缺第十一页，此据光绪本补。

② 廪粮，公家给予的粮食。

③ 折干，指漕运中规定的粮食损耗。

合，陆运之时，内官乘轿，勒要赶轿钱；随从多人，骑坐马匹，勒要压马钱；拨夫抬扛，复要车折钱；杠才上肩，逼要赶扛钱。所过县驿、民吏骚然，有司莫敢谁何，抚、按不敢参劾。推其所以，皆倚进贡为名。宋臣苏轼所谓"被之以莫大之名"者，此也。臣每过直隶、山东一带州县地方，则见黄马、快船摆帮成列，有数日不起身者。问其何故，以折夫之银未到手也。及询其夫银多寡之数，每帮每州每县不下三四百两。自直隶之仪真以达京师为州县者，不下数十，则其折夫银两亦不下数千。以百姓典妻鬻子之银，而供此辈泥沙土砾之用，吁！可悯也。合无敕下兵部，咨行南京兵部申明旧例，凡进贡船只装运之时，委本部官同科道官验实物品，照例拨船，多不过四只，少不过一只、二只。夫役下水一十名，上水二十名，廪给口粮照依勘合①应付。不许折干，不许纵令管事人役前站、军牢②锁缚官吏，悉照先年钦奉圣旨事例。如遇起旱，查照勘合拨夫抬送，廪给夫马之外，其他横索，悉行禁革。如有仍前生事扰民，许被害县驿具申驿传道转呈臣处，指名参奏。如有假以违误进贡冰鲜等项为词，或将皇扛抬送州县驿递，撒赖胁制，揹取折夫银两，眩惑圣听者，乞赐洞烛其奸，拿送法司，明正其罪，庶几法纪昭明，地方蒙福，近习无作威作福之嫌，东民免杼轴其空③之苦。伏乞圣裁。

　　一议各省民座船。查得驿递红站船之设，各酌量地方修造多寡不等。内而京职等官，外而三司等官，但有公差勘合，方许拨用。不知何年罔利豪民，依仿座船自造楼船，号曰"民座"，专一营揽

---

①　勘合，验对符契。

②　军牢，为官府服役的卫兵。

③　杼，织布的梭子。柚，织机上后部卷绕经线的轴。杼柚都是织机上的重要部件，代表织机。织机空了。杼轴其空，典出《诗经·小雅·大东》："小东大东，杼轴其空。"意思为生产停滞。

贵介公子及纳例杂流，或倚藉父兄声势，或假托亲戚权豪，或夤缘贽敕[1]勘合，擅竖钦差牌面，张打飞虎旗号，铜锣、铜鼓号头吹打之声，彻于数十里之外。一经驿递，任意勒索廪粮，多折夫价，增立名色需求，凌虐无所不至。甚则揽载富商货物，希图觅利；或擅启闸板，走泄水利；或停阁闸浅，阻绝往来。其船上水夫，又皆船头招集四路游棍，有事则撑驾船只，无事则窃劫人财，为驿递、闸河之害者，莫此若也。

臣查得嘉靖三十七年该给事中赵锵、监察御史李承华各题，奉明旨通行各该抚、按备查，各府官座船若干，量留十分之五。其民座船与减半，官座船一体行令所在衙门折毁，送漕运船厂，听补粮船之用。当时奉旨如此之严且切，而此辈横滥一如故态，竟不能损其毫毛。盖始于因循玩忽，而成于弥缝[2]嘱托之故也。及查此船建造，惟苏、杭、嘉、湖为多。及驾入运河湾泊，府、州、县、镇、市无处无之。合无敕下工部，申明前例，转行沿河兵备副使、佥事及工部分司，自令伊始，凡民座船停泊闸河者，尽行折毁，变价送河道衙门，以备漕船之用。仍移咨浙、江、苏、松巡抚及转行各该巡按衙门，查有富民置造座船者，尽行折毁，以备海船之用。各衙门限令文到三月之后，将折毁过船只缘由奏缴清册，送部查考，庶几名器不至于太滥，而驿递少得以苏息。伏乞圣裁。

一议应付为照。驿递之设，原为传宣王命、飞报军情，其所关系者至重大也。查得嘉靖三十七年该兵部议得各处关文、牌票杂滥，以致驿递骚扰。题奉钦依将关文、牌票尽行禁革，刊立勘合，分别温、良、恭、谦、让五等，内外二号。由兵部径给者曰"内号"，自转发总镇、抚按及户、工二部分司给者曰"外号"。内号出

---

① 夤缘，攀附上升，比喻拉拢关系，阿上钻营。贽敕，意思是携持诏书。

② 弥缝，设法遮掩以免暴露。

外公差，格内有往回者，回京方准应付。若格内填到彼住起者，例该赴彼处抚、按投销，回京俱不准应付。外号赴京奏事，格内有往回者，事毕赴兵部验换内号出京。若格内有到彼住起者，例该赴兵部投销。及虽有往回字面未经告换者，出京俱不准应付。至于总督、镇守等衙门火牌，专为飞报军情自外入京者，由本衙门挂号。自京回还者，例该将原号火牌赴兵部大堂挂号，原号注销，另给号纸，贴在本牌，或准单马饭食，或准双马饭食，俱用堂印钤，无非慎重其事也。无堂印挂号者，皆系擅用，并不准应付。

明例昭然，咸有品节。但法久弊生，近来一应领勘合人员自内出者，虽无往回字样，亦挟以回京。自外入者，虽有往回字样，未经赴部验换，亦挟以回籍。至于洗改勘合者，又挪移年月，增添廪粮、夫马、船只等项，复用纸裱以遮饰洗改痕迹。又有等抄白勘合，以少诈多，以假混真者，难以究诘。其赍火牌人役，有一人而带数牌者，有一牌而填注五七马者。知有禁例，不敢赴部挂号，潜将本牌寄顿熟识驿棍家内，名曰"卧牌"。及回头之日，又将本驿起牌，当时挂号关防之意荡然无存。因循日久，赍牌人役既恬然无忌，驿递应付人役亦帖然不与之争，竟不问其挂号与否。虽带牌几面，亦以军情机密，不敢求一减免。如此类者，其为驿递骚扰可胜道哉！合无敕下兵部，备将前例申饬，出给简明条约，凡自内出者，无往回字样，回京不准应付；自外入者，未经兵部换给出京，不准应付。其洗改勘合及用纸裱背者，或抄白勘合不将原勘合查照者，俱系诈伪，出京、入京并不准应付。至于火牌，出京但系无兵部大堂号印者，俱不准应付。敢有违例勒索者，许驿递官拘留，先禀该管州县，备申驿传道转呈臣处，应提问者提问，应参奏者参奏。或从重处治，或究由起解一二人赴部，参送法司问罪发落，以示有众，庶几查考严密，犯者必惩，品式明备，行者无阻。伏乞圣裁。

黄河势将北徙疏

为黄河势将北徙，恳乞圣明早建长议，以永保国计民命事。

据山东按察司、曹濮兵备道①带管河道副使胡涌，会同分守东兖道左参政熊梓、分巡东兖道佥事②徐敦会呈，据兖州府管河同知吴文奇呈称，会同沛县③知县李时、丰县④知县任惟贤，亲诣曹、单、丰、沛南长堤会勘，得曹、单⑤二县南长堤低矮单薄四处，共用人夫三千四百七名；丰县南长堤矮薄一处，共用人夫三千五百六名。沛县南长堤除先议一铺至五铺止，已经呈允，见今修筑外，今又勘有矮薄一处，共用人夫一千四百四十四名。又勘得曹、单二县旧老长堤里河堤单薄四处，共用人夫三千六十六名；黄河倒湾处应筑缕水坝一道，用夫二千八百名；开挑支河二道，共用人夫一万三千九百一十七名。以上工程若止筑堤岸并筑缕水坝，不开支河，共用人夫一万四千二百二十三名。合于山东、南直隶通融起派募夫，

---

①　曹濮兵备道，属山东按察司，辖山东曹州、濮州。负责管理辖区的兵马、钱粮和屯田，维持地方治安等。曹州，治在今山东菏泽市牡丹区。濮州，治在今河南濮阳市范县濮城。

②　分守东兖道左参政，明代山东布政使的下属官员，分守东兖辖区，驻在省城。分巡东兖道佥事，明代山东按察使的下属官员，分巡东兖辖区。东兖道，辖山东东平州、兖州府。东平州，治在须城县，即今山东东平县州城镇。兖州府，明代领济宁、东平、曹、沂四州二十三县。治在今兖州区。民国初废。

③　沛县，位于徐州西北部，苏、鲁两省交界处，今属江苏徐州市。

④　丰县，位于徐州西北部，苏、鲁、豫、皖四省交界处，今属江苏徐州市。

⑤　曹，即曹县，位于山东西南部，鲁、豫两省处，今属山东菏泽市。单，即单县，位于山东西南部，苏、鲁、豫、皖四省交界处，今属山东菏泽市。

每名日给工食银三分，计限三个月，共该工食银三万八千四百二两一钱。若开挑支河并筑堤，不修缕水坝，比前多用夫一万一千一百一十七名，多费银三万一十五两九钱。若新河工完，将南北两河均徭夫调发前来，则钱粮减省一半。具由开款并画图到道。

看得黄河之患变徙无常，今沛县渐已淤高，恐下流不得任其散漫之性，弥满泛涨，必从曹、单低洼之处冲决。预筑堤岸，以防其冲；分挑支河，以杀其势。允宜要紧。今据吴同知会集各官议估前来，复勘相同。但长堤、旧老堤、里河堤之工，皆因旧堤加筑高厚，无容再议。其缕水坝一道，虽系创筑，盖因高、解二坝地势最下，系黄河已决故道，若瓦瑶河口有失，水必尽归于此。故创筑一堤以防二坝之患，工委当兴。支河二道乃水势倒湾向北，故从南边淤处浚之使回，亦系要紧。但访居民，皆云新淤沙隰，恐难下手，又恐既挑之后，水不肯入河，必复于淤，不无虚费。且照支河二道用人一万三千九百一十七名，若与堤坝一时兴工，动众二万五千有余，恐难并举。合无先将各堤加筑坚厚，并创筑缕水堤以防高、解二坝。

惟复仍开支河等因到臣，案照先据该道禀帖，本年二月二十六日准山东布、按二司，守、巡二道照会关文，蒙臣案验，访闻沛县一带今年水势渐退，前项淤泥高至二三丈许，为照趋下避高水之常性，况黄河南往，势既不便，则将北冲。曹、单地方正与沛县一带相对，万一当夏秋黄水泛涨之时，冲决曹、单一带堤岸，为害不细。仰司即行曹濮兵备道会同守巡东兖道，亲诣曹、单地方查勘黄河今年势将何徙？或南往不便，有无冲决？曹、单或万一冲决，原堤岸有无完固？即今作何处置？或修堤岸以捍其冲，或浚下流以杀其势？逐一勘议明当，以凭题请施行。蒙此。

先该本职于二月十七日自曹州前赴黄河堤岸，自河南接境至南直隶、丰县交界，逐一阅视。此河南河岸如芝麻庄、孝诚口、崔家坝，皆河势倒湾内徙。若此三处冲决，皆灌入曹县、金乡、鱼台[1]等处，以害运河内崔家坝水冲坝根，势甚紧急。随该本道权宜，调河南孝诚口等人夫六百名，并动桩草卷埽[2]堵塞，一面呈请总理部院行河南道修筑，并议开支河分杀水势去后。

又看得曹县地方武家口、荣家坝皆水势北冲，崩塌未已。又拐头、瓦瑶集一湾，冲进十余里，势尤可畏。单县地方马家口一湾，冲进亦十余里，崩塌未已，势亦可畏。以堤言之，曹县迤南第一层为里河堤，第二层为旧老堤，第三层为南长堤，又有遥月堤以护老堤。虽有堤三层，前项三湾冲塌，去处离里河堤近者一二里，远者十余里耳。里河堤至曹家集而断，旧老堤至拐头堤而断，惟南长堤自焦戴口以至丰、沛是单县一带止，有南长堤一层，而马家口冲塌去处离堤止二十余里耳。今各堤俱颇高厚，年例估计者见今修筑，惟单县十八铺起，至丰县接界二十三铺堤委单薄。去年估计未及，今当再议加筑。

窃谓堤坝虽曰河防，然止可防水之顺行而泛溢者耳。若河势冲决水犹瓴[3]，虽有重堤高厚，顷刻即陷，曷能御之？征之既往，历历皆然。是堤固当修，而预防河势冲激之处，尤为要紧。前项冲塌数处，皆浮沙疏土，人力曷施？但观水从北徙，必因河身南淤。惟就其淤处或挑支河，以杀其势；就其冲处，预筑坝基，以为临近下埽之计耳。除以上堤形单薄，河势北徙，会同守、巡道行管河吴同知、曹县等各掌印官会勘，画图详议，另行呈请外，先行具揭禀知。又该臣牌行该道，会同东兖守、巡二道，督同管河掌印等官，

---

① 金乡，位于山东西南部，今为金乡县，隶属于山东济宁市，东邻鱼台县。鱼台，位于山东省西南部，今为鱼台县，隶属于山东济宁市。

② 埽，治河时用来护堤堵口的器材，用树枝、秫秸、石头等捆扎而成。

③ 瓴，盛水的瓶子。把瓶子里的水从高层顶上倾倒。比喻居高临下，不可阻遏。

将曹、单等县河势渐冲去处，速议处置及挑支河、筑坝基之策，逐一确执明白，画图贴说，以凭施行。其应权宜起集人夫、动桩草等项堵塞之具，俱听该道就近处分去后，今据该道会同各道勘呈到臣。

臣惟黄河之为患，虽云变迁不常，然其避高趋下之性，自古及今则一而已。故下流壅则上流必冲，此理势之必然者。嘉靖四十四年七月，内河决沛之飞云桥，逆流而上，因而淤塞。运河人心惶惶，莫知所措。先帝特命工部尚书朱都御史潘前来经理。当时之议，只谓开得一条运河以济转输，此为目前最急。其于下流壅塞之处，虽知其必为害，未皇及也。辟之人方病，喉咽梗塞之时，饮食水谷不能输，医者惟当以通喉咽、便饮食为急。其于他日腹心之病，姑辽缓之，似亦无妨也。然郭贯楼一带既淤，旧运河一带复淤，昭阳湖一带又淤，三沽①泥沙积高至二三丈许，而黄河之大势骎骎乎其北徙矣。臣自被命东土，即闻黄河渐有北徙之势。询访司、道、部、闸各官，皆言黄河方出戚、华二山，以入秦沟、浊河②滔滔而下，更复何虑，决无北冲之理。臣终未以为然，盖黄河出口之处必多，然后可以容其万里远来之势，骋其恣肆猛骤之威。今乃出之以一秦沟、一浊河，安能使之勇趋而驶流也？臣因案行山东布、按二司行各道，亲诣踏勘，则各道之报大略相同矣。夫当此桃花水方发之时，势已可畏如此，万一伏秋之际，雨水交发，势如

---

　　① 沽，意为临水，是河道演变过程中形成的有开口的环水高地。三沽，当为地名。

　　② 秦沟，在今江苏铜山县东北三十里。《清一统志·徐州府一》："明嘉靖四十四年，河溢丰县。分南北股，皆经沛县，漫入于此，溢入运河。隆庆中，遂成大河。时谓之北路。"浊河，旧时特指黄河，因其河水混浊，故称。

漫天，浩瀁渺茫，将何以御之？若曹、单之堤不可保，则南阳、鲁桥①一带运河决成淤塞，曹、单、城武②、金乡、鱼台等县决为巨浸，其于国计民命所关，岂浅浅也！古人所谓见其势之激而逆知其必决，正今日之谓也。

臣按古今治河之策，莫不以宣导为上，堤防为下。然时势不同，事从而异。前代之资于河也，利与害大抵相远。故全祛其害，则全获其利。我朝之资于河也，利与害大抵相邻，故有甚利，则有甚害；有大害，亦有大利。何者？运河惟资山东之泉水足矣，初无所赖于河也。然二洪微，黄河则舟行陆地中，牵挽不动，故必导河向徐、沛、萧、砀、丰，而后二洪有所接济。既由徐、沛、萧、砀、丰之间而行，则黄河之来一石，带淤泥数斗，其势必淤，淤一处则决一处，而利害之相因，于是乎为无穷矣。是故我朝治河独难于前代，以利害之相邻也。故堤防之设决不可缓，而宣泄利导之方为最上策者，虽万古一致也。且臣闻河出二洪，旧有六股，近惟有秦沟、浊河二股。今浊河之流甚微，其势将塞，则仅有秦沟一股出口而已。以万里转折东下之势，乘之以雨水交发、百川灌集之威，而出之以一股，其不为国计民命之妨者，臣不信也。

夫天下事为之于未然者，易为功；为之于既然者，难为力。方今河势已为紧急，然及今治之未甚费力也。除起派人夫及合用钱粮，臣已即时措处外，伏望皇上轸念京师六军、百官之命，寄于一缕之运河；曹、单、金、鱼、武城等县数万生灵，皆祖宗二百年来休养生息之赤子，关系甚重。乞敕该部早为议处，如堤岸足恃，则

---

① 南阳，在微山湖北端的南阳湖中，今为山东济宁市微山县南阳镇，古老的京杭大运河穿镇而过。鲁桥，位于微山县最北部，南阳湖东西两岸，乃运河畔的一座古镇。今为山东济宁市微山县鲁桥镇。

② 城武，位于山东西南部。今为成武县，隶属于山东菏泽市，东邻金乡县。

固堤岸；堤岸不足恃，则开支河。仍乞如先命，时特遣有才识风力给事中一员，前来行河，与尚书朱相度利害，商议停当，趁早兴工。不待伏秋之际水发之后，方才举事，则于漕运国计既无妨阻，而东省民命亦得保全矣。

　　臣待罪东土，有地方之责，兼奉敕书内该载事理，亲睹河患，不容坐视缄默，是以有此渎奏。伏望俯赐采纳，臣无任恳切祈望之至。

处置王庄疏

　　为盖省巨恶指称王府强占民田、霸奸妇女、窝容强盗、招纳亡命、谋死打死人命、假用王宝，私煎盐利，罪恶已极。乞赐圣明究治，以摅神人宿愤，以救一方生命事。

　　据山东按察司呈，据委官青州府①寿光县知县温纯、临朐县知县张体乾、安丘县知县王应吉，莱州府②掖县知县卢守、昌邑县知县李天伦、潍县知县樊修，会呈开称，约同衡府③内司房解爹、外典宝正路九围，亲诣该府庄田处所，查得本庄原奉钦赐地三段共一千一百七十三顷二十一亩二分四厘四毫。每二百五十步为一亩，踏丈得东一段地名姚老堤地五百一十八顷六十亩，东界至犁牛河并马小埠，南至小水湾，亦并马小埠。西至姜家沟并干鱼河，北至上房白，余俱昌邑民地。又地名中海滩一段，共地二百七十五顷四十

　　① 青州府，地处山东半岛中部，明洪武元年（1368年）置，辖寿光县、临朐县、安丘县等三州十六县。府治在益都，即今青州市益都镇益都城。

　　② 莱州府，地处山东半岛东北部，明洪武元年（1368年）由莱州升为莱州府，辖掖县、昌邑县、潍县等二州五县。府治在掖县，即今山东莱州市掖城。

　　③ 衡府，即衡王府，位于青州城南门里西侧。明成化二十三年（1487年），皇帝朱见深封他的第五子朱佑楎为衡王。

亩，东界至姜家沟，南至浊河，西至神堂庙大路，北至走马岭横道。又地名禹王台东北莲花泊地一段，共三百七十九顷二十一亩二分四厘四毫，东界至马头南北大路，东南至蝗虫壕，西至朱黑厮营南北大路，西南至奔桥，即西官厅西南角。北至徐家河，其余俱潍县征粮民地。量得前地三段共计一千一百七十三顷二十一亩二分四厘四毫，已足钦赐原额之数。其各段四至，如东西北三至，有上房白、徐家河、东西横大道，北马头迤西南北大道，朱黑厮营迤东南北大路，并中海滩南至浊河，俱各分晓。

但奔桥、蝗虫壕、小水湾被王日章欲肆侵并，辄废故基。凡遇地势卑下者，即指为犇桥、小水湾、蝗虫壕，不知地名禹王台东北，莲花泊则正东与东南，非皆王地明其。据今所侵塔儿苑、青边岭、水王庄等处，则去东南尚远一十五里，谓之东北地可乎？地名姚老堤西南、南北地本与中海滩相连，缘中海滩止于浊河，姚老堤西南地去浊河尚远十里，遂分为两段。今借浊河以南之名，遂侵至固柳社，而地远二十里矣。不知中海滩之地至浊河即足原数，而姚老堤西南一段独可任意而南侵之乎？况原额子粒[1]止起七百一十二两，则堪种之地不过十之二三耳。故本庄之地以二百五十步计之，以古四至度之，以禹王台、姚老堤、浊河按之，则除中海滩边界已明外，如奔桥、蝗虫壕虽废，而奔桥之在西官厅西南角，蝗虫壕之在新开河渠无疑也。小水湾虽多，而真正小水湾之当在浊河南十里无疑也。

职等已埋立桩橛，封起土圭[2]，即行昌、潍二县置大石于四至，仍照所立边界长挑壕堑，以垂久远之计，似难再混。其四至以外民地，似当统丈，但各社人户不齐，地亩甚多，非照各社征粮的

----

① 子粒，泛指粮食。

② 土圭，一种古老的测量日影长短的工具，亦可用其所测日影确正四方方位。

数丈量不可遽清。而条段混淆，非知实对证，亦不能无弊，须假旬余方可毕事。

职等入觐甚迫，不敢草率，合将丈量过王庄地亩，踏勘边界四至及埋立桩橛明白缘由开报等因①到司，备呈到臣。案照先准都察院咨前事，该本院复议，看得巡抚山东都御史洪参奏，衡府审理正王日章所犯事情，委属违法，合提问罪。恭候命下，仍咨本官钦遵查照，将王日章提问如律，照例施行等因，题奉钦依，备咨前来。行间续准都察院咨，为恳乞天恩怜悯宗臣，俯容认罪，以全钦赐庄田事。该衡王厚燆②奏，该本院复议，恭候命下，咨札山东抚、按官通查，先后奏内事情，从实问拟③，将王日章等查照律例，尽法究治。所争田地系民间者退还，系钦赐者断给；封识疆界，永杜争端。毋或偏徇，以致彼此有词等因，题奉钦依，备咨前来。臣即案行该司，行委寿光县知县温纯、临朐县知县张体乾、安丘县知县王应吉，会同原委掖、昌、潍三县知县卢守等，约同长史、司官并内使等官，亲诣该庄，逐一踏勘，要见若干步为一亩，何者是王庄，何者是民田？除王庄踏殼钦赐顷亩外，即使分定界至，立界石以定区限，挑壕堑以正疆域，毋令再起混占之端，以为小民之害去后。

今据前因，除王日章已经臣问明参奏外，随该臣会同巡按山东监察御史罗凤翔看得，衡王前项庄田原奉钦赐地，计三段共一千一百七十三顷二十一亩二分四厘四毫，每二百五十步为一亩。续因王日章谋管庄田，乘机分外侵占，主令腹心主文、张夔盗出古册泯

---

①　开报，开列呈报。等因，旧时公文用语。常用于叙述上级官署的令文结束时。但叙述平行机关及地位在上的不相隶属机关的来文，为表示尊敬，也间有使用。

②　衡王厚燆，明宪宗朱见深孙，衡恭王朱佑楎庶一子。初封江华王，嘉靖十年（1531 年）改封世子。十九年（1540 年）袭封衡王，为第二代衡王。隆庆六年（1572 年）薨，谥号庄王，史称衡庄王。

③　问拟，审问罪犯，拟定罪刑。

灭，暗移四至。倡言五百步为一亩，东西南北遂至长、阔二三百里，而其田土乃至万余顷，非复昔日钦赐一千一百七十余顷之额矣。在王府只知岁有子粒之供，而岂知其祸？至于王日章占据一方，使潍县百姓归其管束，潍县田土任其埋没，不复知有国法。而各里、各社之粮，洒派昌、潍二县，为之包赔。论王日章之罪，虽擢其发，不足更续①，而小民之含冤茹痛二十余年无伸者。混占民地，削国以肥家，损民以利己，此则尤其民怨之深者。既经行委多官丈量，足毂原额，衡府亦已无词。但退还民地，该县册籍已被王日章、张燮通同泯灭，似当从新丈踏，以息争端。

伏望皇上敕下都察院，将衡府钦赐田土照依今次丈量步亩、界至疆限。管收取子粒，以后再不得暗移疆界，分外多侵。如有故违，听臣等参奏治罪。其退还民地，俟各官朝觐回任之后，容臣等再行委勘丈量，区分里社，另造册籍。地各归其旧主，人各管其常业，彼疆我界，一无混杂。王庄版籍，各有定式，于以昭我皇上维新之治，布我皇上奠丽之恩，而臣等待罪地方，亦得少逭罪责于万一矣。

复奏人阎焕疏

为世恶仇奸拨置县官，主谋聚众戕杀儒臣，陷害全家，十分冤苦事。

山西清吏司案呈，奉本部送刑科抄出，该通政使司题：据山西

---

①　擢其发，拔下其全部头发，形容罪行多得数不清。更，抵偿。

太原府榆次县①学廪膳生员②阎焕奏前事云云，具本告投。通政使司题，奉圣旨："法司知道，钦此。"钦遵抄部到司，案呈到部。看得榆次县生员阎焕奏称：伊父原任南京国子监祭酒阎朴③，被本县知县董三迁④、举人王里等诬害身死一节。为照原任祭酒阎朴，居官素秉刚方之节，处乡尤高靖重之风。据其解官之故，为赴任迟耳，非有它也。屡经抚、按荐章交称，久幽贤德。虽其短于随俗，然决非殖利卑污之人。知县董三迁乃有心于逆人，而本官偶以卧疾见迟，遂生怪憾⑤。王里、王甲亲受业于本官之门徒，以身被恶名。憾其不为造，请而归，怨之。乘董三迁蓄怪之隙，相与缔交深谋，张机设穽，此何理也？

臣历按阎焕之奏词而观之，既使令任惟一以家财告矣，又刑逼刘仲才以窝主诬，主使王士彬以吞产诬。既分布爪牙，沿门搜索本官于家矣，又密遣腹心追捕于省城潜寓之处。既锁曳其受封八十岁之老母矣，又惊吓其九岁之孙女，至于投井而身毙。既设酒讲好以和解矣，复预令凶徒丛打本官于馆门之首。既将阎焕兄弟家产、房屋、田地断给还人矣，复连累家人、门仆以及其亲识之人，如刘仲才、侯俶、阎廷学辈之各死于非命，郭三畏等妻之堕胎，白云化等家之荡破。臣不知阎朴何罪，而当此抄札孥戮之祸，又不知曾有无奉明旨，而以一知县、一举人、一监生而公然擅持威福之权一至于

---

① 榆次县，位于山西中部的太原盆地，今为晋中市榆次区。

② 廪膳生员，科举制度中生员名目之一，通常简称廪生。明府、州、县学生员每月都给廪膳，补助生活。名额有定数，经岁、科两试一等前列者，方能取得廪名义。

③ 阎朴，山西榆次县使赵村人。进士出身，官至南京国子监祭酒。纂修《榆次县志》。

④ 董三迁，字汝孟，山东昌邑人。嘉靖四十四年（1565 年）进士，授榆次县知县。升延安府通判，未抵任归。

⑤ 怪憾，责怪与不满。

斯也。

　　据阎焕奏词，欲身自系狱，而移文抚、按提问。臣窃料阎焕之欲自系狱者，虑董三迁辈之暗行伤害也；欲移文抚、按者，虑巡按衙门不肯从公勘问，以巡抚会同也。夫寻常冤狱如此可矣，今阎朴以儒林之臣而横得拏戮抄札之刑，非奉明旨提问之人，而概受束缚捆执之祸。则其上下圈套必已构成，亲密党与必已广布，虽加巡抚一臣预勘于其间，不过付之二司各道。二司各道又不过付之各府同知、推官，彼亦上下互相党庇而已。臣恐阎朴地下之冤终不得伸也。

　　再照近日以来风俗偷薄，外之府、州、县官恃其事权在己，乡居士夫凌轹顿挫，必令委靡。一有以道自重，则祸随至。而后生晚末猖狂尊大，但有能稍置其身于科目之途者，即欲与前辈老成抗礼等分，稍以行辈先后自处，及以一二善言规切讽谕，则亦必得凌犯之祸。而市井奸民乘机告害，衙门光棍倚势张威，处处皆有。若非大振纪纲，挽回薄俗，恐非所以维世风而儆有位也。况如董三迁、王里、王甲等之所为，尤其悖理越法之甚者。若不重加惩戒，恐将来效习成风，缙绅一迹重足，非盛世之所宜有也。合候命下，将奏人阎焕收禁，移咨都察院，转行山西巡按御史，将董三迁、王里、王甲并奏内有名人犯，逐一提取到官，并事内始末紧关文卷解送前来，容臣会同都察院、大理寺各衙门等官详加审问，拟议具奏。庶法纪修明，风俗可期于淳厚，刑狱无颇[1]，怨气不郁于九原矣。但恩威出自上裁，非臣所得擅拟，伏候圣裁。缘系世恶仇奸拨置县官，主谋聚众戕杀儒臣，陷害全家，十分冤苦。及奉钦依"法司知道"事理，未敢擅便，谨题请旨。

---

[1]　无颇，意为持正不偏。

读礼稿卷二 诗、序、记、启、赞、祭文、墓志铭

诗

送俞雉峰大尹致仕 (二首)

陶令①休官日，邴生②自免时。无心恋斗米，何意计官资③？
咄咄当年事，悠悠去后思。荣名终幻假，勿以累襟期。

慷慨辞簪绂④，吏民犹未知。虚名吾已厌，直道尔何疑？
麦饭山中裹，鱼羹江上持。归舟无别物，好载送行诗。

---

① 陶令，即曾任彭泽县令的陶渊明。
② 邴生，即邴汉，琅琊人，西汉末年以清行而见称的名士，曾官至京兆尹及太中大夫。王莽秉政之时，因不屑与"汉贼"同流合污，而乞骸骨归乡里，保全声誉。
③ 官资，官吏的资历职位。
④ 簪绂，即冠簪和缨带，乃古代官员服饰。亦用以喻显贵、仕宦。

题海城保障卷二首赠胡千户熊①

将种威名旧，君才复出群。军容辉组练②，阵势走风云。
肘印何如斗，腰犀③合有文。封侯男子事，早已建奇勋。

海上烽烟息，城边苜蓿肥。斩鲸还筑观，调骑更冲围。
敌大方言勇，士顽不用威。寄声倭国道，汉将已名飞。

访林象川④方伯楼居

仕路清名卅载余，家贫犹自爱楼居。
分渠决水门前稻，挟箸登筵圃内蔬。
高枕已看尘界小，闭门更觉世情疏。
石栏翠竹还堪赋，留待诗人一起予。

---

① 胡千户熊，即胡熊，广东潮州人。职千户。千户，古代武官名，金朝始置，为世袭军职。明代卫所兵制亦设千户所，千户为一所之长官。驻重要府州，上属于卫，下督百户。

② 组练，即组甲、被练，皆为将士的衣甲服装。后借指精锐的部队或军士的武装军容。

③ 腰犀，腰间佩带的犀牛皮革所做的甲胄。

④ 林象川，即林一新，字震起，号象川，福建晋江人。嘉靖十四年（1535 年）进士，授户部主事，管通州天津仓。后历员外郎、江西佥事、江西副使、云南参议，官至云南右布政。

游延福寺①同习豫南太史②林象川方伯

延福知名寺，平畴四望分。偶随簪③侣合，还与衲缁④群。
荔古阴盈亩，经残字缺文。堪嗟尘世幻，劫火竟空闻。

访苏紫溪⑤读书所有赠

驱车城南道，四顾尽柴荆。秋田尚未熟，农夫方耦耕。
数口忍饥待，禾黍望转青。侧闻紫溪子，读书户长扃。
扣门果相见，话旧有深情。是时霜风厉，草木变衰荣。
借问胡为尔，勤苦若儒生。答言性所安，俗好不愿营。
当今防维裂⑥，颓波浩纵横。谁其能砥柱，在仕而艰贞？
闻此三叹息，时辈谅所惊。前哲垂明训，有志事竟成。

---

①　延福寺，当指南安的延福寺，又名建造寺，位于福建南安丰州镇九日山下金溪畔上，建于西晋太康九年（288 年），为福建省最古老的寺院之一。

②　习豫南，即习孔教（1536－1597），字时甫，号豫南，江西庐陵（今江西吉安）人。隆庆二年（1567 年）进士，授翰林院检讨，升编修、修撰，纂修《大明会典》，充经筵讲官。因逆权相张居正，万历六年（1578 年）谪泉州推官。复起，历南京郎中、春坊、谕德、掌南京翰林院事。太史，明代修史之事则归于翰林院，故翰林有"太史"之称。

③　簪，古代妇女发型中最基础的固定和装饰工具。簪侣，指女性亲朋好友。

④　衲缁，僧衣。借指僧侣。

⑤　苏紫溪，即苏浚（1542—1599），字君禹，号紫溪，福建晋江苏厝人。万历五年（1577 年）进士，历官南京刑部主事、浙江提学佥事、陕西参议、广西按察副使、广西参政等。擢贵州按察使，辞病归。

⑥　维，纲纪、法度。维裂，纲纪裂灭。

勖哉驱其辀①，大道匪修程②。

送文武诸君会试（二首）

霜风振林木，寒鸟鸣咿嘤。百虫早已蛰，水泽坚而凝。
之子适何许？凌寒远徂征。答言往京国，献赋奏承明③。
天子垂御衣，群公影④华缨。官殿郁嵯峨，观阙何纵横。
丈夫志四海，况复值升平。会当驷马归，冠盖塞路迎。
慷慨即长途，勿为儿女婴⑤。

九边⑥连朔漠，二广极南陲。八荒既无外，一统良在兹。
往昔胡马盛，塞垣遭疮痍。兵家有长策，贡市谅羁縻⑦。
边烽既不警，瓯脱⑧空尔为？奈何备南寇，戎轩⑨岁奔驰。
征戍不得息，衣甲生虮虱。将帅各承恩，谁为守方维？
子行当折冲⑩，何以称拊髀⑪？努力行阵间，毋为世所嗤。

---

① 辀，车辕，泛指车。

② 修，长。修程，长远的路程。

③ 承明，古代帝王正殿称承明，因承接明堂之后，故称。此处意指天子。

④ 影，飘扬。

⑤ 婴，纠缠，羁绊。

⑥ 九边，又称九镇，是明朝弘治年间在北部边境沿长城防线陆续设立的九个军事重镇。

⑦ 羁，马络头。縻，牛缰绳。羁縻，引申为笼络控制。

⑧ 瓯脱，边地，边境荒地。

⑨ 戎轩，指兵车，亦以借指军队。

⑩ 折冲，使敌方的战车折返，意思是抵御、击退敌人。

⑪ 拊髀，以手拍股，表示赞赏等心情。

喜　雨（二首）

淅沥初从北，纷披①遂向东。令乖②非雷失，泽降是玄功③。
麦陇全资润，禾田已酿丰。欣逢春际近，失喜④报三农。

自爱林泉卧，时看氾胜书⑤。谋生才本拙，忧国计终疏。
枯井新回脉，流庸渐复居。波臣⑥今已活，涸辙免为鱼。

喜张锦亭、许仲葵至

二妙联辀至，柴门倒屣迎。才堪扶汉杰，节慕逃尧⑦清。
俱抱私家恤⑧，并膺甲榜荣。济时将锦制⑨，报国或葵倾。
一日惭差长，三年恨快更。难谖⑩丘壑美，易洁市朝名。
自肆蟠泥蚖⑪，迟迁出谷莺。因诗摅情愫，属和仁同声。

---

①　纷披，散乱张开的样子
②　令，时节。乖，违背。令乖，违背时节。
③　玄功，神功，意思是宇宙自然之功。
④　失喜，喜极不能自制。
⑤　氾胜书，即《氾胜之书》，西汉氾胜之所著，为我国最早的一部农书。
⑥　波臣，指水族。
⑦　逃尧，尧让天下于许由，许由不受而逃去。后因以指隐居不仕。
⑧　恤，忧虑。
⑨　锦制，裁制锦衣。典出《左传·襄公三十一年》：子皮欲使宠臣尹何为家邑之宰，子产以为尹何年少，不堪此任。喻之曰："子有美锦，不使人学制焉。大官、大邑，身之所庇也，而使学者制焉。"后以比喻学为政。
⑩　谖，忘记。
⑪　蟠泥，原指龙蟠曲于泥。蚖，一种吃蒿叶的野蚕。蟠泥蚖，即盘曲于泥土中的野蚕。

题乾山风木图为林生崃赋

试披风木图，因忆风木语。树木本无争，风摇不得处。

人子于双亲，岂不欲长事？大限有所终，羲驾①安得驭？

戚哉孝子心，图本寄毫缕。天风有时来，木和相尔汝。

声出泪与俱，终古恨何许？我闻先公贤，勋名勒鼎吕。

世业绍箕裘，地下望亦仁。请将陟岵②心，移永先令绪③。

题立壶图

卓立莆山表，亭亭有壶公④。群峰咸退让，拱壶以为宗。

借问胡为尔，端正士人风。岩洞既嵚崯⑤，草木亦丰茸。

钟为莆多士，一一孝与忠。我每过此山，注视式车中。

爰有立壶子，挺身登其崇。俯视六合小，平抚四海空。

图画未足夸，真赏趣谁同？寄语朝簪客⑥，何如勒景钟⑦？

---

①　羲，即羲和，上古神话中的太阳女神与制定时历的女神。羲驾，传说羲和每日为十子套好龙车，严格按时度过每一个白昼，给人间送去温暖。此处乃指时间。

②　《陟岵》，《诗经·国风·魏风》中的一首诗，是一首征人思亲之作，抒写行役之少子对父母和兄长的思念之情。其中有"陟彼岵兮，瞻望父兮"句，故"陟岵"为思念父亲之典故。

③　令绪，伟大的事业或业绩。

④　壶公，即壶公山，位于福建莆田城区西南方向，今莆田市荔城区新度镇境内。山上名胜古迹繁多。

⑤　嵚崯，形容山高。

⑥　朝簪，朝廷官员的冠饰。朝簪客，指朝廷京官。

⑦　景钟，春秋晋景公所铸之钟，后以为褒功的典实。同出《国语·晋语七》："魏颗以其身却退秦师于辅氏，亲止杜回，其勋铭于景钟。"

题双溪①送别图（二首）

双溪溪上木兰舟，潮长溪深水自流。
为问人今何处去？溪流犹到海门休。

岸芷汀蒲送客舟，凫鸥呷嗏②半沉浮。
东风不管人离别，弱柳牵条犹自柔。

次苏紫溪③见赠韵（二首）

棘闱④登第日，山院读书年。玉价新呈楼，珠光早媚川。
已闻金掷地，复见赋掞天⑤。今夕钟声动，虚拟楹杵悬⑥。

相期自昔日，相访乃兹年。鸿雁仍栖野，蛟龙久蛰川。
为龟空圻地，握粟欲占天。安得瓦沟内，滂沱如注悬。

（时方大旱。）

---

①　双溪，福建同安的东溪、西溪两条溪流的合称。西溪和东溪分别是同安境内的第一大和第二大溪流。西溪南流至同安大同镇南面双溪口汇合东溪，东南流至团结埭再分为两股，西股经瑶头，东股经石浔，分别注入同安湾的东咀港出海。

②　呷，同"嘎嘎"，鸭叫声。嗏，鸟等吃东西的声音。

③　苏紫溪，即苏浚。

④　棘闱，科举时代对考场、试院的称谓。

⑤　掞天，光芒照天。

⑥　虚拟，意思是想象。楹杵悬，即灯彩悬挂于门楹之上。

过香山岩①有感（二首）

空山一望遍衰烟，古树无枝野蔓悬。
寂寞老僧无底事，独持盂水灌秧田。

度壑穿林此一丘，潺潺涧水尚东流。
人间不尽兴衰感，鸦背夕阳几度秋。

题鹤山清隐四首赠宋生应濂

背郭交村地，高人此隐居。微茫孙位②画，廓落仲将③书。
绕宅惟荒径，应门无稚胥。堪嗟固穷节，生计但空虚。

为爱鹤山卧，能令百虑清。秋田登垄薄，夏圃压枝轻。
炊晚鸡方午，沙寒雁有更。自然清彻骨，无事谷愚名。

一曲通山径，数家映水村。梁④寒鱼不宿，檐晓鸟争言。

---

①　香山岩，位于今厦门市的东部、翔安区东南部之东园，坐落于鸿渐山脉南麓。有近600年历史的古松林群，还有建于南宋年间的香山岩寺等人文景观。其原名"荒山"，南宋理学大师朱熹任同安县主簿时曾数游此地，闻草木皆香，遂更名为"香山"。

②　孙位，后改名遇，会稽（今浙江绍兴）人。唐末书画家，擅画人物山水，龙水尤精。

③　仲将，即韦诞（179—253），字仲将，京兆（今西安）人。三国魏书法家、制墨家，擅长各种书体。

④　梁，指鱼梁，筑堰拦水捕鱼的一种设施，用木桩、柴枝或编网等制成篱笆或栅栏，置于河流、潮水河中或出海口处。

频醉白衣酒①，时犁乌犍②园。纷纷尘土际，车马寂无喧。

家趁墟烟远，庭修花架层。瞿瞿还顾影，得得有来朋。
榻鹤要儿共，饲豨③问妇曾。昔贤矜独步，今日喜兼能。

次韵白沙④夜坐（二首）

逼塞⑤纵横只此身，更何凋落更何春。
元无丹诀⑥堪成己，那有仙方可似人？
漉漉咽津非沆瀣⑦，腾腾转气岂元神？
虚空筋斗非吾事，实地踏来处处真。

坐问惺惺⑧已可怜，况能昼夜几周天。
未离躯壳徒虚说，纵筑鼻尖也漫然。
喉息何知踵息⑨处，安心只在觅心年。
吾今已得善生诀，明暗何须论后前。

───────────

①　白衣酒，出自《宋书隐逸传·陶潜传》，即晋王弘遣白衣使送酒酌陶
潜的故事。后喻雪中得炭，遂心所愿。
②　乌犍，阉过的公牛，强健、易御。常泛指耕牛。
③　豨，大猪。
④　白沙，即陈献章，字公甫，学者称白沙先生。
⑤　逼塞，滞塞。"逼"，明刻本作"偪"，为"逼"之古字。
⑥　丹诀，泛指炼丹的方法。
⑦　沆瀣，夜间的水汽，露水。后比喻人的意气相投。
⑧　惺惺，形容动听的声音。
⑨　踵息，道家炼气养生之法。其内呼吸功深，而达于脚后跟。

送苏紫溪北上长歌

苏君苏君何奇杰，壁立孤高森巉嵼①。
往岁读书山寺中，门外蓬蒿人迹绝。
我时解绶②赋归来，千里之足尚竭蹷③。
君独闭户受诗书，我尚不顾人得谒。
一朝鹏力饱培风，九万飞腾坐超忽④。
视之锱铢若无有，布袍芒屦巾雨折。
守制家居逾三年，穷空四壁囊羞涩。
邻邑闻风争致赆，却之甘守固穷节。
有书不肯干王侯，有口不肯向关说。
终岁据梧⑤事吟哦，长篇短句相啁哳。
君不见古时豪杰士，饥食西山禾，渴饮易水流⑥，
不如今之人徒悠悠。
苏君苏君慎勿休，直清寅敬⑦帝所求。
行当典礼佐虞周，先以三后次九州，苏君苏君慎勿休！

---

①　巉嵼，高峻的山，意为高耸。
②　解绶，解下印绶，指辞官。
③　竭蹷，穷乏，窘迫。
④　超忽，迅速的样子。
⑤　据梧，出自《庄子·齐物论》，是靠着梧几的意思。又有一种说法是操琴。
⑥　饥食西山禾，渴饮易水流，借用魏晋陶渊明《拟古九首之一》句："饥食首阳薇，渴饮易水流"，以古代志士的风节相勉。
⑦　直清，正直廉洁。寅敬，恭谨谦敬。

庚辰①岁于田家获稻作

我本农家子，衣食赖田桑。春来固肆耕，秋至亦筑场。
数口幸免饥，敢求凿与梁。自从入仕途，言饱官太仓。
难免素餐耻，惭愧斯民康。己巳始归来，田园尚未荒。
艺黍种麻菽，岁岁荐馨香。今年始治田，植禾薙莠稂②。
及兹登场圃，一斗二斛强。农夫来相贺，今岁值上穰③。
东田收虽薄，地土固其常。西田收固多，非我生长乡。
人生贵止足，一饱愿所臧④。寄谢富家子，毋用夸仓箱。

六六生朝⑤（二首）

六六生朝是此辰，五孙捧拥露精神。
若教明岁添新喜，三子六孙也觉匀。

懦⑥劲生来两副肠，懦扶善弱劲摧强。

---

① 庚辰，即万历八年（1580年）。时洪朝选致仕家居，两年后惨遭迫害致死。

② 薙，除草。莠，狗尾草。稂，形状像禾苗的杂草。莠稂，皆为妨害禾苗生长的杂草。

③ 穰，成熟的庄稼。上穰，丰足的庄稼。

④ 臧，美好的。

⑤ 六六生朝，乃洪朝选六十六岁生日，时为明万历九年（1581年）。一年后，惨遭迫害致死。

⑥ 懦，柔弱。

而今识得《病僧》^①意，问凡问圣等如常。

送丘厚山^②山东宪副（二首）

作郡清廉谁得如，邦人籍籍^③比前朱。

（前守朱白野^④最廉，惟公继之。）

器惟髹漆蛮藤^⑤贱，盘只精盐海错无。

家计频年犹借债，官刑终岁只施蒲。

公评舆论何须问？此日攀辕^⑥满路隅。

轺车昔日经临地，公去犹能说土风。

野半荒芜争逐末，河频移徙漫施功。

须栽桑枣连阴茂，更戬萑苻^⑦扫境空。

寄谢昌潍^⑧诸父老，祠中杯酒已颜红。

（予去山东后，昌潍构二生祠，因用海州刺史故事，谢诸父老。）

---

① 《病僧》，唐代姚合创作的一首诗。元人辛文房称其诗"有达人之大观"。

② 丘厚山，即丘浙，号厚山，广东南海（今佛山市南海区）人。嘉靖四十四年（1565年）进士，授刑部主事，后升任刑部郎中。万历三年（1575年），任泉州府知府。后升任山东按察使司副使。

③ 籍籍，形容名声盛大。

④ 朱白野，即朱炳如，隆庆三年（1569年）任泉州府知府。

⑤ 髹漆，以漆涂物。蛮藤，南方所产的藤，可编簟席。

⑥ 攀辕，拉住车辕不让车走。旧时用作挽留好官的谀词。

⑦ 萑苻，春秋时郑国的沼泽地带。公元前522年，郑子大叔执政时，政治腐朽，矛盾尖锐。大批民众逃亡，聚集在此对抗统治者。后以称盗贼出没之处。

⑧ 昌潍，即山东的昌邑、潍县。

寿赵特峰①生朝（二首）

早岁明经望最高，晚年诗酒更称豪。
门人尽念张文论②，词客争传宋玉骚③。
子贵孙贤供笑乐，田荒屋典任游邀。
华堂宾客知无数，酿舍还须再置醪。

风雅场中夙共推，邻翁尊罍④镇相随。
频频到口尧夫⑤乐，句句惊人子美⑥奇。
南诏久蒙清净理，西厅最惮整齐规。
明师循吏都忘却，满眼孙曾绕膝嬉。

---

① 赵特峰，即赵恒，字志贞，号特峰，福建晋江人。嘉靖十七年（1538年）进士，授袁州教授，后迁国子监丞。历南户部主事、郎中，浙江盐运司同知，官至姚安知府。

② 张文论，即西汉末年的丞相、安昌侯、经学家张禹所整理的《论语章句》，后被称为《张侯论》。以后各种《论语》的注解本，其依据的都是《张侯论》。

③ 宋玉骚，即战国时期楚国辞赋作家宋玉的辞赋作品。其作品今多亡佚，流传有《九辩》。

④ 罍，古代饮酒器。

⑤ 尧夫，即邵雍，字尧夫，北宋著名理学家、诗人。所著《伊川击壤集》诗集，展现闲适自在的意境，体现其既安且乐的观念。

⑥ 子美，即杜甫，字子美。

序

白屏邓侯①贰守福州序

邓侯白屏为诏安满考②，上功状于有司。有司核实如令，按旧例当奏最，吏部加旌异。在任苴事未上，而邓侯遽有福州贰守之命。于是其僚幕相与谓："诏，岩邑久废不治，侯方经理有绪，遽夺之去，其毋隳于成绩。"其文学相与谓诏学政不修，庙宫圮坏，自侯至，始一新之。弦诵之声，洋洋如也。士方自磨濯以应侯令，侯其可以去？则又相与因司训王君介予、友人蔡君全以赠文请予。

按古职方③，闽始治晋安，继治建安，续改治侯官，谓之闽中郡④。言其地在七闽之中也，今之福州是已。又按我朝《地理志》，世宗皇帝临御之十年，岁辛卯，析漳浦某都某千户所建诏安县⑤，治界广东潮州，今之诏安是已。穆宗皇帝即位之某年，岁某，析漳

---

①　白屏邓侯，即邓如昌，字白屏，广东乳源人，明隆庆恩贡生。先任宁洋县知县，万历五年（1577年）任诏安县知县，后擢福州府同知。

②　满考，已达到考查官吏政绩的一定期限。

③　职方，即版图，泛指国家疆土。

④　闽，陈朝永定（557—559）时，设"闽州"，是福建历史上第一个省级建制。州治设在晋安（今福州），下领建安、晋安、南安三郡。天嘉六年（565年），撤闽州。隋大业三年（607年），将建、晋、南三郡合并为一，称建安郡。郡治由建安（今建瓯）移至闽县（原称侯官，今福州）。闽中郡，秦代设置，汉废除。郡范围即今福建省，郡治东冶（今福州市区屏山东南麓冶山一带）。

⑤　建诏安县，据史料载，唐代诏安地属漳州漳浦县，宋称南诏场，元设南诏屯田万户府。明嘉靖九年（1530年），从漳浦县析出二都、三都、四都、五都建诏安县。嘉靖十年辛卯（1531年），朝廷正式批准建县，设诏安县公署，治所设在南诏（镇），隶属漳州府。

之龙溪、漳平，延之大田、永安，建宁洋县①，治今之宁洋是已。夫其始建立之邦，新造也；界邻省之邑，边裔也。以是二者试令方于处都会附省之郡，被涵濡圣泽之久，其民之顽驯、政之难易何如哉。

然侯之治宁洋也，披草莱，剪荆棘，学校、公署、馆铺、桥梁焕然一新。而又极力抚绥，招徕逃亡，宽恤里役，清查户口，民遂安焉如旧邑。其治诏安也，勤政理务，检制②里役，旧名杂纲当日③者，私供县令，各衙里役、户长因之多取丁甲以自润，其来已久，而害最巨。侯痛革之，有冒犯者，荷校④邑前以示众，民始帖席⑤。己卯、庚辰冬春，邑大饥，侯多方赈济，辅以煮粥。民壮者募为兵，弱者给粮种。因以其间新谯楼、仪门，申明、旌善二亭，僚幕、博士三廨、狱舍、囹居咸改造。至于事集而民尚不知，盖活饥民近万人。又以其余力缮公馆，作名宦、乡贤二祠，建巨渡梁石桥。邑有巨盗，官兵捕之急，几成大变。侯至，解其党与，擒其巨魁于狱，地方遂宁。邻邑饶平贼倚内应入界为盗，势甚炽。侯次第捕治无遗，广亦赖焉。其勤劳如此。

今之省郡，其体势尊崇，居处适矣，无复新造之苦也；其民风淳朴，习尚厚矣，无复边裔之艰也。然则侯之贰守于福州也，其将缓带雍容以治之乎？抑亦尚有所为如前之靡宁乎？予闻省郡诸司临焉，日有讼牒之委，得毋有迎上官意旨而有冤狱蕴结者乎？地产良

---

① 建宁洋县，明隆庆元年（1567年，一说隆庆五年或六年，即1571年或1572年），以龙岩县的东西洋巡检司，永安县的二十八都（今永安市西洋镇）、二十九都（今永安市洪田镇）、三十都（今永安市小陶镇），大田县的部分地置宁洋县。治所设在双洋镇，隶属漳州府。1956年撤销宁洋县。

② 检制，约束节制。

③ 当日，昔日、从前。

④ 校，枷。荷校，以肩荷枷，即颈上带枷。

⑤ 帖席，意思为贴卧席上。比喻安稳。

材，又喜张灯，得毋有屋宇过制，相夸以灯火，一家被焚连数十家者乎？往时舟行阛阓①中，风气宣泄人获苏醒，得无有曲防②遏水，致蒸秽相薄以滋人病者乎？凡兹数者，皆守令之得为而于民最切者。侯行矣，其尚孜孜于民之所急，如宁洋、诏安，以无负诸君依依不忍别之意也哉。

记

雨华堂记

梵天寺之有雨华堂旧矣。异时倭乱堂毁，寺僧竭力营葺，而堂始复旧。以予之尝往来于是也，谒予记。

予谓之曰：汝之教有言，须菩提③在岩中宴坐④，梵天、帝释⑤欢喜赞叹，雨华供养。须菩提曰："汝何所见，而乃如此欢喜赞叹，雨华供养？"帝释曰："吾见世尊说法。"须菩提曰："吾未尝说一字法，汝何所闻而云我说法？"帝释曰："世尊未尝说说，吾亦未尝闻闻，是真说、真闻斯义也。"于意云何？以谓说法非耶？如来一大藏教⑥，权说、实说、半说、圆说、折伏说、掉举说、十二

---

① 阛阓，街市、街道。

② 曲防，遍设堤防。

③ 须菩提，佛陀十大弟子之一，出生婆罗门教家庭。以"恒乐安定，善解空义，志在空寂"著称，号称"解空第一"。

④ 宴坐，即坐禅。就是收摄六根、止息妄念，安住于根本净禅，乃至灭定涅槃的境界。

⑤ 梵天，亦称"造书天"，印度教的创造之神。帝释，亦称帝释天，为三十三天（忉利天）之主。

⑥ 藏教，指以释迦佛所说的经、律、论三藏教法。

分教说、一百二十会说①，未闻说法为诸天之所诃也。以谓宴坐是耶！则十方诸相，谓之不动道场②；闭眼合眉，谓之默照③邪窟。未闻宴坐为诸天之所肯也。嘻！是乃诸佛甚深秘密之义，而非小机小用者之所能知也。

夫佛之为言，觉也；觉之为言，心也。惟心能佛，惟佛能觉，非从言说得，非从名相得，非从文字得，而可以说法得乎？虽然，不可以知知，不可以识识者，觉之体也。由湛合湛，由今觉以合本觉者，觉之用也。法虽非从言说得，而不离言说；非从名相得，而不离名相；非从文字得，而不离文字。合体与用而一之者也。是故如来出世为此大事，达摩东来单传心印，或有时瞬目扬眉说，或有时欠说、香说、搐鼻说，或有时扬广长舌、发陵伽音说者，斯乃甚深秘密之妙义，而岂小机小用者之所能知哉？然初机之士④，堕言语文字相、堕业识茫茫相者，种种有之。佛为可怜愍者，于是菩提披宴坐之相，示不动因缘，诸天⑤勘黜慧之魔，露本心妙觉⑥一藏⑦大教与单提⑧要旨，尽在是矣，岂非学佛者之所当从事哉？抑予观诸师语录，自临济五宗之后，不以言句示人，直取机锋妙用，

---

①　权说，是本师释迦牟尼佛说法的一种，根据你现在的程度给予你所能接受的教法。实说，即真实状况的说法，对应权说。而半说、圆说等诸说皆为佛教的说法。

②　不动道场，佛教的一种修炼心境的说法，是从心体内部起作用的，去从内里深处，建立的一种坚定和信念，不为外界所动。

③　默照，是一种禅定修行方法，以禅坐方式进行。

④　初机之士，即初学佛道者。

⑤　诸天，为轮回流转中的善趣之一。通俗理解，即指佛教众神。

⑥　本心，原始具足之心。妙觉，指觉行圆满的究竟佛果。

⑦　一藏，梵语"藏"有包蕴意，故佛教谓一切教法为"一藏"。

⑧　单提，犹言单传，即禅家直指之旨。单提要旨不涉余歧之义。

谓之"看话头"，谓之"石火电光消息"①。斯其宗旨尤玄妙于宴坐矣，使诸天闻之，其雨华否耶？其不雨华否耶？是当质之举唱宗风者。

堂成于某年某月，竭力营葺者为僧方瑛②。而予记之年月，则万历庚辰冬十月庚子也。

#

回朱虞夑大尹送志书启

伏以则壤成赋④，《禹贡》⑤以之名书。正位辨方，周官因之建典。矧民情俗尚，五方之性习固殊，而出政临民，一时之因革亦异。欲加采辑，必赖编摩。

恭惟某官以一代良吏之才，受百里专城⑥之寄。下车问俗，已洞瞩人情于胸中。及门请交，复罗致名英于幕下。慨邑志之已旧，开书局之维新。事类四贤⑦，修郑国之辞命；功资独见，法孔圣之

---

①　看话头，是佛教禅宗开悟的一种方式，即聚精会神地对准起心动念的前头。石火电光消息，佛家语，比喻事物瞬息即逝。

②　方瑛，同安梵天寺僧，万历八年庚辰（1580年）重修雨华堂。

③　启，原作"四六"，按卷目改作"启"。

④　则壤成赋，规定土地，成就田税。

⑤　《禹贡》，《尚书》中的一篇，其地理记载囊括了各地山川、地形、土壤、物产等情况。

⑥　专城，指任主宰一城的州牧、太守等地方长官。

⑦　四贤，春秋战国时期，郑国发表的公文都是由裨谌起草的，世叔提出意见，子羽加以修饰，由子产做最后修改润色。四贤即指裨谌、世叔、子羽、子产。典出朱子《集注》："郑国之为辞命，必更此四贤之手而成。"

《春秋》。邺架①是颂，左笥②见及。盖伦类③体要之悉备，而才识辞藻之兼该④。谨用什袭⑤以藏，奚啻百朋拜赐。伏望施于有政，不为空言；谋诸同官，永宜遵守。

回傅嘤林亲家启

伏以六六岁临，惟自惭于老大；九九术固，亦何望于崇深。然而学虽后时，恒存过时之惧。必也年当晚岁，能假数岁之天。已方可补于余生，人亦免责其大过。岂谓能此，实用慊然⑥。

恭惟某亲家，学行深醇，器业雄厚。李拾遗⑦之博洽，足纳须弥⑧；杜武库⑨之精勤，可称传癖⑩。行当收箕裘之科第，岂独为亲戚之宠光？眷念衰残，每存生诞，眷松筠之挺拔，萧艾⑪徒生；

---

　　①　邺架，典出唐韩愈《送诸葛觉往随州读书》诗："邺侯家多书，插架三万轴。"后比喻藏书丰富。

　　②　左，当指春秋时晋、楚两国设置的左史之官。笥，古代衣物的方形竹器。左笥，即左史的书箱。

　　③　伦类，指按不同的等类区分事物，使之条理化。

　　④　兼该，兼备，包括各个方面。

　　⑤　什袭，原指把物品一层层地包起来，后形容珍重地收藏。

　　⑥　慊然，遗憾，不满足。

　　⑦　李拾遗，即李白。唐代宗之初，曾拜李白为左拾遗，时李白已殁。

　　⑧　须弥，指须弥山，原为印度神话中的山名，佛家以"须弥山"比喻极为巨大。佛经中有"芥子纳须弥"之语，意思是微小的芥子中能容纳巨大的须弥山。

　　⑨　杜武库，西晋名将杜预的别称。杜预（222—285），字元凯，京兆郡杜陵县（今陕西西安）人。魏晋时期著名政治家、军事家和学者，尊称"杜武库"，谓其学识渊博，如武库兵器，样样具备。

　　⑩　传癖，好读《左传》成癖。比喻勤奋读书，钻研学问。

　　⑪　萧艾，艾蒿，臭草。比喻不肖。

顾珪璧①之辉煌，瓦砾何炫。惟当勖过时之学，以无负初心；未审假数岁之年，能不虚远祝。斯以为谢，敢云徒言。

赞

参政小影自赞

亮节硁硁②，戒尔凌兢③，曾是之弗惩；轮囷离奇④，戒尔卑卑⑤，曾是之难羁。卒摧辀于狭邪⑥，而铩翮于虞机⑦也。

操江小影自赞

有烂其胸，豸服皇皇⑧。有若斯绶，掌是江防。天子命汝，屏毗南疆。惏墨⑨弗纠，官邪⑩以张。寇攘⑪不治，大盗由昌。匪惟

---

① 顾，眷念。珪璧，古代祭祀、朝聘等所用的玉器，比喻高尚的人品。

② 硁硁，理直气壮、从容不迫的样子。

③ 凌兢，战栗、恐惧的样子。

④ 轮囷离奇，盘绕屈曲的样子。

⑤ 卑卑，平庸，微不足道。

⑥ 狭邪，小街曲巷。

⑦ 虞机，捕兽的机槛陷阱。

⑧ 豸，即豸獬，古代传说中的异兽，能辨是非曲直。豸服，古时监察、执法等官员所穿的官服，因其上绣有獬豸，故称。皇皇，美盛、堂皇。

⑨ 惏墨，贪婪、不廉洁。

⑩ 官邪，官吏违法失职。

⑪ 寇攘，劫掠，侵扰。

纠之，毋作①尔长。匪惟治之，毋淫于良②。惟廉惟慎，有赫王章③。有。敢不恪守，臣职之常。

刑部小影自赞

生人之命，寄于司寇④。汝其贰之，贞我王度⑤。矧是毂下⑥，侠窟奸窦⑦。高下其心⑧，或颇或漏。汝敢其然，庶亦无误。活人者兴，尚征汝后。

祭　文

祭宋鹭溪文

呜呼！书于六学，艺居其一。秦篆汉隶，蚪形鸟迹。伯英逸少，草书称圣。秘监鲁公，真楷遒劲。四家之学，笔法各拈。摹被画腹，鲜有能兼。寥寥吾乡，自君崛起。擅名二家，传写千纸。穹碑大扁，柱联门帖。不得君书，于意不惬。传及君子，复工篆隶。异曲同工，书法有继。晚与君交，有求必获。今其已矣，门楣无

---

① 作，心多奸诈。

② 淫，浸渍。良，通"埌"，坟墓。

③ 赫，显耀。王章，王法、朝廷的法律。

④ 司寇，中国古代主管刑狱的官名。后不设此官，但习惯上以大司寇为刑部尚书的别称，刑部侍郎则称为少司寇。

⑤ 贞，忠诚。王度，王法。

⑥ 毂下，即辇毂之下，借指京城。

⑦ 侠窟奸窦，仗义勇为之人和奸诈不忠之人的地方。

⑧ 高下其心，形容胸有成竹地处理事情。

色。临风一奠，伤时寡有。小艺莫能，矧于不朽。①

祭王白石②业师文

呜呼！成周取士，首先德行。士生其时，磨濯相竞。一有玷缺，终身为病。末世词章，视为捷径。少有艺能，高自标命。覆谤好修，谓之不令。汉尚儒术，学宗六经。经必明习，学贵师承。守其师说，如墨守城。辨其同异，如讼辨争。虽云章句，实传性灵。末云占毕③，无异说铃④。童习白纷⑤，矧能专精。繄古循吏，有

---

① 伯英，即张芝，字伯英，瓜州（今甘肃酒泉市瓜州县）人。汉代著名书法家，善章草，后世尊为"草圣"。朝廷以有道征不就，时人尊称"张有道"。

逸少，即王羲之（303—361），字逸少，琅玡临沂人，东晋著名书法家。草书师张芝，下师钟繇，其书为后世帖学两大派系的师祖。官至右军将军，人称"王右军"。

秘监鲁公，即颜真卿，唐代书法家，与赵孟頫、柳公权、欧阳询并称为"楷书四大家"。秘书监颜师古五世从孙，唐代宗时官至吏部尚书、太子太师，封鲁郡公，人称"颜鲁公"。

摹被画腹，唐书法家虞世南习书颇勤，但不喜水墨临写，每于睡眠时在被中用手指画腹，揣摩笔意。

② 王白石，即王佐，字子才，号白石，福建同安人。嘉靖元年（1522年）举人，初知睢州。时值黄河决堤，竭力防御，睢州得以平安。擢高州同知，入为南京户部员外郎，出为两淮都转盐运使司盐运使。洪朝选十三岁时从其读书。

③ 占毕，指经师不解经义，但视简上文字诵读以教人。

④ 说铃，琐屑的言论。

⑤ 白纷，幼时学艺，到白头还纷乱不清。

召甘棠①。又有畏垒，尸祝庚桑②。在汉朱邑③，民祀桐乡。在唐仁杰④，勒石道傍。末世吏墨，瞰室以攘。或有虐政，如火如汤。当其未去，民与偕亡。况于已久，日远日忘。

於维吾师，其心醇夷，其行笃厚。处人谦和，处家孝友。如彼良玉，纯无点黝。如彼美梓，纯无寸朽。中岁授经，朋来自远。虚往实归，户外屦满。羲文心画⑤，程朱⑥义传。探其根源，蛇足是纂。始仕襄陵⑦，治尚烹鲜。视民如子，敷政以宽。持己若女，冰蘖⑧是坚。黄流浑浑，没我两壖⑨。以身塞之，始冲复旋。古有王

---

① 甘棠，即《国风·召南·甘棠》，是《诗经》中的一篇。称颂循吏的美政和遗爱。

② 庚桑，即庚桑楚，春秋时期哲学家、教育家。老聃的弟子，独得老聃真传，居住在北边的畏垒山，深得畏垒山一带百姓的崇拜。

③ 朱邑（？—前61年），字仲卿，庐江舒县（今安徽西南）人。西汉官员，初任桐乡（今安徽桐城）啬夫，掌管一乡的诉讼和赋税等事务。为政廉平不苛，深受吏民爱戴。官至大司农。

④ 仁杰，即狄仁杰，唐朝宰相，杰出政治家。垂拱二年（686年），外放为宁州刺史。任内妥善处理民族关系，深受百姓爱戴，立碑勒石，以颂扬其德政。

⑤ 羲文，伏羲氏和周文王的并称。心画，书面文字。

⑥ 程朱，即程朱理学，是理学各派中对后世影响最大的学派之一。由北宋程颢、程颐兄弟创立，传弟子杨时，再传罗从彦，三传李侗，四传到南宋朱熹集为大成。

⑦ 襄陵，春秋时期宋邑，宋襄公葬于此而得名。今为河南睢县，明代为睢州，嘉靖二十四年（1545年）由直隶州降为散州。

⑧ 冰蘖，比喻寒苦而有操守。

⑨ 黄流浑浑，没我两壖，指黄河决堤，水淹田野。壖，城下宫庙外及水边等处的空地或田地。

尊①，今见二贤。名配秩祀，事载简编。转贰高凉②，入赞国计。司醝维扬③，浊流清济。何彼媢④夫，以我排挤。归家廿载，冠衣垢弊。偃室不入，王裾岂曳。乡人亲爱，有司时诣。於维吾师，在周孝德，可冯可翼⑤。在汉经师，人之楷式。我朝名宦，可谓全德。乡论惟公，将有建请。仁观盛典，以垂休永。朝选畣忝师门，遇辱提醒。衰白⑥无闻，内愧徒警。未死之身，尚知循省。明灵不昧，鉴此耿耿。

祭丘郭山文⑦

呜呼！旴江⑧之旁，宋有太伯⑨。其人其文，师古轲伋⑩。我

---

① 黄尊，字子赣，涿郡高阳（今河北高阳县）人，西汉末年著名大臣。在任东郡太守时，黄河泛滥，泛浸堤堰。率吏民抗灾，祭祀水神河伯，并请以身填金堤。大水冲毁金堤时，坚持不走，直至水退。

② 高凉，古代岭南重要的古郡县。明代为高州府。

③ 维扬，即今江苏扬州市。明代两淮都转盐运使司衙署设于此。

④ 媢，嫉妒。

⑤ 冯，扶持，服膺。翼，帮助、辅佐。《诗经通释》句："辅氏曰：'可冯可翼，即孝德之人也。'"

⑥ 衰白，人老体衰，鬓发疏落花白。

⑦ 丘郭山，名讳不详，号郭山，江西南城（今属抚州市）人。明泉州府知府丘浙之兄，曾任职山西省某县儒学。本文乃洪朝选应丘浙之请而作。

⑧ 旴江，江西省第二大河流抚河的上游，发源于江西广昌县血木岭灵华峰，向东北流经广昌县，再北流至南丰、南城、临川，注入抚河。

⑨ 太伯，即李觏（1009—1059），字泰伯，号旴江先生，江西南城人。北宋著名的学者和思想家，有孟轲、杨雄之风义，曾创办"旴江书院"。经范仲淹举荐，任太学说书。一生潜心讲学与写作，著述极为丰富。太，通"泰"。

⑩ 轲伋，指孟轲与孔伋。

明之兴，圭峰①实绍。人则玉刚，文则纬曜。大魁宗伯②，后先相望。载其名德，国史有光。展也郭山，嗣兴而起。其位虽卑，行则并美。始居儒宫，恂恂艺学。筮仕清漳③，勤施讲幄。悬车而归，年则未至。不屑世尘，养吾浩气。惟我郡公④，君之介弟。视君犹父，言出则涕。以生以育，君则郑嫂。如鸿如泥，君则坡叟。左符一方，闻讣几绝。非君之慈，其能感发。某久钦趣尚，异疆同赏。矧为子民，郡公之壤。临风一哀，通家何极。惟有鄙文，械情抒臆。

祭黄忍江⑤文

呜呼！自予登第，识公京邸。予住灵济⑥，公寓三义⑦。或往或来，何此何彼。予榷浙水，公教西安。邂逅相遇，不遑款扳。公

---

①　圭峰，即罗玘（1447—1519），字景鸣，号圭峰，学者称圭峰先生。江西南城人，历官南京吏部右侍郎，明中叶著名学者、文学家。在家乡创办圭峰书院，著书立说。

②　大魁，科举考试殿试第一名称"大魁"，即状元。后成进士之统。宗伯，大宗伯为礼部尚书的别称，礼部侍郎称少宗伯。明代抚州地方有多人登进士第，且有多人出任礼部尚书和礼部侍郎。故有"大魁宗伯，后先相望"之说。

③　清漳，山西漳河的上游，源出于平定县南大黾谷。

④　我郡公，指泉州府知府丘浙。丘浙，号厚山，江西南城人。嘉靖四十四年（1565年）进士，授刑部主事。万历三年（1575年），以刑部郎中出任泉州知府，后擢山东副使。官至都察院左都御史，巡抚广西。

⑤　黄忍江，即黄杰，号忍江。

⑥　灵济，即灵济宫，遗址在今北京西城区灵境胡同的东北边。修建于明永乐十五年（1417年），乃崇信道教的永乐帝朱棣下旨修建。

⑦　三义，即三义庙，为京城古刹。遗址在今北京海淀区海淀街道辖区内。

不予咎，反感馈飧。自兹仕途，南北东西。予既奔走，公旋陟跻①。不见廿年，音问况暌②。江防留都，相会楚侗。不鄙谓予，极口称公。予喜同乡，有人可宗。予归林下，公亦在里。东阡西陌，不远伊迩。如何十年，不闻綦履③。或告公疾，有似西河。寸武④必扶，比舍⑤不过。予滞海曲，公亦山阿。九日香山，移书卜会。两情欢洽，兹游为最。唱和诗章，筋力尚蹶。旬日而亡，闻讣增愀。胡天于公，德厚福渺。公既无嗣，嗣又一夭。衰绖⑥在身，吊不能往。追始念终，哀情弥广。告以斯文，用播吾党。

祭苏爱泉⑦文

呜呼！人言寿百岁，自予有知，未尝见百岁人也。又言九十，即予辈有知见九十者，多妇人，而未见有男子。即妇人，亦千百中之一二也。盖上古之风淳庞，故其人多寿；末世之事烦多，故其人多夭。如公者生于庚戌，没于戊寅⑧，岂非世间之希见鲜有哉？

公为诸生，劻勷⑨矣。而志尝浩然，不以生事累其心。继而登科，为司教、为大尹，浩穰⑩矣。而心尝廓然，不以俗务撄其虑。

---

① 陟跻，即"跻陟"，晋升、升迁。
② 况，更加。
③ 綦履，原指用斜纹丝织品制成的鞋，引申为"綦迹"，指足迹、踪迹。
④ 武，半步。寸武，小半步。
⑤ 比舍，邻舍、邻居。
⑥ 衰绖，丧服。
⑦ 苏爱泉，即苏澜（1490—1578），字爱泉，福建同安田头人。嘉靖七年（1528 年）举人，历任五河、金溪教谕，擢乐昌知县。
⑧ 庚戌，即弘治三年（1490 年）。戊寅，即万历六年（1578 年）。
⑨ 劻勷，急迫不安的样子。
⑩ 浩穰，重大。

继而谢事仕途，悬车故里，人情炎凉，世态冷暖，可怒可憎矣。而意尝坦然，不以险阻屈曲回其步。夫内无焚和，故形体坚；心无揗①思，故天君定。公形瘦如柴，而神观独精；身飘欲翔，而凝立不动。兹其所以独享人间难得之高寿也欤！

五六月间，予辈得公书，字皆亲书，词皆亲定，而自始至终，字如豆而语整比。或告予辈云，公七日不粒食矣。予辈惊讶云，是果仙人耶！七日不食而能作豆点书百余行，非仙耶？然则公今之殁也，殆将与安期、羡门②相期于九霄之外，安肯与世人较量其多寡修短之数？余辈犹惓惓于比拟，嗷嗷于怛化③。其亦未能如太上之忘情耶。尊酒在堂，肴核在列。侑以斯文，灵其鉴格。

祭林屏石乃尊文

呜呼！世言城市，喧嚣混污。亦病山泽，枯槁而瞿④。单言偏辞，争胜并驱。惟公卜居，云水一区。背负山坳，前临通衢。开门而出，峨冠襜裾⑤；闭门而隐，烟树相于。诸子诸孙，兼治农儒。或艺田亩，耕获菑畬⑥；或攻文史，象象⑦诗书。公又善人，行著乡闾。公无争讼，私无负租。非市非乡，亦恬亦愉。宜寿满百，望九而殂。凡我亲友，闻讣惊呼。殄在余辈，道谊交孚⑧。果核在列，清酒在壶。侑以斯文，用吊诸孤。

---

① 揗，扰乱。
② 安期，传说中秦汉间的仙人。羡门，也是传说中的仙人。
③ 怛化，指人之死乃自然变化，不要惊动他。
④ 瞿，惊惧。
⑤ 峨冠，高冠。襜，围裙。裾，衣服的（前）后襟。峨冠襜裾，盛装。
⑥ 菑畬，耕耘。
⑦ 象，即卦辞，乃解释卦义的文字，依卦象以论断吉凶。
⑧ 交孚，互相信任。

祭徐东磐乃堂①文

呜呼！人之自立，虽由其身。若于熏习，家庭尤亲。严君之严，畏惮逡巡②。独有母氏，劬劳蓐茵③。嗜好易通，言语则驯。是以自古，孟母卜邻。如丸如林④，韩国与陈。能成其子，为世名人。惟灵名族，甲于古鄞。来嫔⑤徐翁，襜衣折巾。文为世范，行为士尊。媲德⑥曰士，配乾惟坤⑦。乃生令子，笃厚而仁。巍科掇取，奇葩纷纶。分符⑧百里，为我邦君。令行惟肃，恩被如春。板舆⑨迎养，朝夕晨昏。入觐于京，旋舻浙濆⑩。既归既返，牵衣御轮。子曰迎只，于我清温。母曰留只，我越尔闽。鸾诰⑪方颁，吊客迎门。燕喜方集，龙蛇及辰⑫。歌罢里巷，哀动缙绅。凡我乡

---

① 徐东磐，即徐待，字东磐。乃堂，他的母亲。

② 逡巡，恭顺、却行的样子。

③ 蓐茵，铺垫的草席。

④ 如丸如林，明刻本此处作"如九如杖"。

⑤ 嫔，跟从，即嫁的意思。

⑥ 媲德，婚配于有德之人。

⑦ 配乾，匹配于夫。坤，《周易》中的八卦之一，本义是代表地以及一切极具阴柔性质的事物。也作女性的代称。

⑧ 分符，帝王封官授爵，分与符节的一半作为信物。

⑨ 板舆，古代一种用人抬的代步工具，多为老人乘坐。也代指官吏在任迎养父母。

⑩ 舻，船头。濆，水边。旋舻浙濆，或指徐特调任监察御史巡按浙江。

⑪ 鸾诰，天子的封赠。

⑫ 龙蛇，隐匿、退隐之意。而辰年和巳年，古代迷信以为凶岁。此句乃指其母亲逝世。

邦，令子子民。视灵大母，如丧妣伦。薄具一奠，爰荐蘩蘋①。永言志哀，托以斯文。

祭李东濂②文

呜呼！廉节士人之美行，世之君子夫岂不知？然或子之有志，而亲不怡；或亲之有过，而子致规。斯相成之道鲜，则慈孝之风微。以余观于今日之为人父，为人子，如东濂君之与见斋③家庭之树立，殆足为一世之表仪。方君游泮，年则已迟，虽志操之有闻，乃儒者之所宜，在于诸生未足称奇。逮夫见斋巍科既掇，令闻四驰，为人情之趋附，亦炙手之一时。而况公门可以缓颊，郡邑可以抵巇④，孰不偕之为家计而籍之为富资？君之教子，义方⑤如旧。见斋之事父，志养不衰。人始称君之贤，而亦未以为当世之所希。既而春官屡上，岁月坐麼⑥，在他人则以之改图，而君则矢初志而不移。于是吾邑之推见斋，固称为同辈行义之第一，而云能成其子之志，亦于君焉归之。予方期见斋登甲科⑦、跻显仕，倚君以祛士

---

① 蘩蘋，蘩和蘋是两种可供食用的水草，古代常用于祭祀。后泛指祭品。

② 李东濂，即李霖慰，字于周，号东濂，福建同安浦园人，诸生。为人规行矩步，事父母孝，待弟友，人称长者。

③ 见斋，即李献可（1541—1601），字尧俞，号见斋，后改号松汀，福建同安浦园人。万历十一年（1583 年）进士，初授武昌府推官，征入户科给事中，屡迁礼科都给事中。后得罪皇帝，削籍归家。回乡后，日以诗文自娱。

④ 抵巇，消除潜在的矛盾隔阂。

⑤ 义方，行事应该遵守的规范和道理。后因多指家教。

⑥ 麼，通"靡"，消耗。

⑦ 甲科，明清通称进士为甲科。光绪本作"科甲"，然科甲乃指科举，故依明刻本改。

习之陋，以挽颓俗之漓，孰谓君而止于斯乎？呜呼！风木易摧，孝子之情曷已；仪刑①永谢，乡邦之论更悲。聊陈一奠，爰寄予思。

祭梁司训乃堂文

惟灵产于名族，氏自重黎②。择所宜归，为鸿之妻。婉婉令德，举案眉齐。相傲勤止，昧旦鸣鸡。爰自于归，姑章靡暌③。上堂甘旨④，躬亲灶炷⑤。育其二子，宛转提携。不以爱弛，苦丸寒齑⑥。长兮儒官，板舆就蹊。迎门桃李，饤盘栗梨。子应东聘，母留阁闺。次兮来视，如璧联奎⑦。云胡一疾，吁苍首稽。七五而殒，八秩⑧亦跻。况有诸孙，山子盗骊⑨。灵輀当发，铭旌⑩有题。是曰贤母，行路酸凄。奠以斯文，归安故栖。

---

① 仪刑，楷模、典范。

② 重黎，指颛顼高阳氏之后。

③ 姑章，同"姑嫜"，古代妻子对丈夫的母亲和父亲的称呼；靡暌，没有隔离。

④ 甘旨，指养亲的食物。

⑤ 炷，古代一种可移动的火炉。

⑥ 寒齑，亦作"寒齑"，腌菜。

⑦ 璧，为玉制礼器，制作精细，显示佩带者身份，在举行隆重仪式时使用。如璧联奎，指品德高雅。

⑧ 八秩，十年为一秩，八秩即八十岁。

⑨ 山子，古代良马，相传为周穆王八骏之一；盗骊，古代名驹，亦相传为周穆王八骏之一。山子盗骊，泛指良马。此句指诸孙多有俊才。

⑩ 铭旌，古代丧俗，人死后，按死者生前等级身份，用绛色帛制一面旗幡，上以白色书写死者官阶、称呼，用竹竿挑起，竖在灵前右方，称之为铭旌。大敛后，以竹杠悬之依灵右。葬时取下，加于柩上。

祭李质所①文

　　昔君在庠，文学有声。众谓科第，虚邑是升。戊午②之岁，方掇科名。又迟十载，甲第始登。滁阳出牧③，怙恃黎烝④。宜擢郎正，乃二别乘⑤。众为君屈，君意不轻。高要⑥冲郡，孔道⑦所经。群司骈集，甲士连营。君于昼夜，调度送迎。乘间读书，睫交靡停。咸谓儒吏，非独才能。南都清暇，去冗践亨。君已有疾，勉强于征。曾未满考，而阏修程⑧。惟我与君，道义订盟。矧余甥孙，令子之甥。衔哀撰词，以泄余情。君其有知，鉴兹微诚⑨。

---

　　① 李质所，即李文简，号质所。

　　② 戊午，即嘉靖三十七年（1558年）。是年，李文简中举人，而十年后，即隆庆二年（1568年）方登进士第。

　　③ 滁阳，即滁州，地处长江下游北岸，今安徽省东部。因城以位滁水北岸而名滁阳。滁阳出牧，即出任滁州知州。而据民国《同安县志》，李文简初授是无为州知州，与此文所言有差异。

　　④ 怙恃，父母的代称。黎烝，亦作"黎蒸"，黎民、众民。

　　⑤ 别乘，别驾的别称。汉代，别驾为州刺史的佐官，明、清为各府通判之别称。

　　⑥ 高要，地处广东肇庆南部，今为肇庆市辖区，是我国南北交通的重要枢纽和军事重镇。明代为肇庆府的治所。由此文可见李文简曾任肇庆府通判。民国《同安县志》则称其任肇庆府同知。

　　⑦ 孔道，通往某处必经的关口。

　　⑧ 阏，遏止。修程，长远的前程。

　　⑨ 微诚，微小的诚意。常用作谦词。

祭林双湖①文

　　呜呼！昔在先朝，岁惟丁酉②。贡士于乡，登良斥莠。多士如麻，泉为领袖。肆我同庠，珠玉渊圃。词锋摩戛③，霞赪云黝。竞争鸣先，各云艺右。贡者六人，南金橘柚④。青苍眉鬓，陀罗臂手。谓蹑天阶，如风吹炙。一跌于戌⑤，坠科落臼。尚其激昂，欲奋于丑⑥。是时与兄，同侣共偶。官道柳荫，闸河清溜。驴背稳坐，鹢首⑦平蹂。京师旅舍，连窗对牖。词艺互攻，我石兄琇。予幸见收，千金敝帚。兄独遗落，俾我颜厚。浙东州县，山水清陡。云胡得邑，斥卤区薮⑧。倭患连年，登陴负户。卒完城邑，欢腾女妇。迁擢化州，蛮瘴缠纠。辛勤七年，得州如斗。竟调考城，南北

----

　　①　林双湖，即林大梁，号双湖。

　　②　丁酉，即嘉靖十六年（1537年）

　　③　摩戛，摩擦。

　　④　南金，指南方出产的铜，亦借指贵重之物，亦用来比喻南方的优秀人才。桔柚，亦指人才。典出《韩非子·外储说左下》："夫树橘柚者，食之则甘，嗅之则香。"暗喻培育贤才，犹如栽培橘柚这类果木。

　　⑤　戌，指嘉靖十七年戊戌年（1538年）。是年林大梁与洪朝选共赴春闱，会试落第。

　　⑥　丑，指嘉靖二十年辛丑年（1541年）。是年林大梁与洪朝选再次共赴春闱，洪朝选登进士第，而林大梁再次落第。

　　⑦　鹢首，船头的意思。古代画鹢鸟于船头，故称。

　　⑧　斥卤，盐碱地。区薮，人或物聚集的地方。林大梁初授宁海知县，为浙江东部沿海，故有"斥卤区薮"之说。

奔走。彭泽折腰①，单父掣肘②。终赋归来，全真五柳。于兹二纪③，赋诗饮酒。予虽晚归，山林幸久。和气薰人，如饮醇酎。新诗困人，如衔篓薮④。眷此暮齿，取乐朋旧。云何一诀，良辰不又。兄有贤子，琨瑶琼玖。其文温醇，其行孝友。可谓有后，足垂不朽。计兄始终，有誉无咎。顾我衰迟，不点自丑。得丧一丘，何亡何有？回顾百年，几人皓首？生别死休，有泪盈卣⑤。

祭梁襟海乃尊⑥文

呜呼！商洛⑦之南，厥郡维郧⑧。在昔先朝，盛极而屯。帝命

---

① 彭泽折腰，比喻屈身事人。《晋书·隐逸传·陶潜》："吾不能为五斗米折腰，拳拳事乡里小人耶！"即陶渊明任彭泽县令，不愿为五斗米之俸禄而事小人的故事。

② 单父掣肘，比喻别人做事情的时候，从旁牵制。出自《吕氏春秋·具备》：宓子贱治理单父，恐鲁君听谗言，故以二吏作书时从旁掣摇其肘，以此法劝谏鲁君莫妨碍宓子按自己的意志行事。

③ 二纪，约指二十余年。

④ 篓薮，以头顶盆时，用来垫盆底的草圈。

⑤ 卣，古代盛酒器具。

⑥ 梁襟海，即梁道凝，号襟海，陕西郧西人，恩贡生。万历间任永春知县，后又代理晋江知县。乃尊，他的父亲。

⑦ 商洛，今陕西省商洛市，位于陕西东南部，秦岭南麓，与鄂豫两省交界。南与湖北省的十堰市郧阳区、郧西县相邻。

⑧ 郧，即原郧县，今湖北十堰市的郧阳区。晋太康五年（284年），改长利县为郧乡县。元至元十四年（1277年），郧乡县改名郧县。明成化十二年（1476年），于郧阳城置郧阳府。

虎臣，锄治灌熏①。始复于常，始别人群。灌奔既除，攸徂䜣䜣②。建邑于西，土爰耕耘。爰命之官，以董顽嚚。爰立之学，以资选抡。公生豫章，为郧西人。卓荦好义，宽厚而醇。磨砻诗书，亦既有闻。笃生贤子，是为令君。乃辍儒业，寄之经纶。令君之才，离类绝伦。令君之守，冰洁檀芬。拔自上庠，来令永春③。山谷之间，民性难驯。调饵和扰，敷政循循。政教胥洽，士民咸欣。出其绪余，以赞我邻。丈田南安，则壤均匀。署篆晋江，空庾京困。彼势家子，仄目努筋④。浮言胥动，视等虹蚋。伟哉令君，非今之人。洛阳之兔，京兆之尊。斯可比拟，余者逡巡。方拟简召⑤，为台谏臣。入振颓纲，外苏⑥疲民。奈何闻讣，扶服而奔。维江有岷，河有昆仑。叙德写哀，副以斯文。

祭张洞斋乃堂文

呜呼！古称父母，谓之严君。云胡后世，母教罕闻。岂其义方⑦，父有其尊。有慈无威，母也惟亲。在昔太中，正叔伯淳⑧。

---

① 锄治，耕锄整治；灌熏，指用水洗，用香熏；锄治灌熏，对旧俗进行整治，在品行、习惯上进行良好的熏陶。

② 䜣䜣，欣喜的样子。

③ 永春，即福建省永春县，地处福建东南部、晋江东溪上游，今为泉州市下辖县级行政区。

④ 仄目，斜着眼看。多表示畏惧、忌恨等情绪；努筋，凸出青筋，形容竭尽全力。

⑤ 简召，征辟任用。

⑥ 苏，拯救、解救。

⑦ 义方，指行事应遵守的规矩法度。

⑧ 正叔，即程颐，字正叔，世称伊川先生，北宋理学家、教育家。伯淳，即程颢，字伯淳，北宋理学家、教育家，理学的奠基者，"洛学"代表人物。为程颐之胞兄。

每言善教，曰母夫人。老泉①二子，东坡颍滨②。滂母③一言，凛然千春。惟其能教，与父则均。猗欤孺人，育自名门。作配君子，德则偕伦。笃生二子，金玉仲昆。择邻断机，古以励勤。我则延师，置醴于尊。截发织屦④，古以资贫。我则延友，相课艺文。黾勉教督，爰及其孙。子既连第，孙亦国宾。冠帔褕狄，有服皇恩。方贺盈室，遽吊填闉。一觞之奠，以助酸辛。

墓志铭

明处士石潭李公墓志铭

晋江学谕李君衡⑤将奔其厥考石潭公之丧，涕泣为书，械行实事状授使者，而介其门人杨生绍敬、纪生有条，不远百余里，步走山中，以墓铭请。予发书⑥，其辞酸楚不忍读。阅行实事状，知公于属纩⑦之前数日，自叙先世世系、平生履历与训戒后人之词甚具。盖于传家之懿范、垂世之格言、立身行己之方，儒者死生之际

---

① 老泉，即苏洵，北宋著名的学者，苏轼和苏辙的父亲。

② 东坡，宋苏轼的别号。颍滨，宋苏辙晚年自号"颍滨遗老"。

③ 滂母，东汉范滂之母。范滂陷党锢之祸，自诣狱就死。母勉之曰："汝今得与李（李膺）、杜（杜密）齐名，死亦何恨！既有令名，复求寿考，可兼得乎？"见《后汉书·党锢传·范滂》。

④ 截发，即成语"截发留宾"，为贤母好客的典故。出自《世说新语·贤媛》。织屦，为母贤助子学以成名的典故。《汉书·翟方进传》："（方进）西至京师受经，母怜其幼，随之长安，织屦以给。

⑤ 李君衡，即李衡，江西吉水人。隆庆四年（1570年）举人，万历年间授晋江县教谕，官至大理寺评事。

⑥ 发书，拆开书信。

⑦ 属纩，古代汉族丧礼仪式之一。即病人临终之前，要用新的丝絮（纩）放在其口鼻上，试看是否还气息。也用为"临终"的代称。

兼而有之，乃按而叙之，曰：

公讳轼，字绍苏，别号石潭，吉安吉水人也。相传为南唐主昪之后。自其九世祖、州判公子恩，著籍文江，代为儒家。曾祖某，永乐甲申进士，翰林庶吉士。其后也，少宗伯钱文肃公习礼为状其行，而检讨张伯颖铭其墓。祖期至为世硕儒，工诗文，有集藏于家。父继仕，号茛斋，邑庠生，与毛一水、刘平湖、徐南丰、罗东川、刘中溪、曾礼诸公同有时名。竟以不利场屋，养亲于家，士人惜之。

公事亲孝。茛斋性方严，公事之小心勤慎，左右进趋，应对惟谨。母患痰疾，时病卧。公忧形于色，侍汤药、进槃盥，造次不离侧。每教读子弟，他处有以生徒多，而束礼厚为公邀致者，公以母病，故辄辞却。而以朝夕侍母，设教于家，虽束脩微薄，意忻忻如也。时或馆于外氏，见饮食丰腆，辄举箸不忍食，曰："母食固淡薄也，吾奈何独甘之？"因泣下。弟轲娶于陕右之沔，既卒而遗孤仅五岁。公不远数千里，冒雨雪寒冱①，携其孤以归。教育婚娶，底于成人。

李氏族大宗衍，而祭无庙寝②，举族病之，而无有倡之者。公独举大义，首营寝堂。复明家约，垂之久远。岁时伏腊，祭祀必豫洁诚，以为宗人仪楷。少时励志，以自始祖以来宦学著名文江者，九世虽或仕或不仕，而皆以儒术显。夙夜进修，期致身仕籍以承先绪。既而命与时违，学成而事左也。则又不忍易弃其业以之他途，乃就诸名家宾请，为子弟师。

公之为人师也，其教弟子必先以孝弟忠信，次乃为指授句读，开释大义，勉勉循循无豫怠③。其教诸子也，诲迪课督，念书习

---

① 寒冱，严寒冻结，极寒。

② 寝庙，指宗庙的前庙和后寝。

③ 豫怠，贪于安乐而怠惰。

字，不使少有过差。诸子虽从外傅，而于史略、《小学》等书及古今人物、事变，公时于饮食言唻①间，枚举缕析，评其诵习。诸子或于他学舍中，与诸弟子听先生讲说，辄能举其词，解其大意。先生耸然异之，诸子对曰："曾于家大人处受成说如此。"先生大加叹服。洎季子衡登科，公始罢讲，时年七十余矣。

公平生好学守礼，砥砺廉隅，操行洁修，好义而耻不义，出自至性，非有矫饰。心事明白坦阐，文钱斗米于人，未尝有负。足迹不履于公庭，片楮不至于有司。尝自言曰："吾平生无卓越之行可夸世耀俗，而于灭德悖理之事，未尝有焉。"每举司马温公"吾无过人者，但平生所为，未尝不可对人言者"，而亦自云："吾虽未能企及，而亦不敢不自勉也。"其中表弟、高邮守张君济时闻之，曰："是真可谓对人言者，是真可谓不求人知而求天知者。"其为同辈信服如此。

始衡举隆庆庚午乡试，客以为公贺，公曰："吾先人业儒术数世矣，此何足荣？但使儿辈立志，肯做好人、为好事，不堕世德家声，乃吾意耳。"衡授官晋江，迎公就养。公泣下曰："吾与汝母俱老，今见子得一官，受一日禄养，吾愿慰矣！虽然，吾志有不在养者，汝当恪守官箴，期致远大，以卒吾志，其可也。"闻者悚然。其垂没也，自叙二千余言训戒后人，犹以不可堕九世儒业，不可以功名富贵为心。但能读书明理，孝弟忠信，不愧于前人，则在我者，有以自尽，而其他则俟命于天耳。噫！其亦柳玭戒子之书②，

---

①　唻，古同"笑"。

②　柳玭戒子之书，即《柳氏叙训》。柳玭（？—895），京兆华原（今陕西铜川耀州区）人，晚唐官员。以明经补秘书正字，历官御史大夫。后贬泸州刺史。著有《柳氏叙训》，多述柳氏门风及柳氏先人所持立身行事，以诫其子弟。

渊明临终之疏①也哉!

公矜严靖重,乡故有耆老会,每会终日端坐,一语不妄发,一步不轻移,人以为难。年八十,曾一赴邑令林君鹏飞蜡宾②之请,后亦不赴也。夫其事祖先惟诚,事父母惟孝,守己惟慎,抚弟侄惟恩,率宗族惟礼,教子孙惟义方。人有其一,已谓之难,而公临将终,又恐诸子请墓铭于文士,名过其实,非其所欲,故虽垂绝而犹引笔自叙,自谓无愧辞焉。若公者,可谓质行君子矣。

公生于弘治癸丑,卒于万历庚辰,享年八十有八。先娶同邑荷塘周氏,生子一,龙,邑庠生。继娶庐陵欧氏,生子二,頀、衡。衡即领隆庆庚午乡荐,署晋江教谕者也。孙三,日章、日亨,頀出;日新,衡出。孙女一,巽娘,龙出,聘城南邹子和之子某。龙等以公佳城已卜,用古今礼,遂以九月十七日葬公于本邑五十一都神岭下,艮山坤向。衡以不得在家视含窆③,哀号如不欲生。其来请铭也,词尤哽咽。呜呼!予安忍不答其意,而亦安敢言浮其实,以违公之遗命也哉!铭曰:

昆仑之冈,所产惟玉。琨瑶璠玙④,求之盈珏。问以他石,其中不蓄。大茂之山,万松森立。渚为伏兔⑤,化为琥珀。欲求他材,没世不获。伟哉李氏,九世儒门。或仕或隐,有行有文。纷彼小道,敢闯吾群。岩岩石潭,实躬儒行。书田笔耕,爰以自命。华

---

①　渊明临终之疏,即陶渊明的《与子俨等疏》,述说自己的思想和人生态度,告诫儿子要互相友爱,按照他的理想和做人的准则生活。

②　蜡宾,指年终祭祀的助祭人。

③　视含,古代人死,以玉含其口中。后因称送终为"视含"。窆,本意是把死者的棺材放进墓穴,又引申为埋葬、下葬。

④　琨瑶璠玙,皆为美玉名,比喻美德贤才。

⑤　伏兔,亦作"伏菟",隐伏或蹲伏着的兔子。

蕤①不扬，条达其胤②。英英司教，用儒起家。尚仕儒官，其施未遒。虽则未遒，履正无邪。神岭之原，佳城唅唅。我书其幽，用是遗戒。咨而后人，尚勖毋怠。

明孺人严氏墓志铭

吾邑贰尹少冈王侯③之丧内也，予偕缙绅士大夫入吊。既成礼，侯怆然曰："吾妻行虽不能逾于人，而亦不后于人。其生也，既不得享长年之福，而其死也，乃反得其客邸之凶。且去年丧吾女，今年丧吾妻，何天之降割于吾若是也？"予慰之曰："夫所谓福善者，天道之常也。然亦有善不必福者，此乃数之适然耳。侯如何以数之适然，而疑夫天道之常然哉？"

居数月，其子可学自其家来奔丧，将以辛巳正月归榇于故乡，葬于某乡某山之原，乃以志请，曰："微是无以塞吾悲。"予受其状而读之，则孺人之行与其可哀甚具。

孺人姓严氏，溧水某里人。父世二公，母陆氏。王与严同里，世为婚姻，有朱陈之睦④。孺人幼淑慧甚，父母奇爱之。会侯父孟冈公为子择妇，而王母陆孺人与严母同族也，故孺人归于王。孺人自其于归，恪修妇职，言动循规矩。事舅姑克勤克敬，膳羞必亲，以是能欢舅姑心。其在官邸，得一美食，即捧而泣曰："吾远羁此地，安得一驰献吾舅姑？"既归，其父世二公奄逝，孺人痛母孀居，岁时馈遗不绝。及二亲相继背弃，每逢春秋时节，必赍米肉，令其

---

① 蕤，草木花蕊下垂的样子。

② 条达，即彩色织丝带。条达其胤，意思为培育各种人才。

③ 少冈王侯，即王尚宁，号少冈，江南溧水（今南京溧水区）人。万历六年（1578 年）以贡生选任同安县丞。

④ 朱陈之睦，唐白居易《朱陈村》诗："徐州古丰县，有村曰朱陈。……一村唯两姓，世世为婚姻。"后用为两姓联姻的代称。

兄弟祀之。其事舅姑、父母既如此，至其施于族人姻党，恩意备至。有贫不能举火者，辄请于姑，馈以薪米。不能敛葬者，助之敛葬。遇孤独而贫者，尤哀怜不已，至捐金遗之。

侯既迎孺人归，以孟冈公之命，从师外舍，孺人亲为供具。或时延宾友，必治酒浆，俾精洁以称侯意。侯自入国学，屡试棘闱不利，孺人觇有惭愠色，辄款语相慰藉。生二子，爱之甚。既入小学，即忍爱待之，不为煦煦姑息态。二子暮从塾中来，必设灯檠课诵。塾师岁暮归，或值侯寓郡城，孺人必扫闲室，督二子诵读其中。侯侯归，稽考其学业，比年益壮，督之愈勤。每称说古昔教以孝弟忠信，不令与俗儿为伍。长子可学有才名，补邑弟子员。时知溧水刘君应雷、提学御史谢君杰，咸奇其文，取以冠多士。孺人始忻忻然喜，既二子咸有妇矣，则又恳恳诲以妇道。事侯伯叔、父母罔不曲尽其诚。接诸姒娣，油然雍睦，下至臧获①，亦有恩意。每预造棺以施贫人，今受孺人金造棺者，尚累累阁也。

性精巧，善女红，描刺剪缝之事，皆极其能。代姑陆孺人理家事，井井有条，尤能勤俭。方未疾时，朝夕纺绩不去手。其自奉则从淡薄，居常布裙木钗，如寒素妇。自外来见者，不知其为富贵家也。至其悯人之难、周人之急，则汲汲如不及，此其贤行也。

始孺人既育二子，继产第三子，幼岐嶷甚，孺人特爱之。甫三岁，以痘伤，孺人哀不已。既又举女。初产体羸，风邪乘之，遂得痰眩疾。后服名医药良愈矣。然自是左体不仁，不扶不能起。逮之官舍，未逾月丧一女，又闻夫弟卒于家，姑以伤子致疾，思归不得。乃亟令次子往省，而疾愈甚，竟以痰疾卒。

当侯之来吾同也，虑孺人疾发，不敢言偕行。孺人觉其意，曰："君远宦，闻其地滨海下湿，吾安可以病辞不从？"侯感其意，遂与偕。卒之日，无一子在侧。喉中痰涌起不能诀，频呼不能应，

---

①　臧获，古代对奴婢的贱称。

遂绝。得年仅四十有七，此其可哀也。

余观《葛覃》① 手织作之功，蘋蘩②佐祭祀之洁，《鸡鸣》③ 相君子之勤，延宾友之厚，其事至微浅。然圣人书之为经，以垂训来世，其详于女德也盖如是。世降教失，内行鲜闻有如孺人淑德懿行，既不得享长年之福于生前。其殁也，若又无能言之士昭其行实，则后之为女史者何采焉？予虽非其人，顾铭贤士大夫之妻多矣，其可辞？

孺人生男二：长可学，邑庠生。文学、行谊名一时，大王氏之门，以扬孺人之教于不朽者，有待也。娶上元县江陵簿某孙女。次可举，娶同邑文学卞某女。女一，聘同邑太学生武君某，先卒。孙男一，民嶂。孙女二，尚幼。铭曰：

吁嗟！淑媛兮赋性孔良，柔婉而嬺④兮制行又臧。惠于族姻兮甚宜姑章，相夫有家兮如鸿与光⑤。教子耘艺兮不莠以荒，喜赈好施兮倒廪倾囊。身处幽闺兮仁声载扬，宜享遐龄兮眉寿以康。岂祥未集兮复得祸殃，身札女昏兮且客异乡。素旐⑥翩翩兮行道感伤，谓天梦梦兮淑夭嚚昌。英英令子兮云锦霞章，终当受祉兮逝者可扬。我撼美实兮书于玄堂，以永世世兮曷其能忘。

---

① 《葛覃》，《诗经·周南》的一首，是一位织布女工想念父母，准备回家探望省视父母的诗。诗中表达了对父母的孝顺之情。

② 蘋蘩，即蘋和蘩，两种可供食用的水草，古代常用于祭祀。后借指能遵祭祀之仪。典出《诗经·召南》的《采蘋》《采蘩》两篇。

③ 《鸡鸣》，《诗经·齐风》的一首，是一首贤妇劝夫早起的诗歌。

④ 嬺，性情和善可亲。

⑤ 鸿与光，即《后汉书·梁鸿传》记载梁鸿妻孟光侍候丈夫"举案齐眉"的故事。

⑥ 旐，出丧时为棺柩引路的旗子，也称魂幡。

读礼稿卷三 杂 著

杂 著

代本县上救荒事宜

救荒自古谓之无善政，然见于《周礼》及历代名臣、哲士之所已行者，则其政固多善，而于今之事体亦多。合其大要，不过发官粟、出私粟、招商移民而已。

夫所谓发官粟者，有三：一则捐仓庾之所积以赈民，而不责其价，谓之发粟；一则凶年贷之，而以丰年征之，谓之出陈易新；一则视时之价值而粜以平市价，谓之平籴。然概捐以与民，则仓廪匮竭；责以丰收而征，则天时难必，而民未必肯贷。为今之计，合无遵照发行条款，将在仓稻谷千二百石，斗［年］每石照依时价，分散四门囤积，行委佐贰官、教官数员粜卖，听贫民、小户两平①交易，多不过二石。其吏书及衙门人役，但有妄称贫民、小户本名诉作别名，一名分作两三名作弊者，枷号治罪。能举首者，赏谷三石。本犯追谷入官，仍重罚，备赈其士。夫举监生员之家，自当为官分忧，毋俟省谕。如有捏诡作弊，听申究罚治。伏乞裁夺。

夫所谓出私粟者，有三：一则劝富民出粟，而视其出之多寡而旌异②之；一则募富民能自养活数千人以上，自某月起至某月止，官为之书券，亦视其养活之多寡而旌异之；一则富民有余积，则思

①　两平，即平籴、平粜。即丰年由官府平价收购农民的余粟，是为平籴；荒年用平价出售积粟，是为平粜。

②　旌异，旌表、褒奖。

乘时出粜，以射廪利，官不为之平粜，在贫民则苦于无钱之可粜。若又为之厉禁，在富民则愈闭粜，而犯法者多。是以为平粜之法，以两利贫富，其法良善。为今之计，合无遵照发行条款，劝谕各图殷实人户、贮谷数多之家，量买一半，报数到官，每石照依时价支在库无碍银两，选委廉能官员分投收买。在城者，贮四门；在乡者，不必搬运入城，就令封囤邻近大户之家，听本里近乡贫民照价粜买，价银还库。然报殷实人户，若听之里老，则受赂隐匿、籍公报害之弊必多，不如只查黄册。如粮米多，则其田多，而又分别多置东西、负郭、山乡等田之家，庶无漏报亏枉。伏乞裁夺。

　　夫所谓招商者，闻前此救荒，发银召募海滨惯行舟楫之人，当官给领银两，上往福州港，下往潮、惠港，粜买米谷。今闻福、延、建等府①收成，而潮、惠等府②稍不及，前策似难施行。然每风静浪息之时，潮州有船名曰"牵风仔"，或三只五只，时泊浯洲、烈屿等澳出粜，则潮惠未至，甚荒也。况潮之谷多自程乡、饶平山县而出，每石只值银一钱，民之趋利如水就下。苟以高估厚利招致

---

　　①　福、延、建各府，即福州府、延平府、建宁府。福州府，位于福建省东部，为明清时期福建省布政司下辖的府级行政区，同时也是福建的省城，其辖区大致为今天福州市的六区一县级市六县，再加上宁德市的古田、屏南二县。延平府，地处福建北部，辖今南平市的延平区、顺昌县，三明市的梅列区、三元区、永安市、沙县、尤溪、大田、将乐县等，府治在今南平市延平区。建宁府，地处福建北部，辖今建瓯市、南平市建阳区、武夷山市、浦城县、政和县、松溪县，府治在今建瓯市。

　　②　潮、惠等府，即潮州府、惠州府。潮州府，即今东南沿海的潮汕地区，治所在今广东潮州市境内。惠州府，即广东东部的惠阳地区，治所在今广东惠州市惠城区。

之，其孰不来？为今之计，合无遵照发行条款，令延平、建宁、邵武①等府，及福宁州县②，将应解司库银两，差官买赴洪塘③地方，听漳、泉二府④差船搬运赈粜，扣银还司。其潮、惠山县及漳州山县颇有收成，听商人自往彼处收粜。稍高时，估一二以资粜本船税，或如先年赈荒事例，应赈饥民造册停当，照上、中、下则支银多寡给票，前赴本船关支⑤，一举两利。其在邻近山乡不得出水之处，遵照召募殷实富民，银百两或五十两，前去陆续收粜，前来附近人家两平交易。除扣银还官之外，稍有赢余，不必追究，以偿其雇募驴脚之费，庶人皆乐趋，而官免自粜。伏乞裁夺。

夫所谓移民者，今之漳、泉贫民，挈家入山趁食，无虑数百家，不待移而自移矣。然闻贫民入山者，自行芰舍⑥以居，夜则入

---

①　烈屿，又称"小金门岛"，是金门岛周围的小岛，西距厦门岛约 6 海里。

程乡，南朝南齐时置程乡县，位于广东东北部，设立之初辖境包括今广东梅州市梅江区、梅县区、蕉岭县、平远县及丰顺县一部分，其县城梅城历为县、府、州的治所。清嘉庆十七年（1812 年），撤销程乡县。

饶平，明成化十三年（1477 年）置县，地处广东东部，与福建交界，今为广东潮州市辖县。

邵武府，始建于明洪武元年（1368 年），位于福建西北部。辖今邵武市、光泽县、泰宁县、建宁县四县，府治在邵武。

②　福宁州县，元至元二十三年（1286 年），升长溪县为福宁州。明洪武二年（1369 年），降为福宁县。成化九年（1473 年），又升为福宁州，为直隶州，辖福安、宁德二县。

③　洪塘，位于今厦门市同安区东南部，为同安的一个镇。

④　漳、泉二府，即漳州府和泉州府，地处福建东南沿海。漳州府辖区大约为今漳州市各县区和龙岩市的新罗区、漳平县等；泉州府辖区大约为今泉州市（不含永春、德化）、厦门市思明等五区和海沧区东孚镇、金门县。

⑤　关支，领取。

⑥　芰舍，草屋。

宿。昼则易衣行乞，或佣人割禾，或佣人工作，或采蕨根、采柯子。山中气候早寒，兼之岚瘴时作，病者殆半。及其扶携归家，或毙于道路，或抵家一二日即死，甚可怜也。为今之计，除流移住惯及不能自归之人，听其在山，遵照发行条款，将各县见贮仓谷分给流莩。其山中居民有殷实人户，亦照各县募民劝分事例，如有能捐谷几百石以上，给冠带；几百石以上，旌表门闾。或养活数十人以上，官为书券，或冠带，或扁闾，一体旌异。其未入山之家，目今寒冷时月，出给告示，不得往彼。伏乞裁夺。

以上皆经常之法，于事体并无窒碍，而可以通行者也。其入粟赎罪、募民为兵、兴作修理，虽古人已试之良法，然事不经见，或有彼处可行，而此处不可行者。为今之计，合无遵照发行条款，将徒罪自五年以上，查照徒限年分，量纳谷米宥免。至如充军人犯，其罪亦有等差。王忠肃公曾行之辽东，颇收成效。然必酌量其犯罪之轻重，如终身军，亦必量其附近边卫，照纳米谷，庶可通行。至于煮粥溢以给饿莩，非至甚紧急，恐未易行也。伏乞裁夺。

与佘乐吾分守论救荒

金知县①参谒回，传示拳拳至爱之意，深感！深感！且述公祖为地方饥荒莩莩，而凡地方未填沟壑之民，无不感德也。然民情未易尽达，上惠未能溥施。非亲民之官有志于加惠穷民者，固不敢直述以闻，而况私忧过慎，惧获罪于上者，又其所不免哉！金知县昨闻奉禀之言，固已略尽矣。然生地方之人也，目击其事，不为公祖

---

① 金知县，即金枝，浙江崇德人。万历五年（1577 年）进士，万历六年（1578 年）授同安县知县。为人心性险恶，初尚与洪朝选论交。万历九年（1581 年）十二月受巡抚劳堪之命，逮捕洪朝选。送至泉州，置于死地。洪案昭雪后，去向不明。

告，则生非但有愧于地方之人，且负公祖①也。

盖敝县地方负山而襟海，界海之东，则曰东乡。自长兴、同禾以至于翔风、嘉禾等里，皆东也。界于海之西，则曰西乡。自感化、归德以至于积善等里，皆西也。而负郭之坊有四，东田瘠薄，故年年薄收，居民贫而富家不能百一；西田腴，故年年丰收，居民富而贫者一二。负郭之田视西。此其岁事之常也。

自丙子、丁丑、戊寅②三岁年来，三次之田仅有薄收。而今岁之春，不但东田无所收成，虽负郭之田与西乡之田，有此有而彼无，有彼有而此无。而今岁雨泽之沾被，亦若有界限。然一乡之田，有此盈溢充满，而彼勺水之不沾者。然犹尚曰一乡也。甚者隔一箭之地，有深一犁者，有仅半犁者，有仅洒地者，不知天意何为而然也？自七月二十三一雨之后，至今则溥县皆无雨矣。民竭力以溉禾，初或车或戽，既而无水可车可戽，则或淘或挑，或汲或凿，或望雨也，而苗竟稿③矣。以言其土，则干在地上；以言其禾，则枯在地上。众目昭昭，谁敢欺？亦安能欺也。此东乡然也。

至于西乡，则感化、归德、积善熟矣，而从顺④人得有熟有不熟焉。惟山田则资山泉以灌溉，今秋薄有收成耳。然山田少，而平

---

① 公祖，指佘立（1537—1599），字季札，号乐吾，广西柳州人。明嘉靖三十七年（1558年）解元，四十一年进士（1562年），初授户部主事，升礼部员外郎。隆庆三年（1569年），放外任，曾先后在粤、鲁、闽、黔、赣、浙诸省担任要职，其中万历七年（1579年）任福建布政司右参政，官至兵部左侍郎。

② 丙子、丁丑、戊寅，即万历四年（1576年）、五年（1577年）、六年（1578年）。

③ 稿，原意为谷类植物的茎秆。苗稿，则指禾苗枯槁。

④ 从顺，即从顺里，在县之西，与感化、归德、积善诸里同属于西乡片。

原之田、斥卤之田十居其七八也。今东乡之民游离困踣极矣，使郑监门①画其形状以呈公祖，公祖亦必为之流涕也。何也？敝县东乡之民所以养生之具，半资于田，半资于地也。自今春小米不收，今秋绵花不收，豆、芝麻不收，所望者惟田耳。田复不收，复何望哉！是以先卖牛，牛价食尽，则食芋；芋食尽，则海菜；海菜食尽，则采海榕树②叶，采芭蕉根。闻之乡人，海菜、蕉根尚可食也，海榕树之叶，食之辄浮肿，皮裂水流，尽青叶之色，以其性特寒甚也。生计既蹙，粒食又竭，于是行乞者往安溪③，佣雇者入山，拾穗者采蕨根、柯子者，扶携老少，不绝于道。有一乡百十家而仅存五六家者，而强窃盗时作矣。今闻安溪之田禾割尽矣，蕨根、柯子采掘尽矣。然则将如之何？强者必起为盗，弱者必转死沟壑，此理势之常。而历年以来，但遇凶荒，往往有此也。

是以生前此十月间，即以书达之军门④。军门恻然，遂有颁行十余款付之道、府。府转行县，俾择其可否上请。然其策不过平籴，而且以三分之一赈，固非尽用赈济之法也。又资粟于上府者，已得请，而以其谷运之洪塘二方，令漳、泉二府募船往运回籴，而以其籴本还官，亦未用官帑之银也。今闻议者云诸邑不甚饥，发粟平籴之策且停止。此不惟无以救民之饥，且或致盗贼之祸矣。且今

----

①　郑监门，即郑侠（1041—1119），字介夫，福建福清人。宋治平四年（1067年）进士，历官监安上门。熙宁七年（1074年），久旱，绘《流民图》进献神宗，图说流民之苦。

②　海榕树，即红树林的俗称。乃生长于陆地与海洋交界滩涂浅滩的红树植物，包括红树、秋茄树、海莲和木榄等。其主要功能是防浪护堤、污水净化等。

③　安溪，古称清溪，为泉州下辖的县。原距同安约百公里，今建龙门隧道，距离缩小到五十来公里。其地形以丘陵山地为主，其西北部山势峻峭，东南部地势相对较平缓，农作物一年只有两熟。

④　军门，明代对总督和巡抚的尊称。

尚以平籴言也，万一此十一月、十二月无雨，则当请赈，而又不止
于平籴矣。今初行平籴，民间尚且以无银易谷为言，况不出仓粟以
平市价乎？闻或者又云，惠、潮之谷日至，募商往籴之，议且停
止。此殆传闻之误，而未审其事实也。昨有胡千户熊者来自广东，
生询以潮、惠谷价，则云颇平。但张太守一船不许出境，今虽有一
二来者，但私窃贩易之徒耳，何能日至也？伏望推民饥之心，行拯
援之政，俾富郑公①、赵清献②不得专美于前，地方幸甚。

代本县回劳军门③咨访事宜

伏惟④钧台莅任之初，未遑他务，首以民瘼、吏治、海防为
急，又且不自满假⑤，过为挹损⑥，拳拳咨访，下逮末僚，甚盛心
也。凡在属吏侧听下风，孰不兴起？况任牧民之官，实有临治之
责，若不吐露所怀，窃恐自取尸旷⑦。但闻古之人，其效力宣猷⑧，

---

① 富郑公，即富弼（1004—1083），字彦国，洛阳人。北宋名相。天圣
八年（1030 年）举茂才异等，授将作监丞，历枢密副使等职。官至枢密使，
封郑国公。出知郓州、青州等地时，任内救助数十万灾民。

② 赵清献，即赵抃（1008—1084），字阅道，号知非子，谥号清献，衢
州（今浙江衢州市）人，北宋名臣。景祐元年（1034 年）进士，官至右谏议
大夫、参知政事。熙宁八年（1075 年），两浙路连遭旱灾、蝗灾，赵抃巧用市
场规律救灾赈荒，将灾荒影响降到最低程度。

③ 劳军门，即劳堪，万历八年（1580 年）六月，由福建左布政使升都
察院右副都御史，巡抚福建。九年十二月，害死洪朝选。军门，明代对总督
和巡抚的尊称。

④ 伏惟，意思是伏在地上想，下对上陈述时的表敬之辞。

⑤ 不自满假，意思是不自满，不自大。

⑥ 挹损，谦逊。

⑦ 尸旷，即尸位旷职，意思为占据职位而旷废职守。

⑧ 宣猷，皇帝的谋略与命令。

其心无不在国家生民，于吾身之利害有不屑焉。是以实意覃敷，功名煇赫①。后之君子，盖有以一身之利害而酌量斯世之休戚者矣。是故下之敷陈，亦仅止于弥文②；上之设施，亦仅止于弥文而已。是非当世之大弊，而亦岂钧台之所愿闻哉？谨依咨访款目，条例四事，非惟上答访逮之勤，实用下抒愚衷之素。伏惟俯赐采纳，见之施行，不胜幸甚。

其一，钧台曰："若何可以安民？"愚则曰："勿扰民即所以安民。"夫政之所以扰民者，非止一端。严刑酷法也，重敛急征也，催科之无方也，罚锾③之恣行也，是皆足以殃民而扰之者也。今则政简刑清，条鞭法行，而科率称便，宪票法行，而罪赎有归。民之相安于引养引恬④也，非一日矣。惟俗弊之难革者，尚有数事：一曰土豪也，二曰状师也，三曰赌师也，是皆足以扰民者也。

何谓土豪扰民之害？今之士风、民俗寝不如昔。中间有志修身谨行之士夫与士夫之子弟，不可谓无人。然多有交结官府、凭恃气力、收纳门义⑤、凌辱乡里者矣。大则收词状，差人拿人，设牢狱监禁；小则纵恶仆、盗仆白昼当街辱打，暮夜割桷穴墙。大则胁取田地、房屋、山荡、果园、银两，小则或在海取蛤者、取蛎房者，每一耙纳钱四文，每一刀纳钱二文。或在陆道经其门者，凡一肩之柴、一挑之靛自山而至者，彼必纵狼虎之仆横道拦截，取其半以供私奉，如古之宫市然，谓之抽分。此乃汉室之大侠郑介夫之所谓"豪霸"，不可不加之意也。

何谓状师扰民之害？凡有血气之伦，皆有忿争之心，此常理

---

① 覃敷，广布。煇赫，显赫。
② 弥文，谓夸饰之辞。此处或作自谦语。
③ 罚锾，即罚金。古代赎罪，用锾计算，一锾等于六两。
④ 引养引恬，能长养民，能安民。
⑤ 门义，即门生及义从，为世家豪族的依附人口。

也。但其忿争之情，有小有大，大者讼于官而听其平，此乃理势之所必然者。今乃无甚大故，特为一时言语之失欢，为杯酒之小隙，为户婚、田土之小故，而状师者为之架辞造诬，或加人以死罪军徒，诬人以闺门暧昧；或牵扯远年，或撮拾无干。一得准词，扬扬得志，私凌公胁，无所不为矣。夫司、道、郡、县之设，本为理冤枉、疏滞积也。而批准之词一出此辈一二人之手，是司、道、郡、县终日之所以劳精惫神而不得休息者，尽为此一二人也。然使有益于民，虽劳精惫神，犹之可也。今乃为此一二人者充其囊橐，长其气焰，破民之家，荡民之产，使之追思悔恨而不可及，有何益哉！然官司非尽懵懵也，盖亦有拿问、发遣①者矣。然既遣旋回，如驱蚊蚋然。此诚方今之大害，而不可不加之意者也。

何谓赌师扰民之害？夫博塞、樗蒲②见之自昔，其来已远。然本以资戏剧耳，故陶威公有言，此牧猪奴戏③耳，是之谓也。不知何代，乃有资以起家。又不知何人，乃有妙术能以不胜为胜；又不知何人，乃有能以他人之赌进为己之赌进。是以一闻：某家之有美田宅也，纵之博而赢取焉；某家之有美店舍也，纵之博而赢取焉；某家之有果园、银两也，纵之博而赢取焉。且不特如此而已也，择其技之精者，群为十数棚，一棚之内必有一二赌师居其中。而此十数棚者，皆总于一人。赌师之所赢者，赌债也。赌债虽负，未必敢

---

① 　拿问，逮捕审问。发遣，即发遣刑，是一种比充军更重的刑罚，都是在边地服劳役。明代时只限军官和军人，永不得回原籍。

② 　博塞，一种古代流行的棋类游戏。也称格五，即双方各执黑白棋五枚，共行中道，每次移一步，遇对方则跳越，以先抵敌境为胜。樗蒲，汉末始盛行于古代的一种棋类游戏。用于掷投的骰子最初是用樗木制成，故称。所用的骰子共有五枚，称为"五木"。游戏者手执五木，掷于杯中，按所掷采数，执棋子在棋盘上行棋，相互追逐，也可吃掉对手之棋，谁先走到尽头便为赢者。

③ 　牧猪奴戏，对赌博的鄙称。

以闻之郡县也，未必敢如子母钱之迫取也。而此一人者，中分其六，而四以与赌师，则无敢有负进者。夫不特如此而已也，设美妓、艳童于棚内，假名预注抽头，实以迷惑愚蒙不肖之子弟。而又丰其饮食以诱饵之，父兄虽知固莫之敢告矣。然又有挨寻访问之急者，必使美妓、艳童圈留于卧室之内。彼愚蒙不肖之子弟，方畏父兄之责罚，而不敢出，又乐美妓、艳童丰食之邀饮醉饱，谁肯出哉？是以多住一日则多一日酒饭之钱，多宿一宵则有一宵脂粉之钱。此之弊唯同安为甚，而民间之积痼已深，尤不可不加之意者也。

其二，钧台曰："若何可以弭盗？"愚则曰："有形之盗易弭，而无形之盗难弭也。"何谓有形、无形之盗？今之打劫，虽暮夜搽面结须，然某处有某人焉，平日不事田作而衣食鲜好；某处有某人焉，平日不务本等而赌博游荡。凡平日之所为，即今日为盗之根也。是以某家被盗，而某人、某人人皆指目之矣。一拘而获，果其人也，又何难哉！且使保甲素明，约束坚定，鸣鼓吹螺，群众毕集，彼能逃哉？惟是海上之舟盗，或在海澄装载货物往省发卖者，或自省装载货物来海澄发卖者，其船户皆澳民也。家虽不甚饶裕，而未尝贫也。其为客商守看船货而贸迁于四方者，非一年也。客商委之以货而从陆以行，仅以一二家人同守看者，盖任之以心腹也。反一旦生心，或将商货假以磕礁发漏为由，而搬失其货物①者；或故意磕破坏船，而私没其货物者。或通盗贼于海洋而劫杀其人财者。一遇事发搬寄失落者，十还其五六足矣；磕坏私没者，十还其一二足矣。至于劫杀人财者，则守看之家人既已死而无可对证。而财物之藏匿愈深密而难以稽考，及至告官追究，用财弥缝，远商浮

---

① "而不敢出……而搬失其货物"一段，明刻本《读礼稿》原缺第十二页，此据光绪版补。

寄①，只得委之而去耳。又有原不装载而假装载，原不做买卖而假做买卖，只用泥沙压舱。出至海洋，宛若货船。彼货船者，亦以为同功一体之人，与之同行同宿。一遇方便，刀刃相加，剑戟相接，而货为所有，人为所杀矣。是以近日官司备知其害，设为编立字号，书写澳分之法，是以有形而露彼无形也。又设为给引销引②之法，俾良船得以分别，不良有所畏忌。今诚按而行之，久而不变，则有形之盗得以保甲良法而弭，无形之盗亦以编号书澳良法而弭矣。

何谓民间势家之盗？夫盗无窝主，则不敢为纵。有为者，一亭长得以束之矣。惟是势家窝主，则人过其门者，啮齿而不敢言；受其害者，闭声而不敢哭。何也？虑将来之害命有甚于今日之盗财，而明知官府无如之何也？曩岁，海上之盗有用某旗帜于竿者，人知其为某船矣，而海上之兵不敢盘诘也；有号为某、为某、为某者，人知其为某船矣，而屯戍之卒不敢谁何③也。虽然，此特海上之哨兵与在澳之戍卒，其力微，其权轻也。间亦有发觉而被拿者矣，及至官府，有以为衣冠之盗，容之。有以为仅载鹅只而无银货，容之；有以搜出之赃仅止于农用而得以自买为辞，容之。是官府明已知其为盗而故纵之也。既纵之为盗，何以止盗？此海上之盗所以纵横无忌也。诚欲弭之，反其道而已矣。反其道，严势家窝主之禁而已矣。

其三，钧台曰："若何可以祛吏弊？"愚则曰："吏之能作弊也，由上之人好名而养资④，避毁而收望，据高处尊之意胜，而习劳耐事之心薄；衙门之不清，而书手之不裁也。"今之分职于外，有司、

---

① 浮寄，无依托。

② 销引，政府发给商户的凭证。

③ 不敢谁何，没有谁敢怎么样。

④ 资，资历、资格。养资，积蓄资格。

道大吏，有郡、县庶僚交相承，以至于奔走之卑官、服役之胥吏已矣。司、道、郡、县之上，有两台焉，两台得以察其属者也。司、道、郡、县之下，有卑官、胥吏焉，司、道、郡、县亦得以察其属者也。今皆首公尽职以交儆于有位，则何弊之不祛？然为司、道者，计资而转不过五六年一二阶，而可至于藩臬之长矣；为郡者，计资而转不过五六年一二阶，而可至于藩臬之二矣。若为县者，则又有行取①，有推升，高之台谏，卑之部属，不过五六年间而可坐得也。是以务优容之过，则未免有假借之心；养资望之甚，则未免有姑息之意。虽有弊，固无由而知，纵知之，亦为之隐蔽而已。然此在司、道、郡、县之官，不过小小出入，而非甚有放意恣行之事也。至于为胥吏者，文移不谙，而求取则甚巧；趋跄②可悦，而害事则甚大。国家事例，农民考吏，吏考行移③。吏非出于农民，不得送考也；送考而不谙行移，不得为吏也。今则计资级、纳银两，一得衙门临文而不知登答。遇此而徒事周章，其势不得不假之书手。彼书手者，皆老于衙门，习知法律，于是串为扶同④，互相羽翼。一户役之兴，必先纳贽；一狱讼之理，必先交结惯熟于其中者，既舞文而弄法。买缺而新入者，复无知而嗜利。复有跟衙之书，送之乡官，接于半道。彼皆用厚资以得入，而又托势要以要求。意之所在，胁负必行；利所不得，缔交屏蔽。太阿⑤至于倒持，衙门由其掌握，官以之败，民由之虐，甚可惜也。是故好名而养资，避毁而收望，则吏弊滋；不清衙门，不裁书手，则吏弊滋。

---

　　① 行取，明代地方知县、推官，科目出身三年考满者，经地方高级官员保举和考选，由吏部、都察院协同注拟授职。

　　② 趋跄，指朝拜、进谒。古时朝拜晋谒须依一定的节奏和规则行步，故称趋跄。

　　③ 行移，旧时官署签发通知事项的文件。

　　④ 扶同，伙同。

　　⑤ 太阿，相传为春秋时欧冶子、干将所铸的宝剑。后用于比喻权柄。

今两台既精明于上，则司、道、郡、县向风承德，亦精明矣。司、道、郡、县既精明，则彼服役之卑官、胥吏亦将洗心束手以听令矣，又何弊之难祛焉？

其四，钧台曰："若何而可以固海防？"愚则曰："今之海防非昔比矣。向者狃于太平无事之日久，将不知兵，兵不知战，一遇倭寇，望风先溃。非岛夷之善战，由华人之不习兵也。"今则水陆要冲，有防汛之兵，兵道驻扎，有团练之兵。又有总兵官总统兵权于省城，南北中路参将分理兵务于外郡。遇汛则总兵官驻镇，东南路参将驻南澳①，北中路参将驻某所，水栅则鱼虾不得度，山扎则飞鸟不得过。彼倭寇者，尚何自而入犯哉？

议者见数年之间幸而无事，则务撤去客兵。夫客兵之当撤，孰不知之？然而不敢撤者，以土兵之未练也，且兵法以自战其地为散地。今腐儒之言曰：土著之兵，有坟墓、父母、妻子之系其心，是以可用。不知兵法所谓"自战其地"，正以有坟墓、父母、妻子之累也。彼顾家之念重，则不肯用其死力矣。不肯用其死力，则不能战矣。且以未见贼之兵，而当深入必死之寇，有不战，战必北矣。是故撤客兵之议决不可行也。然方今之所当虑者有二：

其一，则漳人假以贩易西洋为名，而贪图回易于东之厚利，近便给引西洋者，不之西而之东。及其回也，有倭银之不可带回者，则往澎湖以煎销，或遂沉其船而用小船以回家。夫使此辈，其心徒止于回易。东夷之禁，于国初明例甚严尚且不可，今乃因之以勾引，使其亲戚、乡里之在倭者得以结集伙党，而乘便以窃归。恶少、无赖之在中华者，得以潜入火〔伙〕伍而同时以打劫。故年年防汛之期，必有一二倭船飘泊岛屿。至于去岁，遂有若干只之船，窃据澎湖，旬月方去。及其捕获，非漳人，则福清与台人也。岂可

---

① 南澳，即南澳岛，处于粤、闽、台三省交界海面，为海上军事要地，素有"粤东屏障，粤闽咽喉"之称。今为广东省唯一的海岛县。

不为之虑哉？

其一，① 云云，而岂可不为之虑哉？

凡此皆卑职征于莅任耳目之所见闻。参以人心欲恶之所惓切②，固不敢毛举细微以干塞责之诛，亦不敢徒事弥文以餙③观听之具。伏惟俯赐采纳，见之施行，不胜幸甚。

---

① 此处原本似有缺漏，姑且存疑。

② 惓切，恳切。

③ 餙，古同"饰"，遮掩。

洪芳洲诗文补遗

诗

奉陪关朱明通府游梵天寺^①（一首）

一春晴亦雨，今旦雨还晴。似识幽人意，来为野寺行。
雉骄登垄雊^②，雀乳绕阶鸣。城郭应多事，尽公永日情。

序　跋

王遵岩文集序^③

天之生才，何其艰哉！千古之后，溯千古之前，而得一才焉，
则人以为景星庆云^④之不可再睹矣。由千里之内溯千里之外，而得
一才焉，则人以为祥麟瑞凤之不可再得矣。夫所谓才者，非特一郡
一省之才也，其才足以盖天下、盖一世，乃足谓之才也。人之视，

① 本诗原刊于俞宪《盛明百家诗·洪芳洲集》中，为《洪芳洲先生文
集》各版本中所未收。兹转录自方友义主编《洪朝选研究（二）芳洲先生诗
集》。
② 雊，雄性野鸡鸣叫。
③ 此文乃洪朝选刊刻《王遵岩文集》时所撰之序，原载于明隆庆辛未
五年洪朝选苏州刊本。兹录自洪福增编著《洪芳洲公年谱》。王遵岩，即王慎
中，号遵岩居士。
④ 景星，德星、瑞星；庆云，五色云，祥瑞之云；景星庆云，比喻吉祥
的征兆。

不过莽苍，有能自齐鲁而见吴门者，此乃谓之绝明也。人之力，不过百斤，有能举百钧之重者，此乃谓之绝力也。人之听，不过垣墙，有能闻战蚁之声者，此乃谓之绝聪也。夫才岂异于是乎？毫芒丝忽，纤悉微眇而智虑之，所必该，磅礴混沦，方佯溑洞①而精神之。所必贯，超乎无垠，至乎无始而心思之。所必造，入于九渊，潜于九地而识趣之；所必诣，信口而成，珠玑锦绣。凝眸而视，十行盈尺，穷之以事物之赜而无不应也，乱之以清浊之淆而无不用也。是岂一郡一省之才而能如此哉！使世仅仅有一人焉，景星庆云，祥麟瑞凤，岂足道哉！以余所见，若吾晋江王君遵岩，真其人也。

君以弱冠举进士，年方十八，遭时圣明艺术之士，纷鹜于词林；才藻之彦，驰骋于皇路者。人人怀隋珠，家家挟和璧。君顾视其间，颇亦有意，日闭户读书，夜藏膏帐中。如是者二三年，出与诗人、文士方驾并驰。诸诗人、文士望之绝尘，莫敢与扳②。君才既高，识尤绝伦，不以自慊也。已而弃去前所作，直窥先秦西京，下至宋六大家之文，得其指归。由是变奇堀为平直，化艰棘为悠永，而君之才气沛然有余，下笔一扫数千言，滚滚不休。而包涵蕴藉，蔚有深致，至其底于神妙不可测知，发其意之所欲言，而得其心之所未有，虽君亦莫知其所自矣。君虽习学词艺，而孜孜讲学，日与青衿之士谈论演绎，而门户广阔，见者无不容受延纳。余尝馆其家半年，君无一晷之间无客也。交际亲宾，亲疏泛特，去者方休，来者接轨。夜则读古书，课家事，作柬答四方宾友，略无懈怠、颓堕之意。书一目辄十余行下，一经手未尝再，观书至千余卷。君盖无所不观，而亦未尝再观。余尝翻其架上书，书无一卷完者，读竟即为人窃去，君亦不复顾也。文章极工，造意微如针，芥

---

① 溑洞，意思是绵延、弥漫，引申为虚空混沌的样子。

② 扳，论争、辩驳。

而推之，至于华岱；细如浔蹄①而达之，极于滇渤。在他人不知如何造端立说，而君顾高之无不覆，博之无不包，人以是高之。形容人物如点睛画神，色相形声，夺其形，似成吾天然，虽学者极其模拟，终莫能似也。盖君之才得于天授，上之足以躏藉六朝之沈、陆，下之足以凌厉近代之徐、李，余子碌碌，固未足仿佛其藩篱者，况敢望其堂奥乎！此天下之士所以推君之才为盖代之才，为盖于天下之才也，夫岂私其所好哉！

君既没，而其婿进士庄君国祯、子庠生同康辑君诗文为四十卷，余因付之苏守刘君溱刻之，而序君之才如此。

赐进士出身，通议大夫、都察院右副都御史，奉敕巡抚山东等处地方兼理营田，前四川按察司提学副使，同郡渊生洪朝选撰

刻家谱跋②

右［上］刻家谱一编，自朝选两仕南都，辄携以往。屡欲登梓，而名字差误，以问族中长老，亦少有能记者。然每便道归家，遇尊辈父、兄、远侨弟、侄，未尝不出此就问。虽然，不能尽得其详，比之写本，亦略备矣。督学蜀中，乃锓之木，以遗吾族人，使览之而兴敦睦之心焉。若夫大祠堂之未合为一，墓茔之未考处所，义田之未有营置，隆兴宝塔、安庆遗文、圣朝褒纶之未载，尚有俟于将来云。

皇明嘉靖三十三年甲寅阳月己卯，十二世孙朝选顿首谨志
嘉靖四十五年丙寅重刻于南都官舍

---

①　浔蹄，路上蹄迹中的积水。
②　此文乃洪朝选刊刻《柏埔洪氏家谱》时所撰之跋，兹录自洪福增编《柏埔洪氏家谱》。

墓 志 铭

明封文林郎遂昌县知县春台池公①墓志铭②

　　吏部稽勋主事池君浴德③之自遂昌转南考功也，遂昌之民号泣扳留。既不可，则相率言于郡，又遮巡守使者车，言民愚不足知朝廷事体，亦尝闻"官既迁则不复在任治事矣"。第民间利病，最切无如里甲田土。今遂民田土赖丈量有绪，若得留令审里均册以幸，遂民虽舍去，亡恨。郡道为之列状，请于巡抚、今兵部左侍郎谷公中虚，巡抚、今提学御史周君禧④，会请于朝，得报如章。而新令且至，遂徼新令移他邑。而池君得以在任，审核如民意，凡四月而竣事。至南，二月而调北。于是海内士大夫莫不称池君之贤，意其老于世故吏事，乃不知其中尚□，而封君春台公有以教诏而开道之也。然未几，时池君方以遂昌之政成，得封公如今官，而公已不待

---

　　①　春台池公，即池杨（1511—1570），字良理，号春台，同安中左所（今厦门岛）人。因子池浴德贵，恩封文林郎、遂昌知县。

　　②　此墓志铭于 1967 年出土于厦门岛内，现藏于厦门市博物馆。兹录自何丙仲、吴鹤立编纂《厦门墓志铭汇粹》。

　　③　池君浴德，即池浴德（1539—1617），字仕爵，号明洲，明代同安县中左所（今厦门岛）人，池杨之子。嘉靖四十四年（1565 年）联捷进士，授遂昌知县，迁南吏部考功司主事。后转北吏部稽勋司，升考功司员外郎、郎中，官至太常寺少卿。著有《空臆集》《怀绰集》等。

　　④　左侍郎谷公中虚，即谷中虚（1525—1585），字子声，别号岱宗，海丰（今山东无棣）人。嘉靖二十三年（1544 年）进士，授高阳县知县，历浙江、湖广巡抚，官至兵部左侍郎，代理尚书。提学御史周君禧，即周禧（1529—?），字子吉，号乾明，湖广蕲州（今湖北蕲春）人。嘉靖四十一年（1562 年）进士，授刑部主事，升广东监察御史，提学山东，巡抚浙江。

矣，悲夫！

公讳杨，字良理，里人以其和煦有量，称为"春风大老"，因谓春台公云。池姓上世为光州固始人，宋进士以忠之后，永乐间自固始迁福安。曾祖宗宝自福安迁中左所，遂为嘉禾廿二都人。父旻，以资雄间里。母杨氏。公产于母家，其夕绕床有赤光，舅学正杨公复见之，惊曰："是儿异时必大其宗，不尔，何其异也！"年尚稚而孤，族人某凶恶无赖，□其资产。以公不能与之争，谋欲毙之，挟匕首伺公，不得间。一日遇于途，奋梃①挺公，中其额，昏晕仆地。邻人亟出夺梃，公遂奔卧于邻家，衾席俱殷。某既不得逞，龃龀语曰："岂吾之力不能立杀，然竟有人夺吾梃者，期未至耳，姑胥之以待后举。"然诸宗族恶其凶恶，竟讼之，狱中瘐死。公乃得免，因避于里之豪士乡。既长，知自课学，屡试不利。母夫人怜其多病，止之，乃一意于力田治生。未数岁，资日益，视其父倍焉。

公于治生，虽不能无赢朒②积累，然不数数③，又不事米盐纤悉，有以急赴者，辄与之，后亦未尝以不能偿自咎也。人有咎公者，则曰："彼贫也，吾何忍取焉？"至为之折券弃责。计积逋不下千余金，受其惠者不下数百人，或泣谢云："吾靡骨④不足以报公恩，愿公世世昌大耳。"然公初非有意□徼后福也。胸怀坦夷洒落，与姻旧会饮，谈笑竟日。终其身，无忿怒之气形于辞色。人无大小贵贱，咸乐亲之。黄户侯衮，公婿也。有与之讼者，绕公门骂詈，极秽媟语，公杜门，若不知。家人忿，欲出抵，公曰："是恶足与治者，适彰吾量之不私也。"家人竟不得出，其人亦竟自惭谢。平

---

① 梃，棍棒。
② 赢朒，盈余与亏损。
③ 数数，迫切的样子。
④ 靡骨，粉身碎骨。

生有加横逆者，公无不忍而受之。后公子贵，各负荆谢："非公厚德，不能至此。我辈真小人也。"公益惶恐不敢当，而爱不少施。邑令鄢一相①，公年家②也，自为邑三年，未尝有干请一事。鄢每对人服其高，颂其盛德。约束童仆，谦谨守法，未尝有为乡人所苦者。其于族党、乡里既如此，至其于家祖先神祠，每遇春秋享祀，诚敬尤笃。所奉神炉亦二十许，旦则遍自焚香祷曰："非敢有希异也，惟两字平安足矣。"抚育弟侄辈，教之读书循理，嫁女娶妇，各得其宜。侄浴云③与公子及三子浴沂④同受书会文，公督视惟一。吏部君入庠，公无喜色。及浴云为邑庠生而后，公喜可知也。性至孝，事母饮食、衣服必亲尝视。母没，旦夕哀号，三年之内，思亲如一日也。盖吏部君状公之行如此。

而予闻吏部君之为遂昌也，痛以廉俭自约饬，出入道从仅二人，衣服、饮食如儒者，而于民事，凡可以遗其休而恤其戚，无不为之尽心力。其条教科指，大抵出于便民厚俗，孜孜循良之意。尝叹以为吾乡后进之贤，其后窃闻吏部君尝以进士过家，公诏之曰："子居家不办豆斛，不识衡石，他日何以位民上，为闾阎理疾苦哉？"因告之以"某事当如此，某事当如此。居官当如处子，不得有所点染，毋负朝廷与尔祖生成之恩，子必勉之"。其于官下用度，

---

① 鄢一相（1536—1570），字辅之，号宜亭，南昌丰城人。明嘉靖四十四年（1565年）进士，次年莅任福建同安知县。明隆庆二年（1568年），曾重修同安县志。次年，升任庐州府同知。卒于官。

② 年家，科举时代同年登科者两家之间的互称。鄢一相与池浴德同年登进士第，故称。

③ 浴云，即池浴云，字仕卿，号龙洲，池杨之侄。邑庠生，筑精舍于五老山攻读。年三十四岁逝。殁后，乡人于五老山镌"龙洲卧冈"以记之。

④ 浴沂，即池浴沂（1542—1634），字士洁，号鹭洲，池杨之三子。明诸生，游国学，上舍历满，授簿丞及州郡通判，不屑就而归。于乡里德望甚高，县令赠匾题曰"熙朝人瑞"。

一自其家取以资之，毫发不以取诸官。乃知吏部君之洁己爱民，虽出于人性，而公之教诲开道，实用俾之，是宜其遂民之爱戴也。

公属纩时，召家人至前，告以"修身行义，纤善必为。毋以言傲人，毋以行凌人"。又曰："吾长子守分讷讷，不累吾以放纵之祸。次子守官谨饬，不累吾以贪污之名。惟三子读书未就，速当着力耳。"表侄庠生樊学礼时在侍疾，叹曰："此数语皆王贺之德，柳批之书，真可谓没而不懈，始终以之者矣。"呜呼贤哉！

公生正德辛未，卒隆庆庚午①，享年六十。以吏部君考满，恩封文林郎、遂昌县知县。娶吕氏，封孺人。子三：长浴日；次浴德，即吏部君；次浴沂。女三：户侯黄衮及彭会、张士廉，其婿也。孙男二：基［显］京②，浴德出；基［显］衮③，浴沂出。孙女四，俱幼。浴日等以隆庆辛未年八月十八日，葬公于北舍阳台山之原，坐巳向亥。铭曰：

世称富人，射利如的。朝夕持筹，营营汲汲。叩其橐底，足资十室。亦有封君，出从僮奴。事迹雍容，甚闲而都。求请之书，遍于王侯。乃其仆从，亦恣以呼。又有贤豪，填气盈胸。意所不惬，刲刀腹中。矧其仇怨，能忍而容。猗与池公，异于数者。谦谦为人，敬共里社。谓公如水，性亦善下。不惟其然，又善教子。当官事修，谆谆前语。将己以廉，宛如处女。匪子之能，公实使之。帝有命书，褒锡煌煌。年虽不永，其存者长。过者毋忽，德人之藏。

---

①　正德辛未，即正德六年（1511 年）。隆庆庚午，即隆庆四年（1570年）。

②　显京，即池显京（1567—?），字致夫，号念苍，池杨之长孙。万历三十七年（1609 年）举人，天启二年（1622 年）授和州知州。天启四年（1624年）忤巡按崔廷秀，为其所劾，罢归。天启七年（1627 年）补吴兴通判，转怀庆同知，后削籍回家。

③　显衮，即池显衮，字鲁夫，号对奎，池浴沂之子。万历三十一年（1603 年）举人，官授同知。

赐进士出身，通议大夫、刑部左侍郎致仕，前南京都察院右副都御史、邑人洪朝选撰文

诳儿圹砖铭①

呜呼！此南京户部郎中洪朝选之长子，生四岁即殁，葬于此。后有得者，其勿毁。

大明嘉靖二十六年丁未正月　日，父书

书

筵宾馆寄家书②

吾以介直获罪，一路被渠怆酷③。日夜趣驰④五百余里，兵防严密，亲信不能到侧。吾之忍死受辱者，谓帝阙可见，寸衷可白。讵意至省，遂令禁留。剪我僮仆，縶我兄弟，绝我饮食，此何为

---

① 此铭乃洪朝选长子洪诳之圹砖铭。洪诳，生于嘉靖二十一年（1542年）。嘉靖二十四年（1545年），洪朝选长子及次子相继夭殁。该铭出土于同安杨厝，现为同安博物馆收藏。兹录自《洪朝选研究》（一）之颜立水《洪朝选文物遗迹》。

② 此文为洪朝选被捕押往省城后，寄回的家书，乃其最后之遗言。光绪版无此文，台湾洪氏族孙洪增福重新出版的《洪芳洲公文集》增入此文。兹录自泉州文库整理出版委员会重新点校的《洪芳洲先生文集·摘稿》之卷一。

③ 怆，悲切。酷，暴虐至极。

④ 趣，古同"促"，催促、急促。趣驰，急促驱车奔跑。

者？噫！主上幼冲，柄臣党附，支推府谢事①去，渠之肆行其奸非一日矣。第王道昭明，则奸邪未有不自殄灭者也。

　　夫人勉爱有娠，生女勿养，生男名冤。庶万里孤臣②，动宇宙之义愤；宣孟沉冤③，赖赵孤之常存。满腔碧血，怒气冲冠。临书不胜扼腕之至。

---

　　①　支推府，当指支大纶（1534—1604），字心易，号华平，浙江嘉善人。万历二年（1574年）进士，由南昌府教授擢泉州府推官。时宰辅张居正嘱福建巡抚庞尚鹏诬陷洪朝选，庞尚鹏转嘱于支大伦，支大伦复信拒绝。万历四年（1576年）服父丧去职，万历十一年（1583年）复出，谪江西布政司理问，终于奉新县知县。推府，明代府推官的省称。谢事，辞职。

　　②　万里孤臣，典出宋代诗人范成大的《会同馆》诗句"万里孤臣致命秋，此身何止上沤浮！"。

　　③　宣孟沉冤，指赵氏孤儿的故事。春秋晋灵公时期，赵盾一家三百多口尽被武将屠岸贾诛杀，仅活了个刚出生的婴儿。此婴儿即赵盾，成人之后报了血海深仇。宣孟，乃赵盾之谥号。

柏庄忠孝乘（一卷）

仕　录

芳洲公仕录

公由进士授通议大夫，初任南京户部山西司主事①，二任本部湖广司署员外郎②事主事，三任本部山西司署郎中③事主事，四任实受本部郎中，五任南京户部四川司郎中，六任南京吏部稽勋司郎中，七任本部考功司郎中，八任四川按察副使④提调学校，九任广西布政使司右参政⑤，十任山西布政使司左参政，十一任南京太仆寺少卿⑥，十二任南京都察院右佥都御史、提督操江⑦，十三任都

---

①　主事，为尚书省六部二十四司各司官中最低的一级，为从六品。

②　署，暂时代理。员外郎，为尚书省六部二十四司诸曹司的次官，为郎中之副手，为从五品。

③　郎中，为尚书省六部二十四司诸曹司的长官。是尚书、侍郎以下的官员，为正五品。

④　按察副使，各省按察司的副长官，为从四品。其职掌为按事分巡察兵备、学政、海防、监军及巡察、检视刑名按劾等。

⑤　布政使司，全称为承宣布政使司，为明、清两朝的地方行政机关。参政，为布政使的下属官员，有左右参政之分。其职掌为分守各道，并分管粮储、屯田、军务、驿传、水利、抚名等事，为从三品。

⑥　太仆寺，中国古代朝廷的中央机构之一，明代为掌牧马之政令。太仆寺少卿，为太仆寺副长官。为正四品。

⑦　都察院，明代的最高监察机关，主掌监察、弹劾及建议，与刑部、大理寺并称三法司。右佥都御史，为都察院的职官。南京都察院设右佥都御史一人，为正四品。提督操江一人，以副佥都御史为之，领上、下江防之事。

察院右副都御史①总督粮储，十四任巡抚山东等处地方兼督理营田都察院副都御史，十五任南京户部右侍郎②，十六任北京刑部右侍郎，寻转左侍郎。时尚书③被命未至，公总握天下狱情，署玺尚书事，诰封三代。钦赐祭葬，崇祀乡贤、名宦。

祭　文

谕 祭 文

　　皇帝遣福建承宣布政使司左参议余懋中④，谕祭原任刑部左侍郎洪朝选曰：惟尔蚤奋贤科，历官郎署。践更中外，茂邑风猷⑤。抚雄镇而随任有声，握大狱而持法不挠。忤时去位，遭害殒躯。奇祸烈于当年，公论昭于易世。丹书凛若，雪刻木之沉冤；国是昭然，还爽鸠⑥之旧席。特颁祭葬，用示恩愍。不昧尔灵，服兹休渥。

　　　　　　　　　　　　　　　万历二十二年二月　　日

---

　①　都察院右副都御史，为都察院的职官，正三品。

　②　侍郎，为中央六部的副长官，为正三品。明清时设左右二侍郎。

　③　尚书，为古代中央政府六部长官，在明代为正二品。

　④　余懋中，字德懋，浙江衢州人。万历八年（1580 年）进士，历任淮安推官、御史巡视海道，官至福建左参政。

　⑤　茂邑，旺盛。风猷，风采品格。

　⑥　爽鸠，鹰类。传说为少皞氏的司寇，借指掌刑狱之官。

小　传

司寇芳洲洪公小传（列五先生传）

沈介庵①先生笔

公讳朝选，字舜臣，号芳洲，福建泉州府同安人也。登嘉靖辛丑进士，初任南京户部主事，榷税杭州北关，以廉洁著声。晋南吏部考功郎、四川提学副使，较艺严核，毫不少徇。历参政，晋太仆卿，陟都察院右副都御史。督抚山东，政尚严明，盗贼屏息，吏惮而民安之。入为刑部右侍郎，寻转左，愈硁硁持国法，不诡随世好矣。

会楚辽王宪㸅者，荒淫无度，每摧折士汇，虽缨緌贵显，靡少让。江陵故相张居正，祖父籍辽藩，更蒙垢辱焉，居正固念念睚眦莫报也。洎秉国，楚抚按司道迎旨意，上辽王不法，而扯及裂土封侯事。居正欲坐以叛逆除国，虑后世为子孙累，朝议命公往勘。公报命曰："辽王贪暴淫虐，罪在不赦。顾封侯事，无有也。梨园扮作侯王，貌酷肖辽，戏言封之。府中人遍称彭城等侯，直戏耳，非的也。法可正而国不可除。"大拂江陵意，嗾言者劾公归，而辽竟除国，锢高墙以死。

公出都，忿忿见言面，江陵已颔之。抵家愈狷激自持，不能俯仰有司，而里闬不快意事，辄张胆诤之。遂与刘氏子梦龙为仇，伺

---

①　沈介庵，即沈鈇（1550—1634），字继扬，号介庵，福建诏安人。万历二年（1574年）进士，初任顺德知县，累迁衡阳、郧阳、九江知府，礼部主事等职。著有《浮湘集》《钟离集》《石鼓集》等。

公阴私，且摸捏手版，刺当事短长，言之轩冕①，公不知也。会有劳堪者，起家蜀，较文偕公，不相投。左辖闽藩，以支饷搭新铸钱失军士心。督抚耿天台②公虑有脱巾变，移檄止之，微侵及堪短。公时以讲学赴天台，召在省中，堪疑公中伤之也，已心忌之矣。耿公忧去，堪代抚闽，启谢江陵相③，中及公被讦状，得报书有云"闽人骄而悍，非公霹雳手不足以治之"等语。堪喜谓江陵注意公矣，索刘氏子讦公赃迹语参劾以闻，而公落职待讯矣。堪且入宵人言，谓公精遁甲，恐逃海岛，逾外夷去，秘部檄，不闻所司，而令一守戎假以求辐文为辞谒公舍，公延之坐。邑令遣健足偕戎卒围舍三匝，茶毕送出闉外，守戎呼群卒抱公，卸冠脱靴，仅员领束带，缚置兜舆上，飞拥以行，一昼夜抵泉郡，置警铺内。时郡守犹以缙绅视也，比堪密檄至，守遂囚首械公赴省矣。未抵省二十里为南台，去海不遥，堪命卫卒摆列两傍护公入，尚恐其逃也。入省禁皋司狱，时有皋宪谭公启④者，公较蜀士也，怜公苦甚，以壶盒饷公，又令三山驿送卧睡具。侦者闻于堪，杖驿宰三十，戒闉吏勿令谭副皋入见。谭笑曰："吾为师也，岂觖而法哉？"拂衣就道，堪劾以擅离职守，褫官去。公踣蹐狱中，亡食亡寝，童仆亲属无敢足迹到者，数日奄奄垂毙。狱卒希堪旨，尤囊沙土压其口，公气绝而殒。堪尚谓公假死，停尸三日，不许出窆。其惨酷迥异，时万历壬

① 轩冕，原指古时大夫以上官员的车乘和冕服，后引申为官位爵禄，国君或显贵者，泛指官。

② 耿天台，即耿定向，号天台。

③ 江陵相，即张居正。

④ 谭公启，即谭启（1528—1587），字继之，号敬所，四川大宁（今重庆巫溪）人。嘉靖四十一年（1562年）进士。嘉靖四十二年，任晋江知县，历浙江巡按御史，官至福建按察司副使。洪朝选督学四川时，曾修弟子礼。见其师洪朝选被诬陷下狱，诣狱中谒之，叹曰："吾师被构，吾不能救，而尚仕哉？"遂辞职归乡。

午春也。堪令兴化守某偕诸司理某，锻炼其狱，诬公以通夷、接济诸事报上。江陵大喜，擢堪左副都御史，协理院事。公之子兢讼冤于朝，江陵矫旨廷杖八十，仍夺荫，兢毙而复苏。

是年六月十九日，江陵暴卒。朝搢绅讼公冤，而闽人士噤不敢出一言，都谏李公廷仪、孙公炜①条上公冤情，部议拟堪回籍，嗣夺职。抵甲申岁，兢匍匐再讼父冤及堪诸酷虐状，台臣黄师颜②从臾之，方有旨下堪部狱，仅谪戍定海卫，刘氏子亦戍边矣。未几，诏复公爵致仕，子兢补荫如故。时阿意厄公锻公者，咸罣吏议，相继逐窜，士论稍伸气。尤以一戍未尽堪罪，宜正典刑，以偿洪公命。廷尉王用汲③曾亹亹疏辨之矣，奈时宰置勿问，抵今谈者犹发上指，欲啖堪肉以慰公九泉也。嗟嗟！公博极群书，尤邃于理学，每谈论，足发前人阃奥④。闽中称诗文惟郑善夫、王道思⑤，称理

_____

　　① 李公廷仪，即李廷仪，字国瞻，山西霍州人。隆庆五年（1571年）进士，历任都给事中、陕西按察使、甘肃巡抚等职。孙公玮（？—1624），即孙玮，字纯玉，陕西渭南人。万历五年（1577年）进士，授行人，擢兵科给事中，弹劾劳堪。后历太常寺卿、右副都御史巡抚保定、兵部侍郎、右都御史督仓场，官至户部尚书。

　　② 黄师颜，字有发，号复斋，福建南安人。万历二年（1574年）进士，授镇江推官，擢云南道御史、顺庆知府，谪判州事。

　　③ 王用汲（1528—1593），字明受，福建晋江人。隆庆二年（1568年）进士，历任推官、户部员外郎。后因上疏劾张居正，削籍归。张居正死后，起补刑部，累官南京刑部尚书。

　　④ 阃奥，比喻学问或事理的精微深奥所在。

　　⑤ 郑善夫（1485—1523），字继之，号少谷，福建闽县（今福州）人。弘治进士，授户部主事，官至南京吏部郎中。多才艺，在明代福建文坛上起承上启下的作用。王道思，即王慎中，字道思。

学惟周翠渠、蔡虚斋①，公学问足兼之矣。竟以面斥人过，致媒蘖于里中儿，而歼于媚奥媚灶②者之手也。名高毁来，从古已然，山中之木，以不材寿也；主人之雁，以不鸣烹也。才不才之间，将何从焉？公著有《静庵集》《归田稿》《摘稿》《奏议》数卷传于世，而清操卓行，太史有书，郡邑有传，兹特纪其受祸始末如此，足为善人痛也，悲夫！

论曰：劳堪之劾洪公也，盖起于耿公核饷搭钱，故堪固大憾于公，而刘氏子直乘剿中之尔。比得江陵书，堪遂甘心焉。即待讯，亦故事耳，何事假求文于舍，陈兵卒于途，至毁冠蓬首缚舆上，曝日中瘐死而不令掩骼也。堪之忍毒，亘古鲜闻矣。纵博内台，未几垂丧，且贻万世臭名也。堪亦愚矣哉！或谓公曾讲学谈道者，生平疾恶太严，好言人过，不无以口吻获戾于轩冕，亦公学问亏欠处。嗟嗟！持此责备于公，公亦何辞？第未可以公微瑕俾杀人媚人者得从末减也。堪阿相府，杀大寮，虽戍矣，尚保首领牖下。同事加功者，徒夺爵、夺级不一，讯近世三尺，往往而是。百世而后，续《春秋》笔者，当以斧钺加之也。

---

① 周翠渠，即周瑛（1430—1518），字梁石，初号蒙中子，又号白贲道人，晚号翠渠，福建莆田人。成化六年（1470 年）进士，历官知州、礼部郎中、知府、四川右布政使等。为明代思想家。蔡虚斋，即蔡清（1453—1508），字介夫，别号虚斋，福建晋江人。成化二十年（1484 年）进士，累官至江西提学副使，著名的理学家。

② 媚奥媚灶，比喻阿附权贵。

志

闽书英旧志①

　　洪朝选，字舜臣，一字汝尹。举进士，除户部主事，榷税杭州北关。抽货算缗，岁课之额盈，便开通津梁，恣往来，不复问。事竣，督放仓储。诸有规画，皆为后式。念仕学未优，上疏引疾，就唐荆川顺之、王遵岩慎中②学。起为南吏部，出督学四川，以公严校士，不为分宜相所喜③，而徐文贞阶深与之。分宜败，遂以山西参政召入为太仆少卿。寻进佥都御史，提督操江。旋加副都御史，巡抚山东，上言："臣少读书，见孔子富庶之论、孟子树艺稼穑之言，未尝不谆谆也。其在成周，则田官之于农民，至尝其馈食之旨否。溯而及于上古，则豳公于民，至导以耕获之时月，而田唆之官实昉于此。西汉以来，此风未替，劝课农桑，劝农劳农之吏班班不绝。至于教民种几本薤、几本葱、几本榆，亦登之传中，以征循吏之政。此无他，人道惟在衣食，衣食足则礼义生，不足则闲阈逾越④。此民生切要之务也。臣观山东地方，北巩京畿，南引江淮，东控辽左，西连宋、郑，中原一要地也。而举目盈望，寥寥断烟，黄茅白苇，焦崖赤岸。车辙所至，十室而九空，问其人，逃亡也；

---

　　① 闽书英旧志，即明何乔远所著的《闽书·英旧志》。本文录自该书。何乔远，字稚孝，号匪莪，福建晋江人。万历十四年（1586年）进士，官至南京工部右侍郎。

　　② 唐荆川顺之，即唐顺之，号荆川。王遵岩慎中，即王慎中，字道思，号遵岩。

　　③ 分宜相，指严嵩，江西分宜人。嘉靖二十一年（1542年）入阁，二十七年任内阁首辅，专擅国政近十五年之久。

　　④ 闲阈逾越，《申明守令职事疏》作"闲检逾"。阈，门槛。

问其地，不耕也。问其俗，则缘南亩者无几，而铸山煮海、打铜采矿、驰马试剑，充牣①东西也。夫亲民有郡，郡有守，郡以下有县，县有令，从而问以富庶之职，茫然也。朝而视事，夕而课功，月而视成，岁而征会，不过急赋敛、听狱讼、治文书、谨期会而已。有招流亡垦荒地者乎？有巡阡陌教树艺者乎？宜乎东民流而不复，东地弃而不耕。欲庶民，必求庶之之本；欲富民，必求富之之方。山东之驱民而逃者，里甲也，均徭也，驿传也。是三者，人视之如汤火也。使守令克知其职，设诚加意，里甲节也，均徭平也，驿传轻省也，则虽驱民使逃，民亦不肯也，民不逃而地耕矣。夫守令皆莫不知，而皆莫之肯为也。彼见凡为守令者，但能急赋敛、明听断、治文书、谨期会，职尽矣。臣愚欲乞敕下该部，申明职事，令其专一，加意养民。流亡逃移，必责之招徕；荒芜污莱，必责之开垦。而所以招徕开垦，必责之节里甲、平徭役、轻驿传以为之本。听臣别为三等，以定举劾：能庶民、富民而又有吏才、干局者为上，虽无吏才、干局而能招徕流民开垦荒芜者次之，虽有小才偏能而不能招徕流民开垦荒芜者为下。庶乎守令克知其职，黾勉②从事，而古循吏之风亦见今日。"其他议驿递、防河患，其为东人久赖计。

入为刑部侍郎，寻转左。一署部篆，伸直臣沈炼③、儒臣阎朴冤，而正巡抚杨顺于理。辽王宪㸁者，居国中荒淫无度，其催折士

---

① 充牣，《申明守令职事疏》作"充满"。牣，填满、装满。

② 黾勉，勉励、尽力。

③ 沈炼（1507—1557），字纯甫，号青霞，浙江处州人。嘉靖十七年（1538年）进士，初授溧阳知县，入京任锦衣卫经历。上疏揭露严嵩父子十大罪，遭廷杖五十，削官为民。宣大总督杨顺纵吏士杀兵及百姓，沈炼指责。杨顺痛恨，承严嵩旨意，诬告其谋乱，将其杀害。

类，无缨緌贵显①。江陵相者，其祖父故为辽府磨户。相父尝被王杖，相心恨之。相秉政，宦楚中诸公逢相意，上王诸不法事，甚之曰："谋为叛国，可除也。"相借朝议欲除王国，以勘事委朝选。朝选还报命："王贪暴淫虐，事事有之，顾实未尝叛。凡名王为叛者，皆王与某梨园子弟戏，令其作王侯状，而辄命封之曰某侯、某侯，而府中人时尝亦侯名之。此宁真叛耶？"相意大拂，嗾言者劾朝选归，锢王高墙，竟除辽国。朝选出都门，忿忿见言面②。相闻，已衔之。抵家，愈狷激③自持，不能俯仰有司，里闻不平事，辄张目诤。遂与里中子为难。里中子者，宦家子也，以讼之朝，又时时摸捏朝选手版，刺守令短长，言之当道诸公，朝选不知也。

会有劳堪者，起家蜀，校文与朝选不相投。来为闽左辖，以支饷搭新铸钱失军士心。督抚耿公定向虑有脱巾呼④，移檄止之，语微侵堪。朝选时以讲学赴耿招，堪疑朝选实中之。耿忧去，堪遂代耿，奏记谢相，颇及被中朝选状。相报书："闽人骄而悍，非公霹雳手不足治之。"堪得相书，谓相心不忘朝选，索里中子所与为朝选构难状，以疏闻。朝选坐落职待讯，堪复入宵人语，谓朝选精通甲，且亡入海，走外夷，秘部檄，不以闻所司。令一守戎以请文为辞，谒朝选舍，朝选延之坐。邑令遣健足偕戎卒围舍三匝，朝选送守戎出，守戎呼群卒抱朝选，露缚肩舆上，飞拥而行，夜抵泉郡，置警铺中。郡守尚礼以搢绅，比见堪密檄，遂囚首械赴省。未抵省城二十里为南台，南台去海而近，堪尚虑其逸入海，列卒道傍护之入。既至禁臬司狱中，臬副使谭启者，朝选校蜀士也，馈之壶

①　缨緌，即冠带与冠饰。借指官位或有声望的士大夫。贵显，居高位而显扬于世。
②　言面，晤谈，见面交谈。
③　狷激，狷介而偏激。
④　脱巾呼，脱下头巾而呼朋引类离去，意为逃跑。

餐①，令驿宰供寝具。堪闻，杖宰，戒吏毋辄纳谭副使。谭曰："吾师乎！吾师乎！"拂衣行。堪遂以擅离官守劾谭，谭为坐褫职。朝选在狱中，寝食俱绝，僮仆亲属莫得一迹。狱卒囊沙压之，朝选死。尚谓公宦在蜀中得有回生药，停尸三日。晋江士赵日荣②排狱门而入，抚尸大恸，收殓之，万历壬午春也。堪下兴化守某，偕诸司理锻炼成狱，诬以通夷、接济诸事报上。相大喜，擢堪左副都御史，协理院事。朝选子兢，讼冤于朝，相矫旨杖之八十，仍夺荫。

其夏，相暴卒。朝绅稍稍讼朝选冤，都谏李廷仪、给谏孙炜[玮]、御史于有年、都谏戴光启、副都御史丘橓③更条上冤状，部议堪回籍，夺职为民。继之甲申岁，兢再讼父冤及堪诸酷虐状，南安人黄御史师颜从中从臾，方有旨下堪部狱，仅谪戍定海，而里中子亦戍边矣。未几，诏复朝选官，赐祭葬，兢补荫如故。一时阿堪意煅炼狱情相继窜逐，士论稍伸。犹以堪戍未尽辜，宜正之典刑，以谢朝选，奈时宰置不问也。

------

① 壶餐，用壶盛的汤饭或其他熟食。

② 赵日荣，福建晋江人，故友赵恒之子，洪朝选儿媳赵氏之兄弟。

③ 于有年（1535—1587），字时泰，号前渚，山东临清人。隆庆二年（1568年）进士，授扬州推官，历常州、怀庆推官。万历八年（1580年），擢南京监察御史。戴光启（1539—1613），字仲升，山西祁县人。隆庆五年进士，授会宁知县。召为给事中，屡上疏言，历河南参政、陕西按察使，官至河南布政使。丘橓（1516—1585），字茂实，山东诸城人。嘉靖二十九年（1550年）进士，授行人，历官刑科给事中、副都御史、刑部左侍郎，官至南京吏部尚书。

通　纪

资治通纪

隆庆二年十二月，废辽王。时张君[居]正故隶辽王尺籍①至，献[宪]𤊻颇骄酗，多所凌轹。居正衔之，而又羡其府第壮丽，乃以反谋下刑部讯。

侍郎洪朝选申泄反谋，仅坐以淫酗。献[宪]𤊻锢高墙，废其府，张居正攘以第。卒又恚朝选不附己，以反律献[宪]𤊻死刑，居正谋杀朝选云。

谨按：朝选，福建泉州人。性聪敏，才智过人，不避权贵，以正大自持。献[宪]𤊻淫酗，居正欲选附反律，选不从，居正乃谋杀之。下泉州府推官支大纶，执不从，竟罢官去。朝选卒死于狱，士论惜之。

袁了凡②批曰：居正位列公孤③，身居台垣，岂无有地可以为第宅？而必以谋反坐献[宪]𤊻，废其府而攘之，则不仁如此。且无辜及于朝选，独不思"行一不义，杀一不辜，而得天下，仁者且不为"，况攘以为第乎？故居正之奸，于此露其端焉。

---

①　尺籍，书写军令、军功等的簿籍，指军籍。

②　袁了凡，即袁黄（1533—1606），字庆远，又字仪甫，初号学海，后改了凡，浙江嘉善人。万历十四年（1586年）进士，初授宝坻知县，调任兵部职方主事。晚年辞官隐居，为明代思想家。

③　公，即三公，古代中央三种最高官衔的合称。孤，即少师、少傅、少保。公孤，泛指重臣。

省　志

福建省志

　　洪朝选，字汝尹，同安人。嘉靖辛丑进士，除南京户部主事，出榷北新关。按税课额，盈额而止，津梁不闭，商民便之。事竣，督放仓储。诸所规画，后人引以为法。念所学未足，上疏乞归，就王慎中学。上下议论，久之，充然有得。起南吏部郎，督学四川。朝选素不为严嵩所善，嵩败，迁金都御史，提督操江。旋开府山东，入为刑部侍郎。时江陵张居正秉枢，辽藩狱起。居正以私憾，欲有所旁及，属朝选往勘。朝选论辽庶人如法，他无株连。居正恶之，以大计罢归。

　　中丞耿定向抚闽，素善朝选，每咨以时政，朝选倾心告之。偶及藩司支放边戍月饷事，左布政九江劳堪深衔之。会耿以忧去，劳代之，阿居正意，藉泄己愤。日夜捃摭其无情事，以闻于朝。居正从中拟旨削籍，逮讯之命旋下。劳堪得密报，驰戎卒逮朝选下梟狱。不二日，毙之狱中。后居正败，子兢讼冤阙下，诏复其官，诸造谤者俱遣戍。

文　献

清源文献①

洪朝选，字舜臣，同安人。嘉靖二十年进士，官至刑部左侍郎。公鲠亮公正，所至赫然有声。家居无千金之产，而好为诸大夫论当世之事。张江陵政府倾陷天下士，大抚帅劳堪望风罗织，毙公狱中，权奸之可畏若此矣。王遵岩与中溪书云："吾乡有洪芳洲先生，文词直得韩、欧、曾、王家法，与唐荆川最相知。其所作视荆川不啻王深甫之于南丰、张文潜之于东坡。为人峻洁忠信，有古独行之操，不以世味锚发乱志，尤为荆川所敬。吾辈驳杂，视之真有愧也。"

词林人物考②

洪公讳朝选，字舜臣，闽之同安人。嘉靖辛丑进士，由南部郎任学使，累官侍郎。所作大有气岸，类其人。

---

① 此文录自《清源文献》。《清源文献》，十二卷，明何炯编。是集成于万历二十五年（1597年），为清源一地历代诗文之合集，涉及数十种文体。前列爵里一卷，包括寓贤、溯贤、孕贤和郡贤四部分。何炯，福建晋江人。官靖江县教谕。

② 《词林人物考》，明代王兆雲编撰，记录明代词林人物447人的生平事迹。有明万历年间刻本。

府　志

泉州府志

洪朝选，字汝尹，同安人。嘉靖辛丑进士，除南京户部主事，出榷北新关。抽货算缗，度岁课几何，盈额而止，津梁不闭，任舶上下。事竣，督放仓储。诸有规画，后人引以为法。一日思所学未足，非古人学优则仕之意，上疏引疾，客毗陵僧舍，与唐公顺之讲德问业，一年始归。又就王公慎中，上下议论。久之，充然有得。起为南吏部郎，出督学西蜀，端士习，正文体，持法秉公，人想望其风采①。朝选不为分宜相②所善，而徐文贞阶深与之。分宜败，遂以山西参政召，入为太仆少卿。寻晋金都御史，提督操江。旋加副，开府山东。隆庆戊辰，入为刑部侍郎。徐文贞去位，江陵秉枢，辽藩狱起。江陵以私憾，欲有所旁及，属朝选往勘。朝选论辽庶人如法，他无株连，江陵心内恶之矣。亡何，以大计罢归。

朝选性刚介，不能容人过失，好言有司短长，人多惮之者。会中丞耿定向来抚闽，耿素善朝选，每咨以时政，朝选倾心答之，亦无所讳答之。偶及藩司支放边戍月饷事，左伯九江劳堪知而深衔之。劳，刻深人也。耿以忧去，劳代之，廉江陵相意，乘是藉快己愤。而邑令金枝又日夜捃摭其无情事以报。劳得之，大喜，以闻于朝。江陵从中拟旨削籍，逮讯之命下矣。九江得密报，遂驰戎卒逮朝选下杲狱。不二日，毙之狱中。

朝选居官廉洁，以名节自砥砺，其不能含章免祸，虽亦所短。然生平有学行、政事之称，且致身卿贰，一旦婴奇祸以死，士大夫

---

① 风采，原作"风裁"，据泉州文库本改作"风采"。

② 分宜相，即严嵩。江西分宜人，故称。

不无扼腕冤之者。后江陵败，子兢讼冤阙下，诏复其官。堪与造谤者俱遣戍，朝论始快。

县　志

同安县志

洪朝选，字汝尹，号芳洲，翔风柏埔人。髫角时，辄发惊人语，林次崖先生一见奇之，亟以弟女许之。辛丑成进士，授南户曹，榷北新关，额外悉宽以惠商。还部，督发仓粮，军人咸称为洪佛子。

荆川唐先生高公异操，遂成臭味。公疏引疾，客毗陵僧舍，日夕从先生印证。逾年而归，复与遵岩先生王公讲学论文。其所著古文词，得欧阳、曾家法。

无何，补南稽勋，转考功，与殷白野、何吉阳、刘初泉①三公深相砥砺，有南郡四君子之称。督学西蜀，参藩广右，职守所关，不挠权贵，以忤分宜相，调山西。分宜败，召入太仆寺少卿，晋南京金都御史，提督操江。已晋副都②，巡抚山东。又晋刑部左

---

① 殷白野，即殷迈（1512—1581），字时训，号秋溟，又号白野，直隶南京人。嘉靖二十年（1541 年）进士，授户部主事，改南京吏部验封司主事。后历江西参政、江西按察使、四川右布政使、南京太常寺卿，官至南京礼部右侍郎。

何吉阳，即何迁（1501—1574），字益之，号吉阳，德安（今湖北安陆人）。嘉靖二十年进士，历任户部主事、九江知府，后升任南京刑部侍郎。

刘初泉，即刘起宗（1504—？），字宗之，号初泉，四川巴县人。嘉靖十七年（1538 年）进士，授衢州推官，召为户部给事中。以疏忤严嵩父子廷杖，谪荔浦典史。仕终辽东苑马寺卿。

② 副都，右副都御史的简称。

侍郎。

公在操台，画疆界，严窝藏，江南北赖以宁谧。其抚东土，极意抚摩，使豪猾不得寄庄藩府，官校不得龅民田。而于浚漕河、处邮传诸疏，尤悉利病。署部篆，常申明故直臣沈炼、儒臣阎朴之冤，而正巡抚杨顺于理。最后以治辽藩狱，不得江陵相意，挂冠归。

公归十许年，闭户读书，而负性刚严，遇事发愤。适邹元标①、吴中行②等疏论夺情被杖，公贻书，艳赏文章节义，为江陵所迹。即地方善否，时侃侃于当道之前，守土者不能无意忌，遂构奇祸公。逮祸未数月，任子兢伏阙讼冤，冯阉复矫旨杖之。其后台省交章，天子尽得公冤状，乃戍劳中丞堪及里中造谤者，复公官，予之祭葬。

公官虽高，而家故贫，尝有诗云："负郭原无半顷腴，山田新买百升余。里人莫笑清贫甚，欲学周黄恐不如。"此足以见公矣。公有《文集》《奏疏》《摘稿》《归田稿》行于世。

---

① 邹元标（1551—1624），字尔瞻，号南皋，江西吉水人。明代东林党首领之一，万历五年（1577年）进士。因反对张居正"夺情"，被廷杖八十，发配贵州。张居正死后复职，官至吏部左侍郎。

② 吴中行（1540—1594），字子道，号复庵，江苏武进人。隆庆五年（1571年）进士，选庶吉士，授编修。廷杖气息几绝，以疾南归。张居正死后复职，官至侍讲学士，掌南京翰林院事。

典　语

本县曹父母^①参看乡贤语 <small>（讳履泰）</small>

本宦刚毅性生，忠贞夙抱。修闵、曾之孝友，乡国奉为典型。溯闽洛之道源，黉序式为衣钵。自永陵而及文献，勋猷焉奕^②于简编；由郎署以迨秋卿^③，令誉飞扬于寰宇。提衡司寇，洗直臣久锢之冤；申宪楚藩，白庶人无辜之枉。忤权贵而构祸，需孝子以鸣诬。丹悃可以回天，赤胆为能动鬼。皇恩隆葬祭，夜台^④千秋焕幽光；圣庙录名贤，元壤九原舒正气。证之舆情而允协^⑤，崇之祀典以攸宜。

本府沈公祖^⑥参看乡贤语 <small>（讳翘楚）</small>

看得刑部左侍郎洪朝选，气全刚大，体备中和。学探伊晦真传，文擅董贾富丽。由郎署而晋司寇，在在每著宏猷；申直臣而刷楚藩，事事皆出谠论。触江陵之私憾，而解绶赋归；致任子之鸣冤，而叩阙予杖。既得披雾见天，遂蒙沛霖恤冥。赐祭葬，已表忠魂；崇贤祀，应开巨典。

---

①　曹父母，即曹履泰（？—1648），号方城，海盐人。天启元年（1621年）进士，授同安知县。后官至吏部给事中。

②　焉奕，光彩蝉联不绝，流传久远。

③　秋卿，《周礼》以秋官司寇掌刑狱，后世因称刑部长官为秋卿。

④　夜台，指坟墓。

⑤　允协，确实符合。

⑥　沈公祖，即沈翘楚，字以行，号汉阳，浙江慈溪人。万历四十七年（1619年）进士，天启年间任泉州知府。

提学道王公祖^①参看乡贤语（讳溁）

本宦骨鲠存心，桂姜^②成性。振文八代，溯濂洛之渊源；衡士三巴，收川蜀之桃李。折狱著祥刑之烈，榷税兴遗爱之思。东土抚循，岱岳山川勒德；陪畿节镇，江淮草木知名。桁杨^③误加，虽触雷霆之怒；宠恩叠至，旋蒙雨露之施。朝廷既洞其幽冤，覃恩业隆之祭葬。乡人共钦其型范，岁时宜备乎蒸尝^④。仰府陬吉^⑤，送主入祠。

本县曹中尊^⑥父母拟谥典语

本宦学崇正脉，气禀乾刚。刵历仕途，节操冰壶比洌；彪扬宦辙，勋勚乔岳并崇。榷关有三遗爱之称，陪京有四君子之誉。编摩金石，鸿裁鼎重于宪章；雪狱棘木，鸠署平反乎辽庶。忤贵人而不慑，对木吏^⑦而奚辞。幸舆论之既伸，迨皇恩之贲及。锡之祭葬，忠魂含笑于九原；加以衮褒，谥典借光于千载。庶彰幽德，获振颓风。

---

① 王公祖，即王溁，山东益都人。万历三十八年进士（1610 年），天启年间任福建佥事提督学校。后升右佥都御史，巡抚登莱、江东。

② 桂姜，肉桂和生姜，其性愈久愈辣。比喻年纪越大性格越耿直。

③ 桁杨，用于套在囚犯脚或颈的刑具。

④ 蒸尝，本指秋冬二祭，后泛指祭祀。

⑤ 府，通"俯"。仰府，头仰起又俯下，指施礼。陬，先秦时对一月的称呼。吉，朔日，农历每月初一日。陬吉，即正月初一日。

⑥ 曹中尊，或指曹履泰。

⑦ 木吏，木雕的狱吏。借指刑官。

志　铭

明赐进士出身通议大夫
刑部左侍郎芳洲洪公墓志铭

壁东林士章①撰

　　余辛巳岁解组南归，谒公里舍，夜坐聆公论议侃侃，甚窃谓世且更新，图任旧德②，公宜从人望复起。无何，公为巡抚劳堪诬构，逮至桌狱。不二日，公毙于狱。方械系时，堪令趣驰，日夜行五百里，兵防甚严，亲信不能至侧。或谓堪令绝其饮食，或谓堪令缢杀。公乡里诸荐绅咸愤叹嗟激，谓公何辜，堪能忍心至是。予山中闻之惊悼，与姻友、今太常卿朱淡庵③先后致诔，为公痛泪。鸣呼！薰莸④不同器，邪正不同朝。公退居草野，非有同器、同朝之嫌，徒以平生正直，不能附柄臣江陵意，党附鄙夫，因之朋谋杀公，以为谄媚语云。鄙夫事君，患得患失，无所不至，其然乎？此公之祸所以不可解也。自史传所载，挤陷善良之罪，王道明则诛殛⑤其身，否则子孙未有不殄厥世⑥者。今圣德明昭，曷不顾畏及此？公没未几，子兢讼冤阙下。堪即欲假手权阉灭口，幸而不死。

　　① 林士章（1524—1600），字德斐，号壁东，福建漳浦人。嘉靖三十八年（1559年）进士，授翰林编修。历国子监祭酒、礼部右侍郎兼侍读学士，官至南京礼部尚书。

　　② 图任，谋任。旧德，指德高望重的老臣。

　　③ 朱淡庵，即朱天球。

　　④ 薰莸，香草和臭草。喻善恶、贤愚、好坏。

　　⑤ 诛殛，诛杀。

　　⑥ 殄，消除、灭绝。厥，其、他的。

既而台省诸臣交章累牍，为公讨罪人。公复原职，兢亦还荫叙。

天子圣明，鉴怜清白之臣，虽公论已定，而奸邪矫诬，擅虐无辜，典刑犹未正也。呜呼！父仇不共戴天，于是左都御史吴公同刑部侍郎耿公、大理少卿李公，以兢复奏定罪人。旨下堪与造谤者俱从谪遣。夫杀公者，本欲以悦幸柄臣，博图膴仕①也，反以蒙恶名、招祸殃。江陵虽甘心，于公没之年，其夏遂罹天刑。言官相继发奸恶，诏籍其家、戍其子。公之孤介正直，益以显著公论。呜呼！此可为世之君子、小人明戒矣。

公讳朝选，字汝尹，别号芳洲，更号静庵。先世为光州固始人，宋建炎间，祖十九郎尹南安县，因卜居同安之柏埔庄。十传至公王父讳蕤宾，以公贵，赠刑部侍郎。公父讳溱，累封刑部左侍郎。祖母黄氏，母叶氏，赠淑人。

公自童时颖悟，每发惊人语。大理林公次崖一见异之，因以兄之女妻焉。嘉靖丁酉举于乡，辛丑成进士，授南京户曹。出榷钞关，关政唯通商、惠民是急。前与后与者，或多自玷，公毫无所染。荆川唐公，吴之贤者也，与公交厚，实自此知公始。关事竣，督放仓粮。其所规画，继公后者皆以为法。一日，自思少习举子业，非古人学优始仕之意，遽上疏引疾。因客毗陵僧舍，与荆川考德问业，一年而归。复与遵岩王公讲学论文，自是闻见益博，凡国家典章，经史精义，莫不充然有得。

嘉靖己酉，以病痊，例赴部，补南稽勋司考功司，与白野殷公、吉阳何公、初泉刘公②交相砥砺，时有南郡四君子之称。吏部以公学行，督学西蜀，参藩广右。公正文体，端士范，厘弊蠹，任事任怨，无所顾忌。时相分宜有不可于公，因调改山西。属岁大祲，寇盗充斥，公多方抚缉，殪其元凶，破其党与，晋人有"惟惠

---

①　膴仕，高官厚禄。

②　白野殷公、吉阳何公、初泉刘公，即殷迈、何迁、刘起宗。

惟威，乃文乃武”之颂。

会分宜败，召入冏少①，复进金宪御史，秉节江防。已又加副都御史，巡抚山东。公为操江时，疏论盗所由起，与所以止盗之方。乃申画疆守，严缉窝藏，根本重地，赖以靖息。其在山东，土瘠役繁，民不堪苦。公惟随地编差，因粮制役，虽势豪寄庄，不少宽贷。藩府官较多夺民田，公博询密访，悉以清革归民。故议处驿传有疏，额外起科有禁，齐民迄今德之。

嘉靖戊辰，入贰司寇。时刑尚书毛公恺②方被命未至，公总握狱情，内无私徇，外绝干请。会辽藩狱起，诏属公问状。辽藩本以酗淫肆虐，夙憾于江陵。其言悖逆不轨，则罗织之过，江陵指授也。江陵屡以讽公，公言：“古人有焚梁狱词者，今且欲因罪以加非其罪，得无伤国家亲亲之意乎！”竟与臬宪施笃臣、郡守赵贤③相左，自为言者所斥，而公挂冠行矣。

公虽放居江湖，然于国计民隐，时不能忘情，间陈谋于有司，或扼腕于同志。适江陵有子之丧，谋欲夺情。公闻，恚曰：“三年之丧，古今同谊。汉儒金革无避之说，已为无据，况升平之世，用此典耶？”草疏将上，公门人与子兢交谏乃止。然恺恺累日，及闻

---

① 冏少，即太仆寺少卿。太仆寺也称作“冏寺”。

② 毛公恺，即毛恺（1506—1570），字达和，号介川，浙江江山人。嘉靖十四年（1535年）进士，授南京工部主事，历瑞州、宁国、莱州知府，升山东按察副使、山西布政使司右参政、河南按察使、右布政使等职，入为南京刑部、吏部右侍郎，升南京礼部、吏部尚书，官至刑部尚书。

③ 施笃臣（1530—1574），字敦甫，号恒斋，安徽青阳人。嘉靖三十五年（1556年）进士，初授工部主事，历官员外郎、湖广按察司副使、江西参政、右布政使、山东布政使等职，官至顺天府尹。赵贤（1532—1606），字良弼，号汝泉，河南汝阳人。嘉靖三十五年（1556年）进士，任职户部。出为顺德知府，改任荆州知府。历湖广参政、浙江按察使、湖广巡抚、吏部侍郎，官至南京吏部尚书。

进士邹元标、内翰吴中行有救诤疏被杖，公击节叹赏，贻书壮之。且曰："二君子气节文章，真表表哉！此其存心扶植纲常，与夷齐扣马何异？呜呼！万古天地所恃以不坏，惟有此理，人孰无此心？彼诬以为罪，欲假手钳口，其人生理已灭尽矣，矧望风附旨，鱼肉端人正士乎！人言：'胡不相畏，不畏于天。'呜呼！是诚何心，俾公受祸如此烈也。"

公赋性刚严介特，学有渊源，尤明于义利、是非之辨。故意有所不可，论有所不合，不少贬以从人，其所致怨谤，或由于此。然不营资产，自奉布素若儒生。尝有诗自况云："负郭原无半顷腴，山田新买百升余。里人莫笑清贫甚，欲学周黄恐不如。"呜呼！此足以见公之生平矣。公有《文集》《摘稿》《归田稿》《续归田稿》若干卷，皆未就而迫于祸。

公生正德丙子年八月二十九日，卒万历壬午年正月廿四日，寿六十有七。先娶林氏，早卒，无出，累赠淑人。继娶蔡氏，封宜人，赠淑人，谥端淑。其勤俭孝敬，顺正懿行，已备载圹志中。复继娶朱氏，谥慈淑。朱氏以公横罹非命，痛哭滨死数次，五六年间假视息①于世，每趣兢以必报父仇。比得罪人谪遣，痛哭呼天曰："夫仇虽未尽复，夫子心迹可以获明，吾其得所归矣！"遂以丁亥年八月十八日卒。呜呼！其志诚可哀哉。公子男五：长即兢，以父恩任都察院检较；次祝、次况，庠生，皆蔡氏出。次克，侧室丘氏出；次尧，朱氏遗腹子也。兢，娶郑汝霖女；祝，娶蔡世潜女；况，娶参藩王慎中女；克，聘知府赵恒女；尧，聘庠生陈宰衡女。孙男四：尔猷，兢出；尔抡、尔抒，祝出；尔秉，况出。孙女十，所适所许，皆名家子。兢等将以兹岁十月二十六日，奉公枢与朱母合窆于淑人蔡母埋前村之原，而以公状请铭。

余尝与公同朝，知公志行。兢亦尝从余学国子。未请之先，有

---

① 假，借着。视息，指仅存视觉、呼吸等，即苟全活命。

上人僧性显者，山东人，斋素明心，尝从余游。吾尝梦寐中，接公车从过予山舍，曰："欲得子文述叙一篇。"上人惊讶，莫知所以，但闻开府齐东时事，曰："其政严明，吏畏民怀，齐东人能道之。"夫上人脱俗染，能通神明。公之英灵不泯于天地间，尝相为契会，岂以予之迁懋，不能偕时好尚，其言为可信也？铭其可辞？铭曰：

昔有史臣叹宜卿，权邪交乱排贞良。蟊贼一时朋内讧，徒使万世永传芳。昭昭皇治如康庄，暖暖鄙夫不自量。误国欺心负彼苍，宁知雨雪见太阳。暴狼毒蝎为肝肠，不待鬼诛索渺茫。殛夺流放有刑章，身世殄灭孰基殃。贤豪赋命亦不偶，可是数穷令慨慷。孟博诸君遭若狂，公今与之相翱翔。嗟嗟斯丘为公藏，我撰圹志佐名扬。

万历十五年岁次丁亥十月毂旦立

书

唐荆川答洪芳洲主事书

承示关政①，蔼然宽恤，孔让之意，至于节用惠商。以身先之，非吾兄雅志古道，不能为此。中间意有偏重处，亦稍为指摘一二，以复来命。自叹草野书生，不能识知权场事体，终为目论耳。万不如吾兄身历其地，而斟酌之为精也。

虽然，山人所知者，去权场中弊病犹易，去心术中弊病则难。昔人所谓有意为不善，与有意为善，皆能累心。如瓦石屑、金玉屑，皆能障眼，惟"慎独"二字是千古正法眼藏。若于此参透，则终日履道只是家常茶饭，平平坦坦。不作一毫声色，世间一切好题目、恶题目，皆不能累我矣。

---

① 关政，参与政事。

吾兄向善甚笃，持身甚严，迥在流俗之外。仆一见而知敬之，如瓦石屑，自是不能障兄。第恐所谓金玉屑者，不能无一点半点尚着眼中耳。

二程之书，近曾留意否？冬来独居，思兄为切，杭城多事，仆恐不能来，盖山人之道宜尔也。候面奉报。

夏钟曰：语必透顶，不知坐破多少蒲团。

唐荆川与洪芳洲郎中书

远涉一遍，转觉求友之难。每切思平日与兄臭味，真不偶然。迩来怀兄较切，兄之念我亦然否耶？胸中读书作文，拟少觉轻省否？若精神尚只在此窠臼中盘桓沿洄，则是于本来面目，未可谓真有见也。

近来讲学，多是游谈。至于为己工夫入细处，则其说颇长。瞻望金陵，奋飞未能。岁云暮矣，何日得与兄一研究之？江湖衷曲，亦无可披写处，又恨不得对兄一披写也。近来江山之间，偶见一二方外勇人，漆园枯木寒灰①之语，不图眼前得之。又见莆田小卓子字书，及闻其言论风旨，意其必为磊落奇伟、超脱不羁之士，而俗人又往往以能言祸福奇之，浅浅乎知之矣。学士大夫间所谓人才者，兄大略闻之矣。而所谓磊落超脱者，往往多出于黄冠草服之间，岂所谓礼失而求之野也？一笑。

夏钟曰："礼失而求之野"，多有感慨。

---

① 漆园，指庄子，道家学派的主要代表人物，曾在蒙邑中为吏，主督漆事。枯木寒灰，乃焚之无焰，拨之不热，即不温不火之意。

唐荆川与洪芳洲书

近来觉得诗文一事，只是直写胸臆，如谚语所谓开口见喉咙，使后人读之如真见面目。瑜瑕俱不容掩，所谓本色为上乘文字。

扬子云①闪缩谲怪，欲说不说。此最下者，其心术亦略可知。眉山子②极目有见，不知韩子、荆国③何取焉？近作家如吹画壶④，糊糊涂涂，不知何谓。又如村屠割肉一斤，片毛斯益下矣。试质之兄，其有会焉否？

夏钟曰：即子云之书，定子云之人，自是不易之论。查"画壶"二字，即小儿所吹泥鼓也，俗谓之"画壶"。

邹南皋谢洪芳洲先生书

晚生邹元标顿首拜大师相芳翁洪老先生老大人台下。

标抱疴戍楼，忽贵阳使者驰瑶华俯临，标三叹曰："足下成就末学，亦何恳至也。"近代荐绅官列尊荣，素相知识犹若忘之，况肯加恩于未识荆之逋客乎？间有垂念，亦不过如韩子所谓"哀其穷，收之而已"者，孰谓以此学数千里而相箴规乎？足下不以标为零落，若以为可进而招之学焉。此前哲之芳躅，匪衰季一二数也。豪杰圣贤之说，此语有味。

---

①　扬子云，即扬雄，字子云，西汉四川郫都人。

②　眉山子，即苏轼，字子瞻，号东坡居士，籍贯四川眉山。

③　韩子，当指韩愈（768—824），字退之，河南河阳人，唐代中期文学家、思想家。荆国，即王安石，字介甫，号半山。曾被封为荆国公，故称。北宋的政治家、文学家。王安石不认同韩愈，从古文运动的理论到文学创作实践，都与其唱反调。其《韩子》一诗，讽刺韩愈至死未悟真道。

④　画壶，儿童所吹的泥鼓。吹画壶，指声音含混不成曲调。

夫近世所称豪杰者，岂不以文章之驰骋古今，勋业之照耀简册，气节之凌烁宇宙哉？然此身不知安顿去处，虽文章之工，勋业、气节之建，未免如白沙先生云"所得者小，所丧者大"，只为有道者噱耳。今之人惟足下为能出此言，亦惟标为能受此言。标粗志此学，期自树立，犹未免为乡人，安敢望豪杰门庑？但此生此志终不敢以豪杰自小。盖此段光明迷之凡夫，觉之即圣。嗟哉！非实履历，终属外藏功夫，又难言矣！何日释戈矛，访足下武夷之东，续考亭之遗迹乎？大旨略得之《同安学记》中，足下以为何如？远承教爱，肃此呈谢，万里神驰。

> 戊寅十二月望日，元标再顿首

疏

南北科道交劾劳堪奏疏

兵科给事中孙玮一本　为协理台臣险恶异常，恳乞圣明亟赐罢斥，以正人心，以重风纪事。

窃惟西台为四方风纪之司，百僚表仪之地，必得忠厚正直者，而使之参是任。然后肃僚贞度①，扶善抑强，上振朝廷之纲纪，下挽末流之偷风，而治道始少有攸赖矣。奈何以奸险贪忍之人，如左副都御史劳堪者，而使之协理院事哉？夫堪始承简命，则人咸啧啧不平，犹以堪素冒清名，未应至是，意者出于爱憎之口也。其后日久，人言日益炽。凡缙绅者不曰劳堪胡有此转，则曰庙堂胡为此用。甚至有愤嫉贱恶、不比之为人者，臣心始大疑焉。万万思惟，乃知堪者志气丧于媚灶之巧，奸险熟于通天之神，贪恶并至，逢迎独工，切不可一日使居是位也。臣请略其状，为陛下陈之。

---

①　贞度，符合正道的法度。

　　夫抚臣有纠察之权，未闻以司道而揭抚臣者，乃司道之揭抚臣，则自堪始。虑己之不免于公议也，预媒绝影，偏投当道，而刘斯洁①反被中伤，其奸险如此。国朝大臣，未有无故而冤死于狱中者，乃故杀大臣自堪始。知侍郎洪朝选之得罪于权臣也，遂文以不赦之法，投诸必死之地，革去饮食，断绝音问，竟使一言未伸而囹圄已作鲍鱼之肆矣。其酷暴如此。洪兢万里辨冤，控诉阙下，此人子逼切之情也。使堪稍有良心，宁不恻然悔恨？乃闻密报，窃飞书贿于冯保②，且曰："必置重典，以灭其口。"幸而圣明在上，止于廷杖为民，仅存视息。不然，洪氏且覆宗矣。其残忍如此。损己凌人，自谓秋毫无染矣。乃因事而罄该库之羡余，以馈权右，至侵银九百两，而代者补赔，谁可掩也？外示色厉之形，而中怀穿窬③之心，非大盗乎？其欺世盗名有如此。抚八闽，刻意苛求，自谓冗费尽厘矣。乃无故而增全省之货税，指称军饷，至使岁盗数万金，将焉用之？阳猎节省之名，而阴受加增之利，非大奸乎？其罔上行私有如此。其子死，其妇守志，此堪之家事也。乃借此开苞苴④之门，而阴受属官之金帛以万计。疏钱法，足国用，此堪之职分也。乃假此以售干没之术，而侵军民之兵饷各以数万计。至于丈田清粮，本为便民也。顾以急切喜事之心，为操切棼丝之法，责吏书而主增地，至使该吏望风效尤，乘机作奸，于是贻害万状，而全闽之地骚然。贪财黩货、负国殃民又如此矣。此乃堪罪之显明可言者，

----

　　①　刘斯洁，字峨山，易州人。嘉靖二十六年（1547年）进士，授礼部仪制司主事，历任祠祭郎中、浙江参议、四川副使、山东布政使、四川巡抚、副都御史、兵部右侍郎。权相张居正嫉妒尚书朱衡，让其伺机弹劾，他回应："我哪能为了献媚而杀人呢？"后官至南京礼部尚书。

　　②　冯保（？—1583），字永亭，号双林，衡水人。历任司礼秉笔太监和司礼监掌印太监。

　　③　穿窬，挖墙洞和爬墙头。指偷窃行为。

　　④　苞苴，指包装鱼肉等用的草袋，也指馈赠的礼物。

故臣特举而发之，以纠其奸。若非险私隐恶，大干国法，又安敢一一指摘，以伤朝廷浑厚之体耶？

夫古以凶人为豺狼，以顺从为妾妇，盖咸恶而贱之也。臣愚以豺狼之恶犹可得而避，妾妇之事人可得而知。若堪者，心险而行隐，毒深而祸烈。先意迎承，莫测机械之巧；阴毒奇中，真同鱼肉之惨。使人被而不知，知而不敢言，殆为豺狼之心，作妾妇之事，神而又神者也。使如是之人而厕西台重地，臣虽愚懵，决知其万万不可也。矧大计在迩，正欲斥奸屏邪，清楚吏治，奈何以贪忍之夫，兀然执考察之权？臣恐善类未必蒙福，金壬①必且脱网，其为至治之蠹，岂浅鲜哉！

参照协理院事左副都御史劳堪，兔营三窟，狐生九尾。倚法作奸，冠裳之荣扫地；杀人媚势，党恶之罪滔天。况暴戾恣于根深，神人共愤。而沟壑盈于宦橐，国法难容，诚有不可一日使留者也。伏乞圣明，大奋乾断，将劳堪特行罢斥，以为变节小人迎合固宠者之戒。别选贞亮以充厥任，庶百官知儆，风纪愈振，而于今日尧、舜之治未必无少裨补矣。

奉圣旨：吏部看了来说。吏部覆本，奉圣旨：劳堪回籍听调。

南京湖广道御史于有年一本 为遵例纠劾冒滥京堂官员以备考察事。

访得原任福建左布政使升左副都御史、今听调劳堪，内荏穿窬，中深机阱②。任藩司，侮慢抚臣，属官之体安在？为开府，媒孽巡按，同心之义何存？结交权门而馈馈不绝，剥民殆尽膏脂；猜疑同僚而揭谤不休，害人深入骨髓。商税妄增，沿海约以万余，悉干没而无算；田亩虚报，各府动以万计，实贻害于无穷。织造加一

---

① 金，通"憸"。金壬，小人、奸人。

② 机阱，设有机关的捕兽陷阱，比喻险境或坑害人的圈套。

扣除，每次万金作何支销；羡余①按季而入，管库官吏屡颁重赏。假印冒领钱粮，已失觉察矣，反以盗印妄讦前官，立心不既险与？常例尽归囊橐，已屡贪黩矣。又乘朝觐，故坐右辖②，用计抑何深也！

　　洪侍郎勘问自有明条，乃屏去衣食，致迫缢于狱中，八闽之士类切齿。谭副使送饭，亦非大故，乃当堂面叱，更揭置于论列③，一时之僚属寒心。纵讼师叶国等以洪党恐吓平民，骗银千两。宠承差翁时雅以争道凌辱都阃④，反揭中伤。希媚权门而诬习推官以逢迎，嗔恨洪兢而买求太监以杖责。狠毒无异豺狼，阴险有如鬼蜮。虽经议调，未尽其辜，尤当显斥，以泄公愤。此一臣者，论心术则嗜利害人，大节久丧；考行检则鲜廉寡耻，盛世难容。均为冒滥，所当并行纠劾者也。伏乞敕下吏部，将劳堪特行窜斥⑤，别选英贤以充其任。则幸位⑥去而纠典益严，内秩重而外僚咸肃矣。

　　奉圣旨：吏部知道。吏部覆本，奉圣旨：劳堪降一级，调南京用。

　　刑科都给事戴光启等一本　　为猜狠⑦宪臣不宜留调，恳乞圣明特行罢斥，以快人心，以伸国法事。

　　窃惟人君之裁抑不肖也，固不可过求，以失爱憎之意，犹不可姑纵，以长侥幸之门。要归于官不及私，惩一儆百，民服而法行耳。臣等查得原任都察院左副都御史劳堪，先该兵科给事中孙玮参

---

①　羡余，封建时代地方官吏向人民勒索来、定期送给皇帝的各种附加税。

②　右辖，右丞的别名。左右丞管辖尚书省事，故右丞称为右辖。

③　论列，指言官上书检举弹劾。

④　都阃，统兵在外的将帅。

⑤　窜斥，贬逐。

⑥　幸位，不尽职者。

⑦　猜狠，疑忌而凶狠。

论贪污不法罪状，该吏部覆，奉旨听调。该南京湖广道御史于有年等会参，遵例不职冒滥①，亦该吏部覆，奉旨降级，南京用。

夫劳堪，风纪重臣也，多官疏劾其人，可知皇上再命处分，亦已知其人之不肖矣，臣等复何言？顾论必久而后明，事必久而始定。劳堪被论回籍，今已数月矣，人尤啧啧言之，谓其微暧污行，姑置勿论，独冤杀原任刑部左侍郎洪朝选一节，则杀人之谋已行。故堪之迹犹著，心术人品与豺狼无异，处以降调，未尽其辜。此臣等不能无言也。敬述所闻事情始末，而以大义责堪之罪，愿皇上垂听焉。

夫朝选使气好刚，语言悖慢，得罪缙绅固多，然实未犯处死之律。若堪之衔也，则以其好言己过，恣诮藩抚，所为及偶谈与堪先后督学四川，有矜己貌人之态，遂成仇怨。谓朝选不死，睚眦之报不酬，授意奸邪，百端萋菲②，乘机伺会，组织上闻。迨其得旨提问，即横遣多人，笼系黑狱，窘辱逼勒，备诸艰苦，以示必死。朝选度不能免，饮恨自尽，又为之绝其探视，禁其收殓。当时按察司官累求捀出，而堪竟坚执不许，以致暴露旬日。蝇蚋杂沓，臭腐难近，方许移出。此朝选被害之大较也。堪之举动如此，其罪可胜言哉！

夫朝选原系三品大臣，帟地攸关，即犯罪深重，尚在应议。堪肆逞凶残，坑凌殒命，则昧朝廷优假大臣之典。此其伤国体之罪一也。

皇上大施钦恤，差官审录遍及省直，期以布明慎之泽，凡可矜疑，俱蒙宽假。而堪适以其时，致朝选毙图圄，独不得与诸囚共沾浩荡之恩。此其壅③主德之罪二也。

---

① 冒滥，不合格而滥予任用。

② 萋菲，花纹错杂的样子，后以比喻谗言。

③ 壅，堵塞。

　　朝选罪未论死，堪故置之必死，且未奉明章，速令自缢，是杀朝选者堪也，非朝廷之法也。堪假朝廷之法以复私怨，是窃法也。今时有窃法之臣如劳堪，有冤死之臣如朝选，谓纪法何？此其干明宪之罪三也。

　　病故囚犯，常使相埋道傍丘，尸亦召认领，见事行例，盖有然者。堪乃于朝选既死之身，故留不发，竟致污烂。是在诸囚且不可，况可加于三命之卿贰乎！此其违时例之罪四也。

　　语云"狐死兔悲，痛伤其类"，惟人亦然。庚斯不杀郑孺子①，足称端人②。堪与朝选谊切③同修，分当临比，即朝选罪法不赦，犹宜委曲以行其法，而乃虐自己作，甘心挤陷，令四方士目之为残忍薄行之夫。敦尚雅道者，必不若是恝然，此其拂人情之罪五也。

　　劳堪身为宪臣，蹈此五罪，举生平而尽坏之，使持此概施之于居乡处众之间，则不免为后死之朝选耳。设身处地，出尔反尔，堪何未之省也？皇上不即罪遣，宽假降调，若谓三品必不复起，姑以寓使臣之礼。臣愚谓劳堪作恶异常，不蒙显斥，则其罪不彰，犹得以欺世而盗名；堪之罪未彰，则朝廷之法不正，法不正则士民不服。倘异日夤缘④起用，必借口降调之例，无以示禁锢而昭劝惩。伏望皇上特赐宸断，将劳堪褫职为民，不得仍前降调，夫然后人心快、国法伸，惧天下万世于无穷矣。

　　奉圣旨：吏部知道。

　　吏部一本　覆得劳堪先经被劾奏，奉圣旨降调，今该科复参洪朝选一事，大失人心，众所共愤，不宜留调。既经论劾前来，委应

---

　　①　庚斯不杀郑孺子，典出《孟子·离娄》。孺子乃庚公弟子之弟子。郑国派子濯孺子侵卫，卫国派庚公之斯追击。孺子困病不能执弓，庚公不以孺子所授技术反伤孺子，遂放其归。

　　②　端人，正直的人。

　　③　谊切，交情亲近。

　　④　夤缘，攀援、攀附。比喻拉拢关系，阿上钻营。

显斥，以平众论。但念其官履素有声称，权复姑容闲住，及照原任都察院简校。今为民洪兢痛父洪朝选之死，控诉伸理，虽其词或渎冒，然迫于为父之情，似可原恕。况近奉明旨降罚，非罪官员俱蒙录用。臣等职掌所关，推广德意，相应并请，合无将洪兢复其原职，以宏皇上旷荡之恩。但恩威出自朝廷，臣等未敢定拟，伏乞圣裁。

奉圣旨：劳堪着革了职，洪兢罢。

云南道御史黄师颜一本　为公论已明，极冤可悯，恳乞圣明洞察，以仁枯骨，以劝臣工事。

臣闻国家砺世，惟赏与罚。而赏罚之所以服人者，要于其当耳。赏不当则惠奸，罚不当则害善。然赏犹可僭，而罚不可滥。是故尧从四岳之用鲧，而不听皋陶之杀人，良以忠厚之道若是也。

以臣所睹记，若故臣洪朝选既褫其身，又锢其子，臣以为罚之过矣。先该原任福建巡抚劳堪，受权臣张居正指嗾，论朝选诸不法事，陛下责令提问。盖欲辨其虚实，非欲置之死地也。乃明旨甫下，兵士环集，阖门而围之，若捕巨盗然。及朝选就狱，囚以槛车，守以剑戟，至幽之圜土①。不三日而毙，又五日而始出之，狱中残忍特甚，闻者酸鼻。原任都察院简校洪兢，朝选之子，为父诉冤。子职固然，何曾有显罪，而权臣密结，且杖而削之籍，冤亦甚矣。顾皇上圣明，从谏如流，该部臣丘橓、科臣戴光启、孙玮论劳堪罪状，遂削为编户。小人屏迹，是无容再喋者。然忮害奸臣，犹从末减之科，而无辜冤魂，未蒙昭雪之恩。此臣所以不容无言也。

陛下以朝选为何如人哉？官居三品，家无千金，原非邪鄙者流，好刚使气，尽言招过，以致取憎于时。然世固有孤介之君子，而未有刚直之小人也。当朝选为刑部侍郎，奉旨勘辽府事。会知府

---

①　圜土，奴隶社会夏、商、周三代监狱的通称。其时监狱多为圆形土牢，故名。

施笃臣交构其间，罗织已成，惧朝选之相左，遂阴谋诡计，胁之必从。先则窃王图书，假王笔迹以重贿啖，朝选不受。又假朝选复王之书，以间故臣张居正，而朝选竟入其阱中。此居正之害朝选始也。朝选家居，儒臣吴中行论居正父死不奔丧，削籍而归，贻书壮之。乡之有仇朝选者，潜抄其书以达居正，造为蜚语，而朝选亦无自辨耳。由是以意授之王篆，篆以授之劳堪，必欲毙之而甘心焉。是朝选之死，非死于王法也，死于权臣之手也；非罪死也，为宗藩死也，为谏臣死也。

　　近睹辽府奏疏中曾言及朝选，昭昭在人耳目。则朝选之冤，宗室知之，廷臣知之，陛下偶未察耳。陛下方亲亲故故，显忠逐邪。辽府之祀，则复之矣。吴中行之忠，则亟用之矣。权臣之党，则尽摈之矣。且一民失所，圣上犹忧，矧大臣含冤，陛下宁不恻然？则朝选之死，由于劳堪；而劳堪之去，亦由于朝选。如以朝选为有罪，则朝选、洪兢之职不可复也。此是彼非，相为衡持，特在陛下一洞察间耳。

　　臣闻古人待大臣最为有礼，在谴诃之域者，弗羁缚，系引而行也。其中罪者不使人颈絷而加①也。即有罪之臣，且待之若此，则无罪之人可知矣。今陛下于朝选，既列之崇阶，锡之任子矣。而顾使三品卿贰之臣，等于累累桎梏之夫，幽魂没于浅土，令无知黔首哗而议曰："昔之上卿，今之罪隶；昔之士师，今之狱鬼。"非所以敬大臣而励廉耻之风也。臣又闻汉之缇萦②，一女子耳，为父上书，文帝且为恻然。矧洪兢为诗书之胄，受任子之恩，乃坐视其亲之就死而竟出一女子下耶？文帝于缇萦则嘉之，今于兢则锢之，用

---

① 颈絷而加，絷，同"戾"，凶残。颈絷而加，刀架在脖子上。

② 缇萦，汉代官员淳于意之女。其父被诬告，她以毅力和勇气使父亲免受肉刑，且使汉文帝深受感动，而废除残酷的肉刑。

情稍异矣。臣与朝选同乡，岂私一乡人哉！第念天恩、天讨①不容僭差，公是公非不容泯灭。以乡人之故，而曲为庇护，固非也；避乡人之嫌，而不为辨白，亦非也。故敢冒昧上请，伏乞圣明察谴诃之冤，念侍臣之礼，谅缇萦恩切之情，敕下吏部，乞复朝选原职，俾冤魂得光于泉壤；复洪兢原职，俾孝子得优于缙绅。则人金曰："既没之冤魂获蒙昭雪，而在列之臣工益增劝激矣。"

奉圣旨：吏部知道。吏部覆本，奉圣旨：洪朝选准复原职，冠带闲住。洪兢准复原职叙用。

工科给事中王劾王篆语②二条

侍郎洪朝选奉旨勘辽府之事，意拂张居正，果何罪乎！乃假手劳堪，而以他事煅炼之，迫令自缢。暴尸之惨，闻者酸鼻。生员吴仕期，捏书传居正之短，事出风闻，果何据乎！乃移书而以伪旨诬服之，毙之囹圄。覆盆之冤，见者痛心。

序

奉贺上林苑监右监丞学静洪君奏绩序

赐进士及第、光禄大夫、柱国、少傅兼太子太傅、吏部尚书、建极

---

①　天讨，上天的惩治。

②　王篆（1519—1603），字绍芳，湖北宜昌人。嘉靖三十四年（1555年）举人，选吉水知县。四十一年（1562年）进士，历两京都御史、吏部侍郎。因与张居正亲近，被罢官。

殿大学士、知制诰、经筵日讲起居注、国史总裁古婺赵志皋[①]拜撰

　　洪君秩且满，应以绩序闻阙下。其同寅游君，命属吏表章辈征予言以贺。予固知洪君之能其官矣，而予言未足为洪君重。重洪君者，则以其出自树而居世其家，不愧乎名臣之子也。盖君父少司寇公，先时事业在人耳目，正气劲节与骨鲠诸臣媲美，竟中时祸。有子伏阙下，上书讼父冤，纚纚陈词，无不竦动者。非君也耶，故即无解于父难，而是非竟暴白于天下。则天下重少司寇公有子，亦且不朽矣。

　　君之为是官也，以父故，凡再退再起。不得已而出，历扬院、部间。予屡读其疏草，皆人所难言，心窃异之。及询君为人，固恂恂金玉君子也。自诸生时，慷慨慕义。为子孝，临财廉而分产均，家庭雍睦，克绍箕裘。凡缙绅豪俊知与不知，靡不诵义无穷，可谓操行卓荦者矣。夫求忠于孝，世所鲜觏。今观君之始闻司寇公之变也，一恸几伤，不难为死孝，独计父冤未明，冥冥实负，遂匍匐归。已而抵京，直犯忌讳，仅以身免。此皆所以为亲也。及君之以台省言，疏司寇公冤，并疏起君也。君奉上命复还原官，君可以无憾矣。而犹弃官家食，必待久论定而后出。一出而为宪幕也，则有请御朝讲之疏。及转而为本监也，则有清珰省用之疏。近而又有愿定皇太子冠婚之疏。此皆所以为君也。由前之言为父疏，则疏之即鼎镬，其奚惮？今诸言官亦有以指弹时事触廷怒者，而独君为父辨冤。此可以观孝。由后之言为君疏，则疏之纵再三，其何避？今诸九卿百司，即自奉其官且恐救过不给者，而独君且能绰然论及职守

---

　　①　赵志皋（1524—1601），字汝迈，别号濲阳，金华兰溪人。隆庆二年（1568年）进士，授翰林院编修，晋侍读。万历年间，忤张居正受廷杖，免官闲住。居正没，复官解州同知，累官至吏部尚书，进中极殿大学士，加少师兼太子太师。

之外。此可以观忠。家为孝子，国为忠臣，君兼之矣。绩序朝廷计，勋日崇、望日显，君之表见，宁止于今之自树也乎哉？

君之僚属皆名家子，一时克自振拔，悉范于忠孝，以图无负明时，与君勋烈相彪炳，则君丽泽之益宏矣。予之言不文，何足为君重？

奉贺上林苑监左监丞学静洪君六年考最序

赐进士第、中顺大夫、太常寺少卿、前奉敕督理直隶山东、河南等处马政、太仆寺少卿、光禄寺少卿、通家侍生程奎①撰

余从子德明上林录事，为洪君属吏。时洪君六年奏绩，其同寅刘君属命从子征言于不佞。不佞承乏光禄，则知有上林。上林故光禄外府也，在光禄日久，则因以习洪君。君，司寇公芳洲公令子也。司寇公以抗直违权府，权府衔而中之祸。君能叩九阍，上书讼冤，不惮捐顶踵以为父殉，而是非卒白。天下不独谓君有父，而实谓司寇有子，其为人可知矣。余度其当官莅事，公于己或不宜于人，勤于职或不谐于俗。乃今以再考，而民誉日起，则何以也？

从子曰："不然。君虽慷慨负义，不诡随妄悦，依然一司寇公之遗直乎！乃遇事则详，与人则易，其自处则澹如。是以公不为苛，勤不为炫，上林固不尽君，君则于上林为最。夫上林为大内供奉地，与中贵部辖相半，往往苦难调剂。又故事皆以积久蠹弊胶革，固结不可厘解。君为毅然更始，较贫富，权轻重，均冗员，减公费，主之仁爱而清肃济之，政成六年如一日。故始由右丞而左也，实因部民舆请。今六载课绩，秉铨欲授以囹牧也，民又翘然思

---

① 程奎，徽州人。万历五年（1577年）进士，历官光禄寺少卿、太仆寺少卿、太常寺少卿。

伏，下车阻南辕，立祠生祠君，至于诏不报而后加额也。将天子知君得民，将欲宠重于禁御，不忍使君之出也耶？"

予曰：洪君能若是，其为人又可知矣。尝读汉史，苏中郎以父任补中，慨赴绝域，抗忠节遗万世令名。又安昌君以礼乐率门下吏，吏出其门者，辄为名公巨卿。今当世任子，纡金鸣玉，雍容清华之地，积有岁年者多矣，曾有若君之抚民事、躬簿书、处烦劳之任久而不厌者乎？且得刘君以翌佐之，为箕为裘，信能薄晚近世而相勖于中郎之风者矣。从子自留都司城有声，迁君属，余见其才雅不凡，刮目待之，乃今信从子能若君教，而并信同署辈皆一时彬彬之彦，以表安昌之令范，不拭目俟哉！余不文，特书之以为左券。

记

上林苑监督监惠爱碑记

赐进士第、奉议大夫、左春坊掌坊事、左庶子兼翰林院侍读、中宫讲官、前记注起居、纂修正史、管理诰敕都人冯有经①撰

特进荣禄大夫、柱国、少保兼太子太保、英国公、后军都督府掌府事古忻张惟贤②拜书

赐进士第、文林郎、大理寺右寺右评事都人米万钟③拜篆

---

① 冯有经（1566—1615），字正子，号源明，宁波慈溪人。万历十七年（1589年）进士，选翰林院庶吉士，授编修。历右春坊右中允、东宫讲官、左春坊左庶子兼翰林院侍读等职。

② 张惟贤，明初河间王张玉、永乐年间英国公张辅的袭爵后人，万历二十六年（1598年）袭封。

③ 米万钟（1570—1631），字仲诏，号友石，陕西安化人，北宋书画家米芾的后裔。万历二十三年（1595年）进士，官太仆寺少卿、理光禄寺寺丞、江西按察使、山东右布政使等职。

吏道难言矣！忌繁苛，吏宽然；惮操切，吏闷然。且也不立奇节以惊时，不习绕指以媚俗，惟一意黔首，斯吏道醇白。古循良其人焉，若上林督监洪公是已。

公闽产，而八闽川岳灵秀，公一身浚发之。乃公父中丞公崛起缙绅芳躅，啧啧人口，矧载之家乘者，皆匡勷之略、抚字之摹也。以故公挟家乘上公车，莅上林丞。当秩满时，上崇秩，下攀辕，数数然也。迄于今十五年往矣。

夫上林旧分四署，环都城百里外设丞、设录署，各有储备，大官也。公居恒恺悌恻怛①，敦尚廉靖，有关西伯起②风。吾乡文学万生，世居良牧，被公之惠，不啻沐大泽然。谈艺之余，尝为余言公德政。其大者在绾提③署务，俾各殚厥事，无负文祖加厚郊民至意。其最著者，又在援拯民瘝，蠲不应有之商役。夫商役之困人，即豪猾大姓往往扫门户、圮庐舍，况担石署民，奈何肩司农水衡之一役耶？公抗疏陈之，论署民力绵养啬，十室九空。亹亹数百言，具在疏中，读之令人扼腕者久之，即古郑侠绘图不啻也。疏入，上廉公惠元元，且疏中披陈言，言称旨，因可其奏。而司农卿亦原公雅意爱民，旋题覆之，上俱报可。署民数年盲愈隐痛，一旦跻康庄、跻春台，起视四境，无复催科敲椎之扰，公之惠爱溥矣。连袂而歌，交口而颂，无间黄稚妇孺，谁之遗哉？公独以周恤保爱，一念全收之矣。四署丞录，罔不贴然，各率厥职，而黔首幸博一夕安枕，相与举首恋恋，若东人之瞻姬公，而公之高节独行炳烺千古矣。余用是而知干将、莫邪神物也，山破而锡，溪涸而铜，洒以雨师，震以雷伯，上帝太乙调护而观成焉，铸岂易乎哉！异人豪品，

① 恺悌，和颜悦色，易于接近。恻怛，忧伤。
② 关西伯起，即杨震，字伯起，弘农华阴（今河南灵宝）人。东汉太尉，号称"关西孔子"。明经博览，无不穷究，晚暮志愈坚笃。
③ 绾提，掌握、调遣。

掀揭山岳，光昭家乘，无忝社稷器，非偶而已也。

夫三辅旧地，古称高贤大良。汉自张、赵外，不数屈指，彼犹旷张孔武，而公更以清操儒雅文之，可同年语哉？於戏！公之为政，阳春之煦多，秋霜之肃少，署民戴之有父母之思焉。兹欲留公政而勒之，志不忘也。余因之作碑记。

公讳兟，字惕甫，福建之同安人。

诔

蔡元履①老先生诔②学静公词

呜呼！名司寇之胤，而志节能绍厥家。以任子簪绅随牒③，而殖学澡身④，科名士肃然雅拜之。未尝专城，雨其泽于万物，而廉和所蓄泄，随斟成润，育育者鱼⑤。此君之为君也。盖年来新乘且华衮，君以劝修重邑文献间矣。君之家有以子，宦有以仕也，年逾老，传而大归，何憾乎！吾党犹不能无慨，念君怀忠孝节甚永，不宜遽化，即化而决不泯泯耳。君自黔置捷户谢病，吾党结真率社弗从，往谒亦不数见。虽病日一浴，子弟谏止之，为延医疏方，君挥去，曰："吾年至此，委运而已，何肯仰药活人？"疑君病久悗悗⑥

---

① 蔡元履，即蔡复一（1577—1625），字敬夫，号元履，福建同安蔡厝（今属金门）人。万历二十三年（1595年）进士，授刑部主事。历湖广按察使、陕西、山西布政使等职，政绩特显。后以都察院右金都御史总督贵州、云南、湖广三省军务，兼贵州巡抚，卒于平越军中。

② 诔，要求。

③ 簪绅，即簪带，比喻显贵人家；随牒，据以授官的委任状。

④ 澡身，指洗身使洁净，引申为修持操行。

⑤ 育育，活泼自如的样子。育育者鱼，像鱼一样活泼自如。

⑥ 悗，古同"悗"，心神不安。

无聊，其能知君者，谓之达而俱未尽也。

君父静庵公，以姜桂性迕①权奸中奇祸，抱愤以徂。君抗疏，矢不共日月，拜杖血肉沾陛楯间，一殉为快，宁自计全至今耶？冰山颓②，而君再讼冤，明主为伸其义，�拭用之。君竭职官，下忍啬口腹以自媚于细民。绾上林篆，尽却陋例，约束署属，民得力莳灌蕃孳③字。当迁，而父老以第一廉官伏阙乞留。及治黔，以慈妪调人法，拊生熟苗，柔龙蛇④为赤子。凡若此者，欲以扬司寇公教不孤弃昭雪之恩。井渫⑤稍汲，收敛寒泉，以待先司寇公风车云马之游，君诚乐之而徘徊，其晚何惺悌之有，而又何达之足名哉？司寇公如严霜削壁，风棱见惮，而君春云平陆，循循于家邦之内，足以被天和而食地德。然司城暴上林民，君抗疏纠之，以怒其视五城之御史，为所击排而屹然不动。斯其矫举又何让焉？吾党所不忍泯没君者，有在于是。敬因公奠，述之以侑椒浆，且旌士能自立者，不系科名，或君之所乐闻也。若君之孝友、慈惠多可思，而诸子克以文事。世当汲君源泉，大雨于天下，自忠孝之余券之矣。

---

① 迕，违背、不顺从。

② 冰山颓，冰山被阳光消融。比喻依靠权势，难以长久。指张居正之去势。

③ 莳，栽种；蕃孳，蕃衍滋生。

④ 龙蛇，喻桀骜不驯、凶横暴虐之人。

⑤ 井渫，指井已浚治，比喻洁身自持。

志　语

蔡虚台①老先生修同安县志语

洪兢，朝选长子，以荫授都察院简较。伏阙讼父冤，赐杖削籍。后司寇冤白，复还原官。历上林苑监左监丞，升贵阳府通判。苑民疏留，亘古清苦，远臣得旨，下部知之。

论曰：洪上林白父冤，濒死。居官清介，十年不调，虽科目之贤者，何加焉！

志　铭

明中大夫贵州贵阳府通判前都察院简较上林苑监左监丞加服俸二级学静洪公暨配孺人郑氏墓志铭

公之先自固始，入同之柏埔村，著姓于同，数传而后，赠公蕤宾子郑川公溱，以子刑部左侍郎静庵公赠封如其官。静庵，讳朝选，公父也。

公讳兢，字惕甫。眉脸秀异，举止端雅，每读史，至古忠孝、节烈之事，咨叹欲往。年十六，而母蔡淑人辞去，哀怃几不欲生。始而却粒，继则断荤，珊珊然鸡骨立也。静庵公为设诸食品，会族

---

①　蔡虚台，即蔡献臣（1563—1641），字体国，号虚台，别号直心居士，福建代同安平林（今属金门县）人。万历十七年（1589 年）进士，授刑部主事。调兵部职方主事、礼部主客郎中，迁湖广按察使。罢归，寻起浙江提学，后官至南光禄寺少卿。

属相劝勉，先王有制，过则灭性。公勉从之，一进匕则喀喀吐出。每当忌辰，斋三日而后陈设如礼，伏地悲咽如初丧时，如是以终其身。庄皇帝之元年①，静庵以司寇覃恩，公得读书胄监②，益大感奋，曰："国家于士不薄矣，不有报塞以羞吾父。此身非臣非子，当名何物？"

静庵尝以勘辽狱忤江陵相意，归疏复语侵之，江陵益憾，思中公。而抚闽劳公适来，疏列公短，钳织成狱。既已毙之狱中矣，又不通其家人殡殓，非大臣礼。公时简较都察院，闻劳疏，解官疾奔，已不及司寇之在矣。惨目裂肝，又不似蔡淑人终正寝时，日夜环木悲号而已。既更殓，护丧不及家，至郡城，即以委之诸弟，一仆自随，直走阙下，不白司寇冤状不止。是时太平守为林玉吾③先生，公师也。泣语公曰："知君所为极难，然彼势未可动也，君又未嗣。"公涕下如雨。已而头发皆上，幸而得白，唯先君子灵不则，何爱一死！悲恨壮烈，如歌变徵，闻者莫不色动。遂沥冤情，击鼓陈状。而内珰有为劳出死力者，于是严旨赐杖，褫职放归，皆如玉吾先生言。家居数载，冰山既摧，复诣阙，列冤状，疏词剀激，神祖为霁色受之，积愤沉冤一时昭雪，遂复其官。未几，以继母朱之变驰归，尽物尽思，不知其非从出母也。时储位未定，言者多得罪去。公以星变越疏，上弗加谴，且得温旨曰："是小臣亦爱我哉？"司寇刚忠见谅，尚勒恤典。公再陈情以请，而遣官谕祭葬之。命下矣，重公者冀有异擢，万历乙未竟授上林苑之右丞。公至则却陋例，约署属，苏息苑民，廉能手段自应如是。而营职之暇，一意作兴名。太史丁自行先生，公当日物色士也。监有奸书总宪者，以托公同官，且其戚属，公廉其舞文状，即法治之。三年最考，阶文林郎。继母朱始赠淑人，前此未受封也。公不喜列郎官，喜得此耳。

己亥，迁左监，苑中果户例以给蔬品得免房号，而高兵马倚御史某索取不厌，内官复滥踞四署，间岁剥民利万余缗，莫谁何。公首劾兵马，词连御史。他日又上疏清革诸宦者，上立杖兵马，削其官御史。寻谪上林苑，复为除宦者数百人。太后尝谓诸宦者曰："洪某在监，汝曹且谨避之。"其名重宫掖盖如此。公在监已历数考，推升者屡矣。而上特难其代，特加服俸二级，视旧事，终以不能俯仰、不为少宰署部者所喜，遂出通判黔之贵阳郡。苑民赴阙上书，近留清苦远臣者数千人。既有票本，当事坚不议覆，数千人复守郡不去，怒之则争先受杖。终不得请，因鏒［醵］金祠之，望其行尘多流涕者。

李文节、叶文忠①二人素知公，祖饯而赠之曰："鬼方故难驯，以为非公清操不可耳。"公慰谕诸苑民，欣然就道。方履任，而安酋②之尝公者至矣。宣慰唯诸安称犷悍，名尧臣③者，黠尤甚，往往多投金币以取郡邑吏之不自靖者，而后唯所欲为，续有横肆，莫得问矣。公之初政，如太阿切玉，观者神快，亦肃然难犯。苗使伺

---

① 李文节，即李廷机（1542—1616），字尔张，号九我，福建晋江人。万历十一年（1583年）进士，授编修，历国子祭酒、南京吏部右侍郎，官至礼部尚书兼东阁大学士。卒，赠少保，谥号文节。叶文忠，即叶向高（1559—1627），字进卿，号台山，晚号福庐山人，福建福清人。万历十一年（1583年）进士，授庶吉士，历翰林院编修、南京国子司业、太子左庶子、南京礼部右侍郎，官至礼部尚书、东阁大学士。卒，追赠太师，谥号文忠。

② 安酋，指明朝天启年间贵州水西宣慰司同知安邦彦。安邦彦于天启二年（1622年）二月起兵，进围贵阳，史称"安酋之乱"。

③ 尧臣，即贵州水西宣慰司宣慰使安尧臣，安邦彦之族叔。

公于庭，竟不敢通，骇服遁去。已复治兵，与乌撒酋安效良①者相攻杀，公单车数之曰："朝廷未尝负宣慰，而干戈相寻，与叛何异？"尧臣惧而止。黔地苗民杂居乌撒、毕节数百里，常以出没扰居民，公特请两台所在置兵呵护，至今赖之。公谒胡抚台，极言尧臣跋扈难制状，胡心庇之。尧臣尝语人："每见洪公，未尝不毛骨竦竖也。"矿使既撤，奉旨久闭，卫之偏桥有奸人以蜀府令开采其间，公捕治而逐之，其害遂熄。臬司盛者，署藩长以清丈②檄诸州郡，公独执抗，以为不可。盛怒，欲罪其胥役。郡守钱公策③，骨鲠士也，从容谓盛曰："幸毋迫胁洪别驾，敝帚此官耳！"公自佐宪以来，约奉身如寒士，竭能官下，鞅掌不辞瘁。然世皆圆凿，已知不可大用，主选者又为所亲修郄④于公。公投簪而逸，终身不复出矣。

公之归也，键户独居，俗礼俱废，虽有道贵绅相慕效者过访，鲜所延接。唯诸弟相聚，则笑语移日，白首不倦。壮岁艰子，若不以为念者。郑孺人私为置副室三，各举一子，则皆字之若己子。《樛木》⑤所称，无以加焉。公仅以清白遗囊，无脂润之蓄，每每推食解衣周宾友之困。孺人虽食贵，常蟹筐蚕绩以佐其家，喜施予亦如公，尝言："所惜不过些须，使人意淡而去，吾不忍为也。"公

---

① 安效良，彝族。明末乌撒府土官，土知府安云龙侄。天启二年（1622年），聚土兵响应水西宣慰同知安邦彦反明，后为云南巡抚闵洪学所败。

② 清丈，仔细地丈量土地。

③ 钱公策，即钱策（1569—1642），字国献，号靖甫，又号霜松，安徽无为人。万历二十九年（1601年）进士，授南刑部主事，出任贵阳知府，升光禄卿。

④ 修郄，报复旧日怨恨。

⑤ 《樛木》，即《诗经·周南》中的一首。诗句以"葛藟累之""福履绥之"，祝颂君子安享福禄。

以司寇之命，与二弟析箸分家，仅存硗确①以为公产。晚复得二弟，一举于司寇之侧室丘，一为朱淑人所遗腹，公悉出美腴田，剖而分之。而幼弟为朱淑人病革时所嘱，抚之尤贤于诸弟。携之官，提命若严师。孺人亦计分积粒，为置数百金之产，以俟其成立。此真公之配矣。公寝疾，诸子为之迎医，公谢去之曰："年已至此，何须向医药求活。若辈勿坠家声足矣。"言毕而逝。嗟乎！世之所谓善人如下泽款段②，无恶于乡，此甚易耳。大节所在，无不思唊其名，而成败、死生足乱其意。孝未必誓肤，忠未必撄鳞。且孝未必扬名，忠未必获眷。而既列之簪绅，投以民社矣。骨性尚薄，浩气弗行，虎而冠者，蠢而动者，肘而掣者，事事征人所至，非才诚双合，究竟无济于用，又安能与公比肩事主哉？

公以一腔血诚自盟，梦寐九死不悔，终能雪父冤，回主意。当道饥豺，非实谅，其无他，狺③鸣亦未遽息，即如苑民之伏阙乞留，黠酋之奉汉索唯谨，与今之上下相媚、远近相蒙者不同事。斯亦岳岳丈夫，概照耀史乘矣。又况小臣越疏，深言无罪，宫掖之内亦重公名，不大奇耶！尝闻公少时骑从过其邻，为田父不知公者所呵，即抛鞍而步，终不与较。人谓司寇丰棱取忌，以得奇祸。公凛凛德让，玉节金和，足称克盖。然则司寇夏日也，公则春风，孰知气之所贯，如许担当，如许作用。积石之水忽蹈龙门，鱼鳖不能游焉，非其源深，安得力大哉？公奉官廉而厚于故，身则啬而隆于祀，无上人之色，而急于为民请命。此在他人皆为伟节，吾于公特论其大者。忠孝天植之人，何事不办，天下事能有大于忠与孝者哉？公之子三人，或得其宽简，或得其退让，或得其胆识。芝兰、姜、桂，一时并发，修司寇之业，暗中摸索，已得其左券也。

---

① 硗确，指土地坚硬瘠薄。
② 款段，原指马行迟缓，比喻普通的生活。
③ 狺，狗叫声。

夫公生嘉靖丙午五月十四日，卒万历己未十一月初十日，享年七十四。郑孺人生嘉靖戊申七月初六日，卒天启丙寅五月廿五日，享年七十九。孙支详状中。合窆之期在八日。卜兆翔风之蔡浦，首艮趾坤，公所自定也。因为之铭。铭曰：

卫人引銄，加豚半体。岷山之流，莫知所底。思公当日，流血朱陛。非名之为，其甘如荠。民之父母，友于兄弟。何以为家，敦诗说礼。于是乎宜尔子孙。

崇祯六年岁在癸酉十一月甲子初八丙申日，孝男尔猷、尔懋、涛泣血勒石

补　遗

同安县志·洪朝选传[①]

洪朝选，字汝尹，一作字舜臣。号芳洲，更号静庵。嘉靖丁酉举人，辛丑进士。除南京户部主事，出榷北新关，抽货算缗，度岁课几何，盈额而止。津梁不闭，任舶上下。事竣，督放仓储，诸有规画，后人引为法。

一日，思所学未足，非古人"学优则仕"之意，上疏引疾，客毗陵僧舍，与唐顺之讲德问业，一年始归。又就王慎中上下议论，久之，充然有得。

起为南吏部郎，出督学西蜀，端士习，正文体，持法秉公，人想望其丰采。迁广东参政，调山西。岁大祲，寇盗充斥，多方抚缉，殪其元凶，破其党与，晋人颂之。

朝选不为严嵩所善，而徐阶深与之。严败，遂以山西参政召，

---

①　清刻本无此篇。参照台湾洪增福重印《洪芳洲公文集》，录自民国十八年（1929年）《同安县志》修编本。

入为太仆少卿。寻进佥都御史，提督操江。疏论盗所由起与所以止盗之方，凿凿可行，留都以靖。旋进副都御史，巡抚山东，提躬以道，驭下以法，疏陈养民课吏之政甚详。他议驿递、防河，皆为经久计。檄所司清差重役繁之弊，随地编差，因粮制役，巨户无所规避。藩府官校夺民田，禁革之，悉归民，齐鲁肃然。

隆庆戊辰，入为刑部侍郎，伸直臣沈炼、儒臣阎朴冤，而正巡抚杨顺于理。徐阶去位，张居正秉枢，辽王宪㸅狱起。居正以私憾，欲以谋反置之死地，除其国，属朝选往勘。命方下，居正来谒，坐定曰："贵处傅应嘉①谋反，今敝省辽王谋反。"

朝选默然出门。又曰："闻辽王差人入京行贿。"朝选曰："果然，当题奏。"乃疏奏。凡楚人入京，皆盘诘，沿途差兵护送勘事官员。及至襄阳，抚、按、道、府已勘成招，副使施笃臣抱牍请书名，朝选曰："未提审一人，徒据现案成招，何须命我，公等自成之可也。"数日，施复来见，曰："辽王府中竖招兵旗，反形已露。"朝选曰："果反，则我为兴师讨罪之大臣。不然，则勘事之大臣。"使人往觇之，报曰："兵围辽府三匝，信息不通。王闻法司到，无由诉，竖旗府内，书'伸冤'二字，终日跪伏旗下候命。"朝选曰："此臣子待罪礼也。匹夫犯重辟求诉，问官尚当审确招详，况亲王乎？古人有焚梁狱②词者，奈何媚权贵，伤国家亲亲意，置其事不问？"亡何，施笃臣又谓云："大人招要改便改，必欲提人按覆，审三年亦招不成。"朝选见罗织已定，不得已，应曰："除去'谋反'二字，其淫虐贪暴，则依前招。"遂以辽王照戴抢、典英事例，送

---

①　傅应嘉（1524—1567），字德弼，号钟山。福建南安人。明朝抗倭名将。嘉靖三十一年（1552年）武举人，任把总，协同俞大猷、戚继光抗击倭寇。因七次擒拿匪首吴平一事被嫉贤妒功者捏造进谗而罢职归里。忧忿寡欢，英年早逝。

②　梁狱，汉邹阳为梁王门客，遭谗被囚。后以"梁狱"喻冤狱、被谗害。

发高墙，除其国。王氏妃给田十顷，屋一座，养赡终身。奏入，居正犹以为左，心恶之。一时法司同往勘者俱论罢。

朝选辨本有权臣主使之言，居正忿益甚，遂以大计劾罢归。会御史刘畏所疏论居正，指摘及施笃臣，朝选曰："令我听指使，诬以反，刘疏及我矣。"居正闻，益恚，谓"朝选不死，且与刘椅角我也"。又当居正夺情，时进士邹元标、翰林吴中行疏列其不孝状，削籍远戍。朝选曾移书壮之，称其文章节义，为居正所迹，憾益深，不可解。于是密使私人授旨于闽中诸当事，或起之田间，或唉以大位，或惧以显祸，冀结其欲而速其谋。有知其冤不肯从者，有身受其荐不忍从者。

朝选性刚介，不能容人过失。里中不平事，狷激言之。有宦家子，摸捏朝选手板，摭有司短长言于当道，朝选不知也。

时左布政劳堪以支放边戍月饷，搭新铸钱失军心，巡抚耿定向檄止之，语颇侵堪。适耿招朝选讲学，每咨以时政，堪疑朝选实中之。耿以忧去，劳代之。遂希居正意，乘是藉快己愤，阴遣邑令金枝，日夜捃摭其无情事以报。劳得之，大喜，以闻于朝。居正从中拟旨，削籍逮讯。堪得密报，遂驰戍卒，逮朝选下桌狱。不二日，毙之狱中。且谓朝选在川中得回生药，暴尸四五日，不得出，尸虫至出户。

朝选居官廉洁，以名节自砥砺，生平有学行、政事之称。致身卿贰而家故贫，尝有诗云："负郭原无半顷腴，山田新买百升余。里人莫笑清贫甚，欲学周黄恐不如。"林居十年许，一旦婴奇祸以死，士大夫无不扼腕冤之者。子兢讼冤阙下，居正矫旨杖八十，仍夺荫。其夏，居正暴卒，都谏李廷仪条其冤状，朝议堪回籍，继夺职。甲申，兢再讼父冤，有旨下堪狱，戍定海。未几，诏复朝选官，兢补荫如故。一时阿堪意锻狱及造谤者，俱相继窜逐。朝论犹以堪不正典刑，未快人心云。朝选善为文，所作有气岸，类其人。著有《芳洲摘稿》《归田稿》《续归田稿》。祀乡贤。

附录一

洪门慈淑朱氏为夫辨冤本

原任刑部左侍郎洪朝选妻臣朱氏谨奏，为奸恶朋谋阴计媚势杀陷全家，恳乞天恩亟赐剪治，以彰国法，以伸生死极冤事。

臣夫洪朝选，少登仕籍，历官三十年，中间权关督学，抚治东土，与夫条黄河，议王庄，颇效忠悃，荷蒙圣知，晋秩卿二。晚年解职，杜户读书，非敢有一毫贪昧苟且以干国宪，而得罪乡间如劳堪所奏者，此臣合邑士民所共亲见也。只因赋性刚直，不能容人过失，为仇恶刘梦龙、梦骀①等所忌。先年刘梦龙、梦骀与叶弦告争赌债，何巡抚②廉其事，将治之。疑夫中伤，乃构买奸党，诬奏臣夫。蒙孙御史③勘审无他，具题定夺矣。

---

① 刘梦龙，字国祯，号肖沂，浙江按察副使刘存德之子，福建同安东桥人。与洪朝选素有怨隙，洪朝选为知县金枝所逮送省，冤死狱中。其子洪兢因刘梦龙与金枝友善，故疑与刘梦龙兄弟有关，伏阙讼冤，讼词波及刘氏兄弟。刘梦龙挺身赴理，纾诸弟之难。梦骀，字国成，号应南，刘梦龙之弟，县诸生。洪案平反时，因波及而被褫青衿，外出逃难。后归家，杜门不出。

② 何巡抚，即何宽（1514—1586），字汝肃，号宜山，浙江临海人。嘉靖二十九年（1550年）进士，授南京刑部主事，历员外郎、郎中。隆庆元年（1567年）擢督察院右金都御史，镇抚福建。官至吏部尚书。卒，谥端裕。

③ 孙御史，当为孙鑅（1537—1592），字文秉，号鹤峰，浙江余姚人。隆庆二年（1568年）进士，初授知县，升任福建道监察御史。历任江西提学副使、参政、按察使，河南右布政使。终仕太仆寺卿。

近仇恶父、原任副使刘存德①死，自疑积恶将发，虑有夫在，思欲置夫死地。遂不爱万金之产，任状师逃军②吕应魁、林骐等为主谋画策，聚棍徒林子荣、叶国、林耀、叶崇宪等爪牙发纵搏噬，结衙恶陈策、吴达卿、袁端、李德等为心腹。透诱机关，出没告状，则有利嘴快牙许子才、汝正、周二仔、刘君谟、李复元等二十余奸。打点使用，则有细蜜便佞③吕造卿、林伯羽、黄履祥等二十余徒。知调任知县没利使气，乃以千金分家人荣宗、黄以考、履祥子全至家为寿。复遣伊男孟麟，百金拜为门生。自是称通家，宴饮追随，固若胶漆，而梦龙、梦骁等之谮④行矣。

适金枝隐报贼情，为耿军门⑤住俸⑥，遂谮夫所致，以激其怒。又金枝亲弟自县回家，梦龙计令家人以潮子省、王秀等带十余党于前途查点杠数，诡云洪侍郎差人，而金枝之怒益不可解矣。

疑形既开，怨隙既成，遂与吕应魁、林骐等入衙彀计⑦，五日方出。因思夫先年奉旨勘辽庶人狱，权臣⑧利辽庶人业者，欲诬以谋反大逆。夫穷究无实迹，以他典论罪归奏，权臣有不悦臣夫之意，而近者权臣恶言事诸臣，辄嘱地方官陷之死。梦龙、梦骁等计

---

①　刘存德（1508—1578），字至仁，号沂东，福建同安东桥人。嘉靖十六、十七年（1537—1538年）联第进士，初授行人，选浙江道御史，出松江知府，迁浙江按察副使，调广东海道兼番市舶提举司。著有《结鳌堂遗稿》，尚存世。

②　逃军，将领弃军逃跑。犹逃兵。

③　便佞，巧言善辩，心术不正、引人学坏。

④　谮，诬陷，中伤。

⑤　耿军门，即耿定向。

⑥　住俸，停支俸禄。

⑦　彀，圈套、罗网。彀计，谋划陷井。

⑧　权臣，指张居正。

议，惟此策可以死臣夫，遂诬臣夫与耿军门讲道，私议权臣匿丧①，及换臣夫与吴内翰、邹进士书，连络入京，广贿行间，命达之权臣。于是权臣果中其计，授意劳堪，急欲杀臣夫矣。劳堪不知为奸党之谋，密令摭拾夫短，益堕彼算。遂将完销奏词，架造无稽揭条，以左兴奏牍。

旨命未下，邸报未至，随集奸党林子荣、叶国等，捏名蓦告，照依款条以符同奏启。月前吕应魁对众扬言曰："同安有奇事，洪侍郎无几时人矣。"是劳堪之疏全出金枝，金枝之揭帖尽出刘梦龙、梦驹、吕应魁，上下合谋，陷夫以不白之冤，本末昭然可镜也。

且奉旨提问，原非拿问。而差把总杨昌言带兵三百名，金枝添之以兵快一百兵，刘梦龙助之以家丁于爵、王博、康富等数十人。五鼓围屋撞门，持刃迫寝，毁发扭辱，徒跣驱行至县门。刘梦龙、金枝得意敖美，星夜解府，幽禁冷铺二十余日。已而解省，两日夜驰五百余里，绝其仆从、衣饷。标兵露刃拥唱，群凶万状，挫辱到省，押送按察司狱，令狱官梁栋送入重囚柙中。又差中军官赍带锁封，非法凌虐，示无生理。幸副使谭启怜夫无辜受辱，力为唤家人洪宗全入监奉侍，仍幽置别所。

越宿午，夫不知作何身死，形容惨黑，面目非人，沿身发泡，十字勾曲，大肠突出。夫既身死，复谬言服九日丹诈死，挨延六日发涨，臭烂无证，方准收尸。又将棺柩封寄大中寺，差兵击柝环守。臣男望寺哭奠，仍被诸兵赶逐。沿街痛绝，泣诉无门。行道皆为夫家挥泪，搢绅②皆为夫家饮血。岂意臣夫叨列亚卿，身无他罪，一旦遭奸人之毒，遂凌虐至死，至于此极。岂惟国家所未有之条，亦古今所未闻之事也。

---

① 权臣匿丧，指首辅张居正在父丧期间未弃官守丧一事。

② 搢，插。绅，古代仕宦者和儒者围于腰际的大带。搢绅，有官职的或做过官的人，一般称缙绅。

后知公论难容，欲重夫罪以掩己过，密嘱赃败知府陆通宵①百计，罗织罪名，以复奉案。琉球失船题奏已有成案，而诬夫截贡。海洋劫掠被害并无人证，而诬夫纵党。或业在臣夫未生之先，概谓势占乡事。多臣夫在官之日，概诬主唆二仔。本男子，而谓妇人。张英仔七岁溺死，而谓迫奸。许氏族无其人，而谓姿色。林氏、蔡氏，三品淑人，而谓妓妾。至如许子才盗赃，王氏当官被夹，所供移坐夫弟朝冕，诬指朝夔、朝声，俱欲网尽。坐赌坐赃，革去微程，广开告讦之门，大收无稽之状。乙告甲，则曰洪党；甲诉乙，则曰洪党。凡所告，非洪姓者不准。甚至建宁距泉半月余程，谬告洪一、洪二，而状即准收，牵扯连及三千八百余人。刘梦龙、梦驹令牙爪子省伯渊、李荣、林必谦、陈显、吴十、李心泉、郑仁、谢兴等，买差顶票，谬指藏匿，恣意吓骗，被害千家，得银不数。锁押盈道，桎梏满狱，富者倾家，贫者鬻子，即党锢之祸不惨于此矣。

劳堪不为善类扶正气而为权势酬私怨，不为大臣惜名节而为大侠萃渊薮，以徒隶之辱施应议之臣，以提问之旨作拿问之举，是侮陛下之法也。

夫实死于非命，而疏云惧罪自缢；夫实尸骸暴恶，而疏云以礼殡之。夫臣夫生平所为，自反无可愧怍，且圣明在上，自有昭雪之日，何必自经于沟渎？五日不许收殓，十旬未加一漆，何谓以礼？是欺陛下之听也。根连株引，系累拘禁，悲怨之气郁而不舒，是虐陛下无辜之赤子也。

臣男洪兢，万里含冤，陈诉阙下。刘梦龙探知，飞报把总杨言昌，达于劳堪。乃遗千金，求其暗地扶持劳堪。阴遣承差数十辈，赍厚币兼程至京，视男所为，而设机伏窜以待之。搢绅闻其事，皆

---

① 陆通宵，武陵（今湖南桃源）人。万历五年（1577年）至十年任兴化知府。

为臣男必不复还。赖仁圣宥以不死，臣殊感激天恩，岂敢复行奏扰？但杀夫之冤未伸，旷古之惨未雪，臣夫地下之目未瞑也。

　　且迩见陛下振肃朝纲，录召言事诸臣，及追究御史刘台①冤死之事。臣夫虽非建言，然以不忍背朝廷亲亲之意，轻讯辽府，取忤权臣，竟为奸人所媒蘖②，以致杀身。今其死之冤，似亦不异刘台，陛下岂忍置之而不问耶？伏乞陛下特悯旧臣之大冤，遍恤赤子之无罪，将臣章奏敕下法司，将情节逐一查勘，辨锻炼之冤，推臣夫致死之由，庶造谋巨奸不至漏网，而生死怨气可无重结矣。臣不胜恐惧战栗之至。

万历十年　　月　　日

---

　　①　刘台，字子畏，湖广兴国（今黄石）人。隆庆五年（1571 年）进士，授刑部主事。万历初，改御史。巡按辽东，坐误奏捷，奉旨责备。万历四年（1576 年），上疏劾张居正。张居正大怒，上廷解辩。皇帝廷杖刘台并下诏狱，远戍且除名为民，后暴卒于戍所。次年，御史江东之为其讼冤，乃平反，赠光禄少卿。

　　②　媒蘖，亦作媒孽，酒母。比喻借端诬罔构陷，酿成其罪。

附录二

学静公奏疏

请御朝讲疏

都察院简较①洪兢，为恳乞圣明朝百官、御经筵②，以充圣德之纯，以图弭变之要事。

臣顷见礼部接出圣谕："兹者星象示异，天戒垂仁，咎在朕躬，深用警惕。大小臣工，各宜奉公率职，宣力分猷③。一切怠玩私邪、虚文积弊，务加洗涤，以称朕修实应天意。修省事宜，尔礼部查例举行。钦此。"臣一见不胜雀跃，庆幸宗社天下无疆之福也。

然臣深惟应天以实不以文，修省以行不以言。陛下感悟天变，惕然念咎，逐刑锐、焚刑具，左案书"忍"字，右案书"省"字，可谓以实而以行矣。然此得其小节，而于肯綮要领，尚背驰未合者。盖陛下有过而辄知悔，圣资之天纵也。既悔而复有过，圣学之疏阔也。陛下何不日朝百官之众，时御讲读之筵？夫明明在朝，穆穆布列，则燕僻之私不形于其躬；上穷邃古，下稽近世，则兴亡之训日警乎其耳。是以古先尧、舜诸君称神圣矣，犹必都俞吁咈④，

---

① 简较，亦作简校、检较，都察院官职名。检较是负责查核校勘事务的官员，为正九品。

② 经筵，汉唐以来帝王为讲经论史而特设的御前讲席。

③ 分猷，分谋、分管。

④ 都俞吁咈，本表示尧、舜、禹等讨论政事时发言的语气，后用以赞美君臣论政问答，融洽雍睦。出自《书·尧典》。

飏言赓歌①，忧勤惕励于庙堂。下至历代之英主，亦必坐朝问道而不懈，彼岂不知自暇逸哉？顾思木受绳则直，金就砺则利，博闻广采而日参省乎己，则知明而行无过矣。陛下诚采刍荛②、择狂瞽，以臣之言有可纳，奋然出御殿陛，日召三公九卿及讲读之臣，与之论今议古，臣见委贽之士、贞亮者多，圣世之朝愿忠者众。

宁无论及"禹恶旨酒"③者乎！夫人情多沉酣于酒，而大禹独恶之，其亦以甘洌醲醴乃腐肠之药，抑亦以彝酒崇饮酿丧德之端，陛下聆而惟之有补益矣。

宁无论及"窈窕淑女"者乎！夫人情多蛊惑女色，而文王必贞淑之女始迷之。其亦以蛾眉皓齿为伐性之斤，抑亦以妖姬孽妾实历阶之梗，陛下聆而惟之有补益矣。

宁无论及"乐正司业，父师司成，一人〔有〕元良，万国以贞"④者乎！夫天下有君矣，而建立储贰辅太子当早图者，其亦以将来社稷之计，系继体之主。而太子德器之成，在早教之功，陛下聆而惟之有补益矣。

其余拾遗补阙，赞勤圣德，难以枚举。臣故曰"朝百官、御经筵，为弭变之要也"，陛下若但托疾不出，长居深宫之中，则终日无及义之言，穷夜有昏醉之习，即夜气清明，善端萌动，将必牿⑤

---

① 飏言，高声朗朗地讲话。多用于臣下奏词。赓歌，酬唱和诗。

② 刍，割草。荛，打柴。刍荛，指割草打柴的人。

③ 禹恶旨酒，语出《孟子·离娄下》："禹恶旨酒而好善言。"释为：夏禹不喜欢美酒，却喜欢有价值的话。

④ "乐正司业……"句，语出《礼记·文王世子》，原句为"乐正司业，父师司成。一有元良，万国以贞，世子之谓也"。父师，指太师，即司成，又称大司成，太子的师傅，掌国学之教。司业为少司成。元良，大善，至德，后作为太子的代称。贞，假借为"定"。

⑤ 牿，古同"梏"。桎梏，束缚。

而亡之矣。牿之反复，将必蔽锢之深，谓"天变不足畏，人言不足恤"①矣。孟轲尝有山木之喻，盖谓此也。陛下三年以前，圣母一言，视如蓍龟②；旱魃③方见，布衣步祷，何励精也！使循是而不变，将驾唐、虞，轶夏、商矣。孰意其乃有不然者，以故水旱之灾流播，各省星变之异，垂象京邸。今陛下一念善心之萌，正群臣纳约自牖之会，小臣不胜区区之心，故不敢避出位之诛，进一言以渎天听，伏惟少垂察焉。臣不胜战栗待罪之至。

万历十九年闰三月

备陈冗寺蚕食疏

上林苑④右监丞洪兢，为遵新命循职掌，备陈冗寺蚕食，恳乞圣明议处，以保近畿生灵事。

臣窃惟百官任职，当恤百姓之苦，除害去蠹，必逢睿圣之君。君既睿圣，而地方有巨害，不以上闻，是谓失时。官在地方，而百姓有疾苦，漫不加意，是谓失职。

臣任上林苑监，凡上林苑监之百姓，皆臣之所当抚字者也。今见内寺冗多，日为封豕长蛇⑤以荐食之，臣实蒿目焉。臣荷朝廷任

---

① "天变不足畏……"句，即王安石"三不足"观点："天变不足畏，人言不足恤，祖宗之法不足守。"恤，忧虑。

② 蓍，草。龟，龟甲。古人以二者占卜吉凶。蓍龟，指代占卜。

③ 旱魃，古代传说中引起旱灾的怪物。

④ 上林苑，乃巨大的皇家园林，苑地在北京附近，东至白河，西至西山，南至武清，北至居庸关，西南至浑河。永乐五年（1407年）始置官署，原设十署，宣德十年（1435年）定为四署，即良牧署，牧养牛羊猪；蕃育署，饲育鹅鸭鸡；林衡署，种植果树花木；嘉蔬署，种莳艺瓜菜。设署官有左、右监正、左、右监副，左、右监丞。

⑤ 封豕长蛇，意思是贪婪如大猪，残暴如大蛇。比喻贪暴者。

使，既不敢嘿嘿失职。遭逢皇上聪明神圣，兹者且诏百官修其职业，又不敢嘿嘿失时。谨以冗寺骚扰之弊，及地方被害之迹，一陈之皇上之前。

上林苑四境分作四署，年供上用钱粮，凡食上之毛者，皆履亩而税。然犹曰为朝廷之百姓，出赋税以供朝廷，分宜尔也。今诸内寺何名而朘①民之脂膏也，且其诛求无厌，横敛无艺，年间所得钱财尤有倍于朝廷也。据嘉蔬署总甲魏栾等报称，原额太监一员，每年给银两二百余两。今添提督太监五员，又增银八百余两。本署原额金书等官五员，每员每年给银四十两，共二百余两。今添至二十五员，又增银八百余两。蕃育署报称，提督五员，年给银八百余两；内官六十七员，给银二千一百九十两。节仪、秋粮、黄米、麦、蒜、青草诸类，又约银千余两。良牧署报称，提督五员，年给银六百余两。节仪、寿礼，二百余两。内官五十员，年给银二千八百余两外，夏麦、秋粮、柴草诸类，又约银千余两。林衡署报称，提督五员，管事内官十员，每员每年给银四十两七钱，年共给银二百四十余两。今合四署而会计之，一年之中剥民不啻万金。嗟嗟！弹丸黑子之地，无名额外之征烦重至此，奈之何民不穷苦而悲怨也！

大抵驭民如驭马，然轻其任，节其劳，则迟速往还能如人意。若不量其筋力之所胜，惟肆鞭策，则马不踬而仆也几希。

数年以来，杨柳诸营民逃亡尽矣。苟不速为区处，恐逃亡者相踵也。臣查得嘉靖九年锦衣卫百户随全、果户张雄等奏为去冗官、招逃户，以供荐新事。该户部具题，奉穆宗皇帝圣旨："这项官员委的过多，夺利扰民。所裁革依拟，着司礼监选择廉静可用的，每署四员监督管理。其余便都着取回别用，不许姑息。钦此。"伏望皇上念祖宗之良规，皆后人之准绳，敕下户部公议，或限其员名，

① 朘，剥削。

或节其供给，或禁缉其扰害，务使处置得宜，立为成规，以行臣等遵守。则上林苑监百姓蒙圣恩之浩荡，等天地之复载矣。臣不胜恳切祈望之至。

万历二十五年二月初二日

奉圣旨："户部知道。"

名色烦多民力凋尽疏

上林苑监右监丞洪兢，为名色烦多，民力凋尽，恳乞圣明体天子民，更张善治，以奠民生事。

臣窃惟天之爱民甚矣，其民生不能自治，故生人君以治之。是君者，上为天之子，下子天之民者也。溯观尧、舜、禹、汤、文、武之为君，其治效不曰时雍①，则曰风动②；不曰弼成③，则曰允殖、曰永清④。皆能体天爱养元元之意。故仁与天地并流，名与金石相倾也。

今天畀皇上之位，即天畀尧、舜、禹、汤、文、武之位，况皇上天纵聪明，卓越千古。苟轸念民瘼，精励求治，则二帝不足三，三王不足四也。

臣任上林苑，见百姓食犬彘之食，父子共牛羊之衣，其困极矣。臣谨条其苦之由，愿皇上体天而拯救之。

彼其春生夏长，秋收冬藏，时序然也。至于花草、果蔬之属，亦莫不有时。今皇上之宫中，奇花悦目，瓜果适口，尽时物哉？由富于财者设奇法以种之，时风日以养之，其费不赀，以人巧而夺天

---

① 时雍，指时世太平。
② 风动，教育感化。
③ 弼成，辅佐以达到目的。
④ 允殖，生息繁衍。永清，让天下永远安定、和谐、清宁。

工者也。皇上试观宫中之圃畦，其生意何如也，推类而闾阎可识矣。夫以民间所无而责之使办，其势必与富而种者市，民安得不典卖而穷也？国家赋法大抵什一，罕有十二三者。今署中科敛，姑无望其什一，求其止于什二三而不可得矣。有大官钱，有小官钱，计一亩所输至银二三钱，甚至四五钱。夫一亩岁收不过一石，今悬罄而取之，是使民露体涂足，终年尽四肢之敏者，而竟无担石以糊口也，甚至家破产荡。无地可耕，而名在果户、身在土著者，亦当肩担背负佣雇以完官钱。兴言及此，良可悲伤！

　　我成祖置上林苑，闻诸父老曰："指为龙袖郊民①，宫女杂扰，悉皆蠲免。"德至渥也。今世远法湮，至有驱民为商人者。商人之法，先责其供，后偿其值。署民既贫，焉能市物以上供？署民又愚焉，能通贿以求值，势必至于赔累顿踣而为沟中瘠也。伏愿皇上自念不虚生，天将赖皇上以开太平。其心思智虑不必用之他，而惟博施济众，以追尧、舜、禹、汤、文、武之轨。敕下户部，稽闾阎生植之常，核瓜果成熟之候，定荐新之期，立品物之数，拨顷亩之籍，编赋徭之法，禁无名之征，革商人之扰，使四署之民除急公奉上之外，稍有赢余，以仰事俯育。则圣泽之流也，与帝王齐驾，若汉、唐、宋诸君，皆瞠乎其后者矣。臣不胜激切祈望之至。

　　　　　　　　　　　　　　　万历二十五年二月初二日奏

请定皇太子冠婚疏

　　上林苑监右监丞洪兟，为冠婚大典，时不容缓。恳乞圣明俯采

---

　　① 龙袖，指京城。元张国宾《合汗衫》中有"俺本是凤城中黎庶，端的做龙袖里骄民"，顾肇注："凤城、龙袖都是指京城。"宋代，住在京都的人享受许多特殊待遇，被称为"龙袖骄民"。此龙袖郊民乃指住在京城近郊的百姓。

舆论，及时举行，以重本联情事。

　　臣窃惟皇上聪明天纵，慈孝性成，自皇长子讲学以来，为择良师傅及诸坊局之选，加时扶悉，无不周详，职颂圣德久矣。然窃以为时所当急者，不可忽以为缓；礼有至巨者，不可忽以为细。今皇长子冠婚一节，该部按礼以请，台谏交章，辅臣密启，无非欲灵承盛典，以广圣慈。乃踌躇岁月，至今未决。夫惟和气可以致祥，亦惟家齐而后国治、天下平。一气之联，孰有如父子者？而长子尤精神气脉，得之最先。一家之亲，孰有逾父子者？而长子尤纲常名分，责之最重。即一士庶家人耳，厥子成立，辄召客置酒为之冠婚，喜气欢腾，而家因以昌。况上系天地祖宗之托，下系中外臣民之观，远摄四夷、外国之望，如皇长子之冠婚者乎？皇上如以为时姑可缓也，则文王十二而冠，成王十五而冠，今皇长子英龄已十七矣。揆以顺天之序，叶人之纪，莫有急于此者。如以为礼无甚巨也，则三加以后，古有谒见祖庙之仪，有圜丘、方丘[1]祭告之仪，有入太学、东学、南学、北学[2]之仪，典礼辉煌，赫奕天地，莫有巨于此者。且职尝忆皇上正位东宫时，元辅徐阶进曰：“殿下宫中读何书？”皇上喜甚，即数以所读之书，并劳其勤劳之意。臣父洪朝选叨在刑部左侍郎，回述其事，因叹皇上得纳言之道，徐阶得师保之义。一时父子举手加额，深幸得逢其盛也。职谨逆数皇上册立之年方尔六岁，由此知皇上今日英明神圣，卓越千古，皆由圣祖隆重国本，蚤责皇上以成人之道，故皇上造诣至此也。

　　方今大小臣工延颈企首，仰望盛举，而皇上爱子之情又无所不

---

　　①　圜丘，皇帝举行冬至祭天大典的场所，又称祭天坛。方丘，古祭地祇之坛。

　　②　太学、东学、南学、北学，设在京城的最高学府。相传夏、商、周三代的最高学府内分东西南北四学和太学。

至。夫情有所不容已，则礼有所不容缓。伏望皇上蚤赐俞允①，承天叶人，择日举礼。则此举也，天地祖宗，中外远迩，无不欢慰，而我皇上之心亦必有快然乐者。皇图巩固，圣寿无疆，敢以为和气之祥，齐家之应矣。臣不胜激切祈望之至。

万历二十六年二月二十六日奏

劾兵马司高正大疏

上林苑左监丞洪兢，为铜臭俗品，弁髦②君命，谨述穆宗纶音③，以备处分事。

我成祖定鼎燕畿，设上林苑，征四方之军，聚之其中，责其赋税，有大内之供，有太常之供，有光禄之供。穆宗念其苦，隆庆五年间，从林衡署署丞管登第之请，而下诏曰："这果户委果贫难房号，准优免。都察院知道。钦此。"自是之后，果户之房号无敢问者，非果户之能使人不敢问也，有圣旨在也。今有兵马司吏目高正大者，志在苞苴④，索果户之财贿，方许优免。果户恃有圣旨，抗辨不从。高正大狼贪不遂，变而假虎威，徒知小民之易虐，罔恤大君之有命，造饰虚词，激怒上官，致果户十余人各被重刑，并令之认房号一半。夫房号而取其半，尚亦以圣旨有踌躇却顾之意。然既经钦准事例，即有意见，欲有改更，亦当请旨，奈何不一奏知而径情直行也？彼纳粟之徒，得一官则操左券而责偿，其无所顾忌，不足怪者。乃吾业儒家，挂名仕籍，则思致君之义、君之美，则将顺之不暇，如免果户之房号，非穆宗皇帝之美乎！不一将顺之，何

---

① 俞允，即允诺。多用于君主。
② 弁髦，鄙视。
③ 纶音，帝王的诏书旨意。
④ 苞苴，指包装鱼肉等用的草袋，也指馈赠的礼物。此处有贿赂之意。

也？臣叨上林苑之官，独念前之人能请圣泽流沛于地方，至臣之身为兵马所梗，至圣泽壅阏而不流，臣之耻也，臣之罪也。故谨以事情上闻，伏乞敕下部院，详加议处。穆宗之旨意应否遵行？违旨之兵马应否处分？则光昭先帝之令德，而圣德益光，彼贪肆之吏亦或知警矣。臣不胜战栗待罪之至。万历二十九年十月十一日奏。

奉圣旨："果户既有特旨免房号，着照旧优免。高正大这厮玩视背违，着锦衣卫拿送镇武司，好生打着，究问了来说。"

公己亥迁左监丞，苑中果户例以给蔬品得免房号，而高兵马倚御史某索取不厌，内官复滥踞四署间，岁剥民利万余缗，莫谁何。公首劾兵马，词连御史，他日又上疏请革诸宦者。上立杖兵马，削其官，御史寻谪。

请议加蠲恤疏

上林苑监左监丞洪兢，为霪雨为灾，庄民失望。恳乞圣明轸念，议加蠲恤①事。

臣惟大君者，上为天之子，下子天之民。为天之子，则当体上天爱民之意，留心抚字，恤其灾困，以尽为民父母之道。

我成祖定鼎燕畿，设立上林苑监，征四方之军耕种其中，不惟光禄有供、太常有供，而时节荐新且至御前矣。故成祖呼之曰"龙袖效民"，盖优爱之加齐民一等也。

臣任上林苑监，经今十载，数年以来，天时颇登，供输无缺。今值霪雨连月，房屋倒塌，禾蔬果蓏之属漂流者有之，浸灌者有之。臣本月十一日入衙门，百姓哀号告灾伤者接踵盈庭。在嘉蔬署，百姓则欲减其瓜茄；在林衡署，百姓则欲减其果品；在蕃育

---

① 蠲，免除、去掉。恤，救济。蠲恤，免除赋役，赈济饥贫。

署，百姓则欲减其鹅、鸭；在良牧署，百姓则欲减其子粒①。臣呼而慰之曰："日者朝廷捐金十万赈济京师被灾之家，顺天巡抚刘四科题灾伤，奉圣旨：'畿辅灾伤重大，户部看了来说。钦此。'圣明留意民瘼如此，汝百姓何患恩不下及？"诸百姓皆呼万岁而退。臣惟上林苑地方，即京畿界内。京畿有灾，则上林苑之有灾可知；京畿当恤，则上林苑之当恤可知。伏愿皇上一视同仁，敕下户部，破格蠲免。在朝廷费无锱铢，在百姓则转死为生，滨②流离而安居矣。臣不胜祈望待罪之至。

万历三十二年七月二十日奏

请议调贤属疏

上林苑监左监丞臣洪就，为议调贤属，以任烦剧，以抚疲困，以激励天下事。

臣惟用未试之士，不若用已试之士。未试之士，其贤否未可知。若已试者，其操守、其才干已耳而目之矣。故欲为地方得人者，惟用已试之士为得也。

今蕃育署缺署丞，此一方钱粮，有进大内者，有输光禄寺者，视他署尤为烦难。加以二年水涝，民多菜色，催科③既不可以已，抚字尤当劳心。欲为此一方计者，不可不择人也。嘉蔬署有署丞谷茂枞者，操守知严，政事详慎。至其一念爱民之心，出于真诚，每以地方疾苦，向臣言之。臣阅署官多矣，如谷茂枞之有志于民者实鲜，臣心叹服焉！今蕃育署丞缺，愿皇上调而授之。夫使四方之士争奋于功名者，要在有道以风之。今以一命之微，皇上任以理烦抚

---

① 子粒，泛指粮食。
② 滨，濒。
③ 催科，催收租税。

困，则彼见知者，必益修职业，以不负皇上之知，四方即闻风鼓舞，孰不拔濯以庶几知遇？是以一举而庶职劝，激励天下之机端在是矣。伏愿皇上敕下吏部再加体访，如果臣言不谬，将谷茂枞调蕃育署署丞。则官既得人，不惟职事就理，贫困者有所怙恃，而且寓激励天下之机矣。臣不胜恐惧待命之至。

万历三十三年三月十五日上

奉圣旨："吏部知道。"

谨陈苑中颠末疏

上林苑监加服俸二级左监丞洪兢，为圣明申饬旧制，庄民冀沐均沾，谨陈巅末，仰祈圣裁事。

臣近接邸报，见天寿山守备李浚为越境朦胧扳报重役，前后难支等事。奉圣旨："这奏内刘闰奎既系皇庄庄头，何得派当在京商役，准照例豁免。该部知道。钦此。"臣思上有轸念民瘼之君，而地方疾病，漫不以闻，是为罔上；官在地方，而百姓苦累，忽不加意，是谓溺职。

上林苑监之民，有御前之供，有祭祀之输，有大官之输，是即所谓皇庄者。谨历陈始末，上渎圣听。我成祖定鼎燕畿，设上林苑监，征四方之军种植其中。闻诸父老，成祖指之为"龙袖郊民"，盖爱之加齐民一等也。迩年以来，州县奸民巧计移害，混报草料，商人良牧之人，重受其困。夫商人之来旧矣，诸所供役于国家者，班班可考，例皆民也。上林之众，现隶兵部，每岁勾摄①，悉皆军也。军、民之籍属既殊，差徭之规制自别，以故林衡、嘉蔬、蕃育，皆上林苑监地方，自建置以来，安业如故。而独使良牧之民，金报商人，良可悯也。即役所当役，然至民不堪命，当改弦易辙，

---

① 勾摄，处理公务。

以苏其困。况今役非其役，忍令横征日蹙，而不为之所也。臣初任时，曾见内官宗印云彼掌署时，金商人①才马、胡、高、万四家，而今乃渐加至三十九人矣。今宗印尚在，可召而问。皇上体天爱民，动称法祖，将使穷檐菩屋②之下，莫不欢呼歌舞，共庆更生。适伏睹明旨加惠于庄头闾奎，是臣为庄民请命之秋也。伏乞将臣所奏敕下户部，追稽祖宗之制，严核军民之籍，详查差役之法，以苏息上林苑监之民。即不能尽蠲，惟如嘉隆年间止派四家，令众人轮流趋役。则宽一分而受一分之赐，上林之民，其少瘳矣。臣不胜惶悚待命之至。

奉圣旨："户部知道。"

户部复，奉圣旨："准马胡、高、万四家轮流趋役，余照旧优免。"

问 安 疏

上林苑监左监丞洪就为问安事。

臣于本月十五晚闻圣体偶尔违和，十六日，臣等正欲具疏问候万福。伏闻皇上立召辅臣及九卿诸臣至隆宗门，传云圣体犹未平。臣等仰惟我皇上为天地神人之主，自应福祉骈臻，麻祥萃集，稍加珍摄③，即获万安。乃臣等区区犬马之心，眷恋难已。伏愿皇上凝定元神，保合太和，以应中外臣工兆庶之望。臣等无任瞻仰祈祝之至。为此具本亲诣文华门叩头问安，伏候敕旨。

万历三十年二月十六日

奉圣旨："礼部知道。"

---

① 金商人，办内府器物，金名以进之商人。
② 穷檐，茅舍、破屋。菩屋，草席盖顶之屋。
③ 珍摄，保重身体。

又问安疏

又为问安事。

臣等先时已两次具奏，恭候万安。伏思我皇上日来凝神静摄，保合太和①。顺豫一动，解泽四流。申祐自天，休嘉兹至②。永培寿元，永绥吉祉。但小愈之始，更宜珍摄。伏愿皇上益加毖慎澄虑③，平情怡神，养性以笃天颜。臣等身在外廷，瞻承无自，心驰御榻，摇旌莫已，犬马微情。不胜虔祈恳祷之至。

奉圣旨："礼部知道。"

告病乞休疏

上林苑监加服俸二级左监丞洪兢，为暴感风寒，病势甚剧。恳乞休致④，以全余生事。

臣一介草茅，叨蒙圣恩，得挂仕籍。因臣父洪朝选任刑部左侍郎时，往勘辽王时事，不徇权臣之嘱，遂被陷害。臣上疏鸣冤，遂并波及。后皇上采御史言，怜臣父子，复臣父官爵，拔臣于编民⑤之中。复可臣奏，追究罪人。臣感激圣恩，如天之高，如地之厚，无有穷极。故每每效犨，冀欲有所报效，勉守职掌，不敢有所顾畏。今任上林苑十年余矣，顾臣命薄，一旦失调，二竖⑥频侵。自

---

① 保合太和，出自乾卦《彖传》"保合太和，方能利贞"，意思是保持住全宇宙间万事万物阴阳和谐的最高状态。

② 申，通"神"。神祐，即神仙保祐。休嘉，美好嘉祥。

③ 毖慎，谨慎。澄虑，澄清思虑。

④ 休致，官员年老退休去职，即将职位还给朝廷之意思。

⑤ 编民，编入户籍的平民。

⑥ 二竖，语出《左传·成公十年》："公梦疾为二竖子。"后用以称病魔。

此饮食少进，形容俱惫，惟日夕偃卧床褥间。伏乞皇上赐臣休致，苟臣徼天幸，得延残喘，与田父、野叟歌圣德、祝圣寿，为圣世之民，臣之至愿也。苟数穷途尽，亦遂丘首①之志矣。臣不胜战栗待命之至。

　　　　　　　　　　万历三十三年三月二十八日上

　　奉圣旨："吏部知道。"

---

　　①　丘首，相传狐死时必正首向故丘，后因以喻怀恋故乡。

附录三

为遵示呈缴恳恩采详事[①]

为遵示呈缴，恳恩采详事。

祖洪朝选，嘉靖辛丑进士，历官刑部左堂，锡予祭葬，崇祀乡贤。次崖、荆川[②]遗所书书，紫溪、遵岩[③]是其友善。政绩重于当时，气节垂诸史乘。生平所著卷帙颇多，但镂板火于海氛。去年圣主访求遗书，适有嫡孙挟游他处。迨其带回，缓不及缴。幸逢仁宪示谕，谨将文集六卷并汇他书者集为一卷，缴验呈明。叩乞宪天大老爷，云汉为章[④]，恳施采辑之恩，阐发幽潜之德，则前光有报。切呈。

乾隆四十年　月　日呈

---

① 此文当为乾隆皇帝为编撰《四库全书》而下令征集民间藏书时，洪朝选后人于乾隆四十年（1775年）将洪朝选的文集呈缴给官府而写的呈文。

② 次崖，即林希元。荆川，即唐顺之，号荆川。

③ 紫溪，即苏浚，号紫溪。遵岩，即王慎中，字道思，号遵岩。

④ 云汉为章，像银河一样辉煌灿烂的文章。

　　县主邬①批：集中诗文清真雅洁，自可与荆川、熙甫②拮抗，同为前明一代作手。惟是志略、记、序，然与著书羽翼经史有间，非现在皇上征求之意。若晋之上宪，或至发还遗失，转不如藏之笥箧中，长为家乘之光；付诸名山，永作儒林之秘也。文集渐留阅，令候给发。

──────────────

　　①　县主邬，当指同安知县邬维肃。邬维肃，贵州清镇人。优贡出身，乾隆三十一年（1766 年）任福建永安知县，乾隆三十四年（1769 年）六月任同安知县，乾隆三十八年三月回任。此期间历官罗源知县。乾隆四十年（1775 年）正月，再回任同安知县。乾隆四十一年，升台湾府海防兼南路理番同知。历建宁知府，乾隆四十七年（1782 年）转任泉州知府。

　　②　熙甫，即归有光（1507—1571），字熙甫，又字开甫，别号震川，江苏昆山人。嘉靖四十四年（1565 年），六十岁方中进士，官至南京太仆寺丞。为明中期散文家，崇尚唐宋古文。散文风格朴实，乃唐宋派代表，与唐顺之、王慎中并称为"嘉靖三大家"。

洪芳洲朝选先生年谱

陈 峰 编

洪朝选（1516—1582），本名舜臣，字汝尹，号芳洲，别号静庵，同安翔风里十三都柏埔庄（今翔安区新店镇洪厝村）人，柏埔庄洪氏十二世孙。朝选之名，为乡贤林希元所赐，取其为朝廷所选用之意。原配林氏，早卒，无出，赠淑人。继配蔡氏端淑淑人，再娶朱氏慈淑淑人，侧室丘氏。

太祖父洪均才，字美卿，同安翔风里十三都柏埔庄洪氏六世孙。太祖母林氏。

高曾祖父洪崇仁（1341—1400），字博学，号东野先生，洪均才之长子，同安翔风里十三都柏埔庄洪氏七世孙。高曾祖母林氏。

高祖父洪廷璋（1373—？），洪崇仁之次子，同安翔风里十三都柏埔庄洪氏八世孙。高祖母程氏。

曾祖父洪源浩，号弘斋，洪廷璋之次子，同安翔风里十三都柏埔庄洪氏九世孙。曾祖母叶氏。

祖父洪菣宾（1434—1503），字建中，号简轩，洪源浩之长子，同安翔风里十三都柏埔村洪氏十世孙。以孙贵，诰赠通议大夫、刑部左侍郎。祖母黄氏。

父洪溱（1496—1578），字体清，号郑川，洪菣宾之三子，同安翔风里十三都柏埔庄洪氏十一世孙。因子贵，初诰封通议大夫、南京户部山西清吏司郎中，再封都察院副都御史，三封刑部左侍郎。母叶氏庄懿孺人（1496—1578），同安岭下人。因子贵，诰封宜人。生子三：朝选、朝夔、朝冕。

弟洪朝夔，字汝一，号拱山，岁贡生。弟媳吴氏。

弟洪朝冕，字汝穆，号端斋，邑廪生，赠文林郎。弟媳叶氏。

明正德十一年丙子（1516 年）　　一岁

八月二十九日，出生于福建泉州府同安县翔风里十三都柏埔庄。

是年秋，乡贤前辈林希元乡试中举。林希元（1481—?），字茂贞，号次崖，世居福建同安翔风里十三都麝浦（今厦门翔安区新店镇垵山社区山头村）人。其侄女后嫁与洪朝选。

明正德十二年丁丑（1517 年）　　二岁

前辈林希元登进士第，授南京大理寺评事。

明正德十三年戊寅（1518 年）　　三岁

明正德十四年己卯（1519 年）　　四岁

生而早慧，已能读书识字。父亲授以千字文，能背诵不漏。

明正德十五年庚辰（1520 年）　　五岁

年渐长，父洪溱教之渐紧，学亦愈进。

明正德十六年辛巳（1521 年）　　六岁

三月，明武宗驾崩。死后无嗣，遗诏其堂弟、兴献王长子朱厚熜继承皇位。

明嘉靖元年壬午（1522 年）　　七岁

正月，明世宗朱厚熜改元嘉靖。

天资卓越聪慧，记忆尤佳，读书不过数遍，却能背诵无误，尤善诵诗。父洪溱知其可造，乃专心乡居教子，不尚仕途，以布衣终其身。

明嘉靖二年癸未（1523 年）　　八岁

是年，妻蔡氏端淑出生于泉州府晋江县安平屿头蔡家。父蔡田，号双崖，从商。母黄氏。

前辈林希元因与上司意见相左，被劾，谪授直隶凤阳府泗州判官。

明嘉靖三年甲申（1524 年）　　九岁

是年，汀漳盗起，波及同安。同安知县周惟曾率兵剿之。

明嘉靖四年乙酉（1525 年）　　十岁

好读书，善属文，不喜嬉玩。父洪溱督之益勤，期望其能成大器。

乡贤王慎中乡试中举。王慎中（1509—1559），字道思，初号南江，更号岩，福建晋江安平人。其女后嫁予洪朝选三子洪况。

明嘉靖五年丙戌（1526 年）　　十一岁

乡贤王慎中进士及第，次年授户部主事。

明嘉靖六年丁亥（1527 年）　　十二岁

九月，前辈林希元起用为大理寺寺副。

明嘉靖七年戊子（1528 年）　　十三岁

从业师王佐读书。王佐，字子才，号白石，福建同安翔风里人。嘉靖元年（1522 年）举人，初知睢州，时值黄河决堤，竭力防御，睢州得以平安。擢高州同知，入为南京户部员外郎，出为两淮都转盐运使司盐运使。及卒，王朝选作《祭王白石业师文》。

夏，前辈林希元升任广东按察司佥事，管盐、屯二政。

明嘉靖八年己丑（1529 年）　　十四岁

肆力于所学，文辞大进，时有佳作。业师王佐极嘉许，称其将来必成大器，前途未可限量。

王慎中改礼部祠祭司主事。世宗建四郊举行郊祀，王慎中制大祀诗八章，文声大振。

明嘉靖九年庚寅（1530 年）　　十五岁

八月，林希元擢任南京大理寺右寺丞。

明嘉靖十年辛卯（1531 年）　　十六岁

以诗谒见林希元。时林希元赴南京大理寺右寺丞任，途经故乡，见其所作诗文，甚为器赏，携其往南京任上，并授以《春秋》。

明嘉靖十一年壬辰（1532 年）　　十七岁

居南京，从林希元学习诗文。

王慎中主考广东返京，转任主客司员外郎，不久改调吏部验封司，旋晋郎中。王慎中抵京后，与唐顺之相识，并与李开先等名士交游，切磋文章。因文学主张一致，自成一派，有"嘉靖八才子"之称。唐顺之（1507—1560），字应德，常州武进人。是年中进士，选庶吉士，授兵部武选司主事，荐翰林院编修。学问渊博，为嘉靖八才子之一。

明嘉靖十二年癸巳（1533 年）　　十八岁

居南京，娶林希元侄女林氏为妻。

明嘉靖十三年甲午（1534 年）　　十九岁

居南京，林希元令其与缙绅长者游，崭露头角。

秋，回闽赴乡试，未中。后致书林希元，林希元复信云："大器无速成，未见，非子之幸也，惟当勉之耳。"

明嘉靖十四年乙未（1535 年）　　二十岁

苦读于乡之狮子岩寺。狮子岩寺位于同安柏埔庄之西方，又称西岩，一名普陀岩。寺门朝东，其形状如雄狮之首，故名为狮子岩。

春，王慎中因事贬谪为常州通判。

六月，林希元被谪为广东钦州知州。寻升广东北海道金事，兼管兵备。

拜谒回同安小住的林希元，鼓励其立志上进，毋徒空言。

明嘉靖十五年丙申（1536 年）　　二十一岁

是年，闽南饥荒。

王慎中出任山东提学金事。后升江西参政、河南参政。

明嘉靖十六年丁酉（1537 年）　　二十二岁

秋，乡试中举。同榜有林大梁、刘存德等共六名同安生员。林希元在钦州任上得报，欣喜不寐。林大梁，字以任，号双湖，福建同安嘉禾里（厦门岛）塔头人。后与洪朝选成莫逆之交，并结为姻亲。刘存德，字至仁，号沂东，福建同安积善里后浦人，住同安东桥。其母为后叶叶氏，为同安佛岭分支。而洪朝选之母为同安岭下叶氏，亦为同安佛岭分支，故有姨表亲戚。然刘、洪两家因间隙而成积怨，于后辈引发一段怨仇。

秋，元配林氏因染时疾病逝。后受赠为淑人。

明嘉靖十七年戊戌（1538 年）　二十三岁

与乡试同年、挚友林大梁共赴春闱，会试双双落第。

刘存德进士及第，累官至浙江道御史、南康知府。

于京师相遇同乡蔡宗德。蔡宗德（？—1550），字懋修，号兼峰，福建同安浯洲平林（今属金门）人。嘉靖十年（1531 年）举人。

明嘉靖十八年己亥（1539 年）　二十四岁

居家攻读，学品大进。

林希元升广东按察司佥事。

明嘉靖十九年庚子（1540 年）　二十五岁

夏，林希元奉兵部尚书毛伯温之命，往漳、泉等处募兵船，顺道过家，见其学业，极为赞誉。

秋，再次北上赴会试。临行前，林希元为之易名为"朝选"，寓为朝廷所选用之意。后遂以名，并作五言古诗《外子洪舜臣将赴留都以诗为别走笔和之》以祝。是以女婿视之。

入京途中，于河北良乡遇入京等候考满授职的周怡，相交甚欢，结为友。周怡（1506—1569），字顺之，号讷溪，浙江太平人。嘉靖十七年（1538 年）登进士第，授顺德府推官。

张居正应乡试及第，成举人，时年方十六岁。张居正（1525—1582），字叔大，号太岳，幼名白圭，湖广江陵（今湖北荆州）人，故称之"张江陵"。

明嘉靖二十年辛丑（1541 年）　二十六岁

正月，王慎中因忤大学士夏言而落职。晚年居家，专事古文著作。

三月十五日会试，以二甲二十四名登进士第。林希元得报，益喜不寐。同为同安籍的许廷用亦中进士。许廷用，福建同安后浦人。由河南籍应试，嘉靖十九（1540 年）、二十年联捷进士，授新喻知县。

再娶晋江安平蔡田之女端淑为妻。蔡田，字双崖，福建晋江安平人。

同年挚友林大梁会试落第，遂选浙江宁海知县。于宁海任上，筑城墙御倭寇有功。

冬，林希元罢官回乡闲住，时年六十岁。

是年，倭寇侵犯同安莲河、东园、珩厝诸社。

明嘉靖二十一年壬寅（1542 年）　　二十七岁

授南京户部山西清吏司主事（正六品），榷税杭州北关。夫人蔡氏同行，林希元作《送芳洲洪子之任南都序》及五言古诗《外子洪舜臣将赴留都以诗为别走笔和之》以贺。

是年，长子洪谠出生。

友周怡升吏科给事中，以诤言下狱，放归为民。

明嘉靖二十二年癸卯（1543 年）　　二十八岁

调任南京户部湖广清吏司主事，署员外郎，仍任榷税杭州北关职。以廉洁著称。其主持浙关，采用轻税便商政策。每年所课税额，盈额而止，任商船自由往来，不再课征。废除一切陋规，凡属公款，丝毫不染，且以私费接待过往税吏。

明嘉靖二十三年甲辰（1544 年）　　二十九岁

仍榷税杭州北关。

是年，次子洪某①出生。

为同僚郑普整理同僚题名作《南京户部湖广司题名记》。郑普

———————————

① 洪某，缺知名。

（1495—1550），字汝德，号海亭，福建南安人。嘉靖十一年（1532年）进士，授无锡知县，入为南京户部湖广司郎中。后官至云南知府。

同乡友、亲家蔡宗德选授广州通判，丁艰后起台州通判。

八月，内阁首辅翟銮削籍。皇上加严嵩为太子太傅，晋升内阁首辅，时六十五岁。

明嘉靖二十四年乙巳（1545 年）　三十岁

榷税杭州北关已满三年，调南京户部山西司，署郎中事。

为同僚林以谦整理同僚题名作《南京户部山西司题名记》。林以谦时任南京户部山西司郎中。

为同僚陈光华擢云南知府而撰《送陈太守序》。陈光华，字道蕴，福建莆田人。嘉靖八年（1529 年）进士，授祁门知县。丁内艰归，复补溧水知县，转南京户部郎中。秩满，擢云南知府。

是年，长子洪谠和次子洪某①相继夭折。

八月，严嵩晋少师。

九月，皇帝微觉严嵩处事专横，思用夏言。适大学士张璧卒，乃召命起夏言为少师兼太子太师、吏部尚书、华盖殿大学士，居首辅。严嵩退居次辅。

明嘉靖二十五年丙午（1546 年）　三十一岁

实授南京户部郎中（正五品）。旋调任南户部四川司郎中，夫人蔡氏封宜人。

五月十四日，子洪兢出生。因前二子夭折，故洪兢成为长子。

明嘉靖二十六年丁未（1547 年）　三十二岁

因病辞官，客居毗陵僧舍。因念学未足，与安如石同学于唐顺之门下，获益良多，文格大进。安如石，字子介，号胶阳，江苏无锡人。国子监太学生。

---

① 洪某，缺知名。

与常州吴性交游，作《寓居钟派溪草堂答吴寓庵》诗二首和《寓居吴寓庵园序》。吴性（1499—1563），字定甫，号寓庵，常州宜兴人。嘉靖十四年（1535 年）进士，授南阳府教授，迁南京户部主事。告归建天真园，与朋友咏游其中。

是年，张居正进士及第，入翰林院任庶吉士，时年二十三岁。

明嘉靖二十七年戊申（1548 年）　　三十三岁

归同安养病，闲居读书。

七月，至安平王慎中家，与其相互论学，成莫逆之交，多有赋诗唱和。王慎中有《洪芳洲养疾山中惠访草堂因而留馆》《游清源山同洪芳洲（二首）》《小营道中寄洪芳洲》等诗相赠。

七月初六日，长媳、邑廪生郑汝霖之女郑氏出世。

八月，与王慎中、黄淑清同游于金溪。王慎中有《金溪游记》。

是年，次子洪祝出世。

明嘉靖二十八年己酉（1549 年）　　三十四岁

病愈，赴南京，补吏部稽勋司郎中。林希元作《洪芳洲病痊赴部二律》赠之。

王慎中作七言律诗《寄留都勋部洪芳洲》赠之。

同年挚友林大梁于宁海筑城御倭有功，调任广东化州知州。又调河南考城任职，后因得罪显贵罢归。

张居正授翰林院编修，时年二十五岁。曾上疏痛陈时政之弊，深得礼部尚书徐阶之重视。

明嘉靖二十九年庚戌（1550 年）　　三十五岁

续任南京吏部稽勋司郎中。其祖父洪蕤宾及其父洪溱，因孙、子贵，受诰封奉政大夫、南京户部山西清吏司郎中。母叶氏诰封宜人。

是年，三子洪况出世。

同乡友、亲家蔡宗德调任梧州通判，尚未赴任逝世。

十二月，林希元上《改正经传以垂世训疏》，同时呈上所著

《更正大学经传定本》一册，《四书存疑》一十八卷十册，《易经存疑》一十二卷八册，请刊布颁学宫。皇帝见之不悦，诏焚其书，并令福建巡抚予以收鞫，削籍为民。

明嘉靖三十年辛亥（1551年）　三十六岁

正月，内阁首辅严嵩身为重臣，公然受贿。锦衣卫经历沈炼上疏劾严嵩贪婪、谀谄、误国、殃民十大罪状。皇帝怒其诬蔑大臣，罚之数十大板，谪戍保安州为民。沈炼既被谪，其他言臣咸慑嵩威，不敢再言。

明嘉靖三十一年壬子（1552年）　三十七岁

在南京吏部稽勋司郎中任上，寄书福建提学副使朱衡，陈述宋代同安主簿朱熹事迹，倡修文公书院。朱衡欣然应从，并率林希元亲往勘察，由是前堂后寝，焕如奕如。完工后，林希元为撰《重建文公书院记》。朱衡（1512—1584），字士南，一字惟平，号镇山，江西万安人。嘉靖十一年（1532年）进士，授福建尤溪知县，擢刑部主事、郎中，嘉靖三十一年（1552年）任福建提学副使。官至工部尚书，兼任左副都御史。

由南京吏部稽勋司转考工司郎中。

在任稽勋司与考工司期间，与殷迈、何迁、刘起宗三人交游，同僚相惜，结为莫逆，互相砥砺，时有"南郡四君子"之称。殷迈（1512—1581），字时训，号秋溟，又号白野，直隶南京人。嘉靖二十年（1541年）进士，授户部主事，改南京吏部验封司主事。后历江西参政、江西按察使、四川右布政使、南京太常寺卿，官至南京礼部右侍郎。何迁（1501—1574），字益之，号吉阳，德安（今湖北安陆人）。嘉靖二十年进士，历任户部主事、九江知府，后升任南京刑部侍郎。刘起宗（1504—？），字宗之，号起泉，四川巴县人。嘉靖十七年（1538年）进士，授衢州推官，召为户部给事中。以疏忤严嵩父子受廷杖，谪荔浦典史。仕终辽东苑马寺卿。

十月，南京广东道试监察御史王宗茂劾严嵩贪黩负国数十事。

皇帝以其诬诋大臣，谪为平阳县丞。

明嘉靖三十二年癸丑（1553 年）　三十八岁

正月，杨继盛升为兵部武选员外郎。上任刚一个月，即劾严嵩十大罪、五奸。奏疏入，皇帝大怒，廷杖，移刑部定罪。次年遇害。杨继盛（1516—1555），字仲芳，号椒山，容城（今河北容城）人。嘉靖二十六年（1547 年）进士，初授南京吏部主事。

三月，御史赵锦上疏劾严嵩，称其怙恩宠以张其威权，而陛下代嵩受其咎。皇帝以欺谤逮下镇抚司，杖四十，削籍。赵锦（1516—1591），字符朴，号麟阳，浙江余姚人。嘉靖二十三年（1544 年）进士，授江阴知县，擢南京御史。后起故官，累官至兵部尚书。

冬，考满，吏部考功清吏司员外郎杨载鸣所推擢，外放为四川按察司督学副使。时严嵩子严世蕃恃势干预选拔，已将该官职许授别人，而杨载鸣改以授洪朝选，因致与嵩党结怨。杨载鸣（1514—1563），字虚卿，别号武东，江西泰和人。嘉靖十七年（1538 年）进士，授潮州府推官，官至通政司膳黄通政。

十二月，受命后赴蜀督学。

应武进唐一麟之请托，为其亡父唐音撰《克庵唐君墓志铭》。唐音（1498—1552），字希古，号克庵，武进人。嘉靖七年（1528 年）举人，选为鸡泽知县，嘉靖三十一年（1552 年）卒于京。

同乡友杨逢春卒于湖南任上。杨逢春（1498—1553），字仁甫，号西渠，福建同安西厝人。嘉靖八年进士，初授仁和、昆山两县知县。丁母忧，除服后补为四川按察司佥事。洪朝选曾作《送杨西渠之四川金宪》。擢湖广布政司参议，后升云南按察司副使，未到任，卒于湖南。

明嘉靖三十三年甲寅（1554 年）　三十九岁

在四川按察司督学副使任上，正文体，端士范，较艺严核，持法秉公，不徇私情，为蜀士所赞誉，而为嵩党所恶忌。

十月，修刻《柏埔洪氏家谱》完毕，撰《刻家谱跋》。

于四川督学副使任上识陆稳。陆稳（1517—1581），字汝成，号北川，归安（今浙江湖州）人。嘉靖二十三年（1544年）进士，授刑部主事，升郎中。时四川兵备副使，后历江西参政、按察使、布政使、右副都御史，官至兵部右侍郎。

明嘉靖三十四年乙卯（1555年）　四十岁

夏，夜渡大竹县老虎山，曾遇虎，乃赋诗二首以记。时任四川按察司督学副使。

送右参政张思静入京，作《送张复庵大参入贺万寿圣节》。张思静，字伯安，号复庵，陕西同州（今渭南市大荔县）人。嘉靖二十六年进士，授庶吉士。历户部给事中，迁四川右参政。

明嘉靖三十五年丙辰（1556年）　四十一岁

调任广西布政使司右参政（从三品）。夫人以长子兢年方十一岁，尚在幼年，故未挈眷同行。

暇时，赋诗自娱，有《题紫薇别墅》《题紫筼深处》《赋参府亭前花卉六绝》等诗。政务之余，尝游览广西名胜，有《登南宁城》《谒苏邕州祠》等诗以记。

应亲家翁蔡铉之子蔡世潜之请，为其合葬父母而撰《蔡省庵墓志铭》。蔡铉（？—1553），字克任，号省庵，福建晋江安平人。为洪朝选之子洪祝的岳父。

九月，严嵩羽党兵部尚书许论，拟旨批复，将故锦衣卫经历沈炼杀于宣府。

明嘉靖三十六年丁巳（1557年）　四十二岁

升山西布政使司左参政。

参政山西时，厘正弊蠹，不挠权贵。督导粮储，见税籍纷乱，锐意整理。赈济灾情，抚缉寇贼百人，有"唯惠唯威，乃文乃武"之颂。任内，曾作《参政小影自赞》以自砺。

倭寇盘踞浯屿，骚扰同安。

明嘉靖三十七年戊午（1558 年）　　四十三岁

五月，盘踞浯屿的倭寇攻同安县城，知县徐宗夷率众将其击退。

夏，倭寇攻同安。淫雨经旬不止，城垣崩塌多处，民命垂危。同知李时芳募诸澳之兵，昼夜防守，民赖以生。

作诗二章，吊同乡友王三接。王三接，字允康，号晋斋，福建同安人。嘉靖二十九年（1550 年）进士，授南户部主事，分司凤阳，后调方协司郎中。嘉靖三十二年（1553 年）擢韶州知府，卒于任。

是年，堂侄洪邦光举于乡，成举人。洪邦光，字世龙，号宾吾，同安翔风十三都柏埔人，洪氏西房子孙。为洪朝选之堂侄。

明嘉靖三十八年己未（1559 年）　　四十四岁

回同安省亲。

五月，倭寇大掠浯洲，攻同安县城，焚毁梵天寺雨华堂。城外民屋被焚者数千家，庐舍为墟。洪氏族人死于倭寇者甚多。时与夫人蔡氏端淑避寇于妹夫周旦堡内。

指挥白震、同知李时芳率军民固守同安县城。

与林大梁相互唱和，赋诗甚多。

七月十七日，王慎中在安平家中病逝，终年五十一岁。

十月，新任知县谭维鼎上任。与之交往，过从甚勤，多有诗相赠。谭维鼎，字朝铉，号瓶台，广东新会人，举人。是年任同安知县，逢旱灾、倭患，勤政劝民，建树颇多。

明嘉靖三十九年庚申（1560 年）　　四十五岁

省亲居家。

春，同安大旱，知县谭维鼎斋戒沐浴，率属虔祷祈雨。越三日大雨。应乡学子之求，作《谭侯祈雨序》一文，赞谭侯之贤，在于有至诚恻怛忧民之心，有勤恤民隐之政，而不在于祈雨与应雨。旋又受乡绅之托，代作《谢谭侯祈雨序》。

是年，祖母黄氏逝世，享年八十八岁，受赠贞淑孺人。

三月，占据浯屿的倭寇攻陷浯洲，大肆杀戮。同安知县谭维鼎率兵救援。

四月，参将王麟、把总邓一贵追击倭寇于鼓浪屿及刺屿尾。击沉倭船数十只，击毙倭寇数百名。

四月二十九日，亦师亦友的唐顺之于督师抗倭途中不幸染病，在通州逝世。

为唐顺之撰《唐公行状》。

乃应龙岩诸生之请，为破倭有功龙岩的知县汤相作《龙岩汤侯平寇碑》文。汤相，广东归善人。嘉靖三十三年（1554年）任龙岩知县，三十九年率众抵御倭寇。

九月，北上过无锡，拜会同年友华云，携嘉靖二十四年（1545年）后所作诗文稿请评刻，惜华云病逝未成。

为华云撰《华君圹志》。华云（1488—1560），字从龙，号补庵，无锡人。嘉靖二十年（1541年）进士，授户部主事，官至南京刑部江西司郎中。乞归，不复出。

与督学四川时所取之士李文续相见于京。李文续，字德延，四川宜宾人。嘉靖三十八年进士，为中舍。

明嘉靖四十年辛酉（1561年）　　四十六岁

是年，倭寇屡犯同安。时瘟疫因战乱蔓延。女因染疾，医诊治无效而殁。

知县谭维鼎先后在同安三魁出米岩、县城南门击败倭寇。撰《瓶台谭侯平寇碑》一文，表扬其抗拒倭寇功勋。

榷税浙关任上时相识的叶龙泉忽然造访于同安家中，相别二十二年，惊喜异常。临别索诗，口占二绝以谢其情。叶龙泉，湖广麻城人。历参军职。嘉靖二十一年（1540年）与榷税浙关的洪朝选相识。

为陆稳作《虔台纪续序》。时陆稳以都察院右副都御史提督南赣军务。

应陆稳之征，撰《大司马百川张公平寇颂》，以记张臬平寇之功。张臬，字正野，号百川，进贤人。嘉靖五年（1526年）进士，初授刑部主事。历官宁国府同知、右副都御史巡抚四川等。嘉靖四十年（1561年），自大理寺卿升兵部右侍郎兼右佥都御史，提督两广军务。平寇有功，进左侍郎。官至都察院右都御史，总督闽、广军务。

应同年友吴三乐之请，为其作《二美堂记》，以记其父子同职。吴三乐，号两室，直隶吴县人。嘉靖二十年（1541年）进士，授职方车驾。历武选司郎中、湖湘与西蜀督学、江西参政，时任山西按察使。

与儒学教谕李纯仁多有交往，曾作《次韵和李学谕重阳为门人李生邀游云奇岩登高有赋》二首。李纯仁，广东三水人，举人。时任同安县儒学教谕。

五月，华云之子华复初为洪朝选嘉靖二十四年（1545年）后所作诗文稿编成《摘稿》一书。华复初，字明伯，号岳西，华云之子。岁贡生，选授应天府训导。承家学，凡父藏书，一一校雠。

明嘉靖四十一年壬戌（1562年）　　四十七岁

母亲叶太夫人无疾而终，享年七十岁，曾受诰封庄懿宜人。

妻蔡氏端淑，因受染时疫而殁，终年四十岁，受赠端淑宜人。

受推为南京太仆寺卿，以守丧未及赴任。

乡居时，与武进士邵应魁交往，曾作《赠邵伟长参戎》《次韵邵伟长参戎以诗代启见候》与邵应魁唱和。邵应魁（约1522—1597），字伟长，号榕斋，福建金门所人。嘉靖二十五年（1546年）、二十六年（1547年）连捷武进士，镇抚南赣。嘉靖三十四年（1555年），随俞大猷征剿倭寇，叙功升南直隶游兵把总，复升永宁卫指挥使，官至福建都司都指挥佥事。因涉总兵卢镗事而解职。

又与县丞黄昂交往，曾作《送黄丞归庐陵》。黄昂，号梅溪，庐陵（今江西吉安）人，监生，嘉靖年间任同安县丞。

明嘉靖四十二年癸亥（1563 年）　　四十八岁

丁母忧，居家。先后作《祖母贞淑孺人黄氏圹志》及《先母宜人庄懿叶氏圹志》两文。

八月二十九日，依韵赋七言律诗奉答挚友林大梁相贺其寿辰之诗，且表达其思母怀妻之情。

杨载鸣逝世，终年五十岁。为其撰《通政武东杨公墓表》。

受陆稳赠《独立朝纲图》，作《题独立朝纲图少司马陆公北川所贻》一诗。时陆稳任南京兵部侍郎。

明嘉靖四十三年甲子（1564 年）　　四十九岁

丁母忧，居家。

正月，父郑溱将其母黄氏贞淑孺人与其父洪蕤宾合葬于本村崎璧石。

二月初五日，名将戚继光追击倭寇于同安王仓坪，斩倭寇数百人，坠崖倭寇无数。

四月，葬夫人蔡氏端淑宜人于堤前崎口之原，并亲撰《亡室宜人端淑蔡氏圹志》。

作《谭侯迁官致贺序》，以贺知县谭维鼎升泉州府海防同知。并赋《次韵和谭瓶台贰守慰谢父老迎送之作（二首）》《再倒二韵赠瓶台》诗，表达同安百姓对谭维鼎德泽的感念。

应同安县丞张万目、主簿彭璋、典史林存美之请，作《贺谭侯擢本郡海防贰守序》，以表谭维鼎剿寇功绩。

应金立敬之请，为其父金贲亨撰《江西提学副使金公贲亨墓志铭》。金立敬，字中夫，号存庵，浙江临海人。嘉靖二十九年（1550 年）进士，历福建提学副使，后官至工部左侍郎。金贲亨（1483—1564），字汝白，人称一所先生，浙江临海人。正德九年（1514 年）进士，初授扬州教授，后历官南京刑部主事、员外郎、郎中。官至江西提学副使。

十一月，同安邑人为表扬邑令谭维鼎抗倭救乡功绩，特竖立铭恩亭功德碑以志其事。由刘存德撰文，洪朝选以篆体书《邑父母谭公功德碑》标题于石碑上端。

十一月，南京监史林润得悉严世蕃密谋杀害徐阶、邹应龙等辅臣，上疏朝廷。严世蕃遂被捕，入京下狱，追究其不法及大逆不道诸罪状。时严嵩已罢职。

是年，张居正以右春坊右谕德兼翰林院侍读，为太子裕王讲读。

明嘉靖四十四年乙丑（1565 年）　　五十岁

服丧期满，仍出任南京太仆寺卿原职。

六月，转任南京都察院右金都御史（正四品），兼提督操江。

抵南京，应耿定向之邀，同游清凉山。时耿定向捐二百余两银建书院。后书院落成，耿定向派人前来请文，作《崇正书院记》予之。耿定向（1524—1596），字在抡，号楚侗，湖广黄安人。嘉靖三十五年（1556 年）进士，擢督学侍御史。

与项笃寿相遇于京口。项笃寿出其岳父郑晓所刻《四十二章经》请序，乃为之作《书四十二章经》。项笃寿，字子信，又作子长，号少溪，别号兰石主人，浙江嘉兴人。嘉靖四十一年（1562年）进士，授刑部主事，历兵部郎中、南京考功郎中。官至广东参议。郑晓（1499—1566），字窒甫，号淡泉，海盐人。嘉靖二年（1523 年）进士，授职方主事。历南京太常卿、兵部右侍郎、南京吏部尚书等职，曾为洪朝选的上司。官至刑部尚书。

赴任提督操江之后，即着手整理防务，编订军饷、兵食、兵船等，题曰《江防要览》，分颁郡、营、州、县，以资遵守。并作《江防信地》二卷，主张"立法更制，分疆划界，以地责人，以人任地。纲之以提调，纪之以列屯，参之以会哨，经之以界限，委之以时日，明功罪，核欺蔽"。国都一带得以安定。

任上，撰写《操江小影自赞》，以自砺。

撰《寄题卢后屏尚书日涉园（二首）》赠卢勋。卢勋（1493—1573），字希周，又字汝立，号后屏，浙江缙云人。嘉靖十一年（1532年）年进士，授太常寺博士。历任礼科给事中、右佥都御史、南京大理寺卿、南京刑部、工部右侍郎，工部左侍郎、南京右都御史，官至南京刑部尚书。嘉靖四十三年（1564年）致仕。

与李文续再会于京。应其之请，为其铭父母之德的手册作《恩荣永慕录序》。其时，李文续官侍郎。

林希元逝世，享年八十五岁。"葬从顺里四五都坑内山之原"，撰《林次崖先生传》。

应同僚之请，为兵部侍郎喻时六十诞辰作《少司马喻吴皋六十寿序》。喻时（1506—1570），字中甫，号吴皋，河南光州人。嘉靖十七年（1538年）进士，授吴江知县，擢御史，历官至南京兵部侍郎。

十一月，以都御史行部按仪真。谒拜因病返乡的武英殿大学士严讷于舟中，并应严讷之请，为其先大父撰《严慕杏处士墓表》。严讷（1511—1584），字敏卿，号养斋，南直隶常熟人。嘉靖二十年（1541年）进士，改庶吉士，授翰林编修。累官至吏部尚书、武英殿大学士。

是年，严世蕃被斩，籍没其家。其孙文武官及舍人流放戍边。

明嘉靖四十五年丙寅（1566年）　　五十一岁

二月，为杨豫孙巡抚湖广作《送朋石杨兄巡抚湖广》二首。杨豫孙（？—1567），字幼殷，号朋石，松江府华亭（今上海松江）人。二十六年（1547年）进士，授南考功主事，历礼部员外郎、福建监军副使、湖广学政、河南参政、太仆寺少卿。以佥都御史巡抚湖广，卒于官。

三月，升督察院右副都御史（正三品），总理南京粮储。其督放粮储惠及士民，被称为"洪佛子"。而其规划为后人所学。

四月，张居正任翰林院侍读学士，掌院事，时年四十二岁。

五月，改巡抚山东。同年友陆树声作《赠大中丞芳洲洪公巡抚山东序》相贺。陆树声（1509—1605），字兴吉，号平泉，松江华亭人。嘉靖二十年（1541年）进士，历官太常卿，署南京国子监祭酒。

到任后，查得当时山东居民外逃之风甚炽，农田墟废，推其原因，在于里甲不节，徭役不均，驿传频繁，致民不聊生。此皆由于守令者不知守职之故。因而疏请《申明守令职事》与《议处冲省驿递》，以整饬吏治，均平标役。又上《黄河势将北徙》疏，论述治河之策，甚为精致；又上《处置王庄疏》，查办王府侵在民田，齐鲁百姓甚为感激。

太常寺少卿陆光祖罢官，作《送太常少卿五台陆兄致仕归平湖》七言古诗慰之。陆光祖（1521—1597），字与绳，自号五台居士，浙江平湖人。嘉靖二十六年（1547年）进士，授浚县知县，入为礼部主事，历任郎中、大理寺少卿。与洪朝选心交甚久。

应王慎中之子王同康及婿庄国祯之请，为其所辑王慎中《王遵岩文集》作序，并交付苏州知府刘滦刊刻。刘滦，河南安阳人，嘉靖三十二年（1553年）进士。四十三年，由凤阳改任苏州知府。

应户部侍郎徐蒙泉等原僚友之请，为南京户部尚书张舜臣二品考满而撰《大司徒张龙冈考绩序》。张舜臣（1517—1567），字熙伯，号龙冈，山东章丘人。嘉靖十四年（1535年）进士，授吏部主事，历右都御史，嘉靖四十三任户部尚书。

是年，重刻《柏埔洪氏家谱》。

为光禄少卿王时槐之母作《王塘南光禄乃堂祭文》。王时槐（1522—1605），字子直（一作子）植，江西安福人。嘉靖二十六年（1547年）进士，授南京兵部主事。历礼部郎中、福建金事。累官太仆少卿，降光禄少卿。隆庆末，出为陕西参政等职，皆不赴。

十二月，明世宗朱厚熜病逝。朱厚熜之三子、裕王朱载垕继承皇位。

明隆庆元年丁卯（1567年）　五十二岁

明穆宗朱载垕改元隆庆，晋升张居正为礼部右侍郎兼东阁大学士。旋改任吏部左侍郎兼东阁大学士，并直阁。未几，又升为礼部尚书兼武英殿大学士。时徐阶居首辅。

八月，以右副都御史巡抚山东衔职受任为南京户部右侍郎，提督漕运。

十月，未及就任户部右侍郎，即改任刑部右侍郎（正三品）。以刑部操生死大权，责任至巨，乃作《刑部小影自赞》，以自警惕。

时友周怡起吏科给事中，改山东按察金事。再次相遇于山东，周怡乃作《芳洲洪公晋少司寇序》以贺。

就职伊始，核阅刑部山西清吏司案呈文牍，发觉山西太原府榆次县知县董三迁与该县举人王里等勾结，挟隙陷害该县学廪膳生员阎焕之父、原任南京国子监祭酒阎朴，含冤身死。认为该知县、举人公然擅威作恶，背理越法。乃上《复奏人阎焕疏》，剖明案情，奏请提解到京会审，获得真相，终伸阎朴之冤。

十月，巡按御史陈省劾辽王朱宪㸅僭侈乱伦，多杀无辜等罪行。陈省（1529—1612），字孔震，号幼溪，福建长乐人。嘉靖三十八年（1559年）进士，授浙江金华府推官，擢御史。朱宪㸅（1526—1582），嘉靖十四年十二月受封句容王，嘉靖十九年晋封辽王。平生荒淫无道，巧伪不法，草菅人命。明世宗晏驾，不衰不哀，为巡按所弹劾。

是年，长子洪兢以荫入国子监。后授都察院检校。

赋《送少宰林对山之南都》诗二首，送林燫赴南京。林燫（1524—1580），字贞恒，号对山，福建闽县人。嘉靖二十六年（1547年）进士，授检讨，擢修撰，历洗马、祭酒。隆庆元年（1567年）任礼部右侍郎兼翰林院学士，旋升南京吏部侍郎，累官至南京礼部尚书。

向郡贤前刑部尚书黄光升进言，建议整理《同安县志》。黄光升从之，乃由知县酆一相聘请刘存德暨庠士二三人开局重修，黄光升为之作序。县志因之更为完备。黄光升，字明举，号葵峰，福建晋江人。明嘉靖八年（1529 年）进士，授长兴知县，历刑科给事中、浙江佥事、广东按察使、布政使，进右副都御史，巡抚四川。嘉靖四十一年官刑部尚书。酆一相（1536—1570），号宜亭，江西丰城人。嘉靖四十四年进士，次年授同安知县，有政声。后擢庐州同知。

丁一中任泉州府同知，洪朝选与之交友。丁一中，字庸卿，号少鹤山人，江苏丹阳人。明嘉靖年间由恩贡拔选，授青田知县。学于唐顺之。

是年，张居正任吏部左侍郎兼东阁大学士。后迁任内阁次辅，为吏部尚书、建极殿大学士。

明隆庆二年戊辰（1568 年）　　五十三岁

三月，升南京刑部左侍郎，代理尚书职掌，总管狱情。郑世威接替洪朝选任刑部右侍郎之职，与洪朝选朝夕相处。郑世威（1503—1584），字中孚，号环浦，福建长乐人。嘉靖八年（1529 年）进士，授户部主事，官至刑部右侍郎。

友周怡任南京国子监司业，后擢太常少卿。

与乡子弟蔡贵易复相会于京师，时蔡贵易进士登第。蔡贵易（1538—1597），字尔通，又字道生，号肖兼，同安浯洲平林（今属金门）人，蔡宗德之子。嘉靖四十三年（1564 年）举人，隆庆二年（1568 年）进士，授江都县知县。后迁南京户部主事，升员外郎，历礼部郎中、宁波知府、贵州按察副使，官至浙江按察使。

三月，乡子弟李文简、叶明元、洪邦光与蔡贵易同榜进士登第。赋诗相贺。李文简，字志可，号质所，福建同安山边人。进士及第，授滁州知州。后迁肇庆府通判，入为南户部山西司郎中，卒于官。叶明元（1540—1594），字可鸣，号星洲，福建同安岭下人。联捷进士，授石埭知县，官至广西右参政。洪邦光，初授无为知州，后历经云南同知、贵州按察使副使、参政，官至贵州按察使。

七月，朝廷以巡按御史都光先复举发辽王朱宪㸅十三大罪，遂命与锦衣卫指挥佥事程尧相同赴襄阳彻查事情始末。河南布政司右参议董文寀、山东按察副使吴道直偕行。受命欲行时，张居正即来访，称辽王有谋反之意。盖张居正原为湖广荆州卫军籍，故与辽王朱宪㸅有怨，正逢辽王事发，寻机报复。

钦差大臣抵襄阳后，朱宪㸅立"讼冤"的白旗，跪伏旗下候命。而湖广按察司副使施笃臣则视其为竖旗造反而拿下。

于辽王案上，严词拒绝在相党施笃臣等人已勘成招、罗织成狱的案牍上签字，据实勘查辽王案情。返朝复命曰：辽王"贪暴淫虐，罪在不赦"，然"淫虐有实，谋反无据"，"法可正，国不可除"，乃实辽王罪，而不报辽王反。

十月，辽王朱宪㸅革爵除封，废为庶人，囚禁于高墙之内。子为世子及郡王者皆并废为庶人，辽国封除。辽国受封于洪武二十五年（1392 年），朱元璋封庶十五子朱植为第一代郡王，就藩辽东广宁卫，建文四年（1402 年）移国于湖广荆州府。朱宪㸅为第七代辽王。

明隆庆三年己巳（1569 年）　五十四岁

二月，赋五言古诗《送少司寇郑环浦致仕》以赠同僚、刑部右侍郎郑世威。时郑世威因谏皇帝采珠宝之事，上下不听，遂谢病致仕归。

二月，罢官归里。事因辽王案上，本实事求是之心，不附权相张居正坐以"谋反"私意，得罪张居正。时张居正主导人事大权，抵制赵贞吉，剥夺首辅李春芳大权，而借考核之机罢免洪朝选。

四月，指挥张奇峰擒获侵扰同安沿海的倭寇，倭患乃平。

还乡，怡然自若，以读书写作自娱。

向同安知县王京建言增修大轮山文公书院的书舍。后书舍及仰止亭建成，作《文公书院增修书舍建亭记》，以记王京之功绩。王京，字来觐，号咸虚，江西上高人。隆庆二年（1568 年）进士，是年授同安知县。政绩甚著。

友周怡逝世，享年六十四岁，谥恭节。其弟周怿集其稿四卷，刊刻行世，并求序，乃作《周讷溪文集序》。周怿，号少峰，任职京兆府。

先后应同安县丞黄昂、主簿吴应抢、典史王庚及教谕林伯表、训导胡好问和许天民之请，为同安知县王京上京述职作《王侯奖励序》，以贺其因有政声而受奖。

应诸生之请，为同安儒学教谕林伯表作《林学谕荣奖序》，以贺其为巡按王宗载移檄嘉奖。林伯表，字寒泉，吴川人。隆庆元年（1567 年）任同安教谕，隆庆五年升邵武教授。

同安县丞黄昂归乡，作《送黄丞归庐陵名昂》赠之。黄昂，号梅溪，庐陵（今江西吉安）人，监生，嘉靖年间任同安县丞。

冬，闻同郡儒士苏浚贫而好学，劲节刚毅，慕访之于书舍，作《访苏紫溪读书所有赠》五言古诗以相赠，与之交为好友。苏浚（1542—1599），字君禹，号紫溪，福建晋江人。

朱炳如任泉州知府，洪朝选与之交友。朱炳如（1514—1582），字仲南，号白野，湖南衡阳人。嘉靖三十八年（1559 年）进士，以御史出为泉州知府。后累官至左布政使。

时陪丁一中游览同安山水胜地，曾作《陪贰守丁少鹤秋日云奇岩游览次少鹤韵》等诗唱和。

赋《岁暮有感（二首）》。

明隆庆四年庚午（1570 年）　　五十五岁

归田乡居。

于族之东西房商议，倡建柏埔洪氏合宗家庙，以共同祭祀祖先。

为潘季驯之母作《潘印川中丞乃堂祭文》。潘季驯（1521—1595），字时良，号印川，浙江乌程（今湖州市吴兴区）人。嘉靖二十九年（1550 年）进士，初授九江推官，累官至工部尚书兼右都御史。

同乡友蔡宗德之子蔡贵易丁母丧，为之撰《蔡公暨配孺人洪氏墓志铭》。

十二月，大学士张居正秩满，兼太子太傅、吏部尚书。旋晋少傅兼太子太傅、建极殿大学士。

明隆庆五年辛未（1571 年）　　五十六岁

赋闲乡居。

时偕好友林大梁、叶君实、郭奇琼、郭石峰等游山玩水以自娱，有游云奇岩、西山岩、大轮山、梵天寺诸诗作。叶君实，福建同安莲坂（今思明区莲坂社区）人。万历十五年（1587 年）贡生，官至广东定安知县。

赋《送史方斋年兄觐毕还琼州》诗，以送史朝宜。史朝宜（1514—1581），字直之，号方斋，福建晋江人。嘉靖三十二年（1553 年）进士，授山阳县令，擢户部主事。时任按察副使，督师击退入侵琼州之流倭。后历任浙江参政、广东按察使、湖广右布政使。

作《宜山何公应廷尉召北上序》，以志福建巡抚何宽应召北上。何宽（1514—1586），字汝肃，号宜山，浙江临海人。嘉靖二十九年（1550 年）进士，初授南京刑部主事，升郎中，历成都知府、湖广按察使。隆庆三年（1569 年）晋都察院右金都御史，巡抚福建。入京后升大理寺卿，改右副都御史，官至南京吏部尚书。

王京考绩下，竟以贬谪去职。因感慨仕途险恶，作《王侯调官去任序》以志其憾。

同安儒学教谕林伯表升邵武教授，为其作《林君寒泉之邵武教授序》以志。

同安训导胡好问擢武昌王府教授，为其作《司训胡君擢任武昌王府教授序》以志。胡好问，字月川，阳溪人。嘉靖末年任同安训导。

同乡友蔡宗德之子蔡贵易将合葬其母于其父之墓，前来乞铭。乃为其撰《蔡公暨配孺人洪氏墓志铭》。

作《次韵朱白野郡公九日病中有怀之作（二首）》与知府朱炳如唱和。朱炳如（1513—？），字稚文，又字仲南，号白野，湖南衡阳人。嘉靖三十八年（1559年）进士，历御史。隆庆三年出为泉州知府，累官至左布政使。

是年，托苏州知府刘溱刊刻《王遵岩文集》。

时刘存德之子刘梦龙、刘梦驹与邻村岭下村民叶弦为赌债而起争执。刘氏兄弟恃势侮辱叶弦，叶弦系洪朝选母叶氏之族人。刘氏兄弟因闻官府将欲问罪，疑为洪朝选所中伤，由此结怨。

明隆庆六年壬申（1572年）　　五十七岁

赋闲乡居。

五月，明穆宗朱载垕驾崩，其第三子朱翊钧即位。

六月，诏谕罢大学士高拱。张居正遂代高拱为内阁首辅，晋左柱国、中极殿大学士。

明万历元年癸酉（1573年）　　五十八岁

赋闲乡居。

明神宗朱翊钧改元万历。

友苏浚中乡试解元，作《次苏紫溪见赠韵（二首）》相赠。

同安儒学教谕黄鳌擢信丰知县，为其作《黄掌教令信丰序》以志。黄鳌，字济川，广东番禺（今广州番隅区）人，举人。隆庆五年（1571年）任同安儒学教谕，洪朝选与之交往。

为漳浦知县房寰擢山东道御史作《房侯德政碑》。房寰，字中伯，号心宇，浙江德清人。隆庆二年（1568年）进士，万历元年（1573年）任福建漳浦知县。与乡绅林一阳等气节相交。

作《重修同安县儒学记》，以记同安知县陈文等重修学宫之事。是岁秋，大雨滂沱，两溪之水泛于学宫，学宫倾圮。知县陈文筹措资金，委县丞张光世督工修建，几阅月而成。陈文，号中斋，丹徒人，举人出身。隆庆五年任同安知县，洪朝选与之交往。张光世，江西余干人，贡生，万历元年选为同安县丞。

明万历二年甲戌（1574 年）　五十九岁

赋闲乡居。闲时仍作诗以自怡。

夏，为林希元《易经存疑》作序。是书乃林希元儿子林才甫首刻。

乡子弟李文简升南户部山西司郎中，作《送李质所正郎之南都》七律诗以贺。

乡子弟蔡贵易服丧期满，迁南京户部主事，作《寄蔡肖兼主政》七律诗以贺。

乡弟子叶明元迁南刑部员外郎，作《寄叶星洲主政》七律诗以贺。

明万历三年乙亥（1575 年）　六十岁

赋闲乡居。

同安知县陈文擢邓州知州。应地方父老及乡兵马李兑山之请，作《陈侯荣奖序》《陈侯考绩序》。

赋《皆春堂诗赠徐尹东磐》，赠同安知县徐待。徐待，字东磐，浙江鄞县人。万历二年（1574 年）进士，万历三年授同安知县。洪朝选与之交往。后以艰去，再以循声擢御史。

赋五言律诗《送苏诚斋侍御之全州（二首）》，寄赠友苏士润。苏士润（1536—?），字惟德，号诚斋，福建晋江人。嘉靖四十四年（1565 年）进士，授江西吉水知县，迁江西道监察御史。权相张居正欲招致其门下，不应不附，故被谪全州。

明万历四年丙子（1576 年）　六十一岁

赋闲乡居。

是年，同安禾田歉收，民甚疾苦。

再赋七言律诗《苏诚斋侍御量移湖州节推》，寄赠友苏士润。

时苏士润迁湖州司理。

　　冬，张居正嘱福建巡抚庞尚鹏以匿名诬告洪朝选。庞尚鹏以之转嘱泉州府推官支大伦，支大伦以洪朝选平生刚直，乃正人君子，盛负气节，不肯附从以害。乃回信拒绝庞尚鹏之嘱。庞尚鹏读支大伦书，知不可强，未再置问。庞尚鹏，字少南，广东南海人。嘉靖三十二年（1553 年）进士，由江西乐平知县擢御史、右佥都御史。万历四年（1576 年）冬起为福建巡抚。后因忤张居正而罢归。支大伦（1534—1604），字心易，号华平，浙江嘉善人。万历二年（1574 年）进士，由南昌府教授擢泉州府推官。万历四年（1576年）服父丧去职，十一年复出，谪江西布政司理问，终于奉新县知县。

　　正月，刘台上疏劾辅臣张居正。闻知刘台劾疏论及诬辽王朱宪㸕谋反事，喟然叹曰："令我听指使，诬辽反，刘疏将及我矣。"后张居正闻得此语，益加恼恨。刘台，字子畏，湖广兴国州（今黄石阳新）人，出生于四川巴县。隆庆五年（1571 年）进士，授刑部主事。万历三年冬，内喀尔喀五部南下寇犯辽东。辽东明军在巡抚张学颜和总兵李成梁的指挥下列阵迎敌，取得辉煌战果。而辽东巡按御史刘台竟违制奏捷，张居正因为刘台座师，故怒斥一番而未做降谪处罚。刘台却上疏弹劾张居正。张居正为此避居家中，不肯处理政务。万历皇帝只得派人去请，并令锦衣卫将刘台廷杖一百，逮入诏狱，削职为民，并判戍广西浔州。后暴毙而亡。

明万历五年丁丑（1577 年）　　六十二岁

赋闲乡居。

　　友苏浚上京赴试。作《送苏紫溪北上长歌》预贺，果得会魁，授南京刑部主事。后历官浙江提学佥事、陕西参议、广西按察副使、广西参政等。擢贵州按察使，未赴，辞病归。

　　乡居时，曾往晋江拜访故友赵恒、黄光升。作《赵特峰邦伯邀坐小亭有赠》《访黄癸峰尚书书斋有赠》等诗相赠。赵恒，字志贞，号特峰，福建晋江人。嘉靖十七年（1538 年）进士，初授江西袁州府学教授，历升南京国子监监丞、户部主事、工部员外郎、户部郎中、两浙盐运司同知，云南姚安知府。黄光升（1506—1586），字明举，号葵峰，福建晋江人。嘉靖八年（1529 年）进士，初授浙江长兴知县，历浙江按察司金事、浙江布政司参议、广东按察司副使、四川布政司左参政、广东按察使，官至刑部尚书。卒，赠太子少保，谥号恭肃。

友陆光祖起故官。旋晋大理寺卿，累迁工部右侍郎、南京工部尚书等职，官至吏部尚书。

应谭君、蔡君之请，为同安教谕黄世龙作《黄掌教荣奖序》。黄世龙，字见泉，广东程乡人。贡生，隆庆四年（1570 年）任福建莆田训导，万历元年（1573 年）升同安教谕。

应乡进士某请，为晋江知县梁必强作《贺梁侯序》。梁必强，广东琼山人，万历二年进士。

九月，内阁首辅张居正之父去世。张居正依例须辞官回乡丁忧守制，但位高权重的阁臣则有例外，可以不必辞官守制，称为"夺情"。张居正当在推行新政之时，有"夺情"之想，然此事引来诸多大臣激烈反对，直至万历皇帝廷杖吴中行、赵用贤、邹元标等大臣后，"夺情"之事方告段落。

闻张居正父死夺情之事，愤然不平，极力反对，拟草疏将上，门人与儿子洪兢交谏乃止，然恒恒累日。及闻进士邹元标、内翰吴中行被杖，击节叹赏，并写信慰问二人。邹元标（1551—1624），字尔瞻，号南皋，江西吉水人。明代东林党首领之一，万历五年（1577 年）进士。因反对张居正"夺情"，被廷杖八十，发配贵州。张居正死后复职，官至任吏部左侍郎。吴中行（1540—1594），字子道，号复庵，江苏武进人。隆庆五年（1571 年）进士，选庶吉士，授编修。廷杖气息几绝，以疾南归。张居正死后复职，官至侍讲学士，掌南京翰林院事。

有族人与洪芳洲有怨，偷抄致邹元标、吴中行的信，报与仇家，转呈张居正。

明万历六年戊寅（1578 年）　　六十三岁

赋闲乡居。

九月九日，父洪溱逝世，享年八十三岁。葬于同安亨泥蔡店之五礁，与其母叶宜人合墓。

为从女之姑嫜苏润作《祭苏爱泉文》。苏澜（1490—1578），字爱泉，福建同安田头人。嘉靖七年（1528 年）举人，历任五河、金溪教谕，擢乐昌知县。

应薛应辰之求，为泉州通判熊焕作《斗西熊侯考绩序》。薛应辰，福建同安人，万历四年（1576 年）举人。熊焕，字斗西，江西建昌人。恩贡生，万历四年任泉州府通判。

为林一阳撰《复庵林君墓志铭》。林一阳（1507—1578），字复夫，号复庵，福建漳浦人。嘉靖十三年（1584 年）举人，授山东济南府通判。历霍丘知县、唐府审理。

是年，刘存德逝世，享年七十一岁。

十二月十五日，邹元标回复洪朝选的慰问函。

明万历七年己卯（1579 年）　　六十四岁

赋闲乡居。

闽南大旱，蝗患为灾，百姓饥馑。农民竭力以溉禾，初尚可用水车或戽以抽水，后却无水可车、可戽、可汲，禾苗尽枯。

以地方苦旱歉收灾情上报福建巡抚耿定向，得以救济。耿定向（1524—1596），字在伦，又字子衡，号楚侗，人称天台先生，湖广麻城（今湖北红安）人。嘉靖三十五年（1556 年）进士，初授行人，历御史、南京学政、大理寺右寺丞等，万历元年任福建巡抚。官至户部尚书。

应耿定向之邀，前往省城讲学，并受咨询时政。两人志趣相投，相互切磋。

作《明霍丘良令林君墓表》。时林一阳下世已两年，耿定向命为之勒石墓道。

为南京吏部尚书赵锦之父赵埠撰《明朝列大夫广东布政使司左参议累赠资政大夫南京吏部尚书海滨赵公神道碑》。赵埠，字平仲，号海滨，浙江余姚人。嘉靖八年（1529年）进士，官至广东布政使司左参议。

作《题海城保障卷一首赠胡千户熊》。胡熊，广东潮州人，千户。时自广东来，洪朝选因灾荒而询及潮、惠米价。

应同安举人薛应辰之请，为泉州府通判熊焕三任满作《斗西熊侯考绩序》。熊焕，字斗西，建昌人。恩贡生，万历四年任泉州府通判。

明万历八年庚辰（1580年）　六十五岁

赋闲乡居。

应林性之的儿子林一新之请，为撰《林君行状》。林性之（1505—1580），字帅吾，号则公，别号六川，福建晋江人。明嘉靖八年（1529年）进士，授丽水知县，历官南京户部主事、员外郎、郎中。

应晋江教谕李衡之请，为其父李轼撰《李公墓志铭》。李衡，江西吉水人。隆庆四年（1570年）举人，万历年间选授晋江教谕。

福建左布政使劳堪，因支放边戍月饷搭配新铸钱而失军心，为巡抚耿定向行檄晓谕。劳堪见洪朝选与耿定向相从甚密，疑其为洪朝选所中伤，怀恨在心，阴谋报复。

四月，兼翰林院侍读学士姚弘谟致仕。曾赠玉兰图与洪朝选，洪朝选有《题玉兰图太史姚君禹门所贻》一诗谢之。姚弘谟（1531—1589），字继文，号禹门，浙江秀水县（今浙江嘉兴）人。嘉靖三十二年（1553年）进士，选庶吉士，授编修，历江西参政、南京太常寺少卿、国子监祭酒、礼部左侍郎，终吏部左侍郎兼翰林院侍读学士。卒，赠礼部尚书。

五月，巡抚耿定向丁忧致仕。

六月，张居正擢升劳堪为右副都御史，巡抚福建。劳堪于申谢张居正提拔启禀中，提及洪朝选被讦状。张居正覆函有"闽人骄而悍，非公霹雳手不足以治之"之语，劳堪得书，遂积极以谋洪朝选。

是年秋，农事颇有收获，乃作《庚辰岁于田家获稻作》五言古诗以纪。

九月，为晋江学谕李衡尊翁李轼作墓志铭。李衡，江西吉水人。隆庆四年举人，万历年间授晋江县教谕，官至大理寺评事。李轼，字绍苏，别号石潭，李衡之父。

十月，为同安梵天寺僧方㻛重修梵天寺雨华堂而作《雨华堂记》。

十二月，为同安县丞王尚宁之妻撰《严氏墓志铭》。王尚宁，字少冈，江南溧水（今南京溧水区）人。万历六年（1578 年）以贡生选任同安县丞，洪朝选与之交往。

是年，金枝奉派任同安知县。金枝，浙江崇德人，万历五年进士。

明万历九年辛巳（1581 年）　六十六岁

赋闲乡居。

二月，林士章升任南京礼部尚书。旋求致仕归乡，获批南归，途经同安，谒洪朝选。夜坐聆听其论议，衷心佩服。林士章（1524—1600），字德斐，号璧东，福建漳浦人。嘉靖三十八年（1559 年）进士第三名，授翰林编修，历国子监祭酒、礼部右侍郎兼侍读学士。官至南京礼部尚书。后闻洪朝选被害致死，与姻友朱天球作诔文恸哭。万历十五年（1587 年），为洪朝选撰墓志铭。

八月，渡六六生辰，作《六六生朝（二首）》七言绝句以自慰。

因辽王案忤逆首辅张居正之意，又被疑非议福建巡抚劳堪搭新铸钱发响之过，以致结怨谤，罹奇祸。时张居正掌柄国事，劳堪为泄己恨，在密接洪朝选致吴中行与邹元标信函后，遂辗转呈达于张居正，并令同安知县金枝搜摭其事，罗织罪名，以闻于朝。

劳堪与金枝等诬构公罪状上报后，经张居正从中运作，得旨提问。旨未到，张居正即先行派人通知劳堪。劳堪以"提问"不足以泄恨，竟擅下令拿捕。择年终岁暮之日，密令差把总杨昌言率兵围洪府，撞门捕人，徒步驱行至县门，星夜解抵泉州府幽禁。

明万历十年壬午（1582 年）　　六十七岁

正月，初被幽禁于泉州府。劳堪借口恐其逃亡海岛，令以械囚缚首足，押送省城。两日夜急驰五百余里，入省按察使司的大狱。断其饮食，绝其亲属，奄奄垂死。

门生谭启见状，前往送食物、卧具。后为劳堪劾以擅离职守而夺官。谭启，字继之，号敬所，四川大宁人。为洪朝选督学四川时所拔之士。嘉靖四十一年（1532 年）进士，授晋江知县。时为福建按察副使。

正月廿四日，劳堪授意狱卒以沙袋压迫胸口，气绝而亡于福州狱中。劳堪为了脱其暴行，竟伪报畏罪自缢。在狱中又停尸四五日，不许收尸，导致尸腐虫生。

故友赵恒之子赵日荣，闻死讯甚愤，排狱门而入，抚尸大恸。赵日荣，福建晋江人，赵恒之子，洪朝选儿媳赵氏之兄弟。

其子洪兢，时任都察院检校，闻耗由京赶回，望寺哭奠，被诸兵赶逐，沿街痛绝，泣诉无门，惨酷异常。

洪兢殓其父后，不及返家，只身以一仆自随，上京伏阙鸣冤，士大夫无不扼腕叹息。然张居正矫旨赐杖八十，夺去其荫。

六月十九日，张居正病死。

十二月，兵科给事中孙玮上本，摘发劳堪希张居正意，杀害洪朝选。时朝中多为张居正所荐之人，从中以袒护，仅从轻命劳堪回籍听调。

明万历十一年癸未（1583 年）

三月，陕西道御史杨四知复劾张居正诸多不法贪赃事。时多位新进御史抨击张居正甚急，皇帝命令追夺张居正上柱国、太师兼太子太师衔，旋再夺其谥号。

五月，刑科都给事中戴光启、工科都给事中李廷仪等复上本，劾劳堪逞凶冤杀原任刑部侍郎洪朝选。圣旨下，将劳堪革职。

明万历十二年甲申（1584 年）

八月，张居正之弟、子、孙俱被流放戍边。

明万历十四年丙戌（1586 年）

六月，长子洪兢上奏，为其父讼冤。

云南道御史黄师颜亦上本为洪朝选申冤。疏上，圣旨批："吏部知道。"经吏部签，奉圣旨："洪朝选准复原职，冠带闲住。洪兢准复原职叙用。"黄师颜，字有发，号复斋，福建南安人。万历二年（1574 年）进士，初授镇江推官。时任御史，巡按云南。后迁顺庆知府。

明万历十五年丁亥（1587 年）

洪兢再讼父冤，皇帝下旨杖劳堪八十，除名，并流放劳堪于定海卫边境。同安知县金枝亦流放戍边，然其已去职，行踪不明。

八月十八日，夫人朱氏慈淑淑人卒。

十月廿六日，与蔡氏端淑淑人、朱氏慈淑淑人合葬于同安东界堤前村之原。

明万历二十二年甲午（1594 年）

二月，皇帝下旨遣福建布政使司左参议余懋中莅临同安祭葬，以慰忠魂。

子七：

洪谠（1542—1545），早夭。

洪某（1544—1545，不知名），早夭。

长子洪兢（1546—1609），字惕甫，号学静，蔡氏所出。授都察院检校。因伏阙讼父冤，赐杖削籍。后洪朝选冤案平反，复官。万历二十三年（1595年）授上林苑监右监丞，二十七年（1599年），迁上林苑监左监丞。媳郑氏，乃郑汝霖之女。

次子洪祝，字和甫，号肖静，蔡氏所出。庠生。媳蔡氏，乃蔡世潜之女。

三子洪况，字醇甫，蔡氏所出。庠生。媳王氏，乃王慎中之女。

四子洪克，字实甫，侧室丘氏所出。庠生。媳赵氏，乃赵恒之女。

五子洪尧，字人甫，号念静，朱氏所出。媳陈氏，乃陈宰衡之女。

后　记

　　明代同安名宦洪朝选，性情刚介，为官清廉，不媚权贵。其一生宦海沉浮，经历无数，总以道自任，不欲以文名家。然为政之中又勤于笔耕，故化为文章，则有洋洋数十卷之著述，在明代同安的文士著作中，可跻身前列。除了今时未见踪迹的《江防信地》等著作外，尚存世者有《摘稿》四卷（计诗六十四首，文三十二篇）、《归田稿》三卷（计诗四十四首，文二十篇）、《续归田稿》二卷（计诗三十八首，文十九篇）、《续稿》二卷（计诗三十二首，文二十三篇）、《读礼稿》三卷（计诗三十四首，文三十篇），五种著作共十四卷，计诗二百一十二首、文一百二十四篇。

　　洪朝选的这五部著作，皆为其生前亲自编订，并在明代曾以单行本的形式刊刻行世。其有实据可证：一是中科院图书馆藏有明刻本《归田稿》三卷、《奏疏》一卷和《读礼稿》六卷，其书口分别刻有"芳洲先生归田稿"、"芳洲先生奏疏"和"芳洲先生读礼稿"字样；二是洪朝选委托无锡华复初、华复诚兄弟编次刊行于明嘉靖四十年（1561年）的《洪芳洲先生摘稿》，由华复初、陆光祖分别为其撰写序、跋。此书之明版本今虽未见，然洪朝选的裔孙洪曜离于清光绪十八年（1892年）重刊行世，其序、跋均有记载撰写时间。更有意义的是，洪曜离此举不只是重刊《摘稿》，更是将洪朝选的五部著述合编成《洪芳洲先生文集》，并将洪朝选的仕录、小传、墓志铭、名家所复之书信和当时官绅之评语以及其子洪兢的仕绩、墓志铭等有关资料汇为一卷，题作《柏庄忠孝乘》，附于文集之后，成为洪朝选诗文作品之集大成者。

　　光绪版《洪芳洲先生文集》编订后，有刻本、抄本等多种版本，如福建师范大学图书馆所藏的清刻本、福建省图书馆所藏的手抄本，而后又有民国初年南洋洪氏族人的重编本、1989年光绪版手抄本的台湾影印本以及2000年台湾出版的《洪芳洲先生诗文集译释》等。这些版本的内容大致相同，但其编排体例、篇章顺序等则有所不同。如有的版本将《柏庄忠孝乘》及《洪门慈淑朱氏为夫辨冤本》等文插于洪朝选作品之中；有的未按各稿问世时间顺序排列；有的编排体例变动较大，尤其是民国版的重编本和台湾出版的"诗文集译释"，改为按文体分类再按撰述年代顺序排列，等等。

现今所能见到的《洪芳洲先生文集》存世版本，大概有三种版本：一是明刻本，但不全，唯有《归田稿》、《读礼稿》和《奏疏》（清光绪洪曛离重刊时将《奏疏》归入《读礼稿》）；二是光绪版刻本，其五部著作基本齐全；三是光绪版手抄本，其内容虽然比刻本多些，然有漏字、讹字与衍字。厦门文献丛刊以整理厦门先贤著述为己任，于洪朝选著述的整理上当然也不缺席，故将《洪芳洲先生文集》重新编排、点校和注释。本版《洪芳洲先生文集》的整理校注，主要以光绪版刻本为底本，其中《归田稿》和《读礼稿》则以年代更早的明刻本为底本，而其他的版本则作为参校之用，以补底本之缺，尽量做到补缺去讹，以期完整再现《洪芳洲先生文集》的全貌。

本校注版的编排，仍按各部著述分别整理，排列次序也依照其写作出版时间为序，即先《摘稿》，后《归田稿》《续归田稿》《续稿》《读礼稿》依次排列。在五部作品之后，补入《洪芳洲先生文集》中未收入的诗文作品，作为"补遗"。计有六篇：诗一首，为《奉陪关朱明通府游梵天寺》；序跋二篇，为《王遵岩文集序》和《刻家谱跋》；墓志铭二篇，为《明封文林郎遂昌县知县春台池公墓志铭》和其为亡儿洪说而撰的《说儿圹砖铭》；书一篇，为《筵宾馆寄家书》。与洪朝选生平有关的《柏庄忠孝乘》，则列于其作品之后。在光绪版手抄本台湾影印本之《摘稿》卷四中，补有《筵宾馆寄家书》和《洪门慈淑朱氏为夫辨冤书》二文，为光绪版刻本所无。其前者为洪朝选的最后遗文，当列入"补遗"之中，而后者为其妻申冤之奏本，则作为"附录一"。而其子洪兢的《学静公奏疏》，原为光绪版《续稿》之卷三"附集"，本校注版将其抽出，作为"附录二"，附于其后。原《学静公奏疏》文后，又有一篇乾隆年间洪氏后人呈缴洪朝选文集的呈文，此文并非洪兢的奏疏，故作为"附录三"单列。

本校注版的注释，仍依照厦门文献丛刊的点校原则进行，主要侧重于文中所出现的人物、职官、事件以及近代少用字、词的注释，便于读者对当时的历史有所了解。

本书在整理校注过程中，参考了许多相关的研究文章，其中在方友义主编的《洪朝选研究》中，重点引证了陈金城的《洪朝选述评》，方友义、林美治的《洪朝选诗文作品出版情况初考》，洪峻峰的《洪朝选在明代文学史上的地位》，林美治的《洪朝选仕宦录》，方友义的《洪朝选（芳洲）宗族入闽世系表》等文章。在洪芳洲研究会编印的《洪芳洲研究论集》中，重点引证了谢贵安《试论〈洪芳洲公文集〉的史料价值》和许建崑的《洪芳洲先生诗文交谊考》等文章，特此向文章作者表示感谢！

本书在整理和出版过程中，得到古典文献学家方宝川教授及福师大图书馆的支持帮助，特此致以衷心的感谢！还应感谢厦门大学出版社的大力支持，感谢责任编辑薛鹏志主任的辛勤劳作，尽瘁校理，俾本书校注质量更趋完善。

囿于资料有限及编者之孤陋寡闻，校注工作难免挂一漏万，还望诸位方家有以指教。同时也望对本书在整理、校注与编辑中的讹误之处，一一纠正，当不胜感激！

编　者
2021 年